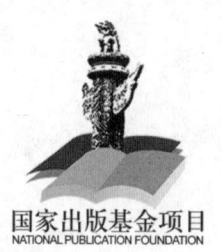

国家出版基金项目
NATIONAL PUBLICATION FOUNDATION

现代农业科技专著大系

人与动物共患病

ZOONOSES

（上册）

田克恭　主编
张仲秋　主审

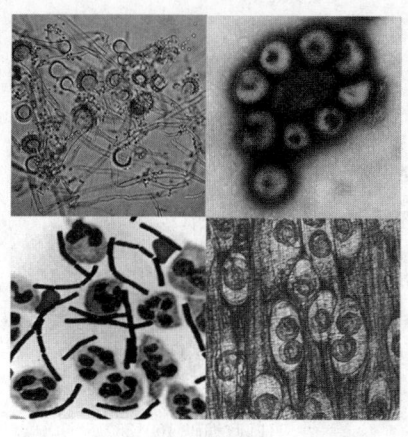

中国农业出版社

图书在版编目（CIP）数据

人与动物共患病 / 田克恭主编 . —北京：中国农
业出版社，2012.8
　（现代农业科技专著大系）
　ISBN 978-7-109-16950-0

Ⅰ.①人… Ⅱ.①田… Ⅲ.①人畜共患病 Ⅳ.
①R535②S855.9

中国版本图书馆 CIP 数据核字（2012）第 147412 号

中国农业出版社出版
（北京市朝阳区农展馆北路 2 号）
（邮政编码 100125）
责任编辑　郭永立

北京通州皇家印刷厂印刷　新华书店北京发行所发行
2013 年 8 月第 1 版　2013 年 8 月第 1 版北京第 1 次印刷

开本：889mm×1194mm　1/16　印张：115.5
字数：3480 千字
总定价：560.00 元（上、下册）
（凡本版图书出现印刷、装订错误，请向出版社发行部调换）

内容提要

本书由我国从事人与动物共患病研究和防控的专家、学者，结合各自的研究工作，参考大量国内外文献撰写而成，是一部全面系统论述人与动物共患病的专著。全书分五篇，共137章，有插图（包括彩图）1 200余幅。第一篇为总论；第二篇至第五篇为各论，分别论述了人与动物共患病毒病149种、细菌病125种、真菌病25种、寄生虫病113种，共计412种。总论较系统地阐述了人与动物共患病的基本概念、分类、起源与演化、流行特点及防控对策，并分别从分类地位、病原、所致疾病、自然宿主、传播途径、易感动物、对人的致病力等方面对全书涉及的412种人与动物共患病进行总结概括。各论内容基本涵盖了目前世界上已知的主要人与动物共患病。每种疫病均从病原学、流行病学（包括发生与分布）、对动物与人的致病性、诊断、防制和公共卫生影响等方面进行了详细的阐述。书中内容翔实新颖，图文并茂，既保留了学科的传统内容，又反映了国内外学术研究的最新进展，是集理论性、实用性、专业性与普及性为一体的大型参考书。

本书可供医学、兽医学、生物学等专业科研单位、防疫机构、大专院校的专业人员参考使用。

编 辑 委 员 会

孙金福　索　勋　滕　颖　田克恭　涂长春
汪昭贤　王传彬　王金秀　王乐元　王立林
王晓佳　王晓英　王志亮　王忠田　尉　雁
尉继征　魏财文　吴佳俊　吴培星　吴淑勤
夏宁邵　夏应菊　夏玉坤　肖　璐　谢毓芬
徐在海　薛长湖　薛青红　严若峰　杨　林
杨晓野　姚站馨　尹慧琼　于三科　于珊珊
于学东　遇秀玲　原　霖　翟新验　战大伟
张　杰　张　瑾　张　军　张　强　张存帅
张剑锐　张龙现　张森洁　张文杰　张西臣
张艳宇　张永国　张云霞　章金刚　赵　慧
赵　婷　赵德明　赵海龙　郑海学　赵金凤
周　智　朱长光　朱武洋　朱晓光　朱兴全
訾占超

主　　审

张仲秋

副　主　审

徐百万　王功民

审稿人员（按姓名汉语拼音排序）

陈西钊　康　凯　李向东　李钟铎　刘　群
苏敬良　孙　明　田克恭　汪昭贤　王立林
王晓英　谢毓芬　杨晓野　遇秀玲　翟新验
章金刚

序

　　人与动物共患病又称人畜共患病或人兽共患病，是指在人类和其他脊椎动物之间自然传播的疾病和感染。历史上，天花、鼠疫等人与动物共患病的暴发曾给人类带来巨大灾难。近年来，一方面某些老的人与动物共患病死灰复燃、卷土重来，如狂犬病、布鲁菌病、结核病等；另一方面新的人与动物共患病不断涌现，时有暴发，如牛海绵状脑病、严重急性呼吸综合征、高致病性禽流感等。而新发人与动物共患病往往传染性强、流行范围广、传播速度快，发病率与死亡率高、危害性巨大。因此，人与动物共患病已成为影响全球公共卫生安全的重大问题，越来越受到国际社会和各国政府的高度关注，《人与动物共患病》的出版正是适应了这种需求，意义重大。

　　回顾近年发生的重大人与动物共患病，如高致病性禽流感、猪链球菌病、西尼罗病毒感染等，常常使人与动物均不能幸免。因此，要想有效控制人与动物共患病的暴发，应当加强多部门间的合作与协调，构架以"一个机构、三个体系、一个平台"为特色的我国现代公共卫生体系。即成立一个由国务院牵头、以人医和兽医行政主管部门为主、多部门共同参与的公共卫生事务机构；在此基础上构建人医、兽医一体化快速反应、疫情监测与科学研究的体系，共同负责人与动物共患病的预警、监督和防控；同时搭建一个平台，赋予与国际组织和各国政府共享资源与协调的职责。

　　田克恭研究员组织国内多个单位百余位人医、兽医、公共卫生领域的专家，秉承"同一个世界，同一个健康"的理念，共同编写完成了《人与动物共患病》一书，从公共卫生的角度全面客观地分析每种病原体对人与动物的影响，阐明人、动物、病原体三者之间的相互关系和有机联系。不论是参与编写的人员组成，还是编写的思路和理念，均很好地体现了人医与兽医的合作与协调。作者从病原学、流行病学、对动物与人的致病性、诊断、防治和公共卫生影响等方面，对 412 种人与动物共患病逐一进行了详细阐述，在保留传统理论、方法与技术的基础上，归纳总结了国内外最新研究成果，并融入了编者的实践与经验，基本涵盖了目前世界上已知的主要人与动物共患病。该书编排结构严谨，文字叙述精炼，内容翔实，图文并茂，是一部全面系统论述人与动物共患病的专著。

　　我相信该书对我国从事医学、兽医学、公共卫生学等领域科研单位和防疫机构的专业人员具有很好的指导意义，同时对高等医学和兽医院校师生也是一部难得的大型参考书。

中国工程院院士

军事医学科学院军事兽医研究所研究员　夏咸柱

前　言

　　人与动物共患病又称人畜共患病或人兽共患病，是指在人类和其他脊椎动物之间自然传播的疾病和感染。

　　人与动物共患病种类繁多，许多人与动物共患病属烈性传染病，传播途径复杂多样，既可通过同源性链在动物与动物或人与人之间传播，又可通过异源性链在动物与人或人与动物之间流行。近年来，严重急性呼吸综合征、高致病性禽流感等新发人与动物共患病在世界范围内的流行，严重威胁着人类的健康和生命安全，给经济发展和社会稳定带来巨大影响。由此可见，人与动物共患病已经成为影响全球公共卫生安全的重大问题，系统编写一本有关人与动物共患病的参考书具有重要意义。

　　参考国内外已经出版的人与动物共患病著作，考虑到我们当前面临的人与动物共患病防控的复杂形势以及国内外疫情的不确定性，本书的编写着重突出以下三个特点。一是全面性：立足国内已有的，兼顾国外已经发生、流行，尚未传入但有可能传入我国的人与动物共患病；立足危害巨大、影响深远的，包括死灰复燃的老病和新近流行的新病，兼顾偶有报道、危害和致病作用尚不明确的，或仅在局部地区散发的人与动物共患病。二是系统性：首先，按照病毒、细菌、真菌、寄生虫4大类病原各成一篇进行编排；其次，每一篇按照病原的分类地位各成一章进行编排，每一章再按照每种疫病各成一节进行编排。力求从全书目录的编排即可了解相似疫病之间的关系，便于读者阅读时相互参考和借鉴。三是协调性：人与动物共患病强调的是人、动物、病原体三者之间的相互作用关系。不应仅仅从医学的角度或是兽医的角度去看问题，而是秉承"同一个世界，同一个健康"的理念，从公共卫生的角度全面客观地分析病原体对人和动物的影响，阐明三者之间的相互关系和有机联系，从而达到保护人类、保护动物、保护环境的目的。

　　全书共分五篇，第一篇为总论，第二篇至第五篇分别论述了人与动物共患病毒病 149 种、细菌病 125 种、真菌病 25 种、寄生虫病 113 种，共计 412 种。每一篇均采用国际公认最新分类体系，以科为基本单元分章编排，每一章以每种疫病为单元按照权威分类体系逐节论述。具体地讲，人与动物共患病毒病以 dsDNA 病毒、ssDNA 病毒、dsDNA RT 病毒、ssRNA RT 病毒、dsRNA 病毒、（一）ssRNA 病毒、（十）ssRNA 病毒及朊病毒为顺序，从章到节按照国际病毒分类委员会（International Committee on Taxonomy of Viruses，ICTV）第八次报告（2005）系统编排。人与动物共患细菌病依据《伯杰氏系统细菌学手册》第二版（2005）（Bergey's Manual of Systematic Bacteriology，2nd Edition）编排，科的分类以 16S rRNA 寡核苷酸编目为主要依据，同时兼顾表型分析，属内以第一个种为代表种、其他疫病按照英文名称首字母顺序的方式编排。人与动物共患真菌病以《安·贝氏真菌字典》（Ainsworth & Bisby's Dictionary of the Fungi，简称《真菌字典》）第十版（2008）为依据，同时兼顾 Ainsworth（1973）分类系统。本篇在吸收了《真菌字典》第十版（2008）和《世界真菌科》（2007）（Fungal Families of the World，2007）的编排思想及体例的基础上，以科为基本分类单元，共分三部分讲述，即单科、多科和未分科真菌所致疫病。人与动物共患寄生虫病以原虫、吸虫、绦虫、线虫、棘头虫和外寄生虫的顺序进行编排，原虫、吸虫、绦虫和线虫部分采用了与病毒、细菌和真菌相同的编排方法，以科为基本单元分章编排。棘头虫和外寄生虫的分类比较复杂，尽量以科为章进行编排，将棘头虫在一章内编排。

图文并茂是本书的另一大特色。全书引用国内外授权图片共计 1 200 余幅，每一幅图均与版权持有者联系并最终获得授权。搜索图片并联系授权的过程历时半年之久。这些图片主要由 Elsevier 和 Springer Science＋Business Media 等出版商，Emerging Infectious Diseases 和 BioMed Central 等杂志、期刊，phil. cdc. gov、www. doctorfungus. org 和 www. mycology. adelaide. edu. au 等网站以及 Fred Murphy 博士、徐在海研究员和遇秀玲博士等专家学者提供。在全书的结尾列出了所有提供图片的版权持有者名单，在此一并致以衷心的感谢！

本书由田克恭、遇秀玲于 2005 年 2 月开始构思，按照将全书分为人与动物共患传染病和寄生虫病两大部分的思路，拟定了编写目录，提出了编写要求，提供了以狂犬病和炭疽为样板的编写体例。2005 年 9 月田克恭召集遇秀玲、刘群、康凯、章金刚讨论全书目录、编写内容、进度和人员分工，商定病毒病部分的黄病毒科、披膜病毒科、布尼病毒科由李钟铎负责组织编写，陈水平协助；与肝炎相关的病毒科属、副黏病毒科中的亨尼帕病毒属和反转录病毒科由章金刚负责组织编写；病毒病其余部分由田克恭负责组织编写。细菌病由康凯负责组织编写，其中的立克次体、无浆体、巴通体、柯克斯体、衣原体、支原体和螺旋体由遇秀玲负责组织编写。真菌病由汪昭贤负责组织编写。寄生虫病由刘群负责组织编写。全书中人与水生动物共患病部分由黄倢负责组织编写。

2007 年全书初稿完成后，田克恭、李向东对病毒病和细菌病部分，遇秀玲对真菌病部分，刘群对寄生虫病部分进行了整理和补充，并提出了需新增加疫病的目录，交由各章节作者进一步修改完善；2008 年 5 月田克恭、李钟铎、章金刚对各自负责编写的病毒病部分，康凯、苏敬良对细菌病部分，汪昭贤对真菌病部分，刘群对寄生虫病部分在认真审阅的基础上，进一步提出了补充、修改意见。2009 年 3 月补充、修改完成后，田克恭、王立林、遇秀玲对传染病部分进行了全面整理和进一步补充，同时对传染病部分所涉及的所有图片与原作者及出版商进行联系，获得了使用授权；刘群对寄生虫病部分进行了全面整理和进一步补充，对寄生虫病部分涉及的所有图片与原作者及出版商进行联系，获得了使用授权。本书前后历时七年，三易全稿，参加编写的作者共 151 人，在此对为本书付出辛勤劳动的所有作者，特别是李钟铎、汪昭贤、徐在海等前辈的悉心指点和鼎力支持表示衷心感谢！

本书承蒙中国动物疫病预防控制中心鼎力支持，张仲秋研究员自始至终关心本书的编写工作，认真审阅了全部内容并提出了具体的书面修改意见；中国工程院院士、军事医学科学院军事兽医研究所夏咸柱研究员自始至终关心、鼓励、支持本书的编写并欣然作序。在此一并表示衷心感谢！

　　本书涉及的疫病种类、数量较多，参考文献浩如烟海，科技发展日新月异，限于编者水平有限，书中难免存在遗漏和错误之处，恳请专家和读者批评指正！

田克恭

目　录

序

前言

第三篇 人与动物共患细菌病

第四篇　人与动物共患真菌病

第五篇 人与动物共患寄生虫病

第一篇 INTRODUCTION

总论

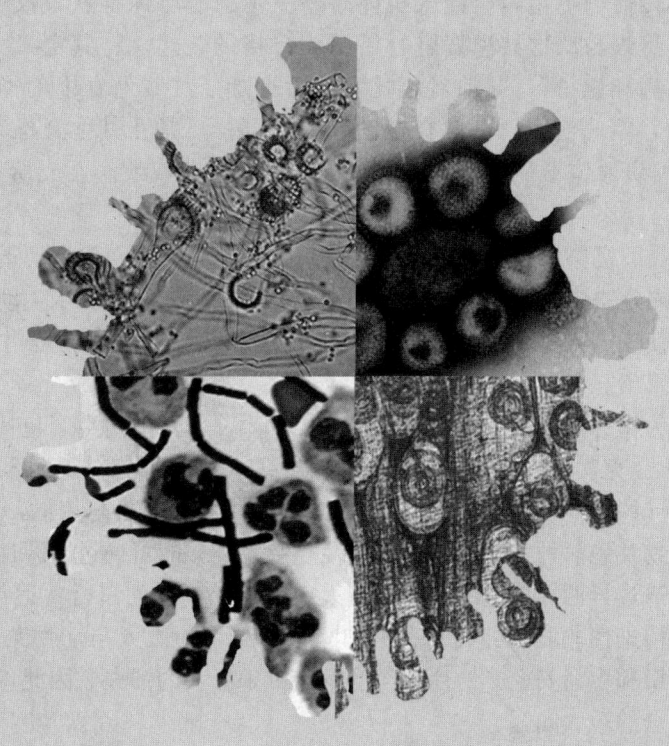

第一章 人与动物共患病概论

第一节 人与动物共患病的概念

人与动物共患病又称人畜共患病或人兽共患病（英文名称单数 zoonosis，复数 zoonoses），是由共同的病原体引起、在流行病学方面密切相关的人与动物疾病的总称。

19 世纪德国病理学家 Rudolf Virchow 第一次提出人类感染的动物疫病（zoonosis）这一名词。随后这一概念被逐步修正为"由任何家养的和野生的脊椎动物传染给人或由人传染给动物的所有人类的传染病"。1950 年世界卫生组织（World Health Organization，WHO）和联合国粮农组织（Food and Agriculture Organization of the United Nations，FAO）联合成立了人与动物共患病专家委员会（The Expert Committee on Zoonoses）。1959 年该委员会对人与动物共患病的概念进行了修订，将其定义为"在人和脊椎动物间自然传播的疾病和感染"。其中"感染"两字扩大了原来人与动物共患病的范围，即有些在人与动物间自然传播的生物因子侵入机体后不一定引起临床症状，仅引起不同程度的病理和生理反应。有的专著中将人与动物共患病进行了更为严格的表述，将其定义为"在人类和其他脊椎动物之间自然传播的疾病和感染"。与前者相比，后者增加了"其他脊椎动物"一词，有两层含义，一是人也属于脊椎动物，因此使用"其他脊椎动物"一词；二是在其他脊椎动物中，指的是"某些脊椎动物"，因为同一种病原体不一定对所有的脊椎动物都易感或致病，或所有的脊椎动物对同一病原体都易感。

脊椎动物包括哺乳类、鸟类、鱼类、两栖类和爬行类。笔者认为无论用"畜"还是用"兽"都不能包含所有脊椎动物，加之本书中介绍的有些疫病是水生动物与人共患的，水生动物既不是"畜"也不是"兽"，因此，本书建议使用"人与动物共患病"。本书所指人与动物共患病是指在人类和其他脊椎动物之间自然传播的疾病和感染。

据文献报道，目前为止感染人的致病病原体约有 1 415 种，其中病毒（包括朊病毒）217 种，细菌（包括衣原体、支原体、立克次体、无浆体、巴通体、柯克斯体、螺旋体）538 种，真菌 307 种，寄生虫 353 种。其中 868 种（约占 61%）病原体能在人与动物间发生感染与传播，为人与动物共患病病原体。由此可见，人与动物共患病种类繁多，传播途径复杂多样，既可通过同源性传递链在动物与动物或人与人之间传播，又可通过异源性传递链在动物与人或人与动物之间流行。近年来，高致病性禽流感、严重急性呼吸综合征（传染性非典型肺炎）和尼帕病毒感染等新发人与动物共患病在世界范围内的流行，严重威胁着人类健康和生命安全，给社会经济发展带来巨大的损失。因此，人与动物共患病已经成为影响全球公共卫生安全的重大问题。

第二节 人与动物共患病的分类

人与动物共患病种类繁多，分类方法也不统一。目前主要有三种分类方式，即依据病原体的生物学属性分类、依据病原体储存宿主的性质分类以及依据病原体的生活史分类。

一、依据病原体的生物学属性分类

1. 由病毒引起的人与动物共患病

（1）双链 DNA 病毒引起的猴痘、猴 B 病毒感染、猴肉瘤病毒 40 感染等。

（2）单链 DNA 病毒引起的输血传播病毒感染。

（3）DNA 反转录病毒引起的乙型病毒性肝炎等。

（4）RNA 反转录病毒引起的马传染性贫血、猴免疫缺陷病毒感染等。

（5）双链 RNA 病毒引起的科罗拉多蜱传热、轮状病毒病等。

（6）单链负义 RNA 病毒引起的博尔纳病毒病、狂犬病、埃博拉出血热、尼帕病毒感染、流感、肾综合征出血热、拉沙热等。

（7）单链正义 RNA 病毒引起的口蹄疫、甲型病毒性肝炎、诺瓦克病毒感染、戊型病毒性肝炎、严重急性呼吸综合征、黄热病、流行性乙型脑炎、东部马脑炎等。

（8）朊病毒引起的牛海绵状脑病、羊痒病等。

2. 由细菌引起的人与动物共患病

（1）革兰氏阴性需氧杆菌引起的布鲁菌病、鼻疽、土拉热等。

（2）革兰氏阴性微需氧和厌氧菌引起的弯曲菌病、幽门螺杆菌感染等。

（3）革兰氏阴性无芽孢厌氧菌引起的二氧化碳嗜纤维菌感染。

（4）革兰氏阳性球菌引起的金黄色葡萄球菌感染、猪链球菌感染等。

（5）革兰氏阳性产芽孢杆菌引起的炭疽、破伤风等。

（6）革兰氏阳性无芽孢杆菌引起的白喉、李斯特菌病、丹毒丝菌感染等。

（7）肠杆菌科细菌引起的大肠杆菌病、沙门菌病、志贺菌病、鼠疫等。

（8）巴氏杆菌科细菌引起的多杀性巴斯德菌病、嗜血杆菌病等。

（9）分枝杆菌科细菌引起的结核分枝杆菌病、副结核、麻风等。

（10）弧菌科细菌引起的霍乱、副溶血弧菌病等。

（11）立克次体引起的斑疹伤寒、洛基山斑点热、立克次体痘、恙虫病等。

（12）无浆体引起的埃立克体病。

（13）巴通体引起的猫抓热。

（14）柯克斯体引起的 Q 热。

（15）衣原体引起的鹦鹉热。

（16）支原体引起的附红细胞体病。

（17）螺旋体引起的钩端螺旋体病、莱姆病、蜱传回归热等。

3. 由真菌引起的人与动物共患病

（1）发菌科真菌引起的曲霉菌病、马尔尼菲青霉病等。

（2）爪甲团囊菌科真菌引起的球孢子菌病。

（3）裸囊菌科真菌引起的皮肤真菌病、组织胞浆菌病。

（4）丛赤壳科真菌引起的镰刀菌病。

（5）小囊菌科真菌引起的假阿利什菌病。

（6）拟层孔菌科真菌引起的孢子丝菌病。

（7）银耳科真菌引起的隐球菌病。

（8）担子霉科真菌引起的蛙粪霉病。

（9）多科真菌引起的暗色丝孢霉病、担子菌病、毛霉菌病。

（10）未分科真菌引起的念珠菌病、鼻孢子菌病、马拉色菌感染等。

4. 由寄生虫引起的人与动物共患病

（1）原虫引起的利氏曼原虫病、阿米巴病、弓形虫病、疟原虫病、住肉孢子虫病等。

（2）吸虫引起的分体吸虫病、中华支睾吸虫病、肝片吸虫病、棘口吸虫病等。

（3）绦虫引起的猪带绦虫病和囊尾蚴病、棘球蚴病、多头蚴病、犬复孔绦虫病等。

（4）线虫引起的旋毛虫病、猪蛔虫病、钩虫病、广州管圆线虫病、食道口线虫病、犬恶丝虫病等。

（5）棘头虫病。

（6）外寄生虫病：螨、蜱、蚤、蚊、蝇、舌形虫感染等。

二、依据病原体储存宿主的性质分类

1. 动物源性人与动物共患病 主要在动物中传播，偶尔感染人的人与动物共患病，人感染后往往成为病原体传播的生物学终端，失去继续传播的机会，如棘球蚴病、旋毛虫病等。

2. 人源性人与动物共患病 通常在人类传播，偶尔感染某些动物的人与动物共患病，如人型结核、阿米巴病等。

3. 双源性人与动物共患病 在人间、动物间及人和动物之间均可传播的人与动物共患病，如日本血吸虫病、炭疽、钩端螺旋体等。

4. 真性人与动物共患病 病原体的生活史多见于人与动物的循环需在人和动物体内连续进行，缺一不可，如猪/牛绦虫病、猪/牛囊尾蚴等。

以上人与动物共患病中，动物源性人与动物共患病和双源性人与动物共患病的病原体，不需要人类参与也可以在动物间循环。人被感染是与带有病原体动物直接或间接接触所致，人的感染和流行对病原体长期在自然界中保存不是必要的，这种现象称为自然疫源性。具有自然疫源性的疾病，称为自然疫源性疾病，而有自然疫源性疾病的地方，称为自然疫源地。显然，动物源性人与动物共患病和双源性人与动物共患病均属于自然疫源性疾病。

三、依据病原体的生活史类型分类

1. 直传性人与动物共患病 受感染脊椎动物通过直接接触或通过媒介物机械性地传播到人和动物的人与动物共患病。其病原体在传播过程中很少或没有增殖，也没有经过必要的发育阶段，如狂犬病、口蹄疫、炭疽、鼻疽、布鲁菌病、弓形虫病、钩端螺旋体病和旋毛虫病等。

2. 循环性人与动物共患病 病原体在完成其生活史发育过程中要求两种以上的脊椎动物宿主，但不需要无脊椎动物的介入，主要是一些寄生虫病，如绦虫病、包虫病及舌形虫病等。

3. 媒介传播性人与动物共患病 必须由非脊椎动物作为媒介生物进行生物学传递的人与动物共患病。病原体需要在非脊椎动物体内经过繁殖或发育变化，或二者兼有。即病原体在由一个被感染的非脊椎动物传染到下一个可能被感染的脊椎动物宿主之前需经历一个外潜伏期。这类人与动物共患病为数众多，包括虫媒病毒感染、鼠疫和血吸虫病等，即通常所说的"媒介生物性疾病"。

4. 腐生性人与动物共患病 是指病原体的生活史需要有一种脊椎动物宿主和一种非动物性的滋生地或储存者（如有机物、泥土、植物等）才能完成的人与动物共患病。病原体在非动物性物体上繁殖或发育后，经皮肤或呼吸道侵入宿主，如破伤风、肝片吸虫病和钩虫病等。

第三节 人与动物共患病的起源与演化

一、人与动物共患病的起源

人与动物共患病的病原体起源何处？始终是一个难解之谜。然而，这些病原体的进化和流行与现代农业的发展息息相关。在原始人类依靠狩猎维持生存的过程中，可能感染某些人与动物共患病的病原体。这些病原体甚至可能在个别原始人类部落内流行，导致该部落的衰亡。但由于原始部落人口数量毕竟有限，这些人与动物的病原体会很快消亡。但在约一万年以前，随着人类原始农业和养殖业的起步，尤其是人类开始驯养野生动物与鸟类，人与动物接触日益增多。同时，随着人口密度逐渐增加，各部落之间的交往日益频繁，随之而来的是各种疾病的困扰。在此后的一万年内，人类饱受了各种人与动物共患病的侵袭，如公元前就有关于鼠疫的记载，纪元以来有过3次世界性鼠疫大流行，仅在发生于542—594年间的第一次鼠疫大流行中，死亡人数就超过1亿人；1918—1919年在全世界范围内流行的流感病毒，在短短的一年内造成2 000万人死亡；自1980年美国首次发现艾滋病以来，至2002年世界卫生组织公告人类获得性免疫缺陷综合征病毒感染者和艾滋病患者的总人数已经上升到4 200万例。那么，这些人与动物共患病的病原体究竟来源于何处，为什么许多病原体必须在人口密度高的人群中得以流行，而在农业出现以前的原始人类部落中却未曾出现？众多的新发人与动物共患病病原体如SARS冠状病毒、埃博拉病毒等究竟起源何处？为什么许多动物病原体包括埃博拉病毒、马尔堡病毒等可周期性地感染人类宿主，但始终未曾在人群中形成人与人之间的传播方式？对以上问题的解答不仅仅对于医学界在探索人类疾病的演化过程具有重要意义，对于生物学家、人类学家、历史学家等在研究人类历史发展过程中也具有重大的参考价值，同时，也与现代社会中的每个人息息相关。

二、人与动物共患病的演化

在研究动物源性病原体如何演变成为人与动物共患病病原体的过程中，Nathan D. Wolfe 将其人为地划分为五个阶段。

1. 第一阶段　在自然条件下，致病性病原体仅在动物中出现，尚未感染人类。

2. 第二阶段　动物源性病原体在自然条件下首次感染人类（初次感染），但在人群中尚未出现人-人传播（二次感染），此阶段动物源性病原体即可称为人与动物共患病病原体。如炭疽芽孢杆菌、尼帕病毒、狂犬病病毒、西尼罗病毒等。

3. 第三阶段　人与动物共患病病原体在人群中偶尔出现人-人传播（二次感染），在此期间，病原体通过动物传染给人类造成感染（初次感染）的比例下降。如埃博拉病毒、马尔堡病毒、猴痘病毒等。

4. 第四阶段　人与动物共患病病原体在宿主动物（人）中的保存存在一个自然的循环。在一个相对较长的时期里，病原体在人群中以人-人的传播方式逐渐形成。该阶段可以分成三个亚阶段：①病原体保存的自然循环占主导地位。如美洲锥虫病、黄热病等。②病原体保存的自然循环与在人群中以人-人传播方式进行保存占有同等重要的地位。如在西非和东南亚森林地区流行的登革热与登革出血热。③病原体的保存以人-人传播方式占主导地位。如流感、霍乱、斑疹伤寒等。

5. 第五阶段　原动物源性病原体在动物群体中消失，演化成为只感染人类的病原体。如麻疹、腮腺炎、风疹、天花、梅毒等。

图1-1描述了几个有代表性的病毒的传播规律。

（1）狂犬病病毒突破阶段一到达阶段二。人类狂犬病的感染只是由患病动物咬伤等情况引起，而不存在人-人之间的水平传播。

（2）埃博拉病毒突破阶段一和阶段二到达阶段三。在埃博拉病毒流行的过程中，人主要通过接触患病动物及其分泌物、排泄物等途径感染，也存在人-人之间的水平传播，如接触病人的血液、分泌物、排泄物及其污染的用具等，但该病毒在人群中的传播途径还是主要经由第一种方式。

（3）登革热病毒突破阶段一、二、三到达阶段四。登革热与登革出血热存在着丛林疫源型和城市疫源型，二者在登革热病毒的传播过程中起到同等重要的作用。

（4）艾滋病突破阶段一、二、三、四直至达到阶段五，完成从动物源性病原体演变成为人类病原体的进化过程。

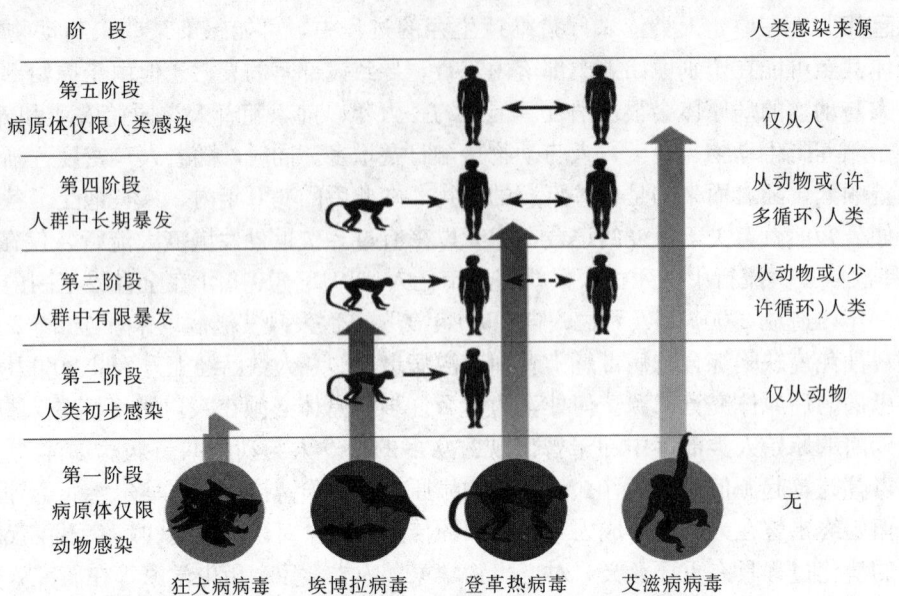

阶　段　　　　　　　　　　　　　　　　　　　　　　　　　　人类感染来源

第五阶段
病原体仅限人类感染　　　　　　　　　　　　　　　　　　　仅从人

第四阶段
人群中长期暴发　　　　　　　　　　　　　　　　　　　从动物或(许
　　　　　　　　　　　　　　　　　　　　　　　　　多循环)人类

第三阶段
人群中有限暴发　　　　　　　　　　　　　　　　　　从动物或(少
　　　　　　　　　　　　　　　　　　　　　　　　许循环)人类

第二阶段
人类初步感染　　　　　　　　　　　　　　　　　　　仅从动物

第一阶段
病原体仅限
动物感染　　　　　　　　　　　　　　　　　　　　　无

狂犬病病毒　　埃博拉病毒　　登革热病毒　　艾滋病病毒

图 1-1　动物源性病原体演化成为人源病原体的五个阶段示意图

(仿自：Nathan D Wolfe，Claire Panosian Dunavan，Jared Diamond.
Origins of major human infectious diseases. Nature，2007)

值得关注的是，人类对所有人与动物共患病的研究对象，仅仅局限于已经突破阶段二、三达到阶段四甚至阶段五的病原体，至于该病原体如何演变，突破各个阶段直至感染人类却知之甚少。如 SARS 冠状病毒仍然是个谜。

第四节　人与动物共患病的流行特点

一、影响人与动物共患病流行的环境因素

影响人与动物共患病流行的因素除了传染源、传播途径和易感宿主外，也受到环境因素的影响。环境因素可以促进或阻碍人与动物共患病的发生与流行，环境因素又可以分成自然因素和社会因素。了解环境因素的作用，对人与动物共患病的防治具有重要意义。

(一) 自然因素

1. 影响人与动物共患病流行的自然因素　主要包括季节、气候、温度、湿度、阳光、雨量、地形、地理环境等。季节和气候的变化可以影响传染源的抵抗力和活动情况，从而影响病原体的繁殖、释放和扩散，进而影响疾病的发生频率和流行规模。

许多人与动物共患病，特别是自然疫源性疾病的地理分布与时间分布特点都与上述自然因素密切相关。如我国北方有黑热病地方性流行区，南方有血吸虫病地方性流行区；登革热发生于热带和亚热带地区；森林脑炎多发于森林地区。由于水体的污染，1991 年霍乱在南美消失百年后卷土重来。

2. 自然因素对传播媒介（尤其是节肢动物）的影响　依赖昆虫媒介传播的人与动物共患病主要受其媒介昆虫的季节消长、活动能力以及病原体在媒介昆虫体内的发育、繁殖等因素影响，而这些因素又受到自然环境中的气温与湿度变化的制约。如蚊子和蜱的生长、分布与环境温度就有着密切的关系，因此，以蚊为传播媒介的流行性乙型脑炎、以虻为传播媒介的炭疽以及以蝇为传播媒介的肠道传染病均在夏、秋两季高发。由于蚊媒分布的改变，登革热在墨西哥温带海拔 1 700m 的山地暴发流行。

3. 自然因素对宿主抵抗力的影响　在寒冷潮湿的环境中，人和动物呼吸道防御力下降，感染病原体的几率增加；在高温潮湿的环境中，消化道防御力下降，易患消化道疾病。

（二）社会因素

影响人与动物共患病的社会因素主要包括经济、文化、科技、习俗及政治体制等。以上因素既可以促进人与动物共患病的发生与流行，也可以成为控制和消灭人与动物共患病的有利因素。

1. 社会因素对传染源的影响

（1）社会制度和国家综合实力因素的影响　在经济、文化和科技落后的国家和地区，政府无力对人与动物共患病实施有效的防治措施，相关的法规不健全，患者和患病动物得不到及时的隔离、治疗和处理，导致人与动物共患病的数量不断增加，传染范围扩大，使疫情在局部地区暴发流行，难以得到控制和消灭。如在非洲至今仍流行许多重大的人与动物共患病，严重危害当地人民身体健康和社会发展。而在经济、文化和科技相对比较发达的国家和地区，建立了健全的检疫、防疫组织机构和措施，对人与动物共患病进行有效的监测和预防，将传染源控制或消灭在疫病发生和流行的初期，对病人和病畜进行及时的隔离和治疗，对疑似病畜进行扑杀、无害化处理，并进行严格的环境消毒措施，有效地控制传染源和切断传播途径，使得疫病得到及时的控制和消灭。

（2）环境污染和生态环境破坏的影响　畜牧场、屠宰厂和肉食品加工厂排出的大量污水和动物废弃物，处理不当，则会污染环境，成为疫病传播的根源。不加选择地使用杀虫剂会使鸟类的数量急剧减少，而鸟类在控制携带各种病原体的节肢动物媒介方面发挥着不可替代的作用。环境污染可以加速病原体发生变异，从而出现新的疫病或新的毒力增强的变异毒（菌）株，增加了防控的复杂性。通过病原体的富集、筛选，与自然的相互作用，更加适应自然、适应宿主、逃避疫苗免疫，如 El Tor 霍乱弧菌比古典型霍乱弧菌在自然界具有更强的存活能力。

2. 社会因素对传播途径的影响

（1）与风俗习惯密切相关　如肯尼亚西北部的图加那牧民按照宗教习惯，人死后尸体要让犬吃掉，从而使细粒棘球蚴的发育环得以完成，犬的感染率高，自然就增加了人感染的机会。又如在我国广东、福建以及越南农村，还保留着用蛙肉敷贴伤口或病眼的习惯，更有吞食活蛙来治疗疥癣病，由此导致这些地区成为孟氏裂头蚴病的高发区。

（2）与饮食习惯密切相关　有的地区、民族，人们习惯喝生牛奶、生羊奶等，结果造成牛结核病和羊布鲁菌病的发生与流行。有些地区人们有食用生鱼的习惯，所以华支睾吸虫病在这些地区的感染率较高。在我国南方部分省份，当地群众喜食蛇肉，未经煮熟的蛇肉中可能会有大量的雷头蚴，人感染后病情较为严重。因此，对畜禽产品进行严格的检验，对检出的病、死畜禽产品，按照有关规定进行销毁，并进行有效的消毒，可有效切断其传染途径，控制和防止人与动物共患病的流行。

（3）与生活习惯密切相关　有的人群在污染的河塘中游泳或洗澡而感染钩端螺旋体病和血吸虫病。通过动物性食品传播的人与动物共患病有中华枝睾吸虫病（鱼）、并殖吸虫病（石蟹和喇蛄）、弓形虫病和旋毛虫病（猪肉和犬肉）、沙门菌食物中毒（禽肉和禽蛋）、结核分枝杆菌病和布鲁菌病（牛、羊乳和肉）等。

3. 社会因素对易感者的影响

（1）与预防接种获得特异性免疫力密切相关　在疫病流行初期，对疫区及其周围地区的易感者进行紧急接种，可有效地防止和控制人与动物共患病的流行。

（2）与职业习惯密切相关　由于人们的职业不同，有些从业者容易与某些人和动物共患病的传染源或媒介接触，其受感染的机会明显增加。如从事羊毛和皮张加工的人员易患炭疽或 Q 热；放牧者、接羔员和挤奶工易患布鲁菌病；养猪者和渔民易患类丹毒和弓形虫病；马匹饲养员和使用者易患鼻疽等。

（3）与自然疫源地密切相关　近年来，由于森林、草原的快速开发，人和野生动物的接触机会急剧增加，导致对人极其危险的新的人与动物共患病在世界各地发生和流行。如来源于猴的马尔堡病毒和埃博拉病毒出血热；以啮齿类动物为病原的肾综合征出血热、委内瑞拉出血热、汉坦病毒肺综合征；来自野生鸟类的西尼罗病毒感染、禽流感；来自蝙蝠的尼帕病毒感染、亨德拉病等。

（4）与新技术新产品的应用密切相关　如空调的使用引发了军团菌病；食品加工业的发展引发了

O157 大肠杆菌性肠炎；新型卫生棉条的使用造成产外毒素金黄色葡萄球菌中毒性休克综合征；动物源饲料的开发利用与牛海绵状脑病（疯牛病）的发生有关；冰箱的使用增加了小肠结肠炎耶尔森菌病和李斯特菌病的病例数；动物饲料中添加抗生素造成大量耐药菌株的产生与扩散。

值得一提的是，近年来恐怖组织利用各种病原微生物制造的恐怖事件，严重威胁着世界各国人民的生命安全，且实施这种生物恐怖的事件难以预测和侦破，一旦成功制造恐怖事件，后果相当严重。特别是近年来新出现的人与动物共患病，如艾滋病、埃博拉出血热、牛海绵状脑病、O157 大肠杆菌性肠炎和禽流感等均具备作为生物战剂的条件，应特别提高警惕。

二、当前人与动物共患病的流行特点

由于生态环境的改变、全球气候的变化、人口频繁的流动、食品生产工业化、动物与动物产品市场流动加快等因素，人与动物共患病出现了新的流行特征，主要表现在以下几个方面：

1. 新发人与动物共患病出现的周期大大缩短　在近几十年里，有近 30 种新发人与动物共患病陆续被发现，其中部分人与动物共患病宿主范围广、毒力强、传播迅速，对人类危害极大。新出现的人与动物共患病是指那些由新种或新型病原体引起的传染病，可导致地区性的或国际性的公共卫生问题。在这些新发现的传染病中绝大多数为动物源性人与动物共患病，其表现为传染性强、流行范围广、传播速度快，发病率与病死率高、危害性巨大。因此，对人类和动物的健康均构成新的严重威胁，应高度警惕。如 2002 年 11 月我国首次发生严重急性呼吸综合征（传染性非典型肺炎），2003 年 3 月 12 日世界上报告病例的国家和地区达 32 个，2003 年 8 月 7 日全球累计报告病例为 8 422 例，死亡 916 例。其中我国内地报告病例 5 327 例，死亡 343 例。

2. 新发人与动物共患病中，病毒性传染病"新发"最为明显　有资料表明，在 132 种新发人与动物共患病中，有 77 种是病毒性人与动物共患病，约占新发人与动物共患病的 58%。近年来发生的人与动物共患病对人类的威胁，主要体现在病毒性人与动物共患病中，可见新发病毒性人与动物共患病对人类的威胁越来越大。

3. 病原体变异与耐药株的出现，造成传统人与动物共患病的再度流行　某些病原体自身具有极强的变异性，导致宿主种类和范围不断变化，形成了新的人与动物共患病。如 1992 年在印度和孟加拉国南部发生的大范围霍乱流行，先后有 20 多万人发病，研究认为该病是由一种霍乱弧菌新种 O139 型霍乱弧菌所引起。

4. 动物性食品污染导致人与动物共患病发生与流行日益严重　污染 O157 大肠杆菌、沙门菌、李斯特菌等微生物及其毒素的肉、蛋、乳等动物性食品引起的感染和中毒事件时有发生。抗生素药物残留或其他兽药、饲料添加剂等对人类健康的潜在危害有增无减。畜禽的大规模集约化饲养，患病带菌动物的副产品及其排出的粪尿等废弃物处理不当，不仅造成人类感染人与动物共患病，而且污染环境（如水、土壤、空气等）和食物（如瓜果、蔬菜、粮食等），可直接或间接向人类传播人与动物共患病，严重危害公共卫生安全。

5. 人与动物共患病的发生与职业相关性日益明显　如 2003 年我国严重急性呼吸综合征流行期间，大部分感染人群多为与患者接触频繁的医护工作者。值得一提的是，许多新发的人与动物共患病都是从实验室感染而传播开来的，尤其对于新的病原微生物，在未明确其特性和致病力之前，对其研究至少应该在生物安全水平（biology security level，BSL）三级（BSL - 3）及以上的实验室内进行。

6. 与宠物相关的人与动物共患病日益增多　现代社会，人们与宠物的接触频繁，各种与宠物相关的病原体所引发的人与动物共患病日益突出。如 1992 年新出现了由家猫传播的猫抓热，目前在世界各地均有发生。

7. 国际生物恐怖活动日益猖獗，严重威胁着人类安全　2001 年美国发生炭疽邮包袭击事件，先后有十几人被感染，并有死亡病例。澳大利亚和德国相继发现"细菌邮件"，给群众造成了极大的恐慌。

这些事实表明，当今世界恐怖分子有可能利用某些人与动物共患病病原及其致病因子，或者通过现代生物技术对这些病原微生物进行改造和基因重组，极大地提高其杀伤力和攻击力。因此，我们应做好应对突发公共卫生事件和反生物恐怖的各种准备工作，提供可靠的物质和技术保障，确保人民群众生命财产安全。

三、近年来新出现的人与动物共患病

虽然到目前为止，还不清楚一些新的病原体，如人免疫缺陷病毒、SARS 冠状病毒等是什么时候、在哪个地方突破了其自然宿主群落与人类之间的屏障、进入人群而引起新的传染病的暴发流行。但一般认为，新的病原体来自于动物宿主，生态环境的某些改变增大了病原体进入人群的机会，并随后引起人与人之间的传播。近 40 年来主要的新发人与动物共患病见表 1-1。

表 1-1 近 40 年来主要新发人与动物共患病

病原发现年份	病 原	病 名
1969	拉沙热病毒	拉沙热
	津加病毒	津加热
1970	猴痘病毒	猴痘
1971	托斯卡纳病毒	托斯卡纳病毒感染
1972	空肠弯曲菌	弯曲菌病
	诺瓦克病毒	诺瓦克病毒感染
1973	轮状病毒	轮状病毒病
1975	罗西奥病毒	罗西奥病毒感染
	创伤弧菌	创伤弧菌感染
	河流弧菌	河流弧菌感染
1976	隐孢子虫	隐孢子虫病
	埃博拉病毒	埃博拉出血热
1977	丁型肝炎病毒	丁型病毒性肝炎
	嗜肺军团菌	军团菌病
	汉坦病毒	肾综合征出血热
	弓形菌	弓形菌感染
1981	产外毒素金黄色葡萄球菌	中毒性休克综合征
	美人鱼弧菌	美人鱼弧菌感染
1982	大肠杆菌 O157：H7	出血性结肠炎
	伯氏疏螺旋体	莱姆病
	黑龙江立克次体	黑龙江斑点热
	霍利斯弧菌	霍利斯弧菌感染
1983	人免疫缺陷病毒	艾滋病
	幽门螺杆菌	幽门螺杆菌感染
1984	日本斑点热立克次体	东方斑点热
1985	猴免疫缺陷病毒	猴免疫缺陷病毒感染
1986	朊病毒	牛海绵状脑病（疯牛病）
1988	戊型肝炎病毒	戊型病毒性肝炎

（续）

病原发现年份	病　原	病　名
	梅氏弧菌	梅契尼柯夫弧菌感染
1989	查菲埃立克体	埃立克体病
	瓜拉瑞托病毒	委内瑞拉出血热
	丙型肝炎病毒	丙型病毒性肝炎
1991	巴贝斯虫新种	巴贝斯虫病
1992	O139 群霍乱弧菌	新型霍乱
	汉赛巴通体	猫抓病
1993	辛诺柏病毒	汉坦病毒肺综合征
	犬螺杆菌	犬螺杆菌感染
1994	沙比亚病毒	巴西出血热
	亨德拉病毒	亨德拉病
1995	庚型肝炎病毒	庚型病毒性肝炎
1996	鹿蜱病毒	鹿蜱病毒感染
1997	高致病性禽流感病毒（H5N1）	人禽流感
	输血传播病毒（TTV）	TTV 感染
	曼娜角病毒	曼娜角病毒感染
1999	尼帕病毒	尼帕病毒感染
2001	香港海鸥型菌	香港海鸥型菌感染
	人偏肺病毒	人偏肺病毒感染
2003	SARS 冠状病毒	严重急性呼吸综合征
2006	马六甲病毒	马六甲病毒感染
2009	A/H1N1 流感病毒	A/H1N1 流感

第五节　我国人与动物共患病防控存在的问题与对策

一、历史的教训

　　人与动物共患病曾经给人类带来过深痛的灾难和巨大的损失。历史上有记载的，死亡人数超过 10 万人的重大疫病流行次数有 40 余次之多；死亡人数超过 100 万人的重大疫病流行次数有 10 多次；死亡人数超过 1 000 万人的重大疫病流行次数也有 5 次。目前，除了天花病毒已被彻底消灭，其他老的人与动物共患病仍不同程度的发生和流行。

（一）国外的历史教训

　　历史上记载，全球曾多次暴发过重大人与动物共患病，其中绝大多数的疫情是经鼠、猪、跳蚤等动物传播的。它们不仅夺去了数以亿计的生命，蹂躏了人类创造的财富，还摧残了曾经辉煌的古罗马文明、玛雅文明和印加文明。

　　公元 6 世纪中叶罗马帝国暴发了瘟疫，这次疫情不仅使得拜占庭帝国皇帝查士丁尼称霸欧洲的雄心彻底落空，而且连他本人也被瘟疫夺走了生命，直接导致罗马帝国的崩溃。14 世纪初的文艺复兴唤醒了欧洲工场手工业和商品经济，在促进欧洲各国的商品交换和人员流动的同时，也导致了烈性人与动物共患病的广泛传播。这一时期流行欧洲的黑死病总计 2 400 多万人死亡，约占当时欧洲总人口的 1/3。如果说 14 世纪瘟疫仅仅吞噬着欧洲大陆，那么 15 世纪萌芽的资本主义则导致瘟疫在全世界范围的传播扩散，列强们的地理大发现和海外殖民活动把重大人与动物共患病传播到了新大陆。1520 年，西班牙人入侵墨西哥，他们在掠夺资源的同时也传播了天花病毒，造成 300 余万墨西哥人死亡。此后的 50 年，墨西哥因天花病毒的死亡人数近 2 000 万；随后古巴也发生了天花疫情，死亡人数也高达上百万。18 世纪后期开始的第三次工业革命和 20 世纪的两次世界大战使人类的生产生活方式发生了根本转变，一方面促进了人类卫生健康事业的发展，另一方面使得人与人以及人与动物的距离越加接近。这一时期最严重的疫情是"西班牙流感"，全球共有 5 000 多万人在此次疫情中失去了生命。

目前，人与动物共患病仍在全球肆虐，全球每年因霍乱、伤寒、痢疾等疫病而死亡的人数高达 250 多万。随着人类社会生活方式改变和活动范围的扩大，人类接触家养和野生动物的机会越来越多，原来只在动物群内发生的疫病，有的可能已经开始向人类传播，致使新的人与动物共患病不断涌现。近年来，英国、澳大利亚、菲律宾和越南等国家先后暴发和流行了牛海绵状脑病、亨德拉病、尼帕病毒感染等新发疫病，在全球更大范围发生了高致病性禽流感人的病例。人与动物共患病已经成为影响全球公共卫生安全的重大问题。

（二）国内的历史与现状

我国历史上曾多次暴发过烈性人与动物共患病，其中鼠疫的灾害最大。历史有记载的大规模鼠疫流行就有 5 次，云南、福建、内蒙古等省份都是鼠疫的重灾区。18 世纪末至 19 世纪末这些地区共有 200 多万人死于鼠疫。20 世纪初中国处于半殖民、半封建社会，军阀混战，民不聊生，人民的生命健康无时无刻不受到人与动物共患病的威胁。1910 年中国和印度暴发的淋巴腺鼠疫共导致数百万人死亡。新中国成立后，党和政府投入大量的人力物力，较好地控制了血吸虫病、结核分枝杆菌病、布鲁菌病等主要的人与动物共患病。随着改革开放和市场经济的活跃，人们的生产和生活方式发生很大的转变，国内人与动物共患病的形势又变得越来越严峻，具体表现为两点：①老病出现死灰复燃和反弹趋势，如狂犬病、布鲁菌病、结核分枝杆菌病目前呈现反复和反弹趋势；②新病不断暴发，严重急性呼吸综合征、猪链球菌病、高致病性禽流感的出现更是引起社会的广泛关注。

不断发生的人与动物共患病，一方面直接影响到人民的身体健康和社会的可持续发展。目前，艾滋病、狂犬病、血吸虫病、高致病性禽流感等流行态势十分严峻，2007 年狂犬病的死亡人数连续 4 个月居法定传染病之首；艾滋病的报告病例数较 2006 年上升了 45%；人高致病性禽流感病例也开始在国内出现。令人遗憾的是 2003 年的 SARS 疫情，夺去了 349 人的宝贵生命，经济损失高达 179 亿美元。另一方面，人与动物共患病的肆虐给我国的畜牧业生产和畜产品安全带来了严重威胁，影响了农牧民的增产、增收，以及社会主义新农村建设的进程。2001 年，日本和韩国从我国出口鸡肉中检出禽流感病毒，采取了封关措施，对我国鸡肉出口影响甚大；高致病性禽流感曾经先后横扫全国 25 个省市，造成严重的经济损失和政治影响。2005 年国内再次暴发疫情，疫情再次横扫全国，其中辽宁黑山疫情仅扑杀赔偿费用就高达 1.9 亿元人民币。

二、当前存在的主要问题

迄今为止，新老重大人与动物共患病的流行因素依然存在，公共卫生突发事件时有发生，这与近百年来人类生产生活方式的巨大转变有着密切的联系，但人医和兽医一体化公共卫生体系的缺位，某种程度上严重制约了新老人与动物共患病的有效防控，具体表现在以下几个方面。

（一）人医和兽医，各自为政，孤军奋战

传统思想的根深蒂固导致人医和兽医之间缺乏有效合作，协调不足；隶属于两个独立的行政主管部门，机构编制和人员设置的不同使他们难以进行有效的沟通和合作。在突发性、烈性人与动物共患病暴发时表现得尤为突出。例如，在 2003 年 SARS 暴发和流行期间，人医难以有效溯源 SARS 冠状病毒的自然宿主；作为动物传染病专家的兽医却无法参与人间疫情分析、提供建议和技术支持。相同的问题同样也困扰过美国：1999 年美国境内暴发、流行了西尼罗病毒，截至 2002 年共导致 248 人死亡。在疫情

暴发之前的纽约州，兽医已经发现了一些与患者神经症状相同的乌鸦。由于该州的兽医和人医之间未能共享信息，错过了疫情控制的最佳时间。目前纽约州已经在该州的兽医、人医和公共健康官员之间建立了有效的联络机制，确保对人与动物共患病实施有效的监控和预警。

在科研管理和科研活动中，人医和兽医也是少有往来、鲜有合作，因此很难有效地应对众多新出现或再次流行的人与动物共患病。例如，课题的重复立项使得有限的科研经费发挥不了应有的作用，而且在技术人员、研究方法、防控手段上也很难实现彼此的优势互补，造成了资源的浪费和效率的降低，更重要的是研究内容缺乏统一规划、有效衔接，导致"头痛医头，脚痛医脚"，很难深入研究疫病暴发流行的根本原因以及制定疫病防控的长远规划。

（二）兽医的重要作用未引起足够重视

缺乏对动物防疫体系建设的重视是人与动物共患病呈全球性多发频发之势的重要原因之一。回顾近年暴发、频发的重大人与动物共患病，如高致病性禽流感、猪链球菌病、狂犬病等，无一不是在动物中先暴发、流行，然后传播给人类。因此要想遏制重大人与动物共患病的暴发，应该充分认识和肯定兽医在重大疫病防控工作中的作用。

1. 兽医可以为重大疫情的预防提供宝贵的预警时间 1999 年美国纽约州兽医就早于人医在乌鸦身上发现西尼罗病毒的踪迹。疫情暴发后，又在蚊子、马和鸟类身上监测到西尼罗病毒，充分体现了兽医对新发疫情的预警作用。目前高致病性禽流感在全世界蔓延，作为我国负责动物疫病防控的各级动物防疫部门正实时监控着禽类的活动，跟踪着高致病性禽流感病毒的流行特征和病原特性，为政府决策提供宝贵的信息。

2. 兽医可以为重大疫情的控制提供第一道"防火墙" 多数重大动物疫情往往是从动物传播到人。遏制住动物中暴发和流行的人与动物共患病疫情，就能及时为人类建立起第一道防火墙，阻止它向人类的蔓延。目前高致病性禽流感疫苗的成功研制，既降低野禽向家禽传播病毒的可能性，减少了人类暴露于高致病性禽流感病毒的机会，又为养禽业的发展起到了保驾护航的作用；布鲁菌病、结核分枝杆菌病的主要受害者是农民和畜牧业从业者，当前畜牧业蓬勃发展，牛羊饲养量大幅增加，活畜流动频繁，两病也呈现反弹趋势。因此，控制好两病在动物中的传播是减少人间布鲁菌病和结核分枝杆菌病的根本措施。

（三）缺乏有效的公共卫生体系

现代公共卫生体系的构建原则应符合人与动物共患病的发生、发展和流行规律；其体系应当容纳所有与保障人类健康的机构、设施和人员。目前我国公共卫生体系在这两个方面都存在着一些问题。

1. 人为地将同一疫病分而治之 长期以来人们习惯于将病原按照感染谱的不同而分为人的疫病和动物疫病。由于感染动物的不同，又进一步分为猪病、牛病、禽病等等，人医和兽医各自对它们进行研究，采取相应的防控措施，造成人为的"分而治之"现象。例如流感病毒按宿主的不同被分为人流感、禽流感、猪流感和马流感等，事实上它们都属于正黏病毒科流感病毒属，有着相似的生物学特性和流行病学特征，在某种条件下它们甚至可以实现跨物种传播。1918—1919 年暴发和流行的"西班牙流感"，有研究表明猪作为此次流感的宿主导致了此次流感的蔓延；此外，当前的高致病性禽流感也已被证实，它不但可以感染禽类，而且可以传播给人、猫、虎等哺乳动物，时刻威胁着人类的健康。以上事实说明，病原被人为地划分出条条框框，不仅不利于病原的追根溯源，无法有效阻止病原从动物向人类传播以及在动物间传播，而且无法达到疫病的综合防控，不利于疫情的有效处理。

2. 公共卫生体系人员单一，整合不足 兽医公共卫生应为我国公共卫生体系的重要组成部分，应当在此发挥重要作用，现实的情况是在公共卫生体系中兽医几乎是空白，这对人与动物共患病的防控非常不利。对比发达国家，他们已经初步建立了人医、兽医一体化的公共卫生体系。例如，2005 年美国国家疾病预防控制中心、公共卫生局、国立卫生研究院以及食品和药品管理局的兽医人数总计近 400人；此外，炭疽事件使美国政府倍加重视兽医，政府通过对兽医进行集中培训，使之可以参与反生物恐怖活动。当前我国大部分人口仍在农村，人和动物接触密切，人与动物共患病传播机会大，将兽医纳入到公共卫生体系对于消灭重大疫病、保障人民健康、提高人民生活水平十分必要。

3. 动物食品安全监管机构众多，条块分割现象严重　动物食品涉及生产、加工、流通、市场、进出境等诸多环节；牵涉到农牧、经贸、工商、交通、公安、进出境检疫检验、林业、水产、卫生等诸多部门。例如近年来频频发生的"瘦肉精"、"红心蛋"以及牛奶"三聚氰胺"事件，虽有如此之多的部门监管，事故却仍屡屡发生。

三、对策与建议

为了有效应对这种威胁，我们应当构架起"一个机构、三个体系、一个平台"为特色的我国现代公共卫生体系。即成立一个由国务院牵头、以人医和兽医行政主管部门为主、多部门共同参与的公共卫生事务机构；在此基础上构建人医、兽医一体化的三个技术支撑体系：即快速反应体系、疫情监测体系与科学研究体系，共同负责人与动物共患病的预警、监督和防控；同时搭建一个平台，赋予与国外政府、组织共享资源和协调的职责。

（一）整合一个强有力的决策机构

人与动物共患病的防控不仅包括人医和兽医，而且涉及公安、工商、商检等多个部门，这需要由国务院牵头成立一个以人医和兽医行政主管部门为主、多部门共同参与的决策机构。一方面弥补目前公共卫生体系整合不足的现状，另一方面彻底解决人医、兽医与其他相关部门的职能分工和工作衔接问题。2005年国务院在15号文件中强调指出"兽医工作是公共卫生工作的重要组成部分，是保持经济社会全面、协调、可持续发展的一项基础性工作"。这标志着国家对公共卫生体系的认识有了根本性的转变。当前兽医体制改革与公共卫生体制改革正在如火如荼地开展，我们期待着人医和兽医能抓住此次改革的春风，解放思想，携手合作，联合众多职能部门，一起构建起能适应目前形势需要的合作与协调机制。或许待将来条件成熟时，我们还可以考虑大部制改革模式，进一步推动我国公共卫生体系的完善和发展。

决策机构的具体要求：①可以调动必要的行政资源，需要涉及公共卫生的各个部委单位参加，包括林业局和国家质检总局；②可以协调各个部委单位的资源，整合全国的应急、科研和监测体系；③可以有效地将疫情准确无误地传递给政府高层和普通老百姓；④必须定期交流业务，以掌握全国最新的疫情变化。这必须要求在国家层面上设置该机构，相似的机构如国务院应急指挥中心，但后者缺乏对疫情掌握的稳定性和长期性。

（二）构建和完善三个技术支撑体系

1. 构建人医与兽医一体化的快速反应体系　我国应借鉴国外先进经验，吸收包括人医和兽医在内的临床医生、实验室人员、专家，以及政府官员和新闻工作者，建立起一个集疫情诊断、收集、分析、处理和发布为一体的快速反应体系。它能快速应对突发传染病和生物恐怖事件。2003年SARS疫情在给我们带来了深痛灾难的同时，也使我们学会了如何处理突发性公共卫生事件。2004年当我们再次遭遇高致病性禽流感疫情时，各级政府便能立即组建起由兽医、人医等各部门参加的重大动物疫情应急指挥部。实践证明，这种方式非常有效，但这只是权宜之计，组建常设的一体化快速反应体系才是长久之计。目前，美国等发达国家纷纷建立起人医和兽医一体化的政府机构，美国国家公共卫生局中就有100名兽医，负责美国公共卫生安全；负责全球动物和人类健康的世界动物卫生组织（Office International des Épizooties，OIE）、联合国粮农组织、世界卫生组织（OIE/FAO/WHO）等国际组织，为了加强全球疫情信息的交流，常年在世界卫生组织总部保持一个兽医公共卫生核心专家组，它们在2003—2004年亚洲禽流感流行期间提出了许多有益的防控措施和建议，发挥了很大的作用。

快速反应体系的具体要求：①专家小组，应付疫情发生时对疫病的快速诊断和提出有效的防控意见，以及疫情发生发展的跟踪和防控措施；②后勤保障小组，随时可以调拨物资确保疫情控制的需要。

2. 构建人医与兽医一体化的疫情监测体系　建设现代公共卫生体系必须建立起国家级人医与兽医

一体化的疫情监测体系。通过进一步加强和规范动物疫情监测体系，建立人医和兽医统一的数据收集与分析系统，实现双方在病原特性、流行病学调查、疫情监测等信息的优势互补和资源共享。在此过程中，尤其要加强动物病原学监测体系，兽医应充分利用人医的资源，借鉴国外先进经验，提高监测能力，扩大监测范围。美国防控西尼罗病毒的实践证明，各州兽医对蚊、鸟、马等动物的实时监测，以及兽医和人医之间的信息共享，才使得美国疾病预防与控制中心（Centers for Disease Control and Prevention，CDC）对西尼罗疫情做出准确的判断、及时的预警，从而达到有效控制。此外，世界动物卫生组织、联合国粮农组织和世界卫生组织早在 2002 年就发表了他们一个研究小组的报告，建议各国建立包括兽医和人医一体的国家级的疫情监测网络和公共卫生体系，以有效应对人与动物共患病对公众健康的影响。

监测体系的具体要求：①定期的疫情交流制度，包括国内人医和兽医，以及与其他国家和国际组织关于人与动物共患病疫情的共享。②疫情上报要求及时、准确，且按危机层次进行分级上报。③监测体系应扁而平，疫情来源应包括所有与公共卫生体系相关的行业、单位和个人，不应仅限于政府和财政拨款的事业单位，应发动全社会的力量。④拥有先进的数据统计和分析手段。对于已发疫情可以短时间内进行分析和评估，并能预测该疫情近期发展状况；在疫情结束后给出相应的损失评估报告；对于高危和低危地区可以给出疫情在该区域内短时期的发展趋势报告。⑤时刻关注具有重大威胁的未知病原的流行情况。

3. 构建人医与兽医一体化的科学研究体系　近年来人与动物共患病在全球急剧暴发和流行，对人类的健康造成很大威胁，并导致了巨大的经济损失。世界各国为此投入巨大的人力、物力和财力，致力于重大疫病的防控研究。虽然目前我国从事重大疫病研究的机构很多，但人医和兽医缺乏有效合作，未能从人与动物共患病的源头——动物着手，寻找人与动物共患病的有效防治手段。打造一体化的科研体系，就是要以动物为研究的切入点，开发出能有效监测、预防或治疗重大疫病的产品，为完成重大疫病在动物中的监控、在免疫动物中建立重大疫病的防火墙提供保障。美国梅岛动物疾病研究中心是一体化科学研究体系的典范，它以前虽然隶属于美国农业部，但它吸纳了人医、兽医等多个领域的研究专家，负责炭疽、西尼罗病毒等多种重大人与动物共患病的研究工作。目前，它已从美国农业部划归于国土安全部，以应对生物恐怖的袭击。这充分说明建立人医和兽医一体化的科学研究体系对于提高我国重大疫病的防控能力以及应对生物恐怖袭击的能力都是十分重要的。

科研体系的具体要求：①拥有针对人和动物、准确而快速的检测手段，确保疫情的短时间确诊。②着重加强对重大疫病的疫苗和相关治疗药物的研制工作。③把握基础研究，掌握疫病发生的途径、潜伏期、流行特征、致病性等关键信息，为科学控制疫情提供可靠依据。④进一步促进人医和兽医在科学研究方面的共享，加快与地区和国际组织关于重大疫病的科研交流工作。

（三）搭建一个与国外资源共享与协调的平台

经济和贸易全球化使得人与动物共患病不再是某一个国家或地区政府所能解决的问题，它已成为全球公共卫生安全的重大问题，需要世界各国政府通力合作，共同面对。因此我国有必要搭建起一个与国外政府组织资源共享和协调的平台，以加强与周边国家（如泰国、越南、日本等）、与区域性组织（东盟、AFRO），以及与国际组织（如世界卫生组织、联合国粮农组织和世界动物卫生组织）之间的联系，共同应对人与动物共患病的流行和暴发。1924 年世界动物卫生组织在欧洲诞生，以应对牛瘟等动物性疫病在欧洲的传播和流行。发展至今，世界动物卫生组织已是一个拥有 172 个国家和地区参加的国际组织，这说明疫情资源的共享已经越来越被世界各国的政府和组织所重视。一方面它可以促进世界各国的资源共享，目前包括世界动物卫生组织/联合国粮农组织/世界卫生组织等组织都建立了疫情报告制度，例如世界动物卫生组织疯牛病和禽流感的报告制度，为各成员国间的畜产品国际贸易提供最新的疫情信息；国际重大疫病参考实验室的成立，统一了各国的疫情诊断标准；另一方面它提供了国与国之间的协调平台。2003 年东南亚暴发的高致病性禽流感，世界动物卫生组织、联合国粮农组织、世界卫生组织等国际组织很好地为各国统一的防控工作提供了参考意见和交流平台。

　　交流平台的具体要求：①能以对等身份参与地区或国际公共卫生组织的活动；②必须定期交流业务，以掌握世界最新的疫情变化和科研成果。

（田克恭　李向东　吴佳俊）

◆ **参考文献**

刘起，勇鲁亮 . 2004. 人兽共患病的控制和管理 ［J］. 大自然，4：16 - 18.

王靖飞，童光志 . 2004. 禽流感：一种人畜共患病 ［J］. 生物技术通报，4：1 - 5.

向华，王贵平，宣华 . 2005. 人兽共患病及其防治对策 ［J］. 广东农业科学，6：75 - 78.

邢豫川，郑新毅，徐龙平 . 2007. 重新思考和认识人兽共患病 ［J］. 现代畜牧兽医，8：52 - 53.

叶金 . 2003. 人类瘟疫报告：非常时刻的人类生存之战 ［M］. 福州：海峡文艺出版社 .

俞乃胜 . 2007. 新人兽共患病的流行近况及防控策略 ［J］. 中国人兽共患病学报，23 (2)：187 - 190.

袁日进 . 2005. 让人类远离人畜共患病的威胁 ［J］. 调查探索，12：53 - 54.

袁日进 . 2006. 预防人畜共患病必须确立 "人病兽防" 观点 ［J］. 微生物与感染，4.

Future trends in veterinary public health. 2007. Report of a WHO Study Group.

Laura H. Kahn. 2006. Confronting Zoonoses, Linking Human and Veterinary Medicine. Emerging Infectious Diseases, 12 (4)：556 - 561.

第二章　各类人与动物共患病简介

自 19 世纪德国病理学家 Rudolf Virchow 在其名著 *Handbook of Communicable Diseases* 中首次提出"人类感染的动物疫病"（zoonosis）这一名词以来，人与动物共患病逐渐发展为一门学科。1930 年，美国休伯特等 3 位教授主编，近 70 位医学专家和兽医学家参编出版的第一部人与动物共患病权威专著《动物传给人的疾病》问世，是人与动物共患病发展史上的重要里程碑。1988 年，我国于恩庶和徐秉锟主编、78 位专家编写的国内首部《中国人兽共患病学》出版，之后多部人与动物共患病专著相继出版，为我国人与动物共患病学科建设作出了重要贡献。

本书分五篇，共 137 章。第一篇为总论，第二篇至第五篇分别论述了人与动物共患病毒病 149 种、细菌病 125 种、真菌病 25 种、寄生虫病 113 种，共计 412 种，基本涵盖了目前世界上流行的主要人与动物共患病。每一篇均采用国际公认最新分类体系以科为基本单元分章编排，每一章以每种疫病为单元按照权威分类体系逐节论述，每种疫病均从病原学、流行病学（包括发生与分布）、对动物与人的致病性、诊断、防治和公共卫生影响等方面进行了详细的阐述，特别是侧重介绍了每一方面的新理论、新成果与新动态。

第一节　人与动物共患病毒病

人与动物共患病毒病是由病毒（包括朊病毒）引起的在人类和其他脊椎动物之间自然传播的疾病和感染。这类疫病种类繁多，通常具有传播方式多样、传播速度快、流行范围广、预防和诊治困难、无特效疗法等特点，对人类的危害严重。尤其是 20 世纪 70 年代以来，新发人与动物共患病毒病占新发人与动物共患病的 50% 以上，呈现出自然疫源性、与动物关系密切、变异性强、传染性高、发病急、病情重、病程长、预后效果差、病死率高等新特点，例如人获得性免疫缺陷综合征（AIDS）、牛海绵状脑病、埃博拉出血热、肾综合征出血热、严重急性呼吸综合征（SARS）、人禽流感、A/H1N1 流感等，给人类健康和社会经济发展造成了重大影响。

2005 年国际病毒分类委员会（The International Committee on Taxonomy of Viruses，ICTV）第八次报告将病毒分为 3 个目、73 个科、11 个亚科、289 个属、1 950 个种，共记录了 5 450 个病毒。实际上这只占全世界已发现和分离到的病毒的 10%。其中，引起人与动物共患病的病毒主要包括 21 个病毒科、数十个病毒属，多见于黄病毒科、披膜病毒科、布尼亚病毒科、小 RNA 病毒科、呼肠孤病毒科及反转录病毒科等。

本书第二篇专门论述人与动物共患的病毒病。以双链 DNA 病毒（dsDNA）、单链 DNA 病毒（ssDNA）、DNA 反转录病毒（dsDNA RT）、RNA 反转录病毒（ssRNA RT）、双链 RNA 病毒（dsRNA）、单链负义 RNA 病毒 [（一）ssRNA]、单链正义 RNA 病毒 [（＋）ssRNA 病毒] 及朊病毒为顺序，从章到节按照国际病毒分类委员会第八次报告（2005），系统编排了 149 种人与动物共患病毒病，分22 章讲述，共涉及 21 个科（包括朊病毒）49 个属。每一科为一章，科内第一个属为代表属，其余按英文字母顺序排列，属内每个疾病的排列亦然。本篇在对 149 种人与动物共患病毒病的病原形态、培养特性、致病性等方面描述的同时，特别注重了图片的引用，力求直观形象。有关 149 种人与动物共患病毒病的病名、病原、分类地位、传播途径、自然宿主、易感动物及对人的致病力见表2-1。

表 2-1 不同种病毒所致疾病

科	属	病原	所致疾病	自然宿主	传播途径	易感动物或人	对人的致病力*
痘病毒科	正痘病毒属	天花病毒	天花	人	空气飞沫、尘埃、接触、垂直传播	人	++++
		牛痘病毒	牛痘	牛	接触	猫、啮齿类动物、猎豹	++*
		痘苗病毒	痘苗病毒感染	无	接触	牛、水牛、猪、猴、骆驼、大象、绵羊、家兔和鼠类	+
		猴痘病毒	猴痘	猴、猩猩、土拨鼠、穿山甲	接触、消化道、呼吸道	灵长类、松鼠、大鼠、小鼠、豪猪和穿山甲	++++
	副痘病毒属	伪牛痘病毒	伪牛痘	牛	接触	牛	++
		传染性脓疱病毒	传染性脓疱	羊	接触	羊、麝牛、鹿、骆驼、羊驼、猫和犬	++
		牛丘疹性口炎病毒	牛丘疹性口炎	人、牛	接触	牛、犬	+
		海豹痘病毒	海豹痘	海豹	接触	海豹	+
	亚塔痘病毒属	猴雅巴病毒	猴雅巴病	灵长类	接触	灵长类	++
		类雅巴病病毒	类雅巴病	灵长类	接触	灵长类	++
		塔纳痘病毒	塔纳痘	灵长类	接触	灵长类	++
疱疹病毒科	单纯疱疹病毒属	B病毒	猴B病毒感染	猴	接触、性传播、血液传播	猴	++++
	水痘病毒属	伪狂犬病病毒	伪狂犬病	猪、鼠类	消化道、呼吸道、生殖道	牛、绵羊、犬、猫、兔和猪	+
多瘤病毒科	多瘤病毒属	猴肉瘤病毒40	猴肉瘤病毒40感染	猴	垂直传播、性传播	猴、狒狒	+
圆环病毒科	指环病毒属	TTV	TTV感染	多种动物	血液传播、垂直传播、粪-口传播、气溶胶传播	灵长类、猪、牛、羊、犬、鸡和猫等	+
嗜肝病毒科	正嗜肝病毒属	乙型肝炎病毒	乙型病毒性肝炎	人、灵长类	接触、性传播、垂直传播	灵长类	++++

（续）

科	属	病原	所致疾病	自然宿主	传播途径	易感动物或人	对人的致病力*
反转录病毒科	β反转录病毒属	猴D型反转录病毒	猴D型反转录病毒感染	灵长类	接触、垂直传播	灵长类	++
	γ反转录病毒属	网状内皮组织增殖病病毒	网状内皮组织增殖病	禽类	接触、垂直传播	鸡、火鸡、鸭、鹅和日本鹌鹑	未定
	慢病毒属	马传染性贫血病毒	马传染性贫血	马	虻、厩蝇	马、骡和驴	未定
		牛免疫缺陷病毒	牛免疫缺陷病毒感染	牛	接触	牛	未定
		山羊关节炎-脑炎病毒	山羊关节炎-脑炎	山羊	消化道、呼吸道	山羊	未定
		维斯纳-梅迪病毒	维斯纳-梅迪病	绵羊	接触、飞沫、消化道	绵羊	未定
		猴免疫缺陷病毒	猴免疫缺陷病毒感染	灵长类	接触、垂直传播、性传播	灵长类	+
		猫免疫缺陷病毒	猫免疫缺陷病毒感染	猫	接触、垂直传播	猫、狮子、非洲豹和兔狲	未定
	泡沫病毒属	猴泡沫病毒	猴泡沫病毒感染	灵长类	接触	灵长类、牛、海狮、猫和仓鼠	+
呼肠孤病毒科	正呼肠病毒属	马六甲病毒	马六甲病毒感染	蝙蝠	接触	人	+
	环状病毒属	环状病毒	环状病毒感染	反刍动物、马属动物	虫媒	绵羊、牛、山羊、马、骡、猴、鹿	++
		克麦罗沃病毒	克麦罗沃病毒感染	人、野生鸟类	蜱媒	野生鸟类、野兔、山羊、牛,人	+
		非洲马瘟病毒	非洲马瘟病毒感染	马属动物	虫媒	马属动物、人	+
	轮状病毒属	轮状病毒	轮状病毒病	牛、猪、羊、马、家禽等	消化道、呼吸道、接触、垂直传播	仔猪、犊牛、羔羊、犬、灵长类	++++
	科罗拉多蜱传热病毒属	科罗拉多蜱传热病毒	科罗拉多蜱传热病毒	啮齿类	蜱媒	啮齿类、豪猪、野兔和鹿	++
博尔纳病毒科	博尔纳病毒属	博尔纳病病毒	博尔纳病病毒感染	马、羊	接触、垂直传播	马、羊、牛、美洲驼、羊驼、鹿、驴、猪、犬、狐、兔、猫、沙鼠、鸵鸟及许多野生鸟类	+
弹状病毒科	水泡病毒属	水泡性口炎病毒	水泡性口炎	马、牛、猪	接触	马、牛、猪等	++
		金迪普拉病毒	金迪普拉脑炎	脊椎动物、昆虫	蚊媒、白蛉	骆驼、牛、马、羊、恒河猴等	+++
		皮累病毒	皮累热	负鼠	蚊媒、白蛉	啮齿类、猴、猪、羊、水牛等	++
	狂犬病病毒属	狂犬病病毒	狂犬病	狼、狐、浣熊、鼬等	咬伤	几乎所有温血动物	++++
	未定属病毒	费兰杜病毒	费兰杜病毒感染	鸟类	蚊媒	鸟类	不详

（续）

科	属	病原	所致疾病	自然宿主	传播途径	易感动物或人	对人的致病力*
丝状病毒科	马尔堡病毒属	马尔堡病毒	马尔堡病	蝙蝠	接触、气溶胶、性传播	灵长类	++++
	埃博拉病毒属	埃博拉病毒	埃博拉出血热	狐蝠	接触、气溶胶	灵长类	++++
副黏病毒科	呼吸道病毒属	仙台病毒	仙台病毒感染	人、啮齿类	接触、气溶胶	啮齿类	++
	麻疹病毒属	麻疹病毒	麻疹	灵长类	接触、呼吸道	灵长类	++++
		犬瘟热病毒	犬瘟热病毒感染	犬科动物	接触、呼吸道、消化道、垂直传播	犬科、鼬科、浣熊科、猫科动物	+
	腮腺炎病毒属	曼娜角病毒	曼娜角病毒感染	果蝙蝠	未知	果蝙蝠、猪	++
		猪腮腺炎病毒	蓝眼病	猪	接触、呼吸道	猪	+
		猴病毒5型	猴病毒5型感染	灵长类	接触、气溶胶	灵长类	+
	亨尼帕病毒属	尼帕病毒	尼帕病毒感染	果蝠、猪	未知	猪、犬、猫等	++++
		亨德拉病毒	亨德拉病	黑狐蝠	未知	果蝠、马、犬、猫和豚鼠	++++
	禽副黏病毒属	新城疫病毒	新城疫	鸟类	接触、呼吸道、消化道	鸟类	+
	肺炎病毒属	呼吸道合胞病毒	呼吸道合胞病毒感染	灵长类、牛	接触、气溶胶	灵长类、啮齿类	++
	偏肺病毒属	人偏肺病毒	人偏肺病毒感染	人	呼吸道	人	++
正黏病毒科	流感病毒属	流感病毒	流感	人，猪，马、禽类	接触、消化道、空气飞沫	禽类、猪、马等	++++
布尼亚病毒科	正布尼亚病毒属	布尼亚维拉病毒	布尼雅维拉热	啮齿类	蚊媒	家畜、啮齿类、灵长类	++
		加利福尼亚脑炎病毒	加利福尼亚脑炎	啮齿类、兔	蚊媒	啮齿类	++
		布旺巴病毒	布旺巴热	未知	蚊媒	啮齿类	++
		卡奇谷病毒	卡奇谷病毒感染	反刍动物	蚊媒	羊、牛、马和鹿	+
		赤羽病毒	赤羽病	牛、羊	虫媒	牛、绵羊、山羊	+
		奥罗普切病毒	奥罗普切病毒感染	人、树懒	蚊媒、库蠓	啮齿类、灵长类、树懒	++
		塔赫纳病毒	塔赫纳热	啮齿类	蚊媒	啮齿类、马、猪、牛等	++
		拉格罗斯病毒	拉格罗斯脑炎	啮齿类、蚊	蚊媒	啮齿类、狐类	+
		瓜拉图巴病毒	瓜拉图巴病毒感染	啮齿类	蚊媒	啮齿类	不详
	汉坦病毒属	辛诺柏病毒	汉坦病毒肺综合征	啮齿类	接触、气溶胶、螨媒	啮齿类	++
		汉坦病毒	肾综合征出血热	啮齿类	接触、气溶胶、消化道、垂直、螨媒	啮齿类、犬、猫、兔、野猪等	+++

（续）

科	属	病原	所致疾病	自然宿主	传播途径	易感动物或人	对人的致病力*
布尼亚病毒科	内罗毕病毒属	克里米亚-刚果出血热病毒	克里米亚-刚果出血热	鸟类	蜱媒、接触	牛、绵羊、山羊、马、骆驼、猪、小型野生动物等	++
		内罗毕绵羊病病毒	内罗毕绵羊病	羊	蜱媒	绵羊、山羊	+
	白蛉热病毒属	杜贝病毒	杜贝病毒感染	绵羊	蜱媒	绵羊、啮齿类	+
		凯山病毒	凯山病毒感染	未知	蜱媒	乳鼠、幼鼠	不详
		哈扎拉病毒	哈扎拉病毒感染	啮齿类	蜱媒	啮齿类	不详
		裂谷热病毒	裂谷热	未知	蚊媒、接触、气溶胶	牛、羊等	++++
		托斯卡纳病毒	托斯卡纳病毒感染	啮齿类	白蛉	啮齿类	++
		津加病毒	津加热	啮齿类、野生鸟类	蚊媒	象、水牛、疣猪、麋羚、山羊等	++
		白蛉热病毒	白蛉热	啮齿类、野生鸟类	白蛉	啮齿类、野生鸟类	++
	未定属病毒	Kasokero 病毒	Kasokero 病毒感染	北非果蝠	经食物、气溶胶	啮齿类，人	+
		Razdan 病毒	Razdan 病毒感染	未知	蜱媒	啮齿类	不详
		Tamdy 病毒	Tamdy 病毒感染	未知	蜱媒	啮齿类	不详
砂粒病毒科	砂粒病毒属	淋巴细胞脉络丛脑膜炎病毒	淋巴细胞脉络丛脑膜炎	啮齿类	接触、气溶胶	啮齿类、灵长类、犬、猫等	+++
		拉沙病毒	拉沙热	多乳房鼠	接触、气溶胶	啮齿类	++++
		胡宁病毒	阿根廷出血热	啮齿类	接触	啮齿类	+++
		马丘坡病毒	玻利维亚出血热	啮齿类	接触、气溶胶	啮齿类	+++
		瓜纳瑞托病毒	委内瑞拉出血热	啮齿类	接触、气溶胶	啮齿类	+++
		沙比亚病毒	巴西出血热	啮齿类	接触、气溶胶	啮齿类	+
小RNA病毒科	肠道病毒属	柯萨奇病毒	柯萨奇病	人	接触、粪-口、呼吸道、垂直传播	猴	+++
		猪水泡病病毒	猪水泡病	猪	接触、消化道	猪	+
	肝病毒属	甲型肝炎病毒	甲型病毒性肝炎	灵长类	接触、消化道	灵长类	++
	心病毒属	脑心肌炎病毒	脑心肌炎	鼠	消化道	猪、牛、马、猴、啮齿类	+
	口蹄疫病毒属	口蹄疫病毒	口蹄疫	猪、牛、羊	接触、气溶胶	猪、牛、羊、骆驼、鹿等偶蹄动物	+
杯状病毒科	诺瓦克样病毒属	诺瓦克病毒	诺瓦克病毒感染	猪、鸡等	消化道	猪、鸡和小牛	++
戊肝病毒科	戊肝病毒属	戊型肝炎病毒	戊型病毒性肝炎	猪，人	接触、消化道、输血等	猪、啮齿类	++++

（续）

科	属	病　原	所致疾病	自然宿主	传播途径	易感动物或人	对人的致病力*
冠状病毒科	冠状病毒属	SARS冠状病毒	严重急性呼吸综合征	可能是蝙蝠	接触、飞沫、气溶胶	果子狸、雪貂、短尾猴、恒河猴、非洲绿猴和家猫等	++++
黄病毒科	黄病毒属	黄热病毒	黄热病	灵长类	蚊媒	灵长类动物、袋鼠、树懒、刺鼠、豪猪和果蝠	++++
		登革病毒	登革热和登革出血热	灵长类、蚊虫	蚊媒	灵长类动物	++++
		乙脑病毒	流行性乙型脑炎	猪、马	蚊媒	猪、马、驴、犬、蝙蝠、野生鸟类	++++
		蜱传脑炎病毒	森林脑炎	鸟类、啮齿类、蜱	蜱媒	鸟类、啮齿类、灵长类	+++
		圣路易斯脑炎病毒	圣路易斯脑炎	鸟类	蚊媒	鸟类、马、灵长类	++++
		墨累河谷脑炎病毒	墨累河谷脑炎	鸟类	蚊媒	乳鼠、猴、雏鸡、鸭、绵羊、兔、豚鼠等	+++
		西尼罗病毒	西尼罗病毒感染	鸟类	蚊媒	马、牛、羊、犬、猫、兔、鸡、鸽、鹅等	++++
		跳跃病毒	跳跃病	马、猪、牛	蜱媒	马、猪、牛、狗和猴等	++
		伊利乌斯病毒	伊利乌斯热	鸟类、蝙蝠	蚊媒	长吻浣熊、狨猴、鸟类	+++
		根岸病毒	根岸病毒脑炎	啮齿类	蜱媒	啮齿类	++
		科萨努尔森林病病毒	科萨努尔森林病	灵长类、哺乳类	蜱媒	灵长类、啮齿类及蝙蝠	++
		鄂木斯克出血热病毒	鄂木斯克出血热	水䶄、麝鼠	蜱媒	啮齿类	+++
		兰格特病毒	兰格特病毒感染	灵长类、啮齿类	蜱媒	灵长类、啮齿类、	++
		波瓦桑病毒	波瓦桑脑炎	啮齿类	蜱媒	灵长类、鸟类	++
		以色列火鸡脑脊髓炎病毒	以色列火鸡脑脊髓炎	火鸡	库蠓、蚊、白蛉	火鸡、鹅、鹌鹑等	+
		库宁病毒	库宁病毒感染	鸟类	蚊媒	鸟类	++
		摩多克病毒	摩多克病毒感染	啮齿类	未知	鹿鼠	+
		塞卡病毒	塞卡病毒感染	灵长类	蚊媒	灵长类、啮齿类	++
		鹿蜱病毒	鹿蜱病毒感染	啮齿类	蜱媒	啮齿类、花白旱獭	++
		勃修夸拉病毒	勃修夸拉热	啮齿类	蚊媒	灵长类、啮齿类	+
		罗西奥病毒	罗西奥病毒感染	啮齿类	蚊媒	啮齿类、鸟类	+++
		韦塞尔斯布朗病毒	韦塞尔斯布朗热	啮齿类	蚊媒	羊、牛	++
		塞皮克病毒	塞皮克病毒感染	未知	蚊媒	不详	不详
		索马里兹里夫病毒	索马里兹里夫病毒感染	海鸟	蜱媒	海鸟	不详
	肝炎病毒属	丙型肝炎病毒	丙型病毒性肝炎	黑猩猩	接触、性传播、垂直传播	黑猩猩	+++
	未定属病毒	庚型肝炎病毒	庚型病毒性肝炎	灵长类	血源性	灵长类	+++

（续）

科	属	病 原	所致疾病	自然宿主	传播途径	易感动物或人	对人的致病力*
披膜病毒科	甲病毒属	东部马脑炎病毒	东部马脑炎	鸟类	蚊媒	马、鸟类	++++
		西部马脑炎病毒	西部马脑炎	鸟类	蚊媒	马、鸟类	++++
		委内瑞拉马脑炎病毒	委内瑞拉马脑炎	鸟类、啮齿类	蚊媒	马、鸟类	++++
		基孔肯亚病毒	基孔肯亚病	灵长类、蝙蝠	蚊媒	灵长类	+++
		辛德毕斯病毒	辛德毕斯病	鸟类	蚊媒	鸟类	++
		罗斯河病毒	罗斯河病毒病	有袋类、哺乳类、鸟类	蚊媒	袋鼠、马、鸟类	++
		阿尼昂尼昂病毒	阿尼昂尼昂病毒病	灵长类	蚊媒	灵长类	++
		马雅罗病毒	马雅罗病毒病	灵长类	蚊媒	灵长类	++
		西门利克森林病毒	西门利克森林病	灵长类	蚊媒	灵长类、鸟类、鼠类	++
		盖他病毒	盖他病	马、猪	蚊媒	马、猪	+
		巴尔马森林病毒	巴尔马森林病	袋鼠、负鼠、牛、马、羊	蚊媒	袋鼠、负鼠、牛、马、羊等	++
		米德尔堡病毒	米德尔堡病毒感染	未知	蚊媒	山羊	+
		恩杜莫病毒	恩杜莫病毒感染	未知	蚊媒	小鼠	+
		贝巴鲁病毒	贝巴鲁病毒感染	未知	蚊媒	乳鼠	+
		鹭山病毒	鹭山病毒感染	鸟类、哺乳类	蚊媒	马、猪、苍鹭、白鹭、鸡、牛、山羊、犬、兔	+
		特罗卡拉病毒	特罗卡拉病毒感染	未知	蚊媒	乳鼠	+
		埃佛格雷兹病毒	埃佛格雷兹病毒感染	刺毛棉鼠、德州鹿鼠	蚊媒	啮齿类	++
		莫金波病毒	莫金波病毒感染	未知	蚊媒	乳鼠	+
		托纳特病毒	托纳特病毒感染	未知	蚊媒	鸟类	++
		奥拉病毒	奥拉病毒感染	未知	蚊媒	乳鼠	+
		摩根堡病毒	摩根堡病毒感染	岩雀、麻雀	蚊媒	鸟类	+
		J 高地病毒	J 高地病毒感染	鸟类	蚊媒	鸟类	++
		库孜拉加奇病毒	库孜拉加奇病毒感染	未知	蚊媒	乳鼠	+
		沃达罗病毒	沃达罗病毒感染	鸟类	蚊媒	鸟类	+
	风疹病毒属	风疹病毒	风疹	人	空气飞沫、接触	灵长类	++
未分科病毒		丁型肝炎病毒	丁型病毒性肝炎	人	血源性	土拨鼠、黑猩猩、北京鸭	+++

（续）

科	属	病　原	所致疾病	自然宿主	传播途径	易感动物或人	对人的致病力*
朊病毒	牛海绵状脑病朊病毒	牛海绵状脑病和人新型克-雅氏病	牛，人	消化道、医源性	牛、家猫、老虎、狮子和豹子，人	++
	水貂朊病毒	传染性水貂脑病	家养水貂	消化道	灵长类、牛、羊、雪貂、仓鼠、浣熊和臭鼬	未知
	羊朊病毒	痒病	绵羊、山羊	接触、垂直传播、医源性	羊、牛及啮齿类、灵长类	不详
	鹿朊病毒	慢性消耗性疾病	黑尾鹿、麋鹿、白尾鹿、驼鹿	消化道	鹿	未知
	牛海绵状脑病朊病毒	猫科动物海绵状脑病	猫科动物	消化道	猫科动物	不详
	牛海绵状脑病朊病毒	动物园动物海绵状脑病	牛科动物、猫科动物	消化道	林羚、好望角大羚羊、阿拉伯羚羊、弯角羚、大角斑羚、北美野牛、大捻、美洲狮、印度豹、虎豹、老虎、恒河猴、狐猴和鸵鸟	未知

＊　病原体对人类的致病力：

"＋"表示该病原体对人类致病力轻微，人类可偶尔感染；

"＋＋"表示该病原体对人类致病力较强，可引起明显的临床症状；

"＋＋＋"表示该病原体对人类致病力极强，人感染后发病率和死亡率较高，但该类疾病仅限于部分国家和地区流行；

"＋＋＋＋"表示该病原体对人类致病力极强，人感染后发病率和死亡率极高，且该类疾病可能或已经在全世界范围流行。

（王立林　李向东　田克恭）

第二节　人与动物共患细菌病

人与动物共患细菌病是由细菌（包括衣原体、支原体、立克次体、无浆体、巴通体、柯克斯体、螺旋体）引起的在人类和其他脊椎动物之间自然传播的疾病和感染。这类疫病一般与职业有关，临床上多见于那些与家畜、畜产品、家畜排泄物及野生动物密切接触的人员。但沙门菌病、食物传播的感染及食物中毒是例外。几乎所有人与动物共患细菌病均对化疗和抗生素疗法敏感，由此引起的抗药性问题正日益引起人们的关注。自 20 世纪 70 年代以来，新发人与动物共患细菌病有军团菌病、空肠弯曲菌病、莱姆病、O157 大肠杆菌性肠炎、O139 型霍乱、幽门螺杆菌感染、多种弧菌感染等，均造成较大规模流行，严重威胁人类健康。

本书第三篇专门论述人与动物共患细菌病。依据《伯吉氏系统细菌学手册》第二版（2005），科的分类以 16S rRNA 寡核苷酸编目为主要依据，同时兼顾表型分析，属内第一个为代表种，其他按照英文名称首字母顺序，编排了 125 种人与动物共患细菌病，分 39 章进行论述，共包括 39 个科 65 个属。本篇在对 125 种人与动物共患细菌病的病原形态、培养特性、致病性等方面进行描述时，同样注重引用了形象直观的插图，力求图文并茂。有关 125 种人与动物共患细菌病的病名、病原、分类地位、传播途径、自然宿主、易感动物及对人的致病力见表 2-2。

表 2-2 不同种细菌所致疾病

科	属	病原	所致疾病	自然宿主	传播途径	易感动物或人	对人的致病力
立克次体科	立克次体属	斑疹伤寒群 莫氏立克次体	鼠型斑疹伤寒	啮齿类	蚤媒、消化道、气溶胶	人，啮齿类	+++
		普氏立克次体	流行性斑疹伤寒	人，飞鼠	人、虱媒	人，豚鼠、小鼠	++
		斑点热群 立氏立克次体	落基山斑点热	蜱、啮齿类、人	蜱媒	啮齿类、犬、鹿、熊，人	++
		西伯利亚立克次体	北亚蜱传斑点热	蜱、啮齿类	蜱媒	啮齿类、人	+
		康氏立克次体	纽扣热	蜱、啮齿类、犬	蜱媒	啮齿类、豚鼠，人	+
		小蛛（螨）立克次体	立克次体痘	小鼠	螨媒	鼠，人	+
		澳大利亚立克次体	昆士兰斑点热	啮齿类、小型有袋类	全环硬蜱媒	啮齿类、小型有袋类，人	+
		黑龙江立克次体	黑龙江斑点热	鼠	蜱媒	小鼠、豚鼠，人	+
		内蒙古立克次体	内蒙古斑点热	不详	蜱媒	小鼠、豚鼠，人	+
		日本立克次体	日本斑点热	不详	蜱媒	小鼠、豚鼠，人	+
	东方体属	恙虫病东方体	恙虫病	鼠、兔、猪、猫和禽	恙螨媒	小鼠、豚鼠、地鼠、兔、猴等，人	++
无浆体科	埃立克体属	犬埃立克体、查菲埃立克体、人粒细胞埃立克体	埃立克体病	犬、鹿、马、牛、羊、猫、人	蜱媒、伤口	犬、鼠、猫、马、牛羊和猴，人	++
巴通体科	巴通体属	汉赛巴通体	猫抓病	猫、犬、兔、猴	接触、伤口	猫，人	+
布鲁菌科	布鲁菌属	多种布鲁菌	布鲁菌病	多种动物	经口、接触、气溶胶	羊、牛、鹿、羚羊、狷羊、骆驼、犬、啮齿类、猪、兔、马、类人猿等	+++
伯克菌科	伯克菌属	鼻疽伯克菌	鼻疽	马、骡、驴	消化道、气溶胶、皮肤黏膜损伤	驴、骡、马、骆驼、犬、猫、狮、虎、豹、狼	++
		类鼻疽伯克菌	类鼻疽	无特定宿主（水和土壤）	皮肤损伤、气溶胶、消化道、昆虫（蚤、蚊）叮咬、性传播	野鼠、家鼠、豚鼠、兔、猫、犬、绵羊、猪、野山羊、家山羊、牛、马、灵长类、骆驼、树袋鼠、鹦鹉等，人	++

（续）

科	属	病原	所致疾病	自然宿主	传播途径	易感动物或人	对人的致病力
产碱杆菌科	产碱杆菌属	多种产碱杆菌	产碱杆菌感染	人，多种动物	皮肤、黏膜损伤	免疫功能低下的人群	+
	波氏菌属	支气管败血波氏菌	支气管败血波氏菌病	多种动物	气溶胶、接触	猪、犬、猫、马、牛、绵羊、山羊、鼠、雪貂、刺猬、浣熊、狐、臭鼬、考拉熊和栗鼠等	++
		副百日咳波氏菌	副百日咳波氏菌感染	人，绵羊	气溶胶	人，绵羊	+
奈瑟菌科	鸥杆菌属	香港海鸥型菌	香港海鸥型菌感染	淡水鱼类	消化道	草鱼、鳙、鲮、大口黑鲈等	+
	奈瑟菌属	疫控中心 EF-4a 与 EF-4b 群菌	疫控中心 EF-4a 与 EF-4b 群菌感染	犬、猫	咬伤	犬、猫，人	+
		编织奈瑟菌	编织奈瑟菌感染	犬、猫	咬伤	犬、猫，人	+
		犬奈瑟菌	犬奈瑟菌感染	犬、猫	咬伤	犬、猫，人	+
螺菌科	螺菌属	小螺菌	螺菌热	鼠类	鼠咬伤	鼠类、犬、猫、猪、黄鼠狼、松鼠和雪貂	+
黄单胞菌科	窄食单胞菌属	嗜麦芽窄食单胞菌	嗜麦芽窄食单胞菌感染	人和动物	气溶胶、接触、性传播	免疫功能低下的人群	+
弗郎西斯菌科	弗朗西斯菌属	土拉弗朗西斯菌	土拉热	啮齿类	吸血昆虫叮咬、消化道、气溶胶、皮肤及黏膜损伤	野兔、山鼠、田鼠和羊等	+++
军团菌科	军团菌属	嗜肺军团菌	军团菌病	无特定宿主（水、土壤、空气）	气溶胶、接触	马、牛、羊、猪、犬及某些野生动物	++
柯克斯体科	柯克斯体属	伯纳特柯克斯体	Q热	哺乳类、啮齿类、鸟类、节肢动物	气溶胶、接触、虫媒、消化道	牛、羊、马、犬、猫、猪、禽、鼠等	++
假单胞菌科	假单胞菌属	铜绿假单胞菌	铜绿假单胞菌感染	人，多种动物	气溶胶、伤口	马、鸡、牛、犬、水貂、豚鼠等	++
		产碱假单胞菌	产碱假单胞菌感染	无特定宿主（水、土壤、空气）	气溶胶、伤口、消化道、医源性	鱼类和免疫功能低下的人群	++
		荧光假单胞菌	荧光假单胞菌感染	无特定宿主（水、土壤、空气）	医源性、伤口	鱼类、虾类和免疫功能低下的人	++
		恶臭假单胞菌	恶臭假单胞菌感染	无特定宿主（水、土壤、空气）	医源性、消化道	鱼类和免疫功能低下的人群	++

（续）

科	属	病 原	所致疾病	自然宿主	传播途径	易感动物或人	对人的致病力
摩拉菌科	摩拉菌属 不动杆菌属 未定属	牛摩拉菌 多种不动杆菌 疫控中心氧化酶阴性1群菌	牛摩拉菌感染 不动杆菌病 疫控中心氧化酶阴性1群菌感染	牛 无特定宿主（水和土壤） 犬、猫	虫媒、接触 接触、气溶胶 咬伤	牛，人 家兔、豚鼠和小鼠 犬、猫，人	+ ++ +
弧菌科	弧菌属	霍乱弧菌	霍乱	人、水生动物、两栖类、浮游生物	经口、接触、蝇媒	人	++++
		副溶血弧菌	副溶血弧菌感染	浮游生物、海产品（鱼类和贝类）	消化道	海生动物	++
		创伤弧菌	创伤弧菌感染	海生鱼类	伤口	海生鱼类、大鼠、小鼠	+
		溶藻弧菌	溶藻弧菌感染	海洋、海洋生物、海产品	伤口、消化道	海水鱼类、甲壳类、贝类	+
		美人鱼弧菌	美人鱼弧菌感染	海洋、海洋生物、海产品	伤口、消化道	海鱼、海龟、海蟹、海豚、章鱼等	+
		河流弧菌	河流弧菌感染	海洋、海生鱼类	伤口、消化道	海洋鱼类、甲壳类、贝类和渔民等	+
		费氏弧菌	费氏弧菌感染	海洋、海生鱼类	消化道	鳗鱼、对虾、蛤、鲍鱼等	+
		霍利斯弧菌 梅契尼柯夫弧菌	霍利斯弧菌感染 梅契尼柯夫弧菌感染	海洋贝类、海鱼多种动物	消化道 消化道、接触	海洋贝类、海鱼畜禽、鱼类、贝类、虾类	+ +
		拟态弧菌 非O1和非O139霍乱弧菌	拟态弧菌感染 非O1群霍乱弧菌感染	海洋、海生鱼类水、水生动物	消化道、接触 消化道、接触	甲壳类、鱼类鱼类、贝类、蟹类、对虾、乌贼等	+ +
气单胞菌科	气单胞菌属	多种气单胞菌	气单胞菌感染	水生动物、鸟类、哺乳类	消化道	两栖动物、爬行动物、鱼类、蜗牛、家禽和奶牛	+
		豚鼠气单胞菌	豚鼠气单胞菌感染	无特定宿主（水和土壤）	消化道	鱼类、甲壳类、爬行类、哺乳类、鸟类	+
		嗜水气单胞菌	嗜水气单胞菌感染	鱼类、两栖类、鸟类、哺乳类	消化道	鱼类、两栖类、水貂、羊、鸡、鸭	++
		杀鲑气单胞菌	杀鲑气单胞菌感染	鲑科鱼类等	消化道、伤口	鱼类、水貂、蛙类、棘皮动物	++
		温和气单胞菌	温和气单胞菌感染	无特定宿主（水和土壤）	消化道、伤口	鱼类、蛙类、鳖、鸟类、哺乳类	++
		维氏气单胞菌	维氏气单胞菌感染	无特定宿主（水和土壤）	伤口、消化道	鱼类、蟹类、鳖等	+

（续）

科	属	病　原	所致疾病	自然宿主	传播途径	易感动物或人	对人的致病力
肠杆菌科	埃希菌属	致病性大肠杆菌	大肠杆菌病	多种动物	消化道、垂直传播	猪、牛、羊、马、鸡、鸭、鹅、兔、貂、鹿、麝、狐和熊猫	++
		O157大肠杆菌	O157大肠杆菌性肠炎	多种动物	消化道、接触	牛、羊、马、猪、犬、骆驼、鹿、家兔和鸟类	+++
	柠檬酸菌属	多种柠檬酸杆菌	柠檬酸杆菌感染	犬、猫、马、牛、鸟、蛇、乌龟、红鳌蟹、河蟹和中华鳖等	消化道、接触、医源性传播	犬、鳄、火腹玲蟾、绿海龟、梅花公鹿、鳖、蟹，老人、婴儿及免疫功能低下或抗生素过度使用者	+
	爱德华菌属	迟缓爱德华菌	迟缓爱德华菌感染	人，多种动物	消化道、伤口、接触	日本鳗鲡、鲫、金鱼、虹鳟、大鳞大马哈鱼、黑鲈、紫鲕、真鲷、丽鲷、黑鲷、鲻、川鲽、牙鲆、斑点叉尾鮰、黑鲈、金体美鳊、鳙、罗非鱼、贝类、牛蛙、蛇、蜥蜴、龟、鳄、中华鳖、鸟类、臭鼬、猪、马和家兔	+
肠杆菌科	肠杆菌属	阴沟肠杆菌	阴沟肠杆菌感染	人，多种动物	气溶胶、伤口、血液传播	免疫功能低下或抗生素过度使用的动物和人	+
	哈夫尼亚菌属	哈夫尼亚菌	哈夫尼亚菌感染	昆虫、鸟、鸡、鱼、蛇、猪、马、兔、啮齿类动物和人	接触	虹鳟鱼、儿童、老人及免疫功能低下者	+
	克雷伯菌属	肺炎克雷伯菌	克雷伯菌病	人和动物	内源性、接触	人等	++
	摩根菌属	摩根菌	摩根菌感染	犬、蛇、鳄、海象、海狮、海豹等	接触、医源性传播	美洲虎、蛇，老人、婴儿及免疫功能低下者	+
	邻单胞菌属	类志贺邻单胞菌	类志贺邻单胞菌感染	犬、猫、淡水鱼等多种动物，人	消化道	软体动物、淡水鱼，人	++
	变形杆菌属	多种变形杆菌	变形杆菌感染	人，多种动物	接触、消化道、伤口	人等	+
	普罗威登斯菌属	多种普罗威登斯菌	普罗威登斯菌感染	苍蝇、牛、犬、猫、蛇、鸟、鱼	接触、医源性传播	幼牛、犬、蟾蜍、发眼水鳄和蛇，实施了导尿术和安装了泌尿系统支架的病人	+

科	属	病　原	所致疾病	自然宿主	传播途径	易感动物或人	对人的致病力
肠杆菌科	沙门菌属	多种沙门菌	沙门菌病	哺乳类、鸟类、爬行类、两栖类、鱼和昆虫	经食物、药物、水源、接触、经卵（禽）	猪、牛、羊、马、骆驼、犬、猫、兔、鸡、火鸡、鸭、狐、貉、貂、麝和海狸鼠等	++++
	沙雷菌属	多种沙雷菌	沙雷菌感染	人，多种动物	气溶胶、伤口、医源性传播	牛、马、山羊、鸡、猪和家兔，新生儿、老人、孕妇及免疫功能低下或抗生素过度使用者	+
	志贺菌属	多种志贺菌	志贺菌病	猕猴	经口、接触	灵长类	++++
	耶尔森菌属	小肠结肠炎耶尔森菌	小肠结肠炎耶尔森菌病	啮齿类	接触、消化道、媒介物	猪、牛、羊、猫、犬、马、骆驼、家兔、鸡、鸭、鹅、啮齿类、蛇、水生类、野兽等	+++
		假结核耶尔森菌	假结核耶尔森菌病	鼠类	消化道、直接接触	马、牛、羊、猪、猴、狐、貂、鸡、鸽、犬、野鼠、栗鼠、猫	+
		鼠疫耶尔森菌	鼠疫	啮齿类	鼠蚤叮咬、皮肤黏膜损伤、气溶胶、消化道	啮齿类、兔类、骆驼，人等	++++
巴斯德菌科	巴斯德菌属	多杀巴斯德菌	多杀巴斯德菌感染	人，动物	接触、消化道、气溶胶	家畜、家禽、野生动物、野生水禽，人	++
		嗜肺巴斯德菌	嗜肺巴斯德菌感染	实验动物	消化道、气溶胶、虫媒、皮肤及黏膜伤口	小鼠、大鼠、仓鼠、豚鼠、兔、猫和犬	+
		产气巴斯德菌	产气巴斯德菌感染	马、兔、猪、野猪、仓鼠、牛等	皮肤及黏膜损伤	马、兔、猪、野猪、仓鼠、牛、猫、犬等	+
	放线杆菌属	多种放线杆菌	放线杆菌病	牛、马和猪	皮肤及黏膜、内源性感染	牛、绵羊、马、猪、豚鼠和家兔	+
	嗜血菌属	多种嗜血杆菌	嗜血杆菌病	人，动物	气溶胶、接触	猪、鸡、家兔、豚鼠、小鼠等	++
	曼杆菌属	溶血性曼杆菌	溶血性曼杆菌感染	牛、绵羊	消化道、气溶胶、伤口	牛、绵羊、禽类、梅花鹿、黄鹿、猪、银狐、跳羚羊和海豹	++

（续）

科	属	病　原	所致疾病	自然宿主	传播途径	易感动物或人	对人的致病力
弯曲菌科	弯曲菌属	多种弯曲菌	弯曲菌病	人和多种动物	经口、接触、垂直传播、性传播	牛、羊、犬，人等	++
	弓形菌属	多种弓形菌	弓形菌感染	多种动物	消化道、接触、垂直传播	鸡、猪、牛、羊、马、犬和猫	+
螺杆菌科	螺杆菌属	幽门螺杆菌	幽门螺杆菌感染	灵长类、猫	人-人、口-口、医源性传播	猕猴、猫	+++
		同性恋螺杆菌	同性恋螺杆菌感染	人，仓鼠	接触、血液传播	仓鼠、鼠、犬、猫、狐狸、家禽、野禽、猴	+
		犬螺杆菌	犬螺杆菌感染	人，犬	粪-口途径	犬等	+
		猫螺杆菌	猫螺杆菌感染	猫、犬	接触、口-口、口-粪	猫、犬、狒狒	+
		胃肠炎螺杆菌	胃肠炎螺杆菌感染	人，鸡	经食物	鸡等	+
梭菌科	梭菌属	腐败梭菌 产气荚膜梭菌 溶组织梭菌 诺氏梭菌	气性坏疽与恶性水肿	人，动物	伤口	马、牛、羊、猪、豚鼠等	+++
		破伤风梭菌	破伤风	牛、羊、马等	创伤或外伤感染	马、骡、驴、猪、羊、牛、犬、猫、豚鼠和小鼠	+++
		肉毒梭菌	肉毒中毒	无特异宿主（土壤）	伤口、消化道	所有温血动物	+++
		艰难梭菌	艰难梭菌感染	人，动物	粪-口途径	马、仓鼠、豚鼠和猪	++
支原体科	附红细胞体属	多种附红细胞体	附红细胞体病	各种动物	接触、血源、虫媒、垂直传播	猪、牛、羊、犬、猫、兔、马、驴、骡、骆驼、鸡和鼠	++
丹毒丝菌科	丹毒丝菌属	红斑丹毒丝菌	丹毒丝菌感染	多种动物	消化道、皮肤损伤、虫媒	猪、牛、羊、犬、马、鸡、鸭、鹅、火鸡、鸽和野鸟，人等	++
芽孢杆菌科	芽孢杆菌属	炭疽芽孢杆菌	炭疽	各种动物	消化道、经空气尘埃、伤口	羊、牛、马、鹿、驴、骡、骆驼、猪、犬、猫、野生肉食兽等	++++
		蜡状芽孢杆菌	蜡状芽孢杆菌感染	无特异宿主（自然界）	粪-口途径、伤口	牛、驴、犬、猫等，人	+

（续）

科	属	病原	所致疾病	自然宿主	传播途径	易感动物或人	对人的致病力
李斯特菌科	李斯特菌属	单核细胞增生李斯特菌	李斯特菌病	多种动物	消化道、气溶胶、伤口、垂直传播	牛、兔、犬、猫、羊、猪、马、鸡、火鸡、鹅、鼠类等	++
葡萄球菌科	葡萄球菌属	金黄色葡萄球菌	金黄色葡萄球菌感染	人，动物	各种途径均可	乳牛、马、猪、羊、犬、兔、鸡、鸭、鸟类、小鼠和豚鼠	++
		中间葡萄球菌	中间葡萄球菌感染	犬、猫	接触、咬伤	犬、猫、马、牛、鸭、鸽	+
		猪葡萄球菌	猪葡萄球菌感染	猪、反刍动物、鸟类	皮肤创伤、接触、经产道	猪、牛、马、鸡	+
肠球菌科	肠球菌属	粪肠球菌、屎肠球菌	肠球菌感染	哺乳类动物、鸟类	皮肤及黏膜损伤	免疫功能低下的哺乳类、鸟类	+
链球菌科	链球菌属	化脓链球菌	化脓链球菌感染	人	经空气飞沫、消化道、伤口	人，牛、驹	++
		无乳链球菌	无乳链球菌感染	人，牛、绵羊、山羊、犬、猫	接触、飞沫、垂直传播、性传播	牛、绵羊、山羊、鱼类，新生儿、妇女	++
		停乳链球菌	停乳链球菌感染	牛、羊，人	接触	牛、羔羊	+
		马链球菌	马链球菌感染	马、母猪	消化道、空气飞沫、伤口	马、牛、猪、禽、羔羊	+
		犬链球菌	犬链球菌感染	肉食兽、牛	接触	肉食兽、牛	+
		牛链球菌	牛链球菌感染	牛、马、羊、猪、犬、鸡、鸽等	接触	牛、鸽，人	+
		猪链球菌2型	猪链球菌2型感染	猪	气溶胶、皮肤及黏膜损伤、消化道、垂直传播	猪，人	+++
		猪链球菌1型	猪链球菌1型感染	猪	接触	猪	+
		海豚链球菌	海豚链球菌感染	鱼类	呼吸道、伤口	鱼类	++
		米勒链球菌	米勒链球菌感染	猪，人	内源性感染	人	+
放线菌科	放线菌属	多种放线菌	放线菌病	人，牛和猪	内源性感染	牛、绵羊、马、猪	++
嗜皮菌科	嗜皮菌属	刚果嗜皮菌	嗜皮菌病	牛、羊、马、驴、猪、犬、猫等多种动物	接触、伤口、吸血昆虫叮咬	牛、羊、马、猫、家兔等多种动物	++

（续）

科	属	病　原	所致疾病	自然宿主	传播途径	易感动物或人	对人的致病力
棒状杆菌科	棒状杆菌属	白喉棒状杆菌	白喉	人	空气飞沫、接触、皮肤及黏膜损伤	人、马、牛、猴、豚鼠、兔和鸡	++
		伪结核棒状杆菌	伪结核棒状杆菌感染	多种动物	粪-口途径、皮肤及黏膜损伤	绵羊、山羊、马、牛、骡、骆驼、犬、鹿、猴、鸡、鸽、犀牛、小鼠、兔和豚鼠	+
分支杆菌科	分支杆菌属	结核分支杆菌	结核分支杆菌病	牛、猴、羊、猪、马、猫、犬等多种动物	空气飞沫、消化道	牛、猪、山羊、犬、猫、禽类、骆驼、獾、松鼠、猴、狒狒、狮子、大象、豚鼠、小鼠等	+++
		海洋分支杆菌	海洋分支杆菌感染	鱼类、蛙类	伤口	蛙、鱼和其他冷血动物	++
		溃疡分支杆菌	溃疡分支杆菌感染	马、猫、考拉、环尾袋貂及羊驼等	接触、皮肤损伤	马、猫、考拉、环尾袋貂、羊驼、家兔、九带犰狳、小鼠及大鼠等	+
		副结核分支杆菌	副结核	反刍动物	消化道	牛，绵羊、山羊、鹿及骆驼	++
		麻风分支杆菌	麻风	人、犰狳、黑长尾猴	接触、气溶胶	犰狳、黑长尾猴、小鼠、大鼠、地鼠等	++
诺卡菌科	诺卡菌属	星形诺卡菌、巴西诺卡菌	诺卡菌病	无特定宿主（土壤）	气溶胶、伤口	牛、犬、家兔、猫	+
	红球菌属	马红球菌	马红球菌感染	马、猪、牛、羊	机会性感染	马、猪、牛等	+
双歧杆菌科	加德纳菌属	阴道加德纳菌	加德纳菌病	狐	性传播、外伤、垂直传播	狐、貉、水貂、犬	++
衣原体科	嗜衣原体属	鹦鹉热嗜衣原体	鹦鹉热	人和动物（鸟类、哺乳类）	气溶胶或尘埃、接触、虫媒、消化道	禽、鸟、猪、牛、羊等，人	+++
螺旋体科	疏螺旋体属	多种螺旋体	蜱传回归热	啮齿类动物和蜱	蜱叮咬、皮肤及黏膜损伤	啮齿类、猫、犬、刺猬、蝙蝠、人	++
		伯格多弗疏螺旋体	莱姆病	人，动物	接触、血源性、蜱媒、垂直传播	犬、牛、马、豚鼠、小鼠、大鼠、兔和鸟类	+++
钩端螺旋体科	钩端螺旋体属	钩端螺旋体	钩端螺旋体病	哺乳类、鸟类、爬行类、两栖类、软体动物和节肢动物	接触、消化道、虫媒、伤口、垂直传播	猪、犬、牛、马和羊等多种动物，人	+++

（续）

科	属	病原	所致疾病	自然宿主	传播途径	易感动物或人	对人的致病力
黄杆菌科	黄杆菌属	脑膜败血黄杆菌	脑膜败血黄杆菌感染	无特定宿主（土壤、水）	水、伤口、气溶胶	蛙类、中华鳖等，人	++
		类Ⅱb群黄杆菌	类Ⅱb群黄杆菌感染	猪	咬伤	人	+
	伯格菌属	动物溃疡伯格菌	动物溃疡伯格菌感染	犬、猫	咬伤、经食物	人	+
	二氧化碳嗜纤维菌属	二氧化碳嗜纤维菌	二氧化碳嗜纤维菌感染	人，犬、猫	伤口、垂直传播	人、兔等	+
梭杆菌科	梭杆菌属	坏死梭杆菌	坏死杆菌病	多种哺乳类动物、家禽，人	外伤感染、蚊虫叮咬、血液传播	牛、羊、马、猪等	++
	链杆菌属	念珠状链杆菌	念珠状链杆菌鼠咬热	啮齿类动物	消化道、鼠咬	大鼠、小鼠	+++

（王立林 康凯）

第三节 人与动物共患真菌病

人与动物共患真菌病是由真菌引起的在人类和其他脊椎动物之间自然传播的疾病和感染。真菌是一大类真核微生物，种类多、数量大、分布广泛。主要通过人与动物的直接接触传染，可用抗真菌药物予以控制。病程一般较持久，一旦感染很难根治。常见的人与动物共患真菌病有皮肤真菌病、念珠菌病、孢子丝菌病、组织胞浆菌病等。加之，近年来新发人与动物共患真菌病和条件致病性人与动物共患真菌病日益增多，如马尔尼菲青霉病、镰刀菌病等，对人类及动物的健康、社会经济的发展造成了重大影响。

自从林奈（Linnaeu，1753）首先提出生物界分为植物和动物两界以来，直至20世纪初仍沿袭使用。真菌无根、茎、叶之分，无叶绿素，不能进行光合作用，但它和细胞一样都有细胞壁，不能运动，所以真菌起源于植物，一向被列入植物界，称之为原叶状植物。

魏泰克（Wattaker，1959）最初采用四界分类，后又发展为五界或六界系统，即无核生物界、原生生物界、植物界、真菌界、动物界和无细胞生物界。这个系统在纵的方面显示了生物进化的三大阶段，即无细胞生物→原核单胞生物→真核（单胞→多胞）生物；在横的方面显示了生物演化的三大方向，即光合作用的植物，吸收养料的真菌和摄食的动物。

随着多界分类系统的发展，曾提出19界方案，我国陈世骧等（1979）提出了三个总界，下设五个界的系统，即非细胞总界、原核总界（细菌界、蓝藻界）和真核总界（植物界、真菌界、动物界）。目前，虽然分界系统不同，分法也各异，但任何一个方案都将真菌作为一个独立的界，这已成为不争的事实。

真菌分类名称和等级同所有生物一样，按界、门、纲、目、科、属、种依次排列。属以上的单位都有一定的词尾，如门为mycota，亚门为mycotina，纲为mycetes，亚纲为mycetidae，目为ales，科为aceae。

我国真菌学家戴芳澜将真菌分为三纲（藻状菌纲、子囊菌纲、担子菌纲），一类（半知菌类），曾被广泛采用。另外马丁（Martin，1950）的分类系统（藻状菌纲、子囊菌纲、担子菌纲、半知菌纲）在我国也沿用很久，至今一些教科书仍在沿用。自从真菌独立为"界"以来，上述的一些分类系统已逐渐被弃用。目前国际上广泛采用的是Ainsworth（1973）分类系统和《真菌字典》分类系统。其中，Ainsworth（1973）分类系统将真菌界分为两个门：裸菌门、真菌门，真菌门下又分为五个亚门（鞭毛菌亚门、接合菌亚门、子囊菌亚门、担子菌亚门、半知菌亚门）。但该系统仍属于"人为分类"。《真菌字典》分类系统是根据16S rRNA寡核苷酸编目等分析基因特性而建立，更能反映真菌亲缘关系和系统发育关系。

　　本书第四篇专门论述人与动物共患真菌病。以《真菌字典》第十版（2008）为根据，同时兼顾 Ainsworth（1973）分类系统，对已知 25 种人与动物共患真菌病分三部分即单科、多科和未分科真菌所致疾病共 14 章进行论述。依照各种真菌病病原所处分类地位按照英文名称首字母顺序编排。据目前资料粗略报道，本篇所列 25 种真菌病的致病真菌总数达 88 个属、241 个致病种。本篇对 25 种人与动物共患真菌病的 49 种常见致病种进行了形态学和培养特性的描述，并附有图片，力求直观实用。有关 25 种真菌病及其致病真菌就其病名、致病真菌的分类地位、致病真菌种类、数量、传染来源、传播途径、易感动物等见表 2-3。

表 2-3　不同种真菌所致疾病

科	属	致病真菌种	病　名	传染来源/自然宿主	传播途径	易感动物或人	对人的致病力
Herpotrichiellaceae	着色真菌属	裴氏着色真菌 紧密着色真菌	着色真菌病	土壤、植物	接触、伤口	犬、马、蟾蜍和青蛙，人	++
	瓶霉属	疣状瓶霉					
发菌科	曲霉菌属	烟曲霉、黄曲霉等 10 余种	曲霉菌病	广泛分布于自然界	呼吸道、消化道、伤口	禽类、牛、马、绵山羊、猪、野牛、鹿、水貂、犬、猫、兔、豚鼠和猴，人	+++
	青霉属	马尔尼菲青霉	马尔尼菲青霉病	土壤、竹鼠	呼吸道、消化道、伤口	竹鼠，人	++
爪甲团囊菌科	球孢子菌属	粗球孢子菌	球孢子菌病	土壤、啮齿类动物	呼吸道、消化道、伤口	牛、绵羊、马、驴、猪、犬、猫、猴、鹿、兔、大猩猩、袋鼠和松鼠，人	+
Ajellomycetaceae	芽生菌属	皮炎芽生菌、链形芽生菌	芽生菌病	土壤/小鼠、犬	呼吸道、接触、伤口	马、羊、犬、猴、豚鼠、兔、鼠和狷鼠，人	++
		巴西副球孢子菌	副球孢子菌病	不详	呼吸道、口腔或鼻黏膜、伤口	家畜、犰狳、豚鼠、豪猪、浣熊、鼢鼬和犬，人	++
		罗伯罗伯菌	瘢痕型芽生菌病	广泛分布于自然界	接触、伤口	海豚，人	++
	伊蒙氏菌属	小伊蒙氏菌小变种、小伊蒙氏菌新月变种	不育大孢子菌病	土壤、灰尘、哺乳类动物、啮齿类动物、两栖类动物	吸入分生孢子	大鼠、小鼠、田鼠、松鼠、木鼠、麝鼠、鼢鼠、黄喉姬鼠、小林姬鼠、宽齿姬鼠、森林姬鼠、大倭小鼠、兔子、日本鼠兔、水貂、獾、水獭、狐狸、澳大利亚袋熊、臭猫、岩燕、山羊、犬、马、欧洲海狸、刺猬、银犬羚、星鲨、牛蛙、蝘蜥蜴、蛇	+

（续）

科	属	致病真菌种	病 名	传染来源/ 自然宿主	传播途径	易感动物或人	对人的致病力
裸囊菌科	毛癣菌属	断发毛癣菌、星形石膏样毛癣菌、黄癣菌、疣状毛癣菌、红色毛癣菌等19种	皮肤真菌病	人，动物	接触、伤口、用具、垫料	马、牛、羊、猪、犬、猫、兔、豚鼠、鸡、驴、单峰骆驼、犀牛、金丝鸟、蹊鼠、小鼠、猴和猿、人	++
	小孢子菌属	犬小孢子菌、石膏样小孢子菌等12种					
	表皮癣菌属	絮状表皮癣菌				人	+
	组织胞浆菌属	荚膜组织胞浆菌、杜波依斯组织胞浆菌	组织胞浆菌病	广泛分布于自然界、禽类、蝙蝠	呼吸道、消化道	马、牛、猪、羊、犬、鸟禽、狐狸和大鼠、小鼠，人	++
丛赤壳科	镰刀菌属	茄病镰刀菌、串珠镰刀菌、尖孢镰刀菌、本色镰刀菌、梨孢镰刀菌、半裸镰刀菌、燕麦镰刀菌等16种	镰刀菌病	广泛分布于自然界、动植物	接触、伤口	马、猪、家禽、犬和猫，人	++
小囊菌科	假阿利什菌属	波氏假阿利什菌	假阿利什菌病	土壤、污水、粪便、腐物等	创伤、呼吸道	人	+
Dipodascaceae	地霉属	白地霉（念珠地丝菌）	地霉病	广泛分布于自然界、人和动物	呼吸道、口腔、皮肤	灵长类动物、牛、犬、象龟和火烈鸟，人	+
拟层孔菌科	孢子丝菌属	申克氏孢子丝菌	孢子丝菌病	广泛分布于自然界、植物、马、猫	口腔黏膜、呼吸道、伤口	马、驴、骆驼、猪、牛、犬、猫、大小鼠、田鼠、兔和猴，人	++
银耳科	隐球菌属	新生隐球菌、新生隐球菌格替变种、新生隐球菌新生变种	隐球菌病	广泛分布于自然界、人和动物	呼吸道、消化道、伤口	马、牛、绵羊、山羊、猪猴、长毛猴、猎豹、水貂、大鼠、小鼠、犬、猫和豚鼠，人	++
Trichosporonaceae	毛孢子菌属	卵形毛孢子菌、皮瘤毛孢子菌、阿萨希毛孢子菌、星形毛孢子菌、皮肤毛孢子菌、黏质毛孢子菌	毛孢子菌病	广泛分布于自然界、人和植物	消化道、呼吸道、泌尿道、接触	人	++

（续）

科	属	致病真菌种	病　名	传染来源/ 自然宿主	传播途径	易感动物或人	对人的致病力
蛙粪霉科	蛙粪霉属	林蛙粪霉、裂孢蛙粪霉、固孢蛙粪霉	蛙粪霉病	土壤、腐烂植物、许多爬行和两栖类动物、鱼类	皮肤外伤或虫咬	爬行类、两栖类、鱼类、马、犬和乳鼠，人	＋＋
多科真菌	瓶霉属	霍夫曼瓶霉、烂木瓶霉、寄生瓶霉、匍匐瓶霉	暗色丝孢霉病	广泛分布于自然界、腐败植物	接触、伤口	低等动物、鱼类、猫、犬和马，人	＋＋
	外瓶霉属	甄氏外瓶霉、棘状外瓶霉、丛梗孢外瓶霉、鲑外瓶霉、皮炎外瓶霉、*E. piseiphile*					
	枝孢霉属	班替枝孢霉					
	毛壳菌属	墙毛壳菌					
	据报道包括上述4属总计57个属	据报道包括上述12种总计104个种					
	鬼伞菌属	晶粒鬼伞菌、灰盖鬼伞菌	担子菌病	广泛分布于自然界、植物	人和动物误食	犬，人	＋＋
	裂褶菌属	裂褶菌					
	黑粉菌属	玉米黑粉菌					
	线黑粉菌属	新型线黑粉菌					
	梨头霉属	伞枝梨头霉、分枝梨头霉	毛霉菌病	广泛分布于自然界、禽类、哺乳类、野生动物	呼吸道、消化道	鸡、鸭、牛、马、猪、羊、兔、小鼠、豚鼠、田鼠、犬、猫、熊猫、猴、蟹和鳖，人	＋＋
	毛霉属	高大毛霉、总状毛霉、刺囊毛霉、爪哇毛霉、多分枝毛霉、丛生毛霉					
	根霉属	匍枝根霉、小孢根霉、少根根霉、米根霉、足样根霉					
	根毛霉属	微小根毛霉、多变根毛霉、奈尼塔尔根毛霉、肿梗根毛霉					
	小克银汉霉属	雅致小克银汉霉、刺孢小克银汉霉					
	被孢霉属	小被孢霉、拉曼被孢霉					

（续）

科	属	致病真菌种	病 名	传染来源/自然宿主	传播途径	易感动物或人	对人的致病力
未分科	念珠菌属	白念珠菌、热带念珠菌、克柔念珠菌、类星形念珠菌、季也蒙念珠菌、假热带念珠菌等20种	念珠菌病	广泛分布于自然界、动物和人	接触、消化道、呼吸道	禽类（鸡、鸽、雉、孔雀、鹦鹉等）、哺乳动物（长臂猿、牛、马、羊、仔猪、犬、猫等），人	++
	红酵母属	深红酵母、黏红酵母	红酵母病	广泛分布于自然界、动植物、低等生物	接触等	小鼠、人	+
	马拉色菌属	糠秕马拉色菌、厚皮马拉色菌	马拉色菌感染	人，动物和鸟类		犬、猫、山羊、马、犀牛、黑熊黑和加利福尼亚海狮，人	+
	无绿藻属	无绿藻	无绿藻病	土壤、污水、生牛奶、粪便、动物、树木、蔬菜，人	通常不会传播，但也有接触感染报道	犬、猫、牛、羊、鹿、小鼠、豚鼠、白兔、果蝠、蛇和大西洋鲑鱼，人	+
	鼻孢子菌属	西伯氏鼻孢子菌	鼻孢子霉病	污水、池塘、动物、鱼类，人	空气吸入	马、牛、螺和犬，人	+

（王立林　汪昭贤）

第四节　人与动物共患寄生虫病

　　人与动物共患寄生虫病是由寄生虫（主要包括原虫、吸虫、绦虫、线虫、棘头虫及外寄生虫等）引起的在人类和其他脊椎动物之间自然传播的疾病和感染。其危害取决于寄生虫在人与动物体内的寄生、繁殖特点及宿主的生理状态。有些寄生虫病如锥虫病、阿米巴、利什曼原虫病可造成被感染者迅速死亡，而绝大多数人与动物共患寄生虫病的危害为渐进性的。寄生虫病在世界各国均有流行，但不同地区的流行特点不尽相同。在经济发展较发达国家，人与动物共患原虫病流行较为严重，而在经济发展较为落后的国家，各种寄生虫病均有流行。近年来，新发人与动物共患寄生虫病和条件致病性人与动物共患寄生虫病均不断涌现，例如巴贝斯虫新种感染、环孢子虫病等。人与动物共患寄生虫病对人类健康及社会经济造成了重大影响。

　　本书第五篇专门论述人与动物共患寄生虫病。以原虫、吸虫、绦虫、线虫、棘头虫和外寄生虫进行编排，在原虫、吸虫、绦虫和线虫部分采用了与病毒、细菌和真菌相同的编排方法，以科为基本单元分章编排。棘头虫和外寄生虫的分类比较复杂，尽量以科为章进行编排，将棘头虫在一章内编排。共分60章进行论述。据不完全统计，本部分除棘头虫和外寄生虫，共涉及54个科至少90个属。本篇在对113种人与动物共患寄生虫病的病原形态、生活史、流行病学及临床病变等方面描述的同时，附上了大量形象直观的图片。有关113种人与动物共患寄生虫病的病名、病原、分类地位、宿主（中间、终末）及寄生部位、致病阶段、感染途径及对人的致病力见表2－4。

表 2-4　不同寄生虫所致疾病

类别	科	属	病原	所致疾病	中间宿主及寄生部位	终末宿主	主要感染途径	主要致病阶段	对人的致病力
原虫	锥体科	锥体属	布氏锥虫冈比亚亚种、罗德西亚亚种	非洲锥虫病	人,家畜、野生动物、猴和小型肉食兽等;血浆	媒介为舌蝇	皮肤	无性阶段	++++
			枯氏锥虫	美洲锥虫病	哺乳类动物,人;多种细胞	媒介为大全圆蝽、锥蝽	皮肤	无性阶段	++++
		利什曼属	多种利什曼原虫	利什曼原虫病	哺乳类动物(主要是犬),人;巨噬细胞	媒介为白蛉	皮肤	无性阶段	++++
	六鞭毛虫科	贾第属	蓝氏贾第鞭毛虫	贾第鞭毛虫病		人,多种哺乳类动物;十二指肠	口腔		++
	毛滴虫科	毛滴虫属	多种毛滴虫	毛滴虫病		多种动物,多种器官组织			+
	旋滴科	唇鞭毛属	迈氏唇鞭毛虫	迈氏唇鞭毛虫感染		人,哺乳类动物;肠道	口腔		+
	内阿米巴科	内阿米巴属	多种阿米巴(溶组织阿米巴为主)	阿米巴病		多种动物,多种组织器官(以肠道为主)	口腔		++
	弓形虫科	弓形虫属	刚地弓形虫	弓形虫病	多种哺乳类动物,有核细胞	猫和猫科动物;肠上皮细胞	口腔、胎盘等途径	无性阶段	++++
	隐孢子虫科	隐孢子虫属	多种隐孢子虫	隐孢子虫病	—	多种脊椎动物,人	口腔(禽类可经呼吸道)		++
	疟原虫科	疟原虫属	多种疟原虫	疟原虫病	脊椎动物,人;肝细胞和红细胞	蚊;消化系统	皮肤	无性阶段	++++
	住肉孢子虫科	住肉孢子虫属	多种住肉孢子虫	住肉孢子虫病	食草动物、杂食性动物,人;肌肉	犬,猫,肠上皮细胞	口腔	无性阶段	++
	分类地位不明确	Pneumocystis	多种卡氏肺孢子虫	肺孢子虫病		人,啮齿类动物及羊、犬、猫及其他哺乳类动物;肺泡上皮细胞	呼吸道		++
	巴贝斯科	巴贝斯属	多种巴贝斯虫	巴贝斯虫病	哺乳类动物,人;红细胞	硬蜱	皮肤	无性阶段	+

（续）

类别	科	属	病原	所致疾病	中间宿主及寄生部位	终末宿主	主要感染途径	主要致病阶段	对人的致病力
原虫	待定	多个属	多种微孢子虫	微孢子虫病		昆虫、鱼类、啮齿类、兔子、皮毛动物、灵长类动物，人；肠上皮细胞	口腔、呼吸道		+
	小袋科	小袋属	结肠小袋纤毛虫	小袋纤毛虫病		多种动物（以猪为主），人；大肠	口腔		+
	芽囊原虫科	芽囊原虫属	人芽囊原虫	人芽囊原虫病		多种动物，人；回肠和盲肠	口腔		+
吸虫	分体科	分体属	日本分体吸虫	分体吸虫病（血吸虫病）	钉螺	多种哺乳类动物，人；肠静脉血管	皮肤	成虫	++++
			多种吸虫尾蚴	尾蚴性皮炎	多种淡水螺	人，哺乳类动物；皮肤	皮肤	幼虫	+
	并殖科	并殖属	卫氏并殖吸虫	卫氏并殖吸虫病	第一中间宿主川卷螺，第二中间宿主甲壳类动物	多种哺乳类动物，人；肺脏	口腔	成虫	+++
			其他多种并殖吸虫	其他并殖吸虫病	未知	犬科动物、猫科动物以及野生动物，人；主要是肺脏	口腔	成虫	+
	并殖科	狸殖属	斯氏狸殖吸虫	斯氏狸殖吸虫病	第一中间宿主拟钉螺，第二中间宿主甲壳类动物	果子狸、犬、猫、豹猫、鼬、猴等动物，人偶感；肺脏	口腔	成虫	+
	后睾科	支睾属	中华支睾吸虫	中华支睾吸虫病	第一中间宿主淡水螺，第二中间宿主淡水鱼、虾	猫、犬、猪等多种家养和野生动物，人；肝胆管	口腔	成虫	+++
		后睾属	麝猫后睾吸虫猫后睾吸虫	麝猫后睾吸虫病和猫后睾吸虫病	第一中间宿主豆螺，第二中间宿主淡水鱼	犬、猫，人；肝胆管	口腔	成虫	++
	片形科	片片属	布氏姜片吸虫	姜片吸虫病	扁卷螺	猪，人；十二指肠	口腔	成虫	++
		片形属	肝片形吸虫、大片形吸虫	片形吸虫病	椎实螺	牛、羊，人偶感；肝胆管	口腔	成虫	+
	双腔科	双腔属	矛形双腔吸虫、中华双腔吸虫	双腔吸虫病	第一中间宿主陆地螺，第二中间宿主蚂蚁	牛、羊、猪、马、犬等动物，人；胆管、胆囊	口腔	成虫	+
		阔盘属	胰阔盘吸虫	胰阔盘吸虫病	第一中间宿主陆地蜗牛，第二中间宿主草螽	猪、绵羊、黄牛、猕猴等多种哺乳类动物，人；胰管	口腔	成虫	+

（续）

类别	科	属	病原	所致疾病	中间宿主及寄生部位	终末宿主	主要感染途径	主要致病阶段	对人的致病力
吸虫	异形科	异形属	异形异形吸虫	异形吸虫病	第一中间宿主淡水螺，第二中间宿主淡水鱼	鸟类、哺乳类动物，人；小肠	口腔	成虫	+
		后殖属	横川后殖吸虫	横川后殖吸虫病	第一中间宿主淡水螺，第二中间宿主淡水鱼	人，犬、猫、猪、小家鼠和某些鸟类；十二指肠	口腔	成虫	+
		多个属	多种异形吸虫	其他多种异形吸虫病	第一中间宿主淡水螺，第二中间宿主淡水鱼虾	多种动物，人的小肠	口腔	成虫	+
	前后盘科	似腹盘属	人拟腹盘吸虫	拟腹盘吸虫病	螺蛳	猪、田鼠、恒河猴、食蟹猴、大鼷鹿、猩猩，人；盲肠和结肠	口腔	成虫	+
		瓦生属	瓦氏瓦生吸虫	瓦生吸虫病	不详	猴、狒狒、亚洲象，人；小肠	口腔	成虫	+
	棘口科	棘口属	多属种棘口吸虫	棘口吸虫病	第一中间宿主淡水螺；第二中间宿主淡水鱼或螺蛳、蝌蚪等	鸟类、鱼类、爬行类、哺乳类动物，人；肠道	口腔	成虫	++
		多个属	其他棘口吸虫	其他棘口吸虫病	第一中间宿主为多种淡水螺；第二中间宿主一般为淡水鱼或螺蛳、蝌蚪、两栖类动物	多种动物，人；肠道或胆管	口腔	成虫	+
	其他科	重翼属	马西重翼吸虫、美洲重翼吸虫等	双穴吸虫病	第一中间宿主淡水螺，第二中间宿主蝌蚪、青蛙或螺蛳等	狼、狐狸、浣熊等野生动物，人；小肠	口腔	成虫	+
		杯尾属	日本杯尾吸虫	枭形吸虫感染	不详	人，鸟类、哺乳类动物；小肠	口腔	成虫	+
		原半口属	前半口吸虫	杯叶吸虫感染	第一中间宿主淡水螺类，第二中间宿主多种鱼	爬行类、鸟类、哺乳类动物；小肠	口腔	成虫	+
		短咽属	短咽吸虫	短咽吸虫感染	第一中间宿主和第二中间宿主均为陆地螺	家鼠、家禽，人；肠道和禽类法氏囊	口腔	成虫	+
		嗜眼属	嗜眼吸虫	嗜眼吸虫感染	淡水螺	海鸟、淡水区鸟，有2种寄生于人；眼结膜、眼眶和禽的法氏囊	口腔	成虫	+

（续）

类别	科	属	病原	所致疾病	中间宿主及寄生部位	终末宿主	主要感染途径	主要致病阶段	对人的致病力
吸虫	其他科	斜睾属	斜睾吸虫	斜睾吸虫感染	第一中间宿主和第二中间宿主均为螺蛳，有的还以甲壳类和昆虫为第二中间宿主	多种脊椎动物，其中4种寄生于人；寄生于动物的肠、胆囊、输尿管和泄殖腔和人的小肠	口腔	成虫	+
		等睾属	鳔等睾吸虫	等睾吸虫感染	不详	多种鱼的鳔、体腔、肝、肌肉等，人偶感	口腔	成虫	+
		隐孔属	鲑隐孔吸虫	隐孔吸虫感染	第一中间宿主为螺，第二中间宿主为蛙、鳟、鲤鱼等	犬、狐、狼等野生动物，人偶感；肠道	口腔	成虫	+
		裸茎属	裸茎吸虫	裸茎吸虫感染	不详	有一种感染人，其他不详；肠道	口腔	成虫	+
		繁睾属	繁睾吸虫	繁睾吸虫感染	第一中间宿主为螺类，第二中间宿主为淡水蟹	多种动物，人；组织	口腔	成虫	+
		弯口属	弯口吸虫	弯口吸虫感染	第一中间宿主为螺类，第二中间宿主为鱼	鸟类、爬行类和哺乳类动物，人偶感；口腔、咽部和食管	口腔	成虫	+
		枝腺属	枝腺吸虫	枝腺吸虫感染	第一中间宿主为螺类，第二中间宿主为蜻蜓和豆娘	食虫类、爬行类、两栖类动物等，其中5种可感染人；小肠	口腔	成虫	+
		微茎属	微茎吸虫	微茎吸虫感染	软体动物、昆虫幼虫、甲壳类或鱼类	鸟类，少数寄生于鱼、哺乳类动物，人偶感；小肠或其他组织	口腔	成虫	+
绦虫	带科	带属	猪囊尾蚴（猪带绦虫）	猪带绦虫病和猪囊尾蚴病	人，猪；肌肉	人；小肠	口腔	幼虫	++++
			细颈囊尾蚴（泡状带绦虫）	细颈囊尾蚴病	猪、牛、羊和啮齿类动物，人偶感；腹腔脏器	犬、狼、狐等肉食动物；小肠	口腔	幼虫	+
		带吻属	牛带绦虫	牛带绦虫病	牛；肌肉	人；小肠	口腔	成虫	+
		棘球属	棘球蚴（细粒棘球绦虫等多种绦虫）	棘球蚴病	绵羊、山羊、牛等多种哺乳类动物，人；肝、肺等	犬和犬科动物；小肠	口腔	幼虫	++++
		多头属	多头蚴（多头绦虫等多种绦虫）	多头蚴病	草食动物、其他动物，人；脑	犬和犬科动物；小肠	口腔	幼虫	++

（续）

类别	科	属	病原	所致疾病	中间宿主及寄生部位	终末宿主	主要感染途径	主要致病阶段	对人的致病力
绦虫	戴文科	赖利属	西里伯赖利绦虫	西里伯赖利绦虫感染	蚂蚁	鼠类，人；肠道	口腔	成虫	+
			德墨拉赖利绦虫	德墨拉赖利绦虫感染	不详	人，吕宋鼠和吼猴；肠道	口腔	成虫	+
	双壳科	复孔属	犬复孔绦虫	犬复孔绦虫病	蚤	犬、猫，人偶感；小肠	口腔	成虫	+
	膜壳科	膜壳属	微小膜壳绦虫	微小膜壳绦虫病	蚤及某些甲虫；或不经中间宿主	鼠，人；小肠	口腔	成虫	+
			缩小膜壳绦虫	缩小膜壳绦虫病	蚤类、甲虫、蟑螂、倍足类和鳞翅目昆虫	鼠，人偶感；小肠	口腔	成虫	+
			克氏假裸头绦虫	克氏假裸头绦虫病	赤拟谷盗、黑粉虫、黄粉虫等昆虫	猪、野猪和褐家鼠，人偶感；小肠	口腔	成虫	+
		剑带属	矛形剑带绦虫	矛形剑带绦虫感染	蚤	野鸭等野禽、猪、灵长类动物，人；小肠	口腔	成虫	+
	双叶槽科	裂头属	阔节裂头绦虫	阔节裂头绦虫病	第一中间宿主剑水蚤，第二中间宿主鱼类	犬、猫，人；小肠	口腔	裂头蚴，成虫	+
		迭宫属	曼氏裂头绦虫	曼氏迭宫绦虫病与曼氏裂头蚴病	第一和第二中间宿主分别是剑水蚤和蛙；蛇、鸟类和猪等可作转续宿主。人可作第二中间宿主或转续宿主；多种组织	犬、猫、虎、豹、狐狸等食肉动物，人；小肠	口腔、皮肤	裂头蚴，成虫	++
			其他双叶槽绦虫	其他双叶槽绦虫病	节肢动物	啮齿类动物，人，肠道	口腔	成虫	+
	其他科		司氏伯特绦虫和尖伯特绦虫	伯特绦虫病	螨类	猴等灵长类动物，人偶感；肠道	口腔	成虫	+
			马达加斯加绦虫	马达加斯加绦虫病	节肢动物	啮齿类动物，人；肠道	口腔	成虫	+
			中殖孔绦虫	中殖孔绦虫病	第一中间宿主食粪类节肢动物，第二中间宿主是蛙、蛇等	犬、狐狸、猫等肉食动物，人偶感；小肠	口腔	成虫	+

（续）

类别	科	属	病原	所致疾病	中间宿主及寄生部位	终末宿主	主要感染途径	主要致病阶段	对人的致病力
线虫	毛形科	毛形属	旋毛虫	旋毛虫病	与终末宿主为同一宿主；肌肉	150 多种动物，人；小肠	口腔	幼虫	++++
	膨结科	膨结属	肾膨结线虫	（肾）膨结线虫病	第一中间宿主蚯蚓，第二中间宿主淡水鱼	犬、貂、狐及猪，人偶感；肾和腹腔	口腔	成虫	+
	毛细科	毛细属	肝毛细线虫、肺毛细线虫和菲律宾毛细线虫	毛细线虫病	菲律宾毛细线虫的中间宿主是鱼；其他 2 种无中间宿主	各种动物，人；分别寄生于肝脏、肺脏和肠道	口腔	成虫	+
	蛔科	蛔属	猪蛔虫	猪蛔虫病		猪，人偶感；小肠	口腔	成虫，幼虫	+
	弓首科	弓首属	犬弓首蛔虫、猫弓首蛔虫	弓首蛔虫病		犬、猫，人；小肠	口腔	成虫，幼虫	+
	异尖科		多种异尖线虫	异尖线虫病	第一中间宿主磷虾等；第二中间宿主海鱼及某些软体动物	海洋哺乳类动物；消化道	口腔	成虫	+
	类圆科	类圆属	粪类圆线虫	粪类圆线虫病		犬、猫、黑猩猩、长臂猿、猩猩、狐和浣熊，人；小肠	皮肤	成虫，幼虫	+
	钩口科		多属种钩口线虫	钩虫病		多种哺乳类动物，人；小肠	皮肤	成虫，幼虫	+++
	毛圆科	毛圆属	多种毛圆线虫	毛圆线虫病		绵羊、山羊和骆驼，人；小肠	口腔、皮肤	成虫	+
	管圆科	管圆属	广州管圆线虫	广州管圆线虫病	软体动物（螺及蛞蝓、蛙、蟾蜍、咸水鱼、淡水鱼、鳖、淡水虾、陆栖蜗牛和海蛇等可作为转续宿主）	啮齿类动物，犬科、猫科动物与食虫动物等，人偶感；肺部血管	口腔	人感染后非正常移行，侵入中枢神经系统	++
	后圆科	后圆属	长刺后圆线虫、复阴后圆线虫和萨氏后圆线虫	后圆线虫病	蚯蚓	猪、野猪，反刍动物，人偶感；支气管	口腔	成虫	+
	食道口科	食道口属	冠口食道口线虫、双叉食道口线虫、梨口食道口线虫、有刺食道口线虫	食道口线虫病		牛、羊、猪、猴、猿等多种哺乳类动物，人；大肠（结肠）	口腔	幼虫，成虫	+
	比翼科	兽比翼属	喉兽比翼线虫、港归兽比翼线虫	比翼线虫病		多种动物，人偶感；气管	口腔	成虫	+

（续）

类别	科	属	病　原	所致疾病	中间宿主及寄生部位	终末宿主	主要感染途径	主要致病阶段	对人的致病力
线　　虫	丝虫科	恶丝虫属	犬恶丝虫	犬恶丝虫病	蚊、蚤	犬及多种犬科动物，人；右心和肺动脉	媒介叮咬	成虫	+
		布鲁丝虫属	马来丝虫	马来丝虫病	多种蚊	人，多种灵长类动物及实验动物；上下肢浅部淋巴系统	媒介叮咬	成虫	+++
		罗阿属	罗阿丝虫	罗阿丝虫病	斑虻	人，狒狒、大猩猩、黑猩猩、白脸猴、长尾猴、疣猴、蜘蛛猴等；体背、胸、腋、腹股沟、阴茎、头皮及眼等处的皮下组织	媒介叮咬	成虫	++
	丝状科	丝状属	指形丝状线虫	马脑脊髓丝虫病	蚊	牛；腹腔	媒介叮咬	晚期童虫寄生于马属动物和羊，人偶感	+
	吸吮科	吸吮属	结膜吸吮线虫和加利福尼亚吸吮线虫	吸吮线虫病	果蝇	犬、猫和兔，人；泪管、瞬膜或结膜囊内	媒介叮咬	成虫	+
	颚口科	颚口属	棘颚口线虫等	颚口线虫病	第一中间宿主剑水蚤，第二中间宿主是淡水鱼类、蛇、蛙等	犬、猫、虎、狮、豹、貂、浣熊等食肉动物；胃壁	口腔	成虫	+
	筒线科	筒线属	美丽筒线虫	筒线虫病	蜚蠊或多种甲虫	反刍动物、猪等多种动物，人；食管、反刍动物前胃	口腔	成虫	+
	龙线科	龙线虫属	麦地那龙线虫	麦地那龙线虫病	剑水蚤	家养及野生哺乳类动物，人；皮下	口腔	成虫	+
	铁线虫科		绒毛铁线虫等多属种	铁线虫病	昆虫	多种动物，人偶感；多种部位	多种途径	幼虫，成虫	+
棘头虫	寡棘吻科		巨吻棘头虫、念珠棘头虫等多个科属种	棘头虫病	巨吻棘头虫中间宿主是鞘翅目昆虫；念珠棘头虫中间宿主为甲虫类和蜚蠊	巨吻棘头虫主要寄生于猪、犬、猫等动物和人的小肠；念珠棘头虫主要寄生于鼠类和人的小肠	口腔	成虫	+

（续）

类别	科	属	病　原	所致疾病	中间宿主及寄生部位	终末宿主	主要感染途径	主要致病阶段	对人的致病力
外寄生虫	疥螨科	疥螨属	人疥螨和多种动物疥螨	疥螨病		多种动物，人；皮肤	皮肤	各期螨	+++
	皮刺螨科	皮刺螨属	鸡皮刺螨	鸡皮刺螨病		禽类，人；皮肤	皮肤	各期螨	+
	蠕形螨科	蠕形螨属	多种蠕形螨	蠕形螨病		多种哺乳类动物，人；毛囊和皮脂腺	皮肤	各期螨	++
	恙螨科	恙螨属	多种恙螨	恙螨病		多种动物，人；体表	皮肤	各期螨	+
		多科螨	多个科属种肺螨	肺螨病		多种动物，人；肺	呼吸道	各期螨	+
			多种非特异性螨	尿路螨病		动物，人；尿道	尿道	各期螨	+
		多科自由生活螨	腐食酪螨等多种螨	肠螨病		多种动物，人；肠道	口腔	各期螨	+
		仓螨	仓螨	螨性皮炎		动物，人；皮肤	皮肤	各期螨	+
	硬蜱科		多属种硬蜱	蜱瘫痪		多种动物，人；皮肤	皮肤	各期蜱	++
	舌形虫科		多属种舌形虫	舌形虫病	蛇、蜥蜴或犬、猫、虎等	狗、狼、狐狸等，偶见于马、羊及人；呼吸器官和内脏	口腔	成虫，幼虫	+
	蚤科		多种蚤	蚤病		多种动物，人；皮肤	接触	幼虫，成虫	+
	皮蝇科	皮蝇属	纹皮蝇、牛皮蝇等多种	皮蝇蛆病		牛、马、羊等，人偶感；皮肤	皮肤	幼虫	+
	胃蝇科	胃蝇属	多种胃蝇	胃蝇蛆病		马、驴、骡等马属动物，人偶感；胃	口腔	幼虫	+
	狂蝇科		多属种狂蝇	狂蝇蛆病		绵羊、山羊、马属动物等，人偶感；鼻腔及其附近腔窦	鼻孔	幼虫	+
	多科蝇		多属种蝇	伤口蝇蛆病		多种动物，人；伤口产卵，产幼虫		幼虫和卵	+

（续）

类别	科	属	病原	所致疾病	中间宿主及寄生部位	终末宿主	主要感染途径	主要致病阶段	对人的致病力
外寄生虫	蛭纲		蛭类	水蛭病		多种动物，人；吸血	接触	成虫和幼虫	＋
	蚊科		多属种蚊	蚊咬		各种动物，人；吸血	皮肤	成虫	＋
	毛蠓科		多种白蛉	白蛉叮咬		多种动物，人；吸血	皮肤	成虫	＋
	蠓科		多属种蠓	蠓咬		多种动物，人；吸血	皮肤	成虫	＋
	蚋科		多属种蚋	蚋咬		多种动物，人；吸血	皮肤	成虫	＋
	虻科		多属种虻	虻咬		多种动物，人；吸血	皮肤	成虫	＋
	虱科		虱类	虱病		多种动物，人；皮肤或毛发	接触	成虫，幼虫	＋
	臭虫科		多属种臭虫	臭虫咬		多种动物，人；吸血	皮肤	成虫	＋
	蜚蠊科、光蠊科、地鳖科和折翅蠊科等		蜚蠊类	蜚蠊咬		多种动物，人；吸血	皮肤	成虫	＋

（刘　群）

◆ **参考文献**

步秀萍，杨占清．2003．我国新发人畜共患病的流行病学与防治研究进展［J］．实用医药杂志，20（10）：780－782．

陈启军，尹继刚，刘明远，等．2008．重视人兽共患寄生虫病的研究［J］．中国基础科学，10（6）：3－10．

陈为民，唐利军，高忠明．2006．人畜共患病［M］．武汉：湖北科学技术出版社：1－24．

金宁一．2006．我国人兽共患病毒病现状与防控［J］．动物保健（9）：9－10．

李铁栓，韩庆安．2004．人类如何预防人和动物共患病［M］．北京：中国农业科学技术出版社：2－14．

孙鹤龄．1987．医学真菌鉴定初编［M］．北京：科学出版社：4－319．

万遂如．2006．人兽共患病的危害流行原因与防控对策［J］．新兽医，2：32－36．

谢元林，常伟红，喻友军．2006．常用人畜共患传染病学［M］．北京：科学技术文献出版社：1－120．

张辉，苏日那，扎那，等．2001．关于动物传染病的诊断方法［J］．内蒙古兽医，4（70）：18－19．

张晓新，张黎明，石梅．2003．美国急性传染病的预防控制体系［J］．海外视窗，7（8）：65－70．

张彦明．2003．兽医公共卫生学［M］．北京：中国农业出版社：149．

赵德明．2005．新时期人畜共患病的公共卫生意义［J］．中国农业科技导报，7（6）：7－9．

Nathan D Wolfe，Claire Panosian Dunavan，Jared Diamond．2007．Origins of major human infectious diseases．Nature．

VIRAL ZOONOSES

第二篇 人与动物共患病毒病

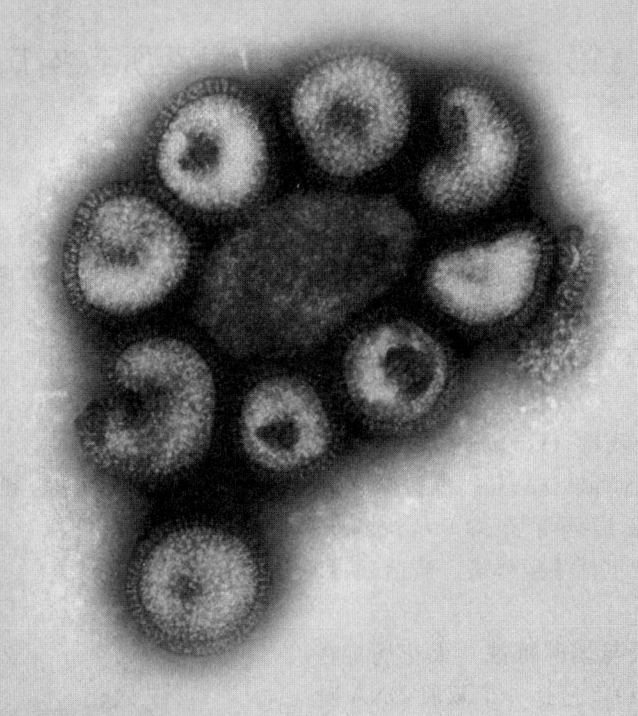

第三章　痘病毒科病毒所致疾病

痘病毒科（Poxviridae）病毒是动物 DNA 病毒中体积最大的一类病毒，多呈砖形或卵圆形。砖形粒子长 220～450nm，宽 140～260nm，厚 140～260nm。卵圆形粒子长 250～300nm，直径 160～190nm。病毒粒子由 1 个核心、2 个侧体和 2 层脂质外膜组成。基因组为包含在核心内的单分子双股 DNA，分子量为（130～200）×10^{6}Da。

痘病毒根据其形态特征、自然宿主和特异抗原，可分为脊椎动物痘病毒亚科和昆虫痘病毒亚科。前者包括正痘病毒属、副痘病毒属、禽痘病毒属、山羊痘病毒属、兔痘病毒属（黏液纤维瘤病毒属）、猪痘病毒属、软疣痘病毒属和亚塔痘病毒属；后者包括昆虫痘病毒 A 属、昆虫痘病毒 B 属和昆虫痘病毒 C 属。

痘病毒感染是人、家畜、野生动物、海洋哺乳动物、鸟类和昆虫的一组全身性或皮肤性痘病毒感染的总称。这种感染在脊椎动物表现为皮肤和黏膜上发生特殊的丘疹和疱疹。典型病例，病初为丘疹，后变为水疱、脓疱，脓疱干结成痂，脱落后痊愈。几乎各种哺乳动物都有其各自的痘病毒。但某些痘病毒可以适应几种不同动物，甚至可以感染人，引起人与动物共患的疾病。

第一节　正痘病毒属病毒所致疾病

一、天　花

天花（Smallpox）是由天花病毒引起的一种烈性传染病。临床主要表现初期为全身病毒血症，继之皮肤成批出现斑疹、丘疹、疱疹、脓疱疹，最后结痂、脱痂，病愈后留下终身瘢痕。临床分重型天花和轻型天花两型，后者由类天花病毒（*Alastrim virus*）引起。类天花病毒是天花病毒较稳定的减毒株。天花传染性强，病死率高。

（一）病原

1. 分类地位　天花病毒（*Variola virus*）在分类上属痘病毒科（Poxviridae）、痘病毒脊索亚科（Chrodopoxvirinae）、正痘病毒属（*Orthopoxvirus*）。该病毒属其他成员包括牛痘病毒、痘苗病毒、猴痘病毒等。

2. 形态学基本特征与培养特性　天花病毒在电镜下呈砖形（图 3-1），包括一个双股 DNA 哑铃状核，两侧各一个侧小体，最外一层管状脂蛋白膜，表面覆盖双螺旋结构小球，大小约 300nm×240nm×100nm。

天花病毒可在鸡胚绒毛尿囊膜上生长，接种 2～3 天产生 1mm 左右的光滑痘斑。根据痘斑形

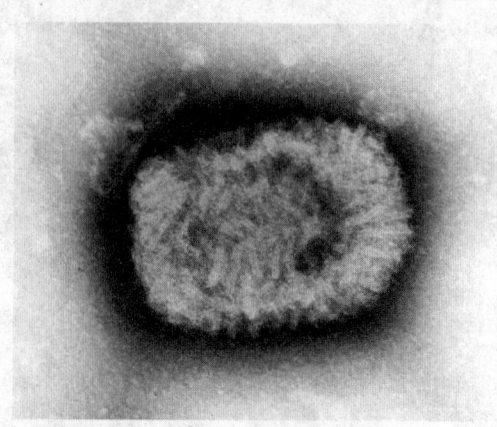

图 3-1　天花病毒颗粒（负染，×150 000）

（引自 www. utmb. edu, 经 Frederick

A Murphy DVM 授权）

态、大小和病毒增殖滴度，可与其他痘病毒鉴别。

能生长天花病毒的细胞谱很窄，在 Vero 细胞上可形成小空斑，在猪胚肾细胞上产生细胞病变。天花病毒在鸡胚细胞上培养具有明显的温度敏感特性（图 3-2）。在 40℃ 培养时，天花病毒的增殖能力很小，用红细胞吸附测定病毒的滴度仅为 37℃ 培养的 1/7～1/6。

3. 理化特性　天花病毒在体外生活力较强，耐干燥及低温，但不耐湿热。在 4℃ 时对 20% 乙醚、1% 石炭酸有耐受力，可存活数周以上；但在 37℃ 仅能存活 24h。0.2% 甲醛溶液于室温须经 24h 方能使天花病毒丧失传染性。存在于患者的痂皮、尘土及衣被物品上的天花病毒可长期存活；在室温中达数月或更久，在 -10～15℃ 可存活 4～5 年；而在热带气温下，病毒感染性在 3 周内即逐渐消失。天花病毒对 70% 乙醇、1:10 000 高锰酸钾溶液及酸性环境甚为敏感。在 pH 3 环境下 1h 即被灭活。亦易被蒸汽消毒和紫外线照射杀死。

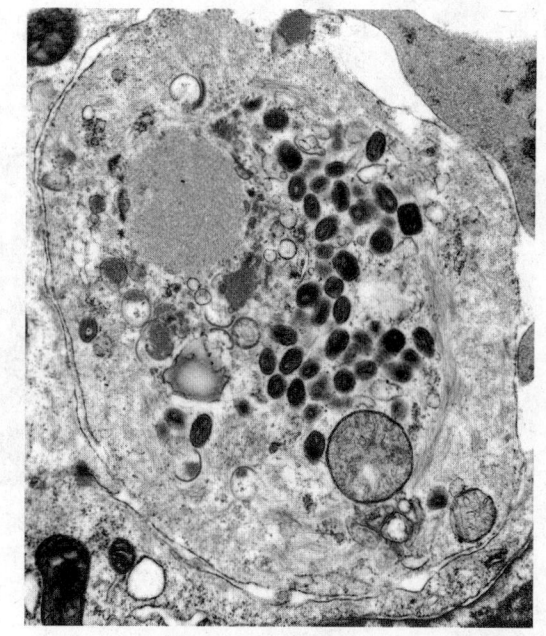

图 3-2　天花病毒侵染鸡胚细胞后的生长情况

（超薄切片，×25 000）

（引自 www. utmb. edu，经 Frederick A Murphy DVM 授权）

（二）流行病学

1. 传染来源　天花病人是唯一的传染源。迄今为止未发现人类以外的天花宿主动物。

2. 传播途径　经空气飞沫传播是天花最主要的传播途径，亦可通过污染的尘埃、破裂后的皮疹渗出液，被污染的衣物、食品、用具等传播。天花可垂直传播，即孕妇患者经胎盘使胎儿受染。

3. 易感动物　人对天花普遍易感。患病痊愈者和种痘成功者对天花病毒具有坚强的免疫力。孕妇更易感染天花。

自然条件下天花病毒只能感染人类，无动物储存宿主，但可人工感染猴、兔和小鼠。

4. 流行特征　强传染性，常年可发病，冬、春季节多发。天花在世界各地已流行数千年，无一国家幸免。自 1796 年詹纳发现并推广接种牛痘以后，天花的发病率明显下降。1966 年世界卫生组织推动大规模消灭天花运动。1979 年 12 月 9 日在全球消灭天花证实委员会第二次会议上，鉴定证实全球消灭了天花。1980 年 5 月 8 日世界卫生组织宣布天花从地球上消灭，并停止种痘。

（三）对动物与人的致病性

1. 对人的致病性　本病潜伏期 7～17 天，平均 12 天。

（1）病程　典型天花病程可分为三期。

1）前驱期　持续 3～4 天，起病急，出现寒战、高热、乏力、畏光、头痛、腰背痛、四肢酸痛、腹痛等，有的患者有轻度上呼吸道症状。高热持续 2～5 天。

2）出疹期　天花出疹的时间、部位、顺序均有一定的规律性。在发病的第 3～4 天，体温稍降，此时皮疹开始出现。自颜面开始，迅速蔓延至颈部，前臂、上臂、手、胸、腹，最后为下肢及脚底，1～2 天内遍及全身。皮疹发生过程一般为斑疹、丘疹、疱疹、脓疱疹、结痂（图 3-3），皮疹具离心性及同期性，以头部、四肢等暴露部位为多，身体上部较下部为多，腋下及腰部皮疹稀少或无疹。

3）结痂期　在病程 11～12 天，脓疱逐渐干瘪，结成黄绿色厚痂，自觉剧痒，体温逐渐下降，全身情况好转，于病程 2～4 周后，开始脱痂，留下终身存在的凹陷瘢痕。

（2）临床类型　根据临床模式天花分为 4 型：①普通型天花，最常见，具有本病的典型特征，见彩图 3-1、彩图 3-2。②变形型天花，发生于接种过痘苗的和有部分免疫力的病人，症状轻，死亡少见。③扁平型天花（恶性天花），多形性斑丘疹分布于身体各部，常在发病第 7～15 天死于脑炎或全身广泛性出血，恶性病人皮疹越融合预后越不好。④出血型天花（暴发型天花），几乎全部死亡，体温极高、肌痛严重，黏膜、皮肤出血、鼻出血，多在发病第一周内死亡，此时斑丘疹还未出现。

| 5天 | 8天 | 13天 | 20天 |

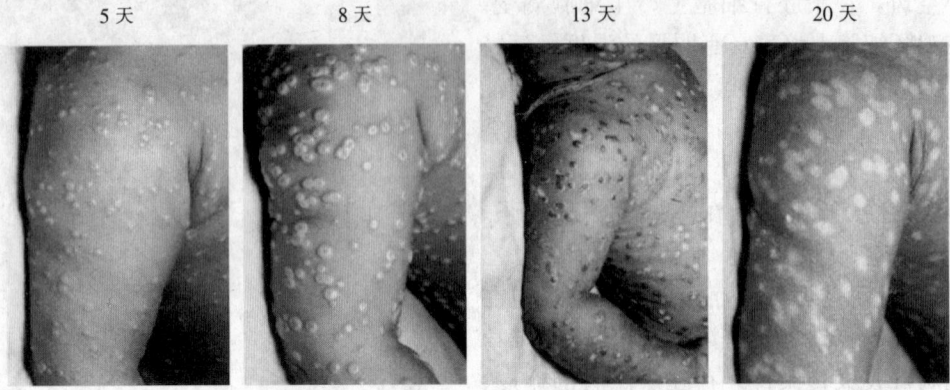

图3-3　天花患者出疹后第5、8、13、20天的皮疹变化情况

［引自 Journal of Midwifery & Women's Health, 48 (4), Carolyn M. Constantin, tanley O. Foster, Ora L. Strickland, Smallpox: A Disease of the Past? Consideration for Midwives, 258-267, Copyright Elsevier (2003)，经 Elsevier 授权］

2. 对动物的致病性　天花病毒可人工感染猴、兔和小鼠。以划痕接种猴子，可引起典型皮疹。家兔皮内接种，可引起明显的局部病变，以划痕法接种眼角膜，角膜上出现透明小圆疱，随后因中心部上皮脱落而形成凹陷。

（四）诊断

1. 临床诊断　一般根据接触史及皮疹特征可以进行临床诊断。

2. 病原学诊断

（1）快速诊断病毒的直接检查技术包括电镜直接观察局部水疱或脓疱中的病毒颗粒或检查其抗原而作出诊断。

（2）取口咽、结膜、皮肤病灶或尿液，用猴肾细胞或人羊膜细胞培养可分离病毒。脓疱液接种鸡胚绒毛尿囊膜，孵育2~3天，可见痘疱出现。

3. 血清学诊断　可用血凝抑制试验、补体结合试验、乳胶凝集试验进行血清学诊断。

4. 分子生物学诊断　可用 PCR 诊断技术与疱疹病毒、牛痘苗病毒等进行鉴别诊断。

（五）防制措施

迄今为止，本病只有对症治疗，无特效药物。自1980年全世界消灭天花以后，已不再普遍种痘，这种情况下将其用作生物战剂后果会非常严重。发生可疑病例时要按规定迅速报告，及时采取预防措施。在天花消灭后，世界卫生组织允许各国保存一定数量的痘苗，并报告他们保存的痘苗病毒株或将毒株送往世界卫生组织指定的协作中心保存（即美国疾病控制与预防中心、英国 Porton Down、俄罗斯 Vector Center）。当人发生天花时，首先对感染者采取隔离措施，防备人与人之间的传播。对患者进行治疗时，应将他们安置在负压的房间。如果天花大规模暴发，疫苗接种是一项有效措施。在非大规模暴发情况下，不建议孕妇接种疫苗。

（六）公共卫生影响

为了人类医学研究的战略需要，世界卫生组织决定，对天花病毒株进行有控制的保存。目前全世界只有两处获准合法保存和研究天花病毒株，即美国疾病控制与预防中心（CDC）和俄国科索夫分子生物学研究所（Institute of Molecular Biology, IMB）。历史上曾有3起与实验室保存天花病毒有关的天花感染事故，利用保存的天花病毒制作生物武器的可能性不能排除。目前，考虑到国际政治的复杂性，以及防范生物恐怖活动在安全性方面的现实困难，是否应当销毁这些天花病毒保存株，以杜绝天花流行再燃的风险？这一问题已经引起国际间的强烈关注。

（肖璐　田克恭）

◆ **我国已颁布的相关标准**

SN/T 1710—2006 出入境口岸天花监测规程

◆ **参考文献**

刘克州, 陈智. 2002. 人类病毒性疾病 [M]. 北京: 人民卫生出版社: 452-456.

马亦林. 2005. 传染病学 [M]. 第4版. 上海: 上海科学技术出版社: 99-104.

殷震, 刘景华. 1995. 动物病毒学 [M]. 第2版. 长春: 科学出版社: 947-950.

于恩庶, 徐秉锟. 1988. 中国人兽共患病学 [M]. 福州: 福建科学技术出版社: 509-522.

中国人民解放军兽医大学编. 1993. 人兽共患病学 (上册) [M]. 北京: 蓝天出版社: 189-190.

CDC. 2003. Recommendations for using smallpox vaccine in pre-event vaccination program. MMWR, 52.

Jennifer Elizabeth Warren, MD, Smallpox, Primary Care Update Ob/Gyns. 9: 122-124.

WHO. 2001. Smallpox [J]. Weekly Epidemiological Record, 76 (44): 337-344.

二、牛 痘

牛痘 (Cowpox) 是由牛痘病毒引起的以人手部、面部和动物乳房出现痘疱为主要临床症状的传染性疾病。该病主要发生于乳牛,干奶的母牛、处女牛、公牛、役用牛和肉用牛很少发生。病毒由病牛乳房病灶传染给挤奶人的手指或其他部位 (皮肤有轻度裂伤),再由挤奶人传染给未发病的乳牛,如果不采取有效的防控措施,几乎所有乳牛都可能感染发病。

(一) 病原

1. 分类地位 牛痘病毒 (*Cowpox virus*) 在分类上属痘病毒科 (Poxviridae)、痘病毒脊索亚科 (Chrodopoxvirinae)、正痘病毒属 (*Orthopoxvirus*)。该病毒属其他成员包括痘苗病毒、天花病毒、猴痘病毒、鼠痘病毒、白痘病毒等。其中痘苗病毒的一个亚种——*Aracatuba virus*,能引起牛和人发病,临床症状与牛痘相似。

2. 形态学基本特征与培养特性 牛痘病毒与天花病毒形态相似,电镜下可见其桑葚形态 (mulberry form) 和囊膜形态 (capsular form),见图3-4。

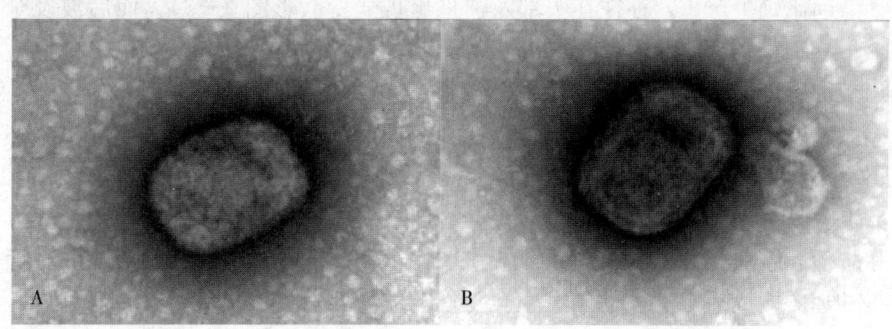

图3-4 牛痘病毒颗粒的桑葚形态 (A) 和囊膜形态 (B) (负染,标尺=100nm)

[引自 Laetitia Ninove, Yves Domart, Christine Vervel, et al. Cowpox Virus Transmission from Pet Rats to Humans, France. Emerging Infectious Diseases, 2009, 15 (5): 781-784, 经 Emerging Infectious Diseases 授权]

牛痘病毒可在鸡胚绒毛尿囊膜上生长,并产生出血性痘斑,有时产生白色痘斑,但在40℃以上温度培养时,不能产生出血性痘斑。大量接种时,可致死鸡胚。

牛痘病毒可在多种组织细胞中生长,如牛肾细胞、睾丸细胞等,可产生蚀斑、合胞体、细胞肿胀等细胞病变。

3. 理化特性 牛痘病毒对温度有高度抵抗力,在干燥的痂块中可存活数年,但易被氯化剂或对硫羟基敏感的物质所破坏。牛痘病毒对乙醚、1‰氢氧化钾敏感，10min 内可被灭活，但对 1‰苯酚和 1‰福尔马林有一定的抵抗力，9 天内仍保持活力。

牛痘病毒具有血凝素，可以凝集火鸡和鸡的红细胞，但其效价较低。

（二）流行病学

1. 传染来源 牛痘病毒的主要传染源是病牛。已有研究人员在试验过程中感染牛痘的报道。也有报道认为，啮齿类动物和猫可以传播牛痘病毒。最近几年，在德国、法国已有多起饲养宠物鼠引起人感染牛痘病毒的报道，也有因鼠引起大象感染，随后再传染给人的报道。

2. 传播途径 牛一般通过挤奶工的手或挤奶机而传播。人感染大多是由于接触牛的乳房或乳头病变部位所致，人传染给人的病例非常少见。

3. 易感动物

（1）自然宿主 牛痘病毒自然宿主主要是牛。猫和啮齿类动物，如地松鼠、沙鼠、田鼠等也可感染带毒。大象、猎豹、狮子、穿山甲、虎也可感染发病。

（2）实验动物 小鼠、豚鼠、家兔和猴等人工接种有易感性。

4. 流行特征 本病常呈地方性流行或散发，主要是乳牛发病。发病率高低与饲养卫生条件以及牛痘病毒的污染程度有关。无明显季节性。

人患牛痘的发病率主要与牛发病情况有关。一般与病牛接触的挤奶工发病率较高。偶尔有从事屠宰、皮毛加工、肉食品加工、畜产品收购、实验室研究等工作的人员感染发病。

5. 发生与分布 19 世纪中叶以前，牛痘是牛的一种常见传染病，几乎分布于世界各地，但之后仅以散发或地方性流行，目前，北美、西欧和我国仍可见到本病。

（三）对动物与人的致病性

1. 对动物的致病性

（1）牛 潜伏期 4～8 天，病牛体温轻度升高，食欲减退，反刍停止，挤奶时乳头和乳房敏感，不久在乳房和乳头（公牛在靠近睾丸处皮肤）上出现红色丘疹，1～2 天后形成约豌豆大小的圆形或卵圆形水疱，疱上有一凹窝，内含透明液体，逐渐形成脓疱，然后结痂，10～15 天痊愈。若病毒侵入乳腺，可引起乳腺炎。水牛发生牛痘，仅局限在胸部出现痘样病变。

（2）猫 感染远比奶牛严重，往往在头部及前爪出现病变（彩图 3-3），而后波及全身皮肤，6～8 个月内康复。

（3）猎豹 猎豹感染通常发生肺炎，死亡率较高。

（4）大象 大象感染通常发生散在的皮肤损伤和黏膜溃疡。

2. 对人的致病性 只要牛群中有牛痘病毒存在，人就可能发生牛痘，常发生于挤奶工。饲养猫、鼠、大象的人员也容易感染牛痘。潜伏期 5～7 天，通常在手、臂、甚至脸部发生痘疱，开始为丘疹，很快变成水疱和脓疱，脓疱有脐凹，周围有红晕和水肿，表现发热、局部淋巴结及淋巴管炎（彩图 3-4 至彩图 3-6）。一般 3～4 周后自愈。偶尔发生全身性皮肤感染和脑炎。

（四）诊断

1. 动物的临床诊断 根据临床特征和流行病学特点可以做出初步诊断，在临床诊断时与伪牛痘容易混淆。确诊可以采集水疱液进行电镜检查，接种鸡胚、细胞或实验动物进行人工感染试验。伪牛痘病毒与牛痘病毒的形态特征不同，两者可以区别。伪牛痘病毒可以在牛羊睾丸原代细胞分离培养，并能引起细胞病变，不能在鸡胚绒毛尿囊膜或兔皮肤上生长，而牛痘病毒可生长。

病牛水疱或脓疱愈合后，在乳头上再次发生疣状赘生物，酷似人的丝状疣，应考虑有牛乳头状瘤病毒共感染可能。本病也可在乳牛中流行，在牛皮肤上发生大小不一的坚硬结节，有些大如菜花状，直径可达数厘米，易出血，有恶臭，病毒通过破损皮肤侵入。

2. 人的临床诊断 根据与病牛、猫、鼠、大象接触史和接种处发生水疱和脓疱，脐凹性脓疱的临床症状，可以诊断为牛痘，但须与挤奶工结节进行鉴别。后者为副牛痘病毒引起，主要是挤奶工手指上有半球形无痒无痛结节，多为单个病灶，并无水疱或脓疱形成，较易鉴别。另外还应与原发性皮肤结核、异物肉芽肿及孢子丝菌病进行鉴别。确诊可以进行病毒分离与鉴定。

3. 实验室诊断　牛痘病毒与天花病毒和痘苗病毒极为相似，在抗原上存在差异，可以通过组织培养或鸡胚分离病毒后，应用交叉补体结合试验、琼脂凝胶扩散试验和中和试验进行鉴定，其中中和试验特异性较高。

聚合酶链式反应（PCR）可以将牛痘病毒与其他痘病毒区分开。

（五）防制措施

1. 动物的防制措施

（1）综合性措施　对新引进的乳牛，应先隔离饲养观察，未见异常方可混群。平时注意饲养场所的卫生消毒，注意挤奶工和器具卫生，发现病牛及时隔离。治疗可用各种软膏（如氧化锌、磺胺类、硼酸或抗生素软膏）涂抹患部，促进愈合，防止继发感染。

（2）疫苗免疫接种　应用痘苗接种可以预防本病。由于牛痘不是普遍发生的传染病，所以只有在特定情况下才考虑进行痘苗接种。

2. 人的防制措施

（1）预防　当发现牛感染牛痘后，应及时隔离、消毒。严禁无关人员接触病牛和饲养场所，接触人员应加强个人防护和卫生消毒。

以下人员不能接种牛痘疫苗：①经体检发现有心脏病的人，不论是否有症状，都不可接种牛痘疫苗；②患有或曾患过湿疹、特异性皮炎；③患有其他急、慢性剥脱性皮肤疾患的；④免疫力低下者，如：人免疫缺陷病毒感染者或艾滋病患者，这类人员接种会增加他们患进行性牛痘的危险性；⑤对牛痘成分严重过敏者；⑥妊娠或哺乳期妇女；⑦也有人建议18岁以下的儿童和青少年不宜接种牛痘。

眼睛有炎症的人可能会由于揉擦眼睛而增加无意接种的危险性，因此应推迟到眼疾完全康复后接种。为确定到底是何种疫苗引起的皮肤破损或其他不良反应，水痘疫苗和牛痘疫苗的接种至少要间隔4周。

（2）治疗　治疗可以用牛痘免疫球蛋白。

（六）公共卫生影响

乳牛发生牛痘后，主要危害挤奶工，引起人感染牛痘，人-人传播的情况比较少见。因此，对牛痘的预防具有一定的公共卫生意义。对发病牛场及时封锁、隔离病畜，圈舍、用具和周围环境彻底消毒，加强挤奶工的防护，必要时接种牛痘疫苗。

人接种牛痘可以预防天花，接种牛痘后应主动监测接种后的不良反应。采取最佳的感染控制措施和适当的接种部位护理，防止疫苗毒从接种者传染给健康者。经常接触患者的医护人员应进行预防接种，接种后用纱布盖住接种部位，以吸收渗出物，最大限度地减少传播的可能性。预防接触传播的最主要方式是保持手的卫生，医院应指定人员为已接种的医务人员更换纱布。如果可行的话，负责更换纱布的人员也要接种疫苗；所有处理这些纱布的人要采取预防措施。

为了保证血液安全，美国食品与药品管理局（FDA）要求在接种后21天或结痂脱落后方可献血。被接种者的接触者无意中接触到牛痘，在完全处理其并发症消失后的14天内也不可献血。

（孙　明）

◆ **参考文献**

费恩阁，李德昌，丁壮. 2004. 动物疫病学［M］. 北京：中国农业出版社：169 - 173.

王艳摘，闻怡校. 2003. Aracatuba病毒：一种与人畜感染有关的痘苗类病毒［J］. 国外医学传染病学分册，30（5）：316.

殷震，刘景华. 1995. 动物病毒学［M］. 第2版. 长春：科学出版社：945 - 946.

中国人民解放军兽医大学编. 1993. 人兽共患病学（上册）［M］. 北京：蓝天出版社：190 - 192.

Andreas Kurth，Gudrun Wibbelt，Hans-Peter Gerber，et al. 2008. Rat-to-Elephant-to-Human Transmission of Cowpox Virus. Letters，14（4）：670 - 671.

CDC. 2003. Recommendations for using smallpox vaccine in pre-event vaccination program. MMWR，52.

Christian Becker，Andreas Kurth，Frank Hessler，et al. 2009. Cowpox Virus Infection in Pet Rat Owners. Medicine，106（19）：329 - 334.

Laetitia Ninove，Yves Domart，Christine Vervel，et al. 2009. Cowpox Virus Transmission from Pet Rats to Humans，France. Emerg Infect Dis，15（5）：781 - 784.

Schupp P，M Pfeffer，H Meyer，et al. 2001. Cowpox virus in 12-year-old boy：rapid identification by an orthopoxvirus-specific polymerase chain reaction. British journal of dermatology，5（1）：46 - 150.

WHO. Smallpox，WER，2001，76（44）：337 - 344.

Wienecke R，Wolff，Schaller，et al. 2000. Cowpox virus infection in an 11 - year-old girl. Journal of American academic dermatology，42（52）：892 - 894.

三、痘苗病毒感染

痘苗病毒感染（Vaccinia virus infection）又称天花疫苗感染，是由痘苗病毒引起的以人手部和动物乳房依次出现丘疹、脓疱、结痂与脱落为主要临床特征的一种传染性人与动物共患病。

（一）病原

1. 分类地位　痘苗病毒（*Vaccinia virus*，VV）在分类上属痘病毒科（Poxviridae）、痘病毒脊索亚科（Chrodopoxvirinae）、正痘病毒属（*Orthopoxvirus*）。痘苗病毒试验毒株的来源和历史背景不清。毒株的大多数特性显示该病毒似乎是从牛痘病毒中分离而来。

2. 形态学基本特征与培养特性　痘苗病毒与天花病毒形态十分相似，大小约 270nm×218nm（图 3 - 5）。

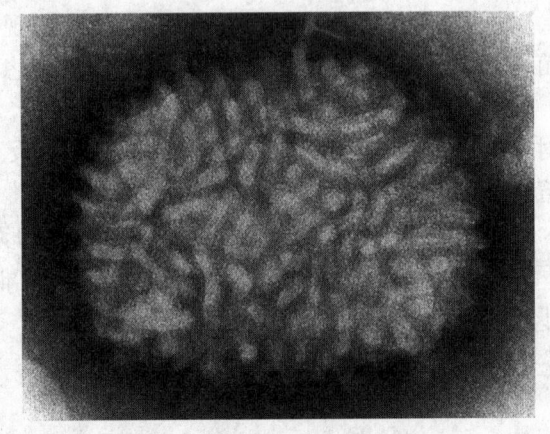

图 3 - 5　电镜下的痘苗病毒颗粒
（CDC/Cynthia Goldsmith 供图）

痘苗病毒可在鸡胚绒毛尿囊膜上生长，并产生中心坏死的大痘斑。痘苗病毒还可在 Hela 细胞等传代细胞（图 3 - 6）以及鸡胚原代细胞中增殖。

3. 理化特性　痘苗病毒对乙醚具有一定的抵抗力，病毒粒子的浮密度在 53% 的蔗糖溶液中为 1.25g/cm³，在酒石酸钾溶液中为 1.2g/cm³。

痘苗病毒大多数毒株具有血凝素，可凝集火鸡和鸡的红细胞。据报道，也有无血凝性的变异株。痘苗病毒与天花病毒抗原性极为相近，难以鉴别。

（二）流行病学

1. 传染来源　痘苗病毒没有自然宿主，仅保存在一些实验室。因此，实验室是主要传染源之一。被感染动物是潜在的传染源。在预防天花时，免疫接种痘苗病毒 4 天后，接种部位含有高滴度的病毒，是比较危险的传染源。牛的传染源主要是近期接种过痘苗病毒的挤奶工。

2. 传播途径　主要是直接接触传播。在医院，护理人员和病人可通过携带病毒的手、衣服造成感染。人与人之间亲密接触也可引起痘苗病毒感染。接种痘苗病毒部位发痒增加了病毒转移的机会，抓挠接种部位后挤奶，病毒可通过手指或指甲传播给牛群。

3. 易感动物

（1）自然宿主　无自然宿主。牛、水牛、猪、猴、骆驼、大象、绵羊等动物接触了痘苗病毒会感染发病。

pH 7   pH 5

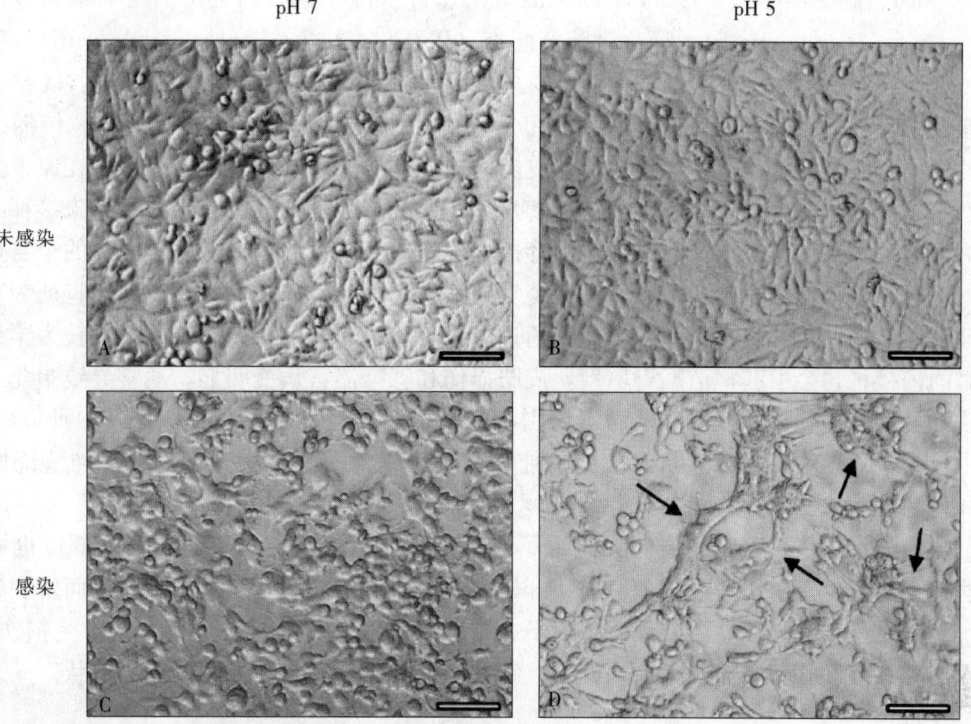

未感染

感染

图 3 - 6 痘苗病毒感染 Hela 细胞，可见形成细胞病变（C），
如合胞体（D 箭头）等（A 与 B 为正常细胞对照）

［引自 Virology, 388 (2), S. E. Altmann, J. C. Jones, S. Schultz-Cherry, et al. Inhibition
of Vaccinia virus entry by a broad spectrum antiviral peptide. 248-59, Copyright Elsevier (2009),
经 Elsevier 授权］

（2）实验动物 小鼠、家兔和猴等人工接种具有易感性。

4. 流行特征 本病偶在医院或家庭暴发。多数是由接种痘苗病毒引起，通常是近期接种疫苗的儿童传染给未免疫接种的兄弟姐妹或其他家庭成员，也可能是感染痘苗病毒的病人传染给他人。

5. 发生与分布 1907—1975 年巴西、法国、德国、瑞典、美国共报道了 112 例由于免疫接种造成的医院传播，其中 85 例为二次感染病例。1968 年美国对 10 个州进行调查发现，每 100 万首次接种疫苗的人中有 935.3 人出现严重的但不致命的不良反应，52.3 人出现生命危险，1.5 人死亡。

该病最早作为职业病在挤奶工中传播，在拉美国家均有奶牛场暴发该病的报道。目前，由于缺乏专门针对痘苗病毒的检测手段，很难区分痘苗病毒、牛痘病毒和伪牛痘病毒。

（三）对动物与人的致病性

1. 对动物的致病性 痘苗病毒是引起牛痘的病原之一，牛的病变仅限于乳房和乳头。最初是小丘疹，随后发展成有红晕的小脓包。脓疱中央呈脐状，以后被稍带暗褐色的痂皮所覆盖。单个病变在发病后 10～14 天愈合。乳房和乳头出现的大面积进行性病变可持续数周，并导致脓疱和结痂。最常见的并发症是乳房炎。

2. 对人的致病性 由接种痘苗病毒引起的感染，可能是因接触接种者破溃部位而感染，并可引起相似的不良反应。其临床症状表现为发热、头痛、疲劳、肌肉疼痛、寒战、局部皮肤反应、非特异性皮疹、多种形式红斑、淋巴结肿大以及接种部位疼痛。通常在 3～4 天表现出丘疹症状；5～6 天在皮疹周围发展成小疱；8～9 天形成界限明显的脓肿。2～3 周后脓肿形成灰褐色结痂，结痂脱落留下疤痕（彩图 3-7）。

痘苗病毒接种引发的主要副作用包括意外接种（Inadvertent inoculation）及产生普遍性牛痘（Generalized vaccinia)、湿疹性牛痘（Eczema vaccinatum）、进行性牛痘（Progressive vaccinia）、种痘后脑炎（Postvaccinial encephalopath）、种痘后脑脊髓炎（Postvaccinial encephalopalomyelitis）和胎儿牛痘（Fetal vaccinia）等。意外接种是指将病毒不小心接种于被免疫人或其接触者的眼睛、口腔或身体其他部位。普遍性牛痘是指在第一次免疫接种后 6～9 天，病毒从接种部位向全身其他部位传播感染，这种情况为良性过程。湿疹性牛痘发生于有遗传性皮炎病史的人群中，呈地方性流行，多在原来已经有皮炎损伤部位产生小疱甚至脓疱皮疹。皮疹经常伴随发热和淋巴结肿大症状。首次接种或未接种的接触者表现症状更为严重。如果没有采取及时有效的治疗措施，病人就会发展为类似脓毒血症的全身症状，继而引起死亡。进行性牛痘比较少见，通常发生于免疫缺陷人群中，引起致命的并发症，特征为在接种部位形成无痛渐进性坏疽。胎儿牛痘是指痘苗病毒通过母体传播给胎儿引起的，这种情况较为罕见。孕期或受精前短时间内接种，会引起痘苗病毒增殖，皮肤损伤和感染器官病变明显，通常导致胎儿或新生儿死亡。种痘后脑炎和脑脊髓炎是接种痘苗病毒后引起的中枢性神经性副作用反应，其中种痘后脑炎在 12 月龄婴儿中较为常见，主要临床症状为大脑功能紊乱，表现为头痛、发热、呕吐、神情恍惚、精神沉郁、惊厥和昏迷等症状。

未接种痘苗病毒的挤奶工人感染痘苗病毒后，潜伏期为 2～7 天，虽在身体其他部位也可发现皮肤损伤，但病变主要发生在手指和手掌上。损伤开始表现为丘疹，然后转变成小疱，进而发展为特征性的脐状脓疱。病人发痒，有时疼痛。几天后脓疱干燥结痂，10～14 天后结痂脱落。通常受损伤皮肤不多，但如果病人同时患有湿疹就会波及大面积皮肤。某些病例可表现发热和萎靡不振等症状。

（四）诊断

1. 动物的临床诊断 痘苗病毒感染牛可见牛痘样临床症状，根据临床特征可以做出初步诊断。但容易与牛痘病毒引发的牛痘和伪牛痘混淆，可根据实验室检测结果进行诊断。

2. 人的临床诊断 接种痘苗病毒的不良反应必须与其他疾病进行鉴别诊断。病人近期接种或接触近期接种痘苗病毒者的调查是鉴别诊断的重要依据。确诊须依据实验室检测结果。

3. 实验室诊断 确诊可以采取新鲜病料进行电镜检查、鸡胚接种、细胞培养或实验动物人工感染试验等。伪牛痘病毒与痘苗病毒的形态特征不同。伪牛痘病毒可以在牛睾丸原代细胞上分离培养，并能引起细胞病变，不能在鸡胚绒毛尿囊膜或兔皮肤上生长，而牛痘病毒与痘苗病毒都能生长，可以区别伪牛痘病毒和痘苗病毒。区分牛痘病毒与痘苗病毒可以进行鸡皮肤接种试验，痘苗病毒可以在接种处发生原发性痘疹，而牛痘病毒无接种反应。接种鸡胚绒毛尿囊膜后，痘苗病毒可产生中心坏死的大痘斑，牛痘病毒形成并产生出血性痘斑。

此外，PCR 可以将牛痘病毒与痘苗病毒区分开。

（五）防制措施

痘苗病毒感染的防治措施可以参考牛痘。出现进行性牛痘、湿疹样牛痘、严重普遍性牛痘和无意接种的人，可以用牛痘免疫球蛋白治疗。

当医护人员提供直接护理时，应确保在他们的接种部位缠上纱布或类似吸收材料，防止痘苗病毒散播，将传染风险减到最小。勤洗手对于防止意外接种非常重要。在非护理情况下，痘苗病毒传播主要考虑接种者与儿童及其他人的亲密接触，接种部位应缠上纱布或类似吸收材料，并用衣服掩盖。

（六）公共卫生影响

在天花危害人类健康时，痘苗病毒免疫预防天花是无任何异议的，但目前已经在全世界消灭了天花，痘苗病毒免疫造成的不良反应和危害显得比较突出，现在人们对天花疫苗接种尤其是在医院环境下进行免疫持反对意见，对利用痘苗病毒载体构建的基因重组疫苗的应用也应持谨慎态度。

（孙 明）

◆ 参考文献

殷震，刘景华 . 1995. 动物病毒学［M］. 第 2 版 . 北京：科学出版社：947 - 950.

中国人民解放军兽医大学编 . 1993. 人兽共患病学（上册）［M］. 北京：蓝天出版社：189 - 190.

Cono J，CG Casey，DM Bell. 2003. Smallpox vaccination and adverse reaction. guidance for clinicians. MMWR Morb Mortal Wkly Rep，52（4）：1-28.

四、猴 痘

猴痘（Monkeypox）是由猴痘病毒引起的猴和人的一种急性传染病，临床表现与天花相似，以皮肤出疹为特征，潜伏期7~14天，常突然发病，高热，1~4天后出现天花样皮疹，1~2天后即可遍布全身，极易被误诊为天花，死亡率一般在13%~17%。本病主要流行于非洲中西部。我国尚未有病例报道。

（一）病原

1. 分类地位 猴痘病毒（*Monkeypox virus*）在分类上属痘病毒科（Poxviridae）、痘病毒脊索亚科（Chrodopoxvirinae）、正痘病毒属（*Orthopoxvirus*）。猴痘病毒与天花病毒有共同抗原，二者之间有很强的血清交叉反应，故猴痘流行期间，可接种牛痘进行预防。

2. 形态学基本特征与培养特性 该病毒粒子呈砖形或卵圆形，直径200~250nm，由哑铃状核心、球状侧体和囊膜组成，是目前所知的结构最复杂的病毒。电镜下可见其囊膜形态和桑葚形态，见图3-7。猴痘病毒基因组为共价闭合线性双股DNA，含190个开放阅读框。

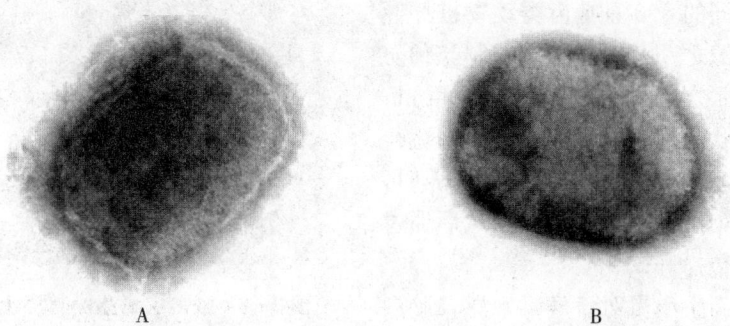

图3-7 电镜下猴痘病毒颗粒的囊膜形态（A）和桑葚形态（B）

（CDC/Cynthia S. Goldsmith，Inger K. Damon，and Sherif R. Zaki 供图）

猴痘病毒不同毒株的抗原性相同，且与其他正痘病毒具有相同的结构抗原与可溶性抗原。应用补体结合试验和琼脂扩散试验不能将猴痘病毒与天花和痘苗病毒区分，应用血凝抑制试验和中和试验可以检出不同种或株之间微小的抗原差异。

猴痘病毒可在猴肾细胞、人羊膜细胞、鸡胚成纤维细胞和Hela细胞上增殖并产生细胞病变，细胞变圆、脱落，形成空斑。在感染细胞中可见少量圆形或卵圆形嗜酸性包含体。所有毒株均可在鸡胚绒毛尿囊膜上生长，最适生长温度为37℃，绒毛尿囊膜水肿，并产生白色痘疱，但不形成包含体。

3. 理化特性 猴痘病毒对乙醚有抵抗力，易被氯仿、苯酚、甲醇和甲醛灭活。抗干燥但对温度敏感。40℃20min感染率无明显变化，56℃30min则完全灭活，冻干毒株4℃可保存180天，-70℃以下可长期保存。脱氧胆酸盐、二硫苏糖醇和氯化钠可使病毒结构破坏而丧失活性。

猴痘病毒所有毒株均可在37℃条件下凝集鸡的红细胞，对马、绵羊、豚鼠、小鼠、仓鼠、犬、猫及人O型红细胞均不发生凝集作用。血凝素成分为脂蛋白，由病毒特异性蛋白质和宿主细胞的脂质构成，可耐受100℃高温。有人证实，在病毒粒子内部也有血凝素。

（二）流行病学

1. 传染来源 猴痘病毒可引起猴的隐性感染。隐性感染猴、发病猴以及其他带毒动物如猩猩、土拨鼠、松鼠等都是该病的传染源。

1985年世界卫生组织流行病学调查队在扎伊尔从1只正在发疹的非洲条纹松鼠分离到猴痘病毒，

随后采用放射免疫吸附试验从非洲条纹松鼠和西非向日松鼠检出猴痘病毒抗体，阳性率分别为 20.4%和 16%，从而证实松鼠在自然界维持猴痘病毒的传播可能是感染人类的主要传染源之一。

2003 年美国 8 个州人群中暴发人猴痘，此次猴痘流行的传染源为患病的土拨鼠将猴痘病毒传播给密切接触者。

2. 传播途径 人主要是与患病动物接触而传染，极少发生人与人之间的传播。传播途径主要是消化道和呼吸道，皮肤创伤或黏膜破损也可造成感染。

（1）人与动物密切接触传播 被感染了猴痘病毒的动物咬伤后，或者通过直接密切接触感染猴痘病毒的动物的血液、体液或皮疹（皮屑、痂皮、脓液等），经破损的皮肤或黏膜可使人类感染猴痘病毒。

（2）人与人密切接触传播 密切接触是指距离<2m，持续时间>3h 的接触。可通过直接接触、消化道和呼吸道传播；接触患者的血液、体液及病毒污染的物品（如卧具或衣服等）；或通过人与人之间近距离接触（<2m），较大量的呼吸飞沫传播，从而导致人与人之间传播。

3. 易感动物

（1）自然宿主 土拨鼠是猴痘病毒重要的自然宿主（图 3-8）。此外，爪哇猴、恒河猴、兔、松鼠、大鼠、小鼠、豪猪和穿山甲等也可能是猴痘病毒的自然宿主。2003 年 4 月 9 日从加纳运输到美国德克萨斯州 9 类不同的 800 只啮齿类动物被怀疑是美国猴痘感染的起源之一，美国疾病控制与预防中心采用 PCR 和病毒分离方法证实冈比亚巨鼠、三种睡鼠和两种绳索状鼠都感染了猴痘病毒，流行原因是宠物商将冈比亚巨鼠和草原土拨鼠混养时，冈比亚巨鼠将猴痘传染给了草原土拨鼠，然后通过宠物销售链在人群中传播开来。

（2）实验动物 新生小鼠对该病毒敏感，脑内接种 2 天后小鼠死亡，主要表现为脑炎。兔接种猴痘病毒仅产生皮肤病变及角膜炎。

（3）易感人群 人群普遍易感，但以青少年和儿童居多。中国已于 1980 年停止种痘，考虑到一次种痘免疫保护率为 3～5 年来计算，认为我国 30 岁以下人群对猴痘病毒的感染都没有抵抗力，属于易感人群。

4. 流行特征 天花在全世界已经消灭 20 多年，很多国家已经停止种痘。在这种情况下，猴痘

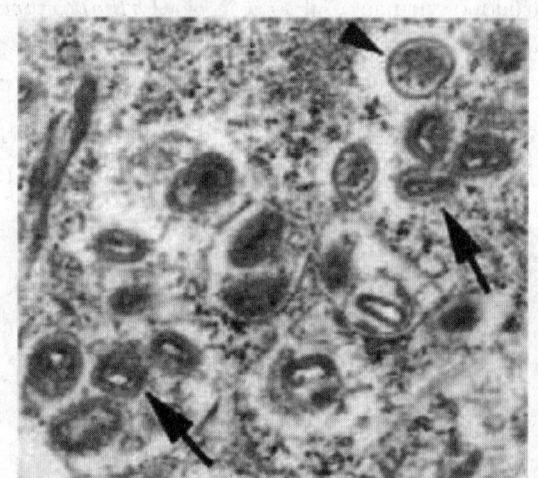

图 3-8 猴痘病毒感染草原土拨鼠引起舌部溃疡，在舌上皮细胞病毒包含体中可见未成熟的病毒粒子（箭头）和成熟的病毒粒子（三角形号）（超薄切片，×17 000）

［引自 Jeannette Guarner, Bill J. Johnson, Christopher D. Paddock, et al. Monkeypox Transmission and Pathogenesis in Prairie Dogs. Emerging Infectious Diseases, 2004, 10 (3)：426-431，经 Emerging Infectious Diseases 授权］

病毒却正在不断地从动物传播到人，引起区域性的散播和流行。目前，猴痘病毒已经从非洲热带地区传到美洲的各大城市，疫情有逐渐扩大的趋势。1997 年在非洲暴发了一次大规模的人类猴痘。

5. 发生与分布 本病呈世界范围性分布，但主要集中于中、西非洲热带雨林地区。可能与该地区居民喜食猴肉、松鼠肉有关。

Von magnus 等（1958）在丹麦哥本哈根血清研究所饲养的食蟹猴体内首次分离到猴痘病毒。以后，北美、欧洲和亚洲的非人灵长类动物多次发生猴痘病毒感染。吴小闲等（1990）报道我国猴群中猴痘病毒抗体阳性率为 3.74%。Equateur（1970）在扎伊尔发现首例人感染猴痘病毒的病例并分离到病毒。1970—1985 年间全球共发生 310 例，分布在扎伊尔、利比里亚、象牙海岸、塞拉里昂、喀麦隆以及刚果等国。

最近一次猴痘大流行于 2003 年发生在美国的依利诺、印第安纳、堪萨斯等 6 个州，发现猴痘疑似

或确诊患者近百名。这是猴痘第一次走出非洲。

人感染猴痘病毒死亡率高，尤其是儿童。因此，在天花消灭之后，猴痘病毒成为人类痘病毒中监测和研究的重点。

（三）对动物与人的致病性

1. 对动物的致病性

（1）猴 自然条件下猴感染表现两种病型：①急性型：仅见于食蟹猴，特征是面部水肿并向颈部延伸，最终窒息而死，同时全身各部位皮肤出现皮疹，口腔黏膜溃疡。②丘疹型：仅在面部和四肢皮肤出现丘疹。起初散在，直径 1～4mm，化脓后流出灰色脓汁，丘疹周围发红，多在 7～10 天内消退。瘢痕组织愈合，严重者可导致死亡。

实验条件下，经皮内、肌肉或静脉途径接种猴痘病毒，猴表现发热，约持续 7 天，8～10 天后皮肤出现痘疹，病毒血症从 4～6 天开始，持续到痘疹破溃后 4～5 天。

（2）土拨鼠 土拨鼠发病往往由眼睑结膜炎开始，主要表现为结节性损伤，只有很少部分发病的土拨鼠死亡，大多数可自行痊愈。

2. 对人的致病性 人感染猴痘病毒与天花相似，潜伏期 7～14 天，病程 2～4 周。各种年龄、性别的人对猴痘病毒均有易感性，其中 10 岁以下儿童为高危年龄组。该年龄组病例数占患者总数的 85％。有人认为儿童病例数增加可能与停止痘苗接种以及机体免疫力下降有关，有待进一步监测确定。

典型的人类猴痘病例，临床经过可分为三期。

（1）前驱期 为 1～2 天。常突然发病，高热、乏力、全身不适和食欲减退等。90％的病例有单侧和双侧淋巴结肿大，如颌下、腋下及腹股沟淋巴结肿大，尤其多见于颈部和腹股沟淋巴结，且左侧较右侧突出。这是猴痘患者与天花患者临床上的主要区别。

（2）出疹期 于发热后 1～4 天出现天花样皮疹，1～2 天即可遍布全身，极易误诊为天花。典型的人猴痘皮疹散在，离心分布，直径 0.5～1.0mm，集中在脸、手臂、足底和口腔黏膜；舌和生殖器也可累及。皮疹依次表现为斑疹、丘疹、疱疹和脓疱疹。依皮肤损害程度分类，轻型占 9.2％～13％（皮损少于 25 处），中型占 31.3％～38％（皮损 25～99 处），重型占 49％～59.5％（皮损 100 处以上）。

（3）结痂期 疱疹形成后数日，皮疹渐渐干瘪、结痂，痂皮在病后 2～4 周脱落，约半数遗留瘢痕。

（四）诊断

1. 动物的临床诊断 当野外环境中灵长类动物出现丘疹，土拨鼠出现眼睑结膜炎时，应考虑猴痘。确诊需进行病毒分离和动物接种，需要在生物安全水平三级（BSL-3）以上实验室进行。

（1）病毒分离 分离病毒时可取皮疹期皮损刮取物、水脓疱期疱液和结痂期痂皮，处理后接种兔（猴）肾细胞或鸡胚绒毛尿囊膜，并对分离物的特性予以鉴定。鸡胚绒毛尿囊膜接种含该病毒材料可产生天花样痘斑，镜检可见嗜酸性痘样包含体；在兔（猴）肾细胞上可以产生细胞病变；兔皮内接种含该病毒材料可出现体温升高和特征性出血性猴痘病理损伤。

（2）动物接种 将可疑病料经皮肤或角膜划痕接种 2 日龄仔兔后 36～72h，皮肤上可出现特异性痘疹，角膜混浊，角膜细胞内可见包含体，仔兔 5～7 天后死亡。剖检肝脏可见灰白色斑点，肾出血。新生乳鼠脑内接种可引起致死性脑炎，并于接种后 4 天内死亡。

2. 人的临床诊断 依据流行病学史，结合临床表现可做出初步诊断，快速诊断可采用以下两种方法。

（1）涂片检查巴兴（Paschen）小体 刮取患者皮疹或疱疹的基底层组织于玻片上，用姬姆萨或巴兴染色法，在显微镜下可发现大小一致的红色小颗粒，即为巴兴小体。

（2）涂片检查包含体 将天花或猴痘疱疹或皮疹的基底层组织液作涂片，用苏木紫-伊红染色，在显微镜下观察病毒包含体。

3. 实验室诊断

（1）血凝抑制试验 取急性期与恢复期双份血清，如恢复期血清抗体效价/滴度 4 倍增高可判为阳性，但只能作为参考，因为痘病毒之间存在交叉免疫应答。

（2）PCR 检测　可以鉴别痘病毒的属和种。

（3）电镜检查　可取疱疹液、脓疱或痂皮悬液，于电镜下观察病毒的形态。

（4）病毒分离　痘病毒可在鸡胚绒毛尿囊膜上良好复制，有助鉴别。

4. 人的诊断标准　美国疾病控制与预防中心于 2003 年 6 月 2 日公布了人类猴痘病例的暂行诊断标准

（1）流行病学资料　①接触过进口的有临床病症的哺乳动物；②接触过进口无临床症状的哺乳动物，但该哺乳动物曾接触过人或哺乳动物猴痘病例；③接触过疑似、可能或确诊人类病例。

（2）临床诊断标准

1）皮疹　一般为多型性、斑疹、丘疹、疱疹或脓疱疹；全身或局部；离散或聚集。

2）其他症状和体征　① 发热（主观感觉或客观测量≥37.4℃）；② 类流感症状，如寒战、发汗、三痛（头痛、背痛、喉痛）；③ 淋巴结肿大；④ 呼吸道症状，如咳嗽、呼吸急促等。

（3）实验室检查　①猴痘病毒培养阳性；②临床样品 PCR 检测到猴痘病毒 DNA；③电镜观察到正痘病毒，并可排除其他亚型；④免疫组织化学技术检测到正痘病毒抗原，并可排除其他亚型。

（4）疑似病例诊断　流行病学资料有 1 项符合；有皮疹或有 2 项或 2 项以上其他体征和症状，且第一个症状出现在接触符合猴痘流行病学标准的动物或人之后 21 天（包括 21 天）以内。

（5）可能病例诊断（临床病例诊断）　流行病学资料有 1 项符合；有皮疹和 2 项或 2 项以上其他体征和症状，且第一个症状出现在接触符合猴痘流行病学标准的动物或人之后 21 天（包括 21 天）以内。

（6）确诊病例标准　流行病学资料有 1 项符合；有皮疹和 2 项或 2 项以上其他体征和症状；1 项实验室检查结果为阳性。

（五）防制措施

1. 预防

（1）动物的预防　对野生猴或其他野生动物尚无有效的预防措施。对捕获猴或自繁猴可人工接种痘苗病毒预防本病的发生。

（2）人的预防　按照早发现、早报告、早隔离、早治疗的原则，加强国境检疫，发现疫情立即报告相关部门。加强个人防护，隔离患者，做好消毒工作。

接种过痘苗病毒的人群，多不会感染猴痘。随着全球性天花的消灭，大多数国家已停止种痘，人群免疫水平下降，有可能感染猴痘，尤其是儿童。但有关证据尚不充足，且人类感染猴痘多呈散发状态，故不主张对人进行常规接种。对灵长类动物中心饲养人员和研究人员，有必要接种牛痘疫苗，以预防意外发生的猴痘感染。

接触猴子的检疫人员或兽医，应警惕感染猴痘的危险性，并需要采取预防措施。若与猴子接触的工作人员出现皮肤病变，应及时确诊和治疗。在危险期和危险人群接种牛痘苗可以获得保护，但是必须考虑艾滋病病毒的感染情况，艾滋病病毒感染的人群在使用牛痘苗接种时会出现全身性牛痘。

2. 治疗　对猴痘尚无特异性治疗药物和治疗方案，美国疾病控制与预防中心于 2003 年提出了使用天花疫苗、抗病毒药物治疗和痘苗免疫球蛋白联合使用控制猴痘暴发。

（1）对症支持疗法　注意休息，补充水分，加强营养支持；保持眼、鼻、口腔及皮肤清洁；可用抗生素防止继发感染。

（2）病原学治疗

1）天花疫苗　美国疾病控制与预防中心推荐最好在暴露后 4 天内接种，最多可延至暴露后 2 周内接种。要注意接种疫苗后并发心肌炎或心内膜炎的可能，同时对孕妇和湿疹患者忌用。

2）抗病毒药物治疗　西多福韦（Cidofovir）是一种核苷类似物，具有广谱的抗病毒作用，但仅可早期试用于重症患者，不能用于预防。

3）痘苗免疫球蛋白　美国疾病控制与预防中心推荐在人猴痘重症患者中可考虑使用痘苗免疫球

蛋白。

（六）公共卫生影响

从猴痘的流行历史来看，猴痘病毒的毒力远不如天花病毒那么强大，因而猴痘给人类造成的危害也不如天花那么可怕。但与天花病毒相比，猴痘病毒在自然界中拥有广泛的哺乳动物宿主，如果猴痘病毒在人体内发生变异，或在其他动物宿主体内进化，导致更强毒力毒株的出现，那么人类将可能再次面临一场空前的灾难。

值得注意的是，猴痘近些年来有在全球蔓延的趋势，随着旅游和经济交往的频繁，我国也存在引进的危险。因此加强海关管理，制定严格的进出口野生动物检验检疫制度，特别加强从疫区入境的人和动物及动物制品的检验检疫，对防止猴痘传入我国具有重要意义。此外，完善我国广大草原地区啮齿类动物猴痘的流行病学调查资料，对我国猴痘的预防和控制具有积极意义。

1980年5月8日世界卫生组织正式宣布天花从地球上消失，并停止种痘。人群对天花病毒的免疫力逐渐消失。但世界上少数实验室以研究为由仍保存有天花病毒，故发生天花暴发和大流行的潜在危险是存在的。近年来，随着恐怖活动的频繁发生，许多国家为了预防生物恐怖袭击，已经逐步开始恢复种痘预防天花。我国在天花灭绝后已经停止种痘多年，人群对天花病毒几乎没有免疫力，各级医务工作人员对种痘工作也已经生疏，一旦出现天花流行或遭到恐怖袭击，后果将不堪设想。因此，我国政府及其相关部门应高度重视，制定相应的应急预案，防患于未然。

（田克恭）

◆ **我国已颁布的相关标准**

GB/T 14926.64—2001　实验动物　猴痘病毒检测方法

SN/T 1716—2006　出入境口岸猴痘监测规程

SN/T 2097—2008　入出境人员猴痘检验规程

◆ **参考文献**

黄金水，方鹏举.2004.全球人间猴痘的流行状况与国境口岸的预防措施［J］.中国国境卫生检疫杂志，27（3）：170-173.

刘克洲，陈智.2002.人类病毒性疾病［M］.北京：人民卫生出版社：456-457.

马亦林.2005.传染病学［M］.第4版.上海：上海科学技术出版社：104-107.

田克恭.1991.实验动物病毒性疾病［M］.北京：农业出版社：364-369.

王宇明，胡仕琦.2006.新发传染病［M］.北京：科学技术文献出版社：186-195.

俞东征.2009.人兽共患传染病学［M］.北京：科学出版社：1056-1065.

张正，岳志红.2003.猴痘病毒研究进展［J］.中国检验医学杂志，26（8）：511-514.

David L Heymann，Mark Szczeniowski and Karin Esteves.1998. Re-emergence of monkeypox in Africa：a review of the past six years. British Medical Bulletin，54（3）：693-702.

Kurt D. Reed，John W. Melski，Mary Beth Graham，et al. 2004. The Detection of Monkeypox in Humans in the Western Hemisphere. The new england journal of medicine，350：342-350.

五、伪牛痘

伪牛痘（Pseudocow pox）又称挤乳者结节（Milker's nodules），是由伪牛痘病毒引起的一种人与动物共患传染病。人伪牛痘主要通过接触患病奶牛而感染发病，多为温和的亚临床感染，临床上主要表现在手指、手腕和前臂出现结节性病变。动物伪牛痘以泌乳母牛的乳房和乳头上出现增生性病变为特征，与牛痘和痘苗病毒感染相似。

（一）病原

1. 分类地位　伪牛痘病毒（*Pseudocowpox virus*）在分类上属于痘病毒科（Poxviridae）、痘病毒脊索亚科（Chrodopoxvirinae）、副痘病毒属（Parapoxvirus）。在血清学上与正痘病毒属（Orthopox-virus）的痘苗、牛痘等病毒没有交叉反应，但与传染性脓疱病毒和牛丘疹性口炎病毒很难区别。

2. 形态学基本特征与培养特性 该病毒粒子呈卵圆形，大小为 290 nm×170 nm。胰蛋白酶处理过的病毒粒子中央为致密的核心，整个病毒粒子呈线团样，与传染性脓疱病毒相似。将患病牛尚未破溃的丘疹组织作超薄切片，可见大量有核心的病毒粒子，主要集中于上皮细胞质中，呈椭圆或圆柱状。病毒粒子大小（280～320）nm×（160～200）nm。有的病毒粒子排列整齐，呈串珠状；有的病毒则密集在一起。

该病毒可在牛、羊睾丸和人羊膜细胞上增殖，一般接种后 6～8 天产生细胞病变，在感染细胞内形成胞质内包涵体以及许多不同大小的嗜酸性颗粒。病毒可在 BHK-21 细胞、L 细胞和 KB 细胞中增殖，不产生细胞病变。在鸡胚绒毛尿囊膜上不产生痘斑。

3. 理化特性 伪牛痘病毒对乙醚中等敏感，对氯仿敏感，可在 10min 内使其灭活。-70℃条件下可长期保存。本病毒不具有血凝活性。

感染牛丘疹性口炎病毒的恢复期血清能与伪牛痘病毒的衣壳蛋白发生抗原抗体反应。感染伪牛痘病毒的恢复期牛血清含有补体依赖性抗体，对感染病毒的细胞具有溶解作用。

（二）流行病学

1. 传染来源 传染源是病牛和带毒牛，主要经由挤奶者的手和挤奶器机械传播。

2. 传播途径 牛通过挤奶工人的手和挤奶器而传染，人通过接触患病牛或其污染物而感染。

3. 易感动物

（1）自然宿主 母牛是该病毒的自然宿主。本病仅发生于泌乳母牛，公牛、干乳期母牛、青年母牛及犊牛未见自然感染病例。

（2）实验动物 接种小鼠、豚鼠、家兔均不能引起感染。新生雏鸡进行毛囊接种，也不引起感染。

4. 流行特征 本病常呈地方性流行，发病率的高低与养牛场的卫生状况有关，大部分是牛先发病，人感染后潜伏期多为 5～10 天。

5. 发生与分布 本病于 18 世纪被发现，分布比较广泛，英国、欧洲大陆、澳大利亚、新西兰、日本和美国均有本病流行。我国某些牛场曾经发生过伪牛痘，人感染多数与牛感染发病有关。

（三）对动物与人的致病性

1. 对动物的致病性 主要侵害泌乳母牛，潜伏期约 5 天。在未有任何临床症状以前，乳牛乳房敏感，抗拒人员接近，经 2～3 天后，患部出现红色丘疹，症状与牛痘相似，但很少形成脐性痘疱。开始出现丘疹，一般为黄豆粒大，最大的不超过 1cm，随后变为樱红色水疱，2～3 天内形成结痂，有的由丘疹直接变为结痂，没有形成水疱过程，痂皮脱落后留下圆形隆起，中央凹陷，呈现肉芽样疤痕，每个乳头上有丘疹 3～5 个，也有多至 15～30 个。有的丘疹可遍布每个乳头、乳房和乳房沟间。一般 2～3 周内愈合。上述病变呈周期性再现，这是该病特征之一。

2. 对人的致病性 挤奶或屠宰场的工人常发生本病，潜伏期一般为 5～14 天，一般在乳牛暴发该病 10 天左右开始感染。常见手、前臂等部位发生单个或数个损害，不痛，有刺痒感觉。此损害过程可分为 6 期，每期约持续 1 周。①斑丘疹期：为扁平的红色丘疹。②靶期：此期损害中心呈红色，外有一白色环，在外围绕以红晕。③急性渗出期：损害部位有明显充血及水肿，周围有炎性红晕。④结节期：表现质硬、无压痛的结节。⑤乳头状期：结节表面不平，成为乳头瘤状红色赘生物，类似化脓性肉芽肿。⑥消退期：损害自然消退，不留疤痕。

全身症状轻微，局部淋巴结肿大。

有些病例出现了二次出疹、皮疹或病变与多形性红斑相似。

（四）诊断

1. 动物的临床诊断 伪牛痘病变主要发生于泌乳牛的乳房和乳头部位，病变周期中很少形成脐性痘疱，而且病变过程有周期性再现的特征，根据这些特点可以做出初步诊断。另外，根据免疫情况有助区分是牛痘和伪牛痘。如果接种过牛痘疫苗的牛发病，通常是感染了伪牛痘，确诊需要进行实验室检测。本病需与牛溃疡性乳头炎（牛疱疹病毒2型）做出鉴别诊断，后者乳头皮肤表现肿胀、破溃和结痂过程，不形成丘疹、水疱，炎症反应较重，细胞核内有包含体。

2. 人的临床诊断　根据有接触患病奶牛的病史，手指、手腕和前臂等局部位发生损害，不痛，有刺痒感等临床特征可以做出初步诊断。该病需与牛痘、化脓性肉芽肿及羊痘进行鉴别，确诊要依据实验室化验结果。

3. 实验室诊断

（1）采集丘疹组织作超薄切片进行电子显微镜检测，可与牛痘感染区别。

（2）采集病料进行细胞培养和实验动物感染谱试验，可以区别牛痘病毒与伪牛痘病毒，详见牛痘一节。

（3）用感染牛丘疹性口炎病毒的恢复期血清进行免疫电镜检查，仅能与伪牛痘病毒的衣壳发生抗体反应。用伪牛痘病毒基因组末端DNA标记探针，仅与伪牛痘病毒DNA杂交呈阳性反应，与其他副痘病毒呈阴性反应。

（五）防制措施

1. 预防　尚无有效疫苗，自然免疫期很短，注意挤奶卫生是预防该病的有效措施之一。保持圈舍和运动场清洁、干燥的卫生环境，对挤奶用具和器械定期消毒。挤奶前用干净的毛巾擦拭乳房，发病时每头牛用一个固定毛巾擦拭乳房。挤奶后立即药浴乳头，防止感染和皮肤干燥，减少乳头疾病的发生。若有发病牛时，应及时隔离、消毒、治疗。

2. 治疗　首先用0.1%高锰酸钾溶液在每次挤奶前后药浴乳头1次，挤奶器用0.1%新洁尔灭溶液消毒。发病牛在患部涂以等量混合的碘伏、甘油，以防止并发感染。若出现全身症状，可肌内注射青霉素G钠480万U，链霉素300万U。

（六）公共卫生影响

由于伪牛痘无有效疫苗进行预防，加之自然免疫期很短，因此，在该病的预防过程中公共卫生显得比较重要。人感染时症状比较轻微，能自然愈合，常常不会引起人们的重视。因此，应加强相关人员宣传教育，及时发现和采取预防措施。发病人员应采取适当的隔离、消毒措施，特别注意不能与牛接触。牛发病地区应采取措施封锁疫区，隔离病畜，消毒圈舍、用具和周围环境，对病患污染物进行无害化处理。加强饲养场所的卫生管理对预防该病具有重要作用。

（孙　明）

◆ **参考文献**

费恩阁，李德昌，丁壮.2004.动物疫病学［M］.北京：中国农业出版社.

殷震，刘景华.1995.动物病毒学［M］.第2版.北京：科学出版社.

中国人民解放军兽医大学编.1993.人兽共患病学（上册）［M］.北京：蓝天出版社.

周庆国，温代如，陈家璞.1997.奶牛伪牛痘病的研究：1奶牛伪牛痘病的诊断［J］.畜牧兽医学报，28（2）：171-175.

周庆国，温代如，陈家璞.1997.奶牛伪牛痘病的研究：2奶牛伪牛痘病的防治［J］.畜牧兽医学报，28（3）：251-255.

Wellenberg GJ，Verstraten ER，Jongejan F，et al.2002.Susceptibility of bovine umbilical cord endothelial cells to bovine herpesviruses and pseudocowpox virus. Veterinary research communication，26（5）：407-417.

六、传染性脓疱

传染性脓疱（Contagious ecthyma）又称羊接触传染性脓疱病（Contagious pustular dermatitis）或羊接触传染性脓疱性皮炎，俗称羊口疮，是由羊传染性脓疱病毒（口疮病毒），引起的绵羊和山羊的一种急性、接触性、嗜上皮性传染病。患病羊只以口唇等部皮肤、黏膜形成丘疹、脓疱、溃疡以及结成疣状厚痂为主要特征，表现为传播迅速、流行广泛、发病率高。通过直接接触传染，绵羊发病率可达

30%~60%，羔羊病死率可达 20%，给养羊业带来巨大的经济损失。人也可感染本病，多为养羊业从业人员。近几年，有麝牛发生该病的报道。

（一）病原

1. 分类地位　传染性脓疱病毒（*Orf virus*）在分类上属痘病毒科（Poxviridae）、痘病毒脊索亚科（Chrodopoxvirinae）、副痘病毒属（*Parapoxvirus*），本属还包括引起挤奶者结节的伪牛痘病毒（*Pseudocowpox virus*）和牛丘疹性口炎病毒（*Bovine papular stomatitis virus*），与绵羊痘病毒等正痘病毒没有交叉保护力。但耐过山羊痘的动物对传染性脓疱病毒具有一定免疫力；本病毒的高免血清能与3 种痘苗病毒抗原发生特异性反应。在补体结合试验和琼脂扩散试验中，本病毒与其他副痘病毒如：伪牛痘病毒、牛丘疹性口炎病毒等具有明显的抗原交叉反应。

2. 形态学基本特征与培养特性　传染性脓疱病毒粒子大小为（250~280）nm×（170~200）nm，呈椭圆形的线团样或锥形、砖形以及特殊的线团样球形粒子（图 3-9）。病毒粒子表面螺旋结构与绳索样结构相互交叉排列，沿病毒颗粒长轴呈 8 字形缠绕，也有呈其他形式缠绕的，两平行管之间有一定的间隙，这是该病毒最显著的特征。病毒粒子外常有一层囊膜包裹。该病毒具有很强的趋上皮性。

传染性脓疱病毒可用原代犊牛、羊睾丸细胞、羊胚胎皮肤细胞、胎羊与胎牛的肾细胞以及人羊膜细胞和 HeLa 细胞等进行培养，鸡胚绒毛尿囊膜接种不能增殖，鸡胚成纤维细胞接种时初代 1~2 天产生病变，连续传代后细胞病变消失。原代犊牛、羊睾丸细胞是传染性脓疱病毒最敏感的细胞，一般在接种后 48~60h 细胞开始变圆、聚集，最后破碎、脱落。

3. 理化特性　该病毒在 55℃加热 30min 不被灭活，60℃加热 30min 和煮沸 3min 可以灭活，但对外界环境具有相当强的抵抗力。在自然条件下，羊舍、羊毛上的病毒可存活半年，在牧场环境中可存活数月。秋季污染的牧场，翌年春季仍然

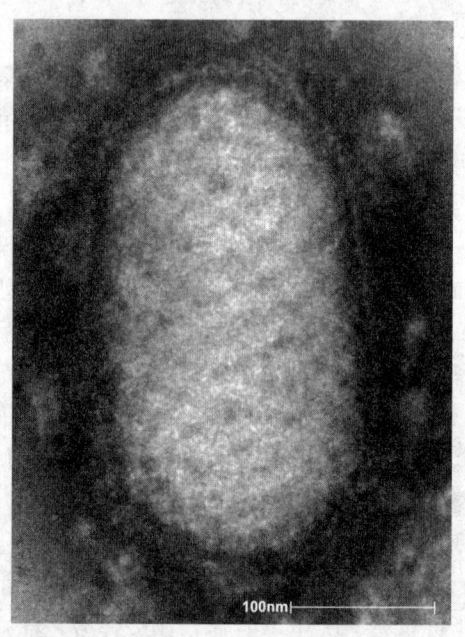

100nm

图 3-9　电镜下传染性脓疱病毒颗粒
（CDC/ Dr. A. Likos 供图）

能使健康羊感染；干燥痂皮内的病毒低温下能长期保存；夏季暴晒 30~60 天可灭活；对乙醚、氯仿敏感，对 3%硼酸、3%水杨酸钠和 10%漂白粉有抵抗力。2%氢氧化钠（或钾）或 1%醋酸可在 5min 内将病毒杀死。

（二）流行病学

所有品种、不同性别和不同年龄的羊只均可感染，其中 3~6 月龄羔羊更易感，病死率较高；成年羊发病较少，呈散发性传染；人因与病羊接触也会造成感染。本病在产羔季节易发，发病年龄无严格区分（绵羊主要发生于羔羊），常呈群发性流行，人畜均可感染，但人发病率很低，病羊和带毒羊为传染源，主要通过损伤的皮肤、黏膜感染。

1. 传染来源　病羊和带毒羊为主要传染源，病畜的皮毛、尸体，污染的饲料、饮水、牧地、用具等也可成为传染源。

2. 传播途径　病毒存在于病羊皮肤和黏膜的脓疱和痂皮内，主要通过损伤的皮肤、黏膜侵入机体，病畜的皮毛、尸体、污染的饲料、饮水、牧地、用具等可成为传播媒介。几乎不存在人与人之间的传染，或非常罕见。

3. 易感动物　羊、麝牛、鹿、骆驼、羊驼、猫、犬及人均易感，其中羔羊最敏感。人工感染该病毒可使犊牛、兔和幼犬发病。

4. 流行特征　该病多发生于秋季、冬末和春初，但由于病毒对外界的抵抗力较强，有时在羊群中常可连年流行，但发病率在羊群中逐年降低。

5. 发生与分布　本病最早发现于 1920 年，广泛分布于全世界几乎所有养羊的国家和地区。我国新疆、甘肃、青海、内蒙古以及东北三省等主要养羊地区均有发病的报道。

2004—2006 年在挪威自由放养麝牛中发生了严重的传染性脓疱病。

（三）对动物与人的致病性

1. 对动物的致病性　本病潜伏期通常 2～8 天，最长可达 16 天。

病初患羊食欲下降，精神不振，齿龈红肿。开始在眼周围、口角、上唇和鼻镜上出现散在的小红斑，逐渐变为丘疹和小结节，继而成为水疱、脓疱，破溃后结成黄色或棕色的疣状硬痂。病羊由于疼痛而不愿采食，表现流涎、精神不振、食欲减退或废绝、反刍减少、被毛粗乱无光、日渐消瘦。若为良性，1～2 周后痂皮干燥、脱落留下红斑而逐渐康复；若病情严重，在齿龈、舌面及颊部黏膜上出现大小不等的溃疡；病变不断扩展，继续发生丘疹、水疱、脓疱及痂垢，并互相融合，形成大面积痂垢（图 3-10）。痂垢不断增厚，痂垢下伴有肉芽组织增生，整个嘴唇肿大外翻呈桑葚状隆起，严重影响采食，病羊日趋消瘦，最后衰竭而死。病程为 2～3 周。有的病羊在蹄叉、蹄冠和系部皮肤上发生同样病变，影响肌腱和关节运动，病羊跛行或长期卧地。少数病羊还在乳房、阴唇、阴囊、包皮及四肢内侧发生同样的病理变化，阴唇肿胀、阴道内流出黏性或脓性分泌物；病程长者，可发生溃疡。公羊还表现为阴鞘肿胀。

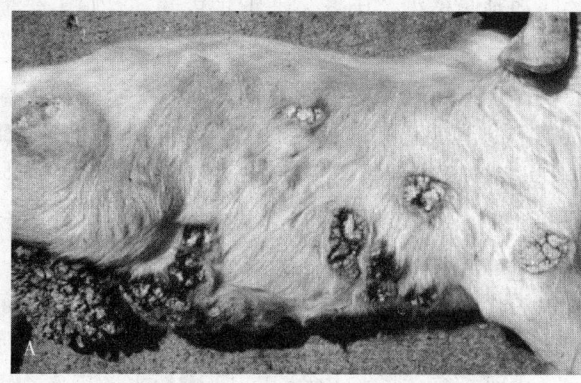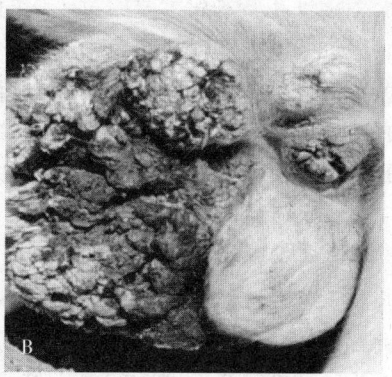

图 3-10　山羊传染性脓疱感染所致的特征性多病灶严重增生性皮炎（A）和从尾部至阴囊由皮肤角质增生形成的乳头瘤样结痂（B）

　　［引自 Virus Research，93，J. Guo，Z. Zhang，J. F. Edwards，et al，Characterization of a North American orf virus isolated from a goat with persistent，proliferative dermatitis，169-179，Copyright Elsevier（2003），经 Elsevier 授权］

在污染的牧场，由于成年羊预先受病毒感染，产生了免疫力，通常感染 1 岁以内的羔羊。在非疫区任何年龄的绵羊和山羊都易感。本病发病率较高，但死亡率很低。即使是接种了传染性脓疱病毒活疫苗的羔羊也仍被感染。

2004 年在挪威发生传染性脓疱的 16 头麝牛中，临床上可见麝牛口鼻部、唇部、口腔黏膜及四肢皮肤产生不同程度的疣状结痂（彩图 3-8）。组织病理学检查可见，出现以表皮增生、网状变性、含嗜酸性包含体的角蛋白细胞退化、脓性水疱及多病灶性溃疡发生为特征的脓疱性皮炎（彩图 3-9）。

2. 对人的致病性　牧民、兽医、屠宰场的工人和剪毛工人常发生本病，发病率很低。往往与患病动物或其毛和皮革接触而感染发病，潜伏期 3～7 天，病变一般局限在手指或与感染材料密切接触的身体部位。病毒入侵部位发生丘疹，可以发展为水疱和脓疱，有时并发液腺病（Axillary adenopathy）。无继发感染时，2～4 周内愈合，结痂脱落后不留瘢痕。当病变消失后病毒可持续存在一个月。偶尔出现全身性水疱丘疹，并伴有明显的瘙痒。大多数人类感染属于局部化并能自然愈合，不好愈合的多数发生在免疫抑制的人群。

（四）诊断

1. 动物的临床诊断　根据动物的临床症状通常能够做出诊断。应与羊痘和溃疡性皮肤病以及坏死杆菌病进行鉴别诊断。羊痘通常有强烈的全身反应。溃疡性皮肤病一般在脸部，蹄和生殖器官的皮肤有溃疡和痂皮。主要依据实验室检测结果进行鉴别诊断。

2. 人的临床诊断　发病人群多有接触患病动物的病史，病变在手指或与污染物密切接触的部位，出现丘疹、水疱和脓疱，一般愈后不留疤痕，根据以上特点可以做出初步诊断，确诊要依据实验室检测结果。

3. 实验室诊断　目前，本病毒的诊断有电子显微镜检查、病毒分离、接种试验和血清学方法等。由于其与口蹄疫病毒、羊痘病毒和蓝舌病病毒感染动物后的临床症状非常相似，尤其细菌或病毒继发感染或混合感染时，更增加了临床诊断工作的难度。通常采用以下方法进行实验室诊断。

（1）补体结合试验可检测水疱液或痂皮悬浮液中是否存在病毒抗原或血清中的特异性抗体。

（2）用绵羊的胚胎肾细胞对病料进行分离培养，再用免疫荧光反应进行鉴定。也可用琼脂扩散试验、中和试验、毛细管凝集试验等方法进行鉴定。

（3）采用 PCR 方法可以直接检测病料，其特异性和灵敏性均较高，可以做出明确诊断。

（五）防制措施

1. 预防

（1）综合性措施　本病主要通过受伤的皮肤和黏膜传染，因此，要保护皮肤和黏膜不受损伤，尽量不喂干硬的饲草，挑出饲料、垫草中的铁丝、竹签等芒刺物，避免饲喂带刺的草或在有刺植物的草地放牧。给羊加喂适量的食盐，以减少羊啃土啃墙，保护皮肤和黏膜。购买羊只时，尽量不从疫区购入，并进行严格产地检疫、运输检疫和购入检疫，做好定期消毒工作，有效的消毒剂有洗涤剂、次氯酸盐、碱和戊二醛等。对引进的羊要隔离观察 30 天以上，确认无病后再混群饲养，这是减少本病发生的重要预防措施。另外，加强饲养管理，抓好秋膘，冬春补饲；经常打扫羊圈，保持清洁干燥，并做好防寒保暖工作。

（2）疫苗免疫接种　在本病流行地区，对出生 15 日龄后的羔羊，可用羊口疮弱毒细胞冻干苗，用生理盐水稀释后，每只羊口腔黏膜内接种 0.2mL。由于各地毒株不尽相同，毒株的毒力也有强弱差别，建议最好采集本地毒株生产疫苗，以增强效力。也可把病羊的痂皮取下，研成粉末，用 5% 甘油生理盐水稀释成 1% 溶液，对未发病羊做皮肤划痕接种，10 天左右即可产生免疫力。对有感染史的群体限制使用这种疫苗，缺乏局部反应显示此疫苗是失活的，应该用新鲜的疫苗进行重复免疫。接种疫苗后 3 周可产生抵抗力，免疫力可持续 2 年以上。目前此疫苗在使用上的主要缺点是能够永久性地污染环境。因此，建议新接种疫苗的动物应与未接受疫苗接种的动物隔离。

2. 治疗　首先应隔离病畜，病死畜尸体应深埋或焚毁，患病畜吃剩的草和接触过的草都应做消毒或焚烧处理。对圈舍、运动场进行彻底消毒。常用消毒药有 3% 石炭酸、2% 热火碱或 20% 石灰乳等。兽医及饲养人员治疗病羊后，必须做好自身消毒，以防感染。

以"清洗患部、消炎、收敛"为治疗原则。先将病畜口唇部的痂垢剥除干净，痂皮较硬时，先用水杨酸软膏将垢痂软化，用淡盐水或 0.1% 高锰酸钾水充分清洗疮面，然后用紫药水或碘甘油涂抹疮面，每天 1～2 次，直至痊愈。剥掉的痂皮或假膜要集中烧毁，以防散毒。

若蹄部发生病变，可将蹄部置于 5%～10% 福尔马林溶液中浸泡 3 次，每次 1min，间隔 5～6h，于次日可用 3% 龙胆紫溶液或土霉素软膏涂拭患部。动物发生饮食困难时，进行灌食治疗。

为防止继发感染，可应用青霉素、链霉素等抗生素和磺胺类药物进行治疗，严重者还可同时喂服四环素等药物。

人患此病时没有特异性的治疗方法。在具有免疫力的人群中，传染性脓疱通常可以自愈。治疗通常包括潮湿的敷料剂、区域性防腐剂、手指固定和/或抗生素防止继发性细菌感染。大病灶可以通过外科手术去除，并且割除术和电干燥法也可用于持久性病变的去除。已有报道用冷冻疗法加快恢复的。

（六）公共卫生影响

本病分布广泛，羊的发病率较高，人的感染风险较大。因此，对发病羊和污染物处理具有公共卫生意义。与羊和其产品（如羊毛、羊皮等）有直接接触的人员在平时应加强防护，特别是发病地区或羊产品来源不明的情况下更应该注意保护皮肤。工作时要戴上手套，防止擦伤感染。工作场所应经常打扫卫生、定期消毒。免疫抑制的人应避免接触感染动物。

（孙　明）

◆ **我国已颁布的相关标准**

NY/T 1244—2006　接触传染性脓疱皮炎诊断技术

◆ **参考文献**

费恩阁，李德昌，丁壮.2004.动物疫病学［M］.北京：中国农业出版社：404-405.

龚振华，郑增忍，张彦明，等.2003.应用 PCR 检测羊接触传染性脓疱性皮炎病毒［J］.中国兽医科技，33（6）：10-13.

殷震，刘景华.1995.动物病毒学［M］.第 2 版.长春：科学出版社：977-980.

中国人民解放军兽医大学编.1993.人兽共患病学（上册）［M］.北京：蓝天出版社：195-197.

Torfason EG.，S Gunadottir.2002.Polymerase chain reaction for laboratory diagnosis of orf virus infections.Journal of clinical virology，24：79-84.

Turid Vikøren，Atle Lillehaug，Johan A kerstedt，et al.2008.A severe outbreak of contagious ecthyma（orf）in a free-ranging musk ox（Ovibos moschatus）population in Norway.Veterinary Microbiology，127：10-20.

七、牛丘疹性口炎

牛丘疹性口炎（Bovine papular stomatitis）又称为颗粒性口炎（Granular stomatitis）或增生性口炎（Proliferating stomatitis），是由牛丘疹性口炎病毒引起的人与动物共患传染病。牛主要是以口腔黏膜部及唇部出现弥散性病变为特征，病变处多呈圆形，稍隆突，周缘慢慢伸展，形成不同颜色的同心圆。人感染通常在手、手指或在病毒侵入部位出现丘疹或直径约 3～8mm 的疣状结节。

（一）病原

1.分类地位　牛丘疹性口炎病毒（*Bovine papular stomatitis virus*）又称为牛传染性溃疡性口炎病毒或假口疮性口炎病毒，在分类上属痘病毒科（Poxviridae）、痘病毒脊索亚科（Chrodopoxvirinae）、副痘病毒属（*Parapoxvirus*）。

2.形态学基本特征与培养特性　牛丘疹性口炎病毒比其他痘病毒略小，大小约250nm×125nm，具有单层或双层外膜。电镜下检查负染标本，其形态与伪牛痘病毒和口疮病毒相似。

牛丘疹性口炎病毒可在牛、羊的原代睾丸细胞上增殖，一般在接毒后 5 天左右出现细胞病变。病变细胞表现出核变形，常可见到胞质包含体。该病毒不能在鸡胚绒毛尿囊膜上生长。有人认为，此病毒可在犊牛肾细胞生长繁殖，但没有细胞病变。

3.理化特性　本病毒与伪牛痘病毒和传染性脓疱病毒的抗原性十分相近。但除共同的核蛋白抗原外，不与其他痘病毒的可溶性抗原呈现交叉反应。

牛感染该病毒后，其恢复期血清可与病毒外壳和囊膜发生抗原抗体反应，并具有溶解感染细胞的作用。

（二）流行病学

1.传染来源　病牛为该病的主要传染源，犊牛可能存在潜在感染，病牛的唾液和鼻涕内含有病毒。人工试验感染牛表明，第 49 天开始不排毒，感染 63 天时仍能抵抗该病毒再次感染。

2.传播途径　牛一般通过挤奶工人的手、挤奶机或直接接触病牛及污染物而感染。人感染大多经由直接接触病牛而引起。

3.易感动物

（1）自然宿主　牛丘疹性口炎病毒自然宿主主要是牛和人，但也曾有过犬感染的报道。

（2）实验动物 实验动物一般对该病毒不敏感。

4. 发生与分布 该病已在阿根廷、澳大利亚、加拿大、肯尼亚、墨西哥、尼日利亚、美国、欧洲、非洲和亚洲等许多国家和地区发现，可能分布于世界各地。

（三）对动物与人的致病性

1. 对动物的致病性

（1）牛 牛是易感动物，特别是 2 岁以下的犊牛最易感。其发病特征是在口腔及其边缘发生增生性病变。通常临床表现不明显，或仅引起温和的非典型症状。病初在鼻腔内、上腭或唇内表面可看到直径为 2～4mm 的充血性病灶，病灶发展迅速，形成由充血边缘围绕的丘疹。其中有的可转化为有皱纹的丘疹状斑，此斑可持续 1～3 周。从丘疹到病变愈合过程中，出现黄色、淡红及褐色的斑点。在黏膜周围出现坏死性糜烂或溃疡，病理组织学观察在固有层可见淋巴细胞和中性粒细胞浸润。病变边缘可见上皮细胞的水样变性，细胞核周围水肿明显，偶尔可见染成深紫色的包含体。该病以这种状态持续数月，而在某些牛群中的发病率可能更高。口腔病可影响采食，引起犊牛发育迟缓。仅个别牛出现发热，唾液分泌增多，腹泻和乳房出现病变。有时在舌、食管、网胃、瘤胃、瓣胃和皮肤可以见到丘疹性病变。

（2）犬 有犬发生牛丘疹性口炎病毒感染的报道。

2. 对人的致病性 潜伏期 3～8 天。典型的病变通常出现在手和手指上，与病毒侵入的部位一致。病变一般由丘疹或直径 3～8mm 的疣状结节组成。结节在 2 周后开始变小，约 1 个月后消失。有些病例，出现在手臂上的红斑性丘疹可持续 3 天，另一些病例，也可发生腋下腺病和肌痛。有时丘疹变成水疱，但所有病例都不出现发热的症状。

人类的病变与人伪牛痘相似。

（四）诊断

1. 临床诊断 由于本病多数情况下有水疱、下痢和全身症状，所以易与口蹄疫、牛瘟和牛病毒性腹泻-黏膜病等混淆，确诊需进行实验室诊断。

2. 实验室诊断 采集新鲜病料进行包含体和病毒粒子检查，或在牛肾细胞、牛睾丸原代细胞上进行接种后再检查感染细胞内典型的线团样病毒粒子。

（五）防制措施

根据目前所了解的流行病学情况，尚不能建立一套有效的防治方案。水槽、料槽、饲料、饮水等应该保持清洁，处理患病动物的人应采取必要的预防措施以避免感染。

（六）公共卫生影响

由于该病是一种直接接触性人与动物共患传染病，因此，对牛群进行预防和监测具有重要的公共卫生意义。对发病牛场及时进行封锁，隔离病畜，对圈舍、用具和周围环境进行消毒，同时，加强饲养工作人员的防护，避免人和牛的直接接触。

（孙　明）

◆ **参考文献**

殷震，刘景华.1995.动物病毒学［M］.第 2 版.北京：科学出版社：982-983.

中国人民解放军兽医大学编.1993.人兽共患病学（上册）［M］.北京：蓝天出版社：198-199.

CM. Fraser, M. Savan. 1962. Bovine papular stomatits-A note on its diagnosis and experimental transmission in Ontario. Can. Vet. J., 3 (4)：107-111.

Hiroyuki M. Okada, Yutaka Chihaya, Kiyoshi Matsukawa. 1987. An ultrastructural observation of esophageal lesion in bovine popular stomatitis Jpn. J. Vet. Sci., 49 (4)：729-731.

JG. Bohac, WDG. 1980. Yates. Concurrent bovine virus diarrhea and bovine papular stomatitis infection in a calf. Can. Vet. J., 21：310-313.

八、海 豹 痘

海豹痘（Sealpox）是由海豹痘病毒引起的一种慢性增生性疾病，可在海豹的胸鳍、头部和颈部出现结节性损伤。人感染表现的临床症状与挤奶工结节相似。

海豹痘病毒（*Sealpox virus*）在分类上属痘病毒科（Poxviridae）、痘病毒脊索亚科（Chrodopoxvirinae）、副痘病毒属（*Parapoxvirus*）。电子显微镜观察，病毒呈卵圆形或圆柱状结构（图 3 - 11）。海豹痘病毒主要侵害幼龄海豹，在海豹口腔，尤其是在舌头有直径大约 1～2cm 的疣状圆形结节，在鳍肢、头部、颈部皮肤出现许多隆肿的病变（图 3 - 12A 与彩图 3 - 10）。病变可以恢复而不留疤痕。病理组织学检查，在棘层和颗粒层外部分为空泡化变性，细胞肥大、增生，并出现嗜伊红性细胞病变和胞质内包含体。

人在接触海豹后有时在手上出现局部病变，临床症状与感染伪牛痘病毒相似，见图3-12B。

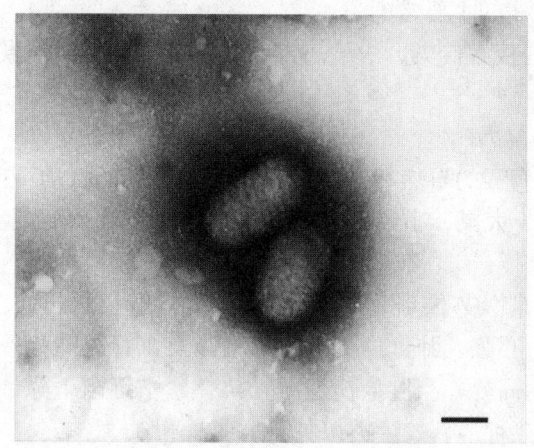

图 3 - 11　电镜下海豹痘病毒颗粒（标尺＝100nm）
［引自 Archives of Virology，147，P. Becher，M. Konig，G. Muller，et al，Characterization of sealpox virus，a separate member of the parapoxviruses，1133 -1140，Copyright Springer（2002），经 Springer Science＋Business Media 授权］

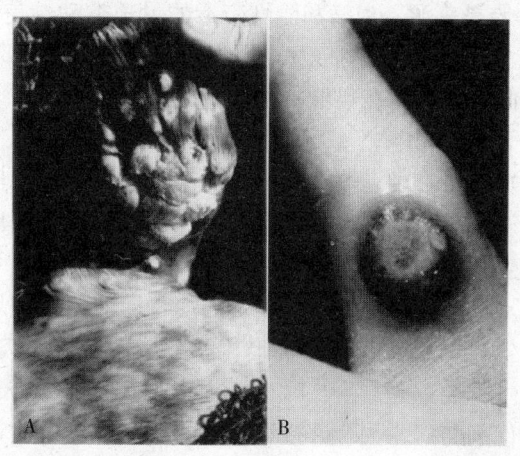

图 3 - 12　海豹鳍肢（A）与人手指（B）的海豹痘病变
［引自 Journal of Wildlife Diseases，23（1），Brad D. Hicks，Graham A. J. Worthy. Sealpox in Captive Grey Seals（Halichoerus Grypus）and Their Handlers，1－6，Copyright Journal of Wildlife Diseases（1987），经 Wildlife Diseases Association 授权］

（孙　明）

◆ 参考文献

中国人民解放军兽医大学编. 1993. 人兽共患病学（上册）［M］. 北京：蓝天出版社：200.

G. Müller，S. Grö Ters，U. Siebert，et al. 2003. Parapoxvirus Infection in Harbor Seals（Phoca vitulina）from the German North Sea. Vet Pathol. 40：445－454.

P. Becher，M. König，G. Müller，et al. 2002. Characterization of sealpox virus，a separate member of the parapoxviruses. Arch Virol. 147：1133－1140.

九、猴雅巴病

猴雅巴病（Simian yaba disease）是由猴雅巴病毒引起的猴的一种肿瘤性疾病。临床表现以短时期内产生皮下肿瘤为特征。

（一）病原

1. 分类地位　猴雅巴病毒（*Simian yaba virus*）又称雅巴猴肿瘤病毒（*Yaba monkey tumor virus*），在分类上属痘病毒科（Poxviridae）、痘病毒脊索亚科（Chrodopoxvirinae）、亚塔痘病毒属（*Yatapoxvirus*）。该属目前有 3 种病毒，分别为塔纳痘病毒（*Tanapox virus*）、猴雅巴病毒和类雅巴病病毒（*Yaba-like disease virus*）。

2. 形态学基本特征与培养特性　猴雅巴病毒粒子呈砖形，直径 250～280nm，基因组为双股 DNA，全长约 146kb，G+C mol％含量约 33％。猴雅巴病毒与塔纳痘病毒的基因组有广泛同源性，具有交叉保护性免疫反应。该病毒与牛痘病毒无交叉抗原关系。

猴雅巴病毒可在原代羊膜细胞和猴肾细胞上缓慢增殖，并产生细胞病变，细胞肿大、变圆、胞质内可见颗粒状物。在 BSC-1 细胞（黑长尾猴传代肾细胞系）、LLC-MK$_2$ 细胞（恒河猴肾小管上皮细胞系）和 MA-104 细胞（恒河猴胚细胞）等传代细胞以及 10～11 日龄鸡胚绒毛尿囊膜上生长，病毒传代后对猴的致病性显著降低。

3. 理化特性 猴雅巴病毒对乙醚敏感，无血凝特性。

（二）流行病学

1. 传染来源 患病和隐性带毒的灵长类动物是该病的主要传染源。

2. 传播途径 猴雅巴病毒的自然传播方式主要是接触传染。浓缩病毒经气溶胶可感染恒河猴和食蟹猴，低剂量病毒在猴群中不能造成流行。

3. 易感动物

（1）自然宿主 非洲的灵长类动物可能是猴雅巴病毒的自然宿主。各种年龄、性别的猴均可感染，猕猴发病率较高，哨猴通常不感染。兔、豚鼠、仓鼠、大鼠、小鼠和犬对该病毒不易感，任何途径接种均不产生肿瘤。

（2）实验动物 用不同剂量的病毒滤液或细胞培养物皮下接种恒河猴或食蟹猴，7～28 天内皮下肿瘤迅速生长，42 天后自行消退。静脉接种后，肌肉、心脏、肺、皮下组织、胸膜及血管周围相关组织均可产生肿瘤，肿瘤生长时血液中出现抗体，42 天达高峰，当肿瘤消退时，抗体水平逐渐下降。将弗氏完全佐剂与病毒混合液接种在猴的肝、脾、肾时，接种局部发生类似肿瘤病变。

在大鼠、豚鼠和兔的皮下接种病毒时，不出现肿瘤病变，豚鼠组织细胞有生长较快现象，但接种点的细胞并没有病变和纤维化。

（3）易感人群 人对猴雅巴病毒易感，皮肤穿刺可产生皮下肿瘤。

4. 流行特征 该病主要流行于非洲地区的灵长类动物群中，呈地方性流行。目前，尚未发现疫区人群自然感染，但有实验室感染的报道。

5. 发生与分布 Beareroft 等（1958）在尼日利亚拉各斯附近的雅巴城首先发现恒河猴中发生的一种传染性皮下肿瘤是由猴雅巴病毒引起的。本病在非洲呈地方性流行，在亚洲除恒河猴外，食蟹猴和红面猴也很易感。

我国尚未见有本病报道。

（三）对动物与人的致病性

1. 对动物的致病性 发病初期，仅在皮肤产生单个散在的肿瘤。随着病情发展，沿四肢远端和背侧面的淋巴管出现大量皮下肿瘤，面部和耳部也可发生，但在躯干部位不产生肿瘤。初期病变为小丘疹，发红，之后迅速生长，突出于皮肤表面，直径可达 20～40mm，28～42 天后开始退化，42～84 天后自愈，病变部位由肉芽组织修复。若肿瘤被擦破，则形成溃疡，感染后化脓溃烂，需采取治疗措施。

2. 对人的致病性 人感染猴雅巴病毒 5～7 天后，可在感染局部皮肤上产生小结节，直径约 20mm，发病期间，病人表现出一过性的体温升高。

（四）诊断

根据皮下迅速生长的肿瘤和特征性组织学病变可以做出初步诊断。猴雅巴病毒较其他痘病毒生长缓慢，培养周期长，分离病毒时，14～21 天后才可见细胞病变，应予以注意，以防漏检。

猴感染后可产生补体结合抗体，可采用补体结合试验测定血清抗体效价，为临床诊断提供血清学依据。

1. 大体解剖观察 可见肿瘤附着于皮下，周围无包膜包裹。肿瘤切面坚实，白色或微红。局部淋巴结肿大，内脏器官未见肿瘤转移灶。

2. 组织病理学观察 猴雅巴病毒所致肿瘤为组织细胞瘤，由多角形大细胞组成。在细胞质内可见

1 个或数个大小 1～5μm 的形状不规则的嗜酸性包含体。病变部位可见中等程度的炎性细胞浸润。

3. 超微结构观察 猴雅巴病毒同其他痘病毒在细胞中的复制方式相同，但速度较慢。肿瘤细胞的胞质为病毒的复制场所，在肿瘤形成的不同时期，其胞质内均可见嗜酸性包含体，胞核结构不发生改变。

（五）防制措施

对该病尚无有效的预防和控制措施。猴群一旦发病，应加强护理，隔离病猴，同时做好饲养管理人员的自身防护，防止人类感染。

（六）公共卫生影响

目前，该病主要流行于非洲地区的灵长类动物中，猴雅巴病毒经浓缩后可以气溶胶形式传播，感染恒河猴和食蟹猴，在猴群中造成流行。虽然尚未发现疫区人群感染，但已有实验室工作人员感染该病毒的报道，因此，猴雅巴病毒可能作为一种潜在的生物战剂，应给予高度重视。

（田克恭　朱长光）

◆ **参考文献**

田克恭 . 1991. 实验动物病毒性疾病［M］. 北京：农业出版社：369 - 371.

D. Kilpatrick，H. Rouhandeh. 1987. The analysis of Yaba monkey tumor virus DNA. Virus research，7 (2): 151 - 157.

D. R. Kilpatrick，H. Rouhandeh. 1985. Cloning and physical mapping of Yaba monkey tumor virus in a cynomolgus monkey kindney cell line. Virology，143 (2): 399 - 406.

Edith E. Sproul，Richard S. Metzgar，James T. Grace. JR. 1963. The Pathogenesis of Yaba Virus-induced Histiocytomas in Primates. Cancer Research，23: 671 - 675.

H. Rouhandeh，A. Vafai，D. R. Kilpatrick. 1984. The morphogenesis of yaba monkey tumor virus in a cynomogus monkey kidney cell line. Journal of ultrastructure research，86 (1): 100 - 105.

H. Rouhandeh. 1976. Molecular weight of yaba monkey tumor virus DNA. Biochimica et Biophysica Acta（BBA）- Nucleic Acids and Protein Synthesis，442 (1, 2): 66 - 70.

十、类雅巴病

类雅巴病（Yaba-like disease）是由类雅巴病病毒引起的猕猴和人的一种良性痘疹。

（一）病原

1. 分类地位 类雅巴病病毒（*Yaba-like disease virus*）在分类上属痘病毒科（Poxviridae）、痘病毒脊索亚科（Chrodopoxvirinae）、亚塔痘病毒属（*Yatapoxvirus*）。类雅巴病病毒具有痘病毒的一般形态特征，与牛痘病毒、猴痘病毒无交叉抗原关系；与猴雅巴病病毒有一定的交叉抗原关系，与塔纳痘病毒抗原关系密切。

2. 形态学基本特征与培养特性 类雅巴病病毒基因组为双链 DNA，基因组全长约 145kp。该病毒可在原代人羊膜细胞、原代猕猴羊膜细胞、原代绿猴肾细胞以及 BSC - 1 细胞中增殖，细胞病变产生比猴雅巴病毒快，且可形成胞质内包含体。

3. 理化特性 类雅巴病病毒对氯仿敏感；病毒的细胞培养液在 1mol/L 氯化镁溶液中 50℃ 1h 丧失活力；37℃可保存 3 天，4℃可保存 180 天，-60℃至少可保存 2 年。

（二）流行病学

1. 传染来源 患病和隐性带毒猴是该病的主要传染源。

2. 传播途径 类雅巴病病毒可在猴群中水平传播，多由抓伤感染。感染类雅巴病病毒的患者绝大多数都有过与猴子密切接触史，或被猴子抓伤而感染。Espana（1971）进一步证实本病还可发生人与人传播。

3. 易感动物

（1）自然宿主 本病主要发生于恒河猴，平顶猴、红面猴和食蟹猴也可发生。1965 年 2 月至 1966

年12月美国共暴发2次，4 000余只猴中337只发病，发病率为7.9%。

（2）实验动物　实验条件下，人工感染小鼠、豚鼠、仓鼠、兔、绵羊、猪、鸡等均未获成功。

4. 流行特征　猴群生活环境突然改变或购入大量猴时，可诱发本病。

5. 发生与分布　Espana等（1967）在美国俄勒冈州、得克萨斯州和加利福尼亚州的3个灵长类中心的恒河猴中首次发现本病，并分离到类雅巴病病毒。依据发生本病的3个州的名称，有学者将该病毒称为OrTeCa病毒。此次流行中，21名饲养管理员发生感染。随后进行的血清流行病学调查表明，类雅巴病病毒在非洲中部的各种灵长类动物中都有存在。

我国尚未有本病的报道。

（三）对动物与人的致病性

1. 对动物的致病性　发病初期，病猴面部和前肢上部皮肤变厚、变硬，呈粉红色，7～14天后长成直径20～30mm的小肿块，其中心常呈火山口形。随病情发展中心部分溃烂并发生继发感染。之后，肿块逐渐缩小，经过约14天的消退期后自愈，多无斑痕遗留。康复猴对再次感染有抵抗力，2年之内不再复发。此外，狒狒感染类雅巴病病毒皮下小结组织病理见图3-13。

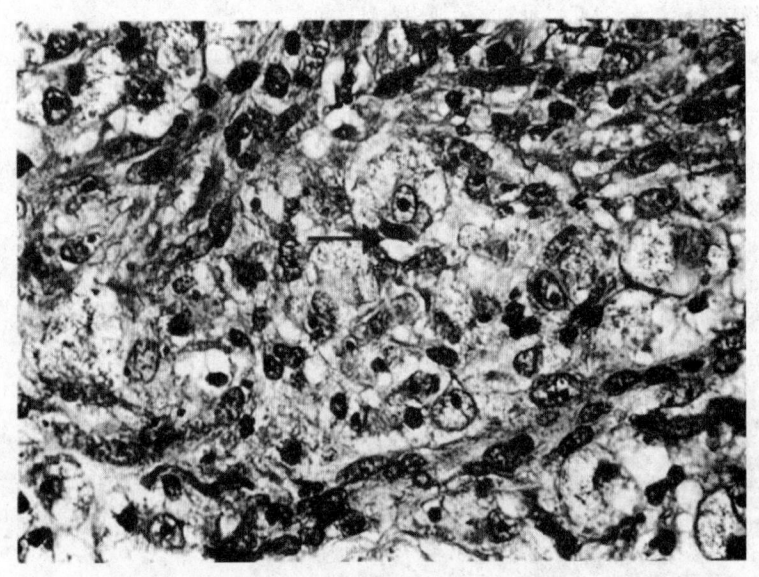

图3-13　狒狒感染类雅巴病病毒皮下小结组织病理，可见多泡的细
胞，有时可见包含体（箭头）（×509）

[引自 D. Whittaker, J. R. Glaister. A Yaba-Iike condition in a young baboon（Papio Anubis）. Laboratory Animals, 1985, 19: 177-179, 经 Miriam Richardson 授权]

2. 对人的致病性　人发病与猴相似。病变若不以手术方法除去，14～20天后会遗留扁平的斑痕。人的感染主要是由于猴子抓伤手臂等部位而引起，应加强对猴的保定和人的自身防护。

（四）诊断

根据皮肤表面呈火山口样痘疹可以怀疑为本病。病毒分离可在原代绿猴肾细胞或BSC-1细胞上进行。初代分离，9～12天才可出现细胞病变，应仔细检查。

1. 大体解剖观察　主要表现棘皮痘、坏死、结痂、腐离和愈合等过程。与天花、牛痘、猴痘等的皮肤病变相似。不同之处在于病程发展缓慢，14天时皮肤损伤的程度达到高峰。在内脏器官均未见转移性病灶或病变。

2. 组织病理学观察　可见皮肤棘细胞层有气球状变性，胞质内可见嗜酸性包含体，大部分被感染的细胞出现核内空泡。将皮肤病变的10%无细胞滤液接种非洲绿猴肾细胞培养物中，可产生细胞病变。经HE染色，在细胞内可见大小不等的嗜酸性胞质包含体和核内空泡。

3. 血清学诊断 包括中和试验和补体结合试验等，可根据发病前后抗体滴度的增长确诊是否为类雅巴病病毒感染。

（五）防制措施

对该病尚无有效的预防与控制措施。平时应加强饲养管理，减少猴群生活环境的剧烈改变，新购入的猴应隔离观察，严格检疫，合格后方可混群。同时应加强饲养管理人员的自身防护，避免因抓伤而感染发病。

（六）公共卫生影响

该病主要流行于非洲部分国家和美国俄勒冈、得克萨斯和加利福尼亚三个州，多呈散发。人感染后多在面部和上肢出现丘疹，一般多呈良性经过。但部分患者表现出发热，体质下降，容易造成继发感染，对此应给予相应的治疗。

我国境内尚未发现人和猴类雅巴病病毒感染，必须严防该病毒从国外传入我国，因此加强进出口检验检疫工作，对类雅巴病病毒的检测具有重要意义。

（田克恭 张杰）

◆ **参考文献**

田克恭 . 1991. 实验动物病毒性疾病［M］. 北京：农业出版社 .

Han-Joo lee, Karim Esssani, Geoffrey. Smith. 2001. The genome sequence of Yaba-like disease virus, a Yatapoxvirus. Virology, 281：170 - 192.

Pia Zimmermann, Ingo Thordsen, Dimitrios Frangoulidis, et al. 2005. Real-time PCR assay for the detection of tanapox and yaba-like desease virus. Journal of virological methods，130：149 - 153.

十一、塔 纳 痘

塔纳痘（Tanapox）是由塔纳痘病毒引起的人与多种猴类局部皮肤损伤有关的急性发热性疾病。

（一）病原

1. 分类地位 塔纳痘病毒（*Tanapox virus*）在分类上属痘病毒科（Poxviridae）、痘病毒脊索亚科（Chrodopoxvirinae）、亚塔痘病毒属（*Yatapoxvirus*），该病毒与类雅巴病病毒抗原关系密切。补体结合试验、免疫沉淀试验和中和试验结果表明，塔纳痘病毒与猴雅巴病毒具有一定程度的血清学交叉反应，但免疫学上不能形成交叉保护。

塔纳痘病毒曾被称为类雅巴病病毒、雅巴相关病病毒、良性表皮猴痘、俄勒冈"1211"痘病毒和"Orteca"病毒。

2. 形态学基本特征与培养特性 塔纳痘病毒与正痘病毒粒子具有相似的形态和大小。区别在于该病毒具有双层病毒囊膜，而在天花病毒和猴痘病毒却很少看到。

塔纳痘病毒不能在鸡胚绒毛尿囊膜上生长。病毒分离可在甲状腺细胞上进行，一旦分离成功，便可在人胚肺细胞（WI38）、人羊膜细胞和 Vero 细胞上增殖，并可产生细胞病变。

3. 理化特性 甲醛、紫外线可以迅速地灭活塔纳痘病毒，同时塔纳痘病毒对氯仿、乙醚等脂溶剂敏感。

（二）流行病学

1. 传染来源 患病和隐性带毒的猴类是该病的主要传染源。

2. 传播途径 塔纳痘病毒可在猴群中水平传播，多由抓伤感染。感染塔纳痘病毒的患者绝大多数都有过与猴子密切接触史，或被猴子抓伤而感染。目前尚无人-人传播的证据。在非洲雨林疫区可能通过曼蚊和库蚊叮咬进行传播。

3. 易感动物

（1）自然宿主 非人灵长类动物是塔纳痘病毒的自然宿主，自然情况下，多种猴类均可感染该病毒，其中以恒河猴最为易感。

（2）实验动物　恒河猴对塔纳痘病毒高度易感，为最佳的实验动物，经皮内注射塔纳痘病毒为 $10^3 \sim 10^6$ $TCID_{50}/mL$，3～4天出现痘疹，7～14天痘疹体积到达最大，直径约 1.5cm。

4. 流行特征　该病主要流行于非洲部分国家和地区，呈散发。人感染塔纳痘病毒绝大多数都有过与猴子密切接触史，或被猴子抓伤而感染。在一次对塔纳河疫区人群的塔纳痘病毒血清学调查中发现，男性患者占绝大多数，13岁以下的人群易感。患者康复后血清中和抗体可维持2～3年。

5. 发生与分布　1957年和1962年，在肯尼亚的塔纳河流域人群中曾两次发生与类痘性局部皮肤损伤有关的急性发热性疾病，并于1963年首次分离到塔纳痘病毒。1966年美国三个灵长类动物中心的猴群中暴发塔纳痘病毒感染，并引起相关工作人员的感染。最近一次关于塔纳痘病毒感染的报道发生于1983年的刚果。

目前，该病主要流行于非洲部分国家和地区，如肯尼亚、埃塞俄比亚、坦桑尼亚和刚果等。美国俄勒冈州、德克萨斯州和加利福尼亚州也存在该病的流行。

（三）对动物与人的致病性

1. 对动物的致病性　猴感染塔纳痘病毒后，多在四肢形成1个至数个丘疹，起初呈粉红色，1周后丘疹逐渐增大，直径可达2～3cm。3周后丘疹开始缩小，结痂，脱落并留下疤痕。

2. 对人的致病性　人感染塔纳痘病毒潜伏期为3～4天，多数患者在出疹前有发热症状，体温可达38℃。有头痛、肌痛、虚脱等症状。最初发痒，形成单一或两个小结节（图3-14），很快发展成血疹，最大直径可达15mm。大部分结节在第3周形成溃疡。发病后5～6周逐渐愈合，留有疤痕。患病期间，常伴有淋巴结病。

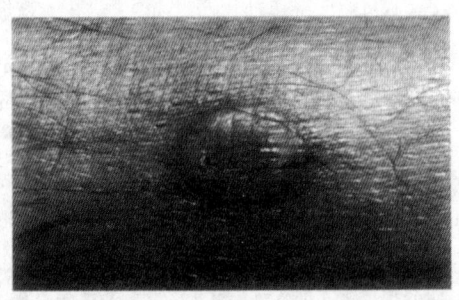

图3-14　塔纳痘病毒在人腿部形成的丘疹，直径为14mm

[引自 Journal of virological methods, 130, Pia Zimmermann, Ingo Thordsen, Dimitrios Frangoulidis, et al, Real-time PCR assay for the detection of tanapox and yaba-like desease virus, 149 - 153, Copyright Elsevier（2005），经 Elsevier 授权]

病理检查可见皮肤棘细胞层发生广泛性空泡变性，上皮增厚，膨大的上皮细胞内含有大的、多形的、颗粒状嗜伊红胞质包含体，伴有核染色质边聚，核仁增大，细胞核膨大。

（四）诊断

1. 动物的临床诊断　根据感染猴四肢出现单一或数个丘疹，不出现猴痘样脓疱阶段，可以做出初步诊断，确诊需进行实验室诊断。

2. 人类的临床诊断　当患者四肢出现单一或数个小结节，伴有发热，并有与猴子密切接触或抓伤史时，应给予塔纳痘病毒感染高度关注。确诊需进行实验室诊断。

3. 实验室诊断　病猴或患者丘疹处刮取物，经负染后电镜检查，如见到带有特殊性双层囊膜的病毒粒子，且在鸡胚绒毛尿囊膜上不能生长，则可确诊为塔纳痘病毒感染。

Pia Zimmermann 等人建立了能够鉴别诊断塔纳痘病毒和类雅巴病病毒的实时定量 PCR 方法，该方法可以特异性地对塔纳痘病毒进行快速诊断。

4. 鉴别诊断　塔纳痘病毒与猴雅巴病毒均可引起猴子的丘疹，但二者所引起的丘疹在外观和组织学方面存在显著的不同。塔纳痘病毒引起猴子的丘疹多发生在猴子的四肢，多为单个或数个，且丘疹仅侵入皮肤棘细胞层，发生广泛性空泡变性，皮细胞内含有大的、多形的、颗粒状嗜伊红胞质包含体，伴有染色质边聚，核仁增大，细胞核膨大。而猴雅巴病毒所引起的丘疹可侵入皮肤的真皮层，形成明显的肿瘤状丘疹。

经皮内注射塔纳痘病毒为 $10^3 \sim 10^6 TCID_{50}/mL$，恒河猴3～4天出现痘疹，7～14天痘疹体积到达最大，直径约 1.5cm，随后开始消退。同样剂量接种猴雅巴病毒，恒河猴7～10天出现较小的结节。

3～6周后，结节不断增长，形成明显的肿瘤状团块，直径可达约4～5cm，随后消退，10～12周后消失。

（五）防制措施

尚无有效的预防与控制措施。平时应加强饲养管理，减少猴群生活环境的剧烈改变，新购入的猴应隔离观察，严格检疫，合格后方可混群。同时应加强饲养管理人员的自身防护，避免因抓伤而感染发病。

（六）公共卫生影响

在疫区的野生猴群中，塔纳痘病毒血清抗体水平很高，表明许多猴群感染或感染过塔纳痘病毒，伴随人类活动范围的扩大，人类接触病猴感染塔纳痘病毒的可能性很大，由于该病较为罕见，且患者临床表现与猴痘或猴雅巴痘相似，因此容易造成误诊。卫生医疗部门应加强对该病的认识，防止误诊、漏诊。

（孙　明）

◆ 参考文献

殷震，刘景华.1995.动物病毒学［M］.第2版.北京：科学出版社：985.

A. Damian Dhar, M. D., Andrew E. Werchniak, et al. 2004. Tanapox Infection in a College Student. N. Engl. J. Med., 350：361-366.

A. W. Downie, C. Espana. 1972. Comparison of Tanapox and Yaba-like viruses causing epidemic disease in monkeys. Journal of hygiene, Cambridge, 70：233.

A. W. Downie, C. H. Taylor-robinson, Anne E. Caunt, et al. 1971. Tanapox：A new disease caused by a pox virus. British Medical Journal, 1：363-368.

A. W. Downie, CC. Espaňa. 1973. A Comparative Study of Tanapox and Yaba Viruses. J. Gen. Virol., 19：37-49.

August Stich, Hermann Meyer, Bernd Kohler, et al. 2002. Tanapox：first report in a European traveler and identification by PCR. Transactions of the Royal society of tropical medicine and hygiene, 96 (2)：178-179.

Downie, C. Espana. 1973. A comparative study of Tanapxo and Yaba viruses. Journal of general virology, 19：37-49.

Pia Zimmermann, Ingo Thordsen, Dimitrios Frangoulidis, et al. 2005. Real-time PCR assay for the detection of tanapox and yaba-like desease virus. Journal of virological methods, 130：149-153.

第四章 疱疹病毒科病毒所致疾病

第一节 单纯疱疹病毒属病毒所致疾病

猴 B 病 毒 感 染

猴 B 病毒感染（Simian B virus infection）是由 B 病毒引起的一种传染性人与动物共患病。猴是 B 病毒的自然宿主，感染率可达 10％～60％。多数情况下呈良性经过，仅在口腔黏膜出现疱疹和溃疡，之后病毒可长期潜伏在呼吸道和/或泌尿生殖器官附近的神经节，也可长期潜伏在组织器官内，产生 B 病毒抗体。非人灵长类疱疹病毒共 35 种，其中只有 B 病毒对人类致病。人类感染主要表现脑脊髓炎症状，多数病人发生死亡。B 病毒由 Sabin 等（1934）首次从被外观健康的恒河猴咬伤手指而患脑炎的病人的脑和脾脏中分离到。现已呈世界性分布，主要存在于亚洲。目前我国尚未有感染人的确切报道。

（一）病原

1. 分类地位 国际病毒分类委员会将 B 病毒称为猕猴疱疹病毒Ⅰ型（*Cercopithecine herpesvirus 1*，CeHV-1），又称猴疱疹病毒（*Herpesvirus simiae*）、疱疹 B 病毒（*Herpes B virus*）、猴 B 病毒（*Mongkey B virus*）、B 疱疹病毒（*Herpesvirus B*）。B 病毒（*B virus*）在分类上属疱疹病毒科（Herpesviridae）、α 疱疹病毒亚科（Alphaherpesvirinae）、单纯疱疹病毒属（*Simplexvirus*）。B 病毒只有 1 个血清型，抗原性稳定，不易发生变异。它与人单纯疱疹病毒 1 型（HSV-1）、人单纯疱疹病毒 2 型（HSV-2）和非洲绿猴疱疹病毒（SA8）具有密切的抗原关系。由于 B 病毒可引起人的致死性感染，因此，在实际检测中常以人单纯疱疹病毒Ⅰ型作为抗原。Waton 等（1967）经琼脂扩散试验证实三者之间具有共同的群特异性抗原，且 B 病毒与人单纯疱疹病毒Ⅰ型具有共同的结构抗原，但三者并非完全等同。B 病毒免疫血清可以完全中和人单纯疱疹病毒Ⅰ型抗原，但人单纯疱疹病毒Ⅰ型免疫血清却不能中和 B 病毒，只有在制备高效价免疫血清时方有交叉免疫保护作用。

Katz 等（1986）使用去垢剂溶解的感染细胞作抗原，和结合生物素的蛋白 A 以及碱性磷酸酶标记的亲和素作试剂建立了快速酶联免疫吸附试验检测人单纯疱疹病毒Ⅰ型、B 病毒和 SA8 抗体，并用 3 种抗原分别作简单竞争试验便可区分这三种病毒抗体。他们检查了 13 份人血清，除 3 份阴性外其余均是人单纯疱疹病毒Ⅰ型抗体；33 份恒河猴血清，其中 27 份为 B 病毒抗体，只 1 份为人单纯疱疹病毒Ⅰ型抗体；7 份非洲绿猴血清除 2 份阴性外，其余均是 SA8 抗体。由此可见，在猴与人接触当中，虽然也可感染人单纯疱疹病毒Ⅰ型，并产生抗体，但由于疱疹病毒具有宿主特异性，相互感染是很局限的，因此实际检测中虽以人单纯疱疹病毒Ⅰ型作抗原，但仍然可以认为所检出的 B 病毒相关抗体大多数是由于 B 病毒感染引起的。当然，用 B 病毒作抗原，其敏感性和特异性都是最高的。

2. 形态学基本特征与培养特性 该病毒粒子呈球形，直径 180～200nm，主要由髓芯、衣壳和囊膜组成（图 4-1）。髓芯由 DNA 和蛋白质缠绕而成；衣壳为正二十面体，内含 162 个壳微粒，主要成分为多肽；囊膜由脂质和糖蛋白组成，在病毒粒子周围形成具有环状突起的吸附器，有助于侵入易感细胞。基因组为双股线状 DNA，长约 162kb，分为长独特区（UL）和短独特区（US）。依目前掌握的资料，长独特区上有糖蛋白基因 gC、gB 和胸苷激酶基因（tk）；短独特区具有 13 个开放阅读框，US1 - US12 和 US8.5。B病毒具有不同基因型。

　　B病毒可在原代猴、兔、猪、犬和猫肾细胞，鸡胚绒毛尿囊膜细胞以及 Vero 细胞、Hela 细胞、KB 细胞和 Hep - 2 细胞上良好增殖，其中以兔肾细胞最为易感。B病毒在猴肾细胞上形成许多散在坏死灶，病变细胞相互融合成多核巨细胞；在兔肾细胞上细胞变圆、坏死、脱落；在鸡胚绒毛尿囊膜细胞、兔肾细胞、原代猴肾细胞以及 Vero 细胞上均可形成大小不一的空斑和嗜酸性核内包含体（图 4 - 2）。B病毒也可在鸡胚绒毛尿囊膜上生长，形成痘斑。

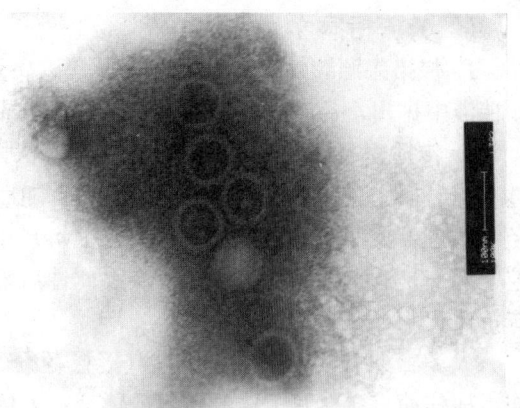

图 4 - 1　猴 B 病毒颗粒（负染，标尺＝100nm）

（遇秀玲，田克恭供图）

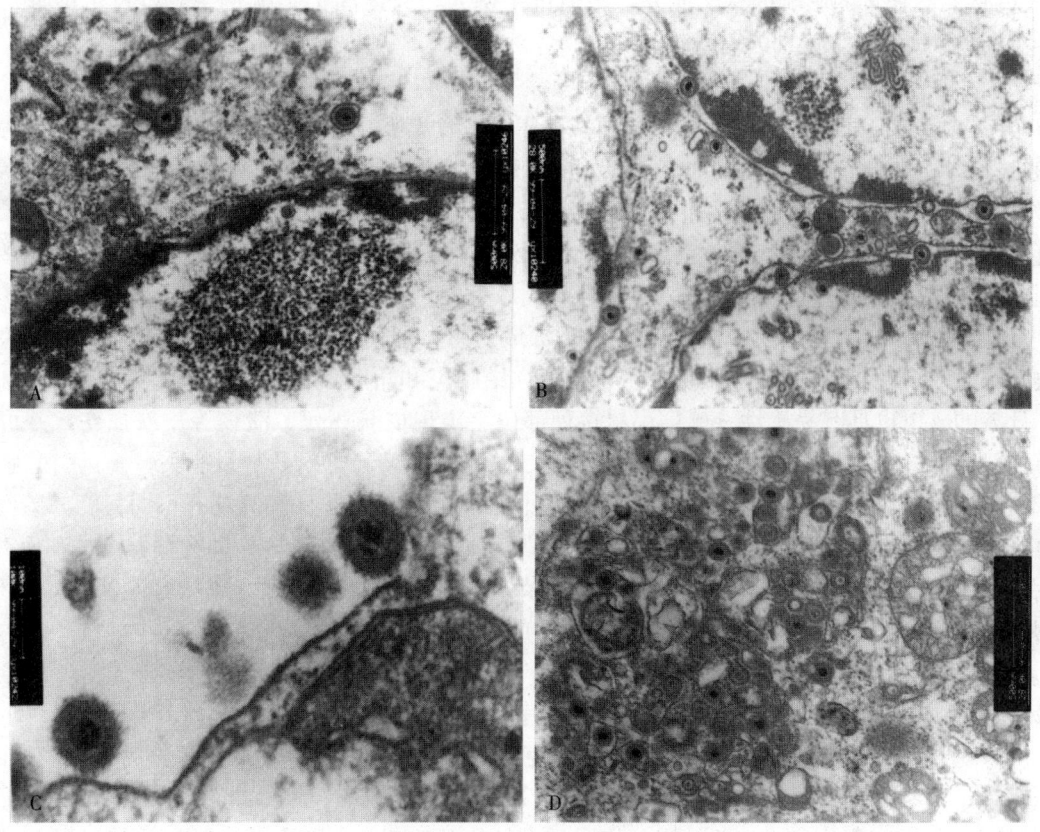

图 4 - 2　BV147 感染 Vero 细胞

　　A. BV147 感染 Vero 细胞后 18h，胞核内病毒核衣壳部分呈指环形，核肿胀、空泡化、染色质边聚（超薄切片，×31 000）　B. BV147 感染 Vero 细胞后 24h，核内可见高电子致密颗粒及周围的病毒粒子构成的包含体及胞质小泡内的成熟病毒粒子（超薄切片，×35 000）　C. BV147 感染 Vero 细胞后 36h，合胞体细胞核空泡化，核内见高电子致密颗粒、丝状结构、病毒核衣壳、管泡状及发夹样结构，核膜见不同增殖阶段的出芽病毒粒子（超薄切片，×28 000）　D. 细胞外成熟病毒粒子可见核心、衣壳、囊膜及囊膜表面的纤突样结构（超薄切片，×100 000）

（田克恭，遇秀玲供图）

　　3. 理化特性　B病毒对乙醚、脱氧胆酸盐、氯仿等脂溶剂敏感。某些酶类如胰蛋白酶、碱性磷酸酶、磷脂酶C和链霉蛋白酶等均可使病毒囊膜变性，从而阻止病毒吸附与侵入易感细胞。B病毒对热敏感，50℃ 30min 可将其杀灭，长期保存需置于−70℃冰箱中，X射线和紫外线对其有杀灭作用。

（二）流行病学

1. 传染来源 病猴和隐性带毒猴是该病重要的传染来源，病毒间歇性地从这些动物的唾液、尿液和精液中排出，污染饲料、饮水和用具，造成周围动物感染。

2. 传播途径 B病毒感染的特征是潜伏性与复发性。急性感染时，病毒可直接在猴群内传播，通过咬伤、抓伤、密切接触等感染健康猴。随后病毒可长期潜伏在上呼吸道和/或泌尿生殖器官附近的神经节，也可长期潜伏在组织器官内。Zwartouw 等（1984）试验证实，生殖器官 B病毒分离率高于口腔，性交是病毒传播的主要途径。因此性成熟以后的猴子大多 B病毒抗体阳性，而仔猴、幼猴则很少有抗体。

人类感染 B病毒主要是通过直接接触猴的感染性唾液或组织培养物。传播途径包括：被感染猴咬伤、抓伤而直接接触了猴的组织或体液；人体已经存在的创口沾染了猴的唾液，或被猴肾细胞培养物污染；以及吸入含有感染性气溶胶的污染空气；或黏膜受到污染物飞溅感染。间接感染包括被污染的笼具刮伤、尖锐物体刺伤等，捕猴前未采取物理或化学保定措施，猴的饲养笼舍未使用保护性措施，均是导致工作人员感染 B病毒的影响因素。此外，报道过 1 例人与人之间传播病例。感染过单纯疱疹病毒者可以产生对 B病毒一定程度的交叉免疫力。

3. 易感动物

（1）自然宿主 B病毒的自然宿主为恒河猴，帽猴、食蟹猴、台湾猴、日本猕猴、红面猴等也有自然发病的报道，主要分布在亚洲。DiGiacomo 等（1972）报道野生猴 B病毒抗体阳性率为 80.0%，自繁猴仅为 3.0%；王晓明等（1989）报道野生猴为 52.5%，自繁猴为 10.0%，这可能与野生猴呈群居生活，直接接触频繁有关，自繁猴生活环境控制严格，单笼饲养，相互间传染的可能性降低，故抗体阳性率明显低于野生猴。

（2）实验动物 在实验动物中，家兔对 B病毒最易感，任何途径接种均可感染发病，家兔表现感觉过敏、斜颈、呼吸困难、流涎、眼鼻分泌物增多、结膜炎和角膜混浊等症状，多在 7～12 天内死亡。小于 21 日龄的乳鼠也具有易感性，感染小鼠接种部位会出现皮肤坏死、溃疡等皮肤损伤，并可引起上行性脑脊髓炎，临床特征及病理变化与人感染相似。B病毒感染与毒株及剂量有关，一旦引起临床病理变化，不管是哪种毒株，最终临床症状都是相同的。另外，大鼠、豚鼠和鸡均有不同程度易感性。

（3）易感人群 人对 B病毒普遍易感，但感染具有职业性，感染者多为动物饲养人员和研究人员。

4. 流行特征 B病毒感染多发于阴雨潮湿季节。对人工繁殖场而言，建场时间长短，地理环境，猴子来源和场内的卫生防疫制度等因素也与 B病毒的感染率密切相关。

不同年龄、性别的猴均可感染 B病毒。王晓明（1989）、田克恭等（1991）试验证实，雌雄猴之间易感性无差异；但随年龄增长，B病毒抗体阳性率呈上升趋势。Orcutt 等（1976）报道，幼龄猴为12.0%、青年猴为 37.0%、老龄猴为 73.0%；田克恭等（1991）报道，2 岁以下猴为 6.38%、2～5 岁猴为 44.62%、5 岁以上猴为 83.33%；Weigler BJ 等（1990）报道，大于 2.5 岁捕获的成年猕猴其抗体阳性率可达 80%～100%，而小于 2.5 岁的未成年猴抗体阳性率约为 20%。表明不同年龄猴 B病毒感染率明显不同。人感染本病多为散发，带有职业性。

5. 发生与分布 本病最初于 1932 年出现在美国，美国人 W. B. 在处理一只看似健康的恒河猴时不慎被咬伤手指，15 天后出现进行性脑脊髓炎而死亡，后来由 Sabin 等（1934）从该病人的组织样本中分离到致病性病毒，因而取病患者的名字，定名为 B病毒。B病毒主要存在于亚洲尤其是印度的恒河猴群中，在印度野生猴群感染率可高达 70%，台湾猴、日本猕猴、帽猴和食蟹猴也可自然感染，非洲绿猴和爪哇猴在实验条件下可感染发病。因此，B病毒呈世界性分布，饲养或使用恒河猴的国家都非常重视 B病毒的检疫。

（三）对动物与人的致病性

1. 对动物的致病性 恒河猴感染 B病毒潜伏期不定，短至 1～2 天，长至几周、甚至数年。由于 B病毒在恒河猴中已很好适应，因此大多数只引起轻微口部病变，猴外观无明显不适，饮食正常，容易被人们所忽略。

　　发病初期在舌表面和口腔黏膜与皮肤交界的口唇部出现小疱疹，疱疹很快破裂，形成溃疡；表面覆盖纤维素性、坏死性痂皮；常在 7～14 天自愈，不留瘢痕。除口黏膜外，皮肤也易出现水疱和溃疡。病猴鼻内有少量黏液或脓性分泌物，常并发结膜炎和腹泻。偶见口腔内有细菌和真菌的继发感染。在疾病早期，用棉拭子从疱疹或溃疡面取材进行组织培养，可分离到 B 病毒。通过 PCR 可检测到生殖器感染，并可从生殖器黏膜及骶交感神经培养物中分离到病毒，但生殖器不表现任何损伤。

　　食蟹猴感染情况与恒河猴相似。红面猴常表现结膜炎、感冒样症状和昏睡。从肝、肺等脏器可分离到 B 病毒。

　　J W Ritchey 等（2005）报道；采用 B 病毒人工感染 BALB/c 小鼠，接种部位表皮会出现坏死、溃疡、结痂及皮炎症状（彩图 4 - 1），其背根神经节及腰脊髓出现明显炎症，并通过免疫组织化学方法可检测到 B 病毒抗原（彩图 4 - 2）。

　　2. 对人的致病性　尽管人类感染 B 病毒的几率比较低，但是如不进行抗病毒治疗其致死率却高达 70% 以上。疾病的发生、发展与感染暴露部位及病毒量有关。Smith A L（1998）等研究认为，不同猕猴品种分离到的 B 病毒毒株存在差异，恒河猴中分离到的 B 病毒对人的致病性要高于从其他猕猴体内分离到的 B 病毒。人类 B 病毒感染与猴的临床表现截然不同，一旦发病则病情严重，主要表现为上行性脊髓炎或脑脊髓炎及严重的神经损伤。潜伏期 2 天至 5 周，大多数为 5～21 天。病初被咬局部疼痛、发红、肿胀，出现疱疹，有渗出物，并出现普通流感症状，发热、肌肉疼痛、疲乏、头疼，其他症状还包括淋巴腺炎、淋巴管炎、恶心呕吐、腹部疼痛、打嗝；当病毒感染中枢神经系统脑及脊髓时就会出现进行性神经症状，如感觉过敏、共济失调、复视双重影像以及上行性松弛性麻痹；当病毒传播到中枢神经系统则是不良预兆，即使通过抗病毒及支持治疗，大多数病人还是会死亡。死亡原因大多是由上行性麻痹引起的呼吸衰竭所致。病程数天至数周。幸存者多留有严重的后遗症。

　　（四）诊断

　　B 病毒属生物安全三级病原，因此，有关 B 病毒的研究工作必须在生物安全水平三级实验室进行。本病可根据流行病学资料（被猴咬伤、抓伤、与猴接触史）和临床症状做出初步诊断，确诊需结合实验室检查。

　　1. 病毒分离与鉴定　B 病毒分离培养是诊断感染的标准方法。用棉拭子取急性发病期猴口腔疱疹或溃疡部位的渗出液，或取脑脊髓液、咬伤部位或抓伤部位的样本，无菌处理后接种兔肾细胞、Vero 细胞或 HeLa 细胞，37℃培养 3～4 天，电镜观察细胞培养物中的病毒形态，也可采用免疫荧光技术或免疫酶技术检查细胞培养物中的病毒抗原。

　　2. 血清学试验　中和试验是检查 B 病毒相关抗体的最常用方法，也是被公认的方法。但该方法复杂费时，不适用于大批量标本的检查。吴小闲等（1989）以中和试验为基础，建立了酶联免疫吸附试验和玻片免疫酶法，经比较两种方法均比中和试验敏感快速，适用于大批量标本的检查和口岸检疫。但由于 B 病毒、SA8 病毒和 HSV - 1 之间具有密切的抗原关系，给 3 种病毒的鉴别带来困难，用上述血清学方法检查抗体亦难以区分抗体的来源。

　　3. 组织病理学诊断　疱疹部位的上皮细胞可见空泡变性和坏死，并见核内包含体。在多核上皮细胞、巨噬细胞以及血管内皮细胞均可见嗜酸性核内包含体。肝实质细胞灶性坏死，汇管区血管周围可见白细胞和单核细胞浸润。在中枢神经系统，可见神经细胞坏死和胶质细胞增多及轻度的血管周围淋巴细胞管套。神经胶质细胞和神经元中可见核内包含体。病灶最常见于三叉神经降支、面神经和听神经的起始部。

　　4. 分子生物学诊断　PCR 和核酸杂交技术已成功应用于无症状及感染病人的快速诊断。

　　5. 我国研究进展　1997 年田克恭从我国患口腔溃疡的猕猴口腔病灶中分离鉴定了 1 株 B 病毒，建立了鉴别 B 病毒、人单纯疱疹病毒Ⅰ型、人单纯疱疹病毒Ⅱ型和 SA8 病毒的 PCR 方法，以及以 B 病毒为抗原建立了检测猴群中 B 病毒抗体的 ELISA 方法和玻片免疫酶方法，制定了我国实验猴 B 病毒检测国家标准，使我国在猴 B 病毒研究领域居国际领先水平。

（五）防制措施

1. 预防　恒河猴是 B 病毒的自然宿主，具有很高的感染率，且随年龄增长抗体阳性率呈上升趋势，因此应实行单笼饲养，定期检疫，淘汰阳性猴，逐步建立无 B 病毒猴群。随着实验动物科学的发展，应坚持以自繁为主，对野外捕获的野生猴应视为 B 病毒感染者，严格隔离检疫，确认为 B 病毒阴性者方可用于研究。美国制定了"猴管理人员预防猴疱疹病毒（B 病毒）的准则"，国内各猕猴繁育场可参照执行。其主要内容包括：

（1）只有当猕猴无 B 病毒感染，并能确保维持在无 B 病毒状态时，方可用于研究。

（2）只有来源清楚，档案材料齐全时，猕猴才可用于研究目的。

（3）所有不清楚是否感染 B 病毒的猕猴均应视为感染者。因为病毒扩散具有周期性，可在无肉眼可见损伤的情况下发生。

（4）猕猴管理人员只有戴长臂胶皮手套时方可从笼中抓取动物，严禁直接用手捕捉或抓取。

（5）接触动物的人员，包括兽医和科研人员，应在保定方法和使用防护衣物方面得到训练，避免咬伤和抓伤。

（6）所有因猕猴或其笼具造成的咬伤或抓伤均可能污染猕猴分泌物而造成 B 病毒感染，类似事件应立即向动物主管人员报告并记录备案。表层损伤可适当清洗，不需进一步治疗。单纯疱疹病毒能在暴露后的 5min 内进入感觉神经末梢，B 病毒感染速度似乎与其相当，如存在潜在感染的可能，应迅速彻底清洁伤口或者暴露部位，对于非黏膜表面的咬伤、抓伤、刺伤，用肥皂或者清洁剂清洗至少 15min，黏膜表面应用消毒的生理盐水或者流水清洗至少 15min，立即清洗能洗去并灭活伤口部位的病毒，随后应请门诊医师处理，并随时注意伤口附近的皮肤和神经有无异常病症。当疑似 B 病毒感染时，应进行诊断性研究，并采用无环鸟苷等抗病毒药物进行治疗。

避免游客靠近猴子，以防被猴咬伤或者抓伤。避免裸露的皮肤与猴的任何分泌物或组织接触。对原因不明的有口腔溃疡的猴应及时处理。已知病患住院应采取防护措施，对其血液及体液进行隔离。

2. 治疗　尚无特效治疗方法，主要采取支持疗法和对症处理。有人报道类固醇治疗有一定疗效。抗病毒制剂如无环鸟苷、更昔洛韦等当前被推荐使用。

一旦疑似人感染 B 病毒，应口服大剂量无环鸟苷一个疗程（每次 800mg，每天 5 次，持续 3 周）用作紧急预防。对于出现症状者，应在感染后 24h 进行治疗，静脉滴注无环鸟苷 10～15mg/kg，每天 3 次，应注意水分及给药速度，以免对肾脏造成损害，另外还需监测血中肌氨酸酐浓度并适时调整剂量。以后口服无环鸟苷 800mg，每天 5 次，直到血清学试验阴性或病毒培养阴性。由于临床上此类病例尚少，相关经验还有待积累，故口服无环鸟苷的疗程持续时间还未确定。使用无环鸟苷会引起肾功能不全和神经系统症状等副作用，应当注意。若病患给药期间仍继续恶化，则需改用静脉注射更昔洛韦，对于神经系统已被侵害的患者，建议静脉注射更昔洛韦 5mg/kg，每天 2 次，但是应仔细评估疗效及该药物对骨髓抑制的毒性。药物剂量应根据肾功能而做调整，并严密监测白细胞及血小板浓度。感染早期使用无环鸟苷及更昔洛韦能增加病患的存活率，但对于已发展成为脑脊髓炎的病人似乎效果有限，其临床疗效还有待进一步积累经验。对于正在接受治疗的病人，应对其血液及体液采取严格的隔离措施，因为治疗期间，病毒仍可从病人的口腔及皮肤上分离出来，所以治疗期间应全程隔离。

（六）公共卫生影响

我国尚未见有人感染 B 病毒而发病的报道，但赵玫（1988）、许文汉（1990）、田克恭等（1991）经血清流行病学调查表明，我国猕猴群中 B 病毒相关抗体阳性率分别为 12.89%、34.5% 和 20.77%。吴小闲、王晓明等（1989）分别建立了酶联免疫吸附试验、玻片免疫酶试验和间接血凝试验等检测猴群中 B 病毒相关抗体的血清学方法，为摸清猴群中 B 病毒的感染状况，淘汰阳性猴，逐步建立无 B 病毒猴群起到了积极的作用。

猴感染 B 病毒非常普遍，初次感染症状与人感染单纯疱疹病毒相似，它对自然宿主只产生温和的局部损伤，但人感染 B 病毒后死亡率高达 70%，且幸存者也预后不良，多存在神经后遗症。至今已有 40 多例人感染 B 病毒的报道，绝大多数病例是由于人接触猴或猴分泌物而感染发病，因此加强猴饲养管理人员、临床兽医和研究人员的自身防护至关重要。

（田克恭　李秀峰）

◆ 我国已颁布的相关标准

　　GB/T 14926.60—2001　实验动物　猕猴疱疹病毒Ⅰ型（B 病毒）检测方法

　　SN/T 1177—2003　猴 B 病毒相关抗体检测方法

◆ 参考文献
本藤良 . 2006. 猿猴疱疹 B 病毒感染 [J]. 日本医学介绍，27 (9)：398.

蔺会云，遇秀玲，田克恭 . 2000. 猴 B 病毒研究进展 [J]. 实验动物科学与管理，17 (2)：38 - 44.

刘克州，陈智 . 2002. 人类病毒性疾病 [M]. 北京：人民卫生出版社：447 - 451.

田克恭 . 1991. 实验动物病毒性疾病 [M]. 北京：农业出版社：373 - 380.

杨敬，战大伟 . 2004. 人河猴的 B 病毒感染 [J]. 实验动物科学与管理，21 (1)：29 - 34.

俞东征 . 2009. 人兽共患传染病学 [M]. 北京：科学出版社：1044 - 1054.

Chika Oya, Yoshitsugu Ochiai, Yojiro Taniuchi, et al. 2004. Specific Detection and Identification of Herpes B Virus by a PCR-Microplate Hybridization Assay. J. Clin. Microbiol，42：1869 - 1874.

Cohen JI, Davenport DS, Stewart JA, et al. 2002. Recommendations for prevention of and therapy for exposure to B virus (Cercopithecine herpesvirus 1). Clin. Infect. Dis. , 35：1191 - 1203.

Huff JL, Eberle R, Capitanio J, et al. 2003. Differential detection of mucosal B virus and rhesus cytomegalovirus in rhesus macaques. J. Gen. Virol, 84：83 - 92.

J. W. Ritchey, M. E. Payton, R. Eberle. 2005. Clinicopathological Characterization of Monkey B Virus (Cercopithecine Herpesvirus 1) Infection in Mice. J. Comp. Path. , 132：202 - 217.

Jennifer L. Huff, Peter A. Barry. 2003. B-Virus (Cercopithecine herpesvirus 1) Infection in Humans and Macaques：Potential for Zoonotic Disease. Emerging Infectious Diseases, 9 (2)：246 - 250.

Perelygina L, Patrusheva I, Manes N, et al. 2003. Quantitative real-time PCR for detection of monkey B virus (Cercopithecine herpesvirus 1) in clinical samples. J. Virol. Methods, 109 (2)：245 - 251.

Slomka M. J. , D. W. G. Brown, J. P. Clewley, et al. 1993. Polymerase chain reaction for detection of herpesvirus simiae (B virus) in clinical specimens. Arch. Virol. , 131：89 - 99.

Smith AL, Black DH, Eberle R. 1998. Molecular evidence for distinct genotypes of monkey B virus (Herpesvirus simiae) which are related to the macaque host species. J Virol，72：9224 - 9232.

第二节　水痘病毒属病毒所致疾病

伪 狂 犬 病

　　伪狂犬病（Pseudorabies）又称 Aujeszky 病，是由伪狂犬病病毒引起多种家畜和野生动物共患的一种急性传染病。该病最早发现于美国，后来由匈牙利科学家首先分离出病毒。该病临床主要表现为发热、奇痒（猪除外）及脑脊髓炎等症状。猪是该病毒的自然宿主和贮存者，仔猪和其他易感动物多为急性致死性经过，具有明显的神经症状，死亡率高达 100%；成年猪多为隐性感染，表现为繁殖障碍及呼吸道症状。本病有时也感染人，但一般不引起死亡。

（一）病原

　　1. 分类地位　伪狂犬病病毒（*Pseudorabies virus*）在分类上属疱疹病毒科（Herpesviridae）、α 疱疹病毒亚科（Alphaherpesvirinae）、水痘病毒属（*Varicellovirus*）。该病毒只有一个血清型，但不同毒株在毒力和生物学特征等方面存在差异。

2. 形态学基本特征与培养特性 伪狂犬病病毒完整粒子为圆形，直径为 150～180nm；核衣壳直径为 105～110nm；有囊膜和纤突，纤突呈放射状排列，长 8～10nm；基因组为线性双股 DNA，大小约 150kb。本病毒具有泛嗜性，能在鸡胚及多种动物细胞中生长增殖，产生核内包含体，其中以兔肾和猪肾细胞（包括原代细胞和传代细胞系）最为敏感。除这两种肾细胞外，病毒还能在牛、羊、犬和猴等动物肾细胞以及豚鼠、家兔和牛睾丸细胞、Hela 细胞、鸡胚和小鼠细胞等多种细胞内增殖，接种后 36～72h，产生明显的细胞病变和核内嗜酸性或嗜碱性包含体，但相同的病毒毒株在不同动物的组织细胞上培养，产生的细胞病变明显存在差异，且病变时间出现不一。鸡胚接种能引起鸡胚死亡。

3. 理化特性 伪狂犬病病毒对外界理化因素的抵抗力较强，是疱疹病毒中抵抗力较强的一种，55～60℃经 30～50min 才能灭活，80℃ 3min、100℃ 1min 可使其灭活；在低温潮湿的环境下，pH 6～8 时病毒最为稳定，但过酸或过碱环境将使其很快灭活；在干燥条件下，特别是有直射阳光存在时，病毒很快失活。该病毒对各种化学消毒剂敏感，0.5％氯化钠、3％酚类 10min，5％石炭酸 2min，1％～1.5％氢氧化钠可迅速将其灭活，碘酊、季铵盐及酚类复合物能迅速有效地杀死病毒；该病毒对各种射线如 γ 射线、X 射线及紫外线也很敏感，1min 可将其全部灭活。

（二）流行病学

1. 传染来源 病猪、带毒猪以及带毒鼠、猫、犬等是主要的传染源，病毒长期潜伏在神经节、淋巴结、骨髓等部位。病毒主要通过鼻腔分泌液、粪便、乳汁等向外排毒。该病毒具有潜伏感染和隐性感染的特点，被感染猪不表现临床症状，但感染性病毒却能在猪体内长期以潜伏状态存在，也分离不到病毒，但用探针方法可查出病毒基因组 DNA 的存在，在外界不良环境刺激等造成的免疫力减弱时，潜伏状态的病毒可转化为具有感染性的病毒。在猪群使用疫苗接种或自然感染部分少量病毒后，该猪只得到部分免疫，可成为隐性感染猪和表现为亚临床症状的猪，这种带毒猪排毒可持续一年以上。

2. 传播途径 主要为消化道和呼吸道，也可通过交配、精液、胎盘传播。病毒可直接接触传播，更容易间接传播，如吸入带病毒粒子的气溶胶及饮用污染的水或通过其他媒介物如靴子、衣服、饲料、运输工具等传播，有资料称通过空气传播距离可远达数十千米之外。

3. 易感动物

（1）自然宿主 伪狂犬病病毒的动物感染谱非常广，猪是该病毒的储存宿主，其他如牛、马、绵羊、山羊、犬、猫、兔、鼠等多种动物均可感染。野生动物如水貂、貉、北极熊、银狐、蓝狐等也可感染发病，各种动物的易感程度具有一定的差异，其中牛、绵羊、犬、猫和兔均比猪易感。

（2）实验动物 家兔、豚鼠、小鼠对此病毒易感，其中以家兔最为易感。人工接种兔和小鼠可引起典型的临床症状。

（3）易感人群 临床上目前还没有人自然感染病例，但曾有几例实验室工作人员感染本病的报道。

4. 流行特征 本病呈散发或地方疫源性流行，本病的发生有一定的季节性，多发生在冬春季节，因为低温有利于病毒的存活，但其他季节也有发生。

5. 发生与分布 伪狂犬病最早在 1813 年发生于美国的牛群中，病牛极度瘙痒，最后死亡，因此本病也被称为"疯痒病"或"奇痒症"。1902 年首先由匈牙利的微生物学家 Alader Aujeszky 作了详细描述，故伪狂犬病又名"Aujeszky 病"。1934 年 Sabin 和 Wright 确定本病病原为疱疹病毒。20 世纪中期，本病在东欧及巴尔干半岛的国家流行较广，60 年代之前，猪被感染后其症状比较温和，在养猪业中未造成重大经济损失。然而在 60—70 年代，由于强毒株的出现，猪场暴发该病的数量显著增加，而且各种日龄的猪均可感染，其症状明显加剧。这种变化不仅存在于美国，在西欧各国如德国、法国、意大利、比利时、爱尔兰等国家也同样存在。几年之后，此病相继传入新西兰、日本、我国台湾省及南美的一些国家和地区，现广泛分布于世界各国，猪、牛及绵羊的发病数逐年增加，每年给世界各国养猪业造成巨大的经济损失。

我国自 1948 年发生伪狂犬病以来，已有 24 个省、自治区、直辖市（包括台湾省）和香港特别行政区报道发病。1987—1989 年四川省对本地区存栏猪进行血清流行病学调查，阳性率为 20.22％；1990

年江苏省血清学调查，阳性率为 12.07％；1995—1998 年广东省血清学阳性率为 15.34％～19.2％，猪场阳性率为 40.38％～45.1％；1996 年对黑龙江、吉林、辽宁和内蒙古等四省区 34 个猪场进行流行病学调查，猪场阳性率为 58.82％。台湾省屠宰猪阳性率从 1972 年的 2.1％ 升高到 1991 年的 65.5％。1997—1998 年伪狂犬病在北京、河北、河南、湖北等省市的流行也呈上升趋势。2006 年 9 月至 2008 年 9 月对送检的 14 个省（直辖市）89 个规模化猪场的 5 312 份样品血清进行伪狂犬病病毒野毒抗体检测。结果显示，伪狂犬病病毒野毒抗体阳性猪场有 65 个，占检测猪场总数的 73.03％；各猪场血清样品中伪狂犬野毒抗体平均阳性率为 23.40％。对不同生长阶段的猪群检测结果分析表明，伪狂犬病病毒野毒抗体阳性率随猪龄的增长而升高，且不同生长阶段猪群野毒抗体阳性率差异极显著。

（三）对动物与人的致病性

1. 对动物的致病性　潜伏期长短不一，最短 36h，一般为 3～6 天，个别可达 10 天。临床症状随动物种类、年龄和毒株毒力不同而变化。

（1）猪　猪的临床表现随着年龄不同差异很大。年龄越小发病率越高，死亡率也越高。成年猪一般为隐性感染，若有症状一般很轻微，易于恢复。主要表现为发热，精神沉郁，有些病猪呕吐、咳嗽，一般于 4～8 天内完全恢复。妊娠母猪可发生流产，产木乃伊胎、死胎，其中以死胎为主。感染母猪有时还有屡配不孕、返情率增高等表现。据近年来的报道，奇痒症状以往在猪罕见，但目前常可见到。

新生仔猪及 15 日龄以内的仔猪常表现为最急性型，病程不超过 72h，死亡率 100％。主要表现为仔猪突然发病，体温升高达 41℃ 以上，不食，间有呕吐或腹泻，精神高度沉郁，发抖，共济失调，癫痫样抽搐，后躯麻痹，转圈，角弓反张等神经症状（彩图 4-3），最后在昏迷状态下死亡。

3～4 周龄仔猪发病时，有上述类似的神经症状，但病程略长，多便秘，病死率为 10％～50％。部分耐过猪常有后遗症，如偏瘫和发育受阻。

2 月龄以上猪，症状轻微或隐性感染，表现为一过性发热，便秘，成年公猪可见阴囊肿大、萎缩，丧失配种能力，有的病猪呕吐，个别有中枢神经紊乱症状，多在 3～4 天恢复，但可长期带毒和排毒，成为本病的主要传染源。

（2）牛和兔　高度易感，发病后常于 48h 内死亡。症状特殊而明显，主要表现为局部皮肤奇痒，可发生于身体的任何部位。患病动物不停舐舔患部，或用力摩擦，使局部皮肤变红、擦伤。后期体温升高达 40℃ 以上，出现神经症状，表现为狂躁、咽喉麻痹、呼吸困难、流涎、磨牙、吼叫、痉挛而死。有的病例发病后无奇痒症状，数小时内即死亡。

（3）羊　本病潜伏期通常为 3～6 天，临床上可分为：①急性型：急性病例不显症状，未表现痒觉，常发病几小时即死。②亚急性型：山羊发病初期烦躁、发声、出汗，体温升高，直肠体温可达 38.6℃，面部肿胀，瘙痒，常用前肢摩擦口唇和头部痒处，有时啃咬和撕裂肩后被毛。病羊侧身倒卧，胃气胀，昏迷，呼吸困难，听诊有湿性啰音。肿踝，红斑，脱毛。多于 1～2 天内死亡。

（4）犬和猫　主要表现为局部皮肤奇痒，动物疯狂地啃咬痒部并发出悲惨的叫声。下颚和咽部麻痹，口腔分泌物增多。虽与狂犬病类似，但不攻击人畜。病程短促，通常在症状出现后 24～36h 内死亡，死亡率 100％。

（5）貂、狐和貉　在自然条件下，貂、狐、貉也非常易感。水貂患伪狂犬病潜伏期 3～4 天。表现食欲突然减退，继而废绝，体温升高到 41℃ 以上。主要表现平衡失调，常用前爪摩擦鼻镜、颈和腹部，但无皮肤和皮下组织的损伤。有神经症状，如持续时间不等的强烈兴奋、痉挛，最后呈昏迷状态，下颌麻痹，伸舌。病后期后躯麻痹，公貂阴茎脱垂，心机能极度衰弱，濒死前抽搐、尖叫。病程仅 1～2 天，短的在发病后 12～20min 死亡。很少表现奇痒，但人工接种感染貂表现明显的奇痒和自咬现象。貂感染伪狂犬病病毒，组织病理学检查可见，神经组织及周围黏膜层尽管伪狂犬病病毒感染的细胞数量很多，但是其炎症却很少或没有。并且血管病理检查可见其不同程度出血，且部分脑皮质毛细血管壁纤维蛋白样变性（彩图 4-4、彩图 4-5）。

狐、貉的潜伏期 6～12 天。表现拒食、流涎、呕吐，精神沉郁，对外界刺激敏感，眼睑和瞳孔高度收缩。用前爪搔颈、唇、颊等处的皮肤，搔痒动作间隔 2～4min，损伤部皮肤、肌肉组织发炎、出血、肿胀。由于侵害中枢神经，常引起四肢麻痹，病程仅 1～2 天，很快死亡。有些病例出现呼吸困难时，呈腹式呼吸，节拍急促，每分钟 150 次。有些病例呈犬坐姿势，前肢叉开，颈伸展，咳嗽和呻吟。后期由鼻孔和嘴流出血样泡沫，这种病例很少出现搔痒伤，病程 2～24h。

2. 对人的致病性 感染者呈严重的荨麻疹症状，感染者血清中可检出特异性抗体，但没有死亡病例发生。

（四）诊断

1. 动物的临床诊断 根据疾病的临床症状，如感染本病的动物，除猪以外都呈现体表局部高度瘙痒症状，并取急性转归，而患猪常无特殊症状，新生猪和仔猪突然发病，病程很短，多于昏睡状态下死亡，结合流行病学可作出初步诊断。确诊必须进行实验室检查。

2. 人临床诊断 目前临床上尚未见有人自然感染伪狂犬病的报道。

3. 实验室诊断

（1）病毒分离鉴定 首选患病动物脑组织和扁桃体，其次为心、肝、脾、肺、肾等组织，用 PBS 制成 10% 悬液或鼻咽洗液接种猪、牛肾细胞、PK-15、BHK-21 或鸡胚成纤维细胞进行病毒分离培养与鉴定，于 18～96h 出现病变，有病变的细胞用 HE 染色，镜检可看到嗜酸性核内包含体。

（2）动物接种试验 取患病动物组织悬液经 2 000r/min 离心 10min，取上清液 1～2mL 经腹侧皮下或肌内接种家兔，通常在 36～48h 后注射部位出现剧痒，病兔啃咬注射部位皮肤，皮肤脱毛、破皮和出血，继之四肢麻痹，体温下降，卧地不起，最后角弓反张，抽搐死亡。接种后家兔如出现上述典型的伪狂犬病症状，并分离到病毒，而对照组无异常变化，则可确诊感染了伪狂犬病毒。

（3）病毒抗原检测 最早应用于检测伪狂犬病毒抗原的免疫学技术是间接免疫荧光抗体技术，随后建立了免疫过氧化物酶技术、酶联免疫吸附试验（ELISA）等。

（4）特异性抗体检测 主要有微量血清中和试验（MSN）、乳胶凝集试验（LA）、补体结合试验（CF）、荧光抗体试验（FA）及 ELISA 等。

（5）分子生物学技术 主要有 PCR 技术和核酸探针技术，该方法快速、敏感、特异性好，可检出微量病毒的存在。

（五）防制措施

1. 综合性措施 尚无特异性治疗方法，紧急情况下用高免血清治疗，可降低死亡率。基因缺失弱毒疫苗可用于猪伪狂犬病发病后的紧急预防接种。

消灭鼠类对预防本病有重要意义。同时，还要严格控制犬、猫、鸟类和其他禽类进入猪场，禁止牛、羊和猪的混养，对饲料要严格检查，特别是喂猪内脏和肉类时更要注意，应煮熟或无害处理后再喂，严格控制人员来往，做好消毒及血清学检测等工作，这对本病的防治可起到积极的作用。人在接触病畜和处理动物尸体时，应注意防护。

2. 疫苗免疫接种 预防猪伪狂犬病，目前国内外常用的疫苗有常规的弱毒苗、灭活苗和基因缺失苗，这些疫苗都能有效减轻或预防伪狂犬病的临床症状，减少该病造成的经济损失。但由于伪狂犬病毒感染动物后具有长期带毒和散毒的危险性，且可以终身潜伏感染，这种潜伏感染随时都有可能被其他应激因素激发而引起疾病暴发流行。因此欧洲一些国家规定种猪只能使用灭活疫苗，禁止使用弱毒疫苗。我国在猪伪狂犬病的控制过程中没有规定使用疫苗的种类，但从长远考虑种猪最好只使用灭活疫苗，在已发病或检查出伪狂犬病毒感染阳性的猪场，最好进行全群免疫。

3. 根除措施 美国、加拿大、意大利等许多国家实施伪狂犬病根除计划以来，已经取得了显著成效。这种根除计划是应用伪狂犬病基因缺失疫苗及相配套的血清学鉴别诊断方法（如 ELISA）来区分疫苗接种动物和野毒感染动物。2001 年，德国通过净化已被列入无伪狂犬病国家名单。我国应借鉴国外的相关经验制定出根除本病的计划。

（六）公共卫生影响

临床上目前还没有自然感染人和灵长类的报道。但我们也要加强防范，做好个人保护，严格灭鼠，降低该病威胁人类的风险。

（曹　振）

◆ **我国已颁布的相关标准**

GB/T 18641—2002　伪狂犬病诊断技术

NY/T 678—2003　猪伪狂犬病免疫酶试验方法

SN/T 1698—2006　猪伪狂犬病微量血清中和试验操作规程

◆ **参考文献**

蔡宝祥.2001.家畜传染病学［M］.北京：中国农业出版社：207-209.

陈磊，张鲁安，李岩，等.2004.猪伪狂犬病毒研究进展［J］.动物医学进展，25（5）：51-55.

陈为民，唐利军，高忠明.2006.人兽共患病［M］.武汉：湖北科学技术出版社：345-347.

程晶，陈艳红，荫硕焱，等.2009.2006-2008年我国部分地区规模化猪场PRV血清流行病学调查［J］.中国动物传染病学报.

李清艳，翟向和，刘荣欣.2002.猪伪狂犬病的研究进展［J］.贵州畜牧兽医，26（5）：10-11.

刘建柱，崔玉东，朱战波，等.2004.猪伪狂犬病诊断方法研究进展［J］.动物医学进展，25（5）：33-36.

孙卫东，刘家国.2008.经济动物疾病诊疗与处方手册［M］.北京：化学工业出版社：5：51.

王岩，杨明凡，崔保安，等.2007.PK15、Vero、BHK、CEF细胞增殖猪伪狂犬病病毒的比较［J］.安徽农业科，35（18）：5432-5445.

赵丽，崔保安，方忠意，等.2007.PCR检测猪伪狂犬病病毒方法的研究［J］.中国预防兽医学报，29（2）：142-146.

Andres Marcaccini，Monica Lopez Pena，Maria Isabel Quiroga，et al.2008.Pseudorabies virus infection in mink：A host-specific pathogenesis. Veterinary Immunology and Immunopathology，124：264-273.

Lisa E. Pomeranz，Ashley E. Reynolds，Christoph J. Hengartner.2005.Molecular Biology of Pseudorabies Virus：Impact on Neurovirology and Veterinary Medicine. Microbiology and molecular biology reviews，69（3）：462-500.

M Martin，M Drigo，M Dalla Pozza，et al.2003.A study of the progress of the Aujeszky's disease control programme in Italy using survival analysis. Journal of veterinary medicine，50：191-195.

O Berke，E Grosse Beilage.2003.Spatial relative risk mapping of pseudorabies- seropositive pig herds in an animal-dense region. Journal of veterinary medicine，50：322-325.

T muller，H J Batza，H Schluter，et al.2003.Eradication of Aujeszky's disease in Germany. ournal of veterinary medicine，50：207-231.

Visnja Gaurina Srcek，Stanislav Cajavec，Davor Sladic，et al.2004.BHK 21 C13 cells for aujeszky's disease virus production using the multiple harvest process. Cytotechnology，45：101-106.

第五章 多瘤病毒科病毒所致疾病

多瘤病毒属病毒所致疾病

猴肉瘤病毒 40 感染

猴肉瘤病毒 40 感染（Simian sarcoma virus 40 infection）又称猴空泡病毒感染，是由猴肉瘤病毒 40 引起的一种传染性人与动物共患病。在猴主要呈隐性感染。猴肉瘤病毒 40 常见于恒河猴和爪哇猴的肾组织中，不引起明显的细胞病变，常造成猴肾细胞培养物的污染，影响用猴肾细胞生产的生物制品的质量，使疫苗废弃，造成经济损失。近年研究结果表明，猴肉瘤病毒 40 可诱发动物产生多种类型肿瘤，并与人类正常组织细胞发生恶性转化及某些肿瘤形成有关。

（一）病原

1. 分类地位 猴肉瘤病毒 40（Simian virus 40，SV40），又称猴空泡病毒，在分类上属于多瘤病毒科（Polyomaviridae）、多瘤病毒属（Polyomavirus），是双链 DNA 病毒。与猴肉瘤病毒 40 同属多瘤病毒科的还有小鼠多瘤病毒（Murine polyomavirus，MpyV）、人多瘤病毒、BK 病毒和 JC 病毒。

2. 形态学基本特征与培养特性 猴肉瘤病毒 40 粒子呈圆形，由 72 个蛋白壳粒组成，直径 30～40nm，二十面体立体对称，无囊膜（图 5-1）。其基因组含有大约等长的早期基因和晚期基因，分别编码早期蛋白和晚期蛋白。早期蛋白有 3 种，分别为大 T 抗原、小 T 抗原和 17KT 蛋白，与病毒转化、复制和基因表达的调节有关；晚期蛋白有 4 种，分别为 VP1、VP2、VP3 和 Agno 蛋白，VP1 为主要衣壳蛋白。

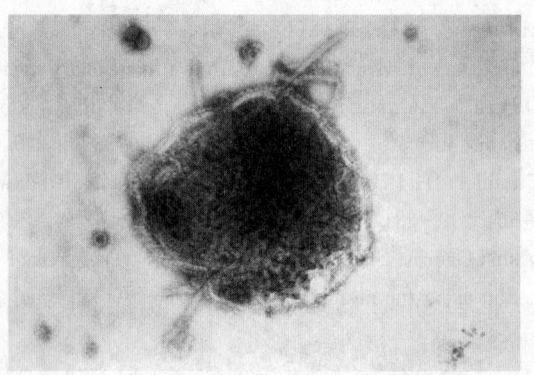

图 5-1 电镜下 SV40 病毒颗粒
(CDC/ E. L. Palmer 供图)

猴肉瘤病毒 40 只有一个血清型，猴肉瘤病毒 40、BK 病毒和 JC 病毒这三种多瘤病毒在基因水平上有 70%～75%的同源性，彼此很难区分，猴肉瘤病毒 40 与 BK 病毒和 JC 病毒有免疫学交叉反应。在猴肉瘤病毒 40 衣壳的不同多肽上已发现有 2 种完全不同的抗原决定簇。在病毒转化的细胞培养物内出现 T 抗原和移植抗原，用移植抗原进行免疫注射的小鼠，具有排斥猴肉瘤病毒 40 肿瘤细胞的能力。猴肉瘤病毒 40 免疫的动物可以抵抗该病毒引起的肿瘤细胞移植而不能抵抗多瘤病毒引起的肿瘤细胞移植。

猴肉瘤病毒 40 有很强的细胞转化能力，可将其全部 DNA 或片段整合于细胞染色体中，形成转化性感染，引起肿瘤。其转化细胞的时间因病毒和细胞的不同而有很大差异。在各种灵长类动物细胞，如恒河猴、爪哇猴原代肾细胞中均可生长增殖，但不产生细胞病变。在新生儿肾细胞、不同的人肿瘤细胞系等多种人源细胞中也可增殖，但不同的细胞类型其敏感性不同，有些可产生细胞病变，有些则不能。在绿猴传代细胞如 Vero 细胞、BSC-1 细胞和 LLC-MK$_2$ 细胞中可良好增殖，产生明显的细胞病变，在感染的绿猴肾细胞的胞核内，病毒粒子常呈结晶状排列，于感染后5～10天，细胞核内经常充满病毒粒子，同时细胞质内也有病毒粒子出现，胞核染色质边集，胞质空泡化，在细胞单层上形成空斑，因此称之为空泡病毒。

3. 理化特性　猴肉瘤病毒40对酸（pH3.0）、热（56℃ 1h）、乙醚、甲醛等均有较强的抵抗力，在1 mol/L的双价离子盐类溶液（如$MgCl_2$）中，加热到50℃可将其灭活。在脊髓灰质炎的弱毒疫苗和以福尔马林处理的灭活疫苗中均已多次发现猴肉瘤病毒40。该病毒在室温下可长期存活，相对湿度对其活性影响不大。

（二）流行病学

1. 传染来源　猴肉瘤病毒40传染来源主要是患病动物，病毒可潜伏在猴的肾脏、尿道、脑和脾脏中，感染动物可发生病毒血症和病毒尿症，通过分泌物和排泄物向外排毒，污染周围环境，成为重要的传染来源。幼龄儿童在口服猴肉瘤病毒40污染的脊髓灰质炎疫苗后发生感染，可向外排毒达5周。

2. 传播途径　猴肉瘤病毒40的传播途径尚不明确。Ashkenazi A等研究认为病毒可能通过尿液、口腔、呼吸道等途径在动物宿主间传播。为探讨其在人群可能存在的感染途径，Martini等用PCR法检测了正常人外周血、B淋巴细胞、T淋巴细胞以及精液标本，发现正常人外周血猴肉瘤病毒40早期区域核酸阳性率为23%，B淋巴细胞33%，T淋巴细胞20%，精液45%，在脑、肾、脾中也可检测到该病毒的基因序列。提示猴肉瘤病毒40可能通过垂直传播及尿液、输血、器官移植、性行为等水平传播方式感染正常人群，从而具有在人群中广泛传播的危险性。

3. 易感动物

（1）自然宿主　猴肉瘤病毒40呈世界性分布，亚洲猕猴（Asian macaque monkeys）为其自然宿主，以恒河猴最易感，食蟹猴和非洲绿猴也易感，人、狒狒和新生仓鼠也可感染。

（2）实验动物　Sweet等（1960）在恒河猴肾细胞培养物中首次分离到猴肉瘤病毒40。人工接种大鼠、豚鼠和兔未见肿瘤产生，但脑内接种新生仓鼠可产生室管膜瘤。新生仓鼠接种猴肉瘤病毒40在3个月至1年时间内约有90%动物可以形成脑瘤、间皮瘤、骨瘤等，其中以淋巴瘤最为常见，发病率高达72%。静脉注射断乳仓鼠，可产生淋巴瘤、骨肉瘤、淋巴白血病等。心脏内及胸膜内注射仓鼠可引起60%～100%的动物形成间皮瘤。

4. 流行特征　本病无明显季节性，一年四季均可发生。

5. 发生与分布　Maurice Hilleman和Ben Sweet于1960年在恒河猴肾细胞培养物中首次分离到猴肉瘤病毒40，本病毒是在恒河猴肾组织中发现的第40种病毒，因此而命名。随后人们很快发现该病毒污染了大部分美国储存的注射型脊髓灰质炎疫苗。接着猴肉瘤病毒40被证明可导致仓鼠患4种肿瘤。Talash等于1969年人工感染新生猴未见肿瘤产生。

血清学调查发现，猴肉瘤病毒40呈世界性分布，其中生长于印度和越南等地的猕猴广泛存在有该病毒抗体，而非洲绿猴感染率较低。刘馨等（2003）报道，对恒河猴血清及对应的猴血中抗猴肉瘤病毒40抗体及其DNA进行检测，抗体阳性率高达93%，猴血淋巴细胞该病毒DNA阳性率为24.56%，表明猴肉瘤病毒40在我国猴群中广泛存在。

猴肉瘤病毒40在人群中的流行状况还不清楚，但间接的证据表明，其在人群中广泛存在，在许多不同国家和地区，如美国、加拿大、英国、欧洲、日本、中国、新西兰都有猴肉瘤病毒40阳性的肿瘤检出病例。

（三）对动物与人的致病性

1. 对动物的致病性　猴肉瘤病毒40是一种相对无害的猴病毒。健康猴感染主要呈隐性，不表现临床症状，可在猴的肾脏产生持续感染，病毒含量非常低。免疫系统受损的猴感染可能会发病，可发生急性炎症，造成中枢神经系统、间皮组织等不同组织的损伤。猴肉瘤病毒40能在感染HIV的猴群中广泛传播。但对于啮齿动物来说，它却能够引发癌症，仓鼠感染后会导致淋巴瘤、脑瘤、骨瘤等恶性肿瘤。

2. 对人的致病性　Morris等于1967年研究证实，经鼻腔接种猴肉瘤病毒40可使人产生呼吸道亚临床感染。在过去的 40 多年里，美国政府官方一直坚持没有证据能证明该病毒对人类有致病性。但在近几年国内外研究中，不断从人的脑瘤、骨瘤、肺间皮瘤、室管膜瘤、脉络丛瘤、甲状腺乳突癌、非霍奇金氏淋巴瘤等肿瘤中检出猴肉瘤病毒 40 基因序列，并从脉络丛肿瘤中分离到具有感染性的病毒。但也有研究小组试验结果显示猴肉瘤病毒 40 与肿瘤发生无关，Ladanyi 等领导的研究小组则认为，在肿瘤中检出其病毒基因序列可能是实验室污染的结果。猴肉瘤病毒 40 是否会引发人类肿瘤已成为当前肿瘤病毒病因学研究的一个新热点。

（四）诊断

1. 动物的临床诊断 猴感染后多呈隐性经过，无任何临床症状或病理损伤。啮齿类动物感染后可引发肿瘤，提示可能存在猴肉瘤病毒 40 感染，确诊需结合实验室诊断。

2. 人的临床诊断 猴肉瘤病毒 40 感染能否导致人的肿瘤产生尚不明确，但其与人的一些肿瘤关系密切已逐渐成为共识。暴露于猴肉瘤病毒 40 的人患恶性肿瘤的概率比未暴露的人高，其中患脑室管膜瘤的概率高 37%，患骨肉瘤的概率高 26%，患间皮瘤的概率高 90%，患其他骨肿瘤的概率高 34%。人的脑瘤、骨瘤、肺间皮瘤、非霍奇金氏淋巴瘤等恶性肿瘤的产生，提示有感染该病毒的可能。

3. 实验室诊断

（1）病原学诊断 实验室常用病原诊断方法有电镜、病毒分离和 PCR 检测等技术。猴肉瘤病毒 40 主要存在于肾组织中，也可存在于脾、肺、子宫、胎儿、乳汁或精液中，可取上述材料接种 Vero 细胞或 BSC-1 细胞分离病毒。诊断移植受者猴肉瘤病毒 40 感染需从组织中确定病毒，组织中的病毒可通过免疫组化、原位杂交、斑点印迹或 DNA 印迹技术检测。此外，应用 PCR 也可检出培养物或血清中的病毒 DNA。

（2）血清学诊断 免疫荧光试验、中和试验、补体结合试验等血清学方法可检测有无猴肉瘤病毒 40 抗体以确定感染，应用中和试验和补体结合反应极易检出。中和试验中，感染组织培养液中的致瘤作用可被特异性抗血清完全中和，或其产生细胞病变（胞质空泡化）的能力被完全抑制。

（五）防制措施

1. 动物的防制措施

（1）综合性措施 猴肉瘤病毒 40 广泛存在于猴群中，目前尚无有效的预防控制措施。用于制备猴肾细胞培养物的猴子应严格检疫，阴性猴方可用于生产人用疫苗。疫苗出售之前应检查其中有无该病毒污染，如有污染应立即废弃，避免造成人的感染。

（2）疫苗免疫接种 尚无针对猴肉瘤病毒 40 的有效疫苗。

2. 人的防制措施

（1）综合性措施 随着人们认识和诊断水平的提高，猴肉瘤病毒 40 感染越来越受到人们的重视。但是目前对人感染还缺乏有效的治疗手段，所以我们应积极避免感染该病毒的各种危险因素。

（2）疫苗免疫接种 尚无针对猴肉瘤病毒 40 的有效疫苗。

（六）公共卫生影响

1955—1963 年由于脊髓灰质炎疫苗被猴肉瘤病毒 40 污染，美国已有数千万人暴露并接触了该病毒。但在没有暴露于污染脊髓灰质炎疫苗的人群中，也检测到病毒中和抗体，表明其在自然状态下也可感染人类。今后，应对猴肉瘤病毒 40 在不同人群中的感染流行情况进行调查，以尽快明确病毒是怎样在人与人之间传播的。

目前，虽不能证明猴肉瘤病毒 40 可导致人类产生肿瘤，但如果其中确实存在因果关系，研究人员就可找到某种肿瘤或者其他疫病的诊断及治疗方法，并采取措施抑制病毒感染和传播，包括研制出疫苗，利用疫苗促进杀灭肿瘤的免疫应答。

（张剑锐　田克恭）

◆ **参考文献**

步星耀，梁庆华，章翔，等.2001.人脑肿瘤组织中 SV40 感染及其临床意义［J］.中华微生物和免疫学杂志，21（3）：

284 – 287.

步星耀，章翔，张旭，等．2000．人脑肿瘤猴病毒 40 的感染状况及来源研究［J］．中华流行病学杂志，21（1）：19 – 21.

高杰，于国，钟梅．2006．猿猴病毒（SV40）在恶性间皮瘤组织中表达的意义［J］．诊断病理学杂志，13（1）：59 – 62.

刘鑫，孙茂盛，侯宗柳．2002．SV40（Simain Virus 40）的分子生物学研究进展［J］．国外医学病毒学分册，9（3）：65 – 68.

田克恭．1991．实验动物病毒性疾病［M］．北京：农业出版社：386 – 389.

王瑞英，毕振强，时念玲，等编译．2002．猴病毒 40、脊灰疫苗与人类恶性肿瘤［J］．预防医学文献信息，8（1）：118 – 119.

王新军，冯祖荫，步星耀．2004．猴病毒 40 与人脑胶质瘤发生关系的研究［J］．Foreign Medical Science Section on Neurology & Neursurger，31（5）：436 – 438.

邢进，王春玲，贺争鸣，等．2005．猴空泡病毒（SV40）PCR 检测方法的建立与初步应用［J］．实验动物科学与管理，22（4）：18 – 22.

Carbone M，Rizzo P，Procpio A，et al. 1996. SV40 – like sequences in human bone tumors. Oncogene，13：527.

Cicala C，Pompetti F，Carbone M. 1993. SV40 induces mesotheliomas in hamsters. Am J Pathol，142：1524 – 1533.

Howard D，Strickler MD，James J，et al. 1998. Contamination of Poliovirus Vaccines With Simian Virus 40（1955 – 1963）and Subsecquent Cancer Rates. JAMA，279（4）：292 – 295.

J anet S. Butel，Sanjeeda Jafar，Connie Wong，et al. 1999. Evidence of SV40 Infections in Hospitalized Children. Human Pathology，30（12）：1496 – 1502.

Janet S. Butel，John A. Lednicky. 1999. Cell and Molecular Biology of Simian Virus 40：Implications for Human Infections and Disease. Journal of the National Cancer Institute，91（2）：119 – 134.

Krainner M，Schenk T，Zielinski CC，et al. 1995. Failure to confirm presence of SV40 sequences in human tumors. Eur J Cancer，31A：1893.

Lednicky JA，Garcea RL，Bergsagel DJ，et al. 1995. National simian virus 40 strains are present in human choroid plexus and ependymomas tumors. Virol，212：710.

Martini F，Iaccheri L，Lazzarin L，et al. 1996. SV40 early region and large T antigen in human brain tumors，peripheral blood cells，and sperm fluids from healthy individuals. Cancer Res，56：4820.

Pearson H. 2004. Monkey virus may be cleared of cancer link. Nature，431：495.

Regis A. Vilchez，Janet S. Butel. 2004. Emergent Human Pathogen Simian Virus 40 and Its Role in Cancer. Clinical Microbiology Reviews，17（3）：495 – 508.

Rui-Mei Li，Mary H. Branton，Somsak TanaWattanacharoen. 2002. Molecular Identification of SV40 Infection in Human Subjectsand Possible Association with Kidney Disease. J Am Soc Nephrol，13：2320 – 2330.

第六章　圆环病毒科病毒所致疾病

指环病毒属病毒所致疾病

TTV 感染

TTV 感染（Torque Teno virus infection）又称输血传播病毒感染（Transfusion transmitted virus infection），是由 TTV 引起的一种人与动物共患病。

TTV 是 1997 年日本科学家 Nishizawa 等利用代表性差异分析法（Representational difference analysis，RDA）首先在输血后非甲型至戊型肝炎患者血清中发现的，后经研究证实其与输血后肝炎高度相关。TTV 在自然界各种动物中广泛存在，可感染人类、非人灵长类动物和多种家养动物，但其致病性尚不明确。

（一）病原

1. 分类地位　*Torque Teno virus*（TTV）又称输血传播病毒（*Transfusion transmitted virus*，TTV），在分类上属圆环病毒科（Circoviridae）、指环病毒属（*Anellovirus*）。该病毒属还包含鸡贫血病毒（*Chicken anemia virus*，CAV）。自从 1997 年 TTV 被发现以来，人们通过基于一段保守的非翻译区序列设计引物，鉴定出了许多 TTV 变种（TTV variants），具有显著的遗传变异性。这些 TTV 变种可分为至少 39 个基因型，相互间差异大于 30%。也可分为 5 大亚群，相互间差异大于 50%。

2. 形态学基本特征　TTV 粒子直径30～32nm，为 20 面体对称结构，无囊膜，含有单股环状负链 DNA（图 6-1）。

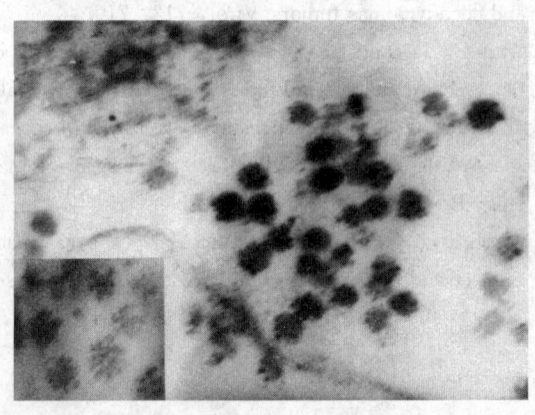

图 6-1　**TTV 感染 SF-21 细胞，可见病毒样颗粒，呈圆形或花瓣形及相伴颗粒（超薄切片，×125 000）**

（徐在海供图）

3. 理化特性　TTV 在蔗糖中浮力密度为 $1.26g/cm^3$，在氯化铯中浮力密度为 $1.31～1.35g/cm^3$。

（二）流行病学

1. 传染来源　TTV 感染者是主要的传染来源。关于动物与人之间的跨种传播，已有文献证实黑猩猩可以试验感染人 TTV，此外还有报道在人体内检到猴 TTV。这些结果表明其可能会在人和黑猩猩间跨种传播。但当采用扩增人样本中 TTV 的三种 PCR 检测方法来检测非灵长类动物的血清时，无扩增信号出现，这表明人 TTV 不会跨种传播给猪、猫、犬等动物。

2. 传播途径

（1）人的传播途径　TTV 主要经血液传播，暴露血液的人群（如职业供血员、静脉药瘾者、血液透析和输血病人等）TTV DNA 阳性率明显高于一般人群。TTV 的性传播可能不起主要作用。另有研究显示，TTV 可通过母婴垂直传播、粪-口途径传播、飞沫和呼吸道传播。

（2）动物的传播途径　对动物间传播途径的研究较少。Kekarainen 等运用 PCR 方法在公猪精液中检测到 TTV，这项结果显示 TTV 有通过性传播的可能。而死产猪中检测到 TTV 则表明 TTV 还可能经胎盘传播。由黑猩猩传播给人类的跨种传播可能通过粪-口途径。

3. 易感动物　人、非人灵长类动物和猪、牛、羊、犬、鸡、猫等均对 TTV 易感。

4. 流行特征　TTV 普遍存在，极易发生遗传变异，并且具有广泛的组织嗜性。根据目前的研究结果，从低等的哺乳动物到人均已检测到 TTV 感染，且无明显季节性。

5. 发生与分布　TTV 感染呈世界性分布，遍及非洲、北美与南美洲、亚洲、欧洲及大洋洲，普遍流行于多种动物和人群之中。

（三）对动物与人的致病性

1. 对动物的致病性　关于 TTV 对动物的致病性一般研究较多的是猪的 TTV 感染。

尚未有猪 TTV 直接致病的相关报道。Kakarainen 等对比研究了患有断奶仔猪多系统衰竭综合征（Post-weaning multisystemic wasting syndrome，PMWS）的病猪和非断奶仔猪多系统衰竭综合征猪身上的 TTV Ⅰ型及 TTV Ⅱ型的流行情况。来自西班牙东北部的 34 个农场的 121 份血清中，32 份断奶仔猪多系统衰竭综合征血清的 TTV 阳性率为 97%，而 89 份非断奶仔猪多系统衰竭综合征血清的 TTV 阳性率为 78%，但 TTV 是否在断奶仔猪多系统衰竭综合征中起了协同作用尚不清楚。

2. 对人的致病性　Nishizawa 等最初发现 TTV 是从 3 例输血后非甲型至戊型肝炎病人中分离到的，且 2 例病毒 DNA 滴度与血清转氨酶水平相关，由此认为 TTV 是一种与输血后肝炎相关的病毒。

现有资料显示，TTV 在各国各类人群中均有较高的检出率，但并不一定都引起肝炎。其在不明原因肝炎、已知类型肝炎及无肝炎对照组中的检出率并无统计学差异。在一些接受输血的患者中，TTV 感染与是否发展成为肝炎没有相关性，且血清转氨酶的水平和 TTV 病毒血症也无相关性。该病毒在肝炎病人的肝病进程中究竟起了怎样的作用目前尚未有确切证据。绝大多数 TTV 感染者都表现为无症状的携带者，无明显的血清转氨酶水平改变，肝穿刺活检亦无明显病理变化。

综上所述，TTV 感染与肝炎或肝损伤的关系尚未确定，即断奶仔猪多系统衰竭综合征感染不一定导致临床上明显的肝损害，但也不能完全排除其在肝病中的作用，TTV 可能会引起暂时的、轻度的肝脏酶水平的升高。

（四）诊断

1. 核酸诊断　1997 年日本学者 Nishizawa 等根据 ORF1 中央的 N22 区基因序列首先将巢式聚合酶链反应（nest-PCR）用于检测 TTV。此后，又有学者建立了基于保守的非翻译区序列的 PCR 检测方法，此方法较之基于 N22 区的 PCR 检测方法可检出更多的基因型。

2. 血清学诊断　有学者以原核表达的 TTV ORF1 和/或 ORF2 蛋白为抗原，建立了 ELISA 检测血清标本中的 TTV 抗体。此外，还有原位杂交、斑点杂交等检测方法。

（五）防制措施

对 TTV 感染尚无特效治疗药物，曾有人应用干扰素治疗丙肝合并 TTV 感染的患者。此外，还有人应用泛昔洛韦治疗 TTV 感染的患者，近期疗效近 90%（25/28），TTV DNA 转阴，此研究有待于进一步扩大范围的多中心验证和远期疗效观察。

抗病毒药物对 TTV 的作用机理如何，是否类同抗乙肝病毒，也值得进一步研究。

（六）公共卫生影响

TTV 感染呈全球性分布，宿主范围广，感染率高。然而，其是否具有明确的致病性目前尚无定论，因此，目前无法评估其对公共卫生的影响。

（马玉媛　章金刚）

◆ 参考文献

姜海艳，关伟君，蒋宏伟. 2007. TTV 病毒的研究现状 [J]. 中国社区医师，163：4.

Biagini P. Human circoviruses. 2004. Vet Microbiol, 98：95 - 101.

Gallian P, Biagini P, Zhong S, et al. 2000. TT virus：a study of molecular epidemiology and transmission of genotypes 1, 2 and 3. J Clin Virol, 17：43 - 49.

Iwaki Y, Aiba N, Tran HT, et al. 2003. Simian TT virus (s-TTV) infection in patients with liver diseases. Hepatol Res, 25：135 - 142.

Kekarainen T, López-Soria S, Segalés J. 2007. Detection of swine Torque teno virus genogroups 1 and 2 in boar sera and semen. Theriogenology, 68：966 - 971.

Kekarainen T, Segalés J. 2009. Torque teno virus infection in the pig and its potential role as a model of human infection. Vet J, 180：163 - 168.

Ninomiya M, Takahashi M, Hoshino Y, et al. 2009. Analysis of the entire genomes of torque teno midi virus variants in chimpanzees：infrequent crossspecies infection between humans and chimpanzees. J Gen Virol, 90：347 - 358.

Nishizawa T, Okamoto H, Konishi K, et al. 1997. A novel DNA virus (TTV) associated with elevated transaminase levels in posttransfusion hepatitis of unknown etiology. Biochem Biophys Res Commun, 241：92 - 97.

Okamoto H, Fukuda M, Tawara A, et al. 2000. Species-specific TT viruses and cross-species infection in nonhuman primates. J Virol, 74：1132 - 1139.

Ott C, Duret L, Chemin I, et al. 2000. Use of a TT virus ORF1 recombinant protein to detect anti-TT virus antibodies in human sera. J. Gen. Virol, 81：2949 - 2958.

Peng YH, Nishizawa T, Takahashi M, et al. 2002. Analysis of the entire genomes of thirteen TT virus variants classifiable into the fourth and fifth genetic groups, isolated from viremic infants. Arch Virol, 147：21 -41.

第七章　嗜肝病毒科病毒所致疾病

正嗜肝病毒属病毒所致疾病

乙型病毒性肝炎

乙型病毒性肝炎（Virus B hepatitis）又称血清性肝炎、澳大利亚抗原肝炎，简称乙型肝炎或乙肝，是由乙型肝炎病毒引起的一种严重传染性疾病。主要特点是通过血液与体液传播，临床表现形式多样，容易发展为慢性肝炎和肝硬化，少数病例可转变为原发性肝细胞癌。人类乙型肝炎的主要临床症状有疲乏无力、食欲不振、恶心、呕吐、腹胀、黄疸、肝脾肿大、肝功能异常等。病理变化为肝脏程度不等的炎症、坏死和纤维化病变。黑猩猩对乙型肝炎病毒易感，注射含有乙型肝炎病毒的血清后，可引起血清丙氨酸氨基转移酶（ALT）升高和肝脏炎性、坏死性病变。

（一）病原

1. 分类地位　乙型肝炎病毒（*Hepatitis B virus*，HBV）在分类上属嗜肝病毒科（Hepadnaviridae）、正嗜肝病毒属（*Orthohepadnavirus*）。其他成员有土拨鼠肝炎病毒（WHV）、地松鼠肝炎病毒（GSHV）和树松鼠肝炎病毒（TSHV）。嗜肝病毒科中的另一个属为禽嗜肝病毒属（*Avihepadnavirus*），其代表种为鸭乙型肝炎病毒，还包括苍鹭乙型肝炎病毒。

2. 形态学基本特征　乙型肝炎病毒感染者血清中存在三种形式的病毒颗粒，即大球形颗粒、小球形颗粒和管形颗粒。

（1）大球形颗粒　大球形颗粒是具有感染性的乙型肝炎病毒完整颗粒，呈球形，直径为 42nm，具有双层衣壳。因 Dane（1970）首先在乙肝患者的血清中发现，又称为 Dane 颗粒。其外衣壳相当于一般病毒的包膜，由脂质双层与蛋白质组成，乙型肝炎病毒的表面抗原（HBsAg 及少量 PreS1、PreS2）即镶嵌于此脂质双层中（图 7-1）。用去垢剂去除病毒的外衣壳，可暴露一电子密度较大的核心结构，其表面为病毒的内衣壳，是乙型肝炎病毒核心抗原（HBcAg）。HBcAg 仅存在于感染的肝细胞核内，一般不出现在血液循环中（彩图 7-1）。核心内部包含有一个部分双链、环状的 DNA、DNA 聚合酶、蛋白激酶和 e 抗原（HBeAg）。HBeAg 可自肝细胞分泌并存在于血清中。

（2）小球形颗粒　即 HBsAg，直径约 22nm，一般很少含 PreS1 或 PreS2 抗原。在血液中的数量大，无核酸，无感染性。

（3）管形颗粒　由小球形颗粒"串联而成"，长 70～200nm，存在于血液中，内无核酸，具有与HBsAg 相同的抗原性。

3. 基因组结构与功能　乙型肝炎病毒 DNA，由 3.2kb 组成，为环状部分双股 DNA，分为长的负链（L）和短的正链（S）两股。

L 链有 4 个开放读码区（S、C、P、X 区）。S 区又分为前 S1、前 S2 两区及 S 基因，分别编码包膜上的前 S1、前 S2 蛋白及 HBsAg。三者结合成为大蛋白，前 S2 蛋白与 HBsAg 结合成为中蛋白，HBsAg 为主蛋白。前 S2 区还编码多聚人血清白蛋白受体（PHSA-R）。

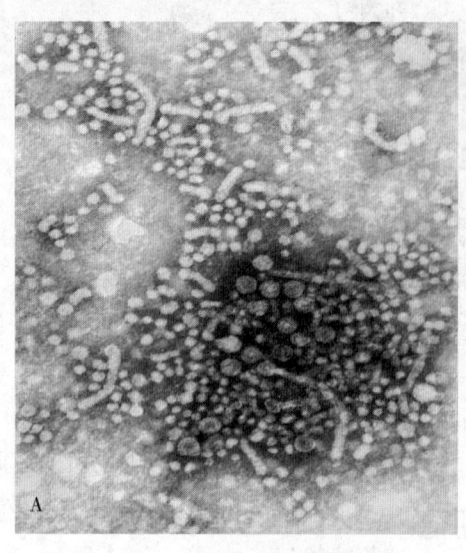 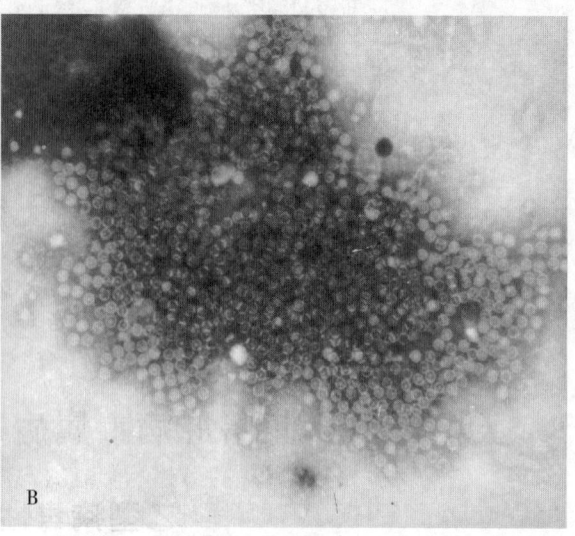

图 7-1 乙型肝炎病人血清中球形及管形 **Dane** 病毒颗粒（A. 负染，×60 000）

及乙型肝炎球形表面抗原颗粒（B. 负染，×40 000）

（图 A 由 CDC/ Betty Partin 供图，图 B 由徐在海供图）

C 区中有 C 基因及前 C 基因，分别编码 HBcAg 及 HBeAg。P 区最长，编码 DNA 多聚酶等。X 区编码的蛋白称为 HBxAg，可反式激活细胞内的某些癌基因及病毒基因，与肝癌的发生与发展有关。

正、负链的黏性末端两侧分别有 11 个核苷酸组成的重复序列（direct repeat，DR），称为 DR1 和 DR2。DR1 起始于 nt1824，其序列为 5′- TTCACCTCTGC；隔开 223 个核苷酸后为 DR2，起始于 nt1590，5′- TTCACCTCTGC。DR 区是病毒 DNA 成环复制的关键序列。

该病毒包括至少 8 种基因型（A - H），分型依据是全核苷酸序列有超过 8% 的组间差异。

4. 理化特性 乙型肝炎病毒对外界抵抗力很强。30～32℃ 可存活至少 6 个月，−20℃ 可存活 15 年。能耐 60℃4h、98℃1min、乙醚 6h 及一般浓度的消毒剂。煮沸 10min、高压蒸汽消毒及 2% 过氧乙酸浸泡 2min 可灭活。

（二）流行病学

1. 传染来源 乙型肝炎病毒携带者和急性及慢性肝炎病人是主要传染源。病毒携带者多为慢性携带者，因其多无症状，活动范围大，因此，作为传染源意义更大。此类病人如血中 HBeAg 和乙型肝炎病毒 DNA 阳性，显示有病毒复制，则传染性更强。

非人灵长类动物也可成为乙型肝炎病毒的传染源。有统计表明，在人工饲养的黑猩猩中乙型肝炎病毒抗体的阳性率随年龄增长而增长，10 岁以上动物中抗体阳性率可达 80%。

2. 传播途径 母婴传播、医源性传播、输血血液、生活密切接触传播和性传播等途径是主要的传播途径。

（1）母婴传播 由携带乙型肝炎病毒的母亲传给胎儿和婴幼儿。传播方式包括宫内感染、围产期传播和出生后的水平传播。

（2）医源性传播 未经严格消毒而又反复使用被乙型肝炎病毒污染的医疗器械引起的传播，如手术和牙科器械、注射器、采血针、针灸针、内镜等所致的乙型肝炎病毒传播。

（3）输血血液 输入被乙型肝炎病毒污染的血液和血液制品后，可引起输血后乙型肝炎的发生。

（4）生活密切接触传播 乙型肝炎病人可以通过日常生活密切接触传播给家庭成员。

（5）性传播 乙型肝炎病毒可以经性接触传播。此外，尽管有报道某些蚊虫和臭虫含有 HBsAg，但尚无有关经昆虫载体传播的直接证据。

3. 易感动物

（1）自然宿主 嗜肝 DNA 病毒呈现高度宿主特异性，乙型肝炎病毒的唯一已知自然宿主是人。

（2）实验动物　黑猩猩、恒河猴和长臂猿可经试验感染乙型肝炎病毒，是重要的实验动物。

近年来，尽管国内有包括牛、羊、猪等多种动物血液中检出 HBsAg 和 HBsAb 的报道，但李伟静等通过对 1 331 例绵羊血清中 HBsAg、HBsAb 的初筛与验证，实时荧光定量 PCR 确认等研究表明，尚无证据证实绵羊可以感染乙型肝炎病毒。

（3）易感人群　人群对乙型肝炎病毒普遍易感。新生儿和未受感染的易感者应是重点预防对象。对新生儿、HBsAg 阳性家庭成员中的易感者、接触乙型肝炎病人的医护人员、化验员等应接种乙肝疫苗。

4. 流行特征　HBsAg 携带者在 1 岁时已达人群的平均水平，在 10～14 岁和 30～35 岁两个年龄组相对较高，而 50～59 岁组低于平均水平。HBsAg 携带率、乙型肝炎病毒感染率和乙型肝炎的发病率均为男性高于女性。

乙型肝炎病毒感染无明显流行季节。发病呈散发性，不引起流行。

5. 发生与分布　乙型肝炎全球的流行情况可分为三类。

（1）低流行区　HBsAg 携带率<2%，如北美、西欧、澳大利亚、墨西哥、哥伦比亚、阿根廷、智利、乌拉圭等。

（2）中流行区　HBsAg 携带率在 2%～7%，如中东、印度、地中海地区、日本、西亚、南亚、俄罗斯等。

（3）高流行区　HBsAg 携带率≥8%，如东南亚地区、撒哈拉以南地区和我国。全球 HBsAg 携带者为 3.5 亿，我国为 1.2 亿；全球每年死于乙型肝炎病毒感染引起疾病的人数为 75 万，我国为 28 万人，由此可见我国乙型肝炎流行的严重性。

此外，乙型肝炎病毒各基因型也有不同的地理分布。A 型主要分布于西北欧和美国；B 型和 C 型分布于亚洲；D 型分布于地中海地区、中东和印度；E 型分布于西非；F 型分布于南美、中美；G 型分布于美国和法国；H 型分布于墨西哥和南美。

（三）对动物与人的致病性

1. 对动物的致病性　黑猩猩注射含有乙型肝炎病毒的血清后，可以引起丙氨酸转氨酶 ALT 升高和肝脏病变。给树鼩静脉注射含乙型肝炎病毒血清后，可以感染病毒，出现 ALT 升高及相应病理变化，并可在血清和组织中检出病毒。

2. 对人的致病性　乙型肝炎潜伏期为 28～160 天，平均为 70～80 天。潜伏期的长短决定于乙型肝炎病毒侵入人体的数量和人体的免疫功能。基本病理变化包括肝细胞变性、坏死、凋亡、炎细胞浸润、肝细胞再生、小胆管及纤维组织增生。本病临床表现多样化，包括急性、慢性、淤胆型和重症型肝炎。

乙型肝炎起病隐匿，主要症状为全身乏力、疲乏、厌食、腹部不适，少数病人有恶心、呕吐症状，无黄疸或轻度黄疸，检查可发现肝肿大、压痛，脾肿大，少数病人有肝区疼痛。其中慢性乙型肝炎可引起肝细胞瘤（彩图 7-2）。

（四）诊断

1. 临床诊断

（1）流行病学资料　半年内有否与确诊的病毒性肝炎患者密切接触史，尤其是家族中有无肝炎患者有重要参考价值。半年内有无接受输血或血制品史，或消毒不严格的注射史或针刺史。有无水源、食物污染史等。

（2）症状　近期内出现的持续数日以上的、无其他原因可解释的乏力、食欲减退、厌油、腹胀和肝区痛等。

（3）体征　近期内肝脏肿大且有触痛，叩击痛。可伴脾脏轻度肿大。

（4）肝功能检查　主要为 ALT 升高。

2. 病原学诊断

（1）现症乙型肝炎病毒感染　具有以下任何一项即可做出诊断。①血清 HBsAg 阳性。②血清乙型肝炎病毒 DNA 阳性或乙型肝炎病毒 DNA 聚合酶阳性。③血清抗-HBc-IgM 阳性。④肝内 HBcAg 阳性及（或）HBsAg 阳性，或乙型肝炎病毒 DNA 阳性。

（2）急性乙型肝炎 具有以下动态指标中之一项者即可诊断。①HBsAg 滴度由高到低，消失后抗- HBsAg 阳转。②急性期血清抗- HBc - IgM 呈高滴度，而抗- HBc IgG 阴性或低滴度。

（3）慢性乙型肝炎 临床符合慢性肝炎，且有现症乙型肝炎病毒感染的一种以上阳性指标。

（4）慢性 HBsAg 携带者 无任何临床症状或体征，肝功能正常，血清 HBsAg 检查持续阳性达 6 个月以上者。

（五）监测

1. 疫情监测 乙型肝炎是法定传染病，各地设专人负责监测和管理全国肝炎监测网工作。要求各地区医院对乙型肝炎病人做出及时准确的诊断和进行病例报告。全国肝炎监测网及时掌握疫情数字按月统计发病数、死亡数，按年统计发病率、死亡率，对临床可疑病例作特异性血清学诊断（监测抗 HBc IgM 抗体）确定误诊和漏诊率以核实疫情。

2. 人群中乙型肝炎指标的监测 人群中 HBsAg、抗 HBs 和抗 HBc 的监测可反映人群中乙型肝炎病毒流行率及免疫状况，对指导乙型肝炎防治策略的制定具有重要意义。

（六）防制措施

1. 预防措施

（1）健康教育 应向群众宣传乙型肝炎知识，认清乙型肝炎病毒传播途径的复杂性和乙型肝炎在我国人群中的普遍性，树立预防为主，自我保护意识。

（2）新生儿乙肝疫苗计划免疫 执行新生儿乙肝疫苗计划免疫，做好产前检查，特别是 HBsAg 伴有 HBeAg 的双阳母亲新生儿，用乙肝疫苗联合乙肝高效价免疫球蛋白注射以阻断母婴传播。

（3）献血员的筛选 献血员必须做到每次献血前检测血清转氨酶，以敏感的方法（ELISA）检测 HBsAg，两项中任何一项阳性均不得献血。

（4）防止医源性传播 各级医疗卫生单位，应严格实行一人一针一管，各种医疗卫生用品及器械应遵照 GB15982 有关规定执行。

2. 慢性 HBsAg 携带者的管理与随访 血液 HBsAg 阳性但无症状体征，各项肝功能正常，经半年随访无变化者为慢性 HBsAg 携带者。①慢性 HBsAg 携带者不能献血，可以照常工作与学习。②注意个人卫生、经期卫生和行业卫生，所用剃须刀、修面用具、牙刷、盥洗用品等应单独使用。

3. 对病人、接触者及直接接触环境的管理 乙型肝炎病人确诊后及时报告，对患者的隔离由于病情不同而采取不同措施，病人使用的器具物品应单独使用，接触者应及时接种疫苗进行预防。

4. 流行期措施 乙型肝炎在我国常年散发，感染人群基数很大，没有明显季节性，暴发流行的形势也不常见，突然的暴发流行常见于血制品的污染、毒品使用人群，应特别做好血制品管理工作，打击贩毒以阻止暴发流行，控制流行的首选方法是新生儿免疫接种，降低下一代感染率，最终达到控制流行的目的。

5. 治疗 乙型肝炎临床表现多样，应根据不同类型，不同病期区别对待。

（1）休息 急性乙型肝炎早期应卧床休息，慢性乙型肝炎适当休息，病情好转注意动静结合，恢复期逐渐增加活动，但要避免过劳。

（2）饮食 急性乙型肝炎急性期宜进食易消化、含丰富维生素的清淡饮食；慢性乙型肝炎病情反复不愈，宜进食高蛋白饮食。

（3）药物治疗

1）急性乙型肝炎 大多呈自限性经过，各地因地制宜，就地取材，选用中西药物进行对症、退黄利胆为主的治疗。

2）慢性乙型肝炎 应根据病人具体情况采取抗病毒，调节免疫，保护肝细胞，防止纤维化，改善肝功能，改善肝脏微循环等疗法。目前可用药物主要有 7 种，包括 IFN - α、聚乙二醇干扰素（PEG IFN）、拉米夫定、阿德福韦、恩替卡韦、替比夫定、泰诺福韦，这些药物的选用原则主要应考虑其抗病毒效力、产生耐药性的风险、长期使用的安全性、给药方法、治疗费用等。

对于首次接受药物治疗的病人，目前尚无数据支持联合用药的药效强于单一疗法，因此一般不推荐联合用药，但除外在失代偿性肝硬化或肝移植后有肝衰竭加重的情况以及突发抗药性的情况。对于曾接受过治疗并有抗药性的病人而言，目前资料支持添加而不是更换另一种不同类的药物。

3）重型乙型肝炎　病情凶险，应加强护理、进行监护、密切观察病情变化，在积极支持疗法的基础上，采取阻断肝细胞进行性坏死，促进肝细胞再生，改善肝脏功能，预防和治疗各种并发症（如肝性脑病、脑水肿、出血、肾功能不全、继发感染、电解质紊乱、腹水等）的综合措施，以防止病情恶化，提高治愈率。

治疗性疫苗是近年来研究的热点，其应用对象是慢性感染患者或无症状携带者。目前，重组活病毒型、合成肽型、重组抗原型、裸 DNA 免疫型等治疗性疫苗正在进行临床试验，可望在近期上市。

（七）公共卫生影响

乙型肝炎病毒感染是一个全球性的公共卫生问题。我国是乙型肝炎高发区，堪称"肝炎大国"。在法定传染病中，其发病率仅次于感染性腹泻与流行性感冒而居第三位。乙型肝炎给病人、家庭、社会造成沉重的经济负担，给社会经济发展带来不容忽视的影响，是许多家庭因病致贫、因病返贫的重要原因，同时也引发一系列社会问题，是我国现阶段最为突出的公共卫生问题之一。

卫生部在《2006—2010 年全国乙型病毒性肝炎防治规划》中指出，采取免疫预防为主、防治兼顾的综合措施，优先保护新生儿和重点人群，有效遏制乙型肝炎的高流行状态。一方面要强化疫苗预防接种；另一方面，所有医疗卫生机构和单位要采取严格措施，杜绝肝炎病毒经血途径的传播。至 2010 年使我国人群乙型肝炎发病率和病毒表面抗原携带率有显著下降，并降低由乙型肝炎引发的肝硬化和肝癌的死亡率。

（马玉媛　章金刚）

◆ **我国已颁布的相关标准**

　　GB15990—1995　乙型病毒性肝炎的诊断标准及处理原则

　　WS/T 223—2002　乙型肝炎表面抗原酶免疫检验方法

　　WS299—2008　乙型病毒性肝炎诊断标准

◆ **参考文献**

李梦东 . 1998. 实用传染病学［M］. 第 2 版 . 北京：人民卫生出版社：104 - 127.

刘克洲，陈智 . 2002. 人类病毒性疾病［M］. 北京：人民卫生出版社：489 - 525.

刘志恒 . 2002. 现代微生物学［M］. 北京：科学出版社：361 - 364.

殷震，刘景华 . 1997. 动物病毒学［M］. 第 2 版 . 北京：科学出版社：1082 - 1094.

Di Marco V，Craxì A. 2009. Chronic hepatitis B：who to treat and which choice of treatment? Expert Rev. Anti Infect. Ther，7 (3)：281 - 291.

Dienstag JL. Drug Therapy：Hepatitis B Virus Infection. N Engl J Med 2008，359：1486 - 1500.

Leung N. 2005. hepatitis B virus and liver cancer. Med J Malaysia，60 (Suppl B)：63 - 66.

Liaw YF，Chu CM. 2009. Hepatitis B virus infection. Lancet，373：582 - 592.

Liaw YF. 2005. Prevention and surveillance of hepatitis B virus-related hepatocellular carcinoma. Semin Liver Dis，25 (Suppl 1)：40 - 47.

McMahon BJ. 2005. Epidemiology and natural history of hepatitis B. Semin Liver Dis，25 (Suppl 1)：3 - 8.

Otegbayo JA，Arinola OG，Aje A，et al. 2005. Usefulness of acute phase proteins for monitoring development of hepatocellular carcinoma in hepatitis B virus carriers. West Afr J Med，24 (2)：124 - 127.

Patel T，Gores GJ. 1995. Apoptosis and hepatobiliary disease. Hepatology，21 (6)：1725 - 1741.

Perrillo RP. 2005. Current treatment of chronic hepatitis B：benefits and limitations. Semin Liver Dis，25 (Suppl 1)：20 - 28.

Shire NJ，Sherman KE. 2005. Management of hepatitis B virus/HIV-coinfected Patients. Semin Liver Dis，25 (Suppl 1)：48 - 57.

Weinbaum CM. 2008. MMWR Recomm Rep，57：1 - 20.

第八章　反转录病毒科病毒所致疾病

反转录病毒科（Retroviridae）病毒的基本特征是在其生命过程中有一个从 RNA 到 DNA 的反转录过程，即当病毒在宿主细胞中复制时，通过反转录酶将 RNA 基因组反转录为 DNA，之后反转录生成的前病毒 DNA 可通过整合酶整合入宿主细胞染色体中，并随宿主染色体的复制而复制。因此，反转录病毒科和嗜肝病毒科等一起被称为"DNA 和 RNA 反转录病毒"。

反转录病毒科成员众多，国际病毒分类委员会（ICTV）第 8 次报告（2005）中将其分为 2 个亚科，一为正反转录病毒亚科，包括 α 反转录病毒属、β 反转录病毒属、γ 反转录病毒属、δ 反转录病毒属、ε 反转录病毒属与慢病毒属；一为泡沫反转录病毒亚科，包括泡沫病毒属。

反转录病毒粒子为直径 80～100nm、有囊膜的球体。囊膜表面的糖蛋白突起约长 8nm。病毒粒子内部为核衣壳，β 反转录病毒属的核衣壳为偏心球体，α 反转录病毒属、γ 反转录病毒属、δ 反转录病毒属、泡沫病毒属的核衣壳均位于粒子中央，慢病毒属的核衣壳呈棒状或钝圆锥状。

反转录病毒可引起多种疾病，如恶性肿瘤（包括某些白血病、淋巴瘤、肉瘤及其他中胚层起源的肿瘤）、免疫缺陷（如 AIDS）、自身免疫病、下位运动神经元病等，也有些反转录病毒并不致病。

第一节　β 反转录病毒属病毒所致疾病

猴 D 型反转录病毒感染

猴获得性免疫缺陷综合征（Simian acquired immunodeficiency syndrome）又称猴艾滋病（SAIDS），是猕猴感染猴 D 型反转录病毒或猴免疫缺陷病毒（*Simian immunodeficiency virus*，SIV）所致的一种高致死性传染病。由于 SAIDS 在临床症状、病理学和免疫缺陷方面与人获得性免疫缺陷综合征（人艾滋病，AIDS）极为相似，因此被视为研究人艾滋病的理想动物模型。

（一）病原

1. 分类地位　猴 D 型反转录病毒（*Simian type-D retrovirus*，SRV）在分类上属反转录病毒科（Retroviridae）、β 反转录病毒属（*Betaretrovirus*）。Marx 等（1984）从病猴分离到猴 D 型反转录病毒并用病猴血浆和病毒的纯培养物试验感染猕猴获得成功，证实猴 D 型反转录病毒为猴获得性免疫缺陷综合征的病原。Dauiel 等（1985）从猴获得性免疫缺陷综合征猴分离到另外一株反转录病毒，称为猴 T 淋巴细胞性病毒Ⅲ型（STLV-Ⅲ），现称为猴免疫缺陷病毒，它与人艾滋病的病原 HTLV-Ⅲ（现称为 HIV）密切相关，其自然宿主为非洲绿猴，试验感染恒河猴可发生猴获得性免疫缺陷综合征。Tsujimoto 等（1985）从亚洲和非洲猴中分离到另外一株反转录病毒，称为猴 T 淋巴细胞性病毒Ⅰ型（STLV-Ⅰ），与人的 T 淋巴细胞性病毒Ⅰ型（HTLV-Ⅰ）相似。

D 型反转录病毒仅见于非人灵长类动物，目前已发现 7 个型，其中 SMRV、Po-Lu 为内源性病毒，SRV-1、SRV-2、SRV-3（后确认为 *Mason-Pfizer monkey virus*，MPMV）、SRV-4 和 SRV-5 为外源性病毒。SRV-1 广泛流行于亚洲猴中，因此，亚洲猴可能为其自然宿主，目前已从 8 个种的猕猴的自发性猴获得性免疫缺陷综合征病例中分离到 SRV-1。SRV-2 也是从自发性猴获得性免疫缺陷综合征猴分离到的，但其临床特征常伴有腹膜后纤维瘤。SRV-3分离自一雌性恒河猴的自发性乳腺癌组织，它是D型反转录病毒的原始毒株，目前认为它可能是猴体内偶然重组的1株病毒。SRV-4是美国加利福尼亚州灵长类研究中心从1只食蟹猴中分离到的。SRV-5是美国俄勒冈灵长类中心从购自中国的恒河猴中分离到的。

经分子克隆和序列分析，SRV-1、SRV-2和SRV-3之间有一共同的基因组成，带有4个独立的翻译点，编码组特异性抗原（gag）、蛋白酶（prt）、反转录酶（pol）和囊膜糖蛋白（env）。但也有所差异，其中SRV-1和SRV-3的关系较密切。经中和试验证实，SRV-1和SRV-2分属2个不同血清型。何伏秋等（1988）获得2株分泌抗SRV-1的杂交瘤细胞株（C_4和C_{15}）。经鉴定C_4分泌IgA，C_{15}分泌IgG。SRV-1单克隆抗体的研制成功对自发性猴获得性免疫缺陷综合征的调查、发病机理和治疗的研究等均有重要意义。

2. 形态学基本特征与培养特性　猴D型反转录病毒在形态学上与B型肿瘤病毒（如MMTV）、C型肿瘤病毒（如FeLV）和慢病毒有所区别（表8-1）。

表8-1　4种反转录病毒的形态特征

反转录病毒类　别	细胞内病毒结构			细胞外病毒结构	
	胞质内A型颗粒	月牙形出芽	圆形出芽	未成熟病毒病毒核心	成熟病毒病毒核心
B型（MMTV）	有	无	有	圆形	偏一边
C型（FeLV）	无	有	无	圆形	圆中心
D型（SAIDS）	有	有	有	圆形	圆柱状
慢病毒	无	有	无	月牙形	圆柱状

猴D型反转录病毒可感染Raji细胞、Hut-78细胞、犬胸腺细胞系、原代恒河猴肾细胞、恒河猴成纤维细胞、猴唾液腺上皮细胞和人成纤维细胞，并释放传染性病毒。感染病毒的细胞可进行正常的分裂传代，病毒也随之增殖，因而病毒可长期保存于传代细胞中，并可大量制备抗原。猴D型反转录病毒感染Raji细胞5～12天内可形成融合性巨细胞(图8-1)。12天后融合性巨细胞消失，但感染细胞能持续分裂传代，此特性是病毒分离和进行中和试验的基础。涂新明等（1988）研究表明，不同来源的Raji细胞感染SRV-1后，融合细胞的特征和产毒量均不相同，其中来源于美国的Raji细胞效果最好。

3. 理化特性　SRV-1在室温存放数小时，病毒滴度不下降；56℃1h灭活；-40℃保存49天，病毒滴度仍保持较高水平；-80℃存放49天病毒滴度不变。

（二）流行病学

1. 传染来源　经研究证实，猴D型反转录病毒广泛存在于病猴的血浆、血清、尿、唾液、泪液、乳汁、阴道分泌物以及脾脏、淋巴结、外周血淋巴细胞和吞噬细胞中。从事相关职业的人员接触以上污染物后，可能感染。

猴获得性免疫缺陷综合征发病率和死亡率在不同猴群有所差异。病猴常因免疫抑制而发生条件性感染，造成大量死亡。条件性感染的病原包括巨细胞病毒、猴疱疹病毒、猴肉瘤病毒40、白色念珠菌、弓形虫、六鞭毛虫、旋毛虫、结肠小袋纤毛虫、克雷伯氏菌、志贺氏菌、金黄色葡萄球菌、肺炎双球菌等。

2. 传播途径　在自然条件下，猴群打斗、抓咬等，相互间通过体液和血液而传播。1岁以下的幼龄猴主要是由于胎盘垂直传播而感染发病。

3. 易感动物

（1）自然宿主　在自然条件下，猴获得性免疫缺陷综合征仅限于猕猴，其中恒河猴、红面猴、台湾猴、食蟹猴、猪尾猴、日本猕猴和苏拉威西猴等7个品系均有自然发病的报道。不同的年龄、性别之间无显著差异。

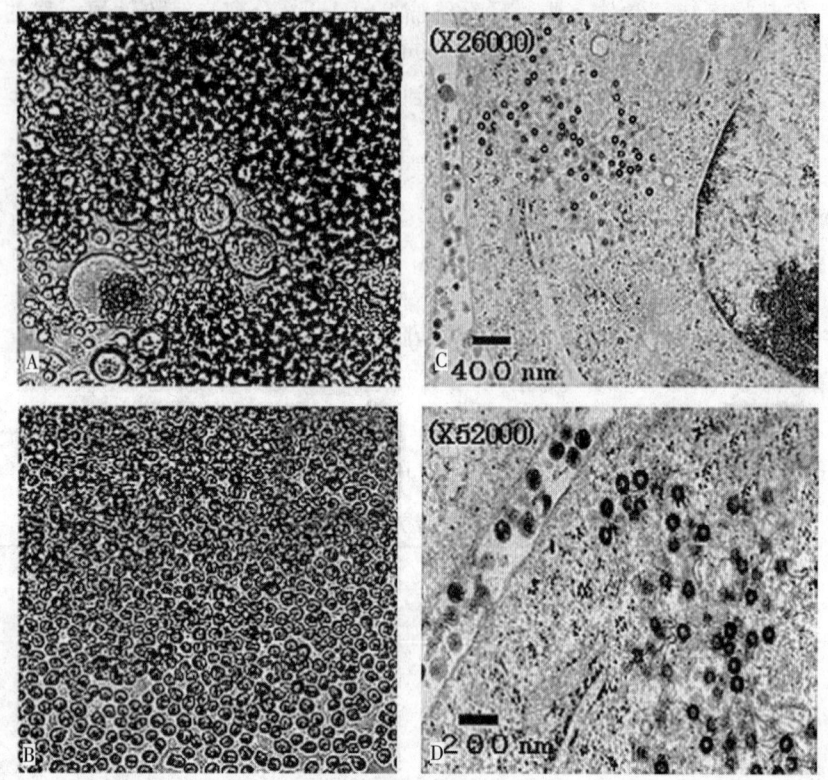

图 8-1　猴 D 型反转录病毒感染 Raji 细胞产生的细胞病变及其病毒形态
A. 感染的 Raji 细胞形成大的合胞体（×100）　B. 正常的 Raji 细胞（×100）
C. 电镜下感染的 Raji 细胞（×26 000）　D. 高倍电镜下胞质内 A 型反转录病毒颗
粒和胞外成熟的 D 型反转录病毒（×52 000）

［引自 Microbes and Infection，7，Masayuki Hara，Tetsutaro Sata，Toshihiko
Kikuchi，et al，Isolation and characterization of a new simian retrovirus type D sub-
type from monkeys at the Tsukuba Primate Center，Japan，126－131，Copyright
Elsevier（2005），经 Elsevier 授权］

　　（2）实验动物　试验证明非洲绿猴（African green monkeys）、豚尾猴（Pig-tailed macaques）、松
鼠猴（Squirrel monkeys）、恒河猴（Rhesus）、短尾猕猴（Cynomolgus macaques）、枭猴（Owl mon-
keys）、台湾猕猴（Taiwanese rock macaques）、食蟹猴（Crab-eating macaques）等均可感染猴 D 型反
转录病毒。

　　4. 流行特征　猴 D 型反转录病毒在野外猴群中呈地方性流行，无明显的季节性。目前，关于该病
毒在野外猴群中的流行病学调查资料几乎空白。

　　5. 发生与分布　20 世纪 80 年代初，人获得性免疫缺陷综合征的出现引起非人灵长类动物学家和兽
医学家的注意，发现猕猴有类似的症状。在美国几个灵长类中心，研究人员通过对临床病史和病理切片
的复查，证实 20 世纪 70 年代猴群中已有本病存在，但直至 1983 年才第 1 次使用猴获得性免疫缺陷综
合征这一病名。

　　以美国加利福尼亚州灵长类研究中心为例，该中心饲养有 7 种非人灵长类动物共 2 200 只，其中约
62% 是猕猴。到目前为止证实发生 4 次猴获得性免疫缺陷综合征。第 1 次发生在 1969—1975 年间，在
猕猴中诊断出 42 例恶性淋巴瘤，同时还发现禽细胞内分支杆菌感染、猴疱疹病毒感染和进行性多灶性
脑白质病。部分猕猴的细胞免疫功能异常。第 2 次始于 1976 年，两年半内，一群 54 只露天笼养的熊猴
中，41 只死亡，诊断出禽细胞内分支杆菌感染、脑炎和口腔念珠菌病等。第 3 次也始于 1976 年，延续
5 年之久，波及 42 只露天笼养的猕猴及其后裔。临床特征为全身淋巴腺病、严重贫血、淋巴细胞减少、

严重感染和高死亡率。1981 年 8 月发生的为第 4 次，持续 480 天之久，露天笼养的 64 只猕猴中表现全身性淋巴腺病和严重的机会性感染。

STLV-Ⅰ最初从亚洲和非洲猴体内分离到。血清流行病学调查表明，人工繁育和野生的非人灵长类动物中均有 STLV-Ⅰ感染，但无临床表现。Tsujimoto 等（1985）从 1 只患有与人类成年 T 细胞贫血症相似的自发性贫血症的非洲绿猴中，发现与人的 HILV-Ⅰ关系密切的 STLV-Ⅰ的自发性感染。但 STLV-Ⅰ与非人灵长类动物淋巴瘤的关系尚不清楚。目前已经在近 20 种灵长类动物体内发现该病毒，血清学阳性率高达 4％～44％，STLV-Ⅰ可以引起狒狒发生淋巴瘤。

我国有丰富的猕猴资源，近年来，为了满足国内外科学研究的需要，保护动物资源，又相继建立了多所实验猕猴繁育场。虽然目前尚未发现猴获得性免疫缺陷综合征病例，但从我国出口到美国俄勒冈灵长类研究中心的恒河猴体内分离到猴 D 型反转录病毒，并证实为特殊的血清型，即 SRV-5，表明我国猴群中存在病毒感染。

（三）对动物与人的致病性

1. 对动物的致病性　猴获得性免疫缺陷综合征的最常见症状是外周淋巴结病，尤其是腋下和腹股沟淋巴结。虽然这种淋巴结病不是该病所特有，但却是一种恒定的症状，其出现可早于其他临床症状 180～360 天。早期常伴有脾肿大。在住院治疗期间，病猴还表现其他多种体征，如体重减轻 10％～30％，严重腹泻、脱水、贫血，低蛋白血症。随病情发展，细胞压积下降，但骨髓增生。白细胞的各项参数不一。约半数病猴在死亡前 14～60 天内淋巴细胞减少，有的病猴中性粒细胞减少，血小板减少。皮肤水肿、坏死、溃疡，严重者可见深达肌肉或骨膜的脓肿。齿龈、口腔黏膜和食道可见溃疡。胃黏膜轻度炎症。小肠肠腔内充盈液体内容物，部分肠黏膜可见溃疡灶，大肠可见卡他性结肠炎或坏死性、脓性结肠炎。肝肿大，表面可见灰白色坏死灶。腺萎缩。淋巴结肿大，尤以腋下淋巴结和腹股沟淋巴结最为严重。

Maul 等（1986）、吴小闲等（1988）将猕猴猴获得性免疫缺陷综合征分为 3 个型。致死型病程急剧，症状明显，血液生化参数改变，免疫功能低下，迅速死亡。迁延型病程长，具有猴获得性免疫缺陷综合征症状和体征，淋巴结中淋巴组织减少和纤维化，身体消瘦。恢复型猕猴感染后一度发热，全身淋巴结肿大，中性粒细胞减少。异常单核细胞、皮疹、外周血中可分离出病毒，抗体阳性，30～60 天后病毒分离阴性并出现中和抗体，病情有好转。在上述分型基础上，吴小闲等（1988）又将猴获得性免疫缺陷综合征分出第 4 型，即感染型。此型感染猴发热，全身淋巴结肿大，体液和细胞免疫功能低下，中和抗体一直为阴性，末梢血病毒分离一直为阳性，淋巴组织增生，病程不稳。

2. 对人的致病性　人可感染猴 D 型反转录病毒，但不表现出明显的临床症状。自 20 世纪 70 年代以来，有数例关于人感染猴 D 型反转录病毒的报道，但这些病例报道的患者均是相关从业人员，这些病例被归为实验室感染。Nicholas L 等人通过对 213 名接触非人灵长类动物的相关工作人员进行血清学调查，结果其中 2 人的血清与 SRV gag、pol、env 基因产物有交叉反应，同时这两人血清与 SRV-1 和 SRV-2 的 p16、gp20、p24、p27 和 p31 也有交叉反应。一名患有淋巴瘤的同性恋艾滋病患者感染 SRV 后，从该病人的淋巴瘤组织中分离得到猴 D 型反转录病毒（最终证实为 *Mason-Pfizer monkey virus*，MPMV），用 PCR 方法检测到病毒整合到病人骨髓细胞染色体的前病毒 DNA，用免疫共沉淀方法检测到 gag 和 env 蛋白抗体。以上事实证明猴 D 型反转录病毒可以感染人。

（四）诊断

Henrickson 等（1984）报道，1981 年 8 月至 1983 年 1 月在美国加利福尼亚州灵长类研究中心第 4 次暴发猴获得性免疫缺陷综合征。他们根据病猴全身性淋巴结病，同时在以下 9 项标准中至少符合 4 项，即可判断为猴获得性免疫缺陷综合征。这些标准是脾肿大；体重减轻（超过 10％）；贫血（细胞压积低于 30％）；骨髓增生；淋巴组织耗竭；持续腹泻，治疗无效；皮肤、齿龈等部位慢性感染，治疗无效；机会性感染；恶性肿瘤（肉瘤或淋巴瘤）。共鉴定出 32 例猴获得性免疫缺陷综合征，现将其中 27 例的临床表现总结成表，以供参考（表 8-2）。

表 8-2　27 例猴获得性免疫缺陷综合征病例的临床表现

症　状	例数	百分比（%）
淋巴结病	27	100
体重下降（>10%）	19	70
贫血	19	70
下痢	19	70
低蛋白血症	19	70
淋巴细胞减少	14	52
脾肿大	12	44
发热	10	37
肌病/肌炎/关节炎	10	37
皮肤脓肿	9	33
菌血症	6	22
坏死/溃疡性齿龈炎	4	15
中性粒细胞减少	4	15
血小板减少	3	11

　　根据临床表现、病理变化，结合流行病学特点可以疑为猴获得性免疫缺陷综合征。猴感染猴 D 型反转录病毒后可产生抗体，成年猴更为明显。Lerchl 等（1987）调查了发病猴群病毒分离和血清抗体的相关关系，结果抗体阳性率为 63%～85%，抗体阳性猴中有 60%～70% 未分离到病毒，病毒分离率为 13%～28%，相反，幼龄猴病毒分离阳性者有 50%～60% 未检出抗体。有些健康带毒猴和经胎盘传播的仔猴也检查不出抗体，并成为传染源。鉴于上述情况，在确诊时，病毒分离和血清抗体的检查均不可偏废。对猴群的初步调查以血清抗体为主，如全部阴性则可判定无感染；如阳性率低于 5%，在老龄猴可能是过去曾有过感染，有幼龄猴可进一步追踪观察；如血清阳性率高于 50%，则对猴群进行病毒分离，及时确诊。

　　1. 病毒分离与鉴定　可取待检猴的外周血淋巴细胞和 Raji 细胞共同培养。因淋巴细胞对 Raji 细胞有毒性以及猴 D 型反转录病毒与 Raji 细胞在合适比例时才出现融合性巨细胞，因此淋巴细胞宜作系列稀释后与定量 Raji 细胞共同培养。培养 5～7 天后可见巨细胞。这些细胞大小不一，较小的细胞有 2～3 个核，较大的细胞有多个密集的核，大约是正常 Raji 细胞的 2～4 倍。将细胞扩种到 24 孔培养板或小瓶内，培养 7 天后涂片，用已知阳性血清进行荧光抗体检查，可做出初步鉴定。阳性者进一步用分型血清（SRV-1、SRV-2）做中和试验分型，也可用感染病毒的 Raji 细胞制作超薄切片电镜观察病毒粒子形态。

　　2. 血清学试验　血清学试验最常用的方法是酶联免疫吸附试验，用经蔗糖密度梯度离心纯化的 SRV-1 作为抗原。也可用间接免疫荧光法，以感染 SRV-1 的 Raji 细胞或 Hut-78 细胞涂片作抗原，病变细胞的细胞膜上呈现点状荧光为抗体阳性，但最后确定阳性标本必须把上述两种方法初步检出阳性的标本再做 Western Blot 试验，如果 SRV-1 的 3 个主要抗原成分 gp70、p24 和 gp20 中任 2 种抗原阳性则判为阳性，只有 1 种抗原阳性则为可疑。

　　Tsai 等（1989）采用抗原捕获试验检查细胞培养物和血浆样品中的 SRV。该方法主要鉴定 SRV P_{27} 抗原，检测结果和反转录酶试验、免疫荧光试验检测结果一致，且具有快速、敏感、特异性强的优点，可在 7h 内判定结果。

　　陈志伟（1990）从蔗糖密度梯度离心纯化的 SRV-1 中提取 RNA，以其为模板在 AMV 反转录酶作用下，反转录合成单、双链（cDNAss-cDNA 和 ds-cDNA）。将 ds-cDNA 以平端连接到 Sma I 酶切质粒 Puc19 中，转化大肠杆菌 DH5α 菌。经 X-gal 菌落杂交筛选阳性重组克隆，快速提取其质粒 DNA，用 EcoRI 和 BamHI 双酶切，选出插入片段分别为 0.9kb、1.0kb 和 1.4kb 的 3 株一组质粒 P$^{SRV-127}$、P$^{SRV-169}$ 和 P$^{SRV-156}$，经 Southern 试验杂交证实，三者确为 SRV-1 cDNA 片段。从而得到了可用于 SRV-1 及与其有高度同源序列的 SRV 核酸诊断用的探针 cDNA，且克隆化的 cDNA 可大量制备。进一步提取 P$^{SRV-169}$ cDNA，标记光敏生物素醋酸盐，建立了光敏生物素-cDNA 探针，为摸清我国猴群中猴 D 型反转录病毒的感染状况提供了先进的检测手段。

3. 组织病理学观察 淋巴结变化最为明显。早期淋巴组织呈非特异性增生，生发中心活跃，B 淋巴细胞广泛增生，核着色较淡，有分裂相。中期 B 淋巴母细胞排列混乱，B 细胞呈明显分解现象，数目减少。终期淋巴结结构破坏，淋巴细胞排空。淋巴结的淋巴组织增生以及淋巴细胞排空这一病理变化过程受机体免疫机制、条件感染、遗传和环境因素的调控。胸腺皮质萎缩仅存有少量胸腺细胞及淋巴细胞。肝实质细胞脂肪变性或水疱样变性，汇管区单核细胞和淋巴细胞浸润。肾呈现淋巴细胞性间质性肾炎。肾上腺球状层细胞数量减少，索状层细胞含类脂明显减少，髓质嗜铬细胞减少。

（五）防制措施

猴获得性免疫缺陷综合征是一种慢性传染病，对猴群的健康构成严重威胁。目前尚无有效的治疗方法。饲养管理上应采取严格的检疫和隔离措施，消灭传染来源，切断传播途径，建立和保护健康猴群。

Marx 等（1986）用 SRV-1 甲醛灭活苗免疫恒河猴，可使猴获得一定的保护力。Luke 等（1988）报道用猴免疫缺陷病毒的表面糖蛋白 gp130 制备的一种胶粒性复合物，再与弗氏佐剂乳化后，制备的疫苗和用吐温-乙醚提取的猴免疫缺陷病毒 agm 疫苗，均能使被接种的恒河猴产生强抗体应答反应，用这两种疫苗进行的保护性免疫试验正在进行之中。Sutjipto 等（1988）对 8 只恒河猴接种用 Psoralen-Uv 灭活的 SIVmac 疫苗，180 天后所有被免疫接种的动物全部产生抗核芯蛋白抗体，还有 2 只动物产生抗转移膜蛋白 gp32 抗体。Hu 等（1988）用 DNA 重组技术研制出对 SRV-2/W 的核膜糖蛋白有表达能力的 VSENV$_5$ 疫苗，并对 4 只豚尾猴进行皮肤划痕接种。56 天后所有被接种的动物全部产生抗 gp70 抗体。196 天后对被免疫接种的动物和 4 只未经免疫接种的动物静脉接种 SRV-2/W 病毒，21 天后从对照组动物中分离出病毒，有 1 只动物发展成为猴获得性免疫缺陷综合征。而经免疫的动物，84 天后仍然保持病毒阴性，临床表现也无异常。

由此可见，针对个别血清型或毒株的疫苗研制有所进展。但在猴群中感染猴获得性免疫缺陷综合征的往往不是 1 个血清型或毒株，因此，从分子结构上找到不同血清型的共同抗原结构，制备出能抗所有血清型的疫苗乃当务之急。

（六）公共卫生影响

美国疾病控制与预防中心将人获得性免疫缺陷综合征病型分为 4 个组，根据人的病情与猴获得性免疫缺陷综合征比较有很多相似之处，人第 1 组急性人获得性免疫缺陷综合征病毒感染，患者出现全身淋巴结肿大、发热、疲乏、鹅口疮、腹泻、皮肤血疹，这与猴致死型猴获得性免疫缺陷综合征极其相似。人第 2 组无临床症状，血液中有人获得性免疫缺陷综合征病毒抗体，属感染者一类，猴感染型猴获得性免疫缺陷综合征相当于这组病程。人第 3 组人获得性免疫缺陷综合征病毒感染，持续性全身淋巴结肿大，猴的慢性迁延型猴获得性免疫缺陷综合征相当于这组病程。人第 4 组人获得性免疫缺陷综合征病毒感染，常发生肿瘤，猴猴获得性免疫缺陷综合征后期也可发生多种肿瘤。目前，使用猴免疫缺陷病毒感染恒河猴建立的人获得性免疫缺陷综合征模型被认为最优越，模型形成率高而稳定，在国外，Daniel 等（1987）、Miller 等（1989）已开始应用。我国吴小闲等（1988）建立的猴获得性免疫缺陷综合征模型为国内进一步开展猴和人获得性免疫缺陷综合征的研究工作奠定了基础。

有效地防止人获得性免疫缺陷综合征在全球范围内广泛蔓延，是世人关注的焦点之一。随着对猴获得性免疫缺陷综合征的深入研究，作为人艾滋病的动物模型，无论从病毒学和免疫学角度阐明其发病机理，还是从兽医学角度控制这类动物疾病流行等方面的研究，均具有重要的现实意义。

（田克恭 陈光华）

◆ **我国已颁布的相关标准**

GB/T 14926.61—2001 实验动物 猴逆转录 D 型病毒检测方法

SN/T 1174—2003 猴 D 型逆转录病抗体检测方法

◆ **参考文献**

田克恭.1991.实验动物病毒性疾病［M］.北京：农业出版社.

Apetrei C，B Gormus，I Pandrea，et al. 2004. Direct inoculation of simian immunodeficiency virus from sooty mangabeys in black mangabeys (Lophocebus aterrimus)：first evidence of AIDS in a heterologous African species and different pathologic outcomes of experimental infection. Journal of Virology，78：11506 - 11518.

Fultz P N. 1994. Simian T-lymphotropic virus type 1，In J. A. Levy (ed.)，The Retroviridae，vol. 3. Plenum Press，New York，N. Y.，111 - 131.

Nicholas W L，William M S，Joann L Y，et al. Evidence of Infection with Simian Type D Retrovirus in Persons Occupationally Exposed to Nonhuman Primates. Journal of Virology. 75 (4)：1783 - 1789.

Nicholas W Lerche，William M Switzer，Jann L Yee，et al. 2001. Evidence of Infection with Simian Type D Retrovirus in Persons Occupationally Exposed to Nonhuman Primates. Jounal of virology，75 (4)：1783 - 1789.

Preston A M，Martin L B，Kent G O，et al. 1985. Isolation of a New Serotype of Simian Acquired Immune Deficiency Syndrome Type D Retrovirus from Celebes Black Macaques (Macaca nigra) with Immune Deficiency and Retroperitoneal Fibromatosis. Journal of Virology，56 (2)：571 - 578.

Voevodin A，E Samilchuk，H Schatzl，et al. 1996. Interspecies transmission of macaque simian T-cellleukemia/lymphoma virustype 1 in baboons resulted in an outbreak of malignant lymphoma. Journal of Virology，70：1633 - 1639.

第二节 γ 反转录病毒属病毒所致疾病

网状内皮组织增殖病

网状内皮组织增殖病（Reticuloendotheliosis）是由网状内皮组织增殖病病毒引起的一种肿瘤性传染病，主要感染禽类，鸡和火鸡最易发病。病鸡表现为贫血、生长缓慢、消瘦。本病能侵害机体的免疫系统，可导致机体免疫机能下降而继发其他疾病。相关研究已证实网状内皮组织增殖病病毒对人具有感染性。此项研究日益成为人们关注的焦点。

（一）病原

1. 分类地位 网状内皮组织增殖病病毒（*Reticuloendotheliosis virus*，REV）在分类上属反转录病毒科（Retroviridae）、γ 反转录病毒属（*Gammaretrovirus*）。该病毒群的主要成员包括网状内皮组织增殖病病毒、鸡合胞体病毒（*Chicken syncytialvirus*，CSV）和 Trager 鸭脾坏死病毒（*Trager duck spleen necrosis virus*，TDSNV）。目前已分离到 30 多株网状内皮组织增殖病病毒，虽然不同毒株的致病力不同，但都具有相似的抗原性，即属同一血清型。根据病毒中和试验等方法，将其分成不同的抗原亚型，即Ⅰ、Ⅱ和Ⅲ型。其中Ⅰ型含 A、B、C 三个抗原表位，Ⅱ型含 B 抗原表位，Ⅲ型含 A、B 二个抗原表位。

网状内皮组织增殖病病毒基因组为正向单链 RNA，由含有 2 个 30～40S RNA 亚单位的60～70S 复合物组成。REV-A 和 CSV、TDSNV 均为全基因型病毒，基因组长 8.7kb。REV-T 为缺陷型病毒，基因组长约 5.7kb。另外，REV-T 基因组的 env 区有一段核苷酸序列与 REV-A 没有同源性，长 0.8～1.5kb，与病毒的致瘤作用有关。目前，已从该病毒中分离出多种多肽成分，包括 env 基因编码的 2 个糖蛋白，gp90 和 gp20，以及 gag 基因编码的 5 种结构蛋白 p12、pp18、pp20、p30 和 p10。其中，gp90 为病毒的囊膜蛋白，常出现于感染细胞表面，其 C 端抗原决定簇诱导家禽产生补体介导的细胞毒反应。p30 蛋白是主要的群特异性抗原，不同网状内皮组织增殖病病毒的抗 p30 的抗血清可互相发生交叉反应。

2. 形态学基本特征与培养特性 网状内皮组织增殖病病毒的大小和形态与禽白血病病毒相似。在负染标本中可见病毒粒子呈球形，有囊膜，直径约 90～100nm，但病毒的核心曲线状单股 RNA 组成，多呈环形，中心呈弥散型或电子透明状。病毒在胞质膜上以出芽增殖方式成熟并释放。

病毒可在鸡胚绒毛尿囊膜上产生痘样病变，并能致死鸡胚。能在鸡、火鸡、鸭、鹌鹑的胚胎成纤维细胞培养物上生长并产生轻微而短暂的细胞病变。但鸡骨髓衍生的巨噬细胞对感染似乎有抵抗力。随着细胞病变的消失，大部分细胞呈现慢性感染状态，在这一时期，病毒仍能保持复制状态。

该病毒分完全复制型和不完全复制型两种病毒群。完全复制型病毒又称全基因型病毒，是病毒基因组中携带着复制所需的全部遗传信息，能够在宿主细胞中很好地复制出子代病毒。完全复制的 REV 也能在 D17 犬肉瘤细胞、cf2Th 犬胸腺细胞、大鼠肾细胞以及水貂肺细胞等哺乳动物细胞或细胞系的培养物中增殖，病毒粒子最早形成于感染后 24h，感染后 2～4 天的病毒产量最高。

不完全复制病毒实际上是一种缺陷型病毒，它的基因组中携带的遗传信息不完全，主要是在 gag-pol 基因区有大段的缺失，env 基因区有小段缺失，导致病毒在宿主细胞中必须借助于具有完全复制功能的辅助病毒的参与才能正常复制。REV-T 为缺陷型病毒，在鸡体内传代或在造血细胞中培养可保持致瘤作用，但在成纤维细胞或犬胸腺细胞传代时则迅速丧失致瘤性。

3. 理化特性 网状内皮组织增殖病病毒在蔗糖中的浮密度为 $1.16～1.18g/cm^3$，在氯化铯中为 $1.20～1.22g/cm^3$。不耐热，37℃ 20min 其感染性会丧失 50%，1h 后感染性丧失 99%。56℃ 30min 可灭活，4℃条件下比较稳定，—70℃可长期保存。病毒对乙醚、氯仿和酸性条件较为敏感。网状内皮组织增殖病病毒的转录酶以 Mn^{2+} 为辅助因子，这是其区别于禽 C 型反转录病毒的另一个特点（后者的反转录酶的辅助因子为 Mg^{2+}）。

（二）流行病学

1. 传染来源 病毒血症期间，病禽的泄殖腔排出物、口眼分泌物及其他体液是主要传染源，因此可污染饲料、饮水、牧场、土壤、用具等。应及时进行消毒处理，否则会造成疫病的长期流行。另外，病毒也存在于带毒母鸡所产的蛋中。

2. 传播途径 网状内皮组织增殖病病毒可通过水平和垂直两种方式传播。

病毒可通过与感染鸡和火鸡接触发生水平传播，这是主要的传播方式。该病毒是禽用疫苗的潜在污染物，如接种这种污染的疫苗会造成病毒的人为传播。曾报道，偶因给鸡接种污染有本病毒的马立克氏病疫苗或禽痘疫苗而引起人工传播，这种意外常引起大量矮小综合征的发生。火鸡在接种有本病毒污染的禽痘疫苗后可引起淋巴组织瘤。

本病毒也可通过带毒的鸡胚垂直传播。昆虫可能在本病的传播中具有一定作用，已有从鸡舍蚊子体内分离获得病毒的报道。

3. 易感动物 网状内皮组织增殖病病毒的自然宿主有鸡、火鸡、鸭、鹅、日本鹌鹑、中国鹧鸪等，其中，鸡和火鸡最易感。Johnson 等采用 ELISA 和 Western blotting 方法检测出屠宰家禽的工作人员血清中存在病毒抗体。该病毒对人具有感染性。

鸡和火鸡是最常用的实验动物，特别是鸡胚及新孵出的雏鸡，感染后引起严重的免疫抑制或免疫耐受。而大日龄鸡免疫机能完善，感染后不出现或仅出现一过性病毒血症。

感染禽呈现胃、肝、脾弥漫性扩大，许多组织如胃、肝、脾、肾、心、肺、胸腺和肠等出现频繁有丝分裂相的未成熟淋巴细胞实体。感染动物呈病毒血症。

4. 流行特征 本病在商品鸡群中呈散在发生，在火鸡和野水禽中可呈中等程度流行。

5. 发生与分布 本病于 1958 年由 Robinson 等首次在美国发现，并分离到病毒（REV-T 株）。以后在澳大利亚、美国、匈牙利、英国、德国和日本等国相继有本病的报道。我国对本病的研究起步较晚，1988 年该病毒 REV-C$_{45}$ 株首次在南京分离到。据研究调查显示，该病在我国广泛分布已有相当长的时间，并且已经达到某种分布的均衡状态。该病毒经常同鸡马立克氏病病毒、鸡传染性贫血病毒发生共感染，感染率呈递增状态。2006 年 6 月，我国商品化的中国鹧鸪出现本病，分离到网状内皮组织增殖病病毒并经间接免疫荧光、PCR 检测，分析中国鹦鹉可能是本土该病毒感染的潜在贮存宿主。我国台湾省也于 2006 年普查中，经抗体检测和病毒分离证实该病毒在饲养禽中普遍存在（血清抗体达92.8%），鉴定结果显示病毒地域来源不同，并分属不同型，但其 env 基因的核酸序列同源性达 99.7%。

（三）对动物与人的致病性

1. 对动物的致病性　本病是除鸡马立克氏病和禽白血病以外，病因清楚的第三种禽病毒性肿瘤病。有关该病的临床症状、病理变化等，请参阅专门论述，这里仅做简要介绍。

（1）急性网状细胞瘤（Acute reticulum cell neoplasia）　是由复制缺陷型的 REV-T 株引起的。病鸡肝、脾、腺胃肿大，伴有局灶性或弥散性浸润病灶（彩图 8-1），网状内皮细胞灶性或弥漫性增生（彩图 8-2、彩图 8-3）。血液中异嗜白细胞减少而淋巴细胞增多，在死前数小时血液中出现网状细胞。

（2）矮小综合征（Runting disease syndrome）　是由非缺陷性网状内皮组织增殖病病毒引起的非肿瘤性疾病，包括生长发育抑制、胸腺和法氏囊萎缩、外周神经肿大、羽毛发育异常、腺胃炎、肠炎、贫血、肝脾坏死以及细胞免疫和体液免疫功能下降。因此，感染该病毒可干扰对鸡接种马立克氏病疫苗和新城疫疫苗的免疫效果。

（3）慢性肿瘤（Chronic neoplasia）　是由非缺陷性网状内皮组织增殖病病毒毒株引起的，可分两类。第一类包括鸡和火鸡经长期潜伏期后发生的淋巴瘤，主要发生于肝和法氏囊。第二类包括经过较短潜伏期引起的肿瘤，可分布于各种内脏器官和外周神经中（但不在法氏囊中），这些淋巴瘤的特征大多尚未充分研究。

2. 对人的致病性　网状内皮组织增殖病病毒对人类的致病性正在受到关注。早期研究表明，感染患者出现脾肿大，病程呈慢性，可自发性缓解。流行病学调查显示，网状内皮组织增殖病病毒可能与某些群体中癌症患者人数的突发性增多有关。鉴于该病毒对禽类的致病性，提示可能对人有潜在的致癌性。要确定其对人类的致瘤性，有待于进一步研究。

（四）诊断

1. 临床诊断　由于本病的增生性病变容易与其他肿瘤的增生性病变混淆，因此本病的临床鉴别诊断比较复杂。

（1）神经肿大和有淋巴网状细胞及其他细胞浸润的本病病例，可能与马立克氏病相混淆，但这两种病并不经常在同一种禽发生。

（2）肿瘤病变中如有淋巴网状细胞，应认为有相当的诊断价值，因为这种细胞对禽白血病或鸡马立克氏病都不是典型的。

（3）贫血、脾坏死或急性矮小综合征都可能是与本病有关的非肿瘤性疾病的表现，应与坏死性疾病或炎性疾病进行鉴别。

2. 实验室诊断

（1）病毒的分离与鉴定　除先天感染外，网状内皮组织增殖病病毒毒血症一般滴度不高，持续时间短暂。因此带毒病禽是分离病毒的最好材料。分离病毒时可将组织悬液、全血、血浆或其他被检病料直接接种于易感的组织培养物，至少应持续 2 次各 7 天的盲传并观察细胞病变。

（2）血清学检测　用血清学方法证实网状内皮组织增殖病病毒的感染，就要从待定分离物接种禽或田间可疑禽群的血清中查到抗体或抗原。抗体出现的时机和持续时间不一。间接免疫荧光法、病毒中和试验、琼脂扩散试验、酶免疫测定法可以在感染禽的血清或卵黄中查到特异性抗体。用含有抗体的阳性血清作琼脂扩散试验可以测定待检血清中的病毒抗原。免疫—血清学试验对于查明鸡群（包括 SPF 鸡群）是否接触过病毒很有价值。

（3）分子生物学检测　主要用 RT-PCR、核酸探针等方法进行分子生物学检测，可灵敏地检测病毒核酸。

（五）防制措施

尚无有效的防治方法。主要应加强预防措施，禁止用病鸡的种蛋孵化雏鸡，定期对种鸡场进行监测，淘汰阳性鸡，发现被感染的鸡群应采取隔离措施并扑杀，烧毁或深埋病鸡。对污染的鸡舍要进行清洗、消毒。使用马立克氏病疫苗时，应特别注意要用无本病病毒污染的疫苗。

该病毒的基因工程苗已研制成功，免疫 SPF 鸡后，可以诱发维持 45 天以上的特异性抗体，并可抵抗网状内皮组织增殖病病毒感染，但还没有生产上市。

（六）公共卫生影响

近年来，网状内皮组织增殖病在我国分布广泛。该病毒与马立克氏病病毒、鸡传染性贫血病毒在生产鸡群中的混合感染是导致当前我国养禽业生产性能下降、条件致病性疾病发生严重、临床腺胃肿大症状发生的重要原因。网状内皮组织增殖病病毒不仅能水平传染，而且可通过鸡蛋垂直传染。我国多年来一直普遍使用非 SPF 鸡胚生产的弱毒疫苗造成该病毒污染，导致免疫抑制性病毒混合感染的病例越来越多。

虽然未见本病毒感染人的病例报道，但相关研究人员已检测出屠宰家禽的工作人员血清中存在网状内皮组织增殖病病毒抗体，说明该病毒有感染人的潜在危险性。该病毒是否已经整合到了人的基因组中，是否会像艾滋病病毒一样造成人源大流行，是不容忽视的问题。因此对该病的控制具有重要的公共卫生意义。

（李文超　章金刚）

◆ **我国已颁布的相关标准**

NY/T 1247—2006　禽网状内皮增生病诊断技术

◆ **参考文献**

陈章水，吴宝成 .1998. 兽医微生物学［M］. 北京：中国农业出版社：369 - 370.

费恩阁 .1995. 动物传染病学［M］. 长春：吉林科学技术出版社：404 - 406.

姜世金，孟姗姗，崔治中，等 .2005. 我国自然发病鸡群中 MDV、REV 和 CAV 共感染的检测［J］. 中国病毒学，20（2）：164 - 167.

王锡乐，张志，崔治中，等 .2005. 昆虫细胞表达的网状内皮组织增殖症病毒囊膜糖蛋白及其免疫［J］. 微生物学报，45（4）：593 - 597.

殷震，刘景华 .1997. 动物病毒学［M］. 第 2 版 . 北京：科学出版社：867 - 870.

Bouroncle BA. 1979. Leukemic Reticuloendotheliosis（Hairy Cell Leukemia）. Blood，53（3）：412 - 436.

Cheng WH, Huang YP, Wang CH. 2006. Serological and virological surveys of reticuloendotheliosis in chickens in Taiwan. Vet Med，68（12）：1315 - 1320.

Drew ML, Wigle WL, Graham DL, et al. 1998. Reticuloendotheliosis in captive greater and attwater`s prairie chickens. Journal of Wildlife Disease，34（4）：783 - 791.

Johnson ES, Griswold CM. 1996. Oncogenic retroviruses of cattle, chickens and turkeys：potential infectivity and oncogenicity for humans. Med Hypotheses，46（4）：354 - 356.

Johnson ES, Nicholson LG, Durack DT. 1995. Detection of antibodies to avian leukosis/sarcoma viruses（ALSV）and reticuloendotheliosis viruses（REV）in humans by ELISA. Cancer detectiona and prevetion，19（5）：394 - 404.

Johnson ES, Overby L, Philpot R. 1995. Detection of antibodies to avian leukosis/sarcoma viruses and reticuloendotheliosis viruses in humans by western blot assay. Cancer detectiona and prevention，19（6）：472 - 486.

Johnson ES. 1994. Poultry oncogenic retroviruses and humans. Cancer detectiona and prevetion，18（1）：9 - 30.

Parveen Z, Mukhtar M, Rafi M, et al. 2003. Cell-type-specific gene delivery into neuronal cells in vitro and in vivo. Virology，314（1）：74 - 83.

Zheng ZQ., Shi YF, Zhang L, et al. 2007. Occurrence of Reticuloendotheliosis in Chinese Partridge. J Vet Med Sci，69（12）：1295 - 1298.

第三节 慢病毒属病毒所致疾病

一、马传染性贫血

马传染性贫血（Equine infectious anemia）简称马传贫，是马属动物的一种以病毒持续感染、免疫病理以及反复发热和贫血为特征的病毒性传染病。1843 年首先在法国发现，现在，世界各大洲均已发现本病，是马属动物最重要的传染病之一。

马传染性贫血病毒的研究曾在反转录病毒研究中发挥了重要作用，它是第一个被确认的具有传染性的反转录病毒；第一个被分离出来的慢病毒；第一个被证实能以昆虫为媒介进行传播的反转录病毒。首先在马传染性贫血病毒中发现反转录病毒的抗原很容易变异并对变异的机理进行了详细的研究，人们早期对预防反转录病毒感染的疫苗的研究也开始于马传染性贫血病毒，并在我国首先取得突破。

（一）病原

1. 分类地位 马传染性贫血病毒（*Equine infectious anemia virus*，EIAV）在分类上属反转录病毒科（Retroviridae）、慢病毒属（*Lentivirus*），是该属马慢病毒群（*Equine lentivirus* group）的唯一成员。

2. 形态学基本特征与培养特性 马传染性贫血病毒粒子呈球形，有囊膜，直径 90～120nm，平均100nm。囊膜厚约 9nm，囊膜外有小的表面纤突。病毒粒子的中心有一直径为 40～60nm 的电子密度高的核心（拟核），呈锥状。

病毒可以在幼驹骨髓原代细胞、马外周血白细胞、马肾原代细胞、马脾继代细胞和马皮肤传代细胞系 EDAFCC57 中增殖，并应用于抗原制备。

中国人民解放军兽医大学于 1972 年证明驴胎骨髓原代细胞可以增殖和传代马传染性贫血病毒，驴胎脾原代细胞在接种该病毒后也出现细胞病变。接着在 1973 年，又以该病毒感染驴胎骨髓继代细胞培养物获得成功，接种病毒的细胞培养物出现明显而规律的细胞病变，产生高效价的补体结合抗原。1974年进一步成功地感染了驴胎脾、肺、肾、胸腺、皮下结缔组织等多种继代细胞培养物。伴随病毒的大量增殖，接种细胞发生以圆缩、崩解、脱落为特征的细胞病变。

3. 理化特性 马传染性贫血病毒在氯化铯中的浮密度为 1.18g/cm^3，沉淀系数为 110～120S。相对分子质量为 4.8×10^8。对乙醚敏感，在含毒血清或病毒培养物中加入等量乙醚，振荡 5min，即可使病毒灭活。临床上应用煮沸 15min 的方法消毒注射针头和手术器械，应用 5％来苏儿消毒马厩和污染的环境，消毒效果都较确实。

4. 分子生物学 马传染性贫血病毒的 gag 基因、gag-pol 基因分别编码 Gag 前体蛋白 p55 及 Gag-Pol 前体蛋白 p180。p180 经病毒蛋白水解酶裂解后又产生 Gag 及 Pol 前体蛋白。p55 裂解后产生非糖基化蛋白产物——基质蛋白 p15、衣壳蛋白 p26、核衣壳蛋白 p11 及酸性蛋白 p9。其 Pol 前体蛋白的裂解产物为病毒蛋白水解酶（p12）、反转录酶/RNA 酶 H（p66/p51）、dUTR 酶（p15）及整合酶（IN）p32。

马传染性贫血病毒的 env 基因编码高度糖基化的外膜蛋白前体，该前体经蛋白水解酶裂解后，形成表面蛋白（SU）gp90 及穿膜蛋白（TM）gp45，它们均含有中和抗原决定簇。

（二）流行病学

1. 传染来源 马传贫的传染来源是病马和健康带毒马。马传染性贫血病毒存在于病马的血液和脏器中，随分泌物和排泄物排出体外而散播传染。

2. 传播途径 马传染性贫血病毒主要是通过吸血昆虫叮咬皮肤而传播。能传播病毒的吸血昆虫有虻、厩蝇等，尤其是大、中型的山虻危害较大。

3. 易感动物 在动物中，只有马、骡、驴对马传贫病毒易感。以马的易感性最高，骡、驴次之。

4. 流行特征 马传贫的流行特点通常为地方性流行或散发，较少呈广泛流行。无严格的季节性，但在 7~9 月份发病较多。

（三）对动物与人的致病性

1. 对动物的致病性 自然感染的潜伏期一般为 20~40 天。人工感染试验平均为 10~30 天，最短的 5 天，最长的达 90 天。临床上一般常将马传贫患畜分为急性、亚急性、慢性及隐性型四个类型。

（1）急性型 多见于新疫区的流行初期或老疫区突然暴发的患畜。病程较短，由 3~5 天至 2 周，极少数病例可延到 1 个月。症状主要呈高热稽留，或经短暂间歇重新发热，一直稽留到病死，血液学变化很明显，呈严重贫血状态，病畜衰弱、腹水增多，病死率可达 70%~80%。

（2）亚急性型 多见于流行的中期，病程比急性型长，为 1~2 个月。主要表现为反复发作的间歇热及逆温差现象，临床症状及血液学变化有规律地随体温的升降而变化。其中某些患畜的热发作频繁，有热期较长，而无热期较短，多迅速趋向死亡。另一些患畜的发热次数逐渐减少，无热期愈来愈长，有热期愈来愈短，则可能转化为慢性型。

（3）慢性型 本病中最多见的一种类型。常见于老疫区，病程较长，可达数月或数年，其特点与亚急性型基本相似，呈现反复发作的间歇热或不规则热，但发热期短，体温上升不高，无热期长，逆温差现象更为明显。有热期的临床症状及血液学变化均较亚急性型轻微。某些无热期甚长的慢性患畜的临床症状很不明显，甚至无法辨认。

（4）隐性型 本型无任何可见临床症状，而体内却长期带毒。这种患畜在某些不良因素（其他病毒感染、过劳、应激反应等）作用下，可能转化为有临床症状的类型。

2. 对人的致病性 尚未发现人感染本病的报道。

（四）诊断

马传贫的诊断一般采取临床、血液学或病理学方法进行综合诊断。确诊主要依靠抗体的检查和病毒的分离鉴定。

1. 病毒分离 通常是将病料接种于健康马驹或接种于马白细胞培养物，其中以接种马驹法最为敏感。①马匹接种试验：选择没有被传染性贫血病毒感染的半岁马驹，皮下或静脉内注射 100mL 被检马全血或血清或 20% 的脏器乳剂。当马驹出现典型的传染性贫血症状和病理变化，或血清中出现传染性贫血病毒特异性抗体时，即证明被检材料中含有马传染性贫血病毒。②用白细胞培养物分离病毒：培养马白细胞 1~2 天后，在营养液中加入被检材料，盲传 2~3 代。如果被检材料中有马传染性贫血病毒存在，培养物将最终出现以细胞变圆、破碎、脱落为特征的细胞病变。

2. 血清学诊断 确诊本病最常用的血清学方法包括：补体结合试验、补体结合抑制试验、琼脂扩散试验、免疫荧光试验、酶联免疫吸附试验和中和试验等。这些方法各有优劣，在实际应用过程中常常几种方法协同采用以确诊。

（五）防制措施

国内外曾对自然感染或人工感染的马传贫病马进行了再攻毒试验。结果凡是初次人工感染后出现明显传染性贫血症状者，再攻毒后均不出现明显变化。这些试验说明，大部分耐过马、驴对再感染具有抵抗力。表明马匹对马传染性贫血病毒产生的免疫应答具有抑制病毒增殖的能力。

哈尔滨兽医研究所以驴白细胞传代病毒，至 100 代以上时，传代病毒对马的毒力明显减低。用马进行 3 次弱毒株毒力返祖试验，结果没有出现返祖现象。用同源强毒攻击，结果总保护率为 74%。说明驴白细胞传代毒具有较好的免疫原性。

（六）公共卫生影响

马传贫病毒对马属动物的危害极大，关于其对人的致病性问题有待进一步研究。但是，马传染性贫血及马传染性贫血病毒的研究成果可为人慢病毒病的发病机理和防治研究提供借鉴。

（吕茂民 章金刚）

◆ **参考文献**

殷震，刘景华 . 1997. 动物病毒学［M］. 第 2 版 . 北京：科学出版社 .

于力，张秀芳．1996. 慢病毒和相关疾病［M］．北京：中国农业科技出版社．

Balaggan KS，Binley K，Esapa M，et al. 2006. Stable and efficient intraocular gene transfer using seudotyped EIAV lentiviral vectors. J Gene Med，8（3）：275－285.

Chung C，Mealey RH，McGuire TC. 2005. Evaluation of high functional avidity CTL to Gag epitope clusters in EIAV carrier horses. Virology，342（2）：228－239.

McGuire T C. 1994. Expression of functional protease and subviral particals by vaccinia virus containing equine infectious anaemia virus gag and 5'pol genes. J Gen Virol，75：895－900.

Payne SL. 1994. Characterization of infectious molecular clones of equine infectious anemia virus. J Gen Virol，75：425－429.

Shen T，Liang H，Tong X，et al. 2006. Amino acid mutations of the infectious clone from Chinese EIAV attenuated vaccine resulted in reversion of virulence. Vaccine，24（6）：738－749.

二、牛免疫缺陷病毒感染

牛免疫缺陷病毒感染（Bovine immunodeficiency virus infection）是由牛免疫缺陷病毒引起牛的持续性淋巴细胞增生、淋巴腺病、中枢神经损害以及进行性消瘦和衰竭等多种症状，并可能干扰免疫系统的疾病。1972 年 Maaten 等首次从一头母牛的病料中分离到该病毒。当时根据该病毒粒子的形态，可引起合胞体形成和疾病症状的复杂性，称其为牛维斯纳病。1987 年 Gonda 等发现该病毒的基因结构、复制方式、生物学特性、致病机理等均与人免疫缺陷病毒（HIV）相似，而重新命名为牛免疫缺陷病毒。

（一）病原

1. 分类地位　牛免疫缺陷病毒（*Bovine immunodeficiency virus*，BIV）在分类上属反转录病毒科（Retroviridae）、慢病毒属（*Lentivirus*）、牛慢病毒群（*Bovine lentivirus* group）。

2. 形态学基本特征与培养特性　透射电镜研究表明，在感染细胞中牛免疫缺陷病毒以出芽方式释放。成熟的病毒粒子直径 110～130nm，内有一个锥状、电子致密、偏心的核衣壳。

同其他反转录病毒相比，牛免疫缺陷病毒感染的细胞宿主谱很广，可在许多种胎牛原代细胞（来自妊娠前 3 个月的胚胎组织）上增殖，包括肺、胸腺、睾丸、脾、肾、滑液膜、脉络神经丛和脑细胞。其中以原代胎牛脾细胞和原代胎牛肾细胞的产毒量最高，其还在传代细胞系，如胎牛气管上皮细胞（EB-Tr）、Madin Darby 牛肾细胞（MDBK）、犬甲状腺细胞（Cf2th）、犬骨肉瘤细胞（D-17）和兔胚胎上皮细胞上增殖。还有报道，本病毒能在其他异种细胞如源于绵羊、雪貂的细胞上生长。

病毒感染上述细胞可诱导合胞体（多核巨细胞）形成，牛免疫缺陷病毒诱导合胞体形成的能力与人免疫缺陷病毒与其他慢病毒相似。感染细胞培养液滤过后仍能引起细胞病变，但用感染的细胞接种新的细胞则可更有效地诱生合胞体形成。感染细胞在开始出现细胞病变后大约 24h，病毒增殖达到高峰。

曾有报道指出，牛免疫缺陷病毒可感染来自人白血病骨髓的成纤维母细胞（Fibroblastoid cell），并产生细胞病变，但这一结果没有被后来的试验证实；相反，很多报告证明，人胎儿的各种二倍体成纤维细胞不能被其感染，因此牛免疫缺陷病毒很可能不感染来源于人的细胞。

3. 分子生物学特征　目前已测定了几株牛免疫缺陷病毒的基因组核苷酸序列，其中 BIV127 株前病毒含有 8 960 个碱基。除含有两端的 LTR 结构，中间的 gag、pol 和 env 基因外，在 pol 和 env 开放阅读框架（ORF）处至少还有 5 种辅助基因的开放阅读框架，即 vif、tat、rev、W 和 Y，分别类似于人免疫缺陷病毒的 vif、tat、rev、vpr 和 vpu 基因。该病毒基因组中尚未发现独立的 nef 基因开放阅读框架，但在 env 开放阅读框架的 3′端有一段序列，称之为 tmx，也许能编码与 Nef 蛋白类似的蛋白。

（二）流行病学

因缺乏检测牛免疫缺陷病毒感染通用标准的诊断技术，所以对其感染的真实阳性率的检测也可能存在不确定问题。血清学调查的结果显示，阳性率在美国、法国为 4%，加拿大为 5.5%。对牛免疫缺陷病毒真实的致病性仍无定论。

牛免疫缺陷病毒自然宿主仅限于牛。病毒具有极强的细胞亲和性，患畜的血液、初乳和含完整淋巴网状细胞的牛乳可传播病毒。据报道，40%（14/35）自然感染牛免疫缺陷病毒-血清学阳性母牛产出的犊牛呈病毒阳性，而吮吸初乳前犊牛抗体水平与临床症状出现或出现次数无关。本病毒垂直传播的证据很少。

试验结果证明，山羊和绵羊对感染牛免疫缺陷病毒的细胞易感，但自然感染的证据极少，它们的血清也可转成病毒阳性，但却不能再次分离出传染性病毒。这一现象支持了慢病毒具有种属特异性的论点，种属特异性可能是由于易感宿主细胞表面的病毒受体所致。

尚无牛免疫缺陷病毒感染人的证据。

（三）对动物的致病性

牛免疫缺陷病毒感染牛常表现为淋巴增生、淋巴腺病、免疫抑制、神经症状和进行性消瘦。给未食过初乳的犊牛感染该病毒，出现白细胞增多和外周淋巴腺病，组织学上以淋巴样滤泡增生为特征。供试犊牛研究不到1年，再试验接种进行跟踪研究证实，淋巴结、皮下小淋巴结、脾、扁桃体、淋巴集结以及肠道相关组织表现为淋巴滤泡增生。长期研究的全部结果显示牛免疫缺陷病毒感染先从血液开始并逐渐蔓延到淋巴器官。

对供试患牛单核细胞研究，发现其功能下降，表现为超氧化阴离子释放减少、吞噬活性降低和趋化敏感性差。然而，另外有研究根据淋巴细胞母细胞化、中性粒细胞功能、单核细胞亚型分析判断，认为牛免疫缺陷病毒感染后只引起轻微的或未引起免疫抑制。

（四）诊断

检测 BIV 的方法很多，如琼脂凝胶免疫扩散试验、间接荧光抗体试验、免疫印迹技术、ELISA 和 PCR。

尚无用于确诊牛免疫缺陷病毒感染的通用方法，应将血清学检测法和特异性 PCR 法联合应用，对研究感染的流行病学特点是极为重要的。

（五）防制措施

目前的研究结果表明，牛免疫缺陷病毒无人与动物共患的证据。虽然 Nash 等发现在感染奶牛的奶中含有携带牛免疫缺陷病毒的白细胞，但 Moore 等通过试验证实，47℃30min 以及高温短时巴氏消毒法和低温长时巴氏消毒法均可灭活该病毒，因此认为巴氏消毒后的乳制品不会给人类带来牛免疫缺陷病毒相关的卫生问题。

（六）公共卫生影响

尚无牛免疫缺陷病毒感染人的任何证据，其对于公共卫生的影响尚不清楚。但牛免疫缺陷病毒与人类生活密切相关，作为重要的经济动物，牛的许多产品是人类重要的食物，因此对其能否感染人进行必要的流行病学调查意义重大。尚需确定该病毒是引起特定的疾病还是对养牛业经济效益有重大影响的某种疾病综合征。既要确定牛免疫缺陷病毒感染和饲养管理之间的关系，又要确定感染对生产、繁殖的淘汰率、犊牛成活力所造成的影响。

牛免疫缺陷病毒与人获得性免疫缺陷综合征病毒感染的相似性，将为人获得性免疫缺陷综合征病毒的相关研究提供借鉴。

（马玉媛　章金刚）

◆ 参考文献

耿运琪，纪永刚，刘淑红，等．1994．从我国进口奶牛及其后代中发现牛免疫缺陷病毒（BIV）的自发感染［J］．病毒学报（10）：322－326．

王书晖，熊鲲，杨怡姝，等．2002．BIV 在人源细胞 MT-4 中的活性研究［J］．中国病毒学，17（4）：354－357．

殷震，刘景华．1997．动物病毒学［M］．第2版．北京：科学出版社．

Belloc C，Polack B，Schwartz-Cornil I，et al．1996．Bovine immunodeficiency virus：facts and questions．Vet Res，27（4-

5): 395-402.

Evermann JF, Howard TH, Dubovi EJ, et al. 2000. Controversies and clarifications regarding bovine lentivirus infections. Subcommittee for the Bovine Retrovirus Committee, US Animal Health Association. J Am Vet Med Assoc, 217 (9): 1318-1324.

Gonda MA, Braun MJ, Carter SJ, et al. 1987. Characterization and molecular cloning of a bovine lentivirus related to human immunodeficiency virus. Nature, 330: 388-391.

Moore EC, Keil D, Coats KS. 1996. Thermal Inactivation of Bovine Immunodeficiency Virus. Appl Environ Microb, 62 (11): 4280-4283.

Nash, J. W, L. A. Hanson, K. S. Coats. 1995. Detection of bovine immunodeficiency virus in peripheral blood and milk derived leukocytes by polymerase chain reaction. Am. J. Vet. Res, 56: 445-449.

Van der Maaten MJ, Boothe AD, Seger CL. 1972. Isolation of a virus from cattle with persisitent lymphocytosis. J Natl Cancer lnst, 49 (6): 1649-1657.

三、山羊关节炎-脑炎

山羊关节炎-脑炎（Caprine arthritis-encephalitis，CAE）是由山羊关节炎-脑炎病毒引起的一种慢性进行性传染病，以多器官损伤为特征。成年山羊主要表现关节炎、肺炎、乳房炎等，羔山羊以脑脊髓炎为特征。

有关山羊关节炎-脑炎的最早报道见于1964年，当时称为山羊慢性淋巴细胞性多发性关节炎。1980年，Crawford等首次分离到病毒，证实其为反转录病毒并正式命名为山羊关节炎-脑炎病毒。

（一）病原

1. 分类地位　山羊关节炎-脑炎病毒（*Caprine arthritis-encephalitis virus*，CAEV）在分类上属反转录病毒科（Retroviridae）、慢病毒属（*Lentivirus*）、绵羊/山羊慢病毒亚属，为单股RNA病毒。在形态结构和生物学特性上，与绵羊的梅迪-维斯纳病毒相似。

2. 形态学基本特征与培养特性　经负染后电镜观察，关节炎-脑炎病毒粒子呈球形，直径70～120nm，囊膜表面有纤突，病毒以出芽增殖的方式在细胞表面出芽并释放。

病毒可以在胎山羊关节滑膜、肺、乳房组织的原代细胞培养物上增殖，并形成合胞体，也可在山羊睾丸细胞，绵羊胎肺细胞和角膜细胞中复制，但无细胞病变。其中病毒感染胎山羊关节滑膜所致的细胞病变见彩图8-4和彩图8-5。

山羊关节炎-脑炎病毒的装配方式具有独特性，可能通过Gag前体同时呈现C型和B/D型反转录病毒的特征。

3. 理化特性　山羊关节炎-脑炎病毒的形态和理化特性与绵羊梅迪-维斯纳病毒相似，其在蔗糖溶液中的浮密度为$1.15g/cm^3$，主要由4种结构蛋白组成，包括核心蛋白P28、P19、P16和囊膜糖蛋白gp135。

由于病毒粒子具有脆弱的脂蛋白囊膜，对多数化学灭活剂敏感，肥皂液、酚、福尔马林和次氯酸盐等都是有效的消毒剂。本病毒不耐热，56℃加热10min即可丧失感染力。而在4℃条件下可存活约4个月。

4. 分子生物学　山羊关节炎-脑炎病毒核酸为单股线状RNA，前病毒基因组全长为9 189nt，由两端的LTR、结构基因gag-pol-env以及3个小开放阅读框架构成。

LTR全长为449nt，由U_3、R和U_5组成。U_3区含有病毒RNA转录的调控序列，R区含有病毒RNA的转录起始位点。gag基因位于5'LTR之后，编码病毒的核心蛋白；pol基因位于gag基因之后，并与gag部分重叠，主要编码病毒的酶类；env基因编码一个99aa的前体蛋白，经裂解形成病毒的外膜蛋白和跨膜蛋白。

（二）流行病学

1. 传染来源　病山羊和隐性感染山羊可长期或终生带毒，均为本病的传染源。

2. 传播途径　该病毒主要通过乳汁，其次是感染羊的分泌物和排泄物如阴道分泌物、呼吸道分泌物、唾液和粪便等，经消化道和呼吸道感染。子宫内感染偶尔发生。

3. 易感动物　山羊是本病的易感动物，且无年龄、性别、品系的差别。以群养的奶山羊感染率为高，自然条件下不感染绵羊。

4. 流行特征　本病多呈地方性流行。羔羊发病有明显的季节性，多见于3～8月份，这与产羔季节（冬末或春季）有关。

5. 发生与分布　山羊的山羊关节炎-脑炎在世界上广泛存在，尤以美国、法国、澳大利亚等国山羊感染严重。1982年我国从英国进口的种羊中发现本病并分离鉴定了山羊关节炎-脑炎病毒。目前已在主要养羊地区存在，血清阳性率较高，平均达10.8%。

（三）对动物与人的致病性

1. 对动物的致病性　该病毒主要感染山羊，根据发病症状可分为4种类型。

（1）脑炎型（神经型）　脑炎型多见于2～6月龄的羔羊，但有时也见于大龄山羊。体温一般无变化，但也可见一过性轻度体温升高。初发病时，病羊羔精神沉郁、跛行，进而四肢僵硬、共济失调，一肢或数肢麻痹，横卧不起，呈游泳状，角弓反张。有的头颈歪斜和转圈运动。经半个月或更长时间死亡。耐过羊多留有后遗症。

（2）关节炎型　见于1周岁以上的羊。症状可能突然出现或非常缓慢地出现。主要见于腕关节、跗关节及膝关节和环椎棘囊。患病关节疼痛、肿大，病畜行动困难（跛行），后期则跪行、伏卧不动或由于韧带和腱的断裂而长期躺卧。有的患羊经过数年仅出现关节僵直，而有些病羊则关节很快不能活动。此型病羊体重减轻，病程的长短与病变的严重程度有关。长期倒卧病羊多由于继发感染（皮炎、脓肿、溃烂、骨髓炎）而死亡。

（3）间质性肺炎型　此型比较少见，无年龄差异。病羊呈进行性消瘦，咳嗽，呼吸困难。叩诊有浊音，听诊有湿性啰音。

（4）乳腺炎型　经常发生的是间质性乳腺炎，多见于分娩前后，表现为乳房肿大、坚硬且不能正常分泌乳汁。

2. 对人的致病性　目前尚未有人感染本病的报道。

（四）诊断

在常发地区，根据临床症状、病理变化，结合流行病学资料，一般可以作出诊断。本病的特点是山羊发病，成年羊呈现慢性多发性关节炎、渐进性肺炎，母羊伴发间质性乳房炎，羔羊发生非化脓性脑炎，抗生素治疗无效。但在新发病地区，为与类似疾病鉴别，必须进行实验室诊断。

1. 病毒的分离与鉴定　通常采取病羊关节液、滑膜或乳汁、血液白细胞等病料，接种于胎山羊关节滑膜细胞培养物，或直接用病羊滑膜细胞培养，观察有无合胞体形成；分离到病毒后，可用特异阳性血清进行鉴定，也可以电镜观察进行鉴别。

2. 血清学诊断　诊断本病的最常用方法是琼脂扩散试验、酶联免疫吸附试验。本病毒的沉淀抗体在感染后20天左右出现，2个月达到高峰。应用酶联法要比琼扩法提前3～5天检出抗体。Western-blot方法，在感染后4天就可以检出P^{28}抗体。聚乙二醇（PEG）制备的全病毒抗原用于酶联免疫吸附试验，具有快速、廉价和可靠等特点。

血清学方法在山羊关节炎-脑炎的流行病学调查中具有重要价值，而在疾病诊断时只能具有辅助性意义。

3. 分子生物学检测　PCR技术对山羊关节炎-脑炎病毒的检测具有很高的应用价值，特别适合于早期诊断。在敏感性方面，PCR较重组免疫扩散试验和ELISA更为敏感，可以从感染后1天的羔羊滑膜细胞中检出山羊关节炎-脑炎病毒。

（五）防制措施

尚无特效治疗方法。坚持对患病羊严格执行淘汰制度，以控制疾病的传播。

1. 综合性管理措施　商品羊群应加强饲养管理和卫生防疫工作，除执行定期检疫外，还应对调出和调入羊只实行严格检疫,切实防止引入传染源。

　　商品羊群防止山羊关节炎-脑炎病毒感染的措施主要是隔离和淘汰,应对羔羊从出生起就对其隔离饲养;定期对羊群进行血清学监测;鉴定并隔离羊群中的血清学阳性羊,最终淘汰血清学阳性羊。

　　2. 免疫接种　试验表明,用灭活的山羊关节炎-脑炎病毒及重组的 gp^{135} 制备的疫苗,虽能产生一定的中和抗体,但均不能抵抗病毒的攻击,这给山羊关节炎-脑炎的防控带来了许多困难。

(六) 公共卫生影响

　　山羊羔发生急性脑炎的损失比较明显,由关节炎导致的生产损失尚无评估。所有的山羊关节炎-脑炎病毒感染母羊均发生乳腺的病毒感染,成为病毒的主要传播媒介,哺乳羔羊100%发生感染。因此,该病一旦传入山羊群,将会造成重大损失。

　　近年来由于人类获得性免疫缺陷综合征的广泛流行,人们对慢病毒的研究日益深入,山羊关节炎-脑炎病毒作为慢病毒的成员,在亲缘关系上与人类免疫缺陷病毒较近,所以一直被认为是研究人类免疫缺陷病毒较理想的模型,在人类免疫缺陷病毒治疗药物的研究中有着重要作用。

(吕茂民　章金刚)

◆ 我国已颁布的相关标准

　　NY/T 577—2002　山羊关节炎-脑炎琼脂凝胶免疫扩散试验方法

　　SN/T 1171.1—2003　山羊关节炎-脑炎抗体检测方法　酶联免疫吸附试验

　　SN/T 1171.2—2003　山羊关节炎-脑炎抗体检测方法　琼脂免疫扩散试验

　　SN/T 1676—2005　山羊关节炎-脑炎病毒分离试验操作规程

◆ 参考文献

殷震,刘景华.1997.动物病毒学 [M].第2版.北京:科学出版社.

于力,张秀芳.1996.慢病毒和相关疾病 [M].北京:中国农业科技出版社.

Eltahir YM, Dovas CI, Papanastassopoulou M, et al. 2006. Development of a semi-nested PCR using degenerate primers for the generic detection of small ruminant lentivirus proviral DNA. J Virol Methods, 135 (2): 240 - 246.

Haziza B, Chauvin JP, Gluschankof P, et al. 2001. Caprine arthritis encephalitis virus: evidence for a B/D-type assembly pathway in a C-type lentivirus replication. Virology, 286 (2): 434 - 445.

Lamara A, Fieni F, Mselli-Lakhal L, et al. 2001. Efficient replication of caprine arthritis-encephalitis virus in goat granulo-sa cells. Virus Res, 79 (1 - 2): 165 - 172.

Mselli-Lakhal L, Guiguen F, Fornazero C, et al. 1999. Goat milk epithelial cells are highly permissive to CAEV infection in vitro. Virology, 259 (1): 67 - 73.

Simard C, Kibenge MT, Singh P, et al. 2001. Simple and rapid method for production of whole-virus antigen for serodiagnosis of caprine arthritis-encephalitis virus by enzyme-linked immunosorbent assay. Clin Diagn Lab Immunol, 8 (2): 352 - 356.

Trujillo JD, Hotzel KJ, Snekvik KR, et al. 2004. Antibody response to the surface envelope of caprine arthritis-encephalitis lentivirus: disease status is predicted by SU antibody isotype. Virology, 325 (1): 129 -136.

Wagter L H, Jansen A, Bleumink-Pluym N M, et al. 1998. PCR detection of lentiviral GAG segment DNA in the white blood cells of sheep and goats. Vet Res Commun, 22 (5): 355 - 362.

Zink MC, Laast VA, Helke KL, et al. 2006. From mice to macaques-animal models of HIV nervous system disease. Curr HIV Res, 4 (3): 293 - 305.

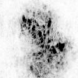

四、梅迪-维斯纳病

　　梅迪-维斯纳病(Maedi-Visna disease, MVD)是由梅迪-维斯纳病毒引起的成年羊的一种慢性致死性病毒病。病初无明显症状,该病的潜伏期很长,后期呈现进行性间质性肺炎或脑炎症状,病羊呼吸困难,衰弱,消瘦,最终死亡。由于一旦发生本病,最后都以死亡告终,对养羊业造成巨大的危害。近年来，本病在羊群中的检出率有增加的趋势，而且该病毒在许多方面与人类艾滋病病毒的相同或相似性，已成为慢病毒研究的热点之一。

（一）病原

1. 分类地位　梅迪-维斯纳病毒（*Maedi-Visna virus*，MVV）在分类上属反转录病毒科（Retroviridae）、慢病毒属（*Lentivirus*）、绵羊/山羊慢病毒亚属，为 RNA 病毒。慢病毒属中的其他亚属还包括灵长类免疫缺陷病病毒亚属、马慢病毒亚属、猫慢病毒亚属和牛慢病毒亚属等成员。

2. 形态学基本特征与培养特性　梅迪-维斯纳病毒经负染后电镜观察，可见病毒粒子直径为 80～120nm，呈球形，外被囊膜，有纤突，中央有电子密度高的核心，直径约 40nm，内含反转录酶。病毒能在绵羊脉络丛、肾或唾液腺等细胞培养物中增殖，并经常产生特征性的细胞病变。该病毒在胞质中装配，在细胞表面以出芽方式成熟。

3. 理化特性　梅迪-维斯纳病毒在蔗糖溶液中的浮密度为 $1.15～1.19g/cm^3$，在 pH7.2～7.9 最稳定。在 pH4.2 或 4.2 以下易于灭活。在 56℃经 10min 可被灭活。4℃条件下可存活约 4 个月。该病毒可被 0.04％甲醛或 4％酚及 50％乙醇灭活。对乙醚、胰蛋白酶及过碘酸盐敏感。

4. 分子生物学　核酸杂交研究证明，维斯纳病毒和梅迪病毒核酸同源性很高，而与其他哺乳动物慢病毒的核酸同源性较低。该病毒具有正股单链 RNA 基因组，基因组全长为 9 203nt，含有 3 个结构基因：gag、pol 和 env。

Gag 编码核心蛋白，虽然与 pol 部分重叠，但位于不同的开读框架之中。Pol 的 5′端编码蛋白酶，继之为反转录酶和整合酶的编码序列。在 pol 和 env 之间有一个"裂口"，称为"中央区"，含有几个小的开放阅读框架，编码与病毒复制相关的蛋白。env 基因是通读的，编码病毒的囊膜蛋白。在前病毒的两端各有一段非编码区，是长末端重复序列（LTR），全长 415nt。长末端重复序列由 U3、R 和 U5 组成，含有病毒基因表达的调节序列。

（二）流行病学

1. 传染来源　病羊是本病的传染源。

2. 传播途径　病羊终生带毒，并可随唾液、鼻汁和粪便排出体外。吸入含有病毒的飞沫、食入被病毒污染的牧草、饮水或与病羊直接接触都可引起传染，羔羊还可能通过乳汁感染。吸血昆虫也可能成为传播者，还有人推测可通过胎盘引起垂直传播。

3. 易感动物　在自然条件下，本病主要发生于绵羊，且无品种、性别之分，但据观察维斯纳病多见于 2 岁以上的绵羊，梅迪病多见于 3～4 岁的绵羊。也有山羊感染本病的报道。

4. 流行特征　本病一年四季均可发生，发病率可因地区而异。一般多在引进外来羊群之后发生，多以散发为主，在冰岛曾发生过地方性流行。

5. 发生与分布　目前本病分布很广，加拿大、荷兰、英国、法国、匈牙利、印度、澳大利亚、新西兰等国家和地区都先后发生过本病。我国于 1966、1967 年从澳大利亚、英国、新西兰等进口的种羊中均发现本病。

（三）对动物与人的致病性

1. 对动物的致病性　潜伏期很长，通常为 2～3 年以上。

（1）维斯纳病　早期症状是病羊步样不稳，在驱赶时离群落后。有的病羊步履蹒跚或摔倒。当体况变坏时，后肢轻瘫明显，一侧后肢可比另一侧后肢受害更重；因而关节不能伸展而以跗骨末端抵于地面。可见到面肌痉挛。轻瘫发展到半麻木时，患畜难以起立。体况迅速变坏，最后全身麻痹而死亡。

（2）梅迪病　早期症状是体况变坏，在运动后呼吸频率增数，发生缓慢增重的干咳，羊群转移时病羊掉队。随着病羊体况继续恶化，腹胁凹陷，呼吸困难更加明显，甚至休息时也是如此；头部可随着呼吸运动而有节奏地摇摆；鼻孔扩张，如无并发症，鼻涕较少。呼吸逐渐费力，长时卧地。如未继发细菌性肺炎，则病羊无热，其最后死亡是由于缺氧所致。另外，临床症状的出现常受应激因素如妊娠、泌乳、气候恶劣等影响。妊娠羊可能流产或产出弱羊。一些研究表明，本病毒还可引起非化脓性关节炎和硬化性间质性乳腺炎。

梅迪-维斯纳病毒感染绵羊，在其乳腺、肾及肺组织的病原检测见彩图 8-6 和彩图 8-7。

2. 对人的致病性 尚未有血清学和临床证据证明梅迪-维斯纳病毒对人具有感染性的报道。

（四）诊断

本病病程漫长，在此期间又常并发其他疾病，并且与本病相类似的疾病也很多，常给本病的诊断带来困难。所以根据临床症状、流行病学资料和剖检变化，只能作出初步诊断，确诊尚有赖于实验室检查。

1. 病毒的分离与鉴定 将患畜的肺、脾、脉络丛、淋巴结等含毒组织或器官制成的无菌悬液接种于绵羊脉络丛细胞或绵羊胎肺细胞上，经 2 周以上培养后，用特异性抗血清作中和试验来确定感染情况，或是将接毒的培养细胞制成超薄切片，在电镜下观察病毒。

2. 血清学检测 血清学诊断方法有琼脂扩散试验、间接免疫荧光技术、补体结合试验、中和试验以及酶联免疫吸附试验等。

一般来讲，酶联免疫吸附试验较为敏感，人工感染的绵羊在第 6 天就可出现阳性反应，而琼脂扩散抗体在感染后 16 天左右才能出现。中和抗体出现得更晚。补体结合抗体在感染后 2~3 周可被检出，而中和抗体则在感染后 2~3 个月才出现，这些抗体均能持续数年。酶联免疫吸附试验是最常用的检测梅迪-维斯纳病毒感染和血清抗体的方法。

3. 分子生物学检测 近年来有人应用 PCR 技术建立了特异性检测梅迪-维斯纳病毒的方法。该方法具有快速、准确、灵敏度高等特点，适于感染的早期诊断及符合大规模普查的要求。

（五）防制措施

由于对梅迪-维斯纳病毒疫苗的研究很有限，且尚无成功的疫苗问世。因此，对于该病毒感染的预防和控制，最重要的措施是限制绵羊的流动，羊群在引入新的绵羊之前必须进行血清学检查，避免从疫源地引进。同时还要加强对羊群的综合管理。

1. 综合性管理措施 加强对羊群的管理，制订完善的防治措施，有利于控制本病的传播和流行。

控制和清除梅迪-维斯纳病毒感染的措施有 4 种，包括屠宰、重建健康种群、淘汰老龄绵羊、培育遗传抗性品种。

2. 免疫接种 尚无疫苗及特效治疗方法。为了防止本病的发生，关键在于防止接触病羊，引进的种羊应来自非疫区；发生本病后，病羊应一律淘汰，病尸和污染物应销毁或用石灰掩埋，并进行消毒等一般性防治措施。

（六）公共卫生影响

由于梅迪-维斯纳病毒感染潜伏期长，呈慢性进行性发病，病程较长，常迁延数月。一旦感染该病，很难彻底清除，给养殖业造成巨大的经济损失。

梅迪-维斯纳病毒作为原型慢病毒，已有 40 多年的研究历史，其知识积累和试验积累可为其他慢病毒的研究工作提供借鉴。该病毒感染的早期症状及所造成的中枢神经系统的损伤与人免疫缺陷病毒感染的某些病变相似，且绵羊的梅迪-维斯纳病毒不感染人，可将梅迪-维斯纳病毒感染的绵羊作为动物模型，来筛选抗人免疫缺陷病毒感染的药物，以及开展致病机理的研究。

（吕茂民 章金刚）

◆ **我国已颁布的相关标准**

NY/T 565—2002 梅迪-维斯纳病琼脂凝胶免疫扩散试验方法

◆ **参考文献**

殷震，刘景华. 1997. 动物病毒学 ［M］. 第 2 版. 北京：科学出版社.

于力，张秀芳. 1996. 慢病毒和相关疾病 ［M］. 北京：中国农业科技出版社.

Capucchio M. T., Sanna E., Sanna M. P., et al. 2003. Maedi-Visna Virus Detection in Ovine Third Eyelids. J. Comp. Path，129：37-43.

Fevereiro M，Barros S，Fagulha T. 1999. Development of a monoclonal antibody blocking-ELISA for detection of antibodies against Maedi-Visna virus. J Virol Methods，81 (1 - 2)：101 - 108.

Gelmetti D，Gibelli L，Brocchi E，et al. 2000. Using a panel of monoclonal antibodies to detect Maedi virus (MV) in chronic pulmonary distress of sheep. J Virol Methods，88 (1)：9 - 14.

Ploumi K，Christodoulou V，Vainas E，et al. 2001. Effect of maedi-visna virus infection on milk production in dairy sheep in Greece. Vet Rec，27，149 (17)：526 - 527.

Ryan S，Tiley L，McConnell I，et al. 2000. Infection of dendritic cells by the Maedi-Visna lentivirus. J Virol，74 (21)：10096 - 10103.

Salvatori D，Vincenzetti S，Maury G，et al. 2001. Maedi-visna virus, a model for in vitro testing of potential anti-HIV drugs. Comp Immunol Microbiol Infect Dis，24 (2)：113 - 122.

Singh I，McConnell I，Blacklaws B. 2006. Immune response to individual maedi-visna virus gag antigens. J Virol，80 (2)：912 - 919.

Thormar H. 2005. Maedi-visna virus and its relationship to human immunodeficiency virus. AIDS Rev，7 (4)：233 - 245.

五、猴免疫缺陷病毒感染

猴免疫缺陷病毒感染（Simian immunodeficiency virus infection）又称猴嗜 T 淋巴细胞病毒 Ⅲ 型（Simian T-cell lymphotropic virus type Ⅲ）感染，是由猴免疫缺陷病毒引起的一种人与动物共患病。临床上，猴感染猴免疫缺陷病毒后，表现出全身淋巴腺病、持续性腹泻、发热、贫血及不明原因的重度机会性感染等症状；人感染猴免疫缺陷病毒后，出现抗体，但无明显的临床症状。猴免疫缺陷病毒又称猴嗜 T 淋巴细胞病毒 Ⅲ 型（STLV - Ⅲ），是猴艾滋病（Simian acquired immunodeficiency syndrome，SAIDS）的两类病原之一（另一类为猴 D 型反转录病毒）。1983 年人免疫缺陷病毒 1 型（HIV - 1）被分离，很快也从非人灵长类动物中先后发现了多株 HIV 类似的慢病毒。本病呈地方流行性，于 20 世纪 50 年代在非洲出现，并通过偶然机会传入美国和欧洲。目前，我国尚未有自然感染病例报道。

（一）病原

1. 分类地位 猴免疫缺陷病毒（*Simian immunodeficiency virus*，SIV）在分类上属反转录病毒科（Retroviridae）、慢病毒属（*Lentivirus*）、灵长类动物慢病毒群。该群还包括人免疫缺陷病毒 1 型（HIV - 1）与人免疫缺陷病毒 2 型（HIV - 2）。

基于全长基因组序列和基因功能相关性，灵长类慢病毒被分成 6 个型，分别为：①从黑猩猩（Chimpanzees）分离的 SIVcpz 和人免疫缺陷病毒 1 型（HIV - 1）；②从非洲黑脸猴（*Sooty managabey*）分离的 SIVsm 和人免疫缺陷病毒 2 型（HIV - 2）；③从不同种系非洲绿猴（African green monkeys）分离的 SIVagm；④从 Sykes's 猴分离的 SIVsyk；⑤分别从白腮猴（L'Hoest's monkeys）、Sun-tailed 猴和山魈（Mandrills）分离的 SIVlhoest、SIVsun 和 SIVmnd；⑥从黑白疣猴（*Guereza colobus*）分离的 SIVcol。除此之外，还有一些 SIVs 由于其基因组的复杂性，尚未被归入到以上 6 个基因型中。

2. 形态学基本特征与培养特性 猴免疫缺陷病毒形态与人免疫缺陷病毒相同，为典型的 C 型病毒粒子，直径约 100nm，核衣壳位于病毒粒子的中央，呈锥状（图 8 - 2）。

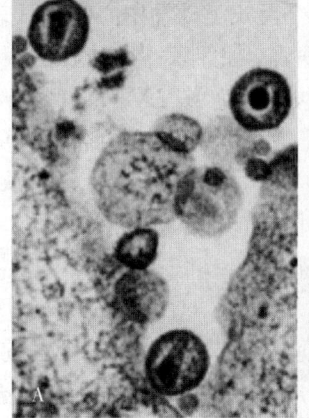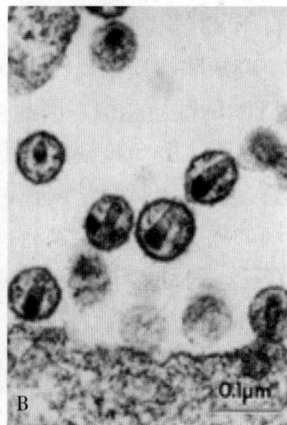

图 8 - 2 电镜下猴免疫缺陷病毒颗粒（A）和人免疫缺陷病毒颗粒（B）

（引自 www. cnprc. ucdavis. edu，经 California National Primate Research Center 授权）

囊膜上有短的纤突,病毒粒子从细胞膜上出芽释放,与释放过程同步完成成熟过程。

猴免疫缺陷病毒可在人 T 淋巴细胞系 H9 和 Hut - 78 中生长,形成融合性巨细胞,释放游离病毒,在培养液中可检测到反转录酶,可用此培养物制备抗原。

3. 分子生物学特征 猴免疫缺陷病毒基因组中,除含有 gag、pol、env 基因外,还有 rev、tat、nef、vif、vpr 等基因,但没有 HIV - 1 所含的 vpu 基因,个别病毒(如 SIVagm)还缺乏 vpr 基因。

从恒河猴分离的多株猴免疫缺陷病毒与从非洲灰脸猴分离的 SIVsmm 的核苷酸序列相似,因此有人推测恒河猴的病毒是源于非洲灰脸猴的 SIVsmm。SIVmac 与 HIV - 1 和 HIV - 2 核苷酸的同源性分别为 50% 和 80%。从恒河猴分离的 SIVmac、从灰脸猴分离的 SIVsmm 与从人分离的 HIV - 2 彼此之间差别不大,它们可能来源于同一祖先病毒,近年才从一种动物传至另一种动物。但从非洲绿猴分离的 SIVagm、从非洲山魈(巨型狒狒)分离的 SIVmnd 与 HIV - 2 的同源性较低。

SIVagm、SIVmnd 与人的 HIV - 1 和 HIV - 2 的同源性差异几乎相等,说明猴免疫缺陷病毒在非洲绿猴等动物中已存在了相当长一段时间。

4. 理化特性 如同其他反转录病毒一样,猴免疫缺陷病毒对热、脂溶剂(如氯仿)、去污剂和甲醛敏感,蛋白酶能够去除病毒粒子表面的部分糖蛋白而使其丧失感染性,但对紫外线的抵抗力较强。

(二)流行病学

1. 传染来源与传播途径 猴免疫缺陷病毒的自然传播途径可能与人免疫缺陷病毒相同,主要通过猴子之间的厮打、亲昵接触和性接触而传播,也有母婴传播的可能性,污染的器械、用具可以传递病毒,而偶然的接触对本病的传播意义不大。人工感染试验中,通过注射或阴道接种,能够复制出猴艾滋病。病猴的精液和血液中可排出病毒,而尿液、唾液、汗液、粪便等不能检出病毒。

2. 易感动物 猴免疫缺陷病毒的自然宿主为非洲绿猴和非洲黑脸猴,目前已分离到多个毒株,包括 SIVmac、SIVagm、SIVsmm、SIVmne 等。这些毒株对其自然宿主无致病性,但试验感染恒河猴均能诱发猴艾滋病,并引起严重疾病和死亡。

3. 流行特征 在自然条件下,猴免疫缺陷病毒对其自然宿主并不致病或者致病较为轻微,但却起到病毒保存、传递和繁衍的作用。迄今该病毒在自然猴群中如何散播及其流行病学特征的观察资料甚少。

猴对猴艾滋病的易感性存在种间差异,亚洲品种猴易感,而非洲品种猴不易感,其易感性无性别差异。

4. 发生与分布 1983 年美国几个灵长类动物中心饲养的亚洲恒河猴群中出现多起表现为慢性消耗性疾病、严重感染导致死亡的病例,由于该病的临床症状与人的艾滋病较为相似,因此被称为猴艾滋病。自 1985 年以后,美国 5 个灵长类动物中心陆续从表现为艾滋病症状的恒河猴体内分离到一种明显具有免疫缺陷性质的反转录病毒,此种病毒与当时被称为 HTLV - Ⅲ(人 T 淋巴细胞嗜性病毒Ⅲ型,即 HIV)的性质相似,因此被命名为 STLV - Ⅲ(猴 T 淋巴细胞嗜性病毒Ⅲ型)。1986 年 HTLV - Ⅲ 被统一正名为人类免疫缺陷病毒,STLV - Ⅲ 亦更名为猴免疫缺陷病毒。

通过血清流行病学调查,该病呈地方流行性,并认为早在 20 世纪 50 年代就已经在非洲出现,美国和欧洲的猴艾滋病可能是通过偶然机会从非洲传入的。

(三)对动物与人的致病性

1. 对动物的致病性

(1)自然感染病例 早期无特殊临床表现,死亡前数周病猴出现精神不振、食欲废绝和间歇性腹泻等临床症状。腹泻持续 1~3 周,用抗生素治疗无效。全身淋巴结肿大,尤腋下和腹股沟淋巴结最常受累。试验接种 3 周即可以出现外周淋巴结病。病猴发热达 39.5℃以上,慢性消瘦,体重减轻大于 10%。贫血、红细胞压积容积小于 30%。猴免疫缺陷病毒还可以侵袭中枢神经系统,发生脑炎和/或脑膜炎。多数病猴发生皮疹,部分病猴还发生皮肤纤维瘤。呼吸系统亦常受侵袭,表现为肺炎、间质性肺炎,有的伴发卡氏肺囊虫感染。此外,还常累及心血管系统、肌肉骨骼系统以及泌尿系统等。

（2）人工感染病例　根据试验感染恒河猴的症状，可分为三个阶段。

1）急性期　发生于静脉接种后2～3周，以血浆病毒血症、淋巴细胞相关病毒血症和瞬间血细胞减少为特征。临床上表现为发热、淋巴结肿大、腹泻、斑疹、厌食和精神不振。当猴免疫缺陷病毒特异性抗体产生后，血浆病毒血症消失，受感的猴进入临床潜伏期。

2）潜伏期　其持续时间变化不定，数月或数年，临床无明显表现，但循环中CD4+ T淋巴细胞数持续下降，淋巴增生、缺失，淋巴结构进行性破坏。在此期间猴免疫缺陷病毒特异性抗体应答逐渐增强。

3）艾滋病阶段　CD4+ 淋巴细胞严重缺失，淋巴组织中的滤泡和副皮质缺失。再现血浆病毒血症，在淋巴和非淋巴组织中广泛出现病毒抗原和前病毒DNA，针对猴免疫缺陷病毒抗原，特别是Gag抗原的抗体缺失，此时伴有各种机会性感染，如巨细胞病毒、分支杆菌以及卡氏肺囊虫，在临床上表现为体重下降、腹泻、神经症状等。

2. 对人的致病性　美国疾病控制与预防中心两名从事猴免疫缺陷病毒抗体制备的试验人员在接触该病毒后感染，其中一人是在试验中被污染针头刺伤感染，另外一名患有皮肤炎的工作人员在处理猴免疫缺陷病毒感染的血液制品时，因为没有戴手套而感染。病人感染后，约3个月血清中出现抗体，但未表现出明显的临床症状。随后两年对感染者的血液进行监视发现抗体水平下降，但从患者体内未分离到任何病毒，用PCR方法也未检测到病毒核酸。

猴免疫缺陷病毒的不同毒株间抗原关系密切，但也存在差异。猴免疫缺陷病毒与人艾滋病的病原——HIV-2在血清学、免疫学和限制性酶切图谱上均呈现一定的相关性。HIV-2感染病人的血清可与猴免疫缺陷病毒的主要膜抗原gp160和gp120以及主要核心抗原P_{55}和P_{24}起反应；HIV-2的P_{24}单克隆抗体能免疫沉淀猴免疫缺陷病毒感染细胞的裂解物中的P_{24}。在病毒蛋白的N末端，猴免疫缺陷病毒与HIV-2有90%氨基酸序列是等同的。因此，将猴免疫缺陷病毒作为人艾滋病的病原研究模型较理想。

（四）诊断

初步诊断猴艾滋病的依据是临床表现，包括全身淋巴腺病、持续性腹泻、发热、贫血、不明原因的重度机会性感染等；病理学变化，包括淋巴组织增生（早期）或萎缩（晚期）；实验室检查，表现为白细胞减少、T细胞数下降、T4/T8比值下降甚至逆转、淋巴细胞增殖能力降低等，总蛋白下降、γ球蛋白减少等。确诊则须进行病毒学和血清学检查。

1. 病毒分离　分离病毒的最好材料是可疑猴的血液、脾脏。取可疑病猴的外周淋巴细胞、血清或脾淋巴细胞，与人肿瘤T细胞系HUT-78或人T细胞共同培养，经12～18天测定培养液中的反转录酶活性。在感染的HUT-78细胞中，高水平的反转录酶活性可持续3个月以上。分离反转录病毒时可通过电镜观察、核酸杂交、PCR等方法检测。

2. 血清学检测　检测和诊断猴免疫缺陷病毒感染的常用血清学方法有ELISA、间接免疫荧光试验、免疫印迹试验等。ELISA应用较多，敏感性较高，主要用于猴群病毒感染的普查，但易出现假阳性，其结果需经免疫印迹等确证，免疫印迹主要用于猴艾滋病的确诊。

（五）防制措施

猴艾滋病的预防控制，主要在于消灭传染源，切断传播途径，所以要加强检疫，发现猴免疫缺陷病毒感染猴，应迅速隔离，及时扑杀。

为控制猴艾滋病和研制人免疫缺陷病毒疫苗，对猴免疫缺陷病毒的疫苗进行了较多研究。已知SIVagm、SIVmac、SIVsmm、SIVmne对原宿主不致病，因此可以考虑用它们来制备活疫苗。试验证实，用SIVmac作为疫苗，静脉接种猴后，可产生Env蛋白抗体，并呈现一过性病毒血症。用100～1 000倍的100%猴感染剂量的猴免疫缺陷病毒攻毒，267～304天后，3只疫苗接种猴均未出现临床症状，其后2只仅出现轻微的血小板和淋巴细胞减少，而4只未免疫猴于攻毒后38～227天均发展成为猴艾滋病。全病毒灭活疫苗3次肌内接种后，猴可产生中和抗体，6只免疫猴在静脉攻毒后，未发展成为持续性病毒血症，攻毒后 8 个月仍保持临床正常，而 6 只对照猴有 5 只发展成为病毒血症，4 只表现出猴艾滋病症状，2 只死于攻毒后 10 周和 8 个月。猴免疫缺陷病毒 Env 蛋白重组痘苗病毒免疫猴子也可产生中和抗体。总的说来，猴免疫缺陷病毒疫苗有一定的免疫效果，但距临床应用还有比较长的距离。

（六）公共卫生影响

1985 年，从猕猴属恒河猴分离到第一株猴免疫缺陷病毒（SIVmac），进而常把它作为猴免疫缺陷病毒的原型毒株。由于该病毒的形态、理化学特性、分子生物学特性和致病机制均与 HIV 十分相似，且 SIVmac、SIVmne 和 SIVsmm 人工感染恒河猴均可引起猴艾滋病，所以 SIV-SAIDS 是 HIV-AIDS 最相近的实验动物模型，该模型可用于人艾滋病的流行病学、发病机理、抗病毒药物筛选、治疗和免疫预防等方面的研究。

（马玉媛　章金刚）

◆ **我国已颁布的相关标准**

　　GB/T 14926.62—2001　实验动物　猴免疫缺陷病毒检测方法

◆ **参考文献**

丛喆，涂新明，蒋虹，等．2005．PCR 技术在猴免疫缺陷病毒（SIV）感染模型中的应用［J］．中国实验动物学报，13（2）：84-87．

田克恭．1991．实验动物病毒性疾病［M］．北京：农业出版社．

涂新明，吴小闲，丛喆，等．1994．猴免疫缺陷病毒（SIV）分离鉴定方法的实验研究［J］．中国实验动物学报，2（1）：38-42．

王用楫．1995．猴免疫缺陷病毒和艾滋病［J］．微生物学通报，22（4）：232-235．

殷震，刘景华．1997．动物病毒学［M］．第 2 版．北京：科学出版社．

张守印．1992．动物艾滋病及其相关病［J］．兽医大学学报，12（1）：99-108．

Amara RR，Patel K，Niedziela G，et al. 2005. A combination DNA and attenuated simian immunodeficiency virus vaccine strategy provides enhanced protection from simian/human immunodeficiency virus-induced disease. J Virol，79：15356-15367.

Amara RR，Villinger F，Altman JD，et al. 2001. Control of a mucosal challenge and prevention of AIDS by a multiprotein DNA/MVA vaccine. Science，292：69-74.

Benveniste RE，Arthur LO，Tsai CC，et al. 1986. Isolation of a lentivirus from a macaque with lymphoma：comparison with HTLV-III/LAV and other lentiviruses. J Virol，60（2）：483-490.

Daniel MD，Letvin NL，King NW，et al. 1985. Isolation of T-cell tropic HTLV-III-like retrovirus from macaques. Science，228（4704）：1201-1204.

Gardner MB. 2003. Simian AIDS：an historical perspective. J Med Primatol，32（4-5）：180-186.

Hirsch VM，Dapolito G，Goeken R，et al. 1995. Phylogeny and natural history of the primate lentiviruses，SIV and HIV. Curr Opin Genet Dev，5（6）：798-806.

Hu SL. 2005. Non-Human Primate Models for AIDS Vaccine Research. Curr Drug Targets Infect Disord，5（2）：193-201.

Koff WC，Johnson PR，Watkins DI，et al. 2006. HIV vaccine design：insights from live attenuated SIV vaccines. Nat Immunol，7（1）：19-24.

Murphey-Corb M，Martin LN，Rangan SR，et al. 1986. Isolation of an HTLV-III-related retrovirus from macaques with simian AIDS and its possible origin in asymptomatic mangabeys. Nature，321（6068）：435-437.

六、猫免疫缺陷病毒感染

　　猫免疫缺陷病毒感染（Feline immunodeficiency virus infection）是由猫免疫缺陷病毒引起猫的免疫缺陷性传染病。1986 年 Pederson 等首次从具有免疫缺陷综合征的病猫体内分离到一种未知的病毒，其病毒学特性与人免疫缺陷病毒相近，所引起的猫艾滋病（FAIDS）与人艾滋病（AIDS）相似。该病毒可在 T 细胞内增殖并杀伤 T 细胞，故最初被称为猫嗜 T 淋巴细胞病毒（FTLV）。1988 年 Yamamoto 等建议将该病毒命名为猫免疫缺陷病毒。最近，在美国发现 FIVpco（Feline immunodeficiency virus specific to cougars）可感染狮子、非洲豹、兔狲（*Ctocolobus manul*，一种小型野猫）等野生动物。

（一）病原

1. 分类地位 猫免疫缺陷病毒（*Feline immunodeficiency virus*，FIV）又称猫嗜 T 淋巴细胞病毒（*Feline T-cell lymphotropic virus*，FTLV），在分类上属反转录病毒科（Retroviridae）、慢病毒属（Lentivirus）、猫慢病毒群（*Feline lentivirus* group）。

2. 形态学基本特征与培养特性 猫免疫缺陷病毒粒子呈球形或椭球形，直径 105～125nm，核衣壳呈棒状或锥形，偏心。从感染细胞的细胞膜上出芽释放。

猫免疫缺陷病毒可在体外感染猫 T 淋巴细胞、单核巨噬细胞和脑细胞。常用于病毒增殖的猫成 T 淋巴细胞系有 FL74、3201、MYA-1 和 Fel-039。Tokunaga 等认为，MYA-1 对所测试的几株病毒均敏感，可用于病毒的分离、滴定和中和试验。猫免疫缺陷病毒感染细胞后可产生明显的细胞病变，其特征为合胞体细胞形成、细胞中出现空泡和细胞崩解。MYA-1 细胞感染猫免疫缺陷病毒后发生细胞凋亡。某些猫免疫缺陷病毒毒株在持续性感染猫白血病病毒的 Crandell 猫肾细胞（CRFK）、猫成淋巴细胞（FL74）上增殖时，病毒滴度很高，但不产生明显的细胞病变。猫免疫缺陷病毒感染骨髓细胞的免疫细胞化学检测见彩图 8-8。

3. 分子生物学特征 目前已经测定了几株猫免疫缺陷病毒的全部或部分基因组核苷酸序列。前病毒 DNA 基因组长约 9.5kb，长末端重复序列（LTR）长 355bp。gag 基因长 1 350bp，编码核心蛋白前体（49.5kDa），推测该蛋白前体可被水解为 15kDa 的基质蛋白（MA）、24kDa 的衣壳蛋白（CA）和 10kDa 的核衣壳蛋白（NA）。pol 基因（3.37kb）与 gag 基因的 3' 端部分重叠，通过核糖体移位，最后表达产生 Gag-Pol 多聚蛋白。pol 基因编码水解酶（PR）、反转录酶（RT）、脱氧尿苷三磷酸酶（DU）和整合酶。env 基因编码囊膜表面蛋白（SU）和穿膜蛋白（TM），这两种蛋白约有 20 个糖基化位点。糖基化后，囊膜表面蛋白的分子量为 120kDa，穿膜蛋白为 42kDa。除了 gag，pol 和 env 三个主要开放阅读框架外，猫免疫缺陷病毒还含几个类似人类免疫缺陷病毒的小开放阅读框架，编码调节蛋白如 Rev、Vif 等。基因组中在相当于 HIV tat 基因的位置上，猫免疫缺陷病毒有一个称作 "A" 的小开放阅读框架，与人类免疫缺陷病毒的 Vpr 功能相近。虽然灵长类动物慢病毒的 Tat 可增加病毒 mRNA 的转录水平，但在猫免疫缺陷病毒中还没有发现具有可提高病毒 mRNA 转录活性的物质。开放阅读框架 A 也不是猫免疫缺陷病毒在猫 T 成淋巴细胞系内复制的必需基因。

猫免疫缺陷病毒不同毒株间核苷酸序列有差异，但差别不及人类免疫缺陷病毒毒株间那么大。大部分差异分布在 env 基因中，而且 env 基因中变异的核苷酸也不是随机分布的，而多发生于被保守区分隔形成的可变区内。对比猫免疫缺陷病毒和其他慢病毒的核苷酸和推测的氨基酸序列，可以看出其更接近于马传染性贫血病毒，与其他慢病毒包括灵长类动物的慢病毒的距离较远。

4. 理化特性 如同其他反转录病毒一样，猫免疫缺陷病毒对热、脂溶剂（如氯仿）、去污剂和甲醛敏感，蛋白酶能够去除病毒粒子表面的部分糖蛋白而使其丧失感染性，但对紫外线的抵抗力较强。

（二）流行病学

1. 传染来源与传播途径 目前对猫免疫缺陷病毒的传播机制了解甚少，已知病毒可经唾液排出，唾液中的病毒滴度较高。试验研究显示含毒唾液可经皮下、肌肉、腹腔或静脉接种而感染易感猫，并在接种后很快就能从血液和唾液中分离出病毒。所以，一般认为猫与猫的打斗、咬伤为本病的主要传播途径。在群养猫中可以水平传播，但比较少见。一般的接触、共用饲槽和睡窝不能传播本病，也很少经性交传播。母猫与仔猫之间可发生垂直传播。

FIVpco 在美洲狮群中主要经由垂直感染，Roman Biek 等人的研究结果表明，超过半数的幼狮在出生时已经感染，由于幼狮初生后 1～2 年内仍随同母狮生活，这样感染的概率更大。同时，FIVpco 也可以通过狮群间的殴斗、性交等途径水平传播。

2. 易感动物　猫免疫缺陷病毒与其他慢病毒一样，具有严格的宿主特异性。不能感染犬、小鼠、绵羊和人，从事病毒研究和养猫的一些工作人员中也未能查到抗体。在非洲，FIVpco可感染狮子、非洲豹；在亚洲，FIVpco可感染兔狲；在美洲，FIVpco可以感染美洲狮。

3. 流行特征　世界各地健康猫群的猫免疫缺陷病毒抗体阳性率略有差异，通常为1％～15％，但在澳大利亚曾报告过26％的阳性率。其抗体的广泛分布说明，此病毒在猫中已存在了很长时间。多次调查表明，成年猫中抗体较常见，以5岁以上猫的血清阳性率最高。公猫的抗体阳性率比母猫高两倍，群养猫的阳性率高于单养者，杂种猫高于纯种猫，野猫高于室内家养猫。

4. 发生与分布　血清学、流行病学调查研究表明，猫免疫缺陷病毒感染流行广泛，其感染率在不同国家有所不同，健康猫群和有病猫群的感染率分别为1％～15％和3％～44％。日本和美国进行追溯性血清学调查，发现1986年收集的样品中有部分血清呈阳性，表明该病毒并不是在近几年才出现的，至迟在1986年就已存在了。

Roman Biek等人1997—2001年共采集美国西部52头野生美洲狮血清样品，用PCR方法检测FIVpco的衣壳蛋白基因（env）和聚合酶蛋白基因（pol），发现FIVpco感染率高达58％，美洲狮感染无性别差异，但年长的美洲狮子阳性率更高。猫免疫缺陷病毒与FIVpco env基因同源性仅为39％；依据以上两段基因，可将FIVpco分成两个不同的基因型，在病狮群中同时发现两种基因型。该研究小组调查结果表明，env和pol基因每10年基因变化在1％～3％，并证实FIVpco已经适应美洲狮。

（三）对动物与人的致病性

猫免疫缺陷病毒感染的潜伏期很长，因此自然病例主要见于中、老龄猫。和人艾滋病一样，感染可造成猫的免疫功能低下，使其更易遭受各种病原，其中包括病毒、细菌、真菌和寄生虫的侵袭，抗生素治疗在大多数情况下只能缓解症状而不能根治疾病。感染猫免疫缺陷病毒后的常见症状是发热、慢性口腔炎、严重牙龈炎、慢性上呼吸道病、消瘦、淋巴腺病、贫血、慢性皮肤病、慢性腹泻和神经症状等。仔细检查可发现很多病猫患有眼疾。曾有过原发性神经系统失常的报道，还有证据证明猫免疫缺陷病毒可能与猫的肿瘤发生率增高有关。

由于野生的美洲狮和非洲豹在野外生存，活动范围较大，因此无法观察到感染FIVpco后的临床症状，但其临床表现应类似于猫感染猫免疫缺陷病毒。在世界各地的动物园内尚未发现美洲狮或非洲豹感染FIVpco。

尚无关于人感染猫免疫缺陷病毒或FIVpco的相关报道。

（四）诊断

确诊猫艾滋病主要靠病毒分离和抗体检测。病毒分离的最好样品是1mL或稍多的肝素抗凝血。室温条件下，病毒在该样品中可存活1天左右，如将血样立即与3倍的细胞培养液混合，则有利于血细胞存活，可提高病毒的分离成功率。

抗体检测通常是用ELISA、免疫斑点试验、免疫荧光法、免疫印迹试验等。

另外，通过免疫细胞化学方法也可检测感染猫骨髓细胞中的猫免疫缺陷病毒（彩图8-8）。

（五）防制措施

猫艾滋病的治疗主要是控制继发感染和缓解临床症状，外科治疗可减轻慢性口腔炎和牙龈炎。皮质类固醇有助于缓解全身症状，但只有短期效果。一些正在研究或用于治疗艾滋病的药物，对细胞培养中的猫免疫缺陷病毒也有抑制作用。

美国和日本的研究者发现，接种了包含2种亚型的猫免疫缺陷病毒灭活疫苗的猫显示出可抵抗多种病毒亚型的感染，包括未含在疫苗内的亚型毒株。Pu及其同事使用FIV_{PET}（A亚型）和FIV_{SHI}（D亚型）开发出疫苗，该疫苗使5只猫中的4只可抵抗低剂量的FIV_{BAN}异源性毒株（B亚型）的攻击，同时也可抵抗同源性FIV_{PET}株中等剂量的攻击。而单一亚型疫苗则只能使5只猫中的1只得到保护。用双亚型疫苗接种的猫产生了广泛的抗猫免疫缺陷病毒抗体，这些动物同时还显示特异性 γ-干扰素活性升高。研究者认为，双亚型疫苗接种的猫产生广谱的体液和细胞免疫应答，能保护猫抵抗体内衍生性同源和异源性猫免疫缺陷病毒亚型培养物的攻击。基于这一研究成果，2002 年美国上市了第一株猫免疫缺陷病毒疫苗 Fel-O-Vax® FIV。然而，目前诊断猫免疫缺陷病毒感染一般仅依赖病毒特异性抗体的检出，由于接种疫苗后会产生抗体，因此无法确定接种猫是否感染猫免疫缺陷病毒，接种疫苗究竟是有益还是有害有待进一步评价。

（六）公共卫生影响

虽然尚未发现猫免疫缺陷病毒感染人引起发病，但有报道从接触猫的人体中检出抗体，这就不能排除其感染人的可能性，尤其对那些患有免疫缺陷疾病的饲养者。由于猫与人类关系密切，因此开展猫免疫缺陷病毒与人的公共卫生学研究具有重要的现实意义。

除非人灵长类动物外，感染猫免疫缺陷病毒的猫可能是与人类免疫缺陷病毒感染最接近的动物模型，可作为评价人类获得性免疫缺陷综合征治疗方法的动物模型。携带治疗性基因的猫免疫缺陷病毒病毒载体将来可能会成为基因治疗的一个良好策略。

（马玉媛　章金刚）

◆ 参考文献

殷震，刘景华. 1997. 动物病毒学 [M]. 第 2 版. 北京：科学出版社.

Benneet M. 1992. A brief review：feline immunodeficiency virus. Br Vet J，148：399 - 412.

Boretti FS，Leutenegger CM，Mislin C，et al. 2000. Protection against FIV challenge infection by genetic vaccination using minimalistic DNA constructs for FIV env gene and feline IL - 12 expression. AIDS，14：1749 -1757.

Burkhard MJ，Dean GA. 2003. Transmission and immunopathogenesis of FIVin cats as a model for HIV. Curr HIV Res，1：15 - 29.

Gemeniano MC，Sawai ET，Sparger EE. 2004. Feline immunodeficiency virus Orf-A localizes to the nucleus and induces cell cycle arrest. Virology，325：167 - 174.

Hosie MJ，Flynn JN，Rigby MA，et al. 1998. DNA vaccination affords significant protection against feline immunodeficiency virus infection without inducing detectable antiviral antibodies. J Virol，72：7310 - 7319.

Ishida T，Washizu T，Toriyabe K，et al. 1989. Feline immunodeficiency virus infection in cats of Japan. J Am Vet Med Assoc，194：221 - 225.

Kanzaki LI，Looney DJ. 2004. Feline Immunodeficiency Virus：a Concise Review. Front Biosci，9：370 - 377.

Natoli E，Say L，Cafazzo S，et al. 2005. Bold attitude makes male urban feral domestic cats more vulnerable to feline immunodeficiency virus. Neurosci Biobehav Rev，29：151 - 157.

O'Neil LL，Burkhard MJ，Hoover EA. 1996. Frequent perinatal transmission of feline immunodeficiency virus by chronically infected cats. J Virol，70：2894 - 2901.

Pedersen NC，Ho E，Brown ML，et al. 1987. Isolation of a T lymphotropic virus from domestic cats with an immunodeficiency-like syndrome. Science，235：790 - 793.

Pu R，Coleman J，Omori M，et al. 2001. Dual-subtype FIV vaccine protects cats against in vivo swarms of both homologous and heterologous subtype FIV isolates. AIDS，15：1225 - 1237.

Richards JR. 2005. Feline immunodeficiency virus vaccine：Implications for diagnostic testing and disease management. Biologicals，33：215 - 217.

Uhl EW，Heaton-Jones TG，Pu R，et al. 2002. FIV vaccine development and its importance to veterinary and human medicine：a review FIV vaccine 2002 update and review. Vet Immunol Immunopathol，90：113 -132.

Willett BJ，Flynn JN，Hosie MJ. 1997. FIV infection of the domestic cat：An animal model for AIDS. Immunol Today，18：182 - 189.

Yamamoto JK，Hohdatsu T，Olmsted RA，et al. 1993. Experimental vaccine protection against homologous and heterologous strains of feline immunodeficiency virus. J Virol，67：601 - 605.

第四节　泡沫病毒属病毒所致疾病

猴泡沫病毒感染

猴泡沫病毒感染（Simian foamy virus infection）是由猴泡沫病毒引起且常不产生临床症状的一种人与动物共患性感染。在非人灵长类动物中感染率非常高，动物常呈持续性感染，不产生任何临床症状或病理损伤。该病毒常严重污染猴肾细胞培养物，影响疫苗的生产和质量。已证实猴泡沫病毒也可通过种间传播感染人，人感染后呈隐性，无任何临床症状。自从 Rustigian 等于 1955 年首次在猴肾细胞培养物中分离到 SFV-1 以来，目前猴泡沫病毒已有 11 种不同血清型。本病呈地方流行性，主要分布在非洲、美洲和亚洲森林地区。我国猴群中感染率也较高，但尚未出现人感染的病例。

（一）病原

1. 分类地位　猴泡沫病毒（*Simian foamy virus*，SFV）在分类上属反转录病毒科（Retroviridae）、泡沫反转录病毒亚科（Spumaretrovirinae）、泡沫病毒属（*Spumavirus*）。该病毒是一种古老的灵长动物反转录病毒，与其宿主共同进化了 3 000 万～4 000 万年。反转录病毒科下设正反转录病毒亚科（Orthoretrovirinae）和泡沫反转录病毒亚科。其中，致瘤病毒和慢病毒是人类和多种动物疾病病原，受到人们高度关注。对于近些年来出现的泡沫反转录病毒亚科成员，由于尚未证实此类病毒感染人或动物引起相关疾病，因此相关研究较少。

泡沫病毒在自然界中广泛存在，有着广泛的宿主范围，目前已经从人、非人灵长类、牛、海狮、猫、仓鼠等动物体内分离到该类病毒。其中，非人灵长类动物泡沫病毒经中和试验分为 11 个血清型。

2. 形态学基本特征与培养特性　猴泡沫病毒为单股正链 RNA 病毒，电镜下病毒粒子呈圆形，直径 100～140nm，致密的病毒核心位于粒子的中央，直径 30～50nm，病毒粒子外有囊膜，囊膜上有直径 5～15nm 长的纤突。基因组大小为 13kb，末端丰富，结构复杂、易变。病毒基因在逆转录后 DNA 拷贝被插入宿主的染色体中，其基因组都是从 5′—3′ 的 Gag-Pol-Env 以二聚体形式被装配在病毒粒子中。在基因组中，Gag、Pol、Env 为成熟具感染性的病毒必备成分，其中 Pol 编码逆转录酶；Gag 编码病毒壳蛋白；Env 编码囊膜糖蛋白。病毒基因与宿主细胞基因整合，复制传代，持续终生。

猴泡沫病毒可以很容易地从感染动物的唾液及外周血淋巴细胞中分离到，在兔肾细胞、犬胸腺细胞（Cf2Th）、BHK-21 细胞、原代猴肾细胞、人胚肾细胞等许多不同的哺乳动物细胞系上培养并产生典型的细胞病变，病毒在细胞单层上融合产生合胞体、呈泡沫样病变。也有研究表明，有些细胞系如淋巴细胞系、单核细胞系在受泡沫病毒感染后不产生细胞病变，而呈低水平感染和持续感染状态。

3. 理化特性　猴泡沫病毒的浮密度为 1.16g/cm³，对氯仿、乙醚敏感，在 pH3.0 或 56℃ 加热 30min 条件下可丧失活性。本病毒无血凝活性，不能凝集非洲绿猴、豚鼠、绵羊、兔和人的红细胞。无转化特性，不能转化动物细胞。

（二）流行病学

1. 传染来源　猴泡沫病毒在猴群中的感染率非常高，有研究报道在成年动物中感染率为 70%～100%，感染猴、大猩猩、非洲大狒狒是传染的主要来源。现已证实猴泡沫病毒可跨越种间屏障从非人灵长类动物感染人，但尚无证据表明其可在人间传播。

2. 传播途径

（1）动物的传播途径　猴泡沫病毒在野生灵长动物中的流行、传播机制尚不明确。在捕获的成年非人灵长类动物中，超过 70% 感染过该病毒，这表明其在非人灵长类动物中可能通过近距离接触传播。有研究报道，感染动物的口腔黏膜中存在大量的病毒 RNA，有迹象显示病毒可能通过感染动物的血液、唾液和其他体液传播。Fabian H. Leendertz 等人研究表明，猴泡沫病毒也可通过猎食系统引起种间传播，如野生大猩猩和疣猴这两种不同的动物有各自特异的病毒株，大猩猩可通过猎食疣猴，导致这两株不同的病毒在大猩猩体内共同感染。

Weimin Liu 等流行病学调查显示，成年大猩猩的感染率明显高于婴儿及未成年大猩猩的感染率，动物间感染以水平传播为主。在动物个体内病毒与抗体同时长期存在，通过 Western-blot 检测方法证实，感染猴泡沫病毒的黑猩猩和人血浆及黏膜分泌液中抗体以 IgG 为主，提示 IgG 介导的体液免疫在被感染的人和黑猩猩的免疫应答中占主导地位。

（2）人的传播途径 目前仍无证据表明猴泡沫病毒可通过人与人亲密接触或者垂直传播。流行病学调查结果显示，人与感染该病毒的非人灵长类动物的血液、唾液或其他体液直接接触可能会被感染（譬如被感染猴咬伤或抓伤）。

加拿大国家公共卫生机构反转录病毒实验室首次发现猴泡沫病毒可通过输血在非人灵长类动物之间传播，理论上为人通过输血传播提供了可能，但美国疾病控制与预防中心和亚特兰大红十字会对输过被猴泡沫病毒感染者血液的人进行检测，结果为阴性，目前尚未有足够的证据表明人可以通过输血感染猴泡沫病毒。

在美国，采集感染猴泡沫病毒工人的配偶血样进行检测，结果显示，他们的配偶并没有遭受感染，Sara Calattini 等在喀麦隆进行的一项调查显示，确诊感染猴泡沫病毒的被调查者的配偶及其孩子没有遭受感染，进一步说明该病毒不易通过性或亲密接触传播。最近，研究者主要的观点为人猴泡沫病毒感染是无致病性的终端感染。

3. 易感动物

（1）自然宿主 非人灵长类动物是猴泡沫病毒的天然宿主。大部分灵长类动物包括原猴亚目（Prosimians）、新世纪猴（New world monkeys）、猿（Apes）及旧世纪猴（Old world monkeys）均可被感染，不同种的动物携带各自特定的（Species-Spcific）毒株。Switzer WM 等研究表明，亲缘关系相近的灵长类动物体内分离到的猴泡沫病毒毒株亲缘关系也很相近，病毒与宿主共同进化了 3 000 万～4 000 万年。目前已从黑猩猩、狒狒、非洲绿猴、恒河猴、爪哇猴、蜘蛛猴等动物的脑、肾、肺和外周血等组织中检出猴泡沫病毒。

（2）实验动物 将猴泡沫病毒人工感染猴、成年大鼠和雏鸡均未见有任何临床表现。将 SFV-1 通过静脉和鼻腔接种新西兰兔，可产生非灵长类动物感染症状，其中鼻腔接种效果较好，通过饲喂和饮水途径接种，供试兔不能感染。兔感染猴泡沫病毒后，病毒分布与猴体内类似，主要分布在脾脏、肺脏、肝脏、肾脏、唾液腺中，脑中病毒滴度较低，各组织器官带毒期可达 264 天。感染早期还可从血液中分离到病毒，但不能从尿液中分离到。静脉接种供试猴 9～10 天后产生抗体，40 天后从血液中可分离到病毒，感染期间动物血清中病毒中和抗体滴度较高。

4. 流行特征 对于野生非人灵长类动物猴泡沫病毒感染的流行病学调查资料匮乏，其流行病学调查主要局限于非人灵长类实验动物群。本病无明显季节性。在对西非喀麦隆、加纳等国家野生非人灵长类动物猴泡沫病毒感染的流行病学调查中发现，捕获的 27 只大猩猩有 5 只感染；11 只山魈有 9 只感染。Weimin Liu 等通过采集分析非洲近赤道附近 25 个大猩猩聚居群的 700 个粪便样本，结果表明其感染率在 44%～100%，由此可见，猴泡沫病毒在野生非人灵长类动物中广泛流行，并引起持续感染。人的猴泡沫病毒感染通常与职业暴露有关，有调查结果表明，感染在人体内可持续 26 年之久。

5. 发生与分布 猴泡沫病毒感染主要在非洲、美洲和亚洲森林地区呈地方性流行。自 1954 年 Eders 和 Peebles 首次报道了猴肾细胞培养物被猴泡沫病毒污染产生的细胞病变后，相继在非人灵长类动物组织中分离到多株不同的病毒。Rustigian 等于 1955 年首次在猴肾细胞培养物中分离到 SFV-1；Johnston 于 1961 年从猴中分离到 SFV-2；Stiles 于 1964 年从猴肾细胞中分离到 SFV-3；Johnston 于 1969 年从南美松鼠猴中分离到 SFV-4；另外，从 Galago 猴中分离到 SFV-5；从黑猩猩组织中分离到 SFV-6 和 SFV-7；从蜘蛛猴脑组织中分离到 SFV-8；随后其他几株猴泡沫病毒也从狒狒和黑猩猩体内分离出来，目前已知有 11 种不同血清型的猴泡沫病毒。

1971 年从肯尼亚一名患鼻咽癌的病人分离到第一株泡沫病毒，1978—1980 年对该病毒进一步分析表明，该病毒是猩猩 SFV-6 的变异株，暗示了人可以感染 SFV。随后，在动物园管理者或动物看管者体内陆续检测到源自非洲绿猴、狒狒、短尾猿以及黑猩猩的猴泡沫病毒毒株，他们通过职业暴露导致感染，调查结果还发现工作人员感染猴泡沫病毒的概率远高于感染猴免疫缺陷病毒、猴 T 淋巴细胞白血病病毒和猴 D 型逆转录病毒。近期对非人灵长类动物的密切接触者（如兽医、动物管理人员、动物中心人员）的研究表明，血清学阳性率为 1.8%～4.3%。

美国和喀麦隆的研究人员对生活在非洲中部森林地区与野生非人灵长类动物的血液和体液接触过的 1 100 位猎人调查发现，他们中有 10 人感染了猴泡沫病毒，这是首次发现人在自然条件下感染该病毒，这 10 位猎人都曾通过猎杀等活动接触过大猩猩、山魈和长尾猴等动物的体液，而且从调查结果看，这种感染在某些人群中可能比较普遍。2005 年印尼巴厘岛出现亚洲第一例人感染猴泡沫病毒病例。

在我国，赵玫等于 1988 年研究证实，恒河猴肾组织培养细胞中猴泡沫病毒的检出率为 11.36%，在猴群中抗体阳性率高达 88.12%，与 1971 年至 1975 年相比，1981—1985 年间分离阳性率增长 9.79 倍，表明猴泡沫病毒在猴群中广泛存在，呈上升趋势，且成年猴检出率是幼龄猴的 12.04 倍。任丽虹等 2001 年通过 PCR 检测我国 158 例猴血体内猴泡沫病毒感染情况，结果阳性率高达 34.2%，表明我国猴群中有较高的感染。

（三）对动物与人的致病性

1. 对动物的致病性 猴泡沫病毒在自然感染动物宿主体内虽有免疫应答，但无任何临床症状或病理损伤，可引起动物的持续性感染。猴泡沫病毒之所以对感染动物不致病，可能与古老的宿主-病毒共同进化相关。Shannon M Murray 等人于 2008 年进行的一项研究显示，泡沫病毒 RNA 的复制主要是在口腔黏膜上皮细胞分化的晚期阶段进行的，这也可能是泡沫病毒为什么不致病的原因。Rustigian 等人于 1955 年将猴肾细胞培养物中的猴泡沫病毒人工感染猴、兔、鸡和鼠未见任何临床表现。Johnston 于 1964 年通过皮内注射兔感染猴泡沫病毒，唯一可见病变就是在注射部位存在炎症和坏死。人工接种鼠也无任何临床症状，但可从试验感染动物体内多个组织器官中分离到病毒。

2. 对人的致病性 人泡沫病毒（HFV）原型首次于 1971 年从肯尼亚患者体内分离，系统进化树分析表明，人泡沫病毒基因序列最接近于黑猩猩猴泡沫病毒，随后有多例人感染猴泡沫病毒的报道，但所有感染者都临床健康。

近期，也有研究者认为猴泡沫病毒本身对人无致病性，但可改变其他病毒的感染性，也就是说，如果一个人同时暴露于猴泡沫病毒和其他有囊膜病毒，感染就会和第二种有囊膜病毒非常相似。理论上，本病毒能增强人对人免疫缺陷病毒、人乳头瘤病毒等病毒的感染性。最近在喀麦隆有一例人免疫缺陷病毒 1 型（HIV-1）及猴泡沫病毒共同感染的报道，如它能引起 HIV-1 更大的致病性，这可能有重要的意义。

（四）诊断

1. 动物的临床诊断 猴泡沫病毒在非人灵长类动物中常呈隐性感染，感染动物不产生任何临床症状或病理损伤，须结合实验室诊断才能确诊。

2. 人类的临床诊断 人感染后也无任何临床症状，须结合实验室诊断才能确诊。

3. 实验室诊断 可通过电镜观察、病毒分离培养、PCR、Western-blot、放射免疫沉淀试验、间接免疫荧光抗体试验等进行实验室诊断。如在细胞培养物中出现泡沫样或多核样巨细胞样病变，则怀疑为猴泡沫病毒感染。PCR 技术由于其快速、安全且具有较高敏感性和特异性等优点被广泛应用，任丽虹等人建立了检测猴血中猴泡沫病毒基因的 PCR 方法。在分析动物猴泡沫病毒感染状况和检测生物制品污染时，应适当结合运用各种检测方法进行综合评估。

（五）防制措施

1. 动物的防制措施 由于猴泡沫病毒可严重污染猴肾细胞培养物及其他生物制品，应加强供试猴的监测和筛选，对阳性猴予以隔离，避免与健康猴的接触，以免影响供试猴的质量及疫苗的生产。

2. 人的防制措施 人类感染多通过与猴泡沫病毒感染猴接触传播，如被猴抓伤、咬伤或存在皮肤伤口等而感染。专家指出，包括艾滋病在内的多种疾病最初都是在狩猎过程中从灵长类动物传染给人类的，因此必须对丛林狩猎加以严格限制。到动物园参观应尽量避免与猴进行密切接触，以防被抓伤或咬伤，研究人员应做好个人防护，并对实验动物及来源于猴的生物制品进行猴泡沫病毒筛选，能有效降低人员感染风险。

（六）公共卫生影响

恒河猴作为一种重要且昂贵的实验动物，常用于科研及疫苗生产。因此，对猴泡沫病毒的研究及监测更显重要。由于猴泡沫病毒在猴群中感染率较高，因此，对该群体中病毒的检测及分子流行病学的研究，建立一套科学的诊断、预防和控制体系，对大规模人工饲养具有重要的理论意义和实践意义。鉴于近年来对猴泡沫病毒的研究进展，世界卫生组织第 49 次生物标准化专家委员会会议对脊髓灰质炎疫苗规程做出明确补充，指出用于疫苗生产的猴肾细胞应是来自隔离猴群泡沫病毒抗体阴性的猴体。猴泡沫病毒可以从感染者外周血淋巴细胞中分离出，理论上就有可能通过血液制品在人与人之间传播，目前虽未有确切证据证实，但应对此予以重视。反转录病毒极易发生突变，导致基因组出现多样性突变种，该科的猴免疫缺陷病毒正是通过黑猩猩适应变异后发展成人类免疫缺陷病毒，引起了人的人类获得性免疫缺陷综合征。虽然迄今为止尚未发现猴泡沫病毒引起人类相关疾病，但隐性感染者带毒可长达十几甚至几十年。随着猴泡沫病毒在动物体内和人体内的进化，一旦引起人类疾病，后果将不堪设想，因此我们应该给予高度关注。

（张剑锐　田克恭）

◆ 参考文献

高一彤，曲京华，赵玫.2006.灵长类泡沫病毒的调查研究及现状［J］.医学动物防制，22（3）：183.

栗景蕊，贺争鸣.2009.猴泡沫病毒研究进展［J］.实验动物科学，26（1）：41-44.

唐东杰，代解杰.1999.泡沫病毒的研究进展［J］.中国实验动物学杂志，9（1）：53-57.

田克恭.1991.实验动物病毒性疾病［M］.北京：农业出版社：409-411.

Brooks JI, Merks HW, Fournier J, et al. 2007. Characterization of blood-borne transmission of simian foamy virus. Transfusion, 47 (1)：162-170.

Engel G, Hungerford LL, Jones-Engel L, et al. 2006. Risk assessment：A model for predicting cross-species transmission of simian foamy virus from macaques (M. fascicularis) to humans at a monkey temple in Bali, Indonesia. Am J Primatol, 68 (9)：934-948.

Fabian H. Leendertz, Florian Zirkel, et al. 2008. Interspecies Transmission of Simian Foamy Virus in a Natural Predator-Prey System. Journal of Virology, 82 (15)：7741-7744.

Hussain A I, N. Wolfe, et al. 2003. Screening for simian foamy virus infection by using a combined antigen Western blot assay：evidence for a wide distribution among Old World primates and identification of four new divergent viruses. Virology, 309：248-257.

James E. Cummins, Jr, Roumiana S. 2005. Boneva, William M. Switzer, et al. Mucosal and Systemic Antibody Responses in Humans Infected with Simian Foamy Virus. Journal of Virology, 79 (20)：13186-13189.

Khan AS, Kumar D. 2006. Simian foamy virus infection by whole-blood transfer in rhesus macaques：potential for transfusion transmission in humans. Transfusion, 46 (8)：1352-1359.

Lisa Jonesengel, Gregory A Engel, Raphael viscidi, et al. 2006. Temple Monkeys and Health Implications of Commensalism, Kathmandu, Nepal. Emerging Infectious Diseases, 12 (6)：900-906.

Sara Calattini, Edouard Betsem A. 2007. Betsem, Alain Froment, et al. Simian Foamy Virus Transmission from Apes to Humans. Rural Cameroon Emerging Infectious Diseases, 13 (9)：1314-1320.

Shannon M. Murray, Louis J. Picker, Michael K. Axthelm, et al. 2008. Replication in a Superficial Epithelial Cell Niche Explains the Lack of Pathogenicity of Primate Foamy Virus Infections. Journal of Virology, 82 (12)：5981-5985.

Switzer WM, Salemi M, Shanmugam V, et al. 2005. Ancient co-speciation of simian foamy viruses and primates. Nature, 434：376-380.

Weimin Liu, Michael Worobey, Yingying Li, et al. 2008. Molecular Ecology and Natural History of Simian Foamy Virus

Infection in Wild-Living Chimpanzees. PLoS Pathogens, 4 (7): e1000097.

William M. Switzer, Vinod Bhullar, Vedapuri Shanmugam, et al. 2004. Frequent Simian Foamy Virus Infection in Persons Occupationally Exposed to Nonhuman Primates. Journal of Virology, 78 (6): 2780 - 2789.

Wolfe ND, Switzer WM, Carr JK, et al. 2004. Naturally acquired simian retrovirus infections in central African hunters. Lancet, 363: 932 - 937.

第九章　呼肠孤病毒科病毒所致疾病

第一节　正呼肠病毒属病毒所致疾病

马六甲病毒感染

马六甲病毒感染（Melaka virus infection）是由马六甲病毒引起的一种人与动物共患病。临床上，蝙蝠可能为马六甲病毒的储存宿主，对其致病性尚不明确；人感染马六甲病毒后，出现发热与急性呼吸道疾病等症状。

马六甲病毒是 2006 年发现的一种新呼肠病毒，病毒分离自一患有急性呼吸道疾病、发热的病人，本病目前仅有一篇报道，相关研究有待进一步深入。

（一）病原

1. 分类地位　马六甲病毒（*Melaka virus*，MelV）在分类上属呼肠孤病毒科（Reoviridae）、正呼肠病毒属（*Orthoreovirus*）、内尔森海湾病毒（*Nelson Bay reovirus*，NBV）群。序列分析表明与分离于果蝠的 *Pulau virus*（PulV）亲缘关系最近。马六甲病毒和 PulV 刺激机体产生的抗体具有明显的交叉保护性。

2. 形态学基本特征与培养特性　马六甲病毒无囊膜，近似球形，直径约 74nm。具有内、中、外三层衣壳，每层均为 20 面体对称（图 9-1）。基因组为线状双股 RNA，大小为 23kb。基因组 RNA 分为 10 个节段，大节段 3 个（L1～L3），中节段 3 个（M1～M3），小节段 4 个（S1～S4），S1 为多顺反子。正呼肠病毒的正链 RNA5′末端序列高度保守具有遗传标记特征，马六甲病毒该区域序列位于 5′GCUUwA（w＝U 或 A），与 Pulau 病毒和内尔森海湾病毒完全相同。

马六甲病毒可在 MDCK、Vero、Hep-2、C6/36 等多种传代细胞上生长繁殖，并引起感染细胞合胞体病变（图 9-2、彩图 9-1）。其在 Vero 细胞上免疫荧光试验见彩图 9-2。

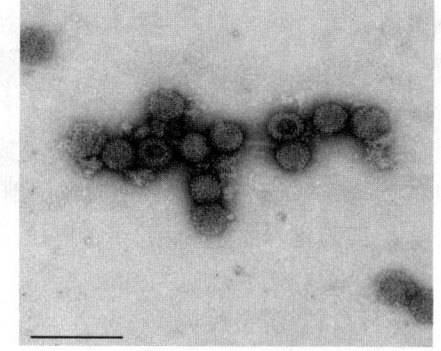

图 9-1　马六甲病毒颗粒（负染，标尺＝200nm）

[引自 PNAS，104（27），Kaw Bing Chua，Gary Crameri，Alex Hyatt，et al，A previously unknown reovirus of bat origin is associated with an acute respiratory disease in humans，11 424-11 429，Copyright（2005）National Academy of Sciences，USA，经 PNAS 授权]

（二）流行病学

截至 2008 年 12 月人感染马六甲病毒仅见于 Chua 等人的一篇报道，报道中关于该病的流行病学情况描述如下：2006 年 3 月，马来西亚马六甲一 39 岁男子，看电视时家中飞入一只蝙蝠，盘旋几分钟后飞走，1 周后该男子出现发热、咳嗽、咽痛、皮肤红疹等症状，该男子已婚共育有 5 个孩子（2～12 岁），在其发热后的第 6 天和第 7 天分别有一个孩子发热，都表现出精神不振，症状持续 1 天，但无咳嗽、咽痛等症状。该男子的妻子处于怀孕后期，未表现任何相关症状，并在之后生下一健康婴儿。对该家庭成员血液抗体检测发现，该男子、其妻子和

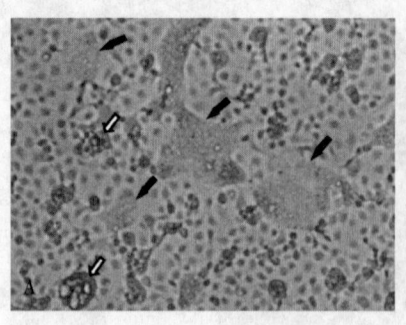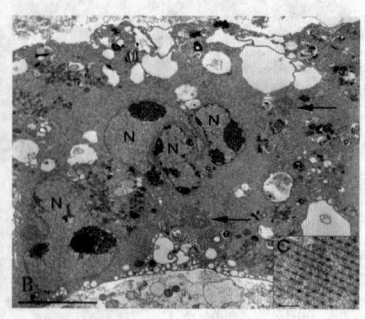

图 9-2 马六甲病毒感染 MDCK 和 Vero 细胞

A. 感染的 MDCK 细胞形成两种形态合胞体：贴壁形态（实心箭头）和脱落
形态（空心箭头） B. 马六甲病毒感染 Vero 细胞，可见细胞核（N）和病毒次
晶排列（paracrystalline array，箭头）（未显示包含体）（标尺＝5μm） C. 病毒
次晶排列放大（标尺＝200nm）

（引文及授权同图 9-1）

两个发病孩子的马六甲病毒抗体为阳性，而其他孩子抗体阴性。

根据以上情况，结合基因组特点，研究者认为马六甲病毒来源于蝙蝠，并可以通过人-人途径传播。

Chua 等，对 2001—2002 年采集自马来西亚 Tioman 岛的 109 份志愿者血清（原用于内尔森海湾病毒血清学监测）进行了抗体检测，发现 13％的血清样品为马六甲病毒和 Pulau 病毒中和抗体阳性，可见病毒在马来西亚部分地区感染较为普遍。2007 年，Luna 等用 Chua 等描述的 RT-PCR 方法，对欧洲 225 名患有呼吸道疾病的婴儿的咽拭子（样品中的 12.66％为呼吸道合胞体病毒阳性），进行马六甲病毒核酸检测，结果均为阴性。

（三）对动物与人的致病性

1. 对动物的致病性 不明。

2. 对人类的致病性 根据 Chua 等的描述，潜伏期 6～7 天，症状有发热、咳嗽、咽痛以及与发热相关的头痛、肌肉痛、倦怠、虚弱、食欲下降等。发热及发热相关症状持续 4 天，发热消退后身体不适持续近两周。

（四）诊断

1. 临床诊断 有接触蝙蝠的历史或与接触蝙蝠后发热的人接触的历史，出现发热或呼吸道症状，具备上述情况者为可疑，在可疑的基础上如果咽拭子病原检测阳性则可以确诊。

2. 实验室诊断 采集患者的咽拭子进行病毒分离和 RT-PCR 检测，亦可采集病人不同感染时期的血清进行抗体检测。

（五）防制措施

采取合理的方法驱赶居所附近的蝙蝠，避免接触蝙蝠，对于感染者应及时进行隔离治疗。

（六）公共卫生影响

近十年来以蝙蝠为储存宿主的人与动物共患病毒如亨德拉病毒、尼帕病毒、梅那哥病毒、澳大利亚蝙蝠狂犬病毒等给人类和动物造成了极大危害，其中尼帕病毒在一次流行中就造成了 100 多人死亡和上百万头猪被捕杀。由于蝙蝠除生活于野外还生活于人类居住区，使得该类病毒的控制十分困难。马六甲病毒是新近发现的又一种可能源于蝙蝠的病毒，与早期分离于蝙蝠的呼肠病毒内尔森海湾病毒（1968）和 Pulau 病毒（1999）不同，马六甲病毒对人有明显的致病作用，具有人与动物共患、致人呼吸系统疾病、人-人途径传播等重大传染病的部分特点，因此对人类的潜在危害巨大。目前马六甲病毒临床感染病例报告共有 3 例，但血清流行病学调查显示部分地区（马来西亚）人群的感染率很高。由于该病毒发现晚，研究资料少，随着研究的深入人们对其公共卫生意义将会有更为充分的认识。

（赵　婷）

◆ **参考文献**

陆承平.2001. 兽医微生物学［M］.第 3 版.北京：中国农业出版社：204-212.

Chant K，Chan R，Smith M，et al. 1998. Probable human infection with a newly described virus in the family Paramyxoviridae. The NSW Expert Group. Emerg Infect Dis，4（2）：273-275.

Chua KB，Bellini WJ，Rota PA，et al. 2000. Nipah virus：a recently emergent deadly paramyxovirus. Science，288（54700）：1432-1435.

Chua KB，Crameri G，Hyatt A，et al. 2007. A previously unknown reovirus of bat origin is associated with an acute respiratory disease in humans. Proc Natl Acad Sci USA，104（27）：11424-11429.

McCormack JG. Hendra，Menangle，Nipah viruses. 2000. Aust N Z J Med，30（1）：9-10.

Schildgen V，Rungeler E，Tillmann R.，et al. 2008. Absence of Melaka-virus in European children with respiratory disease. J Clin Virol，42（3）：295-296.

第二节　环状病毒属病毒所致疾病

一、环状病毒感染

　　环状病毒感染（Orbivirus infection）是由环状病毒引起并由节肢动物传播的一种虫媒病毒性人与动物共患病。环状病毒是以蜱、蠓、蚊等吸血昆虫作为传播媒介的一类虫媒病毒，其典型特征是在被感染的细胞胞质内形成特异的管型结构。该属病毒在病毒分类上含 12 个亚属，重要成员包括非洲马瘟病毒、蓝舌病病毒，此外还有鹿流行性出血热病毒、马脑炎病毒、Palyam 病毒和茨城病病毒等，可在多种脊椎动物与节肢动物体内繁殖，能引起人与动物感染发病。我国在 1988 年首次从云南蚊虫中分离出环状病毒，1995 年在西藏部分地区检出该病毒抗体阳性人群，1998 年福建也首次检出环状病毒感染者。表明环状病毒不仅感染动物，也感染人群，极有可能是我国新发现的一种分布广泛的、重要的人与动物共患病病原因子。本病的流行呈季节性，主要流行于热带与亚热带地区，目前感染国家已达 30 多个。

　　（一）病原

　　1. 分类地位　环状病毒（Orbivirus）在分类上属于呼肠孤病毒科（Reoviridae）、环状病毒属（Orbivirus），为双股 RNA 病毒。

　　2. 形态学基本特征　环状病毒粒子具双层衣壳，外层衣壳不明显，为模糊的丛毛状，内层衣壳为二十面体对称，直径 68~80nm，核衣壳直径 54~60nm。核心由 32 个大型壳粒组成。病毒粒子的相对分子质量为 15×10^6。环状病毒属大多数病毒基因组含有 10 个双链 RNA 片段，可编码 7 种结构多肽和 3 种非结构多肽。在同一血清群中每一片段均有保守的末端序列。保守序列的作用尚不清楚。环状病毒感染敏感细胞后，可在胞质内形成直径约 50nm 的管状结构与包含体，通过细胞膜出芽或细胞崩解而被释放到胞外。

　　3. 理化特性　环状病毒对乙醚有部分抵抗力，对热和 pH 酸性敏感，大部分成员可在节肢昆虫和脊椎动物体内繁殖。

　　（二）流行病学

　　国内对环状病毒的调查研究开始于 20 世纪 80 年代后期，由于没有开展全国性的调研，对该属病毒及其所引起的人、畜疾病了解还不多。国外在 20 世纪初即已发现动物间疫情，近年来取得较大研究进展。

　　1. 传染来源　患病或带毒的主要宿主动物如绵羊、牛、山羊和野生反刍动物等是主要的传染源。

　　2. 传播途径　主要由蜱类、蠓、虱、蚊、虻、白蛉等叮咬昆虫作为传播媒介的一种非接触性虫媒病毒病，偶可经胎盘感染。

　　3. 易感动物　多种脊椎动物均可感染环状病毒，但环状病毒属各成员的易感动物也有所不同，如蓝舌病病毒主要感染绵羊，野生反刍动物中鹿较易感染，而牛和山羊易感性较低；非洲马瘟病毒主要感染马、骡，驴有一定的抵抗力，犬和雪貂因食用患马肉亦可致病，在羊体内也能分离到病毒，而斑马几乎不感染，人感染后表现为脑炎、脉络丛视网膜炎等；鹿流行性出血热病毒主要感染鹿，在牛体内也分离到病毒；马脑炎病毒只感染马；茨城病病毒感染动物似乎仅限于牛；Palyam病毒目前仅感染牛。

4. 流行特征　此病的传播媒介为昆虫，所以该病流行与气候、地理等因素直接有关。当环境因素有利于蜱、蠓、蚊等叮咬昆虫生长繁殖，加上有病畜和易感动物存在时，就可能引起疫病传播。

5. 发生与分布　目前，发现人与动物间感染的国家已达30多个。国内在云南、西藏、福建等地均已发现人或动物的感染，感染主要是在8月份、9月份库蠓活动季节。区域流行概率为热带＞亚热带＞温带。

（三）对动物与人的致病性

环状病毒主要感染动物，对畜牧业影响较大，感染人的病例不多，且致死率也并不高。

1. 对动物的致病性　环状病毒属的重要致病成员有蓝舌病病毒、非洲马瘟病毒、鹿流行性出血热病毒、马脑炎病毒、*Palyam virus* 和茨城病病毒等。蓝舌病是绵羊的主要传染病之一，特征表现为发热、口鼻黏膜充血、口腔溃疡、跛行、蹄炎、消瘦，死亡率高达95%，尤其羔羊的损失大。自然感染潜伏期3～7天，人工感染为2～15天。牛、山羊及其他反刍动物也会感染本病，但症状较轻，死亡率也低。

非洲马瘟是马属动物的一种急性或亚急性传染病，呈地方性和季节性流行，起源于非洲南部，现已蔓延到非洲、南欧、中东地区，我国未曾发现。随着对外贸易的加强，该病传入的压力逐渐增大，应当引起一定重视。马、骡、驴是该病的主要感染者，其中以马最易感，以发热和皮下结缔组织与肺水肿以及内脏出血为特征，死亡率因病型而不同，严重暴发时高达90%，但一般不超过25%～30%。自然感染潜伏期约为3～10天，试验感染潜伏期为5～7天。

鹿流行性出血热是美国、加拿大及非洲等地鹿的一种致死性流行病，导致鹿出血性发热，严重的呈休克症状、黏膜和浆膜出现多处出血水肿，继而昏迷死亡。曾在日本的一次牛蓝舌病样品中分离到一株病毒，因而认为牛也是病毒宿主。潜伏期约6～8天。

牛茨城病又名类蓝舌病，症状类似于蓝舌病，仅在日本有发病报道。茨城病病毒理化特性与蓝舌病病毒相似，且与鹿流行性出血热病毒有共同抗原，似乎仅感染牛。

Palyam病与牛流产及繁殖异常有关，导致积水性无脑及小脑发育不全，在日本、南非及澳大利亚有发现。

2. 对人的致病性　环状病毒对人的致病性表现为对神经系统损害，引起的损害包括脑部病变（病毒脑、脑梗塞、脑膜脑炎、脑膜炎、中风等）、神经损害（神经炎、末梢神经炎、面瘫等、肢端麻痹）、皮肤损害（发热、皮疹）等。

（四）诊断

1. 动物临床诊断　动物感染环状病毒的诊断应结合临床症状和实验室检测结果综合判断。如蓝舌病病毒的实验室诊断包括：①病毒分离培养用急性发热期病畜的红细胞，破碎后释放病毒，接种鸡胚或Vero细胞，分离毒株。②抗体检测，方法有补体结合、荧光抗体和琼脂扩散试验等。

2. 人的临床诊断　依据流行病学、临床症状及实验室结果进行综合判断。

（1）流行病学　发病前1个月内有昆虫叮咬史（以蜱类为主，还有蠓、虱、蚊、白岭等）。患者居住地存在本病自然疫源地。

（2）临床表现　早期症状包括发热、头疼、疲乏、全身肌肉酸痛，类似感冒样症状，皮肤有叮咬痕迹或出现红斑、皮疹、溃口。中、晚期以神经系统损害为主，主要有脑部病变（病毒脑、脑梗塞、脑膜脑炎、脑膜炎、中风等）、神经损害（神经炎、末梢神经炎、面瘫等、肢端麻痹）、皮肤损害（发热、皮疹）等。

（3）实验室诊断

1）病毒分离　将血液样品接种敏感细胞分离出病毒，并进行鉴定。

2）血清学诊断　主要有补体结合试验、间接免疫荧光试验、中和试验、空斑减少中和试验、酶联免疫吸附试验等。IgM 抗体阳性或 IgG、IgM 抗体同时阳性，表明患者处于环状病毒感染的急性期或再次感染的发作期，体内存在病毒。

（五）防制措施

1. 预防　针对环状病毒传播的特点，从传播媒介、传播途径及宿主入手进行预防。①消灭减少叮咬昆虫的传播是预防本病的关键措施，做好环境卫生，清理杂草水沟等，消除蜱、蠓、蚊等的滋生地。②切断传播途径，减少人和动物被叮咬的几率。③控制传染源，一旦发现病畜或带毒家畜，应按照国家有关规定及时予以处理，防止病毒扩散。④针对动物，可以接种相应的疫苗进行预防；针对人群，目前尚无疫苗用于预防，在流行地区流行季节，疫源地的人员主要是做好个人防护，避免被昆虫叮咬，以及开展有关环状病毒防治知识的宣传教育等，一旦发现异常及时到医院就诊。

2. 治疗　人群感染环状病毒病，目前无特效疗法，一般采用支持疗法和对症疗法，维持患者的热量、水和电解质平衡。并发感染者一般需使用抗生素，呼吸衰竭者应用呼吸中枢兴奋剂，充分给氧，或上呼吸机、气管切开等。

动物感染目前也无特效疗法，应参照国家有关规定予以扑杀处理，对有特殊价值的动物，应立即对其隔离，防止疫情扩散。

（六）公共卫生影响

国内有学者认为环状病毒可能是我国新发现的一种分布很广泛的、危害很严重的人与动物共患病病原，但进一步的研究还在进行中，因此对于公共卫生方面的意义还有待观察。

（洪　光）

◆ **参考文献**

陆承平 . 2001. 兽医微生物学［M］. 第 3 版 . 北京：中国农业出版社 .

潘亮，黄祥瑞，陈娟 . 1999. 福建发现辛德毕斯病和环状病毒病感染者［J］. 中国人兽共患病杂志，15（5）.

殷震，刘景华 . 1985. 动物病毒学［M］. 第 2 版 . 北京：科学出版社 .

W. A. 黑根，D. W. 布隆纳尔 . 1988. 家畜传染病［M］. 第 7 版 . 北京：农业出版社 .

二、克麦罗沃病毒感染

克麦罗沃病毒感染（Kemerovo virus infection）是由克麦罗沃病毒引起的一种人与动物共患病。人经由带毒蜱叮咬感染，临床症状主要表现为脑炎和脑膜炎。灵长类动物也可感染该病毒，其临床症状与人类相似。

（一）病原

1. 分类地位　克麦罗沃病毒（*Kemerovo virus*，KEMV）在分类上属于呼肠孤病毒科（Reoviridae）、环状病毒属（*Orbivirus*）。该病毒有许多亚型，常见的亚型包括：克麦罗沃病毒（伯利亚分离）、鄂霍茨克病毒（*Okhotskiy virus*）、特里贝克病毒（*Tribec virus*，斯洛伐克分离）、切努达病毒（*Chenuda virus*，埃及和南非分离）、瓦德梅达尼病毒（*Wad-Medani virus*，苏丹、马来西亚、牙买加、印度和巴基斯坦分离）、莫诺湖病毒（*Mono Lake virus*，美国分离）、瓦桥病毒（*Huacho virus*，秘鲁分离）、兔合胞体病毒（*Rabbit syncytium virus*）、*Broadhaven virus*、*Essaouira virus*、*Kala Iris virus*、*Lipovnik virus*、*Nugget virus*、*Mircha virus*、*Wexford virus*、*Mill Door virus* 和 *Great island virus* 等。

以上病毒归属于 3 个病毒血清群：切努达病毒血清群（包括切努达病毒、*Essaouira virus*、莫诺湖病毒、瓦桥病毒、*Kala Iris virus*）、*Great island virus* 血清群（包括 *Broadhaven virus*、*Great island virus*、克麦罗沃病毒、*Lipovnik virus*、*Mill Door virus*、*Nugget virus*、鄂霍茨克病毒、特里贝克病毒、*Wexford virus*）和瓦德梅达尼病毒血清群（包括瓦德梅达尼病毒）。

2. 形态学基本特征与培养特性　该组病毒粒子呈二十面体对称，有囊膜，直径 60～68nm，基因组为双股 RNA，分成 10 个节段，分子量为（0.4～2.5）$\times 10^6$Da。

病毒在鸡胚成纤维细胞中培养可产生明显细胞病变，乳鼠对该病毒敏感，脑内接种可引起神经胶质细胞和神经元的进行性损伤。猴丘脑内接种后有轻度发热和中枢神经系统炎症。其中，兔合胞体病毒可以引起一些细胞系产生合细胞体，该病毒在 MA104 细胞和 BHK-21 细胞系中可引起明显的细胞病变。

3. 理化特性 克麦罗沃病毒对热敏感，当温度超过 40℃时，病毒感染力开始下降，65℃30min 可将其灭活。其中，特里贝克病毒对酸和碱特别敏感。Mircha 病毒对乙醚和去氧胆酸钠具有一定的抵抗力。

（二）流行病学

1. 传染来源 克麦罗沃病毒曾从很多种蜱中分离出来，带毒蜱是该病毒重要的传染来源。目前，尚未发现该病毒可在动物间水平传播。

2. 传播途径 克麦罗沃病毒都是经蜱传播的。克麦罗沃亚型病毒曾从全沟硬蜱和箆子硬蜱分离出来。在中欧，特里贝克病毒曾从箆子硬蜱中分离出来。特里贝克病毒也曾从罗马尼亚的有点血蜱（*Haemaphysali punctata*）中分离出来。苏联曾从丘列尼岛的海鸟硬蜱（*Ixode putus*，又称纯洁硬蜱）中分离出奥霍特斯基病毒（*Ochotskij virus*）。其他种的病毒分离自草兔钝缘蜱（*Ornithodoros capensis*）、海鸟硬蜱、赫曼锐缘蜱（*Argas hermanni*）、微小牛蜱（*Boophilus microplus*）、迟钝钝缘蜱（*O. ambtus*）、库雷锐缘蜱（*A. cooleyi*）、血红扇头蜱（*Rhipicephalus sanguineus*）、璃眼蜱（*Hyalomma* spp.）和卡金花蜱（*Amblyomma cajennense*）等。

3. 易感动物

（1）自然宿主 除病人外，克麦罗沃病毒还曾从自然感染的野兔、山羊和牛体内分离出来。野生鸟类（主要是鹱属）中抗体阳性率较高，目前已从南极暴风鹱（*Fulmarus glacialis*）、海鸬鹚（*Phalacrocorax pelagicus*）、海鸦（*Uria aalge*）、黄脚银鸥（*Larus cachinnans*）等野生鸟类中分离到该组病毒。

（2）实验动物 克麦罗沃病毒可试验感染乳鼠、猴等实验动物。

4. 流行特征 本病多流行于气候炎热多雨、蜱类活动频繁的夏秋两季，多呈地方性流行。

5. 发生与分布 克麦罗沃病毒首次于 1962 年从苏联西伯利亚西部克麦罗沃地区的全沟硬蜱体内分离。兔合胞体病毒于 1962 年在美国从寄生在棉尾兔、海鸟和岩雀身上的硬蜱中分离。特里贝克病毒于 1963 年从斯洛伐克德西特里贝克山分离，同年在东斯洛伐克洛兹纳伐附近从箆子硬蜱中分离出密切相关的 Lipovnik 病毒。Mircha 病毒首次于 1972 年在乌克兰 Zakarpathye 地区从一种寄生在牛身上的硬蜱（*Ixodes ricinus*，*L. ticks*）中分离。Mill Door 病毒首次于 1979 年在苏格兰从寄生于海鸦身上的硬蜱（*Ixodes uriae*）中分离。

鄂霍茨克病毒在海鸟中抗体阳性率较高，如南极暴风鹱抗体阳性率为 14.6%，海鸬鹚抗体阳性率为 3.9%。在德国，首次从欧洲野兔（*Lepus europaeus*）体内检测到特里贝克病毒抗体。在摩洛哥，首次从黄脚银鸥血清中检测到 Essaouira 病毒和 Kala Iris 病毒抗体。

克麦罗沃病毒的亚型存在于世界各地，自从分离出克麦罗沃、特里贝克和 Lipovnik 病毒以来，已从加拿大、埃及、印度、牙买加、马来西亚、巴基斯坦、秘鲁、苏格兰、苏丹、美国、德国和苏联等国家分离出很多与克麦罗沃病毒密切相关的病毒。

（三）对动物与人的致病性

1. 对动物的致病性 山羊、牛和野生鸟类感染后无明显临床症状。乳鼠脑内接种克麦罗沃病毒或特里贝克病毒后可引起致死性脑炎，神经胶质细胞和神经元进行性损伤，病毒在脑内可维持 10 天，期间无病毒血症，也不侵犯其他脏器。乳鼠经皮下接种后可产生病毒血症，但无临床症状。猴经由丘脑内接种后有轻度发热和中枢神经系统炎症，脑干在第 10 天出现，纹状体在第 15 天出现，丘脑在第 20 天出现。接种后 10～15 天脑脊髓液中可检测到病毒。

2. 对人的致病性 人感染克麦罗沃病毒后主要的临床症状为脑炎和脑膜炎，患者临床症状差异很大，部分患者临床症状较为严重，目前尚无死亡病例报道。

（四）诊断

克麦罗沃病毒的确诊需要依靠传统的血清学方法和病毒的分离与鉴定。分离病毒最好采集血和脑组织，可接种于鸡胚成纤维细胞或乳鼠脑内，由于克麦罗沃病毒亚型之间有交叉反应，所以分离的病毒采用交叉补体结合试验和空斑中和试验来确定血清亚型。

（五）防制措施

尚无预防的疫苗。控制蜱类数量是降低感染率的唯一有效措施，使用各种灭蜱药物对疫源地进行喷洒，能很好地控制某些媒介蜱，同时还需加强改善环境卫生，消除蜱类滋生场所。

（六）公共卫生影响

随着人类活动范围的扩大，改变了许多蜱媒病毒的传播模式。例如，兔合胞体病毒在美国最初仅从寄生在海鸟和岩雀体表的硬蜱（Ixodid or argasid ticks）中分离，人感染的概率有限。但是随后该病毒从寄生在棉尾兔体表的硬蜱中分离，其中名为 *Haemaphysalis leporispalustris* 的硬蜱和丹特斯硬蜱（*Ixodes dentatus*）很少叮咬人，但美洲钝眼蜱（*Amblyomma americanum*）可叮咬人，并在美国东南部广泛存在，导致兔合胞体病毒在部分地区流行。因此，加强对蜱媒病毒的流行病学调查，对许多人与动物共患病的防治具有重要的意义。

克麦罗沃病毒不同亚型存在于世界各地，人感染该病毒的病例时有报道。血清学调查结果表明，该群病毒各种亚型在疫源国家和地区的人群中抗体阳性率较高，人感染后临床症状差异很大，部分患者临床症状较为严重。目前对于克麦罗沃病毒的相关研究较为有限，其公共卫生意义有待进一步研究了解。

（李向东　田克恭）

◆ **参考文献**

Carey D，Nuttall PA. 1989. Antigenic cross-reactions between tick-borne orbiviruses of the Kemerovo serogroup. Acta Virol，33（1）：15-23.

Dobler G，Wolfel R，Schmuser H，et al. 2006. Seroprevalence of tick-borne and mosquito-borne arboviruses in European brown hares in Northern and Western Germany. Int J Med Microbiol，296（Suppl 40）：80-83.

G. W. 贝兰 . 1985. 人畜共患病病毒性疾病［M］. 徐启丰，译. 北京：人民军医出版社：107-109..

Gorman BM，Taylor J，Morton HC，et al. 1984. Characterization of Nugget virus，a serotype of the Kemerovo group of orbiviruses. Aust J Exp Biol Med Sci，62（Pt 1）：101-115.

K Lvov，AA Timopheeva，VL Gromashevski，et al. "Okhotskiy" virus，a new arbovirus of the Kemerovo group isolated from ixodes（Ceratixodes）putus Pick. -Camb. 1878 in the Far East. Archives of Virology. 41（3）：160-164.

Kenneth W theil，Christine M McCloskey. 1991. Rabbit Syncytium Virus Is a Kemerovo Serogroup Orbivirust. Journal of cliniacal microbiology，29（9）：2059-2062.

Nuttall PA，Moss SR. 1989. Genetic reassortment indicates a new grouping for tick-borne orbiviruses. Virology，71（1）：156-161.

Robert P spence，Stephen M eley，Patricia A nuttall，et al. 1985. Replication and Polypeptide Synthesis of Mill Door/79，an Orbivirus Isolated from Ticks from a Seabird Colony in Scotland. Jouranl of virology，53（2）：705-707.

Vinograd IA，Vigovskii AI，Gaidamovich SI，et al. 1977. Characteristics of the biological properties of a Kemerovo group arbovirus isolated in Transcarpathia. Vopr Virusol，4：456-459.

三、非洲马瘟病毒感染

非洲马瘟病毒感染（African horse sickness virus infection）是由非洲马瘟病毒引起的一种人与动物共患病。临床上，动物感染非洲马瘟病毒，以循环系统和呼吸系统损害为特征。马对本病最敏感，易感马群感染后，致死率可超过 90%，其次为骡，死亡率约 50%，然后是驴，而斑马和非洲驴感染后几乎不表现临床症状。由于本病对马的高致死性，广泛的传播性和在流行地区的无预兆暴发，世界动物卫生组织（OIE）将其列为必须报告的动物疫病，我国将其列为一类动物疫病。人感染非洲马瘟病毒后，体内出现抗体，并引起脑炎与视网膜炎。本病主要在非洲呈地方性流行，其他地区也有零星散发。我国尚无本病发生。

（一）病原

1. 分类地位 非洲马瘟病毒（*African horse sickness virus*，AHSV）在分类上属呼肠孤病毒科（Reoviridae）、环状病毒属（*Orbivirus*）。根据病毒中和试验，该病毒可分为 9 个抗原性不同的血清型，某些血清型之间有交叉反应，但所有血清型与其他已知的环状病毒之间无交叉反应。9 种血清型中，AHSV - 1 至 AHSV - 8 仅流行于撒哈拉沙漠以南的地区，AHSV - 9 分布较广，是本病在非洲以外地区流行的主要血清型，近年来该型在非洲地区也有暴发。

2. 形态学基本特征与培养特性 非洲马瘟病毒粒子无囊膜，直径约 70nm，为双层二十面体衣壳，呈立体对称，由 32 个壳粒组成。基因组包括 10 个双链 RNA 片段，其中 3 个大片段，为 L1~L3，3 个中等片段，M4~M6，以及 4 个小片段，S7~S10，编码 7 种结构蛋白（VP1~7）和 4 种非结构蛋白（NS1、NS2、NS3 和 NS3A）。基因组由 2 个主要蛋白 VP3 和 VP7 以及 3 个微量蛋白 VP1、VP4 和 VP6 构成的核心颗粒包裹，其中 VP3 和 VP7 在 9 种血清型中高度保守。5 种蛋白共同形成群特异性抗原表位。核心颗粒外围是外衣壳，病毒粒子的外衣壳由 VP2 和 VP5 蛋白构成，其中 VP2 是血清分型的主要抗原，也是造成病毒抗原性变异的主要蛋白，它和 VP5 共同决定病毒的中和能力。目前，还发现至少 4 种非结构蛋白存在于受感染的细胞中。

非洲马瘟病毒可用鸡胚培养，也可脑内接种乳鼠。适合生长的细胞系有 BHK - 21 细胞、MS 细胞和 Vero 细胞。脑内接种乳鼠常作为初次分离的首选方法。

3. 理化特性 同环状病毒属的其他病毒相同，非洲马瘟病毒对酸敏感，pH 低于 6.0 时可被迅速灭活，能在 pH 6.0~12.0 之间存活，pH7.0~8.5 相对稳定。其对脂溶剂有一定抵抗力，相对耐热。4℃下其感染性稳定，若存放于稳定剂，如血清和 OCG（草酸钠、石炭酸和甘油）中，可长期存活。用 Parker Davis 培养基培养，冻干或−70℃冷冻保存对病毒滴度损失最小，但在−20℃到−30℃之间非常不稳定。在腐败血液中病毒仍能保持其感染性 2 年以上，但加热后由于 pH 下降，病毒很快灭活。0.1%福尔马林能在 48h 内杀死该病毒。在制备非洲马瘟病毒灭活抗原时，经常用 0.4% β-丙内酯和二乙烯亚胺。冻干的疫苗株能在 4℃稳定保存。

（二）流行病学

1. 传染来源 近年的研究表明，至少两种库蠓属的昆虫拟蚊库蠓（*Culicoides imicola*）和 *C. bolitinos* 可以传播非洲马瘟病毒，其中拟蚊库蠓是最重要的传播媒介。

之前的研究认为拟蚊库蠓是传播非洲马瘟病毒的唯一库蠓。拟蚊库蠓生活在亚非地区，遍及非洲到东南亚一带，从远东到老挝都有分布，是库蠓中分布最为广泛的种，1982 年首次在欧洲的西班牙南部部分地区发现，目前已遍及欧洲南部地区，包括葡萄牙、西班牙、意大利及希腊大陆地区以及一些地中海岛屿，最北在瑞士南部也有发现。正是其在西班牙、葡萄牙及摩洛哥的存在导致了非洲马瘟在这些地区的暴发。近来发现 *C. bolitinos* 也可传播本病，它广泛分布于非洲南部的低温丘陵地带，而该地区拟蚊库蠓罕见。

C. obsoletus 和 *C. pulicaris* 也可能是造成欧洲非洲马瘟爆发的媒介昆虫之一。而早在 1975 年就发现蓝舌病病毒的传播媒介变翅库蠓（*C. sonorensis*，或称为 *C. variipennis*）经试验感染也能传播非洲马瘟病毒。

偶然的传播源：蚊子，如库蚊、按蚊和伊蚊；蜱，如璃眼蜱属（*Hyalomma*）、扇头蜱属（*Rhipicephalus*）；一些螫蝇，如刺蝇和牛虻。

2. 传播途径 非接触性传播，主要通过库蠓的叮咬在易感动物之间传播。至少两种库蠓属的昆虫，拟蚊库蠓和 *C. bolitinos* 可以传播非洲马瘟病毒。研究表明，库蠓摄食含非洲马瘟病毒的血液后 7~10 天可传播病毒。风在本病的流行中可能起散播作用。

3. 易感动物

（1）自然宿主 可感染马、骡、驴和斑马等马属动物及其杂交品种。其中马（致死率70%～95%）和骡（致死率在50%左右）感染较严重，其次是驴（致死率10%左右），斑马和非洲驴感染后少见严重的临床症状。斑马感染后常不表现临床症状，但其病毒血症可持续40天以上，是非洲马瘟病毒的自然脊椎动物宿主和贮存宿主，对病毒在非洲的存在起关键作用。另外在绵羊、山羊、骆驼、非洲大象、黑犀牛和白犀牛体内也能检测到该病毒的抗体，但它们对该病的流行无显著作用。

（2）实验动物 犬能通过实验室感染非洲马瘟病毒，并可能发病死亡。通过吞食含病毒的马肉也能被感染。但被认为在病毒的传播中不起作用，一方面因为病毒血症水平很低，另一方面媒介昆虫很少叮咬它们。骆驼呈隐性感染，罕见。乳鼠可经脑内接种而感染非洲马瘟病毒。

4. 流行特征 本病呈季节性流行，通常在夏季后期或秋季。流行具有周期性。在南非，每10～15年出现一次非洲马瘟的大流行，原因尚不确定。但越来越多的证据表明，这种流行与厄尔尼诺现象有很强的相关性。Baylis等认为非洲马瘟往往暴发于厄尔尼诺现象中的温暖阶段，这种阶段的特征是严重干旱后紧接着大量降雨。干旱使携带有非洲马瘟病毒的斑马和库蠓都聚集到有水源的地区，而紧接着的降雨导致拟蚊库蠓大量繁殖，为病毒的传播提供了便利，从而导致了流行。

本病毒对库蠓的感染率以及在库蠓体内的增殖具有温度依赖性。随着温度的升高，感染率也升高，病毒复制的加快使得病毒在库蠓体内的滴度很快达到可传播滴度，但库蠓的存活率降低。反之亦然。15℃以下病毒停止复制，其感染性也迅速降低至零。如果库蠓从低温地带转移到温度适宜病毒生长地带，潜伏在库蠓体内的病毒能迅速复制并达到较高滴度，从而造成新的传播。

5. 发生与分布 目前，非洲马瘟病毒在撒哈拉沙漠南部的非洲中部和东部地区呈地方性流行，有时传播到非洲南部，非洲北部偶尔也有暴发。所有血清型在非洲东部和南部地区均有发现。非洲西部只发现有AHSV-4和AHSV-9，并偶尔传播到地中海国家。20世纪中后期开始，本病在非洲南部家畜中的流行减少，可能是由于斑马种群数量减少所致。非洲以外地区也有零星暴发，如埃及、远东和中东地区（1959—1963）、巴基斯坦（1959）、西班牙（1966，1987—1990）、葡萄牙（1989）、摩洛哥（1989—1991）、沙特阿拉伯和也门（1997）、佛得角群岛（Cape Verde Islands，1999）。

我国尚无本病发生。

（三）对动物与人的致病性

1. 对动物的致病性 非洲马瘟病毒能引起4种典型的疾病类型。

（1）最急性型或肺型 潜伏期短，通常3～5天，病程很快，动物可在没有任何症状的情况下突然死亡。典型特征为严重的呼吸困难及渐进性呼吸道症状。最初有明显的精神沉郁和发热（39～41℃），持续1～2天，随后出现不同程度的呼吸窘迫和严重的呼吸困难，最后可见痉挛性咳嗽，动物大量出汗，大量泡沫状液体从鼻孔流出。患此型疾病的马匹预后很差，通常在出现症状后数小时内因自身呼吸道液体窒息而死，致死率常常超过95%。

（2）亚急性型、心型或水肿型 潜伏期为7～14天，以发热并持续几周为特征。发病初期表现为发热（39～41℃），持续3～6天，退热前出现特征性皮下水肿，主要见于头部，有时可延伸至颈部，严重病例可见胸部及肩部水肿，但不会到四肢。晚期可见严重的精神沉郁、疝痛、舌的腹侧面可能有出血斑，结膜可能充血，眼中可能有出血点，最后死于心力衰竭，致死率超过50%。康复动物3～8天内水肿逐渐消失。

（3）急性型或混合型 潜伏期为5～7天，心型和肺型症状混合存在，临床少见，多见于马和骡的死后剖检。通常心型为亚临床表现并伴随严重呼吸抑制。偶尔可见轻微的呼吸道症状后出现水肿并死于心力衰竭。该型致死率约70%，死亡通常发生在发热开始后的3～6天内。

（4）马瘟热型 潜伏期5～14天，症状最温和，通常仅见温和到中等程度的发热，持续3～8天，常见清晨发热减轻，而到下午又开始加重。轻微的食欲减退或沉郁，眶上窝水肿，结膜充血和心率加快，无死亡。它经常发生在低毒力株病毒感染，或是在有一定程度的免疫力存在时感染的情况下，本型是非洲驴和斑马唯一能表现出的疾病类型。

2. 对人的致病性 目前还没有人通过接触自然或试验感染的动物或在实验室操作病毒而被感染的证据。但在 1982 年、1985 年以及 1989 年共有 4 例研究人员怀疑经鼻腔内感染了某些非洲马瘟病毒嗜神经疫苗株，并引起脑炎和视网膜炎。从患者体内未分离到病毒，但用补体结合试验检测病毒抗体呈阳性，酶免疫测定法检测 4 位患者的病毒抗体滴度很高，而研究所其他 58 人中还有 5 人病毒抗体呈弱阳性。通过空斑减少中和试验测定，发现 4 位患者对一些非洲马瘟疫苗株有较高的抗体滴度，尤其是血清型 1 和 6 中的一些在小鼠大脑内进行连续传代而具有神经适应的疫苗株，这些疫苗株已证实可通过滴鼻感染马、豚鼠和犬。患者很可能因为冻干疫苗瓶破裂而经气溶胶获得感染。

（四）诊断

1. 动物的临床诊断 临床症状和病理变化结合流行病学调查可进行初步的临床诊断，由于大部分临床症状不具有典型的特征性，因此确诊非洲马瘟要进行病毒分离和鉴定。临床诊断要点：①疾病潜伏期在 7～14 天，也可能只有 2 天。②亚临床型 发热（40～40.5℃），全身不适持续 1～2 天。③亚急性或心型 发热（39～41℃），眶上窝、眼睑、面部组织、颈部、胸部和肩部水肿。通常 1 周内死亡。④急性或肺型 发热（40～41℃），呼吸困难、痉挛性咳嗽、鼻孔张大，有带泡沫液体流出，结膜发红，1 周内由于缺氧而窒息死亡。⑤大多数病例中，亚临床型后突然出现显著的呼吸困难，而其他症状具有肺型的特征。⑥可能有神经型，但罕见。

2. 人的临床诊断 目前尚无人通过接触自然宿主、实验动物或在实验室操作病毒而被感染的证据。但实验室人员若出现脑炎或视网膜炎，并有接触非洲马瘟病毒史者应通过实验室诊断进行确诊。

3. 实验室诊断要点 发热初期采全血（加适当抗凝剂），采集刚死动物的脾、肺和淋巴结样本（勿冷冻），4℃运送和保存，尽快送实验室进行病毒分离。血清学检测应准备双份血清，－20℃运送和保存。需要采用以下 1 种以上诊断方法进行确诊。

（1）病毒分离 ①可用 BHK-21、MS 或 Vero 细胞进行病毒分离，通常接种后 2～10 天内出现细胞病变，若盲传 3 代仍无细胞病变，则判为阴性。非洲马瘟病毒也能在昆虫细胞中繁殖，如 C6/36 细胞和 KC 细胞，但不产生细胞病变，感染后的昆虫细胞接种到哺乳动物细胞后 7～10 天，可观察到细胞病变。②可静脉接种鸡胚。③脑内接种 1～3 日龄的乳鼠是原代分离非洲马瘟病毒的首选方法。

（2）病原鉴定 ①酶联免疫吸附试验 可快速检测脾和细胞上清中的非洲马瘟病毒。②病毒中和试验 目前为止，以本方法作为毒株血清分型的金标准，但需 5 天才能得到结果。③RT-PCR 方法 已建立多种方法对非洲马瘟病毒基因组进行特异性检测。可检测含 EDTA 的全血、动物组织匀浆或小鼠组织及细胞培养物中的病毒 RNA。④实时荧光 PCR 方法 可用于 AHSV 9 种血清型的分型。

（3）血清学诊断 自然感染后存活的马会在感染后 8～12 天产生相应的抗体。可通过以下方法进行检测：①间接 ELISA、②补体结合试验（为世界动物卫生组织《陆生动物卫生法典》推荐的检测方法）、③免疫印迹、④病毒中和试验（作为血清分型方法，为世界动物卫生组织《陆生动物卫生法典》中供选择的方法）、⑤免疫扩散、⑥血凝抑制试验。

（五）防制措施

尚无特异性治疗方法，只能采取支持性疗法。感染动物应细心护理，好好饲喂并充分休息。

1. 动物的防制措施

（1）综合防制措施 非洲马瘟是非接触性传播疾病，只可能通过媒介昆虫的叮咬而传播该病，因此对该病的防治措施有以下几点：①建立严格的检疫监测带，限制感染动物的流动。②扑杀病毒血症马匹，在某些情况下（如由于动物福利或在暴发流行的极早期）如不扑杀，应将它们隔离在无媒介昆虫区域，避免它们将病毒传给媒介昆虫。③改善饲养环境。减少或杜绝媒介昆虫接触易感动物。大多数库蠓属均在野外活动，所以在它们活动的最活跃期（如黄昏和夜间），将易感马匹关入圈内能显著降低马匹被叮咬的概率，从而减少被传染的可能。④控制媒介昆虫。完全消灭媒介昆虫是不可能的，只能减少带毒昆虫叮咬易感动物的可能性。可用杀虫剂消灭马厩内的媒介昆虫。

我国目前尚无本病发生，应特别注意建立严格的监测带，加强对进口马科动物的检疫，严防本病的传入。

（2）疫苗免疫接种

1）弱毒疫苗　多价弱毒疫苗可从南非购买。早期的疫苗是通过病毒在乳鼠脑内连续传代而获得的致弱株制备的。能产生稳定的免疫力，但偶尔会有严重的免疫副反应，如马和驴的致死性脑炎，尤其是在初次接种时。之后用细胞培养传代而获得的致弱疫苗将副反应降低。这些适应细胞毒仍然作为 OPB 疫苗的种毒。

当前在南非使用的非洲马瘟疫苗是由 OPB 提供的两种多价疫苗，分别为非洲马瘟病毒血清型 1、3、4 多价苗和血清型 2、6、7、8 多价苗。由于 AHSV-5 在对某些动物免疫时发生了严重的副反应甚至引起死亡，在 1993 年 10 月后停止使用。AHSV-9 与 AHSV-6 有强烈的交叉保护性，且 AHSV-9 在南非罕见并被认为是低毒力毒株，因此也未制成多价苗。而 AHSV-9 的单价弱毒疫苗主要用于非洲西部及除撒哈拉沙漠以南之外的地区。但由于个体差异或病毒血清型间的交叉干扰或某些疫苗毒只有弱的免疫保护力，而导致免疫不完全保护，因此应进行多次免疫。

2）灭活疫苗　灭活疫苗相对弱毒疫苗更安全，但生产成本也较高，需要多次接种以获得并维持高水平的免疫力。此外，确保疫苗为完全灭活也较困难。

虽然已有灭活疫苗研制出来，目前尚无商品化灭活疫苗出售。1987—1991 年在西班牙、葡萄牙和摩洛哥非洲马瘟大流行期间，曾有一种商品化福尔马林灭活苗 "EquipestR"。虽然此疫苗效果较好，但欧洲根除非洲马瘟后该疫苗就马上停止生产并未再使用。

3）亚单位疫苗　目前，有一种商品化重组疫苗（ALVAC®），该疫苗是通过改造金丝雀痘病毒与编码非洲马瘟病毒外衣壳蛋白的基因共表达获得，其对马有良好的免疫保护，并且能克服弱毒疫苗的一些不足。

2. 人的防制措施　人不是非洲马瘟感染的自然宿主，但有报道，人可能通过气溶胶感染嗜神经性非洲马瘟弱毒疫苗，因此从事相关工作的人员应做好个人防护，避免感染。

（六）公共卫生影响

人不是非洲马瘟病毒的自然宿主，目前也未见有自然感染病例的报道。然而，一种适应小鼠的嗜神经疫苗株能引起人的脑炎和视神经炎。

（李纯玲　吴培星）

◆ **参考文献**

曾昭文，花群义，段纲，等.2006.非洲马瘟研究进展［J］.中国农学通报，22（9）：17-22.

Braverman Y，Chizov-Ginzburg. 1996. A Role of dogs (Canis domesticus) as hosts for African horse sickness virus. Vet Microbiol，51 (1-2)：19-25.

Brown C，Torres A，Eds. 2008. USAHA Foreign Animal Diseases，Seventh Edition. Committee of Foreign and Emerging Diseases of the US Animal Health Association. Boca Publications Group，Inc.

Capela R，Purse B V，Pena I，et al. 2003. Spatial distribution of Culicoides species in Portugal in relation to the transmission of African horse sickness and bluetongue viruses. Medical and Veterinary Entomology，17：165-177.

Coetzer J A W，Tustin R C. Eds. 2004. Infectious Diseases of Livestock，2nd Edition. Oxford University Press.

Guthriea A J，Quana M，Lourensa C W，et al. 2009. Protective immunization of horses with a recombinant canarypox virus vectored vaccine co-expressing genes encoding the outer capsid proteins of African horse sickness virus. Vaccine，27：4434-4438.

Hyera J M，Baipoledi E K. 2008. A serological survey of African horse sickness in Botswana. J S Afr Vet Assoc，79 (1)：44-45.

International Committee on Taxonomy of Viruses. 00. 060. 0. 02. 002. African horse sickness virus. http：//www.ictvdb. org/Ictv/index. htm.

Lord C C，Woolhouse M E J，Barnard B J H. 1997. Transmission and distribution of virus serotypes：African horse sickness in zebra. Epidemiol. Infect，118：43－50.

Martinez-T J，Langeveld J，Venteo A，et al. 1999. Antigenic profile of Africa horse sickness virus serotype 4 VP5 and identification of a neutralizing epitope shared with Bluetongue virus and Epizootic hemorrhagic disease virus. Virology，257：449－459.

Meiswinkel R，Baylis M，Labuschagne K. 2000. Stabling and the protection of horses from Culicoides bolitinos (Diptera：Ceratopogonidae)，a recently identified vector of African horse sickness. Bull Entomol Res，90：509－515.

Mellor P S，Hamblin C. 2004. African Horse Sickness：Review Article. Vet. Res，35：445－466.

Mellor P S，Rawlings P，Baylis M，et al. 1998. Effect of temperature on African horse sickness virus infection in Culicoides. Arch Virol Suppl，14：155－163.

Perdesiekte，Equorum P，Equina P，et al. African Horse Sickness. Africana. Last Updated：November 30，2006. http：//www. cfsph. iastate. edu/Factsheets/pdfs/african _ horse _ sickness. pdf.

Spickler A R，Roth J. A. 2006. Emerging and Exotic Diseases of Animals. Iowa State University，College of Veterinary Medicine，Ames，Iowa.

Swanepoel R，Erasmus BJ，Williams R，et al. 1992. Encephalitis and chorioretinitis associated with neurotropic African horsesickness virus infection in laboratory workers. Part III. Virological and serological investigations. S Afr Med J，81 (9)：458－461..

Venter G J，Groenewald D，Venter E，et al. 2002. A comparison of the vector competence of the biting midges，Culicoides (Avaritia) bolitinos and C. (A.) imicola，for the Bryanston serotype of equine encephalosis virus. Med Vet Entomol，16：372－377.

Venter G J，Wright I M，Van Der Linde T C，et al. 2009. The oral susceptibility of South African field populations of Culicoides to African horse sickness virus. Medical and Veterinary Entomology，23：367－378.

Wilson A，Mellor P S，Szmaragd C，et al. 2009. Adaptive strategies of African horse sickness virus to facilitate vector transmission. Vet. Res，40：16.

World Organisation for Animal Health Reference experts and laboratories. http：//www. reoviridae. org/dsRNA _ virus _ proteins/ReoID/AHSV-isolates. htm♯GHA2010/01.

World Organisation for Animal Health. Manual of Diagnostic Tests and Vaccines for Terrestrial Animals. Section 2. 5 Equidae Chapter 2. 5. 1 African horse sickness. Paris：OIE，2008.

World Organisation for Animal Health. Online World Animal Health Information Database (WAHID)，2010. http：//www. oie. int/wahis/public. php? page＝disease&disease _ type＝Terrestrial&disease _ id＝11&empty＝999999.

World Organisation for Animal Health. 2009. Terrestrial Animal Health Code. Paris：OIE.

第三节　轮状病毒属病毒所致疾病

轮 状 病 毒 病

　　轮状病毒病（Rotavirus diseases）是由轮状病毒引起的婴幼儿和多种幼龄动物的急性胃肠道传染病，临床表现以呕吐、腹泻、脱水为主要特征。近年研究发现轮状病毒也可引起肠道外其他系统感染。成年动物和成人一般呈隐性感染。轮状病毒感染对人类和动物的健康都有较大危害，常导致巨大的经济损失，在全球已成为一个重要的公共卫生问题。

（一）病原

　　1. 分类地位　轮状病毒（*Rotavirus*）为双股 RNA（dsRNA）病毒，在分类上属于呼肠孤病毒科（Reoviridae）、轮状病毒属（*Rotavirus*）。基因组由 11 个片段的双链 RNA（16～21kb）组成，分别编码 6 种结构蛋白（VP1～4、VP6、VP7）和 5 种非结构蛋白（NSP1～5），其中 VP4 经胰蛋白酶裂解可产生具有增强病毒感染性的 VP5 和 VP8。VP1～3 为芯髓蛋白；VP4、VP7 为外衣壳蛋白；VP6 构成中间一层衣壳，决定了血清群的特异性，是最重要的免疫原性蛋白。

　　轮状病毒具有不同的血清群和血清型，根据 VP6 分为 7 个抗原性有差异的血清群（A～G）及两个亚群（Ⅰ和Ⅱ）。各血清群轮状病毒具有独特的电泳型，常见的人和动物的轮状病毒电泳型呈 4：2：3：2 排列模式，统称为 A 群，又称典型轮状病毒。又根据第 10 和 11 片段距离不同，分长型和短型两大类。其他轮状病毒与 A 群不同，缺乏共同抗原，统称为非典型轮状病毒。其中 B 群出现在人、猪、牛、绵羊和大鼠，我国发现的成人轮状病毒是其重要代表；C 群在猪，很少见于人；D 群和 F 群在禽；E 群在猪。禽轮状病毒与哺乳动物轮状病毒无抗原相关性。在哺乳动物中，以 A、B、C 群检出较为普遍。

病毒粒子表面共有 3 种抗原，分别为群抗原、中和抗原和血凝素抗原。群抗原是 VP6，中和抗原是 VP7，血凝素抗原是 VP4。依据 VP4 的不同可将轮状病毒分为不同的 P 型，依据 VP7 的不同可将轮状病毒分为不同的 G 型。目前已知至少有 18 种 P 血清亚型和 14 个 G 血清亚型存在。不同血清型之间的交叉反应性较差。

2. 形态学基本特征与培养特性　成熟完整的病毒粒子呈球形，无囊膜，直径 65～75nm，具有双层蛋白衣壳。电镜观察，病毒的中央为一个电子致密的六角形核心，直径 37～40nm，即芯髓；周围有一电子透明层，壳粒由此向外呈辐射状排列，构成内衣壳；外周为一层光滑薄膜构成的外衣壳，厚约 20nm。轮状病毒因其形似车轮状结构而得名（图 9-3）。

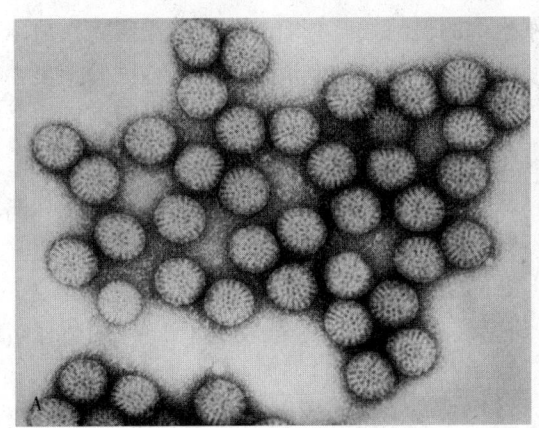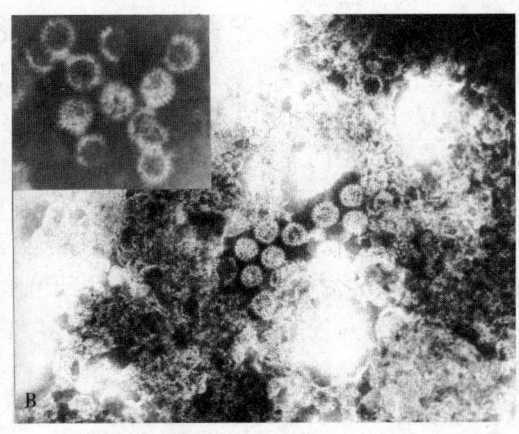

图 9-3　电镜下轮状病毒粒子（A）及从腹泻病人粪便上清浓缩液
观察到的轮状病毒粒子（B. 负染，×120 000）

（图 A 由 CDC/ Dr. Erskine Palmer 供图，图 B 由徐在海供图）

1980 年，美国的 Waytt 将人的 Wa 株首次利用非洲绿猴肾原代细胞培养成功。轮状病毒很难适应细胞培养生长，在培养过程中需要用胰蛋白酶处理，以降解病毒多肽 VP3，该多肽能限制病毒在细胞中的增殖。轮状病毒感染细胞具有特定的趋向性，在体内只感染肠绒毛上皮细胞，在体外尽管可以吸附许多细胞，但是只感染肾或肠道上皮细胞来源的细胞。常用的细胞系为 MA-104 细胞、原代小牛肾细胞、MDBK 细胞、PK-15 细胞、CV-1 细胞和 AGMK 细胞等，但最适合用 MA-104 培养。除 A 群外，其他轮状病毒的许多毒株迄今未能适应细胞培养。因此，只能通过感染易感动物来分离和复制病毒。

3. 理化特性　在粪便标本和细胞培养物中均存在 3 种形式的病毒粒子，双衣壳病毒粒子（完全或光滑型，S 型）为完整的病毒粒子，具有感染性，在氯化铯中的浮密度为 $1.36g/cm^3$，沉降系数为 520～530S；单衣壳病毒（粗糙型，R 型）粒子没有外衣壳，无感染性，在氯化铯中浮密度为 $1.38g/cm^3$，沉降系数为 380～400S；不成熟的空衣壳病毒粒子在氯化铯中的浮密度为 $1.30g/cm^3$。病毒芯髓成分的浮密度为 $1.44g/cm^3$，沉降系数为 280S。

轮状病毒对理化因子的作用有较强的抵抗力。在 4℃ 下能保持完整的形态，在粪便中或在没有抗体的牛奶中，室温 18～20℃ 放置 7 个月仍有感染性，加热至 56℃ 经 1h 不能灭活。蛋白水解酶如胰凝乳蛋白酶，能增强轮状病毒的感染性。对乙醚、氯仿、季铵盐类、次氯酸钠有较强的抵抗力，反复冻融、超声波处理及 37℃ 1h 仍不失活。在 pH3～10 的环境中不能失去传染性。较高或较低的相对湿度下仍能保持稳定。在 1mol/L 硫酸镁中加热 56℃ 表现稳定，而在 1mol/L 氯化镁中同样加热不稳定。氯、臭氧、碘、酚等可灭活病毒。100g/L 聚维酮碘、0.75％六氯酚、37％的甲醛是有效的消毒剂。

（二）流行病学

1. 传染来源　病人、隐性感染者及带毒者是本病的传染源。由于后两者不易被发现，因而起着重要的传染源作用。人和动物主要通过直接接触或间接接触感染者及污染的饮水、饲料等感染。

2. 传播途径

（1）消化道传播　轮状病毒主要存在于患病者或带毒者的消化道内，随粪便排出体外，经粪-口途径引起传播和流行。

（2）呼吸道分泌物传播　有证据表明轮状病毒可以通过呼吸道分泌物传播，但是不能通过呼吸道传播，提示病毒有可能在呼吸道内增殖。

（3）接触传播　由于轮状病毒在环境中比较稳定，也可通过生活密切接触传播。

（4）垂直传播　目前，垂直传播也已被证实。

3. 易感动物　轮状病毒主要感染婴幼儿及幼龄动物。人、牛、猪、幼驹、羔羊、兔、犬、鸡、猴等都有易感性。轮状病毒无严格的种属特异性，实验条件下，动物和人轮状病毒交叉感染已被证实。人的轮状病毒可以传播给仔猪、犊牛、羔羊、犬以及刚出生的恒河猴，并引起动物感染腹泻。从婴儿、犊牛、羔羊、马驹分离的病毒可以感染新生仔猪，并使之高滴度排毒和血清学阳转。猫试验感染牛轮状病毒后，可以通过粪便排毒，如果将其他犬和猫与感染猫同饲，也会造成感染并排毒，但不发病。人和多种动物轮状病毒血清型的发现表明，某些血清型既能感染人也能感染动物。在英国一名儿童体内分离到的轮状病毒与一株牛轮状病毒有较近的血清学关系；从仔猪体内分离到的一株轮状病毒，同其他猪轮状病毒相比，与牛轮状病毒的关系更接近。但目前对不同种间的交叉感染程度的了解还不清楚。

4. 流行特征　轮状病毒感染人，多发生于 6 岁以下的婴儿、儿童，最多流行于 1 岁以下的婴儿；在犊牛，生后 12h 就可发病，一般 1～7 日龄犊牛发病率最高；在猪，一般发生于 1～6 周龄仔猪或 8 周龄以下仔猪，其他动物感染也主要集中于幼龄动物。

轮状病毒感染具有明显的季节性，在人常流行于秋、冬季，在动物也多发生于晚秋、冬季和早春。少数地区季节性不明显而呈终年流行。散发，偶见暴发。一旦发生本病，随后将每年连续发生，由于动物通过粪便可排出大量的病毒，轮状病毒在体外有较强的抵抗力，而感染所需病毒量又比较少，因此，很少的环境污染物也能造成大面积感染，且隐性感染的成年动物也可不断向外排毒。轮状病毒感染流行病学比较复杂，在同一地区可能由于基因漂移和重组导致多种不同血清型的轮状病毒共同存在。

5. 发生与分布　轮状病毒自 1973 年被确定以来，已遍布全世界。

轮状病毒引起的婴幼儿腹泻在发达国家和发展中国家的发病率都很高，在美国，每年约有近 6 万儿童因感染轮状病毒住院治疗。全世界每年有 100 万以上婴儿死于轮状病毒腹泻，但死亡人数在发展中国家较高，这主要与卫生环境、营养状况等因素有关。一项研究表明，3 岁前几乎所有儿童都感染过轮状病毒。

赵锦铭等收集国内 1985—1998 年 14 个省、直辖市的 1 968 例腹泻患儿粪便标本、148 例无腹泻婴儿和 135 例正常新生儿的粪便标本，以及 36 例成人腹泻标本和 37 例无腹泻粪便标本，检查粪便中轮状病毒及其 RNA。发现腹泻患儿标本中病毒 RNA 阳性率为 40.9％（804/1 968），ELISA 阳性率占 32.5％（341/1 049）。

幼龄畜禽感染轮状病毒后发病率较高，血清学和病原学研究表明，90％～100％的仔猪和犊牛及 38％的羔羊在幼龄时就已感染轮状病毒。亚临床感染也时有发生，可能是由于感染了低致病力毒株或受母源抗体的影响。

李国平等对仔猪轮状病毒感染调查结果显示，1～10 天的仔猪阳性率为 42.4％～66％，10 天到断奶仔猪的阳性率为 82.3％～91.7％，断奶后阳性率为 63.2％～72％。初生仔猪感染轮状病毒死亡率可达 100％，5～7 天仔猪死亡率可达 5％～30％。

（三）对动物与人的致病性

1. 对动物的致病性　尽管任何年龄的动物都可感染，但以刚出生以及幼龄动物感染为主。大多数动物感染后临床症状相似，但严重程度不一，有些无症状，有些表现亚临床症状，有些则出现严重肠炎。感染动物主要症状为厌食、腹泻、脱水和酸碱平衡紊乱。病畜精神沉郁，食欲不振，不愿走动，有些动物吃奶后常发生呕吐，继而迅速发生腹泻，呈水样或糊状，常在严重腹泻后 2～3 天产生脱水，血液酸碱平衡紊乱。如无其他病原微生物感染，该病不引起发热。腹泻脱水严重者可引起死亡，导致重大的经济损失。

（1）牛　美国人 Mebus 等于 1969 年首次记载了引起新生犊牛腹泻的病因。牛轮状病毒可造成新生犊牛小肠局部感染，通过破坏小肠吸收功能从而引起腹泻。潜伏期 12～96h，感染后第 2 天便可向外界排毒，持续 7～8 天，病牛精神委顿，不愿走动，如不存在其他病原如大肠杆菌等混合感染，体温正常或略有升高。食欲减退、腹泻，粪便黄白色、液状，除非继发细菌感染，否则腹泻粪便中没有血液和黏液，长期腹泻导致脱水明显，严重的常有死亡，病死率可达 50%，新生犊牛病死率可能高达 80%。如果初乳不足或者存在应激，犊牛死亡率会进一步升高。通常大于 3 月龄的牛不再易感。

（2）猪　猪轮状病毒世界范围内广泛存在，存在的血清群为 A、B、C 和 E，以 A 群最普遍，已报道的血清型有 G1、G2、G3、G4、G5 以及 P。中国于 1982 年从腹泻猪粪便中分离到轮状病毒。1～4 周龄及弱仔猪多发，大猪和 1 月龄以上的小猪感染后通常不引起明显的临床症状，除非存在混合感染。潜伏期 12～24h，病初精神委顿，厌食，不愿走动，常有呕吐。迅速发生腹泻，粪便水样或糊状，色黄白或暗黑。如继发大肠杆菌病，常使症状严重和病死率增高。

（3）其他动物　如马驹、羊羔和幼犬、猫等感染轮状病毒，潜伏期短，主要症状也是肠炎、腹泻、委顿、厌食、体重减轻和脱水等。一般经 4～8 天痊愈。幼小动物也有死亡。引起马驹、绵羊和山羊感染的轮状病毒以 A 血清群为主。

2. 对人的致病性　2 岁内婴幼儿易感。潜伏期通常小于 2 天，但最长可达 7 天。一些患者发热至 39℃ 及以上。多数患者在病初即发生呕吐，常先于腹泻，有时呕吐与腹泻同时出现。大便水样和蛋花汤样，无臭味，每天排便数次至 10 余次，常出现腹痛、腹胀和肠鸣，腹泻重者可出现脱水症状，多为一般脱水。重度脱水者伴有电解质紊乱、酸中毒，严重者可引起死亡。成人感染与儿童相比，症状通常不明显，有些也会出现腹泻、头疼、不舒服、恶心等症状。

近年来发现轮状病毒肠炎可发生病毒血症，国内初步调查显示病毒血症阳性率 6%～7%。轮状病毒还可感染中枢神经系统、呼吸系统和肝、肾、胰腺等肠外器官而加重病情。70%～80% 的患者伴有咳嗽、流涕和咽充血等上呼吸道感染症状。轮状病毒腹泻还可导致菌群失调，阳性球菌增多，可能是轮状病毒腹泻菌群失调特征，腹泻导致肠道菌群失调，而菌群失调又诱发或加重腹泻。

（四）诊断

1. 动物的临床诊断　不同动物感染轮状病毒有其共同的临床特点：①发生在寒冷季节；②多侵害幼龄动物；③突然发生水样腹泻；④发病率高和病变集中在消化道。

根据上述临床特点作出初步诊断，确诊需要结合实验室检查。

2. 人的临床诊断　轮状病毒胃肠炎的临床特点没有特异性，确诊需要相应的实验室检查，但是临床表现具有以下特点：①多见于 2 岁以下的婴儿，1 岁内婴儿最易感。这可能与婴幼儿消化道防御功能尚未发育完善，免疫功能发育不成熟有关；②秋冬季多发，高峰期在 12 月份和 1 月份；③大便呈蛋花汤样和水样，每日数次至十余次；④常伴有高热、呕吐、腹胀和肠鸣。

3. 实验室诊断

（1）病毒分离与鉴定　将患病动物肠道内容物处理后接种 MA - 104 细胞，可产生明显的细胞病变，细胞先肿大变圆，边界不清，后聚集、萎缩，直到死亡脱落。通过电镜可观察到细胞培养物中的病毒形态，轮状病毒有特殊形态结构，病毒外形呈车轮状，负染后在电镜下很容易观察。但除 A 群轮状病毒外，其他血清群轮状病毒很难适应细胞生长，在临床检测中不能广泛应用。

（2）检测病毒或病毒抗原　在腹泻高峰时，粪中可有大量病毒粒子，运用电镜、ELISA 或乳胶凝聚试验、免疫荧光试验等很容易检出病毒或其抗原。

（3）分子生物检测技术　使用聚丙烯酰胺凝胶电泳法，根据轮状病毒 11 个基因片段特殊分布图形进行分析判断。RT - PCR、实时荧光定量 PCR、半定量 PCR、原位 PCR、核酸探针技术、限制性片段长度多态性分析、寡核苷酸微点杂交及序列分析等方法也已用于轮状病毒分子生物学检测。

（五）防制措施

1. 动物的防制措施

（1）综合性措施　本病的预防主要依靠加强饲养管理及卫生消毒措施，认真执行一般的兽医防疫措施，增强母畜和仔畜的抵抗力。在疫区要做到新生仔畜及早吃到初乳，接受母源抗体的保护以减少和减轻发病，减少应激。据报道，一定量的母源抗体只能防止腹泻的发生，而不能消除感染及其后的排毒。

（2）疫苗接种　美国制成了两种预防牛轮状病毒感染的疫苗。一种是弱毒苗，于犊牛出生后吃初乳前经口给予，2～3 天就可产生坚强的免疫力，可抵抗强毒感染。另一种是福尔马林灭活苗，分别在产前 60～90 天和 30 天给妊娠母牛注射两次，使母牛免疫，产生高效价抗体，通过初乳转移给新生犊牛，有效地保护犊牛安全地度过易感期。商业用马轮状病毒灭活疫苗的保护效果也很好。

我国用 MA - 104 细胞系连续传代，研制出猪源弱毒疫苗和牛源弱毒疫苗。用猪源弱毒疫苗免疫母猪，其所产仔猪腹泻率下降 60％以上，成活率高。用牛源弱毒疫苗免疫母牛，所产犊牛 30 天内未发生腹泻，而对照腹泻率为 22.5％。我国还研制出猪轮状病毒感染和猪传染性胃肠炎二联弱毒疫苗，给新生仔猪吃初乳前肌内注射，30min 后吃奶，免疫期达 1 年以上；给妊娠母猪分娩前注射，也可使其所产仔猪获得良好的被动免疫。也有应用猪源轮状病毒灭活疫苗免疫仔猪，牛源轮状病毒和大肠杆菌二联灭活油佐剂疫苗免疫母牛，均取得良好效果。

（3）治疗　发现病畜后除采取一般防疫措施外，应停止哺乳，用葡萄糖盐水给病畜自由饮用。对病畜进行对症治疗，如投用收敛止泻剂，使用抗菌药物以防继发细菌性感染，静脉注射葡萄糖盐水和碳酸氢钠溶液以防止脱水和酸中毒等，一般都可获得良好效果，可有效降低病畜死亡率。

2. 人的防制措施

（1）综合性措施　为预防婴儿感染轮状病毒，应做到饭前便后洗手，保持乳房奶头的清洁卫生，人工哺乳奶头应以开水冲烫，尽量用母乳喂养婴儿，提高婴幼儿的抵抗力。由于粪-口是主要传播途径，对儿童要加强教育，以养成良好的卫生习惯。同时要提高环境的卫生水平。

（2）疫苗免疫接种　疫苗的研究是预防轮状病毒肠炎的研究热点，成功的疫苗可以减少发病，降低死亡率，还能节约卫生资源，降低医疗成本。疫苗是口服的减毒活病毒，能刺激机体产生血清型特异性中和抗体，从而抑制同血清型轮状病毒感染与发病。近年来国外研制了多价疫苗，可针对多种血清型轮状病毒，保护率优于单价疫苗。如四价恒河猴-人类重组轮状病毒疫苗（RRV-TV），可预防 48％～68％的任何轮状病毒感染，并预防 61％～100％严重并发症的发生。但美国疾病控制与预防中心的调查发现，首次使用该疫苗后短期内发生肠套叠的危险性明显增加，随后在美国被终止使用。2006 年两种新的口服减毒活疫苗获得生产许可：单价人轮状病毒疫苗 Rotarix，五价牛-人重配株疫苗 RotaTe2q。这两种疫苗在西方国家和拉丁美洲国家的大规模临床试验中均显示良好的安全性和有效性，正被用于许多发达国家和发展中国家的常规免疫。一批新型疫苗的研究也正处于动物模型试验阶段，如亚单位疫苗、病毒样颗粒、灭活疫苗、DNA 疫苗和转基因植物疫苗。这些肠道外疫苗虽尚未到达临床应用阶段，但在动物模型中都有一定的保护效应，显示出潜在的应用价值。

由我国兰州生物制品研究所采用 G10 型羊轮状病毒 LLR 株研制的口服活疫苗在我国 20 多个省经过数十万人使用，到目前为止，未发现严重不良反应和后遗症。相关实验表明，该疫苗可明显降低轮状病毒肠炎的发病率，对重症腹泻的保护率达 90％。

（3）治疗　人发生感染后，以对症支持治疗为主，提倡饮食治疗和液体疗法。抗生素对病毒性腹泻无效，禁止滥用抗生素。

（六）公共卫生影响

轮状病毒是世界范围内引起婴幼儿严重腹泻的最主要原因，在发展中国家和发达国家都是一个重要的健康和公共卫生问题。在世界各国，90％以上的婴幼儿在 3 岁之前均受到了轮状病毒的感染，在 5 岁以下腹泻住院患儿中，轮状病毒 感染病例占 20％～70％，5 岁以上的儿童几乎全都感染过轮状病毒。每年全世界有数百万婴儿死于轮状病毒腹泻，主要在发展中国家。为此各国都要承担高额的医疗费用。以美国为例，用于治疗轮状病毒腹泻的费用每年高达 4.54 亿美元。我国也不例外，有资料显示我国儿童 3 岁以前也几乎都被轮状病毒感染过。在我国腹泻住院儿童中，40％以上是 轮状病毒感染所致，成为公共卫生资源的主要负担。

动物轮状病毒通过基因重组可对人类构成潜在的威胁。人轮状病毒流行病学监测结果显示，人群中开始出现一些在动物中才普遍存在的病毒血清型。如轮状病毒毒株 G3（常见于猫、犬、猪、马）、G5（猪和马）、G6 和 G8（牛）、G9（猪和羊）、G10（牛）已经从世界不同地区的人群中分离到。因此，轮状病毒的快速演变及新毒株的出现要求我们必须加强对其血清型的监测。

（张剑锐　田克恭）

◈ **我国已颁布的相关标准**

SN/T 1720—2006　出入境口岸轮状病毒感染监测规程

◈ **参考文献**

费恩阁，李德昌，丁壮 . 2004. 动物疫病学［M］. 北京：中国农业出版社 .

黄平 . 2004. 轮状病毒感染的研究现状［J］. 中国热带医学，4（4）：678 - 680.

苏琦华，訾自强，潘菊芬，等 . 2002. 牛轮状病毒受体和人轮状病毒受体相似性的研究［J］. 中华微生物学和免疫学杂志，22（5）：477 - 481.

田风林，魏锁成 . 2008. 动物轮状病毒性胃肠炎的研究进展［J］. 西北民族大学学报：自然科学版，29（2）：43 - 48.

谢春红，朱启镕 . 2001. 轮状病毒肠炎的研究现状［J］. 中华传染病杂志，19（2）：126 - 128.

Anderson EJ，Weber SG. 2004. Rotavirus infection in adults. Lancet Infect Dis，4：91 - 99.

Cook N，Bridger J，Kendall K.，et al. 2004. The zoonotic potential of rotavirus. Journal of Infection，48：289 - 302.

Day J M，Spackman E，Pantin-Jackwood M. 2007. A multiplex RT-PCR test for the differential identification of turkey astrovirus type 1，turkey astrovirus type 2，chicken astrovirus，avian nephritis virus，and avian rotavirus. Avian Diseases，51：681 - 684.

Fragoso M，Kumar A，Murray DL. 1986. Rotavirus in nasopharyngeal secretions of children with upper respiratory tract infections. Diagn Microbiol Infect Dis，4：87 - 88.

Holland R E. 1990. Some infectious causes of diarrhea in young farm animals. Clinical Microbiological Reviews，3：345 - 375.

Jim Gray，Timo Vesikari，Pierre Van Damme，et al. 2008. Rotavirus. Journal of Pediatric Gastroenterology and Nutrition，46：S24 - S31.

K Dhama，R S Chauhan，M Mahendran，et al. 2009. Rotavirus diarrhea in bovines and other domestic animals. Vet Res Commun，33：1 - 23.

Kapikian AZ，Hoshino Y，Chanock RM，et al. 1996. Efficacy of a quadrivalent rhesus rotavirus-based human rotavirus vaccine aimed at preventing severe rotavirus diarrhea in infants and young children. J Infect Dis，174：S65 - 72.

Parashar UD，Bresee JS，Gentsch JR，et al. 1998. Rotavirus. Emerg Infect Dis，4：561 - 570.

Ramani S，Kang，P. 2007. Burden of disease and molecular epidemiology of group A rotavirus infections in India. Indian Journal of Medical Research，125：619 - 632.

Ramani S，Kang P. 2007. Burden of disease and molecular epidemiology of group A rotavirus infections in India. Indian Journal of Medical Research，125：619 - 632.

Rathi R，Kadian S K，Khurana B，et al. 2007. Evaluation of immune response to bovine rotavirus following oral and intraperitoneal inoculation in mice. Indian Journal of Experimental Biology，45：212－216.

Robert Ramig. 2007. Systemic rotavirus infection. Expert Rev. Anti Infect. Ther，5（4）：591－612.

第四节　科罗拉多蜱传热病毒属病毒所致疾病

科罗拉多蜱传热

科罗拉多蜱传热（Colorado tick fever，CTF）也叫山林热和山林蜱热，是由科罗拉多蜱传热病毒引起的一种以发热为主的蜱传病毒性疾病。科罗拉多蜱传热病毒经成年感染蜱叮咬传播，多发生于春夏相交之际，人感染后主要临床表现为非特异性流感样症状、双峰热和白细胞减少。大多数病例呈自限性，少数病人有脑炎症状，但也有更为严重的并发症，甚至引起死亡。动物感染后可引起病毒血症，但无临床症状。

（一）病原

1. 分类地位　科罗拉多蜱传热病毒（*Colorado tick fever virus*，CTFV）在分类上属呼肠孤病毒科（Reoviridae）、科罗拉多蜱传热病毒属（*Coltivirus*）。该属可以分为两组：美洲分离株科罗拉多蜱传热病毒及其变异株和欧洲分离株 Eyach 病毒及其变异株。科罗拉多蜱传热病毒组又分两个血清型，即早期分离株 N－7180、R－1575、69V28 等和 1982 年从加利福尼亚州沿海分离的S6－14－03病毒株；Eyach 组与动物神经系统性疾病有关。二者抗原性不同。

2. 形态学基本特征与培养特性　科罗拉多蜱传热病毒粒子呈球形，直径 60～80nm，由致密的核心和包围着核心的双层衣壳组成，无囊膜。基因组为分 12 节段的双链 RNA，长 29 174bp，是呼肠孤病毒科中基因组最长的。12 个节段依次编码 VP1～12 蛋白。

该病毒可在多种脊椎动物和昆虫细胞中复制（图 9－4），在 Vero 细胞、BHK－21 细胞、C6/36 细胞中可进行体外培养。其中，感染 BHK－21 细胞的免疫荧光抗体试验见图 9－5。该病毒也可用鸡胚培养或小鼠、地鼠脑内接种，连续传代后适应毒株可将其致死。图 9－6 为人及小鼠红细胞中的科罗拉多蜱传热病毒。

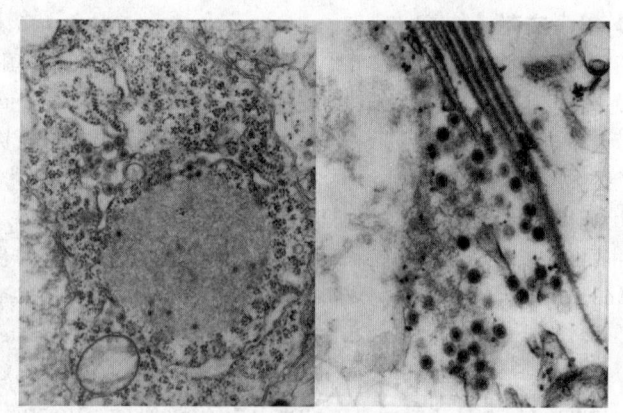

图 9-4　科罗拉多蜱传热病毒透射电镜照片
（引自 CDC/Dr. Fred Murphy；Sylvia Whitfield 供图）

3. 理化特性　科罗拉多蜱传热病毒对乙醚等有机溶剂有抵抗力，对 1%次氯酸钠、70%乙醇、戊二醇、甲醛敏感，4℃ 和室温下病毒稳定，50～60℃加热 30min 和 pH3.0 均可将其灭活，pH7.5～7.8 时能维持最佳活性。冻干条件下可长期保存。

（二）流行病学

1. 传染来源与传播方式　人类和动物感染科罗拉多蜱传热病毒是由病毒感染的成虫蜱叮咬所致。有些病例与实验室中暴露于病毒有关，除输血感染外，没有证据表明人与人之间可自然传播。

有几种松鼠是科罗拉多蜱传热病毒的主要贮存宿主，美国落基山国家公园的一项调查表明，病毒主要储存在花栗鼠（*Eutamisa minimus*）和地鼠（*Spermophilus lateralis*）这两种松鼠体内，这两种松鼠是未成熟安德逊革蜱（幼虫或若虫阶段）感染病毒的主要来源。松鼠感染后病毒血症可持续 15～20 天，体内病毒滴度足以感染蜱。用地鼠进行试验研究表明，病毒可以在这些啮齿动物体内越冬。因此，病毒可能有两种不同的越冬方式：存在于蜱的若虫体内或存在于宿主体内。

科罗拉多蜱传热病毒在未成熟的蜱和小型哺乳动物（主要是啮齿动物）之间传播，感染的蜱可终生带毒。病毒不能经成虫蜱到卵传播。

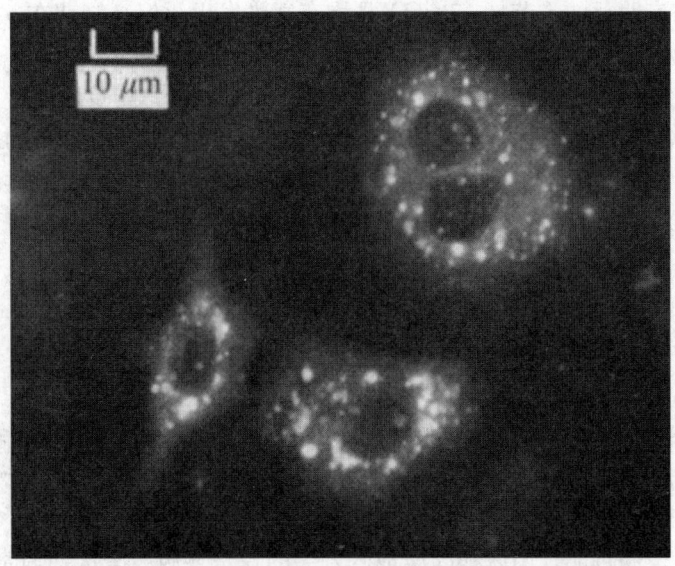

**图 9 - 5　科罗拉多蜱传热病毒感染 BHK - 21 细胞
24h 后的免疫荧光抗体试验**

（引自 R. W. Emmons, L. S. Oshiro, H. N. Johnson, et al. Intra-
erythrocytic Location Of Colorado Tick Fever Virus. Journal of General
Virology，1972，17：185 - 195，经 the Society for Genetal Microbiology
授权）

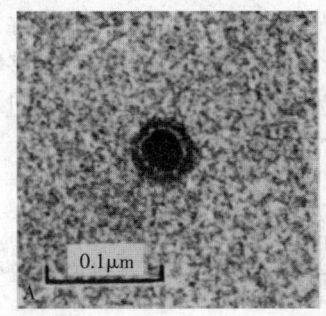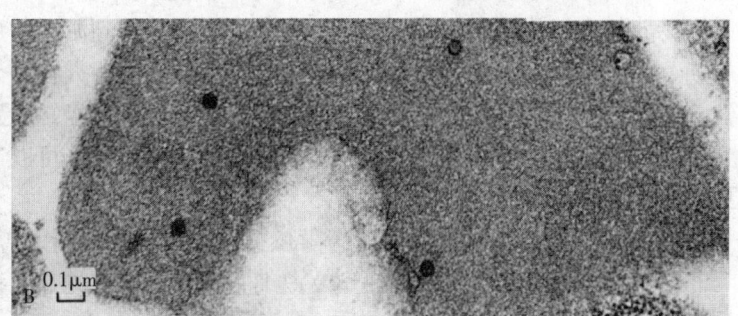

图 9 - 6　人（A）、小鼠（B）红细胞中科罗拉多蜱传热病毒

（引文及授权同图 9 - 5）

2. 传播媒介　安德逊革蜱也叫洛基山森林蜱（Rocky mountain wood tick）是科罗拉多蜱传热病毒主要的传播媒介。但蚊虫等不能传播本病。雌蜱产卵于枯叶上，幼虫孵出后找寻小型的哺乳动物如地鼠、花粟鼠等寄生，几天后变成若虫，不进食进行冬眠。在春天另找小型哺乳动物寄生，经 4~9 天，若虫蜕皮变成成虫。成虫以大型哺乳动物作为宿主，如鹿、豪猪和人等。雌蜱发育 6~13 天开始产卵，产卵后不久即死亡。雄蜱在交配后仅存活几小时即死亡。

尽管也发现了其他几种可感染科罗拉多蜱传热病毒的蜱，但是它们在病毒生态学中所起的作用还不清楚，并且这几种蜱与安德逊革蜱相比，很少叮咬人。

3. 易感动物

（1）**自然宿主**　主要为小型哺乳动物，如地鼠、花栗鼠、豪猪等。另外，松鼠、鹿、羊、马等也是其宿主。

（2）**实验动物**　主要有小鼠、地鼠、豚鼠、恒河猴等。

（3）**易感人群**　人类对本病普遍易感。但人类感染是由于受病毒感染的成虫蜱叮咬所致。除山区人群易感外，偶尔感染的蜱尚可粘在衣物或其他露营的工具上带到远方，结果导致非流行区的人感染。发病以青壮年为主，男性多于女性。

4. 流行特征 发病有明显的季节性，3～11月均有感染发生，但高峰期在5月下旬至7月上旬，与成虫蜱活动的高峰时期相一致。

5. 发生与分布

（1）世界性分布 CTF发生在山区，与安德逊革蜱（*D. andersoni*）分布的范围相关。全球已发现此病的国家有美国、加拿大（哥伦比亚省和阿尔伯达省）、法国、德国、印度尼西亚、韩国和中国。美国有11个州（科罗拉多、怀俄明、蒙大拿、爱达荷、犹他、南达科他、新墨西哥、加利福尼亚、俄勒冈、内华达、华盛顿）。

（2）国内分布 在我国已有8省、自治区、直辖市（北京、云南、甘肃、海南、新疆、山西、河南、吉林）发现有人和动物感染。

（三）对动物与人的致病性

1. 对动物的致病性 已从13种啮齿动物分离出科罗拉多蜱传热病毒，还发现野兔、豪猪和牛带毒。将病毒接种新生小鼠、地鼠、金花鼠、鹿鼠、仓鼠、松鼠、罗猴、豪猪可产生毒血症或死亡。科罗拉多蜱传热病毒感染对宿主蜱没有影响。

2. 对人的致病性 该病毒能致山区和高原地区人类的轻型热病，潜伏期通常为3～6天，最长可达20天，病人被感染蜱叮咬后，无前驱症状，突然发病，表现为非特异性流感样症状，如发热、恶寒、严重头痛、肌肉痛、恶心、呕吐、畏光。10%的病人可出现皮肤丘疹。部分病人可出现神经症状，呼吸道症状少见。约50%的病人发热呈双峰热型，即发热2～3天后退热，症状缓解2～3天，再次出现发热及其他症状，第二次发热一般仅持续1～3天。在发热的第4～5天，伴随不成熟白细胞多，可能出现轻微的贫血症状，由于血小板减少，可引发皮肤淤点、紫癜。

在感染科罗拉多蜱传热病毒的前2周，可从血液中分离到游离的病毒，病毒可在红细胞中存活整个红细胞周期，约120天。因此，感染科罗拉多蜱传热病毒的病人在6个月内禁止献血。尽管大多数病例为自限性的，可以很快康复，但是儿童患病或由于诊断延误，经常引发严重的并发症，例如心肌、脑和肺脏发生病理改变。在动物试验中已经证实科罗拉多蜱传热病毒可以通过胎盘感染，造成畸胎。

（四）诊断

1. 临床诊断 临床诊断需依赖流行病学依据，①流行区野外暴露史、蜱暴露和被叮咬史；②临床上表现为非特异性流感样症状、双相热型及白细胞减少，应首先考虑科罗拉多蜱传热，结合实验室检测可作出诊断。

2. 实验室诊断

（1）病毒分离 病程第1周即可从血液、红细胞、网状细胞及骨髓中分离出科罗拉多蜱传热病毒，病程第2～3周阳性率最高。

（2）血清学检测 用于科罗拉多蜱传热诊断的血清学试验，包括血凝抑制试验、酶联免疫吸附试验、补体结合试验、间接免疫荧光试验和中和试验等。对急性期和康复期血清进行检测，对科罗拉多蜱传热的诊断和流行病学调查均有价值。

（3）分子生物学检测 多重RT-PCR系统可以扩增3个基因片段，灵敏度可检出至少0.01空斑形成单位。另有一鉴别美洲和欧洲分离株的灵敏特异RT-PCR方法是针对S2基因设计的。

（五）防制措施

1. 预防

（1）综合性预防措施 在流行区预防科罗拉多蜱传热的最好方法是宣传教育，提醒危险人群避免被蜱叮咬，如野营者、徒步旅行者和户外职业的人群应避免被蜱叮咬。人如进入有蜱的地区应穿适当的衣服，带有裤脚翻边围绕到踝部的长裤子有助于减少与蜱的接触。定期检查衣服，以便发现有蜱及时去除，以穿白色或浅色衣服为好，这样就更容易发现蜱。

驱蜱药或沾有驱蜱药的衣服能有效防蜱。可用扑灭司林喷洒到衣服、鞋和工具上，驱虫剂含有30%以下的间苯甲酰二乙胺，应该仅应用在暴露的皮肤上，避免用在儿童的脸和手上，以免被摄入。如发现蜱叮咬，应立即将其拖出，防止虫体断裂而使其口部残留于人体内，一旦残留，可用消毒的针尖挑出，用消毒剂清洗叮咬部位。

（2）疫苗免疫 灭活或减毒疫苗有一定的保护作用，但目前尚未广泛应用于预防。美国曾制备甲醛灭活纯化的科罗拉多蜱传热病毒乳鼠脑疫苗，疫苗接种志愿者多数人中和抗体至少持续 5 年。

2. 治疗 尚无有效的特异性治疗方法，以支持治疗和对症治疗为主。抗病毒治疗效果多不肯定，但病情严重的患者可静脉滴注利巴韦林。

（六）公共卫生影响

在美国每年有 200～400 个经实验室确诊的感染病例，实际发病人数更多。本病呈地方性流行，大多数病例为自限性，因此，在流行地区进行户外活动时，尽量做好防护措施，将本病的影响降低到最小。

（张剑锐 田克恭）

◆ **参考文献**

刘克州，陈智 . 2002. 人类病毒性疾病［M］. 北京：人民卫生出版社：531 - 534.

马亦林 . 2005. 传染病学［M］. 第 4 版 . 上海：上海科学技术出版社：259 - 260.

殷震，刘景华 . 1997. 动物病毒学［M］. 第 2 版 . 北京：科学出版社：571 - 572.

于恩庶，刘岱伟 . 2004. 科罗拉多蜱热［J］. 中国人兽共患病杂志，20（12）：1084 - 1089.

俞东征 . 2009. 人兽共患传染病学［M］. 北京：科学出版社：992 - 998.

AJ Johnson，N Karabatsos，RS Lanciotti. 1997. Detection of Colorado tick fever virus by using reverse transcriptase PCR and application of the technique in laboratory diagnosis，J Clin Microbiol，35：1 203 - 1 208.

Attoui H，Billoir F，Bruey JM，et al. 1998. Serologic and molecular diagnosis of Colorado tick fever viral infections. Am. J. Trop. Med. Hyg，59：763 - 768.

Charles H，Calisher，Jack D，et al. 1985. Diagnosis of Colorado Tick Fever Virus Infection by Enzyme Immunoassays for Immunoglobulin M and G Antibodies. J Clin Microbiol，22：84 - 88.

第十章　博尔纳病毒科病毒所致疾病

博尔纳病毒属病毒所致疾病

博尔纳病病毒感染

博尔纳病病毒感染（Borna disease virus infection）是由博尔纳病病毒引起的一种人与动物共患病。该病是一种以行为异常、脑实质和脑膜炎性细胞浸润以及特异性抗原在边缘神经系统神经元中积聚为特征的神经综合征。该病于1885年首次在德国萨克森（Saxony）州博尔纳（Borna）镇马匹中流行，因此以该镇命名。博尔纳病病毒在自然界中有广泛的宿主，不同动物感染后临床表现各异，包括急性致死性神经疾病以及慢性、轻微的神经与精神行为变化等。博尔纳病病毒可能与人类的某些神经精神疾病密切相关。该病呈全球性分布，我国有极少病例报道。

（一）病原

1. 分类地位　博尔纳病病毒（*Borna disease virus*，BDV）在分类上属博尔纳病毒科（Bornaviridae）、博尔纳病毒属（*Bornavirus*），是该病毒科的典型代表。

2. 形态学基本特征与培养特性　粒子呈球形二十面体对称，直径100～130nm。病毒内部为4nm宽的新月形核衣壳，其外包有囊膜，囊膜表面有长约7nm的纤突。病毒在细胞表面通过芽生复制。该病毒为单股负链RNA病毒，基因组全长约8.9kb，含有6个开放阅读框，分别编码核蛋白N（p40）、磷蛋白P（p24）、基质蛋白M（gp18）、糖蛋白G（p57）、非糖基化蛋白（p10）以及L-多聚酶。其中M和G蛋白可被糖基化修饰，P和L蛋白可被磷酸化修饰。P、N和p10蛋白可形成蛋白复合体，对病毒mRNA在核质穿梭过程中起重要作用。体内外试验证实p40和p24蛋白在感染细胞的胞核和胞质中表达水平较高。

作为博尔纳病毒科代表，博尔纳病病毒具有一些特有的生物学特征：该病毒是单股非节段负链RNA病毒目中唯一能在细胞核内进行复制和转录的动物病毒；在不同动物种属间编码序列具有高度的保守性。同时，由于其基因组较小，为实现对其基因的高效调控，采取剪切和通读机制，利用其重叠的开放阅读框产生多种蛋白。

人源少突胶质细胞系（Human oligodendroglial cell line）和大鼠胶质瘤细胞系（Rat glioma cell line）对博尔纳病病毒较为敏感。其他细胞如MDCK和Vero细胞很难直接感染该病毒，但将病毒感染的原代神经细胞与上述细胞共同培养可增殖病毒。感染后的细胞在表型上如细胞形态、增殖能力和生理活性等方面与正常细胞并无明显差别。博尔纳病病毒在感染的非神经细胞系增殖后的滴度可达到与神经细胞系中相同的水平。博尔纳病病毒能够抑制细胞免疫功能，造成持续性感染。

3. 理化特性　博尔纳病病毒对紫外线、去污剂和脂溶剂如乙谜、氯仿或丙酮等敏感，pH5～12条件下稳定，56℃ 30min可被灭活。

（二）流行病学

1. 传染来源　患病动物的唾液和鼻腔分泌物是该病的主要传染来源。博尔纳病病毒具有广泛的自然宿主，可以感染从鸟类到灵长类的动物种属。有调查表明，居住在农场周围的健康献血者血清中病毒抗体阳性率远高于城市中的健康献血者，提示该病毒可能通过动物水平传播到人类。

2. 传播途径　博尔纳病病毒在动物群体中以水平传播为主，易感动物可通过接触患病动物的唾液、鼻腔分泌物、结膜分泌物和奶水等感染，鼻腔是病毒进入机体的主要通道。从表现典型博尔纳病症状的母马和胎马的脑组织中检测到相同序列的 ORFⅡ RNA，提示博尔纳病病毒垂直传播。此外，有报道称博尔纳病病毒可通过虫媒（如蜱）传播，但尚未从虫媒中分离到病毒。

我国台湾省研究人员对 132 位精神分裂病人的家庭成员和 82 位接触过病人的精神正常工作者进行调查，结果发现两组人群相对对照人群都有较高的血清阳性率。这个结果预示着博尔纳病可能在人与人之间的传播。

3. 易感动物

（1）自然宿主　马和羊是博尔纳病病毒主要的自然宿主。在自然条件下，牛、美洲驼、羊驼、鹿、驴、猪、犬、狐、兔、猫、沙鼠、鸵鸟以及许多野生鸟类均可感染博尔纳病病毒。宿主范围基本上囊括了所有的温血动物。Monika Hilbe 等（2006）首次证实了鼩鼱也是该病毒的贮存宿主（彩图 10-1）。

（2）实验动物　在实验条件下，博尔纳病病毒可以感染的宿主范围相当广泛。从啮齿类动物到非人类灵长类动物，如小鼠、兔、鸡、小型猪、猴及牛等均可以试验感染。其中，新生沙鼠和大鼠对其高度易感，为常用的实验动物。试验中常用博尔纳病病毒注射树鼩来研究其引起的行为异常，因为它们具有复杂的社会组织性和行为表现性。

2003 年 Kamitani 等人通过转基因技术造出了一种能在中枢神经系统分泌博尔纳病病毒 P 蛋白的小鼠，用于研究其导致的行为和神经异常。

4. 流行特征　本病常呈地方性流行或散发，主要是发生于马群和羊群。一般都发生在卫生条件较差的地方，每年的发病率不同。该病主要发生在春夏两季，人们曾怀疑节肢动物可能是博尔纳病病毒的潜在传播媒介，但尚未在昆虫体内分离到病毒。

5. 发生与分布　博尔纳病病毒首先于 1885 年在德国 Saxony 州 Borna 镇马群中流行，因而以该镇命名。目前，该病的地理分布较为广泛，主要流行于德国、瑞士、澳大利亚、美国、日本、伊朗、以色列、英国、泰国等国家。我国台湾、宁夏、新疆、黑龙江、重庆等地已有博尔纳病流行的报道。

（三）对动物与人的致病性

博尔纳病病毒是一种高度嗜神经性病毒，首先感染分布于嗅觉上皮或咽部和肠道黏膜的神经末梢，通过轴突内运输至中枢神经系统或外周神经，感染不同器官的神经组织。博尔纳病病毒感染动物后潜伏期较长，但病毒在神经细胞内复制迅速，10 天内即可扩散至整个脑组织，表现为非细胞毒性复制，并形成持续性感染。

1. 对动物的致病性　不同动物感染博尔纳病病毒后临床症状可能不完全相同，但大都以神经系统受损后的神经症状为主。其中，马和羊是其主要的自然宿主，二者感染后临床症状不尽相同：马多为隐性感染，博尔纳病病毒特异性抗体阳性的马群中，只有少数马匹表现出临床症状。但绵羊感染后大多数表现出特异性的临床症状。

实验动物中，新生沙鼠和大鼠对博尔纳病病毒高度易感。将已知患病动物脑组织匀浆通过鼻腔、脑内、皮下、腹腔等方式接种，可在脑、脑脊液、视网膜、周围神经和肾上腺中检测到高浓度传染性病毒和病毒特异性抗原。经过数周的潜伏期后，实验动物行为习惯明显改变：最初主要表现为精神亢奋，大约持续 3 周。随后动物表现出精神抑郁，期间出现麻痹、肥胖以及失明等临床症状。实验动物感染博尔纳病病毒后的临床症状及其病理变化与接种动物的种类、年龄、品系以及试验感染的病毒株有关。

2. 对人的致病性　近几十年来，各国学者对博尔纳病病毒能否导致人类疾病存在很大争议。博尔纳病病毒的广泛自然宿主分布，以及它可引起易感动物行为异常的事实，提示该病毒可能与人类神经精神疾病密切相关。1985 年 Amsterdam JD 等人运用间接免疫荧光试验对美国 285 例情感障碍患者和德国 694 例精神病患者以及 200 例健康人进行血清学检测，结果情感障碍组中有 12 例呈现血清学阳性反应；

精神病组中有 4 例呈现血清学阳性反应，而对照组无一例阳性，首次提示人们博尔纳病病毒可能与人类神经精神疾病有关。1995 年 Bode 等人运用 RT-PCR 方法首次从精神病人的外周血单核细胞中检出病毒核酸，进一步证实博尔纳病病毒可感染人，引起某些神经精神疾病。此后，陆续有很多研究小组从慢性疲劳综合征患者、精神病患者、多发性硬化症患者以及艾滋病患者体内检测到博尔纳病病毒的核酸或蛋白。

（四）诊断

1. 临床诊断　在疫区，当马群和羊群出现以神经系统受损的神经精神症状，应该给予博尔纳病病毒感染的高度关注。动物感染后，经过 3～4 周的潜伏期，表现出发热、厌食、便秘等非特异性体征，急性病例主要表现吞咽困难、共济失调、运动障碍和瘫痪等神经症状。有些动物也可能出现失明、肥胖和生育能力受损等症状。急性期通常持续 1～3 周，期间马的死亡率高达 80％～100％，绵羊的死亡率高达 50％以上。急性期过后幸存下来的动物，上述神经症状可能反复出现，直至动物死亡。

2. 实验室诊断　实验室诊断博尔纳病的方法多种多样，但各研究小组的检测结果往往不一致，甚至同一份样本检测抗体和病毒核酸所得出的结果也不完全一致，因此，对博尔纳病病毒的实验室检测尚无统一标准。博尔纳病病毒多进行低拷贝复制，所以检测的灵敏性显得特别重要。由于博尔纳病病毒在检测技术上存在一定的困难，实验室对感染的确诊需要通过至少两种或两种以上的独立检测方法来避免假阳性的发生，如病毒分离、免疫组织化学、血清学以及 RT-PCR 等方法。

（1）病毒分离　从患病动物脑组织中分离病毒是确定博尔纳病病毒最为准确的方法，但该病毒具有严格的嗜神经性，在感染细胞内呈低量、非溶细胞性复制，病毒分离十分困难。目前，人们已经从感染博尔纳病病毒的马体内分离到 StrainHe/80、StrainV 和 No/98 等代表毒株。通常情况下，将患病动物的脑组织匀浆接种敏感细胞系如人源少突胶质细胞系和大鼠胶质瘤细胞系进行培养，数周后，可在上述细胞系中检测到病毒特异性抗原。用于活体鉴定的动物包括兔和大鼠。

（2）血清学诊断　检测博尔纳病病毒的血清学方法主要包括间接免疫荧光试验、免疫印迹试验和 ELISA 等方法。间接免疫荧光试验是最早用于检测博尔纳病病毒感染的血清学方法，该方法操作简便，对试验感染的敏感性较高，在博尔纳病病毒抗原的来源是感染的培养细胞时应用最多。免疫印迹试验能够同时检测血清中多种抗体，大大降低了由于非特异性抗体导致的假阳性结果，检测结果较间接免疫荧光试验更为可靠。目前，应用于临床大规模博尔纳病病毒血清学筛查的方法为 ELISA，所用抗原为重组抗原。ELISA 方法适用于快速、经济、大规模的血清学检测，但其阳性结果还需要特异性较高的检测手段如免疫印迹试验进一步确认。

（3）病原学诊断　最初，免疫组织化学是检测组织中博尔纳病病毒抗原最为常用的方法，但该方法的敏感性依赖于组织中博尔纳病病毒蛋白的含量，且检测用抗体可与组织中某些抗原发生交叉反应，影响检测结果的特异性。1995 年 Bode 等首次应用 RT-PCR 方法从精神病患者外周血单核细胞中检出病毒核酸后，该方法成为博尔纳病病毒主要的病原学检测手段。由于病毒在外周血单核细胞中含量极低，因此应用套式 RT-PCR 可大大增强博尔纳病病毒核酸检测的敏感性。目前，以 p24 基因的保守区设计内、外引物扩增目的基因，应用最为广泛。

（五）防制措施

1. 预防　从不同动物种属中分离到的博尔纳病病毒其核苷酸序列具有高度同源性，提示该病毒可能通过水平方式在不同物种间传播。有研究表明，与马、羊、猫、鸵鸟等动物接触密切者的博尔纳病病毒血清阳性率明显高于正常对照人群，这表明人感染可能来自马、羊、猫等家畜或宠物的水平传播。因此，人类在与上述动物接触的过程中应注意个人防护，严防感染。目前尚无预防博尔纳病病毒的商品化疫苗。

加强不同种属动物群体中博尔纳病病毒血清学监测，一旦发现博尔纳病病毒感染，应立即采取扑杀感染动物、隔离可疑动物等防控措施，防止疫情扩散。同时应该注意防疫人员和实验室检测人员的防护，防止感染。

2. 治疗 试验中用被动转移体液免疫法治疗博尔纳病病毒感染动物模型无效,用灭活的病毒免疫小鼠也起不到保护作用。但有报道称用高滴度组织培养传代的博尔纳病病毒病毒免疫,能够对大鼠起到部分保护作用。

金刚烷胺硫酸盐对患有抑郁症的博尔纳病病毒血清学阳性患者有一定治疗作用,但这种作用是源于该药物的抗病毒作用还是本身所具有的内在抑制抑郁的作用还不清楚。Rubin 等人用 α-4 结合素单克隆抗体治疗动物博尔纳病病毒感染,在慢性病例中获得显著的临床效果。此外,利巴韦林、干扰素等对该病患者也有一定的治疗效果。但是由于利巴韦林有明显的不良反应,因此并不赞成用此药对该病患者进行治疗。

(六)公共卫生影响

尽管在过去的十几年里,人们对博尔纳病病毒研究取得可喜的进展,但仍有许多领域如博尔纳病病毒在多种野生哺乳动物和鸟类中的流行情况、地域范围、传播途径以及致病机理等方面有待进一步去调查研究。虽然大量的血清学资料表明博尔纳病病毒的感染可能与人类神经性疾病相关,并已从多种神经精神性疾病患者体内检测到该病毒的抗原和核酸,但不同实验室以及不同的检测方法对博尔纳病病毒是否为引起人类神经精神性疾病的病原体仍存在争议。

我国已在多个省市的马群和羊群中检测到博尔纳病病毒特异性核酸。马培林等人从黑龙江地区 76 例正常人和 34 匹马的标本中检测博尔纳病病毒-p24 基因,阳性率分别为 9.2% 和 23.5%,该地区感染的博尔纳病病毒与标准株 He/80 具有高度的同源性。王振海等从宁夏 52 例病毒性脑炎患者、53 例抑郁症患者和 360 只羊的外周血单核细胞中检测博尔纳病病毒 p24 基因片段,阳性率分别为 11.54%、11.32% 和 7.78%。以上证据表明,我国部分地区健康马和绵羊存在博尔纳病病毒自然感染,上述地区神经精神性疾病患者可能与该病感染有关,可能存在潜在的动物源性。分析国内有关流行的几个地区可以看出,该病在我国多流行于半农半牧地区如新疆、宁夏、黑龙江等省份,上述地区居民有与马和羊等动物广泛的接触史,进一步证实了博尔纳病病毒潜在的动物源性。因此,加强我国各地区动物群体中博尔纳病病毒血清学监测,密切关注博尔纳病流行病学动向,对防治该病在我国人群和畜群中的流行具有一定的积极作用。

(李向东 田克恭)

◆ **参考文献**

李桂梅,谷鸿喜,等.2002.博尔纳病毒在动物中感染的研究现状 [J].中国微生态学杂志,14(4):114-116.

刘庆军,谢鹏.2006.博尔纳病病毒持续感染的原因及意义 [J].中国人兽共患病学报,22(10):992-994.

马培林,张凤民,李桂梅,等.2004.博尔纳病病毒自然感染状况及其核苷酸序列 [J].中国公共卫生,20(4):408-410.

王振海,谢鹏,韩玉霞,等.2006.宁夏及其周边地区博尔纳病病毒感染的分子流行病学研究 [J].中华流行病学杂志,27(6):479-482.

郑敏,金宁一,鲁会军.2004.博尔纳病病毒研究进展 [J].人与动物共患传染病防治研究新成果汇编,106-110.

邹德智,谢鹏.2002.Borna 病病毒及 Borna 病 [J].中国人兽共患病杂志,18(4):110-112.

左联,邹德智,谢鹏.2003.Borna 病病毒感染的实验室诊断 [J].中国人兽共患病杂志,19(5):116-118.

Amsterdam JD, A Winokur, W Dyson, et al.1985.Borna disease virus:A possible etiologic factor in human affective disorders.Arch Gen Psychiatry,42:1093-1096.

R M Chalmers, D Rh Thomas, R L Salmon, et al.2005.Borna disease virus and the evidence for huma pathogenicity:a systematic review.Q J Med,98:255-274.

第十一章 弹状病毒科病毒所致疾病

第一节 水泡病毒属病毒所致疾病

一、水泡性口炎

水泡性口炎（Vesicular stomatitis，VS）是由水泡性口炎病毒引起的高度接触传染性的良性病毒性人与动物共患病。水泡性口炎病毒又称传染性水泡性口膜炎病毒、牛及马的口腔溃疡病毒和伪口蹄疫病毒等。该病毒于 1821 年最先发现于马、骡，以后常见于牛、鹿和猪。临床上以发热及口腔黏膜、舌上皮、蹄冠带和趾间皮肤形成水疱及口腔流出泡沫样口涎为特征。绵羊和山羊不发生自然感染。人多为隐性感染，或表现为轻度流感样症状，严重者可发生脑炎。水泡性口炎主要在美洲呈地方性流行。在我国主要呈点状散发。

（一）病原

1. 分类地位 水泡性口炎病毒（*Vesicular stomatitis virus*，VSV）在分类上属弹状病毒科（Rhabdoviridae）、水泡病毒属（*Vesiculovirus*），为 RNA 病毒。该属病毒由一组形态基本相同、抗原性有差异的病毒组成，包括 9 个公认的种和 20 个暂定种，其中有些暂定种是鱼类的病原体，有些无致病性。

应用中和试验和补体结合试验，可将水泡性口炎病毒分为两个血清型，其代表株分别为印第安纳（Indiana）株（VSIV）和新泽西（New Jersey）株（VSNJV）。新分离的毒株都属于这两个血清型中的一个型。水泡性口炎病毒与相应的免疫血清在琼脂扩散试验中出现两条沉淀线，也可清楚地将两个血清型区分开。1964 年，在特立尼达和多巴哥的稻鼠身上的螨体内分离到一株病毒，这株病毒在形态上与水泡性口炎病毒没有明显区别，血清学上与印第安纳株有关，但与新泽西株无关，称为可卡（Cocal）株（COCV）。在对若干株水泡性口炎病毒（包括从巴西和阿根廷的马体内分离到的巴西株）进行深入研究以后，根据其抗原交叉反应性，发现印第安纳株可以分为 3 个亚型：①印第安纳 1，为典型株，主要分离自牛的毒株，也有分离自猪和昆虫的毒株。②印第安纳 2，包括可卡株和阿根廷株，是主要分离自牛、马及蚊体内的毒株。③印第安纳 3，巴西 Alagoas 株，最初分离自骡，但牛、马、人及白蛉也可感染。

有人将分离自巴西白蛉的 Maraba 和 Carajas 毒株作为第 4 个亚型。

Bilsel 在对 26 个血清 1 型水泡性口炎病毒 Indiana 株的糖蛋白序列进行比较后，发现在不同毒株糖蛋白基因核苷酸序列的 5′端非编码区和编码区内有 19％发生变异，但无碱基插入或缺失，在 3′端则有大量碱基插入或缺失。因此，G 基因大小在 1 625～1 868 个核苷酸之间变化，根据这些变异也将水泡性口炎病毒 Indiana 1 型分为 4 个亚型，每个亚型对应着不同的地理分布。

此外，自巴西人体内分离到的 Piry 病毒，自伊朗白蛉体内分离的 Isfanhan 病毒等均与水泡性口炎病毒有密切的抗原关系。Nichol 等根据水泡性口炎病毒 新泽西毒株 T1 核酸酶指纹图，将流行的野毒株分为至少 14 个基因群或拓扑型。在对 34 个新泽西毒株糖蛋白核酸序列和氨基酸组成进行比较后，发现不同毒株之间核苷酸变异最高可达 19.8%，相应的氨基酸变异达 8.5%。根据这些毒株之间的进化关系，将水泡性口炎病毒 新泽西血清型也分为至少 3 个系或亚型。流行于美国和墨西哥的大多数毒株属于 1 亚型；来自危地马拉、萨尔瓦多和洪都拉斯的毒株属于 2 亚型；分离自尼加拉瓜和巴拿马的毒株属于 3 亚型。

与其他病毒一样，水泡性口炎病毒的囊膜糖蛋白抗原使动物产生中和抗体，呈现型、亚型乃至株的特异性，而核蛋白抗原则呈群的特异性，由许多型的水泡性口炎病毒所共有。在弹状病毒科中，尚未证实其他病毒属成员具有水泡性口炎病毒的抗原成分。无论在中和试验和补体结合试验中，水泡性口炎病毒均与狂犬病毒属的病毒没有任何交叉反应。

2. 形态学基本特征与培养特性

（1）形态结构 水泡性口炎病毒呈子弹状或圆柱状，大小为（150～180）nm×（50～70）nm。病毒粒子表面具有囊膜，囊膜上均匀密布纤突，纤突长约 10nm（图 11-1）。病毒粒子内部为密集盘卷的螺旋状结构核衣壳，电镜下观察，犹如缠绕于一个长形中空轴上的许多横行线条。其外径约 49nm，内径约 29nm，每个螺旋有 35 个亚单位。除这类典型的子弹形粒子外，还常可见短缩的 T 粒子，T 粒子含有正常病毒粒子的全部结构蛋白，但是没有转录酶活性，其 RNA 含量只有正常含量的 1/3。

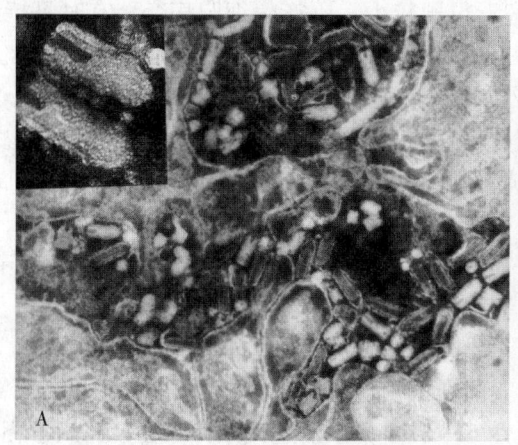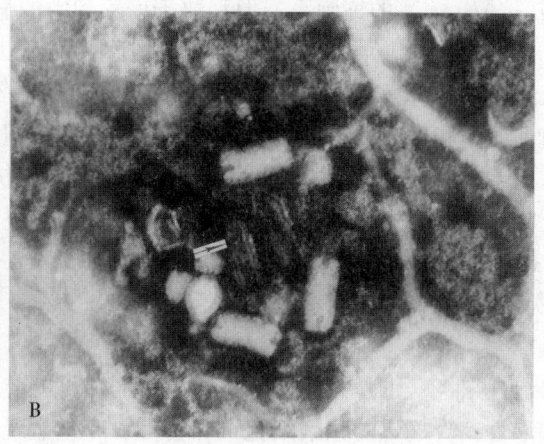

图 11-1 水泡性口炎病毒弹头状病毒粒子（A. 负染，×72 000）及水泡性口炎病毒核酸
被包绕在螺旋对称的核衣壳表面可见包膜结构（B. 负染，×150 000）

（徐在海供图）

（2）培养特性 经尿囊腔、羊膜腔和卵黄囊途径接种，水泡性口炎病毒可在鸡胚内良好增殖。绒毛尿囊膜接种时引起痘斑样病变。感染鸡胚通常在接种后 1～2 天内死亡。将水泡性口炎印第安纳株和新泽西株经绒毛尿囊膜接种 35～36℃ 孵育的 7 日龄鸡胚，可于 24h 内使之死亡，并产生高滴度的病毒；而 39～40℃ 孵育的鸡胚则可耐过感染，仅在绒毛尿囊膜上产生增生性病变。有报道称，鸡胚的敏感性和病毒滴度均与日龄呈反比。我国陕西凤县留凤关毒株经绒毛尿囊膜或卵黄囊接种 8～12 日龄鸡胚，感染胚于 25h 内死亡；胚体和绒毛尿囊膜充血、出血，将两者混合制备悬液，按 Henderson 法接种于牛舌上皮，其毒力达每毫升 10^5 MLD（最小致病量）。

水泡性口炎病毒可在多种常用细胞系生长，包括鸡胚成纤维细胞（图 11-2）以及牛、猪、恒河猴、豚鼠以及其他动物的原代肾细胞，能迅速引起细胞病变。在肾细胞单层上产生不同大小的蚀斑。Vero 和 BHK-21 细胞对水泡性口炎病毒高度敏感。通常用 BHK-21 细胞获得高滴度的病毒，用 Vero 细胞分离病毒。

水泡性口炎病毒还能感染两栖类和鱼类细胞（如龟心、壁虎肺、蟒蛇脾细胞和红剑尾鱼细胞系）产生高滴度的病毒。水泡性口炎病毒还可在几种昆虫细胞系中复制，可以适应蚊体内生长，并在蚊的组织培养细胞内增殖，包括埃及伊蚊（Aedes aegypti）、白纹伊蚊（Aedes albopictus）、白 W 伊蚊（Aedes W-albus）、史氏按蚊（Anopheles stephensi）、果蝇（Drosophila melanogaster）和桉树天蚕蛾（An-

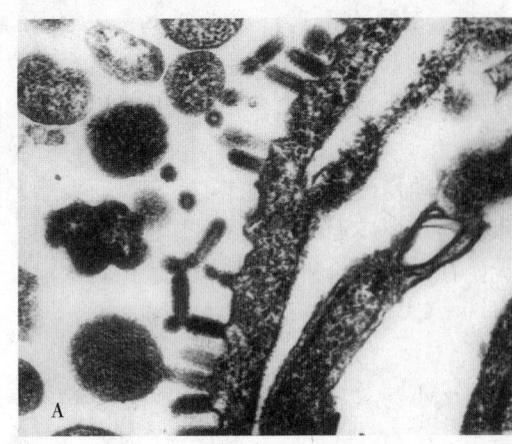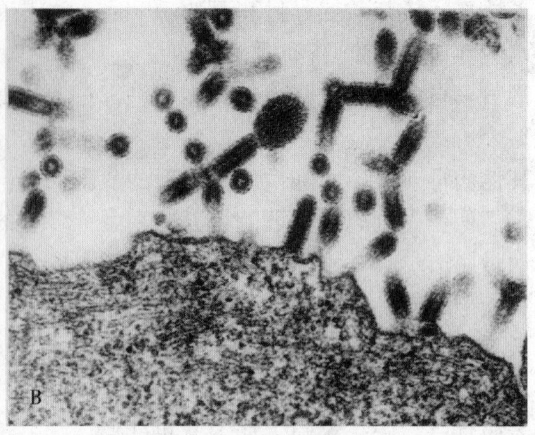

图 11 - 2 水泡性口炎病毒感染鸡胚成纤维细胞，病毒粒子呈弹头状，

可见病毒芽生和释放（A，B. 超薄切片，×72 000）

（徐在海供图）

theraea eucalypti）的细胞系，但释放于培养液中的病毒粒子较少，不产生细胞病变，有时呈持续感染状态。白纹伊蚊细胞系（C6/36）的分离阳性率高于其他常用的细胞培养系统，常用于分离病毒。

水泡性口炎病毒的体外复制可在很宽的温度范围内进行，具体温度取决于细胞系。在 31～37℃ 培养，哺乳动物和鸟类细胞可获得最高滴度。蛇源细胞可在 11℃ 培养。

3. 理化特性 水泡性口炎病毒对理化因子的抵抗力与口蹄疫病毒相似。58℃ 30min、可见光、紫外线及脂溶剂（乙醚、氯仿）都能使其灭活。病毒可在土壤中于 4～6℃ 存活若干天。对 0.5% 石炭酸能抵抗 23 天。0.05% 结晶紫可以使其失去感染性。1% 福尔马林、0.5% 乙醇-碘复合物、0.5% 氯苄烷铵、0.1% 次氯酸钙、0.1% 阳离子表面活性剂和 0.1% 邻苯基苯酚复合物等均可在 15min 杀灭病毒。病毒不耐酸。

水泡性口炎病毒是高效的干扰素诱生剂，可能与其能在增殖过程中生成双股 RNA 即 dsRNA 有关。

水泡性口炎病毒的感染细胞培养物可以产生血凝性。生成血凝素的适宜条件与狂犬病病毒相似，即维持液内不含血清，但加 0.4% 牛血清白蛋白。在 0～4℃、pH6.2 的条件下，可以凝集鹅红细胞。病毒不能从凝集的红细胞表面自行脱落。在将被凝集的鹅红细胞上的病毒粒子洗脱以后，红细胞还能再次凝集，从而证明水泡性口炎病毒没有受体破坏酶。

（二）流行病学

1. 传染来源 在自然条件下，水泡性口炎病毒可以感染多种野生和家养的哺乳动物（包括人）、某些鸟类和节肢动物。但在水泡性口炎病毒的自然循环中，这些动物究竟起什么作用还不清楚。一般认为，哺乳动物不是重要的贮存宿主或扩增宿主，而是水泡性口炎病毒的终末宿主。因为这些动物病毒血症时间短，水平低，在动物与动物间的直接传播罕见。曾设想家畜的持久感染可能是水泡性口炎病毒得以在自然界持续存在的机制，但未能证实。尽管传染的机制不清，但患病动物是主要的传染来源是毋庸置疑的。

蚊、白蛉、螨、蚋、库蠓、虻、果蝇、蝉可自然或试验感染水泡性口炎病毒，其中某些能通过叮咬使实验动物感染，甚至经卵传递。鉴于动物地方性流行区许多水泡性口炎病毒分离物都是来源于节肢动物。因此认为，节肢动物特别是白蛉可能是该病毒的贮存宿主和媒介，在水泡性口炎病毒自然循环中起着重要的作用。一般设想水泡性口炎病毒在动物地方性流行区得以长期维持的机制是：白蛉将水泡性口炎病毒由假定的贮存宿主（如植物、野生动物、牛）传给家畜；或者水泡性口炎病毒通过经卵传递长期保存在白蛉种群内，由白蛉食血时感染易感动物。

一些研究者认为，白蛉飞翔能力低，不能远距离传播病毒，只在该病地方流行中起保持病毒的作用，而不是该病流行的传播媒介；蚋（*S. vittatum*）可被风由该病地方性流行区携带至远方，可能是动物流行的传播媒介。蚋嗜食牲畜（特别是马、牛）的血液，水泡性口炎在动物中的流行沿河流迅速扩散，病例往往发生在蚋偏爱的河边栖息地附近等，都支持这一观点。

2. 传播途径

水泡性口炎病毒的传播机制目前还不清楚。除少数几种野生动物和实验动物外，动物感染水泡性口炎病毒不产生长期高水平的病毒血症，尿、粪和乳中无病毒存在。高滴度病毒从病畜的水泡液和唾液排出，在水泡形成前96h就可从唾液排出病毒。这是接触传染短暂而又非常有效的病毒来源。

实验室工作者主要是通过气溶胶感染。兽医、饲养员等在诊疗和护理病畜时，可因手、眼和鼻部有轻微损伤的皮肤和黏膜被病畜的唾液、水泡液等污染而感染。在动物流行期间和动物地方性流行区，人也可因暴露于媒介节肢动物而感染。

白蛉等昆虫可能在动物间的传播中起重要作用，但它们感染性血液来源的宿主不明。直接接触也是本病的一种传播方式，病毒可能通过易感动物口、鼻、乳头和蹄冠部擦伤的皮肤引起感染，如吮乳时通过乳头感染。水泡性口炎在乳牛中的扩散可能是挤奶机或挤奶工人的手被病毒污染引起。粗硬的粗饲料、坚硬的块状浓厚饲料、一般卫生状况差、挤奶卫生不良和乳头卫生不佳是促使水泡性口炎在乳牛群中传播的重要因素。试验已证明，足部有伤口的健康猪与感染猪同居可感染。

3. 易感动物

（1）自然宿主　已知部分水泡性口炎病毒毒株对马、牛、猪等家畜或人有致病性。

人的感染与职业有关，多发生于密切接触病畜和在实验室中接触水泡性口炎病毒的人员。20世纪前75年累计报道46例人的水泡性口炎病毒实验室感染，在各种病毒实验室感染中占第6位。接触急性感染动物、病畜组织和新近由动物分离的强毒分离物最危险。在热带地方性流行区，人群血清学阳性率可高达48%。巴拿马水泡性口炎暴发期间，工作与感染动物和非感染动物接触的人的血清学阳性率分别为71%和34%；类似情况也见于哥伦比亚水泡性口炎暴发时，处理病畜的人员（兽医、研究人员和执法人员）的抗体阳性率为13%，而无暴露史的人员为6%。

绵羊、山羊、犬和兔一般不发生自然感染。年龄与易感性的关系因畜种而异。幼猪比成年猪易感，随年龄增长野外感性降低。牛的易感性则随年龄增长而增高，成年牛易感性比犊牛高。

在野生动物中美国东南部以鹿和浣熊抗体阳性率最高；在巴拿马，以蝙蝠、食肉类和一些啮齿类抗体阳性率最高，试验接种证明13种啮齿动物、1种兔、2种贫齿目中的1种、2种蝙蝠、1种食肉动物、2种灵长目动物迅速产生抗体，而没有一种鸟类产生抗体。

（2）实验动物　水泡性口炎病毒可使许多种动物发生试验感染。给牛、马、猪、羊、兔和豚鼠作舌部皮内注射，可在接种部出现水疱。腹腔接种乳鼠以及脑内接种小鼠和豚鼠，则可引起致死性脑炎。给豚鼠足垫作皮内接种，很快出现类似口蹄疫的水泡，肝和肾也可能出现损害。将病毒涂抹于牛舌和齿龈部的完整皮肤上或将病毒喂饲和喷入鼻孔，常不引起感染，舌部皮内接种，则可引起典型的水泡性病变，并且不受动物年龄的限制，大、小牛均可感染。

棉鼠、家兔、仓鼠和雪貂对水泡性口炎病毒敏感，鸡、鸭、鹅也易在舌和足蹼接种时发生感染，但用感染雏鸡脑进行传代未获成功。鹿在人工接种时发生短期感染。

4. 流行特征　本病在美国流行于北方诸州，大都发生于晚夏，广泛传播于放牧动物，但于秋霜季节即停止流行。厩饲动物中的传播缓慢，甚至没有病例发生。野外观察证明，本病不是向周围扩散，而大都是沿着森林、河流流行，结合其明显的季节性，显然提示昆虫可能起着重要的传播作用。

本病偶尔通过非直接接触传播，例如污染唾液的食物和水槽。口腔黏膜破损，有利于病毒侵入。直接接触感染也可能是本病的一种传播方式，如在吸乳时通过乳头传染。Tesh等（1975）报道，气溶胶病毒也可以引起感染。但这些都不是主要的传播方式，因为动物病毒血症时间很短，血液中病毒含量也低，因此，哺乳动物不是主要的贮存宿主或病毒扩大宿主。

我国陕西凤县地区水泡性口炎呈点状散发或地方性流行。每次流行仅少数牛发病，传染性不强，发病率一般为1.7%～7.6%，极少死亡。发病有明显的季节性，多发于夏季，据1954—1958年441例病牛统计，4月12例（2.7％）、5月37例（8.4％）、6月328例（74.4％）、7月64例（14.5％）。

5. 发生与分布 水泡性口炎最早的报道是发生在中美和北美的马的一种病毒性疾病，随后传播至欧洲和非洲，至今该病仍主要散发于美洲大陆的美国和加拿大，在墨西哥、委内瑞拉和哥伦比亚呈地方性流行。印度曾自人体分离到一株在抗原性上近似水泡性口炎病毒的病毒株，称为Chandipura病毒。感染后病人表现为突然发热，身体多处疼痛。血清学调查表明，该病毒在印度人群中分布较广。

（三）对动物与人的致病性

1. 对动物的致病性 水泡性口炎病毒主要呈嗜上皮性。症状与口蹄疫相似，但比口蹄疫缓和得多。①牛的潜伏期一般为3～7天，病牛轻度发热，在舌、牙床、唇和颊黏膜上突然出现水疱，但蹄部极少发生继发性病变。水疱迅速破溃而发展为浅在性糜烂。病牛大量流涎，缺乏食欲。多数病例的病变可在几天内愈合。②马的病变部位主要是舌背部。③猪则在鼻镜和唇部出现水疱，足部病变可能导致跛行。④鹿也可以自然感染。其特征是发热、喉痛和沉郁，持续数天。

2. 对人的致病性 人可因接触病畜而偶然发生感染，人水泡性口炎病毒感染的临床表现从温和的急性发热性流感样疾病直至脑炎，但大多温和，常不显症状或仅轻微发热或寒战，并常发生无症状的亚临床感染。人感染的潜伏期为30h至8天，有的患者表现头疼、恶心、呕吐等。

曾报道2例儿童水泡性口炎病毒脑膜脑炎。1例为感染水泡性口炎病毒印第安纳株的巴拿马3岁男孩，临床表现发热、寒战、呕吐和全身强直-阵挛性癫痫样发作，病愈后有神经损伤后遗症。另1例死亡。

实验室感染则较动物流行期间人的自然感染多见，因为用实验动物进行水泡性口炎病毒研究的人员感染率达74％，57％的感染者曾显现临床症状。另一调查表明，7年间从事水泡性口炎病毒和感染动物研究工作的人员96％可检出有抗体。

（四）诊断

1. 动物的临床诊断 水泡性口炎与水泡疹、猪水泡病和口蹄疫相似。在猪，这4种病在临床症状上极为相似，很难区别。因此，在牛和猪，必须注意与口蹄疫、猪水泡病和猪水疱疹相鉴别。根据本病的临床症状和流行病学特点（季节性、散发或地方性流行、传播较慢和良性经过等），可作出初步诊断。

马属动物诊断一般无困难，但应注意与马痘（脓疱性口炎）鉴别。

2. 人的临床诊断 对有水泡性口炎病畜接触史和水泡性口炎病毒接触史的发热患者应特别注意本病的诊断。确诊有赖于实验室诊断。

人的水泡性口炎病毒感染应注意与其他急性发热性疾病，如流感、登革热、沙门菌病、钩端螺旋体病、Q热等相区别。在伴有口腔水疱病变的病例，应注意与柯萨奇病毒感染和其他肠道病毒感染、疱疹和水痘等鉴别。

3. 实验室诊断

（1）病料的采集 病毒分离和抗原检测可于病初采集未破溃水疱的水疱液和水疱皮及刚破溃水疱的水疱皮，以50％甘油生理盐水（pH7.6）保存送检。患者还可采集水疱拭子、口腔拭子或咽喉洗涤液。检查抗体应于病初和恢复期采集双份血清。

（2）病原学检查 方法包括电镜检查、病毒分离培养、PCR以及动物接种试验等。

（3）血清学检查 ①检测抗原方法包括补体结合试验和荧光抗体染色试验等。②检测抗体如前所述，应进行双份血清的测定。方法包括补体结合试验、中和试验和ELISA。

（五）防制措施

1. 预防

（1）综合性措施 本病的预防主要是防止动物发病和注意个人防护，防止接触感染。

一旦发现水泡性口炎病畜应立即封锁疫点（区），隔离病畜，彻底消毒被污染的用具和场地，清除被污染的饲料和饮水。所有病畜痊愈后14天未再发生新病例方可解除封锁。解除封锁前应进行一次消毒。

在动物流行时，人应避免与感染动物接触。从事水泡性口炎病毒研究的实验室工作者与接触病畜的兽医和饲养员等应注意个人防护,工作时需穿工作服、戴口罩、防护眼镜和手套,防止黏膜和皮肤伤口被污染。研究工作如无特殊需要,应选用经长期实验室传代的毒力弱的毒株(例如 VSIV、San Juan 和 Glasgow 等毒株)。

对动物进行预防接种可预防动物发病、减少人感染的传染来源。

(2)疫苗接种 中和抗体在抗水泡性口炎病毒感染免疫保护中起主要作用,所有中和抗体都是针对 G 蛋白的。

我国曾试制出鸡胚结晶紫甘油疫苗,黄牛皮下接种 5～10mL,可产生短期的免疫力。美国和秘鲁等现在采用灭活疫苗和弱毒疫苗,前者抗体持续存在 175 天,后者免疫期至少 1 年。委内瑞拉预防接种已取得一定成功,但北美很少使用疫苗。

近年研制了重组疫苗。接种表达水泡性口炎病毒-G 蛋白的重组疫苗载体可产生中和抗体,并能完全保护小鼠抵抗静脉注射水泡性口炎病毒的致死性感染。此重组疫苗对牛不能完全保护,但保护力与抗体滴度水平高度相关。

2. 治疗 该病在人通常为良性经过,一般无需治疗,必要时作对症处理。

尚无特异治疗方法,对各种抗病毒药物未进行过体内评价。α、β、γ 干扰素在体外培养细胞内可抑制水泡性口炎病毒生长,并可在体内保护新生小鼠耐过致死性感染;前列腺素 A1 和 A2、病毒唑等在细胞上也可抑制水泡性口炎病毒增殖,临床上可试用于重症患者。

精心护理病畜,防止继发感染,有助于本病早日康复。以温和的消毒液冲洗口腔,可缓解水疱引起的疼痛。无食欲的动物应给予营养支持治疗。对口、乳房和蹄的继发感染应予以适当对症治疗。

(六)公共卫生影响

人在操作感染动物、污染的血液、组织和病毒培养物等时可被感染,也会发生空气传播,在实验室尤其如此。1980 年以前曾记载了 40～46 起水泡性口炎病毒实验室相关感染,表明加强实验室人员的防护,保护操作者十分必要。

(扈荣良)

◆ **我国已颁布的相关标准**

GB/T 22916—2008 水泡性口炎病毒荧光 RT－PCR 检测方法

NY/T 1188—2006 水泡性口炎诊断技术

SN/T 1166.1—2002 水泡性口炎补体结合试验操作规程

SN/T 1166.2—2002 水泡性口炎微量血清中和试验操作规程

SN/T 1166.3—2006 水泡性口炎逆转录聚合酶链反应操作规程

◆ **参考文献**

唐家琪. 2005. 自然疫源性疾病 [M]. 北京:科学出版社:393－410.

殷震,刘景华. 1997. 动物病毒学 [M]. 第 2 版. 北京:科学出版社,799－805.

于恩庶,林继煌,陈观今,等. 1996. 中国人兽共患病学 [M]. 第 2 版. 福州:福建科学技术出版社:758－767.

中国农业科学院哈尔滨兽医研究所. 1999. 动物传染病学 [M]. 北京. 中国农业出版社:215－217.

Chen N,Warner JL,Reiss CS. 2000. NSAID treatment suppresses VSV propagation in mouse CNS. Virology,276(1):44－51.

Cornish TE,Stallknecht DE,Brown CC,et al. 2001. Pathogenesis of experimental vesicular stomatitis virus (New Jersey serotype) infection in the deer mouse (Peromyscus maniculatus). Vet Pathol,38(4):396－406.

Elena SF. 2001. Evolutionary history conditions the timing of transmission in vesicular stomatitis virus. Infect Genet Evol,1(2):151－159.

Fine ST. 2001. Vesicular stomatitis and related viruses. In:Mandell GL,Bennett JE,Dolin R. Mandell,Douglas,and Bennett's principles and practice of infection diseases. Fifth edition. Vol 2. Beijing:Science Press;Hercoutr Asia Churchill Livingstone,1809－1811.

Ireland DD, Reiss CS. 2006. Gene expression contributing to recruitment of circulating cells in response to vesicular stomatitis virus infection of the CNS. Viral Immunol, 19 (3): 536 - 545.

Kweon CH, Kwon BJ, Kim IJ, et al. 2005. Development of monoclonal antibody-linked ELISA for sero-diagnosis of vesicular stomatitis virus (VSV-IN) using baculovirus expressed glycoprotein. J Virol Methods, 130 (1 - 2): 7 - 14.

Mattos CA, Mattos CC, Rupprecht CE. 2001. Rhabdoviruses. In: Knipe DM, Howley. Fields Virology. 4th ed. Vol. 1. Lippincott Williams &. Philadelphia, 1245 - 1257.

Rodriguez LL. 2002. Emergence and re-emergence of vesicular stomatitis in the United States. Virus Res, 85 (2): 211 - 219.

Stallknecht DE, Perzak DE, Bauer LD, et al. 2001. Contact transmission of vesicular stomatitis virus New Jersey in pigs. Am J Vet Res, 62 (4): 516 - 520.

Zhou EM, Riva J, Clavijo A. 2001. Development of an immunoglobulin M (IgM) capture enzyme-linked immunosorbent assay for detection of equine and swine IgM antibodies to vesicular stomatitis virus. Clin Diagn Lab Immunol, 8 (3): 475 - 481.

二、金迪普拉脑炎

金迪普拉脑炎（Chandipura encephalitis）是由金迪普拉病毒引起的一种人与动物共患病。人类金迪普拉脑炎主要感染儿童，在临床上以突然发热、中枢神经系统症状和高病死率为特征。在动物，主要表现为隐性感染。2003—2005 年该病在印度部分地区人群中暴发，流行范围广，儿童死亡率高，是一种重要的新发传染病。

（一）病原

1. 分类地位 金迪普拉病毒（*Chandipura virus*，CHPV）在分类上属弹状病毒科（Rhabdoviridae）、水泡病毒属（*Vesiculovirus*）。其与弹状病毒科的伊斯法汉病毒（*Isfahan virus*，ISFV）和皮累病毒（*Piry virus*，PIRYV）关系密切。伊斯法汉病毒主要流行于伊朗部分地区沙鼠和人群中，白蛉（*Phlebotomus papatasi*）是该病毒的主要传播媒介。皮累病毒主要流行于巴西和南美等部分国家和地区，主要感染野生啮齿类和哺乳类动物。

2. 形态学基本特征 金迪普拉病毒粒子呈子弹形，表面有刺状突起，由跨膜糖蛋白构成。病毒粒子由两部分组成，一部分为核衣壳，位于病毒粒子中央，由基因组 RNA 和其外面包裹的核衣壳蛋白组成，呈螺旋对称结构，在核衣壳外为大蛋白和磷蛋白。另一部分为包裹在核衣壳外面的双层胞膜，由基质蛋白和脂质组成（图 11 - 3）。病毒基因组为一条不分节段的单股负链 RNA，全长约 11kb。

3. 培养特性 金迪普拉病毒可在 Vero、BHK - 21 和横纹肌肉瘤细胞（rhabdomdomyosarcoma cell）系中增殖。实验动物中，乳鼠对该病毒敏感。

（二）流行病学

1. 传染来源 司蛉属（*Sergentomyia*）带毒白蛉是该病的重要传染来源，经试验感染证实银足白蛉（*Phlebotomus argentipes*）可以感染并传播金迪普拉病毒。在印度，该种白蛉在许多地区较为常见，携带金迪普拉病毒的白蛉叮咬人类，将病毒传染给人。除白蛉外，在实验室感染埃及伊蚊（*Aedes aegypti*）成功，但尚未在野外伊蚊群中分离到病毒。

金迪普拉病毒在自然界中有广泛的宿主，除人类外，还包括脊椎动物和节肢动物。

2. 传播途径 金迪普拉病毒在自然界中主要经由带毒白蛉的叮咬传播，目前，尚未发现该病毒在人与人或动物之间水平传播。

3. 易感动物 除人外，金迪普拉病毒能够感染许多哺乳动物，目前已经从多种动物体内检测到该病毒的中和抗体，这些动物包括骆驼、牛、马、羊和恒河猴等。实验动物乳鼠对该病毒高度易感。

流行病学调查结果显示，在乡村地区超过 65％以上的白蛉带毒。通过胸腔试验接种白蛉，24h 后足以感染小鼠，最低感染率为 32％。雄性白蛉通过性交将病毒传播给雌性白蛉，传染几率为 12.5％，雌

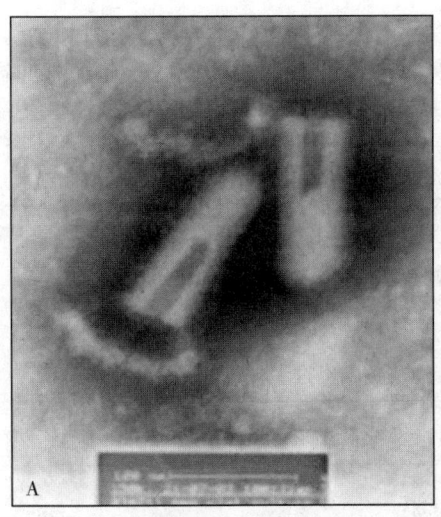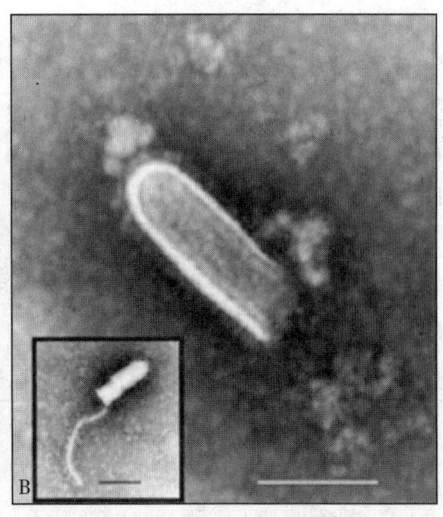

图 11-3　金迪普拉病毒粒子（负染，标尺＝100nm）

A. 两个负染的金迪普拉病毒粒子，可见整个病毒着染　B. 负染的金迪普拉病毒粒子，具有典型的水泡病毒属的特征，含内在的螺旋型核糖核蛋白。插图为释放螺旋形核糖核蛋白的病毒粒子

［引自 Lancet，364，B L Rao，Atanu Basu，Niteen S Wairagkar，et al，A large outbreak of acute encephalitis with high fatality rate in children in Andhra Pradesh，India，in 2003，associated with Chandipura virus，869-874，Copyright Elsevier（2004），经 Elsevier 授权］

性白蛉可将病毒经卵垂直传播给子代，传染几率为 8%。

4. 流行特征　金迪普拉脑炎主要流行于医疗条件和环境卫生相对较差的农村地区，多为零星散发，季节性明显，每年主要流行于蚊虫活动频繁的夏季。幼龄儿童相对易感，男童发病率略高于女童（约 1.331 5：1），而死亡率则低于女童（男童为 51.16%，女童为 59.33%）。

2003 年 6—9 月，在印度马哈拉施特邦（Maharashtra）和安得拉邦（Andhra Pradesh）暴发金迪普拉脑炎过程中，共有 329 人感染，其中 183 人死亡（病死率达 55.6%），多数在送往医院后 48h 内死亡。患者年龄在 9 月龄至 14 岁，男女比例为 1：0.77。而在 2004 年印度古吉拉特邦暴发金迪普拉脑炎过程中，发病儿童死亡率高达 78.3%（18/23）。患者年龄在 2～16 岁，平均年龄为 6.03 岁。男女比例为 1：1。在流行期间，对健康人群进行血清学调查发现，儿童 IgM 抗体阳性率为 10.6%，中和抗体阳性率为 65.3%，5 岁以下儿童中和抗体阳性率为 44%（8/18），5 岁以上为 73.3%（28/38）。成年人群中 IgM 抗体阳性率为 4.5%，中和抗体阳性率为 97.7%。但奇怪的是，在流行期间捕捉的 27 只雌性和 54 只雄性白蛉，经 RT-PCR 方法未检测到病毒。

5. 发生与分布　金迪普拉病毒并不是一种新病毒，早在 1955 年就在斯里兰卡、尼日利亚和圣地亚哥等国家发现过。1965 年首次从印度马哈拉施特邦金迪普拉村中两名发热患者的血液中分离到该病毒，随后在印度中部和马哈拉施特附近有零星报道，直到 2003 年马哈拉施特邦和安得拉邦出现大规模暴发，引起大量儿童发病，死亡率高达 55.7%。当时确诊是通过 PCR 技术从脑炎病人住房周围白蛉中检测到金迪普拉病毒 RNA。在随后的两年里，除了上述两个地区外，古吉拉特邦和中央邦也出现金迪普拉脑炎的暴发流行。目前，该病主要流行于印度、斯里兰卡、尼日利亚和塞内加尔等国家的部分地区，我国尚未有关于该病发生的报道。

（三）对动物与人的致病性

1. 对动物的致病性　目前尚未发现动物发病，该病在印度流行期间，从骆驼、牛、马、羊和恒河猴等动物体内检测到病毒中和抗体。实验动物中乳鼠对该病毒高度易感。

2003 年印度马哈拉施特邦金迪普拉脑炎流行过程中，对疫区 180 份动物血清进行流行病学调查，结果发现猪的感染率为 30.6%，水牛的感染率为 17.9%，牛的感染率为 14.3%，山羊的感染率为

9.3%，绵羊的感染率为7.7%。

2. 对人的致病性 人感染金迪普拉病毒后最初表现为低热、呕吐，2～3天后出现肌肉痉挛、抽搐、意识障碍，直至死亡。2003—2005年在印度暴发金迪普拉脑炎期间，患者起病较急，最初表现为突然发热，体温高达40.0～41.2℃，病情发展迅速，随后出现头痛、腹痛、呕吐、腹泻等临床症状，此间部分患者伴有惊厥、失语、面瘫和/或四肢不对称型瘫痪，昏迷直至死亡。通常，患者在入院数小时至48h内死亡。死亡患者脑内可检测到金迪普拉病毒（彩图11-1）。在死亡病例中发生腹痛、腹泻的比例较高。存活者在一周之内即可康复，很少出现神经系统后遗症。对2004年印度古吉拉特邦暴发金迪普拉脑炎过程中，23例患者临床表现见表11-1。

表11-1 2004年印度古吉拉特邦暴发金迪普拉脑炎过程中23例患者临床表现

临床症状	发病人数	百分比（%）
发热	23/23	100
感觉异常（敏感）	23/23	100
痉挛	17/23	74
呕吐	13/23	57
腹泻	10/23	43
发热/寒战	3/23	13
咳嗽	3/23	13

（四）诊断

金迪普拉脑炎需要依靠病毒分离鉴定和血清学方法进行实验室诊断。血清学诊断应取急性发病期和恢复期双份血清做病毒中和试验，病毒中和抗体滴度升高4倍以上具有血清学诊断意义。中和试验表明部分患者血清中出现金迪普拉病毒特异性IgM和IgG抗体，通常在感染后第4天出现IgM抗体。

采用分子生物学方法如RT-PCR可快速从急性期血清中检测病毒核酸，但从咽喉刮取物、尿液、脑脊髓液中未检测到病毒RNA。

值得关注的是，金迪普拉病毒对儿童具有高度的致病力，儿童感染后通常在症状出现24h内死亡，IgM抗体出现比例少，仅占10%（2/20）；其中有一例病人在症状出现12天后仍未检测到IgM抗体，因此血清学方法诊断具有一定的局限性。同样，采用RT-PCR技术从患者急性期血清中检测到病毒核酸的比例为45%（9/20），同样具有一定比例的漏诊。因此，如何设计一种快速、准确、敏感和特异的诊断方法乃当务之急。

患者血常规检查显示白细胞增多，血小板计数正常。脑脊液检查显示压力增高、外观正常，细胞计数正常，蛋白质、氯化物及糖含量正常。血沉增快，C-反应蛋白升高等。对2004年印度古吉拉特邦暴发金迪普拉脑炎过程中，23例患者血象指标变化见表11-2。

表11-2 2004年印度古吉拉特邦暴发金迪普拉脑炎过程中23例患者血象指标变化

血象指标	检测值	正常值
血红素	1～10.5（mg）	10.5～15.5（mg）
白细胞总数	3 600～12 500	4 500～11 000
中性粒细胞分化/白细胞总数	54%～80%	54%～62%
淋巴细胞分化/白细胞总数	20%～46%	25%～35%
嗜曙红细胞分化/白细胞总数	<3%	<5%
单核细胞分化/白细胞总数	1%～2%	2%～8%
红细胞沉降速率	<20（mm/h）	<15（mm/h）
血糖浓度	56～216（mg/mL）	60～110（mg/mL）

（五）防制措施

金迪普拉脑炎尚无特效的治疗方法，主要是采取对症治疗。从历次发病情况来看，该病主要发生在环境卫生相对较差和医疗条件相对落后的农村地区，因此，改善疫区救治中心的医疗环境，加强患者的护理，可能会降低死亡率。

尚无针对金迪普拉脑炎的抗病毒药物和疫苗，因此，预防金迪普拉脑炎流行的关键是积极采取措施消灭虫媒，控制虫媒数量是降低感染率的有效措施，同时还需加强改善环境卫生，消除虫媒滋生场所。金迪普拉病毒的研究应在水平及以上的实验室中进行，从事病毒研究的工作者应注意个人防护，防止感染。

（六）公共卫生影响

值得关注的是金迪普拉脑炎在印度的几次流行过程中对儿童的致死率逐渐升高，如 2003 年安得拉邦发病儿童死亡率为 55％（183/329），而 2004 年古吉拉特邦发病儿童死亡率高达 78.3％（18/23）。分析几次流行过程中分离的不同毒株，病毒核苷酸同源性为 91.1％～100％。其中，2004 年古吉拉特邦金迪普拉病毒流行株与 1965 年和 2003 年分离株 G、N 和 P 基因序列核苷酸同源性高达 95.6％～97.6％，但 G 蛋白基因序列有 7～11 个氨基酸改变，这几个氨基酸的突变是否导致高致病力毒株出现，引起此次较高的死亡率，尚需证实。

前些年在一些实验室中，金迪普拉病毒曾被作为可携带外源基因治疗人类肿瘤疾病的病毒载体，但金迪普拉脑炎在印度人群中如此大规模流行和高死亡率的事实，提醒科研工作者应该重新审视该病毒的临床应用风险。

2003—2005 年间，印度暴发了数次金迪普拉脑炎大规模的流行，导致部分疫区社会动荡不安，严重影响了人们的日常生活，同时也给当地的经济造成了巨大的损失。当地政府投入大量的人力、物力控制疫情的发展，但在短时期内效果较为有限。金迪普拉病毒宿主非常广泛，同时该病又作为一种重要的虫媒病毒病，具有传播速度快、传播范围广、儿童发病率高、死亡率高等特点，在自然界中具有广泛的生态循环，是一种重要的新发传染病，应当引起各相关部门的高度重视。

由于疫源地印度离我国较近，因此金迪普拉脑炎传入我国的可能性相当大。在我国，目前尚无关于金迪普拉脑炎的报道，应加强进出境检验检疫工作中对该病毒的检测，严防传入我国。

（李向东　田克恭）

◆ **参考文献**

孙颖，辛绍杰，貌盼勇 . 2006. 金迪普拉脑炎［J］. 传染病信息，19（2）：55 - 56.

Arankalle VA，Prabhakar SS，Madhukar WA，et al. 2005. G，N，and P gene - based analysis of Chandipura viruses，India. Emerg Infect Dis，11（1）：123 - 126.

Chadha MS，Arankalle VA，Jadi RS，et al. 2005. An outbreak of Chandipura virus encephalitis in the eastern districts of Gujarat state，India. Am J Trop Med Hyg，73（3）：566 - 570.

Geevarghese G，Arankalle VA，Jadi R，et al. 2005. Detection of chandipura virus from sand flies in the genus Sergentomyia （Diptera：Phlebotomidae）at Karimnagar District，Andhra Pradesh，India. J Med Entomol，42（3）：495 - 496.

Joshi MV，Patil DR，Tupe CD，et al. 2005. Incidence of neutralizing antibodies to Chandipura virus in domestic animals from Karimnagar and Warangal Districts of Andhra Pradesh，India. Acta Virol，49（1）：69 -71.

Mavale MS，Fulmali PV，Geevarghese G，et al. 2006. Venereal transmission of Chandipura virus by Phlebotomus papatasi （Scopoli）. Am J Trop Med Hyg，75（6）：1151 - 1152.

Mavale MS，Fulmali PV，Ghodke YS，et al. 2007. Experimental transmission of Chandipura virus by Phlebotomus argentipes（diptera：psychodidae）. Am J Trop Med Hyg，76（2）：307 - 309.

Rao BL，Basu A，Wairagkar NS，et al. 2004. A large outbreak of acute encephalitis with high fatality rate in children in Andhra Pradesh，India，in 2003，associated with Chandipura virus. Lancet，364（9 437）：821 -822.

Soumen Basak，Arindam Mondal，Smarajit Polley，et al. 2007. Reviewing Chandipura：A Vesiculovirus in Human Epidemics. Biosci Rep，27：275 - 298.

Tesh RB，Modi GB. 1983. Growth and transovarial transmission of Chandipura virus（Rhabdoviridae：Vesiculovirus）in phlebotomus papatasi. Am J Trop Med Hyg，32（3）：621－623.

三、皮累热

皮累热（Piry fever）是由皮累病毒引起的一种人与动物共患病。人感染皮累病毒后主要表现头痛、背痛、寒战，随后有发热、口咽充血、全身肌肉和关节痛等临床症状，一些野生动物可隐性感染。

（一）病原

1. 分类地位　皮累病毒（*Piry virus*，PIRYV）在分类上属弹状病毒科（Rhabdoviridae）、水泡病毒属（*Vesiculorirus*）。皮累病毒与弹状病毒科的伊斯法汉病毒（*Isfahan virus*，ISFV）和金迪普拉病毒（*Chandipura virus*，CHPV）关系密切。伊斯法汉病毒主要流行于伊朗部分地区沙鼠和人群中，白蛉（*Phlebotomus papatasi*）是该病毒的主要传播媒介。金迪普拉病毒主要流行于印度、斯里兰卡、尼日利亚和塞内加尔，该病毒能够感染多种哺乳动物，可导致人的脑炎，儿童感染后死亡率较高。

2. 形态学基本特征与培养特性　皮累病毒粒子呈子弹形，大小为155nm×62nm。病毒感染BHK-21细胞负染色时，可见到球形或盘形粒子（图11-4）；感染小鼠心肌切片中可看到球形和子弹形粒子。

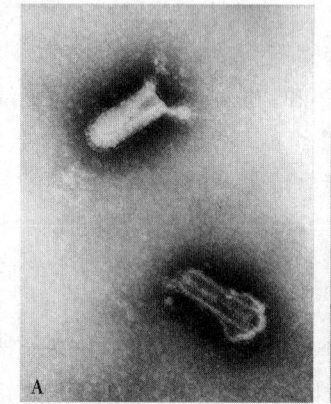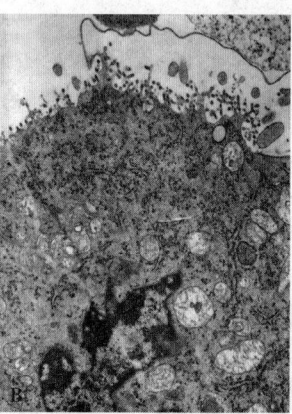

图11-4　皮累病毒粒子（A）及其侵染宿主细胞（B）的负染透射电镜照片

（CDC/ Dr. Fred Murphy 供图）

皮累病毒可在Vero、BHK-21和白纹伊蚊细胞中增殖，病毒在BHK-21和GMK细胞系培养时可产生空斑。鸡胚细胞感染不同的皮累病毒毒株可看到不同的空斑。

3. 理化特性　皮累病毒可被脱氧胆酸钠灭活。感染该病毒的Vero细胞培养液上清经40 000r/min离心1h可得到血凝素，在4℃ pH6.2条件下对鹅的红细胞有凝集活性。

（二）流行病学

1. 传染来源　带毒蚊虫是皮累病毒的重要传染来源，目前已从埃及伊蚊和白纹伊蚊中分离到该病毒。

2. 传播途径　皮累病毒在自然界中多经蚊虫叮咬传播，尚未发现该病毒在动物之间水平传播。几例人感染皮累病毒的病例均为实验室感染，可能存在接触或气溶胶途径感染。

3. 易感动物　目前仅从有袋动物负鼠（*Didelphis* spp. 和 *Philander* spp.）体内分离到病毒。此外，从啮齿类动物、猴、猪、羊和水牛的血清中检测到该病毒的抗体。

皮累病毒可感染雌性黑腹果蝇（*Drosophila melanogaster*），不能垂直传播给后代，但当该病毒与该科 Sigma 病毒共同感染果蝇时，皮累病毒可垂直传播给后代。

4. 流行特征　本病多流行于气候炎热多雨、蚊虫活动频繁的夏秋两季，多呈地方性流行。

5. 发生与分布　皮累病毒首次于1960年从贝伦附近森林中捕获的一只负鼠中分离到。目前该病毒主要流行于巴西和南美等部分国家和地区，在亚马孙河部分流域，当地人群血清中皮累病毒抗体阳性率为4%～17%，其中9岁以下儿童的抗体阳性率高达13%，50岁以上老人达90%。

1990年对巴西米纳斯乌贝拉巴地区从162名献血者的血清中检测出13例（占8.0%）皮累病毒中和抗体阳性。

（三）对动物与人的致病性

1. 对动物的致病性　野生动物和家畜多为隐性感染，无明显临床症状。经脑内或腹腔接种小鼠，

1～2 天后死亡，经腹腔接种成年仓鼠可导致其死亡，病理学变化主要发生在结缔组织，包括软骨膜、骨膜、牙胚、骨骼肌间质、心肌间质、肺和肾间质以及肝间质细胞。成年大鼠和豚鼠经腹腔接种后可存活，并产生抗体。负鼠经肌内或皮下接种高剂量病毒后，病毒滴度高达 $10^{4.5} LD_{50}/0.02mL$，并在死亡前至少持续 4 天。

通过静脉接种矮马、小牛、山羊、绵羊和猪，只有山羊在接种后 7～29 天产生病毒中和抗体。

2. 对人的致病性　目前有关人感染皮累病毒的报道均为实验室感染，可能是通过气溶胶途径感染。患者感染初期表现为发冷、头痛，随后出现发热、关节和全身肌肉疼痛等临床症状。一般为良性经过，愈后无后遗症。

（四）诊断

皮累病毒感染需要依靠病毒分离鉴定和血清学方法进行实验室诊断。将病人全血或血清经脑内途径接种幼龄小鼠或敏感细胞系，用特异性血清或小鼠高免腹水做补体结合试验鉴定病毒，但在发病前两天很难从采集标本中分离到病毒。血清学诊断应取急性发病期和恢复期双份血清做中和试验，中和抗体滴度升高 4 倍以上具有血清学诊断意义。

（五）防制措施

皮累病毒的研究应在生物安全水平三级及以上的实验室进行，从事病毒研究的工作人员应注意个人防护，防止气溶胶途径感染。目前尚无预防皮累病毒感染的疫苗。控制蚊媒数量是降低感染率的唯一有效措施，防蚊、灭蚊是预防本病的重要环节。同时还需改善环境卫生，消除蚊虫滋生场所。

（六）公共卫生影响

目前，皮累热的流行仅局限于亚马孙河部分流域，虽然血清学调查结果表明在疫区人群血清中皮累病毒抗体呈阳性，但无发病报道。临床病例也仅局限于实验室感染，其公共卫生学意义有待进一步研究。

（肖璐　田克恭）

◆ **参考文献**

Brun G，Bao X，Prevec L. 1995. The relationship of Piry virus to other vesiculoviruses：a re-evaluation based on the glyco-protein gene sequence. Intervirology，38（5）：274 - 282.

Brun G. 1991. A genetic study of the interaction of Piry virus with drosophila. Res Virol，142（4）：313 - 331.

Crysler JG，Lee P，Reinders M，et al. 1990. The sequence of the nucleocapsid protein（N）gene of Piry virus：possible domains in the N protein of vesiculoviruses. J Gen Virol，71（9）：2191 - 2194.

G. W. 贝兰 . 1985. 人畜共患病病毒性疾病［M］. 徐启丰，译 . 北京：人民军医出版社：94 - 95.

GH Bergold，K Munz. 1970. Characterization of piry virus. Archives of Virology，31（1 - 2）：152 - 167.

Ohanessian A. 1989. Vertical transmission of the Piry rhabdovirus by sigma virus-infected Drosophila melanogaster females. J Gen Virol，70（1）：209 - 212.

Tavares-Neto J，Travassos da Rosa AP，Ataide M，et al. 1990. Frequency of neutralizing antibodies to the vesiculovirus Piry，in blood donors of Uberaba. Rev Inst Med Trop Sao Paulo，2（3）：211 - 214.

Tesh R，Saidi S，Javadian E，et al. 1977. Isfahan virus, a new vesiculovirus infecting humans，gerbils，and sandflies in Iran. Am J Trop Med Hyg，26（2）：299 - 306.

Wilks CR，House JA. 1984. Susceptibility of various animals to the vesiculovirus Piry. J Hyg（Lond），93（1）：147 - 155.

第二节　狂犬病病毒属病毒所致疾病

狂　犬　病

狂犬病（Rabies）是由狂犬病病毒属病毒，主要是狂犬病病毒引起的所有温血动物和人急性致死性脑脊髓炎的人与动物共患病。人狂犬病临床上以恐水、咽肌痉挛和进行性麻痹等为特征；动物狂犬病临床症状表现不一，主要分为狂躁型和沉郁型两类。潜伏期一般在 7 天以上，但长短不一，一旦感染，病死率几乎为 100%。本病呈全球性分布，是影响公共卫生的重要因素。我国狂犬病流行严重，发病数居全球第二，除台湾省外，各省、自治区、直辖市均有流行。

（一）病原

1. 分类地位 狂犬病病毒（*Rabies virus*，RABV）在分类上属弹状病毒科（Rhabdoviridae）、狂犬病病毒属（*Lyssavirus*）。目前世界上存在着很多病毒分离株。根据狂犬病病毒血清学和抗原性之间的关系，可以将狂犬病病毒分为 5 个血清型。血清 I 型指的是传统的狂犬病病毒，主要包括"街毒"（野毒）株和疫苗毒株；血清 II、III、IV 型分别是以 Lagous 病毒、Mokola 病毒和 Duvenhage 病毒为原型的狂犬病相关病毒。其中血清 II 型即 Lagous 病毒，首先从尼日利亚蝙蝠脑中分离获得，后来陆续在中非共和国等地分离获得类似的病毒株，迄今鉴定的亚型包括 Lag - 1、Lag - 2、Lag - Pin、Lag - Dak、Lag - Kin、Lag - Zin 等 6 个亚型；血清 III 型即 Mokola 病毒，首先从尼日利亚鼩鼱体内分离，以后相继在非洲一些国家的人、野生动物和家养动物中分离到，迄今鉴定的亚型包括 Mok - 1、Mok - 2、Mok - 3、Mok - 5、Umh 等 5 个亚型；血清 IV 型即 Duvenhage 病毒，首先从南非的一名狂犬病患者体内分离，随后相继在南非和中欧地区的蝙蝠体内分离出，迄今鉴定的亚型包括 Duv - 1、Duv - 2、Duv - 3、Duv - 4、Duv - 5、Duv - 6、Duv - Den、Duv - DDR 等 8 个亚型。血清 V 型为分离自乌克兰蝙蝠的 2 株狂犬病病毒，分别叫做欧洲蝙蝠狂犬病毒 1 型（EBL1）和欧洲蝙蝠狂犬病毒 2 型（EBL2）。血清 1 型中的疫苗株对血清 2、3、4 型狂犬病相关病毒具有很弱的保护作用或无保护作用。近年来，通过分子遗传学的研究证实并进一步深化了这种分类，证明与前 4 个血清型相对应，存在 4 个基因型，血清 V 型分成基因 5 型和基因 6 型。基因 1 型狂犬病病毒呈全世界性分布，基因 2、3、4 型主要分布于非洲，基因 5、6 型仅在欧洲发现。

1996 年在澳大利亚又发现了澳大利亚蝙蝠狂犬病毒（ABL），划分为基因 7 型。1991 年在吉尔吉斯斯坦南部地区发现的 Aravan 鼠耳样蝙蝠狂犬病病毒（ARAV）、2001 年在塔吉克斯坦北部地区发现的 Khujand 蝙蝠狂犬病病毒（KHUV）、2002 年在伊尔库茨克地区发现的 Irkut 蝙蝠狂犬病病毒（IRKV）和 2002 年在 Krasnodar 地区发现的 *West Caucasian bat virus*（WCBV）等在遗传距离上均和现有的狂犬病毒基因型有明显差异，尚未划归具体型别。血清 I 型狂犬病疫苗对这些新发现的病毒株也不能提供完全的保护，且随着遗传距离的增大，交叉保护的能力相应缩小。

2. 形态学基本特征与培养特性 狂犬病病毒基因组为单股负链 RNA，病毒粒子呈圆柱体，底部扁平，另一端钝圆。有些病毒粒子，在其底部有一尾状结构，系病毒由胞质膜芽生脱出的最后部分。整个病毒粒子的外形呈弹状，长 130～200nm，直径 75nm。表面有 1 072～1 900 个突起，排列整齐，负染标本中表现为六边形蜂房状结构。每个突起长 8～10nm，由糖蛋白组成。病毒内部为螺旋形的核衣壳，核衣壳由单股 RNA 及 5 种蛋白质（M、L、N、P、G）组成，其中糖蛋白是狂犬病病毒的主要保护性抗原。狂犬病病毒基因组为不分节段单股负链 RNA，长约 12kb，顺序为 $3' - N - P - M - G - L - 5'$。

狂犬病病毒可在鸡胚、原代鸡胚成纤维细胞以及小鼠和仓鼠肾上皮细胞、MDCK、vero 等细胞系培养物中增殖，并在适当条件下形成蚀斑。此外，狂犬病病毒也可在兔内皮细胞系、蝰蛇细胞系、人二倍体细胞如 WI - 38、MRC - 5 和 HDCS 等细胞株中良好增殖，并能形成嗜酸性包含体。

接种狂犬病病毒于乳鼠（小鼠或仓鼠）和兔脑内，可以获得高滴度的病毒，因此，乳鼠和兔常被用于毒株的传代（图 11 - 5、图 11 - 6）。绒毛尿囊膜、尿囊或卵黄囊接种鸡胚或鸭胚病毒均能增殖。

狂犬病病毒可以凝集鹅、1 日龄雏鸡、鸽、大鼠、豚鼠、绵羊、恒河猴等多种动物红细胞和人"O"型红细胞。动物脑内的病毒不呈现血凝现象。狂犬病病毒凝集鹅红细胞的能力可被特异性抗体所抑制，故可进行血凝抑制试验。

3. 理化特性 狂犬病病毒不稳定，但能抵抗自溶及腐烂，在自溶的脑组织中可以保持活力 7～10 天。冻干条件下长期存活。在 50% 甘油中保存的感染脑组织至少可以存活 1 个月，4℃ 数周，低温中数月，甚至几年。室温中不稳定。反复冻融可使病毒灭活，紫外线照射、蛋白酶、酸、胆盐、乙醚、升汞

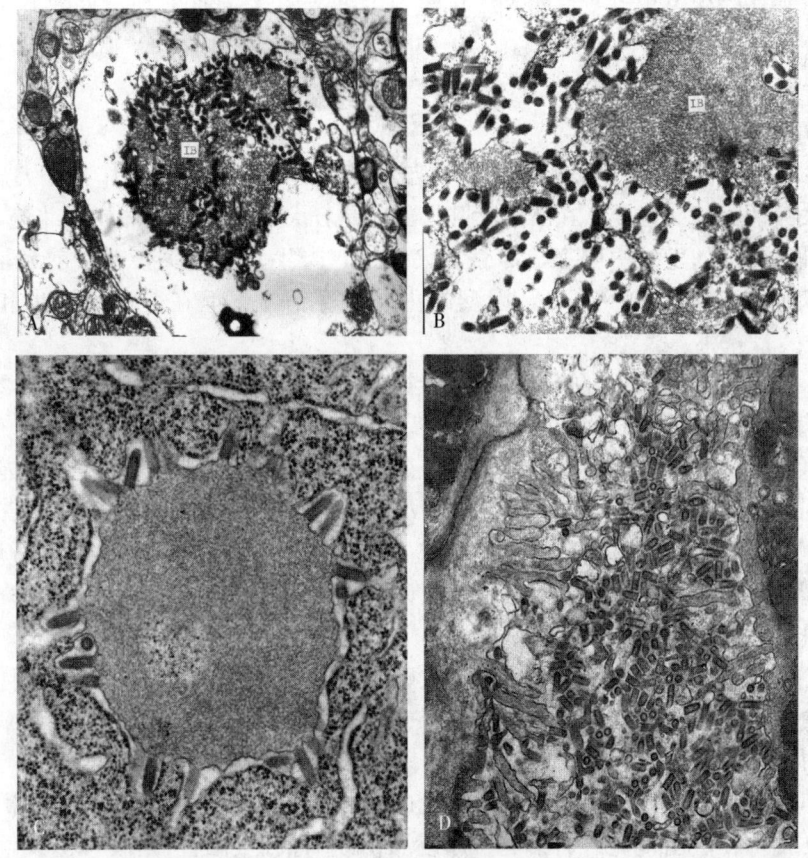

图 11-5　狂犬病病毒

　　狂犬病病毒感染小鼠脑组织，在神经细胞 Negri 小体内部和边缘可见大量病毒粒子（A. 超薄切片，×30 000）；在神经细胞 Negri 小体内部和边缘可见大量成熟狂犬病病毒粒子（B、C. 超薄切片，×30 000）。狂犬病病狐唾液腺中存在狂犬病病毒（D. 超薄切片，×40 000）

　　（图 A、B 由徐在海供图；图 C、D 引自 www. utmb. edu，经 Frederick A Murphy DVM 授权）

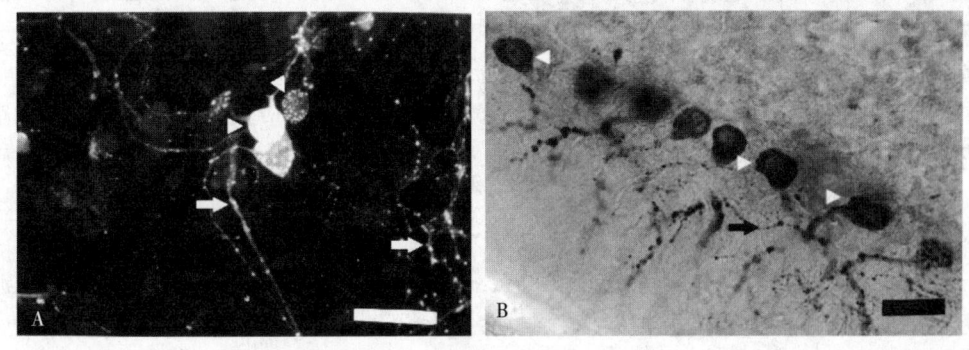

图 11-6　狂犬病病毒免疫化学染色

　　A. 狂犬病病毒感染感觉神经元，可见感染的感觉神经元（箭头）和免疫反应阳性的神经突（箭头）（免疫荧光，标尺＝50μm）　B. 小脑切片，可见蒲肯野氏细胞病毒抗原阳性（箭头）和具有免疫反应阳性的小囊泡的树突（箭头）（免疫过氧化物酶技术，标尺＝50μm）

　　［引自 Myriam L Velandia，Rosalía Pérez-Castro，Hernán Hurtado，et al. Ultrastructural description of rabies virus infection in cultured sensory neurons. Mem Inst Oswaldo Cruz，Rio de Janeiro，2007，102（4）：441-447，经 Memórias do Instituto Oswaldo Cruz 授权］

和季铵类化合物（如新洁尔灭）以及自然光、热等都可迅速破坏病毒活力。56℃ 15～30min、1％甲醛溶液和3％来苏儿15min可使病毒灭活。60％以上酒精也能很快杀死病毒。真空条件下冻干保存的病毒可于4℃存活达数年。

（二）流行病学

1. 传染来源 狂犬病属于自然疫源性疾病，自然界中的一些野生动物作为狂犬病的贮存宿主和传播载体保证了狂犬病的延续。目前，在欧洲大陆，红狐是狂犬病的主要载体，在北美，浣熊和臭鼬起着主要作用。在亚洲和非洲的发展中国家，尽管狂犬病也与野生动物有关，但目前犬是狂犬病的主要载体。蝙蝠是狂犬病病毒2、4、5、6、7基因型的主要贮存宿主，但在美洲地区也和基因1型的传播有关。

2. 传播途径 动物和人狂犬病的传播途径相同。咬伤是狂犬病病毒传播的最重要的途径。98％的动物或人的狂犬病都是通过被患病动物咬伤引起的。

少数病例是通过其他暴露方式如通过动物舔舐黏膜（如肛门）、伤口或溃疡表面感染，动物抓伤并污染感染性物质时也会引起感染。在极其特殊的情况下，病毒可通过尘埃或气溶胶传播。如在实验室中对感染病毒的脑组织进行匀浆化时，所形成的飞沫可导致人感染。在美国的德克萨斯州有两例狂犬病病人是因造访山洞感染，因为山洞中聚集着数百万只墨西哥无尾蝙蝠，蝙蝠是狂犬病病毒的携带者，但这种传播只在极特殊的情况下才会发生。

有报道认为，砍剁感染病毒的动物胴体可导致感染，但是人和感染病毒的组织简单接触一般不会引起自然传播。摄食感染后未经灭菌的牛奶，可以按暴露病毒进行预防，但导致狂犬病发生的情况尚无记载。

狂犬病在人群之间水平传播的可能性很小，但这种传播自20世纪70年代就有报道，传播方式有：①通过器官移植传播，在法国、美国、泰国、印度和伊朗均报道过通过角膜移植发生狂犬病，2004年在美国报道了通过器官移植致使器官受体发生狂犬病。②通过胎盘传播，迄今只有一例报道。③人被咬伤或感染性唾液暴露给黏膜，在埃塞俄比亚曾有两例报道。

值得注意的是，有些人狂犬病病例没有明确的咬伤史，也没有和感染狂犬病的亲戚或朋友有过任何接触的历史。这种情况在美国和前南斯拉夫发生过，是值得研究的一个课题。

3. 易感动物

（1）**自然宿主** 野生动物如狼、狐、浣熊、鼬、香猫等是狂犬病的自然贮存宿主，美洲的蝙蝠也是狂犬病毒的主要携带者，并广泛流行本病，在我国浙江、江西和安徽等地，鼬獾也是一种自然的贮存宿主，感染率较高，但犬仍是最主要的发病者，而且也是感染人与其他动物的主要传播媒介，其次是猫，偶为牛、猪、马、骡和驴等家畜，家畜多由其他动物传播而来。人和大部分家畜在自然情况下都不会发病，只有在被其他动物咬伤后才可能发病，因此，人和大部分家畜都应该看做狂犬病的终末宿主。

（2）**实验动物** 小鼠、大鼠、地鼠、豚鼠、兔、犬、猫和灵长类动物均对狂犬病病毒敏感。其中鼠类在我国和美洲一些地区有自然感染的报道，其他实验动物未见类似情况。人工感染时，上述所有实验动物均易感。

（3）**易感人群** 人对狂犬病普遍易感，无种族、遗传和营养差别。发病多少与接触传染源感染机会的多少密切相关。发病以青少年和儿童为主，男性多于女性，农村多于城市。

4. 流行特征

（1）**人狂犬病流行特征** 在世界大多数地区很难做到对人狂犬病死亡进行准确的估计和统计。1993年世界卫生组织粗略统计，20世纪90年代孟加拉国每年有2 000人，中国每年有2 000～3 000人，印度每年有30 000人死于狂犬病。拉丁美洲在1990—1996年间共有1 392人感染狂犬病病毒死亡。世界范围内每年平均死亡人数在35 000～50 000之间。除了因狂犬病而死亡的人以外，世界上每年有数千万人接受暴露后治疗。

过去在发达国家中，人狂犬病的情况与现在发展中国家狂犬病发生情况的统计结果基本相似。如美国是在 1946 年建立的狂犬病控制计划，1946—1965 年共报道了 236 例狂犬病病人，其中大多数（81.9%）由犬咬伤引起，70%受害者为男性，51.3%受害者在 15 岁以下。美国犬咬伤的年龄分布与发展中国家报道的比例相似。目前人的狂犬病在发达国家中发生很少，主要是由于对犬实行了全面的强制性免疫和对野生动物的口服免疫，传染源已经得到了基本控制；同时可以获得高质量的细胞培养疫苗和狂犬病免疫球蛋白。美国自 20 世纪 50 年代开始，伴随着犬狂犬病的下降人狂犬病的发生人数也已大幅度降低，1990 年以来，每年的狂犬病死亡病例平均只有 3 例，最近几年几乎没有人狂犬病的报告。目前，狂犬病在发达国家的发生情况主要有两种：一种是野生动物贮存宿主引起，主要来自于各种蝙蝠、浣熊、鼬类及狐等；另外一种是由其他国家带入的，即来自于犬狂犬病流行国家的输入性暴露病人。亚洲和非洲国家是人狂犬病发生的主要地区，占世界发病人数的 99%以上。这主要和这些国家的动物狂犬病没有得到控制有关。除了犬、猫的数量大，人口密度高以外，没有实行狂犬病强制免疫、犬放养、贫穷、缺乏相关预防知识等都是这些地区人狂犬病高发的原因。

人狂犬病全年均可发生，大部分发生在春季至秋季，冬季和春季主要是陆地食肉动物的狂犬病。近年来，蝙蝠相关的狂犬病变异株的出现，成了人狂犬病的主要原因之一，因此，美洲一些地区出现了在夏末发生人狂犬病的明显趋势，这种人狂犬病的发病高峰与秋季蝙蝠狂犬病的发病高峰基本一致。

（2）动物狂犬病流行特征 犬的狂犬病呈地方流行。1 岁以下的青年犬在犬群和暴露给人的传播中尤其重要，一是因为该年龄的犬在犬群中占绝大多数，同时青年对狂犬病更易感，并且该年龄犬接受免疫次数少，尚未获得足够的免疫力。

猫在狂犬病传播给人和其他家畜的传递链中是一个重要的环节，我国由猫引起人狂犬病的报道较少，美国也有报道。罹患狂犬病的猫主要是那些未免疫过和通常无主人的流浪猫，大部分在 1 岁龄以下。因猫咬伤的人患狂犬病人群中女性高于男性。但在犬狂犬病呈地方性流行的地区，猫的狂犬病只起相对次要的角色。

牛的狂犬病具有重要的经济性意义。我国在 20 世纪 90 年代初，在河南省发生过一次以"怪叫"为主要症状的流行，初步诊断可能与当地家鼠携带狂犬病病毒有关。在拉丁美洲如阿根廷北部至墨西哥分布有大量的吸血蝙蝠，大部分牛的狂犬病地方流行均为吸血蝙蝠传播。在美国中部的牛狂犬病主要和臭鼬狂犬病病毒变异株有关，在东北部和中部地区则与浣熊适应的狂犬病病毒株有关，每年大约有 100 例病牛报道。在南部非洲地区，牛在家养动物中的狂犬病位置仅次于犬。犬和豺是牛狂犬病的主要暴露源头。在世界其他地区，牛的狂犬病呈散发。

马、猪、山羊、绵羊和其他家养动物的狂犬病均呈散发。

浣熊狂犬病的流行病学资料主要来源于美国和加拿大。美国浣熊的狂犬病得到重视始于 20 世纪 40 年代，最初发生在佛罗里达州，到 60 年代和 70 年代逐渐扩散至佐治亚州、阿拉巴马州和南卡来罗纳州。浣熊的狂犬病流行株基本是同一毒株，为浣熊高度适应株，与流行于其他地区中森林食肉动物储主的病毒株有明显区别。该毒株自 1975 年以来在中大西洋地区发生了一次大流行，狂犬病浣熊的总数超过 50 000 例，35%的人口居住区均受累及。浣熊狂犬病向东北和中大西洋扩散的速度为每年 30～70km。1999 年传播至加拿大的安大略省。目前浣熊狂犬病已传播至美洲大陆的大部分地区。

在北美洲由浣熊导致的人狂犬病虽有报道，但数量不多。尽管如此，由浣熊狂犬病引起的经济损失巨大，主要是暴露后治疗的人数呈现逐年增加的趋势。同时，为了控制浣熊的狂犬病，当地政府每年均投入大量人、财、物力进行预防。

狐的狂犬病流行病学资料主要来自于美洲和欧洲。20 世纪 40 年代初在北美和西欧分别发生了狐狂犬病的流行。在美国主要是灰狐和红狐，起初几年呈地方性流行。目前灰狐只是在德克萨斯州和亚利桑那州有小范围的地方性流行。北美红狐和北极狐的狂犬病病毒是北半球的主要狂犬病毒变异株。

欧洲 1940 年也自东向西发生了红狐狂犬病的流行，并最后影响了大部分欧洲大陆。红狐狂犬病病毒变异株据认为来源于犬，由于自然屏障作用，红狐狂犬病病毒的遗传进化仅限于欧洲范围内。红狐狂犬病也是目前欧洲狂犬病流行的主要问题。

臭鼬狂犬病的历史很长，引起人狂犬病的臭鼬种类很多，有3个属的7个品种，目前资料比较详细的有北美洲的条纹臭鼬、斑点臭鼬和猪鼻臭鼬三类。其他鼬类如黄鼬狂犬病在亚洲、非洲等国家也有报道。鼬携带狂犬病病毒的比例在不同地区存在差异。

鼬獾是我国南部地区的一种重要野生动物，自1994年起相继在浙江、江西、安徽等地引起人的狂犬病。从山区捡到的死亡鼬獾体内，可以检出高达约10%的狂犬病病毒感染者。这些动物狂犬病与2003—2004年浙江千岛湖周围区域人和家畜狂犬病的暴发有必然的联系。2004年以后至今，鼬獾引起的人狂犬病不断有报道，在一些县、区，由鼬獾导致的狂犬病死亡人数占当地狂犬病总人数的67%～80%，是人狂犬病的主要传染源。

吸血蝙蝠引起的狂犬病最早发生于1911年的巴西，是蝙蝠引起的牛的狂犬病。吸血蝙蝠依赖于吸吮家畜血液生存，其中最主要的是吸食牛血。吸血蝙蝠似乎可以被狂犬病病毒感染而大批死亡，但当蝙蝠种群密度下降到一定程度时，就不能维持传播。因此，控制种群密度是防止吸血蝙蝠传播狂犬病的重要措施之一。

食昆虫蝙蝠狂犬病主要发生在美国和加拿大，生活方式表现孤独或仅形成小的栖息群的蝙蝠携带狂犬病病毒的比例较高，达到25%，而形成较大栖息群的蝙蝠狂犬病检出率较低，不到1%。比较孤独的蝙蝠即银色毛蝠在引起人的死亡中占有较大的比例。北美蝙蝠狂犬病送检和流行的高峰季节是在夏初和秋初，这可能与蝙蝠在该段时间内活动增加及出没民房频繁以及青年蝙蝠的补充等有关。

澳大利亚果蝠狂犬病病毒是1996年从澳大利亚新南威尔士州的黑色狐蝠分离到的一种新的狂犬病毒，后来被命名为澳大利亚狂犬病病毒。同年，从另一名被果蝠咬伤（或抓伤）5周后死于狂犬病样疾病的死亡妇女组织中也分离到了一种抗原和遗传特性相似的病毒。目前已证实在澳大利亚5个种类的果蝠中携带澳大利亚蝙蝠狂犬病病毒。6%的患病或受伤或遗弃果蝠中，呈现澳大利亚蝙蝠狂犬病病毒阳性。

5. 发生与分布　狂犬病历史极其悠久。我国最早始于《左传》对公元前556年发生狂犬病的记载。由于没有有效的防治办法，狂犬病在历史上曾一度猖獗。直到19世纪，巴斯德制备了狂犬病弱毒疫苗，为狂犬病的防治做出了划时代的贡献。后来在此基础上发展起来的联合应用抗狂犬病免疫球蛋白和疫苗成为公认的暴露后免疫接种的标准方法。

狂犬病属于自然疫源性疾病，广泛分布于亚、非、欧、美各洲，但澳大利亚、新西兰、瑞典、挪威、英国、日本、斐济和夏威夷等岛国或地区没有或已消灭了人的狂犬病。1988年世界卫生组织调查的112个国家中，尚有72个国家仍然存在狂犬病的流行，无狂犬病的国家有40个。1992年的统计表明，全世界仍有87个国家和地区流行该病。印度是世界上狂犬病流行最严重的国家。

我国狂犬病流行情况居世界第二。我国狂犬病的发生以犬为主，也有牛、马、猪以及人类发生狂犬病的死亡病例。我国人的狂犬病也大部分是因犬咬伤引起的，在浙江、江西和安徽等局部地区，鼬獾引起的人的狂犬病占主要地位。近年来狂犬病的发病人数呈现上升趋势，每年的发生人数在2 000人以上，2004年和2005年均超过了2 500例；2006年和2007年均超过了3 000人。中国动物疫病预防控制中心发布的2009年全国畜间主要人畜共患传染病疫情通报显示，2009年1—6月份全国共报告发病动物543只，分布在11个省（自治区、直辖市）的99个县（区、旗），170个村。发病数前五位的省份有云南（83只）、广西（58只）、贵州（44只）、安徽（31只）和山东（29只）。2009年7—12月份全国共报告发病动物199只，分布在9个省、自治区、直辖市的41个县（区、旗），129个村。发病数前五位的省份有山东（87只）、广西（52只）、贵州（21只）、湖北（11只）和重庆（9只）。上半年共在内蒙古、山东、四川、重庆和广西5个省（自治区、直辖市）的1 134个县（区、旗）监测检出阳性动物352只，阳性率为0.07%。其中四川检出阳性动物最多（276只），占全国阳性动物总数的78.41%。下半年共在江苏、四川、重庆、湖北、云南和青海6个省、直辖市监测检出阳性动物223只，阳性率为0.06%。其中四川检出阳性动物仍最多（175只），占全国阳性动物总数的78.5%。从地理位置上看，狂犬病几乎遍及全国各地，但严重疫区主要位于我国东部及南部人口稠密地区。主要原因与犬的狂犬病免疫覆盖率低及目前疫苗使用中存在的问题有关。

（三）对动物与人的致病性

1. 对动物的致病性

（1）犬　犬感染狂犬病病毒后，潜伏期一般为 2～8 周，长的可达数月至数年，短的仅有 1 周。这主要与被咬部位、暴露类型、病毒在暴露部位的数量和机体的免疫状态等有关。犬患病时，往往改变习性，病初常有逃跑或躲避趋势，故有将狂犬病称为"逃跑病"的。病犬可能失踪数天后归来，此时体重减轻，满身污泥，皮毛上可能带有血迹。主人对其爱抚或为其洗涤血迹时，往往被咬。狂躁发作时，疯犬到处奔走，远达 40～60km，沿途随时都可能扑咬人及所遇到的各种家畜。病犬行为凶猛，间或神志清楚，重新认识主人。拒食或出现贪婪性狂食现象，如吞食木片、石子、煤块或金属，可能发生自咬，也常发生呕吐。经过 2～4 天的狂暴期，进入麻痹期，下颌下垂、舌脱出口外，严重流涎，后躯麻痹，行走摇摆，卧地不起。病犬最后呼吸麻痹或衰竭而死。

（2）猫　猫的症状与犬相似。病猫喜隐于暗处，并发出粗厉叫声，继而狂暴，凶猛地攻击人、畜。病程 2～4 天。

（3）牛和羊　牛和羊狂犬病的平均潜伏期 15 天，平均发病期 4 天。主要临床症状包括流涎过多（100%），行为改变（100%），鼻翼颤动（80%），吼叫（70%），有侵略行为，感觉过敏，高度兴奋（70%）和咽部局部麻痹瘫痪（60%）。牛狂躁型狂犬病占 70%，羊为 80%。患病牛经常会出现气闷症状（或窒息症状），容易给人造成异物堵塞的感觉。我国牛感染狂犬病的报道近年来较少，20 世纪 80 年代末在河南发生了一起牛的狂犬病，当地人称为"怪叫病"。

（4）马　马狂犬病的平均潜伏期为 12 天，平均发病期为 6 天。纯种马潜伏期和发病期较短。马的症状包括鼻翼（口）震颤（81%）、咽部痉挛或麻痹（71%）、运动失调或局部麻痹（71%）和嗜眠（71%）。某些马最初表现为沉郁型，但最后 43% 的患病马发展为狂躁型狂犬病。

（5）猪　病猪表现兴奋不安，流涎，声音嘶哑。用鼻掘地，伤口发痒，不断摩擦。对人及其他家畜有攻击性。呈间歇性兴奋。后期麻痹，倒地不起，经 2～7 天死亡。

（6）家禽　家禽表现羽毛蓬乱，奔跑，不断用喙攻击人和家畜及其他健康家禽。最后麻痹死亡。病程 2～3 天。

2. 对人的致病性　人在被狂犬病犬咬伤，或创面等接触狂犬病病毒后，可能发生狂犬病，又称"恐水病"。潜伏期一般为 30～60 天，但也可能长达几个月或以上。狂犬病的前驱期通常是在咬伤后数周内，狂犬病的早期症状为非特异的，可能包括厌食、嗜眠、发热、吞咽困难、呕吐、尿频和腹泻，在临床病程的早期还可以见到渐进性的改变。

患者随后可能出现焦躁不安，不适，头痛，体温略升，随后兴奋和感觉过敏，流涎，对光、声敏感，瞳孔散大，咽肌痉挛，吞咽困难，并出现恐水症状，甚至听到流水声就发生惊恐和痉挛性发作。兴奋期可能持续至死亡，或在死前出现全身麻痹。人狂犬病除了急性行为改变以外，没有示病性或种属特异性临床症状。狂犬病症状的严重程度及变化可能与中枢神经系统病变的特异部分有关，也与病毒株、剂量、感染途径等有关。

狂犬病的一个示病性病变，是在感染神经元内出现胞质内嗜酸性包含体，在海马回的锥体细胞以及小脑的 Purkinjie 细胞内最易发现这种包含体，即 Negri 小体。有 60%～70% 的病例出现这种包含体。

（四）诊断

1. 动物的临床诊断　动物狂犬病的临床诊断虽然不能确定感染，但对下一步确诊和采取有效的防治措施具有重要意义，尤其是犬的狂犬病。

动物出现疑似狂犬病的异常表现，并在出现临床症状以前，有过和在正常情况下不易接触到的动物接触史的，或明显看到动物被咬伤情况的，可以初步诊断为狂犬病。确诊必须通过实验室检测。

2. 人的临床诊断　人是狂犬病的终末宿主。人感染狂犬病后临床表现为脑炎症状；由于感染个体不同而有所差异。同时由于人的其他病毒性脑炎症状和狂犬病的症状尤其是在早期容易混淆，因此，仅靠临床症状不能确诊。但是通常根据问诊或主要的临床表现就可作出初步诊断。人狂犬病生前诊断的依据主要有以下几个方面：

（1）具有暴露史 虽然暴露于动物的人不一定发病，但人发病必定有暴露给动物的历史，在数天、数月乃至数年前曾被犬或猫或家畜或野生动物（如獾、蝙蝠等）咬伤，或被舔吮，或曾宰杀过动物尤其是犬科动物等。狂犬病的流行没有明显的季节性，任何情况下均有发生的可能。

（2）临床表现相关或相同 狂犬病的临床表现有以下一些特点：①动物咬伤部位出现异常感觉，或咬伤肢体出现麻木感，蚁行感；肌肉呈现水肿或毛发竖立。②出现恐水、怕风、咽喉部肌肉痉挛，对声、光刺激过敏，出现多汗、流涎，咬伤肢体麻木，感觉异常。③沉郁型或麻痹型狂犬病临床症状表现及特点可能不明显，尤其是潜伏期较长的狂犬病，症状和表现可能比较复杂，需要综合流行病学等因素全面诊断。

3. 实验室诊断 狂犬病的确诊必须通过实验室检测。实验室诊断主要包括以下步骤和方法：

（1）标本采取 采取濒死期动物或死于狂犬病患者尸体的延脑、海马回、脊髓和唾液腺，置灭菌容器，在冷藏条件下运送至实验室。脑组织标本一般分作三份：一份作压印片，供显微镜和荧光抗体检查或酶联免疫吸附试验用；一份用10％甲醛溶液固定，作病理学检查；一份作病毒分离用。如果组织已经轻度腐败，则只能作病毒分离。

（2）压印片检查 切取海马回，置吸水纸上，切面向上，用载玻片轻轻按压切面，制成压印标本，室温自然干燥、染色后光镜下检查特异包含体，即 Negri 小体。检出 Negri 小体，即可诊断为狂犬病。但是必须指出，并非所有发病动物脑内都能找到包含体，犬脑的阳性检出率为70％～90％。

（3）荧光抗体检查 如上制作压印片或触片或抹片2张，待干后，于−20℃用80％丙酮溶液固定0.5h后应用。脑组织检测通常采用直接荧光染色法，对一些病料可按阻断对比法进行。

（4）病毒分离 取脑或唾液腺等材料用缓冲盐水或含10％灭活豚鼠血清的生理盐水研磨成10％乳剂，脑内接种1～7日龄乳鼠，每只注射0.03mL，每份标本接种4～6只乳鼠。唾液或脊髓液则在离心沉淀和以抗生素处理后，直接作种用。乳鼠在接种后继续由母鼠同窝哺养，5～7天后如发现哺乳力减弱，痉挛，麻痹死亡，即可初步确诊为狂犬病病毒感染。如经21天仍不发病，可杀死其中2只，剖取鼠脑作成悬液，如上传代。需进一步证实时可取脑，按上述方法进行直接荧光染色。

近年来在有条件的实验室通常采用细胞分离的方法，这是一种比较可靠的方法。主要采用神经胶质瘤细胞 N2a，也可采用 BHK–21 细胞，前者较敏感，后者次之，接种后48～96h即可进行固定和直接荧光抗体染色，染色阳性者即可判定为样本感染阳性。

（5）分子生物学诊断 PCR 技术于1990年首次应用于鼠脑内狂犬病病毒的检测，后来用于狂犬病的诊断研究。根据被检样品 RT-PCR 扩增产物大小与设计引物间序列大小是否一致，即可确诊。如有条件，也可采用测序的方法，读出被检样品 PCR 扩增产物的部分序列，可更准确地作出诊断。

（6）狂犬病抗体测定

1）抗原结合测定 即检定狂犬病病毒抗体对吸附在支持物上抗原的结合能力，方法包括 ELISA 和免疫荧光测定。

2）抗体功能测定 这类测定方法是通过补体结合或血凝抑制试验等进行的非病毒相关的检测方法，是在早期诊断研究中建立的方法，目前已不再广泛应用。

3）抗原功能测定 这类测定方法是检测抗体阻止或封闭或破坏病毒特异性功能的方法。狂犬病病毒感染力的中和作用即是最广泛应用的抗原功能测定方法。所有的病毒中和作用试验均采用固定量的病毒与系列稀释的血清进行感作。

4. 人的诊断标准

（1）流行病学史 有被犬、猫或其他宿主动物舔、咬、抓伤史。

（2）临床症状 ①愈合的咬伤伤口或周围感觉异常、麻木发痒、刺痛或蚁走感。出现兴奋、烦躁、恐惧，对外界刺激如风、水、光、声等异常敏感。②"恐水"症状，伴交感神经兴奋性亢进（流涎、多汗、心律快、血压增高），继而肌肉瘫痪或颅神经瘫痪（失音、失语、心律不齐）。

（3）实验室检查　①免疫荧光抗体法检测抗原：发病第一周内取唾液、鼻咽洗液、角膜印片、皮肤切片，用荧光抗体染色，狂犬病病毒抗原阳性。②存活一周以上者做血清中和试验或补体结合试验检测抗体，效价上升，曾接种过疫苗者其中和抗体效价须超过 1∶5 000。③死后脑组织标本分离病毒阳性或印片荧光抗体染色阳性或脑组织内检到内基氏小体。

（4）病例分类　①临床诊断病例　具备（1）加（2）①或（2）②。②确诊病例　具备（4）①加（3）的任一条。

（五）防制措施

1. 预防

（1）综合性措施

1）动物的综合性预防措施　临床症状明显的犬，无法治愈，从具有暴露于人类危险的角度考虑，应予捕杀。对于怀疑有狂犬病症状的犬，应进行严格隔离，以防止其暴露于其他动物或人，必要时对犬实行安乐死，并取脑组织进行病原检查。

由于人和动物（尤其是伴侣动物）日渐亲近，狂犬病的存在对人类具有很大的威胁性。尤其是在发展中国家，人口密度在日益增加，犬的流动性越来越大，狂犬病仍在继续流行。因此，给家犬进行有计划的全面预防注射和控制流浪犬，是防治狂犬病的有效措施。

在欧美一些国家实施"QDV"的全面措施，包括检疫（Quarantine）、控制流浪犬（Destruction of stray dogs）和免疫接种（Vaccation）。如在加拿大、美国及多数西欧国家，对伴侣动物进行强制性接种和控制流浪犬，已经在数年前消灭了人的狂犬病。近年来，在南美的阿根廷、秘鲁、巴西等国家的某些城市中，开展了大规模的犬疫苗接种计划，已基本上控制了犬的狂犬病，同时也大大降低了人的狂犬病病例数。但在许多发展中国家，由于管理、经济等诸多方面的原因，开展如此大规模免疫接种尚有困难。因此，在这些国家的某些地区，人的暴露后接种仍是预防人狂犬病的最主要措施。

野生动物狂犬病的控制虽然能够通过捕杀的途径实现，但涉及野生动物保护，且需要巨大的财政支持，动用大量人力，因此，通过这种途径彻底消灭野生动物狂犬病在目前看来并不现实的。目前唯一有效且可行的方法是口服免疫，北美和欧洲一些国家通过口服狂犬病弱毒疫苗、腺病毒载体重组疫苗和痘苗病毒载体重组疫苗分别有效控制或减少了浣熊、臭鼬及狐狸的狂犬病。

2）人的综合性预防措施　人狂犬病的预防首先要从防止暴露着手，旅游者、动物饲养人员、相关动物从业人员和实验室相关研究人员在存在暴露危险前，应当进行暴露前免疫；作业时应当穿戴必要的防护服装。在被犬咬伤后，首先要对伤口及时处理，主要采用清洗暴露伤口、防止感染并在伤口周围注射抗血清的方法，并随后进行暴露后疫苗注射。

（2）疫苗接种

1）人的疫苗接种　用于人狂犬病预防的疫苗包括 Semple 脑组织灭活苗、新生动物脑组织灭活疫苗、鸭胚培养灭活疫苗、细胞培养灭活疫苗和基因工程疫苗五类。目前较多应用的人狂犬病疫苗主要是细胞培养的灭活疫苗。细胞苗又分为原代细胞苗（原代地鼠肾细胞培养疫苗、纯化鸡胚细胞疫苗和原代犬肾细胞疫苗和原代牛肾细胞疫苗）、二倍体细胞苗（人和猴二倍体细胞疫苗）和传代细胞系培养的疫苗（Vero 细胞苗），多为浓缩、纯化的灭活形式。在这些疫苗中，世界卫生组织推荐的质量好、接种针次少的疫苗有人二倍体细胞疫苗、Vero 细胞疫苗、鸡胚细胞纯化疫苗和鸭胚纯化疫苗，它们具有副反应轻、抗体产生早等特点，一般在 7～10 天出现中和抗体，免疫持续时间在一年以上。

人一般在暴露后免疫，动物从业人员或兽医工作者等需要暴露前免疫预防。

2）动物的疫苗接种　目前动物所用的常规疫苗分活疫苗和灭活疫苗两类。灭活苗主要是经石炭酸、紫外线、氯仿、β-丙内酯、福尔马林等灭活生产的组织或培养疫苗，所用细胞包括鸭胚细胞、鸡胚细胞、Vero 细胞以及 BHK-21 细胞等。灭活苗安全，效果确实，发达国家目前一直使用这类灭活苗。在我国，灭活疫苗由于制备成本昂贵，因此，过去一直未在犬中广泛推广应用。近年来每年进口 1 000 万余头份的灭活疫苗，可以满足一些大城市犬防疫的需求。

目前我国在犬中实际应用最为广泛的仍然是弱毒活疫苗，包括 ERA 株和 Flury 株，但是这些疫苗在国外禁止用于犬，其安全性也值得进一步评价。由于弱毒活疫苗具有引起狂犬病的潜在危险，从安全性的角度上考虑，越来越多的人倾向于灭活的兽用疫苗。目前我国兽用狂犬病灭活疫苗已有产品获批，以满足防控需求。

（3）对咬人动物的处理　①如为可疑狂犬应立即捕获处死，尽快进行脑组织检查内基氏小体或免疫荧光法检查，确定是否为狂犬病。由于脑组织中的狂犬病病毒可通过皮肤黏膜、伤口，甚至通过空气感染人，因此，对狂犬脑组织的操作最好在生物安全柜内进行。②如为表观健康动物，并在挑衅情况下咬人，应对犬隔离留检 10 天，在留检期间如发现可疑，应立即处死并无害化处理。

2. 治疗　狂犬病的治疗应在被咬伤（抓伤）后发病前立即开始，即暴露后治疗（PEP）。

（1）对被咬的人的处理　①立即用肥皂和清水冲洗被咬部位伤口 15min 以上，然后用 70% 的酒精或氯胺苯涂擦消毒，注意不要缝合伤口。②咬伤局部浸润注射使用高价抗狂犬病病毒免疫血清（IgG），最好应用人免疫血清，剂量为每千克体重 20～40U，如应用马抗狂犬免疫血清，则注射剂量是每千克体重 40U，注射于伤口周围。③应尽快开始疫苗的全程注射，即在咬伤的 0、3、7、14、28 天分别于三角肌部位注射一个剂量的人用狂犬病疫苗。

（2）对病人的治疗　目前为止，尝试各种治疗方法均收效甚微，病人存活的希望仍很低，一旦发病，几乎 100% 死亡。

2006 年美国医生 Walloughby 采用昏迷和神经营养的治疗方法救活了一名被蝙蝠咬伤后罹患狂犬病的患者，但是该方法只有有限患者被救活，大部分治疗均以失败告终。

（3）高价抗狂犬病毒免疫血清的使用　人被咬伤后，除对伤口立即清洗外，还可应用高价抗狂犬病毒免疫血清，以人的免疫血清为佳，剂量为每千克体重注射 20～40U，其中一半注射于伤口周围。如采用马的免疫血清，应用前需做过敏试验，阴性者方可注射。

另外，狂犬病毒对干扰素敏感，推荐早期患者使用。

（六）公共卫生影响

人狂犬病的预防是世界大多数国家和地区面临的巨大公共卫生挑战，全世界每年因狂犬病死亡人数为 35 000～50 000 人，实际发生人数可能在 50 000～100 000。许多发达国家已经成功控制了家养动物的狂犬病，但在大多数发展中国家狂犬病仍是一种主要的健康威胁。

在发达国家，人狂犬病预防所动用的财政费用远远超过狂犬病本身。在发展中国家，尤其是在狂犬病高发地区，对高危人群如野生动物学者、兽医和从事狂犬病研究、生产和实验室诊断相关人员都需要进行暴露前预防，其他可能与感染野生动物接触的洞穴探险家、长时间且无方便医疗条件的野外工作者等也需要进行暴露前预防接种。

目前的暴露前接种包括肌内注射三针细胞培养灭活疫苗，分别在 0、7 和 21 或 28 天注射，并再根据血清学检测和进一步的暴露情况考虑加强免疫。对于经常面临危险的人员，可每年进行一次血清学检测，但对于非经常暴露人员，没有必要进行例行检测。暴露前免疫接种对于高危人群来说可以大大简化暴露后的治疗的程序，降低暴露后的治疗费用。

尽管绝大多数临床狂犬病目前尚无有效的治疗方法，但及时的暴露后治疗能够预防本病。暴露后预防如果及时，并且疫苗和免疫球蛋白效价符合标准，即可避免狂犬病的发生。如果不进行暴露后预防，被狂犬病动物咬伤后是否发生狂犬病将依赖于感染的病毒量、咬伤严重程度和咬伤部位等。临床狂犬病一旦发生，即很少具有存活的希望，能够存活下来的病人需要依靠长期的支持治疗。

（扈荣良　杨林）

◆ **我国已颁布的相关标准**

GB17014—1997　狂犬病诊断标准及处理原则

GB/T 18639—2002　狂犬病诊断技术

GB/T 14926.56—2008 实验动物 狂犬病病毒检测方法

WS 281—2008 狂犬病诊断标准

◆ **参考文献**

金宁一，胡仲明，冯书章. 2007. 新编人兽共患病学［M］. 北京：科学出版社：103 - 120.

林放涛，于恩庶，朱家鸿，等. 1992. 狂犬病学［M］. 福州：福建科学技术出版社.

唐家琪. 2005. 自然疫源性疾病［M］. 北京：科学出版社：358 - 390.

俞东征. 2009. 人兽共患传染病学［M］. 北京：科学出版社：1004 - 1018.

俞永新. 2001. 狂犬病和狂犬病疫苗［M］. 北京：中国医药科技出版社.

Castellanos JE，tinez-Gutierrez M，Hurtado H，et al. 2005. Studying neurotrophin antiviral effect on rabies-infected dorsal root ganglia cultures. Journal of neurovirology，11（4）：403 - 410.

Goudsmit J，issen WE，Weldon WC，et al. 2006. Comparison of an anti-rabies human monoclonal antibody combination with human polyclonal anti-rabies immune globulin. Journal of infectious disease，193（6）：796 - 801.

Hemachudha T，Wilde H. 2005. Survival after treatment of rabies. New England journal of medicine，353（10）：1068 - 1069.

Lembo T，Niezgoda M，Velasco-Villa A，et al. 2006. Evaluation of a direct，rapid immunohistochemical test for rabies diagnosis. Emerging of infectious disease，12（2）：310 - 313.

Lodmell DL，Dimcheff DE，Ewalt LC. 2006. Viral RNA in the bloodstream suggests viremia occurs in clinically ill rabies-infected mice. Virus research，116（1 - 2）：114 - 118.

Mondal SK，Neelima M，Seetha Rama Reddy K，et al. 2005. Validation of the inactivant binary ethylenimine for inactivating rabies virus for veterinary rabies vaccine production. Biologicals，33（3）：185 - 189.

Moore GE，Ward MP，Kulldorff M，et al. 2005. A space-time cluster of adverse events associated with canine rabies vaccine. Vaccine，23（48 - 49）：5557 - 5562.

Moore SM，Ricke TA，Davis RD，et al. 2005. The influence of homologous vs. heterologous challenge virus strains on the serological test results of rabies virus neutralizing assays. Biologicals，33（4）：269 - 276.

Nadin-Davis SA，Muldoon F，Wandeler AI. 2005. A molecular epidemiological analysis of the incursion of the raccoon strain of rabies virus into Canada. Epidemiological infection，5：1 - 14.

Nagara T，Reddy GS，Mohana Subramanian B，et al. 2006. A simple immuno-capture ELISA to estimate rabies viral glycoprotein antigen in vaccine manufacture. Biologicals，34（1）：21 - 27.

Sato G，Tanabe H，Shoji Y，et al. 2005. Rapid discrimination of rabies viruses isolated from various host species in Brazil by multiplex reverse transcription-polymerase chain reaction. Journal of clinical virology，33（4）：267 - 273.

Takayama-Ito M，Ito N，Yamada K，et al. 2006. Multiple amino acids in the glycoprotein of rabies virus are responsible for pathogenicity in adult mice. Virus research，115（2）：169 - 175.

Wang ZW，Sarmento L，Wang Y，et al. 2005. Attenuated rabies virus activates，while pathogenic rabies virus evades，the host innate immune responses in the central nervous system. Journal of virology，79（19）：12554 - 12565.

第三节 未定属病毒所致疾病

费兰杜病毒感染

费兰杜病毒感染（Flanders virus infection）是由费兰杜病毒引起并由节肢动物传播的一种虫媒病毒性人与动物共患病。费兰杜病毒为一种虫媒病毒，可以通过蚊-鸟-蚊途径传播，在北美多个国家的鸟类和蚊群体内有较高的分离频率，对人的致病性不明。

（一）病原

1. 分类地位 费兰杜病毒（*Flanders virus*）为单股负链 RNA 病毒，在分类上属弹状病毒科（Rhabdoviridae），与哈特公园病毒（*Hart park virus*）和 WS 1087 病毒具有抗原相关性。

2. 形态学基本特征与培养特性　费兰杜病毒粒子呈子弹形（图 11-7）。核衣壳呈螺旋形。病毒基因组为不分节段的单股负链 RNA。病毒可在白库伊蚊细胞上增殖，并能适应 Vero 细胞。

3. 理化特性　对热敏感，鼠脑组织病毒悬液，56℃ 10min 病毒滴度明显下降，60℃10min 灭活。病毒对乙醚和脱氧胆酸钠具有一定的抵抗力。鼠脑组织病毒在低温下可长期保存。

（二）流行病学

1. 传染来源　曾从灶鸟脾脏以及麻雀、红翅黑鸟血液中分离到病毒。

2. 传播途径　通过蚊-鸟-蚊途径传播，黑尾赛蚊、尖音库蚊为最主要的传播媒介。

3. 易感动物　鸟类为易感动物。1～3 日龄乳鼠脑内接种费兰杜病毒可以感染发病，断奶鼠、仓鼠、豚鼠、新孵雏鸡等实验动物不能人工感染。

4. 流行特征　在蚊虫活动的夏季流行。

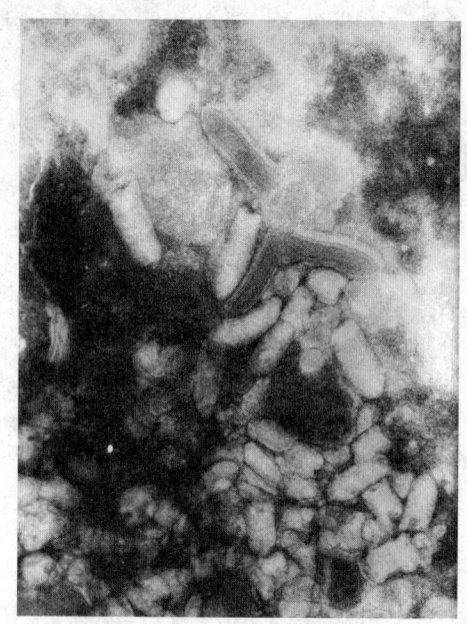

图 11-7　电镜下费兰杜病毒粒子
（引自 CDC/ Dr. Fred Murphy；Sylvia Whitfield 供图）

5. 发生与分布　1961—1962 年，Whitney 从新纽约州东南部萨福克县费兰杜镇附近收集的黑尾赛蚊、尖音库蚊以及灶鸟体内分离到 7 株抗原密切相关的病毒，并命名为费兰杜病毒，随后在美国的安大略省、密歇根州、佛罗里达州、爱荷华州、罗德岛的蚊群或鸟体内也分离到该病毒。在美国的肯塔基州、田纳西州、德克萨斯州、伊利诺伊州、密苏里州、犹他州等地也发现与费兰杜病毒相似的病毒。美国之外，加拿大魁北克省劳伦地区以及墨西哥也曾从蚊群分离到费兰杜病毒。

（三）动物与人的致病性

1. 对动物的致病性　鸟类可以感染但致病性不明。1 日龄小鼠人工感染，潜伏期 5～12 天，临床表现昏睡、抽搐、痉挛性麻痹等神经症状，并很快死亡。组织病理学可见脑炎和脑软化，大脑和小脑组织损伤最为严重。

2. 对人类的致病性　尚不清楚。

（四）诊断

采集蚊子和鸟类脾脏样品，制成匀浆接种 1 日龄小鼠，感染组织可能会引起小鼠神经症状。文献报道，采用中和试验和补体结合试验可以对费兰杜病毒进行准确鉴定，并可以与抗原相关的哈特公园病毒进行区分。目前已经完成费兰杜病毒部分序列的测定，亦可根据已有序列设计引物，进行 RT - PCR 检测。

（五）公共卫生影响

目前其公共卫生意义不明。

（赵　婷）

◆ **参考文献**

Ajello C A. 1979. Evaluation of Aedes albopictus tissue culture for use in association with arbovirus isolation. J Med Virol，3 （4）：301 - 306.

Belloncik S，Poulin L，Maire A，et al. 1982. Activity of California encephalitis group viruses in Entrelacs（province of Quebec，Canada）. Can J Microbiol，28（6）：572 - 579.

Boyd K R，Whitaker-Dowling P. 1988. Flanders virus replication and protein synthesis. Virology，163（2）：349 - 358.

Boyd K R. 1972. Serological comparisons among Hart Park virus and strains of Flanders virus. Infect Immun，5（6）：933 - 937.

Gilliland T M，Rowley W A，Swack N S，et al. 1995. Arbovirus surveillance in Iowa，USA，during the flood of 1993. J

Am Mosq Control Assoc，11（2 Pt 1）：157 - 161.

Kokernot R H，Hayes J，Will R L，et al. 1969. Arbovirus studies in the Ohio-Mississippi Basin，1964 - 1967. Flanders virus. Am J Trop Med Hyg，18（5）：762 - 767.

Sudia W D，Fernandez L，Newhouse V F，et al. 1975. Arbovirus vector ecology studies in Mexico during the 1972 Venezuelan equine encephalitis outbreak. Am J Epidemiol，101（1）：51 - 58.

Takeda T，Whitehouse C A，Brewer M，et al. 2003. Arbovirus surveillance in Rhode Island：assessing potential ecologic and climatic correlates. J Am Mosq Control Assoc，19（3）：179 - 189.

Thorsen J，Artsob H，Spence L，et al. 1980. Virus isolations from mosquitoes in southern Ontario，1976 and 1977. Can J Microbiol，26（4）：436 - 440.

Whitney E. 1964. Flanders Strain，an Arbovirus Newly Isolated from Mosquitoes and Birds of New York State. Am J Trop Med Hyg，13：123 - 131.

第十二章 丝状病毒科病毒所致疾病

丝状病毒科（Filoviridae）病毒因呈多形性，为长丝状，或 U 形、6 形、环形，而得科名。本科只有两种病毒，即马尔堡病毒（*Marberg virus*，MbV）和埃博拉病毒（*Ebola virus*，EBV）。这两种病毒可以分别引起人和灵长类动物出血性疾病，均为病程急、死亡率高的烈性传染病，在非洲多次暴发流行。另外，马尔堡病毒和埃博拉病毒因致病力强，传播快，病死率高，均被列为潜在致死性生物战剂，应引起高度重视。

第一节 马尔堡病毒属病毒所致疾病

马 尔 堡 病

马尔堡病（Marburg virus disease，MVD）又称非洲出血热、绿猴病，是由马尔堡病毒引起人与非人灵长类动物的发热性、急性出血性、烈性传染病。1967 年首次发现于德国马尔堡地区（Marburg），根据发病地点，将其命名为马尔堡病毒。人感染马尔堡病毒后临床症状主要表现为高热、剧烈头痛、结膜炎、肌痛、关节痛等，死亡率为 23%～90%。猴感染后主要以出血为特征。本病主要流行于非洲，我国尚未有病例报道。

（一）病原

1. 分类地位 马尔堡病毒（*Marburg virus*，MbV），又称马尔堡病病毒（*Marburg disease virus*）、马尔堡热病毒（*Marburg fever virus*）和绿猴病毒（*Green monkey virus*），在分类上属丝状病毒科（Filoviridae）、马尔堡病毒属（*Marburgvirus*）。经补体结合试验、血凝抑制试验和免疫荧光试验证实，马尔堡病毒与引起出血热的其他病毒和虫媒病毒之间均无抗原性关系。马尔堡病毒与埃博拉病毒虽在形态上极为相似，但采用免疫荧光试验和补体结合试验均未发现两者有交叉抗原关系。

现有的马尔堡病毒分离株可分成 2 个谱系，谱系一包括德国 Popp 株（1967）、Ratayczak 株（1967）、南斯拉夫 Voege 株（1967）、津巴布韦 Ozolin 株（1975）和肯尼亚 Musoke 株（1980）等。谱系二为肯尼亚 Ravn 分离株（1987）。以上两个谱系间氨基酸的同源性为 77%～79%。

2. 形态学基本特征与培养特性 病毒粒子呈多形性，如长丝状、U 形、6 形或圆形，外有囊膜，表面有长约 10nm 的纤突。囊膜内核衣壳呈螺旋形，直径为 50nm。病毒直径为 70～80nm，长为 160～3 000nm。马尔堡病毒基因组为单股负链 RNA，全长约 19.1kb，相对分子质量 3.86×10^6，编码 7 种病毒蛋白，包括核蛋白（NP）、病毒蛋白 35（VP35）、病毒蛋白 30（VP30）、病毒蛋白 24（VP24）、糖蛋白 4（gp4）、RNA 依赖的 RNA 聚合酶主要成分为糖蛋白 7（gp7）和次要成分病毒蛋白 40（VP40）。顺序为：3′-N-VP35-VP40-G-VP30-VP24-L-5′。

马尔堡病毒可在绿猴肾细胞、恒河猴肾细胞、人羊膜细胞、鸡胚成纤维细胞和豚鼠成纤维细胞等原代细胞以及 Vero、BHK-21、Hela 和 ELF 等传代细胞上良好增殖，其中以 Vero-E6、Vero-98、Hela-229、MA104 细胞最为易感，并可产生细胞病变，常规染色和免疫荧光技术检查均可见典型的胞质内包含体。除灵长类动物外，豚鼠、小鼠和地鼠均易感。可通过腹腔、静脉、皮下、皮内或鼻内等途径接种豚鼠分离病毒。连续传代后，豚鼠大多死亡。感染猴的肝脏（A）与感染人的肺脏（B）中的马尔堡病毒见图 12-1。

3. 理化特性 马尔堡病毒对热有中等程度的抵抗力，56℃不能将其完全灭活，60℃ 1h 可破坏其感染性，在 -70℃可长期保存，在 4℃及室温下存放 35 天，其感染滴度基本不变。紫外线、γ 射线、脂类溶剂、甲醛、次氯酸等均可使其失活。

（二）流行病学

1. 传染来源 马尔堡病毒感染人后，几乎可以侵犯患者所有器官并引起高滴度的病毒血症，患者的血液及其污染物均具有传染性，并曾在恢复期的分泌物及体液（精液、眼前房液、尿等）中分离出病毒。

猴子试验感染马尔堡病毒后，发生高滴度的病毒血症，持续时间长，发热期猴的血液、尿液和唾液均有传染性，为重要的传染来源。

2. 传播途径 该病主要通过直接接触传播，也可通过性交和气溶胶传播。有报道称马尔堡病毒可能通过蚊媒进行传播，但结果尚需要进一步证实。

在猴群中的自然传播方式尚不清楚。感染猴尽管外观正常，但可通过唾液和尿液向外排毒，通过接触或形成气溶胶在猴群中传播。

3. 易感动物

（1）自然宿主 马尔堡病毒的自然宿主尚不清楚。非洲的灵长类动物，主要是猴类，可能是马尔堡病毒的自然宿主。流行病学调查显示，非洲灵长类动物的马尔堡病毒抗体水平较高。研究人员在刚果、乌干达、北非等国家和地区的野生动物中进行了马尔堡病毒的调查，结果在食虫蝙蝠（大长翼蝠、乌干达菊头蝠）和食果蝠（北非果蝠）体内检测到马尔堡病毒抗体，怀疑蝙蝠可能是马尔堡病毒的自然宿主。2007 年 8 月到 2008 年 5 月，研究人员对安哥拉的奇塔卡山洞发生的感染调查发现，一种穴居的埃及果蝠（北非果蝠）是马尔堡病毒的自然宿主。

（2）实验动物 豚鼠对马尔堡病毒较为易感。经腹腔、静脉、皮内、皮下或鼻内等途径人工接种后，均可引起严重的发热反应，但在最初几次传代时动物无明显的发病体征，感染后多存活下来，并在 14～21 天出现特异性抗体。但若在豚鼠或猴中连续传代后再感染豚鼠，则可引起动物的一致性死亡。在其淋巴结、脾脏和肝脏中可见广泛性坏死，并常见间质性肺炎及弥散性血管内凝血。Stansfield（1982）在扎伊尔发现 2 只野生豚鼠体内有马尔堡病毒抗体，其与疾病传播的关系有待进一步研究。马尔堡病毒对小鼠无致病性。

马尔堡病毒可在埃及伊蚊体内繁殖，但不能在按蚊中繁殖。

（3）易感人群 从该病的流行情况来看，人群对马尔堡普遍易感。发病以成年人为主。5 岁以下的儿童患者仅占 10% 左右。人在感染 2 周后可产生中和抗体，从而获得免疫力，但能持续多长时间尚不清楚。

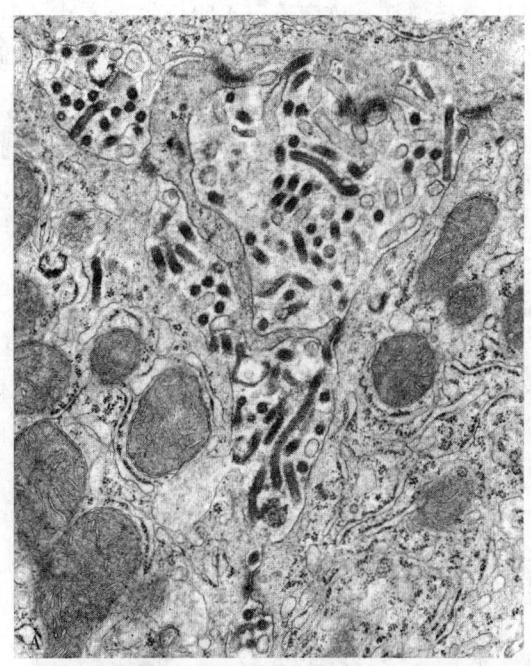
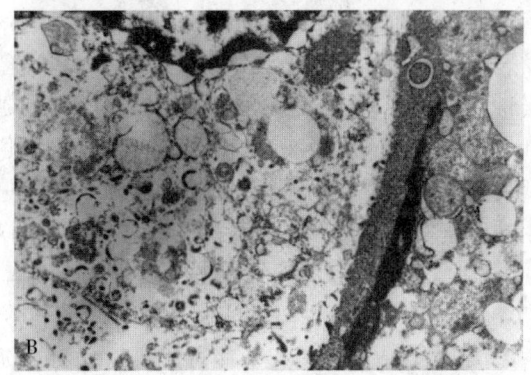

**图 12-1 马尔堡病毒感染猴的肝脏（A）
与受感染人肺脏（B）中的病毒**

（图 A 引自 http：//www.utmb.edu/ihii/virusimages/index.shtml，经 F. A. Murphy 授权；图 B 由 CDC/F. A. Murphy 供图）

4. 流行特征 该病流行无明显的季节性，但具有明显的职业分布特征，患者多为与马尔堡病毒有较多接触的实验室工作人员或疫源地野外工作人员，如林业工人、筑路工人、狩猎者或野外旅行者。以前马尔堡病毒的流行以自然感染的散发病例为主，但20世纪90年代后，人群中的疫情以点暴发为主，如1999年刚果共和国发生的马尔堡病毒感染表现出显著的流行趋势，这一点已引起政府和科研人员的高度重视。

5. 发生与分布 除1967年欧洲实验室感染马尔堡病毒事件外，其他感染病例均发生在非洲。非洲存在该病的自然疫源地，其分布至少包括乌干达、刚果共和国以及肯尼亚西部地区，津巴布韦也可能为该病的疫源地。

由马尔堡病毒引起的疾病首次流行于1967年6—9月，在德国的马尔堡、法兰克福和南斯拉夫的贝尔格莱德的3个制造脊髓灰质炎疫苗的生物制品所共发生31例患者，其中6例为因与患者接触而发生的2代感染病例。31例病人中死亡7例。3个地区的发病皆系由于实验室工作人员接触和处理来自乌干达的非洲绿猴脏器而引起的。

1975年1月在南非的约翰内斯堡发生3例，其中1例死亡，患者之间均未接触，系被昆虫叮咬而引起。1980年1月在肯尼亚的内罗毕发生一次流行，始发病人为一位58岁的男子，发病8天后死亡，随后参与诊治、护理该患者的1名医生和1名护士分别发病，但未死亡。1987年秋1例15岁的丹麦男孩因突然发热、头痛、全身不适和呕吐而入院。发病前9天，他曾去肯尼亚的一个国家森林公园旅游。尽管对患者进行了积极的救治，但仍于发病后第11天死亡。无继发病例。1998—2000年在刚果有154例发病，128例死亡，病死率为83.1%。大多数患者为当地的金矿工人。2004年10月至2005年7月在安哥拉共有235例发病，导致215例死亡，病死率高达91.5%。2007年7月在安哥拉的奇塔卡（Kitaka）山洞里，一名矿工感染马尔堡病毒后死亡，9月份又一名矿工由于进入山洞而被感染。

我国尚未见有本病流行的血清学证据和病例报道，由于马尔堡病毒对人构成严重威胁，随着我国养猴业的迅速发展和猕猴出口量的不断增加，人们对马尔堡病毒将会日趋重视。

（三）对动物与人的致病性

1. 对动物的致病性 在实验条件下，不同接种途径和剂量均可使非洲绿猴、猕猴和松鼠猴感染发病。潜伏期为2～6天，皮下接种小剂量病毒可延长至10天。发病早期，病猴体温升高达41.3℃，但精神尚好，临死前48h表现厌食、扎堆、对外界刺激反应迟钝、体重减轻等症状，在皮肤尤其是臀部和股部皮肤上可见淤点状丘疹。发病后期，病猴呼吸困难，触诊肝肿大，濒死期发生腹泻，直肠和阴道黏膜出血，多在发病后6～13天死亡。

2. 对人的致病性 人类感染潜伏期3～9天。发病急剧，初发症状为全身疲乏、头痛、发热、畏寒、大量出汗、全身肌肉痛等，类似流感。随后病人表现恶心、大量呕吐、水样腹泻和弥漫性腹痛，约持续7天。发病1～2天内，呕吐物和粪便中含有大量血液。体温在3～4天时达高峰，可达40℃以上，14天后开始下降，但在12～14天可再次升高。患者5～7天时出现皮疹，并从面部向躯干及四肢扩展，起初为丘疹，24h后发展为斑丘疹，并逐渐融合为暗红色的斑疹，皮肤无痒感，一般持续3～4天后消退，随后发生脱屑。上述皮肤损害为本病的特征性症状。皮疹出现的同时，病人出现出血性倾向，如鼻衄、齿龈出血、胃肠出血、血尿、阴道出血，严重出血者可因发生休克而死亡，并伴有弥散性血管内凝血。马尔堡病病人肺组织病理学变化见彩图12-1。

（四）诊断

1. 动物的临床诊断 当易感猴群出现体温升高，在皮肤尤其是臀部和股部皮肤上可见淤点状丘疹等临床症状，皮肤、呼吸道、胃肠道和实质器官出现广泛性出血，脾充血、淤血、肿大，呈暗紫色，切面外翻，肝肿大、质脆；肺表现不同程度的间质性肺炎，淋巴结肿大、充血等病理变化时，应给予马尔堡病毒感染高度重视。

2. 人的临床诊断 对于可疑病例可追查其疫区旅行史和与疫区动物接触史，依据临床表现出的典型症状进行初诊。确诊需要实验室方法进行检测。

本病需与埃博拉出血热、流行性出血热、新疆出血热、登革出血热、拉沙热、恶性疟疾、克里米亚-刚果出血热、流行性感冒、流行性脑炎、黄热病、裂谷热以及细菌感染等疾病作鉴别。

3. 实验室诊断　马尔堡病毒属生物安全四级病原，病毒分离培养和研究工作必须在生物安全水平四级实验室进行。

（1）病原检查　急性病例，可取病人（猴）急性期血或尿，或死亡人（猴）的肝脏切片等电镜观察病毒粒子而做出可靠的诊断。

病毒分离可取急性期病人（猴）的血液、尿或尸解组织器官的悬液接种 Vero 细胞，接种 3 天后采用免疫荧光技术即可检出细胞内的病毒抗原。也可将上述材料接种豚鼠、乳鼠或猴，动物发病后，可采用电镜或免疫荧光技术检查血液或组织器官中的病毒抗原。

用 RT-PCR 方法可检测人（猴）血液或组织样本中的特异性病毒核酸，该方法敏感性高、特异性好，可用于病毒的快速检测。但被检样本在检测前需用射线照射或异硫氰酸胍处理灭活病毒。

（2）血清学诊断　目前采用的方法包括间接免疫荧光试验、酶联免疫吸附试验和放射免疫技术。其中采用间接免疫荧光试验不仅检出抗体时间早、水平高，而且可测定 IgG 及 IgM 两类抗体，IgM 抗体在发病后 7 天即可出现，并很快达高峰，30 天后开始降低，可用于疾病的早期诊断；而 IgG 抗体在感染后 30 天达高峰，并持续较长时间。

（五）防制措施

对马尔堡病毒的生态学研究尚无重大进展，因此没有切实有效的预防措施。因为马尔堡病毒的传播方式主要是接触性传播，所以医院应该切断接触和飞沫传播途径，医院人员应该佩戴眼罩或是面罩。对感染者，建议进行严格的隔离治疗和护理。根据管理危险评估和控制条例，进行患者管理和处理诊断用的生物样本。接触过患者或是在实验室中接触到病毒，应该在最后一次接触后的 21 天里接受健康检查。如果出现发热现象，应该立刻进行危险评估，并强烈建议在诊断结果出来之前进行完全隔离。

我国国家质量监督检验检疫总局已于 2005 年 4 月 4 日发布公告，要求各地质量监督检验检疫部门采取措施，防止马尔堡病传入我国，保护前往该地区人员的健康安全。2005 年 7 月 12 日卫生部发出关于推荐《马尔堡出血热诊断和治疗方案》的通知。至今我国尚未发现有本病病例。

疫苗的研究已经取得了一些进展，以委内瑞拉马脑炎病毒为载体构建了装配有马尔堡病毒 NP 和 GP 蛋白的感染性病毒颗粒，初步应用于小鼠、豚鼠和猴等实验动物，免疫动物可获得抵御马尔堡病毒攻击的能力。美国科学家研制出一种新的复杂腺病毒载体疫苗 CAdVax（complex Adenovirus-based vaccine）。试验证实用这个平台构建的泛丝状病毒疫苗，对接种多种丝状病毒的非人类灵长类动物起到了 100% 的保护作用。这个研究为利用 CAdVax 平台构建出一种疫苗，可同时抵抗多种丝状病毒感染的设想提供了充分的证据。

猴群或人发病后主要采取支持疗法，维持体液和电解质平衡。还可以通过输入冷冻的新鲜血浆和一些药物，来提供一些主要的凝集蛋白。有一种争议疗法是用肝素抑制凝集因子的消耗，因为一些研究人员认为疾病过程中伴随着凝集因子的消耗。

（六）公共卫生影响

很多公共卫生措施是在安哥拉暴发疫情的时候制定的。世界卫生组织及全球疫情警报和反应网络（Global Outbreat Alert and Response Network，GOARN）联合安哥拉卫生部针对这次疫情的公共卫生反应进行了调查。为了有效控制疫情，各部门需要做以下工作：对患者管理提供技术保障；加强控制医院的感染；提高监测水平和接触追踪；对当地居民进行疾病教育。

马尔堡病毒属一类病原微生物，易于在人群中传播，发病率和死亡率高，根据其生物学特性和致病力特点，有可能作为生物战剂使用，世界卫生组织已将其列为潜在的生物战剂之一需在生物安全水平四级实验室操作。马尔堡病毒是今后生物战中需要高度警惕和防范的病毒之一。

马尔堡病毒传染性强、死亡率高，对供试猴以及饲养管理人员和实验室工作人员构成严重威胁，因此，应该加强对饲养人员、实验室工作人员和负责疫区检疫的医护人员进行重点培训，使他们了解和掌握疫情动态及相关知识和技术，能够及时发现和确诊可疑感染病人或病猴，提高自我保护意识，防止疫情扩散。

　　虽然对猴等灵长类动物作为马尔堡病毒自然宿主的可能性尚未确定，但随着对外开放和动物进口的增加，必须密切注意通过进口动物偶然输入马尔堡病毒的危险性。

（蒋桃珍　田克恭）

◆ 我国已颁布的相关标准

　　SN/T 1231—2003　国境口岸埃博拉-马尔堡出血热疫情监测与控制规程

　　SN/T 1311—2003　马尔堡病检测方法

◆ 参考文献

金宁一，胡仲明，冯书章.2007.新编人兽共患病学［M］.北京：科学出版社：132-154.

李钟铎.2002.生物战剂检验鉴定手册［M］.北京：军事医学科学出版社：202-204.

刘克洲，陈智.2002.人类病毒性疾病［M］.北京：人民卫生出版社：709-710.

马亦林.2005.传染病学［M］.第4版.上海：上海科学技术出版社：255-256.

唐家琪.2005.自然疫源性疾病［M］.北京：科学出版社：409-422.

田克恭.1991.实验动物病毒性疾病［M］.北京：农业出版社：411-416.

杨绍基.2008.马尔堡出血热［J］.新医学，39（7）：486-488.

B Lee Ligon. 2005. Outbreak of Marburg Hemorrhagic Fever in Angola：A Review of the History of the Disease and its Biological Aspects. Semin Pediatr Infect Dis，16：219-224.

Dana L Swenson，1Danher Wang，Min Luo，et al. 2008. Vaccine To Confer to Nonhuman Primates Complete Protection against Multistrain Ebola and Marburg Virus Infections. Clinical And Vaccine Immunology，15（3）：460-467.

Jonathan S Towner，Brian R. Amman，Tara K. Sealy，et al. 2009. Isolation of Genetically Diverse Marburg Viruses from Egyptian Fruit Bats. PLoS Pathogens，5（7）：1-9.

第二节　埃博拉病毒属病毒所致疾病

埃博拉出血热

　　埃博拉出血热（Ebola haemorrhagic fever，EBHF）是由埃博拉病毒引起的一种传染性、病死率极高的急性出血性人与动物共患病。因1976年在非洲扎伊尔（Zaire）北部的埃博拉河（Ebola）沿岸首次暴发流行而得名。人类感染主要表现发热和出血，发病急，病程短，死亡率高达50%～90%，是一种烈性病毒性传染病。猴类感染埃博拉病毒后主要表现为发热、躯体及面部出现淤斑、疹块、出血，并伴有严重的虚脱，4～8天后死亡。埃博拉病毒具有极强传染性，属生物安全四级病原。埃博拉出血热主要流行于非洲大陆，我国尚未有本病报道。

（一）病原

　　1. 分类地位　埃博拉病毒（*Ebola virus*，EBV）在分类上属于丝状病毒科（Filoviridae）、埃博拉病毒属（*Ebolavirus*）。因该科病毒电镜下具有典型丝状特征而得名。目前埃博拉病毒分成4种不同的血清型：埃博拉-扎伊尔型（Ebola-Zaire，EBV-Z），包括 Mayinga（Zaire，1976）、Zaire（Zaire，1976）、Eckron（Zaire，1976）、Tankala（1977）、Kikwit（1995）和 Gabon（1994—1997）分离株；埃博拉-苏丹型（Ebola-Sudan，EBV-S），包括 Boniface（1976）、Maleo（1979）分离株；埃博拉-莱斯顿型（Ebola-Reston，EBV-R），包括 Reston（1989）、Philippine（1989）、Siena（1992）、Texas（1996）分离株；埃博拉-科特迪瓦型（Ebola-Cote d'Ivoire，EBV-C），包括 Tai Forest（1994）分离株。

　　不同型别病毒的毒力差异很大，其中EBV-Z型毒力最强，人感染后死亡率可达80%以上，但由人传播感染的第二代和第三代病例死亡率显著降低，提示该型病毒在人—人传代后，毒力有弱化的倾向。

EBV-S 型次之，人感染的死亡率在 50% 左右。EBV-C 型对非人灵长类动物有致死性，对人感染性很弱。EBV-R 型目前还没有感染人的报道。

2. 形态学基本特征与培养特性　埃博拉病毒为单股、负链、非节段 RNA 病毒，基因组全长 18.9kb，相对分子质量为 4.17×10^6。病毒粒子呈多形性、长丝状、U 形、6 形或环状，大小 $100nm \times (300 \sim 1\,500)$ nm，最长可达 14 000nm，病毒粒子直径约 80nm，外有囊膜，表面为 $8 \sim 10nm$ 长的纤突（图 12-2）。病毒粒子含 7 个开放阅读框编译的蛋白，包括壳糖蛋白 GP、核蛋白 NP、基质蛋白 VP24 和 VP40、非结构蛋白 VP30 和 VP35、巨蛋白 L。其基因排列顺序为 3' 头端-NP-VP35-VP40-GP-VP30-VP24-L-5' 尾端。

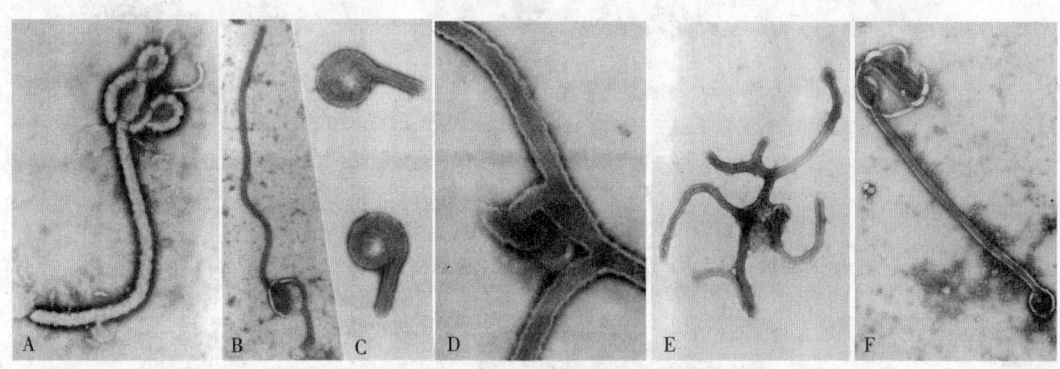

图 12-2　电镜下埃博拉病毒粒子

A. Vero 细胞培养第一代，未固定，磷钨酸钠负染，×90 000　B. Vero 细胞培养上清液中经戊二醛固定，乙酸双氧铀负染，×28 000　C. Vero 细胞培养上清液中经戊二醛固定，典型的"6"形形态，乙酸双氧铀负染，×66 000　D. Vero 细胞培养第一代，未固定，可见内在螺旋结构和囊膜的交叉纹理，磷钨酸钠负染，×156 000　E. Vero 细胞培养上清液中经戊二醛固定，可见较多的分叉，乙酸双氧铀负染，×43 000　F. Vero 细胞培养上清液中经戊二醛固定，可见囊膜内部内在结构的精细螺旋，磷钨酸钠负染，×39 000

［引自 Ebola Virus Haemorrhagic Fever，S. R. Pattyn editor. Frederick A. Murphy，Guido Van Der Groen，Sylvia G. Whitfield，et al. Ebola and Marburg Virus Morphology and Taxonomy，53～62，Copyright Elsevier / North-Holland Biomedical Press (1978)，经 Elsevier 授权］

纯化的病毒粒子含有 5 种多肽，即 VP0、VP1、VP2、VP3 和 VP4，相对分子质量分别为 188 480、124 000、103 168、39 680 和 25 792。VP1 为糖蛋白，组成病毒粒子表面的纤突；VP2 和 VP3 组成核衣壳蛋白；VP4 组成膜蛋白。

埃博拉病毒具有广泛的宿主范围，能感染人、猴、豚鼠等多种哺乳类动物细胞，其中以 Vero-98、Vero-E6 和 Hela-229 细胞最为易感，接种 6～7 天后出现病变，细胞变圆、皱缩，胞质内可见包含体。包含体结构复杂，形态各异，由纤细的纤维状或颗粒状物质组成，疑为病毒的核蛋白（图 12-3）。埃博拉病毒细胞培养仅在绿猴肾细胞中形成空斑。EBV-Z 细胞病变明显且复制快速。通常 EBV-R 用 Vero 细胞，EBV-S 用 MA-104 细胞分离急性期血清中的病毒。其中，埃博拉病毒感染 Vero E6 细胞，在细胞分裂间期（interphase）、中期（metaphase）、后期（anaphase）细胞质中病毒核蛋白（绿色）的空间分布见彩图 12-2。

3. 理化特性　埃博拉病毒在室温下稳定，对热有中度抵抗力，56℃加热不能完全灭活，60℃1h 病毒滴度从 $10^{6.3}$ TCID$_{50}$ 下降到 $10^{1.7}$ TCID$_{50}$ 以下；-70℃病毒十分稳定，可以长期保存；4℃可存活数天，冷冻干燥保存的病毒仍具有传染性。埃博拉病毒在血液样本或病尸中可存活数周，紫外线、γ 射线、0.1% 甲醛、次氯酸、酚类消毒剂和脂类溶剂均可灭活病毒。苯酚和胰酶不能完全灭活，只能减低其感染性。

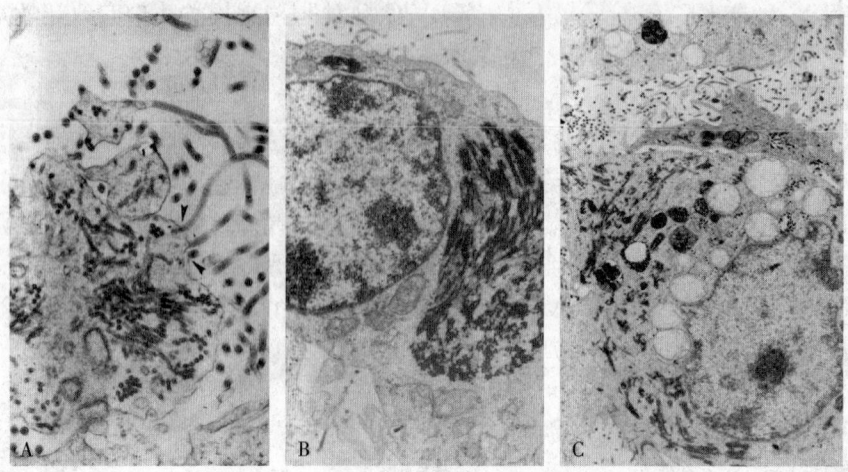

图 12 - 3 埃博拉病毒感染 Vero 细胞

A. Vero 细胞培养第 2 天,可见埃博拉病毒出芽生殖(箭头),超薄切片,×
37 000 B. Vero 细胞培养第 2 天,可见典型的包含体,超薄切片,×19 000
C. Vero 细胞培养第 3 天,随着病毒持续复制,出现线粒体肿胀和破裂,超薄切
片,×13 000

〔引自 Ebola Virus Haemorrhagic Fever, S. R. Pattyn editor. Frederick
A. Murphy, Guido Van Der Groen, Sylvia G. Whitfield, et al. Ebola and Marburg
Virus Morphology and Taxonomy, 53 - 62, Copyright Elsevier / North-Holland
Biomedical Press (1978),经 Elsevier 授权〕

(二)流行病学

1. 传染来源 患者和潜伏期的排毒者是该病的重要传染源,病初传染性较弱,死亡病例病程晚期
传染性极强,病毒在存活者体液和分泌物中可持续存在 1 个月以上,为该病重要的传染来源。

灵长类动物中存在埃博拉病毒的自然感染,猴或黑猩猩发病后其体液及分泌物为埃博拉病毒的重要
传染来源。1994 年一位瑞士女科学家在解剖一只感染埃博拉病毒的黑猩猩后发病,这是首次发现该病
毒经由黑猩猩传染给人的证据。1996 年,加蓬 21 例感染埃博拉病毒的患者曾接触过一只死亡的黑猩
猩,再次证明黑猩猩和猴等动物为该病毒的自然宿主和传染源。

经实验室给蝙蝠接种埃博拉病毒后,感染可持续 21 天,其粪排泄物中含有病毒。2001—2003 年埃
博拉出血热在加蓬和刚果共和国暴发流行的时候,对疫区周围的小型脊椎动物进行调查发现,有 3 种果
蝠表现为无症状感染,这进一步证实先前的试验:埃博拉病毒在蝙蝠体内增殖,蝙蝠可能为埃博拉病毒
的自然宿主和传染源。

2. 传播途径

(1) **接触传播** 首发病例发生后,人与人之间(或动物与动物之间)或人与动物之间的传播主要是
通过密切接触。病人或动物的血液及其他体液、呕吐物、排泄物(如尿、粪便)等均具有高度的传染
性。急性期病人血液中病毒含量非常高,并可持续到病人死亡,医护人员在护理治疗病人时与病人接触
密切,发病率也高。另外,病人的转诊可造成医院之间的传播。其他接触传播还包括料理或掩埋病人的
尸体,助产,接触感染动物的血液、尸体及其他污染物品等。参加埃博拉出血热死者葬礼也是造成流行
感染的一个重要因素。

(2) **空气传播** 有几例病例的发生好像是由于人与人之间通过气溶胶传播的,但这并不是传播的主
要途径,因为目前为止所有的发病都已被一般的隔离技术很好控制。1995 年,曾有学者报道用恒河猴
作为感染埃博拉病毒的实验动物,含有感染后动物分泌物、排泄物的飞沫通过空气传播感染了正常猴,
证实了气溶胶在埃博拉病毒传播中的作用。

(3) **医源性传播** 使用未经消毒的注射器是该病的重要传播途径。1976 年扎伊尔一位疑似为疟疾

的病人，在接受治疗注射后一周内，数位在该医院住院接受注射治疗的病人感染了埃博拉病毒而死亡。

（4）性传播 在一埃博拉出血热患者起病后 39 天、61 天，甚至 101 天的精液中均检测到病毒，故存在性传播的可能性。

3. 易感动物

（1）自然宿主 以前普遍认为，灵长类动物中猴和黑猩猩为埃博拉病毒的自然宿主，但近年研究证明，狐蝠可能才是埃博拉病毒的自然宿主。在扎伊尔和中非共和国的家养豚鼠群中曾检查到埃博拉病毒抗体，但是否为其自然宿主以及与疾病传播的关系有待进一步研究。

大猩猩、黑猩猩、麋羚能够自然感染埃博拉病毒。2001—2004 年在加蓬和刚果暴发流行中，在疫发区周围收集到了 34 具动物尸体。经过鉴定分析，34 具尸体中有 14 具尸体检测呈阳性，包括 10 只大猩猩，3 只黑猩猩和 1 只麋羚。最近发现猪也能感染埃博拉病毒。2008 年 12 月科学家在菲律宾一群感染猪繁殖与呼吸障碍综合征病毒的猪体内分离出了 EBV-R 型病毒。这是第一次从猪体内分离出埃博拉病毒。

（2）实验动物 实验动物中，猴、豚鼠、仓鼠、乳鼠较为易感，人工感染均可引起发病和死亡。接种兔、马、牛、羊均可产生抗体，不引起死亡。

（3）易感人群 不同年龄、性别、种族的人均可感染。女人易感性略高，15～29 岁的女性最为易感；21～30 岁年龄组血清学检查阳性率最高；不同地区、不同种族人群的抗体阳性率差异显著；不同经济、健康和医疗水平的人群之间无明显差异。接触患者的医护人员、处理患者污物的清洁工人、尸体剖检人员、患者家属、参加葬礼者等为高危人群。

4. 流行特征 该病全年流行，无明显的季节性，主要呈现地方性流行，局限在中非热带雨林和东南非洲热带大草原。非洲以外地区偶有病例报道，均属于输入性或实验室意外感染，未发现有埃博拉出血热流行。各年龄组均有发病，女性高于男性。本病与职业具有一定相关性。

5. 发生与分布 埃博拉出血热是几个世纪以前就存在于中非热带雨林地区和东南非洲热带大草原地区的一种地方流行性传染病。1976 年 6—11 月在苏丹南部和扎伊尔北部同时暴发一种高致死性病毒性出血热。在苏丹，299 人发病，死亡 155 人，死亡率高达 53%；在扎伊尔，318 人发病，死亡 280 人，死亡率高达 88%。研究人员从扎伊尔和苏丹的病人体内均分离到病毒，因该病流行于扎伊尔北部 Ebola 小河流域，故命名为 Ebola 病毒。之后，尼日利亚、中非共和国、肯尼亚、几内亚、加蓬、喀麦隆、刚果、乍得、塞内加尔、乌干达、津巴布韦等国家也相继有本病报道。泰国、英国、美国、加拿大等国也有本病流行的血清学证据。

从埃博拉病毒 1976 年发现至 2004 年，在非洲已经暴发了 13 次，其中 9 次由 EBV-Z 型毒株引起，4 次是由 EBV-S 型毒株引起。还发生了两次个案，一次是由 EBV-Z 型毒株引起，另一次是由 EBV-C 型毒株引起。这些暴发流行分布在 3 个独立的时间段，1976—1979 年发生过 3 次，1994—1997 年发生过 4 次，2000—2004 年发生过 6 次。截止到 2004 年埃博拉病毒总共感染过 1 849 人，死亡 1 288 人。

2005 年至今埃博拉出血热继续在非洲大陆暴发流行，2005、2007、2008 年在刚果民主共和国暴发 3 次，2007 在乌干达暴发 1 次。2007 年刚果暴发流行是志贺痢疾杆菌 I 型和埃博拉病毒共同引起的。其他 3 次流行总共感染 137 人，死亡 46 人。值得注意的是在乌干达暴发流行过程中，与疫情暴发有关的病毒不同于已知的 3 种非洲埃博拉病毒亚型，应可视为一种新型埃博拉病毒。

2008 年 12 月在菲律宾暴发猪繁殖与呼吸综合征疫情的猪体内分离出 EBV-R，在随后的血样筛选中，发现 5 名与猪直接接触的人体内测到埃博拉病毒抗体。目前为止，5 人的身体状况良好，此前也未出现严重的感染临床症状。

我国尚未发现埃博拉病毒感染的患者或动物。

（三）对动物与人的致病性

1. 对动物的致病性 试验感染猴的潜伏期为 4～16 天。病毒在肝、脾、肺、淋巴结等器官大量复制，急性发热期主要表现为病毒血症。感染 3 天后开始发热，4～5 天皮肤出现斑状丘疹，最早出现在前额和面颊，随后扩展到四肢和胸部，厌食、昏睡、腹泻、衰弱而死。耐过猴体重减轻，精神抑郁，发育不良。

人工感染豚鼠可在其小肠、膀胱、肺、卵泡、胰腺及心脏等组织中检测到埃博拉病毒（彩图 12-3）。BALB/c 小鼠、豚鼠、食蟹猴、短尾猴感染埃博拉病毒，脾切片见图 12-4。

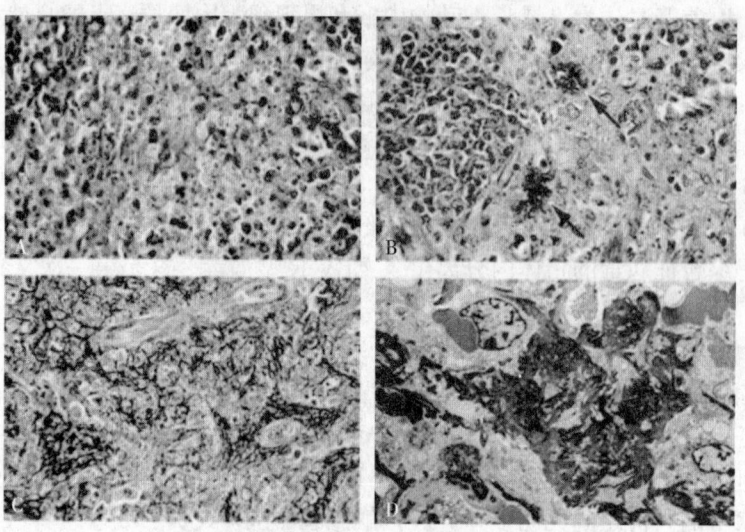

图 12-4 不同动物感染埃博拉病毒脾切片

A. BALB/c 小鼠，可见无聚合纤维蛋白（磷钨酸-苏木素染色，×400）
B. 豚鼠，可见微小的聚合纤维病灶（箭头）（磷钨酸-苏木素染色，×400）
C. 食蟹猴，可见聚合纤维沉积（磷钨酸-苏木素染色，×400）　D. 短尾猴，电镜下可见大量聚合纤维沉积（×5 300）

[引自 Thomas W. Geisbert, Peter Pushko, Kevin Anderson, et al. Evaluation in Nonhuman Primates of Vaccines against Ebola Virus. Emerging Infectious Diseases, 2002, 8 (5): 506-507, 经 Emerging Infectious Diseases 授权]

2. 对人的致病性　人的潜伏期为 7~14 天。常突然发病，表现为前额剧烈阵痛，高热 38~40℃，肌肉痛，关节痛，咽喉痛，衰弱，水样腹泻，体重减轻，脱水。腹泻、腹痛、痉挛、恶心、呕吐等症状通常持续 7 天左右。5~7 天皮肤出现特征性斑状丘疹，持续 3~4 天后自然消失。多数病人发病后 5~7 天表现严重出血，肺咯血，胃肠道出血，有时粪便中夹杂有鲜血，鼻、齿龈、结膜和阴道出血，通常 7~16 天后因严重失血和休克而死亡。病程分为两期，非特异性症状主要在早期，双侧结膜出血和发音时咽喉痛是其重要特征；晚期主要为黏膜出血、呼吸困难、咳嗽、无尿，昏迷直至死亡。

埃博拉出血热主要病理变化表现为微循环系统受到破坏。皮肤丘疹，黏膜出血。肝、脾、肺、淋巴结和睾丸急性坏死及弥散性血管内凝血。

（四）诊断

1. 动物的临床诊断　埃博拉出血热主要流行于非洲的一些国家，流行疫情可作为重要的参考。当疫区非人灵长类动物，尤其是猴和黑猩猩出现皮肤丘疹，胃肠道、呼吸道和实质器官的淤血、出血，齿龈、口腔黏膜、结膜、睾丸、阴道可见不规则斑点状出血时，应考虑埃博拉病毒感染，确诊需进行实验室检测。

2. 人的临床诊断　人对埃博拉病毒高度易感，且死亡率较高，早期诊断对尽早采取防治措施具有重要意义。对怀疑为出血热的患者应了解其有无疫区居留、旅游史，有无与患病动物、动物尸体及其血液、分泌物接触史，结合患者的临床症状，如出现急性发热、出血症状，即可作出初步诊断。确诊需进行实验室诊断。

3. 实验室诊断

（1）组织病理学观察　人和猴表现相似的病理变化过程，以肝、脾、肺、淋巴结和睾丸的急性坏死和弥散性血管内凝血为特征。肝可见大量大小不等的凝固性坏死灶，周围可见出血带，病变细胞中可见一个或多个嗜酸性胞质包含体。包含体呈圆形或杆状，大小 $5\sim25\mu m$。病变区域枯否氏细胞增生。严重病例，肝中央静脉和门区静脉形成血栓。肾小管充血、出血、坏死。肺泡水肿、出血、纤维素沉积，肺泡内皮细胞胞质中可见包含体。肺泡间隔广泛萎陷和坏死。所有病例中支气管和毛细支气管均未见损伤。脾小体淋巴组织呈现不同程度坏死，多数滤泡淋巴细胞消失，红髓充血。淋巴结皮质层凝固性坏死，副皮质窦和髓窦出血。胃、回肠、大肠黏膜层和黏膜下层充血、出血，肠上皮细胞、隐窝组织和固有层坏死。睾丸白膜血管高度充血和血栓形成，精小管间少量出血，鞘膜层和白膜脏层炎性细胞渗出、水肿和坏死。皮肤真皮中毛细血管和静脉充血，少量出血。心肌纤维玻璃样变性，肌纤维间少量出血。舌、气管、膀胱、胰腺、唾液腺和骨骼肌未见异常。

（2）血液学变化　发病早期表现中性粒细胞核左移，淋巴细胞减少。血小板减少，血液凝固机能障碍。

（3）病毒分离　病毒的分离和研究工作必须在生物安全水平四级实验室进行。病料取病人（猴）的血液、肝、血清（浆）、精液、尿或尸检组织悬液，接种 Vero-98、Vero-E6 或 HeLa-229 细胞，37℃培养 6～7 天后，采用免疫荧光技术检查病毒抗原。也可将上述材料经腹腔接种豚鼠（200～250g），豚鼠发热达 40.5℃左右，4～7 天后死亡。取其脏器进行免疫病理学检查，或用电子显微镜观察病毒的形态结构。另外，也可经脑内接种乳鼠进行病毒的分离与鉴定。

电镜检查是埃博拉病毒感染快速诊断方法之一，用于直接检查病人血、尿、精液、含汗腺的皮肤以及培养物上清中的病毒粒子。

（4）分子生物学诊断　核酸检测，常用 RT-PCR 技术及特异性核酸探针分子杂交技术。目前，主要是根据病毒 L、GP 及 NP 编码基因设计特异性引物或核酸探针，其敏感性和特异性比血清学抗原检测法更高，在多次埃博拉出血热暴发或流行中得到应用。结合 PCR 产物测序联合应用，即可进行诊断，又有助于识别交叉污染引起的假阳性结果。

（5）血清学诊断　血清学试验多采用免疫荧光技术，另外还建立了固相间接免疫酶试验、放射免疫试验、酶联免疫吸附试验和蚀斑减少中和试验等方法。

1）间接免疫荧光试验　方法建立最早，使用最为广泛。用埃博拉病毒接种 Vero 细胞，病变达"＋＋"时制备病毒抗原片，经 γ 射线灭活后，丙酮固定，−20℃保存备用。采用该方法检测，送检血清稀释度 1：16 阳性则判为阳性。

2）固相间接免疫酶试验　该方法具有敏感、特异、重复性高等特点，可以检出感染细胞培养液以及动物脏器悬液中的病毒粒子，也可检测人恢复期血清和正常献血者血液中的埃博拉病毒抗体。适用于大规模检测和流行病学调查。

3）放射免疫试验　采用 ^{132}I 标记的 SPA，血清稀释度为 1：20 阳性判为阳性。该方法以快速、判定准确、所需血清量少、可检测大批量标本为特征，但涉及放射性同位素的防护和处理，一般实验室不能进行，限制了进一步推广应用。

4）酶联免疫吸附试验　抗原捕获 ELISA 是确诊埃博拉出血热的首选方法，适于检测早期患者血清标本，本法曾在 1989 年 EBV-R 流行病学调查中发挥重要作用。IgM 抗体捕获 ELISA 对早期感染具有诊断意义。

（五）防制措施

1989 年 10 月在美国曾发现供试猕猴感染埃博拉病毒，并造成大批死亡，对猴的饲养管理人员和研究人员构成严重威胁。因此，猴群一旦发现可疑病例，应立即请主管兽医和研究人员确诊。发病猴群应立即全部扑杀，房舍、用具彻底消毒，以扑灭传染来源，这是控制疫情扩散的唯一有效方法。

尚无有效的治疗手段，因此预防很重要。凡疑似病例必须立即隔离，执行严格的隔离看护，避免与病人直接接触或接触其分泌物、排泄物和用具。疑似病例的观察时间要求最后 1 次接触后 3 周。与患者有密切接触的人（包括没有穿隔离衣与患者或被患者污染的器械接触的医务工作者）要求被严格观察，每天测 2 次体温，一旦体温超过 38.3℃应立即住院观察，严格隔离。偶尔的接触也应该处于警惕中，一旦有发热应立刻报告。死于埃博拉出血热的患者应立即埋葬或火化，处理人员要求按照规定的标准防护。同时应立即向上级主管部门报告疫情，防止疫病扩散。另外，需要做好疫情监测，加强国境检疫。

尚无有效疫苗供使用。基因工程疫苗取得一定进展。采用重组的病毒 NP、sGP 或 GP 基因的质粒进行免疫，有一定效果。一种腺病毒复制缺失载体埃博拉病毒疫苗正在临床试验的第一阶段。另一种水泡性口炎病毒-埃博拉病毒的合成疫苗在试验阶段对非人类灵长类动物起到了保护作用，给疫苗的诞生带来了希望。

对埃博拉出血热的治疗尚无特效药物，主要采用对症疗法，或使用干扰素和恢复期血清。目前一些试验给治疗带来了曙光，在感染后形成弥散性血管内凝血时，细胞因子大量表达提示人们可以通过抑制这个途径作为一种治疗的手段。并且有试验证实使用线虫抗凝蛋白可以降低感染的死亡率，这可能是治疗出血性疾病的一种有效方法。专家最近在非洲森林发现一种野生植物加斯尼亚可乐果的成分能有效阻止病毒蔓延。

（六）公共卫生影响

埃博拉病毒存在多种血清型，各种血清型对人和动物的致病力差别很大，由于自然选择的原因，可能会出现新的、毒力更强的变种，且该病毒可通过气溶胶进行传播，引起全球大流行，因此各国政府部门和科研人员给予埃博拉病毒高度重视。

2008 年 12 月在菲律宾暴发猪繁殖与呼吸综合征疫情的猪体内分离出 EBV-R，并在与猪直接接触的 5 人体内检出抗体。研究人员对 EBV-R 出现在人类的食物链中表示担忧，EBV-R 很可能在猪的体内进行变异，导致致病力的改变，从而可能成为感染人类的一种新的疾病。

我国尚未发现埃博拉病毒感染的患者或动物，但随着国际交往的日益频繁，不能排除该病毒通过引进动物或通过隐性感染者及潜伏期进入我国的可能性。因此，应加强对埃博拉病毒这种重要人与动物共患病的检测、控制与研究。密切注视国外疫情的变化，加强国境检疫，防止传入我国。

（王乐元　马英　田克恭）

◆ **我国已颁布的相关标准**

SN/T 1231—2003　国境口岸埃波拉-马尔堡出血热疫情监测与控制规程

SN/T 1439—2004　国境口岸埃博拉出血热检验规程

◆ **参考文献**

金宁一，胡仲明，冯书章．2007．新编人兽共患病学［M］．北京：科学出版社：132-154．

李钟铎．2002．生物战剂检验鉴定手册［M］．北京：军事医学科学出版社：204-206．

刘克洲，陈智．2002．人类病毒性疾病［M］．北京：人民卫生出版社：704-709．

马亦林．2005．传染病学［M］．第 4 版．上海：上海科学技术出版社：254-255．

聂福平，范泉水，王灵强，等．2006．埃博拉病毒的研究进展［J］．中国畜牧兽医，33（10）：65-67．

唐家琪．2005．自然疫源性疾病［M］．北京：科学出版社：422-440．

田克恭．1991．实验动物病毒性疾病［M］．北京：农业出版社：416-427．

俞东征．2009．人兽共患传染病学［M］．北京：科学出版社：940-957．

Roger W. Barrette, Samia A. Metwally, Jessica M. Rowland, et al. 2009. Discovery of Swine as a Host for the Reston ebolavirus. Science，325：204-206.

Thomas Hoenen, Allison Groseth, Darryl Falzarano, et al. 2006. Ebola virus: unraveling pathogenesis to combat a deadly disease. Trends in Molecular Medicine，12（5）：206-215.

Xavier Pourrut, Brice Kumulungui, TatianaWittmann, et al. 2005. The natural history of Ebola virus in Africa. Microbes and Infection，7：1005-1014.

第十三章　副黏病毒科病毒所致疾病

第一节　呼吸道病毒属病毒所致疾病

仙 台 病 毒 感 染

仙台病毒感染（Sendai virus infection）是一种由副流感病毒 1 型（*Parainfluenza virus*，type 1，又称仙台病毒）引起的人和动物常见呼吸道疾病。副流感病毒共分为 5 型，其中 I ～ Ⅳ 型都是人呼吸道感染的主要病原。副流感病毒主要引起婴幼儿的急性呼吸道感染，临床可表现为咽炎、喉炎、支气管炎和肺炎。近年来也有在成人中暴发的报道，而且造成一些病例死亡。动物主要感染 I 型副流感病毒，即仙台病毒，常呈隐性感染过程。

（一）病原

1. 分类地位　仙台病毒（*Sendai virus*）在分类上属于副黏病毒科（Paramyxoviridae）、呼吸道病毒属（*Respirovirus*）。副黏病毒科分为副黏病毒亚科（Paramyxovirinae）和肺炎病毒亚科（Pneumovirinae）。副黏病毒亚科包括呼吸道病毒属（*Respirovirus*）、麻疹病毒属（*Morbillivirus*）、腮腺炎病毒属（*Rubulavirus*）、亨尼帕病毒属（*Henipavirus*）和禽副黏病毒属（*Avulavirus*）；肺炎病毒亚科包括肺炎病毒属（*Pneumovirus*）和偏肺病毒属（*Metapneumovirus*）。

仙台病毒过去的名称包括新生儿肺炎病毒、日本血凝病毒和 D 型流感病毒等。其中，I 型副流感病毒（仙台病毒）只有 1 个血清型，但在世界各地已分离到不同的毒株，实验室常用的毒株有 Fushimi株（Furoya 等，1953）、Aritsugn 株（Misao 等，1954）、MN 株（Fukumi 等，1954）和 Z 株（Fukai等，1955）。侯云德等（1961）采用血凝抑制试验和血溶抑制试验，分析了在中国、日本、苏联等国从人和动物分离的 24 株仙台病毒，结果发现 2 个变异株，即海参崴变异株和日本变异株。其抗原性的主要差异是：海参崴变异株的大鼠免疫血清不能完全中和日本变异株。

2. 形态学基本特征与培养特性　仙台病毒粒子呈球形，直径 150～250nm，其基因组为单股负链RNA。有包膜，包膜由两层蛋白质膜组成，内层膜为基质或称膜蛋白，外层膜为磷脂蛋白。外层膜上有放射状排列的纤突，纤突长 8～15nm，宽 2～4nm（图 13-1）。病毒的血凝、神经氨酸酶、溶血、细胞融合等活性与囊膜有关。仙台病毒内部由直径约 18nm，呈螺旋状结构的核蛋白（NP）组成，其基因图为 3′-NP-P+C-M-F+HN-L-5′（Powling 等，1983）。其中 HN 糖蛋白是一种纤突糖蛋白，具有血凝素和神经氨酸酶活性，与红细胞凝集和神经氨酸酶活性有关；另一种纤突糖蛋白 F_0（F_0 是 F 蛋白的无活性前体）与溶解红细胞、感染性和促进细胞融合有关；M 蛋白是构成内层膜的非糖化蛋白，也称为基质蛋白，有维持病毒完整结构的作用，并能驱动病毒的组装和出芽。

仙台病毒可在多种动物原代细胞和人二倍体细胞上生长，其中原代猴肾细胞最敏感。最常用的细胞是恒河猴肾细胞（LLC-MK2），添加胰酶可以促进 F 蛋白裂解。仙台病毒感 LLC-MK2 见彩图 13-1A。该病毒在鸡胚中也能很好生长，易在鸡胚羊膜腔和尿囊腔中生长，鸡胚绒毛尿囊膜大多可见 1～4mm 大小的局灶性灰白色病灶。在 Hela、KB、Hep-2、人胚肺纤维细胞、乳猪肾细胞、BHK-21 细胞、Vero 细胞上均可增殖，出现细胞增大、胞质收缩、脱落等细胞病变，并伴有红细胞吸附和凝集现象。

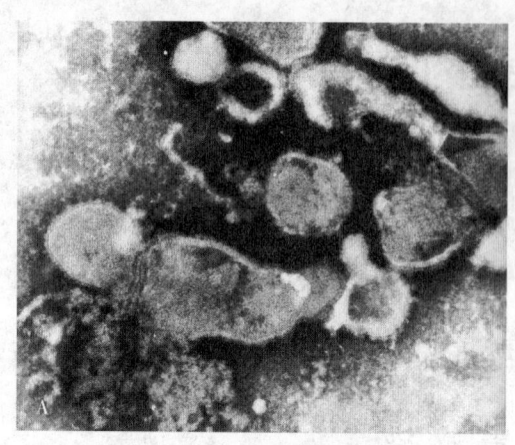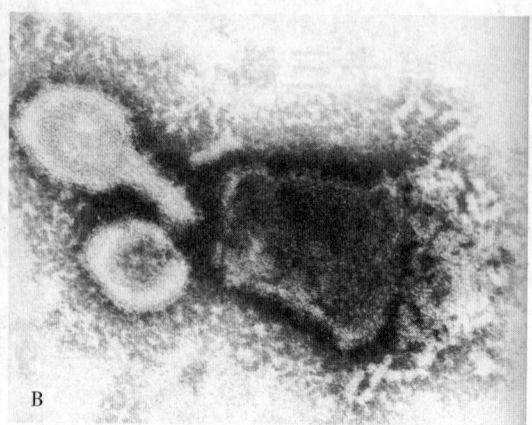

图 13 - 1 仙台病毒呈多形态，外膜有放射状纤突（负染，×120 000）

（徐在海供图）

3. 理化特性 仙台病毒粒子含有 6 种结构蛋白，即 NP（相对分子质量 59 520）、P（相对分子质量 78 368）、L（相对分子质量 198 400）、F。（相对分子质量 64 480）、HN（相对分子质量 71 424）和 M（相对分子质量 33 728）。前 3 种与核衣壳有关，后 3 种与囊膜有关。

仙台病毒抵抗力弱，很不稳定，对有机溶剂（如乙醚）和热敏感，37℃ 即可被迅速灭活。不耐酸，pH3.0 条件下极易灭活。在 −70℃ 的冷冻条件下可以完好贮存。仙台病毒血凝素对温度的抵抗力取决于病毒溶液的组成，纯化病毒在盐溶液或 1% 柠檬酸钠溶液中，45℃ 80min 即失去血凝活性；但在肉汤溶液中，在上述条件下，血凝素不受破坏。56℃ 10min 可灭活病毒的血溶活性。

仙台病毒在 5℃ 或室温条件下，可凝集多种动物的红细胞，包括鸡、豚鼠、仓鼠、小鼠、大鼠、绵羊、人、鸽、猴、犬、兔、牛等，但不凝集马红细胞，其中以鸡红细胞的凝集效价最高。

（二）流行病学

1. 传染来源 病人和病毒携带者为主要传染来源。人感染病毒后第 1 周能从患者的鼻咽分泌物中检出病毒，病毒的排出可持续 2～3 周。动物因受到不良因素的影响或因有其他微生物感染的协同作用而发病。啮齿类实验动物是仙台病毒的自然宿主，患病和携带病毒的动物以及染毒的垫料、饲料、饮水、空气、笼器具等都可成为传染源。从事动物试验的人群可因接触带毒实验动物而感染，也可经空气或直接接触患病或带毒动物及其组织而受到感染，反之成为其他正常动物的传染来源。

2. 传播途径 直接接触和空气传播是仙台病毒主要的传播和扩散方式。在人类，主要随呼吸、咳嗽、打喷嚏等，病毒在分泌物中呈气溶胶的形式经呼吸道传播，患者鼻咽分泌物污染也是一个重要的传播途径。动物主要是通过空气传播，或直接接触患病动物及生活环境中的污染物，如垫料、饲料、饮水以及器具等而感染。

3. 易感动物

（1）**自然宿主** 仙台病毒的自然宿主是人和啮齿类动物。自然条件下，仙台病毒感染发生在小鼠、大鼠、仓鼠和豚鼠。1961 年以前，曾多次发现猪被感染，但猪可能不是自然宿主。

（2）**实验动物** 不同品系小鼠对仙台病毒的易感性明显不同。NIH、SSB、129/ReJ、129/J、Swiss 裸鼠、DBA/2、C₃H/Bi 等品系小鼠对仙台病毒较易感，仙台病毒可在呼吸道和肺 II 型细胞内复制，引起严重的肺实质性损伤。小鼠支气管上皮和肺泡腔感染仙台病毒的情况见彩图 13 - 1B。SJL/J、RF/J、C57BL/6、Swiss、AKR/J、BALB/c 等品系小鼠则有较强的抵抗力，病毒复制仅限于呼吸道中。在大鼠，LEW 品系较 F344 品系易感。

实验条件下，经鼻腔感染雪貂，其鼻腔和肺脏中有高滴度的病毒，引起发热、肺炎和死亡，耐过动物可产生很强的免疫应答。经鼻腔感染罗猴无临床症状，但抗体升高；脑内感染导致体温升高。

（3）易感人群　1岁以内的婴儿常感染副流感病毒Ⅲ型，3岁以后发病率明显下降，6岁以上及成人多数已获免疫，但也有重复感染的可能。

4. 流行特征　仙台病毒呈地方性流行，很少发生大流行。发病季节因地区和年份而不同，一般于秋冬形成高峰。副流感病毒肺炎在北方多发生于冬春，在广东、广西等地则以夏秋季为多。Ⅰ、Ⅱ型有流行周期，一般每隔一年发生一次较大的交替流行。儿童的感染率明显高于成人。

动物感染仙台病毒，可以呈现流行性或地方流行性。流行性的感染通常发病急，几乎所有易感动物都被感染，死亡率高。地方流行性的感染，表现为病毒长期存在，在合适的条件下发病。

随着饲养设施条件的不断改善，对啮齿类实验动物主要呈慢性或隐性感染，且感染和发病无明显的规律，主要与设施运行状况和饲养管理有直接的关系。在普通级动物群体中，仙台病毒的自然感染和地方性持续流行主要取决于鼠群内不断增加新的易感动物，这些动物对保持病毒散播最为重要。感染一年四季均可发生，但以冬、春季多发，气温骤变等环境因素可加重发病和流行。

5. 发生与分布　仙台病毒感染分布广泛，遍及世界各地。一年四季均可发生。该病毒最早于1952年由日本仙台市的东北大学从病人的样品中发现，自1953年日本分离出第一株仙台病毒（Ⅰ型副流感病毒）以来，美国、澳大利亚、加拿大、苏联、英国、法国等国都有报道。我国也从患有急性上呼吸道感染患儿的咽拭子中分离到该病毒。副流感病毒作为婴幼儿肺炎和毛细支气管炎的病原，近年来在北方居第3位，仅次于合胞病毒及腺病毒，在南方仅次于合胞病毒，列为第2位。

仙台病毒在鼠群传染病控制方面是最难解决的问题。据报道，世界各国的啮齿类实验动物中感染仙台病毒非常普遍。加拿大、德国、日本、荷兰、苏联、美国、澳大利亚、丹麦、以色列、法国和瑞士等都曾有报道。随着我国实验动物科学的迅猛发展和实验动物质量要求的提高，人们对实验啮齿类动物仙台病毒感染日趋重视。吴惠英等（1989）检测了全国21个省市52个单位共计3 500只小鼠，仙台病毒抗体阳性率达30.49%，吴小闲等（1990）报道，我国普通大鼠群中仙台病毒抗体阳性率高达55.56%，表明我国普通级实验小鼠和大鼠群中仙台病毒感染非常严重。

（三）对动物与人的致病性

1. 对动物的致病性

（1）小鼠　由于小鼠品系、年龄、群体大小、有无既往病史以及免疫状况的不同，感染仙台病毒后可表现两种不同的感染类型。

1）慢性型　常呈地方流行性，病毒在鼠群中长期存在。多见于断乳不久至42日龄的小鼠，通常为亚临床感染，病毒存在14天左右。病毒在鼠群中几经传递后，毒力可以增强导致致死性肺炎。在过去无此病的鼠群中死亡率很高。

2）急性型　常表现临床症状，在较短时间内自愈或转变为慢性型。急性型多见于断乳小鼠，主要表现为呼吸道症状，被毛粗乱、拱背、呼吸困难、眼角有分泌物、发育不良、消瘦等症状，怀孕鼠妊娠期延长，新生乳鼠死亡率增高。小鼠感染仙台病毒后肺部病变及组织病理学见彩图13-2。

此外，不同的病毒株对小鼠致病性会有很大差异。致病力强的毒株在鸡胚或细胞上多次传代以后，致病力会明显减弱。对于免疫缺陷的小鼠，病毒在肺中存在的时间更长，病毒感染不局限于肺部，可能发生在脾脏、肝脏和脑，抗体产生较晚，康复慢。

（2）大鼠　大鼠仙台病毒感染多数情况下呈亚临床经过，有时可引起肺炎，对使用大鼠进行麻醉试验和吸入毒理学研究等均可产生严重干扰。妊娠4～5天的大鼠经气溶胶感染仙台病毒后，胚胎可被重新吸收，感染后7天母鼠表现被毛粗乱、呼吸困难、食欲不振等症状。

（3）豚鼠　Sasahara等（1955）从豚鼠分离到仙台病毒。表明豚鼠可发生自然感染。施慧君（1988）报道国内3个普通级豚鼠群中仙台病毒抗体阳性率分别为36.37%、80%和100%。实验动物感染仙台病毒可使肺部抗菌能力减弱，从而易继发细菌性肺炎，如肺支原体、嗜肺巴氏杆菌、鼠棒状杆菌等。

2. 对人的致病性 潜伏期2～6天，轻者仅表现为轻度上呼吸道感染，重者可发生严重下呼吸道感染，甚至威胁生命。病毒在上呼吸道的上皮细胞内进行复制，患病后第1周可从患者的鼻咽分泌物中检出病毒，而病毒的排出可持续2～3周。

副流感病毒Ⅰ、Ⅱ、Ⅲ型可引起轻度鼻炎、咽炎及支气管炎；Ⅰ、Ⅱ型可引起重症喉炎（哮吼）；Ⅲ型可引起肺炎及毛细支气管炎。Ⅳ型病毒感染不常见，多数为无症状感染或症状较轻。多数儿童在2岁以前感染副流感病毒Ⅲ型，在5岁以前感染副流感病毒Ⅰ和Ⅱ型，对于免疫功能低下的儿童，副流感病毒尤其是Ⅲ型病毒常引起慢性进行性肺炎。

（四）诊断

1. 动物的临床诊断 因动物品系、年龄、群体大小、有无既往病史以及免疫状况的不同，感染仙台病毒可表现两种不同的感染类型。

（1）慢性型 常呈地方性流行，病毒在鼠群中长期存在。多见于断乳不久至1.5月龄的动物，通常为亚临床感染。

（2）急性型 病鼠常表现精神沉郁，被毛粗乱、弓背、呼吸困难，厌食、生长发育迟缓，产仔数下降。

2. 人的临床诊断 仙台病毒感染发病一般较急，大多伴有发热、鼻塞、流涕、咽痛。Ⅰ型（仙台）病毒侵犯6个月到3岁儿童，可引起哮吼，发生痉挛性咳嗽，声音嘶哑，咳出大量黏稠性脓痰，出现不同程度的呼吸困难，有2%～3%的严重病例表现出发绀，可因窒息而死亡。体征可见胸壁凹陷，X线检查可见特征性"尖塔影（steeple sign）"。年长儿童可发生Ⅰ、Ⅱ、Ⅲ型病毒的感染，主要为上呼吸道炎，症状较轻。再次感染特别是反复感染，病情常明显减轻。成人主要表现为上呼吸道炎，常有鼻炎、咽喉炎及周身不适感，易使慢性支气管炎、咽炎、扁桃体炎等加重或反复感染，在老年人则可引起肺炎。

3. 实验室诊断

（1）病毒分离 将病料（人呼吸道分泌物、患病动物鼻咽冲洗液或肺浸液等）接种LLC‐MK2细胞、BHK‐21细胞或Vero细胞单层上，观察有无细胞病变，5～14天后细胞病变阳性的细胞培养物用血凝试验检查，或者用豚鼠红细胞吸附方法检查。以副流感病毒单抗标记荧光素，以直接或间接免疫荧光法检测细胞表达的仙台病毒抗原，是目前认为最可靠的病原诊断方法。也可将病料接种8～12日龄鸡胚羊膜腔或绒毛尿囊膜，35～37℃培养2～4天，收获尿囊液做血凝素检查。

（2）血清学检查 采用免疫荧光试验和玻片免疫酶法检查呼吸道分泌物脱落细胞中副流感病毒的抗原，具有早期诊断价值。亦可采用酶联免疫吸附试验（ELISA）等检测血清中特异性的IgM抗体。值得注意的是：血清学检测结果仅作为参考，应该结合抗原检测或PCR结果进行确诊。

诊断小鼠仙台病毒感染常用的血清学方法包括：ELISA、间接免疫荧光试验、补体结合试验和血凝抑制试验。其中ELISA方法还可以方便地定量检测血清抗体，而补体结合试验和血凝抑制试验敏感性、特异性和稳定性不好。

（3）RT-PCR与分子杂交技术 根据仙台病毒基因组设计特异引物，经RT-PCR扩增后再进行分子杂交来检测病变组织或分泌物中的病毒RNA。阳性检测率较组织培养法敏感度增加2～5倍，但与疾病程度无显著相关性。目前RT-PCR方法已经作为诊断方法用于仙台病毒检测。

（五）防制措施

1. 动物的防制措施 实验鼠群中仙台病毒感染是最难控制的病毒病之一。防止鼠群受到病毒感染的根本有效措施就是将实验鼠群饲养在屏障环境，严格按照操作规程进行管理，并坚持定期检测，尽早发现病毒感染，及时处理污染鼠群。重新引进清洁级或SPF级种群进行繁殖。对已被仙台病毒感染、且具有较高研究价值的鼠群，可用剖腹产技术重新繁殖鼠群。还可以采用不连续的繁殖方法，对非繁殖的成年鼠静止饲养两个月，然后在繁殖前再次接种疫苗，使抗体滴度升高，提高新生小鼠的被动免疫力。

进口动物应当进行免疫接种和隔离检疫。

2. 人的防制措施

（1）预防 应注意避免污染物以及与患者接触，注意房间消毒与空气流通。特别是实验室工作人员，应格外注意遵守实验室安全操作规范，加强消毒。目前尚无应用于人的疫苗。疫苗的研究包括病毒减毒活疫苗和重组基因疫苗，以及亚单位疫苗和合成肽疫苗等。

（2）治疗 症状轻者多饮水，注意休息。重症者应加强对症支持治疗。病人发生呼吸道梗阻或呼吸衰竭时应及时进行气管插管或气管切开术，以保持呼吸道畅通。对毛细支气管炎哮吼患者可采用气雾疗法以减轻局部黏膜水肿，有利于呼吸道中分泌物的排出。对某些患者可采用短期肾上腺皮质激素治疗以缓解症状。要重视预防和治疗继发细菌感染。所有抗病毒药物只有在早期应用才有效。可利用利巴韦林，口服或静脉注射，剂量为每天 1.0～1.2g。金刚烷胺 0.1g，每天 2 次，疗程 4～7 天。也可使用干扰素治疗。

（六）公共卫生影响

仙台病毒抵抗力不强，一般方法可以被灭活。虽然仙台病毒不像其他一些病毒对人类健康危害大，但由于目前还没有疫苗可以应用，人类无法预防。另外，病毒的传播途径是经过人与人直接接触或经飞沫传播，一旦存在则扩散迅速，并且本病毒感染人体或动物后，可降低机体或呼吸道局部免疫力，常引起其他病原继发感染，因此，应该引起人们的重视。

自 20 世纪 50 年代日本仙台市 17 名婴儿突然发生由仙台病毒感染引起的流行性肺炎之后，至今并没有仙台病毒在人群中暴发引起严重后果的报道。但由于仙台病毒的自然宿主是啮齿类动物，所以对从事实验动物和动物试验研究工作这一特殊人群的健康和生命安全，仍是潜在的、不可忽视的威胁。

（贺争鸣 王传彬）

◆ **我国已颁布的相关标准**

GB/T 14926.23—2001 实验动物 仙台病毒检测方法

◆ **参考文献**

杜平，朱关福，刘湘云 . 1991. 现代临床病毒学 ［M］. 北京：人民军医出版社：332 - 337.

宋诗铎 . 2004. 临床感染病学 ［M］. 天津：天津科学技术出版社：564 - 566.

田克恭 . 1992. 实验动物病毒性疾病 ［M］. 北京：农业出版社：57 - 64，133 - 135.

伊文思 A S. 1984. 人类病毒性传染病 ［M］. 北京：人民卫生出版社：361.

钟惠澜 . 1986. 热带医学 ［M］. 北京：人民卫生出版社：236.

Caroline Breese Hall，M D. 2001. Respiratory Syncytial Virus and Parainfluenza Virus. N Engl J Med，344（25）：1917 - 1928.

P Faísca，D Desmecht. 2007. Sendai virus，the mouse parainfluenza type 1：A longstanding pathogen that remains up-to-date. Research in Veterinary Science，82：115 - 125.

第二节 麻疹病毒属病毒所致疾病

一、麻 疹

麻疹（Measles，Rubeola）是由麻疹病毒引起的一种人与动物共患病。临床上，人感染麻疹病毒后，出现急性呼吸道症状，并以发热、呼吸道卡他、眼结膜炎和出疹为特征。多见于儿童，以冬春季节多发。猴在与人的接触过程中也可感染麻疹病毒，病猴通常症状轻微，部分病猴表现发热、结膜炎和皮疹。若无并发症，多数预后良好，且可终生免疫。由于麻疹弱毒活疫苗的普遍应用，该病在世界范围内的流行已得到较好控制。

（一）病原

1. 分类地位 麻疹病毒（*Measles virus*，MV）在分类上属副黏病毒科（Paramyxoviridae）、麻疹病毒属（*Morbillivirus*）。该属还包括犬瘟热病毒（*Canine distemper virus*）、牛瘟热病毒（*Bovine distemper virus*）等。该病毒与其他副黏病毒不同之处为无特殊的神经氨酸酶活性。

长期以来，研究学者一直认为麻疹病毒只有一个血清型，但从 20 世纪 80 年代以来，世界各地分离到的麻疹病毒野毒株与 50～60 年代毒株相比，在生物学特性和抗原性上差异较大，主要表现为血凝和血吸附性消失，细胞培养敏感范围缩小及发生抗原性漂移。

2. 形态学基本特征与培养特性 病毒粒子近似球形，直径 150～180nm，内部为螺旋对称的核衣壳。直径约 77nm，螺旋结构间距约 5nm，外沟 4～5nm，外包有脂蛋白囊膜，囊膜上有纤突，长 8～10nm，间距约 5nm，含有血凝素，可凝集猴红细胞。病毒粒子的沉降系数为 500～1 000S，核衣壳的沉降系数为 180～200S，在蔗糖溶液中的浮密度为 1.18～1.20g/cm³，而在 CsCl 中为 1.20～1.24g/cm³。

麻疹病毒为单股 RNA，负链，不分节段，基因组全长约为 16kb，有 6 个结构基因，编码 6 个主要结构蛋白：核蛋白（N）、磷酸蛋白（P）、膜蛋白（M）、融合蛋白（F）、血凝素蛋白（H）、依赖于 RNA 的 RNA 聚合酶（Large protein，L）。H 和 F 为糖基化蛋白，诱导的中和抗体在保护病毒感染时具有重要意义。H 具有凝集和吸附猴红细胞特性，F 具有膜融合特性，H 和细胞表面的麻疹病毒受体结合吸附到细胞，并且与 F 共同作用，诱导病毒囊膜和细胞膜的融合，使病毒感染宿主细胞。

经聚丙烯酰胺凝胶电泳分析，麻疹病毒含有 6 种结构多肽。VP1 为糖蛋白（相对分子质量 79 360）；VP2 可能为聚合酶成分（相对分子质量 69 440），与核衣壳结合，功能不清楚；VP3 为核蛋白（相对分子质量 59 520），为病毒粒子的最重要部分；VP4 与 VP1 共同形成病毒囊膜，可能与病毒的血凝、溶血及细胞融合活性有关；VP5 是在病毒形成过程中加入的一种细胞抗原；VP6 为膜蛋白。

由于麻疹病毒不具备神经氨酸酶活性，故其细胞受体可能不同于其他副黏病毒受体。病毒粒子向细胞穿入时，细胞膜与病毒囊膜的融合起着重要作用。病毒粒子穿入细胞时，病毒囊膜被破坏，并发生核衣壳的部分脱蛋白作用，供给病毒基因组的转录。病毒粒子的核衣壳在胞质中形成，并大量积累。病毒粒子的形成是在细胞膜上进行的，并以芽生方式释放到细胞外。

麻疹病毒可在多种人、猴和犬的原代或传代细胞上增殖，均产生融合性病变。如原代人胚肾、猴肾、犬肾、人羊膜细胞以及 Vero、FL、MEKV、Hela、Hep2、BHK‐21 等传代细胞。在人胚肺二倍体细胞胞质和胞核内可产生嗜酸性包含体。

3. 理化特性 麻疹病毒对脂溶剂、乙醚、氯仿、甲醛、过氧乙酸、戊二醛、紫外线和 γ 射线、β 射线敏感，0.1% 脱氧胆酸盐、0.01% β‐丙内酯 37℃ 2h 均可使之灭活。对热敏感，56℃ 30min、37℃ 5 天、室温 26 天也可使之灭活；4℃ 可保存数周，−70℃ 保存数年，冰冻干燥可长期保存。

（二）流行病学

1. 传染来源 急性病人是唯一的传染来源，近年来从隐性感染者和健康带毒者的体液中也分离到麻疹病毒，因此，可能为潜在的传染来源。

2. 传播途径 麻疹病毒主要经由呼吸道传播，病毒颗粒随飞沫进入易感人群的鼻腔，引起感染。麻疹病毒也可经由眼结合膜入侵，儿童可通过密切接触经由污染的双手传播。经衣物、用具等机械传播的概率较小。

3. 易感动物

（1）自然宿主 麻疹病毒唯一的宿主是人。在自然条件下，野生猴多不感染麻疹病毒，运到人工繁育场 7 天内，经血凝抑制试验和补体结合试验检查，麻疹病毒抗体几乎全部为阴性，之后抗体阳性猴逐渐增多，有时 30～60 天内可达 100%。因此猴麻疹主要来源于人，尤为急性期病人，在出疹前 6 天至出疹后 3 天可大量向外排毒，应严禁与猴群接触。

（2）实验动物 恒河猴对麻疹病毒较为敏感。潜伏期 3～22 天，多为 6～10 天，病初体温升高，精神不振，继而表现结膜炎症状，在面部、颌下、胸膜及四肢内侧皮肤可见多量红色斑疹，随后发展为丘疹。眼睑与面部常轻度浮肿。皮疹约持续 5 天，随后逐渐消退。病猴多伴有浆液性或脓性卡他性鼻漏、咳嗽，甚至并发肺炎，从而使病情加重，病程延长。

病猴由于皮肤出现红斑常干扰结核菌素反应。因此猴群中有麻疹流行时，结核菌素试验应推迟到病猴痊愈后进行。

（3）易感人群　人群普遍易感，无性别、年龄、地域和种族差异。麻疹疫苗普免前，儿童多发，普免后，成人多见。

4. 流行特征　本病全球性传播。自 20 世纪 60 年代起接种麻疹疫苗后，各国麻疹的发病率和死亡率大大下降。我国在麻疹疫苗应用以前，麻疹流行高峰从前一年的 11 月份到次年的 6 月份，在麻疹疫苗普免后，麻疹流行高峰期则为每年的 1～5 月，季节高峰更具规律性。随着麻疹疫苗的广泛使用，儿童发病率显著下降，但计划免疫失败的青少年发病率增加，成人病例比例增大。同时，城市的发病率显著下降，边远、少数民族地区以及经济落后地区发病率下降幅度较小。

猴麻疹流行常无明显季节性，病猴痊愈后常可获得终生免疫。

5. 发生与分布　20 世纪前 50 年，世界各国均有麻疹流行，流行情况无地区间差异。我国每隔 1 年流行一次，发病率和死亡率均较高，占各种传染病之首。自从麻疹疫苗扩大免疫接种（EPI）后，各国麻疹发病率和死亡率均显著下降，但在一些经济欠发达和麻疹疫苗接种覆盖率较低的国家，仍存在散发及局部小规模流行。在我国边远地区尚存在一些计划免疫空白点，时有麻疹流行。

Enders 等（1954）首次从猴体内检出麻疹病毒抗体，并用人胚肾和猴肾细胞分离到病毒。Ruckle（1956）在食蟹猴肾细胞培养物中发现有麻疹病毒污染，并证明同人的麻疹病毒在血清学上无差异。Potkay 等（1966）报道印度恒河猴群中有麻疹流行，Rennl 等（1973）证实恒河猴子宫内膜炎、子宫颈炎及流产可能与麻疹病毒感染有关。赵玫等（1988）报道，在我国从野外捕获的恒河猴经人工饲养后，其麻疹病毒抗体阳性率达 46.77%，但尚未见有猴自然发病的报道。

（三）对动物与人的致病性

1. 对动物的致病性　猴麻疹依临床表现不同，分为隐性感染与显性感染。隐性感染可发生于恒河猴、食蟹猴和非洲绿猴，感染猴无临床症状，但可产生抗体。显性感染仅见于恒河猴。病猴皮肤，尤其是腹部皮肤可见斑丘疹，若无继发感染，猴多不死亡，预后良好。少数严重病例可导致死亡。Potkay 等（1966）发现 1 只表现脓性卡他性鼻漏和腹泻的猴子在皮疹期急性死亡，剖检可见肺实变、小肠和结肠充血等病变。组织病理学观察可见增生性多核巨细胞性变化。在支气管、细支气管和肺泡等部位可见上皮性巨细胞，巨细胞内可见嗜酸性胞质包含体。支气管淋巴结充血并有出血灶。皮肤真皮层充血、水肿。

2. 对人的致病性

（1）**典型麻疹**　临床过程可分为四期：①潜伏期，一般为 6～18 天，平均 10 天，感染严重或经血源感染者潜伏期可短至 6 天，曾经接种过麻疹疫苗的病人，潜伏期可延长至 3～4 周。在潜伏期末 1～2 天可以从上呼吸道分泌物中分离出麻疹病毒。②前驱期，一般持续 3～5 天，起病较急，以发热、咳嗽、流涕和眼结膜充血为主要症状，同时伴有不同程度的全身不适。体征检查可见口腔及咽部黏膜充血严重，发病后 2～3 天可在第一磨牙对面的颊黏膜上出现科氏斑，为麻疹前驱期特征性体征，具有早期诊断价值。③出疹期，出现科氏斑后 1～2 天，在病人耳后出现淡红色斑丘疹，渐及前额、面部、颈部，自上而下扩展到胸、腹、背、四肢直至全身。皮疹出齐 2～5 天不等，为玫瑰色丘斑疹，大小不等，高出皮肤，压之褪色。此时，病人体温升高，可达 40℃以上。④恢复期，出疹后 3～5 天，患者体温开始下降，精神好转，呼吸道症状减轻，皮疹随之消退，留下浅棕色色素沉着斑。

（2）**麻疹并发症肺炎**　以巨细胞肺炎为主，中耳炎、喉炎、结核、胃肠道、心血管和神经系统等也可被波及。孕妇患麻疹可导致流产、死产及胎儿先天感染。

（3）**轻型麻疹（Mild measles）**　临床症状为一过性低热，轻度卡他及少量皮疹，全身状况良好。机理为接种麻疹疫苗后产生的抗体随时间的推移而下降，已不能完全抵御麻疹病毒的侵袭，但仍保留一定的抗病能力，因此病毒在体内只能有限繁殖。

（4）异型麻疹（Atypical measles） 典型症状是持续高热，不典型皮疹，伴有四肢浮肿，全身疼痛等，经常伴有严重的肺炎。其主要发病机理为接种灭活疫苗后，不产生呼吸道局部免疫和抗 F 蛋白抗体，当再遇到野病毒时，H 为再次免疫反应，HI 抗体产生早、滴度高。导致麻疹病毒细胞到细胞扩散，与体内 HI 抗体形成抗原抗体复合物，这种复合物在血管壁沉积后激活补体系统，生成过敏毒素，造成一系列组织病理损害。

（5）急性麻疹后脑炎（Post infectious measles encephalitis） 发病率约为麻疹病人的 0.1%，绝大多数为未接种麻疹疫苗者。病死率约为 15%，病程 1～2 周，脑脊液和血中可查到麻疹 IgM 抗体。存活者有轻重不等的后遗症，患者免疫功能正常。自从麻疹疫苗使用以来，麻疹病人年龄明显后移，而急性麻疹后脑炎的发病率有随着年龄增长而升高的趋势。

（6）麻疹包含体脑炎（Measles inclusion body encephalitis） 多见于细胞免疫功能缺陷的病人，疾病呈急性或亚急性过程，脑脊液中有麻疹抗体。

（7）亚急性硬化性全脑炎（Subacute sclerosing panencephalitis，SSPE） 是一种大脑慢性进行性病变的疾病。大多在患麻疹 2～17 年后发病，患者多为少年儿童。临床表现进行性智能降低，痴呆，肌阵挛，癫痫，晚期昏迷，患者于发病后 1～3 年内死亡。发病率一般在十万分之一至百万分之一。

（四）诊断

1. 动物的临床诊断 猴感染麻疹病毒症状轻微，若无皮疹样病变难以做出临床诊断。可取鼻腔分泌物检查有无多核巨细胞做出初步诊断。确诊可将咽喉部洗液或疾病早期的血液接种易感细胞培养物分离病毒。

2. 人的诊断标准

（1）疑似病例 发热、出疹（全身性斑丘疹）并伴有咳嗽、卡他性鼻炎或结膜炎症状之一的病例，或任何经过训练的卫生人员诊断为麻疹的病例均为疑似麻疹病例。

（2）确诊病例 疑似麻疹病例有完整的流行病学调查资料，实验室证实为麻疹病毒感染的为确诊病例。有下例之一为实验室证实。①IgM 抗体捕捉 ELISA 法麻疹疑似病人血中麻疹 IgM 阳性。②间接 ELISA 或血凝抑制法：病人恢复期血清比急性期有 4 倍或 4 倍以上升高（含由阴转阳）；4 倍或 4 倍以上降低。③从疑似麻疹病例的标本中用 B95 细胞分离到麻疹野病毒。

（3）临床诊断病例 符合以下条件的麻疹疑似病例为临床诊断病例：①未进行流行病学调查，无实验室诊断结果的临床报告病例。②完成调查前失访或死亡的病例。③流行病学调查表明与实验室确诊麻疹病例有明显流行病学联系的疑似病例。④实验室证实为麻疹暴发，同一暴发中其他未经实验室证实的疑似病例。

（4）排除病例 有完整的流行病学调查资料，并采取了合格的血清标本，并经合格实验室检测结果阴性的病例；或经实验室证实为其他发热出疹性疾病。

（5）SSPE 的诊断 脑脊液和血清中有高滴度的麻疹 IgG 抗体，血/脑 IgG 抗体比值小于 160，并排除血脑屏障破坏。

本病需注意与猩红热、风疹、幼儿急疹、药疹、柯萨奇病毒感染等鉴别诊断。

3. 实验室诊断 常取患者漱口液或咽拭子接种敏感细胞分离病毒。血清学检测多采用中和试验、补体结合试验和血凝抑制试验。采集急性期和恢复期血清，若抗体滴度上升 4 个单位以上，表明有麻疹病毒感染。近年来，采用 ELISA 检测急性期病猴（人）血清中有无 IgM 抗体，可进行早期确诊，为临床治疗提供了依据。RT-PCR 法也用于麻疹病毒核酸检测。另外，瑞氏染色镜检患者分泌物涂片，可见多核巨细胞；以及血象检查等具有一定诊断意义。

（五）监测

主要从以下几方面着手：①对疫苗接种率（初免和复种）、疫苗免疫成功率和人群抗体水平进行监测，确定易感人群，预测和控制麻疹暴发。②监测麻疹病例报告及时性和完整性，分析麻疹病例的年龄构成、免疫史及流行病学特点。③血清学监测，麻疹暴发时至少要做部分病人血中麻疹 IgM 抗体确证。④病毒学监测，必要时分离病毒，监测病毒的基因型及传播来源。

（六）防制措施

1. 预防措施

（1）健康教育　麻疹传播途径较难控制，大多数易感者在患者隔离前已受到感染，对患者的隔离只能起到一般的作用。重点放在提高易感人群的免疫力。

（2）免疫接种

1）被动免疫　丙种球蛋白和胎盘球蛋白可以在短期内预防麻疹，接触者早期注射可防止发病，稍晚只能减轻发病。已接触麻疹病毒 6 天后注射无效。由于自动免疫的成功和血液制品性疾病的传播，被动免疫应用已大为减少。

2）自动免疫　疫苗选用长春 47 或沪 191 减毒活疫苗，疫苗需冷藏运输和储存。麻疹免疫策略在我国定为 8 个月初种，7 岁复种。但各地根据各自的经济情况和发病情况制定了不同的复种年龄标准。疫苗免疫的效果从强度与持久性都不如自然感染，一部分可以转阴而患麻疹，而不少人在人工免疫下降到一定水平时再接触野毒株获得隐性感染使免疫得到加强。疫苗有一定副反应，但过度减毒的疫苗免疫效果不理想。免疫抑制者和孕妇为疫苗禁忌者。

2. 病人、接触者的管理　对病人早发现、早诊断、早报告、早隔离、早治疗，隔离至诊后 5 天。对接触者接种麻疹活疫苗或丙种球蛋白，进行医学观察，必要时隔离，检疫期为 21 天。

3. 流行期管理措施　针对传染源、传播途径和易感人群三个环节，针对传播途径主要是保持公共场所的空气流通，空气消毒，重点措施是及早给予一定年龄范围易感者的应急接种，阻断流行。

4. 治疗　现在还没有特效的药物治疗麻疹，流行时给予儿童高剂量的维生素 A（400 000IU）能明显降低麻疹患者病死率，但不能防止发病。临床上主要是对症治疗，防止并发症产生。

（七）公共卫生影响

随着麻疹疫苗的广泛使用，各国麻疹发病率和死亡率显著下降，但边远、少数民族地区以及经济落后地区仍存在散发和小范围暴发流行，因此，在上述地区应加强对群众大力宣传麻疹防治常识，组织医务人员对易感人群，特别是年幼、体弱、有病者进行有计划的免疫接种，并密切关注疫情的发展。平时加强麻疹流行病学和血清抗体调查，一旦发现患者，立即进行隔离，防止疫情扩散。

（张存帅　田克恭）

◆ 我国已颁布的相关标准

　GB 15983—1995　麻疹诊断标准及处理原则

　WS 296—2008　麻疹诊断标准

　SN/T 1818—2006　出入境口岸麻疹监测规程

◆ 参考文献

林瑞炮，林冰影 . 2007. 人畜（兽）共患性疾病［M］. 杭州：浙江大学出版社：107 - 113.

刘克州，陈智 . 2002. 人类病毒性疾病［M］. 北京：人民卫生出版社：667 - 677.

马亦林 . 2005. 传染病学［M］. 第 4 版 . 上海：上海科学技术出版社：76 - 90.

田克恭 . 1991. 实验动物病毒性疾病［M］. 北京：农业出版社：392 - 396.

二、犬瘟热病毒感染

犬瘟热病毒感染（Canine distemper virus infection）是由犬瘟热病毒引起的一种人与动物共患病。临床上，犬感染此病毒后，出现发热、呼吸道与消化道症状、神经紊乱等多系统的全身症状。同时，犬科、鼬科、浣熊科、大熊猫科及猫科等多种动物均可感染。人可以感染犬瘟热病毒，从 Pagrt's 畸形骨炎病人体内可检测到犬瘟热病毒核酸，但其对人的致病性尚不清楚。其潜在的公共卫生学意义已受到广大国内外学者的关注。

（一）病原

1. 分类地位 犬瘟热病毒（*Canine distemper virus*，CDV）在分类上属于副黏病毒科（Paramyxoviridae）、麻疹病毒属（*Morbillivirus*），为单股负链 RNA 病毒。

2. 形态学基本特征与培养特性 犬瘟热病毒粒子呈圆形或不规则形，有时呈长丝状。直径多为 120～300nm。粒子中心含有径宽 15～17nm 的螺旋形核衣壳，被覆一近似双层轮廓的囊膜，膜上排列有 1.3nm 杆状纤突，纤突只含血凝素，而无神经氨酸酶。

犬瘟热病毒可在来源于犬、貂、猴、鸡的多种原代和传代细胞上生长，但初次培养比较困难。犬肺巨噬细胞最敏感，可形成葡萄串样的典型细胞病变。鸡胚成纤维细胞应用最多，既可形成星芒状和露珠样的细胞病变，也可在覆盖的琼脂下形成微小的蚀斑。

3. 理化特性 犬瘟热病毒在 pH 4.5～9.0 条件下可存活，最适 pH 为 7.0。病毒对低温有较强的抵抗力，－10℃ 可生存几个月，在－70℃ 可存活数年，冻干可长期保存。对热、干燥、紫外线和有机溶剂敏感，50～60℃ 30 min 即可灭活。3％福尔马林、5％石炭酸溶液及 3％氢氧化钠等对犬瘟热病毒都具有良好的杀灭作用。

（二）流行病学

1. 传染来源 犬瘟热的传染源主要是病犬和带毒犬，其次是患犬瘟热的其他动物和带毒动物。病毒大量存在于鼻汁、唾液中，也见于泪液、血液、脑脊髓液、淋巴结、肝、脾、心包液、胸、腹水中，并能通过尿液长期排毒，污染周围环境。

2. 传播途径 主要传播途径是病犬与健康动物的直接接触，主要经呼吸道感染，其次为消化道感染。也可通过飞沫、食物或不洁的医疗卫生用具，经眼结膜、口腔、鼻腔黏膜以及阴道、直肠黏膜而感染。能通过胎盘垂直传播，造成流产和死胎。

3. 易感动物

（1）自然宿主 犬瘟热病毒自然宿主广泛，犬科（犬、狐狸、豺、狼等）、鼬科（貂、雪貂、黄鼬、白鼬、貉等）和浣熊科（海豹、熊猫、浣熊、白鼻熊等）、猫科（虎、豹、狮）动物均易感，但犬是主要的宿主。

（2）实验动物 犬瘟热病毒经各种途径接种均可使雪貂、犬和水貂发病，其中雪貂最敏感，为公认的犬瘟热病毒实验动物。脑内接种乳小鼠、乳仓鼠和猫可产生神经症状，猪感染犬瘟热病毒强毒株可产生支气管肺炎，兔和大鼠对非肠道接种具有抵抗力，猴和人类非肠道接种可产生不明显的感染。

4. 流行特征 犬瘟热一年四季都可发生，但以冬季和早春季节多发。不同性别、年龄和品种均可发病。1 岁以内的犬多发，纯种犬发病率高于土种犬。未实行免疫的地区常常 2～3 年流行 1 次。随着养犬业的发展，犬的交流调运比较频繁，发病周期性不再明显。

5. 发生与分布 犬瘟热病毒呈全球性分布，其引起的疾病几百年前即被人所知。据记载 17 世纪欧洲曾大规模暴发流行。近年来犬瘟热病毒不仅广泛流行于家养犬中，自然感染宿主除食肉目所有 8 个科外，还扩展到偶蹄目猪科、灵长目的猕猴属和鳍足目海豹科等多种动物。我国学者马丽 2005 年 1—5 月对成都地区某动物医院的调查结果显示，83 例疑似犬瘟热病例中阳性率为 48％（40/83），犬瘟热致死率为 50％（20/40）。李钦 2004 年 3 月至 2005 年 3 月对上海不同区县的 7 家动物诊所调查显示，1 453 份疑似犬瘟热病例中阳性率为 34.6％（503/1 453）。胡小九 2000 年 8 月至 2007 年 8 月对昆明某养犬场患病犬进行调查，犬瘟热病犬占所有病犬的 44.08％。

（三）对动物与人的致病性

1. 对动物的致病性 犬瘟热病毒感染动物 24h 后在组织巨噬细胞中增殖并扩散至整个细胞，经局部淋巴管到达扁桃体和支气管淋巴结。2～4 天后，病毒在扁桃体、咽后和支气管淋巴结中的数量急剧增加。4～6 天后犬瘟热病毒在脾脏淋巴滤泡、胃及小肠的固有层、肠系膜淋巴结和肝枯否氏细胞内增殖，导致体温升高和白细胞减少，主要表现淋巴细胞减少。8~9天后病毒进一步扩散至上皮细胞和神经组织，导致血源性病毒血症。病毒通过脑膜巨噬细胞扩散到脑，2~3周后引起犬或其他肉食目动物的一种自然性的脱髓鞘脑炎（DE），并出现神经症状。感染犬瘟热病毒的犬后期出现鼻翼皮肤和足垫高度角质化（硬足症）等症状。

2. 对人的致病性 Paget's畸形骨炎（Paget's disease of bone）是一种慢性骨代谢紊乱性疾病，可造成骨的膨胀、畸形、强度减弱，进而形成骨痛、关节炎、畸形和骨折。Paget's畸形骨炎的病因多认为与慢性病毒感染有关。M T Gordon等利用分子原位杂交技术在患有Paget's畸形骨炎患者的骨细胞、成骨细胞、破骨细胞中检测到犬瘟热病毒的RNA；Mee AP利用IS-RT-PCR技术在患有Paget's畸形骨炎患者骨组织中检测到犬瘟热病毒。但犬瘟热病毒与Paget's畸形骨炎的具体关系目前仍不清楚。

（四）诊断

1. 动物的临床诊断 犬瘟热来源于同种动物潜伏期为3~6天，来源于异种动物潜伏期可长达30~90天。多系统出现症状，体温呈双向热，体温升至39.5~41℃，持续约2天，消退至常温，2~3天后体温再次升高，并持续数周。可见眼鼻流出浆性分泌物后转为黏性或脓性，鼻镜发干。病初有干咳，后转为湿咳，呼吸困难，呕吐。有些病例发生腹泻，粪呈水样，恶臭，混有黏液和血液。有时发生肠套叠，最终因严重脱水和衰弱死亡。

犬瘟热神经症状通常在全身症状恢复后7~21天出现，也有一开始发热就表现神经症状的。以足垫、鼻端表皮出现角质化的病犬多发。由于犬瘟热病毒侵害中枢神经系统的部位不同，临床症状有所差异。常表现癫痫、好动、转圈、精神异常、步态及站立姿势异常、共济失调和反射异常、咀嚼肌和四肢出现阵发性抽搐等，此种神经性犬瘟热多预后不良。犬瘟热也可导致眼睛损伤，眼神经炎以眼睛突然失明，胀大，瞳孔反射消失为特征。严重可导致角膜溃疡、穿孔。

本病诊断比较困难，经常出现混合感染和细菌继发感染使症状复杂化。须将临床调查资料与实验室检查结果相结合才能确诊。

2. 实验室诊断

（1）病毒分离 犬瘟热病毒分离培养是确诊本病最根本的方法，但该病毒对外界环境的抵抗力较弱，因而分离成功率低。动物试验以雪貂最为敏感，初次分离犬瘟热病毒最好的细胞培养物为犬和貂巨噬细胞培养物。

（2）包含体检查 刮取眼结膜、肾盂、膀胱、支气管上皮，做成涂片，干燥，甲醇固定，苏木紫-伊红染色后镜检。一个细胞胞质内见1~10个包含体，呈红色、圆形或椭圆形，边缘清晰。包含体可作为犬瘟热病毒诊断的重要辅助方法。

（3）血清学检测 ①中和试验：使用鸡胚绒毛尿囊膜及各种组织培养细胞进行中和试验，以检出抗体。②ELISA：可用于抗原或抗体检测，尤其适合大规模样品检测。具有灵敏、快速、简便等特点。

（4）分子生物学检测 国内外均已建立了PCR技术用于本病的诊断。PCR方法能够检测自然感染犬瘟热的犬不同组织器官和尿液中的犬瘟热病毒，具有高敏感性。该法简便、快速、灵敏、特异，有广阔应用前景。

（五）防制措施

1. 动物的防制措施

（1）预防措施 ①预防接种：预防犬瘟热最有效的措施是预防接种，重视犬的疫苗免疫，才能更好地防止犬瘟热的发生。②加强消毒隔离：平时应严格做好兽医卫生防疫措施，发现疫情应立即隔离病犬，深埋或焚毁病死犬尸，彻底消毒污染的环境、场地、用具等。对未出现症状的同群犬和其他受威胁的易感犬进行紧急接种。

（2）治疗 ①重视早期治疗：患犬刚发病时就应开始治疗，一般疗程在5~7天，治愈率高达90%以上；发病3~4天甚至更长，疗程延长，治愈率低。一旦患犬出现神经症状，治疗难度加大，治愈率更低，治愈后仍有神经后遗症。②特异疗法：在确诊本病后，发病初期、中期首选大剂量犬瘟热单克隆抗体或高免血清。配合应用干扰素等。③控制细菌继发感染：犬感染犬瘟热病毒后常继发细菌感染，因此发病后配合使用抗生素可以减少死亡、缓解病情，首选的广谱抗生素包括氨苄西林、四环素类、氟苯尼考等。

根据病犬的病征表现给予支持疗法和对症疗法，进行退热、止泻、止吐、补糖、补液。加强饲养管理和注意饮食，结合强心、补液、解毒、利尿等措施。

(3) 疫苗　市售的犬瘟热病毒疫苗基本分为两类：一类是鸡胚成纤维细胞源弱毒株，另一类为犬细胞培养适应毒株。现用的犬瘟热病毒疫苗对犬瘟热的预防取得了令人满意的效果，但是犬瘟热病毒弱毒疫苗存在热稳定性差及对部分免疫缺陷犬和野生食肉动物不安全等问题。利用新技术研制的重组苗是目前研究的方向。以痘苗病毒为载体构建的犬瘟热病毒的 H 和 F 基因重组苗，已在鼠体试验中获得成功。

2. 人的防制措施　由于目前尚无确切证据表明犬瘟热病毒可直接传染人，应注意避免与病犬接触，一旦接触病犬后注意洗手和个人卫生。

(六) 公共卫生影响

犬瘟热病毒自然感染的宿主范围有不断扩大的趋势，在非洲、欧洲、美洲、亚洲等地的自然保护区中发现多种野生动物被其感染。很多研究者发现犬瘟热病毒与人的 Paget's 病存在某种联系。各种迹象都在表明犬瘟热病毒很有可能突破种间屏障成为危害人类健康的重要病原。相关研究者应未雨绸缪，密切关注该病毒的流行与变异情况。

(原　霖)

◆ **参考文献**

侯加法 . 2002. 小动物疾病学：动物医学专业用 [M] . 北京：中国农业出版社，77 - 78.

胡小九，施忠芬，李秀枝 . 2008. 犬瘟热调查报告 [J] . 经济动物学报，12 (1)：27 - 29.

李钦，许莎琼，朱建国 . 2006. 上海犬瘟热流行状况调查 [J] . 中国兽医杂志，42 (7)：71 - 72.

马丽，彭广能 . 2007. 犬瘟热流行病学调查 [J] . 中国兽医杂志，43 (10)：88 - 89.

田克恭 . 1992. 实验动物病毒性疾病 [M] . 北京：农业出版社：321 - 334.

周建强 . 2008. 宠物传染病 [M] . 北京：中国农业出版社：50 - 54.

Grachev M A VP Kumarev, LV Mamaev et al. 1989 Distemper virus in Baikal seals. Nature, 338, 209.

M T Gordon, D C Anderson, P T Sharpe. 1991. Canine distemper virus localised in bone cells of patients with Paget's disease. Bone, 12 (3)：195 - 201.

Martella V G Elia and C. 2008. Buonavoglia, Canine distemper virus. Vet Clin North Am Small Anim Pract，38 (4)：787 - 797, vii-viii.

Mee AP, Dixon JA, Hoyland JA, et al. 1998. Detection of Canine Distemper Virus in 100 % of Paget's Disease Samples by In Situ - Reverse Transcriptase - Polymerase Chain Reaction. Bone，23 (2)：171 - 175.

第三节　腮腺炎病毒属病毒所致疾病

一、曼娜角病毒感染

曼娜角病毒感染 (Menangle virus infection) 是由曼娜角病毒引起的一种人与动物共患传染病，1997 年在澳大利亚新南威尔士州首次发现，主要感染猪、人和果蝠。猪感染该病毒后，能导致母猪产仔率下降、死产、流产、胎儿木乃伊化；导致新生仔猪骨骼异常、脊髓和脑组织严重退化。人类感染该病毒后，可出现类似流感的症状。果蝠是该病毒的重要储藏宿主。

(一) 病原

1. 分类地位　曼娜角病毒 (*Menangle virus*，MenV) 在分类上属副黏病毒科 (Paramyxoviridae)、腮腺炎病毒属 (*Rubulavirus*)，是一种有囊膜、不分节段的负链 RNA 病毒，有神经氨酸酶和血凝素活性。该病毒是新近发现的副黏病毒科的新成员之一，同科的另外 3 种新近发现的病毒包括亨德拉病毒 (*Hendra virus*，1994 年分离)、尼帕病毒 (*Nipah virus*，1997 年分离)、*Tioman virus* (TiV，1999

年分离）。曼娜角病毒与 1999 年从马来西亚果蝠尿中分离的腮腺炎病毒属 TiV 病毒亲缘关系最近，并能与 TiV 特异性抗血清发生交叉免疫反应，但不与腮腺炎病毒属、麻疹病毒属和呼吸道病毒属其他现有成员的抗血清发生交叉免疫反应。

2. 形态学基本特征与培养特性 曼娜角病毒在形态学上与副黏病毒科的其他成员类似，病毒粒子呈圆形或多形态，大小为 30～100nm，内含人字形的核胞体，直径为（19±4）nm，周围有单一边缘的包囊，表层纤突长（17±4）nm（图 13-2）。核衣壳呈螺旋对称。基因组为不分节段的单股负链 RNA，包括 6 个开放阅读框，分别编码 NP、P/V、M、F、HN 和 L 蛋白，顺序为 3′- NP - P/V - M - F - HN - L - 5′。

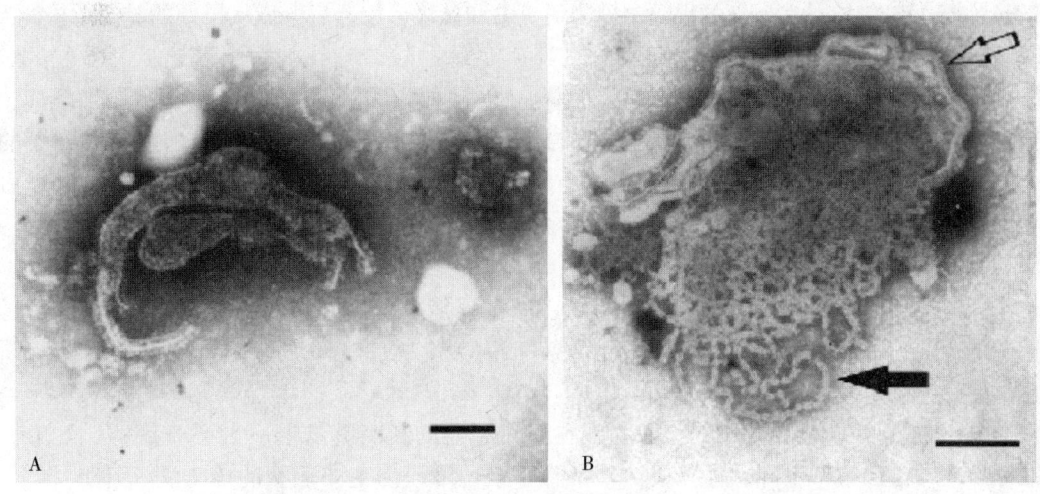

图 13-2　曼娜角病毒颗粒

A. 多形的病毒粒子（磷钨酸负染，标尺＝100nm）　B. 裂解的病毒，可见病毒囊膜及纤突（中空箭头）和核衣壳（实心箭头）（磷钨酸负染，标尺＝100nm）

[引自 Adrian W. Philbey, Peter D. Kirkland, Anthony D. Ross, et al. An Apparently New Virus (Family Paramyxoviridae) Infectious for Pigs, Humans, and Fruit Bats. Emerging Infectious Diseases, 1998, 4 (2)：269-271，经 Emerging Infectious Diseases 授权]

曼娜角病毒有广泛的宿主细胞感染谱，可在 BHK-21 细胞等多种动物细胞上培养，包括猪和人的细胞。感染 BHK-21 细胞可以致细胞病变，使细胞空泡化和细胞内形成包含体。

3. 理化特性 曼娜角病毒的理化特性不详，但应具有副黏病毒的基本理化特性，对有机溶剂和去污剂敏感，对热不稳定，在酸或碱性溶液中易被破坏。

（二）流行病学

1. 传染来源 有研究报告显示，在感染猪场的周围，果蝠血清中和抗体阳性比例为 42/125。因此，果蝠可能是曼娜角病毒感染的储藏宿主，是猪场曼娜角病毒感染的最初来源。病猪是猪场内的传染源，可以通过接触感染其他猪。病毒存在于病畜的肉品、分泌物、排泄物中，然而，通过肉品传播给人类或动物的可能性尚需进一步研究证实。病猪是人感染曼娜角病毒的来源，但尚无该病毒从人到人传播的报道。

2. 传播途径

（1）**在动物群中的传播** 曼娜角病毒的传播机制尚不十分清楚，推测其传播方式与亨得拉病毒、尼帕病毒和 Tioman 病毒相似，可能来源于果蝠。其在猪群中的传播途径可能有以下 4 种。

1）**接触传播**：曼娜角病毒可能通过直接接触病猪的分泌物和排泄物在同一猪场内传播。

2）**呼吸道传播**：Chant 等（1998）发现几乎 100% 的猪群存在病毒中和抗体，认为有可能通过呼吸道传播。

3）**消化道传播**：Love RJ（1998）在感染猪场内饲养哨兵猪，结果显示曼娜角病毒可经由粪便-口腔方式进行传播：果蝠在黄昏离开栖息地，黎明前返回，通过猪场时排泄粪便，经口腔途径传播给猪。

4）垂直传播：曼娜角病毒也可以通过妊娠母猪血胎屏障感染胎儿，导致死胎和木乃伊化。

（2）在人群中的传播　在多数情况下，人是通过直接接触曼娜角病毒感染的仔猪而受到感染，推测感染途径可能通过伤口和眼结膜。养猪场相关岗位的工人由于接触机会多，被感染的风险较高，因此该病具有职业倾向。

3. 易感动物

（1）自然宿主　曼娜角病毒在猪之间有很高的接触传染性，但对成年猪危害不大，母猪感染病毒后可通过胎盘屏障而损害胎儿。目前未见其他家畜、禽类、啮齿类、犬和猫感染的报道。有资料报道，果蝠是曼娜角病毒的天然储藏宿主。在澳大利亚的果蝠中检测到了中和抗体，用透射电镜从果蝠的粪便中检测到病毒粒子，但还未能从果蝠粪便和尿液中分离出病毒。

（2）易感人群　人感染曼娜角病毒后呈流感样症状，并发生皮疹，血清学检测呈阳性反应。

4. 流行特征　该病呈散发和地方流行性的形式。1997 年 3 月中旬至 9 月初，在澳大利亚的新南威尔士有 4 家养猪场发生该病。在当地发病猪场周围，栖息繁殖着一种果蝠，其自 1996 年以来血清检测为曼娜角病毒抗体阳性。果蝠每年大约有 6 个月栖息于养猪场周围，这与猪场发病的时间存在关联性。1998 年 11 月该地区继续发生类似的疾病。

流行病学调查表明，本病发生于小猪和断奶猪，育肥猪少见。但流行区各种年龄猪只的血清样品，90% 以上有高滴度的曼娜角病毒中和抗体。发病猪的年龄多为 12～16 周龄，主要原因可能与断奶后其免疫力下降有关。

5. 发生与分布　1997 年 3 月中旬至 9 月初在澳大利亚的新南威尔士一大型养猪场，发生仔猪产下即死亡和畸形、母猪怀孕率下降、仔猪成活率下降等繁殖障碍为主要症状的传染病。1998 年 11 月，继续发生类似的疾病。1999 年，在马来西亚也发现类似的疾病。迄今为止，此病仅发现于澳大利亚和马来西亚两个国家，其他国家未见有类似报道。

我国仅见猪副黏病毒引起猪感染的报道，但未确定是否与曼娜角病毒有关。

（三）对动物与人的致病性

1. 对动物的致病性　曼娜角病毒的发病机理尚不清楚，它可侵害猪的生殖系统和中枢神经系统。猪感染曼娜角病毒后，可导致母猪生育能力下降，偶尔流产、死胎、木乃伊胎及胎儿畸形（关节弯曲、短颌），并影响经产、初产母猪的妊娠，其他成年猪一般不发病。死产猪先天性畸形，常见肌肉发育不全，下颌过短和"驼背"，偶见无趾，脑组织和脊髓容量明显减少，少数病例有明显的肺发育不全。

组织病理变化主要在中枢神经系统，感染仔猪的脑和脊髓严重退化、脑炎、脊髓炎、脑膜炎；脑及脊髓的神经细胞变性和坏死，出现核内和胞质内包含体；剖检后可看到一些病猪天然孔有纤维蛋白渗出物，有时还有巨噬细胞和炎性细胞的浸润、神经胶质过多症、非化脓性心肌炎和肝炎。

2. 对人的致病性　人感染曼娜角病毒后，可导致类似流行性感冒的疾病，如发热、寒战、出汗、全身不适和头痛等，并出现点状皮疹，康复后血清中含高滴度的曼娜角病毒中和抗体。

（四）诊断

1. 动物的临床诊断　临床症状和病理变化符合"对动物致病性"的描述，主要导致仔猪畸形和胎儿木乃伊化增加。确诊必须依靠实验室诊断。

本病需注意与猪繁殖与呼吸综合征、日本脑炎、伪狂犬病、猪细小病毒感染、猪瘟、猪脑脊髓炎和蓝眼病等鉴别诊断。

2. 人的临床诊断　出现本病毒感染人的情况很少，对于有明确接触史的人员，如出现类似流行性感冒的症状，可通过实验室诊断来确诊。

3. 实验室诊断　曼娜角病毒感染通常依靠流行病学、病理变化、病毒中和试验、琼脂扩散试验、乳胶凝集试验、免疫组化、ELISA 和分子生物学方法进行诊断。分子生物学诊断技术主要通过核苷酸、氨基酸序列分析和系统发育进化树分析鉴定病原。病原学检测可以采取感染仔猪的肺、脑和心等组织。

曼娜角病毒的分离鉴定作为诊断方法效果不佳，主要原因有：从患病猪体内分离到曼娜角病毒的概率较小；曼娜角病毒感染的新生仔猪的组织可发生自溶，并可产生抗曼娜角病毒中和抗体，干扰曼娜角病毒的分离；曼娜角病毒细胞培养通常要传 3～5 代，才能检测到细胞病变。

（五）防制措施

1. 综合性预防措施　切断蝙蝠与猪接触的传播途径是防止曼娜角病毒传播的有效方法。在本病的流行地区应加强饲养场的卫生和防护措施，防止果蝠及其排泄物与养猪场接触，具体措施包括建猪场时远离果蝠栖息区，在饲养区与断奶区之间禁止种植果树，对发病猪进行严格的隔离或扑杀，防止引进受到感染的猪。还应加强饲养管理，降低饲养密度。建立哨兵猪，定期检测。此外，利用植物源性疫苗免疫果蝠是一种长期的、具有潜力的防治策略。

注意相关岗位工作人员的生物安全防护，避免直接接触可能遭受感染的猪。人和动物均应最大限度地避免接近果蝠，防止受到叮咬，被可能携带此病毒的果蝠叮咬时，应立即用肥皂水清洗伤口。

2. 疫苗免疫和治疗　由于曼娜角病毒是近年来新认识的导致人与动物共患病的副黏病毒，对于其发病机制、流行病学、致病性和分子生物学特性等还不十分清楚，尚无有效的疫苗和治疗方法。

（六）公共卫生影响

曼娜角病毒主要感染猪，引起繁殖障碍，人只是接触病猪后偶尔感染，症状类似感冒。因此该病具有一定的公共卫生意义，应加强接触人群的防护，并对感染、发病动物妥善处置，防止疫情在动物中传播并感染人。

尽管曼娜角病毒仅在澳大利亚暴发，并已得到控制，但是某种病毒特别是新出现的病毒，一旦适应了新的物种，将给人畜带来更大的危险，曼娜角病毒亦是如此。因此，有关曼娜角病毒许多问题还有待于人们去探讨和解决。

（王传彬）

◆ **参考文献**

金宁一，胡仲明，冯书章 . 2007. 新编人兽共患病学 ［M］. 北京：科学出版社：359 - 363.

连宏军，刘培欣，曹殿军，等 . 2005. Menangle 病毒研究进展 ［J］. 动物医学进展，26（2）：32 - 36.

杨文友 . 2001. 新近发现的人兽共患病毒病-曼拉角病 ［J］. 肉品卫生，6（204）：23 - 24.

AW Philbey，AD Ross，PD Kirkland. 2007. Skeletal and neurological malformations in pigs congenitally infected with Menangle virus. Australian Veterinary Journal，85（4）：134 - 140.

AW Philbey，PD Kirkland，AD Ross. 2008. Infection with Menangle virus in flying foxes（Pteropus spp.）in Australia. Australian Veterinary Journal，86（11）：449 - 454.

Kirkland P D，Daniels P W，Nor M N，et al. 2001. Epidemiology and control of menangle virus in pig. Austrilian veterinary journal，79（3）：199 - 220.

Love R J，Philbey A W，Kirkland P D，et al. 2001. Reproductive disease and congenital malformations caused by menangle virus in pigs. Austrilian veterinary journal，79（3）：192 - 198.

Phibey A W，Kirkland P D，Ross A D，et al. 1998. An apparently new virus family Paramyxoviridae（infectious for pigs，humans，and fruit bats）. Emerging infectious disease，4：269 - 271.

Timothy R，Bowden，Marcel Westenberg，et al. 2001. Molecurlar characterization of menangle virus，a novel paramyxovirus which infects pig，fruit bats，and Humans. Virology，283：358 - 373

二、蓝　眼　病

蓝眼病（Blue eye disease）是由猪腮腺炎病毒引起的一种猪的传染病，该病于 20 世纪 80 年代首先发生于墨西哥中部地区，因病猪在感染病毒后角膜混浊或变蓝而得名。本病主要感染猪，也可感染人。人主要通过接触患病动物而感染，表现为脑膜脑炎和睾丸炎。猪通过相互接触，由呼吸道感染，主要表现为仔猪的脑膜脑炎和成年猪繁殖障碍，并伴呼吸道症状和角膜浑浊，病猪眼睛发蓝。

（一）病原

1. 分类地位　猪腮腺炎病毒（*Porcine rubulavirus*，PoRV）又名蓝眼病副黏病毒（*Blue eye paramyxovirus*，BEP）、拉帕丹密考克病毒（*La Piedad Michoacan virus*，LPMV），在分类上属副黏病毒科（Paramyxoviridae）、腮腺炎病毒属（Rubulavirus）。蓝眼病首发 4 年后于 1984 年在墨西哥米却肯州（Michoacan）的拉帕丹镇（La Piedad）分离到病毒，因而得名拉帕丹密考克病毒。该病毒具有凝集红细胞的特性，不能被其他副黏病毒抗血清抑制，至今未发现该病毒与其他副黏病毒的抗原相关性。猪腮腺炎病毒的不同毒株之间未发现抗原性的差异。

2. 形态学基本特征与培养特性　猪腮腺炎病毒形态呈多形性，以球形为主，大小从 135～148nm 到 257～360 nm。外被脂质囊膜，其上有 6～8nm 的纤突。核衣壳直径约 20nm，长 1 000～1 630nm，呈螺旋对称，位于病毒粒子中央（图 13-3）。病毒核酸属单股负链 RNA，细胞培养物经 SDS-PAGE 电泳至少发现有 6 个病毒蛋白质：具有 RNA 聚合酶活性的 L 蛋白与血凝素和神经氨酸酶活性的 HN 蛋白形成病毒粒子表面两种较大的纤突；融合蛋白 F 形成较小的纤突；基质蛋白 M；核衣壳蛋白 NP 和磷酸化蛋白 P。其中 5 种能产生明显的免疫沉淀，而病毒的毒力主要取决于 HN 蛋白。

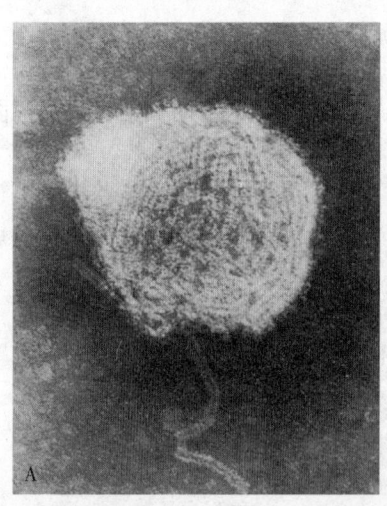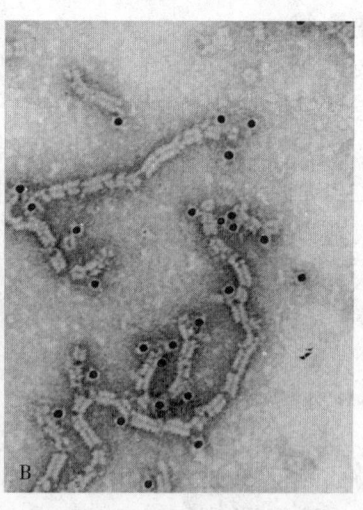

图 13-3　猪腮腺炎病毒颗粒（A. 负染，×85 000）**和断裂的核衣壳蛋白及**
免疫金标所用抗核衣壳蛋白 NP 的单抗（B. 负染，×123 000）

［引自 Archives of Medical Research，32，Pablo Hernández-Jáuregui，Alia Yacoub，Seamus Kennedy，et al，Uptake of Porcine Rubulavirus (LPMV) by PK-15 Cells，400-409，Copyright Elsevier（2001），经 Elsevier 授权］

猪腮腺炎病毒能在 Vero 细胞、PK-15 细胞、BT 细胞、牛和鸡胚原代细胞、猪神经元细胞、猪神经胶质细胞等多种哺乳动物细胞内复制增殖，引起细胞病变、融合或形成胞质内包含体（图 13-4）。将感染猪脑、肺、扁桃体制成的悬液接种 BT 细胞或 PK-15 细胞单层，盲传 3 代可见明显病变。猪腮腺炎病毒还可以用鸡胚培养，经卵黄囊接种后，72h 内约 50% 鸡胚死亡，而经尿囊腔接种则不致死鸡胚。

细胞培养上清液中的猪腮腺炎病毒能凝集鸡、火鸡、小鼠、豚鼠、仓鼠、牛、马、山羊、绵羊和人的各型红细胞，血凝价最高的为鸡、豚鼠和火鸡的红细胞。37℃ 30～60min 后自然解脱。

3. 理化特性　猪腮腺炎病毒用乙醚、氯仿、甲醛、β-丙内酯处理后失去感染性，福尔马林可使病毒失去复制能力和血凝活性。病毒对洗涤剂敏感，对温度敏感，56℃ 4h 可使病毒灭活。

（二）流行病学

1. 传染来源　病猪和亚临床感染猪是主要的传染源，病毒通过打喷嚏和咳嗽经呼吸道向外界排出，有时也可通过尿液排出体外。带有病毒的飞沫和灰尘也可传播该病，病猪的不合理运输可导致疫情扩散。

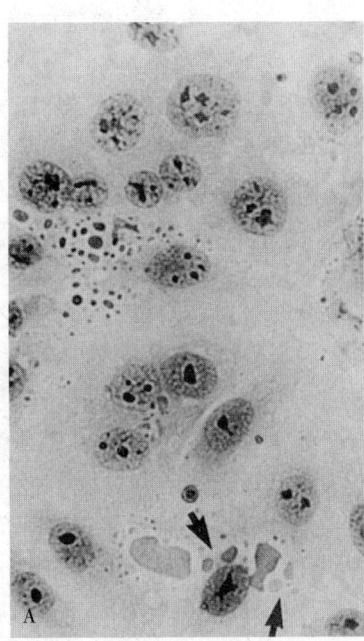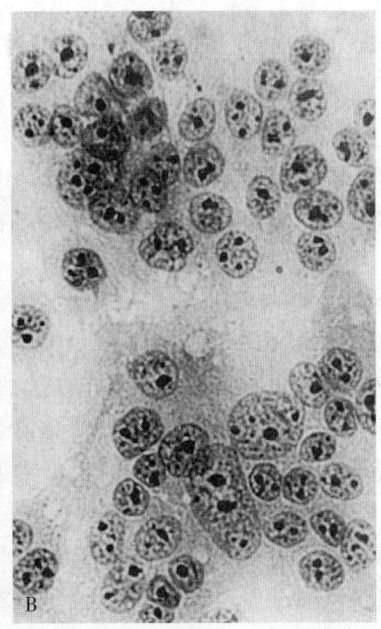

图 13-4　猪腮腺炎病毒感染 PK-15 细胞，可见多核的合胞体及细胞质中较多的包含体（箭头，HE 染色，×400）

[引自 Archives of Medical Research，32，Pablo Hernández-Jáuregui，Alia Yacoub，Seamus Kennedy，et al，Uptake of Porcine Rubulavirus (LPMV) by PK-15 Cells，400-409，Copyright Elsevier（2001），经 Elsevier 授权]

本病尚无从人到人传播感染的报道。

2. 传播途径　猪腮腺炎病毒可通过接触传播，经呼吸系统侵入机体。病毒似乎主要通过鼻子与鼻子的接触方式在感染猪和易感猪之间传播。猪腮腺炎病毒还可通过人员、交通工具传播，也可由鸟和空气传播，是否可通过精液传播尚未确定。

3. 易感动物

（1）自然宿主　本病的易感动物主要为猪，2～15 日龄仔猪最易感；人感染后，可导致脑膜脑炎和睾丸炎。

（2）实验动物　大鼠、小鼠、兔、犬、猫和鸡胚可试验感染，但无明显临床症状，兔、猫感染后可产生抗体。

4. 流行特征　本病的流行形式多样，可以是散发或大面积流行。该病一年四季均有发生，但以 4～6 月份较多。该病可发生于猪场中的各种群体，一般先在产房中发现，表现为中枢神经症状和高死亡率。几乎同时一些断奶仔猪或育肥猪发现有角膜混浊，死亡率急剧上升，之后又很快降低。初次发病呈一过性，病例消失，除非引入新的易感猪。该病在封闭的猪场中表现为"自我限制"状态，自然感染产生的抗体一般可以持续终身，但出现易感后代猪或引入易感猪时，会再次发生。连续生产的猪场，可呈周期性发病。

人感染该病呈偶尔散发，并有接触史。

5. 发生与分布　该病于 20 世纪 80 年代首先发生于墨西哥中部地区，此后在墨西哥中部流行，造成较大的经济损失。到 1992 年，该国已有 16 个州发现了该病。目前仍主要在墨西哥中部不时流行，其他国家和地区尚无相关报道。

我国目前尚无此病报道。

（三）对动物与人的致病性

1. 对动物的致病性　由于猪腮腺炎病毒侵害脑部可引起脑膜脑炎，因此常导致共济失调和阵发性抽搐，出现肌肉震颤，姿势异常，高声尖叫且极度兴奋等，但不同年龄的猪临床表现有所不同。感染猪腮腺炎病毒的猪神经元细胞见彩图13-3。

（1）新生仔猪 主要出现脑炎、肺炎、结膜炎和由此引发的角膜水肿、混浊，最后往往导致失明。2～15日龄仔猪感染后体温升高，打喷嚏、咳嗽；由于呼吸不畅，往往呈犬坐姿势或倒伏，随着病情的发展出现进行性神经症状，胃、肠道鼓气感染仔猪瞳孔散大，眼球震颤，出现泪溢性结膜炎，眼睑肿胀，进而发展为眼内有黏性分泌物流出，约有30%的病猪出现单侧或双侧的角膜浑浊。30日龄内的感染仔猪常死于脑炎，死亡率很高。

（2）30日龄后的感染仔猪 多表现为呼吸道症状和角膜混浊，症状较轻且为一过性，如厌食、发热、打喷嚏、咳嗽等，神经症状较少出现，死亡率较低。

（3）成年猪 感染后症状较轻，有些感染猪为隐性，无明显临床症状。母猪厌食发热，精神沉郁，发生流产、死胎和胎儿干尸化（图13-5），母猪断奶期延长，空怀率增加，有时可导致母猪不育。人工感染抗体阴性的怀孕母猪，病毒能够通过胎盘感染仔猪。公猪感染后发生急性睾丸炎和附睾炎（图13-6、图13-7），精子活力下降，有些公猪性欲丧失。成年猪感染后偶尔也出现角膜混浊。

猪腮腺炎病毒感染动物后，最初在鼻黏膜和上呼吸道进行复制，进入中枢神经前继续在扁桃体和肺组织中复制，同时可进入血液而引起病毒血症。病毒侵犯中枢神经系统可能是通过脉络膜扩散，病毒一旦进入神经元细胞，便可沿神经传导路径而广泛分布。试验证实，中枢神经系统是病毒持续性感染的作用位点，病毒有可能在感染动物体内的中枢神经系统长期存在，病毒的这种持续性感染能够逃逸特异性免疫的攻击。病毒在扁桃体、嗅球和中脑中含量最高，尤其在30日龄以上病猪的嗅球和中脑组织内的病毒效价极高。从睾丸、附睾、前列腺、卵巢、脾、肝脏、胸腺、淋巴结等其他组织也可检测到猪腮腺炎病毒，说明病毒感染后曾形成病毒血症，造成全身性的感染。

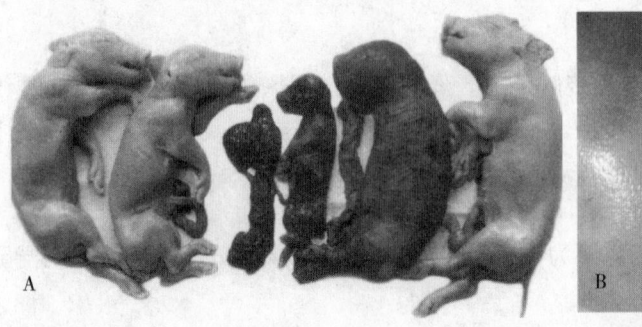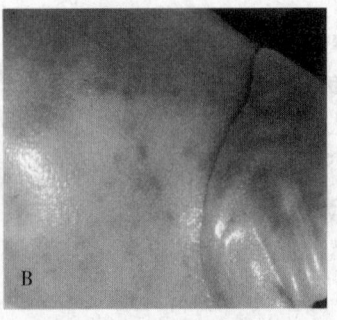

图13-5 "蓝眼病"母猪所产木乃伊胎（A. 褐色）和胎儿体表皮肤淤斑（B）

［引自 Journal of Comparative Pathology，130，P. Hernández-Jáuregui，H. Ramirez Mendoza，C. Mercado Garcia，et al，Experimental Porcine Rubulavirus (La Piedad-Michoacan virus) Infection in Pregnant Gilts，1-6，Copyright Elsevier (2004)，经 Elsevier 授权］

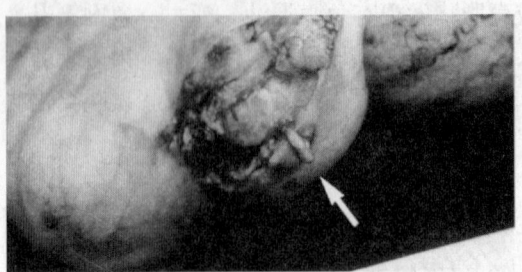

图13-6 公猪蓝眼病第30天的睾丸，可见附睾头部肿大（箭头）

［引自 J. Comp. Path，117，H. Ramirez-Mendoza，P. Hernandez-Jauregui，J. Reyes-Leyva，et al. Lesions in the Reproductive Tract of Boars Experimentally Infected with Porcine Rubulavirus，237-252，Copyright Elsevier (1997)，经 Elsevier 授权］

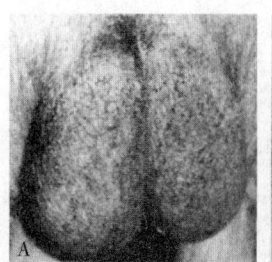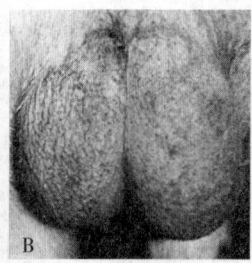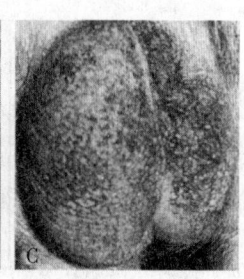

图 13 - 7　公猪蓝眼病第 8（A）、15（B）、30（C）天的睾丸表观变化，可见右侧睾丸第 15 天肿大、第 30 天萎缩

（引文及授权同图 13 - 5）

2. 对人的致病性　感染该病毒可导致脑膜脑炎和睾丸炎。

（四）诊断

1. 动物的临床诊断　通过临床症状，脑膜脑炎和角膜水肿，仔猪脑炎、肺炎、角膜混浊、水肿、母猪繁殖障碍，出现流产、死胎及木乃伊胎，公猪睾丸及附睾炎，精子密度降低等特征，可作出初步诊断。病理组织学变化，如非化脓性脑炎、房前色素层炎、角膜炎、睾丸及附睾炎等可进一步提供诊断的依据。神经元及角膜上皮细胞包含体，也是该病特征之一。

2. 人的临床诊断　人感染发病后表现为脑膜脑炎和睾丸炎，应有接触史。必须经实验室诊断才能确诊。

3. 实验室诊断　确诊则必须进行血凝抑制试验和病毒分离。血清学方法如血凝抑制试验、病毒中和试验、ELISA 等可用于抗体检测，血凝抑制试验是最常用的诊断方法。建议使用牛红细胞代替鸡红细胞，可减少血凝抑制试验的非特异反应。国外报道过一种针对病毒蛋白的单克隆抗体阻断 ELISA，检测猪血清中的抗体，敏感性、特异性均好。进行抗体检测时，建议采两次血清，间隔为 15 天。

用兔或猪血清标记荧光素作直接免疫荧光试验，可检测组织和培养细胞单层中的病毒。进行病毒分离时，可将病猪脑或扁桃体匀浆上清液接种 PK - 15 细胞或猪肾原代细胞，病毒可以引起特征性病变，形成合胞体。

（五）防制措施

1. 预防

（1）综合性措施　杜绝运输病猪，以防止病毒扩散。猪场执行严格的卫生管理制度，是防止该病传入的有效措施。要坚持从健康的猪场引种，进出场的猪严格检疫；对猪场周围封闭管理，防止野鸟、鼠类侵入；装卸货物区、更衣室、淋浴室要隔离管理，控制人员和物品的流动；及时清除废弃物和死猪，并定期检疫，剔除感染的不育公猪。

预防人感染该病，主要是减少接触发病猪和死亡猪，严格消毒措施，必要时采用合适的隔离措施。

（2）疫苗接种　国内外尚无针对本病的商品化疫苗。在国外，该病的疫苗正在试验阶段，包括油佐剂、氢氧化铝佐剂的灭活疫苗和鸡胚灭活疫苗。

2. 治疗　对该病目前尚无有效的治疗方法，应以预防为主。患有角膜混浊的猪常可以自行康复，但有中枢神经系统紊乱的猪大多会死亡。抗生素常用于继发感染的治疗和预防，呼吸道并发症可用药物来治疗。执行良好的饲养管理制度，保持清洁的环境，提供充足的营养，可以减少损失。

对人的治疗以对症治疗为主。

（六）公共卫生影响

蓝眼病主要感染猪引起发病和死亡，人类只是接触后偶尔感染，但人类感染后可导致脑膜炎，如治疗不及时则预后不良。因此，该病具有一定的公共卫生意义，应加强接触人群的防护，并对感染、发病动物妥善处置，防止疫情在动物中传播并感染人类。

（王传彬）

◆ **参考文献**

包世俊，崴荣良.2002.猪的副黏病毒病简介 [J].中国兽医科技，32（10）：44-46.

孙建和，陆承平.1992.一种新的猪病——蓝眼病 [J].动物检疫，9（4）：21-23.

Corona E. 2000. Porcine paramyxovirus (Blue eye disease) . The Pig J，45：115-118.

Cuetero-Reyes S，Ramirez-Mendoza H，Carreon-Napoles R，et al. 1995. Intramuscul-ar inoculation of porcine blue eye disease paramyxovirus into laboratory rats. Veterinary Mexico，26（3）：231-235.

Hernandez-Jauregui P，Ramirez Mendoza H，Mercado Garcia C，et al. 2004. Experimental porcine rubulavirus (La piedad-michoacan virus) infection in pregnant gilts. Journal of comparative pathology，130（1）：1-6.

Maria L. Mendoza-Maganã，Diana V. 2007. Godoy-Martinez，Hugo Guerrero-Cazares. Blue eye disease porcine rubulavirus (PoRv) infects pig neurons and glial cells using sialo-glycoprotein as receptor. The Veterinary Journal，173：428-436.

Nourdengrahn A，Svenda M，Moreno-Lopez J，et al. 1999. Development of a blocking ELISA for screening antibodies to porcine rubulavirus，La piedad michoacan virus. Journal of veterinary diagnostic investigation，11（4）：319-327.

P Hernández-Jáuregui，H Ramírez Mendoza，C. 2004. Mercado García. Experimental Porcine Rubulavirus (La Piedad-Michoacan virus) Infection in Pregnant Gilts. J. Comp. Path，130：1-6.

Ramirez-Herrera M A，Mendoza-Magana M L，Duenas S H. 1997. Experimental infection of swine and cat central nervous systems by the pig paramyxovirus of the blue eye disease. Journal of veterinary medicine series-B，44（8）：461-476.

三、猴病毒 5 型感染

猴病毒 5 型感染（Simian virus 5 infection）是由猴病毒 5 型引起的一种传染性人与动物共患病。临床上，猴感染猴病毒 5 型后，多呈隐性感染，感染猴不发病，但在组织器官尤其是肾细胞中常广泛存在，是猴源细胞培养物中常见的污染物，对使用猴源细胞的研究工作产生严重干扰。人感染猴病毒 5 型后，体内出现抗体，但不表现临床症状。

（一）病原

1. 分类地位　猴病毒 5 型（*Simian virus* 5，SV5）在分类上属副黏病毒科（Paramyxoviridae）、腮腺炎病毒属（*Rubulavirus*）。

2. 形态学基本特征及培养特性　猴病毒 5 型病毒粒子呈球形，直径为 150～200nm，其基因组为单股负链 RNA，有囊膜，囊膜由两层蛋白质膜组成。内层膜为基质或称膜蛋白，由非糖化蛋白组成，即 M 蛋白，也称为基质蛋白，具有维持病毒完整形态结构的作用。外层为磷脂蛋白，有两种由糖蛋白组成长约 10nm 的棘突嵌合在磷脂层，一种棘突糖蛋白具有血凝素和神经氨酸酶活性，称为 HN 糖蛋白，与红细胞凝集和神经氨酸酶活性有关；另一种具有促进细胞融合及溶解红细胞的作用，称为 F 糖蛋白，与细胞融合及溶血作用有关。

猴病毒 5 型可在猴、人、狒狒、牛、犬、仓鼠和豚鼠等多种动物的原代肾细胞及 BHK-21、Vero 等细胞上增殖，其中以原代猴肾细胞最为易感，并可产生嗜酸性胞质内包含体。其引起的细胞病变表现为多个核聚集在一起，形成多核合胞体，并呈环形空泡，有些病变细胞呈梭形。

3. 理化特性　猴病毒 5 型不耐酸，在 pH 3.0 条件下 1h 可被完全灭活；对乙醚敏感，可很快失活，但可提高血凝滴度。病毒在 37℃以上温度条件下不稳定，4℃保存数周后，部分病毒丧失活力，−70℃可以长期保存；在细胞培养物中加入 1% 牛血清白蛋白或 5% 犊牛血清对猴病毒 5 型有保护作用。

（二）流行病学

1. 传染来源　猴病毒 5 型在亚洲猴和非洲猴群中广泛存在，隐性感染的猴为主要传染源。野生猕猴和非洲绿猴一般抗体水平较低，但捕获猴群饲养后抗体呈上升趋势。长途运输或与人接触后抗体阳性率也会上升。

2. 传播途径　该病毒可在动物之间以直接接触和飞沫形式进行传播。有结果表明，人群中猴病毒 5 型抗体滴度与人口密度有关，说明密切接触对人群中猴病毒 5 型的传播起到一定作用。

3. 易感动物　猴是猴病毒 5 型的自然宿主，该病毒在亚洲猴和非洲猴群中广泛存在。豚鼠、犬、母牛、山羊和绵羊血清中也含有高滴度的病毒抗体，表明以上动物也可感染猴病毒 5 型。

4. 流行特征　本病流行无明显季节性，但恒河猴以冬秋季为主，非洲绿猴以早春季节带毒率最高。

5. 发生与分布　猴病毒 5 型感染较为普遍。尤以恒河猴最为常见。在马来西亚和柬埔寨等国家的猴群中病毒分离率高达 30%～33%，抗体阳性率高达 70%～80%。我国在猴病毒 5 型感染调查和相关研究方面做的不多，可查资料也非常有限。1999 年国内某一单位曾对普通猕猴暴发急性传染病进行病原学研究，采用 RT-PCR 方法未扩增出猴病毒 5 型病毒基因组 RNA。2005 年中国药品生物制品检定所采用 RT-PCR 的方法，对北京、上海、长春、成都、武汉、兰州 6 个生物制品研究所生产的普通级地鼠以及北京维通利华实验动物科技有限公司生产的 SPF 级地鼠进行猴病毒 5 型病毒核酸检测，在检测的样品（心、肝、脾、肺、肾、脑）中，未扩增出特异性核酸片断。

（三）对动物与人的致病性

1. 对动物的致病性　自然条件下，猴感染猴病毒 5 型后多无临床症状，病毒可存在于猴的多种组织器官中，尤其是肾脏。用猴病毒 5 型经鼻腔人工感染恒河猴，3 天后即可从咽拭子中发现病毒，7 天后从肺及气管中也可分离到病毒，但感染猴无任何症状表现。试验条件下感染豚鼠不能引起明显的疾病，但可刺激机体产生抗体。经鼻内感染仓鼠非常易感，可以产生脑炎等症状。

2. 对人的致病性　虽然猴病毒 5 型也可以感染人，但至今未见有临床病例报道。

（四）诊断

在实验室条件下，猴病毒 5 型的鉴定主要采用血吸附和血吸附抑制试验。通常将 0.2%～0.4% 的新鲜豚鼠红细胞加入细胞培养管中，室温静置 20min 后镜检，若红细胞吸附在细胞上而不被洗掉，则表明有病毒存在。

猴病毒 5 型的血清学鉴定常采用血凝抑制试验、中和试验或补体结合试验。接种猴副流感病毒的细胞培养物经吐温-80 及乙醚处理后，血凝效价可提高 2～32 倍，可作为抗原进行血凝抑制试验，检查猴群中的抗体滴度。

（五）防制措施

1. 综合性措施　对人工繁育的猴群应加强饲养管理，定期消毒，提高猴群的抵抗力。饲养管理人员和研究人员应加强综合性防护措施，避免与猴直接接触，防止自身感染和传播病毒。

在使用猴肾细胞分离和培养病毒时，为防止猴病毒 5 型污染，可在维持液中加入 0.2% 猴副流感病毒高免血清以抑制干扰。

2. 疫苗接种　在国外有人将猴病毒 5 型接种赤猴肾细胞培养物，制成灭活疫苗。试验表明该疫苗安全有效，免疫期可达 150 天以上，但目前尚未推广应用。

（六）公共卫生影响

猴病毒 5 型在猴群中为隐性感染，人感染后不表现出任何临床症状。该病毒在猴肾细胞中广泛存在，是猴源细胞培养物中常见的污染物，对使用猴源细胞进行的研究工作及生产生物制品可产生严重的干扰，应引起我们的重视。

（贺争鸣）

◆ **参考文献**

杜平，朱关福，刘湘云．1991．现代临床病毒学［M］．北京：人民军医出版社：332-338．

黄祯祥．1990．医学病毒学基础及试验技术［M］．北京：科学出版社：694-716．

宋诗铎．2004．临床感染病学［M］．天津：天津科学技术出版社：564-566．

田克恭．1992．实验动物病毒性疾病［M］．北京：农业出版社：389-392．

殷震，刘景华．1997．动物病毒学［M］．第 2 版．北京：科学出版社：736-767．

第四节 亨尼帕病毒属病毒所致疾病

一、尼帕病毒感染

尼帕病毒感染（Nipah virus infection，NVI）是由尼帕病毒引起的严重危害人类和家畜的自然疫源性疾病。尼帕病毒感染人的典型特征是高致死性的脑炎，其他的临床症状包括无症状的感染、复发性脑炎和肺部疾病；感染猪则主要表现为严重的呼吸器官受损。

尼帕病毒于 1997 年首次出现于马来西亚，当时被误诊为流行性乙型脑炎。1998 年经美国疾病控制与预防中心鉴定，确认是一种属于副黏病毒科与亨德拉病毒（Hendra virus，HeV）亲缘关系非常密切的新病毒，马来西亚官方按该病毒分离采样地点尼帕镇（Nipah）将其正式命名为尼帕病毒。

自 1997 年以来，本病已在马来西亚、新加坡、印度和孟加拉国有过暴发。1998 年在马来西亚暴发时导致 105 人死亡，感染者的死亡率约为 40％；1999 年在新加坡导致 1 人死亡；2004 年在孟加拉暴发时导致 22 人死亡，但感染者的死亡率高达 75％，接近埃博拉病毒的水平；2008 年在孟加拉国的 Manikgonj 区暴发时死亡率可达 100％。尼帕病毒在孟加拉国造成如此高的致死率的原因尚不清楚，根据已发表的尼帕病毒序列初步推断，孟加拉出现的毒株和马来西亚的有所差别，也有可能是孟加拉国的医疗水平较差以及人与人之间传染所致。世界卫生组织公布的 1998—2008 年尼帕病毒暴发和死亡病例情况见表 13-1。

表 13-1 世界卫生组织网站公布的尼帕病毒暴发和死亡病例

（2009 年 7 月 30 日）

年 份	国 家	地 区	发病例数	死亡人数	死亡率（%）
1998 年 9 月至 1999 年 5 月	马来西亚	Perak，Selangor 和 Negeri Sembilan 州	265	105	40
1999	新加坡	新加坡	11	1	9
2001	印度	Siliguri 区，west Bengal	66	49	74
2001	孟加拉	Meherpur 区	13	9	69
2003	孟加拉	Naogaon 区	12	8	67
2004	孟加拉	Rajbari 区	29	22	76
2004	孟加拉	Faridpur 区	36	27	75
2005	孟加拉	Tangail 区	12	11	92
2007	孟加拉	Thankurgaon 区	7	3	43
2007	孟加拉	Kushtia 区	8	5	63
2007	印度	Nadia 区，West Bengal	5	5	100
2008	孟加拉	Manikgonj 区	8	3	100
2008	孟加拉	Rajbari 区	8	3	38

（引自 http：//www. who. int/mediacentre/factsheets/nipah_chronology_En. pdf）

（一）病原

1. 分类地位 尼帕病毒（Nipah virus，NV）在分类上属副黏病毒科（Paramyxoviridae）、亨尼帕病毒属（Henipavirus）。该属的另一个成员是于 1994 年在澳大利亚发现的亨德拉病毒，尼帕病毒和亨得拉病毒的核酸序列同源性为 70％～88％，氨基酸同源性为 67％～92％，二者感染的细胞范围均比较广泛。副黏病毒科是一类单股负链并具有囊膜的 RNA 病毒，已知包括副黏病毒属、麻疹病毒属、肺病毒属及亨尼帕病毒属等。副黏病毒科常见对人致病的有副流感病毒 I 型、II 型、III 型、IV 型，仙台病毒，腮腺炎病毒，麻疹病毒，呼吸道合胞病毒和新城疫病毒等。

2. 分子生物学特征　尼帕病毒基因组是单股负链不分节段 RNA，长 18 246nt，病毒基因组包含 6 个转录单位，分别编码核蛋白（N）、磷蛋白（P）、基质蛋白（M）、融合蛋白（F）、糖蛋白（G）和大蛋白（L），其中 P 基因还编码两种非结构蛋白：V 蛋白和 C 蛋白（图 13 - 8）。

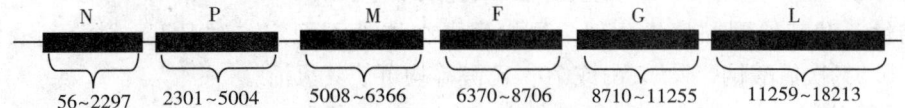

N	P	M	F	G	L
56~2297	2301~5004	5008~6366	6370~8706	8710~11255	11259~18213

图 13 - 8　尼帕病毒基因组编码蛋白示意图

注：根据 GenBank（NC - 002728）绘制，其中 P 蛋白又编码两个蛋白：C（2 428~2 928nt）和 V（2 406~3 775nt）。

N 蛋白由 532 个氨基酸组成，分子量约 58kDa，在壳体化过程中发挥重要的作用，参与调控尼帕病毒基因组的转录和复制。

P 蛋白由 709 个氨基酸组成，分子量约 78kDa，此外，P 基因还编码另外两个小蛋白即 C 蛋白和 V 蛋白。P 蛋白的主要功能有：保护病毒基因组 RNA 免受破坏、参与病毒 RNA 的转录和复制以及抑制信号转导和转录激活（Signal transducer and activator oftranscription，STAT）蛋白而具有抗 IFN 的功能。

V、C 和 P 蛋白共同的 N 端具有抗 IFN 的功能，研究表明 P 蛋白的抗 IFN 活性不如 C 和 V 蛋白强，这也可能解释了为什么尼帕病毒进化出了 C 和 V 这两种剪接产物。

C 蛋白由 166 个氨基酸组成，分子质量约为 20kDa，可能与病毒毒力（抗 IFN 功能）及在特定细胞中有效复制有关。

M 蛋白由 352 个氨基酸组成，分子质量约为 40kDa，等电点为 9.99。M 蛋白 mRNA 有两个 AUG，一般认为是从第一个 AUG 开始编码 M 蛋白。M 蛋白是非糖基化蛋白，与 G 蛋白和 F 蛋白共同形成病毒的外膜；M 蛋白本身形成病毒外膜的内层，以维持病毒颗粒的完整性。

F 蛋白由 546 个氨基酸组成，尼帕病毒的 F 蛋白 mRNA 首先翻译成不具活性的前体蛋白 F0，后经细胞蛋白酶水解成为具有活性的多肽 F1、F2（F1、F2 之间通过二硫键相连）。其功能主要是介导感染细胞间的融合。

G 蛋白由 602 个氨基酸组成，分子质量约 67kDa。尼帕病毒的 G 蛋白与其他副黏病毒科病毒的 G 蛋白一样，都是 II 型糖蛋白，包括胞外结构域（羧基端）、跨膜结构域和胞内结构域（氨基端）。G 蛋白富含亮氨酸和异亮氨酸（分别为 19.3% 和 19.2%）G 蛋白与细胞表面的受体结合，并且与 F 蛋白共同作用，诱导病毒囊膜和细胞膜发生融合。

L 蛋白由 2 244 个氨基酸组成，分子质量约为 257kDa，是基因组中最后一个转录的基因。L 蛋白是尼帕病毒中含量最少的蛋白，具有 RNA 聚合酶活性，在病毒的复制和转录过程中发挥重要作用。

3. 形态学基本特征与培养特性　尼帕病毒感染组织在电镜下观察，病毒粒子由脂质囊膜和被其包裹的螺旋形核衣壳组成，螺旋形核衣壳呈典型的人字形图案，长约（1.67±0.07）μm，直径 21nm，螺距（5± 0.9）nm（图 13 - 9）。感染细胞外的病毒颗粒呈多边形，圆形或椭圆形，平均直径 500nm，病毒颗粒囊膜表面散在分布长约

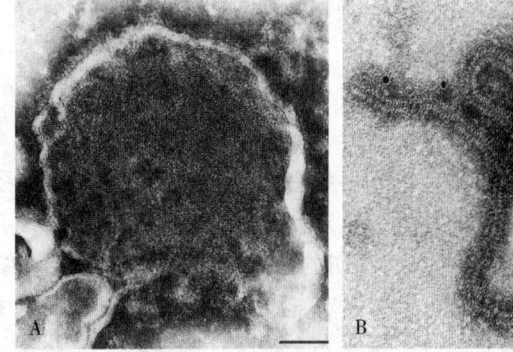

图 13 - 9　尼帕病毒颗粒（A. 负染）和金标核衣壳蛋白（B）（标尺＝100nm）

［引自 Microbes and Infection，3，Alex D. Hyatta，Sherif R. Zakib，Cynthia S. Goldsmithb，et al，Ultrastructure of Hendra virus and Nipah virus within cultured cells and host animals，297 - 306，Copyright Elsevier（2001），经 Elsevier 授权］

10nm 的纤突，感染细胞的细胞质内含有丝状核衣壳，并经细胞膜出芽结合成病毒粒子。

尼帕病毒可在 Vero、BHK、PS 等细胞系中生长，形成合胞体样病变。病毒感染 Vero 细胞后，24h 可出现病变，可达 $TCID_{50} 10^8/mL$，镜下可见细胞膜增厚，有发样突出物，显示病毒可能在细胞膜处形成完整的病毒颗粒，但尼帕病毒不能在昆虫细胞系中生长。

4. 理化特性 和其他副黏病毒相似，尼帕病毒在体外不稳定，对温度、消毒剂及清洁剂敏感，56℃ 30 min、0.5%次氯酸钠、0.5%酚或 70%乙醇等均可使其灭活。

（二）流行病学

1. 传染来源 果蝠和野猪为主要传染源。初步认为尼帕病毒由果蝠传染给猪，病猪再传染到人。猪在首次接触尼帕病毒时即可能发生感染，感染后，病毒血症持续时间较长，并可通过呼吸道、尿液、粪便等途径向外界排毒。与感染性体液密切接触（通过伤口或擦伤）可使猫、狗、马、羊、鼠感染。掠鸟类如八哥、九宫鸟等常在不同猪群和不同猪场觅食，亦可能成为病猪在猪群间传播的生物媒介。

在孟加拉国和印度的疫情中，食用受感染果蝠尿液或唾液污染的水果或水果产品也是可能的感染源。

2. 传播途径 尼帕病毒的传播模式还不完全清楚。果蝠是主要自然宿主，其传染给猪可能是由于二者争食，原因是马来西亚的猪饲料包括水果，果蝠追逐猪饲料中的水果通过尿排毒而感染猪，抑或由于许多猪场与果园毗邻，果蝠食用果汁而将果渣吐掉，猪食用了该果渣或接触了果蝠分泌物而感染。同一猪场内传播可能是健康猪密切接触病猪的尿液、唾液、气管分泌物等引起，或通过人工授精、使用同一针头等机械方式传播。同一地区和不同地区不同猪群间的传播则多是调运已感染的猪所引起。

人感染多为直接接触病猪或感染猪引起，主要是皮肤伤口与感染猪的血液、尿液及分泌液等直接接触引起感染。2004 年在孟加拉暴发的尼帕病毒感染中，没有发现任何受感染的家畜，许多感染者也没有直接接触过动物，人与人之间可能存在较低的传播机会。此外，虽然患者多个内脏器官发生病变，但生殖器官却未见异常，故病毒通过垂直传播以及性传播的可能性较小。

3. 易感动物

（1）**自然宿主** 据现有资料证实尼帕病毒自然宿主是果蝠，由果蝠传染至猪，传染到人、犬、猫、马和山羊，以果蝠和猪最为重要。

（2）**实验动物** 利用金黄地鼠模型可以再现尼帕病毒感染人的病理学特征。通过鼻内或腹腔接种，金黄地鼠分别在 9~29 天或 5~9 天死亡，大脑有严重和广泛的损害，多个组织的血管出现了脉管炎、血栓和少量的多核内细胞合胞体，血管和血管外组织如神经元、肺脏、肾脏、脾脏有病毒抗原和病毒 RNA 的存在，在神经元和血管壁有核衣壳存在，在感染的后期，可以在大多数的实体器官中检测到病毒或病毒 RNA，但血清样本则否，据此可以认为，金黄地鼠是研究尼帕病毒发病机制、抗病毒药物筛选和抗原研制的合适模型。

4. 流行特征 尼帕病毒感染无明显季节性，病例对照研究显示，人类感染与病猪、死猪增多显著相关。

尼帕病毒感染患者绝大多数有与猪直接接触的病史，多为养猪工人和屠宰工，男性青壮年多发，有家庭聚集性，患者的种族、性别和年龄与职业感染机会多有关，与易感性无关。

5. 发生与分布 本病确切的地理分布还不清楚，但有假设认为亨德拉尼帕病毒的地理分布与狐蝠类的分布重叠，其证据是澳大利亚、孟加拉国、柬埔寨、中国、印度、印度尼西亚、马达加斯加、马来西亚、巴布亚新几内亚、泰国和东帝汶等国狐蝠中存在亨德拉尼帕病毒感染，且迄今有马来西亚、新加坡、印度和孟加拉有本病发生，巴布亚新几内亚也有此类果蝠感染亨德拉病毒的报道，根据已知的情况，可认为东南亚地区是其地方性流行区，但由于尼帕病毒的自然贮存宿主 *Pteropus* 属果蝠也在上述假设地区存在，因此这些地区是否存在尼帕病毒也需要研究。石正丽领导的课题组发现中国大陆蝙蝠体内存在尼帕病毒或尼帕样病毒抗体，这一研究发现提示，我国存在尼帕或类似病毒的自然疫源地。2008 年 Hayman 报道在西非的 Ghanaian 果蝠体内可以检测到该病毒的抗体，说明该病毒也存在于西非。

（三）对动物与人的致病性

1. 对动物的致病性　成年猪感染尼帕病毒后先表现为高热，随之食欲废绝，呼吸困难，严重时出现痉挛，昏迷而死。母猪可能早产、死胎，但死亡率低。野猪表现为急性发病，出现呼吸道症状，常常在发病数小时内死亡。病理变化有呼吸系统广泛受累，肺有不同程度的实变，小叶间纵隔明显增厚，支气管的横断面有不同黏稠度的渗出物，肺组织中出现多核巨细胞。少数病猪可出现神经系统病理改变，也有少数病猪有非化脓性脑膜炎及肾脏受累，肾皮质和髓质充血，在肾小管上皮细胞内可检出病毒抗原。

犬感染尼帕病毒后，病理变化与犬瘟热相类似，主要是呼吸道症状，高热，结膜炎。肺部病变严重，表现为肺水肿，有弥漫性粉红色的斑点，间歇性肺炎，鼻腔中充满黏液性及脓性鼻液，气管和支气管充满泡沫样液体。脑、肝和肾中出现充血、水肿及血管炎等症状。

猫感染后主要是呼吸道病变，严重时可导致病猫在 7～14 天死亡。病理结果有全身性的血管炎或脉管炎，病变的小血管上有大量的单核细胞围绕，病变器官主要有脑、肾、肝及肺。

蝙蝠感染尼帕病毒的组织病理学变化见彩图 13-4。

2. 对人的致病性　人感染尼帕病毒的潜伏期为 4～18 天。感染者发病的严重程度有差异，以神经系统症状为主，发热，头痛，嗜睡，呕吐，意识混乱，咳嗽，痉挛，颤抖。严重的昏迷，死亡，轻的无临床症状。主要的组织病理学特点是系统性的脉管炎，伴有广泛性出血和实质组织坏死，这在中枢神经系统尤为明显。

在脑、肺、心脏及肾中可检测到尼帕病毒。可能对于尼帕病毒而言，感染内皮细胞、神经元及血栓形成感染的关键。研究发现，尼帕病毒具有内皮细胞和神经组织亲嗜性，对气管、支气管、血管外膜和膜间质也有一定的亲嗜性。人感染早期，脑组织毛细血管受侵害，引起脑膜脑炎，后期侵害以心、肾和肺为主。

在合并症方面，严重患者的合并症有全身性败血症、胃肠道出血、肾衰、血胸（中央静脉插管引起）和肺栓塞。

本病有复发，经对 1998—1999 年马来西亚暴发的尼帕病毒病中的 22 名病人进行 24 个月的随访，结果 12 例幸存者复发，其中的 2 例起初是非脑炎或无症状感染症状，10 例是迟发性脑炎，从起初感染到复发，出现神经症状的平均时间间隔是 8.4 个月，22 例中脑炎迟发和复发的患者有 4 例死亡。

在病程中出现意识水平降低、呕吐、瞳孔异常、高血压和心动过速多预后不良，节段性肌阵挛、癫痫发作、无反射也是影响存活的重要因素。

（四）诊断

尼帕病毒主要损害人的脑、心、肾和肺，不损害生殖器官，感染最突出的部位是中枢神经系统，在大脑皮质和神经干有明显的弥漫性脉管炎并扩散到实质组织，出现广泛坏死。由于该病与其他疾病如流行性乙型脑炎等出现一些类似的临床特征，易造成误诊，所以确诊必须通过病原学检查和血清学方法检查。

无论是自然感染还是试验感染，猪的主要病理变化在呼吸系统和脑膜，少数猪的中枢神经系统出现脑膜炎性浸润的病理变化。

1. 动物的临床诊断　猪感染尼帕病毒的潜伏期约为 7～14 天，病猪主要呈现呼吸系统症状，也有亚临床感染，病猪的临床症状因年龄而异，一般发病率高，病死率低。

（1）种猪　临床症状明显，呈现高热（≥39.9℃）和肺炎，病猪呼吸困难，鼻腔分泌物增多，鼻液多呈黏性、脓性或血性，常有精神亢进、头部僵直、破伤风样痉挛、眼球震颤、吞咽困难、用力咀嚼、流涎、口吐白沫或舌向外伸等症状。常因严重的呼吸困难、局部痉挛、麻痹而死亡。怀孕早期的猪可早产。

（2）哺乳仔猪　大多呈现呼吸困难、后肢无力及抽搐等症状，病死率高达 40%，很难分清是感染尼帕病毒，还是其他原因导致死亡。

（3）断奶仔猪和育肥猪　4～6周龄仔猪和育肥猪患病通常呈现急性高热（≥39.9℃），呼吸困难，伴有轻度或严重的咳嗽、呼吸音粗厉等症状，严重者咳血。通常还伴有震颤、肌肉痉挛、后肢无力、步履蹒跚、跛行甚至麻痹等神经症状。感染率可高达100%，但病死率低（5%以下）。

（4）野猪　发病急剧，呈现肺炎症状，病猪鼻腔有少量脓性、黏性分泌物，常于发病后数小时内死亡。

2. 人的临床诊断　人的临床表现大多数为发热性脑炎，少数为呼吸道疾病。潜伏期为4～18天，临床症状从轻症疾病直至致死性严重疾病，亚临床感染也不少见。

患者入院时最常见的症状是发热和头痛，入院前发热期平均为3.5天（1～14天）；其次为眩晕、呕吐、意识水平降低等，并有少部分病例有局灶性神经症状。患者的神经症状和体征多种多样，极严重病例大脑、脑干、小脑和脑脊髓均受累，较轻的病例则表现无菌性脑膜炎、轻度弥漫性脑炎和局灶性脑干损伤和体征，大约55%的患者意识水平降低，56%的患者腱反射消失或减弱，张力过低。

在上述神经体征和症状中，高血压、心动过速、节段性肌痉挛与张力过低和反射消失似乎是尼帕病毒与众不同的特征。这些体征和神经症状是尼帕病毒嗜神经的结果，节段性肌痉挛是脑干偏下部、颈部脊髓上部和脊髓较下部神经元受累症状。

意识水平正常的患者全部完全康复，病程平均14天（6～24天），而意识水平下降的患者仅15%可完全康复，约1/3的患者在昏睡中死亡。发生过昏迷的幸存者有神经系统后遗症，可发展成严重的抑郁症、进行性性格改变、慢性疲劳综合征，视觉记忆力缺乏，但记忆力的缺乏语言比视觉更严重。

表现为非典型肺炎的患者，临床症状包括发热、头痛、嗜睡、咳嗽、恶心、呕吐及意识水平减低等。

对尼帕病毒感染严重病例的脑器官病变组织作核磁共振成像（MRI），可观察到皮层下深部白质区不均匀分布细小的增殖性病灶。

3. 实验室诊断

（1）病原学诊断　应用IgG和IgM捕捉ELISA检测血清样品中尼帕病毒抗体，使用γ射线灭活尼帕病毒抗原，用十二烷基磺酸钠和三硝基甲苯X-100于56℃加热30min灭活被检血清。检测结果为阳性的样品则进行尼帕病毒的中和试验。作病毒分离则采患者脑脊液或血清，病死猪的中枢神经、肺和肾组织。为确保安全，血清中和试验、PCR和病毒分离等实验室诊断应在生物安全水平四级实验室中进行。

1）病毒分离　用于尼帕病毒毒分离的细胞有Vero细胞、BHK、PS、HeLa-CCL2、293T等细胞，在鸡胚尿囊液中生长良好。病毒在Vero细胞引起细胞病变效应，形成典型的合胞体，尼帕病毒的合胞体明显比亨德拉病毒合胞体大，通过合胞体形成可测出细胞病变，进一步使用尼帕病毒特异性抗血清检测细胞内病毒抗原。可从脑脊髓液、尿和喉、鼻分泌物中分离到病毒。

2）电镜分析　可直接采用脑脊髓液作为标本，负染后用电镜观察，但该方法不能区分是尼帕病毒还是亨德拉病毒或其他副黏病毒，使用免疫电镜的手段可以区别该病毒和其他副黏病毒。

3）免疫组织化学法　患者多种器官和组织中存在病毒抗原，以福尔马林固定组织来检测病毒十分安全并能够进行追溯观察，但是对临床早期的诊断意义不大。

4）PCR方法　尼帕病毒的任何蛋白基因均可设计引物通过RT-PCR检测。目前该方法有两种，即常规的RT-PCR和巢式PCR，常规PCR方法主要扩增N和P基因，巢式PCR可特异性扩增相对保守的M基因片段。PCR方法可在机体特异性抗体产生前或量甚微时检测到病毒RNA，简便快速，敏感性和特异性好，在早期诊断方面适用。此外Real-Time PCR的应用则可以对病毒进行定量。

（2）血清学诊断　目前用于尼帕病毒病诊断的血清学方法有ELISA和血清中和试验等。在美国疾病预防与控制中心不仅使用间接ELISA来检测IgG，而且使用捕获ELISA来检测IgM。在澳大利亚对ELISA检测结果呈阳性的病例，需送到澳大利亚动物健康实验室（AAHL）进行血清中和试验作进一步鉴定。

（五）防制措施

1. 预防

（1）环境保护　微生物的进化是复杂、动态和持续的，它们复制迅速、突变频繁，很容易跨越种属障碍，使得它们相对容易适应新的宿主和环境，因此，保护野生动物自然栖息地免遭破坏是防止尼帕病毒病的有效措施之一。良好的自然环境可有效地隔离病毒，在过去 20 年中，由于大量采伐森林，人类活动范围的扩大和频繁，外加自然环境的恶化，使东南亚果蝠的自然森林栖息地逐渐缩小，果蝠得以和人类频繁密切接触，加之猪舍就设计在果园的旁边，导致了尼帕病毒从自然宿主传染到猪，进而传播到人和其他动物。

（2）控制传染源和切断传播途径　封锁疫区和感染猪场，扑杀病猪和疑似感染猪及其同群猪只，加以深埋处理，烧毁猪舍，并对感染猪场进行全面、彻底的消毒后铲平，以消灭或减少传染源；在处理染病动物或其组织时，以及在屠宰和扑杀过程中应戴手套并穿防护服；禁止疫区猪移运，防止疫情的蔓延，同时进行疫区动物血清学调查，找出感染源和传播途径。

（3）个人防护　避免与尼帕病毒感染者发生密切的身体接触，照护病人时应佩戴手套和防护设备。建议不要接触动物体液和分泌物，在处理过生肉或者与动物接触后保持良好的卫生习惯，使用热的肥皂水搓洗至少 20s 是避免感染的重要步骤。此外，可以使用含无水乙醇的消毒洗手液洗手。

2. 治疗

对人和猪等动物的尼帕病毒感染，尚无特效的治疗方法和治疗药物，也没有用于治疗人和动物的高免血清，相关疫苗尚在研究之中。2006 年 Weingartl 报道，通过对金丝雀痘病毒（Cannarypox virus）改造，使尼帕病毒的 G 蛋白重组入该病毒基因组，该重组疫苗可以使猪产生抵抗感染的能力，能够限制尼帕病毒在动物体内的复制，因此可能用于限制尼帕病毒在未感染动物和人际间的传播。临床上，使用病毒唑（三氮唑核苷 Ribavririn）等一般的抗病毒药，若病人能在感染初期及早接受治疗，可能有较高的生存机会，不过，即使活下来，仍要面对不同程度的脑损伤后遗症问题。

（六）公共卫生影响

尼帕病毒感染不仅会造成巨大的经济损失，而且会对公众生命安全造成巨大威胁。由于该病毒对人有较高的传染性、致死性，人与人之间传染也更让尼帕病毒成为大众担心的理由，如被生物恐怖分子所利用，其后果非常严重。

我国卫生部根据《病原微生物实验室生物安全管理条例》的规定，组织制订了《人间传染的病原微生物名录》，尼帕病毒的危害程度被列为第一类，所以处理带有或可能带有此病毒的样品必须采取严格的生物安全防护措施，并遵守相关的法律法规。

该病已经成为该地区严重的公共卫生问题，引起世界各国，特别是马来西亚周边国家的高度关注，我国和东南亚国家的人员和经贸交往频繁，因此对该病传入的可能性应高度警惕，必须密切关注其疫情动态和研究进展，及时采取应对措施。

尼帕病毒的起源和来源尚不清楚。病毒是否持续感染？有些患者无临床症状，但抗体阳性，其意义何在？除亨得拉病毒外，尼帕病毒的抗体是否还与其他副黏病毒反应？这些均有待今后的进一步研究。

目前尼帕病毒可能进入我国的途径有：① 发生尼帕病毒疫情；② 中国人出国旅行时，感染尼帕病毒；③ 中国从国外进口某些产品时，将尼帕病毒带入中国；④ 敌对势力蓄意将尼帕病毒带入中国并使之在人群或猪群中传播；⑤ 在我国某个实验室研究尼帕病毒时不慎将病毒外泄，感染人或猪。

（张艳宇　吕茂民　章金刚）

◆ 我国已颁布的相关标准

NY/T 1469—2007　尼帕病毒病诊断技术

◆ 参考文献

唐家琪 . 2005. 自然疫源性疾病［M］. 北京：科学出版社：440 - 450.

俞东征 . 2009. 人兽共患传染病学［M］. 北京：科学出版社：877 - 884.

赵志晶，庄辉．2004. 尼帕病毒的研究进展［J］．基础医学与临床，24（2）：132-135.

Bellini WJ，Harcourt BH，Bowden N，et al. 2005. Nipah virus：an emergent paramyxovirus causing severe encephalitis in human. J Neurovirol，11（5）：481-487.

Diederich S，Moll M，Klenk HD，et al. 2005. The nipah virus fusion protein is cleaved within the endosomal compartment. J Biol Chem，280（33）：29899-298903.

Drexler JF，Corman VM，Gloza-Rausch，et al. 2009. Henipavirus RNA in African bats. PLoS One，4（7）：6367.

Hayman DT，Suu-Ire R，Breed AC，et al. 2008. Evidence of henipavirus infection in West African fruit bats. PLoS One，3（7）：2739.

Heymann DL. 2005. Social，behavioural and environmental factors and their impact on infectious disease outbreaks. J Public Health Policy，26（1）：133-139.

Hsu VP，Hossain MJ，Parashar UD，et al. 2004. Nipah virus encephalitis reemergence，Bangladesh. Emerg Infect Dis，10（12）：2082-2087.

Kitsutani P，Ohta M. 2005. Nipah virus infections. Nippon Rinsho，63（12）：2143-2153.

Montgomery JM，Hossain MJ，Gurley E，et al. 2008. Risk factors for Nipah virus encephalitis in Bangladesh. Emerg Infect Dis，14（10）：1526-1532.

Negrete OA，Levroney EL，Aguilar HC，et al. 2005. EphrinB2 is the entry receptor for Nipah virus，an emergent deadly paramyxovirus. Nature，436（7049）：401-405.

Reynes JM，Counor D，Ong S，et al. 2005. Nipah virus in Lyle's flying foxes，Cambodia. Emerg Infect Dis，11（7）：1042-1047.

Shaw ML，Cardenas WB，Zamarin D，et al. 2005. Nuclear localization of the Nipah virus W protein allows for inhibition of both virus- and toll-like receptor 3-triggered signaling pathways. J Virol，79（10）：6078-6088.

Tee KK，Takebe Y，Kamarulzaman A. 2009. Emerging and re-emerging viruses in Malaysia，1997-2007. Int J Infect Dis，13（3）：307-318.

Weingartl H，Czub S，Copps J，et al. 2005. Invasion of the central nervous system in a porcine host by nipah virus. J Virol，79（12）：7528-7534.

Weingartl HM，Berhane Y，Caswell JL，et al. 2006. Recombinant nipah virus vaccines protect pigs against challenge. J Virol，80（16）：7929-7938.

Wong KT，Grosjean I，Brisson C，et al. 2003. A golden hamster model for human acute Nipah virus infection. Am J Pathol，163（5）：2127-2137.

二、亨德拉病

亨德拉病（Hendra disease）是由亨德拉病毒引起的一种高致死性的人与动物共患病毒性疾病，主要感染马匹和与马匹密切接触者。1994—1995年，在澳大利亚昆士兰暴发了一种新的地方性流行疾病，后来用该病的发病地名命名为亨德拉病。研究人员从死亡的病人和马体内均分离到了一种病毒新病原，即亨德拉病毒。1994年和1995年在亨德拉和麦凯两次暴发后，1999、2004和2006年再度在澳大利亚出现，在前两次暴发中导致了2人和16匹马死亡。病死患者中，一人死于呼吸系统疾病，另外一人死于迟发性脑炎；死亡马则主要是严重的呼吸系统疾病。目前，仅在澳大利亚有亨德拉病病例报道。

（一）病原

1. 分类地位 亨德拉病毒（*Hendra virus*，HeV）最初被称为马麻疹病毒，现将其归为副黏病毒科（Paramyxoviridae）、亨尼帕病毒属（*Henipavirus*）。与副黏病毒科中多数病毒相比，亨德拉病毒有4个特点：①宿主范围较宽，可以感染果蝠、马、犬、猫、豚鼠和人，其原因可能是其细胞受体是 ephrin B2。ephrin B2 在脊椎动物广泛分布且是相对保守的，特别是在血管内皮细胞，但是否所有的毒株都利用相同的受体还有待研究。②F蛋白分割位点不同。③病毒从细胞表面释放过程不同。④是无血凝特性和神经氨酸酶活性等。

2. 分子生物学特征 亨德拉病毒含有一个不分节段的、负链 RNA 基因组，全长 182 234 nt，和尼帕病毒一样也编码 6 个结构蛋白：核衣壳蛋白（N；56～2 279bp），融合蛋白（F；6 346～8 676bp），基质蛋白（M；4 984～6 342bp），糖蛋白（G；8 680～11 243bp），大蛋白（L；11 247～18 201bp），P磷酸化蛋白（P；2 283～4 980bp）。其中 P 基因还编码两种非结构蛋白：V 蛋白和 C 蛋白。其基因组结构顺序为 3′-N-P-M-F-G-L-5′。

N 蛋白结合负链 RNA 形成螺旋状的核衣壳，一个 N 蛋白可以结合 6 个核苷酸，行使转录功能和复制的模板功能。

亨德拉病毒的 F0 前体蛋白在其序列的 K109（GDVK↓L）被水解成由二硫键相连接的 F1 和 F2 两个亚基（该水解过程不是由 furin 蛋白酶完成，而是由 Cathepsin L 水解的），二硫键相连接的 F1 和 F2 两个亚基介导了病毒外膜和靶细胞膜的融合。

V 蛋白通过和 STAT1 和 STAT2 蛋白结合形成高分子的复合物，在胞质内隔离了 STAT1 和 STAT2，防止了 STAT 的激活，从而抑制了干扰素诱导的细胞抗病毒反应。

L 蛋白和 P 蛋白相互作用形成复合体，该聚合酶复合体通过 P 磷酸化蛋白和组装的 N 蛋白间的相互作用而形成转录复合体。

亨尼帕病毒属的两个成员（亨得拉病毒和尼帕病毒）的毒力、宿主范围和细胞嗜性与 G 蛋白、F 蛋白和 P 蛋白有很大的关系，前二者通过结合细胞表面的受体使病毒和宿主细胞膜融合，决定了该病毒的宿主范围和细胞嗜性，而 P 基因通过干扰细胞对干扰素的反应而决定了病毒的毒力。

M 蛋白为基质蛋白形成病毒外膜的一部分。

3. 形态学基本特征与培养特性　亨德拉病毒的超显微结构具有副黏病毒的特征，病毒颗粒呈多晶体排列，从球形到丝状，形态各异，病毒形态见图 13-10，病毒粒子大小不均（38～600nm），核蛋白呈螺旋对称。和其他副黏病毒不同的是该病毒表面有两个分别为 15nm 和 18nm 的突起。

亨德拉病毒的体外培养比较容易，可以在多种哺乳动物的原代和传代细胞系中增殖，包括 Vero、MDCK、BHK、RK13、LLC-MK2 和 MRC5 等。通常情况下用 Vero 细胞来进行病原增殖，感染细胞的病变特征是形成合胞体，细胞染色后观察，可见在细胞核和胞质中存在数量不等的包含体。

该病毒也能适应于鸟、爬行动物、两栖动物和鱼的衍生细胞以及鸡胚内。

4. 理化特性　亨德拉病毒虽然致病力强，但是对理化因素的抵抗力不强，离开动物体后不久即死亡。亨德拉病毒由于其具有囊膜，故易被脂溶剂灭活。一般的消毒剂和高温容易将其灭活。在澳大利亚暴发亨德拉病时，对人和马的血清经 56℃ 保温 30min 后，再用含 0.5％ 吐温-20 和 0.5％ Triton-X100 的 PBS 5 倍稀释，病毒即失去感染性。

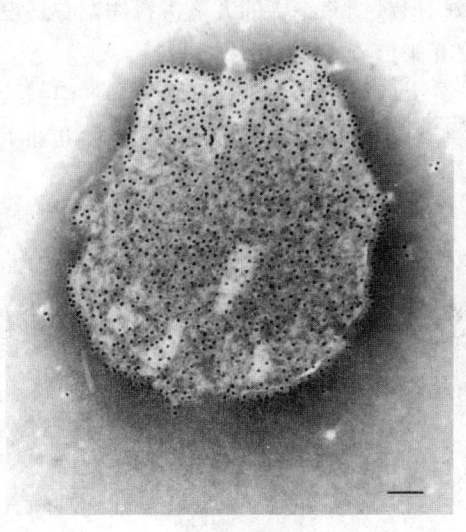

图 13-10　金标亨德拉病毒（标尺＝100nm）
〔引自 Microbes and Infection，3，Alex D. Hyatta，Sherif R. Zakib，Cynthia S. Goldsmithb，et al，Ultrastructure of Hendra virus and Nipah virus within cultured cells and host animals，297-306，Copyright Elsevier（2001），经 Elsevier 授权〕

（二）流行病学

在 1994 年和 1995 年，对昆士兰的 229 家马场进行的血清学调查结果显示，近 4 000 匹马血清中和抗体均为阴性。1995 年对布里斯班主要地区的 500 只猫血清和 40 余种野生动物 5 000 余份血清进行的血清学调查，也未检测到亨德拉病毒抗体。1996 年 3 月首次从黑狐蝠的血清中发现阳性结果。在昆士兰广泛分布的 4 种狐蝠的血清中也检测到亨德拉病毒抗体。之后的调查显示在澳大利亚东部上述 4 种狐蝠有 20％ 以上携带亨德拉病毒抗体，并可从上述 4 种狐蝠中的 3 种胎儿组织和血液中分离到病毒。此外，在澳大利亚中北部的达尔文地区以及东南部的墨尔本地区也发现了血清学阳性狐蝠。

虽然对亨德拉和麦凯地区亨德拉病毒感染马的方式尚不完全清楚，但与这两个地区的狐蝠繁殖季节有关，在感染的蝙蝠尿液、流产胎儿或分泌物中均可检测到病毒。

1. 传染来源 狐蝠科的果蝠（Fruit bats）被认为是该病毒的自然宿主。在澳大利亚开展的一次大规模血清流行病学调查中发现，黑果蝠（*Pteropus alecto*）、灰首果蝠（*Pteropus poliocephalus*）、小红果蝠（*Pteropus scapulatus*）和眼镜果蝠（*Pteropus conspicillatus*）亨德拉病毒抗体阳性，并且可以在这些果蝠的胎儿组织和血液中分离到该病毒。可以认为，这 4 种果蝠既是亨德拉病毒的保毒者，也是传染源。另外，巴布亚新几内亚北海岸的马丹的两种蝙蝠（*Dobsonia moluccensis* 和 *Pteropus neohi bernicus*）以及摩斯比港及新不列颠的 4 种蝙蝠（*Dobsonia andersoni*、*Pteropus capistratus*、*Pteropus hypomelanus* 和 *Pteropus admiralitatum*）也检测到亨德拉病毒抗体。

2. 传播途径 该病毒的传播途径尚不完全清楚。Bauker 2003 年报道，寄生在澳大利亚狐蝠的一种多毛硬蜱可能和该病毒从狐蝠传播到马和其他动物有关。

虽然马和马之间的传播在实验室中没有被确认，但是在亨德拉病毒的自然暴发期间，马与马之间似乎有相互传播的迹象。感染马不能将亨德拉病毒传播给猫，而感染猫却可以将病毒传播给马。猫与猫之间的传播只见于同一厩养的动物。感染动物如马、猫的肾脏、膀胱和尿液中均能分离到该病毒，且尿液中的滴度很高，所以认为尿液是感染动物排毒的主要途径，摄食被尿液污染的饲料可能是重要的传播方式。

亨德拉病毒可以通过黑狐蝠垂直传播，黑狐蝠也能被感染，但不发病。有的蝙蝠可被作为宠物饲养，但对饲养蝙蝠的人员进行的调查却没有检测到亨德拉病毒 抗体。迄今尚未发现节肢动物作为生物媒介来传染本病的证据。

人感染主要是因为接触病马的组织或体液所致，到目前还没有发现人与人之间传播的证据。

其他可能的传播方式有流产胎儿和生殖道排泄物。

3. 易感动物

（1）自然宿主 目前怀疑黑狐蝠是该病毒的天然宿主，由黑狐蝠传染给马，人密切接触感染马后被感染发病。迄今为止，马是唯一能被自然感染的家畜。

（2）实验动物 猫、豚鼠和小鼠可以被试验感染并发生致死性疾病。试验用鼠、野鼠、兔、犬和鸡接种亨德拉病毒后不产生有临床症状的疾病，但兔子出现血清学转化，其不能引起病毒复制的原因尚不清楚。

（3）易感人群 人感染主要是因为接触病马或其分泌物所致，所以与病马有接触史的人是高危人群。

（4）流行特征 流行病学研究结果显示，本病的暴发时间和果蝠的繁殖季节有一定联系。

（5）发生与分布 该病目前仅在澳大利亚暴发过，除昆士兰地区，澳大利亚的东部发现有 20% 以上的狐蝠携带亨德拉病毒抗体，在澳大利亚中北部的达尔文地区以及东南部的墨尔本地区均发现血清学阳性狐蝠。除此之外，在巴布亚新几内亚北海岸的马丹、摩斯比港及新不列颠均发现了亨德拉病毒血清阳性的蝙蝠。

迄今为止，我国没有开展亨德拉病毒监测，也没有亨德拉病毒感染报道。

（三）对动物与人的致病性

1. 对动物的致病性 自然感染马的潜伏期通常为 8~11 天，最长为 16 天。发病过程很急，从出现症状到死亡通常为 1~3 天。初期，患马表现为厌食和沉郁，体温升高达 41℃，呼吸快速、浅表，出汗，黏膜充血，站立不稳，共济失调，头部明显肿胀。晚期因血管损伤，可见鼻腔和口腔有大量黄色泡沫液体排出。如病毒损伤了肺部和脑部，可导致出现犬瘟热和麻疹样症状。尸检可见肺极度充血、水肿。病理学检查可见肺充满了大量液体。血管严重变性，且内皮细胞有合胞体形成。

豚鼠试验接种亨德拉病毒可导致全身性血管疾病而死亡。7~12 天出现呼吸困难，发病后 24h 死亡。尸检表现为尸体发绀，胃肠道充血、水肿。组织学病变主要在动脉和静脉，毛细血管无病变，肾、淋巴结、脾脏、胃肠道、血管和骨骼肌有病变。

猫接种后表现的症状和马相似，为抑郁伴有发热，呼吸困难，频率加快，步伐加速，从出现症状后24h内死亡。其特点是广泛性的血管疾病，尤其是肺部严重水肿，伴有不同程度的充血、出血和坏死、胸腔积水，胃肠道、淋巴结和血管水肿。

黑果蝠皮下接种该病毒，出现亚临床症状而产生抗体。

2. 对人的致病性 人感染亨德拉病毒表现为严重的流感样症状，发病初期有显著的呼吸道症状，伴有发热和肌痛。有的出现神经症状，常表现为急性脑炎。

（四）诊断

1. 临床诊断 根据人和动物有无接触病原的经历，结合亨德拉病的特征性临床症状及病理变化可初步确诊。但由于该病与其他一些疾病如中毒、急性细菌感染、巴氏杆菌病、炭疽、马病毒性动脉炎、军团菌病、非洲马瘟等出现一些类似的临床特征，易造成误诊，所以确诊必须通过血清学方法和病原学检查。

2. 实验室诊断

（1）病毒分离 由于亨德拉病毒感染人群的途径未明及缺乏有效的疫苗，因此在采集病料和血样时，要做好安全防护。病毒的分离需要在生物安全水平四级实验室中进行且需要最高安全程序。用于实验室诊断的样品最好是采集于尸检动物的肺、肾和脑以及发病初期动物的血样。同时本病毒对环境因素较敏感，因此最好在低温条件下储藏和运输。

亨德拉病毒在 Vero 等细胞中培养增殖后引起细胞病变效应，形成典型的合胞体。在电子显微镜下观察，可见典型的病毒粒子结构特征，特别是具有双绒毛样纤突。

（2）特异性检测

1）电子显微镜检查 亨德拉病毒在细胞培养物中的效价可达 10^8 PFU/mL，可通过电镜和免疫电镜来观察培养物中的病毒结构、其他超微结构和抗原反应。

2）RT-PCR 鉴定 对于组织、脑脊（髓）液、细胞培养物，可通过巢式 PCR 来扩增 M 基因及其他相对保守的基因。澳大利亚的疾病控制与预防中建立了亨德拉病毒的诊断性 PCR，该方法扩增 N 基因，对扩增阳性片段进行序列测定分析，以此来做出判断。另外，Smith 等（2001）针对亨德拉病毒 M 基因建立了实时荧光定量 RT-PCR 方法，可在接到标本后 4h 内得到检测结果。

3）抗原检测 主要有间接 ELISA、免疫荧光试验、免疫组化等。其中免疫组化是诊断亨德拉病毒最有效的方法之一，对于甲醛固定的组织，比较安全，且可对原始材料进行回顾性调查，可以对肺脏、纵隔淋巴结、脾脏、肾脏组织进行免疫组化试验，对于怀孕动物还应当包括子宫、胎盘和胎儿组织。

（3）抗体检测 间接免疫荧光试验、免疫印迹试验、ELISA 和血清中和试验。

（五）防制措施

1. 预防 开展动物流行病学监测，掌握我国野生动物（如蝙蝠）和家畜（如马）中是否存在自然感染及其分布特点；采取严格的预防措施，控制好传染源，如加强进出口马的检疫；捕杀病马，焚烧深埋，对家畜舍彻底消毒等。切断传播途径，采用隔离措施封锁疫区，不让易感动物接触传染源，同时进行疫区动物血清学调查，找出传染源和传播途径。目前，尚未有用于人与动物免疫预防的疫苗。

2. 治疗 对人和动物的亨德拉病毒感染，没有很好的治疗方法。临床上主要采用支持疗法，患者病毒感染早期使用病毒唑有一定作用。Bonaparte 等发现 F 蛋白的 C 端高度保守的 7 肽重复序列在化学修饰后（酰胺化、乙酰化、通过聚乙二醇连接）提高了该短肽的可溶性和产量、延长了半衰期，修饰后的该短肽可以抑制该病毒和细胞膜的融合。

（六）公共卫生影响

2006 年在距离旅游胜地布里斯班市 70km 远的一个小镇，一匹马因感染亨德拉病毒而死亡。消息一经传出立即引起了不小的恐慌。

亨德拉病毒可由狐蝠传播，狐蝠属于翼手目中的大蝙蝠亚目狐蝠科狐蝠属，它们不使用回声定位。

迄今为止，我国共纪录有11种果蝠（其中4种属于狐蝠属）。在过去的40年里，共从蝙蝠分离到约40多种病毒，这些病毒中相当一部分属于人与动物共患病病毒，因此，有必要加强狐蝠行为生态学及其与病毒关系的研究。

为什么亨德拉病毒突然出现？如何从果蝠传染到马？对不同的宿主为什么产生的临床症状明显不同？与果蝠接触的人血清学并非阳性，而人感染则是和感染马密切接触，其传播途径怎样？人能否产生潜伏性感染？这些问题均待研究。

为适应国际防扩散和反恐需要，我国制定并实施了一系列与大规模杀伤性武器及其运载工具相关行政法规，并依法实施了严格管理。2006年9月1日起我国商务部发布了"生物两用品及相关设备和技术出口管制清单"，将亨德拉病毒和尼帕病毒列入管制名单。

（张艳宇　吕茂民　章金刚）

◆ 参考文献

金宁一，胡仲明，冯书章. 2007. 新编人兽共患病学［M］. 北京：科学出版社：121 - 130.

俞东征. 2009. 人兽共患传染病学［M］. 北京：科学出版社：865 - 875.

Andrejeva J，Childs KS，Young DF，et al. 2004. The V proteins of paramyxoviruses bind the IFN-inducible RNA helicase, mda - 5, and inhibit its activation of the IFN-beta promoter. Proc Natl Acad Sci，USA，101 (49)：17264 - 17269.

Barker SC. 2003. The Australian paralysis tick may be the missing link in the transmission of Hendra virus from bats to horses to humans. Med Hypotheses 60 (4)：481 - 483.

Bonaparte MI，Dimitrov AS，Bossart KN，et al. 2005. Ephrin-B2 ligand is a functional receptor for Hendra virus and Nipah virus. Proc Natl Acad Sci，USA，102 (30)：10652 - 10657.

Bossart KN，Broder CC. 2006. Developments towards effective treatments for Nipah and Hendra virus infection. Expert Rev Anti Infect Ther，4 (1)：43 - 55.

Bossart KN，Mungall BA，Crameri G，et al. 2005. Inhibition of Henipavirus fusion and infection by heptad-derived peptides of the Nipah virus fusion glycoprotein. Virol J，18 (2)：57 - 63.

Chan YP，Koh CL. ，Lam SK. 2004. Mapping of domains responsible for nucleocapsid protein - phosphoprotein interaction of henipaviruses. J of Gen Virol，85 (4)：1675 - 1684.

Eaton BT，Broder CC，Wang LF. 2005. Hendra and Nipah viruses：pathogenesis and therapeutics. Curr Mol Med，5 (8)：805 - 816.

Guillaume V，Lefeuvre A，Faure C，et al. 2004. Specific detection of Nipah virus using real-time RT-PCR (TaqMan) . J Virol Methods，120 (2)：229 - 237.

McCormack JG. 2005. Hendra and Nipah viruses：new zoonotically-acquired human pathogens. Respir Care Clin N Am，11 (1)：59 - 66.

Meulendyke KA，Wurth MA，McCann RO，et al. 2005. Endocytosis plays a critical role in proteolytic processing of the Hendra virus fusion protein. J Virol，79 (20)：12643 - 12649.

Pager CT，Dutch RE. 2005. Cathepsin L is involved in proteolytic processing of the Hendra virus fusion protein. J Virol，79 (20)：12714 - 12720.

Rodriguez JJ，Cruz CD，Horvath CM. 2004. Identification of the nuclear export signal and STAT-binding domains of the Nipah virus V protein reveals mechanisms underlying interferon evasion. J Virol，78 (10)：5358 - 5367.

Rodriguez JJ，Horvath CM. 2004. Host evasion by emerging paramyxoviruses：Hendra virus and Nipah virus v proteins inhibit interferon signaling. Viral Immunol，17 (2)：210 - 219.

Rodriguez JJ，Wang LF，Horvath CM. 2003. Hendra virus V protein inhibits interferon signaling by preventing STAT1 and STAT2 nuclear accumulation. J Virol，77 (21)：11842 - 11845.

第五节　禽副黏病毒属病毒所致疾病

新　城　疫

新城疫（Newcastle disease，ND）又称亚洲鸡瘟，是由新城疫病毒引起的一种急性、接触性传染病，是世界动物卫生组织规定的 A 类烈性动物传染病，我国将其定为一类传染病。本病主要侵袭鸡和火鸡，也能感染其他禽类，偶尔感染人和部分哺乳动物。人类主要通过接触病禽或禽用活病毒疫苗而感染，临床主要表现为结膜炎，部分病例可出现轻度流感样全身症状。禽类主要经呼吸道和消化道感染，主要病理变化为呼吸道、消化道黏膜充血和点状出血，病程及死亡率因病毒的毒力不同而有很大差异。新城疫最早于 1926 年发生于印度尼西亚的爪哇和英国的新城，1927 年英国 T. M. Doyle 首次从病禽中分离到病毒，并将其命名为新城疫。目前该病已广泛流行于世界许多国家。我国 1935 年开始有本病流行，1948 年分离到病毒。

（一）病原

1. 分类地位 新城疫病毒（*Newcastle disease virus*，NDV）在分类上属副黏病毒科（Paramyxoviridae）、禽副黏病毒属（*Avianpadnavirus*）。目前，由禽分离的副黏病毒共有 APMV1～APMV9 共 9 个血清型，新城疫病毒属于 APMV1，只有一个血清型，但采用中和试验和单克隆抗体可以发现毒株间存在抗原性差异。新城疫病毒与从火鸡等鸟类分离的 APMV2 有交叉反应，有几种不同的基因型，对禽类表现出不同毒力和致病性。以病毒接种鸡后造成疾病的严重程度或者接种鸡胚后的致死时间为标准，可以按病毒的毒力分成缓发型（弱毒力）、中发型（中等毒力）和速发型（强毒力），各毒株有不同组织嗜性，如嗜内脏、嗜神经、嗜肺等。

2. 形态学基本特征与培养特性 成熟病毒颗粒直径为 100～300nm，有囊膜的病毒通常呈圆形，囊膜不完整时也可呈长丝状。核衣壳呈螺旋对称，直径约 17nm。病毒囊膜上有两种长约 8～12nm 的糖蛋白纤突，分别是血凝素神经氨酸酶（HN）和融合蛋白（F），令新城疫病毒具有血凝素（HA）和神经氨酸酶活性，能刺激宿主产生血凝抑制和病毒中和抗体。此外，加上大蛋白（L）、基质蛋白（M）、磷蛋白（P）和核蛋白（NP），构成新城疫病毒 6 种结构蛋白，其中 L、NP 和 P 称囊膜蛋白。新城疫病毒基因组为单股负链 RNA，长约 15kb。基因组顺序为 $3'$ - Leader - NP - P - M - F - HN - L - trailer - $5'$。

新城疫病毒能在鸡胚中生长，鹅和鹌鹑胚也有易感性。通常采用 9～10 日龄鸡胚，经尿囊腔接种后，培养 1～5 天后鸡胚死亡，胚体全身出血或充血。该病毒可以用鸡组织细胞（常用鸡胚成纤维细胞）、兔、猪、犊牛和猴肾细胞及 HeLa 细胞等多种细胞来培养，毒力强的毒株不需要添加胰酶即可生长，低毒力毒株需要添加胰酶才能良好生长。新城疫病毒感染人黑色素瘤细胞见图 13 - 11。

3. 理化特性 新城疫病毒对环境中理化因素的抵抗力较强。病毒在 pH2～12 的环境下，作用 1h 不受影响。病毒在 100℃ 1min、60℃ 30min、55℃ 45min 或阳光直射 30min 可被灭活，37℃ 可存活 7～9 天，4℃ 存活数周，－20℃ 存活数月，－70℃ 可稳定保存数年。病毒在鲜蛋中经数月、冻鸡中经数年仍可存活。新城疫发生后数周，仍能从鸡舍污染物、蛋壳、羽毛中分离到病毒。

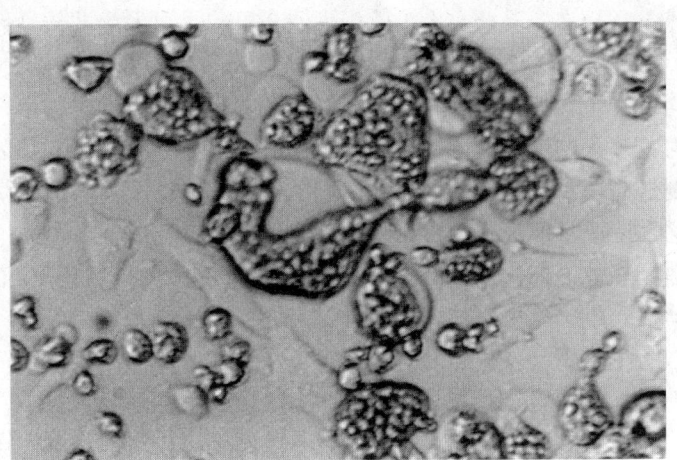

图 13 - 11 新城疫病毒感染人黑色素瘤细胞形成合胞体

［引自 Journal of Clinical Virology, 16, Joseph G. Sinkovics, Joseph C. Horvath. Newcastle disease virus（NDV）：brief history of its oncolytic strains. 1 - 15, copyright Elsevier（2006），经 Elsevier 授权］

病毒对化学消毒剂的抵抗力不强，5% 漂白粉、2% 烧碱、抗毒威等经 5～20min 可杀灭病毒，但在有机物存在的条件下，需延长到 30min 以上。大多数去垢剂如酚等能迅速使之灭活，鸡舍、孵化器等消毒常用 0.1% 福尔马林。

（二）流行病学

1. 传染来源 鸟类是病毒的储藏宿主，推测该病毒最初来源于东南亚的野禽，因为该病最早于 1926 年在印度尼西亚的家禽中暴发。此时的病毒不易适应家禽，此后病毒与宿主的关系发生变化，现在家禽已成为新城疫病毒的主要宿主。病禽、带毒禽是本病主要的传染来源。病禽和潜伏期禽的口鼻分泌物、排泄物和所产禽蛋也含有病毒，康复的带毒禽可造成本病持续流行。鸡很少成为长期带毒者，但火鸡的带毒时间较长。病毒污染的用具、工作人员的衣服和手都是传染来源。病死禽处理不当可造成本病扩散。野鸟在本病的传播中有一定意义。

人感染新城疫病毒的主要来源是禽及禽产品，此外还有实验室的病毒培养物。本病尚无从人到人传播感染的报道。

2. 传播途径 本病在养禽场内主要通过直接和间接接触传播。本病的传播途径主要是呼吸道，其次是消化道和眼结膜，病毒首先在呼吸道、消化道中增殖，随后分布到全身各组织器官。在鸡群中主要为气溶胶传播，病禽呼出病毒，被健康禽吸入后感染；其次是通过污染的饮水和饲料等经口传播；也可通过直接接触感染，或通过接触污染的用具、工作服等间接传播；病毒也可通过损伤的皮肤和黏膜、活媒介物叮咬而侵入。接种中等毒力疫苗株的禽，可经粪便排毒15～19天，这也是一种传播方式。

人类主要通过接触病、死禽和禽用活病毒疫苗而感染。在禽类屠宰场和实验室，主要是吸入气溶胶或用污染的手揉眼睛而感染；在养禽场，可以在使用冻干疫苗和气雾免疫的过程中感染。

3. 易感动物

(1) 自然宿主 研究表明，鸟类50个目中的27个目超过240种禽类可以感染新城疫病毒。但本病自然感染病例多见于鸡和火鸡。鸡高度易感，野鸡、珍珠鸡、雉鸡次之；鸭、鹅及其他鸟类如鸽、孔雀、燕八哥、鹦鹉、乌鸦、鹌鹑等可以带毒；水禽敏感性较低；哺乳动物有抵抗力；人偶尔感染。有研究表明，病毒毒力越低，侵袭宿主范围愈广，无论强毒和弱毒均有感染人类导致发病的报道。1978年在中东地区发现的鸽副黏病毒Ⅰ型，曾在此后多年中造成欧美地区鸽新城疫流行。1994年以来，欧洲地区先后发现多次鹦鹉感染新城疫病毒。

(2) 实验动物 人工感染可使仓鼠和小鼠发生非传染性脑炎，脑内接种猪和恒河猴，引起脑膜炎。

4. 流行特征 本病的流行形式多样，可以是散发或大面积流行，流行无明显的季节性，一年四季均可发生，但以春末和秋末天气变化较为剧烈时发生较多。流行状况主要与禽群的抗体水平、病毒的毒力、鸡只的流动情况、适于病毒存活及传播的环境条件等因素有关。例如疫苗免疫失败、禽舍的氨气浓度过高使禽群抵抗力下降、引进了带毒禽混群饲养，以及病、死禽和带毒禽处理不当造成环境污染等，均是造成本病流行的常见因素。鸡群中发生流行时，往往开始时死鸡不多，但此时病毒已在群体中传播，多数个体尚处于潜伏期中，此后4～6天内，发病率和死亡率急剧升高。易感群体感染强毒后，传播迅速，病死率可达90%以上。

免疫鸡群发生感染后，常表现为亚临床或非典型症状，发病率和死亡率较低，主要表现为呼吸道或神经系统症状，产蛋下降。

人感染该病有职业倾向，偶尔散发于禽类屠宰加工厂操作人员、畜牧兽医技术人员和有关实验室的工作人员。

5. 发生与分布

(1) 世界性分布情况 禽类新城疫的发生非常普遍，呈世界性广泛分布。自1926年首次在印度尼西亚发现本病以来，世界各地在短时间内相继发现。目前世界各地均有发生，2002年以来，在亚洲、非洲、美洲、欧洲和大洋洲均有报道，造成巨大经济损失，尤以亚洲为甚。在部分发达国家，由于采取措施得力，已控制或消灭了该病。在经济欠发达国家和地区，由于疫病控制条件、原始饲养模式等原因，该病的流行依然普遍。

(2) 我国的流行状况 我国于1935年在河南首次发现该病，此后在四川、上海、广西先后发现该病，到20世纪50年代已呈全国流行状态，30多个省（自治区、直辖市）都有发生和流行。其后的数十年间，由于疫苗的推广应用，以及采取了综合防治措施，该病逐渐减少，呈散发状态。但近10年来，我国新城疫的流行出现新的特点，表现为非典型性新城疫，其症状与典型性新城疫存在一定的差异，而且多发生在已经进行了新城疫疫苗接种的鸡群。除此之外，近年来还出现了高致病性新城疫，主要特征是潜伏期短、发病急、传播快、死亡率高。出现这种情况的原因，有的学者认为，是目前在我国流行的新城疫毒株主要是以基因Ⅶ型为主，同时也有基因Ⅵ、Ⅷ和Ⅸ型，但目前常用的新城疫疫苗为基因Ⅰ型和Ⅱ型，流行株与疫苗株在抗原性上可能会存在一定的差异，同时再加上新城疫毒株毒力的不断加强，会使现行疫苗的保护效力受到一定的限制和削弱。但也有人认为，新城疫的发生可能是由于某些场的免疫工作没做好或是其他因素所致。

有关人感染禽类新城疫病毒的报道很少，这可能与人感染后症状较轻、大多没有进行明确诊断有关。美国明尼苏达州某家禽屠宰厂曾暴发一次感染，90名工人中出现40个临床病例。以色列某农业学校食堂工作人员中曾出现17个病例，这些人均未接触过农场中的家禽。

（三）对动物与人的致病性

1. 对动物的致病性 病毒自然感染动物的潜伏期一般为3～5天，有时也可达到20天，这主要与病毒的毒力、病毒量和个体的抵抗力有关。根据病程长短和临床表现该病可以分为最急性、急性、亚急性（慢性）三种类型。

（1）最急性型 突然发病，常无任何症状突然死亡，死亡率高达90%，多见于雏鸡。少数鸡可存活，发生麻痹、震颤等神经症状。

（2）急性型 发病迅速，体温升高，精神沉郁，食欲减退，呼吸困难，咳嗽气喘，产蛋下降或停止。嗉囊胀满，充满酸臭气体，口鼻分泌物多，病鸡摇头、吞咽、张口呼吸，黄白或黄绿色下痢。有的病鸡出现神经症状，表现为麻痹、共济失调、转圈运动、头颈后仰或扭曲。成年鸡的死亡率变化较大，青年鸡死亡率常达50%以上。

（3）亚急性（慢性）型 发病和传播较慢，初期症状类似急性型，呼吸道症状较轻，病鸡食欲下降，产蛋量减少或停止，但多数可以恢复。病程较长（1～3周），死亡率一般不超过5%。

除了以上三种疾病类型外，有时还会发生隐性感染。常无明显症状，但并发其他感染时亦能引起死亡。

2. 对人的致病性 人对各种致病型的新城疫病毒均易感，感染后的潜伏期一般为1～2天，长的可达4天。临床常见结膜炎，结膜充血，结膜下组织水肿，角膜较少发生病变，流泪、疼痛，多为单纯性结膜炎，很少出现全身症状，通常1周可以自行痊愈，无后遗症。有时见轻度流感样的症状，持续3～4天，包括轻度发热、畏寒、头痛、咽炎及全身不适等，这种感染多见于接触病毒气溶胶之后。患者较少出现呼吸道症状。

本病未见人之间传染的病例。

（四）诊断

1. 动物的临床诊断

（1）群体临床检查 首先作静态检查，让禽群处于静止状态，观察营养状况、精神状态、呼吸、粪便、鼻及口腔分泌物有否异常。然后观察禽只运动状况，有无跛行、共济失调、痉挛等异常现象。检查中重点注意以下情况：①精神沉郁或无任何症状而死亡；②体温升高、食欲减退、精神委顿、产蛋减少或停止；③口腔和鼻腔分泌物增多，嗉囊胀满；④呼吸困难、喉部发出"咯咯"声（晚间较明显）；⑤下痢，粪便成绿色；⑥偏头转颈，作转圈运动或共济失调。

若发现疑似病例，进一步作病理解剖检查。

（2）病理解剖检查 对临床疑似病例，应全部或抽样解剖，依据下述病变作出初步判断：①口腔、咽喉部有黏液，咽部黏膜出血；②腺胃乳头肿胀，挤压后有豆腐渣样坏死物流出，乳头有散在的出血点；③肌胃角质下层有条纹状或点状出血，有时见不规则溃疡，腺胃与肌胃交接处有出血斑、出血条；④小肠前段有大面积散在出血点，或肠黏膜有纤维性坏死并形成假膜，假膜下出现红色粗糙溃疡；⑤盲肠和直肠皱褶处有出血，盲肠扁桃体（淋巴滤泡）出血坏死；⑥气管黏膜充血、出血，气管内有黏液；⑦心冠脂肪、心耳外膜及心尖脂肪上有针尖状小出血点。

2. 人的临床诊断 人感染新城疫病毒的情况并不常见，临床上首先要判断是否有感染新城疫病毒的可能性，这主要指是否接触过新城疫病、死禽和禽用活病毒疫苗，是否为从业人员等。人感染新城疫病毒后，常见结膜炎，许多人不产生明显的血清抗体，因此必须进行病毒分离鉴定才能确诊。

3. 实验室诊断 禽类疑似或临床及解剖检查初步诊断为新城疫，需进一步进行实验室检验确诊；新城疫需注意与禽流感、传染性支气管炎、传染性喉气管炎和巴氏杆菌病等作鉴别诊断。

实验室诊断可依据国家有关标准进行，包括病毒分离鉴定试验和用于免疫抗体监测的血凝抑制试验。常用多克隆血清血凝抑制试验鉴定病毒，单克隆抗体可以用于鉴定病毒的抗原群，寡核苷酸探针和RNA指纹图谱分析可以用来鉴别毒株。鉴别病毒的毒力需要测定鸡胚平均死亡时间（MDT）、雏鸡脑内接种致病指数（ICPI）或静脉接种致病指数（IVPI）。采用RT-PCR方法扩增病毒的F蛋白基因，通过测定核苷酸序列，分析F蛋白裂解位点的碱性氨基酸数量，可以推测病毒的毒力。

怀疑人感染新城疫病毒时，必须进行病毒分离鉴定才能确诊。可采集患病眼结膜的冲洗液，有时也可用鼻咽分泌物、唾液或尿液接种鸡胚、易感鸡或细胞进行病毒分离。对人的血清学诊断，可采用中和试验、血凝抑制试验或琼脂凝胶沉淀试验，检测并比较急性期和发病后2～3周的血清抗体。

（五）防制措施

1. 禽类的防制措施

（1）平时采取的综合性措施 预防和控制新城疫，必须采取综合防治措施。主要包括以下几个方面：

1）杜绝传染源 杜绝病毒进入易感群体是最根本的预防措施，平时要严格执行卫生防疫制度和检疫制度，防止带毒禽或污染的物品进入易感群，禁止从疫区引进幼雏、种蛋、饲料等。引进家禽要隔离检疫并进行预防接种，确保引进的是健康禽。加强禽群的疫病监测。

2）切断传播途径 提倡在场内或较小的区域自繁自养，并对种群、育雏、育成和孵化严格分区。肉用鸡场可以采用全进全出的饲养模式，有利于在进鸡前和出鸡后进行彻底消毒。建立完善的消毒制度，装备有效的消毒设施，对进出场、饲养区的人员、车辆、用具等要执行严格的消毒制度。

3）减少易感禽 通过免疫接种提高禽群的特异免疫力，是防治新城疫的关键措施之一。应根据当地的疫病流行情况、本场的饲养防疫状况、禽的品种和母源抗体状况来确定合适的疫苗和免疫程序。定期检查免疫抗体水平，确保禽群保持较高的免疫抗体。此外，通过加强饲养管理措施，提高禽群的非特异免疫力，减少其他病原感染，也可减少发病。

（2）免疫预防与治疗

1）疫苗的种类 新城疫疫苗分为活疫苗和灭活疫苗两大类。活疫苗包括中等毒力的 I 系苗和弱毒的 II、III、IV 系苗。I 系苗主要用于雏鸡的加强免疫，II、III、IV 苗用于日龄较小雏鸡免疫。

2）免疫方式 新城疫疫苗的接种方式很多，要根据实际情况和疫苗种类选用。滴鼻点眼法可用于各种新城疫疫苗，产生抗体均一，免疫效果好于饮水，但费时费力；饮水适用于 IV 系苗和克隆化弱毒苗，省时省力，但一次免疫产生的抗体不均匀；气雾免疫适用于 II 系苗，对大群免疫操作方便，免疫效果优于滴鼻点眼和饮水免疫，但禽群中存在慢性呼吸道疾病不能使用；刺种和注射免疫适用于 I 系苗和灭活疫苗，免疫效力好，但操作费时费力，应激较大。

3）免疫程序的制定 科学的免疫程序对免疫预防的成败至关重要，必须根据各场的情况来制定。需要考虑的因素包括：疫苗选择、接种方式、接种日龄和次数、母源抗体的影响、其他疫病及疫苗的影响等。

4）被动免疫与治疗 母源抗体可以保护雏鸡，抵抗强毒感染。在发病初期注射高效价的卵黄抗体，有一定治疗效果。

（3）发生疫病时采取的措施 禽群有疫病发生时，应立即采取下列紧急措施，防止疫情扩大。①采取隔离措施，报告兽医部门做出诊断，必要时上报政府部门采取封锁措施，限制移动或交易。②及时使用疫苗进行紧急接种。接种的顺序是从假定健康群到可疑感染群，再到发病群。也可先注射高免血清或卵黄抗体控制疫情发展，待疫情稳定后再接种疫苗。③宰杀的病禽、死禽及排泄物要彻底销毁，防止病毒污染环境，可采用深埋或焚烧的方式。④采取紧急消毒措施，防止病毒扩散。对场地、鸡舍、用具等，采用5%～10%漂白粉、2%烧碱溶液、抗毒威（按说明书）等消毒剂彻底消毒。

2. 人的防制措施 新城疫感染人主要与职业接触有关，从事养禽、屠宰、兽医等职业的人员应注意自身防护，尤其在有禽新城疫发生时。从事相关实验室工作的人员，应当注意避免形成气溶胶，避免手触及眼睛。为禽类接种活疫苗的人员，可以使用面具来降低经眼和呼吸道感染的风险。此外，改变人禽混住的庭院饲养模式和私宰活禽的生活习惯，也可降低接触概率和感染的风险。

人发生新城疫时一般1～2周自愈，不需要特别治疗。严重时可使用广谱抗生素、磺胺药等防治继发细菌感染。

（六）公共卫生影响

新城疫主要感染禽类引起发病和死亡，人类只是偶尔接触后感染，而且人类感染后的症状并不严重，因此，该病仅具有一定潜在的公共卫生意义，一般不会造成严重的公共卫生危害。但是，近年来新城疫流行病毒的毒力增强，再加上该病毒感染宿主的种类广泛，因此值得注意。

（王传彬）

◆ **我国已颁布的相关标准**

SN/T 0764—1999　出口家禽新城疫病毒检验方法
SN/T 1109—2002　新城疫微量红细胞凝集抑制试验操作规程
SN/T 1110—2002　新城疫病毒分离及鉴定方法
SN/T 1686—2005　新城疫病毒中强毒株检测方法　荧光RT-PCR法

◆ **参考文献**

邓定华，刘作臣，郭分，等.1993.人兽共患病学［M］.北京：蓝天出版社：201-205.
金宁一，胡仲明，冯书章.2007.新编人兽共患病学［M］.北京：科学出版社：345-357.
孔令辰，任涛.2005.当前我国新城疫的流行状况［J］.养禽与禽病防治，10：2-5.
魏荣，王志亮，徐江涛.2001.当前新城疫的国际流行状况及我们在防控中应注意的问题［J］.动物科学与动物医学，21（1）：6-7.
殷震，刘景华.1997.动物病毒学［M］.第2版.北京：科学出版社：736-749.
俞东征.2009.人兽共患传染病学［M］.北京：科学出版社：886-892.
I D J Alexander，R E Gough.1998.病毒性呼吸道传染病的研究进展——新城疫发生的现状及其最新研究进展（节译）［J］.吴延功.山东家禽，3：41-42.
Y. M. Saif.2005.禽病学［M］.苏敬良，高福，索勋，译.第11版.北京：中国农业出版社：66-92.
Bruce S. Seal，Daniel J. King，Holly S. Sellers. 2000. The avian response to Newcastle disease virus. Developmental and Comparative Immunology，24：257-268.
Capua，D J Alexander. 2004. Human health implications of avian influenza viruses and paramyxoviruses. European journal of clinical cicrobiology and infectious diseases，23（1）：1-6.
Charan S，Mahajan V M，Rai A，et al. 1984. Ocular pathogenesis of newcastle disease virus in rabbits and monkeys. Journal of comparative pathology，94（1）：159-163.
E. W. Aldous，D. J. Alexander. 2008. Newcastle disease in pheasants (Phasianus colchicus)：A review. The Veterinary Journal，175：181-185.

第六节　肺炎病毒属病毒所致疾病

呼吸道合胞病毒感染

呼吸道合胞病毒感染（Respiratory syncytical virus infection）是由呼吸道合胞病毒引起的以呼吸系统病变为特征的一种人与动物共患病。1956年Morris首次从患上呼吸道感染的黑猩猩体内分离到一株病毒，当时命名为猩猩卡他性鼻炎因子（CCA），称为猩猩鼻炎病毒（Sue）株。1957 年 Chanock 等从患下呼吸道疾病婴儿的分泌物中分离到同样的病毒。由于该病毒在组织培养中可使细胞发生特征性融合病变，故命名为呼吸道合胞病毒。本病具有明显的季节性，呈世界性流行。北美洲呼吸道合胞病毒流行以 A 型为主，我国近年以 B 型为主。

（一）病原

1. 分类地位　呼吸道合胞病毒（*Respiratory syncytical virus*，RSV）在分类上属副黏病毒科（Paramyxoviridae）、肺炎病毒属（*Pneumovirus*）。该病毒存在明显的抗原变异。根据分离株的反应模式可分为 A、B 两个抗原型。A 型又分为 A1～A6 亚型；B 型又分为 B1～B3 亚型。

2. 形态学基本特征与培养特性　在电镜下呼吸道合胞病毒颗粒呈不规则的表面粗糙的球形或丝状体（图 13 - 12），直径 300～500nm，基因组为不分节段的单股负链 RNA，有囊膜，能使感染细胞发生融合病变，但无血凝素和神经氨酸酶，缺乏血细胞凝集素、血吸附和溶血活性，囊膜内为直径约 13.5nm 的核衣壳，螺距 6.5nm。囊膜上有刺突，长 12～15nm，由两种糖蛋白所组成：一种为 G 蛋白（90kD），它能使呼吸道合胞病毒吸附于宿主细胞上导致感染开始；另一种为 F 蛋白，该蛋白被宿主蛋白酶切割成 F1（48kD）和 F2（26kD）两个片段后才具有活性，能引起病毒囊膜与宿主细胞膜融合，有利于病毒

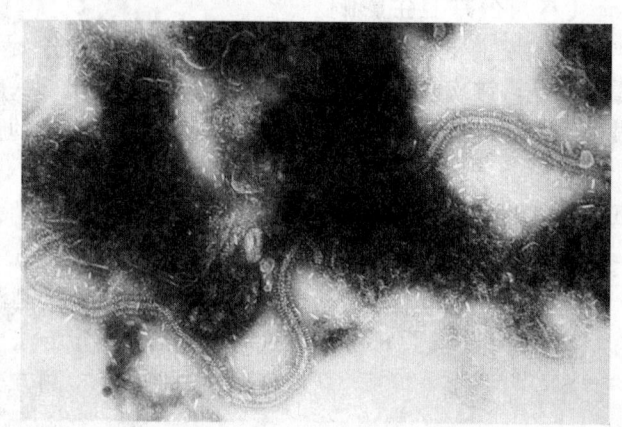

图 13 - 12　电镜下呼吸道合胞病毒粒子
（CDC/Dr. Erskine Paimer 供图）

穿入细胞，这可能在呼吸道合胞病毒感染的免疫病理中起主要作用。其刺突糖蛋白 F（F1＋F2）和 G 蛋白均可刺激机体产生抗体，但 F 蛋白的抗体较 G 蛋白的抗体中和作用强。根据 F、G 抗原性的不同，有人将呼吸道合胞病毒分成 A、B 两个亚型。G 蛋白的抗原变异性较 F 蛋白大，即使在同一亚型内的不同毒株间也存在差异。囊膜内为非糖基化的内膜蛋白，称为 M 蛋白，具有维持病毒结构和完整性的作用。

呼吸道合胞病毒能在原代人胚肾细胞、猴肾细胞、人胚肺二倍体细胞、Chang 肝细胞以及 Hela、Hep - 2、A549、KB、WI - 38 等细胞内增殖，出现细胞融合。但不同亚系的 Hela 和 Hep - 2 细胞对呼吸道合胞病毒的敏感性差异很大。病毒增殖周期约 14h。细胞病变的特点是形成融合细胞及胞质内嗜酸性包含体，苏木精-伊红染色可见胞质内形成包含体，但包含体内未证明有特异性病毒抗原存在。病毒接种 Hep - 2 细胞后可以形成蚀斑。培养温度为 33～35℃，静置或旋转培养均可。呼吸道合胞病毒不能在鸡胚中增殖，经过适应后可在 7～9 日龄小鼠体内增殖。

3. 理化特性　呼吸道合胞病毒对理化因素抵抗力较低，反复冻融易被灭活，对热不稳定，55℃ 5min 可使 90％的病毒灭活，37℃条件下可存活 24 h，室温下 2 天内病毒滴度可下降至 1％，但在 −70℃中可保存 2 年左右。对酸和脂溶剂敏感，病毒在 pH 3.0 条件下其感染性很快被破坏；0.1％脱氧胆酸钠、0.25％胰酶、乙醚、氯仿均可破坏其感染性。二价阳离子，如镁和钙、葡萄糖和蔗糖等，对呼吸道合胞病毒有保护作用。

（二）流行病学

1. 传染来源　呼吸道合胞病毒病人及带毒者是重要的传染源，感染病人排毒时间的长短与病情严重程度有关。患者在发病初期可大量排毒，排毒时间可持续 3 周以上。婴儿比年长者的排毒量大，下呼吸道感染比上呼吸道感染的排毒时间长。

患病动物和隐性感染动物是病毒的主要传播者。

2. 传播途径　呼吸道合胞病毒的传染性很强，主要经飞沫传播或直接接触传播。大量的气溶胶进

入眼睛和鼻腔最易导致感染，很少经口传播。通过间接与受污染的食具、患者的手或患者鼻分泌物污染的物品接触也可造成感染。其感染性与传播途径有关，经鼻内和眼结膜接触病毒最易发病。

3. 易感动物

（1）自然宿主　呼吸道合胞病毒的自然宿主是人、猩猩和牛。

（2）实验动物　呼吸道合胞病毒能感染许多动物，但仅在灵长目和大动物（如黑猩猩、猴、小羊、小牛）中出现临床症状。而实验动物（如小鼠、地鼠、豚鼠、田鼠、棉兔、雪貂及狒狒等）用呼吸道合胞病毒滴鼻后均可感染，但不出现症状。呼吸道合胞病毒脑内接种小鼠、可引起死亡。用组织培养法可从感染动物体内分离到病毒。小鼠是最常使用的动物模型，其人工感染发病症状、病理变化已经有大量研究，并被用于测试抗病毒药物的效能。

4. 流行特征　世界各地均有呼吸道合胞病毒感染流行，该病的流行呈明显的季节性，在温带地区冬季和早春高发。在热带地区，常在雨季发生流行。呼吸道合胞病毒感染暴发流行后可持续 2～5 个月。不同年龄段的人对呼吸道合胞病毒都易感，但以 2～6 月龄婴儿最为敏感，2 岁以后的儿童基本上都已经感染过。临床上，约 80% 呼吸道合胞病毒肺炎病例为 1 岁以内的婴儿。并发症在严重的呼吸道合胞病毒支气管炎中很常见，有研究表明，79% 就诊的呼吸道合胞病毒支气管或肺炎的婴儿有 1 种以上的并发症。

在我国，发生过多起呼吸道合胞病毒感染大面积流行。目前我国呼吸道合胞病毒感染有以下特点：① 感染仍主要在婴幼儿流行，随年龄增大发病率下降。② 南方感染多发生在春夏季节，北方多发生在冬春季节。③ 出现典型的临床类型——流行性喘憋性肺炎。可在短时间内出现数千乃至数万病例，发病急，喘憋重，可致部分患儿死亡。④ 医院内感染流行增多。⑤ 成人亦可感染，多数人仅出现轻微咽炎、普通感冒症状。成人急性下呼吸道感染多见于老年人和免疫损伤的人群。

呼吸道合胞病毒感染的流行常以 A、B 两型同时存在，并以其中一型为主。据报道，北美洲呼吸道合胞病毒感染流行以 A 型为主，我国和日本近年以 B 型为主。不同抗原型呼吸道合胞病毒感染的流行大多呈区域性、局灶性，而不是全国性或洲际性。

有关动物感染呼吸道合胞病毒的报道不多。

5. 发生与分布　由于地区不同，流行的季节周期性有一定差异。在温带（如英、美）的冬、春季节（常在 1～2 月份）为流行高峰，在热带地区为雨季流行。除亚热带外，在亚洲包括中国在内，流行高峰与西方类似。而在澳大利亚的悉尼和中国广州，流行高峰多在 7～8 月份。1992—1994 年，中国长春市儿童医院对 160 名怀疑是病毒性肺炎和毛细支气管炎以及 51 名上呼吸道感染患儿鼻咽分泌物中分离并鉴定出 96 株呼吸道合胞病毒。2003 年曾在中国香港发生由呼吸道合胞病毒感染引起的病毒性肺炎，造成 100 多人发病。出现发热、发冷症状，44 名受感染者中，2 人死亡。

据报道美国每年因患呼吸道合胞病毒感染住院的人数达 51 000～82 000 人次。在 2003 年 7 月至 2004 年 6 月期间，仅美国国家呼吸道和消化道病毒检测系统（NREVSS）发出的 172 247 份检测报告中，就有 21 236 份（12%）为呼吸道合胞病毒结果为阳性。

（三）对动物与人的致病性

1. 对动物的致病性　猩猩感染后可产生与人一样的上呼吸道临床症状。猴感染本病毒后，可引起肺炎，在肺和支气管都可以检到呼吸道合胞病毒抗原。Cobues 猴感染后 4～6 天，病毒繁殖方可达到高峰，并出现临床症状。地鼠和棉鼠对呼吸道合胞病毒较敏感，感染后，在其细支气管及肺可以检到病毒。在雪貂中病毒主要局限于肺泡上皮。呼吸道合胞病毒在小鼠中主要感染细支气管以下呼吸道上皮与肺泡上皮。

2. 对人的致病性　呼吸道合胞病毒感染与年龄关系密切，婴幼儿主要表现为严重下呼吸道感染，如毛细支气管炎和肺炎；较大年龄组儿童和成人则多表现为较轻的上呼吸道症状，与普通感冒相似。成年人感染后也可能出现中度呼吸道症状，尤其是老年人。

（1）呼吸道合胞病毒性毛细支气管炎　起病前先有上呼吸道感染症状，2～3 天后出现持续性干咳，婴儿有类似百日咳样咳嗽，低至中度发热，阵发性呼气性呼吸困难和喘憋。喘憋发作时有烦躁、鼻翼扇动、三凹征和发绀。肺部叩诊呈过度回响，听诊呼吸音减低，布满高调哮鸣音，一般无水泡音。当喘憋缓解时两肺常可听到少量中、细湿啰音。病情严重者可合并心力衰竭。

（2）呼吸道合胞病毒性肺炎　起病急。病初有鼻塞、流涕等上呼吸道症状，大部分患儿突然发生喘憋，故有"流行性喘憋性肺炎"之称。全身中毒症状明显，发热，体温可达39～40℃，持续4～5天，重者可达1周以上。咳嗽初为干咳，逐渐加重为阵发性剧烈咳嗽。中度及重度患儿有明显呼吸困难，表现为呼吸加速、呼气延长、鼻翼扇动、三凹征、呼气时呻吟、烦躁不安、口唇紫绀等。叩诊肺部有浊音，听诊两肺散在较多的中、细湿啰音。病情严重者可合并心力衰竭。

（3）呼吸道合胞病毒性上呼吸道感染　多见于年长儿童和成人。症状轻重不一，轻者仅有鼻塞、流涕、打喷嚏、咽部不适及轻咳，重者有发热、头痛、咽痛、乏力、胃纳减退。体检可见咽部充血。

呼吸道合胞病毒感染的转归与患儿年龄以及是否有基础疾病相关。早产儿、先天性心脏病、支气管炎和肺发育不全、慢性肺部疾患、免疫缺陷、近期器官移植或化疗者预后不良。感染大流行期间，病死者主要是3个月以下的婴儿。

（四）诊断

1. 动物的临床诊断　动物感染主要表现呼吸道症状。

2. 人的临床诊断　典型的呼吸道症状、特定的高发季节、高发人群（婴幼儿和儿童为主）是进行临床诊断的主要参考依据，临床检查主要依赖于对胸部X射线照片的观察，结合流行病史和实验室检查不难做出初步诊断。确诊则需依靠实验室方法检测。实验室确诊，对于一般的非住院病例不是必需的。诊断时要与其他可以引起肺炎的病毒相区别，包括副流感病毒、流感病毒、腺病毒、鼻病毒、肠道病毒以及肺炎支原体等。

3. 实验室诊断

（1）病毒分离　病毒分离培养是参考实验室使用的标准方法。鼻咽分泌物标本接种敏感细胞（如Hela或Hep-2细胞系），可分离呼吸道合胞病毒，用中和试验鉴定。临床症状出现前一周的病毒分离阳性率较高。现在多认为鼻咽抽吸采样法病毒检出率较高。由于呼吸道合胞病毒在细胞培养中生长缓慢，通常需5天以上才能做出诊断。病毒分离阳性标本可用免疫荧光法进行鉴定。

（2）免疫学诊断　用免疫学方法可检测病毒抗原或抗体。免疫荧光法检测患者鼻咽分泌物脱落细胞中的呼吸道合胞病毒抗原是世界卫生组织推荐的快速诊断方法。在胞质内发现特异性荧光可以确诊，该方法在呼吸道感染者呼吸道合胞病毒检出率为30%，特异性与PCR法一致。也有报道用免疫酶法检测鼻咽分泌物中的病毒抗原，但检出率低于免疫荧光法。此外，亦可检测血清IgM抗体，阳性率可达80%。

（3）RT-PCR诊断　用RT-PCR直接检测患者鼻咽分泌物中的呼吸道合胞病毒。RT-PCR还可对呼吸道合胞病毒进行分型，因此也是呼吸道合胞病毒分子流行病学调查的重要方法。目前，已经建立了同时检测多种病原的多重RT-PCR方法，便于进行鉴别诊断。

（五）防制措施

1. 动物的防制措施　预防本病应加强饲养管理，消除发病诱因，保持饲料和饮水清洁、卫生。对发病和出现疑似症状的动物应尽快隔离，进行治疗。

2. 人的防制措施

（1）预防　呼吸道合胞病毒主要是通过空气传播，亦可通过直接接触污染物传播。所以应做好病人的隔离工作，同时还应注意对患者使用过的呼吸机进行消毒，医务人员的手、口罩、窥镜等的清洗消毒。

已证明，血清中和抗体不能防止再感染，细胞免疫对防止再感染也无作用，呼吸道局部免疫起较为重要的作用。自20世纪60年代开始，国际上对不同种类的疫苗包括灭活疫苗、减毒活疫苗、基因工程疫苗、亚单位疫苗及核酸疫苗先后进行了研究。到目前为止还未研制出有效的呼吸道合胞病毒疫苗。

（2）治疗

1）利巴韦林　利巴韦林是以雾化吸入给药形式治疗严重呼吸道合胞病毒感染的核苷类广谱抗病毒药，目前仍是唯一用于临床治疗呼吸道合胞病毒感染的药物。最近研究表明，该药的抗病毒机制除了抑制磷酸肌苷脱氢酶和调节免疫外，还可通过 RNA 聚合酶结合于病毒基因组中，导致病毒基因组出现致命的基因突变，直接产生抗病毒效应。

2）免疫球蛋白　静脉注射免疫球蛋白给易感婴幼儿和患儿，对呼吸道合胞病毒感染均起到一定的保护作用。由于免疫球蛋白中的呼吸道合胞病毒中和抗体滴度变化较大，现改用静脉注射经纯化的特异性呼吸道合胞病毒 IgG。对呼吸道合胞病毒所致下呼吸道感染的患儿和伴有先天性心脏病、支气管肺发育不良、免疫缺陷、新生儿、早产儿或伴有其他严重疾病的高危儿，应用呼吸道合胞病毒 IgG 具有很好的保护作用。已经投入使用的免疫球蛋白制品包括来源于人血清的呼吸道合胞病毒- IGIV 和人源化单克隆抗体制剂 Palivizumab，后者更加安全高效。目前，性能更好的单克隆抗体制剂 MEDI－524 已经进入Ⅲ期临床试验阶段。

3）干扰素　临床上可在病毒未经培养或血清学鉴定之前即开始使用干扰素。给药方法包括肌内、静脉、皮下注射，雾化吸入和滴鼻。已证明精制小剂量干扰素无效。我国目前应用的剂型有人白细胞干扰素和基因重组干扰素两种。

4）其他药物　其他正在开发的药物包括融合抑制剂 RF1－641 和 MBX300，反义 RNA 制剂 SiRNA'S，N 蛋白抑制剂 A－60444 等。

（六）公共卫生影响

近十年来呼吸道合胞病毒引起的肺炎及毛细支气管炎占我国婴幼儿病毒性肺炎第一位，其症状与副流感病毒肺炎、轻症流感病毒肺炎及轻症腺病毒肺炎临床上几乎无法区别。虽然本病采取及时治疗可以控制，但使支气管炎和肺炎的发病率上升，影响生活质量。因此，发病后要特别重视一般治疗，注意隔离，防止继发细菌或其他病毒感染。

国外偶有产科医院新生儿病房内暴发呼吸道合胞病毒感染的报道。同样，在综合医院内的重症监护病房、呼吸病房，一些慢性呼吸道疾病病人、使用免疫抑制剂的病人、心脏手术后和肿瘤病人易出现呼吸道合胞病毒交叉感染，使病情加重。这些应引起人们的高度重视。

（贺争鸣）

◆ 参考文献

黄祯祥 . 1990. 医学病毒学基础及实验技术［M］. 北京：科学出版社：717－723.

金奇 . 2001. 医学分子病毒学［M］. 北京：科学出版社：461－479.

李忠明 . 2001. 现代新疫苗［M］. 北京：高等教育出版社：526－541.

朱迅 . 2002. 免疫学新进展［M］. 北京：人民卫生出版社：159－163.

Alexander K. C. Leung，James D. Kellner，H. Dele Davies. 2005. Respiratory Syncytial Virus Bronchiolitis. Journal of the National Medical Association，97（12）：1703－1708.

Caroline Breese Hall，M. D. 2001. Respiratory Syncytial Virus and Parainfluenza Virus. N Engl J Med，344（25）：1917－1928.

Crotty S，Andino R. 2002. Implications of high RNA virus muta2tion rates：lethal mutagenesis and the antiviral drug ribavirin. Microbes infection，4（14）：1301－1307.

Kim HW，Canchola JG，Brandt CD，et al. 1969. Respiratory syncytialvirus disease in infants despite prior administration of antigenic inactivated vaccine. American journal of epidemiology，89：422－434.

Robert W. Sidwell，Dale L. Barnard. 2006. Respiratory syncytial virus infections：Recent prospects for control. Antiviral Research，71：379－390.

Shyam S. Mohapatra，Sandhya Boyapalle. 2008. Epidemiologic，xperimental，and Clinical Links between Respiratory Syncytial Virus Infection and Asthma. Clinical Microbiology Reviews，21（3）：495－504.

第七节 偏肺病毒属病毒所致疾病

人偏肺病毒感染

人偏肺病毒感染（Human metapneumovirus infection）是由人偏肺病毒引起的以呼吸系统病变为特征的一种人与动物共患病。人偏肺病毒是一种新发现的呼吸道致病病毒。与其他多种呼吸道病毒如流感病毒、呼吸道合胞病毒、副流感病毒、腺病毒、鼻病毒、冠状病毒等病毒类似，是导致儿童患病和死亡的主要原因。其感染主要发生在冬春季，各年龄阶段的人群都可受到感染，尤其是儿童、老年人和免疫缺陷患者。感染症状可从轻微的上呼吸道病变到严重的细支气管炎和肺炎。动物感染人偏肺病毒后，并不出现与人相似的临床症状，但仓鼠、雪貂、非洲绿猴等均是较好的人偏肺病毒感染动物模型。

（一）病原

1. 分类地位 人偏肺病毒（*Human metapneumovirus*，hMPV）在分类上属副黏病毒科（Paramyxoviridae）、偏肺病毒属（*Metapneumovirus*）。2001 年，荷兰 Van den Hoogen 等对过去采集保存的因呼吸道感染住院儿童患者的鼻咽分泌物标本进行病毒分析，在其中 28 例标本中分离到一种过去未被检出的副黏病毒，根据基因群的分析，其与偏肺病毒属的核苷酸序列同源性达 66%，遂将该病毒定为偏肺病毒属的新成员，命名为人偏肺病毒。

副黏病毒科包括副黏病毒亚科和肺病毒亚科，肺病毒亚科又分为肺病毒属与偏肺病毒属。人呼吸道合胞病毒和牛、羊呼吸道合胞病毒等属于肺病毒属，它们都是人类和动物疾病的主要病原体。偏肺病毒属中包括已分离到的禽类肺炎病毒。

2. 形态学基本特征与培养特性 人偏肺病毒颗粒呈多形性、球状形或丝状形（图 13 - 13），其中球状形颗粒尺寸有变化，平均直径 209nm，丝状形 282nm×62nm，囊膜突起 13～17nm，核壳体平均直径 17nm，核壳体长度 200～1 000nm。在电镜下，人偏肺病毒形态特征与其他副黏病毒成员相似。

人偏肺病毒最初是在第三猴肾细胞（tertiary monkey kidney，tMK）和 LLC-MK2 细胞中得以分离。而在其他常见的用以分离病毒的细胞如：犬肾细胞 MDCK、Vero、人包皮成纤维细胞、人横纹肌肉瘤细胞、转化的人肾细胞 293、人肺腺瘤 A - 549 和人大肠腺瘤细胞等则生长不良或不生长。有报道人偏肺病毒可以在 16HBE140 细胞中生长，用 16HBE140 分离病毒率高于 tMK 细胞，且在培养过程中不需要加入胰酶。也可以在 HEp - 2 细胞中繁殖，但细胞病变不明显。

在胰酶存在情况下，人偏肺病毒感染 LLC-MK2 后，表现出的细胞病变为细胞变小，圆缩，细胞颗粒增多及折光性增强，明显的细胞病变平均出现在接种后 17.3 天（彩图 13 - 5）。

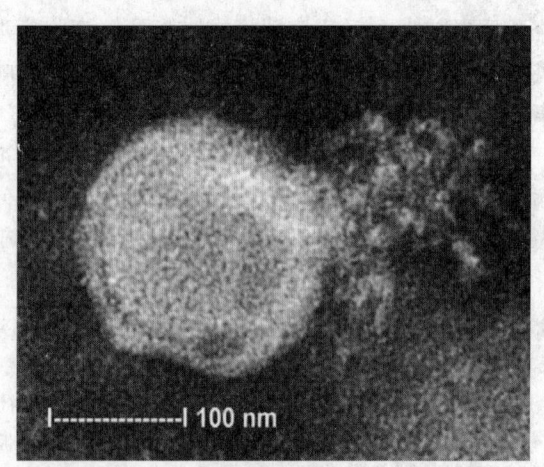

图 13 - 13 人偏肺病毒感染 LLC - MK2 细胞，可见病毒释放的核衣壳蛋白

［引自 Paul K. S. Chan，John S. Tam，Ching-Wan Lam，et al. Human Metapneumovirus Detection in Patients with Severe Acute Respiratory Syndrome. Emerging Infectious Diseases，2003，9（9）：1058 - 1063，经 Emerging Infectious Diseases 授权］

3. 理化特性 人偏肺病毒不具有使人、火鸡、豚鼠红细胞凝聚的特性，这一特性与其他肺病毒亚科成员相似。Van den Hoogen 等的血清学研究表明，人偏肺病毒可能早在 20 世纪 50 年代就在人群中播散，只发现有一个血清型。

人偏肺病毒是单股负链不分节段 RNA 病毒，编码 9 个蛋白：核蛋白（N）、磷蛋白（P）、基质蛋白（M）、融合蛋白（F）、转录延伸因子（Transcription elongation factor，M2）、小疏水表面蛋白（Small hydrophobic surface protein，SH）、主要黏附蛋白（Major attachment glycoprotein，G）和大聚和酶亚单位（Major polymerase subunit，L）。基因结构顺序 $3'-N-P-M-F-M2-SH-G-L-5'$，与 APV 相似。

人偏肺病毒与肺病毒属成员呼吸道合胞病毒的基因组成相似，不同之处在于，首先基因排列顺序不同（RSV $3'-NS1-NS2-N-P-M-SH-G-F-M2-L-5'$）；其次，人偏肺病毒没有非结构蛋白。非结构蛋白在呼吸道合胞病毒的作用与 IFN 抵抗有关，而人偏肺病毒没有非结构蛋白的意义还不清楚。

人偏肺病毒感染进入细胞也是通过基因蛋白调节的膜融合方式。该病毒有 A，B 两个基因型和 A1、A2、B1、B2 四个亚型。人群对两种基因型无交叉免疫力。据各国的毒株分离情况统计，A 型感染占优势（约为 69%）。

（二）流行病学

1. 传染来源　人偏肺病毒和禽肺病毒基因结构的相似很容易让人们联想到其是由家禽传染给人的动物性传染病。但研究显示人偏肺病毒并不感染火鸡等禽类动物。

因为人偏肺病毒首先是从儿童中分离到的，因此，绝大部分研究都是以儿童为对象。可从急性呼吸道感染患者的鼻咽抽吸物、鼻咽拭子、气管内吸取物、支气管肺泡灌洗液和其他非特异性呼吸道标本中分离出病毒，他们是病毒的携带者和传染源。

2. 传播途径　呼吸道分泌物水平传播。

3. 易感动物

（1）自然宿主　人类是其唯一宿主。目前认为，儿童是人偏肺病毒的易感人群，尤其是 0～1 岁的婴儿，男女比例相似。但随着研究不断深入，提示各年龄阶段人群都可被感染。儿童、老年人、免疫缺陷患者皆为高危人群，该病毒已成为人类社区获得性急性呼吸道感染的致病原。

（2）实验动物　MacPhail 等分别以仓鼠、BALB/c 鼠、棉鼠、雪貂、猕猴和非洲绿猴等试验，以寻求合适的人偏肺病毒感染动物模型，研究发现仓鼠、雪貂和非洲绿猴是很好的模型动物，在感染动物的上、下呼吸道均能检测到较高的病毒滴度；而 BALB/c 鼠、棉鼠及猕猴则检测到较低的或无法检测到病毒滴度。但所有动物均没有表现出与人类相似的临床症状。而 Villiams 则认为棉鼠较仓鼠更适宜作模型动物。Alvarez 则发现 BALB/c 鼠同样是很好的模型动物，且感染人偏肺病毒后 7 天和 14 天出现滴度高峰，感染 60 天后仍可从肺组织分离出病毒，感染 180 天后可检测到病毒基因。Hamelin 同样发现 BALB/c 鼠是很好的人偏肺病毒感染模型动物，其肺组织内有大量病毒复制。这些不同试验结果可能源于所采用的动物批次、动物遗传背景及病毒株等的不同造成的。

4. 流行特征

（1）发病率　根据目前来自世界各地的报道，人偏肺病毒的发病率位居呼吸道合胞病毒之后。其在因急性呼吸道感染住院儿童中的发病率占 5%～10%。加拿大学者对 2001—2002 年患急性呼吸道感染的住院年龄小于 3 岁儿童检测，发现 5.8% 的人偏肺病毒阳性率。美国学者对 0～5 岁患呼吸道疾患的儿童标本进行了检测，发现这些常见呼吸道病毒阴性标本中有 6.4% 标本呈现人偏肺病毒阳性。Falsey 研究了人偏肺病毒在成年人中的感染情况，发现在患急性呼吸道感染的成年人中阳性率为 4.5%，但有趣的是同时发现在无症状成年人中检出率也高达 4.1%。这样就提出一个问题，人偏肺病毒与急性呼吸道感染是否有因果关系。但另一研究小组研究发现，在他们检测的无症状儿童鼻咽抽吸物中人偏肺病毒的阳性率仅小于 1%，而急性呼吸道感染组阳性率为 6%。

各研究小组感染率的不同，可能是由于试验设计不同，纳入试验的人群分布不同所致。例如，小于 5 岁或大于 50 岁年龄人群人偏肺病毒感染率相对较高，如果纳入该类人群较多，则最终统计的感染率将会较高。

（2）季节分布　人偏肺病毒感染在温带地区主要在晚冬早春流行，与呼吸道合胞病毒感染流行季节重叠。多数研究认为人偏肺病毒感染流行较呼吸道合胞病毒感染晚，在前半个呼吸道合胞病毒感染流行期内，呼吸道合胞病毒感染流行占绝对优势，是细支气管炎的主要病原；而在后半个呼吸道合胞病毒感染流行期内，呼吸道合胞病毒感染与人偏肺病毒的感染率基本持平。而在亚热带地区，人偏肺病毒感染流行时间多为春、夏季。

（3）年龄分布 人偏肺病毒感染可以发生在任何年龄组，但以儿童为主。多项研究报道表明，其感染占儿科下呼吸道感染的2%～12%，而成年人低很多。法国Freymouth等报道，人偏肺病毒感染的住院儿童中，88%在3月龄至1岁年龄组。加拿大Boivin等发现38例人偏肺病毒感染住院患者中，小于5岁者和大于65岁者分别占35.1%和45.9%。荷兰Van den Hoogen等发现，6个月至1岁的儿童感染率为25%，儿童5岁以前全都感染过人偏肺病毒；而且像呼吸道合胞病毒一样，人偏肺病毒可能再次感染和反复感染。Falsey等发现成人中体弱者和青年感染率最高，分别为2.9%和9.1%，并且青年感染者70%以上均为无症状性感染；值得注意的是：成人中人偏肺病毒感染者均与儿童有着规律性接触或与儿童共同居住。老年患者多表现为呼吸困难和喘息，青年感染者多表现为声音嘶哑。

（4）性别 尚未发现人偏肺病毒感染有年龄差异。中国香港报道人偏肺病毒感染的住院儿童男女比例为1.2∶1。

5. 发生与分布 人偏肺病毒感染的季节性与猴D型逆转录病毒一致，主要发生在冬、春季，是病毒流行和检出的高峰期，目前尚缺乏夏季感染的资料。自人偏肺病毒被发现以来，相继有很多国家地区报道有该病毒的流行，如北美（美国和加拿大），欧洲（英国、法国、德国、意大利和希腊），亚洲（日本、泰国及中国），南美（阿根廷和巴西），中东（以色列）、澳大利亚和南非等，提示该病毒呈全球流行。

该病的流行具有地域性特征，一个地区流行的毒株可能不同于另一个地区，但可能与几年前另一个地方的毒株十分相似。

但世界各国报道人偏肺病毒感染率不尽相同。澳大利亚Mackay等于2001—2003年共检测5 000例呼吸道感染者分泌物标本，3年人偏肺病毒感染率分别为8.1%、4.0%和3.8%。美国Esper等于2001年11月至2002年10月采集了794例呼吸道感染患者的呼吸道分泌物进行病毒分离鉴定，得到了呼吸道合胞病毒、人偏肺病毒、流感病毒（A、B）和副流感病毒，其中人偏肺病毒感染主要见于每年12月至次年4月，与呼吸道合胞病毒分布相似。

Sumino等在2002年12月至2003年8月检测就诊于St. Louis儿童医院的806例呼吸道感染患者，人偏肺病毒感染率为6.9%。荷兰Scheltinga等发现239例患者中，人偏肺病毒 感染率是2.5%。Louis等用PCR技术从266例呼吸道感染成年人鼻咽分泌物中检测到该病毒的感染率为4%。在Jane等的研究中，华盛顿西雅图医院2002—2003年收治的儿童患者中，7.2%为人偏肺病毒感染。Noyola等调查墨西哥一家医院558例3岁以下婴幼儿患者的感染病毒种类，发现人偏肺病毒紧随呼吸道合胞病毒其后，占第二位。Stockton等研究社区获得性肺炎患者，人偏肺病毒感染率是2.2%。Sasaki等于2002—2004年研究1 498例呼吸道感染标本，两年中人偏肺病毒的感染率分别为5.7%和5.2%。Thanasugarn等检测了236例患病儿童中有5.4%的病原体是人偏肺病毒。

免疫缺陷患者是人偏肺病毒易感者。Cane等的统计显示，30%造血干细胞移植后的肺炎患者存在该病毒感染。Williams等对血液系统恶性肿瘤患者进行了34年随访，在罹患呼吸道感染者中，9%人偏肺病毒阳性。人感染人偏肺病毒后，无持久免疫力，易在短期内再次受感染，且可再次感染不同亚型，两种基因型可同时在一个地域内发生流行。日本曾报道一9岁女孩1个月内因出现流感样症状2次住院，鼻咽部标本中分离到不同亚型人偏肺病毒。

我国在病原学和基因分析方面进行了一定研究。朱汝南等的调查表明，北京地区急性呼吸道感染住院患儿中30%感染人偏肺病毒，比国外报道的高。陈慧中等对该病毒感染及所致毛细支气管炎的研究发现，126例患儿中人偏肺病毒感染率为16.7%。

（三）对人的致病性

患者出现流感样症候群，主要表现为咳嗽、咳痰、喘息、气促、流涕以及发热、肌痛、头痛、乏力等全身症状，部分可出现低氧血症，类似呼吸道合胞病毒感染。症状严重程度不一，可从轻微的上呼吸道感染到严重的细支气管炎和肺炎，后者的发生率为 14%～48%。

　　Mackay 等统计人偏肺病毒感染的临床表现，依次为咳嗽（68%）、流涕（65%）、发热（58%）、呼吸困难（57%）、呕吐（41%）、易怒（37%）、咽喉炎（31%）、中耳炎（15%）、腹泻（4%）等。van den Hoogen 等观察到，患者的临床表现分别有咳嗽（72%）、发热（61%）、呼吸困难（28%）、喘鸣（24%）、紫绀（8%）等。2002—2003 年挪威的一次人偏肺病毒感染流行中，50 例患儿的常见症状依次为咳嗽（90%）、发热（86%）、气急（80%）、喘鸣（56%）和流涕（44%），其中仅 16% 表现为上呼吸道感染，而肺炎占 34%。人偏肺病毒感染也是哮喘急性发作和慢性阻塞性肺病急性加重的诱因。

　　综合目前的研究报道，儿童的临床症状有 90% 以上咳嗽、75% 以上流鼻涕、50% 以上发热，大约有一半出现呼吸困难或哮喘，此外还可能出现的一些症状包括耳炎、腹泻、皮疹和结膜炎。

　　对于成年人感染的流行病学跟踪研究表明，身体健康的成年人感染后主要为轻度疾病，表现为咳嗽、声音嘶哑、黏膜充血和流涕，很少出现发热。对于免疫功能抑制的病患者，经常需要就医，以支持治疗为主。

　　最近的研究表明，基因 A 型的人偏肺病毒感染造成的症状相对比较严重。

　　由于对临床表现和症状的描述是基于病情较重而就医的患者，因此病毒的致病性研究仍有待于继续完善。此外，也曾经发现患者脑炎的病变，并从脑部用 RT-PCR 检测到人偏肺病毒。

　　该病毒有时存在共感染。人偏肺病毒和呼吸道合胞病毒同时感染时导致严重的疾病，常常需要重症护理和呼吸支持。该病对于婴儿、慢性病患者和初次感染者比较严重。人偏肺病毒曾在病例的诊断中出现过，但不是其病原。有研究认为，中国香港有 48 名疑似患者，其中 40% 为人偏肺病毒单独感染，12% 为人偏肺病毒和严重急性呼吸综合征冠状病毒共同感染，仅 10% 为严重急性呼吸综合征冠状病毒单独感染。该病毒还可以发生重复感染。曾感染过该病毒的病人，可能由于免疫力下降而再次感染，也可能由于感染新的毒株而发病。

　　目前关于血液学指标的报道较少。有一项针对 32 名 18 岁以下患者的研究结果表明，29% 出现淋巴细胞减少，6% 出现转氨酶升高。另一项针对 10 名儿童患者的研究表明，血细胞计数正常，C 蛋白反应升高。

　　人偏肺病毒感染肺组织后，肺泡的组织学改变表现为 Ⅱ 型上皮细胞增生、细胞核染色质浓染及肺泡弥漫性破坏；电镜下可见透明膜形成。人感染人偏肺病毒的胸腔放射显影见图 13-14。

　　根据对医院内感染患者的观察，该病毒感染后的潜伏期为 5～6 天。

（四）诊断

　　1. 临床诊断　人偏肺病毒感染可导致上、下呼吸道疾患。在住院儿童中，感染引起的临床表现与呼吸道合胞病毒感染相似，从较轻的上呼吸道症状到严重的咳嗽、细支气管炎、肺炎等。有最高达 50% 的感染患儿伴有中耳炎。人偏肺病毒

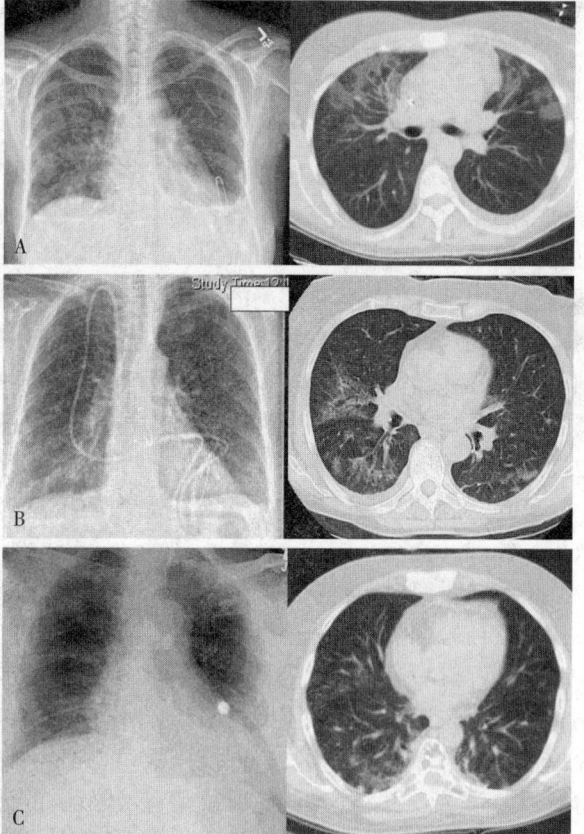

图 13-14　人感染人偏肺病毒，常见的三种放射显影成像

A. 毛玻璃样浸润　B. 色彩斑驳样浸润　C. 间质性浸润

　　［引自 Journal of Infection, 57, Mini Kamboj, Marina Gerbin, Chiung-Kang Huang, et al. Clinical characterization of human metapneumovirus infection among patients with cancer. 464-471, Copyright Elsevier (2008)，经 Elsevier 授权］

感染成年人可引起流感样表现。Falsey 发现在青年人中感染比率也很高。但同时发现老年人较青年人更多地表现为喘鸣和呼吸困难，并且在有基础疾病如心肺异常时人偏肺病毒感染的患病率是青年人的 2 倍。在冬、春季出现呼吸道症状，应该考虑到该病毒感染的可能。

2. 实验室诊断 人偏肺病毒难以在细胞中培养，病毒仅能在少数几种细胞上贫瘠生长，并且需要加入胰酶等添加物。因此，从临床样本中培养和检测病毒的敏感性很低。只有部分毒株能在第三猴肾细胞和 LLC－MK2 细胞中产生细胞病变形成融合细胞或变圆。时间是接种后 10～20 天。最近发现人偏肺病毒可以在 Hep2 细胞中较好地生长，但是不产生细胞病变；采用 16HBE140 分离病毒率高于 tMK 细胞，且在培养过程中不需要加入胰酶。病毒的细胞培养物可以用免疫荧光和 RT-PCR 检测。

由于最初无法检测病毒抗原和病毒生长缓慢的特点，使得 RT-PCR 成为检测人偏肺病毒的主要方法。大多数 PCR 策略都是扩增 L、N、F 基因，引物序列多源于荷兰 001 株。针对 L 和 N 基因引物可以同时检测到两种基因型的病毒，Real-time PCR 是目前快速、准确确诊感染的最好方法，可以在 2h 内完成诊断，并且已经建立了能够检测出两种基因型的两个基因亚型的病毒。此外，检测病毒 M 基因的依赖核酸序列的扩增（NASBA）方法也已经建立，用于检测呼吸道样本。

血清学试验最初是采用人偏肺病毒感染的细胞裂解液作为抗原，通过 ELISA 或间接免疫荧光试验检测血清中抗体。而目前通过克隆重组技术，表达人偏肺病毒的 N、F 蛋白，将重组表达的蛋白用于 ELISA、间接免疫荧光试验，作为抗原检测血清中的抗体并获得很好效果，敏感性、特异性均高于传统方法。目前，已有商品化的检测人偏肺病毒抗原的试剂盒，经过与免疫荧光方法比较，检测结果可靠。

Ebihara 等将单克隆抗体用于间接免疫荧光试验检测患者鼻分泌物，其敏感性 73.3%，特异性 97.0%，虽然这种方法较 RT-PCR 的特异性低，但其简单及快速诊断的特色还是值得研究的。目前，用于间接免疫荧光试验的人偏肺病毒特异性抗体已经能从商业性公司获得。

（五）防制措施

虽然人们已清楚了人偏肺病毒的一些基本特性（如病原学特点、季节分布、人群感染率等），但还有许多问题尚待深入研究。由于有关人偏肺病毒对自然宿主的致病机制的了解有限，抗病毒药物的发展也受到限制。首先是缺乏针对人偏肺病毒感染特效的治疗手段，人们用抗呼吸道合胞病毒的病毒唑和丙种球蛋白用于人偏肺病毒感染的治疗，发现病毒唑和静脉注射丙种球蛋白对人偏肺病毒感染同样有作用。而研究病毒唑和糖皮质激素对人偏肺病毒作用时发现，病毒唑可以明显抑制该病毒在动物肺部的复制，并减轻肺部炎症反应；而糖皮质激素对该病毒载量无明显影响，但可缓解动物体重减轻和肺部炎症现象。化合物 $NMSO_3$，对呼吸道合胞病毒体外抗病毒测试有效，在对人偏肺病毒的体外抗病毒试验中也同样有效。

Ulbrandt 等制备了人偏肺病毒 F 蛋白的单克隆抗体，并将该单抗注射给仓鼠，获得了很好的预防效果。Guerrero 将 r-IFN-α 滴鼻给 BALB/c 鼠，24h 后感染，第 5 天检测肺组织病毒滴度发现人偏肺病毒感染组较对照组滴度减少了近 97.5%，从而明确了 r-IFN-α 可以很好地预防人偏肺病毒的感染。

用疫苗来预防人偏肺病毒感染是可行的发展方向。目前有多个疫苗正在研究，有些疫苗已经进行了动物试验。其中有一种人副黏病毒重组活疫苗，能够使实验动物产生抗体，并能使实验动物抵抗人偏肺病毒攻击。重组疫苗缺失了 G、SH 或 M2 基因，或者同时缺少 G 和 SH 基因。尽管这些疫苗保留了免疫原性，能够保护实验动物，并能刺激动物产生针对 F 蛋白的保护性抗体，但对这些动物试验结果的解释需要慎重。因为小动物试验模型有局限性，至少病毒本身具有很强的宿主特异性。人偏肺病毒缺失 M2 等基因，对实验动物有免疫原性，但使用缺失 G 和 SH 基因的呼吸道合胞病毒疫苗的经验却告诉我们，经过志愿者的试验，发现安全性和免疫效力存在问题。

人偏肺病毒/禽肺病毒的重组活疫苗可能是一个有前途的发展方向。将人偏肺病毒的 N 和 P 基因替代禽肺病毒的相应基因后，在非洲绿猴中致弱，病毒的免疫原性和野毒株的一样好。

（六）公共卫生影响

研究表明，人偏肺病毒是人下呼吸道感染的重要病原，流行范围广泛，感染率高，在儿科患者中占有相当的比例，致病性强，经常出现共感染。因此，必须将该病毒放在呼吸道病原中的重要位置上予以重视。应当开发和普及用于呼吸道严重感染病人的检测方法；对该病毒在疾病中扮演的角色要进行更多的研究，特别是该病毒与宿主关系的研究，而不要仅注重对儿童致病的研究；研究该病在社区与医院中的传播规律；尽快开发预防及治疗药物和手段。

此外，有研究认为人偏肺病毒与禽的偏肺病毒有抗原交叉性，有可能是通过禽类进入人群的偏肺病毒，因此，应当重视偏肺病毒在动物种间遗传演化和流行规律的研究。

（杜建　王传彬）

◆ 参考文献

朱汝南，钱渊，邓洁，等．2003．北京地区2岁以下儿童急性呼吸道偏肺病毒感染［J］．中华儿科杂志，21（1）：441-444.

Ebihara T，Endo R，Ma X，et al. 2005. Detection of human metapneumovirus antigens in nasopharyngeal secretions by an immunofluorescent -antibody test. J Clin Microbiol，43（3）：1138-1141.

Esper F，Boucher D，Weibel C，et al. 2003. Human metapneumovirus infection in the United States：clinical manifestations associated with a newly emerging respiratory infection in children. Pediatrics，111（6 Pt 1）：1407-1410.

Falsey AR，Erdman D，Anderson LJ，et al. 2003. Human metapneumovirus infections in young and elderly adults. J Infect Dis.，187（5）：785-790.

Freymouth F，Vabret A，Legrand L，et al. 2003. Presence of the new human metapneumovirus in French children with bronchiolitis. Pediatr Infect Dis J.，22（1）：92-94.

Hamelin ME，Yim K，Kuhn KH，et al. 2005. Pathogenesis of Human Metapneumovirus lung infection in BALB/c mice and cotton rats. J Virol.，79（14）：8894-8903.

Hoogen V D，Bestebroe B G，Jong J C，et al. 2001. A newly discovered human pneumovirus isolated from young children with respiratory tract disease. Nat Med，7：719-724.

Jeffrey S. Kahn. 2006. Epidemiology of Human Metapneumovirus. Clinical microbiology Reviews，19（3）：546-557.

Kenneth McIntosh，Alexander J. McAdam. 2004. Human Metapneumovirus -An Important New Respiratory Virus. N Eng L J Med，350（5）：431-433.

Mackay IM，Jacob KC，Woolhouse D，et al. 2003. Molecular assays for detection of human metapneumovirus. J Clin Microbiol.，41（1）：100-105.

MacPhail M，Schickli JH，Tang RS，et al. 2004. Identification of small-animal and primate models for evaluation of vaccine candidates for human metapneumovirus （hMPV） and implications for hMPV vaccine design. J Gen Virol.，85（Pt6）：1655-1663.

Richard J Sugrue，Boon-Huan Tan，Liat-Hui Loo. 2008. The emergence of human metapneumovirus. Future Virol.，3（4）：363-371.

S Broor，P Bhara J，H S Chahar. 2008. Human metapneumovirus：a new respiratory pathogen. J. Biosci.，33（4）：483-493.

Ulbrandt ND，Ji H，Patel NH，et al. 2006. Isolation and characterization of monoclonal antibodies which neutralize human metapneumovirus in vitro and in vivo. J Virol.，80（16）：7799-7806.

William A. Alto. 2004. Human Metapneumovirus：A Newly Described Respiratory Tract Pathogen. JABFP，17（6）：466-469.

Williams JV，Tollefson SJ，Johnson J，et al. 2005. The cotton rat （Sigmodon hispidus） is a permissive small animal model of human metapneumovirus infection，pathogenins and protective immunity. J Virol.，79（19）：10944-10951.

第十四章　正黏病毒科病毒所致疾病

正黏病毒科（Orthmyxoviridae）的成员都是分节段的单股负链 RNA 病毒，根据国际病毒分类委员会（ICTV）2005 年 7 月发表的第八次报告，该科共分为 5 个病毒属：A 型流感病毒属（*Influenzavirus A*）、B 型流感病毒属（*Influenzavirus B*）、C 型流感病毒属（*Influenzavirus C*）、托高土病毒属（*Thogotovirus*）以及鲑传染性贫血病毒属（*Isavirus*）。A 型流感病毒在人和动物中广泛分布，常以流行形式出现，如果有新的亚型出现，则可引起世界性流感大流行。B 型流感病毒可感染人、猪，引起流感局部暴发，通常不引起世界性流感大流行。C 型流感病毒主要感染人，在猪中也能分离到，常以散在形式出现。托高土病毒是以蜱为媒介的虫媒病毒，感染人与家畜，在非洲、欧洲和亚洲发现。鲑传贫病毒属现只包括鲑传染性贫血病毒（*Infectious salmon anemia virus*），感染鱼类。

流行性感冒，简称流感，是由 A、B、C 三型流感病毒分别引起人和多种动物的一种急性、热性、高度接触性传染病。流感病毒颗粒呈多形性，多为球形，新分离的多为丝状，有囊膜和纤突，核衣壳螺旋形对称。流感呈世界性分布，普遍流行于多种动物和人群之中，其流行具有突然暴发、迅速蔓延、波及面广、具有一定季节性的特点。流感病毒是正黏病毒科中对人类与动物健康影响最大、研究最为深入的病毒之一。

一、流　　感

流行性感冒（Influenza）简称流感，与普通感冒不同，它是由正黏病毒科流感病毒引起的一种急性高度接触性传染病，通常引起禽类、人和其他哺乳类动物的感染。流感一词源于意大利文 Influenza，等于英文的 influence（影响）。该病的典型临床症状有寒战、发热、咳嗽、虚弱和全身不适等。严重流感病例可以引起肺炎，并最终导致死亡。流感潜伏期短，传染性强，传播迅速，历史上曾多次引发大流行，给人类社会生活和生产造成严重影响。

（一）病原

1. 分类地位　流感病毒（*Influenza virus*，IV）在分类上属正黏病毒科（Orthomyxoviridae），是单股负链 RNA 病毒。正黏病毒科流感病毒与副黏病毒科（Paramyxoviridae）副流感病毒的形态及血凝作用相似，但抗原性、免疫性及致病性则不相同。

·A、B、C 三型流感病毒主要存在以下几个方面的差异：

（1）核蛋白（NP）与基质蛋白（M）抗原性的不同　这也是流感病毒分为 A 型、B 型和 C 型的主要依据。

（2）感染范围不同　A 型流感病毒的自然宿主是野生水禽，同时可感染其他种属的动物，如马、猪、禽类、海豹以及人，是引起人流感大流行的主要病因。B 型流感病毒主要感染人，常常引起局部暴发，但不引起世界性流感大流行，其他报道的敏感动物有海豹和雪貂。C 型流感病毒主要感染人，呈地方流行性发生，在犬和猪群中也曾分离到 C 型流感病毒。

（3）基因组组成不同　A 型和 B 型都具有 8 个核酸节段，而 C 型的基因组只有 7 个节段。

（4）病毒变异性不同　A 型流感病毒的变异最为频繁，而根据其表面糖蛋白血凝素（HA）和神经氨酸酶（NA）抗原性的不同，可以将其分为16个HA亚型和9个NA亚型，引起人流感大流行的主要是H1N1、H2N2和H3N2亚型。B型流感病毒的变异较少，目前只有一种血清型，加之其感染范围有限，所以B型流感病毒不会引起流感大的流行。C型流感病毒最为稳定，仅引起散发病例。

　　流感病毒的命名采用世界卫生组织公布的通用命名规则：首先是分离宿主的类别，从人体内分离的不用标记，然后按分离地名称、分离实验室毒株的序号和分离年代等依次排列（中间用斜线分开），对于A型流感病毒，需标注HA和NA的亚型（HxNy）。以A/Fujian/411/2002（H3N2）为例说明，该病毒分离株为A型，分离地是福建，序号411，时间是2002年，亚型为H3N2。

　　2. 形态学基本特征　　A、B、C三型流感病毒的整体结构很相似，病毒颗粒通常呈球形（图14-1、彩图14-1），直径为80～120nm，但偶尔也出现长短不一的丝状形态，特别是C型流感病毒较为常见，可在感染细胞表面形成500nm的绳索状结构。

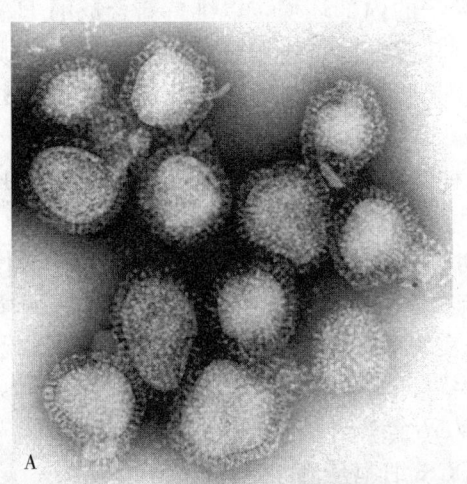

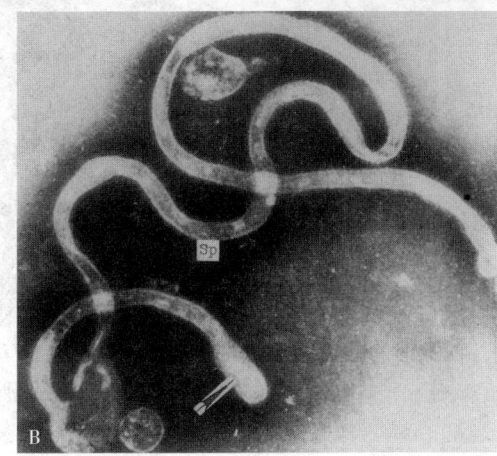
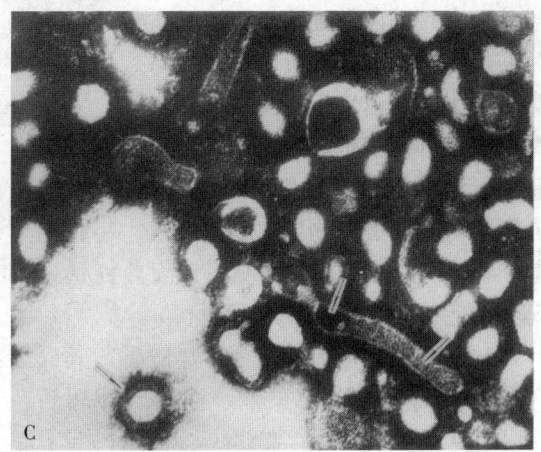

图14-1　流感病毒颗粒形态

　　A. 圆形（负染，×70 000）　　B. A型流感病毒，一条完整丝状体和一个球状体，可见纤突（Sp）（负染，×105 000）　　C. A型流感病毒，呈多形态，有圆形、椭圆形、丝状体，外膜有放射状排列的纤突（负染，×96 000）

　　（图A引自www.utmb.edu，经F. A. Murphy，University of Texas Medical Branch，Galveston，Texas授权；图B、C由徐在海供图）

　　尽管流感病毒的形状差异较大，但所有病毒粒子在组成上都非常相似，自内而外由核衣壳和病毒囊膜所组成。

　　（1）**核衣壳**　　呈螺旋形对称，由病毒基因组RNA、聚合酶复合物以及包裹基因组的核蛋白（NP）组成。流感病毒的基因组是由7～8个分节段的单股负链RNA所组成，每一个RNA节段分别编码1～

2 种蛋白。A 型流感病毒的基因组包含有 8 个节段，编码 11 种蛋白。节段 1～3 编码聚合酶（Polymerase，PB2、PB1、PA）及毒力因子 PB1-F2，节段 4 编码血凝素（HA），节段 5 编码核蛋白（NP），节段 6 编码神经氨酸酶（NA），节段 7 编码基质蛋白（M1、M2），最后一个节段 8 编码非结构蛋白（Nonstructural protein，NS1、NS2）。B 型流感病毒编码的蛋白略有不同，由节段 6 编码的 NB 代替 M2 行使功能，而节段 7 还编码另外一个膜蛋白 BM2。C 型流感病毒缺少编码 NA 的基因节段，而相应编码血凝素的节段则编码病毒唯一的表面糖蛋白——血凝素-酯酶融合（HEF）蛋白。

（2）病毒囊膜 由纤突、双层类脂膜和基质蛋白构成。①纤突：是在囊膜表面呈放射状排列的突起，长度为 12～14nm，这种表面纤突可分为三类：一类由血凝素分子的三聚体构成，呈棒状，其功能是使病毒结合到宿主细胞表面并与之融合。一类由神经氨酸酶分子的四聚体构成，呈蘑菇状，主要功能是阻止病毒聚集，协助子代病毒粒子从感染细胞中的释放。第三种突起由 M2 蛋白的四聚体形成，在病毒脱壳过程中酸化病毒粒子的内部环境，以维持新合成的 HA 的天然构象。②双层类脂囊膜：来自于病毒复制的宿主细胞。基质蛋白是病毒粒子内的主要蛋白成分，其形成的基质膜紧贴在类脂双层内面，包围着核衣壳。③基质蛋白：与病毒最外层的包膜紧密结合起到保护病毒核心和维系病毒空间结构的作用。

HA 和 NA 是病毒表面主要的两种糖蛋白，是诱导机体产生免疫应答的主要抗原，其中 HA 的免疫学反应要明显强于 NA，诱导的抗体可直接中和病毒的感染。

3. 培养特性 鸡胚是流感病毒初次分离和大量增殖的主要材料，一般用 9～11 日龄 SPF 鸡胚通过羊膜腔或尿囊腔接种病毒，但 C 型流感病毒只能在羊膜腔内增殖。流感病毒可以凝集鸡、豚鼠等多种动物的红细胞，利用这一特性可以证实病毒的增殖和存在，同时需要用血凝抑制试验作进一步验证。

流感病毒可在人胚肾、猴肾、牛肾、地鼠肾、鸡胚肾等多种原代细胞和 MDCK、Vero 等多种传代细胞中生长。原代猴肾细胞和 MDCK 细胞是流感病毒培养最常用的两种细胞。在流感病毒的细胞培养中，需加入一定量的胰蛋白酶，但高致病性禽流感病毒可在无胰蛋白酶存在的条件下增殖。甲型流感病毒感染人胚肺细胞见图 14-2。

流感病毒可在雪貂、小鼠、鸡及黑猩猩、恒河猴、非洲绿猴等灵长类动物体内复制增殖。小鼠应用最普遍，雪貂最经典，可产生典型的发热症状。

4. 理化特性

（1）对热的稳定性 流感病毒对热敏感，其灭活的顺序为：病毒颗粒的感染性、神经氨酸酶活性、红细胞凝集活性。通常 56℃ 30min、60℃ 10min、65～70℃加热数分钟即丧失活性，但有些

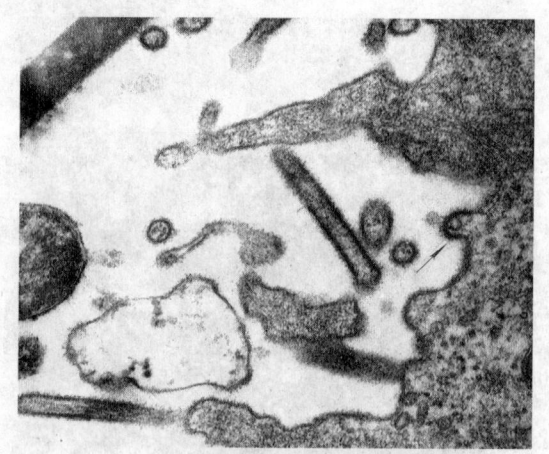

图 14-2 甲型流感病毒感染人胚肺细胞，可见病毒纵切表面纤突及病毒芽生胞膜结构（超薄切片，×80 000）
（徐在海供图）

毒株 56℃ 90min 才被灭活。若病毒随感染猪的鼻分泌物和粪便排出，受到一起排出的有机物的保护，这常常增加了病毒对灭活的抵抗力，如粪便中的病毒可在 4℃ 条件下保持传染性 30～35 天，20℃为 7 天。流感病毒 4～40℃ 条件下不稳定，只能短期保存，否则感染性丢失。在 -10～-40℃ 条件下，两个月后可能丢失红细胞凝集活性。而在 -70℃ 以下至少可保存数年，冰冻干燥后置 4℃ 可长期保存。反复多次冻融也会使病毒失活。

（2）对 pH 的稳定性 流感病毒最适 pH 为 7.0～8.0。在 pH 3.0 以下或 pH 10.0 以上感染力很快被破坏。在 pH 5.0 左右能使流感病毒血凝素蛋白构型发生改变，使红细胞发生溶解。Webster 等报道若将病毒液的 pH 调节到 9.6 左右的碱性条件下时，病毒的神经氨酸酶活性下降很快，病毒凝集红细胞能力丧失。

（3）对紫外线的稳定性 流感病毒能被紫外线灭活。在紫外线的照射下，流感病毒的感染力、毒性、血凝活性、神经氨酸酶活性及补体结合能力依次被破坏。但用紫外线来灭活流感病毒能引起病毒的多重复活，故生产流感病毒灭活疫苗时，一般不采用紫外线照射法。此外，直射阳光下，40～48h该病毒即丧失感染力。

（4）对化学试剂的稳定性 由于流感病毒有囊膜，故对乙醚、氯仿、丙酮等有机溶剂均敏感。但这些脂溶剂灭活病毒的能力各不相同，一般来说，乙醚具有最大的破坏力，氯仿次之，丙酮的溶解能力最弱。20％的乙醚4℃过夜处理，病毒的感染力被破坏，用等量乙醚在4℃条件下处理病毒2h，可使病毒裂解，而血凝滴度不受影响，反而升高。对氧化剂、卤素化合物、重金属、去污剂、乙醇和甲醛也均敏感。乳酸、醋酸、三乙烯甘醇均可使病毒灭活。故可用化学试剂浸泡、擦抹用具及蒸熏消毒空气。

流感病毒的稳定性不强，对外界的抵抗力弱，常用消毒剂如福尔马林、苯酚和高锰酸钾等均可使病毒灭活。病毒对热敏感，但对干燥和低温抵抗力强。紫外线直接照射可迅速灭活病毒。病毒粒子表面有囊膜，对氯仿、乙醚、丙酮等有机溶剂敏感。

总体而言，流感病毒对外界环境的抵抗力不强，对高温、紫外线、各种消毒药敏感，容易被杀死。但存在于有机物如粪便、鼻液、泪水、唾液、尸体中的病毒则能保持较长的存活时间。

（二）流行病学

流感有季节性流感和流感大流行之分。季节性流感每年都有发生，但每年的严重程度有区别，发病主要集中在冬春两季。季节性流感由已存在于人群中的流感病毒发生抗原漂移后引起，虽然少数病例可能出现严重症状，但多数感染者因为已经存在免疫保护力，临床上无明显症状。流感大流行指的是流感传播的范围已经扩散到世界范围内多个国家和地区，主要是发生抗原转变或者新的亚型流感病毒引起的流行，人群因为普遍缺乏相应的免疫力，病毒在人群中快速传播，从而引起流感在全球内广泛流行，并可能引起严重的临床症状。在20世纪共发生了三次流感大流行，直接导致几百万到几千万人死亡，造成了严重的影响。

1. 传染来源 患病动物、康复或隐性带毒动物是动物流感的主要传染源。水禽是流感病毒的自然贮存宿主，提供了包括人、低等动物和禽类所有亚型流感病毒进化的遗传需要。流感病毒已经高度适应了水禽，因此，水禽感染后一般呈无症状带毒并在一定时期可通过粪便排毒，伴随迁徙活动，将病毒传播给其他动物或人类。家养水禽既是流感病毒的自然宿主，又与人、陆地饲养动物（鸡、猪等）有密切联系，因此家养水禽也是流感的主要传染源。

病人和健康的带毒者是人流感的主要传染源。流感的潜伏期为1～3天，从潜伏期末到急性发病期的7天左右时间里都有传染性。体温恢复正常后一般不带病毒，但部分病人退热后3天仍有感染性。流感病毒存在于病人的鼻涕、痰和唾液中，因此，具有咳嗽症状的患者比不咳嗽患者的传染性强。此外，重症患者的活动范围受到限制，其传染性不如轻症患者。

2. 传播途径

（1）传播途径 流感病毒的传播途径主要是直接接触传播和间接接触传播。感染动物通过咳嗽、打喷嚏等将带毒的呼吸道分泌物排出，经飞沫直接感染其他易感动物。而禽类感染病毒后，病毒还可经粪便排出体外，污染周围环境，易感动物通过接触被病毒污染的环境而造成间接传播。病毒污染的水源、空气、饲料、器具等是重要的传播媒介。此外，与畜禽养殖关系密切的其他动物，如鼠、猫、犬等都可能起到机械性或感染性传播的作用，如候鸟的迁徙在流感病毒的传播中就具有重要意义。除通过以上两种方式进行传播之外，目前还没有直接证据证明流感病毒的垂直传播。

（2）传播方式 接触传播和空气传播是流感病毒的主要传播方式。近年来，有研究者指出水源污染可能也是流感病毒传播的潜在方式

流感病毒存在于患者或隐性感染者的呼吸道分泌物中，通过咳嗽、打喷嚏等方式将含有病毒的飞沫散布在空气中，同时在落地后也可随尘土飞扬而被吸入到易感者的呼吸道。比较小的分泌液滴蒸发后成为小颗粒，悬浮在空气中成为气溶胶状态，随空气可以飘扬数小时，比较大的分泌物液滴则很快沉降落

在衣服、器具或地面上，由于人们的活动可使其再悬浮起来。病毒在飞沫中受温度、湿度、风速、风向、日照等条件影响其感染力，在空气中喷过病毒悬液后 4h，还可检测出病毒。

此外，流感病毒能在野生水禽消化道中复制，并维持一定浓度，所排出的粪便中含有高滴度的病毒。受到这些粪便污染的水源就可能成为传染源，传播病毒给家禽、哺乳动物及其他迁徙经过此处的野禽。

3. 易感动物

（1）自然宿主　A 型流感病毒具有宿主泛嗜性，可感染人、猪、马、海洋哺乳动物及禽类等多种动物，其中水禽和海岸鸟是 A 型流感病毒高度适应的宿主，是所有亚型病毒的贮存宿主。另一方面，流感病毒又具有宿主特异性，在自然条件下，很难从一种动物传到另一种动物，流感病毒的特异性不仅与不同宿主细胞表面的受体有关，同时与病毒的多个蛋白有关，其中血凝素蛋白（HA）是病毒识别和吸附细胞受体的主要蛋白，是影响病毒宿主特异性的最主要因素。

A、B、C 三型流感病毒均可感染人。人对流感病毒普遍易感，且随着免疫状态及年龄的不同，其易感性也有所不同。如 1977 年 H1N1 流感病毒亚型毒株重现时，受感染的几乎均为 1957 年以后出生的人群，因 1957 年以前出生者对 H1N1 流感病毒毒株均具有一定的免疫力。此外，新生儿对流感的敏感性与成人相同，而且患流感后，病情普遍比成年人和年长儿童重。65 岁以上以及处于亚健康状态的人群对流感病毒也比较易感。

（2）实验动物　仓鼠、小鼠、雪貂、猪、猫、水貂、猴等多种动物可试验感染流感病毒，其中小鼠和雪貂是研究流感病毒最常用的动物模型。小鼠不能自然感染流感病毒，但试验感染 A 型和 B 型流感病毒可出现流感样症状。雪貂对人的流感病毒非常易感，A 型病毒感染导致的症状要比 B 型更为严重。近年来，豚鼠也被认为是研究流感病毒良好的动物模型。火鸡、鸡、鸭和鹅在自然状态下容易感染 A 型流感病毒，也是常用的实验动物。

4. 流行特征　流感流行的显著特点是：突然暴发，迅速蔓延，波及面广，具有一定的季节性。流感一年四季都可发生，但以冬春寒冷季节多见。一般流行 3～4 周会自然停止，发病率高、死亡率低。引起流感大流行的为 A 型流感病毒，B 型和 C 型流感一般呈散发或地方流行性。人流感在老年和儿童中可引起严重的后果，往往导致肺炎或继发其他疾病而死亡。此外，流感病毒呈现一种周期性的变化规律，即某一流感病毒遗传分支在世界的某一区域消失后又在其他区域出现，并成为那里的主要流行株。

流感的流行与病毒毒株的抗原变异、易感宿主的免疫状态和生存环境等多种因素有关。流感病毒通过抗原漂移和抗原转变两种方式持续不断地变异和进化，抗原漂移主要是表面蛋白 HA 和 NA 的变异，这些变异的积累会使对原有流感病毒有免疫保护的群体重新成为易感群体，造成流感的地区性流行。但同时部分个体仍可以产生足够的免疫保护，限制了疫病流行的扩散。相反，通过基因重排产生的抗原转变，比如禽流感病毒和人流感病毒的重排，则可能产生一种全"新"的病毒，使所有个体对原有毒株的免疫保护缺乏对新病毒的抵抗，引起流感的大流行。同时，流感的另外一种流行特征是周期性发生，研究认为这种流行特征是流感的流行毒株和人群中免疫水平不断变化相互影响的结果。

此外，对于人类而言，免疫状态、年龄、职业、卫生习惯等都影响流感病毒的宿主易感性。儿童对流感病毒的敏感性最高，医务工作者、动物养殖业工作者和兽医等接触流感病毒的机会较多，属于高危人群。

应激条件下如免疫失败、营养不良、阴暗、潮湿、过于拥挤、卫生条件差、消毒不严格等都可促进流感的发生和加重疫病病情。流感的流行也呈现一定的地理特征，我国南方被认为是流感的流行中心，这与它位于多条候鸟迁徙路线交汇处的地理位置和传统特殊的水禽、陆地家畜混养的养殖方式有关。除此之外，由于人的活动大大改变了生物生存的生态环境，给流感病毒的传播和流行造成了压力也提供了条件，使流感病毒不断突破种间屏障而传播。

5. 发生与分布　大约 2 400 年前，古希腊名医 Hippocrates 最早记载了人的流感样症状。之后，历史上不断有流感样疫情发生，但因为流感引起的症状与白喉、登革热以及伤寒等相似，所以难以确证所发生的疫情是流感引起的。对确认是流感大流行的最早描述是 1580 年发生于俄罗斯的疫情，欧洲、亚洲和非洲北部都受到了本次流感的侵袭，所引起的危害极其严重，被人们称为"闪电般的瘟神"。在此之后，1675 年和 1733 年，在欧洲均出现大规模流感，而文献中共记载了 31 次流感大流行。1918—1920 年，世界上发生了历史上著名的严重流感大流行——"西班牙流感"，此次流感波及世界各地，几年内共出现了 3 次流行高潮，临床发病率高达 40% 以上，并出现多种类型的肺炎并发症，在全球范围内造成了 2 000 万～4 000 万人死亡，其死亡率（2%～20%）大大高于普通的流感（死亡率为 0.1%）。这次流感大流行的特点是，20～50 岁的成人中发病率和死亡率最高。此后，1957 年和 1968 年又相继发生了 H2N2 和 H3N2 亚型流感病毒引起的亚洲流感和中国香港流感，虽然所引起的危害远不及"西班牙流感"，但每次流感引起的死亡人数均在百万左右。研究表明，上述 3 次流感大流行的病毒均起源于禽类，并被认为是一种动物源性疫病，流感也被认为是最重要的一种人与动物共患病。

流感病毒最早于 1901 年和 1931 年先后从禽体和猪体内得以分离，并证实其属于正黏病毒科的成员。1933 年，Patrick Laidlaw 等从人体中也分离到了流感病毒。进入 20 世纪，人类对流感病毒的理解日益加深，针对不同亚型流感病毒的疫苗和抗病毒药物被先后研制和应用。其中一个重要的里程碑就是 1944 年 Thomas Francis 首先将流感病毒灭活后制备了流感疫苗，并首先应用于美国的士兵。

人流感病毒的历史演化如彩图 14-2 所示，1918 年"西班牙流感"前人类并没有出现 A 型流感，而在 1918 年以后共有 3 次 A 型流感病毒的大流行，其中 1933 年人类流感病毒被首次分离。

（三）对人的致病性

流感病毒感染的潜伏期一般为 1～3 天，感染后第 2、3 天是病毒排出的高峰期，排毒期约为 10 天。儿童感染后的传播性比成年人更强，在症状出现前就可以排毒，且排毒期长达 14 天。

流感病毒感染后 1～2 天开始出现临床症状，初期主要表现为寒战或者发热，体温升高到 38～39℃，之后表现的症状有：咳嗽、鼻塞、全身疼痛（特别是肌肉、关节和咽喉）、疲劳、头痛等。对于一些儿童或者原有慢性胃肠道疾病的患者，会出现一些胃肠道症状，如腹泻、腹痛等。无并发症的患者发病后 3～4 天开始恢复，而且恢复彻底，若有并发症则恢复期延长。患者排毒高峰在发病后 1～3 天，随体温下降排毒量减少，但个别患者在发病后第 7 天仍可分离到病毒，故在患者完全恢复之前仍具有传染力。

在疾病发生之初很难区分普通感冒和流行性感冒，但流感常常发病突然，且非常容易疲劳。对流感的早期诊断对于流感病毒的药物治疗非常重要，这一时期是药物最为有效的阶段。

流感病毒引起的病理变化主要见于呼吸道。鼻、咽、喉、气管和支气管腔的黏膜充血、肿胀，表面覆有黏稠的液体，小支气管和细支气管内充满泡沫样渗出液。镜下可见上皮细胞变性、坏死，早期为中性粒细胞浸润，后期为单核巨噬细胞浸润等炎性病变。肺主要表现为病毒性间质性肺炎，病变常发生于尖叶、心叶、中间叶、膈叶的背部与基底部。病程发展极快，如无其他病原并发或继发感染，通常 1 周左右可自行缓解或康复痊愈。感染期间有其他病原并发或继发感染可能导致病情恶化、病变加重，甚至引起死亡。

此外，流感的病理变化及其严重程度不仅与所感染的毒株、有无其他病原的并发或继发感染等有关，还与感染者年龄、生理状态和既往史等有关。

（四）诊断

流感病毒感染后的临床症状随着病毒毒株和感染者生理状态等因素的不同而有差异，同时其症状与白喉、伤寒、登革热和斑疹伤寒等疫病也非常相似，因此根据流行病学资料、临床症状等仅可以对该病做出初步的诊断，进一步的确诊有赖于实验室诊断的结果。

1. 临床诊断　对流感感染后的临床诊断主要包括以下两个方面：①流行病学资料，在流感地方性暴发时，其流行率可达 70% 以上，因此在流行季节一个地区及其周边同时出现大量上呼吸道感染病人或当地医院门诊呼吸道感染病人明显增多时，则应怀疑是流感，进行相应的抗流感药物如神经氨酸酶治疗。②临床症状资料，在出现急起畏寒、高热、头痛、头晕、浑身酸痛、乏力等症状；同时可能伴有咽痛、干咳、流鼻涕等症状；少数病例有食欲减退、伴有腹痛、腹胀、呕吐和腹泻等消化道症状时，可初步怀疑是流感病毒感染。

2. 实验室诊断 实验室诊断是确诊流感的唯一有效途径，随着血清学试验技术和分子生物学技术的飞速发展，流感诊断技术的研究也不断取得新的进展。同时，分子生物学的发展为流感病毒核酸序列分析和遗传分析创造了条件。

（1）病毒分离和鉴定 因流感病毒主要在呼吸道复制，一般采集患者的喉气管或鼻咽拭子经无菌处理后，通过羊膜腔或尿囊腔接种分离病毒。需要指出的是 C 型流感病毒只能在羊膜腔内增殖，初次分离时最好使用羊膜腔接种法。病毒分离后主要通过血凝和血凝抑制试验以及神经氨酸酶抑制试验进行鉴定。

（2）血清学诊断技术 血清学技术可同时用于病毒抗原和抗体的检测，被普遍应用于流感的检测。主要方法有血凝和血凝抑制试验、中和试验、免疫琼脂扩散试验和酶联免疫吸附试验等。在患者恢复期血清中抗流感病毒抗体滴度比急性期高 4 倍或以上时即可确诊流感病毒的感染，血清学诊断技术在流感的诊断中发挥了重要作用，同时也是病毒分型和亚型鉴定的重要证据，其特点是有较强的特异性，但敏感性较低。

（3）分子生物学诊断技术 分子生物学诊断方法显著提高了检测的敏感性，且为病毒感染提供了直接的证据，在流感病毒的监测和诊断等方面发挥着重要作用。分子生物学诊断技术主要包括反转录聚合酶链式反应、适时荧光 RT - PCR 以及基因芯片等，主要通过在患者呼吸道上皮细胞查到流感病毒颗粒特异的核酸，而实现快速准确的诊断。

此外，依据诊断结果可以将病例分为：①疑似，具备腋下体温大于或等于 38℃，加上其他临床症状两项或以上，或有流行病学史及胃肠道症状两项或以上。②确诊，疑似病例加实验室诊断结果阳性。

（五）防制措施

流感病毒的一个显著特征就是通过不断变异和进化，逃避宿主的免疫抵抗，获得生存并引起流感暴发和流行，这也给流感病毒的防治增加了难度。一方面，病毒变异后直接影响了疫苗产生的保护效果，另一方面，变异也导致耐药毒株的产生，使原有的药物失效。虽然如此，疫苗接种和药物治疗仍然是当前预防和治疗流感最为有效的手段。

1. 综合性措施 人流感的防止措施应以预防为主：增强体质；养成良好的卫生习惯，勤洗手，加强室内通风换气；不食生的动物食品，不食病死的动物肉、蛋等制品；儿童、老人、带有慢性病或体弱者、医务工作者、动物养殖人员做好个人卫生防护，可接种疫苗提高免疫力。

2. 疫苗接种 接种疫苗通常推荐在一些高危人群中使用，如儿童、老年人或者一些体质较弱的人群。流感疫苗的生产主要通过鸡胚来增殖病毒，在纯化后经病毒灭活制成疫苗，灭活疫苗可以为机体提供足够的抵抗同源病毒感染的保护。此外，也有关于在鸡胚中连续传代致弱病毒，研制疫苗的报道。流感病毒具有很强的变异型，一种疫苗只能在一定的时期提供有效的保护，因此每年世界卫生组织都对下一年度的流感流行毒株进行预测，并提供给制药公司生产疫苗。此外，即便是用于生产疫苗的毒株与流行的病毒非常相近，接种疫苗后仍可能感染病毒，因为疫苗免疫后需要两周才能产生足够的保护。

目前使用的人流感疫苗多为纯化的、多价灭活疫苗，主要有三种类型：全病毒灭活疫苗，裂解疫苗和亚单位疫苗。广泛使用的为当前流行的 H1N1 亚型流感毒株、H3N2 亚型流感毒株和 B 型流感毒株制备的混合苗。

3. 治疗 流感患者应保证充足的休息、多饮水，避免喝酒、吸烟。如果需要，服用阿司匹林类药物，减轻流感引起的发热和疼痛。儿童和青少年感染流感（特别是 B 型流感）以后，需慎重服用阿司匹林类药物，因为服用后容易引发雷尔氏综合征，导致肝脏的严重损伤。目前注册的有两类抗流感药物，分别是神经氨酸酶抑制剂和 M2 蛋白抑制剂（金刚烷衍生物），神经氨酸酶抑制剂的毒性较低且更为有效，在治疗中更为常用。关于这两类药物的作用方式、治疗流感的类型及服用方式参见表 14 - 1。在我国医院抗流感病毒用药主要有广谱抗病毒药利巴韦林及抗流感病毒药品复方金刚烷胺、金刚乙胺、奥司他韦（达菲）等。

表 14-1　流感常用药物及服用方式

项　目	金刚烷胺	金刚乙胺	扎那米韦（瑞乐沙）	奥司他韦（达菲）
主要用于治疗的流感病毒	A 型	A 型	A\B 型	A\B 型
作用方式	阻断 M2 形成离子通道释放病毒核酸的过程	阻断 M2 形成离子通道释放病毒核酸的过程	神经氨酸酶抑制剂	神经氨酸酶抑制剂
批准使用年限	1	14	7	18
服用方式	口服	口服	口服	口服

注：利巴韦林、金刚烷胺、金刚乙胺等抗病毒药仅限人用，禁止兽用。

（六）公共卫生影响

A 型流感病毒亚型众多，感染宿主谱广，不仅可以感染禽类，还可感染人、猪、马、貂、海豹等哺乳动物。水禽，尤其是野鸭被认为是 A 型流感的天然贮存库，所有 H 亚型和 N 亚型都可从其体内分离到，这些不同亚型的禽流感病毒构成了人类潜在的病原库。同时，猪既可感染禽流感病毒也可感染人流感病毒，被认为是流感病毒从禽类到人的适应宿主和流感病毒发生基因重排的混合器。因此，动物流感与人流感有着密切的联系，各种来源的动物流感病毒不仅可直接造成人的感染，同时人流感病毒也会在动物体内得以保存，并在一定时期再次造成人类的流行。

为了减少动物流感给人类公共卫生造成的危害，应从两方面对流感病毒加以控制，一是减少流感病毒基因重排的机会，降低病毒的变异速度；二是防止动物流感和人流感之间的传播，尤其控制禽流感病毒、猪流感病毒向人类的传播。具体措施有：做好养殖场的生物安全防控，防止各种动物携带的流感病毒的传入及养殖场内病毒的传出；做好动物流感病毒的监测，为流感的预防提供有用信息；维护鸟类及其他动物的生态环境，减少可能造成病毒突破种间屏障传播的诱因；做好动物相关产业工作者的安全防护意识教育，提高全民正确预防动物流感的意识。

流感的发生不仅会因治疗和误工等造成直接的损失，而且在预防流感的时候也会带来间接的损失，在美国每年因为流感造成的损失约为 100 亿美元，而一旦发生流感大流行，所造成的损失将更为惨重。如全球不断发生的 H5N1 高致病性禽流感对人的感染，使对这一疫病的防控受到了世界各国的广泛关注，在特异性药物和疫苗的研制、应急准备以及边界防控等方面均投入了大量的资金和人力。

（倪建强　程水生）

◆ 参考文献

Beigel，J.，M. Bray. 2008. Current and future antiviral therapy of severe seasonal and avian influenza. Antiviral Res，78 (1)：91 - 102.

Eccles，R. 2005. Understanding the symptoms of the common cold and influenza. Lancet Infect Dis，5 (11)：718 - 725.

Glasgow，J. F.，B. Middleton. 2001. Reye syndrome—insights on causation and prognosis. Arch Dis Child，85 (5)：351 - 353.

Hay，A. J.，V. Gregory，et al. 2001. The evolution of human influenza viruses. Philos Trans R Soc Lond B Biol Sci，356 (1416)：1861 - 1870.

Hilleman，M. R. 2002. Realities and enigmas of human viral influenza：pathogenesis, epidemiology and control. Vaccine，20 (25 - 26)：3068 - 3087.

Holmes，E. C.，E. Ghedin，et al. 2005. Whole-genome analysis of human influenza A virus reveals multiple persistent lineages and reassortment among recent H3N2 viruses. PLoS Biol，3 (9)：300.

Hoyt，K. 2006. Vaccine innovation：lessons from World War II. J Public Health Policy，27 (1)：38 - 60.

Lowen，A. C.，S. Mubareka，et al. 2006. "The guinea pig as a transmission model for human influenza viruses." Proc Natl Acad Sci U S A，103 (26)：9988 - 9992.

Lynch，J. P.，E. E. Walsh. 2007. Influenza：evolving strategies in treatment and prevention. Semin Respir Crit Care Med，

28 (2)：144 - 158.

M.，F. C.，M. M. A.，et al. 2005. Virus Taxonomy. Ⅷth Report of the International Committee on Taxonomy of Viruses，7.

Martin，P. M.，E. Martin-Granel. 2006. 2，500 - year evolution of the term epidemic. Emerg Infect Dis，12 (6)：976 - 980.

Monto，A. S. 2008. Epidemiology of influenza. Vaccine，26 (4)：45 - 48.

Osterhaus，A. D.，G. F. Rimmelzwaan，et al. 2000. Influenza B virus in seals. Science，288 (5468)：1051 - 1053.

Palese，P. 2004. Influenza：old and new threats. Nat Med，10 (12)：82 - 87.

Potter，C. W. 2001. A history of influenza. J Appl Microbiol，91 (4)：572 - 579.

Shimizu，K. 1997. History of influenza epidemics and discovery of influenza virus. Nippon Rinsho，55 (10)：2505 - 2511.

Taubenberger，J. K.，D. M. Morens. 2008. The pathology of influenza virus infections. Annu Rev Pathol，3：499 - 522.

Webster，R. G.，L. E. Brown，et al. 1984. Antigenic and biological characterization of influenza virus neuraminidase (N2) with monoclonal antibodies. Virology，135 (1)：30 - 42.

Webster，R. G. Influenza：an emerging disease. 1998. Emerg Infect Dis，4 (3)：436 - 441.

二、禽流感

禽流感（Avian influenza）是由禽流感病毒引起的一种人与动物共患传染病。按病原体类型的不同，可分为高致病性、低致病性和非致病性禽流感三大类。其中高致病性禽流感（Highly pathogenic avian influenza，HPAI），又称真性鸡瘟（Fowl plague），暴发突然，发病率和死亡率极高，对家禽饲养业具有毁灭性打击，世界动物卫生组织（OIE）将其定为 A 类传染病，我国规定为一类动物传染病。人感染禽流感病毒后的主要症状为高热、咳嗽、流涕、肌痛等，多数伴有严重的肺炎，严重者心、肾等多种脏器衰竭导致死亡。禽类尤其是水禽，携带流感病毒所有亚型。猪是禽和人流感病毒的混合器，某些高致病性禽流感毒株可不经过猪体混合重配再传染的过程，直接感染人。本病对全球经济和公共卫生都造成重要影响。

（一）病原

1. 概述　禽流感病毒（*Avian influenza virus*，AIV）在分类上属正黏病毒科（Orthomyxoviridae）、A 型流感病毒属（*Influenzavirus* A）。根据流感病毒表面结构蛋白凝集素（Hemagglutinins，HA）和神经氨酸酶（Neuraminidase，NA）抗原性的不同，可以将 A 型流感病毒分为 16 种不同的血凝素亚型（H1～H16）和 9 种神经氨酸酶亚型（N1～N9），这些 HA 和 NA 可形成 144 种可能的组合。

依据病毒致病力的不同，禽流感病毒可以分为低致病性和高致病性禽流感（低致病性禽流感和高致病性禽流感）病毒，两者的发病率和致死率存在较大的差异（无症状感染到 100％的致死率），H1～H16 均可能是低致病性禽流感的病原，而只有 H5 和 H7 亚型禽流感病毒会引起高致病性禽流感，例如 H5N1、H5N2、H7N1、H7N7。因此 H5 和 H7 亚型禽流感病毒受到动物疫病防控的普遍关注。

虽然流感病毒有着严格的宿主特异性，从一种动物传到另一种动物相当困难，但近来不断发生的禽流感、猪流感感染人的事件表明，不同宿主的流感病毒正日益混杂，种间传播频繁发生。流感病毒的种间传播通常只是在限定范围内少数的动物发生感染，但偶尔也会在新的宿主体内建立稳定的遗传谱系。实验条件下，猪、雪貂、猫和人都可以感染禽流感病毒，而临床上引起人类发病的主要有 H5N1、H7N3、H7N7 和 H9N2 四种亚型。

2. 禽流感病毒感染人的机制　禽流感病毒如何突破种间屏障，感染人类，其过程和机制是最引人关注的问题。流感病毒的宿主特异性受到病毒和宿主系统两方面因素的影响。其中宿主细胞的受体特异性是限制感染宿主范围的首要因素。人流感病毒识别呼吸道上皮细胞含有的唾液酸 α-2，6 半乳糖苷受体，禽流感病毒则识别含唾液酸 α-2，3 半乳糖苷类型的受体。研究表明，在人呼吸道上皮中 α-2，6 交联唾液酸糖蛋白表达量明显多于 α-2，3 交联唾液酸糖蛋白。这样，低密度的禽流感受体分布使禽流感病毒难以感染人呼吸道上皮。即使禽流感病毒能够感染人的呼吸道上皮细胞，最先感染的往往是 α-2，3交联唾液酸定位的纤毛细胞，它们的复制往往会受到这种并非最理想的细胞嗜性的限制。与人流感病毒相比，禽流感病毒在人呼吸道上皮内复制和传播能力明显低下。值得注意的是，细胞表面受体特异性的限制并不是绝对的，Matrosovich 等证实将有纤毛和无纤毛的人气管支气管上皮细胞分别培养后，发现禽流感病毒可以和有纤毛的细胞结合造成感染。此外，人呼吸道上皮表面覆盖的黏液中含有的 α-2，3交联唾液酸蛋白可与禽流感病毒表面的 HA 结合从而中和病毒的感染力。

除宿主因素外，病毒的多种蛋白和细胞因子也参与了流感病毒的宿主特异性，特别是血凝素蛋白，因其在流感病毒的感染过程中，起识别和吸附细胞受体的作用，是影响病毒宿主特异性的最主要因素。

虽然流感病毒有着典型的宿主特异，禽流感病毒在人及灵长类动物体内一般没有复制能力，人流感病毒也不能在鸭子体内复制，但实际上流感病毒在不同物种间的传播却屡有发生。这是因为 A 型流感病毒存在高度的变异性，特别是 H5N1 亚型禽流感病毒的变异更为频繁，进而就可能产生适应其他宿主的新的病毒。禽流感病毒的变异涉及分子水平的抗原漂移和抗原转变。流感病毒抗原漂移是其抗原基因的突变及宿主免疫力对流感病毒选择的结果。抗原转变则是基因大的突变和基因重排的结果。抗原漂移和抗原转变不仅是病毒在同一物种内的进化机制，同时也是病毒跨越种间屏障，造成不同物种感染的重要机制，而据此也说明禽流感病毒可能通过两种模式产生引起人类发生流感的变异毒株。①适应模式：禽流感病毒在猪体内的传播复制获得了对人上皮细胞受体的结合能力，通常与 HA 基因的变异有关。历史上，欧洲发生的禽 H1N1 流感病毒在猪体内适应后，进一步对幼龄人群的传播支持了这一可能。②重排模式：禽流感病毒和人流感病毒分别感染猪体后，不同来源的基因节段发生重排，进而产生可在人群中流行的病毒。这种机制也是人类几次流感大流行产生的主要机制。

（二）流行病学

禽流感病毒呈全球性分布流行，几乎所有的野生及家养禽类都可感染，但多数毒株感染后并不表现临床症状，只有少数毒株，特别是 H5、H7 等高致病性毒株才会引起大范围的发病和死亡。

1. 传染源及传播途径　禽流感的传染源主要是指禽流感病毒感染或带毒的家禽、野禽或者候鸟，候鸟因为迁徙的范围广，距离远，被认为是禽流感病毒一种重要传播媒介。被感染的禽类可从呼吸道、眼结膜和泄殖腔排毒，病毒可通过被感染的禽类和易感鸟类的直接接触和间接接触而传播，而与病禽接触的鸟类、哺乳动物、饲料、饮水、设备、补给品、笼子、衣服、车辆以及活禽市场都可能成为病毒的携带者。

虽然禽流感病毒（H5N1）在禽类中的传播非常迅速，但是尚缺乏病毒在人与人之间直接传播的证据，与禽类的接触传播是人感染禽流感的主要途径，因此与禽类特别是病死禽密切接触的工人、兽医工作者或者交易人员是感染本病的高危人群。除接触传播外，污染的环境包括空气、水等，也是病毒传播的主要途径，在亚洲的一些国家，普遍存在用禽类粪便作为肥料的习惯，这可能是这些地区频繁发生人感染禽流感的重要诱因。此外，研究表明 H5N1 高致病性禽流感病毒随着水禽的迁徙、活禽贸易或者感染家禽特别是野鸭的活动而发生远距离的传播，传入新地区，因此，加强水禽和家禽流感的监测，并制定相应的应急计划就显得尤为重要。

人感染禽流感的潜伏期从数小时到数天，最长时间可达 21 天，1997 年的多数病例在与病禽接触后 2～4 天发病。而 2003 年年底以来，越南和泰国报告的病例潜伏期最长可达 8 天，我国报道的病例估算的潜伏期也与此类似。人感染禽流感病毒后，不仅可以在呼吸道分泌物中检测到病毒，同时在血液、粪便和其他体液中也可检测到。病毒在人体内的持续时间较长，文献记载发病后可持续 15～17 天。

2. 易感动物　所有 HA 和 NA 亚型的 A 型流感病毒均在水禽体内得以检出，因而水禽被认为是流感病毒的自然贮存宿主。禽流感病毒感染禽的种类非常广，几乎所有的禽类包括家禽和野生禽类都对禽流感病毒敏感，其中家禽中火鸡、鸡和鸭是自然条件下最常受感染的禽种，受感染的家禽还有珍珠鸡、家鹅、鹌鹑、鸽、雉鸡和鹦鹉等，感染野禽和水禽则包括鹅、燕鸥、野鸭、海岸鸟和海鸟等。此外，还从麻雀、乌鸦、燕子、石鸡等多种鸟类中分离到了禽流感病毒。

此外，实验室条件下，火鸡、鸡、鸭和鹅作为禽流感病毒的易感动物，是禽流感病毒培养和研究最为常用的动物。而其他可用作禽流感病毒人工接种的实验动物有：雪貂、猫、仓鼠、小鼠、猴、水貂和猪。

人类也会感染禽流感，人对禽流感病毒的易感性与年龄和性别并无差异，人高致病性禽流感病例多数为年轻人和儿童，这与季节性流感大不相同，中国香港特区 1997 年发生的 18 例病例平均年龄为 17.2 岁，其中 11 例小于 14 岁。而世界卫生组织对 2003 年 12 月至 2006 年 4 月报道的 202 例病例的分析也显示，发病年龄的中位数为 20 岁，50% 的病例小于 20 岁，90% 以上小于 40 岁。中国患者年龄的中位数是 29 岁，明显高于印度尼西亚（18.5 岁）、埃及（12.5 岁）和泰国（14 岁）等国。

3. 流行历史 禽流感于 1878 年首次报道于意大利，1901 年证实其病原体为病毒，1955 年经血清学鉴定为 A 型流感病毒。之后的 1959 年，苏格兰发病鸡场分离到一株 H5N1 病毒。此后发生禽流感的有代表性的事件包括：1967 年在英国流行的 H7N3、1975 年在澳大利亚流行的 H7N7、1979 年在英国流行的 H5N2、1983 年在冰岛发生的 H5N8 和在美国发生的 H5N2、1985 年在美国发生的 H7N7、1991 年在冰岛发生的 H5N1、1994 年在巴基斯坦发生的 H7N3、1995 年在澳大利亚发生的 H7N3、1995 在墨西哥发生的 H5N2、1997 年在中国香港特区发生的 H5N1、1998 在巴基斯坦发生的 H7N2、1999—2000 年在意大利北方 3 个省发生的 H7N1、2003 年初在荷兰发生的 H7N7 以及 2003 年年底至今在亚洲发生的 H5N1 亚型禽流感病毒。

在已知亚型中，仅 H5 和 H7 亚型病毒引起过高致病力禽流感，其发病率和死亡率可达 100%，但并非所有的 H5 和 H7 亚型病毒都具有毒力。1961 年从南非发病的燕鸥中分离到第 2 株 H5 毒株，这是最先报道从野禽中获得的具有致病力的流感病毒。

历史上禽流感病毒主要感染家禽及野生鸟类等低等脊椎动物，但近年来不断出现禽流感病毒感染人的报道，引起了世界范围内的高度关注。1997 年 5 月 9 日从中国香港一名 3 岁男童体内分离出一株 A 型流感病毒，病原学确诊为禽流感病毒（H5N1），同年香港共确诊 18 例人类禽流感病例，其中 6 例死亡。这是禽流感病毒直接感染人的首次报道，引起了全世界的震惊和关注。2003 年 2～4 月荷兰暴发高致病性禽流感（H7N7），证实有 83 人感染了 H7N7 亚型禽流感病毒，1 人死亡，这也是世界上人禽流感传播范围最广的一次。2003 年年底以来，亚洲地区持续暴发 H5N1 高致病性禽流感，截至 2009 年 12 月 11 日越南、泰国、印尼、柬埔寨和我国等 15 个国家累计报告人类禽流感病例 445 例，其中死亡 263 人，死亡率超过 59%，且多数死亡病例感染的是 H5N1 高致病性禽流感病毒。禽流感主要发生于亚洲国家，而在亚洲以外的地区却很少发生，普遍认为这与亚洲地区养殖业模式和生活习惯有着密切的关系，多数人在感染禽流感病毒前有过与感染禽类的接触史，而与食用煮熟的禽肉和蛋类无关。由于人类缺乏对 H5 亚型流感病毒的免疫，因此高致病性禽流感感染后常引起人类严重的发病和死亡。

H5N1 亚型高致病性禽流感病毒除可引起人类发病以外，在猪、猫、虎、云豹等多种动物体内也分离到了病毒。H5N1 禽流感病毒呈现明显的地方流行性，特别是在东南亚地区存在广泛的分布。而依据 FAO 适时更新的禽流感监测数据显示，在 H5N1 禽流感病毒流行地区，病毒的致病性持续提升，但使用疫苗后养殖场禽流感的危害显著降低。如 2008 年 6 月全球报告的疫情共有 11 次，分布于 5 个国家（中国、埃及、印度尼西亚、巴基斯坦和越南），而相同月份 2006 年和 2007 年分别为 65 次和 55 次。

（三）对动物与人的致病性

1. 对动物的致病性 家禽感染禽流感后症状依感染禽类的品种、年龄、性别、有无并发感染、病毒毒力、禽群的饲养管理水平、营养状况及环境因素等而有所不同，主要表现为呼吸道、消化道、生殖系统或神经系统的异常。

常见症状有，病鸡精神沉郁，饲料消耗量减少，消瘦；母鸡的就巢性增强，产蛋量下降；轻度直至严重的呼吸道症状，包括咳嗽、打喷嚏和大量流泪；头部和脸部水肿，神经紊乱和腹泻。而依据症状的严重程度，又可以将禽流感分为高致病性、低致病性和无致病性禽流感，高致病性禽流感主要由 H5 和 H7 亚型病毒引起，特点为发病急、死亡率高、病情重（彩图 14-3），而低致病性和无致病性禽流感引起的症状差异较大，并可能转为慢性发病。

家禽感染禽流感的病理变化依病毒毒力强弱、病程长短和感染禽类的品种、年龄、性别、营养状况、有无并发感染等而有所不同，主要表现在呼吸道、消化道、生殖系统和内脏实质器官的病变。

常见的病理变化有：轻度气管炎和气囊炎直至多种内脏器官广泛出血。许多病例可见卵巢和输卵管萎缩，或者卵泡出血和破裂。气管黏膜充血、出血，可有血性分泌物。部分病鸡腺胃乳头出血，肌胃黏膜出血，肠黏膜出血（不出现溃疡），盲肠扁桃体出血。体内脂肪及浆膜（心冠、肠系膜）广泛出血。胰脏及肾脏小点坏死。肝血肿，有坏死点。肉鸡多见气管内及腺胃病变。其特征性病理组织学变化是水肿、充血、出血和血管套（血管周围淋巴细胞聚集）的形成。

Juthatip Keawcharoen 等（2004）报道，高致病性禽流感病毒 H5N1 可以引起虎及美洲豹严重的肺炎，其中感染美洲豹肺组织的病理学和免疫组织化学检测见彩图 14-4。

2. 对人的致病性 目前发现能引起人感染禽流感的病毒，主要是 H5N1、H7N7、H9N2 亚型毒株。不同亚型的禽流感病毒感染人类后可引起不同的临床表现。感染 H9N2 亚型的患者通常仅表现轻微的上呼吸道感染症状，部分患者甚至没有任何症状；感染 H7N7 亚型的患者主要表现为结膜炎；重症患者一般均为 H5N1 亚型病毒感染。患者呈急性起病，早期表现类似普通型流感。主要为发热，体温大多持续在 39℃以上，热程 1～7 天，一般为 3～4 天，可伴有流涕、鼻塞、咳嗽、咽痛、头痛、肌肉酸痛和全身不适。部分患者可有恶心、腹痛、腹泻、稀水样便等消化道症状。重症患者病情发展迅速，可出现肺炎、急性呼吸窘迫综合征（ARDS）、肺出血、胸腔积液、全血细胞减少、肾功能衰竭、败血症、休克及 Reye 综合征等多种并发症。如果继发细菌感染，还会出现脓性痰液。

高致病性禽流感首先侵犯人的呼吸系统，其病理变化也主要集中在肺脏，包括水肿、出血、弥散性肺泡损伤、炎性渗出等。在病程早期肺内病变范围较小时，肺部体征较少。随着病程的发展，肺内病变范围逐渐扩大，可闻及吸气末细小、密集的水泡音，出现实变时也可闻及支气管呼吸音。显微镜下，病变主要呈急性弥散性肺泡损伤伴急性间质性肺炎，患者的气管及支气管上皮均有不同程度的脱落。同时外周血白细胞、淋巴细胞减少。绝大多数病人有肝肾功能损伤和心肌酶学异常，少数重症病人伴有弥散性血管内凝血，严重的最终可因呼吸、循环衰竭死亡。人高致病性禽流感的胸部影像与普通病毒性肺炎一样，依据病情的轻重程度，不同患者之间存在较大差异。

（四）诊断

禽流感病毒的显著生物学特征就是亚型众多、变异频繁，不同亚型病毒之间缺乏足够的交叉免疫反应，因此对于禽流感的诊断包括两个层次的认识，一个层次是型的认识，主要是对病毒内部蛋白（基质蛋白 M 和核蛋白 NP）的鉴定；另一个层次是亚型的认识，主要针对病毒表面蛋白（血凝素 HA 和神经氨酸酶 NA）的鉴定。禽流感常规的诊断方法有病毒分离和鉴定、免疫学方法和分子生物学三个类型。

1. 动物禽流感的诊断

（1）病毒的分离鉴定 将疑似病料在无菌条件下经研磨后离心取上清液，加入双抗或过滤除菌后通过羊膜腔或尿囊腔接种 9～11 日龄 SPF 鸡胚，选取 24～120h 后死亡的鸡胚，收集尿囊液进行病毒鉴定。如果初次接种没有病毒，可盲传 3 代，如果仍无病毒，则为阴性。流感病毒的分离也可利用传代细胞，如犬肾细胞（MDCK）进行分离和培养。

（2）免疫学检测 可用于检测流感特异的抗原或者抗体，在世界动物卫生组织《陆生动物诊断试验和疫苗手册》（第五版）规定的常用方法有免疫琼脂扩散试验、血凝和血凝抑制试验、ELISA 和免疫荧光试验等。其中血凝和血凝抑制试验与免疫球脂扩散试验对试验条件要求较低，是禽流感感染与免疫监测广泛使用的方法，但这两种方法均存在敏感性较低的缺陷，ELISA 是一种敏感、快速且适用于大批量样品监测的诊断技术，在禽流感的抗原和抗体检测中得到了大量的研究和应用。

（3）分子生物学诊断技术 分子检测技术在敏感性、特异性和快速性方面相对于常规的方法有着明显优势，在禽流感的检测中得到了迅速应用。RT-PCR 是最早应用于禽流感检测的技术，不仅缩短了检测用时，且在反应过程中，病毒核酸片断呈指数级放大，显著提高了检测的灵敏性。之后，在禽流感的检测中也出现了多种形式的 PCR 技术，如巢式 PCR、多重 PCR、PCR - RFLP 和荧光 RT - PCR 等多种形式，特别是荧光 RT - PCR 诊断技术的建立，进一步提高了检测的敏感性和特异性。此外，也建立了基因芯片、核酸探针等其他的分子检测技术。

2. 人禽流感的诊断　随着人禽流感病例的不断出现，在加强禽类流感检测的同时，在 H5N1 禽流感病毒流行的地区对急性发热性呼吸道病人应强化禽流感的鉴别诊断，任何与疑似或者确诊的禽流感病例接触过的人员都应该进行相应的诊断。通常禽流感患者并不会出现病毒特异性的症状，但患者在发病前如果有过与病禽、死禽或者野禽密切接触的经历，临床上应作为疑似病例进行确诊和治疗。

常规的商品化检测试剂不仅不能实现 H5N1 禽流感病毒与其他流感病毒的鉴别诊断，同时敏感性较低，对于感染早期患者的诊断也明显不足。因此对于 H5N1 禽流感病毒的感染世界卫生组织推荐应在世界卫生组织合作的监测中心或者 H5 禽流感参考实验室进行确诊。

对于疑似患者，应尽量在患者进行抗病毒治疗以前，采集病人的鼻腔或咽喉拭子，重症患者也可以采集气管内层的样品。同时应采集抗病毒治疗后的样品作为参考样品。一旦确诊为禽流感感染，应采取紧急预警预案，并发布疫病信息。

呼吸道标本的最佳采集时间为发病后 3 天内，但在感染后 2 周甚至在 3 周仍可能检出病毒。

对于人禽流感的实验室病原学检测技术主要包括病毒分离培养及鉴定、核酸监测（RT - PCR 和实时荧光 RT - PCR）、血清学检测（微量中和试验、红细胞凝集试验、酶联免疫吸附试验和免疫荧光）等技术。病毒分离是实验室检测的黄金标准，接种后的培养液通过血凝和血凝抑制试验、RT - PCR 等技术进行鉴定，一般建议至少选用两对针对 H5N1 病毒亚型的特异性引物和探针进行检测，也可采用测序的方式对检测结果进行判定。

对病毒特异性抗体的检测，应分别采集急性期和恢复期的双份血清进行检测，分别在发病早期（7日内）和发病后 3~4 周采集。如果恢复期血清中和抗体滴度在 1∶80 以上，并且与急性期相比在 4 倍以上，可以确定为阳性感染。

在人禽流感的病原学诊断中，需要对实验室检测的各个环节充分考虑其生物安全的危险性，进而采取合适的生物安全防护。

（五）监测

对于禽流感高风险地区的预防、监测和净化不仅可以减少疫病的发生和造成的经济损失，更重要的是可以阻断病毒进一步向易感地区的传播和对人类的感染，是禽流感防控的关键所在。美国借助农业部动植物卫生检验局（USDA - APHIS）与养禽业合作进行的家禽改良计划（NPIP），对全国蛋鸡、肉鸡和火鸡中的禽流感进行重点监测，以确保其禽类及产品无禽流感污染。我国也通过每年两次的对祖代养鸡场进行禽流感监测，及时掌握禽流感的流行现状和趋势。

在开展常规的禽流感监测的基础上，应大力开展高致病性禽流感的监测，主要从以下几个方面开展工作：①对禽流感的高发地区，特别是亚洲地区，进行连续监测，主动掌握疫病的流行趋势和演变趋势，做好应对准备。②对禽类和其他动物包括人类在内广泛接触的地区，如一些猪、家禽和野禽的混养场所，进行多种动物的禽流感监测，及早发现跨越种间屏障的禽流感病毒，并采取相应的应急措施进行防控。③高致病性禽流感病毒随着水禽的迁徙、活禽贸易或者感染家禽特别是野鸭的活动而发生远距离的传播，传入新地区，因此，加强水禽和家禽流感的监测，并制定相应的应急计划就显得尤为重要。同时，一些水禽，包括家养鸭，在感染流感后并不表现临床症状，但可作为病毒的贮存库和传播源，对这些禽类流感病毒的监测对于病毒的早期监测和控制至关重要。④在加强禽类流感监测的同时，还应加强人流感的监测，每一例人感染禽流感，都是病毒突破种间屏障适应人体的尝试，也为病毒与其他人流感病毒发生遗传物质的交换创造了条件，而不断发生的病例也预示禽流感有可能成为人类的一种普遍疫病，造成人流感的大流行。因此对于人禽流感的监测，特别是近期有过在禽流感流行地区旅行和生活的患有流感样症状的病人的早期监测，可有效阻断流感的进一步传播。

（六）防制措施

1. 动物的防制措施

（1）预防　禽流感传播迅速、流行广泛，对禽流感的防控应采取预防为主的综合性防控措施。①实行疫苗接种措施。疫苗接种是禽流感防控的有效措施，不仅可以预防家禽发病和阻断病毒的传播，同时也减少了病毒发生自然突变的机会，降低了疫病向禽群和人传播的风险。虽然接种疫苗可以产生针对疫病产生的长期直至终生的保护，但对于流感病毒，疫苗却必须保持适时地更新，才能保证产生有效的保护。因为 A 型流感病毒不断发生抗原变异。②强化应急措施。一旦发生疫情，做到早发现、快诊断、严处置，把疫情扑灭在疫点上，严防疫情扩散蔓延，同时对疫区实施严格的消毒和净化措施。发生高致病性禽流感要对疫区内所有被病毒感染的禽类进行扑杀和无害化处理，并对受威胁地区实行紧急免疫接种。③要加强疫情监测，建立健全预警预报机制，加强养殖环节防疫管理和检疫监督。特别是要加强对大中城市及其郊区、边境地区、候鸟栖息地、发生过疫情地区、养殖大省、大型养殖场和育种繁种基地等重点地区的免疫和监测。

（2）治疗　对于家禽感染禽流感的治疗原则是通过添加维生素等提高鸡的抵抗力，控制疾病的恶化和避免继发性疾病的发生。

2. 人的防制措施

（1）预防　要完善人感染禽流感的防控，高致病性禽流感是一种重要的动物疫病，对于人类的感染只是偶尔散在发生，且在人与人之间不会发生传播，保持良好的个人卫生和饮食习惯，禽流感是一种可防可控的疫病。应采取科学的措施防止疫病向人群传播。同时要提高大众的预防意识，开展禽流感防治知识宣传，积极引导群众改变不良的生活习惯，倡导科学、安全的家禽养殖方式，减少人与禽的接触，降低感染风险。

（2）治疗　对于人感染禽流感通常采用抗病毒药物治疗，人感染禽流感病毒（H5N1）后，患者常表现为急性肺炎，并伴随有呼吸衰弱，病情持续数天，感染后应尽快住院接受治疗，并随时对其临床症状进行观察，病情趋缓无需住院后方可出院，但应注意个人卫生和防护，以防止病毒的传播。

奥司他韦（达菲）是抗流感病毒的首选药物，通过抑制病毒神经氨酸酶的活性减少病毒的扩散。研究表明，在疫病感染早期使用达菲，可有效控制病毒引起的死亡率，显著减轻流感的主要症状，缩短病程持续时间。但进一步的证据证实使用达菲后，病毒在较长的一段时间内仍然会复制，因此对于感染晚期的病人达菲的使用应慎重。

此外，金刚烷类药物通过阻断 M2 形成的离子通道发挥抑制病毒复制的作用，在 1997 年 H5N1 禽流感感染患者的早期治疗中，使用金刚烷药物获得了良好的临床效果。但是研究发现利用单一的金刚烷药物治疗季节性流感时会导致耐药毒株的迅速产生，目前 H3N2 和 H1N1 亚型的耐药毒株已经在全世界范围普遍存在，因此，在神经氨酸酶抑制剂可提供的时候，不推荐单独使用金刚烷治疗禽流感。

亚临床研究表明，选用奥司他韦和金刚烷联合治疗可以增强药物的抗病毒疗效，同时预防耐药毒株的产生，对 H5N1 感染小鼠的治疗试验表明，联合治疗相比于单一治疗，其存活率明显增高。因此，针对金刚烷胺类药物敏感的病毒，可采用两种药物联合的方式治疗。

对于一些肺炎患者或者病情严重的患者可适当加大药物的使用剂量和使用频次，只有发生疑似肾上腺功能不全的感染性休克病人，才应考虑使用皮质激素类药物升压治疗，长期或者过量使用皮质激素会导致严重的副作用，包括条件性感染。

除选用药物治疗以外，免疫治疗也是中和病毒感染的重要手段。研究表明，给患病动物使用 H5N1特异性单克隆或者多克隆中和抗体，可以有效地抑制病毒的感染。而在 1918 年西班牙流感大流行时，就有关于使用恢复期病人血清治疗流感的报道。中国已成功研制两种 H5N1 亚型禽流感疫苗，用于预防人禽流感的发生，其保护抗体水平高、持续时间长达 2～6 月以上。

此外，对于单纯病毒感染的病人无需服用抗生素治疗，但如果继发群落性肺炎，则应按照相关说明书服用抗生素进行治疗。

（七）公共卫生影响

禽流感是由 A 型流感病毒引起的禽类的烈性传染病，因其危害严重，被世界动物卫生组织定为必须报告的动物疫病，同时被列入国际生物武器公约动物类传染病名单。禽流感在发现后 100 多年中，在世界不同地区频繁发生，造成了严重的影响，一方面，世界各地高致病性禽流感的暴发和流行，给养禽业造成了毁灭性的打击；另一方面，禽流感病毒不仅是人流感病毒发生基因重排和变异的基因库，而且还可直接感染人并引起死亡，是继 SARS 之后人类面临的又一挑战，严重威胁着全球公共卫生安全。

禽流感病毒具有感染宿主多样性的特点，不仅感染家禽和野禽，也感染猪、马等多种动物，并引发这些动物的呼吸道疾病，造成严重的经济损失，如 1979 年 H1N1 禽流感病毒感染猪并在猪群中建立了稳定的流行，对养猪业造成了深远的危害和影响。

禽流感对人类健康的影响主要体现在两个方面：一方面作为人流感新毒株形成的基因储存库，是病毒发生变异的新基因的来源，这种变异通常认为是通过中间宿主——猪实现的，如发生于 2009 年的甲型 H1N1 流感病毒就包含有禽源的 PA 和 PB2 基因。另一方面对人类的直接感染，禽流感病毒可以直接突破种间屏障造成人的感染，并引起死亡，如近年来在东南亚地区频繁发生的人感染 H5N1 禽流感病毒事件，使得禽流感病毒作为人畜共患的公共卫生地位更显突出。

纵观 20 世纪的 3 次人流感大流行，其病原均与禽流感病毒提供的新基因的来源密不可分，随着 H5N1 在东南亚地区的大范围暴发及其带来的严重后果，一些学者预测，下次全球范围内的流感大流行，极有可能起源于亚洲地区。为此，我们对禽流感病毒的防治工作任重而道远。

（刘金华　倪建强　陈国胜）

◆ **参考文献**

范炳尧 . 2004. 人禽流感与抗病毒药物 ［J］. 江苏药学与临床研究，2（4）：29.

甘孟侯，等 . 2002. 禽流感 ［M］. 北京：中国农业出版社：194 - 196.

甘孟侯 . 2006. 对高致病性禽流感流行特点的认识与体会 ［J］. 中国家禽，26（4）：4 - 6.

李佳 . 2009. 人感染高致病性禽流感 A/H5N1 研究现状 ［J］. 国际呼吸杂志，29（18）：1141 - 1145.

宋斌 . 2004. 禽流感的回顾与流行病学 ［J］. 中国兽医寄生虫病，12（3）.

王秀荣，熊永忠 . 2004. 禽流感病毒几种 RT - PCR 诊断方法 ［J］. 动物医学进展，4：53 - 55.

张险峰 . 2007. 人高致病性禽流感防治进展 ［J］. 公共卫生与预防医，18（5）：1 - 5.

Abdel-Ghafar, A. N., T. Chotpitayasunondh, et al. 2008. Update on avian influenza A（H5N1）virus infection in humans. N Engl J Med, 358（3）: 261 - 273.

Beigel, J. H., J. Farrar, et al. 2005. Avian influenza A（H5N1）infection in humans. N Engl J Med, 353（13）: 1374 - 1385.

Capua, I., S. Marangon. 2000. The avian influenza epidemic in Italy, 1999—2000: a review. Avian Pathol, 29（4）: 289 - 294.

de Jong, M. D., C. P. Simmons, et al. 2006. Fatal outcome of human influenza A（H5N1）is associated with high viral load and hypercytokinemia. Nat Med, 12（10）: 1203 - 1207.

Deyde, V. M., X. Xu, et al. 2007. Surveillance of resistance to adamantanes among influenza A（H3N2）and A（H1N1）viruses isolated worldwide. J Infect Dis, 196（2）: 249 - 257.

Garten, W., H. D. Klenk. 1999. Understanding influenza virus pathogenicity. Trends Microbiol, 7（3）: 99 - 100.

Ilyushina, N. A., E. Hoffmann, et al. 2007. Amantadine-oseltamivir combination therapy for H5N1 influenza virus infection in mice. Antivir Ther, 12（3）: 363 - 370.

Matrosovic, M., N. Zhou, et al. 1999. The surface glycoproteins of H5 influenza viruses isolated from humans, chickens, and wild aquatic birds have distinguishable properties. J Virol, 73（2）: 1146 - 1155.

Matrosovich, M. N., T. Y. Matrosovich, et al. 2004. Human and avian influenza viruses target different cell types in cultures of human airway epithelium. Proc Natl Acad Sci U S A, 101（13）: 4620 - 4624.

Perdue, M. L., D. E. Swayne. 2005. Public health risk from avian influenza viruses. Avian Dis, 49（3）: 317 - 327.

Simmons，C. P.，N. L. Bernasconi，et al. 2007. Prophylactic and therapeutic efficacy of human monoclonal antibodies against H5N1 influenza. PLoS Med，4（5）：178.

Sims，L. D.，J. Domenech，et al. 2005. Origin and evolution of highly pathogenic H5N1 avian influenza in Asia. Vet Rec，157（6）：159－164.

三、猪 流 感

猪流行性感冒（Swine influenza）简称猪流感，是由猪流感病毒引起的一种急性呼吸道传染病，目前分离的猪流感病毒包括 C 型流感病毒和 A 型流感病毒 H1N1、H1N2、H3N1、H3N2 和 H2N3 等亚型。

虽然猪流感病毒在全世界各国的猪群中普遍存在，但传播于人却只是零星散在地发生，而且人感染后并不一定表现有流感样症状，多数情况只是引起免疫系统的抗体反应，一旦引起人发生流感，则应将猪流感归属于人与动物共患病的一种。

自 20 世纪中期以来，随着对流感病毒认识的深化，确诊人感染猪流感的病例有 50 起，这些病例表现出的症状与人流感的症状相似，寒战、发热、咽喉痛、肌肉痛、头痛、咳嗽、体质衰弱和全身不适等。猪场的饲养员、兽医等直接与猪接触的人员是猪流感病毒感染的高危人群，值得一提的是，感染猪的猪肉在加工成熟后并不会传播病毒。

（一）病原

1. 概述　猪流感病毒（*Swine influenza virus*，SIV）在分类上属正黏病毒科（Orthomyxoviridae）、各流感病毒属。流感病毒属中，A 型流感病毒在猪群中普遍存在，是引起猪流感的主要病原，C 型流感病毒只是偶尔在猪群中被分离，而 B 型流感病毒尚无在猪群中分离的报道。电镜下猪流感病毒颗粒形态见彩图 14－5。猪群中分离的 A 型和 C 型流感病毒分离株和人体内分离的病毒株存在显著的不同，但在重排的过程中来源于猪、禽和人流感病毒的基因又会跨越种间屏障重新组合。

（1）C 型流感病毒　C 型流感病毒感染人类和生猪，但不感染禽类，在人类与生猪之间的传播偶有发生，如在日本和美国加利福尼亚发生的 C 型流感的小范围暴发引起了儿童的温和型流感。C 型流感病毒的宿主范围有限，且不易发生变异，因此这一型的流感不会引起人类大流行。

（2）A 型流感病毒　从猪群中分离到的 A 型流感病毒包括 H1N1、H1N2、H1N7、H2N3、H3N1、H3N2、H3N3、H3N6、H3N8、H4N6、H5N1、H5N2、H7N7 和 H9N2 共 14 个亚型，其中 H1N1、H1N2 和 H3N2 三个亚型是引起全世界猪流感的最广泛的毒株，这 3 种亚型中根据病毒各基因节段来源的不同又可分为不同来源的流感病毒，如古典猪 H1N1 亚型、类禽 H1N1 亚型、类人 H3N2 亚型等，和基因重排的流感病毒，如 1978 年首先在日本分离到的由人 H3N2 病毒（提供 NA 基因）和古典 H1N1 猪流感病毒（提供其他 7 个基因）重排产生的双重排 H1N2 亚型猪流感病毒，再如 1998 年后在美国猪群中广泛流行的由禽样的 PB2、PA，古典型猪流感病毒的 NS、NP、M 以及人样的 HA、NA、PB1 组成的三重排 H3N2 猪流感病毒。

2. 猪流感病毒感染人的机制　猪的种间屏障相对较低，具有最大限度被人流感病毒和禽流感病毒感染的能力，被认为是人、禽、猪流感病毒通过基因重排产生可在人群中流行的流感病毒的"混合器"。同时禽流感病毒一般也不能直接传播于人，感染猪后在猪体内的复制就可能获得与人上皮细胞受体结合的能力，因此猪又被认为是禽流感病毒传播于人的适应宿主或"孵化器"。正是通过上述两种过程，猪流感病毒通过不断变异和演化形成人易感的流行毒株。

而对流感病毒种间传播的分子机制的分析也揭示出一些决定性因素，流感病毒 HA 蛋白上的氨基酸变异可能是流感病毒在不同宿主间传播的一个重要机制。对 HA 结构及其与受体结合部位氨基酸的分析表明，不同宿主来源的流感病毒结合部位氨基酸有着明显的不同，比如人流感病毒 HA 序列第 226 位氨基酸为亮氨酸（Leu），易与 SA α－2，6－Gal 特异性结合，相应的禽流感病毒为谷氨酰胺（Gln），可结合于 SA α - 2，3 - Gal 受体；而猪流感为蛋氨酸（Met），可同时与 SA α - 2，3 - Gal 和 SA α - 2，3 - Gal 结合，这就决定猪流感病毒可同时感染人和禽类。在 1997 年的中国香港禽流感 A/ Hong Kong/ 156/ 97（H5N1）直接感染人的主要原因，可能是 HA 蛋白第 226 位氨基酸变异为蛋氨酸（Met）。

（二）流行病学

猪流感是猪的一种地方流行性传染病，临床暴发多发生在气温变化较大时，如天气骤变的晚秋、早春及寒冷的冬季。猪流感病毒存在于病猪的鼻液、气管（或支气管）渗出液和肺组织中，通过飞沫经呼吸道传播。各种年龄、性别、品种的猪都可感染猪流感病毒，其流行特征是突然发生，潜伏期短，迅速波及全群，感染率高（可达 100%），死亡率低（通常不超过 1%）。猪流感不但感染猪，同时也具有感染禽、人、马、鸟类和其他哺乳动物的能力，对人与其他动物的健康有着难以预测的影响。近年来，国际上对猪流感的研究给予了高度的重视。

1. 传染源及传播途径　流感是猪群中普遍存在的一种疫病，病猪和带毒猪是病毒的主要传染源。除流行于猪群中的流感病毒外，研究显示，禽和人流感病毒也可以向猪传播。由于猪对禽源和人源流感病毒均易感，因此猪被认为是人流感和禽流感病毒的混合器。

（1）猪群中的传播　猪流感病毒主要通过感染猪与易感猪的直接接触发生传播，生猪调运、规模化养猪场的集中饲养等使生猪间的接触更为紧密，流感传播的概率也相应增加。该病毒以患病猪与易感猪鼻间的直接接触、病猪及带毒猪咳嗽、打喷嚏、流鼻涕时产生的含有病毒的飞沫和气溶胶发生传播，猪流感病毒一旦传入猪场，几天内即可导致全场发病。此外，野生动物的流动，如野猪，也可造成猪流感在不同地区的传播。

（2）向人的传播　大部分感染猪流感病毒的人有过与病猪的直接或间接接触史，猪场的饲养员、兽医和肉制品加工者等相关工作人员是感染的高危人群，同时也是病毒发生重排的主要宿主，对这类人群实施疫苗接种和新毒株监测无疑是防控这一疫病的重要的公共卫生措施。在 2004 年美国爱荷华州大学的监测研究中就曾记载了一次流感由猪向猪场工作人员的传播，据此也推荐对于养猪场和养禽场的工作人员，应该实施流感的重点监测，以期实现人流感的预警。

（3）与其他流感病毒的重排　猪是猪流感病毒、禽流感病毒和人流感病毒的共同易感宿主，是不同来源的流感病毒发生基因交换和重排的重要场所，在流感的发生和演化中具有重要地位，是新的更具致病力的毒株产生的起源宿主。在亚洲一些地区，伴随着高致病性禽流感的暴发流行，H5N1 禽流感病毒在猪群中被频繁地检测和分离，引起了公众的高度关注，如果一旦猪流感病毒和 H5N1 禽流感病毒发生重排就可能产生对人更具毒力的流行毒株，因此控制人、家禽、水禽与猪的接触也是控制猪流感和人流感发生的重要措施。

2. 易感动物　除猪、野猪可自然感染猪流感病毒外，人、家禽、火鸡等感染猪流感病毒也时有发生，而近来有研究显示水貂也能够自然感染猪流感病毒。此外，小鼠、雪貂、豚鼠、鸡和信鸽等多种实验动物可试验感染猪流感病毒，是研究流感病毒常用的动物模型。

在流感病毒的感染过程中，HA 起识别和吸附细胞受体的作用，是影响病毒宿主特异性的最主要因素。人和动物细胞表面受体的差异直接决定了不同来源的流感病毒 HA 蛋白所具有的宿主特异性，如人流感病毒 HA 识别 SA α - 2，6 - Gal 受体，禽和马流感病毒识别 SA α - 2，3 - Gal 受体，而猪流感病毒对 SA α - 2，3 - Gal 和 SA α - 2，3 - Gal 有相同的结合特异性，这就决定了猪流感病毒不仅可感染猪，同时也具有感染禽、人、马等鸟类和其他哺乳动物的潜力。

猪是猪流感病毒的自然宿主，各种年龄、性别、品种的猪都可自然感染。同时，猪也是禽、猪、人流感病毒共同的易感宿主，是流感病毒的贮存宿主和基因重排的"混合器"，在流感病毒的进化和种间传播中占据着非常重要的地位。在人流感流行过后，虽然病毒及其变异株在人群中很快消失，但病毒仍有可能在猪群中长期存在，并再次引起人类的感染。

人可自然感染猪流感病毒，Myers 统计，1958—2009 年在美国、加拿大、俄罗斯、捷克、丹麦、瑞士和中国香港地区，共有 53 人被感染，7 人死亡，病毒主要为 H1N1 和 H3N2 亚型。大量的血清学证据表明与感染猪有接触的职业人员是猪流感病毒感染的高危人群，感染病例也较为常见。

3. 流行历史 早在 1918 年美国、匈牙利和中国就报道了猪流感的发生，当时正值 H1N1 亚型西班牙大流感在全世界流行，猪群所表现的临床症状和病理变化与人群中流行的流感有许多相似之处。直到 1931 年美国学者 Shope 分离并鉴定了第一株猪流感病毒，即古典 H1N1 亚型猪流感病毒。在随后的 50 年间，猪流感病毒保持相对稳定的周期性流行，是这一时期猪流感的唯一流行毒株。之后 1968 年类人 H3N2 亚型和 1979 年类禽 H1N1 亚型流感病毒相继传入猪群，并建立稳定的遗传谱系。这些不同来源的流感病毒在猪群中进一步发生基因重排产生了多种类型的基因重排病毒，如重排 H1N2 猪流感病毒相继在日本（1979）、法国（1987）、英国（1994）、美国（1999）和中国（2004），重排 H3N2 在欧洲、美国和中国的分离鉴定，使各种亚型的病毒呈现明显的遗传多样性。

虽然目前猪群中流行的各种猪流感病毒多为 H1、H3 亚型病毒，但近年来一些其他亚型的禽流感病毒相继突破种间屏障在猪体中感染复制，如 1998 年 Peiris 等从中国香港猪体中分离到禽源的 H9N2 亚型毒株，打破了禽流感病毒不能直接感染哺乳动物的历史，1999 年 10 月在加拿大的猪群中暴发了 H4N6 亚型禽流感病毒引起的猪流感，而 H5N1 禽流感病毒在亚洲一些国家的猪群中也频繁被分离获得。这些亚型的禽流感病毒在猪群中的出现，也预示禽流感病毒通过猪体的适应，可能成为感染人类的新的流感病毒。同时，这些亚型禽流感病毒传入猪群中将为猪群中流感病毒的重排提供基因来源，进而可能产生出新的人流感流行毒株。

历史上首次记载人感染猪流感病毒发生于 1958 年，感染共造成 6 人死亡，引起了广泛关注。之后，人感染的事件屡有发生，其中最著名的一起人感染猪流感病毒事件是，1976 年 2 月美国新泽西州陆军训练基地迪克斯堡新兵营中，发生的由 H1N1 亚型猪流感毒株引起的流感暴发，200 多人感染，12 人送到医院治疗，其中 1 人死亡。这是猪流感病毒在人间传播，并引起人的明显病理变化的典型例证。1988 年，美国出现了猪流感病毒人际间传播的迹象，接触过一例猪流感病例的医护人员中，出现了轻微的流感样疾病，并在血清中检测到猪流感抗体。美国在 2002—2004 年对猪场、屠宰厂、肉食品加工厂等工作人员和兽医工作者进行了猪流感病毒抗体普查，发现工作人员 H1N1 猪流感病毒抗体检出率达到 17.4%，H1N2 检出率达到 20.7%；而兽医工作者的 H1N1 检出率为 10.9%，H1N2 检出率为 19.1%。上述人群中 H3N2 亚型病毒抗体阳性率更高（数据未列出），说明猪流感病毒主要通过直接接触的途径感染人。另外，在欧洲和亚洲等地，偶尔也可以从人呼吸道分泌物或肺脏中分离到猪流感病毒。2008 年 11 月在西班牙，一位 50 岁的妇女出现发热、咳嗽、肌痛以及间歇性发抖的症状，医生确诊为 H1N1 猪流感病毒感染。直到 2009 年甲型 H1N1 流感暴发以前，人感染猪流感病毒主要以散发病例为主，且只是在局部发生感染，并没有造成广泛的流行。

（三）对动物与人的致病性

1. 对动物的致病性 猪流感是猪的一种呼吸系统疾病，发病猪通常表现经典的流感样症状，且在 1~2 周后迅速康复。猪感染猪流感病毒主要的临床症状有发热（40℃以上），精神沉郁，食欲不振，发病猪扎堆、蜷缩、被毛粗乱，鼻流浆液性分泌物、打喷嚏、咳嗽和呼吸困难等，部分怀孕母猪会出现流产。虽然死亡率较低（1%~4%），但会导致育肥猪增重减缓、消瘦，引起巨大的经济损失。

猪流感症状的严重程度与毒株的种类，以及猪只的品种和日龄相关。临床发病情况还与猪只的营养状况以及饲养条件等因素密切相关，患病猪的抵抗力差和公共卫生条件落后往往可能导致病猪的继发感染。继发感染不仅仅延长了病程，而且继发感染的细菌和病毒也会引起严重的临床症状和病理变化，并最终导致猪群生产性能下降、死亡率上升，造成严重的危害。一般来说，胸膜肺炎放线杆菌、副猪嗜血杆菌、多杀性巴氏杆菌、猪 2 型链球菌等细菌都是常见的继发感染细菌。

猪流感病毒引起猪的病理变化及其严重程度不仅与所感染的毒株、剂量、感染途径、有无其他病原的并发或继发感染等有关，还与受感染猪只年龄、生理状态、免疫状况、饲养管理条件以及环境卫生等因素有关。

　　流感病毒感染猪引起的病理变化，主要见于呼吸道。鼻、咽、喉、气管和支气管腔的黏膜充血、肿胀，表面覆有黏稠的液体，小支气管和细支气管内充满泡沫样渗出液。镜下可见上皮细胞变性，坏死，早期为中性粒细胞浸润，后期为单核巨噬细胞浸润等炎性病变。肺主要表现为病毒性间质性肺炎，病变常发生于尖叶、心叶、中间叶、膈叶的背部与基底部，与周围组织有明显的界线，颜色由红至紫，塌陷、坚实，韧度似皮革；颈部、肺门、纵膈淋巴结充血、肿大，炎性病变。病程发展极快，如无其他病原并发或继发感染，通常1周左右可自行缓解或康复痊愈。感染期间有其他病原并发或继发感染可能导致发病猪病情恶化、病变加重，甚至引起死亡。

　　需要提及的是，H5N1亚型禽流感病毒虽然可以引起人类和禽类的严重疾病，但一般仅引起猪轻微的临床症状，如嗜睡、精神不振以及体重下降等。Aleksandr S等研究也发现，猪对H5N1亚型禽流感病毒的敏感性较低，且通常只引起温和的临床症状。但这些在猪群中存在的病毒是否会传播给人，导致人感染高致病性禽流感，目前尚缺乏研究。

　　除猪以外，猪流感病毒在一定条件下还可以感染禽、鼠、貂等其他动物，并引起相应的临床症状。人工感染禽和鼠等小动物，其临床表现比发病猪更为严重，不仅可引起呼吸系统疾病如呼吸急促等，而且会导致火鸡的生殖系统疾病如产蛋下降以及鼠的神经系统疾病如震颤和瘫痪。猪流感病毒感染小鼠、豚鼠、禽类等实验动物后，主要的病理特征表现为病毒性肺炎，病情严重时经常导致动物发病死亡。

　　2. 对人的致病性　猪流感病毒是一种可由猪向人直接传播的人与动物共患病病毒。人感染后，其临床表现和病理变化与猪相近，仅为普通的流感样症状：发热、鼻炎、咽炎、头痛、肌痛和咳嗽等，但也有极少的重度感染致死病例。因此，从临床症状上很难将猪流感病毒的感染和人流感病毒的感染区分开。自1958年首次报道人感染猪流感病毒以来，文献记载的感染病例有53起，但是因为人感染猪流感病毒的症状非常温和，考虑到存在大量的感染但未经诊断和报告的病例，其实际病例或许远多于此。所记载的猪流感病毒感染共造成7人死亡，其中有4例是H1N1亚型的单纯感染。死亡病例多是死于呼吸衰竭，部分死于肺炎（引起脓毒症）、发热（引起神经障碍）、脱水（腹泻和呕吐引起）以及酸碱平衡失调。死者多数为儿童和老年人。H3N2亚型猪流感病毒感染人的病例最早发现于1992年的荷兰，截至目前，共有5例感染病例，没有死亡病例。临床上H3N2猪流感病毒主要引起人发热、鼻炎和咳嗽。

（四）诊断

　　1. 猪感染流感的诊断　猪流感是一种发病率高、死亡率低，以呼吸系统疾病为主的传染病，其临床表现差异较大，根据流行病学特征、临床症状和病理变化，很难与猪的其他呼吸道疾病进行区分，需实验室诊断才能最终确诊。猪流感实验室诊断技术主要包括病毒分离鉴定、病毒抗原和RNA检测、血清抗体检测等。

　　猪流感病毒主要通过收集病猪的鼻腔和咽喉部黏膜拭子，将其接种于9～11日龄鸡胚或细胞如犬肾细胞（MDCK）、猪肾细胞等中进行分离。鸡胚培养时，收集接种后24～96h死亡及96h存活的鸡胚，取鸡胚的尿囊液和羊水。细胞培养时，猪流感病毒在细胞中的增殖会引起细胞发生病变，收集细胞培养液。将收集的样品用鸡的红细胞检测其血凝活性，并进一步利用血凝抑制试验（HI）和神经氨酸酶抑制试验（NI）鉴定病毒的血清亚型。病毒分离是获得病原、进行确诊和进一步研究的基础。

　　其他用于检测病毒抗原及其核酸的方法主要包括：用于检测肺组织、鼻上皮细胞和支气管肺泡灌洗液的免疫荧光技术，用于检测经固定的组织的免疫组化技术，用于细胞培养检测和亚型分析的免疫过氧化物酶染色法，以及用以检测抗原的ELISA和检测核酸的RT-PCR和适时荧光RT-PCR。

　　用于检测猪流感抗体的检测方法主要包括病毒中和试验、琼脂免疫扩散试验、ELISA以及血凝抑制试验，其中血凝抑制试验是最为常用的血清学方法，其优点是不仅可以鉴定感染病毒的亚型，同时可用于检测同一亚型的一些抗原变异株的感染。但该方法存在敏感度较低、操作繁琐、试剂缺乏标准化等缺点，同时对一些抗原变异太大的毒株的抗体缺乏反应，因此，血凝抑制试验中所用的毒株需要定期进行更新。猪流感血凝抑制抗体检测中需要采集感染急性期和3～4周后恢复期的双份血清，通过抗体滴度的增加（4倍以上）才能最终确诊。

对于仔猪的病原学或血清学诊断还应该考虑母源抗体的干扰，母源抗体不仅直接影响检测结果，同时也会影响猪流感病毒感染后病毒的复制水平和疾病的严重程度，从而阻碍病毒的分离鉴定和血清抗体的检测。

2. 人感染猪流感的诊断　对于人感染猪流感，主要结合流行病学、临床表现和病原学检查等进行诊断。流行病学主要调查患者是否到过猪流感疫区，或与病猪及猪流感患者是否有密切接触史。实验室诊断一般需要收集病人最开始4～5天发病期的呼吸道标本，这段时间是病人最有可能传播病毒的时期。但对某些人（特别是儿童）可能在最开始的10天时间（或者更长）就开始传播病毒。如果需要确认猪流感病毒，需要对病毒进行遗传进化分析。

（五）监测

猪流感从1918年首次记载发生到现在已有近百年的历史。流行于猪群中的猪流感病毒主要有H1N1、H3N2和H1N2三种亚型，同时其他亚型的流感病毒如H5N1、H9N2禽流感病毒等也是猪流感的潜在病原，这些流感病毒在猪群中的存在和流行，使猪流感的疫情更为复杂，也相应地增加了感染人类的机会。其次，流感病毒的一个重要特征就是通过不断的抗原飘移和抗原转变，来实现自身的变异和进化，进而有利于病毒的种间传播和引起新的流行。此外，猪作为人流感病毒和禽流感病毒的共同易感宿主，是流感病毒种间传播的中间宿主和发生基因重排的"混合器"，猪流感的监测直接关系到人流感和禽流感的预防与控制。而通过对猪流感病毒流行株分子流行病学及遗传进化的监测，有望实现对流感大暴发的预测，进而提前做好应对准备。

目前欧美的许多国家相继开展了猪流感的监测工作，这为新流感毒株的早期识别奠定基础。同时通过对流行毒株的分子研究，还有助于揭示流感病毒发生传播力和致病力改变的规律，进而为我们对新的流行毒株的抗原特征、流行范围和致病性提供理论基础。因此，一个良好的监测体系不仅是人流感和动物流感相结合的监测，也是病原学、血清学与致病性综合考虑的监测，同时还应该综合考虑病毒的遗传进化和地区分布。

需要强调的是，在对猪群中流感病毒监测的同时应加强对人感染猪流感的监测，主要从以下几个方面重点监测：①对流感病毒起源地区、经常性暴发地区以及人、畜和禽有广泛接触的地区实行重点监测，人类历史上几次流感大流行都是从东南亚和北美地区开始的，对这些地区猪流感病毒的监测，有助于疫情的防控，并为其他地区争得应对时间。②对猪场工作人员和养殖户、来往于猪场的其他易感动物以及与生猪同处于一个环境的水禽等进行重点监测，与生猪有直接接触的人或动物是猪流感病毒感染的高危宿主，对这些宿主体内猪流感病毒的重点监测，无疑可以实现猪流感病毒变异株的早期预警，及时做出应对措施。③对高致病性和高传染性毒株的针对性监测，如猪群中H5、H7亚型禽流感病毒的监测，这些毒株一旦适应哺乳类动物并在其中得以传播，后果将是灾难性的。

总之，在我国开展猪流感的流行病学监测已刻不容缓，不仅可以保证我国畜牧业以及实验动物产业的稳步发展，同时对提高我国的公共卫生防疫能力，保障人民生活健康均具有重要意义。

（六）防制措施

1. 动物的防制措施

（1）预防　猪流感（SI）是全世界养猪场中普遍存在的一种传染病，虽然该病自身对猪的危害并不十分严重，但容易与其他疾病混合感染，对养殖业造成严重影响。对猪流感的防控重点是以预防为主，减少该病的发生和流行。同时应加强猪群的饲养管理和猪场的日常卫生管理，以增强猪只的抵抗力，防止疫病的传入。

在欧美一些国家，疫苗已被广泛用于猪流感的防控，且显著降低了猪流感的发病率和由此造成的经济损失。目前市场上销售的猪流感疫苗主要是针对经典的H1N1和H3N2两种亚型的单价和双价疫苗。这些疫苗只能为抗原关系接近的病毒提供保护，而随着近年来病毒的频繁变异，这些疫苗对于当前的一些流行毒株已不能产生足够的保护，而对疫苗使用毒株的更新和自家疫苗的研制就成为生产者首要考虑的问题。

需要引起注意的是，接种疫苗虽然可以减少猪只发病，但并不能阻断病毒的感染和释放，因此猪场的日常管理和消毒对于防控该病更为重要。猪流感病毒在外界环境中的抵抗力较低，生存周期较短（冷冻条件下除外），常用的消毒剂和高温均可以灭活病毒。同时对猪场实行严格的管理，控制好猪只的进出，改善猪场的饲养条件也是防控本病的关键所在。

（2）治疗 对于生猪感染猪流感病毒，主要是保证病猪的休息和营养，同时可对发病猪场实施紧急疫苗接种并加强管理，以阻止病毒在猪场内和猪场间的传播。此外，可以使用一些抗生素提高机体的抵抗力，避免继发其他细菌性疾病。

2. 人的防制措施

（1）预防 流感病毒主要通过咳嗽、喷嚏、接触病毒污染物等在人与人之间传播，猪流感病毒不会经过猪肉传播。人感染猪流感后在疾病发生后 5 天内传染性最强，这也是病料采集的最佳时期，而一些儿童的传染期可长达 10 天。

猪场工作人员和养殖户等与生猪密切接触的人员是猪流感病毒感染的高危人群，虽然多数猪流感病毒分离株不会感染人，但是为了防止猪流感病毒的感染，这些人员需要加强个人卫生和消毒，改变一些不良习惯，如吸烟、吐痰等。良好的个人健康和卫生习惯，例如勤洗手、充足睡眠、勤于锻炼、室内保持通风等，特别是用肥皂洗手或用酒精涂擦手，可以有效减少普通流感病毒或者是猪流感病毒的传播。同时，应尽量避免与看起来身体不适和有发热、咳嗽症状的人密切接触。在流感暴发时期，避免外出和到人群拥挤的场所，均可有效降低流感感染的机会。此外，患有流感样症状如突然发热、咳嗽和肌肉疼痛的病人应在家休息，尽量减少外出和工作，并咨询医生进行治疗和防护。

此外，接种疫苗可以有效降低猪流感病毒向人的传播，是高危人群防止感染的首选方法。

（2）治疗 对于人感染猪流感，使用抗病毒药物可有效缓减症状、减轻痛苦，并防止流感并发症的发生。抗病毒药物应在症状出现后尽快服用（48h 内服用），同时在家里或医院静养治疗，及时服用退烧类药物和补充体液，必要时服用抗生素防治继发感染。

目前应用于流感治疗的药物主要包括神经氨酸酶抑制剂和 M2 蛋白抑制剂，2009 年甲型 H1N1 流感暴发之初证实，该次流行的病毒对抑制 M 蛋白的金刚烷胺类药物具有耐药性，因此美国疾病控制与预防中心和食品药品管理局紧急授权使用神经氨酸酶抑制剂奥司他韦（达菲）或者扎那米韦（瑞乐沙）治疗和预防猪流感病毒的感染。但在药物治疗流感时，还应随时了解感染毒株的耐药性。

（七）公共卫生影响

自 1930 年在美国首次被分离鉴定以来，猪流感病毒得到人们的深入研究和广泛关注，它不仅是引起猪呼吸道疾病的一个重要原发性病原，而且同时具有感染人、禽的潜力，对人类健康有着潜在的威胁。同时，猪可最大限度地被禽流感病毒和人流感病毒感染。因此，猪流感病毒具有深远的公共卫生意义以及在流感病毒流行病学、种间传播中不可替代的特殊地位和作用。流感病毒的种间传播以及猪在流感病毒传播中的重要作用见图 14 - 3。

（1）在流感的感染宿主范围中，猪是与人类最接近的动物，流感病毒在人和猪之间可以相互传播，特别是在一些人和猪发生直接接触的场所更容易发生，比如猪场、生猪展销会或者屠宰场等。

（2）回顾人类流感史，可以看出，20 世纪每次人类流感大流行的前后，都伴随有同种亚型猪流感的发生和流行，且从猪体内分离的病毒与从人体内分离的病毒在病原学上非常相似。

（3）由于猪对哺乳类动物流感和禽流感病毒均易感，所以猪被认为是流感病毒从禽类特别是野禽传播到人的中间宿主，禽流感病毒在猪体内的复制过程中逐步适应并获得了对哺乳类动物的感染力。

（4）两种甚至更多种流感病毒可以同时在猪群中流行，这就使猪成为流感病毒发生基因重排的"混合器"，1918、1957 和 1968 年发生的三次人流感大流行均是人流感病毒和禽流感病毒在猪体内发生基因重排产生的新病毒引起的。

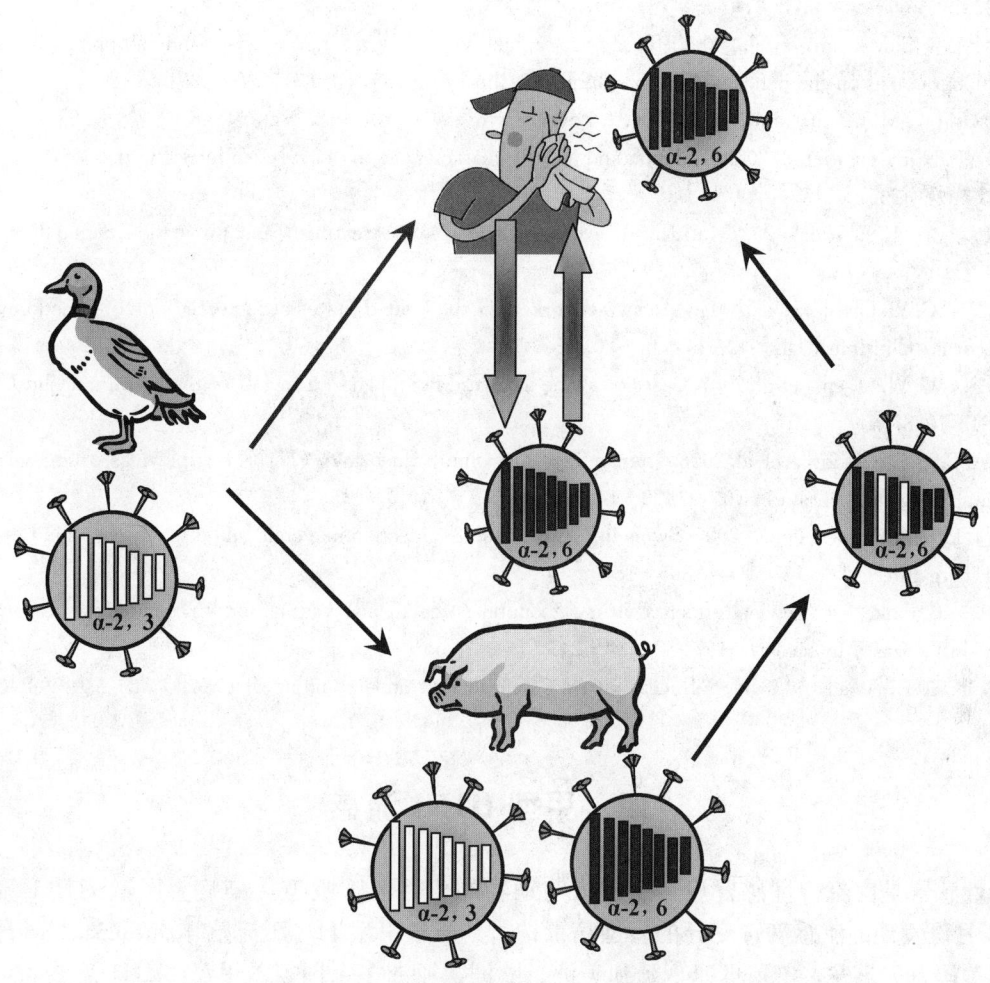

图 14-3　流感病毒的种间传播

流感病毒在人与猪之间可以相互传播，同时，猪是禽流感病毒的易感动物，来源于禽和人的流感病毒和猪体内的流感病毒又可发生基因重排，产生新的重排病毒，并造成人的感染

　　综上所述，猪流感的防制不仅对养殖业意义重大，而且对于人流感的预防也至关重要，具有重要的公共卫生意义。

（倪建强　滕颖）

◆ **参考文献**

李海燕，于康震，等. 2004. 猪流感病毒的种间传播及分子进化 [J]. 中国兽医学报，24 (3)：304-309.

徐百万，田克恭. 2009. 猪流感 [M]. 北京：中国农业出版社.

杨得胜. 2008. 禽流感病毒和猪流感病毒——人兽共患病危险的新认识 [J]. 猪与禽，28 (1)：33-37.

Adiego Sancho, B., M. Omenaca Teres, et al. 2009. Human case of swine influenza A (H1N1), Aragon, Spain, November 2008. Euro Surveill, 14 (7).

Adiego Sancho, M. O. T., S Martinez Cuenca, et al. 2009. Human case of swine influenza A (H1N1), Aragon, Spain, November 2008. Eurosurvelliance, 14 (7)：1-3.

AS, L., K. YK, et al. 2008. Domestic pigs have low susceptibility to H5N1 highly pathogenic avian influenza viruses. PLoS Pathog, 4 (7)：1-10B.

Bastien, N., D. Bowness, et al. 2007. Parotitis in a Child Infected with Triple Reassortant Influenza A, Canada. J Clin Microbiol. 2009.

Bouvier NM, P. P. 2008. The biology of influenza viruses. Vaccine, 26 (4)：49-53.

Gray, G. C., T. McCarthy, et al. 2007. Swine workers and swine influenza virus infections. Emerg Infect Dis, 13 (12)：

1871 - 1878.

Grayson，M. L.，S. Melvani, et al. 2009. Efficacy of soap and water and alcohol - based hand-rub preparations against live H1N1 influenza virus on the hands of human volunteers. Clin Infect Dis, 48 (3)：285 - 291.

Kothalawala，H.，M. J. Toussaint，et al. 2006. An overview of swine influenza. Vet Q, 28 (2)：46 - 53.

Lee，J. H.，P. N. Pascua, et al. 2009. Isolation and genetic characterization of H5N2 influenza viruses from pigs in Korea. J Virol，83 (9)：4205 - 4215.

Lynch，J. P.，3rd E. E. Walsh. 2007. Influenza：evolving strategies in treatment and prevention. Semin Respir Crit Care Med，28 (2)：144 - 158.

Myers，K. P.，C. W. Olsen, et al. 2006. Are swine workers in the United States at increased risk of infection with zoonotic influenza virus? Clin Infect Dis, 42 (1)：14 - 20.

Myers，K. P.，C. W. Olsen, et al. 2007. Cases of swine influenza in humans：a review of the literature. Clin Infect Dis, 44 (8)：1084 - 1088.

Newman，A. P.，E. Reisdorf, et al. 2008. Human case of swine influenza A (H1N1) triple reassortant virus infection, Wisconsin. Emerg Infect Dis, 14 (9)：1470 - 1472.

Robinson，J. L.，B. E. Lee, et al, 2007. Swine influenza (H3N2) infection in a child and possible community transmission, Canada. Emerg Infect Dis, 13 (12)：1865 - 1870.

Thacker，E.，B. Janke. 2008. Swine influenza virus：zoonotic potential and vaccination strategies for the control of avian and swine influenzas. J Infect Dis, 197 (1)：19 - 24.

Van Reeth，K. 2007. Avian and swine influenza viruses：our current understanding of the zoonotic risk. Vet Res, 38 (2)：243 - 260.

四、甲型 H1N1 流感

流行性感冒是由流行性感冒病毒引起人与动物的急性上呼吸道传染病。甲型 H1N1 流感病毒是 2009 年 3 月份发现的流感病毒变异的新型病毒株，其所致甲型 H1N1 流感 [Influenza A (H1N1)] 在墨西哥和美国首先暴发，疫情迅速蔓延到美洲、欧洲、亚洲多个国家。甲型 H1N1 流感病毒是一种以前在人或动物身上从未观测到的新病毒，遗传进化和抗原特性分析表明，该病毒和猪流感病毒密切相关，与人类的季节性流感病毒有明显区别，但是流行病学信息表明，甲型 H1N1 流感病毒主要在人与人之间传播，虽有动物感染病毒的报道，但是发现均是由人类传播给动物造成，目前尚未发现动物向人类传播的情况出现。

(一) 病原

1. 概述　甲型 H1N1 流感病毒在分类上属于正黏病毒科 (Orthomyxoviridae)、A 型流感病毒属 (*Influenza virus A*)。2009 年初在墨西哥和美国等地暴发人感染甲型 H1N1 流感疫情，随后几个月疫情在全世界范围内广泛流行。疾病暴发初期，根据病毒的基因组结构，一些学者表示该病毒毫无疑问是一种存活在猪体内的流感病毒。随后，"猪流感"一词迅速在病毒流行的第一天被大量媒体所使用。4 月 27 日世界动物卫生组织表示，墨西哥等国近日出现的流感病毒目前只在人与人之间传播，并不像人们认为是由猪引起，因此把目前出现的流感简单地命名为猪流感是不准确的。随后，多个国家就疾病命名问题展开讨论，"墨西哥流感"、"墨西哥病毒"、"新型流感"等名词相继出现。4 月 30 日世界卫生组织将该变异病毒命名为甲型 H1N1 流感病毒，该命名随后获得联合国粮农组织和世界动物卫生组织一致认可。

甲型 H1N1 流感病毒包含了多种基因片段的重组，这些基因片段和北美、欧亚的猪流感病毒有密切的关系。NA 和 M 基因片段存在欧亚猪遗传谱系中，在该谱系中 NA 和 M 基因片段的病毒起源于禽流感病毒，并认为在 1979 年进入欧亚猪群。HA、NP、NS 基因片段存在经典猪谱系中，该谱系中的病毒约在 1918 年进入猪体内，随后在经典猪流感病毒和三联重排猪流感病毒中流行。PB2 和 PA 基因片段是在猪三联重排谱系中，该谱系起源于禽，约在 1998 年在北美进入猪体内。最后，PB1 基因片段是在猪三联重排谱系中，在当时北美洲猪三联重排事件中由人传给猪，1968 年由禽类传染给人类。

病毒开始只攻击人类，并在人与人之间传播，并未发现动物感染的情况。但是随着甲型 H1N1 流感广泛流行，全球已经有十几个国家和地区有动物感染的报道，包括猪、火鸡、雪貂、猫和犬等动物。虽然遗传进化和抗原特性分析表明该病毒和猪流感病毒密切相关，与人类的季节性流感病毒有明显区别，但是还没有直接证据表明 2009 甲型 H1N1 流感是由猪流感造成的。

2. 甲型 H1N1 流感病毒感染人的机制　流感病毒唾液酸受体最常见的类型为 α-2，3 半乳糖苷类型和 α-2，6 半乳糖苷类型两种，其中 α-2，3 半乳糖苷受体主要存在于禽类，α-2，6 半乳糖苷受体主要存在于人类。而猪呼吸道上皮细胞表面同时存在人流感病毒偏爱的受体唾液酸 α-2，6 半乳糖苷和禽流感病毒偏爱的受体唾液酸 α-2，3 半乳糖苷，因此，猪既可轻易地感染人流感病毒，又可方便地接受禽流感病毒的感染，成为不同物种流感病毒发生基因重排的"混合器"，历史上人和禽的 H1N1、H3N2、H1N2 流感病毒都在猪体内发生过重排。

遗传分析表明，甲型 H1N1 流感病毒与北美、欧亚的猪流感病毒有密切的关系，并整合了禽流感和人流感的基因片段。这种在人群中具有高度传染性的病毒并非突然出现，而是经历了一个漫长的基因重排和进化演变过程。一些动物试验表明，甲型 H1N1 流感病毒在小鼠和雪貂体内的繁殖能力和对肺脏造成的损害程度均超过了一般的人 H1N1 流感病毒，但在猪体内造成的损害却很轻微，这均显示该病毒在猪体内存在了较长时间并产生了适应性。甲型 H1N1 流感病毒的抗原性分析也表明，该病毒与经典猪 H1N1 流感病毒抗原性相似，与过去 10 年在猪群中流行、偶尔在人群中传播的北美三联重排 H1N1 流感病毒相似。同时，唾液酸受体位点分析表明，甲型 H1N1 流感病毒 HA 基因具有 α-2，6 半乳糖苷型受体结构（190D 和 225D），可以引起人类的感染与传播，但 HA 基因裂解位点不具有高致病性毒株的特点。

根据以上种种线索，可以推测 2009 年甲型 H1N1 流感病毒可能在猪体内经过了长期的进化过程，并在演化过程中整合了猪、人和禽流感病毒，获得了感染人类且在人体内迅速增殖的能力，进而选择出在人类和非人灵长类动物中具有高度复制和传播能力的新型甲型 H1N1 流感病毒。

（二）流行病学

甲型 H1N1 流感暴发之后，疫情迅速向各国蔓延。2009 年 4 月 27～29 日世界卫生组织在短短 3 天之内将流感大流行警戒级别升至第 5 级，表明病毒的人际传播发生在一个世卫组织区域的至少两个国家中。随着疫情在全球范围内的传播，6 月 11 日，世界卫生组织将流感大流行预警级别提升到最高级别 6 级，并宣称全球已处于流感大流行的中期。截至 2010 年 6 月全世界有超过 214 个国家和地区有实验室确诊病例报道，其中死亡病例超过 18 156 例。

1. 传染源及传播途径　甲型 H1N1 流感病人为主要传染源，无症状感染者也具有传染性，病毒主要通过飞沫经呼吸道传播，也可通过口腔、鼻腔、眼睛等处黏膜直接或间接接触传播。接触患者的呼吸道分泌物、体液和被病毒污染的物品亦可能造成传播，通过气溶胶经呼吸道传播有待进一步确证。

2009 年 5 月 2 日加拿大西部艾伯塔省一猪场的猪表现厌食和呼吸困难等症状，经加拿大温尼伯实验室检测，发现猪体内带有甲型 H1N1 流感病毒。基因分析结果表明，这些猪身上发现的病毒与在墨西哥、美国等地正在人群中流行的甲型 H1N1 流感病毒一致，病毒未发生变异和重组，这是世界上首次发现猪受到这种新病毒感染。这些猪有可能是被一名猪场工人传染患病的，这名工人 4 月 12 日从墨西哥回国，随后即表现出流感症状，最终确诊感染甲型 H1N1 流感病毒。虽然在猪、火鸡、猫等多种动物体内发现甲型 H1N1 流感病毒，但是流行病学调查显示这些动物可能是被患病人群感染，目前尚无动物传播人类的证据。

2. 易感动物　人群普遍易感，接种季节性流感疫苗对甲型 H1N1 流感病毒不产生交叉保护作用。其中，感染者大部分为轻症病例，以青少年为主，感染后需要住院治疗的比例较低，病死率低。但是，妊娠期妇女、患有慢性疾病和免疫缺陷病、年龄小于 5 岁的儿童或年龄大于或等于 65 岁的老年人感染甲型 H1N1 流感后，容易发展成为重症病例。一些研究表明，人群从出现临床症状的前一天直至症状消失都可以释放病毒，80%感染者在出现临床症状5天后仍旧可以排毒，40%超过7天，10%超过10天，青少年的排毒期可能会更长。

在自然条件下，生猪、火鸡、雪貂、猫、犬等动物均可获得感染。在实验条件下，雪貂、鼠、猪作为甲型H1N1流感病毒的易感动物，是目前研究该病毒最为常用的动物。

3. 流行历史 2009年3月18日墨西哥联邦区发现人感染类流感病例，表现为发热、咳嗽和呼吸困难在内的呼吸道疾病，在随后的一个月内，发病人数不断增多。4月24日在美国加利福尼亚州和德克萨斯州发现7例人感染猪甲型H1N1流感确诊病例以及9例疑似病例。7例确诊病例仅患有轻度类流感疾病，并未发现死亡病例。在墨西哥的病例中，18例在加拿大经实验室确认为猪甲型H1N1流感病毒，其中12例与来自加利福尼亚的猪甲型H1N1流感病毒具有相同的基因。随后，该流感病毒在美洲、欧洲、亚洲多个国家引起广泛流行。

2009年5月11日我国四川省确诊首例输入性甲型H1N1流感病例，该患者由美国圣路易斯出发，途经圣保罗、日本东京后进入我国。疾病发生早期，我国内地确诊病例均为输入性，直到5月29日我国内地广东出现了第一例本地感染病例，随后疫情在我国内地各省之间逐步蔓延。截至2010年3月31日全国31个省份累计报告甲型H1N1流感确诊病例12.7余万例，其中境内感染12.6万例，境外输入1 228例；已治愈12.2万例，在院治疗4 859例，居家治疗46例，死亡病例800例。

在人类疾病暴发流行的同时，动物感染甲型H1N1流感情况相继报道。2009年5月2日自从加拿大报道生猪感染甲型H1N1流感病毒以来，阿根廷、澳大利亚相继发生生猪感染疫情，同时，其他物种感染情况也相继报道。8月份智利暴发火鸡感染甲型H1N1流感疫情，感染动物虽然呈现轻微症状，但是甲型H1N1流感与禽流感潜在的重组变异危害性却引起了人们的担心。10月份美国俄勒冈州发生雪貂感染甲型H1N1流感疫情，确认是接触了患有流感的饲养主而导致发病的。随后，猫、犬等宠物感染病例相继发生。截至目前，全球已经有十几个国家和地区有动物感染的报道，大部分疫情已经证实和患病人群的接触密切相关，尚未发现患病动物向人类传播的情况。

（三）对动物与人的致病性

1. 对人的致病性 甲型H1N1流感临床症状和普通流感症状基本相似，表现为发热、咽痛、流涕、鼻塞、咳嗽、咯痰、头痛、全身酸痛、乏力。部分病例出现呕吐或腹泻症状。少数病例仅有轻微的上呼吸道症状，无发热。据欧盟疾病控制与预防中心报告，81%的病例有发热、头痛、肌肉痛等一般症状的一项或多项，70%的病例有咳嗽、流鼻涕、打喷嚏等呼吸系统症状的一项或多项，14%的病例有腹泻、呕吐和恶心等消化道症状的一项或多项，37%的病例有结膜炎、鼻出血等其他症状。美国有38%的患者有呕吐或腹泻的症状。

甲型H1N1流感发病体征主要包括咽部充血和扁桃体肿大，可发生肺炎等并发症，在肺部影像学检查中呈现片状阴影。少数病例病情进展迅速，出现呼吸衰竭、多脏器功能不全或衰竭，病情严重者可以导致死亡。动物试验表明，与季节性流感病毒一般只感染上呼吸道不同，甲型H1N1流感病毒可以感染肺部细胞。

2. 对动物的致病性 甲型H1N1流感病毒人工感染和自然感染生猪，发现该病毒引起猪的类流感症状，与人类的临床症状相似。感染甲型H1N1流感病毒的猪只，在感染后1~4天内，呈现出类似流感的症状，所有患病猪状态低迷、食欲下降、轻度脱水，并伴有流涕、咳嗽、打喷嚏和眼部结膜炎之类的临床症状，部分感染生猪有并发性细菌感染。剖检可见发病猪的肺部有明显损伤，肺脏弹性组织塌陷，小叶中度水肿、间隔明显，呈深紫色。有些呈并发性感染肺炎，有脓肿并有脓液流出。组织病理学检查表明，患病猪只具有温和的、慢性的非特异性气管炎症和中度间质性肺炎，血管周围和细支气管周围淋巴细胞增生，并伴有轻度多灶性坏死。

除猪以外，甲型H1N1流感病毒还可以感染火鸡、雪貂、猫、犬等动物，并引起相应的临床症状。研究表明，甲型H1N1流感病毒在小鼠和雪貂体内的繁殖能力和对肺脏造成的损害程度均超过了一般的人H1N1流感病毒。

（四）诊断

1. 人感染甲型 H1N1 流感的诊断　甲型 H1N1 流感的诊断主要结合流行病学、临床表现和病原学检查进行，早发现、早诊断是防控与治疗本病的关键。美国疾病控制与预防中心规定出现发热、咳嗽和咽喉疼痛等症状，同时 A 型流感检测阳性，H1 和 H3 RT-PCR 检测阴性即可认为可疑病例。我国疾病控制与预防中心认为只有具备在发病前 7 天内与甲型 H1N1 流感疑似或确诊病例有密切接触并出现流感样临床表现的、发病前 7 天内曾到过甲型 H1N1 流感流行的国家或地区并出现流感样临床表现或出现流感样临床表现或甲型流感病毒检测阳性，但进一步检测排除既往已存在的亚型即可认为疑似病例。

在众多检测方法中，Real-time RT-PCR 被美国疾病控制与预防中心推荐使用作为甲型 H1N1 流感的确诊方法。使用该方法，甲型 H1N1 流感病毒 A 型检测阳性，同时 H1 和 H3 检测阴性，假如 Real-time RT-PCR 检测结果呈现 A 型强阳性（CT 值<30），表明感染了甲型 H1N1 流感病毒。

疑似病例的确诊需要依靠实验室诊断技术，美国疾病控制与预防中心通过甲型 H1N1 流感病毒核酸 Real-time RT-PCR 检测或病毒分离技术来最终确定阳性病例。我国疾病控制与预防中心认为实时荧光 RT-PCR 和 RT-PCR 检测阳性、分离到甲型 H1N1 流感病毒或双份血清甲型 H1N1 流感病毒的特异性中和抗体水平呈 4 倍或 4 倍以上升高即可确认。

病毒分离可以作为甲型 H1N1 流感病毒感染的确诊方法之一，但是病毒分离需要一定的时间，对快速控制疫情不利。同时，病毒分离阴性不能完全排除甲型 H1N1 流感病毒感染。

一些商用的抗原快速检测方法和免疫荧光（DFA 或 IFA）检测技术可以区分 A 型流感病毒和 B 型流感病毒，患者通过该方法检测 A 型流感病毒阳性可以认为疑似感染。但是，这两种方法均不能区分甲型 H1N1 流感病毒与季节性的 A 型流感病毒，免疫荧光技术还对临床样品的质量和操作技术要求比较严格。因此，这两种方法容易出现假阴性结果，不适宜作为甲型 H1N1 流感的确诊方法。

2. 动物感染甲型 H1N1 流感的诊断　目前动物感染甲型 H1N1 流感主要是与感染人群接触造成的，所以动物疫情的诊断主要结合流行病学、临床表现和病原学检查等进行诊断。流行病学调查着重关注与患病人类的接触史。在人甲型 H1N1 流感频发的区域，动物群体出现类流感症状即可为疑似病例，可以通过 Real-time RT-PCR 检测或病毒分离来最终确诊。

（五）监测

甲型 H1N1 流感病毒株是以前在人或动物身上从未观测到的新病毒，随着全球甲型 H1N1 流感病例的逐步增多，甲型 H1N1 流感向季节性流感转变，一些国家和地区逐步停止了常规监测。遗传分析表明，甲型 H1N1 流感和猪流感有密切的关系。甲型 H1N1 流感的突然发生、甲型 H1N1 流感病毒和季节性流感病毒的差异、和猪流感病毒的遗传关系，均显示出动物流感病毒监控的缺陷，尤其是多次在流感大流行中扮演重要角色且与人类流感病毒关系密切的猪流感缺乏监控。所以，甲型 H1N1 流感监测的重点要兼顾人群和敏感动物，特别是猪群中的分布情况，主要从以下几个方面重点监测：①在全球范围内监控甲型 H1N1流感病毒在人群中的变异情况，以及现有疫苗对变异毒株的免疫保护作用；②监测甲型 H1N1 流感病毒耐药毒株的出现分布情况，研究其耐药机理并针对性地寻找新型敏感药品；③加强猪体内人源、猪源、禽源流感病毒的监测力度，密切关注病毒重排变异情况，防止病毒突破种间屏障向人群的传播。

（六）防制措施

1. 动物的防制措施　目前甲型 H1N1 流感在猪和其他敏感动物的发生和人类疾病流行密切相关，所以禁止患有流感样症状的人群与动物发生接触，切断人向动物传播病毒的途径。一旦发现动物发生甲型 H1N1流感，迅速采取隔离手段，按照动物福利要求扑杀患病猪，并加强健康猪群的监测，采取有效措施杜绝患病动物及动物产品进入流通领域。

2. 人的防制措施

（1）预防　良好的个人健康和卫生习惯，例如勤洗手，咳嗽和打喷嚏时捂住嘴和鼻子，均可以有效减少流感的传播，特别是用肥皂洗手或用酒精涂擦手。当不可避免地咳嗽和打喷嚏时，美国疾病控制与预防中心建议用一次性纸巾遮掩住嘴和鼻子，用完后的纸巾应处理妥当，然后立即清洗手。同时，使用合适的消毒剂处理房屋表面，将会有效减少流感病毒传播。避免与看起来身体不适和有发热、咳嗽症状的人密切接触，保持良好卫生习惯，包括睡眠充足、营养膳食和坚持锻炼。

疫苗免疫接种是预防流感大流行，保护人们避免感染的最有效方法之一。2009 年 9 月 15 日美国正式批准 4 种甲型 H1N1 流感单价疫苗上市。11 月 12 日我国 11 家有资质的生产企业获得生产批件。截至 2010 年 3 月 22 日全国累计完成接种 8 961 万人，有效阻止了甲型 H1N1 流感的流行。

（2）治疗　目前，使用的流感抗病毒药物有 4 种，分别是奥司他菲（达菲）、扎那米韦（瑞沙）、金刚烷胺和金刚乙烷。研究表明，在美国和墨西哥分离的甲型 H1N1 流感病毒对金刚烷胺和金刚乙烷不敏感，这些药物无法有效控制病毒，但是对奥司他菲和扎那米韦敏感。

奥司他菲和扎那米韦均属于神经氨酸酶抑制药。神经氨酸酶是流感病毒表面主要的糖蛋白，与病毒的复制和释放有关，具有唾液酸酶的活性，能切割糖蛋白、糖脂和寡聚糖表面通过酮基连接的唾液酸。流感病毒表面的神经氨酸酶功能基团存在 1 个相对稳定的保守位点，不因病毒变异株的出现而改变结构或功能。流感病毒神经氨酸酶抑制药是一类新型的抗病毒药，它作用于该相对稳定的活性位点，抑制 A 型和 B 型流感病毒的复制，优于其他抗流感病毒药物，具有良好的临床应用前景。

对感染甲型 H1N1 流感病毒的确诊、疑似和可疑病例可以考虑使用经验性抗病毒药物，对到医院就医和高危发生流感并发症的患者应优先医治。在症状发作后应尽早采用扎那米韦或奥司他韦进行抗病毒药物治疗。季节性流感的研究中证明：在疾病发作后 48h 内进行治疗效果最佳。然而，对季节性流感的一些研究发现，即使在病人的疾病发作 48h 后开始治疗也有明显的好处，包括减小死亡率或缩短入院治疗时间。推荐的治疗时间是 5 天。

针对甲型 H1N1 流感病毒的抗病毒预防药物，推荐使用扎那米韦或奥司他韦。暴露后抗病毒药物预防的持续时间为 10 天。研究表明，广泛使用一种抗病毒药物会导致出现流感的耐药株，使得制止流感的扩散变得非常困难。自从丹麦 2009 年 6 月 29 日报道全球首例抗达菲病例以来，截至 2010 年 6 月 9 日全球已发现抗达菲病毒株 298 株，均为 H275Y 突变，但是这些毒株仍旧对扎那米韦保持敏感。所以我们应当谨慎地使用药物治疗，仅仅对发病严重或严重免疫缺陷的人群进行药物治疗。

（七）公共卫生影响

由于禽流感 H5N1 的存在，世界卫生组织的流感大流行警戒级别设置在第 3 级，表明动物或人类-动物流感重组病毒在人群中造成了零星病例或小规模传播，但并未造成足以维持社区层面暴发的人际传播。甲型 H1N1 流感暴发之后，世界卫生组织迅速将流感大流行警戒级别升至第 6 级，并宣称全球已处于流感大流行的中期，表明大流行迫在眉睫，敲定计划缓解措施的组织、交流和实施已经时不我待。

猪流感首次被认为和人流感有关联是在 1918 流感大流行期间，当时猪流感表现与人流感相似的临床症状。直到 1931 年才分离并鉴定了第一株猪流感病毒。在此后的 60 多年，猪流感基本上都是由 H1N1 亚型流感病毒引起的。直到 1997—2002 年间才在北美发现 3 个不同亚型和 5 个不同基因型的猪流感病毒。1997—1998 年发现了猪流感 H3N2 亚型病毒，这些病毒由人源、猪源和禽源流感病毒通过基因重排而成，是当时北美的主要流行毒株。后来，H1N1 和 H3N2 通过基因重排形成了 H1N2 亚型。

1976 年在美国新泽西州的一名士兵死于猪流感 H1N1 亚型病毒引起的肺炎，另外，5 名士兵体内也分离到同样的病毒。血清学调查显示，至少 500 人受到了感染。这个毒株事后被证明是一个新型的猪流感病毒，与 1918 流感病毒有密切的联系，并首次证实猪流感病毒在自然条件下可以感染人并引起严重疾病。同年 11 月在威斯康星州南部某猪场饲养员体内也分离到 H1N1 亚型猪流感病毒，此后在北美报道了多起 H1N1 病毒在自然条件下传染给人的事件，有些还导致了致死性的后果，调查显示所有感染者都有与病猪的接触史。

虽然一系列流行病学调查表明，甲型 H1N1 流感目前的传播方式是人向人、人向动物之间传播，没有监测到病毒由动物向人群传播的情况。但是，病毒的基因组和遗传进化分析表明，甲型 H1N1 流感病毒和猪流感病毒有密切的关系。同时，自然感染和人工感染试验证明，甲型 H1N1 流感病毒可以在猪体内正常增殖，并引起与人感染甲型 H1N1 流感病毒相似的临床症状。所以，我们应当高度关注甲型 H1N1 流感的流行趋势并密切监测生猪感染情况，尽快采取措施，避免甲型 H1N1 流感病毒和其他流感病毒在猪体内发生基因重排，产生更为严重的后果。

（范运峰 王忠田）

◈ 参考文献

曹广文.2009 年新型甲型 H1N1 流感病毒的进化趋势及未来防控中应考虑的问题 [J]. 解放军医学杂志. 2009，34 (12)：1389 - 1392.

陈园生，苏琪茹，涂文校，等.2009.2009 年全球甲型 H1N1 流感流行病学特征分析 [J]. 医学与哲学，30 (10)：9 - 11.

顾春英，张宏伟，曹广文.2009.2009 年新型甲型 H1N1 流感病毒进化过程中猪作为宿主及"混合器"的作用 [J]. 第二军医大学学报，30 (6)：605 - 609.

刘东辉，汪兴太，庄辉.2010.2009 年猪源性甲型流感大流行的公共卫生介入管理 [J]. 中国预防医学杂志，11 (2)：109 - 112.

莫建军.2010. 甲型 H1N1 流感流行病学研究进展 [J]. 公共卫生与预防医学，21 (1)：69 - 72.

王锋，高岚.2010. 甲型 H1N1 流感的特点及其防控 [J]. 动物医学进展，31 (3)：107 - 111.

Garten RJ，Davis CT，Russell CA，et al. 2009. Antigenic and genetic charactristics of swine-origin 2009 A (H1N1) influenza viruses circulating in humans. Science，5：1176 - 1225.

Grayson ML，Melvani S，Druce J，et al. 2009. Efficacy of soap and water and alcohol-based hand-rub preparations against live H1N1 influenza virus on the hands of human volunteers. Clin. Infect. Dis，48 (3)：285 - 291.

Howden KJ，Brockhoff EJ，Caya FD，et al. 2009. An investigation into human pandemic influenza virus (H1N1) 2009 on an Alberta swine farm. Can Vet J，50：1153 - 1161.

Itoh Y，Shinya K，Kiso M，et al. 2009. In vitro and in vivo characterization of new swine-origin H1N1 influenza viruses. Nature，460：1021 - 1025.

Maines TR，Jayaraman A，Belser JA，et al. 2009. Transmission and pathogenesis of swine-origin 2009 A (H1N1) influenza viruses in ferrets and mice. Science，325：484 - 487.

Munster VJ，de Wit E，van den Brand JM，et al. 2009. Pathogenesis and transmission of swine-origin 2009 A (H1N1) influenza virus in ferrets. Science，325：481 - 483.

Patel M，Dennis A，Flutter C，et al. 2010. Pandemic (H1N1) 2009 influenza. Br J Anaesth，104：128 - 142.

Trifonov V，Khiabanian H，Greenbaum B，et al. 2009. The origin of the recent swine influenza A (H1N1) virus infecting humans. Euro Surveill，14 (17)：191 - 193.

van der Meer FJ，Orsel K，Barkema HW. 2010. The new influenza A H1N1 virus：balancing on the interface of humans and animals. Can Vet J，51：56 - 62.

Weingartl HM，Berhane Y，Hisanaga T，et al. 2010. Genetic and pathobiologic characterization of pandemic H1N1 2009 influenza viruses from a naturally infected swine herd. J Virol，84：2245 - 2256.

第十五章 布尼亚病毒科病毒所致疾病

布尼亚病毒科（Bunyaviridae）病毒是一类有囊膜的分节段单股负链 RNA 病毒，病毒颗粒呈球形或多形性，核衣壳呈螺旋对称。基因组由大（L）、中（M）、小（S）3 个片段组成。

布尼亚病毒科是目前最大的一个病毒科，至少包括 350 种病毒，分为汉坦病毒属（Hantavirus）、正布尼亚病毒属（Orthobunyavirus）、白蛉热病毒属（Phlebovirus）、内罗病毒属（Nairovirus）、番茄斑萎病毒属（Tospovirus）5 个属，其中前 4 个属是动物病毒，后 4 个属均为虫媒病毒。在超过 500 多种虫媒病毒中，40% 以上属于布尼亚病毒科。自然界中该科的大多数病毒在节肢动物脊椎动物间循环，其所致疾病多为自然疫源性疾病。汉坦病毒则是通过啮齿类动物传播。

布尼亚病毒科至少有 60 种病毒可引起人类和（或）家畜的疾病，对人与动物共患病具有重要意义的疾病主要有肾综合征出血热、汉坦病毒肺综合征、奥罗普切病毒感染、拉格罗斯脑炎、裂谷热、白蛉热、克里米亚-刚果出血热等。根据病毒种类和宿主的不同，引起疾病的症状不同，大致包括发热、出血热和脑炎等。本科病毒所致疾病的地理分布由生态环境决定，发生和流行取决于天气和气候等诸多因素。控制与消灭节肢动物媒介和（或）宿主动物是防控本科病毒所致疾病的主要措施。

第一节 正布尼亚病毒属病毒所致疾病

一、布尼亚维拉热

布尼亚维拉热（Bunyamwera fever）是由布尼亚维拉病毒引起的一种人与动物共患传染病。该病毒因最早从乌干达西部 Bunyamwera 地区分离到而得名。布尼亚维拉病毒是一种能够感染人类的重要病原体，在撒哈拉沙漠以南非洲的人群中可检测到布尼亚维拉病毒的抗体。布尼亚维拉热主要流行于非洲，我国尚未有关于布尼亚维拉热的报道。

（一）病原

1. 分类地位 布尼亚维拉病毒（Bunyamwera virus，BUNV）在分类上属布尼亚病毒科（Bunyaviridae）、正布尼亚病毒属（Orthobunyavirus），是该属的原型病毒和代表种。Casals 等 1961 年发现，除甲病毒和黄病毒外，虫媒病毒尚有第三组，当时称为 C 组，随着该组新病毒的陆续发现，1975 年正式命名为布尼亚病毒科（Bunyaviridae）。正布尼亚病毒属又称正本雅病毒属，为布尼亚病毒科最大的一个属，分 18 个血清群，160 多种病毒，包括布尼亚维拉病毒在内有 30 多种病毒对人和（或）动物致病。

2. 形态学基本特征 布尼亚维拉病毒颗粒呈球形，直径为 80～110nm，有囊膜，囊膜上有突起。这些突起由 G1 和 G2 两个糖蛋白组成，具有血凝活性，为主要保护性抗原。包膜中没有基质蛋白 M。病毒基因组为负链 RNA，分 3 个节段，分别称为 L、M、S，每个节段与 N 蛋白结合，形成环状 RNA。核衣壳呈螺旋对称排列。

布尼亚维拉病毒进行小鼠脑内接种，其电镜观察见图 15-1。

3. 理化特性 布尼亚维拉病毒是有囊膜的 RNA 病毒，脂溶性灭活剂可将其灭活。pH 7.0 以下不稳定，可凝集 1 日龄鸡或鹅红细胞。

（二）流行病学

1. 传染来源　带毒蚊虫是主要传染源，人被带毒蚊虫叮咬后，病毒被注入皮下或毛细血管中而引发感染。同时，布尼亚维拉热病人也是重要的传染源。

2. 传播途径　带毒蚊虫的叮咬是该病毒在人群中传播的主要途径，人与人之间通过直接接触传播极为罕见。

3. 易感动物　家畜、啮齿动物、灵长类动物体内可以查到布尼亚维拉病毒抗体，这些动物通过试验感染布尼亚维拉病毒后，可发展成病毒血症，说明它们对病毒较为易感。

4. 流行特征　各年龄人群均易感，其中以 18～45 岁男性因职业暴露而更易感染。

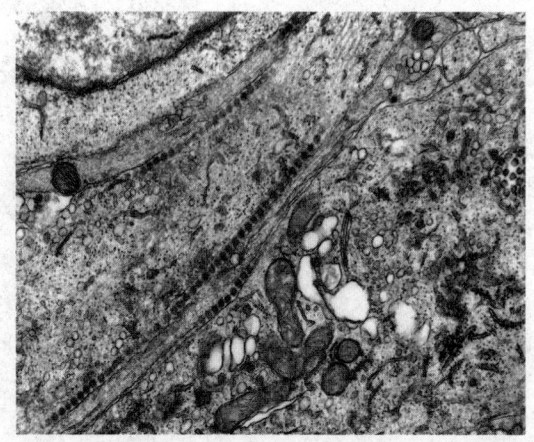

图 15-1　布尼亚维拉病毒感染小鼠脑组织，可见病毒因出芽生殖在神经元之间累积，同时一些病毒颗粒仍在高尔基体内（超薄切片，×40 000）

（引自 www.utmb.edu，经 Frederick A Murphy DVM 授权）

5. 发生与分布　布尼亚维拉病毒最早于 1943 年从南非的蚊虫体内分离，目前主要流行于非洲，我国尚未有关于布尼亚维拉热的报道。

（三）对动物与人的致病性

1. 对动物的致病性　可引发动物的病毒血症，更详细的资料未知。

2. 对人的致病性　人感染后潜伏期尚不清楚，常表现为体温突然升高，可伴寒战、头痛、肌肉痛、眩晕、全身不适和厌食，另一明显的症状是发生皮疹。这些症状持续 3 天后恢复，无后遗症，但可使患者暂时丧失劳动力。布尼亚维拉病毒引起的脑炎少见。

（四）诊断

1. 临床诊断

（1）可疑　具有上述临床症状和致病特点，并且有与被确诊或可疑的动物或被污染的环境及动物产品接触的流行病学史。

（2）疑似　临床表现符合布尼亚维拉热的特征，未分离出病毒并排除其他诊断，但仅一项实验室检查结果支持布尼亚维拉病毒感染；或临床表现符合布尼亚维拉热，有明确的暴露于该病毒的流行病学史，但无感染的实验室证据。

（3）确诊　临床有布尼亚维拉热的表现，并从急性期患者的血液分离到病毒；或临床表现符合布尼亚维拉热，并有两种以上的实验室检查结果支持布尼亚维拉病毒感染。

2. 实验室诊断　将急性期患者的血液接种到幼鼠或敏感细胞分离培养病毒。其他支持性实验室检查包括在急性期或恢复期查到抗体有 4 倍上升或下降。

（五）防制措施

尚未研制出疫苗，有效的预防性措施是防止蚊虫叮咬。

1. 综合性措施　当发现疑似布尼亚维拉热病人时，应立即对病人进行隔离治疗，对接触者应进行医学观察并用抗病毒类药物进行预防。病人周围一定范围内的人员，应进行预防性健康教育。处理污染物品时穿着的防护衣物，应予焚毁或高压灭菌。污染物安全运输至指定地点后进行无害化处理，同时，对场地进行消毒和监控。

2. 健康教育　应对疫区的易感人群进行有关布尼亚维拉热健康知识的普及。

3. 治疗　布尼亚维拉热的治疗以对症支持治疗为主。

（六）公共卫生影响

布尼亚维拉热在我国尚未见报道，但基于人类活动范围的不断扩展，交往的频率继续提高，我们有必要加强对这一疾病的认识，普及有关防治知识，以增加医护人员对布尼亚维拉热的认知能力，将其带来的影响控制到最低程度。

（尉　雁）

◈ 参考文献

唐家琪.2005. 自然疫源性疾病［M］. 北京：科学出版社：46.

BN Fields，Robert E，Shope，et al. 1985. Virology. Raven press，New York.

CJ Peters，James W Leduc. 1985. Bunyavirudea：bunyaviruses，phleboviruses，and related viruses. Bernard N. Fields Virology. Raven press，New York.

Elliott，RM. 1996. The Bunyamviridae. Plenum，New York.

John N Barr，Richard M Elliott. 2003. Segment-specific terminal sequence of bunyamwera bunyavirus regulate replication. Virology，311（1）：326－338.

John N Barr，Richard M，Elliott，et al. 2003. Segment-specific terminal sequences of Bunyamwera bunyavirus regulate genome replication. Virology，311（2）：326－338.

Michael D Bowen，Sam G. Trappier. 2001. A reassortant bunyavirus isolated from acute hemorrhagic fever cases in Kenya and Somalia. Virology，291（9）：185－190.

二、加利福尼亚脑炎

加利福尼亚脑炎（California encephalitis）是一种由抗原性相关的加利福尼亚病毒血清群引起的急性中枢神经系统传染病。加利福尼亚脑炎经蚊虫传播，流行于夏秋季，主要感染对象为儿童（大多数在15 岁以下），临床上表现为脑炎或脑膜炎，头痛、倦怠、发热、呕吐和颈强直。本病可迅速出现震颤、意识模糊、惊厥和昏迷，偶发四肢麻痹，大多数患者经过治疗后可痊愈，病死率低于 1%。

（一）病原

1. 分类地位　加利福尼亚脑炎病毒血清群（*California encephalitis virus* serogroup）在分类上属布尼亚病毒科（Bunyaviridae）、正布尼亚病毒属（*Orthobunyavirus*），目前认为可以引起加利福尼亚脑炎的病毒包括加利福尼亚脑炎病毒（*California encephalitis virus*）、拉格罗斯病毒（*La Crosse virus*）、塔赫纳病毒（*Tahyna virus*）、詹姆士城峡谷病毒、雪鞋野兔病毒、三线条状病毒和钥状石病毒 7 个成员。加利福尼亚病毒最常见于美国西部和加拿大，拉格罗斯病毒主要流行于美国中西部地区，塔赫纳病毒则流行于欧洲各国。

2. 形态学基本特征　加利福尼亚脑炎病毒粒子呈球形，直径为 80～120nm（平均为 100nm），由 3 个蛋白核衣壳包裹，外有脂蛋白的包膜，其表面具有刺突。该组病毒基因组为单股负链 RNA，长 12 300～12 450 bp，RNA 呈环形，由大（L）、中（M）、小（S）3 个片段组成，每个片段两端分别为 5' 和 3' 非编码区。L 片段（RNA－L）长约 7 000bp，M 片段长 4 450～4 540bp，S 片段（RNA－S）长 850～900bp。

3. 培养特性　加利福尼亚脑炎病毒血清群可在哺乳动物组织培养的细胞系中复制，常使用 BHK－21 细胞培养病毒。加利福尼亚病毒感染 BHK－21 细胞见图 15－2。

4. 理化特性　该病毒对脂溶剂如乙醚、脱氧胆酸盐等物质敏感，不耐脂溶剂处理。

（二）流行病学

1. 传染来源　感染动物是主要的传染源，感染动物的血液、体液、内脏、器官均具有传染性。蚊为病毒的贮存体，吸食患病动物血液后感染病毒，当其产卵时可将病毒经卵传给后代，蚊卵在适宜环境下可保存很久，不但可以维持病毒的存活，还可孵化出带有病毒的新蚊，成为新的传染源和传播媒介。

2. 传播途径　三列伊蚊（*Aedes triseriatus*）为主要的传播媒介，该蚊主要栖息于森林树洞中。带毒的伊蚊叮咬小型脊椎动物或人体后，将病毒传染给宿主，人感染后可获得较持久的免疫力；拉格罗斯病毒在媒介蚊中可经卵传递，由雌蚊携带越冬，于春季产卵孵化为带毒的幼虫。在美国的东南部，一种

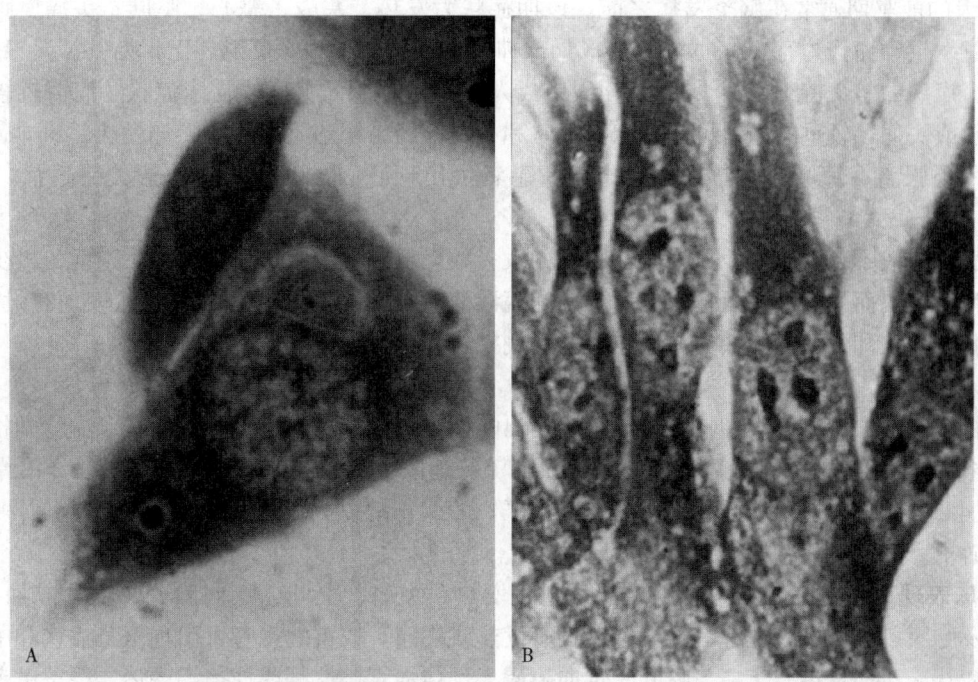

图 15-2　加利福尼亚病毒感染 BHK-21 细胞（A）（B 为正常细胞对照，×1 600）

［引自 Elinor Whitney，Hugo Jamnback，Robert G. Means，et al. California Virus in New York State. The American Journal of Tropical Medicine and Hygiene，1969，18（1）：123-131，经 The American Journal of Tropical Medicine and Hygiene 授权］

主要叮咬亚洲虎的白纹伊蚊（*Aedes albopictus*），也可作为传播媒介。

3. 易感动物

（1）自然宿主　加利福尼亚脑炎病毒的宿主是啮齿动物和兔子，拉格罗斯病毒的宿主是金花鼠和灰松鼠。

（2）实验动物　拉格罗斯病毒可感染多种实验动物，包括小鼠和大鼠。新生小鼠不管何种途径感染，即使小剂量接种拉格罗斯病毒也是致死性的，而成年小鼠只有在大剂量接种后才造成致死性感染。

4. 流行特征　加利福尼亚脑炎主要流行于美国，曾在美国的 28 个州相继发生拉格罗斯脑炎，其中，美国中西部州的发病率最高。这些地区为硬木树丛林地区，为伊蚊的繁衍提供了场所。城郊区车库附近的废弃轮胎，灌水后可形成伊蚊另一种滋生场所。影响该病毒性脑炎的流行病学的几种因素包括：季节、地理位置、局部气候条件（如春季雨量）和患者年龄。多数病例发生在夏末初秋，美国每年大约有 70 多例报道。在流行地区，拉格罗斯脑炎发病率为（20～30）×10⁻⁶，发病季节为每年的夏季（7～9 月），发病对象多为居住在农村和市郊的儿童，6 个月至 16 岁的儿童较为多见。

5. 发生与分布　加利福尼亚脑炎主要流行于美国，主要分布在美国的中西部和大西洋沿岸的中部州。在 1946 年加利福尼亚州克恩（Kern）县第一个人类病例（由加利福尼亚脑炎病毒引起）报道后被命名为加利福尼亚脑炎。拉格罗斯病毒则于 1963 年从威斯康星州拉格罗斯县一名死于脑炎的 4 岁男孩的大脑组织中首次分离到。

（三）对动物与人的致病性

1. 对动物的致病性　经蚊叮咬后，病毒在动物皮肤原处进行局部复制，发生初次病毒血症，伴随网状内皮系统播散，主要是肝、脾、淋巴结。随着持续的病毒复制，再次发生病毒血症，伴有中枢神经系统播散。中枢神经系统感染的可能性依赖于病毒在神经外部位的复制效率及病毒血症的程度。

2. 对人的致病性　本病的潜伏期为 5～15 天，起病急，临床表现为发热、无菌性脑炎和脑膜脑炎三大主要症候。

1～4 天的前驱期通常在脑炎发病之前。该期症状为发热、寒战、恶心、呕吐、头痛、腹痛。约有 50% 的儿童发生癫痫，约有 20% 的儿童形成局部神经症状（如非对称反射、巴彬斯基征），10% 的患者形成昏迷。疾病的整个持续期很少超过 14 天。成人感染后通常无明显的临床症状。病情较轻的患者仅表现出发热或头痛，较重的患者可出现全身症状和中枢神经系统感染的症状，如发热、头痛、呕吐、定向障碍、颈项强直、惊厥或抽搐，昏迷。严重患者可出现呼吸衰竭，预后一般无后遗症，病死率低于 1%。

该病病程一般不超过两周，拉格罗斯脑炎的大多数患者经过治疗可痊愈，无后遗症；极少数严重的患者由于呼吸衰竭而死亡，病死率较低。塔赫纳病毒病主要见于欧洲儿童，其临床表现有发热、咽炎、肺炎、胃肠道症状和无菌性脑膜炎，未见死亡病例报告，也无后遗症。

（四）诊断

在流行区，根据流行病学和临床资料可以作出临床诊断。但确诊应包括病原学和血清学检查。

1. 流行病学 明显的季节性（夏季和秋季），流行地区主要为美国的中西部和大西洋沿岸的中部各州，以及加拿大南部，这些地区为硬木树丛林地区，发病年龄以 15 岁以下的儿童为主，大多来自农村或曾有郊游史。

2. 临床表现 主要症状和体征包括起病急、发热、头痛、呕吐、定向障碍、惊厥或抽搐、瘫痪、昏迷，以及脑膜刺激征呈阳性等。轻型患者仅有发热或头痛，较重的患者可出现全身症状和中枢神经系统感染的症状，比如发热、头痛、呕吐、定向障碍、颈项强直、惊厥或抽搐，昏迷。严重患者可出现呼吸衰竭，一般无后遗症，病死率低于 1%。

3. 实验室检查

（1）实验室常规检查 ①血常规：白细胞总数常在（10～20）$\times 10^9$/L，有时可达到30$\times 10^9$/L。②脑脊液：白细胞计数多在（50～5 000）$\times 10^6$/L，以中性粒细胞为主，也可见较多的单核细胞，一般无红细胞，蛋白定量高于正常，糖和氯化物正常。

（2）病原学检验 通过透射电镜和负染色法可观察到病毒。

（3）血清学检验 利用下列血清学方法，仅能辅助加利福尼亚脑炎的诊断，但不能区别该血清群中的不同病毒。①特异性 IgM 抗体的测定：用 ELISA 方法检查双份血清或脑脊液中的特异性 IgM 抗体，若恢复期抗体滴度是发病初期的 4 倍或 4 倍以上，可作为早期的诊断方法。②血凝抑制试验：抗体滴度水平大于或等于 320，对诊断才有意义。③补体结合试验：检查的 IgG 抗体滴度水平大于或等于 128，可提示病毒感染的存在。④中和试验：抗体滴度水平大于或等于 160，才有临床意义。

4. 诊断标准

（1）疑诊标准 仅有血清学试验阳性。

（2）确诊标准 有典型的临床表现和血清学试验阳性，即可确诊。

（五）防制措施

1. 预防 目前对本病尚无疫苗可以应用，主要采取以灭蚊和防蚊为主的预防措施。①当在流行地区野外宿营时，户外活动应穿长袖衣裤，使用驱蚊剂，同时在房间或帐篷内使用蚊帐，以防止蚊虫的叮咬。②流行地区应监测蚊虫密度，有计划地定期使用杀虫剂来降低蚊虫的密度。③清除装水的容器（垃圾、花盆垫盘、废轮胎等）可减少蚊的数量，降低病毒在媒介中的传播。

2. 治疗 本病尚无特效抗病毒药物治疗，以对症治疗为主。治疗主要包括降温、呼吸衰竭处理、治疗癫痫或任何神经症状和支持疗法等。推荐卧床休息直至康复，本病预后良好。

（六）公共卫生影响

我国地域广阔，蚊媒种类复杂，在局部地区可能存在加利福尼亚脑炎的流行。因此，在丛林地区做好蚊虫密度监测，有计划地定期使用杀虫剂来降低蚊虫密度对加利福尼亚脑炎防控具有一定的意义。同时加强进出境检验检疫工作中对加利福尼亚病毒血清群的检测，严防该病毒从国外传入我国。

拉格罗斯病毒是美国虫媒病毒所导致的最常见的儿科脑炎。目前人们对于加利福尼亚脑炎的认识还不够充分，应完善该病毒群的监测，确定疾病的范围和发病率，开展社区教育项目，评价媒介控制策略。

（韩剑峰）

◆ **参考文献**

李梦车，王宇明．2004．实用传染病学 ［M］．北京：人民卫生出版社：488-491．

刘克州，陈智．2002．人类病毒性疾病 ［M］．北京：人民卫生出版社：747-750．

彭文伟．2000．现代感染性疾病与传染病学 ［M］．北京：科学出版社：809-813．

斯崇文．2004．感染病学 ［M］．北京：人民卫生出版社：374-375．

宋诗铎．2004．临床感染病学 ［M］．天津：天津科技出版社：581-582．

王得新．2000．神经病毒学 ［M］．北京：人民卫生出版社：317-329．

Bardos V. 1959. The Tahyna virus-a virus isolated from mosquitoes in Czechoslovakia. Journal of hygiene epidemiological microbiology and immunology，3：264-276.

Borucki MK. 2002. La crosse virus：replication in vertebrate and invertebrate hosts. Microbes infection，4（3）：341-350.

Eldridge BF. 2001. The first reported case of California encephalitis in more than 50 years. Emerging infectious diseases，7（3）：451-452.

Goldman N. 1977. California encephalitis virus：some biological and biochemical properties. Virology，76（1）：352-364.

Hilty MD. 1972. California encephalitis in children. American journal of disease of Children，124（4）：530-533.

Reeves WC. 1983. Historical perspectives on California encephalitis virus in California. Progressof clinical biology research，123：19-29.

Rust RS. 1999. La Crosse an other forms of California encephalitis. Journal of child neurology，14（1）：1-14.

Work TH. 1983. Emergence of California encephalitis as a continental epidemiological，virological，and human disease problem. Progress of clinical biology research，123：205-214.

三、布旺巴热

布旺巴热（Bwamba fever）是由布旺巴病毒引起的人与动物共患病。布旺巴病毒广泛存在于热带非洲，是一种由蚊子传播的虫媒病毒，可引起人类的轻度发热。

（一）病原

1. 分类地位 布旺巴病毒（*Bwamba virus*）在分类上属布尼亚病毒科（Bunyaviridae）、正布尼亚病毒属（*Orthobunyavirus*）。

2. 形态学基本特征 该病毒粒子呈球形，具有囊膜，病毒直径约100nm。病毒核酸占1%～2%，蛋白质超过50%，脂类20%～30%。结构蛋白包括核衣壳蛋白和两个包膜糖蛋白（G1和G2）。基因组全长12 300～12 450bp。最长的节段为7 000bp（RNA-L），次长的节段为4 450～4 540bp（RNA-M），最短的节段为850～990bp（RNA-S）。布旺巴病毒可从蚊子体内或病人血液中分离。

3. 培养特性 乳鼠脑内接种可用于该病毒的分离培养。

4. 理化特性 该病毒有囊膜，故用脂溶剂处理病毒可使其失去感染性。45℃加热30min，病毒对小鼠依然有致病性。

（二）流行病学

1. 传染来源 带毒的蚊子是主要的传染源。

2. 传播途径 本病的传播媒介包括蜱、库蠓和蚊，病毒主要的传播媒介是蚊，主要是致死按蚊（*Anopheles funestus*）和冈比亚按蚊（*Anopheles gambiae*），通过蚊叮咬传播。与患病动物和患者的一般接触不会导致本病毒的传播。

3. 易感动物

（1）自然宿主 蚊子可自然感染布旺巴病毒，其他的自然宿主目前还不清楚。

（2）易感动物 有研究认为长尾猴（*Ethiops centralis*，*Ascanius schmidti*）、黑色疣猴和狒狒是本

病的中间宿主。实验动物中小鼠易感。

（3）易感人群　布旺巴病毒感染成人和儿童的几率几乎相同，也没有明显的性别差异。由外地进入本病流行区域的人员易感。

4. 流行特征　多见于雨多潮湿的夏季，一般为 6—8 月，蚊子大量繁殖，活动频繁，为该病毒传播提供了有利条件。

5. 发生与分布　布旺巴热于 1937 年在非洲乌干达西部的布旺巴市发现，当时在修路工人中发生了小规模流行，并从 9 名病人体内分离到该病毒。此后，在尼日利亚、喀麦隆、中非共和国、肯尼亚、坦桑尼亚和南非等非洲国家也分别发现了布旺巴病毒感染的病例。

（三）对动物与人的致病性

1. 对动物的致病性　小鼠脑内或鼻腔接种本病毒后可以导致发病甚至死亡，但是腹膜腔或皮下接种不会导致小鼠发病。小鼠发病后首先表现为精神亢奋，极度活跃；随后活动恢复正常，逐渐精神沉郁，皮毛粗糙，弯背弓腰，步态不稳，畏光，不久死亡。试验证明本病毒不会经接触在小鼠之间传播。小鼠感染后会出现病毒血症，但是病毒的滴度不高。

灵长类动物如恒河猴、非洲猴脑内接种本病毒后仅表现体温升高，没有其他明显的症状。试验证明灵长类感染本病毒后会出现病毒血症。

用本病毒试验感染兔后，未出现临床症状。试验感染大龄豚鼠未出现临床症状，感染小龄豚鼠后可表现不规则热。

2. 对人的致病性　本病的潜伏期一般在 13 天以上，一般发病比较突然，程度比较轻微。发病后病人表现为发热、额头痛、腰背部和颈背部疼痛、关节痛，皮肤表面出现皮疹，有时也会出现腹泻等肠道症状。发热一般持续 2～5 天，头痛和后背部疼痛持续 4～8 天。本病恢复期一般 8～10 天，体温回复后即基本恢复。病毒血症期较短，一般为 24～48 h。本病没有致死的病例。

（四）诊断

1. 人的临床诊断　进行临床诊断时，勿将布旺巴热误诊为疟疾，二者的临床症状较为相似，同时，由于蚊子在传播布旺巴病毒的同时也会传播疟原虫。

2. 实验室诊断　①从病人血液中分离并鉴定布旺巴病毒。②可通过补体结合试验和中和试验检测抗体。

（五）防制措施

应积极采取灭蚊措施，改善环境卫生，并做好个人防护。

（六）公共卫生影响

布旺巴热通常不会引起流行，所以通常对社会经济的影响不大。

（赵慧　蔡林）

◆ **参考文献**

Lutwama JJ, Rwaguma EB, Nawanga PL, et al. 2002. Isolations of bwamba virus from south central Uganda and north eastern Tanzania. African health science, 2 (1)：24 - 28.

Lutwama JJ, Kayondo J, Savage HM, et al. 1999. Epidemic O'Nyong-Nyong fever in southcentral Uganda, 1996 - 1997：entomologic studies in Bbaale village, Rakai District. American journal of medicine and hygiene, 61 (1)：158 - 162.

Klimas RA, Ushijima H, Clerx-Van Haaster CM, et al. 1981. Radioimmune assays and molecular studies that place Anopheles B and Turlock serogroup viruses in the Bunyavirus genus (Bunyaviridae). American journal of medicine and hygiene, 30 (4)：876 - 887.

Moore DL, Causey OR, Carey DE, et al. 1975. Arthropod-borne viral infections of man in Nigeria, 1964 - 1970. Annual tropical medicine and parasitology, 69 (1)：49 - 64.

Porterfield JS, Casals J, Chumakov, et al. 1976. Bunyaviruses and bunyaviridae. Intervirology, 6：13 - 20.

K. C. Smithburn, A. F. Mahaffy, J. H. Paul. 1941. Bwamba Fever and Its Causative Virus. Am. J. Trop. Med, 21 (1)：75 - 90.

四、卡奇谷病毒感染

卡奇谷病毒感染（Cache valley virus infection）是由卡奇谷病毒引起并由节肢动物传播的一种虫媒病毒性人与动物共患病。临床上，本病可感染多种家畜（特别是绵羊）、野生动物和人。卡奇谷病毒易感染动物胚胎，导致反刍动物的先天性疾病，成年动物感染卡奇谷病毒后则主要表现为亚临床症状，伴有一过性的病毒血症，怀孕的动物感染后则可以导致胎儿畸形或者流产、死胎。人感染本病毒后一般表现为亚临床症状，但是有感染本病导致严重疾病甚至死亡的病例。卡奇谷病毒在 1956 年首次从美国犹他州北部卡奇山谷的脉毛蚊中分离得到，并因此得名。本病呈地方流行性，具有明显的季节性，在北美洲广泛流行，于中美和南美也时有发生。目前，我国尚未有本病报道。

（一）病原

1. 分类地位　卡奇谷病毒（*Cache valley virus*，CVV）在分类上属布尼亚病毒科（Bunyaviridae）、正布尼亚病毒属（*Orthobunyavirus*）、布尼亚血清型（bunyamwera）。布尼亚血清型包括 30 多种病毒，卡奇谷病毒是布尼亚血清型中分布最广的病毒。交叉中和试验表明，该病毒存在多个亚型，如 E4 - 3484、CbaAr 426、Fort Sherman 等。

2. 形态学基本特征　该病毒颗粒呈球形，直径为 80～90nm。有囊膜，表面糖蛋白锚定于脂质双层中，病毒粒子内部包含 RNA 聚合酶和核衣壳蛋白，核衣壳蛋白与病毒核酸紧密相连，二者交织在一起呈现出纤维状或串珠状。病毒基因组为含有 3 个节段的负链单股 RNA，分别编码核衣壳蛋白和非结构蛋白（NSs）、两个包膜糖蛋白（G1 和 G2）和其他非结构蛋白（NSm）以及病毒聚合酶。

3. 培养特性　猴或大鼠肾脏来源的细胞系可用于病毒的分离培养，包括 BHK、Vero 和 LLC - MK2 细胞。卡奇谷病毒感染 Vero - E6 细胞的情况见图 15 - 3。本病毒还可以在昆虫细胞上生长复制，但是不表现细胞病变，而且在昆虫细胞上进行传代时容易导致病毒的中和表位丢失或者发生变化。乳鼠脑内或腹腔接种也可用于病毒分离培养。

4. 理化特性　由于该病毒具有囊膜，故用脂溶剂处理病毒可使其失去感染性。

（二）流行病学

1. 传染来源　带毒动物是主要的传染来源。脉毛蚊可能是卡奇谷病毒重要的宿主，研究表明脉毛蚊是以成虫来越冬的，推测其很有可能是寄生在成虫体内来越冬，以维持其循环传播。目前，还没有明确本病毒在自然界中是否有脊椎动物宿主。

2. 传播途径　蚊子是本病主要的传播媒介，主要是脉毛蚊属（*Culiseta*）、坏血蚊属（*Psorophora*）、伊蚊属（*Aedes*）、库蚊属（*Culex*）、按蚊属（*Anopheles*）。蚊子叮咬感染病毒的动物后，通过再叮咬其他动物来传播病毒。有试验证明，将脉毛蚊暴露于出现卡奇谷病毒病毒血症的乳鼠，有 93% 的蚊子被感染。有证据表明卡奇谷病毒可以在脉毛蚊体内经卵传播给后代。

3. 易感动物　血清学和病毒学研究表明，多种动物可以感染卡奇谷病毒，包括绵羊、山羊、牛、马、猪、鹿、北美产驯鹿、狐、浣熊、黑尾野兔、土拨鼠、龟等。实验动物中乳鼠可以感染本病毒。

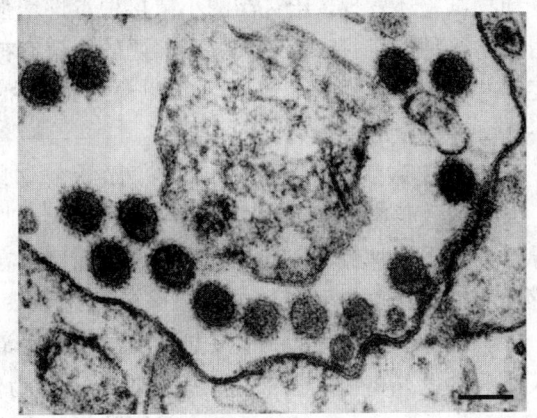

图 15 - 3　卡奇谷病毒感染 Vero - E6 细胞，可见滑膜囊泡（smooth-membrane vesicle）**内病毒累积。病毒粒子呈密集的粒状矩阵型且具有表面纤突**（超薄切片，标尺＝100nm）

人也可以感染本病毒。

4. 流行特征　本病常呈地方性流行，其流行与当地气候有明显的相关性。尤其是在经历了多年的干旱或者在冬季之后，蚊子的数量减少导致病毒的传播减少，结果导致大量血清阴性的母畜成为易感动物，如果紧接着是一个雨多潮湿的夏季，在易感动物的繁殖时期，蚊子大量繁殖，活动频繁，为卡奇谷病毒的传播形成了有利的条件，本病的暴发会导致大量的胎儿感染、畸形。

5. 发生与分布　卡奇谷病毒于1956年首次从美国犹他州北部卡奇山谷的脉毛蚊中分离得到。1987年在美国德克萨斯州，羊群中出现了新生羊死亡以及畸形羊羔的流行病，这时才将其与疾病联系起来，在那次暴发中首次发现了自然感染卡奇谷病毒导致胎儿畸形，其中19.2%的新生羔羊有不同程度的畸形或者中枢神经系统发育异常，10%的胚胎死亡。目前，该病在北美洲的反刍动物群中广泛流行，在中美和南美也有发生。

（三）对动物与人的致病性

1. 对动物的致病性　动物试验表明，给绵羊或山羊静脉或者腹膜腔接种卡奇谷病毒后羊会出现发热、震颤、肌肉痉挛、方向感丧失、进食异常、抽搐和其他中枢系统紊乱症状。

大多成年非怀孕动物自然感染卡奇谷病毒后只表现亚临床症状，但怀孕母羊感染后，病毒可通过胎盘感染胎儿，后果较严重。可导致胎儿先天性关节挛缩和积水性无脑畸形、死产、木乃伊化和流产，还可导致胎儿头小、脑穿孔畸形、小脑发育不全、脊柱侧凸、斜颈、脊柱前凸等。

卡奇谷病毒感染不同发育阶段的动物胚胎会导致不同的疾病发生。感染28～36天的胚胎会造成中枢神经系统和肌肉骨骼的缺陷；感染37～42天的胚胎只造成肌肉骨骼的畸形；感染50天以后的胚胎不会造成胎儿损伤；感染76天后的胚胎可激活胎儿免疫系统，并可检测到抗体。

动物试验还发现，给怀孕的小鼠接种毒性增强的卡奇谷病毒并没有对新生小鼠造成致畸作用。试验证明脑内接种卡奇谷病毒对乳鼠和断奶的小鼠有神经毒性。试验感染白尾鹿可导致持续1～3天的病毒血症，并且在感染后的4～5天后可以检测到中和抗体，在这个试验中发现感染过potosi病毒的鹿对卡奇谷病毒有完全的抵抗力。

2. 对人的致病性　人感染卡奇谷病毒是通过蚊虫叮咬，与感染动物的一般接触不会造成人的感染。

大多数人感染卡奇谷病毒的病例仅表现为亚临床症状。但是也有研究认为布尼亚血清型的病毒可能会导致人类中枢神经系统的先天缺陷。目前已经在人体内检测到针对卡奇谷病毒的抗体，而且已经有因为感染而造成死亡的病例。

曾有报道从巴拿马的一名发热的美国士兵血清中分离到卡奇谷病毒。在一名脑炎并发多器官衰竭的病人血清中也分离到该病毒，该病例临床表现为体表出现水疱脓疱（彩图15-1），肌肉疼痛，发热、恶寒、头痛、呕吐，在感染后7个月因肺部并发症死亡；通过对该病例的皮肤活组织进行免疫组化分析发现卡奇谷病毒抗原阴性，表明从该病人血液中分离得到的卡奇谷病毒是机会性感染的结果，并非造成上述疾病症状的主要原因。

至于孕妇感染卡奇谷病毒后是否会导致胎儿的发育畸形目前尚没有定论。

（四）诊断

1. 动物的临床诊断　潮湿的季节，如果羊群中发现了有关节弯曲或脑积水症状的羊羔，则应怀疑是否有卡奇谷病毒感染。在该病的暴发流行期间，常见有羊的流产、体弱羊羔的出生和关节僵直、骨骼肌发育不全以及具有脊柱侧凸和斜颈等脊柱畸形的新生羊。肌肉与骨骼系统的大体病理特征为：四肢的关节弯曲、脊柱侧凸和斜颈以及肌肉发育不全。中枢神经系统损伤包括：脑积水、脑穿通、小脑症和脑发育不全。

2. 人的临床诊断　目前尚无明确的诊断。

3. 实验室诊断　①从血液中分离并证实卡奇谷病毒。②可通过血凝抑制试验、补体结合试验、中和试验以及ELISA检测抗体。目前，RT-PCR技术被用于检测病毒核酸，具有型特异性，其敏感性远高于传统的空斑形成试验。

（五）防制措施

1. 预防 应积极采取灭蚊措施，改善环境卫生，并做好个人防护。目前尚无针对卡奇谷病毒的有效疫苗。

2. 治疗 从阿拉斯加到阿根廷，抗卡奇谷病毒血清已被广泛用于家畜、大的野生动物和人感染卡奇谷病毒的治疗中。

（六）公共卫生影响

卡奇谷病毒主要造成羊的流产，这会给畜牧业带来严重的经济损失。因此，我们有必要普及有关防治知识，将其带来的影响控制到最低程度。同时鉴于其对人类健康造成的危害和其可能对人类健康具有潜在的巨大威胁，应该加强对本病的宣传，增强人们的自我防护意识。

（赵慧 蔡林）

◆ 参考文献

A. de la Concha-Bermejillo. 2003. Cache valley virus is a cause of fetal malformation and pregnancy loss in sheep. Small ruminant research，49：1-9.

Blackmore，C. G. ，Grimstad，P. R. 1998. Cache Valley and Potosi viruses (Bunyaviridae) in white-tailed deer (Odocoileus virginianus)：experimental infections and antibody prevalence in natural populations. Am. J. Trop. Med. Hyg，59：704-709.

Calisher CH，Francy DB，Smith GC，et al. 1986. Distribution of bunyamwera serogroup viruses in North America，1956—1984. American journal of tropical medicine and hygiene，35：429-443.

Calisher CH，Sever JL. 1995. Are North American Bunyamwera serogroup viruses etiologic agents of human congenital defects of the central nervous system? Emerging infectious diseases，1：147-151.

Calisher，C. H. ，Sabattini，M. S. ，Monath，T. P. ，et al. 1988. Cross-neutralization tests among Cache Valley virus isolatesrevealing the existence of multiple subtypes. Am. J. Trop. Med. Hyg，39：202-205.

Calisher，C. H. ，Sever，J. L. 1995. Are North American Bunyamwera serogroup viruses etiologic agents of human congenital defects of the central nervous system? Emerg. Infect. Dis，1：147-151.

Chung SI，Livingston，Jr CW，et al. 1990. Evidence that cache valley virus induces congenital malformations in sheep. Veterinary microbiology，21：297-307.

Corner，L. C. ，Robertson，A. K. ，Hayles，L. B. ，et al. 1980. Cache Valley virus：experimental infection in Culiseta inornata. Can. J. Microbiol，26：287-290.

Daniel JS，Pierre ER，Edward BB，et al. 2005. Life-threatening cache valley virus infection. The New England journal of medicine，336 (8)：547-549.

Edwards JF. 1990. Cache valley virus. Veterinary clinical Northern American food and animmal practice，10：515-524.

Edwards，J. F. ，Hendricks，K. 1997. Lack of serologic evidence for an association between Cache Valley virus infection and anencephaly and other neural tube defects in Texas. Emerg. Infect. Dis，3：195-197.

Edwards，J. F. ，Higgs，S. ，Beaty，B. J. 1998. Mosquito feedinginduced enhancement of Cache Valley virus (Bunyaviridae) infection in mice. J. Med. Entomol，35：261-265.

Edwards，J. F. 1994. Cache Valley virus. Vet. Clin. North Am. Food Anim. Pract，10：515-524.

Holden P，Hess AD. 1959. Cache valley virus，a previously undescribed mosquito-borne agent. Science，130：1187-1188.

James，W. S. ，Millican，D. 1986. Host-adaptive antigenic variation in bunyaviruses. J. Gen. Virol，67：2803-2806.

Mangiafico JA，Sanchez JL，Figueiredo LT，et al. 1988. Isolation of a newly recognized Bunyamwera serogroup virus from a febrile human in Panama. American journal of tropical medicine and hygiene，39：593-596.

McConnell，S. ，Livingston Jr. ，C. ，Calisher，et al. 1987. Isolations of Cache Valley virus in Texas，1981. Vet. Microbiol，13：11-18.

Nathanson，N. ，González-Scarano，F. 1999. Bunyaviridae—general features. In：Granoff，A. ，Webster，R. G. (Eds.). Encyclopedia of Virology. Academic Press，San Diego. 204-212.

Newton，S. E. ，Short，N. J. ，Dalgarno，L. 1981. Bunyamwera virus replication in cultured Aedes albopictus (mosquito) cells：establishment of a persistent viral infection. J. Virol，38：1015-1024.

Sexton DJ，Rollin PE，Breitschwerdt EB，et al. 1997. Life-threatening cache valley virus infection. New England journal medicine，336：547-549.

五、赤 羽 病

赤羽病（Akabane disease）又称阿卡班病，是由赤羽病病毒引起的以牛和羊流产、早产、死胎、胎儿畸形、木乃伊胎、新生胎儿先天性关节弯曲与积水性无脑综合征为特征的病毒性传染病，全称为 Ar-throgryposis-hydranencephaly syndrome，简称 AH 综合征。

（一）病原

1. 分类地位 赤羽病病毒（*Akabane virus*，AKAV）在分类上属布尼亚病毒科（Bunyaviridae）、布尼维拉病毒超群（Bunyamwera supergroup）中的辛波（simbu）病毒群。日本学者用 Hmlu-1 细胞从发病犊牛的小脑分离出一株病毒（Iriki 毒株），该病毒形态上与已知的赤羽病病毒极相似，在中和试验中与赤羽病病毒发生交叉反应，用该分离株脑内接种犊牛，感染发病症状及病理学变化与自然病例相一致，因此认为 Iriki 毒株是赤羽病病毒的一个变异株。

2. 形态学基本特征 该病毒粒子呈球形，有囊膜，直径为 90～100nm。病毒表面有囊膜和糖蛋白纤突。病毒基因组为单股负链分节段 RNA，由大、中、小三种分子组成，分别与核衣壳蛋白构成螺旋状核衣壳，核衣壳的直径为 2～3nm。病毒含 4 种蛋白（G_1、G_2、N、L），其中 G_1 和 G_2 为糖蛋白，N 为核蛋白，L 为脂蛋白。病毒在胞质内复制，以出芽方式释放。

3. 培养特性 该病毒除可在牛、猪、豚鼠和仓鼠肾原代细胞以及鸡胚成纤维细胞中增殖外，还可在 Vero、BHK-21、HmLu-1、ESK、PK-15、BEK-1、MDBK、RK-15 等各种传代细胞中增殖，其中以 HmLu-1 细胞的敏感性高，可在 MVPK-1 细胞和 HmLu-1 细胞形成蚀斑。可通过小鼠脑内接种和鸡胚分离病毒。

将病毒接种于鸡胚卵黄囊内，可引起鸡胚发生积水性无脑综合征、大脑缺损、关节弯曲甚至死亡。将病毒脑内接种小鼠，可引起小鼠神经症状和脑炎。

4. 理化特性 该病毒不耐乙醚和氯仿，对 56℃、酸性环境和 0.1% 脱氧胆酸敏感。20% 乙醚可在 5min 内使其灭活。0.1% 的 β-丙内酯在 4℃ 下于 3 天内将其灭活。病毒于 pH 6.0～10.0 稳定，易被脂溶剂、紫外线和去垢剂等灭活。

病毒具有凝集性和溶血性，通过提高盐浓度，适当调整 pH（pH 6.1），病毒可凝集鸽和鹅红细胞，通过反复冻融可增强病毒对鸽红细胞的溶血活性，但当冻融超过 10 次时，溶血活性即不再增加，溶血活性在 37℃ 时最高，0℃ 时几乎不发生。对牛、羊、豚鼠、小鼠和 1 日龄鸡的红细胞无溶血活性。

（二）流行病学

1. 传染来源 患病动物和带毒动物为该病的主要传染源。处于病毒血症期的患畜为该病重要的传染来源，库蠓在此期间吸食患病动物的血液之后，可在体内增殖，并可维持 9 天左右；但是动物感染后一般不会长期带毒。

2. 传播途径 该病毒主要经由吸血昆虫叮咬家畜的黏膜和上皮传播，蚊和库蠓等吸血昆虫为主要传播媒介。在日本多通过库蚊（*Culex triteeniorhynchus*）、刺扰伊蚊（*Aedes vexans*）和尖喙库蠓（*Culicoides oxystoma*）传播；在澳大利亚为库蠓（*Culicoides brevitarsis*，*Culicoides wadei*）；在肯尼亚为催命按蚊（*Anopheles funestus*）；部分国家从按蚊体内也分离到病毒。

此外，该病还可垂直传播，感染的怀孕母畜可通过胎盘将病毒传给胎儿。赤羽病病毒不经接触传播。

3. 易感动物 本病可引起多种动物感染，但是显性感染仅在牛、绵羊、山羊中发现；野生的反刍动物也可以感染赤羽病病毒。怀孕的牛、绵羊和山羊对本病最为易感，围产期的胎儿常受到感染。

人和猪的易感性较低。马、水牛、骆驼也可感染，日本、澳大利亚等国家和中国台湾省已从马、羊、猪、驼等动物体内分离出了赤羽病病毒。除家畜外，非洲多种野生动物和东亚的猴也发现感染了赤羽病病毒，我国的家畜体内也检测到了病毒抗体，但是还没有发现动物发病。

4. 流行特征　本病发生具有明显的季节性，在日本通常发生在8月至次年3月，澳大利亚则为2～9月，但在同一地区连续发生的情况较少见。尽管本病的发生具有明显的季节性和地区性，但同一头母牛连续两年产胎异常的情况极为少见。据报道，虫媒带毒后可借风力到达不同地区，再度叮咬易感动物引起疾病的流行。

5. 发生与分布　20世纪30年代该病在澳大利亚羊群中首次暴发。1949年在日本暴发本病，但直到1961年才从日本群马县赤羽村的畜舍内采集的金色库蚊和三带喙库蚊中首次分离到该病毒，并且命名为赤羽病病毒。此后澳大利亚、肯尼亚、以色列等国家也相继分离到病毒。

目前认为赤羽病病毒广泛分布于热带和温带的广大地区。在亚洲分离出该病毒的国家和地区包括日本、韩国、马来西亚、新加坡、菲律宾、巴基斯坦、泰国和中国台湾省。

1990年证实中国上海、北京、天津、山东、河北、陕西、甘肃、吉林、内蒙古、安徽、湖南等地均存在本病的流行，1998年在上海地区首次分离到3株赤羽病病毒。

（三）对人和动物的致病性

1. 对动物的致病性

（1）潜伏期　成年动物感染后绝大多数没有临床表现，一般在感染后的1～6天出现病毒血症，持续1～9天。

（2）临床症状

1）一般症状　动物试验表明，怀孕母牛、母羊感染赤羽病病毒后一般不表现临床症状，经子宫感染可能导致流产、早产、死胎、先天畸形等症状。

新生胎儿先天性关节弯曲与积水性无脑综合征是本病的特征性症状。表现是异常分娩，多发生于怀孕7个月以上或接近妊娠期满的牛。感染初期胎牛日龄越大，早产的可能性越大。中期因体形异常如胎儿关节、脊柱弯曲等而发生难产。即使顺产，新生犊也不能站立。后期多产出无生活能力的犊牛，部分犊牛失明。绵羊在怀孕1～2个月内感染赤羽病病毒后，可产下畸形羔羊，如关节弯曲、脊柱S状弯曲等。

2）脑炎样症状　现在已有报道指出怀孕后期的母牛感染赤羽病病毒后，出现非化脓性脑炎而不出现新生胎儿先天性关节弯曲与积水性无脑综合征，但是由赤羽病病毒诱发生以后的动物发生脑炎的病例是非常少见的。

日本学者从感染赤羽病病毒后表现非化脓性脑炎和神经症状的犊牛体内分离到的 Iriki 毒株被认为是该病毒的一个变异株，将此毒株人工接种犊牛后可以造成犊牛的脑炎。此后在日本、韩国和中国台湾省也发现由于自然感染赤羽病病毒造成脑炎的病例。2000年韩国发生赤羽病且发现成年牛自然感染赤羽病病毒后出现脑炎样的症状。

出现脑炎样症状的动物表现为易应激、颤抖、共济失调、不能站立、斜颈、流涎、转圈运动。

（3）病理变化　动物感染本病毒的主要病理变化是先天性关节弯曲——积水性无脑综合征（简称AH综合征）。病变特征与孕畜受感染的时间有关。怀孕3～4个月的母牛感染后所生的牛犊常出现无脑症病变，而关节弯曲常为孕牛在妊娠4～6个月时感染病毒所致。

组织学检查胎儿呈现出非化脓性脑脊髓炎（彩图15-2）和多发性肌炎，流产或早产的胎儿病变最为严重，存活的胎儿则发生脑脊髓病变——脑水肿或在神经内发生海绵样病变，脊髓腹角的运动细胞明显减少。

2. 对实验动物的致病性　赤羽病病毒能试验感染啮齿类动物，成年鼠脑内接种可以发生致死性脑炎，腹腔内接种则无感染性，怀孕仓鼠接种可导致胎儿的致死性感染，出现死产；接种6日龄鸡胚卵黄囊或15日龄鸡胚静脉接种，则出现类似于牛羊先天性关节弯曲—积水性无脑综合征的病理学变化，脑新纹状体和视叶发生灶性炎性病变，脑缺损、积水、关节弯曲等，因此鸡胚可用作研究赤羽病病毒的实用模型。

3. 对人的致病性　人感染赤羽病病毒的几率非常低，多为隐性感染，血清学可检测到相应的抗体，但无明显的临床症状。

（四）诊断

由于各种理化因素，如寒冷、长途运输、饲喂不当及许多其他疾病（如布鲁菌病、李斯特菌病、支原体、细小病毒病、牛传染性鼻气管炎病、蓝舌病、牛病毒性腹泻黏膜病等）均可引起流产、早产和胎儿畸形，故对本病的临床诊断比较困难。可根据流行病学、临床症状及病理变化进行初步诊断，必要时进行实验室诊断。

1. 临床诊断

（1）临床症状　一般不表现出体温反应和临床症状，特征性的表现是新生牛犊早产和畸形等。

（2）病理变化　无明显病理变化，该病流行初期，胎儿以非化脓性脑脊髓炎为特征，可见脑血管周围淋巴样细胞聚集，神经细胞变性以及出现多数神经胶质细胞聚集的嗜神经现象。流行中期，异常胎儿表现为脊髓腹角神经细胞显著变性、消失；肌纤维变性、变细、体积缩小或断裂、纤维间质增宽变疏，间质脂肪组织增生并见出血和水肿。流行后期，异常胎儿可见中枢神经系统出现囊腔及血管壁增厚，脑室积水严重。

2. 实验室诊断

（1）病原学检查　病原学检查包括直接镜检和病毒的分离。

①直接镜检：取病畜的血、肺、肝和脾及胎儿、胎盘和脑组织等制成超薄切片负染，在电镜下直接观察病毒粒子，但从异常胎儿脏器内分离病毒较为困难。

②病毒分离：这是最好的确诊方法，但从成年动物分离病毒比较困难，因其缺乏临床症状，难以掌握病毒血症期。通常从流产胎儿和死胎中分离病毒。将胎儿的各种样本，特别是脑、脑室液、脊髓、肌肉、肺、肝、脾及胎盘等混合后脑内接种乳鼠或 HmLu-1、Vero 和 BHK-21 等细胞系培养，一般均可分离到病毒。另外，也可将病料接种于 7～9 日龄鸡胚卵黄囊。

（2）血清学诊断　血清学诊断技术包括病毒中和试验、补体结合试验及血凝抑制试验等。

①中和试验：中和试验可在小鼠或鸡胚中进行，将本病毒与可疑动物血清混合脑内接种 1～2 日龄小鼠或 7～9 日龄鸡胚。中和试验也可在 HmLu-1、Vero 和 BHK-21 细胞上进行。

②补体结合试验：用常规的补体结合试验来检测病毒的特异补体结合抗体。

③血凝抑制试验：按常规的试验方法进行。

（五）防制措施

加强进出口检疫，防止病原传入。同时，改善环境卫生，彻底消灭吸血昆虫及其滋生地，制订计划定期进行疫苗接种。由于本病主要由吸血昆虫引起，因此，消灭畜舍内的蚊子、库蠓等吸血昆虫对本病的预防有一定效果，可使用杀虫剂或驱避剂，或用杀蚊灯，本法虽可行但其效果有限。

最可靠的预防方法是在流行期之前对妊娠家畜及预定配种的家畜进行赤羽病疫苗接种。目前所用疫苗有灭活苗和弱毒苗两种，日本和澳大利亚用 HmLu-1 细胞培养病毒，用甲醛灭活，添加磷酸铝胶作为佐剂，制成灭活苗。在流行季节到来之前，给妊娠母牛和计划配种牛接种两次，间隔 4 周，每次 3mL，免疫效果良好。日本已研制出弱毒苗，据说其效果优于灭活苗。

现在对该病尚无有效的治疗方法。

（六）公共卫生影响

本病主要感染对象为牛、羊等大型牲畜，20 世纪 30—40 年代在澳大利亚和日本的暴发沉重打击了当地的牛、羊养殖业。国内李昌林等人于 1994 年采用细胞培养微量中和试验对我国陕西、内蒙古、湖南、湖北、河北、山东、上海等地进行了赤羽病病毒血清学调查，结果牛的阳性率高达 39.18%，羊阳性率达 12.66%，可见赤羽病在我国部分地区流行较为严重，这对我国畜牧业的发展构成重大威胁，因此必须加以重视。

（张强　蔡林）

◆ **参考文献**

范晴，周晓黎，孙洪正，等 . 2007. 赤羽病研究进展［J］. 动物医学进展，28（12）：58-62.

刘文波，赵红坤，柴同杰 . 2001. 赤羽病研究进展［J］. 湖南畜牧兽医，3：3-4.

吕荣修.1995.84年度重要牛病诊断与防治研讨会［J］.中国畜牧杂志，27（95）134-136.

曾智勇，杨光友，梁海英.2003.牛羊赤羽病［J］.畜牧与兽医，35（11）：39-41.

Charles JA. Akabane virus. 1994. Veterinary clinical North American food and animal practice，10（3）：525-546.

H. Kamata，K. Inai，K. Maeda，et al. 2009. Encephalomyelitis of Cattle Caused by Akabane Virus in Southern Japan in 2006. J. Comp. Path，140：187-193.

J. K. Lee，J. S. Park，J. H. Choi，et al. 2002. Encephalomyelitis Associated with Akabane Virus Infection in Adult Cows. Vet Pathol. 39：269-273.

Kirkland，P. D.，Barry，et al. 1988. The development of Akabane virus-induced congenital abnormalities in cattle Veterinary Record，122：582-586.

Lee，J. K.，Park，et al. 2002. Encephalomyelitis associated with Akabane virus infection in adult cows. Veterinary Pathology，39：269-273.

Liao，Y. K.，Lu，et al. 1996. The isolation of Akabane virus (Iriki strain) from calves in Taiwan. Journal of Basic Microbiology，36：33-39.

Matumoto M，Inaba Y. 1980. Akabane disease and akabane virus. Kitasato Arch Exp Med，53（1-2）：1-21.

Matumoto M. 1980. Akabane disease and akabane virus. Uirusu，30（1）：1-10.

Miyazato，S.，Miura，Y.，Hase，M.，et al. 1989. Encephalitis of cattle caused by Iriki isolate, a new strain belonging to Akabane virus. Japanese Journal of Veterinary Science，51：128-136.

六、奥罗普切病毒感染

奥罗普切病毒感染（Oropouche virus infection）是奥罗普切病毒引起的一种人与动物共患传染病。人感染后可引起奥罗普切热（Oropouche fever）。人类感染主要是经过带毒库蠓（*Culicoides paraensis*）和库蚊（*Culex quinquefasciatus*）的叮咬而感染，临床上多表现为发热、头痛、关节痛、昏迷和呕吐等症状。野生动物中树懒和黑头毛猴可感染奥罗普切病毒，临床上多表现为隐性感染。

（一）病原

1. 分类地位 奥罗普切病毒（*Oropouche virus*，OROV）在分类上属布尼亚病毒科（Bunyaviridae）、正布尼亚病毒属（*Orthobunyavirus*）、辛波（simbu）病毒群。

2. 形态学基本特征与培养特性 奥罗普切病毒颗粒呈球形，有囊膜，病毒基因组为单股负链RNA，由3个片段组成，大片段（L）约为6.5 kb，编码病毒RNA依赖的RNA聚合酶；中片段（M）约为3.6kb，编码病毒糖蛋白前体蛋白G1、G2和非结构蛋白NSm；小片段（S）约为1.7～2.0kb，编码病毒的核衣壳蛋白和一种小的非结构蛋白NSs。

根据基因组小片段RNA（S片断）的N基因进行核苷酸序列分型，奥罗普切病毒株可以分成3个基因型，其中Ⅰ型包括流行于巴西的TRVL9760、Trinidad55、BeAn19991和Brazil60等病毒株；Ⅱ型包括从秘鲁分离到的6株和从巴西分离到的2株奥罗普切病毒；Ⅲ型包括从巴拿马分离到的4株奥罗普切病毒。其中Ⅰ、Ⅲ基因型核苷酸同源性较高，二者与Ⅱ型同源性仅为67%。

奥罗普切病毒可在Vero细胞系中培养，并能引起明显的细胞病变。

3. 理化特性 福尔马林、紫外线可以迅速灭活奥罗普切病毒，同时该病毒对氯仿、乙醚、去氧胆盐等脂溶剂敏感。

（二）流行病学

1. 传染来源 库蠓和库蚊是该病毒的主要传播媒介。

2. 传播途径 奥罗普切病毒在暴发该病的城市中以库蠓-人-库蠓的方式传播，人是该病毒流行的主要脊椎动物宿主。在野外以库蠓-灵长类、树懒、鸟类-库蠓的方式传播，其中树懒为热带森林奥罗普切病毒流行的主要脊椎动物宿主，有研究认为在野外森林的奥罗普切病毒循环中还有一些不为人所知的节肢动物作为传播媒介，但是现在还没有明显的证据证明这个结论。

3. 易感动物　除人类外，仓鼠对奥罗普切病毒高度易感，静脉接种后，36～48h 仓鼠死亡。此外，生活在亚马逊河流域的树懒和黑头毛猴也可感染奥罗普切病毒。

4. 流行特征　奥罗普切病毒感染多流行于气候湿润、蚊虫活动频繁的热带地区，在野外作业的人员被带毒的库蠓叮咬后回到城市，进入库蠓-人-库蠓的循环，导致该病毒在城市人群中的暴发。在雨季易出现奥罗普切病毒感染的暴发流行。

5. 发生与分布　奥罗普切病毒感染目前主要流行于巴西、秘鲁和巴拿马等国家和地区。奥罗普切病毒感染最初于 1955 年从中美洲特立尼达岛的一名伐木工人和当地的一种蚊（*Coquillettidia venezuelensis*）体内分离到，1960 年在巴西的一只树懒（*Bradypus tridactylus*）和蚊类（*Ochlerotatus serratus*）体内分离到本病毒。1961 年在巴西北部最大港口城市贝伦（Belem）市内暴发奥罗普切病毒感染，感染人数达 11 000 人，随后在巴西、秘鲁和巴拿马等国家暴发 30 余起感染，感染人数超过 100 000 人。最近一次奥罗普切病毒感染暴发于 1992 年，发生在秘鲁东北部城市伊基托斯。在巴西，奥罗普切病毒感染是第二大虫媒病毒病，仅次于登革热。

在我国目前尚未有关于人或动物奥罗普切病毒感染的报道。

（三）对动物与人的致病性

野生动物中树懒和黑头毛猴可感染奥罗普切病毒，临床上多表现为隐性感染。

人对奥罗普切病毒高度易感。感染发病后一般表现为突然发热，体温可达 39～40℃，恶寒，头痛，关节痛，肌肉疼痛，食欲减退，呕吐，畏光，头晕。有报道指出一些奥罗普切病毒感染病例出现脑炎样症状。本病的急剧发病期一般持续 2～5 天，但是在本病暴发的时候，康复病人在愈后 2～10 天内可重复出现以上临床症状。

一般情况下人对奥罗普切病毒的易感性没有明显的年龄和性别差异，但是在某些局部地区暴发本病时女性比男性更易感染。

该病发病率高，死亡率极低，目前尚未有关于单纯感染奥罗普切病毒引起病人死亡的报道。

（四）诊断

在本病流行地区，当人群出现全身不适、头痛、发热、恶心和肌痛等类似脑炎临床表现时，应高度关注奥罗普切病毒，但该病毒感染的确诊还需要进一步的实验室方法诊断。

实验室诊断方法包括血凝抑制试验、补体结合试验、蚀斑减少中和试验、ELISA 等，其中以蚀斑减少中和试验的特异性最高。Mohammad F 等人成功地在大肠杆菌中表达出奥罗普切病毒的核衣壳蛋白，并建立了间接 ELISA 方法，可用于早期感染的快速诊断，但该方法与辛波病毒群中其他病毒有交叉反应，如赤羽病病毒等。对于奥罗普切病毒感染的确诊还需对间接 ELISA 方法检测出的阳性血清进行蚀斑减少中和试验给予确诊。

（五）防制措施

尚无预防奥罗普切病毒感染的疫苗。控制蚊虫数量是降低感染率的唯一有效措施，防虫、灭虫是预防本病的重要环节。同时还需加强改善环境卫生，消除媒介生物滋生场所。

（六）公共卫生影响

奥罗普切病毒感染具有重要的公共卫生意义，尤其是对于中美洲和南美洲的热带和亚热带地区。作为生物安全水平三级病原，该病历来受到各国政府和卫生部门的高度关注，人作为奥罗普切病毒流行的主要脊椎动物宿主，在病的传播过程中，扮演着极其重要的角色，起着扩大宿主的作用。尤其野外工作人员被带毒库蠓或蚊虫叮咬后回到城市，随即引起奥罗普切病毒在该城市的暴发。因此，工作人员在进行野外作业时注意个人防护，防止蚊虫叮咬，以切断城市奥罗普切病毒流行的传染源。同时，对野生动物中的树懒和灵长类动物进行血清学监测，具有重要意义。

我国尚未有关于人类和动物感染奥罗普切病毒的报道，对生活在热带地区的树懒和灵长类动物进行血清学调查研究显得尤为重要。同时，应加强进出境检验检疫工作中对奥罗普切病毒的检测，严防该病毒传入我国。

（曹振　肖璐）

◆ **参考文献**

刘克州，陈智.2002.人类病毒性疾病［M］.北京：人民卫生出版社：750-751.

Anderson CR，Spence L，Downs WG，et al. 1961. Oropouche virus：a new human disease agent from Trinidad，West Indies. Am J Trop Med Hyg，10：574-578.

Douglas M. Watts，Irving Phillips，Johnny D. Callagan，et al. 1997. Oropouche virus Transmission in the amazon river basin of PERU. Am. J. Trop. Med. Hyg，56（2）：148-152.

James W LeDuc，Alfred L Hoch，Francisco P Pinheiro，et al. 1981. Epidemic oropouche virus disease in Northern Briazil. Bull Pan Am Health Organ，15（2）：97-103.

Kathy J Baisley，Douglas M Watts，Leonard E Munstermann，et al. 1998. Epidemiology of endemic oropouche virus transmission in upper Amazonian Peru. The American journal of tropical medicine and hygiene，59（5）：710-716.

Le Duc JW，Pinheiro FP. 1989. Oropouche fever. In：Monath TP，editor. The arboviruses：epidemiology and ecology. Boca Raton（FL）：CRC Press：1-14.

LeDuc JW，Pinheiro FP. 1988. Oropouche fever. Monath TP，ed. The Arboviruses：Epidemiology and Ecology. Volume Ⅳ. Boca Raton，FL：CRC Press：1-14.

Marcio Roberto Teixeira Nunes，Livia Caricio Martins，Sueli Guerreiro Rodrigues，et al. 2005. Oropouche virus isolation，Southeast Brazil. Emerging infectious diseases，10（11）：1610-1613.

Márcio Roberto Teixeira Nunes，Lívia Carício Martins，Sueli Guerreir Rodrigues，et al. 2005. Oropouche Virus Isolation，Southeast Brazil. Emerging Infectious Diseases，11（10）：1610-1613.

Mohammad F Saeed，Marcio Nunes，Pedro F，et al. 2001. Diagnosis of oropouche virus infection using a recombinant nucleocapsid protein-based enzyme immunoassay. Journal of clinical microbiology，39（7）：2445-2452.

Mohammas F. Saeed，Heiman Wang，Marcio Nunes，et al. 2000. Nucleotide sequences and phylogeny of the nucleocapsid gene of Oropuche virus. Journal of general virology，81：743-748.

Pinheiro FP，Pinheiro M，Bensabath G，et al. 1962. Epidemia de vírus Oropouche em Belém. Revista do Servico Especial de Saúde Pública，12：15-23.

Pinheiro FR Rocha AG，Freitas RB，Ohana BA，et al. 1982. Meningite associada as infeccoes por virus Oropouche. Rev Inst Med Trop，Sao Paulo，24：246-251.

Victor Hugo Aquino，Liuz Tadeu M Figueiredo. 2004. Linear amplification followed by single primer polymerase chain reaction to amplify unknown DNA fragments：complete nucleotide sequence of Oropuche virus M RNA segment. Journal of virological methods，115：51-57.

七、塔赫纳热

塔赫纳热（Tahyna fever）是由塔赫纳病毒引起的一种人与动物共患病。刺猬、野兔、黄鼠、狐狸、野猪、恒河猴、帽猴、非洲绿猴和野生鸟类均可感染该病毒，鹿、马、牛、猪等经济动物也可感染。据报道，人感染该病毒后主要表现为流感样的发热、咽炎、结膜充血等临床症状，有些病人同时伴有肌痛、中枢神经系统受损或支气管肺炎等，现有病例表明，可导致儿童严重的脑炎。

（一）病原

1. 分类地位　塔赫纳病毒（*Tahyna virus*，TAHV）在分类上属布尼亚病毒科（Bunyaviridae）、正布尼亚病毒属（*Orthobunyavirus*），基因组结构为分节段的负链 RNA。正布尼亚病毒属病毒根据抗原性可分为 6 个血清群，塔赫纳病毒属于加利福尼亚病毒血清群的一个成员，这一血清群主要包括拉格罗斯病毒（*La Crosse virus*）、詹姆士城峡谷病毒（*Jamestown canyon virus*）、雪鞋野兔病毒（*Snowshoe hare virus*）、三线条状病毒（*Trivittatus virus*）、钥状石病毒和塔赫纳病毒等成员。塔赫纳病毒原型株为巴多斯 92（Bardos92），从非洲分离出来的伦博病毒（*Lumbo virus*）是塔赫纳病毒的地理变种，血清学方法不能将二者区分开。

2. 形态学基本特征与培养特性　塔赫纳病毒颗粒呈球形，有囊膜，直径为 88～96nm，病毒表面可

见 $5\sim10\mathrm{nm}$ 的突起。在蔗糖梯度中的浮密度约为 $1.17\mathrm{g/cm^3}$；相对分子质量为 2.9×10^6。病毒基因组由三段单股负链 RNA 组成，病毒有 G1、G2 两个主要表面蛋白，其中包含了具有中和活性的表位。

该病毒可在 BHK-21 细胞系中增殖。经卵黄囊接种鸡胚，鸡胚 $5\sim9$ 天内死亡。神经适应株和细胞培养适应株在很多人、灵长类动物和鸟类细胞中均可产生细胞病变，病毒可在埃及伊蚊、斯氏按蚊和白纹伊蚊细胞株中培养增殖，最佳培养温度为 $28\,^{\circ}\mathrm{C}$，可产生明显的细胞病变。乳鼠脑内或皮下接种病毒 $3\sim7$ 天后死亡，小鼠和叙利亚仓鼠仅在脑内接种后死亡。小鼠经脑内接种后病毒滴度可高达 $(10^{6.0}\sim10^{8.6})$ $\mathrm{LD_{50}/0.01mL}$；仓鼠可达 $(10^{6.0}\sim10^{8.6})$ $\mathrm{LD_{50}/0.03mL}$。试验感染成年小鼠可从横纹肌、肺和脑中分离到病毒，其中雄性小鼠较雌性小鼠易感。

3. 理化特性　塔赫纳病毒对乙醚、氯仿、氟利昂、脱氧胆酸钠、胰蛋白酶、木瓜酶和福尔马林敏感。对钙和镁离子不稳定。

新分离的病毒经小鼠脑内接种前 4 代具有耐热特性，$50\,^{\circ}\mathrm{C}\,15\mathrm{min}$ 只下降 1 个病毒滴度，在仓鼠、GMK 或白纹伊蚊细胞系中经过 21 代传代耐热性无变化。在 $4\sim6\,^{\circ}\mathrm{C}$ 条件下，巴多斯 92 原型株可存活 1 个月以上，$-20\,^{\circ}\mathrm{C}$ 条件下病毒滴度 3 个月内保持不变。

（二）流行病学

1. 传染来源　该病毒主要通过蚊子等节肢动物传播，目前已从刺扰伊蚊（*Aedes vexans*）、里海伊蚊（*Aedes caspium*）、彭巴伊蚊（*Aedes pembaensis*）、灰色伊蚊（*Aedes cinereus*）、多环脉毛蚊（*Culiseta annmlata*）、赫坎按蚊（*Anopheles hyrcanus*）、五斑按蚊（*Anopheles maculipennis*）、凶小库蚊（*Culex modestus*）和尖音库蚊（*Culex pipiens*）等蚊虫中分离到该病毒。在以上蚊种中，刺扰伊蚊（*Aedes vexans*）被认为是塔赫纳病毒最重要的传播媒介，有 58% 的塔赫纳病毒是从其体内分离得到的。现在普遍认为刺扰伊蚊是塔赫纳病毒在欧洲循环传播的首要条件，但是该病毒的主要传播媒介随地理位置的不同而变化，在斯洛伐克大部分的塔赫纳病毒是从刺扰伊蚊体内分离得到的，在奥地利大部分是从 *Ochlerotatus cantans* 和 *Ochlerotatus detritus* 体内分离得到的。在地方性疫区捕获的蚊虫感染率为 $0.14\%_0\sim2.2\%_0$，经过 14 天潜伏期后，传播率分别为 $60\%\sim90\%$ 和 $54\%\sim100\%$。脉毛蚊属可能对于塔赫纳病毒的越冬起着重要作用，曾在试验感染后 181 天的冬蛰多环脉毛蚊和野外采集的多环脉毛蚊幼虫中分离到该病毒。

野兔、穴兔和其他野生哺乳动物是塔赫纳病毒的主要贮存宿主，目前认为欧洲野兔（*Lepus europaeus*）和日本大耳白兔（*Oryctolagus cuniculus*）是最重要的脊椎动物宿主；幼驹、哺乳仔猪也可能是该病毒的重要宿主。目前尚未发现塔赫纳病毒导致蝙蝠、两栖类和爬行类出现病毒血症。

2. 传播途径　塔赫纳病毒在自然界中多经由蚊虫的叮咬传播，以蚊-动物-蚊的传播形式在自然界中保存。人可以进入该循环，但一般被认为是异常宿主。

3. 易感动物　在地方性疫区中抗体阳性率最高的有兔（36.1%）、穴兔（$9.0\%\sim53.8\%$）和刺猬（13.1%）。各种家畜抗体阳性率最高的是马（63.3%）、猪（55.0%）和牛（10.8%）。此外，在摩拉维亚从鸬鹚体内分离到塔赫纳病毒；在马其顿从棕熊（*Ursus arctos*）体内分离；在波兰从家雀（*Passer domesticus*）和树雀（*P. montanus*）血清中检测到该病毒的抗体，在英国从木鼠（*Apodemus sylvaticus*）和欧洲棕背䶄（*Clethrionomys glareolus*）体内也检测到了该病毒的抗体。

4. 流行特征　本病多流行于气候炎热多雨、蚊虫活动频繁的夏秋两季，多呈地方性流行。洪水之后，塔赫纳病毒可在小范围内暴发。

血清学调查表明该病广泛流行于中欧，部分国家和地区人群抗体阳性率高达 $30\%\sim60\%$。2002 年波希米亚中部遭受洪灾，采用血凝抑制和空斑减少中和试验对当地 497 名居民进行血清学调查，其中塔赫纳病毒抗体阳性率为 16.5%。感染者性别差异不明显，男性为 15.8%，女性为 16.9%。感染率随着年龄的增长而有所提高，20 岁以下占 1.4%；$20\sim50$ 岁占 11.2%；50 岁以上占 26.2%。该病也曾在西伯利亚局部地区（梁赞、斯维尔德洛夫斯克）流行。

有研究发现在斯洛伐克的儿童中，平均每 70 个热性病例就有一个是由塔赫纳病毒引起的，每 5 个中枢神经系统病例中有一个是由塔赫纳病毒引起的。在捷克，夏季发生的流感样病例和脑膜脑炎症状的病例中分别有 1/7 和 1/5 是由该病毒引起的。

5. 发生与分布 塔赫纳病毒最初于 1958 年从捷克斯洛伐克塔赫纳村附近的里海伊蚊体内分离。目前已在澳大利亚、克罗地亚、莫桑比克、罗马尼亚、摩洛哥、俄罗斯、意大利、肯尼亚、奥地利、挪威、德国、法国、南非、西非和塔吉克斯坦等国家和地区分离到该病毒。LEIV - 9843 Mur 病毒株分离自原苏联摩尔曼斯克地区，是塔赫纳病毒最北部的分离株（北纬 68°，东经 33°）。伦博病毒是从莫桑比克分离得到。

我国在 1985 年从新疆维吾尔自治区的成年人血清中检测到针对塔赫纳病毒的特异性抗体，但是 1988—1990 年在当地发生脑炎的病例中没有检测到针对加利福尼亚血清群的抗体。2006 年研究人员又从当地的蚊子体内分离得到了塔赫纳病毒，并且在采集的当地 323 份人的血清样品中检测到 13% 的血清阳性率，表明当地人感染塔赫纳病毒的现象相当普遍。

（三）对动物及人的致病性

1. 对动物的致病性 目前已从刺猬、野兔、黄鼠、狐狸、野猪、恒河猴、帽猴和非洲绿猴等多种野生的哺乳动物体内检测到该病毒抗体，鹿、马、牛、猪等经济动物也可感染，但以上动物多呈隐性感染，无明显的临床症状。皮下注射神经传代毒株 236 株或经实验室感染的多环脉毛蚊叮咬黑猩猩，可产生病毒血症。病毒经腹腔接种断奶乳鼠或脑内接种仓鼠可引起死亡。病理学变化表现为神经元变性和神经胶质细胞增生；经卵黄囊内接种鸡胚可引起死亡；经脑内接种成年大鼠、豚鼠或兔则均无症状。

2. 对人的致病性 人感染塔赫纳病毒后多数表现为急性流感样症状，特别是对于儿童；有时也造成脑膜脑炎和非典型性肺炎。目前还没有发现本病的致死病例，而且在该病的流行地区，感染本病毒后抗体阳性率可以高达 60%～80%，但是临床症状不明显。

急性流感样症状最初表现为发热，体温高达 38～41℃，持续 3～5 天，同时伴有头痛、全身乏力、结膜炎、咽喉炎、肌肉疼痛、恶心、胃肠道功能紊乱、厌食、偶发的关节疼痛等临床症状。急性塔赫纳病毒感染的病人中约有 13.8% 表现出支气管肺炎，30% 左右的患者中枢神经系统受损。中枢神经系统受损的病人红细胞沉降率加速，脑脊髓液淋巴细胞增多。患者治愈后无后遗症。

（四）诊断

1. 动物的临床诊断 由于动物多为隐性感染，不表现出明显的临床症状，且尚未发现病毒可经由动物水平传播给人的证据，因此动物感染后无需治疗。对野生动物进行塔赫纳病毒的流行病学调查具有一定的意义。

2. 人的临床诊断 在塔赫纳热流行地区，当人群出现发热、头痛、恶心、咽炎和结膜充血等临床症状，应考虑塔赫纳病毒感染的可能性，但是人感染后与多种虫媒病毒感染临床症状较为相似，应做好鉴别诊断。以中和试验、补体结合试验和血凝抑制试验检查急性期和恢复期血清，抗体滴度高出 4 倍则可确诊。

（五）防制措施

尚无预防塔赫纳病毒感染的疫苗。控制蚊媒数量是降低感染率的唯一有效措施，防蚊、灭蚊是预防本病的重要环节。在流行地区户外活动时穿长袖衣裤，使用驱蚊剂，在房间或帐篷内使用蚊帐，以防止蚊虫的叮咬。同时还需加强改善环境卫生，消除蚊虫滋生场所。

（六）公共卫生影响

血清学调查结果表明，塔赫纳病毒在中欧许多国家和地区的人群中抗体阳性率较高。世界卫生组织指出，由于塔赫纳病毒在欧洲广泛传播，必须充分认识到其对于公共卫生安全的重要性，特别要注意该病毒的传播宿主非常广泛以及发病率逐渐升高的趋势。

随着全球经济的发展，国际贸易与国际旅游日益频繁，塔赫纳病毒可能会传入我国。迄今为止，虽然尚未在我国境内发现塔赫纳病毒感染，但开展针对该病毒流行病学、致病机理以及有效疫苗开发等相关领域的研究，加强进出口检验检疫工作中的检测，对于防控该病毒传入具有重要意义。

（董昕欣）

◆ 参考文献

李其平. 1995. 虫媒病毒的地区分布、危害及流行概况〔J〕. 中国媒介生物及控制杂志，5（6）：393-399.

G. W. 贝兰. 1985. 人畜共患病病毒性疾病〔M〕. 徐启丰. 北京：人民军医出版社：105-107.

Bardos V. 1976. The ecology and medical importance of the Tahyna Virus. MMW Munch Med Wochenschr，118（49）：1617-1620.

Chastel C. 1985. Arbovirus infections in small mammals in Armorique Park（Brittany）and around Exeter（Great Britain）：comparative serological surveys〔in French〕. Bulletin de la Sociéteé Française de Parasitologie，79-82.

Gu HX，Artsob H. 1987. The possible presence of Tahyna（Bunyaviridae，California serogroup）virus in the People's Republic of China. Trans R Soc Trop Med Hyg，81：693.

Hubalek Z，Zeman P，Halouzka J，et al. 2004. Antibodies against mosquito-born viruses in human population of an area of Central Bohemia affected by the flood of 2002. Epidemiol Mikrobiol Imunol，53（3）：112-120.

Kuniholm MH，Wolfe ND，Huang CY，et al. 2006. Seroprevalence and distribution of Flaviviridae，Togaviridae，and Bunyaviridae arboviral infections in rural Cameroonian adults. Am J Trop Med Hyg，74（6）：1078-1083.

Labuda M. Tahyna virus In：MW Service，ed. 2001. The Encyclopedia of Arthropod-transmitted Infections. Wallingford，UK：CABI Publishing，482-483.

Lundstrom JO. 1999. Mosquito-borne viruses in western Europe：a review，24（1）：1-39.

L'vov SD，Pogorelyi IuA，Skvortsova TM，et al. 1985. Isolation of the Tahyna bunyavirus in the Arctic. Vopr Virusol，30（6）：736-740.

Simkova A. 1996. Tahyna virus-neutralizing antibodies in naturally infected domestic rabbits and hares. Ceskoslovenska Epidemiologie，Mikrobiologie，Immunologie（Praha），15：304-306.

World Health Organization. 2004. The vector-borne human infections of Europe：their distribution and burden on public health. WHO Europe，144.

Zhi Lu，Xin-Jun Lu，Shi-Hong Fu，et al. 2009. Tahyna Virus and Human Infection，China. Emerging Infectious Diseases，15（2）：306-309.

八、拉格罗斯脑炎

拉格罗斯脑炎（La Crosse encephalitis）是由拉格罗斯病毒感染引起的一种急性中枢神经系统传染病。该病流行于夏秋季，经蚊虫传播，临床表现主要为脑炎和脑膜炎。

（一）病原

1. 分类地位 拉格罗斯病毒（*La Crosse virus*，LACV）在分类上属布尼亚病毒科（Bunyaviridae）、正布尼亚病毒属（*Orthobunyavirus*）、加利福尼亚脑炎病毒血清组。拉格罗斯病毒最初从美国威斯康星州 La Crosse 地区一名病死儿童的脑组织中分离。该组成员还包括加利福尼亚脑炎病毒（*California encephalitis virus*）、詹姆士城峡谷病毒（*Jamestown canyon virus*）、雪鞋野兔病毒（*Snowshoe hare virus*）、三线条状病毒（*Trivittatus virus*）等多种在抗原上相互关联的病毒。

2. 形态学基本特征与培养特性 拉格罗斯病毒呈球形，直径 90～100nm，有包膜，其上嵌有糖蛋白（G2/G1 异源二聚体）构成棘突（图 15-4）。在薄层电镜下可见病毒内部丝状或串珠（coiled bead）状核衣壳。

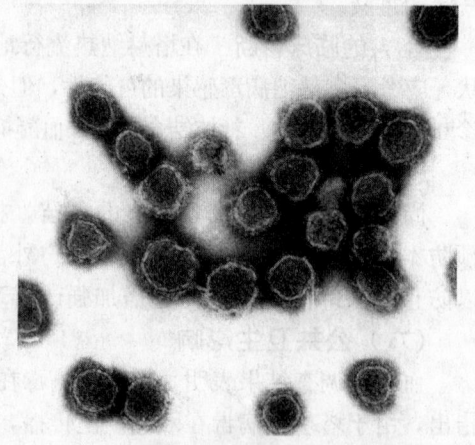

图 15-4 拉格罗斯病毒颗粒，可见表面纤突和囊膜（负染，×80 000）

（F. A. Murphy，School of Veterinary Medicine，University of California，Davis 供图）

拉格罗斯病毒能够在多种组织培养细胞以及 Vero、BHK-21、Hela 等传代细胞上生长并产生细胞病变。在蚊子细胞如 C6/36 上，病毒虽然能够增殖但不产生细胞病变。乳鼠脑内接种对拉格罗斯病毒敏感，常用于病毒分离（图 15-5）。

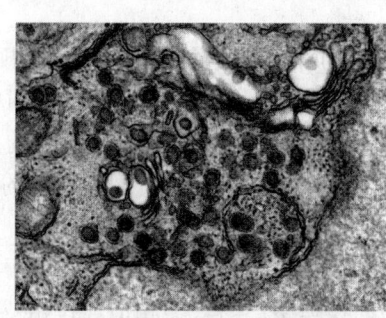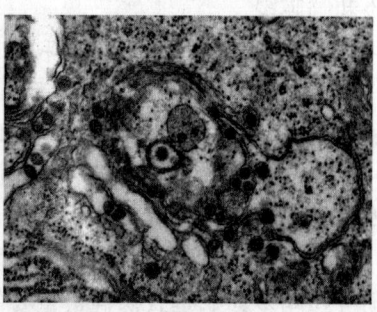

图 15-5　拉格罗斯病毒感染小鼠脑组织，可见病毒
在高尔基体内累积（超薄切片，×40 000）
（F. A. Murphy，School of Veterinary Medicine，University of California，Davis 供图）

3. 理化特性　拉格罗斯病毒的沉降系数为 400～500S，在蔗糖和氯化铯中的浮力密度分别为 1.18g/cm³ 和 1.20g/cm³。脂质溶剂（如氯仿、乙醚、丙酮等）或非离子除垢剂（如脱氧胆酸钠）能够去除病毒包膜从而使其失去感染能力。

4. 分子生物学　拉格罗斯病毒的基因组为单股负链 RNA，由大（L）、中（M）、小（S）三个片段组成，每个片段两端均含有一定长度的非编码区。这些非编码区在不同毒株之间高度保守且末端互补。利用互补的末端序列，病毒各片段首尾相连，形成 RNA-RNA 双链体（RNA-RNA duplexes）。

已知拉格罗斯病毒共编码 4 种蛋白，其中 S 片段编码开放读框相互重叠的核蛋白 N 和非结构蛋白 NS$_S$；M 片段编码蛋白 M，该蛋白在翻译后经蛋白酶切割形成糖蛋白 G2（又称为 Gn）和 G1（又称为 Gc）以及非结构蛋白 NS$_M$；L 片段编码病毒的 RNA 聚合酶 L。在这些蛋白中，NS$_S$ 具有抑制颉颃哺乳动物干扰素的能力；G1 和 G2 介导拉格罗斯病毒与靶细胞的吸附和融合。聚合酶 L 负责病毒基因组的复制并利用宿主细胞 mRNA 的 5′末端序列（包括帽状结构）作为引物来合成自身 mRNA。

拉格罗斯病毒的进化存在两种方式，即抗原漂移（genetic drift）和抗原转换（genetic shift），前者由病毒复制过程中产生的点突变引起，后者则是不同毒株的基因片段发生重配（reassortment）的结果。研究发现，蚊子被不同毒株同时感染或在 2 天内被不同毒株相继感染以及病毒经卵传播均是造成拉格罗斯病毒发生基因重配的重要原因。Reese 等研究表明，自然界中近 25% 被拉格罗斯病毒感染的蚊子的体内都含有重配病毒。由于基因重配产生的新病毒在宿主、毒力以及细胞嗜性方面均有较大改变，因此相对点突变引起得抗原漂移来说，由基因重配造成的抗原转换具有更大的流行病学意义。

（二）流行病学

1. 传染源　本病的传染源主要是被拉格罗斯病毒感染的野生啮齿类动物，如金花鼠（Chipmunk，北美产的一种小松鼠）和东方灰松鼠等。白尾鹿和家畜等其他动物虽然也能被拉格罗斯病毒感染，但不能传播本病。

2. 传播途径　拉格罗斯病毒主要以水平（雄蚊通过交配传给雌蚊，感染的雌蚊通过叮咬传给哺乳动物，感染的哺乳动物再传给雌蚊）和垂直（雌蚊经卵传播）两种方式传播。三列伊蚊（*Aedes triseriatus*）是拉格罗斯病毒主要的传播媒介，在某些地区，白纹伊蚊（*Aedes albopictus*）也可成为病毒的传播者。

3. 易感动物或人群

（1）自然宿主　在自然界，蚊子既是拉格罗斯病毒的传播媒介，也是其贮存宿主。拉格罗斯病毒的扩大宿主主要是啮齿类动物，狐类也可能在其传播过程中发挥扩大宿主的作用。

（2）易感动物　自然条件下，拉格罗斯病毒主要感染野生啮齿类动物，狐类的感染率也比较高（约 60%），白尾鹿和家畜的感染率较小，均在 5% 以下。在动物试验中，恒河猴、蒙古沙鼠以及家兔等均能被拉格罗斯病毒感染。

（3）易感人群　人群普遍易感，但大部分被感染者无症状或症状轻微，只有少数（主要为 15 岁以下的儿童）出现脑炎和脑膜炎。

4. 流行特征　拉格罗斯脑炎主要流行于夏秋季，以局部暴发为主，很少发生大规模流行。

5. 发生与分布　拉格罗斯脑炎的发病率约为 0.02%～0.03%，主要分布在美国中西部和大西洋沿岸中部各州，这些地区广泛分布有硬木树丛（Hardwood trees），为伊蚊及其宿主的生存、繁衍提供了场所。另外，郊区车库附近废旧的轮胎灌水后也能成为伊蚊的滋生地，进而为本病的发生创造了条件。

（三）对动物与人的致病性

1. 对动物的致病性　尽管在多种动物都发现拉格罗斯病毒感染的证据，但对病毒的致病性却知之较少。小鼠是目前研究拉格罗斯病毒致病性最主要的动物模型。与人类相似，拉格罗斯病毒对小鼠的致病性随着动物年龄的增长而减弱。对乳鼠和幼鼠来说，无论通过何种途径，感染 1 个 PFU 的病毒即可全部致死；而对于成鼠，虽然脑内接种同等剂量的病毒也能够致死，但对于外周感染时，成鼠往往能够耐受更大的剂量。Johnson 等通过给乳鼠皮下注射拉格罗斯病毒，发现病毒首先在注射部位的横纹肌内复制，随即扩散至血管的内皮细胞和平滑肌细胞并形成病毒血症，最终病毒将通过某种尚不清楚的机制穿过血脑屏障，侵入中枢神经系统，引发脑炎并导致死亡。在中枢神经系统，病毒可在神经元内和胶质细胞中复制，导致这些细胞坏死和凋亡。利用重配病毒发现该病毒的外周细胞毒性和神经嗜性主要与糖蛋白 G1 有关，而其神经毒性主要与病毒的聚合酶 L 相关。

Seymour 等研究了拉格罗斯病毒对 Swiss Webster 幼鼠的致病性，发现腹腔感染后，病毒能够在多种组织的细胞内复制，其中滴度最高的是鼻甲处，因此作者推测嗅神经可能是拉格罗斯病毒进入中枢神经系统的重要通道。

对于恒河猴、金花鼠以及野兔等动物，虽然拉格罗斯病毒感染能导致病毒血症并诱导较高水平的中和抗体，但都不会产生可观察的症状。

值得注意的是，动物试验中一般都利用针头进行注射感染，而这可能与蚊子叮咬形成的自然感染并不完全相同。有证据表明，蚊子叮咬能够更加有效传递病毒，并能促进病毒早期增殖，其原因可能与蚊子唾液中的某些成分干扰了宿主的抗病毒反应有关。

2. 对人的致病性　在人类拉格罗斯病毒感染引起的疾病称为拉格罗斯脑炎。该病是加利福尼亚脑炎的一种，潜伏期一般为 5～15 天，临床主要表现为发热、无菌性脑膜炎和脑膜脑炎。轻型拉格罗斯脑炎患者仅有发热或头痛，重者可出现呕吐、定向障碍、颈项强直、惊厥、抽搐甚至昏迷等。McJunkin 等总结了 127 例拉格罗斯脑炎患者的临床表现，发现患者中有 70% 出现头痛、发热和呕吐症状，46% 出现癫痫，42% 出现定向障碍，此外还有 21% 的患者出现低钠血症，13% 的患者具有无菌性脑膜炎症状。对其中一例起初怀疑是单纯疱疹病毒感染的患者的脑部进行活组织检查，显示拉格罗斯病毒阳性，显微镜下可见典型的围管浸润（perivascular infiltration）形成（彩图 15 - 3），并可从活检组织中分离到拉格罗斯病毒。

拉格罗斯脑炎的病程一般不超过两周，大多数患者经过治疗可痊愈，不留后遗症；极少数严重患者由于呼吸衰竭而死亡，但病死率低于 1%。低钠血症、持续高热等因素可能与病情恶化有关。此外，Reye 等研究发现，发生周期性单侧癫痫样放电（Periodic lateralized epileptiform discharges，PLEDS）的患者，其气管插管率和脑疝的发生率均高于不发生者。长期随访也表明，发生周期性单侧癫痫样放电的患者病后出现癫痫和行为障碍者亦明显增高，这提示周期性单侧癫痫样放电可能也是拉格罗斯脑炎患者病情恶化的另一重要指标。

（四）诊断

1. 临床诊断

（1）动物的临床诊断　大部分动物感染拉格罗斯病毒并不出现明显的临床症状，因此动物感染一般通过血清学或病毒分离的方法发现。

（2）人的临床诊断

1）流行病学依据 夏秋季发生，年龄多在 15 岁以下，主要来自农村或曾有郊外旅游史。居住地位于美国西北部、大西洋岸中部地区以及其他硬木丛林分布地区。

2）症状和体征 包括发热、头痛、呕吐、定向障碍、惊厥、抽搐、瘫痪、昏迷以及脑膜刺激征呈阳性等。

2. 实验室诊断

（1）血象 白细胞总数常在（10～20）$\times 10^9$/L，有时可达 30×10^9/L。

（2）脑脊液 白细胞计数多在（50～500）$\times 10^6$/L，以中性粒细胞为主，也可见较多的单核细胞，一般无红细胞，蛋白定量高于正常，糖和氯化物正常。

（3）血清学检查 以下血清学方法有助于拉格罗斯脑炎的诊断，但不易与加利福尼亚脑炎病毒血清群其他成员引起的脑炎相区别。

病毒特异性 IgM 抗体测定：用免疫荧光抗体试验或 ELISA 试验检查双份血清或脑脊液中的特异性 IgM 抗体，若恢复期滴度达到发病初期滴度的 4 倍或以上，即可作为早期诊断依据。

中和试验：抗体滴度水平≥1∶160 即具有临床意义。

血凝抑制试验：抗体滴度≥1∶320，对诊断具有意义。

补体结合试验：抗体滴度≥1∶128，提示有病毒感染存在。

（4）核酸检测 近年来，RT‐PCR、实时 PCR 和核酸依赖性扩增检测技术（NASBA）等方法被用于样品中病毒核酸的检测，并取得了较好的检测效果。

（5）病毒分离 通过透射电镜和负染法可在患者标本中发现病毒，但分离病毒十分困难。

（五）防制措施

尚无特效抗病毒治疗方法。人的拉格罗斯脑炎，口服利巴韦林对减轻症状、改善预后有一定效果。对症治疗包括降温、呼吸支持等。

尚无有效的疫苗，主要采取灭蚊和防蚊为主的预防措施。

（六）公共卫生影响

在美国拉格罗斯脑炎已成为最主要的虫媒传染病，每年约有近百例患者入院接受治疗，重症患者病后由于神经系统受损导致的终身认知和行为障碍需要花费 48 775～3 090 398 美元治疗，因此在流行地区，拉格罗斯脑炎已成为一项严重社会负担，需要更加积极地预防和监测。

（户 义）

◆ **参考文献**

Bennett RS, Cress CM, Ward JM, et al. 2008. La Crosse virus infectivity, pathogenesis, and immunogenicity in mice and monkeys. Virol J, 5: 25.

Bennett RS, Ton DR, Hanson CT, et al. 2007. Genome sequence analysis of La Crosse virus and in vitro and in vivo phenotypes. Virol J, 4: 41.

Blakqori G, Delhaye S, Habjan M, et al. 2007. La Crosse bunyavirus nonstructural protein NSs serves to suppress the type Ⅰ interferon system of mammalian hosts. J Virol, 81: 4991‐4999.

Borucki MK, Chandler LJ, Parker BM, et al. 1999. Bunyavirus superinfection and segment reassortment in transovarially infected mosquitoes. J Gen Virol, 80: 3173‐3179.

de los Reyes EC, McJunkin JE, Glauser TA, et al. 2008. Periodic lateralized epileptiform discharges in La Crosse encephalitis, a worrisome subgroup-clinical presentation, electroencephalogram (EEG) patterns, and long-term neurologic outcome. J Child Neurol, 23: 167‐172.

Gerhardt RR, Gottfried KL, Apperson CS, et al. 2001. First isolation of La Crosse virus from naturally infected Aedes albopictus. Emerg Infect Dis, 7: 807‐811.

Haddow AD, Haddow AD. 2009. The use of oral ribavirin in the management of La Crosse viral infections. Med Hypotheses, 72: 190‐192.

Kempf BJ, Blair CD, Beaty BJ. 2006. Quantitative analysis of La Crosse virus transcription and replication in cell cultures and mosquitoes. Am J Trop Med Hyg，74：224-232.

Lambert AJ，Nasci RS，Cropp BC，et al. 2005. Nucleic acid amplification assays for detection of La Crosse virus RNA. J Clin Microbiol，43：1885-1889.

Lee JH，Tennessen K，Lilley BG，et al. 2002. Simultaneous detection of three mosquito-borne encephalitis viruses（eastern equine，La Crosse，and St. Louis）with a single-tube multiplex reverse transcriptase polymerase chain reaction assay. J Am Mosq Control Assoc，18：26-31.

Ludwig GV，Israel BA，Christensen BM，et al. 1991. Role of La Crosse virus glycoproteins in attachment of virus to host cells. Virology，181：564-571.

McJunkin JE，de los Reyes EC，Irazuzta JE，et al. 2001. La Crosse encephalitis in children. N Engl J Med，344：801-807.

Reese SM，Blitvich BJ，Blair CD，et al. 2008. Potential for La Crosse virus segment reassortment in nature. Virol J，5：164.

Utz JT，Apperson CS，MacCormack JN，et al. 2003. Economic and social impacts of La Crosse encephalitis in western North Carolina. Am J Trop Med Hyg，69：509-518.

九、瓜拉图巴病毒感染

瓜拉图巴病毒感染（Guaratuba virus infection）是由瓜拉图巴病毒引起的。瓜拉图巴病毒（*Guaratuba virus*，GTBV）在分类上属布尼亚病毒科（Bunyaviridae）、正布尼亚病毒属（*Orthobunyavirus*）。该病毒于20世纪70年代从巴西圣保罗瓜拉图巴地区的按蚊中分离，属于 Guama 血清组 Bertioga 复合群。瓜拉图巴病毒的天然宿主可能是仓鼠等啮齿类动物，主要通过蚊类叮咬传播。在动物试验中，脑内接种瓜拉图巴病毒可导致乳鼠和成鼠死亡，但腹腔注射不能使成鼠发病。瓜拉图巴病毒能在 Vero 细胞中复制并形成空斑。目前无瓜拉图巴病毒导致人发病的报道。

（户　义）

◆ **参考文献**

Calisher CH，Coimbra TL，Lopez Ode S，et al. 1983. Identification of new Guama and Group C serogroup bunyaviruses and an ungrouped virus from Southern Brazil. Am J Trop Med Hyg，32（2）：424-431.

第二节　汉坦病毒属病毒所致疾病

一、汉坦病毒肺综合征

汉坦病毒肺综合征（Hantavirus pulmonary syndrome，HPS）是由多个型别汉坦病毒引起的以急性呼吸系统衰竭为主要症状的急性、烈性传染病。人汉坦病毒肺综合征临床上以双侧肺弥漫性浸润，间质性水肿，呼吸困难、窘迫、衰竭及病死率高为特征，动物感染汉坦病毒多表现为隐性感染。1993年汉坦病毒肺综合征曾在美国西南部的四角地区流行，致死率高达50%。目前证实美国境内31个州均有病例发现，除美国外，美洲和欧洲的许多国家均有本病的发生和流行。我国没有汉坦病毒肺综合征疫情报道，但我国是世界上肾综合征出血热（HFRS）发病最严重的国家，肾综合征出血热广阔的疫源地和种类繁多的宿主动物导致我国具有发生和传播汉坦病毒肺综合征的潜在威胁。

（一）病原

1. 分类地位　汉坦病毒（*Hanta virus*，HV）在分类上属布尼亚病毒科（Bunyaviridae）、汉坦病毒属（*Hantavirus*）。"Hanta"源于韩国的"Hantaan"（汉滩）河一词，因该属的原型汉坦病毒从 Hantaan 河附近捕获的黑线姬鼠体内分离而得名。

最早发现引起汉坦病毒肺综合征的病毒为辛诺柏病毒（*Sin Nombre virus*，SNV）。目前已明确该病的病原除辛诺柏病毒外，汉坦病毒多个型别的病毒也可导致汉坦病毒肺综合征，如纽约病毒（*New York virus*，NYV）、纽约病毒1型（*New York virus type 1*，NYV-1）、黑港区病毒（*Black creek canal virus*，BCCV）、牛轭湖病毒（*Bayou virus*，BAYV）、安第斯病毒（*Andes virus*，ANDV）、*Laguna Negra virus* 和 *Rio Mamore virus* 等。其中，辛诺柏病毒引起的汉坦病毒肺综合征症状类似且较重，里港区病毒、牛轭湖病毒和安第斯病毒可引起肾功能损伤。

2. 形态学基本特征与培养特性 目前，关于汉坦病毒肺综合征相关病毒研究较为清楚的是辛诺柏病毒，在电镜下辛诺柏病毒呈粗糙的圆球形，平均直径为112nm，有致密的胞膜，胞膜表面有较细的突起（图15-6）。7nm长的丝状核衣壳存在于病毒颗粒内。汉坦病毒肺综合征相关病毒基因组为单股负链分节段RNA，分大（L）、中（M）、小（S）三个节段，分别编码 L、M（G1和G2）和 N 蛋白。辛诺柏病毒三个节段 L、M、S 长度分别为 6 562bp、3 696bp、2 059bp。

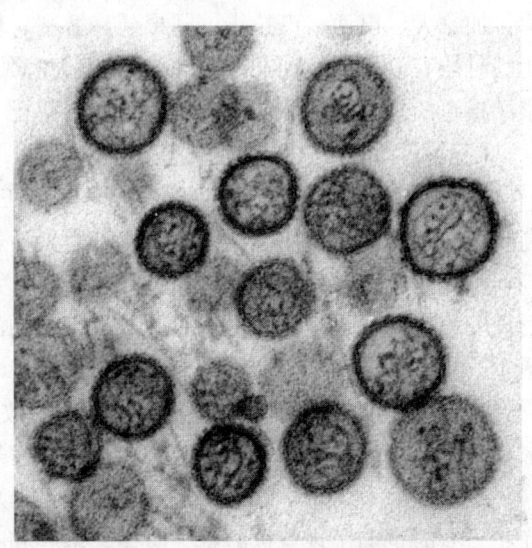

图 15-6 电镜下辛诺柏病毒颗粒
(CDC/ Cynthia Goldsmith，Luanne Elliott 供图)

与早期分离的汉坦病毒一样，汉坦病毒肺综合征相关病毒分离极为困难。绿猴传代细胞（Vero-E6）对汉坦病毒肺综合征相关病毒较为敏感，病毒分离一般先取样本接种鹿鼠，传1~3代后再转种 Vero-E6 细胞；也可直接接种 Vero-E6 细胞培养，盲传3~4代。

3. 理化特性 汉坦病毒肺综合征相关病毒对脂溶剂敏感，常用浓度的消毒剂或脂溶剂如70%乙醇、丙酮、乙醚、NP-40和次氯酸等均可将其灭活。高于37℃及pH 5.0以下不稳定，但pH 3.0处理病毒1h，尚有残存病毒未被灭活，60℃ 30min 或 100℃ 1min 可灭活。对紫外线敏感。

（二）流行病学

1. 传染来源 啮齿类动物是其主要传染源，其中以鼠类为主。感染鼠的粪便、尿、唾液可数月排毒，少数可终生带毒。不同血清型的病毒，其宿主动物也完全不同，目前已证实辛诺柏病毒的自然宿主是鹿鼠；里港区病毒的自然宿主主要是棉鼠；纽约病毒、纽约病毒1型的自然宿主主要是白足鼠；牛轭湖病毒的自然宿主主要是稻鼠。节肢动物螨类可能是重要传播媒介。

2. 传播途径 传播方式与肾综合征出血热相似，人感染汉坦病毒肺综合征主要是吸入携带病毒的啮齿动物排泄物形成的气溶胶所致，此外经破损皮肤黏膜、摄入被污染的水和食物、被啮齿动物咬伤等途径也可引起感染。但与肾综合征出血热不同的是，尚未发现汉坦病毒肺综合征母婴垂直传播。在阿根廷和巴西部分地区有安第斯病毒以人-人传播方式引起汉坦病毒肺综合征的报道。

3. 易感动物

（1）自然宿主 啮齿类动物是其自然宿主，其中鹿鼠是辛诺柏病毒最重要的自然宿主，刺毛棉鼠是黑港区病毒的自然宿主，白足鼠是纽约病毒的自然宿主。在很多野生和家养的动物，如猫、犬、猪、鹿等动物血清中也可检测到相应病毒的抗体。

（2）易感人群 人群对汉坦病毒肺综合征普遍易感。居住于鼠类频繁出没的住所及暴露于汉坦病毒感染鼠类活动区，是导致汉坦病毒肺综合征的重要因素。1993—2007年美国共报道465例病例，35%病例死亡。分布地区涉及美国30个州，超过一半病例处于四角地区以外，3/4病例位于农村。

4. 流行特征 该病全年皆可发病，主要流行于春、夏两季，在美国，每年4~7月是该病的高发季节。每年发病约有30人左右，常发生在乡村，年龄在10~75岁之间。降雨量大和气候凉爽的年份发病率较高。汉坦病毒肺综合征的流行情况与啮齿类动物数量周期性消长密切相关，其传播取决于与带毒动物宿主的密切程度，鼠类出没频繁处为该病的高发地区，人类与啮齿动物接触日益频繁，也是该病流行的重要影响因素之一。

5. 发生与分布 1993 年汉坦病毒肺综合征在美国西南部的四角地区流行，首次被人们认识。但首个病例可以追溯到 1959 年犹他州一例患者，1978 年一例患者经免疫组织化学染色证明死于汉坦病毒肺综合征，其后 1983 年又有一例 23 岁男性患者。汉坦病毒肺综合征主要流行于美洲和欧洲。在美洲，美国、加拿大、巴西、巴拉圭、阿根廷、智利、玻利维亚均有流行。在欧洲，德国、前南斯拉夫、瑞典和比利时均有该病的发现。截至 2004 年南美洲阿根廷、巴西、玻利维亚、智利、乌拉圭和巴拉圭 6 个国家已报道汉坦病毒肺综合征病例近千例。截至 2004 年 7 月 6 日美国累计报告病例 336 例。

（三）对动物与人的致病性

1. 对动物的致病性 在自然状态下，宿主动物多为隐性感染，无明显的临床症状，但血清中存在高滴度的中和抗体。用辛诺柏病毒接种鹿鼠后，可表现出一定症状，如肝脏免疫性细胞浸润，肺泡水肿等，与人的辛诺柏病毒感染无相似临床表现，无法作为汉坦病毒肺综合征研究的动物模型。近年有研究发现安第斯病毒在仓鼠体内可引起与人相似的汉坦病毒肺综合征症状，可作为研究该病的动物模型（彩图 15 - 4）。

2. 对人的致病性 汉坦病毒肺综合征的致死率非常高，可达到 50%，辛诺柏病毒引起的汉坦病毒肺综合征症状最为典型，临床上分为 4 期：发热期、休克或肺水肿期、多尿期和恢复期。感染病毒后有 14～17 天的潜伏期，在发热期（持续 3～5 天），会出现头痛、肌痛和急性发热，很少出现咳嗽及鼻塞症状。有时也会出现食欲减退、腹痛、恶心和呕吐等临床症状。发热后期出现心肺症状，表现为呼吸急促、心悸、低血压等。实验室检查可见血小板减少，48h 后出现严重的组织水肿。另外，较辛诺柏病毒感染者，牛轭湖病毒和黑港区病毒感染者的肾损伤和肌炎更常见。安第斯病毒感染者球结膜充血、颜面潮红、皮肤淤斑等症状明显。

肺部损伤是汉坦病毒肺综合征的主要病理变化，包括非心源性胸腔积液和严重肺水肿；也常见脾、肝和淋巴组织损伤，脾的红髓和小动脉周围白髓、肝汇管区等单核细胞浸润。

（四）诊断

1. 动物的临床诊断 动物感染后可从肺部、肝部组织中分离出病毒或血清学方法检测汉坦病毒抗体进行确诊。

2. 人的临床诊断 根据汉坦病毒肺综合征的流行范围、流行季节，结合发热、肌痛、出疹和结膜炎等临床症状进行初诊。实验室检查以血小板减少、白细胞增多，并迅速出现的呼吸窘迫综合征作为初步诊断。确诊依靠免疫学检测汉坦病毒肺综合征相关病毒的 IgM 和 IgG 抗体。

3. 实验室诊断 由于汉坦病毒毒力强，需要在生物安全水平三级或生物安全水平四级实验室进行病毒分离培养等操作。本病需注意与支原体肺炎、严重急性呼吸综合征、肺鼠疫、军团菌肺炎等鉴别诊断。

（1）血象检查 血小板减少、淋巴细胞增多、血浓缩并出现淋巴母细胞增多是汉坦病毒肺综合征区别于其他病毒感染的典型特征。

（2）病毒分离 辛诺柏病毒及相关病毒的分离一般先取样本接种鹿鼠，传 1～3 代后再转种 Vero - E6 细胞；也可直接接种 Vero - E6 细胞培养，盲传 3～4 代，然后进行病毒鉴定。

（3）血清学检测 目前最常用、最可靠的方法仍然是血清学诊断方法。利用间接免疫荧光试验、ELISA 等方法检测病人急性期血清中抗汉坦病毒的 IgM，可进行早期诊断，该方法具有简便、灵敏、快速等优点。另外，也常用免疫组织化学检测辅助诊断。

（4）PCR 检测 利用 RT - PCR 分子生物学方法检测病人血清中病毒基因的特异性片断也是一种比较可靠的实验室诊断方法。目前，RT - PCR 多针对汉坦病毒 S 节段基因设计检测和分型引物，靶基因扩增后可通过序列分析、核酸杂交等方法进行鉴定。

（五）防制措施

采取以灭鼠防鼠为主的综合性措施，加强个人防护，防止接触传染。同时做好肾综合征出血热疫情监测包括人间疫情监测（人群感染及发病情况）和鼠间感染情况监测等。目前研制的安第斯病毒全长M基因核酸疫苗具有一定的应用前景。

尚无特异性的治疗药物，主要采用对症支持疗法。本病起病后病情进展迅速，病死率极高。对临床疑似病例，应仔细监护，认真观察呼吸、心率和血压等情况。由于该病尚未排除人与人之间的传播，因此患者应严密隔离。对早期患者，美国疾病控制与预防中心已批准试用利巴韦林静脉滴注。为减少肺毛细血管通透性，可使用糖皮质激素。低血压休克患者，应及时补充血容量，补容后血压仍不能维持者应注意纠正酸中毒。在低潮气量、低呼吸频率的前提下，进行加压呼吸，纠正缺氧。Crowleg 等对 3 例汉坦病毒肺综合征伴有严重心肺功能衰竭患者进行体外膜氧合（ECMO）治疗，此 3 例患者至少符合100％死亡标准中的二项，同时是应用最佳常规治疗失败的患者。第一例在心跳停止时应用体外膜氧合治疗，结果死亡。另二例接受体外膜氧合治疗后存活，没有发生并发症，表明体外膜氧合方法治疗汉坦病毒肺综合征可能具有一定的效果。本病预后不良，病死率达 40％～60％，主要是由于肺水肿和休克。

（六）公共卫生影响

对美国 1999—2004 年间 366 例汉坦病毒肺综合征病例的分析表明，早期多为印第安人患病，随后白人和非洲、亚裔美籍人也有发病，其中白种人占 78％，美国印第安人占 19％，黑人和亚裔患者比例较低，分别占 2％和 1％。那么以上结果是否说明不同人种对汉坦病毒肺综合征的易感性有所不同，以及在亚洲地区是否不存在该病的流行，目前尚无定论。但我国作为流行性出血热的高发国家，存在汉坦病毒肺综合征的可能性较大。

在汉坦病毒肺综合征流行期间，有关其病原体能够作为生物战剂曾一度引起人们的争论。随着对汉坦病毒肺综合征病原的确定和研究的深入，人们发现汉坦病毒肺综合征相关病毒很难分离，且不能通过人-人传播（安第斯病毒除外），因此很难符合作为生物武器的基本要求。

目前人患汉坦病毒肺综合征的主要原因在于鼠类猖獗的活动，通常由于接触了鼠类的排泄物或食用了被鼠类污染的食品而感染，所以要加强防鼠灭鼠工作并注意食品卫生对肺综合征的预防。虽然，目前在我国尚未见汉坦病毒肺综合征病例报道，但基于人们活动范围的不断扩展，我们有必要加强对这一疾病的认识，将其影响控制在最低程度。

（康晓平）

◆ **参考文献**

金宁一，胡仲明，冯书章.2007. 新编人兽共患病学［M］. 北京：科学出版社：213-228.

罗端德.1999. 汉坦病毒肺综合征的研究近况［J］. 临床内科学杂志，16（4）：124-127.

马亦林.2005. 传染病学［M］. 第 4 版. 上海：上海科学技术出版社：243-249.

唐家琦.2005. 自然疫源性疾病［M］. 北京：科学出版社：94-107.

王宇明，胡仕琦.2006. 新发传染病［M］. 北京：科学技术文献出版社：175-185.

俞东征.2009. 人兽共患传染病学［M］. 北京：科学出版社：845-853.

Kristin L，Graziano DO. 2002. Hantavirus pulmonary syndrome：a zebra worth knowing . American academy of family physicians，66（6）：1015-1020.

Yoshimatsu k，Yoo YC，Yoshida R，et al. 1993. Protective immunity of hataan virus nucleocapsid and envelope protein studied using baculovirus-expressed proteins，Archive of virology，130（5）：365-376.

二、肾综合征出血热

肾综合征出血热（Hemorrhagic fever with renal syndrome，HFRS）是由汉坦病毒引起的以发热、休克、出血和肾功能损害为主要症状的一种人与动物共患病。本病以鼠为传染源，可通过多种途径传播。在我国和日本也称为流行性出血热（Epidemic hemorrhagic fever，EHF），朝鲜和韩国称为朝鲜出血热（Korean hemorrhagic fever，KHF），苏联称为远东出血热或出血性肾炎（Hemorrhagic nephroso-nephritis），欧洲一些国家称为流行性肾病（Nephropathia epidemica，NE）。1982年世界卫生组织将其统一命名为肾综合征出血热。该病主要流行于欧亚大陆，我国受到肾综合征出血热严重危害，近年来有所缓和。

（一）病原

1. 分类地位 汉坦病毒（*Hantavirus*，HV）在分类上属布尼亚病毒科（*Bunyaviridae*）、汉坦病毒属（*Hantavirus*）。

汉坦病毒属分为两大类群：旧世界汉坦病毒（*Old World hanta viruses*）和新世界汉坦病毒（*New World hanta viruses*）。人的肾综合征出血热是由旧世界汉坦病毒引起的。据血清学蚀斑减少中和试验（plaque reduction neutralization tests，PRNT）和聚合酶链式反应，汉坦病毒可分成近30种血清型/基因型，每个血清型都有其相应的啮齿类宿主。其中引起肾综合征出血热的病原体主要有汉滩病毒（*Hantaan virus*，HTNV）、汉城病毒（*Seoul virus*，SEOV）、普马拉病毒（*Puumala virus*，PUUV）、多不拉伐病毒（*Dobrava virus*，DOBV）、*Saaremaa virus*、阿穆尔病毒（*Amur virus*）、图拉病毒（*Tula virus*，TULV）。其中汉滩病毒、阿穆尔病毒和汉城病毒主要流行于亚洲地区，也是在流行病学上最重要的三个类型；普马拉病毒、图拉病毒和多不拉伐病毒主要流行于欧洲，其中普马拉病毒是欧洲主要的流行毒株。汉坦病毒主要的血清型及基因型见表15-1。

表 15-1 汉坦病毒血清型和基因型

基因型	血清型	引发的疾病	代表株	宿主	地理分布
Hantaan（HTN）	HTN	肾综合征出血热	76-118，Z10 A9，HV-114	*Apodemus agrtarius*	中国、俄罗斯、朝鲜
汉城（SEO）	SEO	肾综合征出血热	HR8039 R22，SR-11	*Rattus norvegicus*	世界范围
Puumala（PUU）	PUU	肾综合征出血热	CG1820 K27	*Clethrionomys glareolus*	欧洲、俄罗斯、斯堪的纳维亚
Dobrava-Belgrade（DOB）	DOB	肾综合征出血热	Plitvice Fojnica	*Apodemus flavicollis*	巴尔干地区
泰国（THAI）	THAI	无资料	749	*Bandicota indica*	泰国
Prospect hill（PH）	PH	无资料	PHV-1	*Microtus pennsylvanicus*	美国、加拿大
Khabarovsk	KBR	无资料	MF-43	*Microtus fortis*	俄罗斯
Thottapalayam（TPM）	TPM	无资料	TPMV	*Suncus murinus*	印度
Tula（TUL）	TUL	无资料	Moravia	*Microtus arvalis*	欧洲
Sin Nombre（SN）	SN	汉坦病毒肺综合征	NMh10	*Peromyscus maniculatus*	美国、加拿大、墨西哥
纽约（NY）	NY	汉坦病毒肺综合征	NY-1	*Peromyscus leucopus*	美国
Black Creek Canal（BCC）	BCC	汉坦病毒肺综合征	BCCV	*Sigmodon hispidus*	美国
El Moro Canyon（ELMC）	ELMC	无资料	RM-97	*Reithrodontomys megalotis*	美国、墨西哥
Bayou（BAY）	BAY	汉坦病毒肺综合征	Bayou	*Oryzomys palustris*	美国
Andes（AND）	AND	汉坦病毒肺综合征	Andes	*Oligoryzomys longicaudatus*	阿根廷
Cano Delgatito（CANO）	CANO	无资料	Cano Delgadito	*S. alstoni*	南美
Rio Mamore（RM）	RM	无资料	OM-556	*Oligoryzoys microtis*	玻利维亚
Laguna Negra（LN）	LN	汉坦病毒肺综合征	510B	*Calomys laucha*	巴拉圭
Amur	HTN	肾综合征出血热	H8205	*Apodemus peninsulae*	俄罗斯远东地区

2. 形态学基本特征及培养特性 汉坦病毒为圆形、卵圆形或多形态，直径80～120nm，比一般的布尼亚病毒（90～110nm，平均95nm）大。病毒由双层膜包裹，表面有由糖蛋白G1和G2组成的突起

6

（图 15-7），膜内为呈螺旋对称的核壳体，内为比较疏松的线性微粒结构。病毒在粗面内质网、高尔基体、包含体及核膜等处成熟，芽生释放。

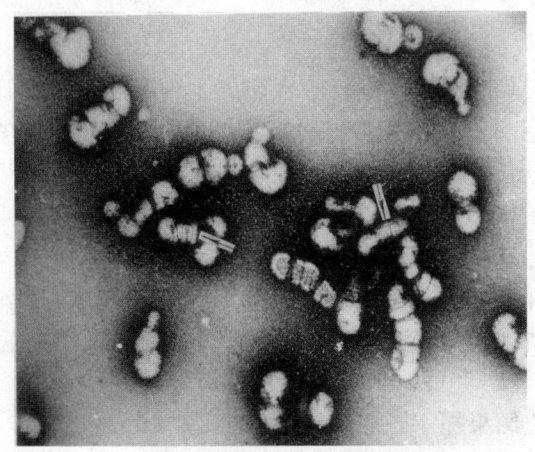

图 15-7 汉坦病毒颗粒呈多形态，表面可见方形栅栏状亚单位排列（负染，×117 193）

（徐在海供图）

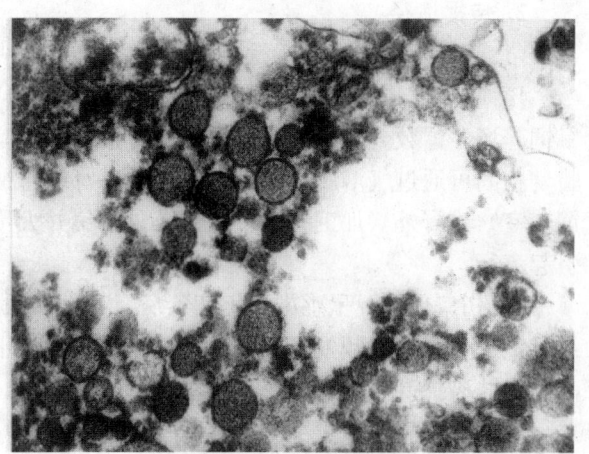

图 15-8 汉坦病毒感染 Vero-E6 细胞，可见细胞间隙存在大量病毒颗粒，特征性外膜包着由核酸和核蛋白组成的病毒浆（超薄切片，×50 000）

（徐在海供图）

汉坦病毒可在绿猴传代细胞（Vero-E6，图 15-8）、人肺传代细胞（A594）、原代金黄仓鼠肾细胞（GHKC）、长爪沙鼠肾细胞（MGKC）、鸡胚成纤维细胞（CEC）、人羊膜传代细胞株（Wish）、人喉癌传代细胞株（Hep2）和鼠肾传代细胞株（LLCMK2）等中培养。病毒在感染细胞内增殖可形成形态不一的包含体。汉坦病毒在培养的细胞中复制较为缓慢，病毒滴度一般在接种后 1～2 周后才能达到高峰。不同血清型及不同毒株在细胞中的复制速度有所差异。汉坦病毒颗粒及感染 Vero-E6 细胞的免疫荧光试验见彩图 15-5。

3. 抗原性 汉坦病毒基因组为单股负链 RNA，约为 12kb，基因组 RNA 可分为 L、M 和 S 三个基因片段，分别编码 RNA 依赖的 RNA 聚合酶、包膜糖蛋白 G1 和 G2、核衣壳蛋白 N。其中 N 蛋白是汉坦病毒的主要结构蛋白，能引起很强的体液免疫反应，而 G1 和 G2 蛋白是汉坦病毒的保护性抗原。N 蛋白与包膜糖蛋白 G1 和 G2 共同参与细胞介导的保护性免疫，故 S 和 M 基因在汉坦病毒的诊断和疫苗的研制上都有重要意义，但不同型别的 S 和 M 基因具有较大的差异，为多价汉坦病毒疫苗研究带来一定困难。

4. 理化特性 汉坦病毒对乙醇、氯仿、丙酮等脂溶剂和去氧胆酸盐敏感，戊二醛及常用消毒剂如碘酒、酒精等能将其灭活；4～20℃ 条件下相对稳定，对温度有一定抵抗力，37℃ 1h，病毒感染性无明显变化，高于 37℃ 及 pH 5.0 以下不稳定，但 pH 3.0 处理病毒 1h，尚有残存病毒未被灭活，60℃ 30min 或 100℃ 1min 可灭活。对紫外线敏感。在室温条件下，汉坦病毒干燥的细胞培养物可以存活较长时间，在啮齿类动物的排泄物中可以存活至少 2 周。

（二）流行病学

1. 传染来源 汉坦病毒具有多宿主性。每一血清型各有其主要（或原始）的宿主动物。迄今，已报道脊椎动物中包括哺乳纲、鸟纲、爬行纲和两栖纲在内的近 200 种/亚种动物可以感染汉坦病毒。其中，对肾综合征出血热具有重要流行病学意义的宿主和传染源主要为啮齿类动物，主要包括 4 个属：鼠科的姬鼠属、家鼠属，田鼠亚科的鼠平属，以及白足鼠属。在远东及欧洲，姬鼠携带原型种汉坦病毒；世界不同地区褐家鼠携带病毒；在欧洲棕背鼠携带普拉马病毒；在美洲白足鼠属鼠类携带新发现的辛诺柏病毒及相关病毒。

我国肾综合征出血热的主要宿主动物黑线姬鼠、褐家鼠、黄胸鼠、社鼠、小家鼠等，其中黑线姬鼠是姬鼠型肾综合征出血热的主要传染源，褐家鼠是家鼠型肾综合征出血热的主要传染源。林区的大林姬鼠和实验大鼠在特定条件下，也可成为本病的主要传染源。节肢动物螨类也可能是重要传播媒介。

2. 传播途径

（1）动物源性传播

1）呼吸道传播 国内外曾多次发生因饲养野鼠或实验大鼠而发生肾综合征出血热流行。人在阳性鼠饲养场停留数分钟即可感染；国内有报道从实验动物室采集的气溶胶中分离出汉坦病毒，并证明在实验动物间可通过气溶胶传播。由此可见，肾综合征出血热可以通过气溶胶传播。特别是在室内（如动物饲养室）或野外（加工谷场）有带毒鼠密集并大量排毒的情况下，所形成的气溶胶可经吸入感染，甚至引起流行。

2）伤口传播 鼠感染汉坦病毒后，其血、尿、粪排出体外后在环境中仍有传染性。在秋收季节黑线姬鼠大量繁殖并频繁下田取食，其排泄物污染土壤和农作物的机会增加，因此，参加秋收人员发病率高与皮肤破损受染机会增加有关。

3）消化道传播 现场肾综合征出血热病例对照研究结果提示，通过污染食物是传播方式之一，特别是在水利工地、野外暂住地、野外常住地，尤其是未做好预防工作的伙房，食物易被鼠排泄物污染，可通过食物传播，甚至引起流行。

（2）螨媒传播 20世纪40年代，日本学者将寄生在黑线姬鼠身上的革螨制成悬液，注射人体，发现有典型的肾综合征出血热症状，故提出革螨是本病的传播媒介之一。另外，许多研究也证明恙螨也是本病的传播媒介。在小盾恙螨、不等单蚤、缓慢细蚤和印度客蚤体内也分离到汉坦病毒；柏氏禽刺螨、厩真厉螨和毒厉螨也具备保存汉坦病毒的生物媒介条件。

（3）垂直传播 研究证明，从患肾综合征出血热孕妇流产死婴的肝、肾和肺中分离出汉坦病毒；从人工感染的怀孕小鼠的胎儿脏器中分离出汉坦病毒，并从其血液中查出特异性抗体；从自然界捕获的怀孕黑线姬鼠的胎鼠及新生乳鼠脏器中检出汉坦病毒抗原，并从其血液中检出特异性抗体。

3. 易感动物

（1）自然宿主 啮齿动物是其自然宿主，但家畜、家禽中也存在汉坦病毒感染或自然带毒，因其与人接触频繁，其流行病学作用不可忽视。如猫、犬、猪、家兔、野猪等动物均可感染，特别是家猫在本病疫区的感染率和带毒率均较高，从家猫体内分离到汉坦病毒。

（2）实验动物 实验室研究汉滩病毒主要用乳鼠、金黄仓鼠和长爪沙鼠，研究普马拉病毒常选取岸鼠作为实验动物。

（3）易感人群 不同性别、年龄、职业和种族的人群对该病毒普遍易感，感染后部分人发病，部分人处于隐性感染，持续数周后感染终止。本病愈后可获得稳固而持久的免疫力，极少见到二次感染发病的报告。该病主要侵犯青壮年，16～60岁年龄段占发病总数的90%，儿童占3%～7%。男女性别比例约为2.14：1，农民发病占80%。性别、年龄及职业的差别与接触传染源和受感染的机会多少有关。相对于姬鼠型，家鼠型肾综合征出血热患者性别、年龄及职业的差别较小。

4. 流行特征

（1）季节性 我国肾综合征出血热疫区分为姬鼠型、家鼠型和混合型。我国姬鼠型出血热发病高峰在秋冬季，从10月至次年1月，有的地区在夏初（6～7月）有一个发病小高峰，但是林区往往发生在夏季；家鼠型疫区出血热发病高峰在春季（3～5月）；混合型疫区冬季和春季均可出现流行高峰。姬鼠型出血热有较严格的地区性，主要分布于河湖低洼潮湿地带及水稻田较多的农业区，以散发为主，间有流行。家鼠型出血热无地域差异，发病较集中，易引起暴发。

韩国的姬鼠型出血热在疫区的发生有晚春和秋季2个季节性高峰，而家鼠型出血热在城市全年都有发生，但在秋冬季发病比较集中。俄罗斯欧洲地区的病例多发生于夏季和秋季，而远东地区多发生于秋冬季。

（2）周期性 自然疫源性疾病，一般均具有周期性流行的特点。肾综合征出血热的流行周期性主要取决于主要宿主动物种群数量变化和携带病毒情况，同时与易感人群的免疫状况和接触病原的机会也有密切关系。我国肾综合征出血热发病率平均每10年左右出现一次全国性的流行高峰，不同地区流行高峰也不完全吻合，提示各地有各自的周期性流行规律。

5. 发生与分布　本病是世界性疾病，疫源地遍布五大洲80多个国家和地区，多发于亚洲、欧洲、美洲。主要流行于中国和韩国，其次为欧洲的俄罗斯、芬兰和前南斯拉夫等国。目前非洲、南极洲和澳洲未见报道。在俄罗斯肾综合征出血热发病遍布整个国家，但不同地区的发病率有所差异，乌拉尔、伏尔加河和维堡地区是高发区。

中国是受肾综合征出血热危害最为严重的国家，每年发病人数占世界总发病人数的90％以上。20世纪80年代中国每年关于肾综合征出血热的报道病例已突破10万；通过防鼠、灭鼠及疫苗的使用等措施，90年代后发病人数有所下降，但年发病人数仍达数万。目前中国除青海省外均有病例报道，近年来不断出现新疫区，而且发病情况在有的省份愈加严重。

（三）对动物与人的致病性

1. 对动物的致病性　啮齿类动物是汉坦病毒自然宿主，该病毒在宿主动物体内可产生持续性感染而不产生明显症状。虽然实验动物对汉坦病毒易感，但出现症状很少，难以作为研究肾综合征出血热的动物模型。

目前主要用乳鼠、金黄仓鼠及长爪沙鼠作为汉坦病毒的动物模型，岸鼠用于研究普马拉病毒。乳鼠接种病毒后常引起致死性疾病，出现竖毛、生长停滞、过度兴奋、震颤、全身痉挛、弓背、后肢麻痹等症状，在2～3周内死亡。其脑、肾、心免疫组织化学染色结果见彩图15-6。金黄仓鼠、长爪沙鼠及岸鼠无明显症状，可从肺、脾、胃肠、肝、肾等多种组织中分离到病毒。迄今尚未发现动物模型所显示的症状类似于人的肾综合征出血热。

2. 对人的致病性　人对汉坦病毒易感。感染后产生的抗体可持续多年，二次感染发病者罕见，该病毒感染常发生在20～50岁人群中。我国家鼠型疫区人群隐性感染率较高，其次为混合型疫区，姬鼠型疫区最低。

汉坦病毒侵犯宿主多种器官，病变累及全身各系统，故其临床表现错综复杂。又因流行年度及流行地区的不同，就诊早晚及治疗措施的不同，其临床表现相差悬殊。潜伏期通常为7～14天，也有短至4天者，偶见长至两月。典型病例具有三大主征，即发热、出血和肾脏损害，并依次出现五期过程，即发热期、低血压休克期、少尿期、多尿期和恢复期。轻型或及时合理治疗的患者，往往五期过程不明显，或出现越期现象（如缺乏低血压期、少尿期或多尿期）；重症病例来势凶猛，病期可相互重叠，预后较差。少数病例三大主征不全（缺乏出血现象或肾脏损害）；轻型病例仅有发热，热后症状消退。此类患者需经特异性血清学检测才能证实。肾综合征出血热经治愈后很少留下后遗症，比较常见的后遗症是慢性肾功能衰竭和高血压。

全身小血管系统（包括小动脉、小静脉和毛细血管）广泛性损伤是肾综合征出血热的主要病理变化，以肾、心、脑垂体及腹膜后组织的严重出血和坏死最突出。

（四）诊断

1. 动物的诊断　汉坦病毒感染自然宿主几乎不出现典型症状，但可从脑、心、肝、肾等组织中分离得到病毒，血清中可检测汉坦病毒抗体。

2. 人的诊断　依据患者的流行病学史，临床表现及实验室检查结果的综合判断进行诊断，确诊须有血清学或病原学检查结果。本病需注意与急性发热性传染病、肾病、血液系统疾病、胸部外科急症及登革热等疾病鉴别诊断。

（1）流行病学史　发病在肾综合征出血热疫区及流行季节，或病前两月内有疫区旅居史，或病前两月内有与鼠类或其排泄物（尿、粪）/分泌物（唾液）直接或间接接触史。

（2）临床表现　①早期症状和体征：起病急，发冷，发热（38℃以上）；全身酸痛，乏力，呈衰竭状；头痛，眼眶痛，腰痛（三痛）；面、颈、上胸部充血潮红（三红），呈酒醉貌；眼睑浮肿，结膜充血水肿，有点状或片状出血；上腭黏膜呈网状充血，点状出血；腋下皮肤有线状或簇状排列的出血点；束臂试验阳性。②病程经过：典型病例有发热期、低血压期、少尿期、多尿期和恢复期五期经过。前三期可有重叠。

（3）实验室检查 ①血液检查：早期白细胞数低或正常，3～4 天后明显增多，杆状核细胞增多，出现较多的异型淋巴细胞，血小板明显减少。②尿检查：尿蛋白阳性，并迅速加重，伴纤维血尿、管型尿。③血清特异性 IgM 抗体阳性。④恢复期血清特异性 IgG 抗体比急性期有 4 倍以上增高（注：有人主张 IgG 抗体滴度达 1∶320，结合临床表现及流行病学史，亦可确诊本病）。⑤从病人血液白细胞或尿沉渣细胞检查到汉坦病毒（或肾综合征出血热）抗原或病毒 RNA。

（4）病例分类

1）疑似病例 具备（1）及（2）①。

2）临床诊断病例 疑似病例加（2）②，（3）①，（3）②。

3）确诊病例 疑似病例或临床诊断病例加（3）③，（3）④，（3）⑤中的任一项。

3. 实验室诊断

（1）病毒分离 采集患者发病 5 天内急性期血液，分离血清，用 Vero - E6、A594、GHKC、MGKC 等进行细胞培养。

（2）血清学方法 检测肾综合征出血热的血清学方法有 ELISA（夹心法、捕捉法）、反向间接血凝抑制试验（RPHI）、间接免疫荧光、免疫酶试验、乳胶凝集试验等，以检测病人血清中的 IgM 抗体，或双份血清 IgG 抗体滴度恢复期比急性期升高 4 倍以上，具有重要诊断意义。

我国已开发出汉滩病毒的间接免疫荧光试验、ELISA 早期诊断试剂盒，以病毒颗粒或重组抗原作为检测抗原，来检测病人血清中的 IgM 抗体。

（3）分子生物学方法 目前，用于检测肾综合征出血热的分子生物学方法主要有 RT - PCR 和核酸探针杂交。RT - PCR 主要针对各型汉坦病毒 M 节段 G1、G2 基因或 S 节段碱基序列设计通用引物和（或）型特异性引物而建立。核酸探针杂交法主要检测外周血白细胞。

（五）监测

肾综合征出血热疫情监测包括人间疫情监测（人群感染及发病情况）和鼠间感染情况监测等。

1. 人间疫情监测 以县为单位，设专人负责疫情监测和管理，及时掌握疫情数字，画出疫情分布图，按月统计发病数、死亡数，按年统计发病率、死亡率和病死率；对临床可疑病例作特异性血清学诊断，确定误诊和漏诊率，以核实疫情。

2. 鼠间感染情况监测 逐步查清所属乡（镇）地区的鼠种构成、分布、密度、带毒率及血清抗体阳性率。对可能暴发疫情的地区，对主要宿主鼠密度及其带毒率进行定点监测。

详见《全国肾综合征出血热监测方案》。

（六）防制措施

1. 预防措施

（1）人群预防 采取以灭鼠防鼠为主的综合性措施，对高发病区的多发人群及其他疫区的高危人群进行疫苗接种。①健康教育 必须加强组织领导，进行广泛的宣传教育。②灭鼠防鼠 在整治环境卫生、清除鼠类栖息活动场所的基础上，开展以药物灭杀为主的灭鼠措施。一般在流行高峰前半个月进行。③灭螨 清除杂草，填平洼地，增加日照，整治环境的同时，采用敌敌畏等药物杀灭革螨、恙螨。④疫苗接种 纯化乳鼠脑灭活疫苗和细胞培养灭活疫苗是目前国内外研制成功的两类汉坦病毒疫苗，效果良好。我国研制成功的灭活疫苗有沙鼠肾原代细胞疫苗（HTN 型、SEO 型和双价型）、地鼠肾原代细胞疫苗（SEO 型和双价型）和乳鼠脑纯化疫苗（HTN 型）等。对高发疫区的青壮年，特别是高危人群（10 岁以上），应在流行前一个月内完成全程注射，于次年加强注射一针。

（2）个体预防 尽量加强个人防护，防止接触传染。为此必须做到：①整治环境卫生，投放毒饵，堵塞鼠洞，防止野鼠进家；②避免与鼠类及其排泄物（尿、粪）或分泌物（唾液）接触；③不吃生冷特别是鼠类污染过的食物、水和饮料等；④避免皮肤黏膜破损，如有破损，应用碘酒消毒处理。在清理脏乱杂物和废弃物（如稻草、玉米秸秆等）时，要戴口罩、帽子和手套等。

2. 病人、接触者及其直接接触环境的管理

（1）病人　必须尽快明确诊断，做好疫情报告；积极治疗病人，抓紧抗休克和预防大出血及肾功能衰竭的治疗；保证有一个安静、整洁、卫生（消毒）的休养环境。

（2）接触者及其直接接触环境的管理　本病虽未见人传人的报告。但必须对"危险环境"进行整治（清理和消毒），对接触者必须严密观察其是否发生疾病。

3. 流行期管理措施　各地卫生行政职能部门和卫生防疫部门应当把抢救病人，减少发病，控制流行作为各自的神圣职责。加强对医院、乡镇卫生院及地段保健所医务防疫人员的领导，向公众进行卫生宣传教育，注意卫生和防护；在整治环境卫生的基础上灭鼠防鼠；病家和医院要加强消毒；对野外作业（如水利等）工地更要严格管理（灭鼠防鼠及环境和个人卫生），避免暴发流行。

4. 治疗　抓好"三早一就"（早发现、早休息、早治疗，就近治疗）措施及发热期治疗。通过综合性抢救治疗措施，预防/控制低血压休克、肾功能衰竭、大出血（三关），做好抢救治疗中的护理工作。

（1）发热期治疗　原则为抗病毒，抗渗出和抗出血。

（2）低血压（休克）期治疗　以积极补充血容量为主，同时针对微循环障碍、酸中毒、心功能不全等，进行相应的治疗。力争血压尽快回升，于4h达到稳定。

（3）少尿期治疗　尿量在500mL/天以下为少尿。应及时采取相应的治疗措施，稳定体内环境，促进肾功能恢复，防止合并症。

（4）多尿期治疗　少尿期后，若每日尿量增至500~2 000mL，为少尿期向多尿期移行阶段，补液量可为尿量的2/3（欠量补液），以免延长多尿期。要维持出入量及电解质平衡，补液以口服为主，食欲不佳者可静脉补液。

5. 恢复期治疗　注意休息，加强营养和增加活动量，防止感冒等其他传染病的侵袭。

（七）公共卫生影响

汉坦病毒强烈的致病性对人构成了严重威胁，肾综合征出血热的发病机制虽已基本明确，但是有关免疫网络及众多细胞因子在本病发病中的作用及相互关系仍有待进一步阐明，抗病毒治疗的最佳药物和最佳治疗方案也有待深入评价。

我国是世界上受肾综合征出血热危害最为严重的国家，新中国成立后52年中累计发病140万人，死亡4.5万人，占同期世界总病例数90%以上。虽然自1981年汉坦病毒在我国成功分离后，肾综合征出血热防治工作已取得长足的进展，但是本病发病及流行因素复杂多变，难以有效防治，全国的年发病数仍达4万~6万，居高不下，新的疫区不断出现，更加安全有效的减毒活疫苗及基因工程疫苗尚待开发。肾综合征出血热防控任务仍很艰巨，需要进一步深入研究。

（康晓平）

◆ **我国已颁布的相关标准**

GB 15996—1995　流行性出血热诊断标准及处理原则

GB/T 14926.19—2001　实验动物　汉坦病毒检测方法

WS 278—2008　流行性出血热诊断标准

SN/T 1444—2004　大鼠流行性出血热间接免疫荧光试验

SN/T 1719—2006　出入境口岸流行性出血热监测规程

◆ **参考文献**

车凤翔，李劲松．流行性出血热的流行病学及防治［J］．航空军医·预防医学专辑，21（7）：50-54．

陈为民，唐利军，高忠明．2006．人兽共患病［M］．武汉：湖北科学技术出版社：360-369．

李钟铎，宋光昌，何锦芳，等．1988.肾综合征出血热鼠间传播规律的探讨［J］．军事医学科学院院刊，12（3）：215-218．

李钟铎，宋光昌，李德荣，等．1983．用 Vero - E6 细胞从病人血中分离肾综合征出血热病毒的研究［J］．中华流行病学
杂志，4（4）：198 - 201．

宋光昌，何锦芳，李钟铎．1992．利用抗人 μ 链单克隆抗体检测 EHF 病人 IgM 抗体的研究［J］．中国公共卫生学报，11
（1）：15 - 16．

唐家琦．2005．自然疫源性疾病［M］．北京：科学出版社：58 - 93．

吴光华．1995．流行性出血热传播途径研究进展［J］．中华流行病学杂志，16（3）：171 - 174．

谢元林，常伟宏，喻友军．2007．实用人畜共患传染病学［M］．北京：科学技术文献出版社：320 - 353．

俞东征．2009．人兽共患传染病学［M］．北京：科学出版社：823 - 841．

张永华，陈化新．1999．汉坦病毒及其相关疾病研究进展——第四届国际 HFRS 和汉坦病毒会议资料综述［J］．中国媒
介生物学及控制杂志，10（3）：225 - 228．

Clement JP. 2003. Hantavirus. Antiviral research，57（1）：121 - 127.

Detlev H，Kruger，Rainer U，et al. 2001. Hantavirus infection and their prevention. Microbes and infection，125（3）：
1129 - 1144.

Koletzki D，Biel SS，Meisel H，et al，1999. HBV core particles allow the insertion and surface exposure of the entire po-
tentially protective region of Puumala hantavirus nucleocapsid protein. Biological chemistry，380（5）：325 - 333.

Koletzki D，Lundkvist Å，Brus Sjölander K，et al. 2000. Puumala hantavirus strain differences and insertion positions in the
hepatitis B virus core antigen influence B - cell immunogenicity and protective potential of core - derived particles. Viology，
276（3）：364 - 375.

Lednicky JA. 2003. Hantaviruses. a short review. Archive pathology lab medicine，127（1）：30 - 35.

Maes P，Clement J，Gavrilovskaya I，et al. 2004. Hantaviruses：immunology，treatment，and prevention. Viral immunol-
ogy，17（4）：481 - 497.

Olli Vapalahti，Jukka Mustonen，Åke Lundkvist，et al. 2003. Hantavirus infections in Europe. Lancet Infect Dis，3：
653 - 661.

Walter Muranyi，Udo Bahr，Martin Zeier，et al. 2005. Hantavirus Infection. J Am Soc Nephrol，16：3669 - 3679.

第三节 内罗毕病毒属病毒所致疾病

一、克里米亚-刚果出血热

克里米亚-刚果出血热（Crimean-Congo haemorrhagic fever）是由克里米亚-刚果出血热病毒引起的
一种人与动物共患病。人类克里米亚-刚果出血热以发热、头痛、出血、低血压休克等为特征，病死率
极高。动物多阴性感染。主要传播媒介为硬蜱，自然界中在蜱-非人类脊椎动物-蜱之间循环，其发病具
有明显的季节性和地方性，流行于至少 30 多个国家和地区。克里米亚-刚果出血热是我国目前发现的 4
种虫媒病毒性传染病之一，我国发生的克里米亚-刚果出血热又称为新疆出血热（Xinjiang hemorrhagic
fever，XHF），因 1965 年发生于新疆巴楚县农村而得名，但在学术交流中，新疆出血热一律称为克里
米亚-刚果出血热。

（一）病原

1. 分类地位 克里米亚-刚果出血热病毒（*Crimean-Congo haemorrhagic fever virus*，CCHFV）
在分类上属布尼亚病毒科（Bunyaviridae）、内罗病毒属（*Nairovirus*）。内罗毕病毒属现有 34 个种，根
据抗原性的不同，这 34 个种被分为 7 个血清群，克里米亚-刚果出血热病毒血清群和内罗毕绵羊病病毒
血清群是其中最重要的两个血清群，克里米亚-刚果热病毒血清群包括克里米亚-刚果出血热病毒（含
Kodzha 病毒、C68031 和 AP92 毒株）、Hazara 病毒和 Khasan 病毒等。通过对分离到的克里米亚-刚果
出血热病毒进行基因组 S 片段序列分析，可以将其分为 8 个不同的进化分支单位。

2. 形态学基本特征 克里米亚-刚果出血热病毒为单股负链分节段 RNA 病毒，其基因组 RNA 由
大（L）、中（M）、小（S）3 个节段组成。病毒粒子呈圆形或椭圆形，偶见短杆状，直径为 85～

105nm，有双层脂质膜，表面有纤突，长约 10nm。病毒由 4 种结构蛋白组成，即两个内部蛋白：转录酶蛋白（L）、核衣壳蛋白（N）和插在病毒膜内的两个外部糖蛋白（G1 和 G2）。病毒成熟部位主要在细胞核周区的高尔基体囊泡内，在囊泡壁上发芽成熟，这一点与其他虫媒病毒不同。

3. 培养特性 该病毒对新生的小鼠、大鼠、金黄色仓鼠均有致病力，并可在乳鼠脑、鸡胚、仓鼠肾、小鼠肾、乳兔肾及 Vero-E6 细胞中繁殖和交叉传代，但是克里米亚-刚果出血热病毒不能在细胞培养中进行高浓度的复制，常导致无细胞病变效应的持续性感染。常用 SW-13 做空斑试验确定病毒感染性。可以鸡胚卵黄囊接种，导致鸡胚死亡。

4. 理化特性 该病毒对乙醚、氯仿、去氧胆酸及去垢剂敏感，可被低浓度的甲醛灭活。56℃ 5～10min 和紫外线照射 3min 可使病毒的感染性完全丧失。2％甲酚皂溶液及 75％乙醇也可灭活病毒。克里米亚-刚果出血热病毒对酸敏感，pH 3.0 时 37℃ 2h 可灭活病毒。

（二）流行病学

1. 传染来源 传染源主要是感染克里米亚-刚果出血热病毒的璃眼蜱属蜱，克里米亚-刚果出血热病毒的生活史可以表示为地方性的蜱-非人类脊椎动物-蜱。在欧洲，地中海璃眼蜱属是该病毒主要的贮存宿主。在我国，亚洲璃眼蜱是本病毒最主要的贮存宿主，也是最主要的传染源。某些野生动物，如鸟类、野兔或小型哺乳动物等，也是本病的重要传染源。家畜可能是亚洲璃眼蜱的主要血源动物，包括绵羊、山羊、马、牛和骆驼等。家畜与人的密切接触已成为该病发生的一个重要危险因素。

此外，急性期病人也是重要传染源。

2. 传播途径

（1）蜱的叮咬 携带病毒的成蜱在吸血过程中将病毒随唾液注入机体而引起感染是克里米亚-刚果出血热发病的主要感染途径。

（2）接触感染 接触带毒的动物血液或急性期病人的血液，通过皮肤伤口感染人，摄入病毒污染的食物也可感染本病。但是也有报道，感染克里米亚-刚果出血热病毒的动物屠宰后其肉产品没有传播本病的危险，因为屠宰后肉品组织本身的酸化作用可以使病毒灭活而失去感染能力。在剪羊毛或骆驼毛时将带病毒的蜱剪碎也可污染伤口而感染。家庭和医院内暴发感染较为常见，且症状特别严重，病死率也较高。

3. 易感动物

（1）自然宿主 目前至少在 31 种蜱和一种刺蚊中分离到克里米亚-刚果出血热病毒，其中最重要的是璃眼蜱属。在世界范围内，克里米亚-刚果出血热病毒的分布与璃眼蜱属的分布相一致，这可能与该病毒的全球分布有关，同时在其他类型的蜱中也分离到了该病毒。动物是蜱的宿主，在维持疾病的自然疫源地方面起到重要作用，但是没有证据表明动物自然感染克里米亚-刚果出血热病毒后会出现克里米亚-刚果出血热的临床症状。

1）家畜 在欧洲、亚洲和非洲，牛、绵羊、山羊、马、骆驼和猪等都有不同程度的感染。在春季这些动物身上蜱的数量很多，因此，家畜不仅是蜱的主要血源动物，也参与了克里米亚-刚果出血热病毒的自然循环。

2）野生动物 ①大型野生哺乳动物：在非洲，曾从狒狒、长颈鹿、犀牛、水牛、羚羊、瞪羚、大捻、斑马、黑角马等动物检出克里米亚-刚果出血热病毒抗体，它们在克里米亚-刚果出血热流行病学中的作用尚未很好研究。②中、小型哺乳动物：中、小型野生动物，特别是小型野生动物是克里米亚-刚果出血热病毒媒介蜱幼虫和若虫的宿主。包括兔形目的欧洲兔、草兔、塔里木兔，啮齿目的小林姬鼠、长爪黄鼠、多乳鼠、小家鼠、沙黄鼠、大沙鼠等，食虫目的刺猬，食肉目的赤狐、兔狲、香猫等，翼手目的蝙蝠等。

3）鸟类 鸟类在克里米亚-刚果出血热病毒散播中起重要作用。一方面它们是感染蜱的宿主，与克里米亚-刚果出血热病毒流行病学有关的蜱欧洲和亚洲有 5 种、非洲有 4 种，它们经常寄生于鸟类；另一方面鸟类可将蜱运送至他处，包括当地飞行时的短距离传送和迁徙飞行时的长距离传送，在每个大陆上都有几十种鸟可以作为克里米亚-刚果出血热病毒媒介蜱幼虫的宿主。

（2）实验动物　分离克里米亚-刚果出血热病毒最适动物为1～4日龄乳鼠，标本经脑内和腹腔联合接种后4～10天出现典型症状，包括惊跳、弓背、痉挛，继之因出现迟钝、软弱、平衡失调、侧卧、拒乳、皮肤苍白而死亡。连续传代3次后，潜伏期缩短为5天，发病规律可稳定传代。另外，新生金黄地鼠、新生大鼠和幼龄豚鼠均有不同程度易感性。

（3）易感人群　人对克里米亚-刚果出血热病毒高度易感，不受年龄和性别差异的影响。但由于疾病的疫源性，接触病原者有特定的职业群，并以青壮年为主。牧场工人、农民、野外工作者、牧民、兽医、屠宰人员、制革匠等均有较多机会接触克里米亚-刚果出血热病毒感染的蜱及动物而感染。在城市里，与克里米亚-刚果出血热患者密切接触的亲友及医护人员为该病的高危人群。

4. 流行特征　克里米亚-刚果出血热病毒与璃眼蜱的活动关系密切，疫源地的分布与璃眼蜱的地理分布完全吻合。该病的发生随蜱的消长呈现平行相关性。流行病学分析表明，该病具有疫源性、散发性和季节性特点，在我国3～6月为流行季节。

5. 发生与分布　克里米亚-刚果出血热病毒是影响人类健康的蜱传病毒中分布最广的一个病毒，在虫媒病毒中传播范围仅次于登革热病毒，居第二位。本病于1944年发生于苏联的克里米亚，1967年将病人的血液和组织对新生的小鼠进行颅内接种并成功分离到病毒，后来通过抗原荧光分析发现此分离到的病毒与1956年从非洲刚果的一个热性病人身上分离到的病毒没有区别，故得名克里米亚-刚果出血热病毒。该病毒广泛分布于欧、亚、非大陆，包括苏联中亚地区、土库曼斯坦、哈萨克斯坦等，苏联的欧洲部分、乌克兰及南斯拉夫、土耳其，非洲的乌干达、扎伊尔等。

1965年在我国首先发生于新疆的巴楚地区，病死率达80%。与新疆其他地区相比，巴楚地区近于半沙漠地区，适合亚洲璃眼蜱等主要媒介昆虫的滋生和繁衍。畜牧业是该地区主要经济产业之一，因此，该地区无论是自然生态环境、当地居民的生活习惯以及气候条件都为该病毒的存在和传播提供了必需的环节和条件。塔里木河流域两岸为本病的自然疫源地，以上游较为严重，在北疆和南疆地区经常出现新的自然疫源地。除新疆外，青海、云南、内蒙古、四川和辽宁等地的人群和动物中亦有抗体阳性的报道，提示本病在我国可能存在除新疆以外的流行区域。由于人类的活动（如旅游、动物贸易）以及鸟类迁徙等因素，克里米亚-刚果出血热病毒 得以迅速扩散，使发病率呈上升趋势，并多次发生牧场流行和医院感染。

（三）对动物与人的致病性

1. 对动物的致病性　对新生的小鼠、大鼠、金黄色仓鼠有致病力，但绝大多数动物感染克里米亚-刚果出血热病毒后不发病，只出现一过性病毒血症并产生抗体。

2. 对人的致病性　人是目前为止所知道的自然感染克里米亚-刚果出血热病毒后，唯一可以导致出现疾病临床症状的病毒宿主。俄罗斯科学家的一项研究表明，受感染的人出现克里米亚-刚果出血热症状的概率为21.5%，也就是说大约5个感染克里米亚-刚果出血热病毒的人中有一个会发展成为克里米亚-刚果出血热。

典型的克里米亚-刚果出血热根据发病临床症状的变化过程一般可将病程分为四期：潜伏期、出血前期、出血期、恢复期。一般人感染后的死亡率为10%～50%。

（1）潜伏期　一般克里米亚-刚果出血热的潜伏期为2～10天。不同的感染途径和感染的病毒量的不同导致潜伏期的长短也有所不同。血液传播的潜伏期较短，蜱叮咬的潜伏期也较短。南非的一项研究表明，蜱叮咬的潜伏期为3.2天，接触感染动物血液和组织的潜伏期为5天，接触感染病人的血液的潜伏期为5.6天。

（2）出血前期　多为潜伏一周左右后突然起病。发热呈稽留热、弛张热或双峰热型（39～41℃），发热平均持续4～5天。病人有发冷寒战、剧烈头痛、畏光、全身肌痛、腰痛、关节和上腹痛；并有恶心、食欲不振、呕吐或腹泻、口干、呼吸恶臭等症状，面颈和上胸部出血，眼结膜和咽充血，软腭水肿，有小出血点。严重病例会很快出现弥散性血管内凝血、出血和休克。出血前期一般持续1～7天。

（3）出血期 出现各种形式的出血症状，克里米亚-刚果出血热病毒引起的出血症状比其他的出血热病毒引起的出血症状更为典型。研究发现病人的体温变化与出现出血症状并无明显的关联。出血期的持续时间较短但发展迅速，常于病后 3～5 天开始，病情迅速恶化，持续 2～3 天或在最高峰时死亡。典型的出血症状是黏膜和皮肤出现淤血点或淤血斑（彩图 15-7），最常见的出血是在鼻腔、胃肠道系统，严重病人发展到大量呕血、便血（黑粪症）、子宫、泌尿道、呼吸道和肺大出血（咯血）。也有报道指出包括阴道、大脑也出现出血，有 1/3 的病人会出现肝脾肿大，此时病人进入肝肾衰竭状态，进行性嗜睡、木僵和昏迷，心动过缓，心音低沉和低血压。

（4）恢复期 约在起病后 15～20 天开始，出血症状停止，病后 3～6 周血象和尿常规恢复正常，其特征有长期无力、脉搏不稳定、心动过速、脱发、神经炎、视力减退、听觉丧失、呼吸困难、记忆力丧失等，伴有头痛、出汗、食欲不振等症状，可持续 1 年左右。

本病的基本病理变化是全身毛细血管扩张、充血，通透性及脆性增加，导致皮肤、黏膜以及全身各脏器组织不同程度的充血、出血，实质性器官肝、肾上腺、垂体等出现变性、坏死，腹膜后有胶冻样水肿，其中毛细血管脆变是克里米亚-刚果出血热常见的病变特征。

（四）诊断

1. 动物的临床诊断 由于绝大多数动物感染克里米亚-刚果出血热病毒后不发病，只出现一过性病毒血症，可持续一周左右。血清学方法检测动物体内病毒 IgG 和 IgM 抗体可诊断和区分该动物是否感染或曾经感染过克里米亚-刚果出血热病毒。

2. 人的临床诊断

（1）疑似 有以上临床症状和致病特点但缺乏流行病学依据，可作为疑似病例。

（2）确诊 具有以上临床表现和致病特点，又有流行病学依据及实验室检测结果可作出临床诊断。

本病需注意与败血症、流感、疟疾、流行性出血热、钩端螺旋体病、白蛉热、黄热病、Q 热，以及早期的拉沙热、埃博拉病毒感染、马尔堡病毒感染等鉴别诊断。

3. 实验室诊断

（1）血液学检查 血象中白细胞和血小板数减少，淋巴细胞增多，有异常淋巴细胞出现。出现尿蛋白，粪便隐血试验大多呈阳性。出血、凝血时间延长，血块收缩不良。另外病人血液中的天冬氨酸氨基转移酶、丙氨酸氨基转移酶、乳酸脱氢酶、肌酸酐磷酸激酶含量升高。

（2）病毒分离 取早期（发病前 8 天）病人血液可分离到该病毒。传统的方法是将获得的病料样品接种到新生小鼠颅内，然后从小鼠的脑组织中分离病毒，利用细胞培养物分离病毒比传统的方法简单快速，但是敏感性要低一些。常用于分离克里米亚-刚果出血热病毒的细胞有 Vero、CER、BHK-21 和 LLC-MK2 等。

（3）血清学诊断 包括补体结合试验、中和试验、反向被动血凝试验、间接免疫荧光试验、血凝抑制试验、双相免疫扩散试验、抗原捕获 ELISA 等。在发病第 7～9 天可检测到特异性 IgM 与 IgG 抗体，双份血清抗体效价升高 4 倍以上者有诊断意义。ELISA 方法要比免疫荧光试验和中和试验的特异性敏感性高。感染后 4 个月特异性的 IgM 抗体将不能被检测到，但是 IgG 在感染后至少 5 年之内能够被检测到。

（4）其他支持性实验室检查 从病变组织的标本中经反转录-聚合酶链式反应（RT-PCR）检测出病毒核酸。RT-PCR 可以快速诊断克里米亚-刚果出血热病毒感染，并且有较高的特异性和敏感性，通常针对核衣壳蛋白基因设计引物。实时荧光定量 RT-PCR 检测速度更快，特异性和敏感性更高。

（五）防制措施

按照中华人民共和国卫生部 2004 年 11 月 28 日发布的《病原微生物实验室生物安全管理条例》分类，新疆出血热应属于高致病性病原微生物。在我国人的传染病疫情报告中列为乙类传染病。

1. 预防

（1）宣传教育 每年 3～6 月是新疆出血热流行的高峰期。在重点疫区，加强巡回防病工作，使群众提高警惕，以利于早期发现病人。对医护人员进行培训，以便及时对病人进行治疗和护理，降低死亡率。

（2）防蜱叮咬 新疆出血热的传播媒介主要是亚洲璃眼蜱，其对人畜的侵袭力强。因此，在疫区的人员需采取防蜱叮咬的措施，以降低或防止本病的发生。一旦被蜱叮咬后，应立即就医。同时畜牧兽医部门在春季需对家畜进行体外灭蜱，以降低蜱密度，减少感染机会。

（3）预防接触感染 患者及可疑者需严格隔离。对病人的血液、尿、大便及注射器需及时进行消毒处理，屠宰家畜和剪羊毛时需防止剪碎的蜱污染手上破损的皮肤。

（4）预防接种 目前没有有效的克里米亚-刚果出血热疫苗。可以试用国产的灭活乳鼠脑精制疫苗，保护率可达70％，但也有性能不稳定等缺点。研制新型疫苗用以预防克里米亚-刚果出血热具有重要意义。

（5）疫情监测 在疫区内广泛进行疫情监测，以便及时发现隐患，采取有效的防治措施，降低发病率。

2. 治疗 治疗主要采用支持疗法，以止血、补液、抗病毒为主，配合使用被动免疫疗法。在治疗的时候要特别注意潜在的出血点并采取相应措施，比如对有消化道溃疡的病人使用组胺受体阻断剂，避免肌内注射，不要使用阿司匹林等影响凝血功能的药物。①根据病人的病理生理变化采用综合疗法，早期诊断、早期治疗可减轻病情发展。②发热早期病人应予静脉输液，补充足量液体和电解质，并应用肾上腺皮质激素治疗，有一定疗效。③近年来应用被感染的羊血清制备成冻干治疗血清，早期治疗获得良好的效果。用法：皮肤过敏试验阴性者，应用治疗血清10～15mL，一次性肌内注射。④利巴韦林对本病毒有明显的抑制作用，早期治疗可能有一定效果。但是有报道指出使用利巴韦林治疗严重急性呼吸器官综合征（SARS）时有病人出现溶血性贫血、低钙血症、低镁血症。在用于本病治疗时有无此副作用需进一步研究（利巴韦林禁用于动物）。⑤重型病人出现休克、腔道出血、肺水肿等，可参照流行性出血热治疗。

（六）公共卫生影响

近年来，世界范围多次发生该病牧场流行和医院内暴发感染，发病率呈上升趋势。目前，该病也已成为我国一个严重的公共卫生问题。由于旅游业和动物贸易产业的迅猛发展，有可能造成远距离传播，在非疫区形成新的疫源地，造成局部暴发流行。

另外，克里米亚-刚果出血热病毒高致病性的特点使其有可能被用于制造生物恐怖或生物战剂，对人民生命财产危害极大，同时易造成极大的社会恐慌。因此，有必要加强全社会对这一疾病的认识，普及有关防治知识，以增加民众对克里米亚-刚果出血热病毒的应急反应能力，将其带来的影响控制到最低程度。

（于学东 蔡林）

◆ **参考文献**

冯崇慧.1983.新疆出血热病毒抗原性的初步分析［J］.中华流行病学杂志，4：92-95.

冯崇慧.2004.新疆出血热病毒的实验室诊断方法［J］.地方病通报，19卷增刊：101-116.

金宁一，胡仲明，冯书章.2007.新编人兽共患病学［M］.北京：科学出版社：196-211.

刘克州，陈智.2002.人类病毒性疾病［M］.北京：人民卫生出版社：733-741.

马本江，孙世华.1999.克里米亚-刚果出血热的流行病学［J］.国外医学流行病学：传染病学分册，26（4）：149-151.

马本江，孙世华.2000.克里米亚-刚果出血热的诊断与治疗进展［J］.国外医学：病毒学分册，7（1）：4-7.

唐家琪.2005.自然疫源性疾病［M］.北京：科学出版社：108-131.

唐青.2006.克里米亚-刚果出血热研究状况与进展［J］.中华实验和临床病毒学杂志，20（1）：86-89.

俞东征.2009.人兽共患传染病学［M］.北京：科学出版社：814-821.

Burt FJ，Leman PA，Abbott JC，et al. 1994. Serodiagnosis of Crimean-Congo haemorrhagic fever. Epidemiol Infect，113：551-562.

Drosten C，Gottig S，Schilling S，et al. 2002. Rapid detection and quantifi cation of RNA of Ebola and Marburg viruses，

Lassa virus, Crimean-Congo hemorrhagic fever virus, Rift Valley fever virus, dengue virus, and yellow fever virus by real-time reverse transcription-PCR. J Clin Microbiol, 40: 2323 - 2330.

Drosten C, Kummerer BM, Schmitz H, et al. 2003. Molecular diagnostics of viral hemorrhagic fevers. Antiviral Res, 57: 61 - 87.

Knowles SR, Phillips EJ, Dresser L, et al. 2003. Common adverse events associated with the use of ribavirin for severe acute respiratory syndrome in Canada. Clin Infect Dis, 37: 1139 - 1142.

Shepherd AJ, Swanepoel R, Leman PA, et al. 1986. Comparison of methods for isolation and titration of Crimean-Congo hemorrhagic fever virus. J Clin Microbiol, 24: 654 - 656.

Whitehouse CA, 2004. Crimean-Congo haemorrhagic fever. Antiviriral research, 64: 145 - 160.

二、内罗毕绵羊病

内罗毕绵羊病（Nairobi sheep disease）是由内罗毕绵羊病病毒引起的一种人与动物共患疾病。患病动物典型的临床症状表现为呼吸急速，有黏液及脓性鼻涕，继而发生出血性胃肠炎，致死率较高。人感染内罗毕绵羊病病毒后临床症状主要表现为轻度的流感样症状。具尾扇头蜱（*Rhipicephalus appendiculatus*）是其主要的传播媒介。

（一）病原

1. 分类地位 内罗毕绵羊病病毒（*Nairobi sheep disease virus*，NSDV）在分类上属布尼亚病毒科（Bunyaviridae）、内罗病毒属（*Nairovirus*）、内罗毕绵羊病血清群。内罗毕绵羊病病毒血清群包括可以引起家畜严重疾病的内罗毕绵羊病病毒和可引起人轻度疾病并在西非牛中广泛无毒传播的杜贝病毒（*Dugbe virus*）。

2. 形态学基本特征与培养特性 电镜观察感染病毒的细胞（BHK-21细胞），可在胞质空泡内见到成堆的圆形和长形的病毒颗粒，圆形病毒颗粒直径约70nm，长形病毒颗粒直径为60nm，长达500nm。两种病毒颗粒的内部都有一个电子密度较高的核心，外由一个电子密度较低的窄层围绕，最外又是一个电子密度高的外层。

内罗毕绵羊病病毒在鸡胚内不能增殖，但在山羊外肾细胞、绵羊肾细胞及田鼠、仓鼠肾的继代细胞株上生长良好，可出现细胞病变。胞质内出现多形核细胞及胞质内包含体，包含体经常包围在胞核周围。脑内和腹腔内注射乳鼠，可以使其发生脑炎并死亡，成年小鼠只在脑内注射时感染。鼠脑适应毒株对绵羊的毒力减弱，且可在鸡胚内生长。

3. 理化特性 病毒在冻干条件下可以长期保存，血液和血清中的病毒于4℃下可长时间存活。在50℃下能耐受1h，但60℃ 5min可使其灭活。在扇头蜱的成虫、幼虫和若虫体内可存活数月。

（二）流行病学

1. 传染来源 患病绵羊、山羊是其主要的传染来源。

2. 传播途径 内罗毕绵羊病病毒由蜱传播，具尾扇头蜱（*Rhipicephalus appendiculatus*）是其主要传播媒介。附加扇头蜱（*Rhipicephalus pulchellus*）和彩饰钝眼蜱（*Amblyomma variegatum*）也是内罗毕绵羊病病毒的传播媒介。病毒可在成年蜱及其幼虫和稚虫中存活数月，并经卵传给下一代。幼虫、若虫和成虫通过叮咬出现病毒血症的绵羊，将病毒转移至下一个生活期，再通过叮咬敏感绵羊来传播内罗毕绵羊病病毒。

在自然情况下，与感染的动物接触不会导致本病的传播。进行动物试验时，易感动物通过接种有传染性的血液、血清或组织悬浮液可引起内罗毕绵羊病，绵羊通过口服途径给予大剂量（50mL）带毒血液或者血清也能导致感染。

3. 易感动物 在家畜及实验动物中，只有绵羊和山羊容易感染本病毒。牛及其他家畜不感染。非洲田鼠（*Arvicathus abysinicus nubilans*）是本病毒的贮存宿主。

4. 流行特征 本病呈地方性流行。发病率的高低与疫区主要传播媒介的数量有关。疫区内绵羊和山羊通常具有免疫力，而进入病区的易感动物则易发病。有研究显示，内罗毕绵羊病的暴发主要与城市附近的家畜贸易有关，而非病区的散发病例则通常发生在大量雨水和蜱虫媒介出现之后。

5. 发生与分布　该病于1910年在肯尼亚的内罗毕附近首次发现，并在1917年确定其病原为内罗毕绵羊病病毒。1994年首次报道发现人感染内罗毕绵羊病病毒发病。内罗毕绵羊病主要发生在非洲东部的肯尼亚、乌干达、坦桑尼亚、埃塞俄比亚和索马里。在刚果共和国发现了一种与本病相似的疾病，称为 Kisenyi 绵羊病。

本病以前被认为主要在非洲流行，但是有研究表明亚洲也有本病的传播。有报道指出在印度发现的甘贾母病毒（Ganjam virus）是内罗毕绵羊病病毒在亚洲流行的一个变异株。甘贾母病毒是1954年在印度绵羊身上寄生的血蜱（Haemaphysalis intermedia）体内分离得到的，两年以后发现人感染甘贾母病毒，对印度3个邦的血清学调查表明，人感染的现象广泛存在，直接从事甘贾母病毒研究的人员还有轻微的热性病表现。1996年在斯里兰卡的血蜱体内则直接发现了内罗毕绵羊病病毒。

（三）对动物与人的致病性

1. 对动物的致病性　内罗毕绵羊病为一种急性、发热性传染病，主要发生于绵羊和山羊，绵羊比山羊易感。绵羊和山羊自然感染的潜伏期是4～15天，而实验室感染的潜伏期一般为1～3天，少数动物可在7～9天发病。

本病典型的症状是引起出血性胃肠炎。开始发病时，动物体温突然升高到40～41℃，白细胞显著减少，精神沉郁，随后出现腹泻，伴发体温降低。起初粪便稀薄，呈细水样，后来粪便中含有黏液和血液。其他症状包括发病动物鼻孔流出大量黏液性或脓性的带血鼻液，结膜炎，呼吸困难，食欲减退。体表淋巴结肿大。母羊生殖道肿胀、充血、孕羊胎膜肿胀、出血易流产。而流产胎儿的器官和组织中亦有大量出血。

在超急性感染中，体温突然升高，3～6天后又突然下降，并且在数小时内虚脱死亡。死亡率为30%～70%，严重暴发时可高达90%。

在本病感染的早期，没有典型的病理变化，主要的病理变化是淤血性淋巴结炎，胃肠道、脾脏、心脏等组织器官可见斑点性出血。随着病程的发展，出血性胃肠炎的症状逐渐明显，最典型的表现是肠内容物中混有血液，皱胃黏膜、盲肠、结肠、回盲瓣周围组织可见充血出血，直肠可见斑马纹形状的出血带。淋巴组织泛发性增生，淋巴结肿大、水肿。脾脏肿大、充血。肾脏充血、肿大数倍。同时，还存在肺水肿、肾炎、心肌炎和膀胱坏死等病理变化。

易感动物感染内罗毕绵羊病病毒后一般预后不良，有时也会出现轻度感染。美利奴（Merino）羊和美利奴杂种羊的死亡率为40%左右，马赛（Masai）羊的死亡率更高。

2. 对人的致病性　人感染内罗毕绵羊病病毒后发病的病例极少。乌干达曾经发现一例自然感染的病例出现一过性的临床症状并分离得到病毒，在印度也发现人血清中内罗毕绵羊病病毒抗体阳性。人感染内罗毕绵羊病病毒后临床上主要表现为轻度的流感样症状。研究内罗毕绵羊病病毒的人员应严防本病的气溶胶感染。

（四）诊断

根据临床症状、流行病学资料（媒介蜱的存在）、病理变化可作出初步诊断。流行病学对本病的诊断具有指导意义。内罗毕绵羊病通常是在易感动物进入具尾扇头蜱等传播媒介大量存在的疫区时发生。当新引进的绵羊、山羊出现严重的肠炎、流鼻液症状，而当地的动物没有异常表现时可以怀疑是发生内罗毕绵羊病。在某些特殊情况下，绵羊的发病率高，山羊的发病率较低，牛等其他动物没有发病表现也是本病的一个流行特征。

确诊须进行病原鉴定、血清学试验以及鉴别诊断。

1. 样品的采集　在动物刚开始出现体温升高时，抗凝血是分离内罗毕绵羊病病毒的最好病料。当动物出现体温下降或者正常以后，很少能从血液中分离到病毒，采集肠系膜淋巴结或者脾脏可以分离得到病毒。

进行血清学试验可以采集多份血清样品进行检测。

2. 病原鉴定

（1）病毒分离及抗原检测 脑内接种乳鼠是经典的分离内罗毕绵羊病病毒方法，且效果很好。也可采取发热期病羊的血浆、肠系膜淋巴结或脾脏做成悬液，接种羔羊或仓鼠肾细胞培养物及 BHK - 21 细胞，进行病毒分离。用补体结合试验、酶联免疫吸附试验、琼脂免疫扩散试验或免疫荧光试验进行鉴定。也可以用接种过的组织培养物或鼠脑涂片以直接免疫荧光试验鉴定病毒，免疫荧光试验能特异性地鉴定内罗毕病病毒，在接种后 24～48h 内就可得出阳性结果，不必等到出现细胞病变。

（2）病毒核酸检测 可以用反转录-聚合酶链反应（RT - PCR）检测该病毒的 RNA。

（3）动物接种试验 采集感染动物的组织悬液或血浆接种绵羊，如果出现发热等典型临床症状，即可初步诊断为该病。还可用 1：10 稀释的组织悬液或血浆 0.01mL 对 2～4 日龄乳鼠进行脑内接种。通常每个样品用两窝小鼠，每窝 8～10 只，每一样品盲传一代。小鼠接种后出现衰弱，并于接种后 5～9 天内死亡。无菌采集鼠脑，混合并作 1：100 稀释，再进行传代。

3. 血清学试验 补体结合试验、酶联免疫吸附试验、间接免疫荧光试验、间接血凝试验和琼脂免疫扩散试验等已成功应用于本病的血清学诊断，应检测双份血清。但病毒中和试验的结果不可靠，因为该试验也能检测内罗毕病毒属的其他成员。

（五）防制措施

1. 综合性措施 严格执行检疫制度，定期进行杀虫消毒。易感羊群每周必须通过杀虫剂药浴和喷雾法来消灭传播媒介，次氯酸盐和酚类消毒剂对内罗毕绵羊病病毒的消毒效果较好。

对病、死羊采取扑杀、销毁或无害化处理等措施，疫区内用具、圈舍、场地必须进行严格消毒，畜禽粪便、垫草、受污染的物品必须进行无害化处理。

由于本病不经接触传染，因此采取隔离措施的意义不大。

2. 疫苗免疫接种 康复动物具有长期甚至终生的免疫力，疫区的绵羊和山羊由于长期暴露在病毒中而获得了很好的免疫力。

通过细胞传代得到的弱毒可以作为疫苗使用。内罗毕绵羊病病毒的恩德培（Entebbe）株就是经过 140～150 次传代得到的一个弱毒株，并且可以作为疫苗使用。

3. 治疗 本病没有特效疗法。主要采用支持疗法，保护动物不要受到恶劣天气的影响，给予良好的饲养管理，可以降低死亡率。抗病毒药物对该病的治疗具有一定效果，在治疗过程中应防止继发感染。

（六）公共卫生影响

内罗毕绵羊病病毒对人类健康的危害不大，尽管有感染人的报道，但是人血清中可以和内罗毕绵羊病病毒反应的抗体到底是针对内罗毕绵羊病病毒还是针对其他不明来源的病原，还需要进一步研究。只需对病羊采取相应措施即可，但仍需对流行区域居民和进入者进行监测，了解疾病对人类感染的可能性，做好相应的防疫控制措施。

（邓永强 蔡林）

◆ **参考文献**

殷震，刘景华．1997．动物病毒学［M］．第 2 版．北京：科学出版社：820 - 821．

Beate I Marczinke, Stuart T Nichol. 2002. Nairobi Sheep Disease Virus, an Important Tick-Borne Pathogen of Sheep and Goats in Africa, Is Also Present in Asia. Virology, 303：146 - 151.

Dandawate C N, Shah K V. 1969. Ganjam virus：A new arbovirus isolated from ticks Haemaphysalis intermedia Warburton and Nuttal, 1909 in Orissa, India. Ind. J. Med. Res, 57：799 - 804.

Dandawate C N, Work T H, Webb J K G, et al. 1969. Isolation of Ganjam virus from a human case of febrile illness：A report of a laboratory infection and serological survey of human sera from three different states of India. Ind. J. Med. Res, 57：975 - 982.

Davies FG, Mungai JN, Taylor M. 1977. The laboratory diagnosis of nairobi sheep disease. Tropical animimal health production, 9（2）：75 - 80.

Marczinke BI，Nichol ST. 2002. Nairobi sheep disease virus，an important tick-borne pathogen of sheep and goats in Africa，
 is also present in Asia. Virology，303 (1)：146 - 151.

Perera，L P，Peiris J S M，Weilgama D J. 1996. Nairobi sheep disease virus isolated from Haemaphysalis intermedia ticks
 collected in Sri Lanka. Ann. Trop. Med. Parasitol，90：91 - 93.

Terpstra C. 1994. Nairobi sheep disease. In "Infectious Diseases of Livestock with Special Reference to Southern Africa"
 (J. A. W. Coetzer，G. R. Thomson，and R. C. Tustin，Eds.)，Oxford Univ. Press，Cape Town，Cape Town，718 - 722.

三、杜贝病毒感染

杜贝病毒感染（Dugbe virus infection）是由杜贝病毒引起的一种以蜱为主要传播媒介的人与动物
共患病。主要流行于非洲热带地区，动物被感染基本不发病，或症状较轻。人感染后临床症状主要表现
为轻度发热，伴有恶心、寒战和白细胞减少等。

（一）病原

1. 分类地位 杜贝病毒（*Dugbe virus*，DUGV）在分类上属布尼亚病毒科（Bunyaviridae）、内罗
病毒属（*Nairovirus*）、内罗毕绵羊病血清群（Nairobi sheep disease group）。杜贝病毒基因组为单股负
链 RNA，分 3 个节段，即大（L）、中（M）和小（S）基因片段，分别编码 RNA 依赖的 RNA 聚合酶、
包膜糖蛋白 G1 和 G2、核衣壳蛋白 N，其中 G1 蛋白包含主要的抗原中和表位。杜贝病毒在抗原特性和
核苷酸序列方面与克里米亚-刚果出血热病毒（*Crimean-Congo haemorrhagic fever virus*）密切相关，
血清学研究表明杜贝病毒与甘贾母病毒（内罗毕绵羊病病毒在亚洲流行的一个变异株）相近。由于杜贝
病毒对畜牧业生产和人群健康威胁小，常将其作为内罗毕病毒属病毒研究的模型病毒，来研究内罗毕病
毒属病毒在蜱类体内的生活史以及研制内罗毕病毒属病毒诊断的方法和诊断试剂。最近在肯尼亚内罗毕
新发现的一种 *Kupe virus* 与杜贝病毒相近。

2. 形态学基本特征 杜贝病毒粒子呈球形，直径 90～100nm。外层为厚约 5nm 的脂质双层包膜，
上嵌 5～10nm 长的纤突。纤突在膜上形成直径约为 5nm 的中空圆柱形结构。

3. 培养特性 杜贝病毒可在猪肾细胞（图 15 - 9）、Vero 细胞和 LLC - MK2 细胞中增殖，病毒滴
度最高可达 10^5PFU/mL，仅出现轻微细胞病变。光学显微镜下在染色固定的标本中可观察到，感染细
胞的细胞核旁有明显的嗜碱性细胞质内含物；电镜下可观察到病毒常黏附在细胞表面，或者在胞内空泡
内，在嗜碱性细胞内含物内也有病毒颗粒，利用免疫荧光可检测到病毒相关抗原。病毒接种猪肾细胞和
Vero 细胞可产生直径约 1～2mm 清晰的圆形蚀斑。杜贝病毒在蜱细胞中生长良好，但病毒滴度较低，
细胞病变轻微甚至无细胞病变。

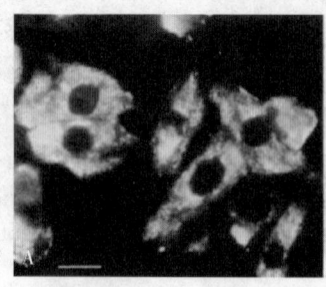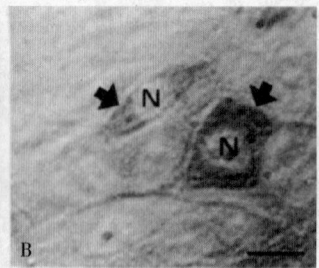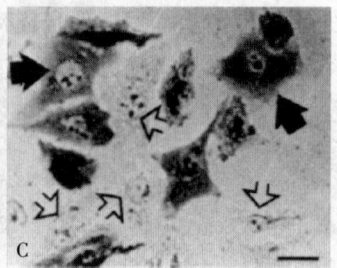

图 15 - 9 杜贝病毒感染猪肾细胞

A. 免疫荧光试验 B. 免疫过氧化物试验，可见细胞质阳性，细胞核阴性（N） C. 原位杂交试验（阳性
细胞：封闭箭头；阴性细胞：开放箭头）

［引自 Timothy F. Booth，Gordon M. Steele，Anthony C. Marriott，et al. Dissemination，Replication，and
Trans-dtadial Persistence of Dugbe Virus（Nairovirus，Bunyaviridae）in the Tick Vector Amblyomma Variega-
tum. American Journal of Tropical Medicine and Hygiene，1991，43（1）：146 - 157，经 American Journal of Trop-
ical Medicine and Hygiene 授权］

4. 理化特性　杜贝病毒囊膜上含有丰富的脂质，故对乙醚、氯仿、脱氧胆酸钠及其他脂溶剂敏感。0.1%去氧胆酸钠或0.1%胰蛋白酶37℃处理10min均可使病毒完全失活。

杜贝病毒对外界理化因素抵抗性不强。10%杜贝病毒鼠脑悬液存放于4℃或-20℃，2个月内即被完全失活，37℃12h内失活。杜贝病毒在pH 9.0条件下可保持感染性，但在pH 3.0条件下不稳定。

杜贝病毒鼠脑悬液或者组织培养上清液在-70℃则可稳定冻存2~3个月。

（二）流行病学

1. 传染来源　带毒家畜是该病主要的传播来源。

2. 传播途径　彩饰钝眼蜱（*Amblyomma variegatum*）是杜贝病毒的主要传播媒介，长喙璃眼蜱（*Hyalomma truncatum*）和消色牛蜱（*Boophilus decoloratus*）在传播中作用次之，蚊、库蠓可能也传播本病毒。蜱叮咬携带杜贝病毒的家畜或人，即可携带病毒。病毒可在蜱中复制繁殖。健康家畜或者人被携带杜贝病毒的蜱叮咬，即造成感染。尚未观察到家畜间、人间或者家畜与人之间的直接接触传播。

3. 易感动物

（1）自然宿主　家畜特别是绵羊对杜贝病毒最为易感，是杜贝病毒的自然宿主。人一般不易感，发病极少。

（2）实验动物　小鼠［如 Crl：CD-I（ICR）BR、NIH/Ola、C57Bl/6/Ola、A2G/Ola、BALB/cAnCr1BR/C3H/H3NCr1BR］对杜贝病毒易感。

4. 流行特征　目前非洲热带地区均有杜贝病毒流行，由于家畜或哺乳动物被杜贝病毒感染后不发病或者病症较轻，因此其流行情况尚不明确。人群中杜贝病毒感染为偶发，且无年龄区别。杜贝病毒的流行应与彩饰钝眼蜱的分布有关。

5. 发生与分布　杜贝病毒是在1964年从尼日利亚的彩色钝眼蜱体内首次分离得到的，此后又在尼日利亚的牛、人、蚊和库蠓体内分离到本病毒。杜贝病毒感染在非洲热带地区广泛流行。在中非和西非热带地区，从家畜或蜱中均可分离到病毒。我国尚未发现杜贝病毒感染的流行。

（三）对动物与人的致病性

1. 对动物的致病性　家畜等草食类哺乳动物对杜贝病毒易感，但一般不发病或者病症较轻。

乳鼠脑内接种或其他方式接种杜贝病毒，均可导致乳鼠感染致死。成鼠仅脑内接种可引起致死性感染；经皮下和鼻腔接种则无病毒血症；此外，皮下接种成鼠，病毒增殖仅局限在接种区域；鼻腔接种杜贝病毒可扩散到呼吸道，但脑中则无病毒检出。有报道指出杜贝病毒对实验鼠类具有嗜神经性，新生小鼠采用腹腔接种而不采取脑部接种病毒后即发病死亡，免疫组织染色发现大脑内有病毒阳性的细胞，且神经元是主要的被感染细胞，在感染杜贝病毒的细胞内病毒的核蛋白质在细胞质中聚集（彩图15-8）。在感染的新生小鼠体内，上呼吸道、脾脏、肝脏、心脏和大脑中的病毒滴度最高。试验还发现，干扰素（IFN）在清除杜贝病毒的过程中发挥重要作用，IFN-α/βR$^{-/-}$的小鼠在腹腔和大脑接种杜贝病毒后很快死亡。

2. 对人的致病性　人对杜贝病毒不易感。患者仅出现轻度发热，血小板减少、恶心和打冷战。

（四）诊断

1. 动物的诊断　①从疑似感染杜贝病毒的蜱、动物体内分离出杜贝病毒。②实验室检测结果支持杜贝病毒感染。

2. 人的临床诊断

（1）可疑　具有上述临床症状和致病特点，并且有蜱叮咬的流行病学史。

（2）疑似　临床表现符合杜贝病毒感染的特征，未分离出杜贝病毒并排除其他诊断，但仅一项实验室检查结果支持杜贝病毒感染；或临床表现符合杜贝病毒感染，有明确的蜱叮咬的流行病学史，但无杜贝病毒感染的实验室证据。

（3）确诊　临床有符合杜贝病毒感染的表现，并从受影响的组织或部位分离出病毒；或临床表现符合杜贝病毒感染，并有两种以上的实验室检查结果支持杜贝病毒感染。

3. 实验室诊断 ①从病变器官收集的临床标本分离并证实杜贝病毒。②其他支持性实验室检查：从病变组织标本中经由乳鼠脑内接种，或经由猪肾细胞及蜱细胞（Ra234）分离杜贝病毒；经其他公认的实验室检测方法，如血凝抑制试验、免疫荧光试验、ELISA 等血清学方法证实杜贝病毒感染。

（五）防制措施

1. 预防

（1）综合性措施 避免蜱虫叮咬是预防杜贝病毒感染的关键。家畜感染杜贝病毒后一般不发病，不需采取专门的防治措施。提高家畜圈养和放牧的卫生条件，以降低蜱虫叮咬，即可有效降低杜贝病毒感染。接触家畜或者进入蜱虫活跃地区的人可涂抹防蜱虫叮咬药剂，以避免蜱虫叮咬导致的杜贝病毒感染。

（2）疫苗接种 尚无针对预防人和动物感染杜贝病毒的疫苗。

2. 治疗 动物感染杜贝病毒后基本不发病，不需专门的治疗措施。人感染杜贝病毒多为轻度发热，一般采取支持疗法。

（六）公共卫生影响

杜贝病毒感染家畜后一般不发病，对畜牧业影响不大。人群感染亦为偶发，病症较轻，公共卫生危害较小。但杜贝病毒广泛分布于非洲热带地区，传播范围广，而且发病不明显，易被忽视，因此其潜在公共危害应引起足够重视。

（姜　涛）

◆ 参考文献

Amanda Boyd，John K Fazakerley，Anne Bridgen. 2006. Pathogenesis of Dugbe virus infection in wild-type and interferon-deficient mice. Journal of General Virology，87：2005 - 2009.

Anne Bridgen，David A Dalrymple，Friedemann Weber，et al. 2004. Inhibition of Dugbe nairovirus replication by human MxA protein. Virus Research，99：47 - 50.

Booth TF，Gould EA，Nuttal PA. 1991. Structure and morphogenesis of dugbe virus（Bunyaviridae，Nairovirus）studied by immunogold electron microcopy of ultrathin cryosections. Virus research，21（3）：199 - 212.

Booth TF，Marriott AC，Steel GM，et al. 1990. Dugbe virus in ticks：histological localisation studies using light and electron microscopy. Arch virol，1（Suppl）：208 - 218.

Buckley A，Higgs S，Gould EA. 1990. Dugbe virus susceptibility to neutralization by monoclonal antibodies as a marker of virulence in mice. Arch virol，1（Suppl）：197 - 205.

Casals J，Tignor GH. 1980. The Nairovirus genus：senological relationships. Intervirology，14（3 - 4）：144 - 147.

Causey OR. 1970. In supplement to the catalogue of arthropod-borne viruses，No. 226. dugbe（DUG）strain. AR 1792. American journal of tropical meidine and hygiene，19（6）：1123 - 1124.

Coats DM，Sweet C. 1990. Studies of the pathogenesis of a nairovirus. Dugbe virus. in normal and in immunosuppressed mice. Journal of general virology，71（Pt2）：325 - 332.

David-West TS，Porterfield DM. 1974. Dugbe virus：a tickborne arbovirus from Nigeria. Journal of general virology，23（3）：297 - 307.

Eio Ghorr AA，Marriott AC，Ward VK，et al. 1990. Characterisation of dugbe virus（Nairovirus，Bunyaviridae）by biochemical and immunochemical procedures using monoclonal antibodies. Arch virol，1（Suppl）：169 - 179.

Elliott RM. 1990. Molecular biology of the bunyaviridae. Journal of general virology，71（3）：501 - 522.

Marriott AC，Nuttall PA. 1996. Large RNA segment of dugbe nairovirus encodes the putative RNA polymerase. The Journal of General Virology，77（8）：1775 - 1780.

Mary B. Crabtree，Rosemary Sang，Barry R. Miller. 2009. Kupe Virus，a New Virus in the Family Bunyaviridae，Genus Nairovirus，Kenya. Emerging Infectious Diseases，15（2）：147 - 154.

Steele GM，Nuttall PA. 1989. Difference in vector competence of two species of sympatric ticks. Amblyomma variegatum and rhipicephalus appendiculatus for dugbe virus（Nairovirus. Bunyaviridae）. Virus research，14（1）：73 - 84.

四、凯山病毒感染

　　凯山病毒感染（Khasan virus infection）是由凯山病毒（*Khasan virus*，KHAV）引起，该病毒在分类上属布尼亚病毒科（Bunyaviridae）、内罗病毒属（*Naivovirus*），最早从苏联 Khasansk 地区的长角血蜱（*Haemaphysalis longicornis*）分离，其原型株为 LEIV-776P。凯山病毒无血凝活性，在抗原上与克里米亚-刚果出血热病毒（CCHFV）相关。凯山病毒能在原代培养的禽类纤维母细胞、绿猴肾细胞以及传代培养的猪胚胎肾细胞上繁殖，但不出现病变。脑内接种凯山病毒能使乳鼠和幼鼠发病。目前无凯山病毒引发人或动物疾病的报道。

（卢　义）

◆ **参考文献**

Lvov DK，Leonova GN，Gromashevsky VL，et al. 1978. Khasan virus, a new ungrouped bunyavirus isolated from Haemaphysalis longicornis ticks in the Primorie region. Acta Virol，22：249-252.

五、哈扎拉病毒感染

　　哈扎拉病毒感染（Hazara virus infection）由哈扎拉病毒（*Hazara virus*，HAZV）引起，该病毒在分类上属布尼亚病毒科（Burnyaviridae）、内罗病毒属（*Nairovirus*）。1964 年由 Begum 等人从巴基斯坦西部哈扎拉地区收集的硬蜱中分离，原始株为 JC 280。哈扎拉病毒与克里米亚-刚果出血热病毒在抗原上具有相关性，针对后者的抗体能够发生不同程度的交叉反应。在基因组序列上，哈扎拉病毒亦与克里米亚-刚果出血热病毒密切关系，其 S 片段的核苷酸序列的相似性达 60%。

　　哈扎拉病毒的天然宿主为田鼠等啮齿类动物，硬蜱是其主要的传播媒介。

　　在动物试验中，脑内感染新生小鼠，可在脑、血液和肝脏中检测到病毒，病理变化主要是局灶性神经元坏死和组织水肿，电镜下在皮层神经元的核周体、高尔基体囊泡以及内质网均可见病毒颗粒聚集。目前无哈扎拉病毒引发人或其他哺乳动物疾病的报道。

（卢　义）

◆ **参考文献**

Begum F，Wisseman CL Jr，Casals J. 1970. Tick-borne viruses of West Pakistan. Ⅱ. Hazara virus, a new agent isolated from Ixodes redikorzevi ticks from the Kaghan Valley, W. Pakistan. Am J Epidemiol，92：192-194.

Ga damovich SIa，Mel'nikova EE，Shutkova TM，et al. 1989. Characteristics of the monoclonal antibodies induced by the Crimean hemorrhagic fever virus. Vopr Virusol，34：201-204.

Marriott AC，Nuttall PA. 1992. Comparison of the S RNA segments and nucleoprotein sequences of Crimean-Congo hemorrhagic fever, Hazara, and Dugbe viruses. Virology，189：795-799.

Marriott AC，Polyzoni T，Antoniadis A，et al. 1994. Detection of human antibodies to Crimean-Congo haemorrhagic fever virus using expressed viral nucleocapsid protein. J Gen Virol，75：2157-2161.

Smirnova SE，Shestopalova NM，Reingold VN，et al. 1977. xperimental Hazara Virus infection in mice. Acta Virol，21：128-132.

第四节　白蛉热病毒属病毒所致疾病

一、裂　谷　热

　　裂谷热（Rift valley fever，RVF）是由虫媒病毒——裂谷热病毒引起的一种急性、热性的人与动物共患自然疫源性疾病。裂谷热主要流行于反刍家畜中，可导致牛、羊流产和大量的牛犊、羔羊死亡，临床上以坏死性肝炎和出血为特征。该病毒主要通过接触感染动物、气溶胶或蚊叮咬传播给人。人类裂谷热临床上以突然发病、高热、寒战、严重的头痛、眶后痛、畏光、全身肌痛和虚脱为主要表现。裂谷热主要在非洲地区流行，亚洲亦有报道。我国尚未有本病发生。

（一）病原

1. 分类地位　裂谷热病毒（*Rift valley fever virus*，RVFV）在分类上属布尼亚病毒科（Bunyaviridae）、白蛉热病毒属（*Phlebovirus*）。1921 年该病在肯尼亚裂谷地区的绵羊中首次发生，1930 年 Daubney 等分离出该病毒，并将其命名为裂谷热病毒。裂谷热病毒为单股负链分节段 RNA 病毒。

2. 形态学基本特征　裂谷热病毒具有典型的布尼亚病毒科形态，病毒粒子呈球形，少数呈椭圆形或短棒形（图 15－10）。病毒直径为 90～110nm，表面有来源于宿主细胞的双层脂质囊膜，囊膜表面有病毒基因编码的长 6～7.5nm 长的糖蛋白纤突，呈圆形，直径约 10nm，中央有直径约为 5nm 的中心孔。病毒粒子内含 3 种核衣壳。

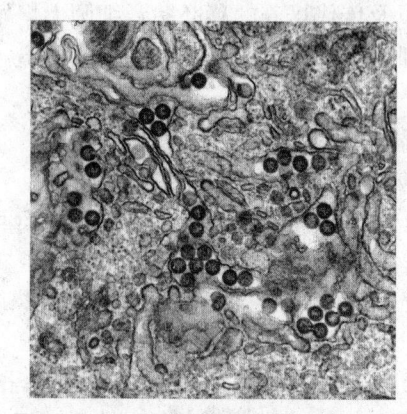

图 15－10　患裂谷热大鼠肝细胞高尔基体中的裂谷热病毒（超薄切片，×30 000）

（引自 www.utmb.edu，经 Frederick A Murphy DVM 授权）

病毒基因组为单股负链 RNA，全长为 11 400～14 700bp，分为 L、M、S 三个片段，RNA－L 含有 6 500～8 500bp，RNA－M 含有 3 200～4 300bp，RNA－S 含有 1 700～1 900bp，每个片段的核苷酸是独立的。其中 S 片段为双义 RNA，具备双向编码的能力，编码病毒核心蛋白和非结构蛋白。RNA－M 编码有 2 个糖基包膜的多肽（G1 和 G2）和非结构蛋白，其中 G2 能刺激机体产生中和抗体。RNA－L 被认为编码病毒聚合酶。

3. 培养特性　裂谷热病毒可以直接在多种常用细胞中增殖，如原代仓鼠肾细胞、传代 BHK－21 细胞、原代猴肾细胞和猴胚肺二倍体细胞，并可引起细胞病变和形成空斑。裂谷热病毒耐受气溶胶化，具有很强的传染性，可通过悬浮培养或微载体进行大量培养。

多种实验动物如大鼠、小鼠、仓鼠等和家禽均可进行裂谷热病毒接种，产生高滴度病毒，靶器官是肝和脑。采用鸡胚或鼠脑将病毒连续传代产生的适应毒株对绵羊的毒力降低，可用以培育弱毒疫苗。

4. 理化特性　该病毒对脂溶剂如乙醚、脱氧胆酸盐、次氯酸盐等物质敏感，不耐酸，在丙酮中于－30℃条件下过夜、0.25％福尔马林 4℃处理 3 天、亚甲蓝（光条件下）56℃处理 30min 及 pH 低于 6.8 以下，均可使之灭活。病毒在室温下存活 3 个月，4℃条件下可保存 3 年，病毒滴度为 106 的人血清在 4℃下保存 2 年以后仍可保持感染能力，在冻干状态下可长期保存。

裂谷热病毒具有凝集 1 日龄雏鸡、小鼠、豚鼠和人 A 型红细胞的特性，在 pH 6.5 和 25℃条件下具有最佳血凝性。

（二）流行病学

1. 传染来源　带毒动物（如牛、羊、骆驼等）是主要的传染源，感染动物的血液、体液、精液、内脏、器官均具有传染性。

2. 传播途径

（1）直接接触　在人类感染的病例中，直接接触具有传染性的动物组织是最主要的传播途径。农牧民、屠宰工、兽医往往因接触含病毒的血液、内脏、体液、精液等而感染。家庭主妇也可因处理生肉感染。在津巴布韦，屠宰场副产品部的工人感染率最高，原因是他们将不宜供人消费的动物尸体加工成肉粉和骨粉，大大增加了感染的机会。这种感染估计是通过破损的皮肤、伤口和黏膜引起的。

（2）吸入含病毒的气溶胶　试验证明，裂谷热病毒可通过吸入气溶胶和经鼻感染，间接证明实验室和野外某些人的感染与吸入气溶胶有关。

（3）蚊虫叮咬感染　蚊为裂谷热病毒的贮存宿主和传播媒介，蚊虫叮咬是该病毒在动物间（牛、绵羊、骆驼、山羊等）传播的主要方式，也可由蚊虫叮咬或接触被感染的动物血液、体液或器官（宰杀受染动物，摄入生奶等）而将病毒传播给人。

与埃博拉病毒感染、马尔堡病毒感染等相比，裂谷热的死亡率较低，但是其传播媒介则广泛得多。多种蚊可以传播本病毒，主要为伊蚊、库蚊和按蚊，不同地区的优势蚊种有所差异，泰氏库蚊（*Culex theileri*）、尖音库蚊（*Culex pipiens*）、叮马伊蚊（*Aedes caballus*）、曼氏伊蚊（*Aedes mcintoshi*）、金腹浆足蚊（*Eratmopedites chrysogaster*）等均是主要媒介。另外，厩螯蝇及普通库蠓也可经试验感染分离出病毒。

能够在蚊体内经卵垂直传播是本病毒传播的一个重要特点。当蚊吸食患病动物后感染病毒，可将病毒经卵传给后代，在干燥适宜环境下，有些卵可以在土壤内存活数年，不但可以维持裂谷热病毒的存活，还可在雨季孵化出带毒新蚊，成为新的传染来源和传播媒介。

（4）经口感染　病畜的乳汁和体液（如唾液和鼻液）中含少量病毒。在毛里塔尼亚，人的感染似乎与饮生乳有关。人感染后也可从咽部分离到病毒，但是人与人之间的水平传播还没有报道。

（5）垂直传播　有研究报道本病毒可以在人与人之间垂直传播。2007年在苏丹发现一名怀孕38周的孕妇出现了裂谷热症状并且确诊，在住院治疗期间产下一名女婴，对产妇和女婴进行血清学检测，发现母女二人均为裂谷热IgM反应阳性，因此确定本病毒可以垂直传播。此前2006年沙特阿拉伯曾经报道了一例疑似垂直传播的病例。

3. 易感动物

（1）自然宿主　裂谷热的主要宿主是野生啮齿类动物和反刍动物，主要有绵羊、牛、山羊、水牛、骆驼、猴子、鼠类、灰松鼠以及白鼬等。在绵羊中发病最为严重，不同品种、性别的绵羊都易感，其次为牛和山羊。新生的羔羊对本病毒最易感，最低感染剂量很低，并且能够在24~72h就达到很高的病毒滴度（>10^6~10^8/mL）。绵羊和牛是该病毒重要的扩增宿主，但裂谷热的天然宿主迄今仍未能确定。

（2）实验动物　仓鼠和刚断乳小鼠对本病毒的易感性与新生的羔羊相似，最低感染剂量很低，并且能够在24~72h就达到很高的病毒滴度（>10^6~10^8/mL）。豚鼠、幼犬、幼猫、非洲猴、恒河猴、雪貂等均可感染本病毒。

（3）易感人群　人类对本病毒易感。老年人发病率高于年轻人。男性发病率略高于女性，流行地区的牧民、屠宰工人、兽医以及其他与被感染动物或组织接触者是高危人群。在1977—1978年埃及的流行中，不同性别、各种年龄和职业的人都可感染。

4. 流行特征　该病流行的高峰在夏秋季，流行与当地气候有明显的相关性，在非洲多为雨季暴发。夏季气候炎热多雨，蚊虫活动频繁，形成病毒传播的有利条件。蚊子吸食带毒动物血液后感染，并能够垂直传播给子代蚊虫。雨季来临时，带毒卵孵化为蚊，这是裂谷热病毒在自然界中循环的机制。兽医、牧场放牧者、屠宰场工人和动物病诊断实验室内工作人员，是裂谷热流行期间的高危人群。另外，气候的变化，如厄尔尼诺现象和全球变暖等对裂谷热等虫媒传染病的传播也有影响。

一些水利设施的修建也可以促进本病的发生，比如，1977—1978年埃及发生裂谷热就是在阿斯旺大坝修建以后，1987年塞内加尔河上的Diama大坝修建后，就造成了非洲西部发生了裂谷热的流行，这可能是由于大坝修建以后由于大量的降水，携带病毒的蚊类大量聚集，造成本病的流行。

5. 发生与分布　裂谷热是自古以来流行于东非大峡谷地带的地方病，主要是在绵羊、山羊和牛中间传播，常可引起孕畜的流产风暴。20世纪初即发现肯尼亚等地的羊群中流行裂谷热，1912年在肯尼亚农业和兽医年会上首次报告该病。1930年科学家Daubney等在肯尼亚裂谷（Rift Valley）一次绵羊疾病暴发中首次分离到该病毒，并且预测裂谷热病毒就是引起所谓圣经疫（Biblical plague）的病原。1950—1951年南非发生裂谷热，估计有10 000只羊死亡，50 000只羊流产。此后其流行范围不断扩大。1967年首次在非洲西部的尼日利亚从引进牛群的死亡病例中分离到裂谷热病毒，但是没有发生大规模的流行。1975年南非再次发生严重的裂谷热，导致大量的人畜感染。1977年以前，裂谷热仅在撒哈拉以南非洲流行。1977—1979年于北非埃及暴发流行裂谷热，在埃及尼罗河三角洲和山谷中造成大批人群和家畜（牛、羊、骆驼、山羊等）感染。1987年非洲西部首次发生裂谷热的大规模流行，在毛里塔尼亚造成200多人死亡。1991年马达加斯加以及非洲大陆东部发生裂谷热，89 000人感染，500多人死亡。1993年埃及再次发生裂谷热。1997—1998年肯尼亚、坦桑尼亚、索马里发生裂谷热。2000年9月也门和沙特阿拉伯分别发生裂谷热，约有315人被确诊为重症病例，至少66人死亡。这是首次报道非洲大陆以外的地区暴发裂谷热。到目前为止，最严重的裂谷热流行是1977—1979年在埃及发生的那一次，报道的病例达到18 000例，死亡600余人，总患者数估计可达20万人。目前我国尚未发现此病。

裂谷热主要流行于非洲，主要是非洲东部和南部的牧区，但各国的流行情况也不尽相同。目前，有15个国家存在裂谷热病毒，肯尼亚、南非、津巴布韦、乌干达、苏丹、埃及等6个国家曾发生过人畜流行；尼日利亚、乍得、喀麦隆、莫桑比克等4个国家曾从人类血清中检出裂谷热病毒；5个国家在蚊虫和其他动物中发现裂谷热病毒存在的证据。

（三）对动物与人的致病性

1. 对动物的致病性 动物是否发生裂谷热取决于两个方面，一是病毒在动物体内的复制速度和动物体内保护性抗体产生的速度，二是病毒是否会侵入中枢神经系统。

（1）潜伏期 动物感染后潜伏期一般为3天左右，新生羔羊的潜伏期为12～36h。

（2）临床症状 由于动物的种类、年龄、饲养状况的不同，感染本病毒的表现亦不同。发生本病后的特点是新生幼畜大量死亡和成年畜流产。

裂谷热对幼畜造成的危害最为严重。羔羊发病后，表现为双相热，食欲减退，淋巴结异常，虚弱并在发病后36h内死亡，有时动物表现为出血性腹泻和腹痛，日龄越小发病越严重，新生羔羊的死亡率可达90%～100%。犊牛会出现相似的症状：发热、食欲减退、精神沉郁，死亡率可达10%～70%。

成年绵羊和成年牛流产是裂谷热的典型症状；黄疸也是常见的临床症状，特别是对于牛。成年的绵羊还表现为发热、虚弱、流黏液性脓性带血鼻液、黑粪症、出血性或者恶臭性腹泻、呕吐。成年牛表现为发热、厌食、虚弱、过度流涎、恶臭腹泻、产奶量下降。

山羊感染后表现与绵羊、牛相似的症状但是程度要轻。成年骆驼感染后仅表现流产，但是幼年骆驼发病严重。

犬、猫、马和某些猴感染后仅出现病毒血症但不表现临床症状，但是幼犬和小猫感染后可能出现严重的症状。

兔、猪、豚鼠、鸡、刺猬感染本病毒后不出现病毒血症。

裂谷热病毒可以侵入动物的中枢神经系统，感染后存活超过一周的动物会出现脑炎症状。出现脑炎症状的动物体内病毒含量一般不高，可能只有持续1～2天的较低程度的病毒血症，病毒血症严重的动物可能由于引发严重的肝炎而未出现脑炎症状便死亡。有时使用抗病毒药或者被动免疫治疗可以很快消除病毒血症，防止动物的死亡，但是仍会有脑炎的发生。

（3）病理变化 发病动物常见的病理损伤是肝坏死。动物的年龄越小，坏死的范围就越大，病变越严重。流产胎儿和患病新生幼畜肝肿大，呈微棕褐色或深红褐色，质地柔软易碎，有不规则的淤血斑和坏死病灶。成年动物的肝脏病变相对较轻，常见肝脏有许多针尖大小的浅红色或浅灰白色的坏死病灶。

其他常见病例损伤包括黄疸、泛发性皮肤出血和体腔积液；体表淋巴结和脾脏水肿并有淤斑；胆囊壁出血水肿；有时可见小肠出血或出现炎症；在羔羊的皱胃有许多小的出血点，小肠和皱胃内容物混有的呈巧克力棕色血液。内脏器官表面有斑点或淤斑样出血。

2. 对实验动物的致病性 其致病作用主要是引发肝炎、肝坏死。经脑内接种病毒后，小鼠可表现出神经症状，经皮下接种后可引起脑炎。仓鼠、豚鼠、幼犬和幼猫亦能发生致死性感染，成年犬、猫为轻症或亚临床感染，怀孕豚鼠感染后可发生流产。恒河猴皮下接种有轻度发热反应，非洲猴对本病毒比恒河猴更敏感。雪貂感染本病毒有发热反应和肺实质病变等。

3. 对人的致病性

（1）轻度裂谷热 裂谷热的潜伏期通常2～6天。人感染后有些不表现临床症状，有些会突然发病，伴随流感样发热、头痛、肌肉疼痛、关节痛及背痛。体温迅速升至 38.3～40℃。有些病人出现厌食、味觉丧失、呕吐、畏光、颈部强直及上腹疼痛，这些病人在出现这些症状的早期可能被误认为是脑膜炎。上述症状持续大约 4～7 天，随着体内抗体的产生，血液中的病毒逐渐被清除。

（2）重度裂谷热 大部分人感染本病毒后都表现为轻度的裂谷热，少部分的病人会发展成重度裂谷热。重度裂谷热可以分为三种不同的表现型。

1）视网膜病变 约有 0.5%～2% 的病人会出现视网膜病变。病人的临床表现与轻度裂谷热相似，但是伴随着视网膜的病变。视网膜的损伤一般是在出现轻度症状 1～3 周后出现，病人视野模糊，视力减退。上述症状可能在持续 10～12 周后自行痊愈，但是如果视网膜出现斑疹样病变，约 50% 的患者会永久性视觉损伤。

2）脑膜脑炎 约有 1% 的病人会出现脑膜脑炎。病人出现轻度裂谷热症状 1～4 周后开始表现脑膜脑炎。临床上表现为剧烈的头痛、记忆减退、幻觉、意识模糊、定向障碍、眩晕、惊厥、嗜睡和昏迷。随后出现神经并发症。单纯的脑膜脑炎型裂谷热死亡率很低，但是可能会有严重的后遗症。

3）出血热 约有 1% 的病人表现出血热。一般是在出现临床症状后 2～4 天出现出血。开始是由于严重的肝脏损伤而表现为黄疸，紧接着便是出血的表现：呕血、面部潮红、皮肤紫癜或淤斑、鼻孔牙龈出血、黑粪症、月经过多、静脉穿刺点出血，严重的可发展为出血性休克。在发生出血的病人中，死亡率高达 50%，发病后 3～6 天即可出现因出血而死亡的病例。

目前没有人感染裂谷热后流产的报道。

（四）诊断

1. 动物的临床诊断 动物中发现有不明原因的流产，新生仔畜大量死亡或发病。

在流行区，根据流行病学和临床资料可以作出临床诊断。但确诊裂谷热还应进行血清学检测和病原学检测。

2. 人的临床诊断 流行病学资料要考虑人的职业，流行地区的牧民、屠宰工人、兽医或病毒实验室工作者等是高危人群，以及病人有无与病畜接触史或病毒接触史，结合临床特征，可以作出初步诊断。同时本病需注意与发热性疾病、病毒性出血热及脑炎等鉴别诊断。

实验室常规检查主要有：①血常规。早期白细胞正常或增加，继之白细胞减少，中性粒细胞减少，杆状核增加，血小板减少。以恢复期血清和急性期血清做诊断更为合适。②尿常规。可见蛋白尿，红细胞、白细胞和管型。③肾功能。血肌酐、尿素氮升高。④肝功能。谷丙转氨酶及谷草转氨酶均可升高，谷丙转氨酶值可＞1 000U/L。⑤脑脊液。蛋白轻度增高，淋巴细胞增多。

3. 实验室诊断

（1）病毒分离 裂谷热病毒可从发热期的病人和动物的血液中分离，也可从濒死动物的肝、脾、大脑组织标本以及流产胚胎中分离。将脏器组织匀浆液接种相应细胞（如 Vero、BHK-21、非洲绿猴肾细胞、CER 细胞、羊和牛的原代细胞），也可接种到动物体内（如乳鼠、小鼠、成年仓鼠、孵化的鸡胚、出生仅 2 天的羔羊）进行病毒分离。

（2）血清学诊断 主要采用中和试验、血凝抑制试验、琼脂扩散试验、免疫荧光试验、放射免疫试验、补体结合试验和 ELISA 等。其中免疫荧光试验、ELISA 法可快速获得检验结果。疾病早期可检查特异性 IgM，有助于早期诊断。急性期和恢复期双份血清抗体滴度升高≥4 倍，具有重要诊断意义。需注意的是，裂谷热病毒和其他白蛉病毒属之间存在交叉反应。

（3）分子生物学诊断 目前常用的分子生物学诊断方法是 RT-RCR，其引物设计主要是针对 NSs 基因和 G2 基因，灵敏度高。

4. 诊断标准

（1）疑似病例 有流行病学史、临床表现。

（2）确诊病例 疑似病例加病原学或血清学检验阳性。

（五）防制措施

1. 预防

（1）开展裂谷热疫情监测

1）疫情监测 主要包括羊、牛、人血清阳转情况，家畜流产监测，疫区外来人员监测等，发现患者立即向有关部门上报。目前该病主要在非洲流行，我国国境卫生检疫机关需密切注视疫情动态，对其传入我国的危险性进行评估，以便采取防范措施。对从非洲（疫区）进入国境的动物应严格检疫；从流行区入境的人员应隔离检疫、住院观察 7 天，如体温升高，应按发病对待。

2）媒介监测 对有关蚊虫传播媒介进行监测，为裂谷热的可能暴发提供预警资料。

（2）控制传染源 对病畜焚烧或深埋，其排泄物、分泌物及污染的场所进行彻底消毒。限制从疫区向外的动物及人员流动，同时加强检疫，防止疫病扩散。

（3）切断传播途径 由于病毒可通过接触传播，所以在接触血液和组织时要做好防护措施，严格处理使用过的注射器。接触可疑病畜或病人，以及在实验室操作时，需特别注意做好个人防护。

流行期间，采取综合措施防蚊灭蚊。到非洲旅行的人要着长袖衣裤，使用驱蚊剂，使用蚊帐，防止蚊虫叮咬。

（4）预防接种

1）家畜的预防接种 对动物进行免疫接种不仅可防止动物流行裂谷热，而且可消除人的传染源，防止人感染发病；动物用裂谷热疫苗包括弱毒活疫苗或灭活疫苗，弱毒活疫苗不宜接种受孕动物。灭活疫苗是唯一可供非疫区使用的疫苗。目前动物预防接种的主要困难是：裂谷热流行无规律、难准确预测，在流行间歇很难说服畜主接受定期预防接种。待疫情发生后不能再注射疫苗，因为此时使用疫苗很有可能加剧病毒的传播。

2）人的预防接种 在流行期可对兽医、屠宰工以及实验室工作人员等高危人群接种疫苗。美国 1962 年即研制了福尔马林灭活细胞培养疫苗（NDBR-103 疫苗），1981 年制备了恒河猴肺二倍体细胞培养物灭活疫苗（TSI-GSD-200 疫苗）。另外，现已培育了可供牲畜和人用的新一代弱毒疫苗毒株 MP-12 和克隆 13。

2. 治疗

（1）动物的治疗 多数动物患病后症状较轻，不需要治疗即可康复。目前还没有针对裂谷热病毒的特效疗法，以支持疗法为主。也可对患病动物使用干扰素、免疫诱导剂、抗病毒血清等进行治疗，但费用较高，不适于对大量动物使用。

（2）人的治疗 大多数裂谷热病例症状轻微，病程短，因此不需要特别治疗。对中度的病例，给予适量的镇痛药即可，预后良好。对严重病例，治疗原则以支持疗法和对症疗法为主。①抗病毒治疗：利巴韦林是目前抗裂谷热病毒有效的药物。研究还发现干扰素对裂谷热病毒具有很好的抗病毒作用，但是要注意其副作用。在感染的早期使用适量的 IFN-α 或者干扰素诱导剂可以起到很好的保护作用。在出现出血等严重症状以后可以注射抗血清进行被动免疫治疗。②退热：当体温超过 38.5℃时，以物理降温为主，辅以药物降温。③止血补血：在伴有出血表现的患者中，可输入血小板和新鲜冰冻血浆。④消退脑水肿：并发脑炎、出现脑水肿征象时，可使用 20% 的甘露醇。此外对危重的病人，还要采取辅助呼吸等措施。

（六）公共卫生影响

裂谷热病毒可导致动物和人的严重疾病，并具有重要的公共卫生学意义。

在传统疫区以外发现裂谷热疫情具有重要意义，它说明只要媒介存在，条件适合时，裂谷热病毒传入新的地区就有可能引起动物、人间流行。研究认为裂谷热病毒的传播媒介可能会越来越广，很多蚊类可能是其潜在传播媒介。有研究表明，给北美的蚊类口服裂谷热病毒，这些蚊类很快被感染。裂谷热很可能如登革热一样成为一个世界性的公共卫生问题。而且裂谷热病毒耐受气溶胶化，具有很强的传染性，可通过悬浮培养或微载体进行大量培养，世界卫生组织已将其列为生物战剂之一，我们必须重视该病毒的防控。

对于裂谷热等输入性蚊媒传染病，我国目前的预防控制策略包括：控制传入；及时发现疫情；长期控制媒介密度使之维持在不致引起疾病暴发的程度；限制进口疫区牛、羊及其生物制品（胚胎、精液、血液）；加强对来自疫区的人员和交通工具的检疫工作，防止病毒经病人或蚊子传入；灭蚊防蚊，降低蚊媒密度，尤其是清除蚊虫滋生地；加强监测，发现疑似疫情，及时报告并调查处理以控制疫情。

裂谷热传入我国可能的途径有：①具有感染性的蚊子通过运输工具被带入，感染当地的易感动物，病毒在动物体内增殖后，感染更多的蚊子，造成病毒的进一步扩散；②通过贸易进口了有感染性的动物或产品，直接接触传播给人或动物，若蚊子吸食了高病毒血症动物的血液，则可造成病毒的进一步扩散；③从国外回来的感染了该病的人被蚊子叮咬，也可以进一步传播该病；④恐怖组织将其作为生物武器释放在我国境内，造成该病的流行。

（韩剑峰　蔡林）

◆ **我国已颁布的相关标准**

SN/T 1711—2006　出入境口岸裂谷热监测规程

◆ **参考文献**

杜新安，曹务春 . 2005 . 生物恐怖的应对与处置 ［M］ . 北京：人民军医出版社：176 - 178 .

贺联印 . 2004 . 热带医学 ［M］ . 第 2 版 . 北京：人民卫生出版社：183 - 185 .

李梦车，王宇明 . 2004 . 实用传染病学 ［M］ . 北京：人民卫生出版社：548 - 552 .

刘克洲，陈智 . 2002 . 人类病毒性疾病 ［M］ . 北京：人民卫生出版社：743 - 747 .

斯崇文 . 2004 . 感染病学 ［M］ . 北京：人民卫生出版社：376 - 377 .

唐家琪 . 2005 . 自然疫源性疾病 ［M］ . 北京：科学出版社：132 - 143 .

谢元林，常伟宏，喻友军 . 2007 . 实用人畜共患传染病学 ［M］ . 北京：科学技术文献出版社：290 .

俞东征 . 2009 . 人兽共患传染病学 ［M］ . 北京：科学出版社：857 - 863 .

林瑞炮，林冰影 . 2007 . 人畜（兽）共患性疾病 ［M］ . 杭州：浙江大学出版社：156 - 158 .

自登云 . 1995 . 虫媒病毒与虫媒病毒病 ［M］ . 昆明：云南科技出版社：316 - 319 .

Adam I，Ali DM，Abdalla A . 2006 . Artesunate plus Sulfadoxinepyrimethamine in the treatment of uncomplicated P. falciparum malaria during pregnancy in eastern Sudan. Trans Roy Soc Trop Med Hyg，100：632 - 636 .

Alrajhi AA . 2004 . Rift valley fever encephalitis. Emerging of infectious disease，10 (3)：554 - 555 .

Arishi HM，Aqeel AY，Al Hazmi MM . 2006 . Vertical transmission of fatal Rift Valley fever in a newborn. Ann Trop Paediatr，26：251 - 253 .

Balkhy HH，Memish ZA . 2003 . Rift Valley fever：an uninvited zoonosis in the Arabian peninsula. Int J Antimicrob Agents，21：153 - 157 .

Botros B，Omar A，Elian K，et al. 2006 . Adverse response of non-indigenous cattle of European breeds to live attenu-ated Smithburn Rift Valley fever vaccine. J Med Virol，78：787 - 791 .

Ishag Adam，Mubarak S Karsany . 2008 . Case Report：Rift Valley Fever With Vertical Transmission in a Pregnant Sudanese Woman. Journal of Medical Virology，80：929 .

二、托斯卡纳病毒感染

托斯卡纳病毒感染（Toscana virus infection）是一种由白蛉传播的急性、症状较轻的自限性疾病。临床主要表现为发热、全身不适、头痛及肌痛。托斯卡纳病毒是引发白蛉热的 3 种主要病原之一，也是夏季地中海北部国家引发脑膜炎的 3 种主要病原之一。托斯卡纳病毒具有嗜神经性，当患者出现中枢神经系统症状时，在血清和脑脊液中均可分离出病毒。

（一）病原

1. 分类地位　托斯卡纳病毒（*Toscana virus*，TOSV）在分类上属布尼亚病毒科（Bunyaviridae）、

白蛉热病毒属（*Phlebovirus*）、白蛉热那不勒斯病毒（*Sandfly fever Naples virus*，SFNV）的一个血清型。

2. 形态学特征与培养特性　托斯卡纳病毒具有布尼亚病毒科成员的典型形态特征，呈球形或多形性，直径为 80～120nm，病毒粒子表面有 5～10nm 的糖蛋白纤突。核衣壳直径为 2～2.5nm，长 200～3 000nm，呈螺旋对称。托斯卡纳病毒为单链负股 RNA 病毒，由大、中、小 3 个片段组成，分别编码 RNA 聚合酶、囊膜糖蛋白及核蛋白。

托斯卡纳病毒可以在多种脊椎动物细胞中进行扩大培养并产生细胞病变，如 Vero 细胞、BHK-21 细胞，但是本病毒很难在蚊类细胞中培养。

存在于白蛉体内的托斯卡纳病毒，可经卵传递，使病毒得以长期贮存。从感染病人的脑脊液中可以分离出该病毒。发病后 2～4 天内，收集脑脊液样本，接种相应的敏感性细胞，可在体外分离获得高滴度的病毒。

3. 理化特性　布尼亚病毒科的成员在 pH 6.0～10.0 之间稳定，对热（56℃ 15～30min）、脂溶剂、紫外线、去垢剂（去氧胆酸钠等）、5％碘酊、75％乙醇和甲醛等敏感，Mg^{2+} 不能提高其抵抗力。

（二）流行病学

1. 传染来源、传播途径及易感人群　托斯卡纳病毒的传播媒介包括白蛉属（*Phlebotomus*）、司蛉属（*Sergentomyia*）、罗蛉属（*Lutzomyia*）的很多成员，主要传播媒介为白蛉。夏季，在地中海北部地区活跃的恶毒白蛉（*Phlebotomus perniciousus*）是托斯卡纳病毒的主要宿主，也是主要的传染源。从意大利的佩氏白蛉（*Phlebotomus perfiliewi*）体内也分离到了托斯卡纳病毒。从有上述昆虫活动区域内蝙蝠的脑内、白边油蝠（*Pipistrellus kuhli*）体内都分离到了病毒。

血清学调查表明，在地中海地区引起白蛉热的 3 种病毒血清型中，西西里病毒（Sicilian）和那不勒斯病毒（Naples）的感染率在 20 世纪 40 年代以后明显降低，但是在意大利中部每年夏季都会有托斯卡纳病毒感染的病例，出现非细菌性的脑膜炎或者脑膜脑炎。有一项调查发现在意大利的托斯卡纳（Tuscany）地区，夏季发生非细菌性脑膜炎的病例，有 81％是由托斯卡纳病毒引起的。以上证据还表明，目前可能存在还不为人们所知的托斯卡纳病毒的其他宿主，这些宿主在传播流行中起着重要作用。

托斯卡纳病毒通过卵或交配途径在白蛉中间传播，白蛉叮咬带有托斯卡纳病毒病毒血症的病人也会被感染。托斯卡纳病毒对白蛉不致病，为终身持久性感染，只有携带有大量病毒的白蛉才会具有感染性。托斯卡纳病毒可由节肢动物传染给脊椎动物，按照脊椎动物-昆虫-脊椎动物的途径进行循环。在流行期间，人类可能充当主要宿主，鼠类也是该病的传染源。

有关该病毒是否可通过血液进行传播的研究正在进行中。

本病毒的易感人群是在本病的流行区域内旅游的来自非本病流行地区的人员。在病毒的流行地区，感染本病毒后出现脑膜炎症状的病例很少。

2. 流行特征　本病呈地方性、季节性流行，发病率的高低与托斯卡纳病毒的污染程度有关。本病主要在地中海国家流行，感染的暴发流行是在夏季白蛉繁殖期，8 月份正是白蛉的活跃期，也是地中海国家脑膜炎的高发期。

3. 发生与分布　有关白蛉热的记载可以最早追溯到拿破仑一世战争时期，当时称为地中海热。本病曾在第二次世界大战期间 1943—1944 年在同盟国军队中流行，通过用发病士兵的血清对乳鼠进行脑内接种，发现本病是由西西里病毒和那不勒斯病毒两种不同的病毒引起。

托斯卡纳病毒为白蛉热病毒血清群的第三个病毒，是 1971 年从意大利中部的恶毒白蛉体内分离得到的。通过补体结合试验、蚀斑减少中和试验、间接荧光抗体试验，现在一般认为托斯卡纳病毒是布尼亚病毒科、白蛉热病毒属、白蛉热那不勒斯病毒的一个血清型。

以往认为，托斯卡纳病毒的分布只局限在意大利和葡萄牙。在意大利，从恶毒白蛉和人体内均分离到该病毒。但葡萄牙有该病毒的证据并不确凿，只是从一个由葡萄牙返回家乡的瑞典病人的脑脊液中分离出该病毒。根据最近的病毒分离及血清学调查结果显示，该病毒的地理分布已经扩大到法国、阿尔及利亚、西班牙、斯洛文尼亚、希腊、塞浦路斯及土耳其。

（三）对动物与人的致病性

1. 对动物的致病性　托斯卡纳病毒可在多种动物体内繁殖。病毒在新生小鼠的颅内、腹膜内和皮下繁殖，可导致小鼠死亡；在颅内和腹膜内繁殖会导致刚断乳的小鼠死亡；成年小鼠脑内或皮下接种病毒引起的脑组织损伤见彩图 15-9、彩图 15-10。向豚鼠和兔的颅内注射该病毒，会导致动物麻痹和死亡，而向其腹膜内注射不仅不会有生命危险，还会有抗体产生。目前尚未见家养和野生动物感染托斯卡纳病毒的报道。

2. 对人的致病性　与裂谷热病毒相似，托斯卡纳病毒具有嗜神经毒性，这也是其与白蛉病毒属的 Sicilian 病毒和 Naples 病毒其他血清型的一个重要区别。托斯卡纳病毒可以侵袭人的中枢神经系统，引发脑膜炎。有时感染会引起自身限制性发热。

该病的潜伏期为 2~6 天。表现为头疼（100%，18h 至 5 天）、发热（76%~97%）、恶心和呕吐（67%~88%）及肌肉疼痛（18%）等症状。临床诊断显示颈部僵硬（53%~95%）、意识模糊（12%）、颤抖（2.6%）、局部麻痹（1.7%）和眼球震颤（5.2%）。血液样品可能有白细胞增多（29%）和白细胞减少（6%）等现象。

大多数托斯卡纳病毒感染者所表现的症状都较轻微，且最终能够痊愈，但也有关于感染后出现预后不良的报道，表现为严重的脑膜炎，并伴有颈部僵硬、深度昏迷、斑丘疹、肝脾肿大、肾衰竭、皮疹并伴有薄层凝块及弥散性血管内凝血等。发热 3 周后出现神经系统功能紊乱。康复时出现脑水肿。

血清学研究发现，人感染托斯卡纳病毒后也可能不表现任何临床症状。有研究表明对 360 位从事托斯卡纳病毒相关工作的高危易感人员进行血清学抗体检测，发现高达 70% 的人员是血清阳性，但是不表现任何症状。

（四）诊断

1. 病毒分离　发病后 2~4 天内，采集病人的脑脊液样本，接种敏感细胞系，可以分离获得该病毒。托斯卡纳病毒可在 BHK-21、CV-1 和 SW13 细胞内复制，能够引发相应的细胞病变。但 PCR 阳性脑脊液标本的病毒分离率只有 14%。

2. 血清学诊断　人感染托斯卡纳病毒后血清中可以检测到 IgG、IgM 抗体。但血清学检测存在与白蛉病毒属其他种间成员的交叉反应，特别是托斯卡纳病毒会与其他白蛉热那不勒斯病毒亚型间发生交叉反应。

应用从感染细胞中获取的粗制原始抗原或纯化病毒，建立了检测托斯卡纳病毒抗体的 ELISA 方法，能够快速检测血清抗体，但也可能存在某些交叉反应。最近，意大利推出了应用重组蛋白建立的 ELISA 检测试剂盒。

3. 分子诊断　已经开发了 3 种对托斯卡纳病毒进行分子检测的方法，RT-PCR 法、巢式 PCR 法和荧光定量 PCR 法。将 RT-PCR 与巢式 PCR 法相结合进行检测，具有较强的敏感性，如果只采用 RT-PCR 法而不进一步采用巢式 PCR 法进行检测，往往不能获得阳性结果。实时荧光定量 PCR 方法的优点在于可以极大地降低污染的概率，其敏感性与巢式 PCR 接近，且能在 3h 时内获得结果。但是，利用实时荧光定量 PCR 检测的方法对托斯卡纳病毒进行检测还需做大量的工作，以确定存在于地中海附近的、多种能够使人致病的毒株的序列。

（五）防制措施

越来越多的证据表明，托斯卡纳病毒是夏季地中海北部国家引发脑膜炎的主要原因之一，但对其研究不多，多数临床医生尚未注意到其与中枢神经系统感染的潜在关系。

对托斯卡纳病毒的预防与控制可参见对布尼亚病毒科病毒的预防与控制措施，主要措施包括控制和消灭节肢动物媒介和（或）宿主动物。驱虫剂，如肽酸二甲酯（Dimethyl phthalate）可用于暴露的皮肤上，保持驱虫效果数小时。另外，杀虫剂喷洒在阳台、纱窗、门和窗的四周以及住所的其他地方，对控制白蛉进入住所有一定效果。

尚无预防托斯卡纳病毒感染的疫苗。

（六）公共卫生影响

1. 不同地区的宿主特征 血清学调查表明，托斯卡纳病毒存在于地中海盆地的许多地区。研究人员已经从恶毒白蛉中分离出了该病毒，这种白蛉占意大利白蛉的多数。但是，在其他地区发现的其他宿主也能传播该病毒。所以应该进行进一步调查研究，包括确定托斯卡纳病毒易感昆虫及这些昆虫的地理分布，从而使人们更加了解其潜在宿主的特征及其分布。

2. 托斯卡纳病毒与献血 由于节肢动物传播病毒与血液和血液制品的安全性正在引起广泛的关注（如西尼罗病毒），最近关于夏季地中海地区托斯卡纳病毒流行的调查，再一次提高了人们对病毒传播与血液制品间潜在关系的关注。

3. 基因型及其分布 有关托斯卡纳病毒基因多样性的研究还不够充分。Sanchez-Seco 关于 L 片段的分析已经证实，该病毒集中分布在两个地区。从重症神经病人体内分离病毒株的研究还在进行中。

基于对健康人的血清流行调查，Magurano 和 Nicoletti 提出了如下假说：不同的托斯卡纳病毒毒株可能会在同一地区流行，并使人感染，但只有一小部分会引起疾病，大部分毒株会使人体在轻微或无症状的情况下产生抗体。所以，明确哪些毒株会引起疾病具有特别重要的意义。

（姚站馨　吕茂民　章金刚）

◆ **参考文献**

李梦东.1998. 实用传染病学［M］.第2版.北京：人民卫生出版社：104-127.

刘克州，陈智.2002. 人类病毒性疾病［M］.北京：人民卫生出版社：489-525.

唐家琪.2002. 自然疫源性疾病［M］.北京：科学出版社：46-57.

Baldelli F, Ciufolini MG, Francisci D, et al. 2004. Unusual presentation of life-threatening Toscana virus meningoencephalitis. Clinical infectious diseases, 38 (4)：515-520.

Charrel RN. 2005. Emergence of Toscana Virus in Europe. Emerging infectious diseases, 11 (11)：1657-1663.

Cusi MG, Gori Savelini G, Terrosi C, et al. 2005. Development of a mouse model for the study of Toscana virus pathogenesis. Virology, 333 (1)：66-73.

Echevarria JM, de Ory F, Guisasola ME, et al. 2003. Acute meningitis due to Toscana virus infection among patients from both the Spanish Mediterranean region and the region of Madrid. Journal of clinical virology, 26 (1)：79-84.

Francisci D, Papili R, Camanni G, et al. 2003. Evidence of Toscana virus circulation in Umbria：first report. European journal of epidemiology, 18 (5)：457-459.

Hemmersbach-Miller M, Parola P, Charrel RN, et al. 2004. Sandfly fever due to Toscana virus：an emerging infection in southern France. European journal of international medicine, 15 (5)：316-317.

Marcello Valassina, Maria Grazia Cusi, Pier Egisto Valensin. 2003. A Mediterranean arbovirus：The Toscana virus. Journal of NeuroVirology, 9：577-583.

Portolani M, Sabbatini AM, Beretti F, et al. 2002. Symptomatic infections by Toscana virus in the Modena province in the triennium 1999—2001. New Microbiology, 25 (4)：485-488.

Sanbonmatsu-Gamez S, Perez-Ruiz M, Collao X, et al. 2005. Toscana virus in Spain. Emergenc of infectious diseases, 11 (11)：1701-1707.

Valassina M, Meacci F, Valensin PE, et al. 2000. Detection of neurotropic viruses circulating in Tuscany：the incisive role of Toscana virus. J Med Virol, 60：86-90.

三、津 加 热

津加热（Zinga fever）是由津加病毒引起的一种人与动物共患病。人感染该病毒后主要表现为发热、头痛和关节痛，病程一般呈良性经过。啮齿动物和野生鸟类为该病毒的重要宿主。大型哺乳动物如象、水牛、疣猪、麋羚和山羊等可感染，灵长类动物也可感染。

（一）病原

1. 分类地位 津加病毒（*Zinga virus*）在分类上属于布尼亚病毒科（*Bunyaviridae*）、白蛉热病毒属（*Phlebovirus*），是裂谷热病毒（*Rift valley fever virus*）的一个亚型，二者有血清学交叉反应。

2. 形态学基本特征与培养特性 津加病毒粒子呈球形，直径 90～100nm，表面有双层脂质囊膜，囊膜表面有 12～20nm 长的纤突，直径约 5nm。

津加病毒可在多种常用细胞中增殖，如原代地鼠肾细胞、BHK-21 细胞和原代猴肾细胞等。

3. 理化特性 津加病毒对酸、乙醚、氯仿和脱氧胆酸钠敏感。在蔗糖梯度中浮密度约为 1.17～1.18g/cm^3。

（二）流行病学

1. 传染来源 带毒蚊虫是津加病毒的重要传染来源，目前已从非洲曼蚊、达齐伊蚊和美须伊蚊（*Aedes palpalis*）组中分离到该病毒。

2. 传播途径 津加病毒在自然界中多经由蚊虫的叮咬传播，目前，尚未发现该病毒在动物之间水平传播。目前几例人感染津加病毒的病例均为实验室感染，可能存在接触或气溶胶感染途径。

3. 易感动物 山羊对津加病毒较为易感，可引起死亡。在野外，曾从象、水牛、疣猪、猴、麋羚等野生动物体内检测到该病毒中和抗体。小鼠对该病毒易感，经脑内或腹腔接种 1～2 天内死亡。

4. 流行特征 本病多流行于气候炎热多雨，蚊虫活动频繁的夏秋两季，多呈地方性流行。

5. 发生与分布 津加病毒首次于 1969 年从中非共和国拉巴依河与乌班河汇合处附近的曼蚊中分离，此后又从中非共和国和塞内加尔的人和蚊虫中多次分离到该病毒。非洲曼蚊和美须伊蚊为津加病毒的主要传播媒介，这些蚊虫喜好叮咬大型野生哺乳动物，造成该病毒在野外流行。

人自然感染津加病毒主要发生在中非共和国、塞内加尔、马达加斯加和几内亚等国家的部分地区，血清学调查结果表明，中非共和国乡村和草原地区居民的抗体阳性率为 4.4%，刚果-布拉柴维尔为 2.4%。此外，北美、欧洲和非洲国家曾多次报道津加病毒的实验室感染。

（三）对动物与人的致病性

1. 对动物的致病性 山羊对津加病毒最为易感。在尼日利亚，通过试验感染 African Dwarf、Yankasa 和 Oudar 三个品系的山羊，24h 内山羊均出现发热等临床症状，2～4 天内发热达到最高峰，持续 6～7 天。病毒血症出现在感染后第 3 天，African Dwarf 和 Yankasa 山羊病毒滴度达 10^9PFU/mL，Oudar 山羊为 $10^{7.5}$PFU/mL。此时，山羊表现出血样腹泻、运动失调和神经症状。血液指标变化主要表现为红细胞压积、外周血红蛋白含量和红细胞总数下降，该变化在 Yankasa 山羊中最为明显，随后为 African Dwarf 山羊和 Oudar 山羊。血清生化指标变化表现为丙氨酸氨基转移酶和天冬氨酸氨基转移酶的迅速升高，感染后第 3 天出现血红蛋白尿，并一直持续至病畜死亡。

2. 对人的致病性 人感染津加病毒后起病较急，初期主要表现为发热，随后出现头痛和关节痛，特别是踝关节。该病一般为良性经过，愈后无后遗症。

（四）诊断

津加病毒感染需要依靠病毒分离与鉴定和血清学方法进行实验室诊断。采集急性期血液标本经脑内途径接种于乳鼠或敏感细胞系，用特异性血清或小鼠的高免腹水做补体结合试验来鉴定该病毒。血清学诊断应取急性发病期和恢复期双份血清做病毒中和试验，病毒中和抗体滴度升高 4 倍以上具有血清学诊断意义。血清学方法中，中和试验比血凝抑制和补体结合试验的特异性高。

（五）防制措施

津加病毒的研究应在生物安全水平三级及以上的实验室中进行，从事病毒研究的工作者应该注意个人防护，防止气溶胶途径感染。目前，尚无预防津加病毒感染的疫苗。控制蚊媒数量是降低感染率的唯一有效措施，防蚊、灭蚊是预防本病的重要环节。同时还需加强改善环境卫生，消除蚊虫滋生场所。

（六）公共卫生影响

津加病毒是裂谷热病毒的一个亚型，二者有血清学交叉反应。裂谷热病毒曾在埃及、肯尼亚、南非等国家的羊群中暴发，造成大批羊群死亡，给当地的经济带来巨大地损失。津加病毒对山羊也具有高度的致病力，尚无津加病毒在羊群中发病的报道，应高度关注该病毒的流行情况。人感染津加病毒主要为实验室感染，临床症状较为轻微，但需要与裂谷热病毒进行鉴别诊断，以防误诊。

（肖璐 田克恭）

◆ 参考文献

Digoutte JP，Jacobi JC，Robin Y，et al. 1974. Zinga virus infection in man. Bull Soc Pathol Exot Filiales，67（5）：451 – 457.

El Mekki AA，Nieuwenhuysen P，van der Groen G，et al. 1981. Characterization of some ungrouped viruses. Trans R Soc Trop Med Hyg，75（6）：799 – 806.

G. W. 贝兰. 1985. 人畜共患病病毒性疾病［M］. 徐启丰，译. 北京：人民军医出版社：132 – 133.

Mathiot C，Ribot JJ，Clerc Y，et al. 1984. Rift valley fever and Zinga virus：a pathogenic arbovirus in man and animal new for Madagascar. Arch Inst Pasteur Madagascar，51（1）：125 – 133.

Olaleye OD，Baigent CL，Mueller G，et al. 1992. Electron microscopic identification of Zinga virus as a strain of Rift Valley fever virus. Res Virol，143（3）：215 – 218.

Olaleye OD，Tomori O，Fajimi JL，et al. 1996. Experimental infection of three Nigerian breeds of sheep with the Zinga strain of the Rift Valley Fever virus. Rev Elev Med Vet Pays Trop，49（1）：6 – 16.

Saluzzo JF，Gonzalez JP，Herve JP，et al. 1981. Serological survey for the prevalence of certain arboviruses in the human population of the south-east area of Central African Republic. Bull Soc Pathol Exot Filiales，74（5）：490 – 499.

四、白蛉热

白蛉热（Phlebotomus fever）又称沙蚊热（Sandfly fever）或三日热（Three – day fever），是由沙蚊热病毒群病毒引起的一种急性人与动物共患病毒性疾病，这些病毒多分离于白蛉，故统称为白蛉热病毒。裂谷热病毒（*Rift valley fever virus*）、津加病毒（*Zinga virus*）均属于白蛉热病毒属沙蚊热病毒群成员，本节主要简单介绍其他白蛉热病毒。该病毒可感染节肢动物与脊椎动物，其中，啮齿动物和野生鸟类可能为该病毒的重要宿主。人感染该病毒后主要表现为突发高热，持续数日，然后退热，病程一般呈良性经过，愈后良好。

（一）病原

1. 分类地位 白蛉热病毒（*Phlebotomus fever virus* 或 *Sandfly fever virus*，SFV）在分类上属布尼亚病毒科（Bunyaviridae）、白蛉热病毒属（*Phlebovirus*）。该病毒属现有 68 个不同血清型的病毒，可分为两大抗原群：沙蚊热病毒群和乌库（Uukuniemi）病毒群，能够导致人类发病的主要是沙蚊热病毒群，其中共有 8 种血清型可导致人的疾病，分别是阿伦克尔病毒（*Alenquer virus*）、*Candiru virus*、*Chagres virus*、白蛉热那不勒斯病毒、*Punta Toro virus*、裂谷热病毒、白蛉热西西里病毒和白蛉热病毒血清型。除裂谷热病毒与津加病毒外，引起人白蛉热的病毒主要是托斯卡纳病毒（*Toscana virus*，TOSV）、白蛉热西西里病毒（*Sandfly fever Sicilian virus*，SFSV）和白蛉热那不勒斯病毒（*Sandfly fever Naples virus*，SFNV）。

2. 形态学基本特征与培养特性 白蛉热病毒粒子呈球形或具有多形性，分子量为 $3 \times 10^6 \sim 4 \times 10^8$ Da，直径为 80～120nm，表面有双层脂质囊膜，囊膜表面有糖蛋白组成的 5～10nm 的纤突。基因组为单股负链 RNA，分为 3 个节段。白蛉热病毒可在 AMKC、Vero、LLC – MK2、BHK – 21 等中培养，形成细胞病变。还可以脑内接种乳鼠。

3. 理化特性 白蛉热病毒对酸、乙醚、氯仿和脱氧胆酸钠敏感，易被脂溶剂、紫外线、去垢剂灭活。

（二）流行病学

1. 传染来源 带毒蚊虫是白蛉热病毒的重要传染来源，啮齿动物如野鼠也是主要传染源，人受感染后也可成为传染源。

2. 传播途径　白蛉热病毒在自然界中主要传播途径为白蛉叮咬，动物之间也存在水平传播的可能，宿主的迁移可引起病毒的散播。目前证实人感染后在某些情况下可发生气溶胶传播。

3. 易感动物　自然宿主白蛉主要有静食白蛉（*Phlebotomus papatasi*）和恶毒白蛉（*Phlebotomus perniciosus*）等。带毒白蛉可经卵传递，托斯卡纳病毒还可经性传播。

白蛉热病毒均可感染节肢动物，脊椎动物对该属病毒也较为敏感，啮齿动物和野生鸟类可能为该病毒的重要宿主。除裂谷热病毒可感染羊群与牛群，津加热病毒对山羊较敏感外，其他白蛉热病毒均不易感染家畜。

人群普遍易感。发病多为儿童及外来者。

4. 流行特征　本病在热带地区常年流行，其他地区多流行于气候炎热多雨、蚊虫活动频繁的夏秋两季。白蛉热一般呈地方流行性，流行区域内的人员一般呈阴性感染，外来者为高危人群。现今多散发。

5. 发生与分布　地中海地区相似疾病在人群中暴发可追溯到拿破仑时代，早在1905年就有人提出此病与白蛉有关。白蛉热病毒是在第二次世界大战期间首次发现的，最早是1943年4月在位于北非和中东的美国士兵中发现相关症状，通过对患病士兵的观察研究，发现了本病毒的传播媒介巴浦白蛉（*Phlebotomus papatasii*）并分离到了相关的致病病毒，分别命名为白蛉热西西里病毒和白蛉热那不勒斯病毒。

白蛉热病毒分布于世界的很多区域，包括地中海地区、中东、北非和西亚的很多国家。意大利、埃及、巴基斯坦、伊朗、塞浦路斯等国家已经有人感染白蛉热西西里病毒的报道。对地中海周围国家进行血清流行病学调查发现，抗体阳性人群中有50%以上是针对白蛉热西西里病毒和白蛉热那不勒斯病毒的。

我国是否有白蛉热尚待调查。

（三）对动物与人类的致病性

1. 对动物的致病性　裂谷热病毒可导致羊群与牛群发病，津加热病毒则对山羊最为敏感，目前未见其他白蛉热病毒感染家畜暴发疫情的报道。

2. 对人的致病性　人感染白蛉热病毒后潜伏期为一周，皮肤上出现细小丘疹，丘疹持续5天左右，之后体温突然升高，随后出现头痛、乏力、肌肉关节疼痛、畏光、呕吐等。多数患者发热持续2~4天后体温恢复正常，部分患者可能出现第二次发作，有些可引起脑膜炎。与托斯卡纳病毒感染不同的是西西里病毒和那不勒斯病毒感染后一般不出现神经症状。该病一般为良性经过，愈后无后遗症。

（四）诊断

白蛉热病毒感染需要依靠流行病学资料、临床表现以及病毒分离与鉴定、血清学方法等实验室诊断。病毒分离较为困难，采集急性期（48h内）血液接种易感细胞可分离到病毒。血清学诊断应取急性发病期和恢复期双份血清做病毒中和试验或血凝抑制试验，滴度升高4倍以上具有血清学诊断意义。早期诊断可采用ELISA检测IgM抗体，在感染第11周内可获阳性结果。本病需注意与登革热、西尼罗脑炎和流行性感冒等鉴别诊断。

（五）防制措施

白蛉热病毒的研究应在生物安全水平三级及以上的实验室中进行，从事病毒研究的工作者应该注意个人防护，防止气溶胶途径感染。目前尚无预防白蛉热病毒的疫苗，本病一般为良性经过，又多为散发，故无普遍接种的必要。目前控制蚊媒数量是降低感染率的有效措施，主要是尽量根除致病白蛉，因白蛉活动范围小，飞行力弱，对杀虫药物较为敏感，采用以药物杀灭成蛉为主，结合环境治理和做好个人防护的综合防治措施可收到明显效果。

（六）公共卫生影响

白蛉热病毒属共有8种病毒可感染人并导致不同程度的疾病，大部分为自限性疾病，预后良好，但需注意与流行性感冒、登革热、西尼罗脑炎进行鉴别诊断，以防误诊。该属的裂谷热病毒可导致人群和家畜暴发严重疫病，目前虽未见属内其他病毒自然感染家畜的报道，但由于该属病毒对脊椎动物具有一定敏感性，故仍存在感染家畜的可能。现未见我国出现白蛉热的报道，但是否存在白蛉热病毒仍需通过血清学检测和病原学检测加以证实。

（董昕欣）

◆ 参考文献

李其平 . 1995. 虫媒病毒的地区分布、危害及流行概况［J］. 中国媒介生物及控制杂志，5（6）：393 - 399.

唐家琪 . 2005. 自然疫源性疾病［M］. 北京：科学出版社：144 - 146.

谢元林，常伟红，喻友军 . 2007. 实用人畜共患病传染病学［M］. 北京：科学技术文献出版社：319 - 321.

A. Papa，G Konstantinou，V Pavlidou，et al. 2006. Sandfly fever virus outbreak in Cyprus. Clin Microbiol Infect，12：192 - 194.

Alexander B，2003. Control of phlebotomine sandflies. Medical & Veterinary Entomology，17（1）：18.

Nicoletti L，Ciufolini MG，Verani P. 1996. Sandfly fever viruses in Italy. Arch Virol Suppl，11：41 - 47.

Sabin AB，Philip CB，Paul JR. 1944. Phlebotomus（pappataci or sandfly）fever：a disease of military importance；summary of existing knowledge and preliminary report of original investigations. JAMA，125：603 - 606.

Sanbonmatsu-Gámez，et al. 2005. Toscana Virus in Spain. Emerging Infectious Diseases，11（11）：1701 - 1707.

Tesh RB，Saidi S，Gajdamovic SJ，et al. 1976. Serological studies on the epidemiology of sandfly fever in the Old World. Bull WHO，54：663 - 674.

Travassos da Rosa A P，Tesh R B，Pinheiro F P，et al. 1983. Characterization of eight new phlebotomus fever serogroup arbovirnses（Bunyaviridae：Phlebovirns）from the Amazon region of Brazil . Am J Trop Med Hyg，32（5）：1164 - 1171.

第五节　未定属病毒所致疾病

一、Kasokero 病毒感染

Kasokero 病毒感染（Kasokero virus infectioun）是由 Kasokero 病毒引起的一种人与动物共患病。人感染后主要表现为头痛、腹痛、肌肉关节痛和腹泻等，蝙蝠多为隐性感染，不表现临床症状。目前仅从北非果蝠（*Rousettus aegyptiacus*，又称埃及果蝠）体内分离到 Kasokero 病毒。北非果蝠主要分布于北非、地中海、阿拉伯半岛和中东地区。我国目前尚未发现 Kasokero 病毒引起的病例，也未发现动物及蚊虫携带此病毒。

（一）病原

1. 分类地位　*Kasokero virus*（KASV）在分类上属布尼亚病毒科（Bunyaviridae）。该病毒于 1977 年首先从乌干达马萨卡地区维多利亚湖岸边 Kasokero 洞穴中的北非果蝠体内分离得到，故命名为 Kasokero 病毒。其进一步的分类地位未定。

2. 形态学基本特征　Kasokero 病毒基因组为单股负链 RNA，有囊膜。

3. 培养特性　瑞士小鼠对 Kasokero 病毒敏感，感染后其脑部病毒含量较高。此外，病毒还可以在 BHK - 21 和 Vero 细胞系上增殖，但不产生细胞病变。

4. 理化特性　Kasokero 病毒对乙醚、氯仿等脂溶剂敏感，经乙醚处理后的 Kasokero 病毒滴度可迅速下降。

（二）流行病学

1. 传染来源　目前仅从自然感染的北非果蝠体内分离到 Kasokero 病毒，说明北非果蝠可能是其唯一的自然宿主。它是翼手目大蝙蝠亚目狐蝠科果蝠属的成员，主要分布于北非、地中海、阿拉伯半岛和中东地区，在埃及、以色列、黎巴嫩和土耳其等国家均有发现。北非果蝠主要集中在有丰富果树和栖息地的地域，与其他大多数果蝠不同，它主要栖息于岩洞、坟地以及矿井等处。北非果蝠具有较强的飞行能力，寿命可达25年以上，这一"长寿"使得病原容易长期根植于其体内并且创造了病原随其飞翔而传播的机会。

2. 传播途径 蝙蝠的分泌物或蝙蝠吃过的染毒食物可能成为一种传播媒介，蚊虫叮咬有病毒血症的蝙蝠后也可能会引起病毒的传播和扩散。蝙蝠的另外一个方式可能就是通过空气传播，蝙蝠排出的病毒以气溶胶的形式传播给人。

3. 易感动物

（1）**自然宿主** 目前在世界范围内仅从自然感染的北非果蝠体内分离到 Kasokero 病毒，因此北非果蝠可能是 Kasokero 病毒唯一的自然宿主。

（2）**实验动物** 昆明小鼠对 Kasokero 病毒极为易感，幼鼠和成年鼠在感染后均可引起死亡。此外，母鼠在哺育被感染的幼鼠后也会出现死亡。

（3）**易感人群** 可直接或间接接触到该病毒的实验室人员是主要易感人群。

4. 流行特征 本病的分布和北非果蝠的分布是一致的，其流行特征与果蝠的生活习性有很大关系。由于取食的需要，一些果蝠会不断改变栖息地，栖息地的改变对病毒传播起了重要作用。例如，1998—1999年在马来西亚首次暴发的尼巴病毒感染正是由于其森林面积减少导致食物不足，迫使狐蝠从传统的森林生境栖息地中迁移到森林边缘附近的果园取食，致使附近养猪场的猪食用果实后感染，从而将尼巴病毒传染给人。

5. 发生与分布 M kalunda 等于1977年首先从乌干达马萨卡地区维多利亚湖岸边 Kasokero 洞穴中北非果蝠的血液中分离得到，实验室109人中有13%的人在对病毒进行分离鉴定过程中被感染，此后世界上没有该病毒感染人的报道。

北非果蝠主要分布于北非、地中海、阿拉伯半岛和中东地区，因此这些地区是 Kasokero 病毒潜在的疫源地。我国目前尚未发现 Kasokero 病毒引起的病例，也没发现动物及蚊虫携带此病毒。

（三）对动物与人的致病性

1. 对动物的致病性 北非果蝠呈隐性感染，并不表现出临床症状，其带毒率很高。M kalunda 等对捕获的74只北非果蝠进行血清学试验，结果发现有67%的果蝠呈抗体阳性，表明北非果蝠对 Kasokero 病毒极为易感。

幼年和成年的瑞士小鼠接种 Kasokero 病毒后可在2～8天内死亡。幼鼠感染后表现为食欲减退、虚弱苍白，濒死前四肢麻痹，数小时后死亡。成年鼠感染后活动减少、虚弱且咳嗽，濒死前四肢麻痹，而后在短时间内死亡。几乎所有的母鼠在哺育被感染的幼鼠后在8～12天内会死亡。

2. 对人的致病性 人感染 Kasokero 病毒后主要表现为发热、头痛、腹痛、肌肉关节痛和腹泻等症状，也有出现胸痛、恶心和咳嗽，症状多数在1～2周后消失。

（四）诊断

1. 动物的临床诊断 北非果蝠呈隐性感染，不表现出临床症状。除北非果蝠外，目前还没有动物自然感染 Kasokero 病毒的报道。

2. 人的临床诊断 流行病学史可为本病的临床诊断提供线索。北非果蝠较为集中的地区可能成为该病毒感染人的高发区，患者出现发热、头痛、腹痛、肌肉关节痛和腹泻应被疑似为 Kasokero 病毒感染。此外，近期与 Kasokero 病毒有直接或间接接触的人群为高发人群。

3. 实验室诊断 该病毒感染的实验室诊断主要有病毒的分离鉴定和血清学方法。在进行病毒分离时常用瑞士小鼠作为实验动物。在进行血清学诊断时应注意与约格病毒加以区别，有试验表明，Kasokero 病毒与约格病毒抗血清的反应活性要低于约格病毒与 Kasokero 病毒抗血清的反应活性。

（五）防制措施

由于环境的污染、森林的砍伐导致栖息环境的破坏，使蝙蝠更多地暴露于病毒的自然状态，从而易受病毒感染。因此，我们应加强对蝙蝠的生物保护，创造一个人与自然和谐共存的环境。

我国蝙蝠的研究工作起步较晚，而蝙蝠所携带病毒的研究较之更晚。目前我国对蝙蝠的地理分布、行为学、生态学等方面的研究还很薄弱，对蝙蝠所携带病毒的研究十分有限，尤其是北方地区。因此，加强蝙蝠与病毒的研究，对预防某些病毒病的暴发具有重要意义。我们应即时掌握蝙蝠和病毒的研究进展，提高自己的科研水平，预防蝙蝠作为病毒宿主可能传播的疾病。

（六）公共卫生影响

蝙蝠是多种人与动物共患病病毒的自然宿主，而且能自然感染的虫媒病毒种类较多，携带虫媒病毒的蝙蝠种类也较多，加之我国的蝙蝠种类丰富，分布广泛，因此蝙蝠具有极其重要的公共卫生学意义。近年来，一些新病毒病的暴发，老病毒病的重返都与蝙蝠有关，如1994年澳大利亚暴发的亨德拉病毒，1997年澳大利亚暴发的梅南高病毒，1998年马来西亚暴发的尼帕病毒等，特别是2005年从蝙蝠体内发现严重急性呼吸综合征样冠状病毒更证明了引起全球大流行的严重急性呼吸综合征很可能也是蝙蝠传播的。此外，北非果蝠对许多虫媒病毒易感，某些果蝠由于取食的需要而不断改变栖息地，栖息地的改变对病毒传播起了重要作用。

在1986年首次报道人感染Kasokero病毒后，至今世界范围内再没有人感染该病毒的报道。目前在我国境内也尚未发现人或动物感染Kasokero病毒的报道。尽管如此，Kasokero病毒仍有较为重要的公共卫生学意义，我们仍有必要加强对这一疾病的认识，普及有关防治知识，做到早发现、早治疗。

（宁昆　田克恭）

◆ 参考文献

李文东，梁国栋，梁冰，等.2004. 蝙蝠携带病毒的研究进展［J］. 中国病毒学，19（4）：418-425.

Calisher CH, Childs JE, Field HE, et al. 2006. Bats：Important Reservoir Hosts of Emerging Viruses. Clin Microbiol Rev, 19（3）：531-545.

Chua K B, Bellini W J, Rota P A, et al. 2000. Nipah virus：a recently emergent deadly paramyxovirus. Science, 288（5470）：1432-1435.

Daszak P, Cunningham AA, Hyatt AD. 2000. Emerging infectious diseases of wildlife-threats to biodiversity and human health. Science, 287（5452）：443-449.

Kalunda M, Mukwaya LG, Mukuye A, et al. 1986. Kasokero virus：a new human pathogen from bats（Rousettus aegyptiacus）in Uganda. Am J Trop Med Hyg, 35（2）：387-392.

Murray K, Rogers R, Selvey L, et al. 1995. A novel morbillivirus pneumonia of horses and its transmission to humans. Emerg Infect Dis, 1（1）：31-33.

Philbey AW, Kirkland PD, Ross AD, et al. 1998. An apparently new virus（family Paramyxoviridae）infectious for pigs, humans, and fruit bats. Emerg Infect Dis, 4（2）：269-271.

Woolhouse ME, Howey R, Gaunt E, et al. 2008. Temporal trends in the discovery of human viruses. Proc Biol Sci, 275（1647）：2111-2115.

二、Razdan 病毒感染

Razdan病毒感染（Razdan virus infection）由 *Razdan virus*（RAZV）引起，该病毒在分类上属布尼亚病毒科（Bunyaviridae），最早从苏联亚美尼亚（Armenian）地区的边缘革蜱（*Dermacentor marginatus*）中分离。补体结合试验表明，该病毒与现有布尼亚病毒科其他成员在抗原上没有相似性，是该科中一种尚未分类的病毒。该病毒具有血凝活性，能在Hela、Rh等多种细胞中增殖并形成病变。脑内接种或腹腔注射该病毒均能使小鼠（包括幼鼠和成鼠）发病并导致死亡。目前无Razdan病毒导致动物或人疾病的报道。

（户　义）

◆ 参考文献

Lvov DK, Gromashevsky VL, Zakaryan VA, et al. 1978. Razdan virus, a new ungrouped bunyavirus isolated from Dermacentor marginatus ticks in Armenia. Acta Virol, 22：506-508.

三、Tamdy 病毒感染

Tamdy 病毒感染（Tamdy virus infection）是由 *Tamdy virus*（TDYV）引起，该病毒在分类上属布尼亚病毒科（Bunyaviridae），最初从苏联 Uzbee 和 Turkmen 地区的璃眼蜱属中分离，其原型株为 LEIV - 1308 Uz。在血清学上，Tamdy 病毒与布尼亚病毒科其他成员没有交叉反应，是该科中一种尚未明确归类的病毒。Tamdy 病毒没有血凝活性，脑内接种可致乳鼠和幼鼠发病。其中，Tamdy 病毒感染乳鼠脑组织中的病毒颗粒见图 15 - 11。Tamdy 病毒能够在 L 细胞、Rh 细胞和 A1 细胞上复制并产生细胞病变。尚无 Tamdy 病毒导致人或其他哺乳动物疾病的报道。

（户　义）

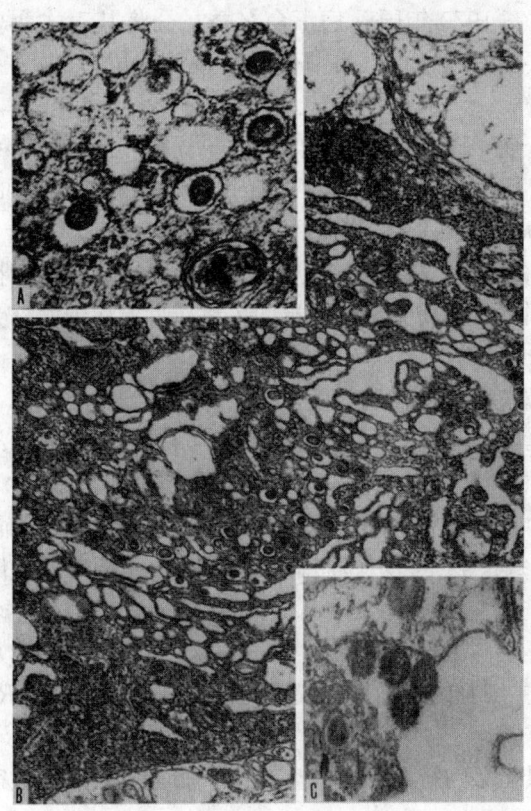

图 15 - 11　感染乳鼠脑组织中的 Tamdy 病毒

（超薄切片，A×90 000；

B×30 000；C×90 000）

［引自 Archives of Virology, 51, D. K. Lvov, G. A. Sidorova, V. L. Gromashevsky, M. Kurbanov, et al. Virus "Tamdy" —A New Arbovirus, Isolated in the Uzbee S. S. R. and Turkmen S. S. R. from Tieks Hgalomma asiaticum asiaticum Sehulee et Sehlottke, 1929, and Hgalomma plumbeum plumbeum Panzer, 1796. 15 - 21, Copyright Springer Vinna (1976)，经 Springer Science＋Business Media 授权］

◆ **参考文献**

Lvov DK，Sidorova GA，Gromashevsky VL. 1976. Virus "Tamdy" —a new arbovirus, isolated in the Uzbee S. S. R. and Turkmen S. S. R. from ticks Hyalomma asiaticum asiaticum Schulee et Schlottke, 1929, and Hyalomma plumbeum plumbeum Panzer, 1796. Arch Virol，51：15 - 21.

第十六章　砂粒病毒科病毒所致疾病

　　砂粒病毒科（Arenaviridae）病毒为单股分节段 RNA 病毒。因其病毒粒子内部含有 20～25nm 的核糖体颗粒，在电镜下形似砂粒，1970 年国际病毒命名委员会将其正式命名为砂粒病毒（Arenavirus）。啮齿动物通常是砂粒病毒主要的自然宿主，目前仅发现一种砂粒病毒——塔卡里伯病毒（Tacaribe virus）的自然宿主为蝙蝠。

　　砂粒病毒科目前只有一个属，即砂粒病毒属（Arenavirus），包括 23 种已知病毒（表 16 - 1），根据它们的抗原性可分为 2 个群：塔卡里伯病毒群（Tacaribe serocomplex）和淋巴脉络丛脑膜炎病毒-拉沙病毒群（LCMV - LASV serocomplex），前者又称为新世界病毒群，包括 18 种存在于美洲的病毒；后者称为旧世界病毒群，包括 5 种呈世界性分布的病毒。这两群病毒之间在糖蛋白和保守的核蛋白抗原数量上有明显的差别。根据基因型分析和血清学分析，可将新世界病毒群分为 NW - A、NW - B 和 NW - C 三个亚群。

　　目前已知至少有 9 种砂粒病毒对人有致病性，淋巴脉络丛脑膜炎病毒（引起脑膜脑炎）和拉沙病毒（引起脑炎）可致严重中枢神经系统疾病。有 5 种病毒可致出血热，分别为胡宁病毒（Junin virus，引起阿根廷出血热）、马丘坡病毒（Machupo virus，引起玻利维亚出血热）、瓜那瑞托病毒（Guanarito virus，引起委内瑞拉出血热）、沙比亚病毒（Sabia virus，引起巴西出血热）和拉沙病毒（Lassa virus，引起拉沙热），以上 5 种病毒被美国疾病控制与预防中心列入 A 类病原体名单，试验操作须在生物安全水平四级实验室中进行。

　　病毒粒子呈圆形、卵圆形或多形性，直径为 50～300nm，内部含有数量不等的形似砂粒的致密颗粒，大小 20～25nm，来自宿主细胞的核糖体。核衣壳内有 2 个单股负链 RNA，有双层脂质包膜，表面有长约 10nm 的刺突。

　　砂粒病毒在增殖时一个最显著的特征是在产生高水平病毒滴度时，对宿主细胞干扰很小。

表 16 - 1　砂粒病毒属成员

病毒名称	缩写	分离年代	进化谱系	分布地区	自然宿主	对人的致病性
胡宁病毒（Junin virus）	JUNV	1956	NW - B	阿根廷	C. musculinus	阿根廷出血热
马丘坡病毒（Machupo virus）	MACV	1963	NW - B	玻利维亚	C. callosus, C. laucha	玻利维亚出血热
瓜那瑞托病毒（Guanarito virus）	GTOV	1989	NW - B	委内瑞拉	Z. brevicauda	委内瑞拉出血热
沙比亚病毒（Sabia virus）	SABV	1994	NW - B	巴西	未知	巴西出血热
拉沙病毒（Lassa virus）	LASV	1969	OW	尼日利亚几内亚	Mastomys sp.	拉沙热
淋巴细胞脉络丛脑膜炎病毒（Lymphocytic choriomeningitis virus）	LCMV	1934	OW	世界范围	M. musculus	淋巴脉络丛脑膜炎
莫巴拉病毒（Mobala virus）	MOBV		OW	中非共和国	Praomys sp.	尚未报道
莫皮拉病毒（Mopeia virus）	MOPV		OW	莫桑比克	Mastomys natalensis	尚未报道
埃皮病毒（Ippy virus）	IPPYV		OW	中非共和国	Arvicanthus sp.	尚未报道

（续）

病毒名称	缩写	分离年代	进化谱系	分布地区	自然宿主	对人的致病性
弗莱克病毒（Flexal virus）	FLEV		NW-A	巴西	Oryzomys spp.	发热
皮钦德病毒（Pichinde virus）	PICV	1965	NW-A	哥伦比亚	O. albigularis	尚未报道
帕腊南病毒（Parana virus）	PARV	1965	NW-A	巴拉圭	O. buccinatus	尚未报道
Allpahuayo virus	ALLV		NW-A	秘鲁	Oecomys bicolor	尚未报道
Pirital virus	PIRV		NW-A	委内瑞拉	Sigmodon alstoni	尚未报道
塔卡里伯病毒（Tacaribe virus）	TCRV	1956	NW-B	特立尼达	Artibeus spp.（bat）	发热及轻度中枢神经系统症状
Cupixi virus	CPXV		NW-B	巴西	O. capito	尚未报道
阿马帕病毒（Amapari virus）	AMAV	1964	NW-B	巴西	O. capito-Neacomys guianae	尚未报道
Oliveros virus	OLVV		NW-C	阿根廷	Bolomys obscurus	尚未报道
潘帕病毒（Pampa virus）	PAMV		NW-C	阿根廷	Bolomys sp.	尚未报道
拉定罗病毒（Latino virus）	LATV	1965	NW-C	玻利维亚	Calomys callosus	尚未报道
Whitewater arroyo virus	WWAV	2001	NW-rec	美国西南部	Neotoma albigula，N. mexicana，N. micropus，N. cinerea	急性呼吸窘迫加州出血热
塔米阿米病毒（Tamiami virus）	TAMV	1965	NW-rec	美国佛罗里达州	Sigmodon hispidus	尚未报道
Bear Canyon virus	BCNV	2002	NW-rec	美国加利福尼亚	Peromyscus sp.	尚未报道

砂粒病毒属病毒所致疾病

一、淋巴细胞脉络丛脑膜炎

淋巴细胞脉络丛脑膜炎（Lymphocytic choriomeningitis，LCM）又称急性无菌性脑膜炎、急性良性淋巴细胞脑膜炎、流行性浆液性脑膜炎或 Armstrong 病，是由淋巴细胞脉络丛脑膜炎病毒引起的人和多种动物共患的病毒性疾病。人淋巴细胞脉络丛脑膜炎多为急性发病，属于脑膜和中枢神经系统的良性病毒感染，典型表现为无菌性脑膜炎，重者可表现为脑膜脑炎。该病多呈自限性过程，预后一般良好。但对免疫功能受到抑制的患者，该病毒感染往往是致命的。小鼠感染可表现为大脑型、内脏型和迟发型 3 种病型。尽管淋巴细胞脉络丛脑膜炎病毒感染在临床并不多见，但由于本病首次证实了脑脊液中以淋巴细胞占优势的脑膜炎为病毒性感染而受到重视。本病广泛分布于世界各地，除大洋洲外，各大洲均有报道，多散发。我国极少有本病报道。

（一）病原

1. 分类地位　淋巴细胞脉络丛脑膜炎病毒（Lymphocytic choriomeningitis virus，LCMV）在分类上属砂粒病毒科（Arenaviridae）、砂粒病毒属（Arenavirus），是该属中最早发现的一种病毒，被称为砂粒病毒的原型。自从 1934 年 Armstrong 和 Lillie 从一名疑似圣路易斯脑炎死者的中枢神经组织浸出液接种猴脑传代而分离得到病原体以来，先后分离得到数种不同的毒株，如 Armstrong（ca-1371）、e-350Traub、UBC、Pasteur、WE 和 Matu-Mx 等。目前，该病毒只有一个血清型。

2. 形态学基本特征　感染淋巴细胞脉络丛脑膜炎病毒的细胞超薄切片中，病毒粒子呈圆形、卵圆形或多形性，大小不等，直径 50～150nm。病毒具有双层脂质囊膜，囊膜表面有刺突。病毒粒子内部空虚，含有数量不等、约 20～25nm 的电子致密颗粒，形似砂粒。核衣壳具有 2 个环状螺旋形节段，由线状排列的核小体亚单位组成。

该病毒基因组为单股负链 RNA，由 2 个片段组成，大片段（L）为 6.35kb，沉降系数为 31S；小片段（S）为 3.9kb，沉降系数为 23S。两条 RNA 链均为双义链，主要编码 5 种结构蛋白。L RNA 编码 L 蛋白 LP（RNA 依赖性 RNA 多聚酶）和 Z 蛋白，S RNA 编码核衣壳蛋白 NP、囊膜糖蛋白 GP1 和 GP2。感染性淋巴细胞脉络丛脑膜炎病毒的复制，不论在体内或体外，都伴随着一部分无感染性的颗粒产生，这些颗粒可抑制细胞病变产生，并使感染性病毒的产量减少，称为缺损性干扰颗粒（DI）。其 DI 颗粒具有干扰能力，但其复制不需要帮助，也没有富集现象发生。

3. 培养特性 淋巴细胞脉络丛脑膜炎病毒可在鸡胚绒毛尿囊膜上增殖，但不产生可见的病斑。分离病毒可用 Vero - E6、BHK - 21 等细胞。在多种动物的原代细胞或传代细胞中亦可生长，但一般不产生明显的细胞病变，只在适应之后才有可能产生细胞病变。

小鼠脑内接种，发生致死性感染。

4. 理化特性 淋巴细胞脉络丛脑膜炎病毒极不耐热，56℃加热 20min 即可灭活。在外界环境中很不稳定，对紫外线、γ 射线均很敏感。偏酸或偏碱、1% 甲醛、乙醚和去污剂均可使其灭活，但石炭酸对其影响较小。在 50% 甘油中稳定。对低温抵抗力强，-70℃或冻干条件下可长期保存。

用蛋白酶、透明质酸酶和磷脂酶 C 处理纯化的淋巴细胞脉络丛脑膜炎病毒，可使病毒糖蛋白和核蛋白不同程度降解，浮密度降低，但感染性却增加。用胰酶消化持续感染的 BHK - 21 细胞、L 细胞等，也能促进感染的传播。这可能是由于自然状态下聚集的病毒在酶的作用下解离，从而使感染性增加。

（二）流行病学

1. 传染来源 小家鼠是本病主要的自然宿主。隐性持续感染的小鼠几乎所有的血液和器官中终生含有高滴度的病毒，但不产生抗体。自然或试验感染的仓鼠带毒 2～3 个月。自然感染的其他野生啮齿类动物以及试验感染的动物，如豚鼠、犬和猴等，偶尔也可成为传染源，但这些动物只在感染后短期内携带病毒，只有小鼠可以终生带毒。

2. 传播途径 带毒小鼠不断从尿、粪、精液及口、鼻分泌物中排出病毒，污染人的住所和周围环境的尘土、用具、杂物、食物和水源。人因吸入带毒的气溶胶，经受损皮肤、黏膜直接接触病毒污染物，或食用被污染的食物和饮用水而感染。实验室工作人员还可因接触带毒动物、有感染性的组织培养物，或被带毒动物咬伤而感染。在实验条件下感染淋巴细胞脉络丛脑膜炎病毒的豚鼠可经埃及伊蚊叮咬而将病毒传播给猴，这些试验证明该病毒有可能通过节肢动物传播，但在自然条件下的作用尚不明确。

另外，已证实人类和小鼠均能垂直传播本病。

3. 易感动物

（1）**自然宿主** 小家鼠是本病主要的自然宿主，其他啮齿类如小鼠、豚鼠、仓鼠等也可短期携带并传播病毒。猫、犬、猴、猩猩、人均可发生自然感染，但这些哺乳动物能否作为传染源尚待证实。埃及伊蚊、安氏革蜱、彩饰钝眼蜱、温带臭虫、人虱和蟑螂可以人工感染淋巴细胞脉络丛脑膜炎病毒，并可保持病毒毒力。

（2）**实验动物** 实验动物中小鼠、豚鼠、兔、猴较为易感，人工感染均可引起感染带毒。

（3）**易感人群** 感染人员不受年龄、性别、职业等影响，主要取决于与鼠类接触的几率，青壮年经常从事野外作业的以及接触鼠类的实验动物人员是最易感人群，要特别注意防护。免疫力低下的人比较容易感染，由于器官移植而感染死亡的也有报道。人群感染后不论是否出现临床症状，均可获得持久的免疫力。

4. 流行特征 本病多为散发，偶尔有地方性小流行。本病呈世界性分布，没有明显周期性，但秋冬季节相对易发生流行，可能与鼠类从野外向室内迁徙有关。实验室的意外感染，可致本病的暴发流行。

5. 发生与分布 淋巴细胞脉络丛脑膜炎首次发生是在 1925 年。1933 年在美国圣路易斯的密苏里首次分离出病原。1935 年正式将该病原命名为淋巴细胞脉络丛脑膜炎病毒。该病毒的分布主要与家鼠有关，在家鼠中的流行率分别为美国 2.5%～9.0%，西班牙 11.7%，德国 3.6%，日本 7.0%。

淋巴细胞脉络丛脑膜炎和温和的淋巴细胞脉络丛脑膜炎病毒感染在欧洲、美国、澳大利亚和日本均有报道，只要是有感染的啮齿类宿主存在的地方均可发生。然而，这种疾病并没有历史统计记录，因为很难确定发病率和界定流行的地理区域。几份在市里的血清学调查显示，该病毒在人群中感染流行率为2%～5%。

淋巴脉络丛脑膜炎除大洋洲尚未有报道外，广泛分布于世界各地。如北美洲的美国，南美洲的巴西、阿根廷，欧洲的英国、爱尔兰、意大利、德国、荷兰、奥地利、罗马尼亚、保加利亚、法国、前南斯拉夫和前苏联，亚洲的日本和中国，非洲的摩洛哥、突尼斯、埃塞俄比亚等国家和地区均有本病的发生。

我国淋巴细胞脉络丛脑膜炎病例报道较少，自1954年发现首个病例后，1959年、1962年又分别有个例出现。这些病例均出现在东北地区。近年来该病已逐渐消失，可能与灭鼠工作的开展和人们居住环境的改善有关

（三）对动物与人的致病性

1. 对动物的致病性 小鼠感染淋巴细胞脉络丛脑膜炎病毒可表现为三种病型。

（1）大脑型 成年小鼠经脑内接种淋巴细胞脉络丛脑膜炎病毒可产生具有显著特征的疾病，感染后5～6天，有的小鼠突然死亡，多数小鼠表现呆滞、嗜睡、被毛粗乱、眼睛半闭、弓背、消瘦，并常见结膜炎和面部水肿，最具特征性的表现是抓着尾巴倒提时，小鼠头部震颤，肢体阵挛性惊厥，最终表现为后肢强直性伸展。小鼠多在症状出现后1～3天内死亡。

（2）内脏型 成年小鼠经神经外途径感染淋巴细胞脉络丛脑膜炎病毒症状很不同，主要受到接种途径、剂量、病毒株的毒力以及小鼠品系等多种因素的影响。经腹腔接种ArmE-350毒株，6～7天后出现被毛粗乱、结膜炎等症状，部分小鼠出现腹水。

（3）迟发型 先天性带毒小鼠或出生后即刻感染淋巴细胞脉络丛脑膜炎病毒的小鼠，病毒在各组织器官中增殖，但小鼠无症状表现。经1年左右，出现迟发型症状，被毛粗乱、弓背、体重减轻、蛋白尿、腹水、行为异常、产仔减少、寿命缩短等。

小鼠感染淋巴细胞脉络丛脑膜炎病毒之所以表现以上临床症状，是机体免疫反应的表现，而不是病毒增殖的结果。感染后病毒迅速在许多器官中增殖，但并不马上发病。5～6天潜伏期后，小鼠发生免疫反应，才表现症状甚至死亡。如果免疫应答不强烈，则持续耐受或呈慢性感染。

另外，淋巴细胞脉络丛脑膜炎病毒感染大鼠的脑组织切片见图16-1及彩图16-1。

2. 对人的致病性 人感染淋巴细胞脉络丛脑

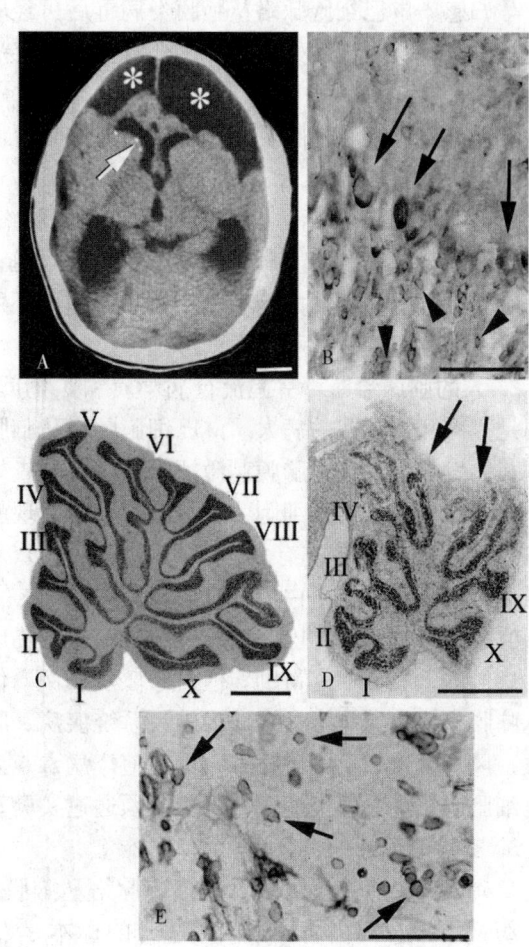

图16-1 淋巴细胞脉络丛脑膜炎病毒感染人及大鼠所致脑病变

A. 先天性淋巴细胞脉络丛脑膜炎病毒感染病人脑CT，可见脑软化的两侧不对称区（星号）及室周钙化（箭头）（标尺=1cm） B. 淋巴细胞脉络丛脑膜炎病毒感染新生大鼠大脑皮层切片，可见感染的浦肯野细胞（箭头）及颗粒细胞（箭头）（免疫组织化学染色，标尺=100μm） C. 正常大鼠尼氏染色（Nissl-stained）的小脑蚓部切片（标尺=500μm） D. 淋巴细胞脉络丛脑膜炎病毒感染大鼠的小脑蚓部切片（标尺=500μm） E. 淋巴细胞脉络丛脑膜炎病毒感染大鼠的小脑皮质切片（标尺=100μm）

［引自Daniel J. Bonthius, Stanley Perlman. Congenital Viral Infections of the Brain: Lessons Learned from Lymphocytic Choriomeningitis Virus in the Neonatal Rat. the Plos pathogens, 2007, 3 (11): 1541-1550, 经Plos pathogens授权］

膜炎病毒主要有 4 种临床类型，即不显性感染型、类流感型、无菌性脑膜炎型和脑脊髓炎型。潜伏期长短不一，一般 6～13 天，最短 36h。约 1/3 人群感染后无明显症状，其余感染者中大约一半会出现中枢神经系统症状。典型的感染分为两个阶段，感染初期出现类流感样症状，如发热、全身不适、肌肉疼痛、头痛、咽喉痛、咳嗽以及腺体肿大等，待退热及全身症状消除后发展成中枢神经系统疾病，轻者表现为剧烈头痛、畏光、恶心、呕吐等脑膜刺激症，少数严重患者发展为脑脊髓炎型，表现为严重的神经系统受累，如严重头痛、嗜睡、惊厥、运动失调、瘫痪及精神病慢性后遗症等，个别病例可因全身性出血而死亡。

孕妇感染淋巴细胞脉络丛脑膜炎病毒后可经胎盘传播给胎儿，可导致胎儿先天性感染，表现为不明原因的脑水肿、先天性失明和一些自身免疫性疾病，以及小头或巨头、颅内钙化、脉络膜视网膜炎等先天畸形。

淋巴细胞脉络丛脑膜炎病毒感染后无论是否出现临床症状，愈后均可获得持久的免疫力。

（四）诊断

1. 动物的临床诊断 小鼠感染淋巴细胞脉络丛脑膜炎病毒一般从临床表现判断。其他动物感染最简单的证实方法就是将发病动物的组织悬液经脑内接种无病毒感染的成年小鼠。5～6 天后，提起小鼠尾巴旋转，如见典型的大脑型发病症状，即可怀疑为该病毒感染。再以同样方式接种对该病毒有免疫力的小鼠，如不发生痉挛和死亡即可确诊。

2. 人的临床诊断 掌握流行病学资料，询问病人是否有与田鼠、家鼠等啮齿类动物接触的经历，周围是否有相同症状的病人。淋巴细胞脉络丛脑膜炎的临床表现和常规检查一般只具有无菌性脑膜炎的特征，如发热、头痛、脑膜刺激征等，血象检查外周血白细胞总数多为正常或稍降低。分类淋巴细胞增多，亦可见有异型淋巴细胞。脑脊液检查可发现颅内压轻度增高，脑脊液外观水样清亮，白细胞数多在 $500 \times 10^6/L$ 左右，但亦有多达（1 000～3 000）$\times 10^6/L$ 者，分类 80%～95% 为淋巴细胞。生化检查糖和氯化物基本正常，蛋白可轻度增高至 1g/L 左右。

值得注意的是，淋巴细胞脉络丛脑膜炎的临床表现和常规检查结果都是非特异的，对于暴发性或流行性病例的诊断有一定帮助，但对于散发病例，仅根据临床症状难以作出确切诊断。此外，淋巴细胞脉络丛脑膜炎病毒感染常被误诊为神经系统疾病、眼科疾病或染色体综合征。先天性感染的诊断经常与弓形虫、风疹病毒、巨细胞病毒、单纯疱疹病毒、人细小病毒 B12 等病原体感染性疾病难于区分。因此，淋巴细胞脉络丛脑膜炎病毒的感染必须通过实验室的特异性诊断才能确诊。

3. 实验室诊断

（1）病毒的分离鉴定 淋巴细胞脉络丛脑膜炎患者的血液、脑脊液、尿液、含漱液或脑、肝、脾等组织都可以分离出病毒，但最适合的标本是发热期病人的血液及脑膜炎期的脑脊液。经小鼠脑内或腹腔接种，通常 5～6 天潜伏期后，通过小鼠出现的特异症状可确诊。

大多数细胞可维持淋巴细胞脉络丛脑膜炎病毒复制，可用细胞（如原代鸡胚成纤维细胞、Vero、BHK-21 等）培养接种，但由于复制一般不引起细胞病变形成空斑，因此接种的细胞也需用免疫荧光、补体结合试验检查病毒抗原或 RT-PCR 检测病毒 RNA。

（2）血清学诊断 淋巴细胞脉络丛脑膜炎病毒感染后可通过对患者血清中出现的几种抗体进行检测。补体结合抗体在发病后 2～3 周出现，5～6 周后逐渐下降。感染后血清中和抗体出现较晚，因此中和试验不适用于早期检测，但持续时间长，约 4～5 年或更长，适用于血清学调查。

此外，血清学诊断还包括间接荧光抗体试验、ELISA 等方法。目前已将淋巴细胞脉络丛脑膜炎病毒的 N 蛋白抗体检测作为感染的重要诊断依据。国外已用重组 N 蛋白抗原取代全病毒抗原研制出高特异性的 ELISA 试剂。

（3）分子生物学诊断 主要针对 S RNA 序列设计核酸探针和 PCR 引物，采用核酸分子杂交和 RT-PCR 方法检测患者血清、尿液、含漱液和各组织中的病毒 RNA，快速敏感，适用于淋巴细胞脉络丛脑膜炎病毒检测。

（五）防制措施

1. 预防

（1）综合性措施　淋巴细胞脉络丛脑膜炎的预防措施主要是灭鼠，保护水源、食物及室内环境免受小鼠排泄物及分泌物的污染。尤其要避免与啮齿类动物的接触，针对三类最易接触带毒啮齿类动物的人群，应特别注意以下防范措施：①生活在野生啮齿动物经常出没的地区（尤其是疫区）的居民要注意防止野生鼠类进入及污染居所，经常从事野外作业的人群尤其要注意避免接触鼠类；②将观赏性仓鼠等啮齿类作为宠物饲养的主人，应避免宠物与野生啮齿类接触，注意宠物卫生，避免与宠物过近距离接触及亲吻宠物；③以啮齿类动物为实验对象的研究人员，要防止被动物咬伤抓伤及近距离呼吸道传播。此外，要特别注意防止孕妇感染，避免接触野生及实验性鼠类及长时间与宠物同处。流感型及慢性持续性感染患者可排毒，应该适当隔离。对排泄物及污染居室彻底消毒，切断传播途径。

对动物的预防主要是阻断易感动物与传染源的接触，保护实验动物饲养环境，防止野生啮齿类的进入，建立无淋巴细胞脉络丛脑膜炎的小鼠、仓鼠、豚鼠等实验动物种群。

（2）疫苗接种　淋巴细胞脉络丛脑膜炎病毒的核酸疫苗及亚单位疫苗的研究屡有报道，但尚未进入临床应用。保护高危人群主要靠加强个人防护。

2. 治疗　尚无针对本病特异性治疗的药物，大多数治疗为对症治疗。患者应卧床休息，适当给予退热剂，颅内压过高时给予脱水剂，适当补充维生素等。病毒血症患者可用病毒唑、干扰素等药物治疗。由于淋巴细胞脉络丛脑膜炎的致病机理被认为是免疫反应所致的病理损伤，因此有人建议对病情较重的患者可采用地塞米松、强的松等免疫抑制剂进行治疗。

有试验表明金刚烷胺能延缓病毒穿入，并抑制淋巴细胞脉络丛脑膜炎病毒的合成和释放；最近有研究发现不论在细胞培养物中还是在体内，该病毒的增殖过程中对诱变剂 5 - FU 都表现出极高的敏感性，但临床均未见报道。

（六）公共卫生影响

1. 直接造成的公共卫生危害　家鼠是淋巴细胞脉络丛脑膜炎病毒主要的自然宿主。此外，该病毒还感染其他小鼠、豚鼠、仓鼠、犬、猴、人等，是一种重要的人与动物共患病。

淋巴细胞脉络丛脑膜炎病毒感染后一般症状较轻，且愈后良好，并获得长期免疫保护。但一些患者可引起脑膜炎等症状，少数患者还可能出现支气管肺炎、心肌炎、心包炎、关节炎等并发症或后遗症，直接危害人体健康，极少数严重患者可致死。

2. 潜在的公共卫生影响　由于鼠类可长期携带淋巴细胞脉络丛脑膜炎病毒，因此极易通过鼠类的迁徙、繁殖等活动将该病毒传播至其他地区，扩大自然疫源地范围。

此外，部分感染者为隐性感染，不易发现，孕妇怀孕早期感染淋巴细胞脉络丛脑膜炎病毒易导致流产，晚期感染可致胎儿多种畸形，可引起严重的社会问题。

3. 淋巴细胞脉络丛脑膜炎病毒可能作为生物战剂的影响和意义　淋巴细胞脉络丛脑膜炎病毒易于通过细胞培养或感染的鼠类繁殖而得到大量扩增，来源不受限制。

鼠类携带的淋巴细胞脉络丛脑膜炎病毒容易形成气溶胶经呼吸道感染人，这一感染途径同生物战剂病原的常用施放方式非常相似。直接投放带毒鼠类则会使受污染地区长期持续受染，通过鼠类的迁徙以及与当地野鼠的交配繁殖更会扩大受污染地区范围。由于临床发病很少，因此人群免疫水平低，普遍易感，而且大多感染从事野外作战或农业生产等最易接触带毒鼠类的人员，严重影响部队战斗力和社会生产。

砂粒病毒可通过基因组 RNA 节段内部或节段之间，以及异型或异种病毒基因组之间的重组，获得显著的可塑性。曾有报道淋巴细胞脉络丛脑膜炎病毒两株非致死性的毒株，经重组后可获得具有致死性毒力的新毒株。据研究，近年来在南美地区发现并分离到的 *Whitewater arroyo virus*（2001）、*Tamiami virus*（2002）和 *Bear Canyon virus*（2002）几种新型砂粒病毒，很可能是通过原有病毒的 S RNA基因组的重组产生的。更重要的是，重组产生的砂粒病毒新种似乎更倾向于感染人类。

淋巴细胞脉络丛脑膜炎病毒的感染难于诊断，不易治疗，如果孕妇携带病毒则严重危害下一代的健康，易造成长期的社会影响，有可能作为生物战剂而被应用于生物恐怖袭击中，因此，对于淋巴细胞脉络丛脑膜炎病毒的预防、诊断和治疗的研究不容忽视。

（尉继征）

◆ 我国已颁布的相关标准

　　GB/T 14926.18—2001　实验动物　淋巴细胞脉络丛脑膜炎病毒检测方法

◆ 参考文献

陈为民，唐利军，高忠明.2006.人兽共患病［M］.武汉：湖北科学技术出版社：378-382.

杜平，朱关福，刘湘云.1991.现代临床病毒学［M］.北京：人民军医出版社.

林瑞炮，林冰影.2007.人畜（兽）共患性疾病［M］.杭州：浙江大学出版社：159-160.

刘克洲，陈智.2002.人类病毒性疾病［M］.北京：人民卫生出版社.

吕占军，侯洁，王秀芳，等.1995.不同动物接种淋巴细胞性脉络丛脑膜炎病毒后抗体产生［J］.实验动物科学与管理，12（3）：23-26.

唐家琪.2005.自然疫源性疾病［M］.北京：科学出版社：469-478.

田克恭.1992.实验动物病毒性疾病［M］.北京：农业出版社.

殷震，刘景华.1997.动物病毒学［M］.第2版.北京：科学出版社.

自登云，陈伯全，俞永新.1994.虫媒病毒和虫媒病毒病［M］.昆明：云南科技出版社.

Bradley D.，Pearce.2003.Modeling the role of infections in the etiology of mental illness.Clinical Neuroscience Research，3：271-282.

De la Torre JC.2005.Arenavirus extinction through lethal mutagenesis.Virus research，107（2）：207-214.

Leslie L，Barton，Marilyn B，et al.2001.Congenital lymphocytic choriomeningitis virus infection：decade of rediscovery.Clinical infectious diseases，33：370-374.

Rémi N.Charrel，Xavier de Lamballerie.2003.Arenaviruses other than Lassa virus.Antiviral Research，57：89-100.

二、拉 沙 热

　　拉沙热（Lassa fever，LF）是由拉沙病毒引起的一种急性发热性、致死性人与动物共患自然疫源性疾病。人类拉沙热有隐性感染和显性感染两种，典型的临床症状是逐渐起病、发热、乏力、咽痛头痛、呕吐，继而嗜睡，表情淡漠，皮肤黏膜有出血淤血倾向，进行性少尿，直至低血压休克而死亡。啮齿类动物和非人灵长类动物可感染此病。1969年从尼日利亚拉沙镇（Lassa township）患者的血液和胸水中首次分离到病毒，其自然宿主为多乳房鼠（Mystomus），排泄途径为鼠的唾液和尿，并可经直接接触、破损的皮肤或污染的食物以及气溶胶等途径感染人类，且可发生人与人之间的传播，病死率较高，可造成较大范围的公共卫生影响。本病主要流行于西非，我国尚无病例报道。

（一）病原

　　1. 分类地位　拉沙病毒（Lassa virus，LASV）在分类上属砂粒病毒科（Arenaviridae）、砂粒病毒属（Arenavirus）。目前砂粒病毒科中只有一个砂粒病毒属，已发现的23种病毒按抗原性划分为旧世界病毒组（又称淋巴细胞脉络丛脑膜炎病毒-拉沙病毒组，LCMV-LASV complex）和新世界病毒组（又称塔卡里伯病毒组，Tacaribe complex）。拉沙病毒为旧世界病毒的一员，与同组的埃皮病毒（Ippy virus）、莫巴拉病毒（Mobala virus）和莫皮拉病毒（Mopeia virus）的亲缘关系较近，而与淋巴细胞脉络丛脑膜炎病毒的亲缘关系较远。拉沙病毒传染性很强，美国疾病预防与控制中心将其列为生物安全四级病毒。

　　2. 形态学基本特征与培养特性　拉沙病毒颗粒呈球形或多形性，直径为70~140nm，有囊膜，囊膜表面有由糖蛋白GP1和GP2构成的四聚体，密集排列成约10nm长的棒状突起。核衣壳由核样亚单位呈线性连接而成，并闭合呈环状，长度为 450～1 300nm。超薄切片电镜照片可见 1～10 个的电子致密颗粒，由细丝连接，直径约 20nm，呈砂粒状，为砂粒病毒科的形态学特征，是鉴定拉沙病毒的重要依据之一（图 16 - 2）。核衣壳蛋白（NP）、糖蛋白 GP1 和 GP2 是拉沙病毒的 3 种结构蛋白。NP 刺激机体产生补体结合抗体，GP1 和 GP2 刺激机体产生中和抗体。病毒基因组为 2 个节段的单股负链 RNA，包括 L - RNA 和 S - RNA，均为双义 RNA。

　　本病毒对非洲绿猴肾细胞十分敏感，且可形成空斑，常用于从病人的血液等标本中快速分离病毒（图 16 - 3）。其他如人二倍体细胞、原代人胚肾细胞和 BHK - 21 细胞等也较敏感。

　　3. 理化特性　该病毒不稳定，对加热、乙醚、氯仿、脂溶剂和去氧胆酸盐等均敏感；不耐酸，在 pH 2.6 的条件下可很快被灭活；紫外线和 γ 射线也可将其灭活。0.1%～0.15% 的 β-丙内酯可在完全灭活病毒的同时保持其抗原性。但在有蛋白质的环境中，拉沙病毒有相当高的耐受力，患者的血清或胸、腹水等标本须经 60℃ 60min 处理，方可完全灭活其中的病毒。长期保存病毒要在 -70℃ 和冻干条件下保存。

　　（二）流行病学

　　1. 传染来源　广泛分布于非洲的一种半家栖鼠——多乳房鼠是目前唯一得到确认的该病毒的自然宿主，也是鼠-人传播途径的主要传染源；而拉沙热急性期和恢复期的患者以及隐性感染者，为人-人传播途径的主要传染源。另外，处于病毒血症期的多乳房鼠以及拉沙热患者的唾液和尿液污染的物品，以及患者的血液、胸水、腹水、唾液、咽喉分泌物和母乳、精液等，均可作为传染源导致感染的发生。

　　2. 传播途径　拉沙热存在鼠-人传播和人-人传播两种传播途径，且人-人传播途径在砂粒病毒科的其他病毒中极为少见，可导致大面积的暴发流行。目前尚未有通过昆虫等媒介物传播的报道。

　　（1）拉沙病毒可在感染的多乳房鼠间水平传播和垂直传播，并在鼠体内呈慢性持续性感染状态，无任何临床症状，更无病死。发生病毒血症和病毒尿症时，可由唾液和尿液不断排出病毒。病毒一方面通过污染的唾液和尿液形成的气溶胶而扩散，另一方面可污染食物经口传播，或经由皮肤的破损处感染人类。

　　（2）人可通过直接接触或是食用鼠类而感染，在感染人群家中发现的鼠类的血清阳性率是对照组的 10 倍；发热过后，在食用鼠类的人群中病毒抗体出现的概率是不食用鼠类人群的 2 倍，并且出现耳聋（拉沙热的症状）的概率是 4 倍。

　　（3）人-人传播途径的存在是拉沙热最为严重的流行病学问题之一。一方面隐性感染患者大量存在（约占感染人群的 80% 左右），另一方面患者的病毒血症可持续较长时间（14～19 天），病毒通过病人的分泌物、血液等各种途径传染给接触者。而且，研究表明，已度过急性期的男性拉沙热患者 6 周后仍可从其精液中排出病毒，并可传染给其性伴侣。

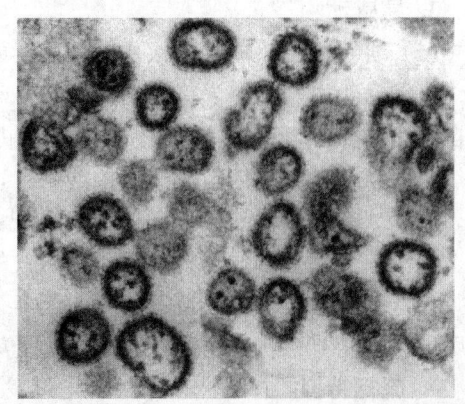

图 16 - 2　拉沙病毒颗粒（超薄切片，×55 000）

（引自 www. utmb. edu，经 Frederick A Murphy DVM 授权）

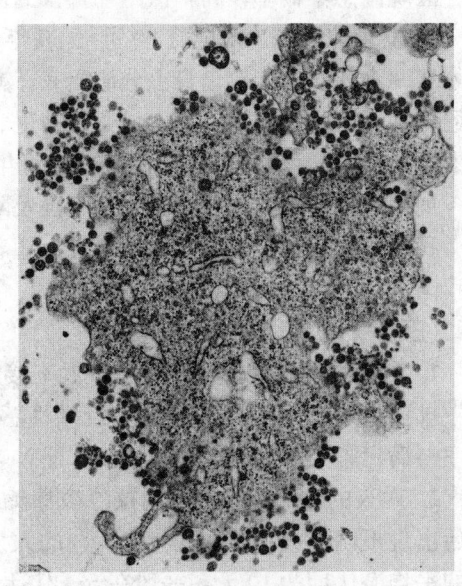

图 16 - 3　拉沙病毒感染 Vero 细胞

（超薄切片，×15 000）

（引自 www. utmb. edu，经 Frederick A Murphy DVM 授权）

3. 易感动物

（1）自然宿主 多乳房鼠是沙拉病毒的唯一天然贮存宿主。在非洲，该鼠种非常容易在居民家中定殖。以前认为纳塔尔多乳房鼠（*Mystomus natalensis*）是传播拉沙热唯一的一种多乳房鼠，但目前认为其自然宿主至少涉及两种类型的多乳房鼠，*Mystomus huberti* 和 *Mystomus erythroleucus*。除此之外，偶然也可从其他鼠类体内分离出拉沙病毒，但阳性率很低，不是病毒的主要贮存宿主和重要的传染源。

（2）实验动物 沙拉病毒在近亲交配的啮齿类动物中可偶尔产生慢性感染和病毒血症，但并不发病。乳小鼠、豚鼠和猴类易感。而恒河猴的易感性又高于松鼠猴，为研究拉沙病毒良好的动物模型。

（3）易感人群 人群普遍易感，无年龄、性别及职业等差别。感染后轻型或无症状者占80%。感染后可获得特异性抗体，但有人可再次受染，表现为血清抗体滴度在原有水平上出现更明显的升高。

4. 流行特征 在非洲一年四季均可发病，其中尼日利亚和利比里亚的病例较多集中于夏季，而在塞拉利昂则多为雨季。20～29岁年龄组发病率最高，其次为30～39岁年龄组。女性发病率高于男性，青年女性尤高，且孕产妇患者的死亡率明显高于普通患者。本病呈地方性流行，在大草原和雨林地带多发。医院内感染概率较高，医生和护士为高危人群。

5. 发生与分布 据记载20世纪50年代，拉沙热在西非的塞拉利昂就有发生，但是病原直到1969年才从两个死亡的传教士身上分离出来，并以所在的镇命名为拉沙热。拉沙热广泛分布于西南非诸国，如尼日利亚、塞拉利昂、利比里亚、马里、塞内加尔和几内亚等。每年的死亡人数约为5 000人，报道感染人数在10万～30万人之间，估计每年感染的人数应该在100万人，至少有一半以上的病例没有报道。现该病已传入美国、加拿大、英国及欧洲，世界上许多国家已先后将其列为国境检疫疾病。

我国目前暂无拉沙热的发生报道，随着我国对外贸易和旅游事业的蓬勃发展，拉沙热也极有可能传入我国。

（三）对动物与人的致病性

1. 对动物的致病性 在实验室人工接种条件下，拉沙病毒在乳小鼠体内可有高滴度的增殖，可从尿中排毒长达83天；对豚鼠则呈泛嗜性感染，病死率达67%；恒河猴感染后病毒血症长期存在，且死亡率与病毒感染的剂量呈正相关。

2. 对人的致病性 人受到拉沙病毒感染后，可表现为隐性感染和显性感染两种状态，80%的人感染后出现不明显或是轻微症状，20%的人发生严重的多系统疾病。住院患者仅占感染人群的1/30。发病的平均潜伏期为10天，一般在5～21天，故不少国家采用3周作为密切接触者的医学观察期。

显性感染患者存在无并发症型和有危重并发症型两种类型，前者一般仅表现为长达3周左右的发热，无其他危重并发症或体征。

有危重并发症型患者临床表现为起病缓慢，首发症状为发热和不适，随之可出现肌痛和胃肠道反应：腹痛、恶心、呕吐和腹泻，便秘也很常见。2/3病例有咽痛，常伴渗出性咽炎或扁桃体炎。经常出现胸骨后疼痛和咳嗽的病例，可发展成胸腔积液。约1/3病人出现出血倾向，如腹部、臀部和腿部的淤点及大片的淤斑等，预示着预后不良。偶有中枢神经系统症状和体征。出现肾功能不全、进行性少尿和排尿困难等的患者，可因低血压休克和心力衰竭而死于第7～21天。在未成年患者中出现血管渗透性增强的征象如颜面水肿和胸腔积液等，即可高度提示预后不良。住院病人的死亡率为15%～20%。

恢复期可持续数周至数月不等，病人自觉疲乏，部分患者有脱发和不可逆转的听力下降。

感觉神经性的听力下降是沙拉热的一个典型症状，在确诊的人群中有29%出现此症状，而在对照发热人群中却无此症状；在出现突然耳聋的人群中有81%的患者体内存在沙拉热的抗体，对照组中只有19%。

（四）诊断

1. 动物的临床诊断 在自然界中目前尚无其他动物发病的报道，实验室感染的动物症状与人类的临床表现相似，其中豚鼠主要病变为间质性肺炎，可伴呼吸机能不全、心肌炎、心肌纤维和肝细胞小灶性钙化，而在恒河猴则可出现肝、脾和肾的坏死，以及心肌炎和动脉炎。

2. 人的临床诊断　搜集流行病学资料，询问有无疫区旅居史和患者接触史。结合临床表现作出初步诊断。另外，要注意与流感、SARS、伤寒、疟疾、钩端螺旋体病、黄热病、斑疹伤寒、流行性出血热等鉴别诊断。

本病的初期临床表现很不典型，需与伤寒、疟疾、黄热病、马尔堡病毒病、埃博拉出血热和裂谷热等相鉴别，有的地区尚需排除登革热、猩红热、虱传回归热和钩端螺旋体病等。随着病情进展，数天后出现咽炎、胸骨后疼痛、胃肠道症状和蛋白尿等典型表现时，则较易作出临床诊断。而恢复期出现的单侧或双侧的听力下降为其特征性临床表现，占发病人数的 29%，可高度提示拉沙热的流行，并可用于回顾性流行病学调查。

3. 实验室诊断　病人的血象通常无典型的特征性改变，表现为白细胞计数降低、正常或轻度升高；血小板减少不明显。血中天冬氨酸转氨酶活性一般轻度升高，并且其升高程度与病毒血症程度呈正相关，可用以预测预后。蛋白尿较常见。因此，凭借常规的实验室检查很难作出诊断，特异性检查方法如下：

（1）从病人的血液、血清、胸水、腹水、唾液、咽喉分泌物、尿液或母乳中分离出病毒，可确定诊断。病人的病毒血症可持续 2～3 周，故发病后 14 天甚至更久都可轻易分离得到病毒。常用的分离方法有非洲绿猴肾细胞（Vero-E6）细胞培养法和乳鼠脑内接种分离法。注意病毒分离须在生物安全水平四级实验室操作。

（2）血清学方法　常用方法有 ELISA、反向被动血凝试验（RPHA）和免疫斑点试验等。病人急性期与恢复期双份血清检测特异性抗体滴度具有 4 倍或 4 倍以上增高亦可确定诊断。单份血清的特异性抗体滴度高达 1∶1 024 时，也可诊断为本病。在进行有关血清学的操作之前，血清需在 60℃处理 60min 以灭活拉沙病毒。

（3）RT-PCR 和 ELISA 等检测　可早期筛查拉沙热患者，RT-PCR 检测的阳性率入院时为 79%，入院 3 天后则为 100%；而 ELISA 检测抗原亦十分灵敏，且一旦该检测为阴性，则血清中特异性 IgM 抗体随即出现，亦可借此作出早期临床诊断。目前用于拉沙病毒检测的分子生物学方法有 RT-PCR 和实时荧光 RT-PCR。RT-PCR 主要是针对 S-RNA 片段设计引物。

（五）防制措施

有人提议生产一种黄病毒和拉沙热二联疫苗，但是它的成本和广泛的应用还是有很多问题，尤其是在调查的国家只有不到 20% 的地区达到 80% 儿童免疫的水平。所以这种疫苗只能小范围应用于那些旅游的人、非政府组织人员和商业团体。

目前尚无经临床验证有效的疫苗供应，防治该病应以隔离传染源、切断传播途径为主。除多乳房鼠以外，拉沙热患者是本病的重要传染源，因此严格隔离患者并对接触者和可疑患者进行医学观察是拉沙热的主要防疫措施。而现今我国境内仍无拉沙热的病例报道，因此需要加强海关检疫，一方面密切防范疫区的鼠类通过船舶、飞机等交通媒介或集装箱货运等途径扩散至我国境内，另一方面对来自疫区的发热病人采取相应的措施，以防将拉沙热传入我国。

1. 动物的防制措施　由于拉沙病毒在自然界中有严格的宿主范围，目前尚未发现有家畜感染拉沙热的情况，故而仅在牲畜圈舍采取通常的防鼠措施即可，如圈舍门口放置防鼠板、饲料的存放需距地面一定距离等，无需特殊防护。

2. 人的防制措施

（1）预防　预防拉沙热的有效措施为防止人与带毒多乳房鼠或拉沙热患者和隐性感染者的接触。首先，可通过保持环境清洁以及采取防鼠措施等将多乳房鼠与居民相隔离。在非洲疫区尤其要强调保持屋内清洁并将食物放在鼠类接触不到的容器内。其次，由于拉沙热患者发病后 3 周内有通过气溶胶感染他人的可能性，因此患者或疑似患者必须隔离治疗，与其接触的医护人员必须采取穿隔离衣、戴手套和口罩等个人防护措施。患者的各种分泌物、排泄物和所接触过的一切器物，均应随时消毒。原则上患者应以当地治疗为主，如必须转送至别处，则应采用具有负压装置的运送器具，以保证安全。再次，应对可能的接触者进行追踪调查，一经查实即进行医学观察，观察期至少为 17 天；若中途发热，则按可疑患者对待。对于出院不满一个月的病人，需一人一屋，不与家人共用餐具，并且严格消毒粪和尿等排泄物。最后，加强国境检疫，加强宣传教育和培训。

（2）治疗 病毒唑对拉沙热治疗效果较明显，最好于发病 6 天内用病毒唑进行静脉注射或口服治疗，可大大降低本病的死亡率。注射拉沙热恢复期患者血浆疗效不明显。最近报道一种新的核苷酸类似物 Stampidine（stavudine－5′－p－bromophenyl methoxyalaninyl）可有效预防拉沙病毒对免疫缺陷鼠的攻击，有可能成为治疗拉沙热的新药物。而体外试验亦显示干扰素 α 和 γ 可抑制拉沙病毒的复制。

与此同时，病人应给予适当的对症治疗，如维持适当的血压、氧分压以及水电解质平衡等。

（六）公共卫生影响

在所有的砂粒病毒中，拉沙病毒对人类所造成的公共卫生影响最大。因为拉沙病毒不仅可通过人-鼠和人-人的直接接触途径传播，而且可以气溶胶的形式散播，加之拉沙热感染者以隐性感染为主，而且潜伏期长、具有较强的隐蔽性，客观上为疾病在较大范围内的暴发流行创造了条件。拉沙病毒对人类的致病性很强，一旦暴发，将对社会的生产和生活秩序造成不可估量的影响。

拉沙热已经从西非地区扩展到美国、加拿大、英国及欧洲，而随着当前国际间经贸交流的频繁往来，很难确保拉沙热不会传入我国。因此，我国应及早做好防范，如建立拉沙热的快速检测手段、完善应急处理方案等一套系统的应对体系，以防患于未然。

拉沙病毒的强致病性、可耐受气溶胶化以及可大量培养的特性在一定程度上符合生物战剂的要求，加之目前尚无有效的疫苗来保护高危人群，因此，加强对其基础研究和日常监测的力度，不但是防范公共卫生灾难的要求，也是应对当今世界可能面临的生物恐怖袭击的要求。

（刘 敏）

◆ 我国已颁布的相关标准

　　SN/T 1273—2003 国境口岸拉沙热疫情监测规程

　　SN/T 1502—2005 国境口岸拉沙热检验规则

◆ 参考文献

陈为民，唐利军，高忠明 . 2006. 人兽共患病 [M] . 武汉：湖北科学技术出版社：382－385.

李钟铎 . 2002. 生物战剂检验鉴定手册 [M] . 北京：军事医学科学院出版社：192－194.

林瑞炮，林冰影 . 2007. 人畜（兽）共患性疾病 [M] . 杭州：浙江大学出版社：160－163.

唐家琪 . 2005. 自然疫源性疾病 [M] . 北京：科学出版社：480－492.

俞东征 . 2009. 人兽共患传染病学 [M] . 北京：科学出版社：893－910.

自登云，陈伯权，俞永新 . 1995. 虫媒病毒与虫媒病毒病 [M] . 昆明：云南科技出版社：361－366.

Asper M, Sternsdorf T, Hass M, et al. 2004. Inhibition of different Lassa virus strains by alpha and gamma interferons and comparison with a less pathogenic arenavirus. Journal of virology, 78 (6)：3162－3169.

J Kay Richmond, Deborah J Baglole. 2004. Lassa fever: epidemiology, clinical features, and social consequences. BMJ, 327：1271－1275.

Mc Cormick J B, Walker D H, King I L, et al. 1986. Lassa virus hepatitis：A study of fatal Lassa fever in humans. American journal of medical hygiene, 35：401－407.

Trappier S G, Contaty A L, Farrar B B, et al. 1993. Evolution of the polymerase chain reaction for diagnosis of Lassa virus infection. American journal of medical hygiene，49：214－221.

Uckum F M, Petkevich A S, Vassilev A O, et al. 2004. Stampidine prevents mortality in an experimental mouse model of viral hemorrhagic fever caused by Lassa virus. BMC infectious diseases，4：14.

Walker D H, Johnson K M, Lange J V, et al. 1982. Experimental infection of rhesus monkeys with Lassa virus and a closely related arenavirus, Mozambique virus. Journal of infectious diseases, 146：368－369.

三、阿根廷出血热

阿根廷出血热（Argentina hemorrhagic fever，AHF）是由胡宁病毒引起的一种自然疫源性疾病。1958 年从阿根廷胡宁（Junin）镇的一名患者血液中首次分离到病毒，因而将之命名为胡宁病毒。其自然宿主主要为仓鼠科的鼠类，排泄途径为鼠的唾液腺和尿，并经气溶胶、破损的皮肤或污染的食物等途径感染人类。患者以血管系统的损伤为主，表现为肌痛、腰痛、出血和休克，严重者有中枢神经系统症状，不经治疗死亡率为 30%；而患病动物则可死于出血和脑炎。本病又称胡宁病、收获病等，与玻利维亚出血热（Bolivian hemorrhagic fever，BHF）一起合称南美洲出血热（South American hemorrhagic fever，SAHF）。本病主要流行于阿根廷。我国尚未有病例报道。

（一）病原

1. 分类地位　胡宁病毒（*Junin virus*，JUNV）在分类上属砂粒病毒科（Arenaviridae）、砂粒病毒属（*Arenavirus*）中的新世界病毒（又称 Tacaribe complex）组。新世界病毒的进化分析显示其可分为 3 个谱系 A、B 和 C，而包括胡宁病毒在内可导致人类出血性疾病的 4 种砂粒病毒［其他 3 种为瓜纳瑞托病毒（*Guanarito virus*）、马丘坡病毒（*Machupo virus*）和沙比亚病毒（*Sabia virus*）］均属于谱系 B，提示这四者可能是从一个共同的病毒祖先进化而来。

2. 形态学基本特征　单个胡宁病毒颗粒呈球形或多形性，直径为 60～28nm，平均为 110～130nm。有囊膜，囊膜表面有由糖蛋白 GP1 和 GP2 构成的四聚体，且密集排列成约 10nm 长的棒状突起。核衣壳由核样亚单位呈线性连接而成，并闭合呈环状，长为 450～1 300nm。超薄切片电镜照片可见 2～10 个左右的电子致密颗粒，由细丝连接，直径 20～25nm，呈砂粒状外观。胡宁病毒基因组为单链分节段 RNA，由比例约为 2∶1 的 S（小）和 L（大）两个 RNA 片段组成，至少合成 L、Z、NP、GP1 和 GP2 五种蛋白。

3. 培养特性　可用新生小鼠、新生地鼠以及非洲绿猴肾细胞（Vero-E6）、乳仓鼠肾细胞（BHK-21）分离并增殖胡宁病毒，且病毒可在上述两种细胞上形成空斑。

4. 理化特性　胡宁病毒在体外不稳定，加热至 56℃以上、pH 在 5.0 以下或 8.5 以上以及脂溶剂和去氧胆酸盐等均易使其灭活；紫外线、γ 射线和中性红等也可将其灭活。0.1%～0.15%的 β-丙内酯可完全灭活病毒，同时保持其抗原性。

（二）流行病学

1. 传染来源　阿根廷出血热的主要传染源是胡宁病毒感染的啮齿类动物，及其含病毒的唾液和尿液污染的食物和水等。阿根廷出血热患者的病毒血症时间至少要持续 7～8 天。

2. 传播途径　胡宁病毒可在感染的啮齿动物间水平传播和垂直传播，并在这些动物体内呈持续性感染状态。发生病毒血症和病毒尿症时，可由唾液和尿液不断排出病毒。病毒一方面通过污染的唾液和尿液形成的气溶胶而扩散，另一方面可污染食物经口传播，或经由皮肤的破损处感染其他哺乳动物和人类。经呼吸道吸入含有病毒的气溶胶亦是重要的传播途径。

很少发生人与人之间的传播，但 1971 年一名在伯尼感染的病人将病毒携带至玻利维亚的科恰班巴省，导致 5 名密切接触者发病，其中 4 人死亡；另外与拉沙病毒和马丘坡病毒一样，恢复期的男性患者可通过精液将病毒传播给性伴侣。

3. 易感动物

（1）自然宿主　从多种仓鼠（*Akodon azarae*、*A. arenicala*、*A. obscurus* 等）、黑色稻鼠（*Oryzomis nigripis*）和小家鼠中分离出本病毒，但目前认为多肌美鼠（*Calomys musculinus*）为其主要自然宿主。因为在疫区都捕捉到多肌美鼠，并且无论是自然还是试验感染，都能够在其体内长期带毒，并且通过唾液排毒。而有的地区还发现劳查美鼠（*Calomys laucha*）也受感染，推测亦是本病毒的自然宿主。

（2）实验动物　小鼠、大鼠、豚鼠和非人灵长类动物均可作实验动物。因为豚鼠能够复制人类的许多症状，所以常作为主要的实验动物模型。

新生豚鼠、田鼠和1～4日龄小鼠易感，严重者可导致死亡。豚鼠和恒河猴人工感染后可出现血小板和白细胞数目减少，进而导致出血性疾病的发生，并可最终死于严重的出血，为研究人阿根廷出血热的动物模型。

（3）易感人群　人群普遍易感。在阿根廷流行区主要侵犯15～60岁的农业工人。感染后可获得一定的免疫力。

4. 流行特征　本病的流行性取决于胡宁病毒的自然周期和宿主，具有明显的季节性：夏末开始暴发流行，秋季达到高峰，冬初消失，且患者多为男性，与农业劳动及季节相关。农村多于城市。

5. 发生与分布　自1958年阿根廷出血热首次暴发以来，流行地区有明显扩大的趋势。刚开始流行区域集中在布宜诺斯艾利斯西北约200km的草原湿地，现在流行区域面积达到15万km²，已扩展到布宜诺斯艾利斯的北部、圣达菲的南部、哥多华的东南部、潘帕斯省东北部，估计在这个区域中生活的人口达到了500万。

阿根廷出血热主要发生于阿根廷的某些农村地区。自从认识该疾病以来，每年有数百例病例的暴发，且近年来其流行地区有不断扩大的趋势。

（三）对动物与人的致病性

1. 对动物的致病性　啮齿动物感染胡宁病毒后，可呈现急性一过性感染、死亡和慢性持续性感染3种状态，其死亡率可达50%。病毒可侵犯宿主的中枢神经系统，新生幼鼠感染后表现为生长迟缓、死亡率上升。

2. 对人的致病性　人接触胡宁病毒后，存在隐性感染和显性感染两种状态。发病者起病隐匿，潜伏期7～16天。早期症状为发热、不适，可伴头痛、肌痛、心前区痛和食欲减退等。3～4天后出现恶心、呕吐和昏迷等血管受损症状，肌痛加剧，尤以腰部明显。重者可有结膜充血、颜面部和躯干的充血、淤点，以及低血压；出现出血和休克预示着预后不良，而出现昏迷和癫痫等神经系统症状者则有可能死亡。10～13天后机体的免疫系统发挥作用，中和抗体水平升高，病人逐步恢复。恢复期可持续数周之久，并可伴随疲劳、头晕和脱发等。本病若不加治疗死亡率在30%左右。

（四）诊断

1. 动物的临床诊断　由于胡宁病毒在自然界中有严格的宿主范围，故鲜有其他动物发病的报道。实验室感染的动物可表现为出血和脑炎。

2. 人的临床诊断　掌握流行病学资料，了解有无疫源地旅居史，有无与患者、贮存宿主接触史。结合临床症状，作出初步诊断。

患者早期主要表现为不适、发热、肌痛和厌食，而后出现腰痛和黏膜及皮肤的出血点，通常无呼吸道症状和喉痛。由于本病以血管系统的损伤为主，表现为肝、肾、淋巴及涎腺等内脏器官受累和血象改变，重者甚至累及神经系统；而与病理变化不相称的是早期症状往往并不典型，易与普通感冒相混淆，容易贻误治疗时机。因此，应避免单凭临床表现做出早期诊断。若病人近期有野外活动史，化验显示白细胞和血小板数目减少，并出现蛋白尿者，无论症状是否典型，应高度疑似出血热性疾病，而近2～3周内去过阿根廷及其附近地区者，则首先考虑由胡宁病毒导致的阿根廷出血热。

3. 实验室诊断　目前缺乏针对阿根廷出血热的快速诊断方法，若病人出现典型血象的改变（白细胞和血小板同时减少，其中白细胞往往少于$2.5\times10^9/L$，血小板均少于$100\times10^9/L$）并伴蛋白尿者，结合流行病学史，可作出早期临床诊断。但确定诊断需以下实验室检查支持：

（1）取病人发病3～10天急性期的血液、脑脊液、咽拭或尿液等临床标本分离病毒并证实为胡宁病毒，或血清学检测方法证实双份血清中血清特异性抗体滴度具有4倍或4倍以上增高均可确定诊断。其中用病人外周血单核淋巴细胞接种Vero-E6细胞为分离胡宁病毒的最敏感方法，分离率可达96%。在进行有关血清学的操作之前，血清需在60℃处理60min，而病毒的分离必须在生物安全水平四级实验室中进行。

（2）经其他两项或两项以上公认的实验室检测方法证实感染：PCR 检测病人血液等临床标本中胡宁病毒的核酸阳性；临床标本经免疫组化染色发现胡宁病毒抗原；经其他实验室检测方法（如血清学）证实感染等。进行血清学实验时注意，胡宁病毒和塔卡里佰病毒（Tacaribe）有一定的交叉反应，应注意区分。

（五）防制措施

由于阿根廷出血热是一种自然疫源性疾病，故防治措施应以隔离传染源、切断传播途径为主。而胡宁病毒的自然宿主主要分布于南美的草原，因此我国应加强海关检疫，严把国门关，密切防范疫区的鼠类通过船舶、飞机等交通媒介或集装箱货运等途径扩散至我国境内。

1. 动物的防制措施　目前尚无家畜感染阿根廷出血热的报道，故在牲畜圈舍仅采取通常的防鼠措施即可，如圈舍门口设置防鼠板、饲料的存放需距地面一定距离等，无需特殊防护。

2. 人的防制措施

（1）预防　人类不可能过多干预自然界的循环，消灭携带病原体的鼠类已经被实践证明不可行，因此预防人类阿根廷出血热最行之有效的措施为远离胡宁病毒的自然宿主及其分泌物。可通过改善生境、清洁环境使之不适于仓鼠等自然宿主的生存，并在民居中采用防鼠板等措施将传染源与居民相隔离。对于那些必须在野外活动的农民等高危人群，应建议其戴口罩和手套，以尽量减少感染的概率。另外应注意保护好水源和食物，防止污染。

胡宁病毒的减毒活疫苗（Candid No. 1）已被临床试验证实其预防效果，保护率达 95%，可在进入疫区前选择性接种。

（2）治疗　对本病尚无特效疗法，以支持疗法和对症治疗为主。治疗应强调早期诊断和早期治疗，可有效缓解阿根廷出血热的症状，并减少后继的严重病理生理变化的发生，在病人及早康复的同时降低医疗成本。

病毒唑对所有由砂粒病毒引起的出血热均有一定的疗效。对于出血的病人可采用血液凝固因子或血小板置换疗法。而采用恢复期病人血浆可将该病的死亡率从 30% 降低至 15%；若早期应用（病期 8 天以内），则死亡率可降至 1% 左右。但免疫血浆的治疗有诱发晚期神经症状的可能性。另外，阿糖腺苷可显著降低脑脊液中 IgG 明显升高患者的病死率。

（六）公共卫生影响

阿根廷出血热在 20 世纪 60 年代刚发现时，仅局限于阿根廷的胡宁（Junin）小镇，而从那以后，该疾病的流行范围有逐年扩大的趋势，每年有数百人发病，目前波及的区域已迅速扩大，受影响人口近 500 万人，故已经超越地方病的范围，成为影响人类健康新的自然疫源性疾病。

我国境内尚无阿根廷出血热的报道，但由于本病的病原体胡宁病毒可通过气溶胶传播，且愈后较差，倘若传入容易导致较大范围的公共卫生影响；而一旦病毒污染了水源，甚至有可能造成灾难性的后果，故应引起相关部门足够的重视。因此，应严把国门，防范胡宁病毒的自然宿主扩散至我国，以便从源头上遏制阿根廷出血热进入我国国境。同时加强鼠类的野外监测工作，一经发现外来鼠种，应在其活动范围尚未扩大之前加以根除，以防患于未然。另外应在基层疾病预防控制系统和医务人员中普及有关阿根廷出血热的诊疗知识，若发现病例则迅速上报，力争将影响控制在最小范围之内。

现在胡宁病毒已经被国际上列为潜在的生物战剂之一，其原因：①病毒可通过组织培养大量增殖、可以气溶胶的形式大范围传播、可能通过基因改造增强其毒力，以及有可能获得较强的人传人的能力等。②针对胡宁病毒的检测手段较落后，缺乏快速诊断的能力，因此在战时可能作为失能性战剂加以运用，从而对敌方的战斗力和社会经济等各个层面产生巨大的破坏作用，影响战事的走向与最终的结果。

因此，应注重对胡宁病毒的基础研究，如致病机理、快速检测手段等；同时可储存一定数量的疫苗作为战略储备。但值得注意的是，尽管胡宁病毒是砂粒病毒科中唯一研发成功的有效疫苗的病毒，然而该病毒为分节段的 RNA 病毒，很有可能被重组为新型的病毒战剂，现有疫苗不一定会发挥作用，对此应有所防范。

（刘　敏）

◆ **参考文献**

李钟铎.2002.生物战剂检验鉴定手册［M］.北京：军事医学科学院出版社：194-196.

唐家琪.2005.自然疫源性疾病［M］.北京：科学出版社：494-501.

自登云，陈伯权，俞永新.1995.虫媒病毒与虫媒病毒病［M］.昆明：云南科技出版社：367-370.

Ambrosio A M, Enria D A, Maiztegui J I. 1986. Junin virus isolation from lympho-mononuclear cells of patients with Argentine hemorrhagic fever. Intervirology, 25: 97-102.

Enria D A, Briggiler A M, Femandez N J, et al. 1984. Importance of dose of neutralizing antibodies in treatment of Argentine hemorrhagic fever with immune plasma. Lancet, 2: 255-256.

Kenyon R H, Mckee K T, Jr Zack P M, et al. 1992. Arosol infection of rhesus maques with Junin virus. Intervirology, 33: 23-31.

Maizt egui J I, Femandez NJ, de Damilano A J. 1979. Efficiency of immune plasma in treatment of Argentine hemorrhagic fever and association between treatment and a late neurological syndrome. Lancet, 2: 1216-1217.

Maizt egui J I. 1975. Clinical and epidemiological patterns of Argentine hemorrhagic fever. Bull world health organ, 52: 567-575.

Mckee KT Jr, Oro J G, Kuehne AI, et al. 1992. Candid No. 1 Argentine hemorrhagic fever vaccine protects against lethal Junin virus challenge in rhesus macaques. International virology, 34: 154-163.

Mills J N, Ellis B A, Childs J E, et al. 1994. Prevalence of infection with Junin virus in rodent populations in the epidemic area of Argentine hemorrhagic fever. American journal of tropical medicine and hygiene, 51: 554-562.

Nitullo A D, Merani M S. 1988. Is vertical transmission sufficient to maintain Junin virus in nature? J geri virol, 69: 1437-1440.

四、玻利维亚出血热

玻利维亚出血热（Bolivian hemorrhagic fever，BHF）又称黑斑疹伤寒，是由马丘坡病毒引起、由啮齿类动物传播的急性出血性疾病。1959 年首次报道在玻利维亚百尼农村地区的散发病例，在 1962—1964 年间暴发，确诊病人 1 000 多例，死亡 180 多人。本病仅见于玻利维亚东北部。

（一）病原学

1. 分类地位　马丘坡病毒（*Machupo virus*，MACV）在分类上属砂粒病毒科（Arenaviridae）、砂粒病毒属（*Arenavirus*）、塔卡里布复合群，与胡宁病毒（Janin virus）极为相近。最初是由 Johnson 在 1963 年从一名死亡病人脾脏中分离出来。此外还从野生啮齿类硬皮仓鼠和胼胝鼩鼱（*Calomys callosus*）中分离到该病毒。

2. 形态学基本特征与培养特性　马丘坡病毒粒子呈圆形或多形性（图 16-4），大小为 110～130nm，有双层脂质囊膜，外层囊膜表面有长约 10nm 的纤突，在囊膜内有不同数目游离的核糖体样颗粒，直径为 20～25nm。含有核糖体是马丘坡病毒的典型特征。

马丘坡病毒基因组为负链 RNA，病毒粒子内含有 2 个大小不等的单链 RNA 片段。大片段（L）RNA 长约 3 400bp，小片段（S）RNA 长约 2 400bp。病毒颗粒中除病毒 RNA 外，还有来自宿主细胞的 3 个分子核糖体 RNA。主要有 G1、G2、N、L 和 Z 5 个蛋白。

病毒对 Vero-E6 及 BHK-21 等细胞敏感。还可用新生仓鼠脑内或腹腔内接种分离病毒。

3. 理化特性　马丘坡病毒在 pH 5.0～6.0 条件下稳定，

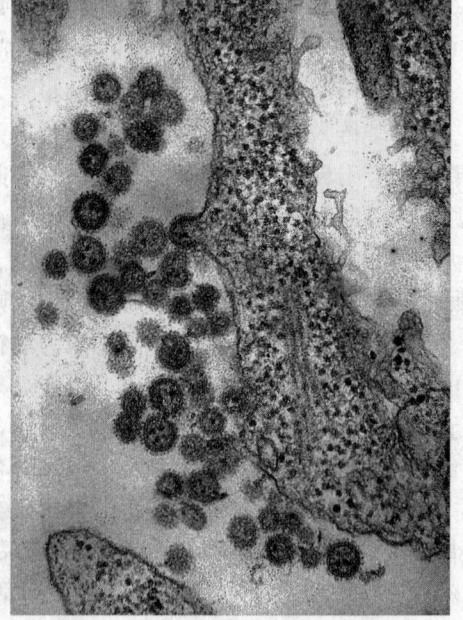

图 16-4　电镜下马丘坡病毒颗粒

（美国 CDC Dr. Fred Murphy；Sylvia Whitfield 供图）

在 pH＜5.0 条件下感染力迅速下降，直至完全消失。该病毒对 70％乙醇、10％次氯酸钠和 20％的戊二醛均敏感，56℃ 30min 病毒可被完全灭活。

（二）流行病学

1. 传染来源 带毒的啮齿类动物，尤其鼠类是玻利维亚出血热病流行的重要传染来源。现已证实胼胝鼩鼱为马丘坡病毒主要的贮存宿主，该病在圣华金流行期间，捕获的胼胝鼩鼱感染率高达 60％。

2. 传播途径 人的马丘坡病毒感染剂量尚未见报道，但已知人群会通过吸入感染的啮齿类动物分泌物与排泄物、食用受啮齿类动物排泄物污染的食物或皮肤刮伤及口咽部黏膜等与病毒直接接触而感染。尽管关于人与人之间传播的报道很少见，但有关于医院内与患者的接触导致护理人员感染的报道。1994 年在 Magdalena 发生的由一起单纯的自然获得性感染，导致 6 名家庭成员死亡，进一步表明存在着人与人传播的可能。

人在田野或家中接触硬皮仓鼠或其排泄物污染物（食物与水）是引起人类感染的主要原因。与病人的分泌物接触是人之间传播病毒的主要途径，有些病人可从喉头拭子中分离出马丘坡病毒。

尚未发现节肢动物能传播本病。

3. 易感动物

（1）自然宿主 目前，仅从硬皮仓鼠和胼胝鼩鼱体内分离出马丘坡病毒，胼胝鼩鼱主要分布在玻利维亚东部平原、巴拉圭北部和巴西西部地区，在热带草原和森林边界地区密度最高。

（2）实验动物 啮齿类实验动物接种马丘坡病毒后，不表现出任何临床症状，但可以从血、尿、咽分泌物及组织中分离出病毒。豚鼠感染马丘坡病毒后很少或不引起病毒血症。

4. 流行特征 玻利维亚出血热流行具有明显的季节性，发病率以 4～7 月最高。该病在玻利维亚不同的村庄每隔几年暴发流行，不同年份发病率的高低与贮存宿主的数目和地理分布相关。感染者以成年男性为主，多为与鼠类及其污染物接触频繁的农民。本病流行的重要危险因素是胼胝鼩鼱种群数量增多。

5. 发生与分布 目前玻利维亚出血热仅流行于玻利维亚，1959 年 9 月首次发现于贝尼省，现已蔓延至尤提奥尔、约特尔、拉斯莫卡、圣华金等地区。至今尚未有其他国家本病输入病例的报道。

（三）对动物与人的致病性

1. 对动物的致病性 硬皮仓鼠多为无症状感染，但脾脏变化比较显著，可见脾脏肿大 3～4 倍。试验证明 50％感染的硬皮仓鼠是慢性病毒感染，病毒在它们的分泌物和排泄物中。

2. 对人的致病性 潜伏期 7～14 天，逐渐起病，发热 38～40℃，持续至少 5 天。30％的患者出血，表现为躯干上半部出现淤斑，口腔黏膜、牙龈、鼻可出血，亦有胃、肠、子宫出血者，但出血量不大。病期 4～6 天时病人开始出现手的意向性震颤，其中 25％的人可发展为广泛而明显的神经损伤，但除婴幼儿外，很少出现嗜眠和昏迷。病期 2～3 周。恢复期较长，全身无力、脱发、自主活动欠灵活等。不同的流行病死率亦不同，多为 5％～30％。

（四）诊断

根据临床症状、体征和流行病学史，可以对本病作出初步诊断。确诊需要实验室诊断进一步证实。马丘坡病毒分离比较困难，在发热期间，可采患者血液、咽喉拭子或死亡病例的脾脏标本接种小鼠或乳鼠脑内分离病毒。试验感染鼠的脾脏变化比较显著，是马丘坡病毒感染的一个主要特征。试验感染鼠通常不出现症状，但可见脾脏肿大 3～4 倍。

血清学诊断方法包括补体结合试验、间接免疫荧光试验和中和试验检测抗体。补体结合试验与间接免疫荧光抗体试验对塔卡里布病毒有组特异性但无型特异性；中和试验通常采用空斑减数中和试验，使用 Vero 细胞用稀释血清-固定病毒的方式进行，对马丘坡病毒型特异性进行鉴定。血清学诊断必须用双份血清，在疾病的急性期和恢复期采样。

分子生物学方法需设计特异性引物，建立 RT-PCR 等。

（五）防制措施

控制啮齿类动物是防治玻利维亚出血热的根本措施。加强对疫区啮齿类动物的监测，发现鼠群密度上升，应立即放置鼠夹等灭鼠器和使用毒饵灭鼠。对捕获鼠的脾脏进行检查，如发现脾脏大于 2cm，应立即报告当地卫生防疫部门。同时，加强群众卫生教育，普及防病知识。妥善贮存食物和保护水源，防止污染。

尚无疫苗用于预防玻利维亚出血热。有试验证明，接种多次传代致弱的毒株可使恒河猴获得抵抗致死马丘坡病毒攻击的保护力，因此，研制开发弱毒疫苗具有一定的可行性。

（六）公共卫生影响

马丘坡病毒易于大量生产，并可以以气溶胶形式传播，因此适合作为生物战剂。1996 年日内瓦《禁止生物武器公约》会议中，已将其列为潜在的致死性生物战剂。

硬皮仓鼠具有家居及与人共居的习性，主要生存在小城镇。通过控制啮齿类动物，可取得极好的防治效果。在疫区捕获的鼠中如果发现脾脏大于 2cm，就需通知卫生机关进行有针对性的预防。1963—1964 年在圣华金一次玻利维亚出血热流行期间，疫区感染人数高达 300 多万人，死亡 113 人，病死率高达 18％，引起当地社会极大的恐慌。我国尚未见本病报道，但随着当前国际间交流的频繁往来，我们应及早做好防范，严把国门，防止带毒野生及玩赏动物进入。

（战大伟）

◆ 参考文献

李钟铎.2002. 生物战剂检验鉴定手册 ［M］. 北京：军事医学科学院出版社：194-196.

刘克洲，陈智.2002. 人类病毒性疾病 ［M］. 北京：人民卫生出版社.

唐家琦.2005. 自然疫源性疾病 ［M］. 北京：科学出版社：503-509.

殷震，刘景华.1997. 病毒学 ［M］. 第 2 版. 北京：科学出版社.

Johnson KM，Wiebenga NH，Mackenzie RB，et al. 1965. Virus isolations from human cases of hemorrhagic fever in Bolivia. Proc soc exp biol med，118：113-118.

Kilgore PE，Ksiazek TG，Rollin P，et al. 1997. Treatment of Bolivian hemorrhagic fever with intravenous ribavirin. Clinical infectious diseases，24：718-722.

Kilgore PE，Peters CJ，Mills JN，et al. 1995. Prospects for the control of Bolivian hemorrhagic fever. Emerging of infectious diseases，1：97-100.

Stephen A，Berger，Itzhak Shapira. 2002. Hemorrhagic fevers and bioterror. Biologic warfare medicine，4：513-519.

五、委内瑞拉出血热

委内瑞拉出血热（Venezuelan hemorrhagic fever，VHF）是由瓜纳瑞托病毒引发的出血性疾病。1989 年 9 月，委内瑞拉 Portuguesa 地区南部郊区的居民中暴发了一种严重的发热性疾病，最终确定这种疾病的病原体为瓜纳瑞托病毒。

（一）病原学

1. 分类地位 瓜纳瑞托病毒（*Guanarito virus*，GTOV）在分类上属砂粒病毒科（Arenaviridae）、砂粒病毒属（*Arenavirus*）。瓜纳瑞托病毒的抗原性与胡宁病毒（*Junin virus*）、马丘坡病毒（*Machupo virus*）及拉沙病毒（*Lassa virus*）相关，这三种病毒分别为阿根廷出血热、玻利维亚出血热和拉沙热的病原体。病毒 S-RNA 的种系研究表明，瓜纳瑞托病毒与其他砂粒病毒有 30％的差异。

2. 培养特性 该病毒对 Vero-E6 细胞敏感。

（二）流行病学

1. 传染来源 对委内瑞拉出血热高发区的流行病学调查显示，棉鼠（*Sigmodon alstoni*）和一种名为 *Zygodontomys brecauda* 的鼠类是瓜纳瑞托病毒的宿主。实验室研究表明，啮齿类动物感染委内瑞拉出血热后，可在尿液和唾液中检出病毒。

2. 传播途径　与其他砂粒病毒一样，人类通过啮齿类动物排泄物、气溶胶感染瓜纳瑞托病毒而引起发病。至今还没有确切的关于在医院人员或家庭成员出现委内瑞拉出血热二级感染的报道。

3. 易感动物

（1）自然宿主　目前，生活在委内瑞拉境内的棉鼠和一种名为 *Zygodontomys brecauda* 的鼠类是瓜纳瑞托病毒的自然宿主。

（2）实验动物　乳鼠和豚鼠对瓜纳瑞托病毒敏感，接种后可导致死亡。

4. 流行特征　该病常一年四季散在发生，半数以上的病例发生在 11 月至次年 3 月干燥的季节，这段时期内有大规模的农业和土地清扫活动。

5. 发生与分布　在过去的 2 年中，在葡萄牙和委内瑞拉中部平原的巴里纳斯州、阿普番州、瓜里科州和科赫德斯州等地区捕捉到几千只啮齿类动物，用于研究瓜纳瑞托病毒的地理分布。不同地区棉鼠体内分离出的瓜纳瑞托病毒概率从 10% 到 55% 不等，表明该病毒的地理分布相当广泛。对葡萄牙地区居住人群的血清学研究显示，2% 以下的人有针对瓜纳瑞托病毒的抗体。

在 1989 年 9 月至 1995 年 5 月，共有 105 例确认或疑似的委内瑞拉出血热病例上报给委内瑞拉卫生部，大约有 34% 患者最终死亡。大多数患者主要居住或工作在瓜纳里托郊区，然而由于这些地区采取了一系列的监护措施，所以新发病例可能会在相邻地区或在其他州发生。

（三）对动物与人的致病性

1. 对动物的致病性　目前，仅从生活在委内瑞拉境内的棉鼠和一种名为 *Zygodontomys brecauda* 的鼠体内分离出病毒，上述鼠类感染瓜纳瑞托病毒后不表现出任何临床症状。有报道称，该病毒感染恒河猴后，可产生病毒血症，并导致恒河猴发病。William. Hall 等（1996）报道，豚鼠可作为人类该病的动物模型。人工感染豚鼠后，可在其肠、肺及脑等组织中检测到瓜纳瑞托病毒（彩图 16-2）。

2. 对人的致病性　人感染瓜纳瑞托病毒后潜伏期为 10～14 天，患者发病后表现出发热、头痛、肌肉疼痛、咽喉炎、体弱、食欲减退、恶心、呕吐和偶尔发生癫狂；部分患者表现出鼻出血，牙龈出血，咳血，黑粪症和月经过多。面部检查可见水肿，颈淋巴结肿大，白细胞和血小板减低。不同年龄和性别的人皆可发病，其中 15～44 岁人群发病率最高。许多病例初期被诊断为登革出血热或普通登革热。

（四）诊断

由于该病的临床表现和阿根廷出血热及玻利维亚出血热较为相似，若没有实验室方法确诊，很容易被误诊为登革热、黄热病、原发性血小板减少性紫癜和一些其他伴白细胞减少和出血症状的发热疾病。

实验室确诊常用 ELISA 方法检测特异性 IgM 与 IgG 抗体。采用 RT-PCR 方法检测病毒 RNA，可提高诊断的敏感性和特异性。

（五）防制措施

尚未研制出有效的疫苗，防鼠、灭鼠为主要的预防措施。

（六）公共卫生影响

委内瑞拉出血热具有高度致死性，死亡率可达 34%，同时，该病毒能够以气溶胶方式传播，为潜在的生物制剂，已引起各国政府和卫生部门的高度重视。虽然该病流行仅限于委内瑞拉局部地区，但随着国际贸易的频繁和跨国旅游的增多，不排除该病在其他国家和地区流行的可能。我国境内尚未发现委内瑞拉出血热，必须严防该病毒从国外传入我国，加强进出口检验检疫工作中对瓜纳瑞托病毒的检测具有重要意义。

（战大伟）

◆ **参考文献**

刘克州，陈智.2002.人类病毒性疾病［M］.北京：人民卫生出版社.

殷震，刘景华.1997.动物病毒学［M］.第 2 版.北京：科学出版社.

de Manzione N，Salas RA，Paredes H，et al，1998. Venezuelan hemorrhagic fever：clinical and epidemiological studies of 165 cases. Clinical infectious diseases，26：308-313.

Salas R，De Manzione N，Tesh RB，et al. 1991. Venezuelan haemorrhagic fever. Lancet，338：1033 - 1036.

Stephen A，Berger，Itzhak Shapira. 2002. Hemorrhagic Fevers and Bioterror . Biologic warfare medicine，4：513 - 519.

Tesh RB，Jahrling PB，Sala R，et al. 1994. Description of Guanarito virus（Arenaviridae：Arenavirus），the etiologic agent of Venezuelan hemorrhagic fever. The American journal of tropical mecidine and hygiene，50（4）：452 - 549.

Tesh RB. 1994. The emerging epidemiology of Venezuelan hemorrhagic fever and Oropouche fever in tropical South America. Annal New York acadimic science，740：129 - 137.

六、巴西出血热

巴西出血热（Brazilian hemorrhagic fever）是由沙比亚病毒感染引起的出血热。我国将沙比亚病毒列为一类病原微生物，需在生物安全水平四级实验室进行操作。该病 1990 年首次在巴西发现，故称为巴西出血热。1994 年研究人员从第一例患者的血液中分离并鉴定为一种新病毒，因该患者居住在巴西沙比亚（Sabiá）社区，故将该病毒命名为沙比亚（Sabiá）病毒。本病主要在巴西和南美洲有报道，我国尚未有本病发生。

（一）病原

1. 分类地位 沙比亚病毒（*Sabiá virus*，SABV）在分类上属砂粒病毒科（Arenaviridae）、砂粒病毒属（*Arenavirus*）。其基因组是一条分节段的单股负链 RNA，由长链（L）和短链（S）组成，长链约 7 100 个核苷酸，短链约 3 400 个核苷酸。此外还有 2 种 28S 和 18S rRNA。沙比亚病毒采用双义编码策略表达蛋白。S 链的 3′端基因编码核壳蛋白 N，5′端基因编码糖蛋白（GPC），GP 又可裂解为糖蛋白 G1 和 G2。L 链 3′端基因编码 RNA 依赖的 RNA 聚合酶（RdRp），5′端基因编码锌指结构蛋白。在 2 个分节的基因片段内，位于两端编码基因之间均有发夹结构形成。从遗传学角度分析沙比亚病毒的 N 基因、GPC 基因、RdRp 基因，发现沙比亚病毒属于 Tacaribe 复合体的 B 系（即 NW - B）。

2. 形态学基本特征与培养特性 沙比亚病毒颗粒呈球形或多形性，大小 50～300nm，球形颗粒平均 120nm。有囊膜，在脂质层的外膜镶嵌有 8～10nm 长的突起。病毒内部有核糖体颗粒，大小 20～25nm。在电镜下这些核糖体使病毒呈砂粒状，砂粒病毒因之而得名。

沙比亚病毒能在 Vero - E6 细胞上生长良好，一般 3～10 天，最快 1～5 天出现病变。

3. 理化特性 在 56℃，pH<5.5 或>8.5，紫外线和或 γ 射线照射下，砂粒病毒可很快被灭活。环境消毒可用 5‰次氯酸钠。

（二）流行病学

巴西出血热传染源和传播途径目前尚未明确。沙比亚病毒的自然分布情况和宿主有待进一步调查，推测可能为啮齿类动物，并能通过打架撕咬等而在成年啮齿类动物间进行水平传播，且能通过排泄物污染环境。人可能通过接触被感染啮齿类动物的排泄物或其污染物，如摄入污染的食物或皮肤受伤后接触排泄物等而致病。也可能通过气溶胶传播即吸入含感染啮齿类动物尿或唾液中的病毒悬浮颗粒而感染。有 2 例实验室工作人员可能是通过吸入含有沙比亚病毒的气溶胶而感染。未感染过的人群可能普遍易感，推测巴西出血热具有较高的发病率和死亡率。该病的流行季节目前不清楚。到目前为止，共有 3 例巴西出血热患者，1 例疑似患者。目前尚未发现沙比亚病毒在人与人之间传播。现有资料反映，该病主要发生在南美洲，平均大约每 3 年发生 1 次。

（三）对动物与人的致病性

1. 对动物的致病性 啮齿类动物宿主通常呈隐性感染，无明显症状。

2. 对人的致病性 潜伏期 7～14 天。以发热为首发症状，持续高热约 2 周，头痛、肌肉酸痛、恶心、乏力，咽痛、咽部红肿，可伴呕吐、腹泻、脱水、上腹痛、寒战，皮肤见淤点、淤斑，牙龈、眼结膜出血，重者有嗜睡、颈项强硬、双手颤抖等神经系统症状和肝肾功能损伤，并伴有白细胞和血小板减少，出现蛋白尿，天冬氨酸转移酶含量轻微升高，有全身性出血热症状，同时胃肠出血显著。在 1990

年发生的两例中，症状持续了大约 15 天。

（四）诊断

1. 临床诊断　①来自可能流行的地区，或有与啮齿类动物的外分泌物或实验室沙比亚病毒有接触史。②临床以发热为首发症状，伴各种出血体征。③外周血白细胞、血小板减少，肝、肾功能受损，出血凝血时间延长，凝血因子 II 和 VII 减少，尿蛋白阳性。

巴西出血热须与脓毒症、钩端螺旋体病、疟疾、病毒性肝炎、黄热病、登革热及其他病毒性出血热相鉴别。

2. 实验室诊断

（1）分子生物学（RT－PCR）　RT－PCR 法检测患者的血液、体液或分泌物呈阳性。

（2）血清学检查　采用免疫荧光、ELISA 等方法检测出高滴度的特异性 IgM 或双份连续血清抗体滴度呈 4 倍以上升高可作为血清学诊断依据。

（3）细胞培养　用 Vero 细胞培养第 10 天可检测到沙比亚病毒抗原。

（五）防制措施

1. 预防　预防为主，严格管理传染源，病料等废弃物要密封，经高压灭菌后并焚烧处理；切断传播途径，一旦发现巴西出血热患者，立即将其置于负压室内，对其尿、排泄物等以及活动场所用 5％次氯酸钠消毒，以防止造成次级传播。实验室预防措施关键是防止病毒形成气溶胶，故试验用标本要双层密封，并由病人医师亲手送至实验室，化学样品要在负压室内处理，样品离心时要在密封离心机内，血清要用有机非离子型表面活性剂 Triton X－100（每升血清用 10μL 10％的 Triton X－100）处理以灭活病毒。病毒分离和培养要在生物安全水平四级实验室进行；接触患者或病毒的人，要严密防护，如医院工作人员和他人在接触病人以及实验室技术人员在处理病人样品时都要戴高效微粒空气滤器，穿长大衣戴手套，并且要严格限制医院中接触病人及其病料的卫生保健工作者的数量。

应加强沙比亚病毒疫苗的研究工作，有效的疫苗才能保护机体不感染沙比亚病毒。

2. 治疗　早期应用利巴韦林抗病毒及加强对症治疗是关键。到目前为止共出现 3 例巴西出血热病例。首例是 1990 年在巴西一位农业工程师患者，具有出血热综合征并最终死亡。第二例是巴西一位实验室技术人员在鉴定该病原特征的时候被感染，并具有严重的非致命性症状；他们都未用利巴韦林治疗。第三例是 1994 年一个耶鲁的病毒学家因打碎了离心机上的含病毒样的试管而感染。通过利用利巴韦林治疗后而恢复正常。治疗方案如下：通过静脉注射利巴韦林；首次剂量每千克体重 30mg；接下来 4 天中剂量是 15mg，每 6h 静脉注射一次；然后以每千克体重 7.5mg 每天 3 次，持续 6 天。

对症治疗有针对脱水和出血进行输液等。此外免疫治疗也是一种方法，如用高滴度的恢复期血清抗体。

（六）公共卫生影响

由于沙比亚病毒和几种一类病原微生物以及生物安全防护水平四级的砂粒病毒一样能引起病毒性出血热，而且病死率高达 15％～30％，以及公众对病毒性出血热反应强烈，加上该病毒能通过气溶胶而传播，通过细胞培养可大量获得，同时现有诊断技术非常有限，故沙比亚病毒也是防范生物恐怖的对象之一。它具有造成重大伤亡的公共卫生潜在影响力，因此需要加强监管，并进行实验室诊断以及治疗药物的储备。

（王立林　田克恭）

◆ **参考文献**

Jean P J，Michael D B，Stuart T N，et al. 1996. Genetic Characterization and Phylogeny of Sabiá Virus，an Emergent Pathogen in Brazil. Virology，221：318-324.

Lori R A，Louise-Marie D，Petrie M R，et al. 1999. Management of a Sabiá virus-infected patients in a US hospital. Infection Control And Hospital Epideniology，20（3）：176-182.

Michaeld B，Clarence J P，Stuart T N. 1996. The Phylogeny of New World（Tacaribe Complex）Arenaviruses. Virology，

219：285 - 290.

Michele B，Mark R，Lori A，et al. 1995. Brief report：treatment of a laboratory-acquired Sabiá virus infection. The New England Journal of Medicine，333（5）：294 - 296.

Remi N C，Xavier de L，Se bastien E. 2008. Phylogeny of the genus Arenavirus. Current Opinion in Microbiology，11：362 - 368.

Rémi N C，Xavier de L. 2003. Arenaviruses other than Lassa virus. Antiviral Research，57：89 - 100.

第十七章 小 RNA 病毒科病毒所致疾病

　　小 RNA 病毒科（Picornaviridae）又称小核糖核酸病毒科、微 RNA 病毒科，是一个极为繁琐的病毒科，分为鼻病毒属、口蹄疫病毒属、肠道病毒属、心病毒属和肝病毒属 5 个属，包括 200 多种病毒和更多的型和亚型。

　　小 RNA 病毒是极小的圆形病毒，病毒粒子直径为 20～30nm，没有囊膜，衣壳呈 20 面体立体对称，具有 32、42 或 60 个规律排列的壳粒，衣壳内为线性单股 RNA。小 RNA 病毒可以引起人和动物的许多严重疾病，如甲型肝炎、口蹄疫、水疱病等。由于其在医学和兽医学中的重要性，人们对其进行了广泛深入的研究。

第一节　肠道病毒属病毒所致疾病

一、柯萨奇病

　　柯萨奇病（Coxsackievirus disease）是由柯萨奇病毒引起的病毒性疾病。临床表现复杂多样，包括无菌性脑膜炎、脑炎、急性心肌炎、心包炎、流行性胸痛或肌痛、疱疹性咽炎等，有的病情类似脊髓灰质炎。

（一）病原

1. 分类地位　柯萨奇病毒（*Coxsackie virus*）在分类上属小 RNA 病毒科（Picornaviridae）、肠道病毒属（*Enterovirus*）。肠道病毒属还包括艾柯病毒（*Echovirus*，EV）、脊髓灰质炎病毒（*Poliovirus*）和一些肠道病毒新成员。该病毒分两群共 30 个型，其中，A 群分为 1～24 型，B 群分为 1～6 型，不同病毒型之间，有不同程度的抗原交叉反应。其中 B5 型与猪水泡病病毒（SVDV）的遗传关系密切。

2. 形态学基本特征与培养特性　柯萨奇病毒颗粒呈球形（图 17-1），为 20 面体，立体对称，无囊膜，无突起，裸露的核衣壳直径 23～30nm，病毒由核酸和蛋白质组成。病毒颗粒在细胞中呈晶体状结构排列（图 17-2）。肠道病毒属基因组为单股正链 RNA，全长约 7.4kbp，5' 端非编码区与一小分子蛋白质 VPg 共价结合，3' 端非编码区带有 polyA 尾，两者之间是一个大的开放阅读框（ORF），ORF 编码一条相对分子质量约 250 000 的聚合蛋白，该蛋白翻译加工成结构蛋白（VP1、VP2、VP3 和 VP4）、VPg 和一些非结构蛋白。

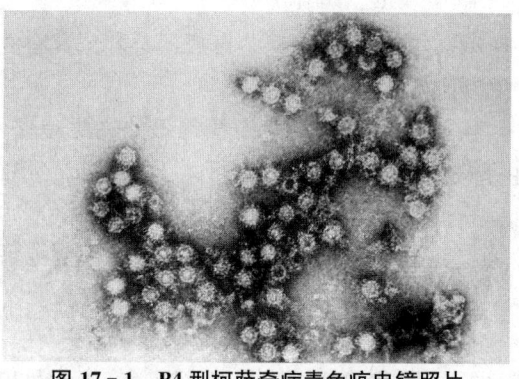

图 17-1　B4 型柯萨奇病毒免疫电镜照片

（引自 en. wikipedia/ Joelmills 供图）

　　柯萨奇病的感染在临床上涉及人体多系统脏器，病毒对多种细胞均存在组织嗜性。绝大多数毒株可在猴肾细胞、人羊膜细胞、HeLa 细胞中复制。其中，B 群病毒可引起细胞病变，感染的细胞变圆、皱缩、脱落直至死亡。A 组病毒则不引起细胞病变。

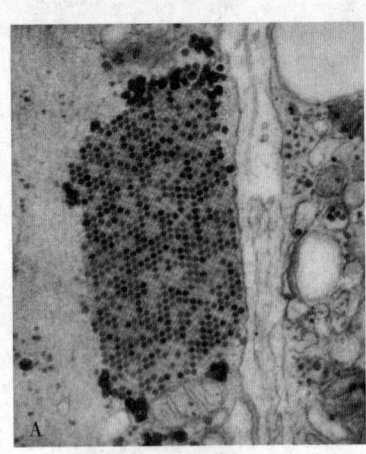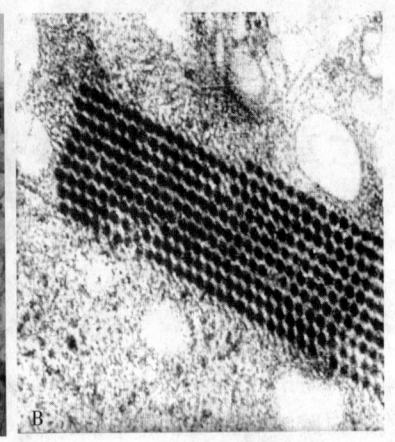

图 17-2 肌肉组织中 B3 型柯萨奇病毒（A）和肠道柯萨奇病毒

感染人胚肾细胞（B），细胞质内的病毒粒子呈晶体状

结构排列（超薄切片，×150 000）

（图 A 由 CDC/ Dr. Fred Murphy, Sylvia Whitfield 供图 图 B 由徐在海供图）

3. 理化特性 该病毒对外界抵抗力较强，在 pH 3.0～5.0 酸性环境中仍稳定；20％乙醚在 4℃作用 18h 后，病毒仍保持其感染性。能抵抗 70％酒精和 5％来苏儿，但对紫外线、干燥和高温较敏感。50～60℃ 30min 即可灭活。在 4℃条件下可存活数周，室温条件下可存活几天，Mg^{2+} 可提高病毒对热的稳定性。

（二）流行病学

1. 传染来源 柯萨奇病毒感染的传染源主要是病人、隐性感染者和携带病毒的健康人群。在该病流行期间，隐性感染者和病毒携带者是最重要的传染源。据世界卫生组织对 1967—1974 年从世界各地分离到的 5 200 株柯萨奇 A 组病毒和 3 000 株 B 组病毒进行分析，结果表明 15 岁以下儿童占 A 组病毒分离数的 83％，B 组病毒分离数的 79％。

2. 传播途径 柯萨奇病毒主要从病人、隐性感染及健康带毒者的粪便排出体外，在发病两周内排毒量最高；其次也可从鼻咽分泌物排出，通过密切接触及粪-口途径为主要传播方式，呼吸传播次之；母婴宫内经胎盘传播也有可能。

3. 易感动物

（1）自然宿主 目前，人是柯萨奇病毒的唯一自然宿主。给猴人工接种 A7 和 A14 型柯萨奇病毒可产生临床感染，表现为麻痹症。

（2）实验动物 柯萨奇病毒对乳鼠具有高度的致病性。试验一般用小鼠动物模型，研究柯萨奇病毒的致病性和临床症状。

4. 流行特征 柯萨奇病毒感染主要在夏秋季多见。热带、温带地区人群发病率高；经济落后、卫生条件差的农村发病率较高；饥荒、洪涝灾害年份发病率高。

5. 发生与分布 Dalldorf 及 Sickles（1948）首先于纽约柯萨奇（Coxsachie）分离出病毒。柯萨奇病毒感染分布于世界各地，除散发和小规模流行外，还常呈暴发流行。尤其是由 CoxA16 引起的手足口病，在世界范围内广泛流行。

目前，柯萨奇病毒感染在我国广泛存在，近两年我国手足口病流行暴发，感染人数多，暴发范围广，引起国家卫生机构高度重视。作为手足口病的病原之一，柯萨奇病毒感染的防护形势严峻。并有研究指出，发生在我国黑龙江克山地区的克山病可能也与柯萨奇病毒有一定的联系。

（三）对动物与人的致病性

1. 对动物的致病性 A 组病毒可引起新生小鼠广泛的骨骼肌炎，弛缓性麻痹。当麻痹出现后，呼吸变浅，12～48h 内死亡。其产生的病理损伤主要在肌肉，不侵犯或很少侵犯神经系统、脂肪组织和内脏器官。B 组病毒引起新生小鼠灶性心肌炎及痉挛性麻痹，并常伴有棕色脂肪坏死、脑炎、心肌炎和肝炎等。其中最具有诊断价值的是棕色脂肪坏死和脑软化。

2. 对人的致病性　柯萨奇病毒能够引起多种症状，感染的人群主要是少儿，一半的孩子感染后不发生临床症状，发病的症状为突然发热、头疼、肌肉疼，咽喉痛、腹部不适或恶心。一些发病的患者只是轻微的发热，发热持续三四天后消失即痊愈。而有的患者则表现为多系统、多器官的损伤，可有以下几种临床类型：

（1）**无菌性脑膜炎、脑炎及软瘫**　柯萨奇 A 群、B 群均可引起，尤以 A7、A9 及 B1～6 型更多见。潜伏期长短不一，一般为 2～12 天。有发热、头痛、呕吐、腹痛、肌痛症状，脑脊液可分离出病毒。病程一般为 5～10 天，发生瘫痪者甚少。有的可有暂时性肌力减退，很快恢复。少数病例可有嗜睡、昏迷及平衡失调等症状，类似乙脑。在病程中，有的病例在颜面、颈部及躯干、四肢，甚至手掌、足底可见疱疹。

（2）**急性心肌炎及心包炎**　多由柯萨奇病毒 A4、A14、A16、B1～6 型引起。新生儿心肌炎，出生后不久即发病，患病儿有骤起呼吸困难，发绀、苍白、心动过速、发热或低体温，有的有呕吐及咳嗽症状，易误诊为肺炎，但很快出现心力衰竭、心脏扩大及肝脏肿大，而心脏听诊无明显杂音，心电图可见严重心肌损害，病死率高，可因循环衰竭死亡。成人和儿童感染后可表现为心肌炎及心包炎，类似风湿性心脏病，临床症状为发热、咽痛、咳嗽，数日后出现心悸、气短、胸闷痛、心前区痛、心率增快、心律不齐等症状，部分病例出现心包积液或心包摩擦音，严重者心音低钝和奔马律，胸部 X 线可见心脏扩大及心包积液。多数可于病后 2 个月康复，部分病人可反复发作，病程 1～2 年。有的因心肌缺血而猝死，有的发生慢性心肌炎及心肌病。亦常伴有无菌性脑膜炎、脑炎、肝及肾上腺病变。

（3）**流行性胸痛或流行性肌痛**　多由 B16 型引起，A1、3、4、6、7、9、10、16 型也可引起本病，潜伏期 2～5 天。骤起胸痛和/或腹痛，呈痉挛性，轻重不一，呼吸及运动时加剧。年长儿童及成人以胸痛为多见，婴幼儿以腹痛为多。胸痛多在季肋部，可牵涉肩部或背部肩胛处。腹痛以上腹部痛多见，持续 2～14 天，95％病例伴有发热（持续 1～14 天），还可有头疼、咽痛、咳嗽、厌食、恶心、呕吐、腹泻等症状。少数有胸部摩擦音，局部压痛，或见淋巴结肿大、肝脾肿大，X 线胸片阴性。血象大多正常。病程一周，少数数周，恢复后复发者常见。可并发睾丸炎（成人）、无菌性脑膜炎、心包炎及心肌炎。本病夏秋多见，年龄不限，但以儿童及青少年为多，常见一家数口均发病，亦可散发。一般由密切接触传播。

（4）**疱疹性咽炎**　多由柯萨奇 A2、4、5、6、8、10 型病毒引起，B 群也可引起相似综合征。潜伏期约 4 天。骤起发热，持续 1～4 天（平均 2 天），伴有厌食、咽痛、吞咽困难，少数可有呕吐、腹痛、头痛。咽部出现散在性丘疱疹，直径 1～2mm，周围有红晕，易破溃形成浅溃疡，一般不超过 12 个。丘疱疹可见于软腭、扁桃体，少数亦见于外阴部，但少见于齿龈及颊黏膜。经 4～6 天自愈，少数 2 周，可伴发腮腺炎。夏秋流行，亦可散发。婴幼儿多见，成人偶尔发生。

（5）**流行性皮疹病**　大多数柯萨奇病毒均可引起，尤以 A9 型为多。发病以婴幼儿及儿童为多，成人罕见。潜伏期 3～6 天。初起有发热、咽痛，随后出现皮疹，可为斑疹、斑丘疹、风疹样疹、疱疹、荨麻疹、淤点等，不痒，不脱屑，经 0.5～3 天消退。少数伴有口腔颊黏膜灰白点状疹及舌小疱疹。有的病例可伴发无菌性脑膜炎。

（6）**呼吸道感染**　柯萨奇各型病毒均可引起，A21 及 B2 型病毒曾引起轻型呼吸道感染的流行，A10 型病毒可引起儿童的急性淋巴小结性咽炎，潜伏期为 5 天，表现为发热、头痛，在舌腭弓及咽后壁可见灰白色或淡黄色小结，周绕 3～6mm 的红晕，病程约为 4～14 天。

（7）**手足口病**　亦称疱疹性口炎及皮疹（Vesicular stomatis and exanthem），多由柯萨奇 A16、A5 型病毒引起，婴幼儿多见，成人偶尔发生。可呈暴发流行或散发。患者表现为口腔颊黏膜、齿龈、舌、腭部及咽部疱疹，继而溃疡，1～2 天后手、足及腿部出现斑丘疹、疱疹，伴有发热，一般持续 2～3 天消退。

（8）先天性畸形 已证实孕妇感染柯萨奇 B2、B4 型可致婴儿泌尿系统畸形，A9 型病毒可致消化系统畸形，B3、B4 型可致心血管畸形。

与柯萨奇 A 群病毒有关的疾病还有传染性淋巴细胞增多症、骨骼肌慢性肌病、肌炎、吉兰-巴雷综合征；与 B 群有关的疾病有睾丸炎、糖尿病、慢性心肌病、心内膜炎、新生儿暴发性感染等。

（四）诊断

1. 临床诊断 在夏秋季节，出现某些典型综合征，如流行性胸痛、疱疹性咽峡炎、婴幼儿急性心肌炎、手足口病，甚至 2 个以上多脏器功能损害等，可怀疑本病。

2. 实验室诊断标准 符合下列条件之一可确诊：①从病人咽拭子或粪便中，重复分离到相同病毒，且从周围患相同疾病者体内，也检出相同病毒，可确诊。②从病人血液、脑脊液、疱疹浆液、心包液及胸腔积液等体液中，分离出病毒，可确诊。③取双份血清，其恢复期（起病 3～4 周）血清抗体效价上升 4 倍或以上者可确诊，常用中和试验检测。④采用 ELISA 抗体捕捉法检测柯萨奇 B 群病毒 IgM 特异性抗体，用亲和素-生物素复合酶间接免疫组化法（ABC - IPA），检测病人血清和脑脊液中柯萨奇 B 群病毒 IgM 抗体，有早期诊断价值。

（五）防制措施

1. 综合性措施 一般预防措施与呼吸道、消化道疾病相同。更须注意以下几点：①控制医院内感染，通过加强消毒管理、绿化环境等措施减少医院内交叉感染的发生。②一旦发现疫情，应对该范围内的人群实行集体隔离（依据流行病毒类型确定隔离时间最长可达 12 天），内部严格消毒，防止密切接触，以免扩大传播。③密切接触的婴幼儿，可肌内注射丙种球蛋白预防感染。

2. 疫苗研究进展 在疫苗研究方面，陈忠明等以 Hela 细胞和 Balb/C 小鼠为模型，研究高压力对柯萨奇 B 组病毒（CBV）感染活性和免疫原性的影响。发现在 230MPa 压力下，结合其他相应的物理条件，柯萨奇 B 组病毒的感染性可完全消失，但仍保持抗原性，可诱导小鼠产生特异性抗体，效价可达 1∶1 500。用高压力处理的柯萨奇 B 组病毒免疫小鼠，再用正常柯萨奇 B 组病毒攻击，其生存率为 67%。这些结果表明，高压力处理的柯萨奇 B 组病毒具有免疫保护作用，可作为一种具有潜在应用前景的病毒疫苗。对化学灭活法制备的柯萨奇 B 组病毒疫苗曾经有过报道，但因制备疫苗过程中需要添加化学试剂等原因，不能用于人类，而且其制备周期长，不能适应此类病毒型别多、变异快的特性。目前尚无商品化疫苗供应，仍在探索研制可用于人类的各种新型疫苗。

3. 治疗 目前针对此病没有特效疗法，只是采取对症治疗。可以用扑热息痛治疗发热，有口疮发生时，应用一些止痛软膏缓解疼痛。柯萨奇病毒感染可引起小儿呼吸道感染，干扰素对呼吸道柯萨奇病毒感染治疗效果较好。

（六）公共卫生影响

柯萨奇病毒亚型众多，在全世界范围内广泛存在。近年来，柯萨奇病毒感染引起的多种疾病流行趋势越来越严峻，不仅给社会经济造成了巨大损失，而且严重威胁着公共卫生安全。

柯萨奇病毒 A16 亚型引起的手足口病，在我国大范围流行。婴幼儿和儿童普遍易感。做好儿童个人、家庭和托幼机构的卫生是预防本病感染的关键。柯萨奇病毒 B3 亚型能够引起心肌炎，严重威胁人类的生命安全。并且现在缺乏相应的疫苗，因此搞好个人和环境卫生，密切关注病毒流行趋势，做好相应防护工作显得尤为重要。

虽然目前没有柯萨奇病毒自然感染动物的报道，但是 1999 年 Tami A 等分析了柯萨其 B5 型病毒与猪水泡病病毒和其他肠道病毒的遗传演化关系，研究结果表明柯萨奇 B5 型病毒与猪水泡病病毒遗传关系最为密切，二者核苷酸序列同源性达 81.0%～82.0%，氨基酸同源性高达 93.0%。Zhang 等利用系统发育分析（phylogenetic analysis）来调查猪水泡病病毒与其他病毒之间的进化关系。在一组含有主要血清型代表性的人柯萨奇 B 病毒株和 40 多株来自亚洲和欧洲的猪水泡病病毒毒株，对基因组中 VP1 和 3BC 片段分别进行分析，结果显示猪水泡病病毒属于同源性的进化群，这群与其他柯萨奇 B 病毒显著不同。利用进化树（evolutionary tree）的回归分析来显示猪水泡病病毒基因序列间进化关系，统一各支的进化速率，即是在树枝中一致突变率的假设（分子钟假设）。结果表明，猪水泡病病毒在进化分支上至少有 80％的同义变化，表明有一个相似的分子钟（molecular clock）。关于这个钟每年的同义置换（年置换率）的时间刻度表明，猪水泡病病毒进化分支的"共同祖先的发生在 1945—1965 年间"。

由此可见，对柯萨其 B5 型病毒与猪水泡病病毒的种间屏障及相关的公共卫生应该给予足够的重视。

（郑海学　刘在新　刘奇）

◆ **参考文献**

陈忠明，刘晶星，陆德源 . 1998. 柯萨奇 B 组病毒与病毒性心肌炎的研究进展 [J] . 国外医学：微生物学分册，21（2）：8.

戴国珍 . 1994. 柯萨奇病毒 [J] . 中国护理杂志，29（5）：49 - 51.

耿贯一 . 1996. 流行病学 [M] . 第 2 版 . 北京：人民卫生出版社：85 - 87.

沈庆雷 . 1996. 病毒性肝炎继发心肌炎 16 例临床分析 [J] . 医学综述，2：372.

谢梅芝，谭红专，卜平凤，等 . 1998. 肝炎患者柯萨奇 B 组病毒感染状况及其关系的探讨 [J] . 中国公共卫生，14：517 - 518.

Anomynous. 1962. Committee on enteroviruses. Classification of human enteroviruses. Virology，16：501 - 504.

Brown F，Talbot P，Burrows R. 1973. Antigenic differences between isolates of swine vesicular disease virus and their relationship to coxsackie B5 virus. Nature，245：315 - 316.

King AMQ，Brown F，Christian P，et al. 2000. Picornaviridae. In "Virus Taxonomy. Seventh Report of the International Committee for the Taxonomy of Viruses" . Edited by Van Regenmortel M. H. V. ，Fauquet C. M. ，Bishop D. H. L. ，et al. Academic Press，New-York，San Diego，657 - 673.

Tam PE. 2006. Coxsackievirus Myocarditis：Interplay between Virus and Host in the Pathogenesis of Heart Disease. Viral Immunology，19（2）：133 - 146.

Zhang G，Haydon DT，Knowles NJ，et al. 1999. Molecular evolution of swine vesicular disease virus. Journal of general virology，80：639 - 651.

Zhang G，Wilsden G，Knowles NJ，et al. 1993. Complete nucleotide sequence of a coxsackie B5 virus and its relationship to swine vesicular disease virus. Journal of general virology，74：845 - 853.

二、猪水泡病

猪水泡病（Swine vesicular disease）是由猪水泡病病毒引起猪的一种急性热性、高度接触感染的传染病。其临床症状与猪的口蹄疫、水泡性口炎和水泡疹无法区别。该病严重影响了生猪及其畜产品生产和贸易，导致巨大的经济损失，因此世界动物卫生组织对此病极为重视，将其列为必须报告的动物疫病，我国将其列为一类动物疫病。研究表明猪水泡病病毒与人的柯萨奇病毒 B5（*Coxsackie virus* B5，CB$_5$）有密切的遗传关系，猪水泡病病毒对人体健康具有一定的威胁。

（一）病原

1. 分类地位　猪水泡病病毒（*Swine vesicular disease virus*，SVDV）在分类上属小 RNA 病毒科（Picornaviridae）、肠道病毒属（*Enterovirus*）。该科由动物和人的重要病原组成：如口蹄疫病毒（*Foot and mouth disease virus*，FMDV）、脊髓灰质炎病毒（*Poliovirus*，PV）、甲型肝炎病毒（*Hepatitis A virus*，HAV）和多种鼻病毒（*Rhinovirus*）等。用多克隆抗体研究表明猪水泡病病毒各毒株之间抗原差异很小，是一个血清型；但比较 VP1 核苷酸序列和以它们对单抗的反应类型，发现猪水泡病毒株可分为 4 个抗原和遗传群：第一群为意大利最早的分离株 ITL/1/66；第二群包括 1972—1981 年的欧洲和日本流行毒株；第三群为 1988—1992 年的意大利流行毒株；第四群包括 1987—1994 年的罗马尼亚、荷兰、意大利和西班牙的流行毒株。

2. 形态学基本特征与培养特性　小 RNA 病毒科的成员均为无囊膜病毒，含单股正链 RNA。其中，猪水泡病病毒基因组长约 7 400bp 或 7 401bp，编码一条由 2 815 个氨基酸组成的多肽链，最终被裂解成 11 种蛋白质，其中 4 个为结构蛋白（VP4、VP2、VP3 和 VP1），组成 20 面体对称的病毒衣壳，直径 22～30nm；其余均为非结构蛋白，参与病毒复制，阻断宿主细胞蛋白的合成途径等。翟中和等（1974）在超薄切片中，观察到用猪水泡病病毒感染的仓鼠肾原代细胞，细胞内有大量晶格排列的病毒颗粒，大小均一，平均直径 22～23nm。

本病毒可在原代及次代猪肾细胞系上生长，也可在多种猪肾来源的细胞系及次代羔羊肾细胞上生长。鉴于猪水泡病病毒不能在原代牛甲状腺细胞上生长，而口蹄疫病毒却可以，可将二者区别开来。

3. 理化特性　猪水泡病病毒很稳定，具有抗酸性，对干燥和冷冻均有抵抗，在 pH 2.5～12，温度 12～-20℃的环境里，病毒可存活 4～11 个月；在 pH 3.9～9.1 低温条件下可以存活 38 天。猪水泡病病毒对许多常用消毒剂有抵抗力，60℃作用 10min 才能将其热灭活。用 1.5% 氢氧化钠或 Ca（OH）$_2$ 在 4℃和 22℃下 30min 可以灭活猪水泡病病毒，合并应用 2-癸基-2 甲基氯化铵和 0.1% 氢氧化钠经 30～60min 处理后对灭活病毒表现有强烈的作用。因此，对猪水泡病病毒的消毒措施必须非常严格。有报道称在掩埋感染猪尸体地点的虫体消化道内和体表均分离到具有感染性的病毒粒子，也可从饲养员的鼻腔中分离到活病毒。感染猪第 63 天的粪便中仍有病毒。在动物尸体和已加工的肉产品（如香肠、腊肉）中，猪水泡病病毒可保持其感染性达数月之久。细胞培养的病毒液在 37℃下，经 144 h 失去对细胞的致病变作用。

病毒相对分子质量约为 10.4×10^6，沉降系数为 150S 左右，在氯化铯中的浮密度为 1.34g/cm^3。

（二）流行病学

1. 传染来源　猪水泡病病毒的传播主要通过与感染病毒的猪接触或食用已感染的肉产品。病猪可由鼻腔和口腔排毒，持续 10 天左右，也可随粪排毒 6～12 天。病猪排泄物的运输通常造成病毒的扩散。

2. 传播途径　猪水泡病病毒主要通过与患病动物及其排泄物（直肠-口途径）或污染的饲料直接接触而传播。猪粪中的病毒粒子可存活 23 天，活畜带毒可达 3 月之久。由于食品加工中的发酵和熏制对病毒没有显著的杀伤作用，因此以感染动物加工而成的食品是一个传染源。病毒在加工的火腿中可存活 1 年之久。

对英国野外流行猪水泡病病毒研究表明，主要传染途径是运输的猪（48%），其中感染猪的运输占 16%，污染的运输车辆占 21%，接触污染市场占 11%；另一种感染来源是饲喂污染的饲料（15%）。由于病毒在体外的高度稳定性，因此，间接接触运输工具或污染饲料在猪水泡病病毒的流行中起主要作用。Dekker 发现与污染环境接触一天可产生病毒血症，两天出现临床症状。

对一个流行猪水泡病的农场进行研究，发现猪水泡病病毒从一个猪舍传到另一个猪舍，是由于它们共用一个排污系统，或在不同圈舍之间频繁移动猪只，因此，猪水泡病是一种"圈舍疾病"，而非"农场疾病"。

3. 易感动物　猪是本病的自然感染宿主，且猪只不分品种、年龄及性别均可感染。Brown 等（1973）证明猪水泡病病毒可以感染人。还可从与感染猪密切接触的羊咽部检测到高滴度的猪水泡病病毒，并从羊体内检测到中和抗体，表明猪水泡病病毒能在羊体内复制。

病毒可致死 1～2 日龄乳鼠，7 日龄的乳鼠则难以发病、不死亡。

4. 流行特征　猪水泡病流行没有明显的季节性，只要有传染源和易感动物存在，四季均可发生。呈地方性流行，当猪只调动频繁、大量集中或气候变冷时，发病率高达 50%～90%。

5. 发生与分布　猪水泡病于 1966 年 10 月首先发现于意大利，当时在伦巴第区（Lombardy）的两个农场同时出现了一种水泡病，根据其临床特征被诊断为口蹄疫，但进一步的实验室诊断却发现它不是口蹄疫；对病原的理化特性进行分析发现，它属于小 RNA 病毒科肠道病毒属。1973 年 1 月和 4 月联合国粮农组织欧洲口蹄疫防制委员会在罗马召开的第 20 届会议，以及 1973 年 5 月 OIE 第 41 次大会，对本病进行了专题讨论确认这是一种新病，并命名为猪水泡病。

随后，1971 年在中国香港特区，1972—1983 年在英国、澳大利亚、意大利、波兰、法国、德国、荷兰、瑞士、比利时、马耳他和日本等国家均发现了该病。在以后的 7 年中，除意大利外，其他欧洲国家均消灭了本病。20世纪90年代，本病又在一些国家出现，但被迅速控制。有关本病最后暴发的记录是意大利（2002）和葡萄牙（2003—2004）。现将暴发水泡病的国家及暴发年份列于表17-1。

表17-1 猪水泡病暴发的国家（地区）和年份

国家（地区）	年 份	国家（地区）	年 份
奥地利	1972—1976，1979	马耳他	1975，1978
比利时	1979，1992—1993	波兰	1972，1973
保加利亚	1971	葡萄牙	1995，2003—2004
法国	1973—1975，1982—1983	罗马尼亚	1973，1985，1987
德国	1973—1978，1980—1982，1985	西班牙	1993
希腊	1979	瑞士	1974，1975
荷兰	1975，1992，1994	中国台湾	1997，1998，1999
中国香港	1971—1977，1979—1981，1984—1985，1987—1989，1991	英国	1972—1978，1979—1982
意大利	1966，1972—1984，1988—1989，1991—2002	俄罗斯	1972，1975
日本	1973，1975	乌克兰	1977

（三）对动物与人的致病性

1. 对动物的致病性 猪水泡病的潜伏期为2～7天。实验室猪水泡病病毒感染可在2天产生临床症状，并从多种组织中分离到病毒。

猪水泡病病毒各毒株之间毒力差异很大，引起的临床症状也不同，可呈亚临床、温和型和严重经过。一般圈养于潮湿水泥圈舍中的猪病变最严重（病毒经损伤的皮肤或消化道感染易感动物，最早在胃肠道中复制，2天后出现在血液中，随后用免疫组织化学和原位杂交在多种组织中发现有病毒分布）。感染2天后，动物蹄冠周围和趾掌部皮肤出现水泡，偶尔鼻镜部、舌和唇部也可出现水泡。与猪口蹄疫的症状难以区别。患口蹄疫的小猪经常由于心力衰竭导致突然死亡，患猪水泡病的猪很少出现这种情况。在典型的病例中，损伤首先见于蹄踵与蹄冠的连接处，接着全部蹄冠产生病变，甚至波及蹄叉和蹄踵，更严重者会发生蹄壳剥落。有时哺乳母猪的乳房和乳头也会出现水泡，偶尔会波及胸部和腹部。口、唇和鼻镜出现水泡的大约占10%。口腔的损伤较为短暂，愈合很快，实验动物感染有时会出现非化脓性脑膜脑炎，但不会导致中枢神经系统的损伤。一般一周左右病猪会康复，但有的个体10天后鼻镜、蹄冠、心肌和中枢神经系统的损伤仍未愈合。

2. 对人的致病性 Brown等首次报道猪水泡病病毒可以感染人，主要感染的是与猪水泡病毒有过紧密接触的工作人员，其临床症状与柯萨奇B5型病毒（CB5）感染相似。一般情况，当人感染猪水泡病时，一般是与病猪有接触史的人，或者从事猪水泡病毒研究的人。没有人自然感染猪水泡病病毒的报道。其临床表现为感觉不适，发热，腹泻，指间、手掌和口唇等处出现大小不等的水泡。

（四）诊断

1. 临床诊断 猪水泡病和口蹄疫、水泡性口炎、水疱疹的临床表现难以区分。通常，2～7天潜伏期后，猪的体温迅速升高到40.5℃。随后水疱形成，上皮细胞破损缺失。水泡可以在口鼻部发现，大小有3cm并蔓延至鼻孔内、唇部、舌头及硬腭和软腭、蹄部的软组织和假蹄的软组织。水泡损伤也可能发生在皮肤的其他部位，特别是受到机械压力或磨损的地方。奶牛可在乳头部位见到水泡。流口水和发抖较为常见。怀孕母牛可因发热流产。

2. 实验室诊断 猪水泡病的临床症状与口蹄疫极为相似，因此其样品处理的条件与口蹄疫病毒一样，一定要在生物安全水平三级实验室中进行。一般，猪水泡病病毒在血液系统中存在的时间很短（7～14天），但有可能在感染后很长时间内从猪粪便中分离到病毒；而且可能从不显示任何临床症状，血清也没有转化的猪体检测到病毒。因此，为了避免漏诊，猪群感染后应进行多次灵敏的病毒检测。

从临床症状上来看，猪水泡病无法与口蹄疫、水泡性口炎及水疱疹相区别，对猪水泡病的诊断依赖于实验室诊断。实验室诊断包括两方面，其一是分离鉴定出病毒（抗原），其二是检测到病毒特异性抗体。

在一些国家水泡病是地区性的，通常设有国家动物疾病诊断实验室。样本可以邮寄到世界口蹄疫参考实验室，位于英国的皮尔布赖特（Pirbright）；或者送到在巴西里约热内卢的泛美口蹄疫实验室。送检前要先与实验室的负责人取得联系，得到许可后方可寄出。要遵守国际间诊断样本的邮寄法规。

（1）病原学诊断

1）分离病毒 用 IBRS-2 细胞分离病毒是很敏感的诊断方法，除 IBRS-2 细胞系外，SK6、PK15 和猪肾初代和次代细胞对猪水泡病病毒均很敏感。此外，新生乳鼠（1～3 日龄）对猪水泡病病毒也很敏感。若样品病毒含量少，可能需要 3 代的盲传。

2）抗原诊断 若抗原量大，可直接用夹心 ELISA 来检测。

3）核酸诊断 检测病毒 RNA。针对检测样品的不同，建立了多种 RT-PCR。其中 RT-nPCR 的敏感性最高，可检出 $0.1\ TCID_{50}$ 的病毒量，但其缺点是要时刻注意避免交叉污染。在粪便样品中，由于存在 Taq DNA 聚合酶抑制剂，会导致产生假阴性结果。为此，Fallacara（1999）设计了免疫-PCR 方法：病毒粒子被包被在 ELISA 板上的特异性单抗所捕获，彻底洗涤后，提取 RNA，按常规方法进行 RT-PCR，就可排除这一干扰。Callens 等（1999）研制出一种异羟洋地黄苷原（DIG）-PCR-ELISA 系统检测猪水泡病病毒，这种方法特异性高，便于在同一时间对大量样品进行测试。最近，Reid（2004）将实时定量 PCR 用于猪水泡病病毒的检测，可将其与 7 个血清型的口蹄疫病毒、水疱性口炎病毒、囊病毒和捷申病毒区分开。

4）免疫组化、免疫荧光和原位杂交 在感染早期可以用免疫荧光和原位杂交来检测病毒粒子。体外研究显示细胞免疫染色比原位杂交要敏感，猪肾细胞感染 3.5h 后可用免疫组化检出。当检测猪水泡病病毒感染的组织时，原位杂交要好一点。

在我国检测猪水泡病抗原的方法还有反向间接血凝试验、琼脂凝胶扩散试验、间接免疫荧光试验及补体结合试验。

（2）血清学诊断 有两种常见血清学方法用于诊断猪水泡病，即病毒中和试验和酶联免疫吸附试验 ELISA。

1）病毒中和试验 感染猪水泡病病毒后，可出现高滴度的中和抗体。因此可用病毒中和试验来检测血清中特异性抗体。包括乳鼠中和试验和微量细胞中和试验两种，后者为世界动物卫生组织推荐的方法。该方法敏感、特异，但工作量大、需要的时间长，并且需要动用活毒。因此建立了 ELISA 来代替它。

2）酶联免疫吸附试验 ELISA 比中和试验更容易进行，但会产生更多的假阳性结果。改用单抗（单抗竞争 ELISA）后，对试验的特异性有极大的改善，世界动物卫生组织已将这种 ELISA 作为大规模血清检测的方法。

3）其他方法 建立了检测猪水泡病病毒特异性 IgG 和 IgM 的方法，用以确定感染阶段，因为早期发生的感染有 IgM 存在。同样，检测到猪水泡病病毒特异性 IgA 存在，暗示病毒感染产生了黏膜免疫。最近，还报道了以无感染性的病毒样颗粒（virus-like particles，VLPs）为抗原，以 猪水泡病病毒特异性中和单抗 3H10 为抗体，建立了一种阻断 ELISA 来检测猪血清中的病毒抗体；本方法不仅特异性高（99.9%），而且非常敏感，可检测出感染 3 天及感染后 121 天猪血清中的猪水泡病病毒抗体。

单克隆抗体的使用提高了检测病理样品及感染组织中病毒的灵敏性，此外，单抗的应用能使我们将猪水泡病病毒毒株很快从 4 种水泡性疾病中鉴别出来，对流行病学研究和疾病控制很有帮助。

目前困扰猪水泡病血清学诊断的问题是单因子反应血清。有些猪血清为抗体阳性，但这些猪却从未接触过猪水泡病病毒。这种情况极少见，但一旦检测到就得采取严格的防范措施。究竟是什么因素导致了单因子反应的产生尚不清楚，然而它不是由于猪水泡病病毒或其他相关病毒的特异性免疫所引起的，而是由于不明原因引起血清中富含非特异性 IgM 所引起的。

在我国检测猪水泡病抗体的方法还有正向间接血凝试验、间接血凝抑制试验、琼脂双扩散试验、免疫荧光试验及补体结合试验。

（五）防制措施

猪水泡病被世界动物卫生组织列为 A 类传染病，其防治措施与口蹄疫相同。由于在国际上还没有商业的疫苗可用来防治水泡病，对其进行控制和消灭显得更为重要。

1. 综合性措施 因为病毒可以在环境中持续存在，并且一旦本病传入则很难清除，所以彻底销毁是首选的控制方法。美国农业部对紧急疾病方针是要求立即检疫隔离受感染的区域，限制动物的移动，发布公众警告，彻底消除病畜。在欧洲，猪水泡病需要报告并且通过屠宰和限制家畜移动进行严格的控制。

2. 疫苗 虽然介绍过几种抗猪水泡病的灭活疫苗，但是没有一个作为商品销售，到目前为止，从未在现地对猪进行接种。如果能研制一种标记疫苗，使接种猪可以同已经感染的猪相区分，从而使防治对策选择变为可能。控制的现实希望是将病毒在猪群中的流行减少到水平低到使屠宰对策变为实际并在经济上可以接受，通过开始使用一种标记疫苗可以达到这个目的。

3. 治疗 不赞成对感染猪进行治疗，一旦发现，立即扑灭。

（六）公共卫生影响

从目前报道，尽管猪水泡病病毒仅感染猪，但它与柯萨奇 B5 型病毒遗传关系的密切令人惊异，全长核苷酸序列同源性 81.0%～82.0%，氨基酸同源性高达 93.0%。如果猪水泡病病毒出现返祖或者进化而感染人，那将是有一种真正意义的人与动物共患病，是人类又一个致命的病原，因此，猪水泡病的公共卫生是很重要的问题，对其防治采取与口蹄疫相同严格的措施并不过分。

（郑海学　刘在新）

◆ **我国已颁布的相关标准**

GB/T 19200—2003　猪水泡病诊断技术

GB/T 22917—2008　猪水泡病病毒荧光 RT－PCR 检测方法

SN/T 1421—2004　猪水泡病病毒微量血清中和试验

◆ **参考文献**

蔡宝祥. 2001. 家畜传染病学［M］. 第 4 版. 北京：中国农业出版社：218－221.

殷震，刘景华. 1997. 动物病毒学［M］. 第 2 版. 北京：科学出版社：499－507.

A E Shaw，S M Reid，D P King，et al. 2004. Enhanced laboratory diagnosis of foot and mouth disease by real-time polymerase chain reaction. Rev. Sci. Tech. Off. Int. Epiz，23（3）：1003－1009.

Brocchi E，Berlinzani A，Gamba D，et al. 1995. Development of two novel monoclonal antibody-based ELISAs for the detection of antibodies and the identification of swine isotypes against swine vesicular disease virus. Journal of Virological Methods，52：155－167.

Brocchi E，Zhang G，Knowles NJ，et al. 1997. Molecular epidemiology of recent outbreaks of swine vesicular disease：two genetically and antigenically distinct variants in Europe，1987—1994. Epidemiology of Infection，118：51－61.

Brown F，Talbot P，Burrows R. 1973. Antigen differences between isolates of swine vesicular disease virus and their relation to coxsackie B5 virus. Nature，245：315－316.

Callens M，De Clercq K. 1999. Highly sensitive detection of swine vesicular disease virus based on a single tube RT-PCR system and DIG-ELISA detection. Journal of Virological Methods，77：87－99.

G Zhang，Haydon DT，NJ Knowles，et al. 1999. Molecular evolution of swine vesicular disease virus. Journal of General Virology，80：639－651.

Murphy Frederick A，Gibbs E，Paul J，et al. 1999. Veterinary virology. Third edtion. Academic press，517－529.

Núria Verdaguer，Miguel A Jimenez-Clavero，Ignacio Fita，et al. 2003. Structure of swine vesicular disease virus：mapping of changes occurring during adaptation of human coxsackie B5 virus. Journal of virology，77（18）：9780－9789.

第二节　肝病毒属病毒所致疾病

甲型病毒性肝炎

甲型病毒性肝炎（Viral hepatitis A）又称流行性肝炎、流行性黄疸、传染性肝炎，简称甲型肝炎或甲肝，是由甲型肝炎病毒引起的急性传染病，呈世界性分布。我国为甲型病毒性肝炎高发区，其发病率居各型肝炎的首位。甲型肝炎病毒是 1973 年 Feinstone 采用免疫电镜技术首先在急性期肝炎患者的粪便中发现，并由试验感染的黑猩猩证实是人甲肝的病原体。现已证实甲型肝炎病毒可引起人、黑猩猩、鹰面猴、短尾猴和一些南美狨猴等灵长类动物感染并发病。

（一）病原

1. 分类地位　甲型肝炎病毒（*Hepatitis A virus*，HAV）在分类上属小 RNA 病毒科（Picornaviridae）、肝病毒属（*Hepatovirus*），曾由于其生物物理和生物化学特性与肠道病毒属相似而归类于肠道病毒属 72 型。随后的研究表明，甲型肝炎病毒的许多特性与肠道病毒不同，1991 年，Minor 等把其归类于一个新属——肝病毒属。

2. 形态学基本特征　甲型肝炎病毒是一种无囊膜正 20 面体病毒颗粒（图 17-3），直径 27nm，基因组为单股正链 RNA，呈线状，外由衣壳蛋白包裹成病毒粒子。

3. 理化特性　甲型肝炎病毒对物理、化学因子具有很强的抵抗力，耐酸、耐碱、耐乙醚。60℃ 10h 不能完全灭活。4℃ 1 年、室温下 300 天仍保持其抗原性和组织培养活性。在 Mg^{2+} 存在的情况下，对热的耐受力明显增加；1∶4 000 福尔马林 37℃ 72h 可以完全灭活，但保持免疫原性；对紫外线很敏感。

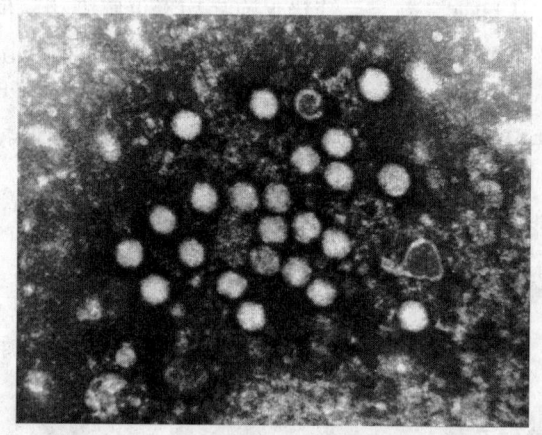

图 17-3　甲型肝炎病人早期粪便上清液，可见立体对称、无囊膜圆形病毒颗粒（负染，×120 000）

（徐在海供图）

病毒随患者的粪便排入水中，很快与水中的浮游物结合，视水的温度变化最少可存活 100 天。可以认为，甲型肝炎病毒对外环境的抵抗力较其他小 RNA 病毒科成员强。

（二）流行病学

1. 传染来源　甲肝患者和隐性感染者是本病的主要传染源。甲肝患者在起病前 2 周和起病后 1 周内从粪便中排出甲型肝炎病毒的数量较多。隐性感染者，病毒排出将持续较长时间。乙型肝炎病毒（*Hepatitis B virus*，HBV）和甲型肝炎病毒重叠感染时，粪便排毒有时可持续 1 年以上。甲型肝炎病毒血症持续时间较短，一般在临床症状出现前 7~14 天，至血清丙氨酸转氨酶高峰时，血清中甲型肝炎病毒浓度达到最高峰。

森林中的野生非人灵长类动物可被同类传染而患病，人工饲养的非人灵长类动物则被其他猴类和人类传染而患病。该病毒可由人传染给动物，或由动物传染给人，也可由动物传染给动物。因此，甲型肝炎病毒感染的非人灵长类动物也是值得重视的传染来源。

据调查，173 名接触过非人灵长类的患者中，有 151 名患者是被黑猩猩传染而致病，其余 22 名是由其他猴类所传染。几乎所有的病例都是与新近进口的幼年动物接触而传染，因为幼小的动物需要人类给予更多的照料。无一例感染是由人工饲养 6 个月以上的动物引起的。患者一般是研究机构或灵长类动物中心、动物园的工作人员、进口非人灵长类的工作人员以及家中养有猴子的人。

2. 传播途径 本病主要传播途径是粪-口途径，但其传播方式具有多样性。

在一般情况下，日常生活接触是散发性发病的主要传播方式，因此在集体单位如护理中心、幼儿园、学校、军队及社团，甲型肝炎的发病率特别高。

污染的水源和食物传播是其最主要的传播途径，其中食用受污染的水生贝类如毛蚶等可引起甲型肝炎暴发流行。毛蚶等可借机械主动摄食过程，每小时过滤约 40L 水，而浓缩甲型肝炎病毒至少达 100 倍。浓缩的病毒能在毛蚶等宿主体内存活相当长时间，且不易被灭活，极易造成传播。1988 年，上海甲肝大流行就是食用了甲型肝炎病毒污染的启东毛蚶所引起，而后在家庭、学校、单位等广泛传播，从而造成了灾难性大流行，患病者达 31 万人之多。

由于甲型肝炎病毒感染有病毒血症出现，因此甲型肝炎病毒存在经血液传播的可能性，并已有病例报道。但其经尿液传播尚无证据，未证实可经蚊蝇叮咬传播。

此外，由于黑猩猩习惯于抓取粪便甚至吞食粪便，人接触了黑猩猩的手、嘴和皮肤后就很容易感染。

3. 易感动物 人、黑猩猩、鹰面猴、短尾猴和一些南美狨猴等灵长类宿主可感染甲型肝炎病毒并发病。另一些灵长类动物很容易被人源甲型肝炎病毒感染，但不致病。

4. 流行特征 甲型肝炎的流行具有明显的季节性。在温带地区，高峰发病期主要在秋末冬初；在热带地区，流行的高峰期在雨季。上述季节性特点的直接原因是粪便污染水源而造成。温带秋季是洪水季节，而热带雨季常伴有大的洪水，过量的降雨使雨水和粪便有充分接触的机会，造成广泛的水源污染和难以控制的流行。

我国大、中城市甲型肝炎的流行以冬、春季为主。但近年来，由于流行强度减弱，除 3 月份略高于其他月份外，基本上呈全年散发。

甲型肝炎流行最严重的地区是亚洲和非洲，其次是南美洲和地中海地区，而大洋洲、欧洲和北美洲流行率最低。不同地理位置流行率不同，主要是生活水平、卫生习惯、环境条件的差异导致的水源管理差别造成的。

发达地区与欠发达地区（如农村）的发病形式存在着明显区别。在不发达的农村地区，流行常因水源和食物污染导致，发病形式以暴发为主；相反，在城市或发达地区，主要传播方式为人与人之间的接触，家庭成员相互传染是常见的一种方式。

（三）对人与动物的致病性

1. 对动物的致病性 非人灵长类动物感染甲型肝炎病毒发病与人相似，但症状较轻。有试验表明，人源甲型肝炎病毒与非人灵长类甲型肝炎病毒基因序列和抗原性均有差异，但人猴可交叉感染。不同的病毒株有不同的宿主范围，但可通过试验诱导改变。如甲型肝炎病毒 MS-1 经狨猴传代 20 次后，对狨猴的致病性增强，而对黑猩猩的致病性则减弱。

2. 对人的致病性 甲型肝炎潜伏期为 2～6 周，平均 4 周。感染甲型肝炎病毒后可呈隐性感染、亚临床感染或临床感染，后者可表现为急性黄疸型肝炎或急性无黄疸型肝炎，部分表现为急性淤胆型肝炎，偶可发展为重性肝炎，一般不发展为慢性肝炎。

（四）诊断

1. 临床诊断

（1）流行病学资料 参考当地甲型肝炎流行疫情，病前有无甲型肝炎患者密切接触史及个人、集体饮食卫生状况。

（2）临床表现 起病急，有畏寒、发热、恶心、呕吐等黄疸前期症状。

2. 实验室诊断

（1）肝功能检查

1）血清酶的检测 以血清丙氨酸转氨酶又称谷丙转氨酶最为常用。

2）血清蛋白的检测 肝损害时合成血清白蛋白、凝血酶原、纤维蛋白原等的功能下降，导致血清白蛋白等浓度下降，因此血清白蛋白的浓度也是一个非常重要的指标。

3）血清和尿胆色素 急性肝炎早期尿中尿胆原增加，黄疸期尿胆红素及尿胆原均增加，淤胆型肝炎时尿胆红素强阳性而尿胆原可阴性。黄疸型肝炎时血清直接和间接胆红素测定均升高，但前者幅度高于后者。

（2）特异性血清学检查 血清中抗甲型肝炎病毒 IgM 于发病后数日即可检出，黄疸期达到高峰，一般持续 2～4 个月，以后逐渐下降乃至消失。目前临床上主要用 ELISA 检测血清中抗甲型肝炎病毒 IgM，以作为甲肝早期诊断的特异性指标。血清中抗甲型肝炎病毒 IgG 出现于病程恢复期，较持久，甚至终身阳性，是获得免疫力的标志，一般用于流行病学调查。

3. 人的诊断标准 根据流行病学、临床症状、体征、实验室检查等手段综合分析判断。

（1）急性型肝炎 ①流行病学：发病前 45 天有吃不洁食物史或饮不洁生水或与甲肝急性病人接触史。②症状：近一周出现无其他原因的发热、乏力、恶心、呕吐等消化道症状。③体征：肝脏肿大，伴有触痛或叩痛。④肝功能检查：A 谷丙转氨酶明显异常。B 血清胆红素＞17μmol/L，尿胆红素阳性，巩膜、皮肤黄染。⑤甲型肝炎病毒标记物检查：血清抗甲型肝炎病毒 IgM 阳性，或抗甲型肝炎病毒 IgG 4 倍升高。

疑似病例：有上述（1）②＋（1）④A 的表现。

确诊病例：疑似病例（1）⑤为急性无黄疸型肝炎。

疑似病例 1④B＋（1）⑤为急性黄疸型肝炎。

（2）淤胆型肝炎 ①起病类似急性黄疸型肝炎，但自觉症状常较轻。②肝功能检查血清胆红素明显升高，以直接胆红素为主，同时伴碱性磷酸酶、r-谷氨酰转肽酶、胆固醇明显增高，谷丙转氨酶中度增高。③梗阻型黄疸持续 3 周以上，并能排除其他原因所致的肝内、外梗阻型黄疸。

疑似病例：有上述（2）①至（2）③的表现。

确诊病例：疑似病例＋（1）⑤。

（3）急性重型肝炎 ①急性起病，严重消化道症状，起病后 10 天内迅速出现神经症状（用 Smith 分类法出现Ⅱ度以上肝性脑病）而排除其他原因引起者。②体征 肝脏迅速缩小。③肝功能异常 数日内血清胆红素大于 171μmol/L，或每天升高，值大于 17.1μmol/L，凝血酶原活动度小于 40%。④病理 广泛的肝坏死，坏死处肝细胞消失，遗留网织支架，肝窦充血，由中性、单核淋巴细胞及大量吞噬细胞浸润，部分残存的网状结构可见小胆管淤胆。

疑似病例：有上述（3）①至（3）③的表现。

确诊病例：疑似病例（1）⑤或（3）②＋（3）④。

（4）亚急性重肝炎 ①以急性肝炎起病，临床上有极度乏力，严重食欲不振，黄疸迅速加深，出现腹水即出血倾向，肝脏进行性缩小，8 周以内出现意识障碍（以 Smith 分类法出现Ⅱ度以上的肝性脑病）。②肝功能明显异常，胆、酶分离，白蛋白/球蛋白的比例倒置，胆固醇降低，凝血酶原活动度小于 40%。③病理：新旧不等的大片坏死或桥形坏死，网织支架塌陷，有明显汇管区集中现象，可见大量增生的胆管和淤胆以及纤维增生，残存的肝细胞增生成团，成缘小叶结构。

疑似病例：有上述（4）①＋（4）②的表现。

确诊病例：疑似病例＋（1）⑤或（4）③＋（1）⑤。

（五）防制措施

1. 监测

（1）疫情监测 甲型肝炎是法定报告传染病，甲型肝炎的监测主要是各地区传染病医院和综合性医院对病人进行及时诊断和进行病例报告，设专人负责疫情监测和管理，及时掌握疫情数字，按月统计发病数、死亡数，按年统计发病率、死亡率。对临床可疑病例作特异性血清学诊断，确定误诊和漏诊率以核实疫情。

（2）人群中血清抗体的检测 人群中抗体的检测可反映流行趋势，如果人群中甲型肝炎抗体阳性率低于70%，应提高警惕，防止疾病在人群中扩散或暴发。

2. 预防

（1）管理传染源　早期发现传染源并予以隔离。隔离期自发病日算起共 3 周。病人隔离后对其居住、活动频繁地区尽早进行终末消毒。

（2）切断传播途径　提高个人和集体卫生水平，重点搞好卫生措施，如水源保护、饮水消毒、食品卫生、食具消毒、粪便管理等。

（3）疫苗免疫接种　对和甲型肝炎有密切接触史的易感者，可用免疫球蛋白（人血丙种球蛋白或人胎盘丙种球蛋白）进行预防注射，用量为每千克体重 $0.02\sim0.05mL$，注射时间越早越好，不宜迟于 2 周。因我国成人血清中大都含有抗甲型肝炎病毒 IgG，故用正常成人血提取的免疫球蛋白对预防感染有一定效果。

控制甲型肝炎流行的根本措施是广泛开展疫苗接种。目前，国内生产的甲型肝炎活疫苗（H2 减毒株）已在我国大规模使用，接种者已愈 2 000 万人，疫苗免疫保护率达 95％～100％，未发现有不良副作用，是迄今毒副反应最少的病毒性活疫苗。该疫苗注射剂量为 $10^{6.5}\,TCID_{50}/mL$，上臂皮下注射一次，抗体阳转率达 95％以上，可获得持久乃至终生的保护。

国外已有几种正式批准生产的商品灭活疫苗。灭活疫苗的主要缺点是需要多次注射，人群免疫负担重；特别是它主要诱发抗体反应，不能诱发类似自然感染的全面免疫保护反应，保护时间较短。如果在儿童时期接种，易造成成年时期易感人群的积累，而成年人患甲型肝炎的临床表现较重。因此，在像中国这样人口众多、经济水平较低、野毒散布广泛、甲肝高发的国家，使用灭活疫苗可能不利于群体甲肝流行的控制。

（4）为了防止非人灵长类动物将甲肝传染给人类，建议采用以下措施　①注意个人保健，接触动物或其排泄物时要穿防护服；②长期或经常接触新近进口的幼龄灵长类动物尤其是黑猩猩的人员，可服用预防剂量的免疫球蛋白；③限制照料新近进口非人灵长类动物的工作人员人数。

3. 对病人、接触者及接触环境的管理　甲型肝炎病人一经发现确诊后应立即当地传染病监测部门报告，并隔离病人，对周围接触人群进行病原学检查，防止大的暴发流行，对病人所使用过的器具、衣物要进行及时消毒。

4. 治疗　治疗原则是以适当休息、合理营养为主，选择性使用药物为辅。应忌酒、防止过劳及避免应用损肝药物。用药要掌握宜简不宜繁。

（1）注意休息　急性肝炎的早期应住院或就地隔离治疗休息。

（2）加强饮食　急性肝炎食欲不振者，应进易消化的清淡食物，有明显食欲下降或呕吐者，可静脉滴注 10％葡萄糖。

（3）药物治疗　目前治疗急性肝炎的中西药物疗效无明显差别，各地可根据药源，因地制宜就地选用。用药种类不宜太多，时间不宜太长，用药要简化，不主张常规使用肾上腺皮质激素治疗急性肝炎。

（4）加强护理　重型肝炎应加强护理，密切观察病情变化，采取阻断肝细胞坏死，促进肝细胞再生，预防和治疗各种并发症等综合性措施及支持疗法以阻止病情恶化。

（六）公共卫生影响

甲型病毒性肝炎是世界性疾病，全世界年发病人数约 140 万，由于很多病人症状较轻并未就医，因此实际病例数可能是报道数目的 3～10 倍。该病主要通过污染的水源和食物传播。

由于非人灵长类动物能够感染甲型肝炎病毒，且动物感染的生化特征和组织学特征都与人类感染类似，因此，学者们利用非人灵长类动物来建立肝炎病毒感染的动物模型，这也增加了动物将甲型肝炎病毒传染给人类的危险性。

（马玉媛　章金刚）

◆ **我国已颁布的相关标准**

GB17010—1997　甲型病毒性肝炎诊断标准及处理原则

WS298—2008　甲型病毒性肝炎诊断标准

◆ **参考文献**

胡孟冬，张曦，孙碧芳，等．1993．甲型肝炎减毒活疫苗人体接种观察［J］．中华预防医学杂志（27）：65－68．

李梦东．1998．实用传染病学［M］．第2版．北京：人民卫生出版社：100－104．

刘崇柏．1998．甲型病毒性肝炎的流行现状及预防策略［J］．中国计划免疫，12（4）：366－370．

刘克洲，陈智．2002．人类病毒性疾病［M］．北京：人民卫生出版社：806－819．

Almasio PL, Amoroso P. 2003. HAV infection in chronic liver disease：a rationale for vaccination. Vaccine，21（19－20）：2238－2241.

Dautovic KS. 2005. Persistence of IgM anti-HAV in prolonged form of HAV-infection. Med Arh，59（2）：91－93.

Feinstone SM, Kapikian AZ, Purceli RH. 1973. Hepatitis A：detection by immune electron microscopy of a viruslike antigen associated with acute illness. Science，182（116）：1026－1028.

Jennifer A, Cuthbert. 2001. Hepatitis A：Old and New. Clinical microbiology reviews，14（1）：38－58.

Sagnelli E, Coppola N, Marrocco C, et al. 2003. HAV replication in acute hepatitis with typical and atypical clinical course. Journal of medical virology，71（1）：1－6.

第三节 心病毒属病毒所致疾病

脑 心 肌 炎

脑心肌炎（Encephalomyocarditis）是由脑心肌炎病毒引起的以脑炎、心肌炎或心肌周围炎为主要特征的急性人与动物共患传染病，又称哥伦比亚-SK病、ME病毒感染、三天热。本病曾在美国、英国、澳大利亚等国家的猪群中发生流行。1940年首次从棉鼠中分离到脑心肌炎病毒，以后又从其他动物和人群中分离到脑心肌炎病毒。本病在世界各地广泛流行，不易控制和消灭，对人类及动物健康造成严重威胁。

（一）病原

1. 分类地位 脑心肌炎病毒（Encephalomyocarditis virus，EMCV）在分类上属小RNA病毒科（Picornaviridae）、心病毒属（Cardiovirus）。为单股正链RNA（ssRNA）病毒，相对分子质量2.6×10^6。病毒基因组编码一个前蛋白，此蛋白缺乏蛋白裂解活性。前导蛋白从P1被病毒编码的蛋白酶3Cpro切割。在1D/2A连接处也被3Cpro切割而不被2A切割。2A蛋白引起在P1-2A和下游基本序列NPGP之间链的裂解，或者多肽链的断裂。脑心肌炎病毒中有一个多聚C域，由不同长度的核苷酸组成，通常为80~250bp。该病毒抗原性稳定，但其D区（编码衣壳蛋白VP1）表现出很大的遗传变异性。

根据毒株的来源，脑心肌炎病毒可分为门哥病毒（Mengo virus）、ME病毒（Maus-Elberfield virus，MEV）、哥伦比亚-SK病毒（Columbia-SK virus）和小鼠脑脊髓炎病毒（MEV）等。Tinsley等报道脑心肌炎病毒与蟋蟀麻痹病毒（Cricket paralysis virus）具有抗原相关性。

2. 形态学基本特征与培养特性 脑心肌炎病毒具有类似于其他小RNA病毒的特征。其病毒粒子呈圆形，直径27nm，无囊膜，为裸露的核衣壳。衣壳呈20面体对称，由60个分子的VP1、VP2、VP3和VP4等4种不同蛋白质构成，分子量分别为34、30、26和7kDa。其中，VP1、VP3是主要抗原。

脑心肌炎病毒可在许多细胞培养物中生长，如可在鸡胚成纤维细胞或肾细胞培养中增殖，可感染非洲绿猴肾传代细胞（Vero细胞）、仓鼠肾传代细胞（BHK-21细胞）和Hela细胞，产生溶解性细胞病变。病毒也可在小鼠和鸡胚细胞中增殖。

3. 理化特性 脑心肌炎病毒完整病毒粒子的沉降系数为156S，在氯化铯中的浮密度为$1.34g/cm^3$。病毒粒子对酸、胰酶、醚及十二烷基硫酸钠等具有一定抵抗力，pH 3.0或贮存于-70℃条件下稳定，干燥后常失去感染性。60℃30min可灭活。该病毒对干扰素敏感，具独特的单一血清型。几乎所有的脑心肌炎病毒株都能凝集豚鼠、大鼠、马和绵羊的红细胞，这种血凝作用可被特异免疫血清所抑制。

（二）流行病学

1. 传染来源 啮齿动物是最主要的传染源。鼠类是猪场脑心肌炎病毒感染的贮存宿主，病毒很容易在鼠群中经鼠-鼠进行水平传播。感染急性期，病毒在鼠-猪间传播是猪场感染的重要途径。鼠类可通过粪便不断排出病毒，从而感染其他动物及人。病猪的粪尿虽然也含病毒，但带毒量较低，不是主要传染源。

2. 传播途径 本病主要经消化道感染。仔猪主要因摄食带毒鼠类或因摄入被带毒鼠污染的饲料、饮水而感染。病毒经扁桃体侵入途径感染，心脏是病毒感染的靶器官，可引起病毒性心肌炎。巨噬细胞在体内病毒复制和传播中起重要作用。研究表明病毒也可经胎盘感染胎儿。脑心肌炎病毒在胎盘中主要存在于成胶质细胞层的滋养细胞和巨细胞，胎盘损伤及病毒对胎儿的直接损伤是引起死胎的重要原因。人类主要通过与带毒鼠类及其排泄物的直接接触而感染。

3. 易感动物 本病的带毒动物较多，包括哺乳动物、鸟类和昆虫等 30 多种动物。哺乳动物中宿主范围包括啮齿类动物、猪、牛、马、猴（甚至非洲黑猩猩）、大象、狮子、松鼠、猫鼬和浣熊等，人也可被感染。20 周龄以内的猪可发生致死性感染，尤以仔猪最易感，大多数成年猪为隐性感染。猪的发病率和病死率，随饲养管理条件及病毒株毒力的强弱而有显著差异，发病率一般在 2％～50％，病死率可达 80％～100％。

4. 流行特征 本病在啮齿类动物活动猖獗的季节及地区多发，主要感染幼龄动物，成年动物感染后临床症状不明显，但可长期带毒。韩国脑心肌炎病毒血清阳性率调查结果表明，该病毒对猪的感染主要分布于猪场。

5. 发生与分布 1940 年首先从啮齿动物分离到脑心肌炎病毒。1945 年从患心肌炎的黑猩猩分离到病毒。之后在不同种属的动物中都检测到病毒或抗体。Murnane 等 1960 年在巴拿马从急性死亡的猪的脾脏和肺脏分离到脑心肌炎病毒，并首次鉴定为猪的病原。

本病地理分布范围较广，在全球均有本病存在的报道。如日本、澳大利亚、比利时、巴西、加拿大、哥伦比亚、古巴、捷克、德国、英国、希腊、印度、意大利、新西兰、巴拿马、南非、乌干达、美国以及其他许多国家和地区。在猪群中本病的暴发流行尤其普遍，引起严重经济损失。

（三）对动物与人的致病性

1. 对动物的致病性 脑心肌炎病毒在动物中有许多宿主，已在不同的啮齿动物和猴子中分离到该病毒。另外，从猫鼬、浣熊、马、牛、猪、大象和其他种类的野生鸟类同样分离到该病毒。

不同毒株致病性存在不同。脑心肌炎病毒基因的 D 区单一核酸突变可使毒株毒力减弱，或使其变为一种可以引起糖尿病的毒株。特别是希腊分离株，不同于其他毒株。从猪和啮齿动物分离的脑心肌炎病毒株存在较小的变异。

（1）啮齿动物 啮齿动物自然感染本病后常呈隐性感染。人工感染主要表现为致死性脑炎及心肌炎病变，昏睡、被毛逆立、迟缓性麻痹，最后因衰竭而死。

（2）猪 猪感染脑心肌炎病毒引起仔猪突发性死亡的急性心肌炎或母猪繁殖障碍两种临床表现。仔猪对本病最为敏感，在人工感染后，经 2～4 天的潜伏期可出现短暂的发热，并可能出现急性心脏病的特征，但多数病猪不出现任何症状而突然死亡，某些病猪有短暂的精神沉郁、不食、震颤、步样蹒跚、麻痹、呼吸困难等临床症状，随即死亡。

剖检见腹部皮肤呈蓝紫色，胸腔、腹腔和心包囊积水，内含少量纤维素凝块，出现肝肿大、肠系膜水肿、腹水和肺水肿等病变。右心室扩张，心室肌肉特别是右心室肌中散布有许多白色病灶，直径 2～15mm，有的呈条纹状或灰色。某些病灶甚至有白垩样中心或在弥漫性病灶上有白垩样斑。病理组织学检查见心肌变性、坏死，并伴有淋巴细胞和单核细胞浸润。

（3）非人灵长类动物 狒狒自然感染本病后，可见从口及鼻中流出红白色的泡沫样物质，发病年龄不等，幼龄较易感，急性发病症状轻微。

2. 对人的致病性 脑心肌炎病毒引起人疾病的病例报道较少。人感染本病多为散发，临床症状有差异。早期文献报道，在无菌性脑膜炎、脊髓灰质炎样麻痹、脑脊髓炎及无原因发热患者（尤其儿童）的脑脊液、血液、粪便和咽喉洗涤液中分离出脑心肌炎病毒。患者主要症状表现为寒战、发热、严重头痛、颈强直、脑脊液淋巴细胞增多、谵妄、呕吐、畏光。儿童患者可见发热，脑脊液中淋巴细胞增多，有的病例表现麻痹。症状出现 3 天和 7 天后，均可从血清中分离到病毒，因此病毒血症水平较高并且持久。多数患者可在 4～5 天内康复而无后遗症，目前尚未发现脑炎及心肌炎的病例。

（四）诊断

1. 临床诊断 ①动物发病后根据临床症状、病变，并结合流行病学特征可做出初步诊断。②动物回归试验：将病料组织按常规制成 1∶10 的悬液小鼠脑内、腹腔内及肌内接种，经 4～7 天剖检可见脑炎、心肌炎和肾萎缩等特征性病变。③临床上要与白肌病、猪水肿病及败血性心脏梗死等疾病相区别。

2. 实验室诊断

（1）电镜观察 取急性期或潜伏期感染的组织，在电镜下查到脑心肌炎病毒颗粒以确诊本病。

（2）病毒分离 首先分离病毒接种敏感细胞进行增殖，可使细胞迅速完全崩解，再通过特异性免疫血清进行中和试验作出鉴定。分离样品类型包括血清、粪便、脑脊液、咽喉洗涤液。用于接毒的细胞包括 BHK－21 细胞、Vero－E6、C6/36 细胞、Hela 细胞和鼠胚成纤维细胞（STO）。感染细胞形成单层后，短时间内出现完全的细胞病变。病毒鉴定可用交叉病毒中和试验（VN），以抗血清为对照、结合脑心肌炎病毒血清荧光抗体染色变化进行鉴定。

（3）血清学检测 血清学检测抗脑心肌炎病毒血清抗体方法包括血凝抑制试验、ELISA、胶体金、免疫荧光抗体检测、琼脂糖免疫扩散试验和病毒中和试验。病毒中和试验和 ELISA 是常用的脑心肌炎病毒特异性诊断方法。检测血清中的脑心肌炎病毒对于人感染脑心肌炎病毒和发热疾病的诊断具有重要意义。

（4）核酸诊断 可利用核酸探针和 RT－PCR 检测脑心肌炎病毒核酸。其中 RT－PCR 方法可较灵敏地检出微量病毒粒子的存在，检测结果可通过 PCR 产物测序进一步确诊。

（五）防制措施

尚无有效治疗药物，但在急性病例可通过避免猪应激或兴奋状态来减少致死率。由于啮齿动物在脑心肌炎病毒传播中起重要作用，保持好环境卫生，要尽可能地消灭住地附近及猪场的鼠类，防止饲料或食物被鼠类啃咬或污染，病死动物要迅速作无害化处理，被污染的场地应以含氯消毒剂彻底消毒。

美国已有商品化脑心肌炎病毒灭活疫苗。使用疫苗可使免疫动物产生高滴度的抗体。疫苗对经胎盘感染也具有保护作用。

（六）公共卫生影响

本病在世界范围流行广泛，尤其在猪群中的流行更是相当普遍，而且不时有感染人的报道，所以对本病的控制具有很重要的公共卫生学意义。SARS 等病毒性疾病在人群中的流行引起极大的恐慌，脑心肌炎病是否会在人群中大面积流行也是我们需考虑的问题，所以对于脑心肌炎病的控制刻不容缓。

本病主要经消化道感染，从公共卫生学角度应做到灭鼠，以防止水源、食物源受到病毒的污染。对于发病的动物要做好隔离措施，对疫区要进行封锁，以防止本病向健康动物及人群的传播，病死动物应进行无害化处理，以防止散毒。对公众做好科普宣传工作，以使本病对动物及人群的影响降到最小。

（李文超 尹惠琼 章金刚）

◆ **参考文献**

多海刚，田克恭．2003. 脑心肌炎病毒研究进展［J］．中国兽医杂志，39（6）：51－55.

殷震，刘景华．1997. 动物病毒学［M］．第 2 版．北京：科学出版社：514－516.

于康震，徐宜为，白文彬，等．1998. 兽医微生物学［M］．北京：中国农业出版社：469.

Straw Barbara E, Zimmerman Jeffery J, D'Allaire Sylvie, et al. 2008. 猪病学［M］．赵德明，张仲秋，沈建忠，译．第 9 版．北京：中国农业出版社：353－357.

An DJ, Jeong W, Jeoung HY, et al. 2009. Encephalomyocarditis in Korea: Serological survey in pigs and phylogenetic analysis of two historical isolates. Vet Microbiol，137（1-2）：37-44.

Denis P，Liebig HD，Nowotny N，et al. 2006. Genetic variability of encephalomyocarditis virus (EMCV) isolates. Vet Microbiol，113（1-2）：1-12.

Gelmetti D，Meroni A，Brocchi E，et al. 2006. Pathogenesis of encephalomyocarditis experimental infection in young piglets：a potential animal model to study viral myocarditis. Vet Res，37（1）：15-23.

Lidsky PV，Hato S，Bardina MV，et al. 2006. Nucleocytoplasmic traffic disorder induced by cardioviruses. J Virol，80（6）：2705-2717.

Nakayama Y，Su WP，Ohguchi A，et al. 2004. Experimental encephalomyocarditis virus infection in pregnant mice. Exp. Mol. Pathol，77（2）：133-137.

Oberste MS，Gotuzzo E，Blair P，et al. 2009. Human febrile illness caused by encephalomyocarditis virus infection，peru. Emerg Infect Dis，15（4）：640-646.

Papaioannou N，Billinis C，Psychas V，et al. 2003. Pathogenesis of Encephalomyocarditis Virus (EMCV) Infection in Piglets during the Viraemia Phase：a Histopathological，Immunohistochemical and Virological Study. J Comp Pathol，129（2-3）：161-168.

Psalla D，Psychas V，Spyrou V，et al. 2006. Pathogenesis of Experimental Encephalomyocarditis：A Histopathological，Immunohistochemical and Virological Study in Mice. J Comp Pathol，135（2-3）：142-145.

Scagnolari C，Vicenzi E，Bellomi F，et al. 2004. Increased sensitivity of SARS-coronavirus to a combination of human type Ⅰ and typeⅡ infections. Antivir Ther，9（6）：1003-1011.

Spyrou V，Maurice H，Billinis C，et al. 2004. Transmission and pathogenicity of encephalomyocarditis virus (EMCV) among rats. Vet Res，35（1）：113-122.

第四节 口蹄疫病毒属病毒所致疾病

口 蹄 疫

口蹄疫（Foot-and-mouth disease）是由口蹄疫病毒引起的一种急性、热性、高度接触传染性和可快速远距离传播的动物疫病。俗称口疮、蹄癀，又有"政治经济病"之称。侵染对象是猪、牛、羊等主要畜种及其他家养和野生偶蹄动物，易感动物多达 70 余种。口蹄疫病毒也可感染人，但病例很少，症状轻微。发病动物的主要症状是精神沉郁、流涎、跛行、卧地，口、鼻、蹄和母畜乳头等无毛部位可见水疱发生，或水疱破损后形成溃疡或瘢痂。口蹄疫的发病率为 100%，虽然致死率不高（5%，幼畜除外），但可引起动物生产性能下降，造成惨重的直接和间接的经济损失，严重危害畜牧业乃至整个国民经济的持续健康发展。口蹄疫主要流行于亚洲、非洲、中东及南美洲。我国是老疫区。鉴于口蹄疫可造成巨大经济损失和社会影响，世界动物卫生组织（OIE）将该病列在 15 个 A 类动物疫病名单之首，我国政府也将其排在 14 个一类动物传染病的第 1 位，充分显示了国内外对口蹄疫的关注程度。

（一）病原

1. 分类地位 口蹄疫病毒（*Foot-and-mouth disease virus*，FMDV）在分类上属小 RNA 病毒科（Picornaviridae）、口蹄疫病毒属（*Aphthovirus*）。有 O、A、C、AsiaⅠ、SAT1、SAT2、SAT3 七个血清型，各型之间无交叉免疫保护反应，包括 60 多个亚型。对应 7 个血清型，口蹄疫病毒有 7 个基因型。亚洲主要流行 O、A、C、AsiaⅠ型，非洲流行 O、A、C、SAT1、SAT2、SAT3 型，欧洲、南美洲流行 O、A、C 型，中东流行 SAT1 型。我国流行 O、A、AsiaⅠ型。

2. 形态学基本特征与培养特性 口蹄疫病毒粒子直径为 20～30nm，呈球形，为正 20 面体结构，无囊膜。病毒表面有 4 种蛋白：VP1、VP2、VP3 和 VP4，其中 VP1 具有主要抗原决定簇。其基因组为单股正链 RNA，全长约为 8 500 个核苷酸。基因组结构为：5′UTR-L/L′-VP4-VP2-VP3-VP1-P12-P34-P14-VPg-P206-P56a-3′UTR。

本病毒能在许多种类的细胞培养增殖，并产生细胞病变。常用的有牛舌上皮细胞、牛甲状腺细胞、牛胎皮肤-肌肉细胞、猪和羊胎肾细胞、胎兔肺细胞、乳仓鼠肾细胞以及猪和仓鼠的传代细胞系，如PK 15、BHK 21 和 IBRS-2 等。

3. 理化特性 完整的口蹄疫病毒粒子的氯化铯浮密度为 1.43g/cm³，沉降系数为 146S。另有 3 种组成各异的颗粒：无核酸的空衣壳浮密度为 1.31g/cm³，沉降系数为 75S，相对分子质量为 4.7×10^6（病毒核酸的沉降系数为 37S，相对分子质量为 2.6×10^6，在氯化铯中的浮密度为 1.7g/cm³）；由 VP0、VP1 和 VP3 各 5 个分子组成的 14S 五聚体，浮密度为 1.5g/cm³，是病毒装配过程中的前体之一，相对分子质量为 3.8×10^6；由 VP0、VP1 和 VP3 各一分子组成的 5S 原粒，相对分子质量约 8 000。

口蹄疫病毒对酸碱都特别敏感。4℃条件下在 pH 6.5 缓冲液中，每 14h 约有 90% 的病毒粒子被灭活；在 pH 5.5 的缓冲液中每分钟有 90% 的病毒粒子被灭活；在 pH 5.0 的缓冲液中，每秒钟约有 90% 的病毒粒子被灭活；在 pH 3.0 的缓冲液中，病毒的感染性瞬间消失；口蹄疫病毒在 pH 9.0 以上的环境中可被迅速灭活，如 1%～2% 的氢氧化钠或 4% 的碳酸钠溶液中，1min 内被灭活。

口蹄疫病毒对热敏感，而在低温条件下十分稳定。4～7℃可存活数月；-20℃以下，尤其是在 -50～-70℃低温环境中十分稳定，可存活数年之久。在 26℃能存活 3 周、37℃存活 2 天。温度升到 60℃ 15min、70℃ 10min 或 85℃ 1min 均能杀灭病毒。在科研和生产中，一般用 56～58℃ 30～40min 灭活溶液或悬液中的口蹄疫病毒。

可见光对口蹄疫病毒的杀灭作用很弱，超声波对其没有明显的灭活作用。但电离辐射，如 X、α、β、γ射线等，均可使病毒灭活。由于口蹄疫病毒没有囊膜，因此对脂溶剂，如乙醚、氯仿、丙酮和酒精等有抵抗力。此外，口蹄疫病毒对有些化学消毒药品的抵抗力较强，如 1：1 000 升汞、3% 来苏儿 6h 不能将其杀灭；70% 酒精作用 2～3 天后，病毒仍能存活。

（二）流行病学

1. 传染来源 感染动物是最危险的传染源。处于口蹄疫潜伏期的动物，几乎所有的组织、器官以及分泌物、排泄物等都含有口蹄疫病毒。病毒随同动物的乳汁、唾液、尿液、粪便、精液和呼出的空气等一起排放于外部环境，造成严重的污染。持续感染的动物虽不表现临床症状，但它们也都具有向外界排毒的能力。感染动物排出病毒的数量与动物的种类、感染时间、发病的严重程度以及病毒毒株有直接关系。猪、牛发病后排毒期一般为 4～5 天，而羊可长达 7 天。猪、牛在发病开始的急性期，即水疱刚开始形成时，达到排毒的高峰期，而羊则在临床症状出现前的 1～2 天就已经达到高峰期。猪产生的气源性病毒滴度最高，牛、羊比猪低得多。

另外，动物产品（肉及肉制品、皮毛、乳及乳制品等）及其病毒污染物，包括饲料、草场、饮水和水源、泥土、交通运输工具、饲养管理用具及人、非易感动物等均可成为传染源。

2. 传播途径 口蹄疫病毒传播方式分为接触传播和空气传播，接触传播又可分为直接接触和间接接触。直接接触主要发生在同群动物之间，通过发病动物和易感动物直接接触而传播。间接接触主要指媒介物机械性带毒所造成的传播，包括无生命的媒介物和有生命的媒介物。

口蹄疫病毒能随风传播到 10～60km 及以外的地方，这种气源性传播方式特别是对远距离的传播更具流行病学意义。空气中病毒的来源主要是病畜呼出的气体、圈舍粪尿溅洒、含毒污物尘屑风吹等形成的含毒气溶胶。气溶胶依赖空气对流可以把病毒携带到很远的距离。在风、沉降作用或者大雨的影响下，病毒下沉到与易感动物接触的高度及地面，最经常的方式是吸入具有传染性的气溶胶使动物感染，其次是易感动物吃了被气溶胶污染的饲草或饲料而发生感染。

除了上述吸入和摄入方式外，口蹄疫病毒还可经外伤、胚胎移植、人工和自然授精等多种途径侵染易感动物。例如，口蹄疫病毒一旦接触到皮肤或结膜的破损处时，一方面可在创伤面初步增殖并产生原始水疱，另一方面病毒可进入血液直接到达咽部并大量增殖，导致病毒血症，病毒随血液到达全身各处造成次发性的病损（水疱）。病毒也可通过乳头管进入乳房，在乳腺柔软组织处局部增殖，随后病毒越过血乳屏障进入血液而感染。

目前尚未见到口蹄疫垂直传播的报道。

3. 易感动物

（1）自然宿主　口蹄疫病毒主要感染 30 多种偶蹄动物。自然感染最易感的动物有黄牛、水牛、奶牛、牦牛、犏牛、山羊、绵羊、骆驼、鹿及各种猪等；自然感染的野生动物有野水牛、野牦牛、大额牛、野猪、野鹿、长颈鹿、野骆驼、黄羊、岩羊、驼羊、獐、黑斑羚羊、捻角羚羊、大角斑羚、大象、貘、犰狳、灰色大熊、刺猬、豚鼠、大鼠、灰松鼠、黄鼬、褐家鼠、野灰兔等；少有人和其他动物感染的报道。

（2）实验动物　家兔、豚鼠、仓鼠、大鼠、小鼠、犬、猫、家禽等实验动物人工接种病毒可感染。试验常用豚鼠、乳鼠（3～5 日龄），也可选用家兔。另外，病毒人工接种鸡胚亦可适应感染。

4. 流行特征　口蹄疫传染性极强，流行迅速，多呈现大流行的方式。疫情一旦发生，可随牲畜的移动如放牧、转移牧地、畜力运输等迅速大面积蔓延。

本病的发生没有严格的季节性，但其流行却有明显的季节规律。往往不同的地区，口蹄疫流行于不同季节。有的国家和地区以春、秋两季为主。一般冬、春季较易发生大流行，夏季减缓或平息。东南亚国家广泛发生口蹄疫，与其季风季节相吻合。

动物对口蹄疫病毒的易感性与动物的生理状态（妊娠、哺乳）、饲养条件和使役程度、免疫状况等因素有关。易感动物卫生条件和营养状况也能影响流行的经过。畜群的免疫状态对流行的情况有着决定性的影响，长期无口蹄疫史、不免疫接种的国家或地区一旦传入，其烈性流行特点会充分表现出来。但是，当流行毒株毒力很强时，即使疫苗免疫过的动物，也可以产生很高的感染率和表现出严重的临床症状。据大量资料统计和观察，口蹄疫的暴发流行有周期性的特点，在一个地区每隔数年就流行一次。

5. 发生与分布　口蹄疫于 1514 年首次在意大利发现之后时有暴发流行，且多在冬春季节，夏季很少。最近几年，其在全球范围内传播甚广，欧、亚、非和南美的一些国家和地区成为口蹄疫的重灾区。1999 年全世界有近 40 个国家和地区发生了口蹄疫。2000 年韩国、俄罗斯、蒙古、日本、南非等国家和中国台湾省均发生口蹄疫。2001 年口蹄疫在英国卷土重来，并在欧洲广泛蔓延，给英国造成约 90 亿英镑的经济损失。中国是口蹄疫的老疫区，新中国成立前的半个世纪总的流行情况是农区少发，牧区多发，没有停止过，有时是大流行。新中国成立后口蹄疫曾发生 4 次大流行。2009 年中国上海暴发 A 型口蹄疫疫情。随着中国畜牧业和对外贸易的发展，口蹄疫暴发流行的危险性也相应增加。

近十几年以来，全世界口蹄疫流行态势发生了一些变化。已有 50 多个国家和地区被世界动物卫生组织认定为无口蹄疫国家。除北美和大洋洲继续保持无口蹄疫状态外，欧洲（英国除外）经历了半个世纪的疫苗接种后，疫情得到了控制，多数西欧国家达到了无疫标准。在此情况下，欧共体于 1991 年停止了疫苗的使用。南美又有一些国家取得了无口蹄疫国家地位。长期无疫的日本、韩国、英国、法国、荷兰等国及中国台湾省又暴发了口蹄疫，不过已在短期内扑灭或控制了疫情；而亚洲、非洲大多数地区依然是重疫区。因此，尽管口蹄疫流行态势有所变化，但总的格局依然如故，即发达国家继续享受无口蹄疫地位，发展中国家未摆脱口蹄疫危害。7 个血清型的口蹄疫流行具有一定的地域性特点：O 型和 A 型分布在亚、非、南美洲大部分地区；C 型主要分布于南美洲和亚洲的印度、哈萨克斯坦等国；Asia I 型局限于东南亚、南亚和中东地区；SAT1、SAT2、SAT3 型局限在非洲。

国际上最早报道人疑似口蹄疫病例是 1695 年；之后，1834 年曾有 3 名兽医在故意饮用了感染奶牛分泌的牛奶后致病；但那时人们还没有成功分离到其病原口蹄疫病毒，而且该病很容易与"手足口病"（病原为柯萨奇病毒 A）混淆。自 1897 年 Loeffier 和 Frosch 发现口蹄疫病毒后，从 1921—1969 年，至少有 38 篇发表的论文报道了超过 40 人感染口蹄疫的事例。甚至其中有一篇还描述了人发生口蹄疫无症状感染。

（三）对动物与人的致病性

1. 对动物的致病性　口蹄疫易感动物种类繁多，多种动物的易感性不尽相同。由于病毒毒力和感染剂量以及传播途径不同，潜伏期的长短和临床症状也不完全一致。根据本病的特性和临床表现的延续性可分为急性和亚急性经过。急性经过持续一至数日，出现典型的临床症状；亚急性经过可持续 2～3

周，出现特征的临床症状，但往往不甚严重。在少数情况下，如外界环境因素不良（气压低、高温等）以及机体抵抗力弱和病毒毒力强时，可呈现恶性口蹄疫经过，以高死亡率为特征。

（1）牛 牛自然感染口蹄疫，潜伏期一般为2～7天，短的仅24～36h，极个别的也可达14天。病牛的特征症状是口腔、乳房、蹄冠和蹄趾间隙出现水疱。

患病初期，病牛体温升高达40～41℃，抑郁，结膜潮红，口腔黏膜红肿、干燥，继而出现全身症状并迅速发生口腔病变。舌背面出现环形、粗糙的白色隆起，随着液体的积聚，隆起增大，凸现于正常舌面组织，使舌面凹凸不平，这就是舌面形成的水疱。当舌面形成较大水疱时，病牛口角流涎增多，呈白色泡沫状，带血，挂满嘴边。水疱破裂后，舌面形成浅表的红色新鲜烂斑，如有细菌感染，烂斑加深，发生溃疡，愈合后形成瘢痕（彩图17-1A）。齿龈和唇黏膜水疱一般较小，如绿豆或蚕豆大，破后形成局限性小烂斑，烂斑周围比较整齐。病牛呈现精神不振，反刍停止，食欲减退，饮欲增强，鼻腔渐红，鼻镜干燥龟裂，闭口、开口时有吸吮声。鼻腔前端、鼻镜、眼结膜也会出现水疱。鼻咽部水疱引起呼吸障碍和咳嗽。有时并发纤维蛋白性坏死性口炎和咽炎、胃肠炎。病牛多因口腔疼痛不能进食而日渐消瘦。

在口腔发生水疱的同时或稍后，病牛蹄叉、蹄冠及蹄踵和趾间的柔软皮肤上表现局部热感，红肿和疼痛，然后形成小水疱，继而融合为较大的水疱。水疱破溃较慢，多在1天以上。水疱破溃后形成糜烂，损伤较深，修复较慢，其表皮常不完全脱掉而干燥，形成硬痂，严重时，蹄匣脱落。

母牛患病时，乳头皮肤有时也可出现水疱，很快破裂形成烂斑（彩图17-1B），如涉及乳腺引起乳房炎，泌乳量显著减少，有时乳量损失高达75%，甚至泌乳停止。乳房及乳头水疱常发生于纯种奶牛，我国的黄牛和水牛较少发生，或症状轻微。

本病一般呈良性经过，7～14天即可痊愈。口蹄疫病牛可见心肌变性坏死（彩图17-2），其颌下淋巴结及咽的免疫组织化学染色见彩图17-3。但在某些情况下，当水疱破裂、烂斑逐渐痊愈、病牛趋向恢复时，有时突然恶化，甚至突然倒地死亡，即发生恶性口蹄疫。新生犊牛患病呈最急性经过时，不形成水疱，表现高热、极度衰弱、心肌麻痹和出血性肠炎，死亡率很高。

（2）猪 潜伏期为2～3天，个别情况下快者为1天发病，慢者为14天表现症状。病猪以蹄部水疱为主要特征。病初体温升高至40～41℃，食欲不振，精神沉郁，依墙呆立，蜷腿而卧，不愿走动、跛行。检查时发现蹄部有水疱性病损。最初蹄冠部皮肤发白，出现水疱，然后迅速扩展到蹄后部的球节处，继而延伸到蹄叉，发生水疱之处表现为深红色斑块（彩图17-4A）。由于炎症在蹄的皮基部蔓延，常使角质和基部分离、脱匣。此时病猪经常躺卧或跪行，膝盖、飞节等处会有明显外伤。

口腔、舌面和上腭常出现豌豆大的水疱，有时数目很多，破裂后上皮层变成微白色碎片而脱落（彩图17-4A）。唇内侧有时出现水疱，并继而形成烂斑。鼻镜部也可发生多个水疱。

母猪患口蹄疫时还见乳头出现水疱和痂皮（彩图17-4B）。怀孕母猪患口蹄疫可能流产、死胎和胎儿畸形。而乳猪口蹄疫多数由哺乳母猪传给。乳猪患口蹄疫，通常呈急性胃肠炎和心肌炎而突然死亡。病死率可达60%～80%，病程稍长者，亦可见到口腔（齿龈、唇、舌等）及鼻面上有水疱和烂斑。

（3）羊 流行口蹄疫时，绵羊常成群发病。潜伏期2～8天，最长为14天。多数是一过性病例，仅在一两天内表现食欲减退和轻度跛行，一晃而过，不易被察觉。特别是当水疱仅限于口腔黏膜时，由于水疱较小，有米粒至豆粒大小，又无其他明显的并发症状如流涎和咂嘴等，而且水疱迅即消失。但如仔细检查，仍可见舌上有小水疱，唇部发炎肿胀，有时颊部和咽部也发炎肿胀。病羊的症状主要还是表现在蹄部，蹄冠和蹄叉发生水疱时，表现跛行，不愿走动。发炎变化常蔓延至蹄小囊，从蹄小囊的输出管道可以挤出多量脓性干酪团块。在个别病例，乳房、阴户和阴道中也有小水疱。山羊患病症状轻微，表现和绵羊相似。但比绵羊容易在口腔黏膜见到水疱或病灶。羔羊有时有出血性胃肠炎，常因心肌炎而死亡。

（4）其他偶蹄动物 骆驼患病与牛的症状大致相同。流涎，口腔出现水疱、烂斑，蹄部肿大，蹄壳脱落，行走十分困难，体表皮肤呈暗紫色，鼓包、一触即破，流出黄色液体。幼驼比成年驼病情严重，死亡率高。

鹿患口蹄疫，症状与牛相似。病鹿体温升高，口腔有散在的水疱和烂斑，口腔流涎。四肢患病时，呈现跛行，严重者蹄壳脱落。幼鹿比成年鹿病情严重，死亡率可高达 90%。

2. 对人的致病性 有关口蹄疫是否属于人与动物共患病的争论已经存在多年，但通过全球已有 40 多例在人体成功分离到口蹄疫病毒（主要是 O 型，其次是 C 型，少有 A 型）的事实告诉我们，口蹄疫病毒能感染人。人感染主要是由于直接或间接与病畜接触引起的。但是口蹄疫病毒在跨种传播时有较大的障碍，因此该病对人类健康的影响较小。目前还没有人与人之间传播该病的报道。

尽管口蹄疫对人的易感性不高，但在确诊病例中可有以下临床症状表现：畏寒、发热（39.5～40.0℃）、头痛、眩晕、咽痛、颌下淋巴结肿大、胃肠痉挛、恶心、呕吐、腹泻等全身不适；手指、脚趾水疱，水疱由小变大后破裂，后形成薄痂或溃疡，逐渐愈合；口腔黏膜、唇、舌糜烂，口腔流涎明显；头面部、四肢、眼结膜疱疹，患处有明显的灼烧及刺痛感。加之患者免疫功能低下，容易合并细菌感染。儿童和老人相对易感，病情表现也较重。病原在人体内的潜伏期为 2～18 天，但大多为 3～8 天。依其感染途径，本病多见于牧工，如牧民、挤奶员、屠宰场工作人员以及从事口蹄疫的科研工作人员等。

（四）诊断

1. 类症鉴别 口蹄疫与牛瘟、牛恶性卡他热、牛传染性鼻气管炎、牛流行热、牛痘、牛疱疹性乳房炎、腐蹄病、丘疹性口炎、坏死性口炎、犊牛白喉和牛病毒性腹泻等疫病可能混淆，应当认真鉴别。

猪口蹄疫与猪水泡病、水疱疹、水泡性口炎三种产疱性疫病在临床上难以区别，但可通过周围发病动物种类加以判断。

与羊口蹄疫有类似病损特征的疾病包括传染性脓疱、蓝舌病、腐蹄病等。

人类口蹄疫需注意与人类手足口病、水泡性口炎、单纯疱疹、多形性红斑、A 型柯萨奇病毒感染及疱性咽峡炎等鉴别。

掌握流行病学资料，是否有病畜接触史，是否到过疫区等，结合临床症状初步作出诊断，最后确诊还必须在实验室通过动物感染、血清学、病原学检验完成。另外，口蹄疫心肌病变具有重要诊断意义，心包膜有弥漫性及点状出血，心肌切面有灰白色或浅黄色斑点或条纹，有"虎斑心"之称。

2. 实验室诊断 实验室诊断是以口蹄疫的病原生物学、免疫学和分子生物学为基础，建立的特异性检测方法。这些技术方法现已广泛应用于动物及动物产品的口蹄疫诊断检疫与安全评价中。

（1）病原学诊断

1）病毒分离鉴定 采集病畜水疱皮或水疱液进行口蹄疫病毒分离鉴定，如采不到水疱皮时，也可选血液或咽喉刮取（擦拭）物，对新发病死亡的动物可采取心脏、脊髓、扁桃体、淋巴结组织等；未表现临床症状的感染早期动物或康复动物，可活体收集咽喉刮取（擦拭）物。将病料用 PBS 液制备悬液，接种 BHK-21、IBRS-2 或犊牛（或猪）甲状腺细胞进行病毒培养，以接种细胞出现典型细胞病变为判断依据。凡出现细胞病变的样品判定为阳性，无细胞病变的为阴性（至 72h 未出现细胞病变，至少盲传 3 代）。或将悬液接种 3～4 日龄乳鼠（0.2mL/只），接种 12h 以后，连续观察乳鼠是否发病。乳鼠的口蹄疫症状为后腿运动障碍、麻痹，刺激尾部无反应，头部不能抬起，继而呼吸紧张，心肌麻痹死亡（一般传至 3 代，乳鼠死亡时间逐渐缩短）。将死亡乳鼠骨骼肌组织切成碎片，匀浆成悬液后即可进行病毒鉴定。在无乳鼠死亡的情况下，应在乳鼠盲传 3～5 代，如仍无发病死亡，则可判为阴性。还可接种于豚鼠掌趾软垫或皮肤，48h 内软垫上出现水疱即为阳性，随着时间推移，会扩散至腿、上腭及舌等处。

2）间接夹心 ELISA 世界动物卫生组织与联合国粮农组织一致建议，检测口蹄疫病毒血清型首选间接夹心 ELISA。其原理是包被于 ELISA 板孔内的口蹄疫病毒特异性抗体捕获被检病料中型特异性抗原，被捕获的抗原又与随后加入的特异性检测抗血清反应，形成夹心式结合，通过酶促反应系统显色检测病料中的抗原。

检测样品为可疑动物组织病料，最适宜的材料是未破裂或刚破裂的水疱皮。送样病料经过研磨、浸毒、澄清后可直接用于检测，如果病料含毒量太低，要用乳鼠或细胞培养增毒，增毒阳性病料的检出率为 100%，如病料初次分离为阴性，应盲传 3～4 代，每代 48h。

3）RT-PCR 该方法具有敏感、特异和操作简单快速等优点。RT-PCR 检测的目标物是口蹄疫病毒的 RNA，通常以病毒材料为被检样品，可对各种动物组织和细胞来源的病毒材料进行检测，扩增到的 PCR 片段测定核苷酸序列后，可以确定所属的基因型和基因亚型，进而追踪疫源。鉴定通常针对主要 VP1（1D）基因，引物设计可选定于口蹄疫病毒种的保守区段，用于确认口蹄疫病毒，也可选定于型保守区段，用于定型。循环温度、时间依据扩增长度而定。

4）其他抗原鉴定技术 除了上述几种技术外，国际上和国内针对抗原鉴定使用的免疫学方法还有微量补体结合试验、反向间接血凝试验、琼脂免疫扩散试验等。

（2）血清学诊断

1）病毒中和试验（virus neutralization test，VNT） 病毒中和试验是根据特异性血清抗体与病毒反应后，使病毒失去对易感动物或敏感细胞的感染能力这一原理设计的。该方法是检测血清抗体的经典方法，也是新诊断方法的常用参比方法，许多实验室用该方法评价疫苗效力和动物免疫水平。中和试验有两种方法：固定血清稀释病毒法和固定病毒稀释血清法。现在应用较多的是后者。检测病毒血清混合物的方法有常量细胞中和试验、微量中和试验、乳鼠中和试验和空斑减少试验等。

病毒中和试验检测结果可靠，缺点是动用活毒，且用时较长，只能在专门的实验室中进行，无法推行于普通实验室。

2）液相阻断 ELISA（liquid-phase blocking sandwich ELISA，LB-ELISA） 液相阻断 ELISA 为国际贸易指定的检测口蹄疫病毒抗体的方法。主要应用于两方面：检测口蹄疫病毒感染，广泛应用于国际贸易中；监测免疫抗体，评价口蹄疫疫苗免疫效力，也就是疫苗免疫动物的抗强毒攻击能力。

其反应原理是：预先滴定好的固定量病毒抗原与被检血清首先在液相中反应，然后将抗原-抗体复合物转移到包被了口蹄疫病毒型特异性抗体的 ELISA 板中，没有完全被血清抗体阻断的病毒抗原被 ELISA 板中的抗体捕获，亦与随后加入的豚鼠抗血清中的抗体结合，再通过兔抗豚鼠 IgG 酶结合物和底物溶液显色。按试验孔呈现的颜色与抗原对照（未加血清）孔呈现颜色相比较判定结果。抗体滴度以能阻断 50% 病毒抗原的血清稀释度表示。

3）自然感染和人工免疫鉴别诊断 免疫接种是控制口蹄疫的主要策略之一，但由于口蹄疫固有的特性，目前国内外的疫苗只能保护免疫动物不发病，但不能防止病毒再次发生感染。在疫区的免疫动物群中，有一定数量的动物因自然感染而成为病毒携带者，这些动物有可能短期排毒，形成持续性感染的病毒可在牛、羊体内长期存在。这些隐性感染动物不但可能引发新的疫情，还为病毒变异、产生新毒株提供了环境。因此，如何区分自然感染动物和免疫动物一直是控制和消灭口蹄疫的重要问题。

目前使用的口蹄疫疫苗主要为灭活疫苗，疫苗生产工艺中基本可以去除绝大部分的病毒非结构蛋白。灭活疫苗免疫动物后，动物体内不会有病毒增殖，因而也就没有病毒非结构蛋白表达，也就没有病毒非结构蛋白抗体产生。而自然感染动物体内则有病毒增殖，病毒的增殖过程需要非结构蛋白的参与，由此刺激动物机体产生了相应的抗体。因此，可以通过检测病毒的非结构蛋白抗体来区分感染动物和免疫动物。

现一致认为，检测非结构蛋白 3AB 和 3ABC 的抗体是鉴别口蹄疫感染与免疫的最可靠的指标。常用的技术方法是 3ABC-ELISA。

（3）诊断新技术 口蹄疫检测诊断技术正在不断地改进和创新，已从血清学诊断技术领域扩展到了分子生物学诊断技术领域。这些新技术的最大优点体现在简便、快速、精确、灵敏以及检样处理的高通量化，如 TaqMan PCR 技术、免疫层析快速诊断试纸条、基因芯片技术等。

（五）防制措施

由于口蹄疫的易感动物种类繁多，病原变异性极强，病毒的感染性和致病力特别强，传播方式和感染途径多样，且发病急，动物机体对口蹄疫病毒的免疫应答较低，所以该病的控制与消灭困难重重。

1. 综合性措施　防制本病应根据本国的实际情况采取相应的对策。无病国家一旦暴发口蹄疫应采取屠宰病畜、消灭疫源的措施。扑杀病畜及感染动物的目的是消除传染源，尸体要求采用深埋、焚烧或化炼等方法进行处理；已消灭本病的国家通常采取禁止从有口蹄疫国家输入活畜或动物产品，切断其传播途径，以杜绝疫源传入；有口蹄疫的国家或地区，多采取综合防治措施，一旦发现疫情，应立即采取封锁、隔离、检疫、消毒等措施，迅速通报疫情，查灭疫源，并对易感动物进行预防接种，使疫情控制在最小范围内，损失降低到最低程度。

我国口蹄疫的防治策略是：发现疑似口蹄疫后，按"早、快、严、小"的原则，立即向当地农牧主管部门和畜牧兽医站报告疫情，并通报毗邻地区；划定疫点、疫区，严禁人、畜禽、车辆、畜禽产品及可能污染的物品出入疫点；对病畜及同群畜应隔离屠宰，同时对病畜圈舍及其病畜排泄物和一切可能被病毒污染的场地、器具、畜产仓库、肉品冷藏点、皮毛产品、车船等运载工具等进行彻底消毒，对受威胁区的易感动物进行紧急疫苗接种，在发生口蹄疫的疫点内最后一头病畜扑杀后 14 天，未在出现新的病例，方可申请解除封锁。

预防人的口蹄疫，主要依靠个人的自身防护，如不吃生奶，当接触病畜或疑似病例后应立即洗手消毒，防止病畜的分泌物和排泄物落入口、鼻和眼结膜，污染的衣物及时作卫生处理等。

2. 疫苗　目前，口蹄疫呈全世界范围流行趋势。疫苗接种作为特异性预防的可靠工具和有效手段，在口蹄疫的防控中已被广泛使用，并取得了显著成效，目前仍在许多国家和地区应用。有口蹄疫流行的国家每年进行有计划的免疫接种，无口蹄疫或已消灭口蹄疫的国家和地区仍在国际疫苗库中储备了一定数量的疫苗。随着分子生物学、遗传学及免疫学等学科的迅猛发展，口蹄疫疫苗的研究也取得了较快的进展，各种基因工程疫苗如亚单位疫苗、合成肽疫苗、重组活载体疫苗、核酸疫苗等不断涌现，为口蹄疫的防控带来了新的希望。

3. 治疗　家畜感染口蹄疫一般不提倡治疗，应该根据防控体系要求立即进行扑杀。

（六）公共卫生影响

由口蹄疫引发的一系列公共卫生问题，也已引起了全社会的高度关注。

（1）权威的家畜传染病专著都认为口蹄疫是人与动物共患病。实际情况与此结论相符，几乎每次口蹄疫大流行都有人发生感染的报告和传闻。此病在医学界不是重要的防治病种，因而极少对其有深入的观察研究，文献中一般侧重于临床症状的描述，而且，感染发病的数据统计又极少报告。但也有部分确诊病例的报道。当然，兽医界在将本病作为重点研究和防治病种主要还是基于动物的健康和畜牧业发展的角度。从公共卫生方面考虑，我们认为口蹄疫有必要引起人们的足够重视。

（2）口蹄疫是 RNA 病毒，变异性极强。其变异性不仅表现在抗原性上，而且其宿主嗜性经常发生变化。例如，历史上多数口蹄疫暴发都是以感染牛为主，但欧洲曾于 20 世纪 20 年代发生过以猪为主要感染对象的口蹄疫。40 年代发生过以羊为主要对象的口蹄疫。1997 年中国台湾省口蹄疫大流行时病毒只感染猪，而且致病力强，新生仔猪有高达 100% 的记录。试想口蹄疫病毒的宿主如此广泛，如果有一天口蹄疫病毒变异出一个新毒株，再加上该病毒传染性极强的特性，局面将会不难想像。因此在口蹄疫流行期间应避免人与病畜的密切接触，特别警惕可能造成病畜在人体内连续传代的机会。

由于口蹄疫可对全球经济发展和社会稳定造成巨大影响，长期以来，口蹄疫也一直是国际禁止生物武器运动关注的目标和核查对象。

（白兴文　刘在新　刘奇）

◆ **我国已颁布的相关标准**

GB/T 18935—2003　口蹄疫诊断技术

GB/T 22915—2008　口蹄疫病毒荧光 RT－PCR 检测方法

SN/T 1181.1—2003　口蹄疫病毒感染抗体检测方法　琼脂免疫扩散试验

SN/T 1181.2—2003　口蹄疫病毒抗体检测方法　微量血清中和试验

SN/T 1181.3—2003　食道咽部口蹄疫病毒探查试验

◆ 参考文献

何秋菊，赵育华，张定国.1999.一起人间口蹄疫暴发流行的调查报告 [J].实用预防医学，6 (6)：427.

金宁一，胡仲明，冯书章.2007.新编人兽共患病学 [M].北京：科学出版社：45 - 67.

廖延雄.2001.为什么口蹄疫备受人们关注 [J].中国人兽共患病杂志，17 (4)：5.

田增义，尹德华.2001.口蹄疫防疫技术 [M].甘肃：甘肃民族出版社.

谢庆阁.2004.口蹄疫 [M].北京：中国农业出版社.

俞东征.2009.人兽共患传染病学 [M].北京：科学出版社：977 - 989.

Acharya R，Fry E，Stuart D，et al.1989.The three-dimensional structure of foot-and-mouth disease virus at 2.9 Å resolution.Nature，337：709 - 716.

Bernard Vallat (director General) .2001.Office International Des Epizooties.Standards，guidelines and recommendations of the OIE relating to FMD.International conference on prevention and control of foot and mouth dsiease，Brussels (Belgium) 1 - 61.

Brooksby JB.1958.The virus of foot-and-mouth disease.Advance of virus research，5：1 - 37.

Domingo E，Escarmis C，Baranowski E，et al.2003.Evolution of foot-and-mouth disease virus.Virus research，91：47 - 63.

Dunn CS，Donaldson AI.1997.Natural adaptation to pigs of Taiwanese isolate of foot-and-mouth disease virus.Veterinary.Record，141：174 - 175.

Prempeh H，Smith R，Muller B.2001.Foot-and-mouth disease：the human consequences.BMJ，322：565 - 566.

Samuel AR，Knowles NJ.2003.Molecular epidemiology of foot-and-mouth disease virus.Virus research，91：65 - 80.

第十八章 杯状病毒科病毒所致疾病

诺瓦克样病毒属病毒所致疾病

诺瓦克病毒感染

诺瓦克病毒感染（Norwalk virus infection）是由诺瓦克病毒引起的一种人与动物共患病。临床上，该病毒常常可以引起成人和大龄儿童肠炎的暴发流行，但极少波及婴幼儿。在感染病毒12~48h内，感染者均出现恶心、呕吐、胃痉挛和腹泻等急性症状。在儿童中，呕吐比腹泻更常见，成人则相反。常常还伴有低热、头疼、寒战和肌痛等临床表现。目前在许多家禽和水生动物中都能检测到诺瓦克病毒，但尚未发现病毒对动物致病。本病可全年发生，以冬季多见，呈世界性分布。我国在1990年分离到该病毒，目前诺瓦克病毒感染在我国也较为普遍。

（一）病原

1. 分类地位 诺瓦克病毒（*Norwalk virus*，NV）又称为小圆状结构病毒（*Small round structure virus*，SRSV），在分类上属杯状病毒科（Caliciviridae）、诺瓦克样病毒属（*Norwalk-like virus*），诺瓦克病毒为其代表种，病毒基因组为正链RNA。根据病毒RNA聚合酶区或衣壳蛋白核苷酸和氨基酸序列的同源性比较，将诺瓦克样病毒分为3个基因组：基因Ⅰ组代表株为诺瓦克病毒；基因Ⅱ组代表株为雪山病毒（*Snow mountain virus*，SMV）；基因Ⅲ组代表株为*Sapporo virus*。基因组Ⅰ和Ⅱ是感染人群的主要病毒株，而Sapporo病毒在遗传上与诺瓦克病毒和雪山病毒基因组相距较远，它们更接近动物杯状病毒，现在这一类病毒统一更名为诺罗病毒（*Norovirus*）。

2. 形态学基本特征与培养特性 诺瓦克样病毒的直径为27~40nm，无囊膜，呈20面体状。通过低温电镜、计算机图像处理系统以及X射线晶体衍射得到诺瓦克病毒的结构特征：该衣壳呈T=3的20面体对称结构，大部分结构蛋白折叠成90个二聚体，每个二聚体形成一个拱形衣壳子粒。这种构型的主要特征是在20面体的每个五维和三维轴处有32个杯状的凹陷（彩图18-1）。

目前诺瓦克病毒还未在培养细胞以及人胚胎小肠器官中繁殖成功，在杆状病毒表达体系中表达的诺瓦克病毒衣壳蛋白能够自我装配成病毒样颗粒（VLPs），这种病毒样颗粒具有与诺瓦克病毒相似的形态学特征。

3. 理化特性 除了密度较低的雪山病毒，诺瓦克样病毒成员在氯化铯密度梯度中的浮密度为1.36~1.41g/cm³。在室温pH 2.7的环境下3h、20%的乙醚4℃处理18h或60℃孵育30min后，该病毒仍有感染性。诺瓦克病毒可耐受普通饮用水中3.75~6.25mg/L的氯离子浓度（游离氯0.5~1.0mg/L），但在10mg/L的高浓度氯离子（处理污染水采用的氯离子浓度）存在时可被灭活。诺瓦克病毒对氯的耐受强于脊髓灰质炎病毒Ⅰ型、人轮状病毒（Wa）、猴轮状病毒（SA11）以及f2噬菌体。

（二）流行病学

1. 传染来源 病人和感染者是重要传染源。病毒大量存在于患者的消化道，并可通过其排泄物污染饮水、土壤、用具等，如不及时消毒处理或处理不彻底，则可形成长久的疫源地。

家畜也是诺瓦克病毒的贮存宿主，从猪、鸡、小牛圈棚内粪便中采样，以诺瓦克病毒特异性引物做RT-PCR检测，发现44%的小牛粪便、2%的猪粪便为阳性结果，还在猪粪便中见有诺瓦克病毒颗粒。

水生动物，特别是贝类属于滤食性动物，其生理特性以及近海养殖的环境特点，使得贝类成为多种病原微生物（包括致病性细菌和病毒）的富集器，贝类每小时能过滤40L水，一旦产地水源被诺瓦克病毒污染，其浓缩病毒倍数至少达15倍以上。烹调温度不够，常常使得贝类成为潜在的传染源。2005年8月，九龙公共卫生实验室中心报道，使用逆转录多聚合酶链式反应（RT-PCR）分析方法对来自11个国家的507个牡蛎样本进行了检测，证明超过10.5%的样本受到诺罗病毒的污染，提示牡蛎可能是引入诺罗病毒异常株的重要载体。

2. 传播途径 诺瓦克病毒可通过多种途径传播，粪-口途径是主要传播方式，大多是传染源的排泄物污染食物或水而造成流行，继发病例则因人-人传播所致。暴发期间空气和污染物也是不容忽视的传播媒介。暴发中涉及的食物广泛，以牡蛎、沙拉、三明治、蛋糕、冰霜、冰块、饮水和木莓等直接食用品为主，其中牡蛎很可能获自污染水域，木莓也因污水浇灌而遭污染。这些特点使诺瓦克样病毒非常容易发生家庭内传播，出现家庭聚集性感染。

3. 易感动物

（1）自然宿主 目前虽然未发现诺瓦克病毒对动物致病，但在很多家禽，如猪、鸡、小牛的粪便中都检测到诺瓦克病毒，说明家禽可以作为该病毒的贮存宿主。

贝类滤食的同时从水中迅速集聚大量的病毒，38%～68%的肠道病毒附着在消化道黏膜上，以离子键特异性地与黏多糖分子的硫酸根结合，并通过血细胞的吞噬和游走扩散至血液、淋巴和外膜腔液中。贝类只能从环境中摄取和浓缩病毒，目前尚无病毒在贝类体内复制的证据。

人类对诺瓦克病毒普遍易感且缺乏持续的免疫力，发病情况与职业、受感染的机会、接触频率和剂量以及病毒的毒力有关。

（2）实验动物 目前尚未发现对诺瓦克病毒敏感的实验动物。

4. 流行特征 诺瓦克样病毒流行范围主要分布在学校、家庭、医院、军队、幼儿园、旅游区等，主要导致成人和学龄儿童腹泻的散发和暴发流行，本病全年均有发生。粪口传播是原型诺瓦克类病毒主要的传染方式，因此暴发流行时常有共同的传染源，而散发病例多为人传人感染。诺瓦克病毒的传播大部分都是通过共同的污染食物或水源（82%），通常表现为首发病例接触了污染的媒介如食物和水，第二、第三例病人则因与第一例接触从而导致人传人感染。初级人和人之间的传播造成的流行占18%，流行期为1天到3个月，平均7天。一次流行中被感染的人数为2～2 000，共同污染源造成的流行中感染率为23%～93%（平均60%），高于初级人-人之间传播造成流行的感染率（31%～42%，平均39%）；次级传播主要发生在10岁以下儿童，发生率为4%～32%。根据对志愿者的研究，诺瓦克病毒感染的潜伏期为10～51h，平均24h，病程24～48h。在22个自然暴发流行的诺瓦克病毒感染中所记载的潜伏期为4～77h，免疫电镜检测发现，粪便中的排毒与发病时间一致，通常不超过发病后72h。

5. 发生与分布 诺瓦克病毒引起的腹泻可全年发生，但冬季较多见，常出现暴发流行，主要侵袭成人、学龄前儿童、少年及家庭密切接触者。流行地区广泛，分布世界各个国家，无论发达国家还是发展中国家，此病毒都有很高的感染率，感染率没有年龄和性别差异。20世纪70年代末至80年代发生的非细菌性腹泻暴发中19%～42%系诺瓦克病毒所致。在美国流行更加严重，1996年1月至1997年6月美国疾病控制与预防中心收到的90起非细菌性胃肠炎暴发中，96%是诺瓦克病毒引发。类似的报告在欧洲、亚洲、大洋洲等地也频频出现。诺瓦克病毒腹泻多在集体机构以暴发形式出现，1996—2000年美国疾病控制与预防中心接报348起暴发，136起（39%）发生在饭店，101起（29%）在疗养院或医院，42起（12%）在学校和托幼机构，还有10%在度假场所和游船上。到目前为止，只有与外界高度隔离的厄瓜多尔的一个印第安部落的成人血清标本中没有查到诺瓦克样病毒抗体；因诺瓦克样病毒流行性显著，目前其命名多用暴发所在地名，如诺瓦克病毒、雪山病毒、夏威夷病毒、墨西哥病毒等；也有用编号命名的，如日本的SRSV1至SRSV9。

我国方肇寅等人于 1990—1991 年最早在河南省轮状病毒腹泻季节的急性腹泻门诊患儿粪便标本中检出诺瓦克病毒。其他研究者对北京、太原、广州等地的人群进行诺瓦克样病毒血清抗体水平调查，结果显示很高的诺瓦克样病毒既往感染比率，婴幼儿期已普遍存在诺瓦克样病毒抗体，学龄儿童抗体阳性率迅速升高，成人普遍有抗体。

（三）对动物与人的致病性

1. 对动物的致病性 目前在很多家禽和水生动物中都检测到诺瓦克病毒，但病毒对动物无致病性。

2. 对人的致病性 感染后潜伏期多在 24～48h，少数在 18～72h。发病突然，以恶心、呕吐、胃痛和腹泻为主要症状，儿童患者呕吐普遍，成人患者腹泻为多，24h 内腹泻 4～8 次，粪便呈水样，不带血，也少见黏液，便检白细胞阴性。有研究提示，原发感染患者的呕吐症状明显多于续发感染者。有些病人仅表现出呕吐症状，故在临床曾有冬季呕吐病诊断。此外，头痛、轻度发热、寒战和肌肉痛也是常见症状。尽管脱水情况罕见，但这是致死的重要原因，尤其是年老、体弱者更为敏感。该病为自限性疾病，通常患者病程在 48～72h，有的则更短。至今未见后遗症报告。

（四）诊断

1. 临床诊断 该类疾病的临床诊断主要依据流行季节、地区特点、发病年龄等流行病学资料、临床表现，以及实验室常规检测结果。从临床症状上并不能区别诺瓦克样病毒或人杯状病毒感染引起的腹泻病。但在一次腹泻流行中符合以下标准者，可初步诊断为诺瓦克样病毒的某一成员感染：①潜伏期 24～48h；②50％以上发生呕吐；③病程一般为 12～60h；④排除细菌和寄生虫感染。

2. 实验室诊断

（1）**标本采集** 诊断标本的采集对诊断的准确性至关重要。粪便标本应在发病首日采集，最迟不能超过发病急性期（48～72h），此时为稀、软便，病毒排出量最多。一次流行，至少采集 10 例患者粪便，每份标本量约 10～50mL，成形便和肛拭子诊断意义很小。标本置 4℃可存放 2～3 周，运送也要低温条件。病人呕吐物是粪便标本的最佳补充，有助于病原的诊断。高度怀疑的传播媒介如水、食物或其他外环境标本尽早采样并置 4℃存放，若是饮用水，需用大容量（5～100L）浓集病毒后检测。

（2）**实验室诊断方法**

1）**电镜法** 直接电镜法和免疫电镜法中，直接电镜法观察的灵敏度较低，要求每毫升粪便样品中至少有大约 10^6 个病毒粒子，因此只能用于患病早期病毒大量排出时采集的样本检测。免疫电镜法比直接电镜法的敏感性可提高 100 倍，主要应用患者恢复期血清捕捉同型抗原，从而增加检出率。电镜法的缺陷在于设备昂贵，不能广泛普及；检测结果与操作者的技能和经验有直接关系；灵敏度相对较低；不适于大规模流行病学调查。

2）**免疫法** 包括放射免疫法、生物素-亲和素免疫法（biotin-avidin immunoassy）和 ELISA。放射免疫法的灵敏度比免疫电镜法可提高 10～100 倍，可以检测出抗体升高的水平，为流行病学提供更有参考价值的资料。放射免疫法的不足之处在于它需要 6 天，且需要放射性同位素标记。为了简化方法，美国疾病预防控制中心建立了生物素-亲和素免疫法，其灵敏度与放射免疫法相当，目前该方法已成为美国疾病预防与控制中心检测诺瓦克样病毒抗原和抗体的标准试验方法之一。1992 年 Jiang 等重组杆状病毒表达诺瓦克病毒衣壳蛋白成功后，建立起的诺瓦克病毒酶联免疫检测方法快速、灵敏、经济，其不足之处是免疫反应的株型特异性太强，所以应用范围还比较窄。酶链免疫法特异性强，灵敏度高，诊断迅速，且较经济，是目前可广泛应用的检测方法。由于诺瓦克样病毒培养还未成功，原来用作试剂的病毒抗原数量受到限制，现在，用分子生物学技术已经可以人工重组诺瓦克病毒的衣壳蛋白，从而解决了上述问题。

3）**分子生物学方法** 杂交技术和 RT－PCR 技术除了能更准确、灵敏地检测标本中的诺瓦克病毒，尤其是低浓度的感染外，最大的优点在于可以进一步对病毒进行基因型的研究，不会受到获得分型单克隆抗体的限制，对流行病学研究具有重要意义。

等温核酸扩增法（NASBA）直接扩增 RNA 来检测诺瓦克病毒，样品中病原 RNA 得到指数级扩增，产物通过琼脂糖凝胶电泳或斑点印迹杂交鉴定结果。该方法的灵敏度略低于 RT－PCR 法；整个过程只有一步 RNA 扩增，避免了 RT－PCR 存在的 RNA 交叉污染，缩短了操作时间，假阳性率低。

实验室的病原特异性检测对鉴别不同病因有重要意义。粪便及末梢血象的检查，可以作出初步临床诊断，但确诊需经电镜找到病毒颗粒，或查出粪便中特异性抗原以及血清特异性抗体。由于诺瓦克样病毒无法进行病毒培养，因此在早期主要靠电镜进行研究，而目前多被 PCR 或 ELISA 方法所替代。

3. 人的诊断标准

（1）临床诊断病例　主要依据流行季节、地区特点、发病年龄等流行病学资料、临床表现以及实验室常规检测结果进行诊断。

在一次腹泻流行中符合以下标准者，可初步诊断为诺瓦克病毒感染：①潜伏期 24～48h；②50％以上发生呕吐；③病程 12～60h；④粪便、血常规检查无特殊发现；⑤排除常见细菌、寄生虫及其他病原感染。

（2）确诊病例　除符合临床诊断病例条件外，且在粪便标本或呕吐物中检测出诺瓦克病毒。

（五）治疗

诺瓦克病毒胃肠炎的临床特点是病情轻、病程短、常呈自限性。在治疗上以饮食疗法、液体疗法等对症处理以及支持疗法为主。多数可在门诊治疗，婴幼儿因腹泻而严重脱水需住院治疗的患者约占 3％～10％。应该注意到严重的脱水、酸中毒及电解质失调可最终引起主要器官功能衰竭、弥散性血管内凝血等，是导致死亡的主要原因。

对轻症脱水及电解质平衡失调者，可给予口服等渗液或口服补液盐。米汤加补液盐溶液对于婴幼儿脱水很有好处。但高渗性脱水者应稀释 1 倍后再服用，脱水纠正即停服。对严重脱水及电解质紊乱者应静脉补液，特别要注意当缺钾时应正规补给钾离子，酸中毒时加碳酸氢钠予以纠正，情况改善后改为口服。

对症治疗腹痛可口服 654－2，或次水杨酸铋制剂，也可肌内注射 654－2 减轻腹部痉挛性疼痛。由于小肠受到损害，其吸收功能下降，故饮食宜清淡及富水分为宜。吐泻频繁者禁食 8～12h，然后逐步恢复饮食。

（六）防制措施

1. 预防措施

（1）健康教育　加强以预防肠道传染病为重点的宣传教育，提倡喝开水，不吃生的、半生的食物，尤其是禁止生食贝类等水产品，生吃瓜果要洗净，饭前便后要洗手，养成良好的卫生习惯。

（2）免疫接种　目前尚无理想的疫苗。

（3）加强饮用水卫生　要加快城乡自来水建设。在暂时达不到要求的地区，必须保护水源，改善饮用水条件，实行饮水消毒。

（4）抓好饮食卫生　严格执行《中华人民共和国食品卫生法》，特别要加强对饮食行业（包括餐厅、个体饮食店、学校周边饮食摊档等）、农贸集市、集体食堂等的卫生管理。食品加工者要严格注意个人卫生，一旦发病立即调离工作岗位。

2. 病人、接触者及其直接接触环境的管理

（1）隔离　对病人、疑似病人和病毒携带者要分别隔离治疗。

（2）突发疫情报告　责任疫情报告人发现突发疫情后，城镇于 6h 内，农村于 12h 内以最快的通讯方式向发病地的疾病预防控制机构报告。

（3）消毒　对病人、疑似病人和病毒携带者的吐泻物和污染过的物品、空气、饮用水、厕所等进行随时消毒，当感染者送隔离病房或治愈后进行终末消毒。

3. 流行期管理措施　①开展群众性爱国卫生运动，搞好环境卫生，及时清除、处理垃圾和人畜粪便。②做好水源保护和饮用水消毒。③加强食品卫生法的执法力度，做好食品卫生监督管理工作。④做好肠道传染病的卫生防病宣传教育和动员工作，在发生流行时发动群众自觉停止一切宴请聚餐，发生吐、泻时及时到医院肠道门诊就医。⑤加强肠道门诊工作，做到逢泻必检，逢疑必报。对发现的病人及时隔离治疗。⑥加强饮食卫生，禁食生、半生食物。⑦加强个人卫生，及时用肥皂或洗手液洗手，待肥皂泡持续 10s 后冲洗干净。

4. 疑似病毒性胃肠炎暴发疫情的判定及报告

（1）疑似暴发疫情的判定标准　以村、居委会、学校、托儿所、养老院或其他集体为单位，一周内出现 20 例及以上病毒性胃肠炎临床诊断病例。

（2）暴发疫情的报告　各级医疗机构和卫生人员发现疑似病毒性胃肠炎暴发疫情时，应及时报告当地疾病预防控制机构。各地疾病预防控制机构接到暴发疫情报告后，及时按有关规定进行疫情核实和报告，并迅速组织有关专业人员到现场进行调查处理。

（七）公共卫生影响

近十几年来，随着对诺瓦克病毒的研究深入，每年报告由诺瓦克病毒引发的腹泻发病地区和发病数均呈逐渐上升态势，近年在荷兰完成的一项研究揭示，20 世纪最后 6 年，80% 以上的胃肠炎暴发是诺瓦克病毒所致。2002 年美国疾病预防与控制中心最新估计，96% 的非细菌胃肠炎暴发与诺瓦克样病毒有关。由于诺瓦克样病毒感染剂量低（<100 病毒颗粒），缺乏持续的免疫力且人群对诺瓦克样病毒普遍易感，存在多种潜在传播途径，导致诺瓦克样病毒极易形成暴发，危害性不可低估。

诺瓦克样病毒胃肠炎属于感染性腹泻，是我国丙类法定报告传染病，责任报告单位和责任疫情报告人发现诺瓦克样病毒胃肠炎病例，应于 24h 内进行网络报告；未实行网络直报的责任报告单位应于 24h 内向属地疾控中心寄送出传染病报告卡。

1 周内，同一学校、幼儿园、自然村寨、社区、建筑工地等集体单位中发生 20 例及以上感染性腹泻病例，或死亡 1 例及以上。责任报告单位和责任报告人应当在 2h 内以电话或传真等方式向属地卫生行政部门指定的专业机构报告，具备网络直报条件的同时登录"突发公共卫生事件报告管理信息系统"进行网络直报。不具备网络直报条件的责任报告单位和责任报告人，应采用最快的通讯方式将《突发公共卫生事件相关信息报告卡》报送属地卫生行政部门指定的专业机构。

根据疫情引起的原因采取针对性措施，如果原因不清楚，按照肠道传染病的控制措施。食物引起，追回或就地封存涉嫌食物，停顿整理食堂卫生，受感染的食品加工人员应暂时脱离接触食品岗位；密接接触引起，采取消毒厕所、水龙头等公共物品为主的预防控制措施；水源引起，停止使用水源。隔离治疗病人，患者在症状消失 72h 后才可上学或上班，患者排泄物要及时消毒处理；病人单独使用便器，大小便、呕吐物可用干漂白粉（加入量为排泄物的 1/3）搅拌均匀，放置 1～2h 后倒入厕所。呕吐物用湿毛巾盖住，防止液滴溅出；清理患者呕吐物和粪便时要注意防护，清理病人排泄物时做好戴口罩、戴手套等防护，避免直接接触患者排泄物，处理完后要及时用消毒剂（洗手液、肥皂）洗手。

（薛长湖　张瑾）

◆ **参考文献**

陈志强，陈小霜，罗雷，等.2004.一起感染诺瓦克样病毒引起的群体性胃肠炎的流行病学调查与分析 [J].热带医学杂志，4（2）：190-192.

戴迎春，聂军，刘翼，等.2004.两株诺瓦克样病毒新亚型的鉴定 [J].第一军医大学学报，24（9）：1016-1022.

戴迎春，聂军，刘翼，等.2004.一起家庭聚集性诺瓦克样病毒感染的调查 [J].第四军医大学学报，25（17）：1548-1550.

金奇.2001.医学分子病毒学 [M].北京：科学出版社：565-576.

靖宇，钱渊.1998.北京地区人群诺瓦克样病毒血清抗体水平调查 [J].病毒学报，14（4）：321-328.

吕红霞，方肇寅，谢华萍，等.2003.河北省卢龙县 1999—2001 年婴幼儿杯状病毒腹泻流行病学研究 [J].中华流行病学杂志，24（12）：1118-1121.

汪俊，薛长湖，李兆杰，等.2004.太平洋牡蛎中诺瓦克样病毒的 RT-PCR 法检测和病毒聚合酶区部分序列的分析 [J].中国水产科学，11（6）：525-530.

张之伦，周萍.2004.新发现的诺瓦克病毒性腹泻 [J].中国人兽共患病杂志，20（2）：151-155.

第十九章 戊肝病毒科病毒所致疾病

戊肝病毒属病毒所致疾病

戊型病毒性肝炎

戊型病毒性肝炎（Viral hepatitis E）简称戊肝，是由戊型肝炎病毒引起的一种以肝脏损害为主的人与动物共患传染病，猪是最常见的动物宿主。本病呈世界范围流行，以印度恒河流域和非洲尼罗河流域为主，在我国也是一种普遍流行、危害严重的疾病。

（一）病原

1. 分类地位 戊型肝炎病毒（*Hepatitis E virus*，HEV）在东京 1989 年非甲非乙型肝炎和经血液传播疾病国际会议上被正式命名。由于形态上与杯状病毒相似，戊型肝炎病毒曾经被归为杯状病毒科（Caliciviridae）。进一步的研究表明戊型肝炎病毒的基因结构与杯状病毒有很大不同，在 2005 年第八次国际病毒学分类委员会会议中，戊型肝炎病毒被单独归为戊肝病毒科（Hepeviridae）、戊肝病毒属（*Hepevirus*）。

2. 形态学与分子生物学基本特征 戊型肝炎病毒大小为 27~34nm，无囊膜，病毒颗粒为 20 面体，表面有许多凸起和缺刻结构；电镜下可见完整的实心病毒颗粒和未包裹核酸的空心颗粒（图 19 - 1）。戊型肝炎病毒基因组为单股线性正链 RNA，全长约 7.5 kb，5′端具帽子结构，其后为非结构基因区、

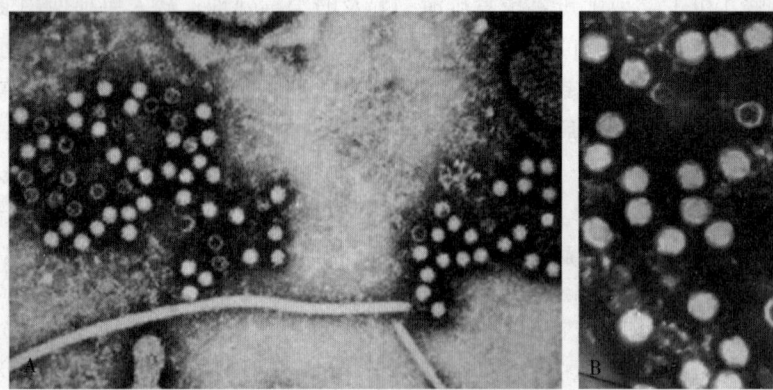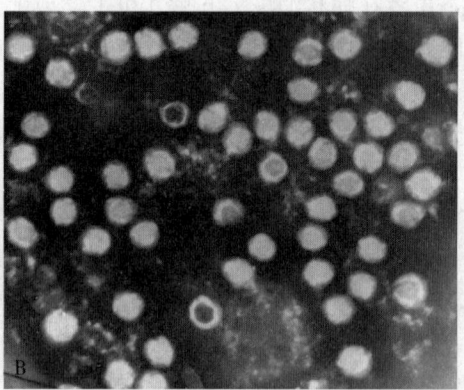

图 19 - 1 戊型肝炎病毒天然病毒颗粒的免疫电镜观察（A），及戊型肝炎病人急性期
粪便上清液中的圆形、无囊膜病毒颗粒（B. 负染，×120 000）

［图 A 引自 Huang FF, Sun ZF, Emerson SU, Purcell RH, Shivaprasad HL, Pierson FW, Toth TE, Meng XJ. Determination and analysis of the complete genomic sequence of avian hepatitis E virus（avian HEV）and attempts to infect rhesus monkeys with avian HEV. J Gen Virol. 2004 Jun；85（Pt 6）：1609-1618，经 Pathosystems Resource Integration Center（PATRIC）（http：//patric. vbi. vt. edu）, a Bioinformatics Resource Centre supported by the NIH/NIAID and developed by the Cyberinfrastructure Group（CIG）, Blacksburg, VA. 授权；图 B 由徐在海供图］

结构基因区和 3′端 poly（A）尾。基因组包含 3 个开放阅读框架（ORF）。其中 ORF1 编码大约 1 693 个氨基酸的非结构蛋白，包含多个保守的功能结构域，涉及病毒的复制和病毒蛋白的成熟；ORF2 编码结构蛋白，组成病毒衣壳，含中和表位和主要的免疫优势表位；ORF3 编码一个 123 个氨基酸的小分子多肽，其生物学功能尚不清楚。

戊型肝炎病毒在人或其他灵长类动物原代肝细胞中可进行培养，但在传代细胞中的培养均未获成功。

3. 基因型和血清型　戊型肝炎病毒分为 8 种基因型，其代表株分别为缅甸株（1 型）、墨西哥株（2 型）、美国株（3 型）、中国北京株和台湾株（4 型）、意大利株（5 型）、希腊-1 株（6 型）、希腊-2 株（7 型），另外从中国台湾和广州分离的毒株可归为 8 型或 4 型。基因 1 型和 2 型迄今仅见于人类，主要分布于戊肝高流行区；基因 3 型和 4 型分离于人类和动物，基因 3 型主要分布于欧、美、澳大利亚和日本等发达国家，基因 4 型主要存在于亚洲国家。在中国，近几年来从散发戊肝患者中分离到的戊型肝炎病毒中基因 4 型的比例已超过基因 1 型。最近，在禽类中分离到 1 种戊型肝炎病毒样病毒，与 4 个型别戊型肝炎病毒的同源性约 50%，并有一定的血清学交叉反应，也被归入戊肝病毒属。

不同基因型戊型肝炎病毒的抗体有明显的交叉免疫保护作用，用不同基因型的病毒抗原对感染人群和感染动物进行血清学平行检测，结果高度一致，因此目前普遍认为戊型肝炎病毒只有一个血清型。

4. 理化特性　戊型肝炎病毒不稳定，对高盐、氯化铯、氯仿敏感。完整的病毒颗粒在氯化铯中的浮密度为 $1.35\sim1.40g/cm^3$，沉降系数 183S。戊型肝炎病毒在液氮中极为稳定，而在 $-70\sim8℃$ 温度范围之间时不稳定；在酸性和弱碱性的肝内胆汁和胆囊内胆汁环境中较为稳定。镁或锰离子能保护其完整性。在生肉或没有完全煮熟的肉制品里病毒仍可以保持相当的感染性。

（二）流行病学

1. 传染来源　戊肝的主要传染源为戊肝患者及隐性感染者，其急性期粪便，特别是潜伏末期和急性期早期的患者粪便中含有大量戊型肝炎病毒。最新的研究提示，被感染的家畜和野生动物可直接传播或通过污染水源传播本病，猪是最主要的动物传染源。对我国 20 个省、自治区、直辖市的商品猪进行的戊型肝炎病毒感染调查表明，我国商品猪的戊肝感染率超过 80%。从市售猪肝、猪胆中都曾分离到病毒。已有流行病学证据表明，职业暴露人群感染戊型肝炎病毒的危险性高于一般人群；居住在猪场下游的人群感染率高于上游人群。另外，分子流行病学调查发现在大多数地区，分离自病人的戊型肝炎病毒基因型与当地的猪戊型肝炎病毒基因型一致，并在进化关系上无法区分。这些证据提示猪群中的戊型肝炎病毒已成为人戊肝的重要来源之一。由于戊型肝炎病毒基因 1 型和 2 型仅见于人类，并无法感染非灵长类动物，因此推测这两型戊型肝炎病毒在人间自成循环，与猪戊型肝炎病毒共同构成人戊肝的传染来源。

2. 传播途径　戊型肝炎病毒主要经粪-口途径传播。传播模式主要有以下几种。

（1）水源传播　病人或病畜排泄物污染水源，常引起大规模暴发流行。

（2）食物传播　食物在生产和加工过程中被戊型肝炎病毒污染，或是食用未煮熟的带毒猪肝脏，都可能引起食物型戊肝暴发或散发。

（3）密切接触传播　与病人或病畜密切接触可能会发生传染，但接触传播率较低。

（4）输血传播　我国已有多个地区从献血人员中检出过病毒血症，并证实带毒血浆可以在恒河猴中诱发急性戊肝，虽然还未有明确的输血传播导致的戊肝病例报道，但这一可能性日益受到重视。

另外，戊肝的母婴垂直传播也有个别报道。

3. 易感动物　戊型肝炎病毒除感染人类和多种非人灵长类动物外，还感染多种其他动物，其中最主要的动物自然宿主为猪。目前已从家猪、野猪和鹿中分离到完整病毒，并可在啮齿类动物以及牛、羊、犬、猫、鸡等中检出一定比例的病毒抗体。

4. 流行特征　迄今，世界主要国家和地区均有戊肝发生的报道，并可从饲养的猪中分离到戊型肝炎病毒，但较大规模的暴发或流行主要集中在亚洲、非洲和中美洲的一些发展中国家，特别在一些卫生习惯较差、没有足够的安全饮用水的地区。在欧美等发达国家仅有散发病例，且多集中于外来移居者或出境旅行者。但在发达国家的一般人群中，存在一定比例的戊肝抗体阳性者，提示发达国家存在本地化的传染源，但由于良好的卫生状况而使得接触到的病毒剂量较低，绝大多数表现为隐性感染。

人类戊肝病例主要集中在青壮年和中老年，男性多于女性，少年儿童病例罕见。由于戊肝特异诊断普及率较低，常在甲肝、乙肝排除诊断后，才进行戊肝指标检测，因此，在部分临床流行病学调查中，会出现戊肝主要见于中老年的假象。戊肝感染后会诱导保护性抗体，并持续终身。晚期孕妇及乙型肝炎病毒患者感染戊型肝炎病毒后病死率高。

在戊肝流行区，散发病例全年可见，但仍具有一定的季节性，多发生在3~5月和11月至次年1月。通常流行或暴发多发生于雨季或洪水之后。

我国是戊肝的高流行区之一，几乎所有地区均有散发病例发生，约占急性散发性病毒性肝炎的10%，并有十余次戊肝暴发流行的报道，水型和食物型基本各半，但水型暴发的规模更大。曾有调查显示，我国自然人群戊肝抗体阳性率约17.2%。但应用更灵敏的检测试剂后，发现人群实际抗体阳性率超过30%，且具有明显的年龄累积现象。

动物戊肝的流行病学研究主要集中于家猪。多个地区的研究均发现饲养猪的感染率随猪日龄递增而递增，一般5月龄以上的猪的感染率可超过90%，抗体滴度的高峰出现在4月龄。在3~4月龄猪身上有约15%可分离到戊型肝炎病毒核酸。

5. 发生与分布 可考证的首次戊肝流行是1995年在印度。

戊肝主要发生在亚洲、非洲和中美洲等一些发展中国家；在发达国家仅有散发病例报道，多为到戊肝地方性流行地区去旅游或探亲者。

根据本病的流行强度，全世界可分为四类戊肝流行地区：①高度地方性流行地区，如印度、尼泊尔、孟加拉国、巴基斯坦和缅甸等国，在这些国家戊肝是急性散发性病毒性肝炎的主要病因；在一般人群中病毒性肝炎流行几乎无例外地是由戊型肝炎病毒引起。②地方性流行地区，如印度尼西亚、中国、前苏联地区、阿尔及利亚、哥斯达黎加、苏丹、索马里、俄塞俄比亚、突尼斯、象牙海岸及墨西哥等。③低度地方性流行地区，如沙特阿拉伯、南非及其他非洲国家。④散发地区，如欧洲一些国家、美国、澳大利亚和日本等，戊型肝炎病毒感染率很低，几乎无临床型戊肝病例。

我国各地均有戊肝发生，其中吉林、辽宁、河北、山东、内蒙古、新疆和北京曾暴发或流行，其他地区有散发病例。1986—1988年我国新疆暴发流行的戊型肝炎是迄今为止规模最大的一次。历时20个月，共119 280人发病，病死率为0.59%，晚期妊娠病死率为20.96%，15~44岁的青壮年占72%。主要是因为下了两次暴雨（1986年7月和1987年6月），粪便随雨水污染了饮用水而被当地人饮用所致。

（三）对动物与人的致病性

1. 对动物的致病性 感染戊型肝炎病毒猪绝大多数无明显肝炎临床表现，肝转氨酶及胆红素无显著升高。用静脉注射和/或口服带毒粪悬液的方法，都可使猪发生感染，但临床症状轻微。主要表现为：接种后3~4周在皮肤出现特征性的黄疸，以腋下和巩膜最为明显；丙氨酸转氨酶升高；粪便排毒；肝活检可见局灶性坏死、肝细胞肿胀、空泡变性，病变较轻微，且多在接种后2个月左右消失或减退。

2. 对人的致病性 本病的潜伏期为10~60天，平均40天。

人感染戊型肝炎病毒可表现为临床型感染和隐性感染。临床型感染中主要为急性黄疸型（78%~90%）、急性无黄疸型（9%~18%）和重型肝炎（0.4%~20%）。突出症状和体征依次为肝区压痛、恶心、疲倦乏力、尿黄、黄疸等，与甲型肝炎相似，但程度重、病程长、病死率（约1%~3%）高于甲肝（约0.1%~0.5%）。孕妇感染戊肝的病情严重，常出现流产、死胎、产后出血或急性肝坏死，尤其在妊娠后 3 个月发生感染，病死率在 20％左右，明显高于甲肝孕妇（3％～8％）。老年戊肝的病程更长，病情更重，重型肝炎比例和病死率均较高。儿童戊肝主要表现为亚临床感染。

人戊型肝炎的病理改变分为淤胆型和普通型。淤胆型主要表现为小胆管胆汁淤积、肝细胞腺体样变；肝细胞变性或坏死者较少见；主要浸润细胞是淋巴细胞，但小叶和门脉内也可见较多的多核细胞浸润。普通型肝炎表现为肝小叶内细胞灶性坏死、气球样变、嗜酸性变及形成嗜酸性小体的现象较为多见；坏死灶内有明显的单核巨噬细胞、淋巴细胞及增生的枯否细胞浸润。经免疫组化检查，浸润细胞大多为 CD8$^+$ 细胞，自然杀伤细胞（Natural killer cell，NKC）细胞也相对较多，多数含戊型肝炎病毒颗粒的肝细胞并无变性，故认为其对肝细胞无直接致病性。电镜检查发现，有肝细胞肿胀及细胞器损坏，小胆管及其上皮广泛增生，由于胆汁淤积和吞噬溶酶体作用可呈现脂肪样变；戊型肝炎病毒颗粒散在于胞质基质中，淋巴细胞常与这些细胞密切接触，表明本病肝细胞损伤可能与免疫介导作用有关。

戊肝患者整个病程持续 4～6 周。在感染后 1～2 周首先出现病毒血症和粪便排毒，感染后 5～6 周出现急性肝炎的生化改变（如血清转氨酶升高）和临床症状（如黄疸等），随后病毒血症迅速消退，但粪便排毒可以继续持续一段时间。在不同报道中戊肝病毒血症持续时间长短不一，最长可持续 114 天，一般认为至少持续 1～2 周。在临床上，急性戊肝早期血清中，超过 50％可以检出病毒血症。抗戊型肝炎病毒 IgM 和 IgG 抗体在症状出现时已基本阳转并接近滴度高峰，IgM 抗体约在发病后 3～6 个月内基本消失，而 IgG 抗体阳转时间约比 IgM 抗体晚 1 周，但可长期持续存在。

（四）诊断

根据患者流行病学史和临床症状进行初步临床诊断。病原学特异诊断主要依赖于病毒检测和血清学检测。戊肝感染症状与甲肝类似，戊肝区别甲肝的两大特点：一是孕妇病死率高，二是戊肝发病以青壮年为主。

1. 病原学诊断　戊肝病毒的检测包括病毒颗粒的检测和病毒核酸检测两类。

病毒颗粒检测过去主要采用免疫电镜法检测粪便标本，对仪器设备和检测人员素质要求较高，而且灵敏度极低，仅适合个别研究单位使用。最近，已有研究人员在开发戊型肝炎病毒抗原检测 ELISA 试剂盒，但其可靠性尚未经过充分验证。

戊肝病毒核酸检测主要采用逆转录-套式聚合酶链反应法（RT-nPCR）。该方法灵敏度较电镜法高出许多，但用于临床诊断也存在一些局限性：①戊型肝炎病毒的复制多数发生在疾病的潜伏期和极早期，因此许多患者在就诊时粪便或血清中的病毒量已较少而不易检出；②戊型肝炎病毒的基因组二级结构较为复杂，因此对 RT-nPCR 的反应条件和操作要求较高；③不同戊型肝炎病毒基因型常对引物有一定的选择性，即虽然设计的引物序列在各个基因型中均是保守的，但在扩增时有些引物对某些基因型扩增效率会显著高于另一些基因型，不易找到具有普遍通用性的高灵敏引物；④反转录巢式聚合酶链反应（RT-nPCR）操作繁复，对技术人员和操作环境的要求也较高；⑤同大部分 PCR 检测一样，也容易出现实验室内的模板污染，造成大量的假阳性，因而 RT-nPCR 阳性结果的确认通常必须依靠扩增片段的克隆测序。因此，戊型肝炎病毒 RNA 检测通常用于早期标本的检测，可作为戊肝确诊指标，但不能作为戊肝排除诊断指标。

2. 血清学诊断　戊型肝炎病毒血清学检测基本上均采用 ELISA。由于 IgM 抗体仅在戊肝急性感染期存在，因此最适合于临床急性戊肝诊断；IgG 抗体在感染后长期存在，因此更适合于既往感染调查。目前，已有商品化的捕获法戊肝 IgM 抗体诊断试剂盒以及间接法 IgG 抗体诊断试剂盒供应，由于采用了拥有主要免疫优势构象表位的重组抗原，试剂盒的灵敏度和特异度均较理想。对于动物戊肝抗体的检测，可以选用双抗原夹心法 ELISA 试剂盒。在单份标本抗体检测结果处于试剂盒灰区范围内时（OD 值在试剂盒临界值的 1/2～2 倍之间），可以考虑检测系列血清，观察抗体动态变化以确诊，同时可以结合核酸检测进行确诊。

由于戊型肝炎病毒无法进行组织培养，诊断用抗原没有完整的病毒，这是诊断中存在的主要问题。

目前诊断用抗原主要是基因工程抗原和人工合成的多肽抗原。

3. 人的诊断标准 戊型肝炎应根据流行病学资料、症状、体征和实验室检查综合诊断。确诊则以血清学和病原学检查的结果为准。

（1）急性戊型肝炎（黄疸型/无黄疸型） ①病人接触史或高发区居留史：发病前 2～6 周内接触过肝炎病人或饮用过被污染的水、外出用餐、到过戊肝高发区和流行区。②持续一周以上乏力，食欲减退或其他消化道症状，肝肿大，伴叩击痛。③血清转氨酶明显升高。④血清病原学检验排除急性甲、乙、丙、庚型肝炎。⑤皮肤、巩膜黄染，血清胆红素大于 $17.1\mu mol/L$，尿胆红素阳性并排除其他疾病所致的黄疸。⑥血清学检验抗戊型肝炎病毒 IgM 阳性，抗戊型肝炎病毒 IgG 由阴转阳或抗体滴度由低转高 4 倍以上。

疑似病例：②+③+⑥。

确诊病例：临床诊断+⑥。有④者为黄疸型急性戊型肝炎。

（2）急性重型戊型肝炎 ①符合急性黄疸型戊型肝炎的诊断标准。②起病 10 天内出现精神、神经症状（指肝性脑病）。③黄疸迅速加深，血清胆红素大于 $171\mu mol/L$。④凝血酶原时间延长，凝血酶原活动度低于 40%。

疑似病例：①+③。

确诊病例：疑似病例+②+④。

（3）亚急重型性戊型肝炎

①符合急性黄疸型肝炎的诊断标准。

②起病后 10 天以上出现以下情况者。

a. 高度乏力和明显食欲不振，恶心，呕吐，皮肤、巩膜黄染，重度腹胀或腹水。

b. 血清胆红素上升大于 $171\mu mol/L$ 或每天升高值大于 $17.1\mu mol/L$。

c. 血清凝血酶原时间显著延长，凝血酶原活度低于 40%。

d. 意识障碍。

疑似病例：②+②a 和 b。

确诊病例：疑似病例+②+②c

（五）监测

（1）全国传染病报告系统，疾病监测网点对其进行常规监测，各级医务人员依照《中华人民共和国传染病防治法》进行病例报告。

（2）特异性免疫学检测方法已经建立，大力推广。抗戊型肝炎病毒 IgM 的检测可明确戊型肝炎新发病例及其消涨。

（六）防制措施

1. 综合性措施 在戊型肝炎流行地区，有效地改善水质将是控制戊型肝炎病毒传播扩散的关键。如果在短时间内不可能很好地提高饮用水的质量，至少应该将水进行煮沸后饮用。在清洗及处理食物时，也要防止使用被病毒污染的水体。另外要注意饮食卫生，生熟食品及食品加工工具（刀具、案板等）要分开，尤其注意不要食用未煮熟的猪肝。有条件的地区可以考虑对饮食行业从业人员进行戊肝 IgM 抗体的检测，或是戊肝抗原的检测。怀孕时期要注意加强营养，尽量避免与戊型肝炎病毒感染病人接触。应加强对养猪场、屠宰场等高危场所的卫生监控以及职业暴露人群的健康体检。对于感染的动物，应认真做好其排泄物的消毒工作，以免引起污染导致流行。在戊肝高流行区，尤其是在高流行季节，应加强对输血后肝炎的监控工作，有条件时可考虑对血浆进行戊肝 IgM 抗体、戊肝抗原或核酸的检测。

加强控制猪粪便，将其无害化处理后才可排放；开展野生动物和家畜尤其是猪群戊型肝炎病毒监测。

2. 疫苗免疫接种 目前戊肝疫苗尚未研制成功，但已有两种疫苗进入临床试验阶段，可望在 1～2

年内推广应用。一种是葛兰素史克公司研制的重组戊肝疫苗，采用昆虫杆状病毒系统进行生产；另一种是国内自主研制的重组戊肝疫苗，采用大肠杆菌表达系统进行生产。两种疫苗在灵长类动物保护试验中均取得了理想的结果，并完成了一二期临床试验，即将进入三期临床试验。

3. 治疗

（1）戊肝是一种自限性疾病，无慢性化，目前尚无特异性治疗手段，一般急性期强调卧床休息，以护肝、对症治疗手段为主，避免饮酒、过劳和损肝药物。为加强营养，可以静脉注射10％葡萄糖，补充各种维生素。对黄疸严重患者应肌内注射维生素K。目前尚未证明戊肝抗体或人血清丙种球蛋白有治疗作用。绝大多数病人在数周内可恢复正常。

（2）重型戊型肝炎要加强对病人的监护，密切观察病情。采取延缓肝细胞继续坏死，促进细胞再生，改善微循环等措施。预防各种并发症，如肝性脑病，脑水肿，大出血，肾功能不全，继发感染，电解质紊乱，腹水，低血糖并加强支持疗法。

（3）对戊型肝炎孕妇的早期处理，特别强调早期诊断和早期治疗，对重型肝炎早期应用白蛋白及少量多次输新鲜血，可起到防止出血、促进肝细胞新生及肝功能恢复等积极作用，并能防治脑水肿及肝肾综合征等各种并发症的发生，对晚期妊娠患者预防产后出血是抢救成功的关键。

（4）病人要实施隔离，从发病日起隔离3周，对其排出的粪便、分泌物要做好消毒；对接触者要严密观察45天，进行丙氨酸转氨酶和尿胆红素检查。流行期间要做好消毒工作，管好饮用水源，不饮生水。注意饮食卫生，消灭苍蝇。对流行区的病人要给予支持疗法，防止重型肝炎的发生。

（七）公共卫生影响

戊肝是一种世界性的人与动物共患传染病，在卫生状况较差的地区，易出现大规模暴发流行，成为重要公共卫生问题。自1955年以来，文献报道的万人以上戊肝大暴发已有9次，最大的一次暴发流行于1986年9月至1988年4月，发生在我国新疆南部的和田、喀什和克孜勒苏三地州，波及23个县市，持续20多个月，经历了两个流行峰，共发病119 280例，死亡近千人，对人民的生命健康造成了严重危害，并引起了社会广泛关注。

（夏宁邵　张军）

◆ **我国已颁布的相关标准**

GB17011—1997　戊型病毒性肝炎诊断标准及处理原则

WS301—2008　戊型病毒性肝炎诊断标准

◆ **参考文献**

葛胜祥，郭清顺，李少伟，等.2005.基因Ⅰ/Ⅳ型戊型肝炎病毒高灵敏度通用引物的设计和初步应用［J］.病毒学报，21（3）：21-27.

葛胜祥，田克恭，多海刚，等.2003.中国不同地区商品猪中戊型肝炎病毒感染情况调查［J］.中国人兽共患病杂志，19（2）：108-109.

林瑞炮，林冰影.2007.人畜（兽）共患性疾病［M］.杭州：浙江大学出版社：218-224.

俞东征.2009.人兽共患传染病学［M］.北京：科学出版社：914-924.

郑英杰，张军，夏宁邵.2003.戊型肝炎是否一种人兽共患病？［J］.中国人兽共患病杂志，19（6）：118-121.

庄辉，朱万孚，李凡.1999.我国戊型肝炎研究进展［J］.中华微生物学和免疫学杂志，19（5）：448-450.

Bradley DW，Krawczynski K，Cook EH Jr，et al. 1987. Enterically transmitted non-A，non-B hepatitis：serial passage of disease in cynomolgus macaques and tamarins and recovery of disease-associated 27 - to 34 - nm viruslike particles. Proc Natl Acad Sci USA，84（17）：6277 - 6281.

Fauquet CM，Mayo MA，Maniloff J，et al. 2004. Virus taxonomy：the eighth report of the international committee on taxonomy of viruses：Elsevier.

Haqshenas G，Shivaprasad HL，Woolcock PR，et al. 2001. Genetic identification and characterization of a novel virus related to human hepatitis E virus from chickens with hepatitis-splenomegaly syndrome in the United States. Journal of general virology，82（10）：2449－2462.

Purcell RH，Emerson SU. 2001. Hepatitis E virus. in：Knipe D，Howley P，Griffin D，et al. 2001. Fields virology. 4th edition. Philadelphia：Williams and Wilkins，3051－3061.

Schlauder GG，Mushahwar IK. 2001. Genetic heterogeneity of hepatitis E virus. Journal of medical virology，65（2）：282－292.

Zhang J，Ge SX，Huang GY，et al. 2003. Evaluation of antibody based and nucleic acid based assays for diagnosis of hepatitis E virus infection in a rhesus monkey model. Journal of medical virology，71（4）：518－526.

第二十章　冠状病毒科病毒所致疾病

冠状病毒（Coronavirus）是一类病毒颗粒为球状、有囊膜及长达 20nm 的棒状纤突，从而使其于电镜下呈冠状的一类核衣壳螺旋状对称的单股正股 RNA 病毒。基因组大小 27～32kb，是已知 RNA 病毒中基因组最大的病毒。

冠状病毒属于套式病毒目（Nidovirales），采用套式系列（nested set）方式转录，即基因表达通过一系列 3' 端相同的亚基因组 mRNA 完成。套式病毒目又称巢状病毒目（Nidovirales）还包括动脉炎病毒科（Arteviridae）和罗尼病毒科（Roniviridae）。1975 年国际病毒分类委员会建立冠状病毒科（Coronaviridae）。冠状病毒科包括冠状病毒属（*Coronavirus*）和环病毒属（*Torovirus*）两个属。其中冠状病毒又分为 Ⅰ、Ⅱ 和 Ⅲ 共 3 个遗传群。第 Ⅰ 群和第 Ⅱ 群主要感染哺乳动物和人类。感染人的冠状病毒包括属于 Ⅰ 群的 229E、NL63 和属于 Ⅱ 群的 OC43、HKU1、SARS－CoV。229E、OC43 只引起人的轻微上呼吸道感染，偶尔引起下呼吸道感染或新生儿坏死性肠炎。HKU1 引起人的肺炎。HCoV－NL63 是从荷兰一个患有毛细支气管炎和结膜炎的 7 月龄婴儿中首次分离到。随后在世界其他地方陆续报道，如加拿大、日本、中国香港、澳大利亚和比利时等。它主要引起儿童严重的呼吸道症状，如上呼吸道感染、毛细支气管炎和肺炎，偶尔也引发免疫力低下的成年人发病。NL63 在美国康涅狄格州（Connecticut）纽黑文（New Haven）首次分离到，故称作 HCoV－NH。第 Ⅲ 群主要感染家禽和鸟类。另外，冠状病毒尚有少数分类待定，如兔冠状病毒。具体情况见表 20－1。

表 20－1　冠状病毒的分群、宿主、致病性及细胞受体

抗原群	病毒名称	宿主	所致疾病	细胞受体
Ⅰ	人冠状病毒 229E（*Human coronavirus* 229E，HCoV-229E）	人	呼吸道感染	人 APN
	人冠状病毒 NL63（*Human coronavirus* NL63，HCoV-NL63）		呼吸道感染、哮吼	ACE2
	猪传染性胃肠炎病毒（*Transmissible gastro-enteritis virus*，TGEV）	猪	胃肠炎	猪 APN
	猪呼吸道冠状病毒（*Porcine respiratory coronavirus*，PRCoV）		呼吸道感染	猪 APN
	猪流行性腹泻病毒（*Porcine epidemic diarrhea virus*，PEDV）		胃肠炎	未定
	猫传染性腹膜炎病毒（*Feline infectious peritonitis virus*，FIPV）	猫	腹膜炎、肺炎、脑膜脑炎、全眼球炎、肝炎、消瘦综合征	猫 APN
	猫肠道冠状病毒（*Feline enteric coronavirus*，FECoV）		幼猫腹泻	猫 APN
	犬冠状病毒（*Canine coronavirus*，CCoV）	犬	肠炎	犬 APN
Ⅱ	严重急性呼吸综合征冠状病毒（*Severe acute respiratory syndrome coronavirus*，SARS-CoV）	人	严重急性呼吸综合征	ACE2
	人冠状病毒 OC43（*Human coronavirus* OC43，HCoV-OC43）		呼吸道感染，肠道感染（可能）	Neu5，9Ac2
	人冠状病毒 HKU1（*Human coronavirus* HKU1，HCoV-HKU1）		呼吸道感染	未定

（续）

抗原群	病毒名称	宿主	所致疾病	细胞受体
II	大鼠唾泪腺炎病毒（*Sialodacryoadenitis coronavirus*）	大鼠	唾液腺炎、泪腺炎	未定
	猪血凝性脑脊髓炎病毒（*Porcine Hemagglutinating encephalomyocarditis virus*）	猪	呕吐、消瘦、脑脊髓炎、呼吸道感染	Neu5，9Ac2
	牛冠状病毒（*Bovine coronavirus*，BCoV）	牛	胃肠炎（冬痢）	Neu5，9Ac2
	小鼠肝炎病毒（*Mouse hepatitis virus*，＋MHV）	小鼠	肝炎、肠炎、脑脊髓炎	鼠 CEACAM1
III	禽传染性支气管炎病毒（*Avian infectious bronchitis virus*，AIBV）	鸡	呼吸道感染、肝炎、肠炎等	未定
	火鸡蓝冠病病毒（*Turkey bluecomb disease virus*，TBV）	火鸡	支气管炎、肾炎等	未定
待分群	兔冠状病毒（*Rabbit coronavirus*，RCoV）	兔	肠炎	未定
	人肠道冠状病毒 4408（*Human enteric coronavirus*，HECoV‑4408）	人		
	马冠状病毒 NC99（*Equine coronavirus*，ECV NC99）	马		

2002 年 11 月，在我国广东首次出现严重急性呼吸综合征（SARS），随后 SARS 迅速传播到其他省份和国外，并引发了全球性的 SARS 大暴发。本章将对 SARS 进行详述。

冠状病毒属病毒所致疾病

严重急性呼吸综合征

严重急性呼吸综合征（Severe acute respiratory syndrome，SARS）又称传染性非典型肺炎（Infectious atypical pneumonia，IPA），简称"非典"，是一种由严重急性呼吸综合征冠状病毒（Severe acute respiratory syndrome coronavirus，SARS‑CoV）引起的人急性呼吸道传染病。临床上表现为下呼吸道疾病症状，以发热、乏力、头痛、肌肉关节酸痛和淋巴细胞减少等全身症状和干咳、胸闷、呼吸困难等呼吸道症状以及肺部影像学迅速进行性病变为主要表现。野生动物是该病病原体的自然宿主，一旦传播到人，病原体就容易在人群内迅速传播。由于人类对该病具有高度的易感性，因此该病在人群的流行通常以发病急、传播快、病死率高等为特点。严重急性呼吸综合征于 2002 年 11 月首次在我国广东出现，至 2003 年 6 月先后有 32 个国家和地区暴发疫情，导致 8 422 人发病，其中 916 人死亡，给人类健康和公共卫生带来了严重威胁和重大灾难。由于对病人实行的严格隔离治疗，对可能的动物传播来源采取了严厉的管制措施，2003 年 7 月该病在世界上的流行被扑灭，但是同年 12 月到 2004 年 1 月广东省又发生一次局部性小范围的流行，到目前为止严重急性呼吸综合征疫情再未出现。

（一）病原

1. 分类地位 通过对病人进行病原体的分离鉴定，2003 年 4 月 16 日，世界卫生组织正式宣布严重急性呼吸综合征病原体为一种新型冠状病毒，并命名为严重急性呼吸综合征冠状病毒（SARS coronavirus，SARS CoV），归属于冠状病毒科（Coronaviridae）、冠状病毒属（Coronavirus）。对严重急性呼吸综合征冠状病毒多个毒株进行全基因组序列测定发现，该病毒核苷酸和氨基酸序列以及发病特征既不同于以往的人类冠状病毒，又与已知的动物冠状病毒差异较大，分类上属于一种新型冠状病毒，因此曾经提议将其单独列为一个新的冠状病毒IV群，但是更详细的序列比较和系统发生分析发现，严重急性呼吸综合征冠状病毒是早期从第 II 群分离出来的一支动物冠状病毒，只是最近跨越宿主种间传播到了人类，进化为对人的感染和致病能力，因此，2005 年国际病毒分类委员会最后将其纳入Ⅱ群冠状病毒，形成了一个新的亚群，严重急性呼吸综合征冠状病毒目前是该亚群的唯一成员。

2. 形态学基本特征与培养特性　严重急性呼吸综合征冠状病毒粒子呈球状，直径 80～120nm，内有 20 面体对称的核衣壳，外包一层囊膜，囊膜表面有纤突。纤突长 20～40nm，末端呈球状或棒状，纤突之间有较宽的间隙，规则排列，形如冠状（图 20 - 1）。病毒囊膜为双层脂膜，外膜蛋白包括糖蛋白 S、M 和小衣壳 E 蛋白。基因组 RNA、N 蛋白和 M 蛋白羧基末端组成核衣壳。初分离的病毒存在短杆状、肾形和多形性病毒颗粒，在 Vero - E6 细胞中传代后，多形态病毒颗粒消失，呈现典型的冠状病毒形态。病毒主要分布在细胞质的内质网、高尔基体、空泡内，细胞质中也散在病毒颗粒。

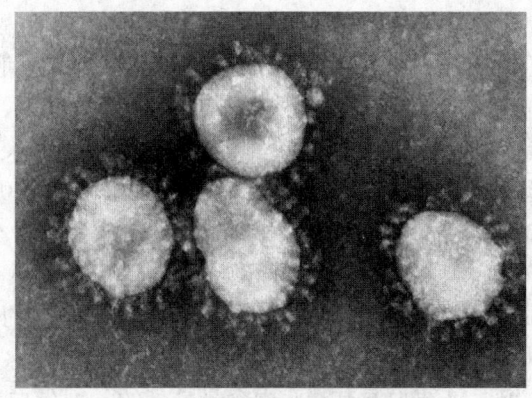

图 20 - 1　电镜下严重急性呼吸综合征冠状病毒颗粒

（CDC/Dr. Fred Murphy 供图）

严重急性呼吸综合征冠状病毒可感染 Vero - E6、MDCK、293 细胞、LLC - MK - 2、RD（人横纹肌肿瘤细胞）、2BS（人胚肺细胞）、FRhK - 4、NCIH292、Hela、HUT - 292 及 B95 - 8 等细胞，并产生肉眼可见的细胞病变。Hattermann K 等研究了该病毒对 23 种传代和原代细胞系的敏感性。用间接免疫荧光和实时荧光定量 PCR 方法证实 Vero - E6 细胞对严重急性呼吸综合征病毒最敏感。此外，猪细胞系 POEK、PS 及人细胞系 Huh - 7 也可感染该病毒。严重急性呼吸综合征冠状病毒感染 Vero - E6 细胞的免疫组织化学染色结果见彩图 20 - 1。Vero - E6 接种病毒 3 天后出现细胞病变，表现为细胞聚集、圆缩、胞质内出现颗粒（图 20 - 2A、B），最后大部分细胞破裂。MDCK 细胞接种病毒 5 天后、293 细胞和 LLC - MK - 2 细胞接种病毒 7 天后可产生细胞病变。MDCK 细胞的细胞病变表现为细胞聚集、圆缩、脱落。在 293 细胞的细胞病变表现拉网，胞质内出现颗粒。严重急性呼吸综合征冠状病毒在不同细胞上的生长滴度有明显区别，在产生相同程度细胞病变时，Vero - E6 细胞中病毒产量最高。实时荧光定量 PCR 方法检测结果表明，当 75% 以上细胞出现细胞病变时（＋＋＋），Vero - E6 细胞内病毒基因拷贝数达到 10^8/mL，明显高于 293 细胞（10^6/mL）和 MDCK 细胞（10^4/mL）。所以 Vero - E6 细胞是分离和培养严重急性呼吸综合征冠状病毒的常用细胞系。感染的恒河猴鼻咽拭子标本中分离出的严重急性呼吸综合征冠状病毒见图 20 - 2C。

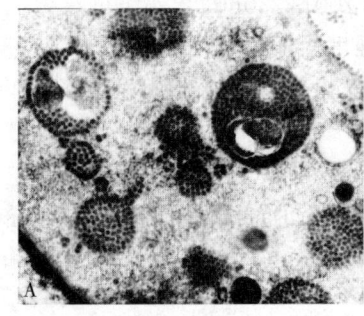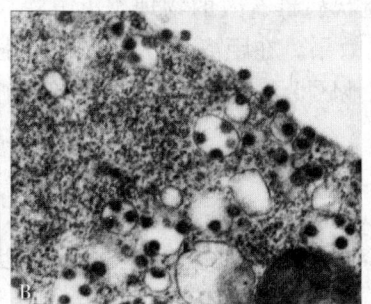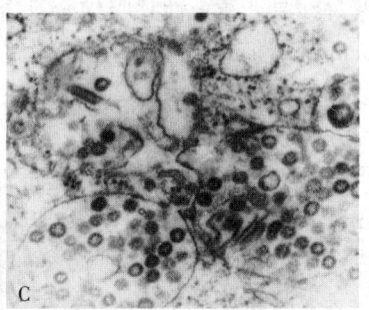

图 20 - 2　冠状病毒感染

A. 严重急性呼吸综合征冠状病毒感染 Vero - E6 细胞，在胞质中可见病毒包含体及病毒颗粒（超薄切片，×60 000）　B. 严重急性呼吸综合征冠状病毒释放过程（超薄切片，×100 000）　C. 感染严重急性呼吸综合征冠状病毒恒河猴鼻咽拭子标本中分离出的冠状病毒（超薄切片，×100 000）

（徐在海供图）

3. 分子生物学　严重急性呼吸综合征冠状病毒为有囊膜的单股正链 RNA 病毒，基因组全长 29 000～31 000bp，含 14 个潜在的开放阅读框架（ORF），5′端含 2 个大的 ORF（ORF1a 和 ORF1b），占据整个基因 5′端 2/3，编码 2 个大的多聚蛋白，它们随后被病毒自身的蛋白酶裂解加工成至少 13 种非结构蛋白（nonstructural protein，NSP），其中一些是病毒多聚蛋白自身裂解加工所需的蛋白酶，另一些是负责病毒基因组复制的复制酶和 ORF1b 下游亚基因组 mRNA 合成所需的转录酶。其他 12 个 ORF 位于 ORF1b 下游，转录出一系列 5′端起始位点不同但 3′末端终止位点相同的亚基因组 mRNA。这些亚基因组 mRNA 负责编码 4 种病毒结构蛋白（N、S、M、E）和 8 种功能不详的辅助蛋白。从 5′到 3′端主要蛋白基因排列顺序依次为复制酶（REP）、纤突蛋白（Spike protein，相对分子质量 180 000～200 000）、囊膜蛋白（envelope protein，相对分子质量 9 000）、膜蛋白（Membrane protein，相对分子质量 25 000～30 000）、核蛋白（nueleocapsid protein，相对分子质量 50 0000），即基因组为 5′-多聚酶-S-E-M-N-3′。5′端有甲基化帽子结构，3′端有 PolyA 尾。严重急性呼吸综合征冠状病毒没有血凝素酯酶（hemagglutinin esterase，HE）蛋白，属于典型的无血凝素酯酶蛋白的冠状病毒基因组结构。4 种结构蛋白参与病毒囊膜和衣壳的形成。其中 N 蛋白除作为结构蛋白外，在病毒转录和致病过程中也发挥一定作用。M 蛋白是其囊膜中含量最高的一种蛋白，也是构成囊膜的主要成分。M 蛋白与病毒的出芽和囊膜形成有关，它与 E 蛋白一起参与囊膜的形成，与 S 蛋白结合后参与病毒颗粒的组装，并且与 N 蛋白一起包装 RNA。S 蛋白伸出囊膜外，呈"棒棒糖"状，在病毒感染细胞时与宿主细胞受体血管紧张素转化酶 2（ACE2）结合，并能诱导产生中和抗体和细胞免疫，是病毒诱导保护性免疫的主要抗原。S 蛋白翻译后在内质网中由胰酶样蛋白酶（trypsin-like protease）剪切成 S1 和 S2 两个结构域，S1 形成成熟 S 蛋白的球状部分，是与细胞表面受体结合从而介导病毒感染的主要蛋白。S2 形成成熟蛋白的棒状部分，S1 和 S2 之间通过分子间作用力相互结合，S2 穿膜部分把整个 S 蛋白固定在病毒外壳的膜上。

最新研究发现严重急性呼吸综合征冠状病毒的受体不同于其他冠状病毒，它是细胞膜上的血管紧张素转化酶 2（ACE2）。该受体的存在及其分布量决定了细胞对该病毒的敏感性。病毒表面 S1 蛋白 318～510 位氨基酸为该受体结合域，针对该结合域的特异抗体可以阻断病毒与细胞的结合，所以具有中和病毒感染的能力。除血管紧张素转化酶 2 受体外，C 型凝集素家族的一种 II 型跨膜黏附分子 CD209L（L-SIGN）是该病毒的另一受体。

4. 理化特性 严重急性呼吸综合征冠状病毒有囊膜，对脂溶剂敏感，但是对外界环境抵抗力较强。在人体血液、痰液以及粪便和尿液中，病毒存活时间较长。如 24℃条件下，病毒在痰和粪便中可存活约 5 天、尿液中可存活约 10 天、血液中可存活 15 天。但是干燥能够显著缩短其在体外的存活时间，如在吸水性材料表面病毒存活 6h 左右，但在光滑不吸水的材料表面至少存活 2 天。在自来水中放置 2 天后病毒仍然保持较强的感染性。

紫外线是严重急性呼吸综合征冠状病毒有效的物理杀灭方法。200～280nm 紫外线可有效灭活病毒，3cm 距离 15min 达到完全灭活的效果。在距离为 80～90cm、强度大于 90μW/cm² 条件下，30min 紫外线照射也可杀灭病毒。模拟北京地区 5 月份上午 10 时晴天的自然条件，紫外线强度 4～5μW/cm²，3h 可杀死体外的病毒。

严重急性呼吸综合征冠状病毒对热敏感，56℃和 65℃加热 20min 可以杀死绝大部分病毒，但是 90min 以上才能完全灭活。75℃加热 45min 可完全杀灭病毒。此外，巴氏消毒法可以非常有效地杀灭病毒。在冷藏（4℃）和室温（25℃）条件下病毒比较稳定，分别可以存活 10 天和 5 天，但 37℃条件下放置 4 天，病毒则完全被灭活。

严重急性呼吸综合征冠状病毒对 pH 5～9 的环境有抵抗力，但对极端 pH 敏感，在 pH＞12 和＜3 的溶液中病毒可被完全灭活。甲醛和戊二醛可以有效灭活病毒，但灭活效果与戊二酸醛的浓度和处理温度密切相关。该病毒对含氯消毒剂和过氧乙酸敏感，这两种化合物是该病毒的有效消毒剂。另外，通常浓度的丙酮、过氧乙酸、碘酒、过氧化氢、2％苯酚、75％乙醇均可有效灭活病毒。

5. 抗原性与免疫 严重急性呼吸综合征冠状病毒具有优良的抗原特性，可以刺激机体高水平的免疫反应，但它与其他人和动物冠状病毒无明显的抗原交叉性。临床免疫学研究表明，该病毒以刺激机体产生体液免疫反应为主，病人感染早期可以检测到 IgM 抗体，发病 30 天后 IgM 抗体水平降低。IgG 抗体出现晚于 IgM，但可以持续 210 天以上。人体自然感染后可以产生高水平的中和抗体，而且可以交叉中和不同流行毒株。康复病人对严重急性呼吸综合征病毒具有坚强而持久的免疫力，目前没有观察到康复病人再次发病。因此，主动免疫是预防感染的主要途径。对严重急性呼吸综合征冠状病毒各种结构蛋白进行的免疫原性研究表明，只有 S 蛋白能诱导实验动物产生中和抗体并抵抗病毒攻击。充分证明 S 蛋白是严重急性呼吸综合征冠状病毒的主要保护性抗原，围绕 S 蛋白开展的各种基因工程疫苗研制以及全病毒灭活疫苗的研制正在进行之中。

（二）流行病学

1. 传染来源　严重急性呼吸综合征传染性强，传染率 R_0（reproduction rate）为 2.2～3.7，以接触传播为特点，主要通过呼吸道传染。患者是本病的主要传染源，绝大多数患者与原发病人都有确定的接触史。RT－PCR 检测发现，严重急性呼吸综合征病人下呼吸道的病毒载量明显高于上呼吸道，发病的前 4 天上呼吸道病毒载量较低，病后 10 天鼻咽分泌物病毒载量达到高峰，第 10～21 天持续下降。因此与流感在发病时就有较强的传染性不同，病人在发病初期传染性相对较弱，发病后 10 天左右传染性最强，其传染性至少持续到病后 21 天。目前尚无证据显示潜伏期和恢复期病人有传染性。另外，一些感染者无或仅有轻微症状，但能检测出特异性抗体，也是本病的传染源。再者，严重急性呼吸综合征病毒对外界环境有较强抵抗力，患者鼻咽分泌物、痰液、呼吸道飞沫、粪、尿等排泄物均含有病毒，被其污染的环境、器具也可传播病毒。

野生动物是严重急性呼吸综合征冠状病毒的自然宿主，目前研究表明这一自然宿主可能是蝙蝠（菊头蝠）。虽然尚未发现蝙蝠向人传播严重急性呼吸综合征冠状病毒的直接证据，但由于蝙蝠携带 40 多种致病病毒，它们分布广泛，并且我国南方及东南亚地区有烹食蝙蝠的不良习惯，这就造成了其传播的潜在风险。

严重急性呼吸综合征流行初期，一些原发病例均与食品行业相关，而且流行期间多个研究小组均从不同动物活体交易市场的果子狸和浣熊等野生动物体内检测或分离到严重急性呼吸综合征样冠状病毒，虽然这些从事动物交易、运输、屠宰和检疫等人员没有出现病例，但是他们的抗体阳性率显著高于其他人群，进一步证明了严重急性呼吸综合征是从动物传播到人的。在严重急性呼吸综合征从动物到人的传播过程中可能需要中间宿主的传递作用，它们将从自然宿主那里感染上的病毒在体内放大后散播到外界环境或在与人密切接触后将足够量的病毒传播到人，从而引起人的发病。

动物传播来源的研究以及人间疫情的回顾性调查表明，果子狸、貉等野生动物可能扮演了中间宿主的角色，在向人传播严重急性呼吸综合征冠状病毒的过程中起重要作用。Guan 和 Kan 等人研究表明貉的感染率很高，在活动物市场抽样调查中均为 100%。另外，红狐、家猫、田鼠等于自然状态下均有不同程度感染率。

严重急性呼吸综合征从动物到人的传播方式可能与禽流感和尼帕等人类新发传染病从动物到人的传播方式类似，后两种疫病分别经过中间宿主家禽（鸡）和家畜（猪）传播到人。虽然尚不能最后明确哪种动物直接引发了人的严重急性呼吸综合征疫病，但是诸多研究表明"市场传播来源"的假说是广东省该病疫情起源合理的解释。

2. 传播途径　飞沫、气溶胶和污染的器具是严重急性呼吸综合征传播的主要途径，传染性的飞沫、气溶胶和污染物吸附到呼吸道黏膜即可引发病毒的感染。研究表明患者的呼吸道、鼻咽分泌物中含有大量的严重急性呼吸综合征病毒，健康人吸入病人咳嗽、喷嚏时形成的含毒飞沫后，病毒可通过侵入鼻或肺部的黏膜引起感染。因此，近距离呼吸道飞沫传播，是该病经空气传播的主要形式。

手接触传播是严重急性呼吸综合征另一重要的传播途径。病人的痰液、尿液、粪便等排泄物含有病毒，会对环境造成污染，日常生活中手接触污物，可经口、鼻、眼黏膜感染而实现传播。与带毒动物及其污染物的密切接触也是可能的传播途径。

另外，在严重急性呼吸综合征病例中，出现消化道症状的患者占有一定比例，包括腹泻（19.6%～50.0%）、恶心呕吐（10.0%～19.6%）等，因此尚不能排除严重急性呼吸综合征病毒通过粪-口途径传播的可能。

目前尚无证据表明苍蝇、蚊子、蟑螂等媒介昆虫可以传播严重急性呼吸综合征病毒。

3. 易感动物

（1）自然宿主 人易感性强、发病急、传播迅速和全球性大暴发等特点充分说明，严重急性呼吸综合征是新出现的一种传染性疾病，流行病学调查表明，该病传播自动物的可能性最大。严重急性呼吸综合征流行后从原发地动物市场采集的蝙蝠、果子狸、貉和浣熊等多种野生动物体内检测出病毒基因片段，并多次从市场销售的果子狸体内分离出了病毒，证实了野生动物对严重急性呼吸综合征冠状病毒易感。随后开展的抗体流行病学调查与动物感染试验证明果子狸不是该病毒的自然宿主，只是中间宿主。

中国和澳大利亚开展的合作研究，从中国广西、湖北和香港等地蝙蝠栖息地采集的多个品种的果蝠（Rousettus）和菊头蝠（Rhinolophus）中检测出了严重急性呼吸综合征样病毒，它们全基因组序列与严重急性呼吸综合征冠状病毒基因组的同源性在 $88\% \sim 92\%$ 之间，而且不同蝙蝠群落均有不同程度的抗体阳性率。虽然缺乏蝙蝠向人和其他动物传播该病毒的直接证据，但是这一研究是目前证明蝙蝠可能是严重急性呼吸综合征冠状病毒自然宿主最有力的证据。

（2）实验动物 对多种动物进行的感染试验表明，果子狸、雪貂、短尾猴、恒河猴、非洲绿猴、家猫等动物对严重急性呼吸综合征冠状病毒易感，表现程度不一的轻微的临床症状和肺部病理损伤，可作为实验动物模型，其中果子狸以易感性强及病毒增殖、排毒和发病最规律而成为理想的试验感染动物模型。滴鼻接种病毒后不使小鼠发病，但可在小鼠体内复制。脑内注射接种可致使 Balb/c 和昆明白乳鼠发病死亡，发病乳鼠肺脏和肝脏出现明显病变，且可在肺组织中检出病毒。气管接种不能使鸡、火鸡、鹅、鸭、鹌鹑等家禽感染。大鼠、豚鼠、黑线仓鼠和白化仓鼠等实验动物对该病毒均不易感，但从感染2周后的大鼠和豚鼠的肺和咽等组织样本中能检测到病毒特异的核酸，提示病毒能够在这两种动物的体内复制。猪对严重急性呼吸综合征病毒不易感。

（3）易感人群 一般人群普遍易感，但儿童感染率较低，原因尚不清楚。严重急性呼吸综合征症状期患者的密切接触者是高危人群之一。医护人员和患者家属及亲友在治疗、护理、陪护、探望患者时，如果防护措施不力，很容易遭受感染。从事严重急性呼吸综合征冠状病毒相关实验室操作的工作人员和经营果子狸等野生动物的从业人员，在一定条件下也是可能被感染的高危人群。

4. 流行特征 毫无疑问严重急性呼吸综合征起源于我国广东省，回顾性流行病学调查表明，疫病流行初期，从事动物性食品的工作人员和厨师患病人数明显高于其他职业中患病人数，2003 年 12 月至 2004 年 1 月严重急性呼吸综合征再次在广东引起食品加工和烹饪人员感染，进一步表明这一疫病的人与动物共患特性。暴发初期，一位广东的病人旅行到香港后不知情地传了几位当地人和外国人，随后这几个人引发了该病在全香港的暴发，并经过香港传播到了国外，在首发病例出现后的 4~5 个月内引发了全球 30 多个国家和地区的大流行。由于没有认识到严重急性呼吸综合征的高度传染性，疫情在广东全省迅速蔓延，并通过公众旅行传播到了外省，最后我国内地有 24 个省、自治区、直辖市出现疫情，其中北京疫情最严重，病例超过 2 500 人，流行程度远远超过了原发地广东省的 1 500 多例。除广东省是原发流行地区以外，其他国家和地区均由输入病例引起传播，或只有输入病例但未引起传播。

严重急性呼吸综合征流行具有明显的聚集性群体发病和医源性传播的特征，表现为包括医护人员和家属等与患者密切接触者聚集性发病，说明其具有高度的传染性。密切接触是指治疗、护理和探视病人，与病人共同生活，直接接触病人呼吸道分泌物、体液等带毒病料，与患者共同搭乘交通工具等。人口密度高、流动性大、卫生条件差、不良的卫生习惯，均有利于疫病的传播。另外，快捷的交通和穿梭于不同国家和地区的众多旅行者为该病的远距离传播创造了条件。在流行中有种独特现象叫做超级传播，它是由超级传染源形成的。所谓超级传染源是指世界卫生组织规定的感染 10 名及以上其他人的严重急性呼吸综合征患者。两次疫情最初均发生在冬季，这与其他许多冠状病毒引起的人和动物发病在季节上有一致性，因此，认为该病主要在冬季流行。但是疫情传播到越南、新加坡、加拿大和中国台湾等地时已是气温较高的春夏季节。说明季节因素可能决定着宿主动物向人传播的时间，一旦造成人与人之间的传播，严重急性呼吸综合征流行与季节似乎没有明显的关系。

人是严重急性呼吸综合征冠状病毒的易感宿主，但年龄不同，易感性略有差异，发病以青壮年和老年为主，儿童的易感性相对较低。我国内地 5 327 例病人的资料统计表明主要发病年龄段在 20～60 岁，占总发病数的 85％，其中 20～29 岁病例占比例最高，达 30％。15 岁以下青少年及儿童病例占比例较低。性别间发病无显著差异。严重急性呼吸综合征病人的死亡率受多种因素影响。据世界卫生组织统计分析，病人的平均死亡率约 11％，但是不同年龄的发病人群死亡率差别很大，24 岁以下不足 1％，25～44 岁为 6％，45～64 岁为 15％，65 岁以上超过 50％。此外，机体免疫状态以及是否有其他疾病和感染也是影响死亡率的因素，Chan 等用 Cox 风险比例模型分析发现，同时患糖尿病和/或心脏病是严重急性呼吸综合征死亡的重要危险因素。

5. 发生与分布　有自然宿主分布的地方就有严重急性呼吸综合征流行的可能，该病一旦从动物传播到人，疫病可以随感染者的旅行传播到世界任何地方。所以该病的发生与分布包括两层意思，一种是原发地发生和分布，主要指自然宿主引发的当地流行，如广东当地的流行，如果采取的隔离与防治措施得当，疫情不会向外扩散；另一种是非原发地发生和分布，即疫情因原发地病人的流动而扩散到了其他地方。因此可以认为严重急性呼吸综合征的发生与分布是世界性的。

（1）中国严重急性呼吸综合征流行与分布　2002 年 11 月 16 日广东佛山市发生世界首例严重急性呼吸综合征病例，到 2003 年 2 月份疫情在广东全省扩散，随后向南传播到香港并经香港传播到国外，同时向北迅速蔓延到华北地区，截至 2003 年 7 月该病在全球流行停止，中国共报告病人 7 748 例，死亡 829 人，分别占全球总数的 92.00％和 90.50％。其中内地 24 个省、自治区、直辖市报告临床诊断病例 5 327 例，香港 1 755 例，台湾 665 例，澳门 1 例。内地病例主要集中在珠江三角洲和华北地区，其疫区可分为三种类型，一种是原发地流行区，主要是广东省，疫情波及 13 个市；另一种是输入病例引起本地流行的地区，主要有北京、山西、河北、内蒙古、天津、吉林等；第三种是有输入病例，但未引起当地流行，有上海、山东、湖南、辽宁、宁夏等地。

（2）其他国家严重急性呼吸综合征流行与分布　截至 2003 年 7 月严重急性呼吸综合征流行停止，32 个国家和地区发生疫情，主要分布在亚洲、欧洲和北美洲。中国之外的其他国家共报告病例 674 例，死亡 87 例，报告病例数在 10 例以上的国家有加拿大、新加坡、越南、美国和菲律宾。蒙古、泰国和德国报告病例数均为 9 例。其他国家报告 1～7 例不等，除蒙古报告 1 例本地传播病例外，其余均为输入性病例。

（三）对动物与人的致病性

1. 对动物的致病性　虽然由动物传播，但在流行期间未发现自然感染的患病动物。通过实验室人工接种，严重急性呼吸综合征冠状病毒可以感染某些动物，但致病性不强，发病和临床症状不严重，许多动物不表现临床症状。人工感染 2 只短尾猴，攻毒 3 天后猴表现出昏睡和一过性皮疹，只有一只猴出现呼吸困难。用 RT-PCR 方法可以从鼻、咽拭子中检测和分离到病毒。病理剖检可见半数猴有严重的多灶性肺实变，可从肺组织中检测到病毒。组织学观察，两只猴都有不同程度的间质性肺炎，眼观病变严重的感染猴具有弥散性肺泡损伤，以肺泡和支气管上皮细胞坏死以及肺泡腔混有红细胞、肺泡巨噬细胞、中性粒细胞的纤维蛋白液渗出为显著特征。在支气管和肺泡腔偶尔可见多核细胞。这些病变与严重急性呼吸综合征病人活组织检查及尸体剖检相似。

人工感染 6 只雪貂（*Mustela fura*），2～6 天后其中 3 只出现临床症状，表现出昏睡；其中一只在感染后 4 天死亡。雪貂在感染后 2 天咽部开始排毒，并持续 14 天。尸体剖检肺部损害与感染病毒的食蟹猴相似。人工感染后的家猫没有临床症状，但可以排毒。

人工感染 3 天后，所有接种病毒的果子狸（n＝10）表现发热，体温显著升高，发热症状持续 7 天左右。此外，嗜睡、食欲减退、缺乏攻击性和外周血白细胞减少也是典型的临床症状。个别果子狸表现结膜炎、腹泻。随体温恢复正常，所有动物临床症状也逐渐消失，直至完全康复。对有临床症状的动物进行病理剖检时发现肺脏弹力略有降低。病理组织学检查主要表现间质性肺炎、肺泡有浆液渗出、肺泡壁细胞肿大、胶原纤维和弹力纤维增生、肺泡隔间质增宽等。攻毒果子狸通过消化道和呼吸道排毒，排毒期约为 18 天。

严重急性呼吸综合征冠状病毒脑内注射接种 Balb/c 和昆明白乳鼠，可导致发病和死亡，病死乳鼠肺脏和肝脏出现明显病变，且可在肺组织中检出病毒。但是腹腔和鼻腔途径接种病毒均不能使乳鼠发病。鸡胚对该病毒不敏感。严重急性呼吸综合征动物试验要在生物安全水平三级以上实验室进行。

2. 对人的致病性 严重急性呼吸综合征病毒对人有高度的传染性和致病性，从动物传播到人后具有较强的人-人传播能力。据世界卫生组织统计，各种年龄的人均易感，死亡率约 11%，但中老年人群发病和死亡最严重，儿童易感性较低。

严重急性呼吸综合征的潜伏期通常在 2 周之内，一般 2～10 天，最长有 20 天的报道。患者临床症状表现为高热（体温＞38℃）、干咳、气短、呼吸短促、肌肉疼痛、头痛、低血氧浓度、胸片有阴影等。实验室检查表明淋巴细胞、白细胞和血小板的数量减少，转氨酶和肌酸激酶水平略为升高（表明有肝组织损伤）。部分患者表现腹泻、呕吐、腹部疼痛等胃肠症状。呼吸衰竭是引起死亡的主要原因。

严重急性呼吸综合征主要的病理特征是肺组织的病理变化（彩图 20-2）。病肺重量增加明显，表面有融合塌陷区和纤维素性粘连区，切面可见广泛实变。病死者肺、心、肝、肾、脑、肾上腺、胃、肠、脾、淋巴结、骨髓、毛细血管均有炎症反应，细胞变性、凋亡或坏死；肺部病变类似急性肺损伤和急性呼吸窘迫综合征，常见弥散性肺泡损伤，伴有混合型肺泡渗出物、肺水肿和肺表面形成透明样膜。肺组织中性粒细胞浸润较少，肺间质增厚，气管上皮基膜呈玻璃样变，肺泡Ⅱ型细胞和肺泡间质纤维细胞增生，渗出物含有大量巨噬细胞。患者体内病毒载量能反应感染的严重程度，那些鼻咽分泌物、血液、粪样及多种组织器官中病毒载量较高的患者往往预后不良。

（四）诊断

1. 人的临床诊断标准 由于严重急性呼吸综合征对人有高度的致病性，通常不引起动物明显发病和死亡，因此，这里仅介绍人的临床诊断标准。根据中国疾病预防控制中心公布的《非典型肺炎病例的临床诊断标准（试行）》，其诊断标准如下。

（1）流行病学史 ①与发病者有密切接触史，或属于受传染的群体发病者之一，或有明确传染他人的证据；②发病前 2 周内曾到过或居住于报告有严重急性呼吸综合征病人并出现继发感染疫情的区域。

（2）症状与体征 发热，体温超过 38℃、畏寒；有时伴有头痛、肌肉酸痛、关节疼痛、乏力、腹泻；呼吸症状主要表现胸闷、干咳、少痰或偶有带血丝痰；严重者呼吸加速、气促或出现呼吸窘迫综合征；有时肺部有啰音或有肺实变体征。

（3）实验室检查 早期外周血白细胞计数不升高或降低，淋巴细胞计数减少。

（4）肺部影像学检查 X 线胸片显示肺部不同程度的片状、斑片状浸润性阴影或呈网状样改变。有些病人病情发展迅速，呈大片状阴影，常为双侧改变，阴影吸收消散较慢。肺部阴影与症状体征可不一致。若检查结果阴性，1～2 天后应予复查。

（5）抗菌药物治疗无明显效果

疑似诊断标准：符合以上（1）①＋（2）＋（3）条或（1）②＋（2）＋（4）条或（2）＋（3）＋（4）。

临床诊断标准：符合以上（1）①＋（2）＋（4）条及以上，或（1）②＋（2）＋（3）＋（4）或（1）②＋（2）＋（4）＋（5）。

医学观察诊断标准：符合上述（1）②＋（2）＋（3）条。

鉴别诊断：临床上要注意排除上呼吸道感染、流感、细菌或真菌性肺炎、艾滋病合并肺部感染、军团菌病、肺结核、流行性出血热、肺部肿瘤、非感染性间质性疾病、肺水肿、肺不张、肺栓塞、肺嗜酸性粒细胞浸润症、肺血管炎等临床表现类似的呼吸系统疾患。

符合下列标准中的 1 条即可诊断为重症严重急性呼吸综合征：①呼吸困难，呼吸频率＞30 次/min。②低氧血症，在吸氧 3～5L/min 条件下，动脉血氧分压（PaO_2）＜9 333Pa，或脉搏容积血氧饱和度（SpO_2）＜93%；或已可诊为急性肺损伤（ALI）或急性呼吸窘迫综合征（ARDS）。③多叶病变且病变范围超过 1/3 或 X 线胸片显示 48h 内病灶进展＞50%。④休克或多器官功能障碍综合征（MODS）。⑤具有严重基础性疾病或合并其他感染或年龄＞50 岁。

2. 实验室诊断

（1）一般实验室检查

①外周血象：白细胞计数一般正常或降低；常有淋巴细胞计数减少，若淋巴细胞计数＜0.9×10^9/L，可作为严重急性呼吸综合征辅助诊断指标；若淋巴细胞计数介于（$0.9 \sim 1.2$）$\times 10^9$/L，为可疑；＞1.2×10^9/L 不支持诊断。部分患者血小板减少。

②T 淋巴细胞亚群计数：大多数患者外周血 T 淋巴细胞 $CD3^+$、$CD4^+$、$CD8^+$ 亚群均减低，特别是 $CD4^+$ 减低明显。

（2）胸部影像检查　病变初期肺部出现不同程度的片状、斑片状毛玻璃密度影，少数为肺实变影。阴影常为多发或/和双侧改变，并于发病过程中呈发展趋势，部分病例发展迅速，短期内融合成大片状阴影。当肺部病变处于早期阶段，阴影小或淡薄，或其位置与心影和/或大血管影重合时，X 线胸片可能难以发现。故如果早期 X 线胸片阴性，尚需每 $1 \sim 2$ 天动态复查。若有条件，可安排胸部 CT 检查，有助于发现早期轻微病变或与心影和/或大血管影重合的病变。必须定期进行胸部 X 线影像学复查，以观察肺部病变的动态变化情况。

（3）病毒分离培养　细胞培养分离病毒必须在 BSL-3 实验室进行。患者生前采集血液、鼻咽灌洗液、咽拭子、痰液，死后采集肺组织或尸检组织，采用 Vero-E6 和恒河猴胎肾（FRhK-4）细胞分离病毒。

（4）电镜检查　对呼吸道标本及细胞培养物等进行电镜检查病毒颗粒。

（5）血清学方法　目前，用于严重急性呼吸综合征诊断的血清学方法主要有 ELISA、间接免疫荧光试验（IFA）及中和试验（NT）。发病 10 天后采用间接荧光抗体染色法（IFA），在患者血清内可以检测到严重急性呼吸综合征冠状病毒的特异性抗体（若采用 ELISA，则在发病 21 天后）。平行检测发展期和恢复期血清抗体有抗体阳转或抗体滴度呈 4 倍及以上升高，符合两者之一即可诊断为严重急性呼吸综合征。首份血清标本需尽早采集。注意检测严重急性呼吸综合征冠状病毒的血清学方法的敏感性和特异性均有待提高。

（6）分子生物学方法　应用 RT-PCR 方法，符合下面三项之一者可判断为检测结果阳性：①至少需要两个不同部位的临床标本检测阳性（例：鼻咽分泌物和粪便）。②收集至少间隔 2 天的同一种临床标本送检，检测阳性（如两份或多份鼻咽分泌物）。③在每一个特定检测中对原临床标本使用两种不同的方法，或重复 PCR 方法检测阳性。另外，荧光定量 RT-PCR 和基因芯片等技术也用于严重急性呼吸综合征冠状病毒的检测。

（五）防制措施

1. 预防

（1）综合性措施

1）控制野生动物　野生动物是严重急性呼吸综合征冠状病毒的自然宿主，而且病毒有较广泛的易感动物种类，我国南方及东南亚地区均有食用野生动物的风俗习惯，这种不良的饮食习惯大大增加了感染和造成流行的风险。因此，不随意猎食野生动物对从源头预防严重急性呼吸综合征至关重要。

2）控制传染源　对病人或疑似病人早发现、早报告、早就地隔离治疗是控制严重急性呼吸综合征传播的重要环节。加强健康宣传，明确该病的首发症状是发热＞38℃、咳嗽、全身酸痛、气促等，以便及时发现疑似患者，及时就诊。发现该病疑似病人应立即就地隔离观察和报告。对密切接触者应进行小范围在家、在宿舍或在住宿区隔离观察。

3）切断传播途径　一旦出现严重急性呼吸综合征疫情，在疫区注意室内经常通风换气，促进空气流通，勤打扫环境卫生，勤晾晒衣服和被褥等。保证商场、超市、影院等公共场所中央空调系统的送风安全，必要时对供送气设备进行消毒。对病人或疑似病人居住或到过的场所或乘坐的交通工具等，应进行医学监测，并由当地疾病控制机构采取消毒措施。

4）保护易感者 保持良好的个人卫生习惯，打喷嚏、咳嗽和清洁鼻子后要洗手，洗手后用清洁的毛巾和纸巾擦干，不要共用毛巾。还应注意均衡饮食、定期运动、充足休息，增强身体的抵抗力。此外，出现病例较多的局部地区避免前往空气流通不畅和人口密集的公共场所，减少群众性集会。

5）控制医院感染 在严重急性呼吸综合征流行期间，医护人员感染比例较高，因此控制医院感染异常重要。医院应设立相对独立、通风良好的发热病人诊室；应坚持首诊负责制，一旦发现疑似病人应立即收到专门的留观室。另外，病人必须收治在专门病区，疑似病人与确诊病人要收入不同的病房。进入病区应戴 12 层棉纱口罩、帽子、鞋套，穿隔离衣，住院病人也都要戴口罩，不得设立陪护，禁止探视。医生在进行近距离操作时应戴防护眼镜，口罩 4h 更换一次；每次接触病人后立即消毒和清洗手、鼻腔、口腔和面部等。

（2）疫苗接种 严重急性呼吸综合征是一种新型呼吸道传染病，目前尚无临床可应用的疫苗。但是严重急性呼吸综合征全病毒灭活疫苗、重组活病毒疫苗、基因疫苗、亚单位疫苗、合成肽疫苗等新型疫苗正在紧张的研制中，其中严重急性呼吸综合征全病毒灭活疫苗已进入一期临床试验阶段，相信不久的将来会有严重急性呼吸综合征弱毒疫苗用于临床预防接种。

2. 治疗

（1）治疗原则 目前治疗严重急性呼吸综合征无特效药，临床上主要以对症支持治疗和针对并发症的治疗为主。在目前疗效尚不明确的情况下，应尽量避免多种药物（如抗生素、抗病毒药、免疫调节剂、糖皮质激素等）长期、大剂量地联合使用。

（2）一般治疗与病情监测 卧床休息，注意维持水电解质平衡，避免用力和剧烈咳嗽。密切观察病情变化（不少患者在发病后的 2～3 周内都可能属于进展期）。一般早期给予持续鼻导管吸氧（吸氧浓度一般为 1～3L/min）。根据病情需要，每天定时或持续监测脉搏容积血氧饱和度。定期复查血常规、尿常规、血电解质、肝肾功能、心肌酶谱、T 淋巴细胞亚群和 X 线胸片等。

（3）对症治疗 ①发热＞38.5℃，或全身酸痛明显者，可使用解热镇痛药。高热者给予冰敷、酒精擦浴、降温毯等物理降温措施，儿童禁用水杨酸类解热镇痛药。②咳嗽、咯痰者可给予镇咳、祛痰药。③有心、肝、肾等器官功能损害者，应采取相应治疗。④腹泻患者应注意补液及纠正水、电解质失衡。

（4）糖皮质激素的使用 应用糖皮质激素的目的在于抑制异常的免疫病理反应，减轻全身炎症反应状态，从而改善机体的一般状况，减轻肺的渗出、损伤，防止或减轻后期的肺纤维化。应用指征：①有严重的中毒症状，持续高热不退，经对症治疗 3 天以上最高体温仍超过 39℃；②X 线胸片显示多发或大片阴影，进展迅速，48h 之内病灶面积增大＞50%，且在正位胸片上占双肺总面积的 1/3 以上；③达到急性肺损伤（ALI）或急性呼吸窘迫综合征（ARDS）的诊断标准。具备以上指征之一即可应用。

成人推荐剂量相当于每天甲泼尼龙 80～320mg，静脉给药具体剂量可根据病情及个体差异进行调整。当临床表现改善或胸片显示肺内阴影有所吸收时，逐渐减量停用。一般每 3～5 天减量 1/3，通常静脉给药 1～2 周后可改为口服泼尼松或泼尼龙。一般不超过 4 周，不宜过大剂量或过长疗程，应同时使用制酸剂和胃黏膜保护剂，还应警惕继发感染，包括细菌或/和真菌感染，也要注意潜在的结核病灶感染扩散。

（5）抗病毒药物治疗 尚未发现针对严重急性呼吸综合征冠状病毒的特效药物。通过体外细胞培养筛选出一些可能的抗病毒药物，它们包括干扰素（如 IFN-αn1/n3、IFN-α 和 IFN-β 等）、甘草皂苷、黄芩苷、利血平、灭绦灵、毛地黄酮及一些抗艾滋病的蛋白酶抑制剂。但是尚未进行有效的动物试验和临床试验证实它们的有效性。临床回顾性分析资料显示，利巴韦林等常用抗病毒药对本病没有明显治疗效果。根据功能蛋白和基因上可能的药物靶点设计的多肽类分子和干扰 RNA 分子可以有效抑制严重急性呼吸综合征冠状病毒的增殖，是严重急性呼吸综合征治疗药物研究中取得的可喜进展。

（6）被动免疫治疗 胸腺肽、干扰素、静脉用丙种球蛋白等非特异性免疫增强剂对本病的疗效尚未肯定，不推荐常规使用。以康复期患者或以灭活病毒免疫马可以制备具有较高中和活性的高免球蛋白，可以用于患者的被动免疫治疗或暴露前和暴露后的紧急预防治疗。临床上已经有使用严重急性呼吸综合征康复期患者高免血清成功治疗的报道。此外，已经研制出具有治疗前景的高中和活性的单克隆抗体。

由于目前已经没有严重急性呼吸综合征疫情，评价这些被动免疫制剂疗效的临床试验难以开展，所以通过新药审评尚待时日。

（7）抗菌药物的使用　使用抗菌药物目的主要有两个：一是用于对疑似患者的试验治疗，以帮助鉴别诊断；二是用于治疗和控制继发细菌、真菌感染。鉴于严重急性呼吸综合征常与由肺炎链球菌、支原体、流感嗜血杆菌等引起的社区获得性肺炎（CAP）相混淆，在诊断不清时可选用新喹诺酮类或 β2 内酰胺类联合大环内酯类药物试验治疗。继发感染的致病原包括革兰氏阴性杆菌、耐药革兰氏阳性球菌、真菌及结核分枝杆菌，应有针对性地选用适当的抗菌药物。

（六）公共卫生影响

严重急性呼吸综合征在人类传播迅速，死亡率较高，其流行不仅严重危害公共卫生，而且容易造成社会恐慌，直接影响了社会稳定和经济发展。加上病原体容易培养和制备、对外界环境有较强的抵抗力等特点，容易被恐怖组织用作生物战剂。所以该病一出现就受到各国政府和国际组织的高度重视。因此，我们必须充分认识到严重急性呼吸综合征对公共卫生及人民健康的巨大威胁，将该病的早期诊断、预防和治疗研究以及预警和应急体系建设作为国家公共卫生体系建设的重要内容。在目前疫苗研究尚未成功的情况下，建立重大疫情应急机制，加强监测，提高对发热病人的警惕，实施严格的隔离治疗，是防止严重急性呼吸综合征暴发和疫情扩散的重要措施。

（孙金福　涂长春）

◆ 我国已颁布的相关标准

WS 286—2008　传染性非典型肺炎诊断标准

SN/T 1721—2006　出入境口岸传染性非典型肺炎卫生检疫规程

◆ 参考文献

金宁一，胡仲明，冯书章．2007．新编人兽共患病学［M］．北京：科学出版社：67-841．

陆承平．2005．兽医微生物学［M］．北京：中国农业出版社：547-548．

唐家琪．2005．自然疫源性疾病［M］．北京：科学出版社：327-355．

俞东征．2009．人兽共患传染病学［M］．北京：科学出版社：926-938．

钟南山．2003．传染性非典型肺炎（SARS）诊疗方案［J］．中华医学杂志，89（19）：1731-1752．

Fouchier R A M，Kuiken T，Schutten M，et al. 2003. Koch's postulates fulfilled for SARS virus. Nature，423：240.

Guan Y，Zheng B J，He Y Q，et al. 2004. Isolation and characterization of viruses related to the SARS coronavirus from animals in southern China. Science，302：276-278.

John Ziebuhr. 2004. Molecular biology of severe acute respiratory syndrome coronavirus，Current opinion in microbiology，7：412-419.

KsiazekT G，Erdman D，Goldsmith C，et al. 2003. A novel coronavirus associated with severe acute respiratory syndrome. New England journal of medicine，348（20）：1947-1958.

Lauren J. Stockman，Richard Bellamy，Paul Garner. 2006. SARS：Systematic Review of Treatment Effects. PLoS Medicine，3（9）：1525-1531.

Marra M A，Jones S J M，Astell C R，et al. 2003. The genome sequence of the SARS associated coronavirus. Science，300：1399-1404.

Peiris J SM，Guan Y，Yuen KY，et al. 2004. Severe acute respiratory syndrome. National medicine（supplement），10（12）：88-97.

Susan R Weiss，Sonia Navas-Martin. 2005. Coronavirus Pathogenesis and the Emerging Pathogen Severe Acute Respiratory Syndrome Coronavirus. Microbiology and Molecular Biology Reviews，69（4）：635-664.

Tu C，Crameri G，Kong X，et al. 2004. Antibodies to SARS coronavirus in civets. Emerging infectious disease，10（12）：2244-2248.

Wu D，Tu C，Xin C，et al. 2005. Civets are equally susceptible to experimental infection by two different severe acute respiratory syndrome coronavirus isolates. Journal of virology，79（4）：2620-2625.

第二十一章　黄病毒科病毒所致疾病

黄病毒科（Flaviviridae）病毒是一类呈球状有囊膜的单股正链 RNA 病毒，其基因组 RNA 5′端有帽，3′端为发夹样环，具有传染性，大小约为 9.4～13kb，仅含有一个开放阅读框，编码一个能加工成所有病毒编码蛋白的多聚蛋白。结构蛋白（E、C、prM）和非结构蛋白（NS1～NS5）分别由 5′端和 3′端序列所编码，其中非结构蛋白对于病毒的复制及病毒与其宿主细胞的相互作用起着极为重要的作用。

国际病毒命名和分类委员会 1984 年根据披膜病毒科的黄病毒属成员在病毒粒子结构、增殖特征和基因序列等都不同于其他披膜病毒而将其独立出来，成为新科即黄病毒科，在其 2005 年第八次报告中该科包含 3 个属：黄病毒属（*Flavivirus*），代表种为黄热病毒、登革热病毒；瘟病毒属（*Pestivirus*），代表种为牛病毒性腹泻病毒；肝炎病毒属（*Hepacivirus*），代表种为丙型肝炎病毒，以及部分未定属病毒，如庚型肝炎病毒 GBV－A 和 GBV－C。

其中，黄病毒属对人与动物共患病具有重要意义，该属成员多达 69 种以上，分为蜱媒病毒、蚊媒病毒和未知节肢动物媒介病毒，共 11 个抗原群。蜱媒病毒包括哺乳动物蜱传病毒群（Mammalian tick-borne virus group）和海鸟蜱传病毒群（Seabird tick-borne virus group）；蚊媒病毒包括 Aroa 病毒群（Aroa virus group）、登革病毒群（Dengue virus group）、日本脑炎病毒群（Japannese encephalitis virus group）、恩他耶病毒群（Ntaya virus group）、斯庞德温尼病毒群（Spondweni virus group）、黄热病病毒群（Yellow fever virus group）；未知节肢动物媒介病毒包括恩德培蝙蝠病毒群（Entebbe bat virus group）、摩多克病毒群（Modoc virus group）、里奥勃赖伏病毒群（Rio Bravo virus group）。许多是人与动物共患病原，主要通过虫媒传播，引起人和动物脑炎及神经症状。其中，包括十分重要的黄热病毒（*Yellow fever virus*，YFV）、登革病毒（*Dengue virus*，DENV）1～4 型、日本脑炎病毒（*Japannese encephalitis virus*，JEV）和蜱传脑炎病毒（*Tick-borne encephalitis virus*，TBEV）等。

第一节　黄病毒属病毒所致疾病

一、黄　热　病

黄热病（Yellow fever，YF）是由黄热病毒引起的急性虫媒病毒性人与动物共患传染病。该病是《国际卫生条例》规定的国际检疫传染病之一，埃及伊蚊为主要传播媒介，在蚊和人、灵长类之间周期性地发生自然感染循环。临床上以高热、黄疸、出血、蛋白尿和衰竭为特征，其病毒有嗜内脏如肝、肾、心等（灵长类）和嗜神经（小鼠）的特性。黄热病主要流行于非洲和美洲的热带地区。在美洲及非洲赤道两侧回归线之间存在有黄热病的自然疫源地。我国没有从本土分离出黄热病毒，也没有临床病例报道的记载。但东南亚、我国南方和北方某些地区，均分布有可传播黄热病毒的主要蚊种——埃及伊蚊和白纹伊蚊等，因此，可能会成为黄热病的疫区。

（一）病原

1. 分类地位　黄热病毒（*Yellow fever virus*，YFV）在分类上属黄病毒科（Flaviviridae）、黄病毒

属（Flavivirus）。黄病毒属分为蚊媒病毒群、蜱媒病毒群和未知节肢动物媒介病毒群。其中蚊媒病毒群包括 Aroa 病毒血清组、登革热病毒血清组、乙型脑炎病毒血清组、Kokobera 病毒血清组、Ntaya 病毒血清组、Spondweni 病毒血清组和黄热病毒组，蜱媒病毒群包括哺乳动物蜱媒病毒血清组和海鸟蜱媒病毒血清组。黄热病毒可与黄病毒属其他成员如登革病毒、西尼罗病毒、圣路易脑炎病毒产生交叉血清学反应。其野毒株最少有 7 个基因型，非洲 5 个，南美洲 2 个，各毒株有共同的抗原性。

2. 形态学基本特征 黄热病毒呈球形，直径 40～60nm，外有脂蛋白囊膜包绕（图 21 - 1）。核心颗粒呈卷曲状，其核衣壳为立体 20 面对称体。表面突起呈放射状排列，或呈钉状间隔排列，或呈非对称性的环状。基因组为不分节段的单股正链 RNA，长约 11kb，相对分子质量约为 $3.8×10^6$。该病毒有一短的 5′非编码区，通过 cDNA 序列分析表明，病毒 RNA 只含有一个长的开放读码框架，含有 10 862 个核苷酸，约 96％核苷酸在此框架内，编码 3 种结构蛋白，即 C 蛋白（衣壳蛋白）、M 蛋白（膜蛋白）和 E 蛋白（包膜蛋白）。其中，E 蛋白具有病毒血凝素和中和抗原决定簇，可能是某些宿主细胞表面受体的配体。同时，E 蛋白还可能是一种膜融合蛋白，诱导病毒囊膜和细胞膜融合，促使病毒颗粒进入细胞而引起感染。M 蛋白能导致病毒的感染性增强，并形成病毒颗粒的表面结构。共 7 个非结构蛋白，分别由 NS1、NS2A、NS2B、NS3、NS4A、2K、NS4B 和 NS5 基因编码。非结构蛋白在病毒基因转录翻译后的修饰与加工中起重要作用，与感染机体后免疫应答有关。3′端和 5′端均有一非编码区。病毒 RNA 具有感染性。

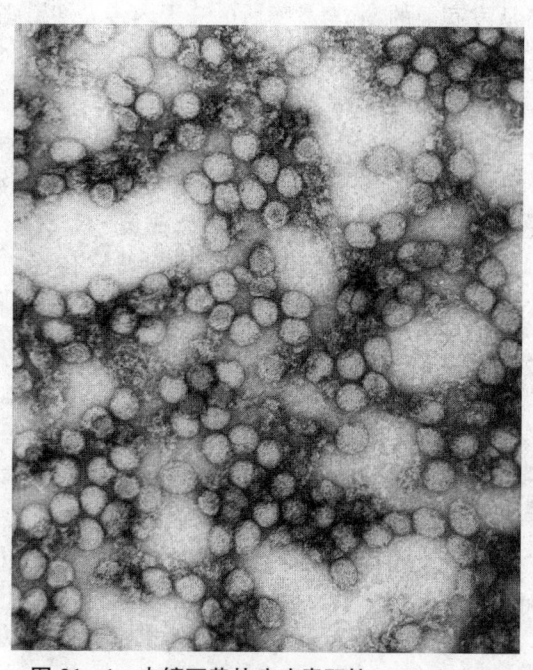

图 21 - 1 电镜下黄热病病毒颗粒（×234 000）
（引自美国 CDC）

3. 培养特性 对黄热病毒最易感的实验动物是恒河猴，其次是小鼠，但大日龄的小鼠对此病毒的易感性较低。病毒接种 7～9 日龄鸡胚卵黄囊，72h 后病毒滴度较高。同时，该病毒也能在多种脊椎动物、人和蚊的细胞内增殖并产生细胞病变。蚊较易感，不同蚊种的易感程度有明显的差异。病毒至少在 20～30 个蚊种内增殖良好，将待检标本接种巨蚊属的某些蚊种或埃及伊蚊的胸内，也是分离病毒的有效方法之一。

目前，培养黄热病毒主要使用细胞培养法。在原代细胞培养系统中，以原代鸡胚成纤维细胞或鸭胚成纤维细胞最为易感。在传代细胞培养系统中，以猴肾传代细胞系（主要为 Vero、LLC - MK、MA - 104）、兔肾传代细胞系（如 MA - 111）和猪肾传代细胞系（PS02 或 PK - 15）等最为易感。黄热病毒的野毒株和疫苗株在上述各种细胞培养系统中，均可获得较高的滴度，并能产生明显的细胞病变和空斑。此外，某些蚊虫传代细胞（如 C6/36 白纹伊蚊细胞）对黄热病病毒也很敏感，可用于病毒的分离或诊断，也可用于黄热病毒的增殖。在伪盾纹伊蚊的传代细胞系（AP61 细胞）中，病毒可产生明显的细胞病变，并可获得较高滴度。

4. 理化特性 黄热病毒对乙醚等脂溶剂敏感，不耐酸，低于 pH 6.6 时病毒可被迅速灭活，但在约 pH 8.0 时，病毒比较稳定，0.1％甲醛可迅速使其灭活。经 56℃处理 30min 后病毒可被灭活。完整的病毒颗粒在低蛋白的营养液中不稳定，在生理盐水中容易失去活性，如将黄热病病人的急性期血清样本存放在 24～30℃，样本的感染性只可保持 24～48h；但在 4℃冰箱内，感染性可保持 6 天。病毒在含 50％中性甘油保护剂的介质中冻结可保存数月；利用 50％或全血清作为保护剂，在 pH 7.0 以上和 −70℃的条件下可长期保存。真空冷冻干燥保存效果更好。真空冻干 4℃保存是最佳保存法。黄热病毒耐受气溶胶化能力很强，在军事医学上具有重要意义。

（二）流行病学

黄热病是一种经蚊虫传播的自然疫源性疾病，有城镇型和丛林型两种不同的流行形式。城镇型黄热病通过埃及伊蚊在蚊与人之间传播，丛林型是在森林内通过森林趋血蚊在蚊与猴之间循环传播，当人进入林区被感染蚊虫叮咬后即可能发生本病。

1. 传染来源　城镇型的传染源为病人及隐性感染带毒者，病毒血症一般出现在发病后 3～7 天。患者从发病前的 4h 至发病后的 3 天内传染性最强，黄热病轻型和隐性感染病例远远多于重症患者，这些病例在该病毒的传播过程中起到了重要作用。

丛林型的传染源为热带森林中带毒猴群和节肢动物中的蚊虫。在非洲，灵长类动物是黄热病病毒的主要宿主，其中猴群在该病毒的生态循环中起到了重要作用。有试验证明，猕猴属和疣猴属内所有的种均能产生足以使蚊虫感染的病毒血症，这种高滴度的病毒血症可持续数天。在美洲，吼猴、狮猴和狨猴是南美洲黄热病生态学中的重要成员。

2. 传播途径　城镇型黄热病的唯一传播媒介为埃及伊蚊，以人-埃及伊蚊-人的方式流行。丛林型的媒介蚊种比较复杂，主要传播媒介包括非洲伊蚊、辛普森伊蚊、趋血蚊属（*Hemagogus*）、煞蚊属（*Sabethes*）等，以猴-非洲伊蚊、趋血蚊属、煞蚊属-猴的方式循环，只在森林中的猴群间传播。人因进入丛林中工作而受染。蚊吮吸病人或病猴血后经 9～12 天即具传染性，可终生携带病毒并可经卵传递。

黄热病是实验室意外感染率很高的传染病之一，1973—1980 年曾发生 38 例实验室人员感染，其中 8 例患者死亡。经研究证实，人工施放的黄热病毒气溶胶可以成功地感染实验动物，并使其发病、死亡。因此，黄热病病毒通过空气造成人与人之间直接感染的可能性是存在的。此外，也可通过破损皮肤而感染发病。

3. 易感动物

（1）自然宿主　黄热病的宿主分脊椎动物宿主和节肢动物宿主。

脊椎动物宿主主要是灵长类。城镇型黄热病的自然宿主为人类，人群对黄热病普遍易感，感染后第 4～5 天产生抗体，中和抗体可持续存在，患者病愈后可获得终身免疫力。丛林型黄热病的自然宿主为灵长类，在美洲，主要是吼猴属（*Alouatta* spp.），其他种属的灵长类动物也易感，感染后可产生病毒血症，但病死率不等。在非洲，猴类对黄热病毒也普遍易感，但发病后症状很轻，不引起死亡。黄热病病毒易感的非灵长类动物有袋鼠、树懒、刺鼠、豪猪、果蝠等动物，但这些动物在病毒传播过程中的作用尚不明确。

节肢动物宿主主要是蚊虫及蜱，蚊虫可终生带毒。

（2）实验动物　最为敏感的动物是恒河猴，其次是小鼠。中国猴、短尾猴、小鼠、大鼠、豚鼠和金仓鼠等也易感。黄热病病毒具有嗜内脏和嗜神经的特性。嗜内脏性体现在对灵长类动物的感染，以肝病理为特征，在非灵长类实验动物仅有欧洲猬（*Erinaceus europaeus*）。嗜神经性体现在小鼠和豚鼠的感染，发生脑炎。

（3）易感人群　各年龄人群普遍易感，没有种族、性别的差异。成年人野外活动较多，发病率一般较儿童高。人感染黄热病病毒后，只有 5%～10% 的人发病，但均可获得持久的免疫力，没有复发、二次感染或病毒携带状态。故发病率的高低与人群免疫水平密切相关。

4. 流行特征　黄热病流行具有明显的季节性，在南美洲亚马孙河流域的黄热病流行区，丛林型黄热病的流行高峰出现于当地降水量最大、湿度和温度最高的 1～3 月份。在非洲，如果媒介蚊虫是树洞滋生的林栖野生蚊种，则黄热病毒的传播高峰多出现于当地雨季的末尾和旱季的早期，如同时兼有埃及伊蚊的分布并参与传播，则雨季和旱季均可出现流行。

（1）城镇型　以人-埃及伊蚊-人形式循环，而无贮存宿主，消灭了埃及伊蚊即可使黄热病得到控制和消灭。历史上曾由海路航运将黄热传到欧洲及北美，现今国际交流更加频繁，经航空、海运传到世界各国的可能性不能轻视。农村城市化，人口集中，居住条件差，为媒介蚊滋生提供了良好的条件。大量移民到疫区，亦可能促使黄热病流行传播。

（2）丛林型　以蚊-猴-蚊形式循环，构成黄热病的自然疫源地。一个存在有自然疫源地的疫区，其范围可大到几百甚至几千平方千米，这与森林中猴群的分布有关，可由一猴群传给另一猴群，形成新的疫源地。感染黄热病病毒的猴到森林边缘居民点觅食时，经媒介蚊叮咬猴后再叮咬人，就将此病传播到人。无免疫力的人群进入森林活动时，可被蚊叮咬受到感染，但感染者回到城市后，进入黄热病的城镇型循环。

黄热病以青壮年男性多发，男性多于女性。高危人群为进入林区的伐木工、筑路工和采果者等。

5. 发生与分布　黄热病病毒是第一个在节肢动物分离的人类病毒，它是黄热病毒科典型代表。黄热病第一株病毒 Asibi 毒株是在 1927 年加纳分离的，1932 年体外培养成功。黄热病主要流行于非洲和美洲的热带地区。在美洲及非洲赤道两侧回归线之间存在有黄热病的自然疫源地，以丛林型循环传播。在南美洲，黄热病的丛林传播存在于巴西的亚马孙河流域、秘鲁、厄瓜多尔、委内瑞拉、哥伦比亚、巴拿马、苏里南、圭亚那和玻利维亚东部等国家和地区。一般认为南美洲南北纬 15°之间为黄热病的地方性疫区。由于南美洲黄热病传播环的确切位置经常游动，因此动物间流行的黄热病经常扩散到流行区以外，例如曾扩散到阿根廷北部、巴西东南部、巴拉圭及中美洲的某些国家。在发生这些动物间黄热病流行的同时，常伴以人类黄热病病例的发生。

在非洲，黄热病的地方性流行区主要位于南、北纬 15°之间的西部非洲地区。所包括的国家主要是冈比亚、塞内加尔、马里、布基纳法索、加纳、多哥和尼日利亚等。此外，非洲中部的乌干达和苏丹南部地区也是黄热病地方性流行区。每年至少有一次黄热病的暴发，世界卫生组织估计每年有 20 万病例，死亡约 3 万人，超过 90% 发生在非洲。

迄今为止，尚未在亚洲地区发现黄热病毒活动的踪迹，没有出现过黄热病的流行。我国没有从本土分离出黄热病毒，也没有临床病例报道的记载。但东南亚、我国南方和北方某些地区，均分布有可传播黄热病毒的主要蚊种——埃及伊蚊和白纹伊蚊等，因此，可能会成为黄热病的疫区。

（三）对动物与人的致病性

1. 对动物的致病性　猴感染黄热病病毒潜伏期 3～8 天，临床病程 12～14 天。发生高热、黄疸、呕吐，面部水肿。重症病例出现蛋白尿及血尿。血液检查可见淋巴细胞减少，多数自然死亡。黄热病病毒感染猴子后，在其肝、脾、心脏和肾脏中可检到病毒，其中巨噬细胞可在接种 24h 后被感染，紧接着是肾、骨髓、脾和淋巴结，而肝实质细胞的感染和坏死相对要迟，通常出现在死亡前 24～48h。未适应的野生毒株在啮齿类动物（大鼠、金仓鼠、豚鼠）中通常引发脑炎症状。黄热病病毒感染仓鼠的组织病理切片见彩图 21-1。

2. 对人的致病性　人感染黄热病病毒后潜伏期平均为 2～6 天，偶见 10～13 天，国际检疫规定潜伏期为 6 天。根据临床表现将病人分为极轻、轻、重及恶性型，各临床型在每次流行过程中均占一定比例，一般情况下，典型病例在被蚊叮咬 3～6 天，会出现典型症状，但是只有 15% 的感染者会有临床症状，多在 7～8 天后康复。大部分病例只有轻微的变化，并很快恢复。重症及恶性型常在 2～3 天内死亡。

本病临床表现差异很大，病情可从轻度自限性到致死性感染。典型临床过程可分为以下 4 期。

（1）病毒血症期　急性起病，寒战、发热，可达 39～40℃，相对缓脉。剧烈头痛、背痛、全身肌肉痛，恶心、呕吐。结膜和面部充血，鼻衄。可有蛋白尿。症状持续 3～5 天。

（2）缓解期　感染期发病的 3～5 天后出现 12～24h 的缓解期，表现为体温下降，头痛消失，全身基本状况改善。此期体内病毒被清除，血中可以查到非感染性免疫复合物。轻度患者在此期可以痊愈。

（3）肝肾损伤期　此期持续 3～8 天，约 15%～25% 患者自缓解期后进入此期。体温再次升高，全身症状重新出现，频繁呕吐，上腹痛等。出现黄疸并逐渐加深，出血表现如淤点、淤斑、鼻衄、黏膜广泛出血，甚至腔道大出血。肾功能异常，尿量减少，蛋白尿。心脏损害心电图可见 ST-T 段异常，少数可出现急性心肌扩张。可出现脑水肿，脑脊液蛋白升高但白细胞不高。高血压，心动过速，休克，顽固性呃逆提示预后不良。此期患者约有 20％～50％在发病后 7～10 天死亡。

（4）恢复期 此期患者极度疲乏虚弱，可持续 2～4 周。也有报道患者在恢复期死亡，部分是由于心律失常。转氨酶升高可持续至恢复后数月。一般无后遗症。

本病根据病情的严重程度分为极轻型、轻型、重型、恶性型。

①极轻型：患者仅表现出发热、头痛，持续数小时，需依靠病原学及血清学方法确诊。②轻型：发病急，患者表现出发热、头痛、恶心、背痛、肌肉痛、鼻出血、相对缓脉（Faget 征）、轻度蛋白尿及轻度黄疸。病程一般为 2～3 天，痊愈快，从临床上只能作为疑似，需要病原学确定。③重型：高热持续 5～7 天，明显相对缓脉、严重头痛、背痛、恶心、呕吐，出现明显的黄疸及蛋白尿，有时可见黑色呕吐物及血尿。重型病例有 3 个明显的临床阶段，即感染期、缓解期和中毒期。感染期主要出现病毒血症、发热、皮肤、咽炎和黏膜充血等临床症状，一般持续 3～4 天。少数患者可在感染期 2～3 天内死亡。2～3 天后，大部分患者则进入缓解期，缓解期仅持续 3～4 天，在此期内以上临床症状有所缓解，然后进入中毒期。中毒期一般持续 3～4 天，在此期内主要表现为肝、肾功能障碍和免疫机能失常以及各种类型的出血症状。多数患者从第 7～8 天起，逐渐缓解，迅速恢复，且多为完全恢复。部分患者可在第 7～10 天（或略早）病重死亡。④恶性型：患者高热达 41℃以上，第 3 天可见黄疸、尿闭、大量出血（黑便、黑色呕吐物、鼻出血、血尿及紫斑等）及显著的神经系统症状（呃逆、震颤、腱反射强阳性、谵妄等），常在第 3～4 天死亡。

重要的并发症包括休克、肠出血、心脏损害、多脏器功能减退细菌性肺炎、胰腺炎等。

黄热病的病死率为 2％～25％，重症患者的病死率为 20％～50％。

（四）诊断

由于临床症状变化很大，而且缺乏特异性，因此应结合流行病学资料，根据病程进度，利用不同的检验方法进行实验室检查，以作出确诊。特别要注意散发及暴发时早期的病例。

1. 流行病学资料 在疫区流行季节发现有上述症状的患者，首先应考虑是黄热病（发病 9 天内死亡的病例可能为本病）。对从疫区来的发热及其他相关症状的病人，应考虑是否为本病。在疾病早期，同时要与病毒性出血热（拉沙热）、登革热、钩端螺旋体病、立克次体病、伤寒、疟疾等进行鉴别诊断。

2. 临床特征 黄热病的临床诊断比较困难，可根据典型临床症状，如黄疸、重度蛋白尿及黑色呕吐物等，另外具有严重的肝损伤，作出初步判断。无论是可疑或者典型的病例，还是亚临床感染和轻型病例，均应及时进行实验室检查。

3. 实验室诊断 患者血清特异性 IgM 抗体阳性，恢复期血清特异性 IgG 抗体滴度比急性期有 4 倍以上增高，患者标本中病毒抗原阳性，黄热病毒 RNA 阳性，分离到黄热病毒，均可以确诊。

（1）血清学检测 由于黄病毒之间存在抗原性交叉，在进行血清学试验时应设立合适的对照，对试验结果的解释要慎重。①血清特异性 IgM 抗体：采用 ELISA、免疫荧光试验等方法检测，捕获法检测 IgM 抗体的结果较为可靠。一般发病后第 5～7 天出现 IgM 抗体。②血清特异性 IgG 抗体：采用 ELISA、免疫荧光抗体测定、免疫层析等方法检测。患者恢复期血清 IgG 抗体滴度较急性期呈 4 倍以上升高可确诊。

（2）病原学检查 ①抗原检测：由于黄热病患者早期血中病毒滴度较高，可以通过检测病毒抗原进行诊断。抗原检测方法的敏感性低于病毒分离，但所需时间较少。使用黄热病毒特异的单克隆抗体检测病毒抗原，可以避免和其他黄病毒的交叉反应。②核酸检测：应用 RT－PCR、Real－Time RT－PCR 等核酸扩增技术检测黄热病毒 RNA，这些方法特异性强灵敏性高，可用于早期诊断。③病毒分离：发病 4 天内血清、全血或死亡病例的肝组织均可分离到病毒。可用新生乳鼠脑内接种或 Vero 细胞和 C6/36 细胞等敏感细胞培养等方法分离病毒。

对于黄疸前的患者，应及早采取血标本做病毒分离和抗原、核酸检测，后期主要检测病毒特异性抗体。

寡核苷酸指纹（oligonucleotide fingerprinting）法是一种在病毒分类和流行病学调查中非常有用的

技术。

（五）防制措施

黄热病是一种人与动物共患的急性烈性传染病，可通过呼吸道感染，可能用作生物战剂。我国将其列为一类传染病。

1. 预防

（1）黄热病的预防措施重点视不同的地区而有所差异　在城市以防蚊为主，对前往疫区的人员开展免疫预防和旅游卫生知识宣传教育。黄热病可采用疫苗进行预防，目前有 17D 和 Dakar 两种减毒活疫苗，国际检疫均要求用 17D 疫苗，一般经皮下接种 0.5mL，成人和儿童剂量相同，95％的接种者可于接种后 7～9 天左右产生免疫力，免疫力可维持 10 年以上。但近年来发现，黄热病疫苗可能引起某些重要脏器发生感染和病变，尤其是 60 岁以上接种者的发生率可达 1/50 000，因此仅建议对前往流行国家且具有真正暴露危险的人群接种此疫苗。教育前往黄热病疫区的旅游者提高防范意识，采取驱蚊剂、长袖衣物等防蚊措施，防止在境外感染并输入黄热病，一旦出现可疑症状，应主动就诊并将旅游史告知医生。

（2）加强国境卫生检疫，严防疾病输入　对来自流行地区的入境人员要加强卫生检疫，来自疫区的人员必须出示有效的预防接种证明书。口岸检疫部门一旦发现疑似病例，要及时通报卫生部门做好疫情调查和处理。

（3）做好病例的报告和管理　各级医疗机构发现疑似黄热病病例后要及时报告，使卫生行政和疾病防控部门尽早掌握疫情并采取必要的防控措施，并对疑似和确诊病例隔离治疗，避免接触患者血液和体液。病房内采用喷洒杀虫剂、使用蚊帐等方式防止蚊虫叮咬。

疾病防控部门要及时对病例的感染来源开展流行病学调查，搜索病例、评估疫情扩散风险。

（4）开展蚊媒应急控制　与其他蚊媒传染病相同，降低蚊虫密度是控制疫情的关键措施。一旦发现病例报告，要立即采取消灭蚊虫滋生地、杀灭成蚊等措施控制媒介密度，防止发生疾病传播。

（5）提高黄热病发现和应对能力　建议有条件的省级疾控中心和口岸城市的疾控中心建立实验室检测技术和方法，做好技术和试剂储备。各地卫生部门应组织印发国家的相关技术指南，提高医务人员对黄热病的发现、识别能力，提高疾控人员的流行病学调查和疫情处置能力。

（6）开展流行病学监测　为了掌握人群、非人灵长类及其他动物中黄热病病毒的存在情况，需要在人间、动物间、媒介间开展流行病学监测。

2. 治疗　目前，尚无特效药物治疗黄热病，主要采用支持疗法和对症治疗。病人应卧床休息，给以半流质和 B 族维生素及维生素 C、维生素 K 等。高热可采用物理降温，头、腹部冷敷可减轻疼痛及呕吐，避免使用退热药。便秘、腹胀可用盐水灌肠。恶心、呕吐给予止吐药。呕吐者可给以适量葡萄糖盐水输注，注意电解质和酸碱度的平衡。烦躁不安的病人可用镇静剂治疗。心肌损害者可试用肾上腺皮质激素，有继发细菌感染者可给以适当的抗生素。中毒期发生循环衰竭时用氢化可的松等和去甲肾上腺素静脉滴注，可输血浆，有电解质紊乱应迅速予以纠正。呼吸衰竭时立即应用呼吸中枢神经兴奋剂静脉滴注，同时吸氧抢救。

（六）公共卫生影响

研究表明黄热病毒毒株之间存在地区上和流行病学上的差异。尽管在防治措施上有改进，但是在热带非洲的许多地方和南美洲黄热病依然是个公共卫生问题。世界卫生组织指出，黄热病病毒 17D‑204 毒株弱毒冻干苗能诱导有效的 T 细胞免疫，对控制黄热病的暴发、传播起了很重要的作用。研究表明，此弱毒苗对吼猴也有很好的保护效果。黄热病病毒在体外自然环境中很难存活，防控的关键是阻断病毒的传播。消灭伊蚊、防止蚊子叮咬和免疫预防是防控黄热病的主要途径。黄热病目前只是在非洲和美洲自然暴发，从疫区来的动物必须确保接种过黄热病疫苗。

由于我国尚无黄热病流行的报道，因此预防措施主要是防止病原从国外传入。黄热病是国际规定的国境检疫疾病，国境卫生检疫部门应经常掌握世界黄热病疫情动态，对来自疫区载有疑似黄热病病人的船舶、飞机及车辆等均应按《中华人民共和国国境卫生检疫条例实施规则》进行检疫，在流行季节，为防止携带病毒的伊蚊输入，对来自黄热病疫区的飞机、轮船、集装箱等运输工具，要实施人员检疫、货物监督和强制性灭蚊措施。对出国到疫区的人员，应事先普及黄热病卫生知识，并接种黄热病疫苗。

在亚洲的某些地区，地理环境、气候特征和蚊虫分布均具备了黄热病病毒流行的基本条件，但迄今为止尚未在亚洲地区发现黄热病病毒的流行，究其原因可能是由于亚洲地区有登革热的流行，人类和灵长类动物感染登革热后，一定程度上可能形成对黄热病病毒的交叉免疫保护，但这并不意味着可以对黄热病掉以轻心。若一旦发现人员感染黄热病，不论是输入，还是本地发生，都是重大的传染病事件，应立即报告上级卫生主管部门，同时应立即隔离患者和疑似病人，对居住在邻近地区的人群立即进行预防接种。平时应对群众进行卫生宣传教育，普及有关防治知识，开展爱国卫生运动，发动群众消灭媒介蚊，以增加民众对黄热病的应急反应能力。

此外，黄热病病毒也是重要的生物战剂，已被许多军事大国采用。因此要充分认识本病的潜在威胁，提高警惕，加强相关研究工作。

（邓永强 邱鹏）

◆ 我国已颁布的相关标准

    SN/T 1241—2003　入出境黄热病染疫列车卫生处理规程

    SN/T 1243—2003　国境口岸黄热病检验规程

    SN/T 1246—2003　入出境黄热病染疫船舶卫生处理规程

    SN/T 1322—2003　入出境黄热病染疫航空器卫生处理规程

    SN/T 1486—2004　输入性蚊类携带的黄热病毒检测方法

    SN/T 1518—2005　国境口岸黄热病检测规程

    SN/T 1519—2005　国境口岸黄热病疫情处理规程

◆ 参考文献

陈庆宁.1991.生物武器防护医学［M］.北京：人民军医出版社：601-614.

陈为民，唐利军，高忠明.2006.人兽共患病［M］.武汉：湖北科学技术出版社：403-408.

金宁一，胡仲明，冯书章.2007.新编人兽共患病学［M］.北京：科学出版社：229-242.

唐家琪.2005.自然疫源性疾病［M］.北京：科学出版社：212-229.

王季午，刘克洲，陈智.2002.人类病毒性疾病［M］.北京：人民卫生出版社：566-569.

王淑兰，王玉民，刘遽，等.2004.重要生物危害疾病预防与控制［M］.北京：军事医学科学出版社：193-204.

谢元林，常伟宏，喻友军.2007.实用人畜共患传染病学［M］.北京：科学技术文献出版社：324-329.

俞东征.2009.人兽共患传染病学［M］.北京：科学出版社：706-726.

Elizabeth D Barnett. 2007. Yellow Fever：Epidemiology and Prevention. Emerging infections，44：850-856.

John-Paul Mutebi，Alan D T Barrett. 2002. The epidemiology of yellow fever in Africa. Microbes and Infection，4：1459-1468.

Monath TP. 2001. Yellow fever：an update. Lancet Infect Dis，1（1）：11-20.

Vincent Deubel，Jean-Pierre，Digoutte，et al. 1986. Genetic Heterogeneity of Yellow Fever Virus Strains from Africa and the Americas. J. gen. Virol，67：209-213.

二、登革热和登革出血热

登革热（Dengue fever，DF）和登革出血热（Dengue hemorrhagic fever，DHF）均是由登革病毒引起的一种虫媒病毒性人与动物共患传染病。临床上以高热、出疹、出血、全身肌肉和关节痛等为主要症状，主要由埃及伊蚊（*Aedes aegypti*）和白纹伊蚊（*Ae. albopictus*）传播。根据其所致疾病的严重程度不同，分为登革热和登革出血热，登革出血热又可分为无休克登革出血热和登革休克综合征

（Dengue shock syndrome，DSS），后者病死率较高。本病传播迅速，发病率高，是目前世界上分布最广、发病人数最多、危害最大的重要虫媒病毒病之一。

（一）病原

1. 分类地位 登革病毒（*Dengue virus*，DENV）在分类上属黄病毒科（Flaviviridae）、黄病毒属（*Flavivirus*）、登革亚组。自然界中存在的登革病毒包括 4 种密切相关但抗原性不同的血清型，分别为 DEN-1、DEN-2、DEN-3 和 DEN-4，4 种血清型的登革病毒可分别感染，但感染后产生的抗体不能保护感染者不被其他血清型的病毒感染，反而能通过调理作用增强第 2 种血清型的感染，即抗体依赖的增强感染现象，这可能是引起登革休克综合征的原因。由于 4 种血清型在热带地区传播流行，因此每个个体均可能同时暴露于 4 种血清型，这大大增加了登革出血热暴发流行的可能性。登革病毒与其他黄病毒属的病毒之间，如乙型脑炎病毒可有交叉免疫反应。各血清型内不同毒株根据基因组序列的差异可分成若干的基因型。

2. 形态学基本特征 登革病毒为球形颗粒，直径为 45～55nm，核心直径为 25～30nm。有双层脂质囊膜，囊膜上可见 5～10nm 的纤突。该病毒基因组为单股正链 RNA，具感染性，与碱性衣壳蛋白 C 构成病毒的核衣壳。病毒基因组分别编码 3 种结构蛋白（衣壳蛋白、膜蛋白、包膜蛋白）和 7 种非结构蛋白。其中 E 蛋白是位于登革病毒表面的结构蛋白，它既含有黄病毒亚群和登革病毒血清型特异的抗原表位，又有与中和、血凝抑制作用有关的抗原表位，是病毒颗粒的主要包膜蛋白，其中 M 蛋白和 E 蛋白含有保护性抗原。非结构蛋白（NS3）是一个多功能蛋白，具有多种酶活性，它与病毒多聚蛋白的加工和 RNA 的复制及 5′端加帽有关，该蛋白具有很好的免疫原性，并存在特异性 CD4$^+$ 和 CD8$^+$ 识别表位，可诱导机体产生特异性的体液免疫和细胞免疫反应。

3. 培养特性 登革病毒可在多种原代及传代细胞（如 C6/36，LLC-MK2，Vero，BHK 等）上增殖并可产生典型的细胞病变和空斑，其中白蚊伊蚊 C6/36 细胞系对登革病毒最为敏感（图 21-2A）。病毒增殖速度、病毒滴度随血清型和宿主的不同而有所差异，同时也受培养条件的影响。

登革病毒脑内接种乳鼠非常敏感，4～7 天后，小鼠可表现出脑炎症状，并最终死亡，其脑组织超薄切片电镜观察见图 21-2B。

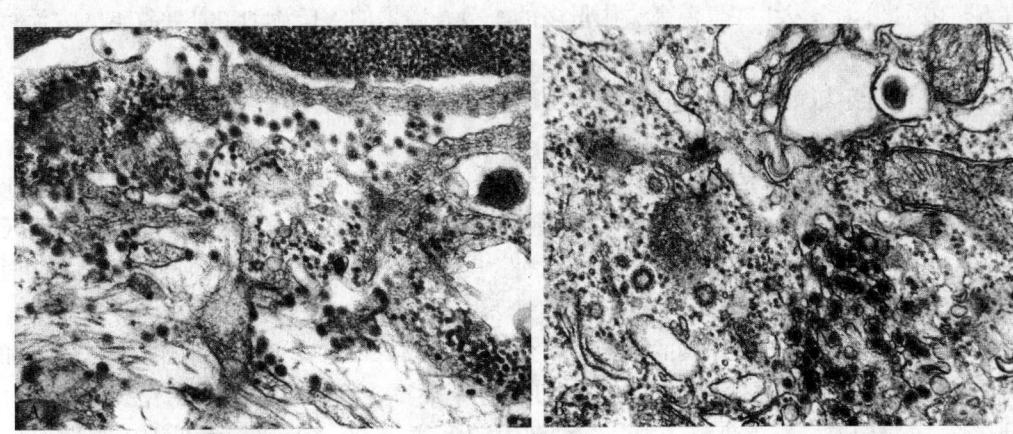

图 21-2 登革病毒感染白纹伊蚊传代细胞（C6/36 株）（A. 超薄切片，×72 000）和感染
小鼠脑组织（B. 超薄切片，×72 000），在细胞胞质内质网中可见病毒颗粒
（徐在海供图）

4. 理化特性 登革病毒对外界理化因素的抵抗力不强，脂溶剂如乙醚、氯仿和脱氧胆酸钠、脲、β-丙内酯、醛、离子型和非离子型去污剂、脂酶以及多种蛋白水解酶均可使病毒灭活。紫外线照射或 X 线辐射亦可将病毒灭活。不耐热，56℃加热 30min 可将病毒完全灭活。4℃可存活数周，−70℃或经冷冻干燥可长期保存。

（二）流行病学

1. 传染来源 登革热和登革出血热疫源地分为城市型和丛林型（包括农村地区）。在城市型疫源地区，传染源主要是处于病毒血症期的显性和隐性感染者。森林中某些灵长类动物（如黑猩猩、猕猴、长臂猴、恒河猴、狒狒等）感染登革病毒后也产生与人类相似的病毒血症，是丛林型疫源地的主要传染源。

在城市型疫源地区，患者和隐性感染者是主要的传染来源。患者在发病前 6～18h 和发病 3 天内可使叮咬患者的伊蚊感染，少数患者在病程的第 6 天仍可从血液中分离出病毒。在流行期间轻型患者和隐性感染者，也是重要的传染源。

2. 传播途径 登革热和登革出血热是典型的虫媒传染病，传播媒介为埃及伊蚊和白纹伊蚊，其中，埃及伊蚊是城市型登革热的主要传播媒介，白纹伊蚊是丛林型登革热的主要传播媒介。当雌蚊叮咬了毒血症时期的病人或猴后，病毒在蚊虫唾液腺内增殖，经 8～10 天的潜伏期，病毒即可分布到蚊子全身，雌蚊再次吸血时病毒随唾液腺进入易感动物体内，把病毒传播给健康人或猴。

3. 易感动物

（1）自然宿主 人、灵长类动物以及蚊虫是登革病毒的自然宿主。伊蚊既是登革热的传播媒介，亦是登革病毒的贮存宿主，并可经卵垂直传播。

（2）实验动物 登革病毒一般不感染其他脊椎动物，只对人、灵长类动物和乳鼠敏感，特别是 1～2 日龄乳鼠，可通过脑内接种进行病毒传代。成鼠对登革病毒不敏感。黑猩猩、猕猴、长臂猴、恒河猴、狒狒等灵长类动物被登革病毒感染后可出现与人类似的病毒血症，常被用于研究登革病毒免疫反应和疫苗试验的动物模型。其他脊椎动物如家兔、豚鼠、地鼠、犬、猪等对登革病毒均不敏感。

（3）易感人群 人群对登革病毒普遍易感，当登革热初次暴发时，可使大量人群发病。该病毒有 4 个血清型，感染后可获得对同型病毒的免疫力，一般为 1～5 年，但对异型病毒无交叉保护。

4. 流行特征 在东南亚一些国家和西太平洋岛屿，登革热呈地方性流行，在某些情况下也可能出现大规模暴发。本病无明显的周期性，但根据流行病学统计分析，菲律宾每 3～5 年流行 1 次，泰国几乎每 2 年流行 1 次。

同时，本病的流行受很多因素的影响，地理、气候等自然因素一方面影响媒介蚊虫的分布、生长发育和吸血活动，另一方面也影响登革病毒在蚊体内的复制。在大多数地区，本病的流行具有明显的季节性，主要在 5～10 月份，多发生在气温高、雨量多的季节。频繁的人口流动也是导致本病大流行的重要因素。

登革病毒常先流行于城市，后向农村蔓延，由于现代交通工具的便利，在城市与城市之间登革病毒的远距离传播已经引起人们的高度重视。

5. 发生与分布 登革热和登革出血热的分布与媒介伊蚊的分布一致，主要分布在热带和亚热带地区，尤以东南亚、西太平洋和加勒比海地区疫情最为严重（彩图 21-2）。凡有媒介伊蚊的地区均存在本病的流行，主要包括东南亚、西太平洋、加勒比海、美洲和非洲等 100 多个国家和地区，同时以上国家和地区大都存在 3～4 个血清型登革病毒的流行。

登革热是一个古老的疾病，在中国的医药百科全书中记载 992 年发生过临床症状像登革热的疾病，1779 年登革热首次发现于印度尼西亚雅加达。1943 年登革病毒在日本首次通过在乳鼠体内注射病人血清分离得到。在 19 世纪时，登革热被认为是一种散发的疾病。200 多年来，世界上曾多次发生大规模暴发流行。例如，在埃及开罗（1880）、美国（1920、1922）、澳大利亚（1925—1926、1942、1954—1955）、南非（1926—1927）、希腊（1927—1928）、日本（1940—1945）、越南（1960）、印度（1963）发生的流行，病人多以百万计。自 20 世纪 80 年代以来，随着国际交往的日益频繁和全球气候变暖，本病流行频率不断上升。到 90 年代，登革出血热病例数逐年增加，其中尤以东南亚地区最为严重。近年来，全球登革热的流行呈显著上升趋势，现在已把登革热列为最重要的蚊媒传播疾病，在过去 50 年，发生率增长了 30 倍。目前该病在非洲区、美洲区、东地中海区、东南亚区和西太区的 100 多个国家呈地方性流行，1970 年以前，只有 9 个国家有登革热的病例，现在是过去的 15 倍多，且仍在增长。仅在 2001 年，美洲区就有 609 000 例登革热的病例报告，其中 15 000 例为登革出血热。这一数字是 1995 年在该地区记录的登革热病例数的两倍多。截至 2008 年 12 月 24 日，据世界卫生组织官方统计，2008 年全球共有 1 151 294 人感染登革热，其中 951 人死亡。

根据记载，新中国成立前就有登革热的流行，而且主要流行地区均在沿海省市，如上海、厦门、广州、福州、烟台等地。而在此后的 30 多年间，全国范围内一直未见登革热的报道。1978 年 5 月，广东佛山突然暴发登革热，同时波及海南、顺德、南海、三水、江门、四会、广州，共 7 个县市，发病人数达 22 122 人，死亡 14 人。在这以后的 20 余年间，4 个血清型的登革病毒在中国海南、广东、广西、福建、台湾等东南沿海地区时有流行。另据报道，云南省从白纹伊蚊分离出病毒，从人血清检出抗体，但始终没有病例报告。

（三）对动物与人的致病性

1. 对动物的致病性　乳鼠对登革病毒敏感，特别是 1～2 日龄乳鼠。乳鼠感染登革病毒后经 4～7 天潜伏期可出现行动迟缓、四肢柔软、后肢麻痹、弓背、抽搐等脑炎症状甚至死亡。成鼠对登革出血热不敏感。

黑猩猩、猕猴、长臂猴、恒河猴、狒狒等灵长类动物感染登革病毒后可出现与人类似的病毒血症，病毒血症持续 1～2 天，无明显的临床症状。家兔、豚鼠、地鼠、犬、猪等对登革热病毒均不敏感。

2. 对人的致病性　人对登革热病毒普遍易感，且无年龄和性别差异。人感染登革病毒后，潜伏期为 5～8 天。愈后对同型登革病毒产生较持久的免疫力，一般为 1～5 年，对异型病毒仅有短暂的免疫力，因而患者可能感染其他血清型病毒，发生二次感染。

按世界卫生组织分型标准，将登革热分为 3 种临床类型。

（1）典型登革热　潜伏期为 2～15 天，其临床特征根据病人的年龄不同而不同。婴儿和幼儿可能出现非特异性发热和皮疹；大龄儿童和成人可能出现轻度发热综合征，但大多数患者表现为突然发热，24h 之内体温可达到 40℃，热型多为不规则热，同时伴有关节、肌肉疼痛，头痛，全身乏力，恶心、呕吐，皮疹，淋巴结肿大及白细胞和血小板减少，部分患者出现腹痛、腹泻或便秘等。这种急性热期持续 2～7 天，随后进入恢复期，但此时病人身体虚弱。在退热期，有 20%～50% 的病例出现不同部位的出血，以牙龈、口腔出血为主，其他包括消化道、呼吸道、胸腔或腹腔出血。因为登革热能发生严重全身肌肉和骨关节疼痛，所以还有"断骨热"之名，病程一般 5～7 天。

（2）登革出血热　是一种潜在致病性并发症，其特征为突发高热、寒战、头痛、周身疼痛、颜面潮红、皮疹、胃肠道症状等。继之出现由血小板减少所导致的明显出血表现，血管通透性增加及血液浓缩和肝肿大等特征，多见于消化道、呼吸道、泌尿生殖道和中枢神经系统等部位出血，出血多发生在病程的第 2～6 天。登革出血热的发病率比登革热低，但病死率较高，尤其是儿童。

（3）登革休克综合征　一小部分登革出血热病例继之出现患者大量失血，导致循环系统出现衰竭症状，表现出心肌炎或心功能不全；病毒毒素导致患者高热、缺氧，患者表现出口唇发绀、四肢厥冷、血压下降等一系列休克症状。

（四）诊断

1. 实验室诊断

（1）病毒分离　从病人病毒血症期的血液样本或尸解标本中分离病毒，常用的病毒分离方法包括敏感细胞接种、乳鼠脑内接种以及幼蚊脑内或成蚊胸腔接种。

（2）常规血清学方法　血清学方法是比较经典的病毒检测方法，在病毒感染的确诊中必不可少。血凝抑制试验、补体结合试验及病毒中和试验是对登革病毒进行鉴定及分型的重要手段。

（3）快速诊断方法　近年来发展起来的 RT-PCR、ELISA、免疫荧光试验、放射免疫测定等方法，具有敏感、特异、快速等优点，目前广泛应用于登革热和登革出血热的快速诊断。

（4）分子生物学方法　病原的早期诊断可用 RT-PCR 技术，针对登革病毒（包括亚型）特异的基因组段，设计种、型特异引物。1986 年，Lam 等就采用 5 条引物（其中一条为共用引物）一步法将 4 个血清型的登革病毒区分开，敏感度达到 1 个蚀斑形成单位的登革病毒，并能与乙型脑炎病毒、黄热病毒和库宁病毒相区分。

需要注意的是，一般不直接从临床标本中检登革病毒，因为患者血清中登革病毒含量低，且 RNA 极易降解。近年国内外采用登革病毒核酸探针（^{32}P、生物素、光敏生物素、辣根过氧化物酶或地高辛配基标记），用斑点杂交、条带杂交或 Southern 杂交检测感染细胞培养上清液中或感染蚊体内的病毒 RNA。

2. 诊断标准

（1）流行病学资料　流行病学资料是临床诊断不可或缺的依据。凡在流行地区、流行季节或 15 天内去过或来自流行区，和/或发病前 5～9 天曾有被蚊虫叮咬史。

（2）临床表现　①突然起病，畏寒、发热（24～36h 内达 39～40℃，少数患者表现为双峰热），伴疲乏、恶心、呕吐等症状。②伴有较剧烈的头痛、眼眶痛，肌肉、关节和骨骼痛。③伴面、颈、胸部潮红，结膜充血。④浅表淋巴结肿大。⑤皮疹于病程 5～7 天出现多样性皮疹（麻疹样、猩红热样皮疹）、皮下出血点等。皮疹分布于四肢躯干或头面部，多有痒感，不脱屑。持续 3～5 天。⑥少数患者可表现脑炎样脑病症状和体征。⑦有出血倾向（束臂试验阳性），一般在病程 5～8 天牙龈出血、鼻衄、消化道出血、皮下出血、咯血、血尿、阴道或胸腹部出血。⑧多器官大量出血。⑨肝肿大。⑩伴有休克。

（3）实验室检查　①末梢血检查：血小板数减少（低于 100×10^9/L）。白细胞总数减少而淋巴细胞和单核细胞分类计数相对增多。②血红细胞容积增长 20％以上。③单份血清特异性 IgG 抗体阳性。④血清特异性 IgM 抗体阳性。⑤恢复期血清特异性 IgG 抗体比急性期有 4 倍或以上增长。⑥从急性期病人血清、血浆、血细胞层或尸解脏器分离到登革病毒或检测到登革病毒抗原。⑦通过 ELISA 方法检测血液中的 NS1 抗原，或者通过 RT - PCR 方法等。

（4）病例分类

1）疑似病例　具备（1）及（2）①、（2）②、（2）③～⑦之一或以上者。

2）临床诊断病例　疑似病例加（3）①（登革热流行已确定）或再加（2）③（散发病例或流行尚未确定）。

3）确诊病例　①登革热：临床诊断病例加（2）④、（2）⑤、（2）⑥中的任一项。②登革出血热：登革热确诊病例加（2）⑧、（2）⑨、（3）②。③登革休克综合征：登革出血热加（2）⑩。

另外，本病应注意与流行性感冒、肾综合出血热、钩端螺旋体病、立克次体病和风湿性关节痛相鉴别。

（五）防制措施

1. 预防

（1）加强监测　登革热监测包括人间疫情监测（疫情监测、血清学监测、病原学监测）和媒介监测（媒介密度监测、病毒监测）。

1）人间疫情监测　①实施登革热监测的地区，应组织登革热监测组，由从事流行病学、临床、病媒、检验等的专业人员组成。及时发现疫情，掌握辖区内疫情数字，分析疫情动态和发展趋势。②对临床疑似病例或原因不明的发热者，采急性期血清分离登革病毒、双份血清检测登革抗体，以及时发现、核实疫情，并根据确定的误诊和漏诊病例，及时修正疫情报告数字。③对需核实诊断的可疑病例以及暴发疫情的病例，应全部或抽样进行个案调查。④血清流行病学监测：在流行季节的前、中、后期抽样对疫区和非疫区正常人群进行登革病毒血清抗体（隐性感染）监测，以了解当地人群抗体水平，分析流行趋势。

2）媒介监测

①以县为单位，查清媒介伊蚊的分布范围。

②根据历年登革热流行趋势和地理分布的特点，将登革热高发区列为媒介重点监测地区，开展媒介密度和病毒监测。布雷图指数超过 20 的"危险区"，要加强监测工作。

③伊蚊幼虫密度：各地应对伊蚊作本底调查，定时、定点、定人调查伊蚊的种群、滋生地的性质、种类、分布，统计布雷图指数（breteau index，BI，平均每百户内伊蚊幼虫阳性容器数）、房屋指数（HI）、

容器指数（CI）、千人指数。

调查户数不少于 50 户，一般小村庄全部调查，大村庄则查 100 户以上，以保证结果可靠。

阳性容器最好分类，如按地点分室内、室外，按性质分为永久性（水缸、水池等）或暂时性容器（花瓶、废弃的瓶、轮胎等），可分别计算指数，便于指导清除伊蚊滋生地工作，观察评价措施的针对性和有效性。

计算方法：

布雷图指数（BI）＝伊蚊幼虫或蛹阳性容器数/检查户数×100

容器指数（CI）＝伊蚊幼虫或蛹阳性容器数/检查容器数×100％

房屋指数（HI）＝伊蚊幼虫或蛹阳性户数/检查户数×100％

千人指数＝伊蚊幼虫或蛹阳性容器数/检查户内人数×1000

④成蚊调查：定期（每 5 年）调查一次当地伊蚊成蚊的季节消长、生态学、对杀虫药的抗药性等。

⑤蚊卵调查：有条件时，可开展诱蚊器指数调查。

⑥病毒监测*：采集雌性伊蚊成蚊进行病毒分离并鉴定型别或直接检测登革病毒抗原，分析登革热流行可能性及发展趋势。

（2）灭蚊 ①控制和消灭埃及伊蚊和白纹伊蚊是当前最有效的预防措施。②流行区和惯发区要制订防治伊蚊计划，将伊蚊幼虫布雷图指数长期控制在 20 以下。③要强调因地制宜，采用综合方法，以消灭埃及伊蚊、白纹伊蚊滋生地和幼虫，处理滋生地要针对不同蚊种采取相应的措施。关键是措施落实，职责到位，责任到人。

（3）人群预防 尚无特异的疫苗可保护人群。加强宣传教育，提高群众自我保护意识。在流行区尽量减少集会，减少人群流动。

（4）个体预防 加强个人防护，使用驱避剂，药物浸泡蚊帐，白天防止媒蚊叮咬。

（5）流行期疫区管理

1）组织措施

①成立登革热防治领导小组，在当地政府的直接领导下，由卫生、防疫、爱卫、宣传、教育、城建等部门组成。下设办公室，要当好领导参谋，随时收集各地的媒介密度、动态、发病数及死亡数，分析疫情趋势，做好技术指导。

②流行的乡镇（村），要根据流行程度组织专业队伍（至少每村 1 人，每乡镇 2～3 人，卫生院 2～3 人），在当地登革热防治领导小组指导下，宣传发动群众翻盆倒罐，做好防蚊灭蚊、清除蚊蚴滋生地的工作，统计疫情数字，定期向上报告。

③开展广泛深入的宣传活动，充分利用广播、电视、报刊、墙报等手段开展宣传，使群众懂得登革热的防治知识，自觉参与防治登革热行动。专业队伍与全民参与相结合。

2）技术措施

①疫情报告：登革热为乙类法定传染病，登革热疫情必须按照规定及时上报并调查处理。疫情证实后，应通报邻近市（县、区）及乡镇，必要时组织联防。及时统计分析登革热疫情或感染的人群间、时间、空间分布。

②疫点的划定：无论城市和乡村，已证实登革热发生或流行时，划定以病家为中心半径 100m 周围的居民区作为疫点。大村、乡镇或居委会内有多个疫点的划为疫区。受登革热疫情直接威胁的地区为"危险区"。

③病人和接触者的管理：急性病人是主要传染源，要求做到早诊断、早报告、早隔离、早就地治疗。新发疫点的病人住院隔离期限从发病日起不少于 6 天。隔离室应有防蚊措施，如纱窗、纱门、蚊帐，并在隔离室周围 100m 范围内定期杀灭伊蚊成蚊和清除伊蚊滋生地。在病人较多的疫区，应就地设置临时隔离治疗点，尽量避免远距离就医，减少传播机会，降低病死率。对疫点、疫区内不明原因发热

---

* 详见《全国登革热监测方案》。

患者做好病家访视，接触者要进行 15 天医学观察。

④灭蚊、防蚊：对疫点、疫区必须进行室内外的紧急杀灭成蚊，同时要针对不同蚊种、当地滋生地特点采取相应措施，限期将疫区范围内蚊蚴布雷图指数降至 5 以下。埃及伊蚊和白蚊伊蚊是登革热主要传播蚊媒，埃及伊蚊主要滋生于水缸、水池和各种积水容器内；白纹伊蚊主要滋生于盆、罐、竹节、树洞、废轮胎、花瓶、壁瓶、建筑工地等清水型小积水中。

⑤保护易感人群：在流行区、流行季节尽量减少群众集会，减少人群流动。教育公众加强个人防护（进入疫区人员使用驱避剂），使用纱门纱窗、衣物，防止蚊媒叮咬传染。

⑥预防措施效果评价：预防措施效果常用的评价指标包括发病率（罹患率）、二代发病率、流行持续时间、伊蚊成蚊密度和幼虫指数等，其中伊蚊布雷图指数可作为登革热防治措施落实情况的评价参考指标，当该指数超过 20 时，判定为危险地区，表示有暴发流行的可能；低于 5 时表示流行终止。

⑦流行病学调查：

a. 个案调查：按登革热流行病学调查表进行一定数量个案调查并核实诊断。

b. 分布及特点调查：查明本次流行的分布，包括地区、年龄、性别、职业、发病率、死亡率，确定疫区范围和流行特点。

c. 传染来源和传播轨迹的追踪。

d. 流行因素调查：详细查清疫区中的自然条件、人群居住条件、流动人口特点和环境卫生、卫生设施、卫生习惯等，分析流行的自然因素和社会因素。

e. 媒介调查：流行期间，随时对伊蚊相、滋生性质、种类、幼虫密度进行调查，计算布雷图指数、房屋指数、容器指数、千人指数。有条件时也可对室内栖息率、成蚊刺咬/停留率、季节消长、对杀虫剂抗药性进行调查。

f. 病毒监视：及时采集病人（疑似病人）急性期血清和定期捕捉伊蚊分离病毒，鉴定型别。

g. 必要时可对有关人员进行医学观察。

2. 治疗

（1）一般治疗　急性期卧床休息，给予流质或半流质饮食，在有防蚊设备的病室中隔离至完全退热为止。

（2）对症治疗　①高热时用物理降温，慎用止痛退热药以防止在 G-6PD 缺乏者中引起溶血。对于病毒血症严重的患者可短期使用小剂量糖皮质激素，如强的松 5mg 每天 3 次。②有大量出汗、呕吐、腹泻而致脱水者，应及时补液。尽可能使用口服补液，不宜大量补液，以防止转变为脑炎型。③有出血倾向者，可采用一般止血药物如安络血、止血敏、维生素 C 和维生素 K。严重上消化道出血者可口服凝血酶、雷尼替丁等。④脑炎型病例应及时快速注射甘露醇等脱水剂，每 6h 一次；同时静脉注射地塞米松。也可静脉滴注低分子右旋糖酐及速尿，与甘露醇交替使用。呼吸中枢受抑制者应使用人工呼吸机。

（3）登革出血热的治疗　以支持疗法为主，注意维持水、电解质平衡，儿童可按每天每千克体重 100mL 补液，内含等量生理盐水与 5% 葡萄糖液。休克病例要快速输液以扩张血容量，并加用血浆或代血浆，但不宜输入全血，以免加重血液浓缩。可静脉滴注糖皮质激素，以减轻中毒症状和改善休克。有弥散性血管内凝血者按弥散性血管内凝血治疗，如给予适当、精心的支持疗法，病死率可减少到 1% 以下，保持足够的循环体液量是登革出血热病例管理的主要特征。

（六）公共卫生影响

我国将登革病毒列为乙类传染病，由于登革病毒只感染人和非人灵长类动物，一般很难感染其他脊椎动物，因而在我国公布的一、二类动物传染病名录中并不包括本病。

在东南亚和西太平洋地区，登革热和登革出血热呈地方性流行，已经引起相关政府部门的高度重视。1994 年以后登革疫情更为活跃，世界卫生组织统计资料显示，目前全球受威胁人口超过 25 亿，每年发病人数超过 8 000 万，病死约 3 万人，主要发生在儿童。由于目前既无疫苗预防，又无特效的治疗药物，在未来的一个较长时期内，登革热和登革出血热对人类都将构成严重的威胁。

同时，登革病毒是联合国生物武器核查条约规定的标准生物战剂之一，可使作战部队严重丧失作战能力，一旦流行，传播迅速，发病率高；该病毒又可大量培养，冻干粉可保存数年，而且还可以通过气溶胶和蚊虫引起感染。鉴于这些特点，登革病毒很可能被用作生物战剂。因此，本病的防治无论是平时还是战时均非常重要。

（秦成峰）

◆ **我国已颁布的相关标准**

WS 216—2001　登革热诊断标准及处理原则

WS 216—2008　登革热诊断标准

SN/T 1217—2003　国境口岸登革热疫情监测规程

SN/T 1469—2004　输入性蚊类携带登革病毒的检测方法

SN/T 1470—2004　国境口岸登革热检验规程

◆ **参考文献**

程明亮，左丽，丁一生，等.1997.贵州省首次发现登革出血热 [J].中国公共卫生，13（8）：449-450.

方美玉，林立辉.2004.登革病毒的研究进展 [J].中华传染病杂志，18（2）：138-141.

江雯，田衍平，等.2007.登革病毒及其 E 蛋白和 NS3 蛋白对 HepG2 细胞中 GSH 水平的影响 [J].第三军医大学学报，29（24）：2311-2314.

刘克洲，陈智.2002.人类病毒性疾病 [M].北京：人民卫生出版社：570-577.

陆宝麟.1990.中国登革热媒介及其防治 [M].贵阳：贵州人民出版社.

马亦林.2005.传染病学 [M].第 4 版.上海：上海科技出版社：261-271.

唐家琪.2005.自然疫源性疾病 [M].北京：科学出版社：208-210.

王宇明，胡仕琪.2006.新发感染病 [M].北京：科学技术文献出版社：552-564.

吴光华，杨佩英，唐家琪.2001.八种重要传染病的防治 [M].北京：人民军医出版社.

徐建荣.2005.登革热及其防治的研究进展 [J].上海预防医学杂志，17（4）：167-169.

杨佩英，秦鄂德.1999.登革热与登革出血热 [M].北京：人民军医出版社.

易彬樘，张治英.2002.中国登革热流行及控制概况 [J].中国公共卫生，18（9）：130.

俞东征.2009.人兽共患传染病学 [M].北京：科学出版社：691-703.

Gubler DJ.2002.Epidemic dengue/dengue hemorrhagic fever as a public health，social and economic problem in the 21st century.Trends of microbiology，10（2）：100-103.

Gubler DJ，Kuno G.1997.Dengue and dengue hemorrhagic fever.London：CAB international.

Kuhn RJ，Zhang W，Rossmann MG，et al.2002.Structure of dengue virus：implications for flavivirus organization，maturation and fusion.Cell，108（5）：717-725.

Rigau-Perez JG，Clark GG，Gubler DJ，et al.1998.Dengue and dengue haemorrhagic fever.Lancet，352（9132）：971-977.

U C Chaturvedi，Rachna Nagar.2008.Dengue and dengue haemorrhagic fever：Indian perspective.J.Biosci，33（4）：429-441.

三、流行性乙型脑炎

流行性乙型脑炎（Epidemic encephalitis B）又称日本乙型脑炎（Japanese type B encephalitis），简称乙脑，是由日本脑炎病毒（简称乙脑病毒）引起的自然疫源性疾病。经蚊媒传播，在猪-蚊-猪之间循环，流行于夏秋季。人被带毒蚊叮咬后，大多数为隐性感染，少数发展为脑炎，发病者以儿童为主，临床上以高热、意识障碍、惊厥、昏迷、呼吸衰竭为特征，30％的患者恢复后有不同程度的后遗症，死亡率约为10％。目前，已知有 60 多种动物可感染乙脑病毒。动物感染流行性乙型脑炎病毒，临床上多数呈现以兴奋或沉郁为主的神经症状，尤以马为典型。妊娠母猪出现流产，公猪发生睾丸炎。

（一）病原

1. 分类地位 乙脑病毒（*Japanese encephalitis virus*，JEV）在分类上属黄病毒科（Flaviviridae）、黄病毒属（*Flavivirus*）。该病毒的抗原性比较稳定，除株特异性抗原外，还具有一个以上的交叉抗原，在补体结合试验和血凝抑制试验中与其他 B 组虫媒病毒出现交叉反应。

1982 年 Takegami 将乙脑病毒分成 3 个血清型：JaGAr 型、Nakayama 型和 Mie 型，不同血清型间毒株的生长特性、毒力及生物学特性有所差异。

根据乙脑病毒的 C/PrM 基因可将亚洲地区该病毒的分离株分成 4 个基因型。4 个基因型的地理分布各不相同，基因 I 型包括中国、日本、越南、尼泊尔、印度、斯里兰卡的分离株；基因 II 型包括泰国北部、柬埔寨的分离株；基因 III 型包括印度尼西亚、马来西亚和泰国南部的分离株；基因 IV 型为印度尼西亚东部的分离株，各型之间核苷酸序列的差异性大于 12%。

2. 形态学基本特征及培养特性 乙脑病毒颗粒呈球形，有囊膜，直径约 40nm。核衣壳为 20 面体结构，直径约 30nm。基因组为单股正链 RNA，全长约 10.9kb，包装于病毒核衣壳中，外层为脂膜（囊膜）。囊膜中有糖基化蛋白 E 和非糖基化蛋白 M。E 蛋白是主要抗原成分，具有特异性中和及血凝抑制抗原决定簇。基因组顺序为：$5'$cap - NCR - C - PrM - M - E - NS1 - NS2a - NS2b - NS3 - NS4a - NS4b - NS5 - NCR - $3'$（cap 为帽状结构，NCR 为非编码区，C 为核衣壳蛋白，PrM 为前膜蛋白，M 为膜蛋白，E 为囊膜糖蛋白，NS 为非结构蛋白）。

乙脑病毒在 C6/36、BHK - 21 和 Vero 等细胞系上可出现明显的细胞病变，具体表现为单层细胞变圆，继而脱落、破裂。乳鼠脑内接种，一般 2～3 天即可发病死亡，实验室常用以上两种方法分离乙脑病毒。此外，该病毒还可在鸡胚、猴肾及 Hela 细胞中繁殖，在蚊体内繁殖的适宜温度为 25～30℃。流行性乙型脑炎病毒感染人胚肺传代细胞及小鼠脑组织见图 21 - 3。

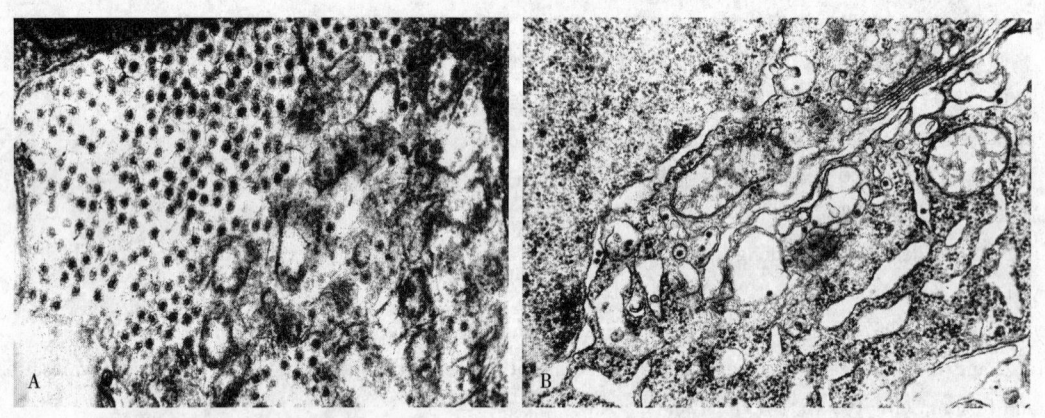

图 21 - 3 流行性乙型脑炎病毒感染人胚肺传代细胞，在内质网池内可见大量病毒颗粒（A. 超薄切片，×80 000）；感染小鼠脑组织，神经细胞胞质内质网扩张，见散在病毒颗粒（B. 超薄切片，×40 000）

（徐在海供图）

3. 理化特性 乙脑病毒对温度、紫外线、福尔马林、蛋白酶、去氧胆酸钠、乙醚、氯仿等敏感。100℃加热 2min 或 56℃加热 30min 即可使其灭活。病毒对低温和干燥的抵抗力强，冷冻真空干燥后在 −70℃条件下可长期保存。该病毒在不同稀释剂内的稳定性有明显的不同，10% 的脱脂乳、0.5% 的水解乳蛋白和 5% 的乳糖均为较好的稀释剂，但在生理盐水内病毒的滴度下降很快。

（二）流行病学

1. 传染来源 人类和自然界中多种动物可作为本病的传染源。

家畜和家禽是主要传染源，猪对乙脑病毒自然感染率高，猪种群更新较快，因此自然界总保持着大量的易感猪，构成猪-蚊-猪的传播循环。在流行区内，本病每年在家畜中有广泛传播，且比人群中流行早 2～4 周。在流行期间，猪的感染率为 100％，马的感染率为 90％以上。其他动物如驴、犬、鸭、鹅均可能成为传染源。

野生动物和野鸟是自然疫源地的贮存宿主，鸟类同时也是乙型脑炎有效的病毒血症扩增宿主。

人为终末宿主。人感染后病毒血症持续时间较短，且病毒滴度较低，故隐性感染者或病人虽然可以作为传染源，但是没有很大的流行病学意义。

2. 传播途径 本病经蚊虫叮咬而传播。能传播本病的蚊虫很多，现已被证实的蚊种有库蚊、伊蚊和按蚊。目前，国外已从 26 种蚊体内分离到乙脑病毒，国内的主要传播媒介为三带喙库蚊，蚊被感染后，在平均气温 21℃的条件下，10～12 天后即能传播乙脑病毒。乙脑病毒也可经蚊卵传给下一代。

此外，从我国福建省和台湾省的蠓蟓和库蠓体内也已分离到乙脑病毒，说明自然界中本病的传播媒介不只限于蚊类。

3. 易感动物

（1）自然宿主 目前已知有 60 多种动物可感染乙脑病毒，猪、马、驴、犬、蝙蝠、鸭、鹅和各种鸟类均可被感染。

（2）实验动物 乳鼠最为敏感，经脑内接种病毒后，经 3～4 天的潜伏期，开始出现麻痹、抽搐、尾强直、直至死亡，小鼠濒死期取脑组织，-20℃以下保存，可作为种毒。豚鼠、大鼠和家兔不敏感，但豚鼠在人工感染后 2～4 天出现病毒血症。另外，山羊羔和猴也是较好的动物模型。

（3）易感人群 人群对乙脑普遍易感，多为隐性感染，显性发病与隐性感染的比例为 1：500～2 000，在流行地区进行血清学调查时，发现阳性率随年龄增长而增高，表明成年人已经获得了稳固的免疫力，易感者多为 10 岁以下的儿童。在新疫区，则所有人均为易感者，病后可产生免疫力。当人群免疫水平下降，或易感人群增加时，存在乙脑流行的潜在风险。男性略高于女性。

4. 流行特征

（1）流行季节 在热带地区，全年有散发病例。亚热带和温带地区发病有严格季节性，绝大多数病例集中在 7～9 月，约占全年发病数的 80％～90％，而在冬春季节几乎无病例发生，其原因主要是蚊虫繁殖、病毒在蚊体内的复制以及蚊虫吸血活动受气温、雨量等自然条件的影响。

（2）发病年龄结构变化 以往发病以 10 岁以下儿童为主，约占病人总数 80％以上，这是因为成人大多为隐性感染或已获得稳固的免疫力。近年来，发病的年龄结构有从儿童转向成年和老年的趋势，成年人或老年人的发病相对有所增加，且病死率也较高，这可能与儿童普遍接受预防接种有关。目前，国内总发病率有较大幅度的下降，改变了过去流行的发病模式。

（3）发病形式 隐性感染多，临床发病者少，呈高度散发性，同一家庭同时有两个患者较为少见。显性感染与隐性感染之比为 1：300～1：1 000。

（4）传播环节复杂 自然界本病的传染源多，传播媒介也多，动物间传播流行较普遍。

（5）流行规律及预测 乙脑病毒在自然界传播的基本环节已经明确，但流行规律还未完全认识。目前看来，引起大流行的因素归纳起来有 3 个比较重要的因素：①易感人群的增加；②气象因素：降雨量、气温；③猪自然感染时间的早晚和感染率的高低。

5. 发生与分布 乙脑最早 1871 年在日本发生，1924 年大流行，1935 年首次分离到病原，并将本病定为日本脑炎。我国最早记载始于 1921 年，1940 年从乙脑病例中分离到病毒。近年来，我国乙脑流行明显减少。

本病流行地区广泛，北自日本北海道、俄罗斯的远东地区；南至印度尼西亚、爪哇；东至马里亚纳群岛；西至印度、斯里兰卡等地。我国除东北、西北的边远地区及高原地区外，均有本病的流行，但农村高于城市，山区高于沿海地区。

（三）对动物与人的致病性

1. 对动物的致病性 动物感染流行性乙型脑炎病毒的临床表现，大多数呈现以兴奋或沉郁为主的神经症状。但不同动物的发病表现又有各自的特点。

(1) 猪 本病的潜伏期，人工感染一般为 3～4 天。

自然感染病例，神经症状不如马流行性乙型脑炎明显。常在见不到症状的情况下突然发病，体温升高达 40～41℃，食欲减退，饮欲增加。精神沉郁、嗜睡。驱赶时勉强起立，随后又卧下。眼结膜潮红，心跳加快，呼吸轻微促迫，咳嗽，粪便干燥，尿呈深黄色。有的猪后肢关节肿大，跛行或麻痹，步态不稳。

妊娠母猪常突然发生流产。流产前除有轻度减食或发热外，常不被人们所注意。流产多在妊娠后期发生，流产后症状减轻，体温、食欲恢复正常。少数母猪流产后从阴道流出红褐色乃至灰褐色黏液，胎衣不下。母猪流产后对继续繁殖无影响。

流产胎儿多为死胎或木乃伊胎，或濒于死亡。部分存活仔猪虽然外表正常，但衰弱不能站立，不会吮乳；有的生后出现神经症状，全身痉挛，倒地不起，1～3 天死亡。有些仔猪哺乳期生长良莠不齐，同一窝仔猪有很大差别。

公猪除有上述一般症状外，突出表现是在发热后发生睾丸炎。一侧或两侧睾丸明显肿大，较正常睾丸大半倍到 1 倍，具有证病意义，但须与布鲁菌病相区别。患睾阴囊皱褶消失，温热，有痛觉。白猪阴囊皮肤发红，2～3 天后肿胀消退或恢复正常，或者变小、变硬，丧失制造精子功能。如一侧萎缩，尚能有配种能力。

(2) 牛 牛多为隐性感染，在流行区的牛群中可证明有流行性乙型脑炎病毒中和抗体存在，但自然发病者少。

牛发病后主要临床表现为发热和神经症状。发热后，食欲消失，出现痉挛、呻吟、磨牙、四肢僵直、转圈、不随意运动，最后昏迷，于 1～2 天内或拖至 10 天左右死亡。有的仅出现发热、食欲不振，而后恢复。有的犊牛出生后头部震颤，吮乳困难，步态异常，一般很少死亡。

(3) 马 潜伏期为 1～15 天。病初体温突然升高到 39～41℃。行走时抬腿过高，如涉水状、不稳。眼结膜黄染，视力减退。对外界事物刺激反应迟钝或稍敏感。仍保持食欲或稍减。继之病情加重，出现兴奋沉郁或两者兼而有之的三种类型症状。

1) 兴奋型 病马表现狂躁不安，对外界事物的任何刺激易引起兴奋。不知躲避障碍，横冲直撞。无目的地奔跑，低头向前冲，撞在饲槽或墙上不知回头，或撞坏栏杆坠入深沟或坑内。多在极度兴奋状态下，因体力衰竭倒地挣扎不起，四肢前后划动，状似游泳。此型病程短，1～2 天死亡。

2) 沉郁型 病马垂头、耷耳、眼半睁、呆立不动，对周围事物不敏感。或以下颌搭在饲槽上，或将头顶到墙上，长时间不动。行走时四肢动作不协调，摇摇晃晃或作转圈运动。后期卧地不起、昏迷，感觉消失。病程 1～4 周。早期若治疗及时，护理得当，多数可治愈。

3) 混合型 此种类型病马除兴奋和沉郁交替出现外，多数病马视力和听力下降或消失。针刺皮肤反应迟钝。面神经麻痹，唇自然下垂，失去采食和饮水能力。常有阵发性抽搐。

此外，有些病马在原因不明的情况下发生后躯软弱乏力，步态不稳，容易跌倒。继而后肢不能站立，卧地不起，用前肢支撑，呈犬坐姿势。称麻痹型。麻痹从后向前扩展，也可能侵害前躯和脑，引起知觉下降或消失。可视黏膜黄染，食欲减退。病程长，治愈困难。

(4) 山羊 多为隐性感染，但其发病率较牛稍高。发病初期体温升高。其临床特征主要是麻痹，兴奋性较低或缺乏表现。麻痹从头部开始，经颈部、躯干至四肢，呈现后行性全身麻痹。这一症状恰恰与马从后向前相反。口唇麻痹，流涎，咀嚼肌痉挛，牙关紧闭，采食困难，视力和听力减退或消失，背凹陷，四肢僵硬、屈伸困难，步态踉跄，或后肢麻痹不能站立。约 3～5 天死亡。

(5) 鹿 鹿感染流行性乙型脑炎后多突然发病。病初体温升高，食欲减退或停食，停止反刍，饮欲减少。一般多为兴奋、沉郁及后躯麻痹混合发生。病鹿表现不安，尖声嘶叫，站立不稳，共济失调。全身肌肉震颤，顶撞围墙或栏杆。有的呆立、两耳下垂、磨牙、跛行、回顾腹部。有的后肢僵硬，呈现不全麻痹。强行驱赶时则后肢拖地或勉强支持身体行走。发病快、病程短、病死率高。

(6) 鸡 病鸡从发病开始即不食，不活动，头下垂，闭眼呆立。约几小时或 1 天死亡。

2. 对人的致病性 人感染乙脑病毒后潜伏期为5～15天，病人临床症状以高热、惊厥、昏迷为主，病程一般可分为4个阶段。

（1）初期 起病急，发热、头痛、全身不适、常伴有寒战，体温38～39℃。头痛剧烈，并伴有恶心、呕吐（呈喷射状），此期持续时间一般为1～6天。

（2）急性脑炎期 持续高热，体温达39～40℃以上，中枢神经系统感染加重，出现意识障碍，神志恍惚、昏睡、昏迷、惊厥或抽搐，颈项强直，受影响肢体出现麻痹，有的患者因呼吸衰竭而死亡。神经系统检查巴宾斯基征阳性，跟腱反射阳性。流行性乙型脑炎病毒感染人脑组织切片见彩图21-3。

（3）恢复期 神经系统症状逐渐缓解，体温和脉搏等逐渐恢复正常。

（4）后遗症期 部分患者发病6个月后会留下以瘫痪、失语及精神失常为主的后遗症，发病率约30%。

(四) 诊断

根据流行病学资料、临床症状和体征以及实验室检查结果的综合分析进行诊断，但确诊则需要依靠抗体检查或病原分离。

1. 临床诊断

（1）流行病学资料 乙脑有明显的季节性，主要发生在7～9月。起病前1～3周在流行地区有蚊虫叮咬史。患者多为儿童及青少年。无乙脑疫苗接种史。

（2）临床特点 突然发热、头痛、呕吐、意识障碍，且在2～3天内逐渐加重；早期常无明显症状，2～3天后常见脑膜刺激征，幼儿出现前囟膨隆；腹壁反射、提睾反射消失；病理检查巴宾斯基征阳性；四肢肌张力增高等。重症病人可迅速出现昏迷、抽搐、吞咽困难及呼吸衰竭等表现；小儿常见凝视与惊厥。

2. 实验室诊断

（1）血象 白细胞计数一般为（10～30）×10^9个/L，中粒细胞增至80%以上，核左移，嗜酸性粒细胞可减少。

（2）脑脊液检查 外观澄清或微混，白细胞计数增加，多数在（0.05～0.5）×10^9个/L，个别病人可达1×10^9个/L以上，或始终正常；病初中性粒细胞占多数，以后逐渐以淋巴细胞为主。化脓性脑膜炎患者脑脊液中的IgM明显升高，结核性脑膜炎患者则IgA、IgG显著升高，而病毒性脑膜炎患者在后期时IgG可升高。

（3）血清学检查

1）血凝抑制试验 可测定IgM抗体和IgG抗体，敏感性高，方法简便快速，但试验要求严格，偶见假阳性。双份血清效价增长4倍以上可确诊，单份血清抗体效价1∶100为可疑，1∶320可判为阳性，1∶640可确诊。

2）二巯基乙醇耐性试验 检测IgM抗体，患者血清标本在二巯基乙醇处理前、后分别作血凝抑制试验，如处理后血凝抑制抗体效价下降1/2～3/4，表示特异性IgM已被二巯基乙醇裂解，即为试验阳性。本法可在起病第4～8天即呈阳性，且由于单份血清即有辅助价值，故可对乙脑进行早期诊断。

3）补体结合试验 该方法较为繁冗，抗体出现晚，早期诊断困难。

4）中和试验 病后一周血中出现中和抗体，效价增长4倍以上可确诊。此法特异性强，敏感性高，一般用于流行病学调查。

5）免疫荧光试验 病初第1～2天的血液、发热第2～4天的脑脊液和发热全程的脑脊液，均可采用本法检测乙脑病毒抗原，该方法快速，检出率高，有早期诊断价值。

6）酶联免疫吸附试验 一般用于测定血清中乙脑的抗体，该方法操作简便，特异性强，敏感性高，易于推广。

（4）病毒分离 病初可取血清或脑脊液接种乳鼠分离病毒，但分离率较低。通常死后尸检，延髓穿刺取脑组织制成悬液，离心后取上清液接种乳鼠脑内，传代后进行鉴定，可作回顾性诊断。

3. 人的诊断标准 根据流行病学资料、临床症状和体征以及实验室检查结果的综合分析进行诊断，但确诊则需要依靠抗体检查或病原分离。

（1）流行病学 在乙脑流行区居住，在蚊虫叮咬季节发病或发病前 25 天内在蚊虫叮咬季节到过乙脑流行区。

（2）临床症状和体征 ①急性起病，发热头痛、喷射性呕吐、嗜睡，伴有脑膜刺激症状。②急性起病，发热 2～3 天后出现不同程度的意识障碍，如昏迷、惊厥、抽搐、肢体痉挛性麻痹等中枢神经系统症状，或发展至中枢性呼吸循环衰竭。

（3）实验室检查 ①脑脊液：压力增高，呈非化脓性炎症改变，外观清亮，蛋白轻度增高，糖与氯化物正常，白细胞增高，多在（50～500）×10^6 个/L，早期多核细胞为主，后期单核细胞为主。②一个月内未接种过乙脑疫苗者，血或脑脊液中抗乙脑 IgM 抗体阳性。③恢复期血清中抗乙脑 IgG 抗体或中和抗体滴度比急性期有 4 倍以上升高者，或急性期抗乙脑 IgG 抗体阴性，恢复期阳性者。④乙脑病毒分离：从脑脊液、脑组织、或血清分离乙脑病毒阳性。

（4）病例分类

1）疑似病例 （1）＋（2）①或（2）②；

2）临床诊断病例 疑似病例＋（3）①；

3）确诊病例 疑似病例或临床诊断病例＋（3）②或（3）③或（3）④。

（五）防制措施

1. 动物的防制措施

（1）免疫接种 患乙脑恢复后的动物可获得较长时间的免疫力。为了提高畜群的免疫力，可接种乙脑疫苗。使用我国研制选育的仓鼠肾细胞培养的活疫苗，对马属动物应用平均保护率可达 86 ％ 以上；用空斑纯化疫苗免疫猪群，保护率可达 91％ 以上。预防注射应在当地流行开始前 1 个月内完成。应用乙脑疫苗，给马、猪进行预防注射，不但可预防流行，还可降低本动物的带毒率，既可控制本病的传染源，也为控制人群中乙脑的流行发挥作用。

（2）消灭传播媒介 这是一项预防和控制乙脑流行的根本措施。以灭蚊防蚊为主，尤其是三带喙库蚊。该蚊是我国和东南亚国家重要的传播媒介和病毒贮存宿主。应根据其生活规律和自然条件，采取高效措施，才能收到事半功倍的效果。

三带喙库蚊以成虫越冬，越冬后活动时间较其他蚊类晚，主要产卵和滋生地是水田或积聚浅水的地方，此时数量少，滋生范围小，较易控制和消灭。选用有效杀虫剂（如毒死蜱等）进行超低容量喷洒。对猪舍、马厩、羊圈等饲养家畜的地方，应定期进行喷药灭蚊。对贵重种用动物畜舍必要时应加防蚊设备。

（3）加强宿主动物的管理 应重点管理好没有经过夏秋季节的幼龄动物和从非疫区引进的动物。这类动物大多没有感染过乙脑，一旦感染则容易产生病毒血症，成为传染源。尤其是猪，饲养期短，猪群更新快。应在乙脑流行前完成疫苗接种并在流行期间杜绝蚊虫叮咬。

2. 人的防制措施

（1）监测

1）监测媒介蚊的出现频率和时间 定期、定地点、定量捕捉蚊媒；地点选择在牲畜棚（特别是猪圈）附近，时间最好选择 19～20 时蚊媒吸血高峰时，观察三带喙库蚊的出现时间及其在蚊群中所占比例。

2）猪群抗体水平的监测 监测猪群抗体水平时，要注意母体抗体或既往感染对结果的影响，最好是 4～5 月龄的仔猪，此时其母源抗体已消失，用这样的猪进行抗体监测，结果较为可靠。

3）人群抗体水平的监测 有人报道隐性感染高发地区，人群血凝抑制抗体阳性率达 78％，乙脑的发病率较低，10 万人仅 2.4 人；而隐性感染低的地区，血凝抑制抗体阳性率仅为 10％，乙脑的发病率高达 10 万人 38.3 人。

4）气象因素　气温和雨量对该病的流行很重要，气温高不仅有利于蚊虫的滋生，而且能提高病毒在蚊体内的毒力和数量。晴天和雨天交替最有利于蚊虫的滋生。

（2）预防

1）预防措施

①健康教育：将预防乙脑的知识教给群众，提高自我保护意识，特别是提高群众对疫苗接种、防蚊灭蚊对预防乙脑重要性的认识。

②免疫接种：接种乙脑疫苗以提高人群免疫力是预防乙脑的重要措施之一。接种对象是流行区的儿童及从非流行区到流行区的敏感人群。目前有灭活疫苗和活疫苗两种。为了确保疫苗接种效果，接种时间应在流行季节前 1～3 个月完成。儿童经初次基础免疫后应按规定加强免疫。疫苗在运输和贮存过程中均应在 4℃ 保存，以保证其有效性。

③灭蚊防蚊：灭蚊要强调一个早字，最好在人间乙脑流行前 1～2 个月开展一次群众性的灭蚊活动，在农村重点是消灭牲畜棚（特别是猪圈）的蚊虫。夜间睡觉防止蚊虫叮咬可用蚊帐、驱蚊剂等，提倡不露宿。黄昏户外活动应避免蚊虫叮咬。

2）疫情报告　乙脑为乙类传染病，发现病人应及时向有关部门报告，城市要求 12h 内，农村要求 24h 内报告。

3）流行期措施　如发现乙脑流行，应采取以下紧急措施：

①宣传教育：积极开展有关乙脑防治知识的宣传教育；早期发现和治疗病人。

②开展以灭蚊为中心的群众性爱国卫生运动：必要时对高危地区采用超低容量大面积喷洒马拉硫磷方法，短期内可控制成虫，对预防乙脑有良好效果。

③应急接种疫苗：如果易感人群疫苗接种覆盖面窄，应采取应急接种疫苗，但应注意偶合病例发生。

（3）治疗　目前，尚无特效抗病毒药物治疗乙脑，主要采取对症、支持和综合治疗方法。抢救病人要把好高热、惊厥和呼吸衰竭"三关"。

1）降温　高热易引发惊厥，加重脑水肿，诱发呼吸衰竭，须及时降温，将体温控制在 38.5℃ 以下（肛表），头部温度尽量降到 36℃ 左右，可用物理、药物和激素等方法降温。

2）镇静　因剧烈头痛、烦躁不安，颅压增高易引发惊厥，应给予适量镇静剂。患者如发生抽搐，应尽快使用镇静剂。

3）防止呼吸衰竭　防止颅压增高，防止痰堵造成换气不佳和缺氧，应让病人侧卧睡，防止昏迷时舌根后坠。出现痰堵时可考虑气管插管或切开给氧，以改善肺部的换气功能。当出现脑水肿或脑疝，引起呼吸衰竭时，应立即给予脱水剂。如病人出现呼吸表浅或节律不齐时，应采用呼吸兴奋剂。

我国用中医中药治疗乙脑病人得到很好效果。

应对病人进行认真细致的护理，给予高热量和多维生素的营养性流质，保持水和电解质平衡，预防继发感染等。

治疗不及时，病死率可高达 10%～20%，约 30% 的病人留有不同程度的后遗症，如痴呆、半身不遂、精神失常、记忆力和智力减退等。因此，早发现、早诊断、早治疗对降低病死率和致残率是很重要的。

（六）公共卫生影响

目前，国内流行的乙脑病毒主要为基因 Ⅰ 型，该型病毒连续的大跨度地理分布（从日本到斯里兰卡），表明该基因型流动传播的可能性，但该病毒的分布与鸟类的迁徙特征并不相符，关于这方面研究目前国内还处于空白。因此，加强国内乙脑的流行病学监测，完善监测信息网络，对乙脑的防控将会起到重要的作用。

我国是乙脑的高发区。虽然自 20 世纪 70 年代后期大规模接种乙脑疫苗后，乙脑发病率显著下降，全国范围的流行得到了基本控制，但是最近 5 年全国每年的报告病例仍在 1 万例左右，局部地区也存在暴发流行，其中 50％ 以上的病例集中在贵州、重庆、四川、陕西、云南和河南 6 个省和直辖市。因此，应按照因地制宜和分类指导的原则，采取预防接种、控制媒介传播、健康教育和加强监测等综合性防治措施，以全面加强乙脑防治，提高乙脑疫苗覆盖率，进一步降低发病率，预防和控制该病的暴发和流行。

（刘忠钰）

◆ **我国已颁布的相关标准**

　　GB/T 18638—2002　流行性乙型脑炎诊断技术

　　GB/T 22333—2008　日本乙型脑炎病毒反转录聚合酶链反应试验方法

　　WS 214—2008　流行性乙型脑炎诊断标准

　　SN/T 1445—2004　动物流行性乙型脑炎微量血凝抑制试验

　　SN/T 2067—2008　出入境口岸流行性乙型脑炎监测规程

◆ **参考文献**

费恩阁，李德昌，丁壮．2004．动物疫病学［M］．北京：中国农业出版社：187 - 191.

金宁一，胡仲明，冯书章．2007．新编人兽共患病学［M］．北京：科学出版社：243 - 262.

李钟铎，王鹤翔，宋光昌，等．1981．应用微量免疫荧光检测 IgM 抗体用于乙脑病人早期诊断［J］．微生物学报，21 （1）：114 - 118.

林瑞炮，林冰影．2007．人畜（兽）共患性疾病［M］．杭州：浙江大学出版社：59 - 65.

刘克洲，陈智．2002．人类病毒性疾病［M］．北京：人民卫生出版社：577 - 591.

唐家琪．2005．自然疫源性疾病［M］．北京：科学出版社：162 - 175.

王淑兰，王玉民，刘逵，等．2005．重要生物危害疾病预防与控制［M］．北京：军事医学科学院出版社：265 - 275.

殷震，刘景华．1997．动物病毒学［M］．第 2 版．北京：科学出版社：633 - 641.

俞东征．2009．人兽共患传染病学［M］．北京：科学出版社：730 - 746.

中国农业科学院哈尔滨兽医研究所．2008．动物传染病学［M］．北京：中国农业出版社：225 - 228.

四、森林脑炎

　　森林脑炎（Forest encephalitis）又名东方蜱传脑炎（Tick-borne encephalitis）或苏联春夏脑炎（Russian spring-summer encephalitis）是由蜱传脑炎病毒引起的以中枢神经系统病变为特征的急性蜱媒人与动物共患传染病。临床上以突发高热、头痛、意识障碍、脑膜刺激征、瘫痪等为主，脑脊液有异常变化并常伴有后遗症，病死率较高。蜱传脑炎病毒分为 3 个亚型：西欧亚型、远东亚型和西伯利亚亚型。西欧亚型蜱传脑炎病毒引起中欧脑炎，主要经篦子硬蜱传播，症状较轻，主要流行于中欧、东欧和北欧；远东亚型和西伯利亚亚型蜱传脑炎病毒引起苏联春夏脑炎，主要经全沟硬蜱传播，症状较重，主要流行于前苏联中亚地区、中国东北、朝鲜北部及日本。我国的蜱传脑炎病毒属于远东亚型，经羊和猴脑内接种试验，其毒力比西欧亚型强。在我国本病是为数不多的法定职业性传染病之一，主要分布在东北长白山和大小兴安岭地区，云南和新疆也有报道。

（一）病原

　　1. 分类地位　蜱传脑炎病毒（*Tick-borne encephalitis virus*，TBEV）又称森林脑炎病毒，在分类上属黄病毒科（Flaviviridae）、黄病毒属（*Flavivirus*），属于该属 8 个血清学亚组中的蜱传脑炎血清亚组。蜱传脑炎病毒 3 个亚型之间具有很强的抗原相关性，故针对某一型病毒的疫苗可对其他亚型病毒起到交叉保护作用。

　　流行于俄罗斯北部、中欧、北欧的蜱传脑炎，又称为西方蜱传脑炎，其抗原结构、传播媒介、临床特点和预后情况与森林脑炎均有所不同。西方蜱媒脑炎发病率低，临床症状轻微，死亡率较低。

　　2. 形态学基本特征　蜱传脑炎病毒为颗粒球形，直径为 40～70nm 的正 20 面体，表面可见棘突的包膜包裹，膜内是直径为 25～35nm 的高电子密度核衣壳，外覆囊膜。囊膜由病毒蛋白 M、E 及宿主细胞内质网膜组成，芽生时获得。每个成熟病毒颗粒含 90 个平覆于表面的 E 蛋白二聚体，排列成 T＝3 的对称 20 面体结构，M 蛋白位于三次轴上；未成熟病毒颗粒内 prM、E 蛋白形成异二聚体。与成熟颗粒相比，未成熟病毒颗粒表现出较低的感染活性、血凝活性、融合活性。病毒基因组为单股正链 RNA，长约 11kb，含有单一开放读码框架（ORF），编码一个聚蛋白前体，经蛋白酶裂解加工成 3 个结构蛋白（C，PrM 和 E）和 7 个非结构蛋白（NS1，NS2a，NS2b，NS3，NS4A，NS5）。5′端有帽状结构，3′端无 poly（A）。包膜蛋白 E 是病毒的主要结构蛋白，含有血凝抗原和中和抗原，诱导保护性抗体，E 蛋白单个氨基酸的改变可导致病毒和受体的结合、细胞膜融合，引起血凝、血凝抑制活性和病毒毒力的改变。

3. 培养特性 该病毒可在鸡胚中增殖，经卵黄囊接种，病毒可引起鸡胚死亡；但经绒毛尿囊膜接种后仅在膜上形成小的病变，影响鸡胚的发育。蜱传脑炎病毒还能在 Vero、Vero - E6、BHK - 21、Hela、Hep - 2 和 LLC - MK$_2$ 等传代细胞中增殖，在 BHK - 21、LLC - MK$_2$ 可形成空斑，对 C6//36 细胞不敏感。森林脑炎病毒可通过细胞培养多次传代筛选硫酸乙酰肝素依赖性增强的减毒株。Mandl C W 等通过森林脑炎病毒在 BHK - 21 细胞上传代筛选到 12 种能增加 E 蛋白表面所带正电荷的变异，这些变异位于 E 蛋白的三个结构域，分散在几乎整个 E 蛋白的外侧面，导致了表面带优势正电荷局部膜片形成。携带其中一些变异的重组病毒表现出 HS 依赖表型，BHK - 21 细胞敏感性增加，猪肾细胞上形成较小蚀斑，对成鼠神经侵袭力明显致弱。

乳鼠和断奶小鼠所有途径接种均可引起致死性脑炎，蜱传脑炎病毒感染小鼠脑组织的电镜观察见图 21 - 4。大鼠、豚鼠、绵羊、猴和猪脑内接种引发致死性脑炎。蜱传脑炎病毒可从患者或病畜的脑组织中分离，用酚和乙醚处理后提取的 RNA 具有传染性，仍可使小鼠发病。

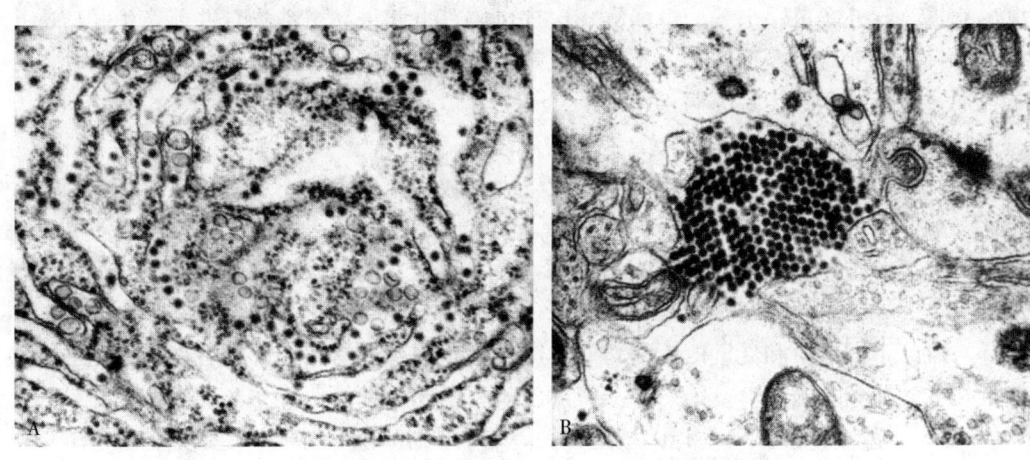

图 21 - 4 森林脑炎病毒感染小鼠脑组织，在神经细胞胞质内散在（A）
及成堆的病毒颗粒（B. 超薄切片，×67 500）

（徐在海供图）

4. 理化特性 蜱传脑炎病毒含脂质囊膜，对乙醚、氯仿、脱氧胆酸和胰蛋白酶均敏感。该病毒对热及化学药品敏感，60℃ 10min 和 100℃ 2min 即可被灭活，生理盐水中 55℃ 15min、50％煤酚皂液中 1min、1％的石炭酸 10 天均可灭活病毒。蜱传脑炎病毒在 pH 7.6～8.2 环境中稳定，－20℃时能存活数月，在 50％的甘油中 0℃时能存活 1 年。牛奶对病毒具有一定的保护作用，用牛奶制备的病毒悬液在真空干燥下能保存数年。

蜱传脑炎病毒在 pH 6.2～7.0 范围内具有凝集鸡、鸭、鹅、鸽和绵羊红细胞的活性。

（二）流行病学

1. 传染源 蜱是自然界中蜱传脑炎病毒最重要的贮存宿主，也是最重要的传染源。目前已知硬蜱科有 5 属 19 种硬蜱能自然感染蜱传脑炎病毒，另有 7 种硬蜱和 5 种软蜱能在实验条件下感染蜱传脑炎病毒，其中全沟硬蜱（*Ixodes persulcatus*）和篦子硬蜱（*Ixodes ricinus*）在蜱传脑炎病毒的传播起主要作用。

小型脊椎动物和啮齿动物均是蜱的寄生宿主，缟纹鼠、田鼠、松鼠、地鼠、小鼠、刺猬、兔等均可感染该病毒而成为传染源。

鸟类是蜱最活跃的宿主，带毒率也很高。此外林区的黑熊、野猪、马、鹿、羊、犬、狍、灰旱獭、獾和狐等均为该病毒的贮存宿主，也可成为本病的传染源。

自然疫源地中的家禽、家畜也有可能作为贮存宿主，如被感染的山羊可从奶中长期排出病毒，人饮用此奶后常可引起感染。

2. 传播途径 蜱传脑炎病毒主要通过蜱的叮咬传播，带毒的蜱在吸血过程中，病毒随其唾液注入动物体内而引起动物感染。蜱可终生携带病毒，同时起传播媒介和传染源的作用。此外，该病毒也可经消化道和呼吸道传播，蜱叮咬山羊后病毒通过血液进入乳腺，经过繁殖后从乳汁排出，若大量饮用未经煮熟的奶，病毒可经肠壁进入淋巴结而侵入人体。呼吸道传播主要见于实验室的气溶胶感染，俄罗斯及美国均有工作人员因实验室感染而死亡的报道。

蜱不仅是蜱传脑炎病毒的传播媒介，而且是其贮存宿主，同样起着传染源的作用。蜱的发育周期需要 2～6 年，一般需要 3 年，所以蜱能携带病毒越冬，这对于维持森林脑炎自然疫源地的延续有着十分重要的作用。

3. 易感动物

（1）自然宿主 蜱是蜱传脑炎病毒最重要的贮存宿主。小型脊椎动物及啮齿动物是蜱的寄生宿主。目前，从体内分离到蜱传脑炎病毒的动物有狼、獐、鹿、缟纹鼠、田鼠、松鼠、蒙古旱獭、雪兔、野兔等。鸟类是蜱最活跃的宿主，带毒率也很高，如从金翅雀、红雀、知更鸟、大杜鹃、啄木鸟、夜莺等鸟类中均分离出病毒。此外鼯鼠、山羊、恒河猴、虎皮斑鸠等也属于易感动物，并能产生相应的抗体。家畜中山羊、牛、马等身上常可发现蜱类，它们是成蜱的供血者，亦可被带病毒的蜱叮咬后而感染。带病毒的牛、羊可通过乳汁排出蜱传脑炎病毒。

花鼠、大林姬鼠是我国森林脑炎病毒的主要贮存宿主。

人群普遍易感，但感染后只有少数人出现症状，大多数为隐性感染，患者愈后可获得持久免疫力。

（2）实验动物 小鼠对蜱传脑炎病毒高度易感，经脑内、腹腔、皮下或鼻腔接种均可引起病毒血症和脑炎。脊椎动物如食蟹猴、猕猴和羊脑内接种病毒后，导致急性发病，临床症状以及愈后不良症状与人类相似。家兔、大鼠和豚鼠等对该病毒不敏感。

（3）易感人群 不同年龄和性别的人群对森林脑炎病毒均普遍易感，感染者以男性为主，多为森林地区的作业人员或外地到林区放养蜜蜂者，故实际发病率以与森林作业关系密切者为高。

4. 流行特征 该病与蜱的季节性消长呈正相关，具有严格的季节性，主要发生在春季和夏季。成蜱一般出现于 3 月末及 4 月初，4 月下旬蜱的数量急剧上升并在 5 月中旬达到最高峰，之后逐渐下降，到 8 月份便很少见成蜱的存在。蜱传脑炎病毒感染的病例一般出现于 4 月下旬，5 月份患者显著增加并在 5 月下旬至 6 月上旬达最高峰，此时病例数约占总发病数的 80%，8 月份以后流行终止。流行常见于林区，故有一定地域性。随着全球气候的变化和人类活动的影响，该病的易感人群也发生变化，范围由起初的与林业相关的工作人员逐渐向非职业性人员扩展。

该病的感染者多与森林作业有关，如伐木工人、筑路工人和其他野外工作人员，一般以 20～40 岁男性为主。随着旅游事业的发展，非职业性感染的病例逐渐增多，但大多数人为隐性感染，不表现出明显的临床症状，且愈后可获得持久的免疫力。发病概率最小的是 3 岁以下儿童，随着年龄的增长，发病概率增加。迄今为止，发病年龄最小的是 6 周龄的婴儿，年龄最大的是 83 岁，并出现了脑膜脑炎症状。

5. 发生与分布 1910 年在苏联亚洲部分发现以中枢神经病变为主要特征的急性传染病。1936 年 Tkachev 氏首次用小鼠从患者分离到该病毒。1937 年从当地主要蜱种全沟硬蜱体内分离到同一种病毒，提出并证实蜱为本病传播媒介。1938 年证实了森林中的啮齿类动物为本病贮存宿主。第二次世界大战后，欧洲有关本病的报告越来越多，几乎大部分国家均有报告。蜱传脑炎病毒主要流行于中欧、北欧、东欧、前苏联地区、日本和中国等横跨欧亚大陆的广阔地带。在欧洲 16 个国家中，包括 13 个欧洲联盟国家（奥地利、捷克、爱沙尼亚、芬兰、德国、希腊、匈牙利、立陶宛、波兰、斯洛伐克、斯洛文尼亚、瑞典）和 3 个非欧洲联盟国家（挪威、俄国、瑞士），在 1990—2007 年之间，有记录的病例达 157 584 例，除了俄国，整个欧洲有 50 484 例，平均每年有 8 755 个病例。而在 1976—1989 年之间整个欧洲有 38 572 例，通过对两个时间段的病例对比，增长了 317.8%。奥地利蜱传脑炎病毒发病率曾在欧洲最高，近几年由于采取接种疫苗的预防措施，发病率趋于稳定下降。而在立陶宛和拉脱维亚，蜱传脑炎病毒疫情仍很严重。受全球气候变暖的影响，蜱传脑炎病毒的分布有向高纬度、高海拔地区移动的趋势。与此相应的是斯洛文尼亚、克罗地亚、匈牙利近几年发病率下降，在瑞典该病发病率则大幅度上升，挪威也发现了第一例森林脑炎病例。

我国蜱传脑炎病毒主要分布于东北、云南、新疆等地的原始森林地区。1964 年在内蒙古大兴安岭林区发现首例病例后该地区再无疫情报告，但 1990 年起该病再次发生，并在局部地区暴发流行。其高发原因主要有：多年未发生疫情导致对疫苗接种未给予足够的重视；大量采伐森林造成生态环境改变致使蜱类滋生；林业生产环境及作业季节性的改变，使野外工作人员更易被蜱叮咬而发病；蜱繁殖活动高峰期恰是林区蕨菜生长旺季，大批上山采菜者也易被感染蜱叮咬。根据黑龙江地区 1952—1998 年蜱传脑炎病毒感染统计分析，该地区每隔 5～7 年有一次发病高峰。1994 年以前蜱传脑炎病毒主要分布于牡丹江、松花江和伊春等地区，1995—1998 年主要分布于伊春、双鸭山、鸡西和哈尔滨等地区。在云南，已从中华姬鼠、滇绒鼠、卵形硬蜱等动物中分离出蜱传脑炎病毒，从一例患者血中也分离到蜱传脑炎病毒，用血凝抑制方法检测云南 9 个县人群的蜱传脑炎病毒血清抗体，8 个县的检测结果为阳性，其中临沧、迪庆和元阳地区的抗体水平较高。西藏林芝地区蜱传脑炎病毒也呈阳性。此外，随着近年来旅游事业的发展，感染的职业分布也发生明显变化，林业工人所占比例下降，农民、学生和家务人员所占比例上升。

（三）对动物与人的致病性

1. 对动物的致病性 小鼠对蜱传脑炎病毒高度易感，脑内、腹腔、皮下或鼻腔接种均可使其出现病毒血症和脑炎。颅内接种森林脑炎病毒后 5～7 天，少数开始出现抽搐等神经症状，剖检可见脑桥、延脑等部位充血、出血。食蟹猴、恒河猴、猕猴和羊经脑内接种后会出现急性症状，并伴有与人患病后相同的后遗症，重者可引起死亡。此外，幼狼、刺猬、田鼠、缟文鼠、家鼠、黄雀、金翅雀和麻雀均对蜱传脑炎病毒易感。树鼩及雏鸡感染蜱传脑炎病毒后出现肢体瘫痪。

2. 对人的致病性 本病的潜伏期多为 10～15 天，某些严重病例可短至 4 天，最长不超过 1 个月。大部分属于无症状感染，只有 10%～30% 的感染人群产生临床症状。大多数患者发病较急，并伴有高热、全身不适、关节酸痛、头晕和乏力等症状。35%～58% 的病人会留下持久的神经性后遗症，如严重的头痛、眩晕、注意力不集中、压抑、自主神经系统紊乱、听力受损等。

按照森林脑炎临床表现和病情的轻重可分为下列四型：

（1）顿挫型 仅有轻度头痛、发热、头晕、乏力、恶心和呕吐等症状，基本上无神经系统损害体征。

（2）轻型 除上述表现外，尚有颈项强直、Kernig's 征等脑膜刺激征及脑脊液压力升高、细胞数和蛋白轻度增加等表现，但无意识障碍。

（3）普通型 患者出现高热、头痛、呕吐，伴有不同程度的肌肉瘫痪，在瘫痪者中，颈肌、肩胛肌、上肢肌迟缓性瘫痪多见。患者体温多在 1 周左右恢复正常。

（4）重型 患者迅速出现高热、头痛、昏迷、恶心、呕吐、脑膜刺激征及颈肌和肢体肌瘫痪症状，在发病短期内可出现上行性麻痹，还出现不同程度的意识障碍和吞咽困难、语言障碍等。极重症患者如抢救不及时可于 1～2 天内死亡，死亡率在 0.5%～2%。

（四）诊断

1. 动物的临床诊断 由于大多数动物感染蜱传脑炎病毒后的症状与人类相似，因此对于大型脊椎动物可参考人的临床表现，如发热、昏迷、头下垂及肢体迟缓性瘫痪等症状作出诊断，也可通过血清学方法，如补体结合试验、中和试验和血凝抑制试验检查动物体内的病毒抗原或抗体。

蜱传脑炎病毒与乙型脑炎病毒均属于黄病毒科黄病毒属，二者在形态学和理化特性方面较为接近，需做鉴别诊断。该病毒与乙型脑炎病毒的抗原性存在一定差异，生物学特性也不尽相同，将蜱传脑炎病毒脑内接种中国地鼠可导致地鼠死亡，但接种乙脑不发病；将乙脑病毒脑内接种黄鼠可导致黄鼠死亡，但接种蜱传脑炎病毒则不发病，因此，用以上两种方法可以区分蜱传脑炎病毒与乙型脑炎病毒。

2. 人的临床诊断 森林脑炎的流行具有严格的地区性和季节性，发病季节一般为5～8月，发病者多集中于从事与林区活动相关的人员。

大多数蜱传脑炎病毒感染者发病较急，临床表现为突发高热，体温可达39～41℃，同时出现头痛、恶心、呕吐、昏迷和脑膜刺激症状，血液中白细胞数目升高至（10～20）$\times 10^9$ 个/L，脑脊液压力增高，细胞以淋巴细胞和单核细胞为主，数量减少到 1.0×10^9 个/L 以下。人感染蜱传脑炎病毒后，机体可产生持久性的免疫力。感染后5天左右出现血凝抑制抗体，7天左右出现中和抗体，补体结合抗体出现较晚，一般可持续半年左右。

人类森林脑炎需与流行性乙脑、脊髓灰质炎和感染性多发性神经炎做鉴别诊断。

3. 实验室诊断

（1）采样 采取病人血液、脑脊液和尿液标本进行血清学检测及病毒分离。林区现场可采集动物血及脑组织，也可取蜱进行病毒分离。

（2）常规检验 白细胞总数增多，中性粒细胞占70%～85%，嗜酸性粒细胞消失且血沉延迟。

（3）病毒分离 病毒分离使用乳鼠，细胞分离常使用地鼠肾原代细胞或 BHK-21 细胞，还可采用7日龄鸡胚卵黄囊接种进行分离。

（4）血清学检验 补体结合试验、病毒中和试验和双份血清效价升高4倍以上具有诊断意义。由于传统的病毒中和试验操作复杂，且蜱传脑炎病毒与科萨努尔森林病病毒和兰毒存在不同程度的交叉反应，因此，现在较少应用。目前已有商品化的 ELISA 检测试剂盒，可用于该病毒 IgM 和 IgG 抗体的快速诊断。

血凝及血凝抑制试验是蜱传脑炎病毒常用的诊断方法之一，病人感染后第4天血清中出现血凝抑制抗体，阳性率高达90%，第16天所有病人血清中的血凝抑制抗体全部转为阳性。血凝素可用感染的鼠脑经蔗糖-丙酮法制备。

（5）快速检验 免疫荧光试验、酶联免疫吸附试验，RT-PCR 法和 E 蛋白序列分析可进行快速诊断。其中间接免疫荧光试验可在病后第2天检出急性期病人血清中的 IgM 抗体，最高滴度可达1：320，阳性率高达63%，血清效价1：20 以上有诊断意义。

（五）防制措施

1. 预防

（1）综合性措施 在林区活动的人员应穿长袖、长裤、长袜及高筒靴，防护服应能扎紧领口、袖口、裤脚，头戴防虫面罩，领口和袖口可喷洒杀虫剂。身体外露部分如手、颈、耳后等处可涂抹驱避剂。此外，林区疫源地、驻林区部队营房周围及活动场所应进行灭鼠、灭蜱、灭野蜂工作。疑似病例未确诊之前应先隔离，对怀疑有气溶胶污染的地区应加以封锁，待彻底消毒后方可允许人员进入。严禁喝生奶以防病原传播。对偶然感染森林脑炎的家畜要扑杀，并对疫区家畜紧急疫苗接种，必要时也扑杀。

（2）疫苗接种 凡进入林区的工作人员，包括伐木工人、驻林区部队、流行病学调查人员等，必须接种疫苗。目前我国使用的是地鼠肾细胞培养的灭活疫苗，其免疫力可维持1年，以后每年加强免疫1次即可，儿童用量酌减。俄罗斯应用鸡胚成纤维细胞培养的蜱传脑炎病毒灭活疫苗，每年加强免疫1次，有效保护率可达99%。奥地利 Baster 公司利用鸡胚细胞制备的名为 FSME2IMMUN "NEW" 灭活疫苗，在临床试验中免疫原性高，副反应弱，已于2001年正式投放市场。另外还有异源病毒疫苗和基因工程疫苗等。

（3）被动免疫　暴露前和暴露后用森林脑炎免疫球蛋白紧急预防，保护效果良好，例如蜱叮咬后4天内被动免疫，保护率可达70%。

2. 治疗　尚无特效药物用于治疗，对森林脑炎患者要首先隔离，然后采取支持疗法，充分激发患者自身免疫系统，通过体液免疫和细胞免疫对抗病毒。

国外报道可用核酶制剂对森林脑炎进行治疗，主要是基于核酶可选择性地破坏病毒核酸的合成，并干扰病毒核酸的复制，但不损害机体细胞。森林脑炎的治疗我国多采用中西医结合治疗的方式，应用镇静、脱水、糖皮质激素等药物后，可缩短病程，减轻脑水肿，国内也有报道称中药大青叶等组成的制剂在退热和缩短病程方面有一定作用。

在发病后2～3天内使用恢复期患者血清或免疫血清作脊髓腔注射对该病也有一定疗效。注射当日或1～2天后患者可恢复意识，病程较未注射者缩短，且病死率降低。此外，免疫促进剂如免疫核糖核酸、胸腺肽和转移因子也可用于森林脑炎的治疗。

对并发症患者，如并发支气管炎可用抗生素治疗，有瘫痪或肌萎缩后遗症的患者实施按摩，重症者可采用针灸和理疗法进行治疗。

（六）公共卫生影响

受气候条件、政治、社会经济、人类活动等因素影响，森林脑炎分布发生变化。新自然疫源地的发生、旧自然疫源地的重新暴发与流行，都给森林脑炎的预防工作带来困难。其流行规律的研究对森林脑炎的预防具有指导意义。蜱传脑炎病毒主要依靠带毒蜱的叮咬传播，成蜱主要出现在五六月份，其主要的栖息地为森林和潮湿且植被茂密的丘陵等人迹罕见的地区，故森林脑炎在流行病学上具有严格的季节性和地域性。此外，蜱传脑炎病毒各个亚型间具有很强的抗原相关性，故针对某一型病毒的疫苗可对其他亚型病毒起到交叉保护作用。鉴于上述原因，不大可能将蜱传脑炎病毒用作生物战剂，但也不排除该病毒可引发森林脑炎小规模流行。但最近发现经过加强免疫过的超过50岁的老人，也会发生森林脑炎的临床症状，所以在以后的调查研究中要注意老年人群和T细胞免疫反应性差的人群。

由于该病可通过奶源传染，在前捷克斯洛伐克曾有600余人因饮用未经煮熟的奶而导致发病。我国东北地区部分奶牛养殖场靠近林区，牛群在放牧过程中存在被带毒蜱叮咬而感染的潜在危险，感染牛群的奶制品若未经消毒或消毒不彻底，则极易引起森林脑炎的流行，因此，完善森林脑炎的流行病学资料，加强对奶制品的检验工作，对保障广大人民群众的健康具有重大的现实意义。

（李晓峰　邱鹏）

◆ **我国已颁布的相关标准**

　　SN/T 1312—2003　国境口岸森林脑炎监测规程
　　SN/T 1705—2006　出入境口岸森林脑炎检验规程

◆ **参考文献**

陈为民，唐利军，高忠明．2006．人兽共患病［M］．武汉：湖北科学技术出版社：432-437．

杜新安，曹务春．2005．生物恐怖的应对与处置［M］．北京：人民军医出版社：168-169．

费恩阁，李德昌，丁壮．2004．动物疫病学［M］．北京：中国农业出版社：195-198．

甘永华，李豫川，王翠娥，等．2002．森林脑炎病毒感染小鼠的超微结构观察［J］．电子显微学报，21（5）：519-520．

李钟铎．2002．生物战剂检验鉴定手册［M］．北京：军事医学科学出版社：175-180．

刘克洲，陈智．2002．人类病毒性疾病［M］．北京：人民卫生出版社：591-595．

马新英，高轩，司炳银．2003．森林脑炎病毒分子生物学研究进展［J］．中国人畜共患病杂志，19（4）：115-117．

马新英，彭文明，高轩．2004．森林脑炎研究进展［J］．病毒学报，20（2）：190-192．

马亦林．2004．传染病学［M］．第4版．上海：上海科学技术出版社：205-211．

司炳银，马新英，李晓英，等．2003．我国两株森林脑炎病毒的生物学性质及E蛋白基因核苷酸序列的比较［J］．军事医学科学院院刊，27（4）：259-285.

唐家琪．2005. 自然疫源性疾病［M］．北京：科学出版社：230-239.

俞东征．2009. 人兽共患传染病学［M］．北京：科学出版社：748-759.

Christian W, Mandl. 2005. Steps of the tick-borne encephalitis virus replication cycle that affect neuropathogenesis. Virus research, 111：161-174.

Franz X Heinz, Heidemarie Holzmann, Astrid Essl, et al. 2007. Field effectiveness of vaccination against tick-borne encephalitis. Vaccine, 25：7559-7567.

Jochen Süss. 2003. TiJochen Süss. Epidemiology and ecology of TBE relevant to the production of effective vaccines. Vaccine, 21：19-35.

RN Charrel, H Attouil, AM Butenko, et al. 2004. Tick-borne virus diseases of human interest in Europe. Clinical microbiological infection, 10：1040-1055.

TS Gritsun, VA Lashkevich, EA Gould. 2003. Tick-borne encephalitis. Antiviral research, 57：129-146.

五、圣路易斯脑炎

圣路易斯脑炎（St. Louis encephalitis，SLE）是由圣路易斯脑炎病毒引起的一种人与动物共患病。1933 年在美国圣路易斯市发现首例病例而命名。该病多为隐性感染，感染者发病率仅为 0.1%~1%，而一旦表现出临床症状则病死率可达 30%，临床症状类似流感，发热、头痛、倦怠，严重者麻痹、昏迷至死亡。患者愈后通常有明显的神经性后遗症。青壮年患者尤为危险。抵抗力较弱的老人和儿童易感。

（一）病原

1. 分类地位　圣路易斯脑炎病毒（*St. Louis encephalitis virus*，SLEV）在分类上属黄病毒科（Flaviviridae）、黄病毒属（*Flavivirus*）、日本脑炎病毒群成员。该病毒与日本脑炎病毒核苷酸同源性最高，约为 65%，与该属其他病毒如黄热病毒、登革病毒同源性小于 40%。

2. 形态学基本特征　圣路易斯脑炎病毒颗粒呈球形，直径 37~50nm，有表面突起的囊膜（图 21-5）。病毒粒子由单股正链 RNA 基因组、衣壳蛋白和包绕核衣壳组成。其中包绕核衣壳由双层类脂和两种蛋白即膜蛋白（M）、包膜蛋白（E）组成，其中 E 蛋白具有病毒型特异性。病毒基因组全长约 11kb，含有 1 个大的开放阅读框。其结构蛋白基因位于基因组 5′端，与病毒复制相关的非结构蛋白基因位于基因组的 3′端。基因顺序为：5′-C-PrM-E-NS1-NS2A-NS2B-NS3-NS4A-NS4B-NS5-3′。

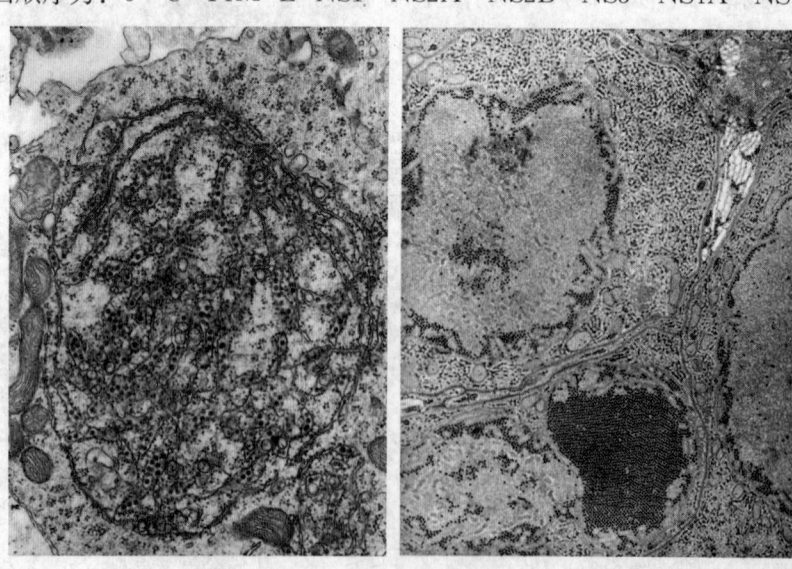

图 21-5　电镜观察在神经元（A）和蚊虫唾液腺（B）中的圣路易脑炎病毒粒子
（引自 CDC/ Dr. Fred Murphy, Sylvia Whitfield 供图）

3. 培养特性　该病毒可在 BHK-21、LLC-MK₂ 及猪肾细胞中培养，并可产生细胞病变（CPE）

和空斑。在鸡胚和鸭胚原代细胞内可产生高滴度种毒，在蚊虫细胞中培养，不形成细胞病变和合胞体，但病毒滴度较高。

根据对小鼠脑内和腹腔接种的致死率，Manath 等人对不同来源的 67 株圣路易斯脑炎病毒进行毒力比较，将毒力分成 3 类：第一类为高毒力株，该类毒株对 21 日龄小鼠以不同剂量病毒腹腔内接种致死率高达 80%～100%，脑内接种和腹腔接种的 LD_{50} 比值约为 1∶1；第二类为中等毒力株，以不同剂量病毒腹腔接种后致死率不规则；第三类为低毒力株，以不同剂量病毒腹腔接种小鼠无死亡或死亡率极低。

4. 理化特性　由于病毒囊膜为脂蛋白，故对脂溶剂（如乙醚、酒精、丙酮和甲醛）敏感，5% 来苏儿和 5% 石炭酸溶液亦可灭活病毒。该病毒耐寒冷和干燥，但不耐热，一般 56℃ 30min 或 100℃ 2min 皆能使之灭活。紫外线或 0.05% 福尔马林也可灭活病毒。一般 −70℃ 或 5% 甘油缓冲液中 4℃ 或冻干保存圣路易脑炎病毒。

（二）流行病学

1. 传染源　鸟类是圣路易斯脑炎病毒的天然宿主，主要为雀形目和鸽形目鸟类。学者多认为圣路易斯脑炎病毒通过嗜血蚊虫（主要是库蚊属）的叮咬而在鸟类和其他动物之间循环。在流行早期，病毒首先在宿主体内扩增，然后通过叮咬带毒鸟类，使蚊虫得到感染。这些蚊虫对病毒的扩散起到重要的作用，待鸟类和蚊虫之间的病毒传播达到足够高的水平时，人和其他哺乳动物就可被感染。

2. 传播途径　圣路易斯脑炎病毒主要传播媒介为库蚊，能通过带毒蚊叮咬在人和动物之间传播。有报道蝙蝠可经胎盘传播病毒。同时，该病毒可在尖音库蚊、致倦库蚊和其他蚊种中垂直传播，并可经由库蚊交尾传播，从而提供了可由垂直感染的雄蚊传播给雌蚊的潜在机制。目前缺乏人-人循环传播的证据。

另外，气溶胶传播是也本病的一个传播途径，多见于实验室意外感染。

3. 易感动物

（1）自然宿主　野生鸟类易感，但不表现出明显的症状，是圣路易斯脑炎病毒在自然界中主要的贮存宿主。在美洲，已从马、多种鸟类、浣熊、蝙蝠、三趾树懒、啮齿类及非人灵长类动物体内分离到病毒，人和其他哺乳类动物如马和犬也可被感染。

（2）实验动物　乳鼠、乳地鼠和仓鼠对圣路易斯脑炎病毒高度易感。乳鼠经脑内或其他途径接种，经 3～4 天的潜伏期，可表现出共济失调、痉挛、麻痹等症状，1～5 天后死亡。通过鼻腔接种可产生高滴度病毒。经研究发现，从鸟类中分离的毒株毒力较强，而从哺乳动物，尤其是从鼠类中分离的毒株毒力较低。

（3）易感人群　60 岁以上人群最易感。另外，不同人群的感染性与其接触库蚊及受染机会的多少有关。

4. 流行特征　圣路易斯脑炎是由一种嗜神经病毒引起，传染源主要是野鸟和家禽。城市中鸽子和麻雀在病毒繁殖中起重要作用。蚊子叮咬鸟类，即可造成在鸟类间传播，病毒在鸟体内繁殖，但鸟却不发病，感染后 3 天内产生抗体，将病毒杀灭，所以鸟类作为保存宿主，时间为 3 天，因此该病的扩散有限。该病呈地方性流行。在一个地区发现病例，该地区所有居民都有可能患病。在美国的温带地区，此病主要在夏末和秋初流行，此时正是蚊虫最为活跃的时期。而在南部地区，全年都有可能流行。此外，有研究表明干旱使圣路易斯脑炎病毒传播更容易，且能造成其在人群中流行。

圣路易斯脑炎病毒显示出广泛的基因组变异性，根据 RNase T1 寡核苷酸指纹已确定美国存在 3 种独特的基因型。不同基因型相对应的蚊媒各不相同，基因 Ⅰ 型（佛罗里达基因型）与黑须库蚊相关；基因 Ⅱ 型（俄亥俄-密西西比河流域和德克萨斯州东部基因型）与尖音库蚊和致倦库蚊有关；基因 Ⅲ 型（美国西部基因型）与环纹库蚊有关。目前，少数来自美洲热带地区的圣路易斯脑炎病毒分离株似乎各代表不同的基因型，这种现实表明美洲圣路易斯脑炎的传播并不依赖于候鸟或蝙蝠的引入。

5. 发生与分布　圣路易斯脑炎类似我国的乙型脑炎，是美国最重要的由蚊子传播的脑炎，该病于 1932 年首次发生在巴黎和伊利诺斯。据记载，1959、1961、1962、1977 年均有流行，1975—1985 年美国报告5 073例，占美国明确病因脑炎的80%。1990年一次流行，佛罗里达州就有200多人发病，11人死亡。1997年9月该病已在佛罗里达州发现4例，死亡1例。自1964年以来，全世界平均每年约有130个病例报道，最严重的一次发生在1974—1977年，美国35个州超过有2500个病例。在路易斯安那州最近一次暴发是在2001年门罗地区，共有来自沃希托区的63个病例及在其周围地区的10个病例。圣路易斯脑炎在美国各州几乎都出现过病例，但主要流行于西海岸，东海岸只出现过散发病例。另外，在加拿大、墨西哥、南美和加勒比海地区也有病例报道。

我国尚未发现圣路易斯脑炎。

（三）对动物与人的致病性

1. 对动物的致病性 小鼠、仓鼠感染高毒力圣路易脑炎病毒毒株后，脾脏内病毒含量最高，并可侵入到脑部，引起相应的神经症状，其中仓鼠肾和脑的组织切片见彩图21-4和彩图21-5。但弱毒株则不能到达其脑部。恒河猴脑内感染圣路易斯脑炎病毒的临床表现和病理学特征与小鼠相似，脑内接种高毒力病毒后可出现发热、脑炎等症状。马可自然感染圣路易斯脑炎病毒，但无明显症状，通过脑内接种可引发致死性脑炎。鸡、鸭和某些种类的野生鸟类接种圣路易斯脑炎病毒后出现病毒血症，但无症状。豚鼠、大鼠和家兔接种后，不产生病毒血症，但血清中可产生中和抗体。

2. 对人的致病性 人对圣路易斯脑炎普遍易感，致病情况与病毒量、病毒毒力以及患者的身体状况相关。该病潜伏期一般为5～15天，一般为隐性感染，轻型病例表现为流感样症状，如低热、头痛。圣路易斯脑炎病毒具有嗜神经性，如果病毒突破血脑屏障，则可迅速出现高热、幻觉、昏迷、痉挛性瘫痪（又称硬瘫）的脑炎症状，出现并发感染及合并症，主要为支气管肺炎、细菌性败血症、肺栓塞和消化道出血，严重者可导致死亡。该病对老年人的致死率可达30%。治愈后约有20%留有后遗症，包括神经过敏、记忆丧失和不同类型的运动失调。圣路易斯脑炎各年龄组均可发病，但儿童较少。成人脑炎病死率可达25%，部分病人留有较轻的后遗症。此外，未见有慢性病例和重复感染病例的报道。

（四）诊断

1. 动物的临床诊断 圣路易斯脑炎的潜伏期是5～15天。在鸟类，病毒存在血液中从几天到一周，此为其传染性期。在圣路易斯脑炎流行地区，如果部分马匹在该病流行季节出现脑炎症状，则应该怀疑圣路易斯脑炎病毒感染，但确诊需进行实验室方法检测。

2. 人的临床诊断 在圣路易斯脑炎流行的地区和季节，出现流感样症状，特别是老人和儿童患者，应该怀疑圣路易斯脑炎病毒感染的可能。实验室诊断需对血液和/或脑脊液进行检验。同时需要与其他病毒性、细菌性、螺旋体性和真菌性脑膜炎进行鉴别。老龄患者还应与中风鉴别。如果发现病例有如下三种症状而无其他症状：发热头疼，无菌性脑膜炎和脑炎，可怀疑是圣路易斯脑炎。高龄是病死的高危因素，成人脑炎病死率10%～25%。

3. 实验室诊断

（1）病原学诊断 将死亡病例的脑组织悬液接种乳鼠，可分离到病毒。偶尔可从患者的肝脏、脾脏和肾脏中分离到病毒。

提取分离病毒或急性感染期病毒靶器官的总RNA作为模板，可针对圣路易斯脑炎病毒保守区基因片断NS5设计特异性引物，进行RT-PCR扩增，可特异地检测该病毒。

（2）血清学诊断 圣路易斯脑炎最为快速准确的血清学检测方法是特异性IgM的捕获ELISA。患者发病后的第3天，在脑脊髓液中可检测到特异性的IgM，血清中的IgM出现在发病后的第4天左右，7～14天达到高峰，随即开始下降，60天后很难再检测到。有研究发现约有25%的圣路易斯脑炎患者血清中IgM抗体可持续1年之久，因此，检测双份血清中抗体滴度的消长更具诊断价值。

急性发病期和恢复期双份血清抗体效价升高4倍以上，具有诊断意义，急性期血清应尽可能早取样，恢复情血清一般在发病后3周左右取样。

血凝抑制试验用于检测群特异性抗原，血凝抗体滴度在感染后的第1周迅速上升，但该方法可能与登革病毒、黄热病毒以及其他黄病毒属成员产生交叉反应。

补体结合抗体出现较晚，一般在发病后的第 2 周开始出现，第 3~4 周达到高峰，随即迅速下降。补体结合试验在临床中较为少用，有研究表明约有 20% 的圣路易斯脑炎患者未出现补体结合抗体。

（五）防制措施

尚无有效的疫苗和抗病毒药物可供使用。治疗通常采用支持疗法。

在圣路易斯脑炎发生的地区，应建立预警设施，通过笼养的鸟类（通常是家禽）来监测圣路易斯脑炎病毒抗体。最好的预防办法是避免蚊虫叮咬，特别是在蚊虫密集活动期间。库蚊一般在傍晚前 1h 到第二天日出前 1h 之间活动，雨后蚊虫的数量会更多。外出时，应穿长裤及长袖衣服，擦抹驱蚊剂以防被叮咬。因此，灭蚊、防蚊及控制蚊虫滋生是本病主要的预防措施。对鸟类和蚊虫抗体的检测，有预测本病流行的价值，以便及早采取有效预防措施。

本病尚无特殊治疗方法，仅仅是对症和支持疗法。目前也没有疫苗应用。其预防工作在于控制蚊虫滋生。

（六）公共卫生影响

人对圣路易斯脑炎病毒普遍易感，虽然发病率不高，但一旦出现临床症状，往往出现愈后不良，甚至引起死亡，因此圣路易斯脑炎作为一种重要的人与动物共患病，得到各国相关部门的高度重视。不同毒株的致病力差异极大，不同毒力的毒株对人类的致病力也不相同，在自然疫源地内，病毒部分氨基酸序列发生变异，可能导致强毒株的出现，一旦这些变异株感染人类，后果将不堪设想。

由于圣路易斯脑炎尚未在世界范围内发生较大规模的流行，因此其疫苗的研制工作尚未引起人们的重视。目前，在很多地区，人类血清抗体水平普遍较低。若一旦出现局部地区圣路易斯脑炎的流行，则会给当地的疫病防控工作带来较大的困难。

我国尚未发现圣路易斯脑炎的流行。但由于鸟类的迁徙，和人类对圣路易斯脑炎病毒缺乏免疫力，极易发生流行，应加强对此种病毒的防范。

（赵海龙）

◆ 参考文献

陈为民，唐利军，高忠明 . 2006. 人兽共患病 ［M］. 武汉：湖北科学技术出版社：429 - 431.

刘克州，陈智 . 2002. 人类病毒学疾病 ［M］. 北京：人民卫生出版社：596 - 599.

唐家琪 . 2005. 自然疫源性疾病 ［M］. 北京：科学出版社：189 - 196.

Brooks TJ，Phillpotts RJ. 1999. Interferon-alpha protects mice against lethal infection with St. Louis encephalitis virus delivered by the arrosol and subcutaneous routes. Antiviral research，41：57 - 64.

Phillpotts RJ，Venugopal K，Brooks T. 1996. Immunization with DNA polynuleotides protects mice against lethal challenge with St. Louis encephalitis virus. Arch-virology，141：743 - 749.

St. 2005. Louis Encephalitis Virus：First isolation from a human in São Paulo State，Brazil. Rev. Inst. Med. trop. S. Paulo，47（5）：281 - 285.

六、墨累河谷脑炎

墨累河谷脑炎（Murray valley encephalitis，MVE）是由墨累河谷脑炎病毒引起的一种人与动物共患病。于 1917—1918 年首次在大洋洲南部流行，当时称之为澳洲 X 病。主要通过蚊的叮咬使人发病，儿童的临床症状多伴有癫痫发作，成年人多伴有头痛、言语障碍、记忆力损伤和震颤等。

（一）病原

1. 分类地位　墨累河谷脑炎病毒（*Murray valley encephalitis virus*，MVEV）在分类上属黄病毒科（Flaviviridae）、黄病毒属（*Flavivirus*）。该病毒属于乙型脑炎抗原复合群，在血清学方面与乙型脑炎存在部分交叉反应。

该病毒具有复杂的抗原性，通过对澳大利亚和新几内亚不同分离株进行限制性酶切和核苷酸序列分析，结果表明不同地区毒株核苷酸同源性较低，表现为不同的基因型。

2. 形态学基本特征　墨累河谷脑炎病毒颗粒呈 20 面体，直径为 40～70nm，有包膜。其基因组为单股正链 RNA，长约 11kb，基因组编码 3 种结构蛋白和 7 种非结构蛋白，3 种结构蛋白分别为衣壳蛋白 C、膜蛋白 PrM 和囊膜蛋白 E；7 种非结构蛋白分别为 NS1、NS2A、NS2B、NS3、NS4A、NS4B 和 NS5，各种非结构蛋白的功能目前尚不清楚。

3. 培养特性　可用原代鸡胚成纤维细胞、猪肾细胞和仓鼠肾细胞等培养病毒，其中，在鸡胚成纤维细胞培养基种加入含有 Fc 受体的巨噬细胞亚群，可产生高滴度病毒。幼鸡、家鸭、猴和成年绵羊等动物颅内接种病毒后均死亡。乳鼠对该病毒高度易感，经脑内和腹腔接种均可产生高滴度病毒，但 17～28 日龄幼鼠对周围途径接种则不敏感。

4. 理化特性　墨累河谷脑炎病毒对各种理化因素均敏感，常规消毒方法即可使其灭活。

（二）流行病学

1. 传染来源　该病毒在鸟、家禽和库蚊之间循环，其中鸟和家禽是本病的传染源，地方性流行是通过鸟、家禽和蚊虫媒介引起。苍鹭和白鹭似乎是墨累河谷脑炎病毒重要的病毒血症宿主，野兔和袋鼠对于该病毒的传播也起到重要的作用。

2. 传播途径　库蚊是其主要传播媒介，目前已从环纹库蚊、三带喙库蚊和尖音库蚊体内分离到白墨累河谷脑炎病毒，该病毒主要通过带毒蚊虫的叮咬传播。

3. 易感动物　乳鼠、猴、幼鸡、家鸭、成年绵羊、兔和豚鼠等动物均可感染墨累河谷脑炎病毒。在该病流行期间，曾发现犬和一些野生鸟类死于脑炎症状，在这些动物血清中检测到高滴度抗体，但未能分离出病原。

4. 流行特征　该病多呈散发，多流行于雨季，疫区独特的自然环境对疾病的发生和流行有很大的影响。

有证据显示，由该病毒所引起的感染概率正在增加。在澳大利亚北部，病例主要集中于 2～7 月之间，此时为蚊虫大量繁殖的雨季末期。

人感染后，大多数病例呈现亚临床症状，表现出临床症状和亚临床症状的患者之比为 1∶500～5 000。其临床特征多变，死亡率高达 15%～31%。儿童更易感染，症状也更为严重。

5. 发生与分布　本病 1917、1918、1922、1925 年在澳大利亚南部，1956、1971、1974 年在澳大利亚西南部，1971、1978、1981、1984 年在澳大利亚金伯利（Kimberley）和皮尔巴拉（Pilbara）地区，分别流行。1956 年新几内亚也发生本病。

墨累河谷脑炎病毒主要流行于澳大利亚西北部与北部边境、新几内亚和昆士兰等地，在澳大利亚西北部地区和新几内亚呈地方性流行，在东南部地区的维多利亚和南威尔士州形成较大流行。

我国尚未发现墨累河谷脑炎的流行。

（三）对动物与人的致病性

1. 对动物的致病性　乳鼠、猴、幼鸡、家鸭和成年绵羊等动物颅内接种病毒后均死亡，主要表现出脑炎症状，但兔和豚鼠等动物颅内接种病毒后可存活，同时体内产生中和抗体。

2. 对人的致病性　人感染后前驱期为 2～5 天，表现为发热、头痛、眩晕、肌痛、全身不适、恶心、呕吐。随后出现神经症状，表现为共济失调、震颤、吐字不清、精神错乱、颈项强直、全身抽搐、痉挛和反射亢进等。也可表现为松弛性麻痹、肌张力反射低下，部分患者出现锥体束征。婴儿病情发展迅猛。

按病情严重程度墨累河谷脑炎分为轻型、重型和极重型。轻型：有神经系统异常表现，但无昏迷和呼吸抑制发生，多在 5～10 天内病情逐渐稳定。重型：表现为昏迷、麻痹，尤其是呼吸及咽喉麻痹，常需要呼吸机维持生命。极重型：表现为四肢麻痹，进行性中枢神经系统损害，往往继发细菌感染而导致死亡。轻型病例愈后约 40% 留有后遗症，几乎所有重型患者均留有不同程度后遗症，包括瘫痪、步态不稳和智力障碍等。

(四) 诊断

实验室检查脑脊液白细胞数目略有上升。

血清学检测脑脊液或急性期血清中墨累河谷脑炎病毒的特异 IgM 抗体，可确定患者是否感染墨累河谷脑炎病毒。其他可采用的方法包括酶免疫试验、病毒凝集试验、间接荧光抗体试验和 PCR 等。另外，从血清、脑组织和脑脊液中可分离出病毒。

该病需与其他病原性脑膜脑炎做出鉴别诊断，对于幼龄患者需与小儿麻痹症相区别。

(五) 防制措施

尚无特异性疫苗和治疗药物。预防措施主要为避免蚊虫叮咬，除加强个人防护外，可采取驱蚊措施，在黄昏后 2h 内烟熏或喷洒驱蚊剂。

(六) 公共卫生影响

墨累河谷脑炎主要流行于澳大利亚和新几内亚，雨季的降雨强度增大将加剧该病发生的可能，从而产生局部流行。另外，由于国际交往的增加，其他国家和地区也存在墨累河谷脑炎患者，到目前为止，这些多为输入型病例。对于墨累河谷脑炎的潜在威胁，我们应予以足够的重视，加强进出口卫生检疫工作，防止国外病毒株传入我国。

（陈水平）

◆ **参考文献**

刘克洲，陈智 . 2002. 人类病毒性疾病 [M] . 北京：人民卫生出版社：599 - 600.

唐家琦 . 2005. 自然疫源性疾病 [M] . 北京：科学出版社：250 - 251.

Broom AK，Wallace MJ，Mackenzie JS，et al. 2000. Immunization with gamma globulin to murray valley encephalitis virus and with an inactivated Japanese encephalitis virus vaccine as prophylaxis against Australian encephalitis：evaluation in a mouse model. Journal of medical virology，61：259 - 265.

Mackenzie JS，Broom AK. 1995. Australian X disease，Murray Valley encephalitis and the French connection. Veterinary microbiology，46：79 - 90.

McCormack JG，Allworth AM. 2002. Emerging viral infections in Australia. MJA，177（1）：45 - 49.

McMinn PC，Carman PG，Smith DW. 2000. Early diagnosis of murray valley encephalitis by reverse transcriptase-polymerase chain reaction. Pathology，32：49 - 51.

Russell RC，Dwyer DE. 2000. Arboviruses associated with human disease in Australia. Microbes and infection，2：1693 - 1704.

Stich A，Gunther S，Drosten C，et al. 2003. Clinical and laboratory findings on the first imported case of murray valley encephalitis in Europe. Clinical infectious diseases，37：19 - 21.

七、西尼罗病毒感染

西尼罗病毒感染（West Nile virus infection）是由西尼罗病毒引起的一种经蚊虫传播、以鸟类为主要动物宿主的人与动物共患自然疫源性疾病，于 1937 年首先从乌干达北部西尼罗地区一名发热妇女的血液中分离，因此而得名。西尼罗病毒通过蚊媒传播，约 20% 的感染者在 3~14 天后出现临床症状，其病症包括浑身无力、头疼、发热、咽喉痛，偶尔有皮疹、淋巴腺肿胀，严重者出现高热、颈项直、昏迷、神志不清、肌肉无力、瘫痪等脑炎症状，甚至死亡，病死率为 3%~11%。多种动物对本病易感，临床上出现脑炎、心肌炎、流产及死亡等。本病广泛流行于热带、亚热带和温带有媒介库蚊存在的地带。常发生于夏末秋初气候湿热的季节，一般雨后库蚊数量上升导致发病高峰的出现，但热带、亚热带地区一年四季均有可能发生。到目前为止，已有 40 余个蚊种，160 余种鸟类证实存在西尼罗病毒感染。1996—1999 年在罗马尼亚南部、俄罗斯南部伏尔加三角洲地区以及美国东北部地区发生三次由西尼罗病毒感染引起的病毒性脑炎大流行，造成几百名患者的死亡，因此，该病毒感染也称为西尼罗脑炎（West Nile encephalitis，WNE）。目前，西尼罗病毒感染已成为欧洲和美国面临的公共卫生问题之一。

我国尚未有西尼罗病毒感染暴发流行的报道，也没有分离到该病毒。但我国地域广阔，具有其传播媒介的存在条件，同时随着国内外人员交流和国际贸易往来的日益深入，该病传入我国的可能性增加。

（一）病原

1. 分类地位 西尼罗病毒（West Nile virus，WNV）在分类上属黄病毒科（Flaviviridae）、黄病毒属（Flavivirus），与日本脑炎病毒（Japanese encephalitis virus）、圣路易斯脑炎病毒（St. Louis encephalitis virus）、墨累河谷脑炎病毒（Murray valley encephalitis virus）等同属于日本脑炎抗原复合群（Japanese encephalitis antigenic complex），只有一个血清型。

根据基因分析西尼罗病毒有两种谱系：谱系 1 和谱系 2。谱系 2 病毒仅在亚撒哈拉、非洲和马达加斯加地方流行和维持，引起人的疾病轻微，不引起人类临床脑炎，1937 年在乌干达的分离株属谱系 2；谱系 1 病毒流行广泛，包括少数西非和北非分离株及中东、印度、欧洲、亚洲和北美分离株，与人类感染疾病相关。谱系 1 又可分 3 个分支，即欧洲和非洲病毒（1a），美国西尼罗病毒也归这一分支；库宁病毒（1b）和印度西尼罗病毒（1c）。对 1996—1999 年的欧洲分离株（罗马尼亚、意大利、俄罗斯各 1 株）与以色列（1998 年鹅分离株）和美国 1999—2000 年的分离株（共 8 株）进行核苷酸比较，发现欧洲分离株与美国/以色列分离株的核苷酸有明显差异，同源性只有 96.2%～96.4%，而欧洲国家病毒株之间的核酸同源性十分接近，高达 98.4%～99.6%。美国与以色列毒株间的同源性则高达 99.7%，氨基酸同源性也高达 99.7%。对以色列 1999 年的人分离株的基因序列分析，结果也与 1998 年以色列的鹅分离株和 1999 年美国分离株的同源性十分接近，分别为 99.9% 和 99.8%。这些病毒株的同源性与分离病毒的国家和动物宿主没有直接的关系，而是与候鸟的迁徙路线有关。

2. 形态学特征 电镜下西尼罗病毒粒子为球形，直径 40～60nm，表面有双层脂质囊膜，内部为致密的核心（图 21-6）。病毒核衣壳由单股正链不分节段 RNA 与核衣壳蛋白 C 组成，病毒囊膜蛋白包括包膜蛋白 E 和膜蛋白 M，镶嵌在脂质双层中。该病毒基因组全长约 11 kb，5′端有一个 I 型帽状结构（m7G5′，ppp5′A），3′端缺乏多聚腺苷酸尾（ployA），以 CU-OH 结尾。其中 5′端含有 100nt 左右的非编码区，3′端含有 400～700nt 左右的非编码区，两端的非编码区能够形成保守二级结构，在病毒基因组复制以及增殖过程中具有重要作用。病毒基因组 RNA 可以直接作为 mRNA，从一个开放阅读框内翻译出一条长链前体蛋白，在宿主细胞蛋白酶和一种病毒基因编码的丝蛋白酶作用下，长链前体蛋白被切割成至少 10 种成熟的蛋白，其中包括 3 种结构蛋白与 7 种非结构蛋白，结构蛋白包括：核衣壳蛋白（C）、膜蛋白（prM/M）和包膜蛋白（E）；非结构蛋白包括 NSI、NS2、NS2b、NS3、NS4a、NS4b 和 NS5。其中 C 蛋白为一个碱性蛋白，能够结合到病毒基因组并形成 20 面体结构，pMr 是成熟病毒颗粒中 M 蛋白的前体形式，在病毒释放前，胞质内的病毒颗粒中含有 pMr，pMr 有助于 E 蛋白在内质网膜

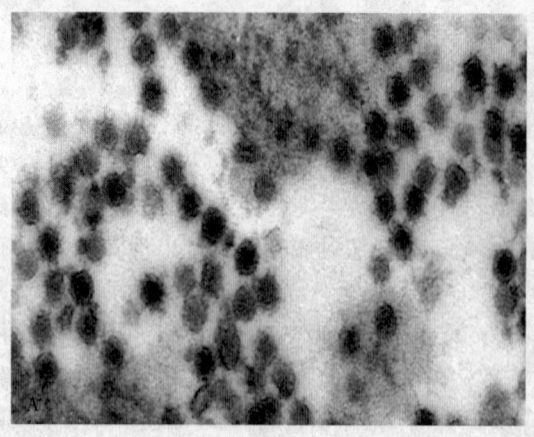
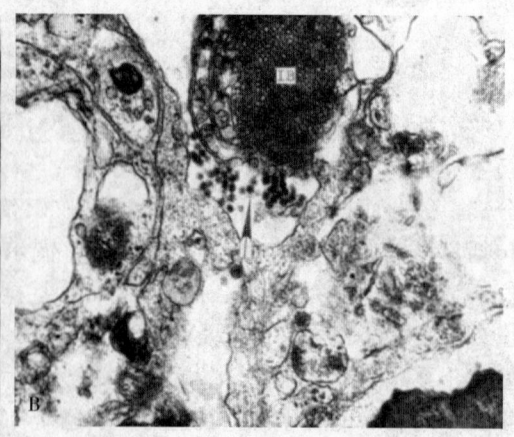

图 21-6 电镜下西尼罗病毒颗粒（A）和西尼罗病毒感染小鼠脑组织，在神经
细胞胞质内见到的病毒包含体及病毒颗粒（B. 超薄切片，×60 000）

（A，CDC/Cynthia Goldsmith 供图；B，徐在海供图）

中的定位以及空间构象的形成，并且防止 E 蛋白在细胞质中被蛋白酶切割；E 蛋白是西尼罗病毒的主要抗原性结构蛋白，具有血凝素活性，能够诱导机体产生中和抗体，E 蛋白参与病毒与宿主细胞亲和、吸附以及细胞融合过程，是病毒亲嗜性以及毒力的主要决定蛋白；非结构蛋白是病毒复制过程中所必需的一些酶类，NS1 是一种糖蛋白，对维持病毒的生存力起重要作用；NS2a、NS2b、NS4a 和 NS4b 为较小的疏水蛋白，可促进病毒体的装配或/和在细胞质膜上的定位；NS5 为 RNA 依赖的 RNA 聚合酶。

3. 培养特性 Vero 和 BHK - 21 细胞对西尼罗病毒最为敏感，37℃培养可呈现细胞病变和空斑，细胞病变表现为细胞变圆、融合和脱落，西尼罗病毒在这些细胞中的滴度可达 10^5 PFU/mL 以上。同时，该病毒还可在原代鸡胚细胞、原代鸭胚细胞以及人、灵长类、猪、啮齿类和两栖类动物的多种传代细胞系中增殖，也可产生细胞病变和空斑。

鸡胚对西尼罗病毒高度易感，可用于病毒的分离和增殖。西尼罗病毒感染小鼠，在一周后脑组织中的病毒滴度最高，电镜观察其脑组织超薄切片，可见细胞质中大量病毒包含体和病毒颗粒（图 21 - 6）。灭活病毒可诱导小鼠产生抗西尼罗病毒抗体。

4. 理化特性 西尼罗病毒对乙醚、氯仿、蛋白酶、胆汁和去氧胆酸钠等敏感。常规消毒方法均可有效灭活。

（二）流行病学

1. 传染来源 西尼罗病毒的传染源包括处于病毒血症期的哺乳动物和野生鸟类，野生鸟类是唯一已知的病毒扩增宿主，2005 年有 14 种鸟新检出西尼罗病毒，病毒在鸟体内血液系统中繁殖，1～4 天后产生高水平的病毒血症。此外，现已证实对西尼罗病毒敏感的还有蜂、蝙蝠、鹅、鸽子、猴、马、鸡、驴、犬、猫、花栗鼠、浣熊、臭鼬、松鼠和家兔等多种动物和人。但这些动物和人感染西尼罗病毒后都表现为低水平的病毒血症，只是偶见宿主，不大可能成为重要传染源。

2. 传播途径 西尼罗病毒主要通过蚊媒进行传播。在自然界中，该病毒以鸟-蚊-鸟或鸟-蚊-人（动物）的形式循环，其中易感鸟类是病毒主要的贮存宿主，鸟感染后通常不表现出临床症状，但有一个持续时间长、病毒滴度高的病毒血症期，此时鸟类被蚊虫叮咬后，病毒即可通过感染蚊虫而传播，因此，蚊虫既是西尼罗病毒的贮存宿主又是传播媒介。病毒在蚊子唾液腺中复制增殖，带毒蚊虫叮咬易感的人或者其他脊椎动物后，病毒进入人和动物体内，在血液系统中增殖后，跨越血-脑屏障，进入中枢神经系统，引起脑炎。

2002 年美国西尼罗脑炎流行时发现，西尼罗病毒可通过器官移植、输血和母乳传播。一起实验室事故调查结果显示，直接接触病鸟可感染西尼罗病毒，但概率极低。鸟间可通过密切接触传播或垂直传播。

在非洲分离到西尼罗病毒的蚊种很多，包括库蚊属（*Culex*）、伊蚊属（*Aedes*）、按蚊属（*Anopheles*）、小蚊属（*Mimomyia*）和曼蚊属（*Mansonia*）；在欧洲，蚊媒是尖音库蚊（*Culex pipiens*）；亚洲是三带喙库蚊（*Culex triaeniorhynchus*）和致乏库蚊（*Culex quinquefasciatus*）；美国则以尖音库蚊、盐水库蚊（*Culex salinarius*）为主，前者主要吸食鸟血，偶尔叮人，在病毒增殖和越冬中起重要作用，后者主要吸食人和哺乳动物血，被认为是人和哺乳动物感染的主要传播媒介。在一些干旱地区，蜱也可能传播西尼罗病毒。

3. 易感动物

（1）自然宿主 野生鸟类是西尼罗病毒的自然宿主，约有百余种野生鸟类对西尼罗病毒易感，并可携带病毒，如乌鸦、知更鸟、杜鹃、海鸥、鸽子和燕子等。西尼罗病毒在鸟体内存活时间很长，在鸽体内可存活 20～100 天。不同鸟类对该病毒的抵抗力不同。鸟类感染后一般不发病，但可长期携带病毒。美国本地鸟类感染西尼罗病毒出现大量死亡，可能与首次接触病毒和抵抗力低下有关。此外，马、牛、山羊、绵羊、犬、猫、家兔等家畜和鸡、鸽、鹅等家禽都易感，猕猴、羊驼、美洲驼、狼、蝙蝠、松鼠、驯鹿、浣熊、臭鼬等野生动物也易感。在美国，2002 年还从爬行动物（鳄鱼）身上分离到西尼罗病毒。

　　（2）实验动物　大鼠、小鼠、仓鼠、豚鼠、犬、鸡和灵长类动物均对西尼罗病毒易感。小鼠和仓鼠通过腹腔接种病毒可导致脑炎症状并引起死亡，但其严重程度取决于小鼠的年龄和品系，也取决于病毒分离株。家兔、豚鼠和棉鼠经各种途径感染均不产生明显的症状，但可产生高滴度的病毒抗体。

　　（3）易感人群　本病通常为地方性疾病，主要感染儿童，绝大多数患者为隐性感染。未接触过西尼罗病毒的人普遍易感，但感染以后不会都发病，约 80% 的人没有任何临床症状，免疫系统很快清除病毒并建立持久的特异性免疫力；约 20% 的感染者会出现骤起发热伴随头痛、肌痛、恶心、呕吐、淋巴结肿大和胸、腹、背部的皮疹等急性发热性疾病症状；约有 1% 的本病患者会发展成为精神错乱等症状表现的脑炎。西尼罗病毒感染严重者神经系统疾病发生率为 1/15，其中主要为老年人，住院患者的平均年龄不同，报道为 61、71 和 74 岁，50 岁以上的老年人是独立的易患群体。可能是因老年人多并存有慢性病，如高血压等可增加神经毒性的西尼罗病毒穿过血脑屏障的能力，而易出现神经系统疾病。年龄的易患性对鉴别急性病毒脑炎极有价值，如我国的流行性乙型脑炎主要感染儿童，而马来西亚的尼帕病毒脑炎则主要感染青少年。西尼罗病毒感染患者的病死率因临床类型不同而异，根据报告，急性脑炎病例为 15.1%、急性脑膜炎病例为 1.8%，病死率和发病率随年龄增大而增高，以 70 岁以上多见，但最近病死年龄有降低的趋势，最低死亡年龄已经降到 55 岁，这引起了极大的关注。

　　4. 流行特征　西尼罗病毒感染的流行主要与蚊媒活动密切相关。温带地区一般流行于夏末和秋初，雨后库蚊数量上升可导致发病高峰的出现，气候温暖地区则可常年发病。

　　很多证据表明，候鸟是西尼罗病毒传入新区的主要原因。例如在温带，此病的暴发通常发生在夏末秋初，这与大量候鸟和蚊虫的到来一致；暴发通常发生于居住在沼泽地及附近的人群中，在那里，密集的鸟群与大量的嗜血蚊子接触；分离出病毒的重要媒介昆虫主要是嗜鸟血的蚊子；在欧亚大陆的多种候鸟血液中均发现西尼罗病毒的抗体；从一些迁徙活跃的候鸟中也分离出病毒；数种鸟类中病毒血症持续时间可长至足以感染媒介的蚊子，但这些证据尚不充分。鸟类作为传染源传播西尼罗病毒，依赖于迁徙的媒介是否能在新环境中找到适当的条件，当地媒介是否能够传播此病毒。

　　美国和俄罗斯近期西尼罗病毒感染的流行都发生在城市人口密集地区，且这些地区均靠近较大的河流，许多种类的候鸟在此地栖息。在美国，1999—2005 年间人感染本病病例共 2 949 例，其中死亡 116 人，近 2 000 种爬行动物和哺乳动物感染本病，该病传播速度之快、宿主范围之广、死亡率之高均远远超出人们的想象。近年来西尼罗病毒的流行有以下趋势：一是人和马的暴发频率增加；二是西尼罗脑炎病例的增多；三是广泛的鸟类动物宿主；四是广泛的蚊虫媒介；五是多种哺乳动物被感染发病死亡；六是传染性强，可通过多种方式传染人。西尼罗病毒致病性以及疫源地的改变可能归结于以下几个因素：病毒毒力的改变；气候变暖；自然环境的改变，人类活动范围的扩大；鸟类的迁徙；贸易往来以及国际交流的频度增加；人群年龄结构的改变，以及其他慢性病的影响如糖尿病、高血压、心脑血管病以及艾滋病病毒感染增加。

　　5. 发生与分布　西尼罗病毒流行于热带、亚热带甚至温带有蚊媒存在的广阔区域。

　　西尼罗病毒首例病毒是 1937 年在乌干达分离的，直到 1950 年才在埃及分离到第二个毒株。1999 年以前主要在非洲、中东、西亚和欧洲流行。1996 年罗马尼亚暴发西尼罗热，流行集中在多瑙河流域的 14 个地区，病毒感染率约为 1 214/10 万。1999 年俄罗斯南部暴发西尼罗脑炎，感染人数超过 1 000 人，至少引起 40 人死亡。1999 年美国暴发西尼罗热，这是西半球的首次流行。自此，美国历年均有西尼罗热/西尼罗脑炎流行，且西尼罗病毒分布已从 1999 年的 4 个州蔓延到 2004 年的近 50 个州，且地区分布日益扩大，北至马萨诸塞州，南至北卡罗来纳州，都已从病鸟体内检测到病毒，并已传播至加拿大中南部和加勒比海地区（彩图 21 - 6）。2005 年 1 月 1 日至 12 月 1 日期间，美国共报告西尼罗病毒感染 2 744 例，与 2004 年同期的 2 359 例相比有所增加，其中 1 165 例是西尼罗病毒性神经疾病（WNND）。目前，西尼罗病毒感染已成为全球性严重的公共卫生问题。

　　我国尚未发现西尼罗病毒感染流行，但西部地区一些动物血清中西尼罗病毒抗体呈阳性，因此，目前尚不肯定我国境内是否有西尼罗病毒存在。西尼罗病毒的主要传播蚊媒，如尖音库蚊、致乏库蚊以及淡色库蚊等在我国均有分布，同时也具备该病毒传播和过冬的条件。澳大利亚、印度和美国疫区的一些候鸟，如燕子、斑头雁、黑颈鹤等，可通过迁徙进入我国，但迁徙地点多为不适合西尼罗病毒传播的地区，如我国东北，这降低了西尼罗病毒传入我国的可能性。

（三）对动物与人的致病性

1. 对动物的致病性　几乎所有试验感染的鸟类都可产生病毒血症，感染后一般不发病，但近期在美国东北部西尼罗病毒感染流行期间发现大量乌鸦死亡，其病理过程以心肌炎为主，这是首次发现鸟类自然感染西尼罗病毒而死亡的报道，现美国已将鸟类（尤其是乌鸦）的死亡作为该病毒地理扩张的指征。西尼罗病毒还可感染马和其他大多数哺乳动物，但仅有马等少数动物发病，可导致脑炎、流产、死亡等。此外，西尼罗病毒致死性感染还见于猫、犬、猴、臭鼬、浣熊、松鼠、野兔、蝙蝠和短吻鳄（彩图 21-7）等动物。

2. 对人的致病性

（1）西尼罗热　潜伏期一般为 3～15 天。病毒血症发生于感染后 4～8 天。患者突发流感样症状：寒战、高热、乏力、头痛、背痛、关节痛、肌痛、眼球痛，其他非特异的症状有厌食、恶心、腹泻、呕吐、咳嗽和咽痛。面部充血、结膜潮红和全身淋巴结肿大较为常见。半数病人有斑丘疹或者玫瑰疹（从躯干蔓延至四肢末端和头部）。

（2）西尼罗脑炎　潜伏期为 4～21 天，病人在出现典型神经症状前，有 1～7 天的发热，个别呈双峰热，但大部分是非特异症状，约 15%～29% 有眼痛、面部充血或者皮疹。脑炎的征象为颈部僵硬、呕吐、意识模糊、精神错乱、嗜睡、肢端震颤、异常反射、惊厥、轻瘫及昏迷。病人脑组织切片见彩图 21-8 和彩图 21-9。脑炎患者普遍有重症肌无力，有些可影响呼吸中枢延髓，需要人工呼吸机。

1999—2005 年美国发生的 2 949 起西尼罗病毒感染病例中，其中表现为脑炎症状的病例为 1 142 例，占发病总数的 39%；表现为西尼罗热的病例为 1 269 例，占发病总数的 43%，表现为其他临床症状的病例为 128 例，共计死亡 116 人。

（3）脊髓灰质炎样综合征　2002 年 D Jonathan、A Artues Leis 等报道了几例西尼罗病毒感染所致的脊髓灰质炎样综合征病例。病人高热 39℃ 以上，病初头痛、疲倦、寒战、意识模糊和肌痛等，常伴有严重的肌无力，膀胱功能失调，偶见急性呼吸窘迫。西尼罗病毒感染的靶位点是脊髓灰质部分，脊神经脱髓鞘样改变，深部腱反射迟缓或消失。急性期、恢复期脑脊液中抗西尼罗病毒抗体增高 4 倍以上。格林-巴利综合征是主要并发症。

（四）诊断

西尼罗脑炎诊断主要依靠检测病毒及其抗体，由于病毒血症期病毒滴度较低，且恢复期病毒已被清除，因此从血液或者脑脊液中分离病毒较为困难。新的诊断技术包括用 ELISA 方法检测抗原或抗体，或者采用 RT-PCR 和实时定量 PCR 检测西尼罗病毒核酸，其中实时定量 PCR 技术最为敏感。一般 ELISA 用于快速诊断，以测定脑脊液或者血清中西尼罗病毒的 IgM 抗体，检测脑脊液中的 IgM 抗体是判断神经系统感染的特异方法。

1. 动物的诊断　①从疑似感染西尼罗病毒的蚊虫、动物血液或者病死动物尸体分离出病毒。②实验室检测（ELISA 或者 RT-PCR 等）结果支持西尼罗病毒感染。

2. 实验室诊断　①从早期患者标本或死亡患者及鸟类脑组织标本中分离到病毒，并证实为西尼罗病毒。常用地鼠肾细胞进行细胞培养或颅腔、腹腔接种乳鼠进行动物接种。②其他支持性实验室检查　从受影响的组织或部位所取的标本经 RT-PCR/实时定量 PCR 检测出西尼罗病毒核酸（通常针对 NS1 基因设计引物）；经其他公认的实验室检测方法（如血清学）证实西尼罗病毒感染。目前应用较为成熟的快速检测方法主要为 VecTest 试剂盒和 Ramp 系统。

3. 人的诊断标准

（1）可疑　具有上述临床症状和致病特点，并且有被确诊或可疑的动物或蚊虫叮咬的流行病学史。

（2）疑似 临床表现符合西尼罗病毒感染的特征，未分离出西尼罗病毒并排除其他诊断，仅一项实验室检查结果支持西尼罗病毒感染；或临床表现符合西尼罗热或西尼罗脑炎，有明确的蚊虫叮咬的流行病学史，但无西尼罗病毒感染的实验室证据。

（3）确诊 临床症状符合西尼罗病毒感染的表现，并从受影响的组织或部位分离出西尼罗病毒；或临床表现符合西尼罗病毒感染，并有两种以上的实验室检查结果支持西尼罗病毒感染。

（五）防制措施

1. 预防

（1）综合性措施 喷洒杀虫剂灭蚊和清除蚊虫滋生地可有效预防西尼罗病毒感染。在流行区，穿长裤长衫，避免躯体直接暴露，并使用驱蚊剂。避免接触可能感染西尼罗病毒的死亡动物。加强对蚊虫以及候鸟中西尼罗病毒抗体和抗原的监测。

（2）疫苗接种 作为一种致死性的人与动物共患病，西尼罗病毒感染受到了人们的高度重视，由于该病尚无有效的药物治疗，因此，疫苗接种是预防该病的最终措施。

在医学领域，以福尔马林灭活的鼠脑组织或细胞培养物制备的灭活疫苗已经成功的地应用于其他黄病毒的感染，如流行性乙型脑炎。西尼罗病毒在许多细胞系中增殖滴度极高，因此此类疫苗的研制和生产相对简单，价格低廉，易于推广使用，但此类疫苗免疫力持续时间较短，需多次免疫，且不能诱导强有力的细胞免疫反应，因此，其使用价值受到了限制。

美国 Acambis 公司以黄病毒 17D 为载体表达了西尼罗病毒和其他黄病毒的囊膜蛋白（prM 和 E 蛋白），成功构建了嵌合型弱毒活疫苗，该疫苗在动物试验中效果良好。

由于西尼罗病毒感染给美国的养马业和动物园造成了巨大的经济损失，目前几家公司正在研制一种灭活疫苗和 DNA 疫苗。以色列已经研制成功一种供家鹅使用的西尼罗病毒疫苗。

2. 治疗 目前尚无特效治疗药物，主要采取支持疗法和对症治疗，包括输液、呼吸支持和预防继发感染等。α-2b 干扰素、类固醇、抗癫痫药或者渗透剂对治疗西尼罗脑炎均无明显效果，但抗西尼罗病毒的免疫球蛋白对治疗严重的西尼罗病毒感染患者具有特殊疗效。

（六）公共卫生影响

随着气候变暖，蚊媒分布范围的扩大以及候鸟的迁徙，西尼罗病毒的暴发流行和发病人数呈上升趋势，这已成为严重的公共卫生问题。由于没有安全有效的疫苗和治疗药物，因此防治较为困难。蚊虫的防治需要投入大量的人力物力，此外，灭虫剂的大量使用亦会造成环境污染和生态改变，其潜在影响未知。一些鸟类有可能因西尼罗病毒感染濒临灭绝。

西尼罗病毒最初只在非洲地区流行，1996 年在罗马尼亚分离出 2 株毒株，属于西尼罗病毒 1 系，这两株病毒与早期分离自欧洲的几个代表株密切相关，说明它们可能是通过候鸟传入罗马尼亚。1999 年美国首次发现西尼罗病毒感染流行，分析其流行株与上述毒株具有极高的同源性（大于 99.8%），也属于西尼罗病毒 1 系，这些毒株与 1998 年以色列分离自鹅群的一个毒株具有高度的同源性，暗示流行于美国东北部地区的西尼罗病毒可能源于地中海地区。

在非洲，西尼罗病毒分离株致病力较弱，人感染后临床表现较轻微，死亡率很低，愈后可产生持久的免疫力，免疫力持续时间较长；相比之下，美国分离株致病力较强，人感染后出现典型的发热和/或脑炎症状，死亡率高，且病人愈后免疫力持续时间较短。对强毒株和弱毒株进行核苷酸序列比较，结果表明西尼罗病毒在非洲和美国不同毒株核苷酸序列发生了较大变异，形成了不同的毒株，致病力相差很大，那么，究竟是什么原因造成如此大的差异？目前，有人认为西尼罗病毒感染在流行过程中，在动物宿主体内（尤为野生鸟类）发生了变异，形成了不同致病力的毒株；此外，不同的人种对该病毒的易感性也有所差异。

尽管我国尚未发现西尼罗病毒感染病例，但我国存在着该病毒传入的条件：与我国相邻的俄罗斯和印度均有此病，尤其是俄罗斯近年来有较大规模的流行；我国与有该病流行的国家，如美国、法国、俄罗斯、以色列的经贸及人员往来频繁；我国有病毒的主要传播媒介——库蚊存在；鸟的迁徙在该病毒的传播中起着重要的作用，人类目前对这种传染源尚无法控制。西尼罗病毒有传入我国的可能，该病毒感染宿主广泛，传播速度极快，对社会危害巨大，因此需要引起国内相关部门的高度重视。积极研究该病毒的预防、快速检测和相关治疗方法，加强进出境检验检疫，尤其是加强鸟类检疫，防止西尼罗病毒传入我国，具有重要的现实意义。同时，吸取国外西尼罗病毒感染防控经验，开展献血者筛查工作，保证血液制品中不含有西尼罗病毒。2006—2008 年共对奥运场馆采集的 7 种 22 275 只蚊虫进行西尼罗病毒检测，结果均为阴性。

（姜涛　黎诚耀）

◆ **我国已颁布的相关标准**

　　SN/T 1460—2004　输入性蚊类携带西尼罗病毒与圣路易脑炎病毒的检测方法

　　SN/T 1515—2005　国境口岸西尼罗病毒病疫情监测管理规程

　　SN/T 1761—2006　出入境口岸西尼罗病毒病实验室检验规程

　　SN/T 1762—2006　西尼罗病毒病诊断标准

◆ **参考文献**

陈继明，孙映雪，王志亮，等 . 2004. 西尼罗病毒严重危害中国的风险评估 [J] . 科学通报，29 (7)：710 - 714.

刘卫滨，梁国栋 . 2004. 西尼罗病毒研究进展 [J] . 中国病毒学，19 (1)：92 - 96.

唐家琪 . 2005. 自然疫源性疾病 [M] . 北京：科学出版社：177 - 188.

佟颖，曾晓芃，刘婷，等 . 2008. 年北京奥运会蚊虫西尼罗病毒监测结果分析 [J] . 中国媒介生物学及控制杂志，文章编号：1003 - 4692 (2009) 02 - 0145 - 03.

王宇明，胡仕琦 . 2006. 新发感染病 [M] . 北京：科学技术文献出版社：166 - 175.

于萍，魏荣，王志亮，等 . 2005. 西尼罗病毒蚊媒的种类、研究进展及监控措施 [J] . 中国媒介生物学及控制杂志，16 (4)：324 - 327.

俞东征 . 2009. 人兽共患传染病学 [M] . 北京：科学出版社：769 - 776.

张山鹰 . 2003. 美国西尼罗病毒感染与蚊虫检测 [J] . 中国人兽共患病杂志，19 (6)：80 - 81.

Anderson JF，Rahal JJ. 2002. Efficacy of interferon alpha - 2b and ribavirin against west nile virus in vitro. Emerging infectious disease，8 (1)：107 - 108.

Lanciotti RS，Ebel GD，Deubel V，et al. 2002. Complete genome sequences and phylogenetic analysis of West Nile virus strains isolated from the United States，Europe，and the Middle East. Virology，298：96 - 105.

Lanciotti RS，Kerst AJ，Nasci RS，et al. 2000. Rapid detection of west nile virus from human clinical specimens，field-collected mosquitoes，and avian samples by a TaqMan reverse transcriptase-PCR assay. Journal of clinical microbiology，38 (11)：4066 - 4071.

Lanciotti RS，Roehrig JT，Deubel V，et al. 1999. Origin of the west nile virus responsible for an outbreak of encephalitis in the northeastern United States. Science，286 (5448)：2333 - 2337.

Ludwig G V，Calle P P，Mangiafico J A，et al. 2002. An outbreak of West Nile virus in a New York city captive wildlife population. Am J Trop Med Hyg，67：67 - 75.

Nash D，Mostashari F，Fine A，et al. 2001. The outbreak of west nile virus infection in the New York City area in 1999. New England journal of medicine，344 (24)：1807 - 1814.

Platonov AE，ShiPulin GA，ShiPulinaAY，et al. 2001. Outbreak of West Nile virus infection，Volgograd region，Russia，1999. Emerg Infect Dis，7：128 - 132.

Rappole JH，Derrickson SR，Hubalek Z. 2000. Migratory birds and spread of West Nile virus in theWestern Hemisphere. Emerging infectioius disease，6 (4)：319 - 328.

Tom S，Mong HO，David WCB，et al. 2003. West Nile encephalitis. BMJ，326 (7394)：865 - 869.

八、跳跃病

　　跳跃病（Louping ill）又称苏格兰脑炎（Louping ill encephalitis），是由跳跃病病毒引起绵羊传染性脑脊髓膜炎的一种人与动物共患传染病。羊感染该病毒后出现共济失调，表现为特异的跳跃步样，故有此称；因其多发于苏格兰境内，又被称为苏格兰脑炎。人感染该病毒后，多数表现为隐性感染，显性感染者仅有流感样症状。

（一）病原

1. 分类地位　跳跃病病毒（Louping ill virus，LIV）在分类上属黄病毒科（Flaviviridae）、黄病毒属（Flavivirus）、蜱传脑炎亚组，为单链 RNA 病毒。目前，该病毒存在 3 个主要的地理种群，即以色列、威尔士和苏格兰变异群。

2. 形态学特征　跳跃病病毒直径为 40～50nm，病毒主要存在于病畜的中枢神经系统，有时也出现于淋巴结、脾脏和肝脏中，发热时也可见于血液中。

3. 培养特性　乳鼠脑内接种或鸡胚卵黄囊接种可分离病毒，该病毒在 Vero、BHK - 21、PS、LLC - MK2 等细胞中生长良好，也可在猪、羊、牛、鸡和其他动物细胞培养物中增殖，在 Hela 细胞和胎羊肾细胞中可产生细胞病变。

小鼠对该病毒易感，常用于病毒的分离，病毒经小鼠连续传代 40 代以上，仍可保持对羊的感染性。刚断乳小鼠、仓鼠和豚鼠脑内接种均发生致死性脑炎。家兔对该病毒不敏感。

4. 理化特性　跳跃病病毒的抵抗力不强，38℃ 10min、60℃ 2～5min、80℃ 30s 即被灭活。该病毒对酸较为敏感，在高盐或酸性溶液中很快失活。4℃保存时，其活力不超过两周，但在 50％甘油中或者 -20℃条件下可存活 4～6 个月。

（二）流行病学

1. 传染源　马、猪、牛是主要的传染源，在自然界中，赤兔和松鸡等也可传染该病毒。该病毒存在于感染动物血液中，蜱叮咬感染动物一周后，病毒即可在其唾液腺中大量增殖，此时蜱通过叮咬易感动物或人群而传播疾病。人感染此病主要是因为与羊及其他动物接触，人类感染病毒后，病毒在局部淋巴系统及单核巨噬细胞中复制，并不断释放到血液中，引起病毒血症。高滴度的病毒易于侵入到中枢神经系统产生脑炎。

2. 传播途径　篦子硬蜱（Ixodes ricinus）是自然界中跳跃病的主要传播媒介和病毒贮存宿主，具尾扇头蜱（Rhipicephalus appendiculatus）、全沟硬蜱（Ixodes persulcatus）、和血蜱（Haemaphysalis anatolicum）也是本病毒的重要传播媒介。蜱的幼虫吸食病羊血长成稚虫时，具有感染性，稚虫长成成虫时仍保持感染性。目前还未发现本病毒在上述传播媒介中经卵传播。

试验发现，母羊感染本病毒后在其乳汁中可以检测到本病毒。试验证明初生山羊摄食被本病毒感染的母乳后可以感染本病。

赤兔等小型哺乳动物及红色松鸡等也是该病毒的传播媒介。

人类感染主要经带毒蜱叮咬所致，也可经过呼吸道途径和皮肤损伤感染。实验室感染也是患者感染途径之一，实验室工作人员直接暴露于病毒易感染，并可携带病毒，造成该病毒的机械传播，目前已有 26 例患者被确诊为实验室感染。

3. 易感动物　本病易感动物的范围十分广泛，但是对绵羊的危害最严重，各种品种的绵羊均易感。除绵羊以外，牛、马、猪、犬、猴、鼠、鹿均可感染；一些小型哺乳动物如鼩鼱、木鼠、田鼠、乳鼠、野兔也可感染，其中乳鼠最为敏感，通过脑内、腹腔内、鼻内和皮下接种，均可使其发病。腹腔内接种 8 日龄幼仓鼠，可以使其发病死亡。幼羊皮下接种后，大约有半数发病；皮下注射病毒 3 天后，如脑内注射灭菌淀粉，可使发病率提高到 100％。在自然感染情况下，一般只有绵羊才会出现高滴度的病毒血症，其他动物不出现病毒血症或者只出现低滴度的病毒血症。

研究发现欧洲的松鸡中不同的品种对本病毒的易感性不同。人工感染试验发现生活在森林的雉鸡和雷鸟对本病毒有较强的抵抗力，而生活在山区、苔原的红色松鸡和鹧鸪则对本病毒易感并且出现高滴度的病毒血症。因此推测红色松鸡和鹧鸪可能是本病毒的扩增宿主，在本病的流行传播中起着重要作用。

4. 流行特征　本病呈周期性暴发。跳跃病暴发于夏初，常于 5 月份开始，6 月份达高峰，仲夏呈下降趋势，秋初再次流行，这与蜱的活动相符。

本病与职业有关，这与暴露于染病绵羊和被蜱叮咬受染机会多少有关。高危人群为屠宰厂工作人员、兽医、牧羊人等。男性患者多于女性，年龄多在 30～40 岁之间。

5. 发生与分布 本病可以追溯到 19 世纪末期。1929 年从病羊脑和脊髓首次分离到跳跃病病毒。人跳跃病自 1934 年出现首例，至今已有 39 例，其中实验室感染占 26/39。

跳跃病分布于苏格兰、爱尔兰、英国北部、法国和前苏联的某些地区。该病毒种系发生学研究结果表明，各流行区的病毒存在着微小变异，因此可分为 4 个亚型，Ⅰ型主要分布于苏格兰和英国北部；Ⅱ型分布于苏格兰；Ⅲ型在威尔士；Ⅳ型则多发于爱尔兰。

在保加利亚、土耳其、西班牙的巴斯克地区和挪威曾经报道过类似本病的疾病。

（三）对动物与人的致病性

1. 对动物的致病性 本病毒具有嗜神经性。绵羊感染该病毒后，潜伏期约 6～18 天。典型病例呈双峰热型，第一病期的特点是高热，可达 41～42℃，同时呈现高滴度的病毒血症，病羊精神委顿、食欲减退，有时出现便秘。经 1～2 天后，体温开始下降，症状有所减轻，但在第 5 天左右发生第二次体温增高，此时病畜可能会逐渐恢复，也有可能病毒侵入中枢神经系统而进入第二病期，此期病畜出现神经症状，具体表现为共济失调、肌肉震颤、痉挛等，后期麻痹，这类病羊大多死亡，幸存者常有四肢麻痹等后遗症。也有部分病羊在发生第一次体温升高后迅速康复。

野生红松鸡也可自然感染该病，发生致死性疾病——禽疫。实验室人工感染小鼠、仓鼠和豚鼠，可发生致死性感染。

2. 对人的致病性 人群普遍易感，牧羊人、屠宰工人和饲养员感染机会较多，愈后可获得持久免疫力。人感染该病毒后，多数表现为隐性感染。显性感染者仅有流感样症状，呈现双峰热型。大部分病人都能很快康复，少数严重病例可导致死亡。

（四）诊断

急性期和恢复期双份血清中特异性抗体效价的比较测定是常用的临床血清学诊断方法。也可进行病毒分离。采取病畜初次发热期的血液或濒死动物的脑和脊髓，脑内接种乳鼠或经卵黄囊接种鸡胚分离病毒。如果从蜱标本中分离病毒，应先将其按地区及种类分组，每组不超过 40 只。

可通过病毒中和试验鉴别跳跃病病毒与黄病毒属其他病毒。补体结合抗体消失较早，可用于早期疫情的调查。血凝抑制试验交叉反应较多，可用作疫情普查的参考。

（五）防制措施

1. 预防

（1）防蜱 保护易感人群，对从事野外林区工作人员做好防治宣传。野外工作时应穿长袖裤、褂、长筒袜、靴子，扎紧领口、袖口及裤脚，戴防虫罩。

（2）灭蜱 小区内净化环境，搞好环境卫生，清除杂草，施药灭蜱。

（3）预防接种 现有福尔马林灭活疫苗、核酸疫苗与基因重组疫苗，均有一定的保护作用，尤以后者效果显著。

2. 治疗 尚无特效治疗药物，主要根据病情进行对症综合性治疗。

（六）公共卫生影响

由于人群普遍对跳跃病病毒易感，尤其是牧羊人、动物饲养人员、兽医和实验室研究人员，因此对于该病的防治具有重要的公共卫生学意义。近年来，实验室感染跳跃病病毒的病例报道不断增加，这提示广大科研工作者要做好个人防护，防止感染发生。

目前报告的跳跃病发病地区和发病数均呈逐渐上升态势，当发现疑似病人时，应立即对病人进行隔离治疗。接触者应进行医学观察。病人周围一定范围内的人员，接触过病畜的人员也应进行适当观察。非直接接触者可考虑接种疫苗。同时，加强进出口卫生检疫工作，防止国外病毒株传入我国。

（朱武洋）

◆ 参考文献

陈为民，唐利军，高忠明．2006．人兽共患病［M］．武汉：湖北科学技术出版社：438－439．

刘克洲，陈智．2002．人类病毒性疾病［M］．北京：人民卫生出版社：601－604．

唐家琦．2005．自然疫源性疾病［M］．北京：科学出版社：249．

殷震，刘景华．1997．动物病毒学［M］．第2版．北京：科学出版社：631－670．

David Mabey. 2002. Book：The encyclopedia of arthropod-transmitted infections. BMJ，324－490.

Davidson MM，Williams H，Macleod JA. 1991. Louping ill in man：a forgotten disease. Journal of infection，23（3）：241－249.

Gao GF，Znaotto PM，Holmes EC，et al. 1997. Molecular viriation，evolution and geographical distribution of louping ill. Acta virology，41：259－268.

Gao G F，Jiang W R，Hussain M H，et al. 1993. Sequencing and antigenic studies of a Norwegian virus isolated from encephalomyelitic sheep confirm the existence of louping ill virus outside of Great Britian and Ireland. J. Gen. Virol，74：109－114.

Gonzalen L，Reid H W，Pow I，et al. 1987. A disease resembling louping-ill in sheep in the Basque region of Spain. Vet. Rec，121：12－13.

Gonzalez L，Reid HW，Pow I. 1987. A disease resembling louping-ill in sheep in the Basque region of Spain. Veterinary record，121（1）：12－13.

Gregory JA，Brian JS，Peter L. 1999. The molecular pathogenesis of semliki forest virus：a model virus made useful? Journal of general virology，80：2287－2297.

Panon G，Fauran P，Digoutte JP. 1979. Isolation of Ilheus virus in french Guyana. Bull social pathology exotic filiales，72（4）：315－318.

Rashev，Kh. 1963. Viral encephalomyelitis of sheep in Bulgaria. Vet. Sbir，60：5－7.

Reid H W，Pow，I. 1985. Excretion of louping-ill virus in ewes' milk. Vet Rec，117：470.

Reid H W. 1984. Epidemiology of louping-ill. In Tick Vectors in Virus Biology. M. A. Mayo and K. H. Harrap eds. New York：Academic Press，161－178.

Stephenson，J. R，Lee，J. M，Wilton-Smith，P. D. 1984. Antigenic variation among members of the Tick-Borne Encephalitis Complex. J. Gen. Virol，65：81－89.

Westaway E G，Brinton M A，Gaidamovich S Y，et al. 1985. Togaviridae. Intervirol，24：183－192.

九、伊利乌斯热

伊利乌斯热（Ilheus fever）是由伊利乌斯病毒引起的一种人与动物共患病。人感染该病毒后临床症状为轻度发热、头痛、关节痛和脑炎等。野生鸟类、猕猴和长吻浣熊可感染该病毒，临床表现为隐性感染。

（一）病原

1. 分类地位　伊利乌斯病毒（*Ilheus virus*，ILHV）在分类上属黄病毒科（Flaviviridae）、黄病毒属（*Flavivirus*）、流行性乙型脑炎复合群。通过变性凝胶电泳等试验证实该病毒与日本脑炎病毒（JEV）最为类似，尤其是其 NS3 蛋白的部分序列与日本乙脑病毒相应序列同源性较高。

2. 形态学基本特征与培养特性　伊利乌斯病毒粒子多呈圆形，基因组为单股正链 RNA，全长约11kb。该病毒的形态学特征与西尼罗病毒极为相似，原被纳为西尼罗抗原复合群，后与西尼罗病毒一起被划为日本脑炎抗原复合群。

伊利乌斯病毒在恒河猴原代肾细胞和其他传代细胞如 BHK-21、Vero、LLC-MK2、PS 等细胞系中繁殖，并可产生空斑。该病毒可在鸡胚中繁殖，但不能杀死鸡胚。新生小鼠和刚断乳小鼠脑内或腹腔接种可发生脑炎。

3. 理化特性　伊利乌斯病毒对有机溶剂及去污剂敏感。一般的消毒方法均可杀死病毒。

（二）流行病学

1. 传染来源　伊利乌斯热在巴西全境均有流行记录，多种节肢动物均可成为其传播媒介，目前至少已经从 8 个属的蚊中分离到伊利乌斯病毒，其中凶恶骚蚊、磷蚊及埃及伊蚊是主要的传播媒介。蝙蝠和鸟类是该病毒在自然界中的主要宿主。

2. 传播途径　蚊媒叮咬是伊利乌斯病毒在自然界中主要的传播途径，目前尚未发现动物之间水平传播和垂直传播。候鸟的迁徙习惯对伊利乌斯热在不同地区的流行具有重要意义。

3. 易感动物　目前，已从长吻浣熊、狨猴和一些野生鸟类体内分离到伊利乌斯病毒，但这些动物仅表现出较短期的病毒血症，无明显的临床表现。实验动物中只对新生小鼠和刚断乳小鼠有致病性。

人对伊利乌斯病毒较为易感，但多为隐性感染。部分患者发病后其临床症状可表现为发热和脑炎症状。

4. 流行特征　该病呈地方性流行，多发生在气候炎热多雨、蚊虫活动频繁的夏季。森林低洼地区居民感染率较高，男性由于接触森林比女性频繁，因此男性感染率显著高于女性。

5. 发生与分布　近十年来没有伊利乌斯热新发病例的报告，但在亚马孙河及巴西东南地区均可检测到伊利乌斯病毒的中和抗体，说明以上地区可能存在该病毒。目前，伊利乌斯热主要流行于巴西、特立尼达、哥伦比亚和巴拿马等国家。人感染伊利乌斯病毒的病例主要分布于巴西亚马孙平原和特立尼达部分地区。

（三）对动物与人的致病性

1. 对动物的致病性　2001 年从捕捉的野生鸟类、狨猴和长吻浣熊体内分离到两株伊利乌斯病毒，并检测到高效价的中和抗体，但这些动物大多数不表现出任何临床症状。

2. 对人的致病性　人感染伊利乌斯病毒后，约有 60% 的患者表现出轻度的发热、头痛、关节痛，症状表现较轻，未经治疗，一般可自愈；重型患者身体虚弱，伴有剧烈头痛、寒战及肌痛等症状，这种症状一般持续 3~5 天。约有 10% 的病例可出现脑炎症状，经临床治疗后一般可以痊愈，不留后遗症。病人感染后，机体抵抗力相对较弱，应防止其他病原菌的继发感染。

（四）诊断

在伊利乌斯热流行的疫区，如果人群出现发热、头痛、关节痛和脑炎症状时，应考虑伊利乌斯病毒感染。确诊需实验室方法诊断。

目前，伊利乌斯病毒的实验室诊断方法主要依靠从患者血液中分离病毒和血清学检查，由于该病毒与其他黄病毒属部分病毒在血清学方面存在交叉反应，故该方法的准确性不高。

（五）防制措施

尚无针对伊利乌斯病毒感染的特异性预防疫苗。预防措施主要是做好防蚊和灭蚊工作，消灭蚊虫滋生场所。同时应加强流行病学调查与监测。

（六）公共卫生影响

我国境内尚未发现伊利乌斯病毒感染，必须严防该病毒从国外传入我国，因此，加强进出境检验检疫工作中对伊利乌斯病毒的检测具有重要意义。

（朱武洋）

◆ **参考文献**

唐家琦 . 2005. 自然疫源性疾病［M］. 北京：科学出版社：253 - 254.

A P A. Travassos da Rosa, J F S. Travassos da Rosa, F P Pinheiro, et al. 1997. Arboviroses. in: R. N. Q Leão, editor, doenças infecciosas e parasitárias: Enfoque Amazônico, CEJUP, Belem, 207 - 225.

American committee on arthropod-borne viruses, International catalogue of arboviruses including certain other viruses of vertebrates. 3rd edition. 1985. The American society of tropical medicine and hygiene.

Cruz AC, da Rosa AP, Ferreira II, et al. 1997. Ilheus virus is closely related to Japanese encephalitis virus complex. Intervirology, 40 (4): 220 - 225.

Luiz EP, Akemi S, Terezinha LMC, et al. 2001. Ilheus arbovirus in wild birds. Rev Saúde Pública, 35 (2): 119 - 123.

十、根岸病毒脑炎

根岸病毒脑炎（Negishi encephalitis）是由根岸病毒引起的、以中枢神经系统损伤为主要表现的传染病，其临床症状为发热、头痛、呕吐、惊厥、颈项强直、意识障碍及脑膜刺激征，严重者可出现呼吸衰竭。该病毒于 1948 年在东京首次从一名脑炎死者的脑脊液中分离到。

（一）病原学

1. 分类地位 根岸病毒（*Negishi virus*）在分类上属黄病毒科（Flaviviridae）、黄病毒属（*Flavivirus*）、蜱传脑炎亚组。单抗结合试验表明，根岸病毒与跳跃病病毒在抗原性上有紧密联系，两种病毒 E 蛋白核酸及氨基酸序列也呈现高度同源性。

2. 形态学基本特征 该病毒颗粒呈球形，直径约 45nm。其基因组为单股正链 RNA。

3. 培养特性 新生乳鼠经腹腔与脑内接种可分离病毒，幼鼠对该病毒具有高度敏感性。

4. 理化特性 根岸病毒对各种理化因素敏感，多种有机溶剂及去污剂可杀灭病毒。

（二）流行病学

1. 传染来源 硬蜱是自然界中重要传播媒介和病毒贮存宿主。带毒硬蜱叮咬易感人群后，病毒首先在局部淋巴结及单核-巨噬细胞系统复制，然后进入血液循环，引起病毒血症，处于病毒血症时期的人和动物是该病毒传播的重要来源。

已知人类与鼠等动物易感，可作为传染源。

2. 传播途径 带毒蜱叮咬是该病毒的主要传播途径。

3. 易感动物 幼鼠对该病毒高度易感。人群普遍易感，感染后一般可获牢固的免疫力。

4. 流行特征 发病季节从 5 月开始，6 月达高峰，7～10 月仍有散在病例发生。高峰前 2 个月是蜱的活动季节。

（三）对动物与人的致病性

人感染根岸病毒后临床潜伏期为 7～14 天。主要表现为发热、头痛、呕吐、惊厥、颈项强直、意识障碍、脑膜刺激征等，严重者出现呼吸衰竭。有报道人实验室感染后，只引起发热，而无中枢神经系统症状。感染者多数可痊愈，严重病例可导致死亡。

小鼠多为隐性感染，无明显的临床症状。

（四）诊断

1. 临床诊断 结合流行病学资料如蜱叮咬史及发病季节，临床表现为发热、头痛、呕吐、惊厥、颈项强直、意识障碍、脑膜刺激征，严重者出现呼吸衰竭等症状，则可初步怀疑根岸病毒感染。同时，该病毒需要与流行性乙型脑炎、跳跃病、森林脑炎以及脊髓灰质炎进行鉴别诊断。

2. 实验室诊断

（1）血常规检查 早期白细胞数目减少，脑炎形成后白细胞数目增多。

（2）病毒分离 从患者血液与脑脊液中均可分离到病毒。病初易于从血液中分离到病毒；在脑炎期，脑脊液的检出率较高。

（3）血清学检测 血凝抑制试验、补体结合试验和中和试验等均可用于诊断，尤其是恢复期血清与急性期血清效价呈 4 倍以上增长具有诊断意义。

（4）脑脊液检测 脑脊液色清、透明，压力高，细胞数目增多，在（50～500）×10^6/L 之间，以淋巴细胞为主，糖与氯化物无变化，蛋白正常或增高。

（5）核酸检测 RT-PCR 检测病毒核酸，有助于诊断。

（五）防制措施

1. 预防 加强个人防护，保护易感人群。对从事野外作业的工作人员应作好宣传教育，搞好防护工作。劳动时，穿长袖裤、褂、长筒袜、靴，扎紧领口、袖口及裤脚，头戴防虫罩，以防蜱叮咬。必要时于衣领、袖口处喷洒杀虫剂。搞好环境卫生，清除杂草，施药灭蜱。有条件接种疫苗进行预防。

2. 治疗 根岸脑炎目前尚无特效治疗方法，主要进行综合性治疗，注意隔离与护理。

（六）公共卫生影响

虽然本病十分罕见，但应注意日常监测与海关进口检验，以阻止病毒从境外传入的可能性。我国及前苏联部分地区可能存在散发病例，应加强病原学本底调查。

（刘忠钰）

◆ **参考文献**

王季午，刘克洲，陈智. 2002. 人类病毒性疾病［M］. 北京：人民卫生出版社：604-606.

Venugopal K，Buckley A，Reid HW，et al. 1992. Nucleotide sequence of the envelope glycoprotein of negishi virus shows very close homology to louping ill virus. Virology，190（1）：515-521.

十一、科萨努尔森林病

科萨努尔森林病（Kyasanur forest disease，KFD）是由科萨努尔森林病病毒引起的一种烈性、出血性人与动物共患传染病，主要感染猴和人类。目前仅在印度有本病流行。

（一）病原

1. 分类地位 科萨努尔森林病病毒（*Kyasanur forest disease virus*，KFDV）在分类上属黄病毒科（Flaviviridae）、黄病毒属（*Flavivirus*）、蜱传脑炎亚组。本病毒属于俄罗斯春夏脑炎病毒群，与本群的其他病毒有抗体交叉反应。

2. 形态学基本特征 科萨努尔森林病病毒颗粒呈球形，有囊膜，囊膜上可见到纤突。颗粒直径约45nm，核衣壳约30nm，基因组为单股正链 RNA。

3. 培养特性 该病毒可在 BHK-21、Vero 细胞、鼠胚细胞、人胚肾细胞、猪胚肾细胞和鸡胚细胞中增殖，并产生有规律的细胞病变。在距刺血蜱（*Haemaphysalis spinigera*）细胞的连续传代细胞系中增殖良好，但是不产生细胞病变。对白纹伊蚊细胞不敏感。感染鸡胚可引起死亡。新生小鼠、刚断乳小鼠、大鼠、金黄地鼠、豚鼠和猴脑内和腹腔接种均可发生致死性感染。

4. 理化特性 科萨努尔森林病病毒表面囊膜含有丰富的脂质，故对乙醚、氯仿、脱氧胆酸钠及其他脂溶剂均敏感。56℃加热 30min 可将病毒完全灭活。在 pH 6.2~7.0 范围内可凝集鸽、鹅红细胞，也可凝集鸡、鸭及绵羊红细胞，但最适 pH 为 6.6。

（二）流行病学

1. 传染来源 感染科萨努尔森林病病毒的猴及某些小型哺乳动物是主要的传染源。处于病毒血症期的病人亦可成为传染源。

2. 传播途径 科萨努尔森林病的传播媒介是蜱，其中在传播中起重要作用的有距刺血蜱、野鸽血蜱和巴布亚血蜱，病毒经血蜱特别是距刺血蜱传播给人和猴子。本病毒可能会从啮齿类动物传播给人类，但是目前还没有发现本病毒可以由人传播给人。

3. 易感动物

（1）**自然宿主** 猴类及哺乳类动物是科萨努尔森林病病毒的贮存宿主，猴类包括长叶猴（*Presbytis entellus*）和帽猴（*Macaca radiate*）。本病毒还可以感染啮齿类、鼩鼱和鸟类。

（2）**实验动物** 1~3 日龄乳鼠对科萨努尔森林病病毒最为敏感，常用作病毒分离，经脑内、腹腔、皮下及鼻腔感染乳鼠均能致死。此外，经脑内、腹腔接种大鼠、猴、金黄地鼠和豚鼠也可引起发病和死亡。以任何途径接种鸡胚，科萨努尔森林病病毒均能增殖，并导致鸡胚出血和死亡。家兔对科萨努尔森林病病毒不敏感。

4. 流行特征 科萨努尔森林病的流行时间为 2~5 月份（印度的春季和夏季）。病例主要发生在 10~40 岁的人群中，儿童发病较为罕见。科萨努尔森林病死亡率约为 5%，35 岁以上的人感染后死亡率较高。科萨努尔森林病在人群中的季节流行与人在森林中的活动密切相关，这可能是因为患者曾与蜱或病猴接触而引起感染，多数病例为男性，这与男性更频繁进入森林有关。

5. 发生与分布 科萨努尔森林病于 1957 年首次在印度的萨加尔和希莫加地区被发现，后来疫区逐渐扩大到北方邦坎那达、乌迪比、芒格洛尔和车克玛哥拉地区。沙特阿拉伯曾经分离本病毒的一个变异株 *Alkhurma virus*。

在我国，从广东、广西、贵州、云南、湖北、河南、新疆、青海等 10 个地区的人及鸟的血清中检测到萨努尔森林病病毒抗体，1989 年在我国云南省横断山脉地区从一名 38 岁的女性热性病人体内分离得到了一株科萨努尔森林病病毒，命名为 Nanjianyin 分离株。

（三）对动物与人的致病性

1. 对动物的致病性 猴对科萨努尔森林病普遍易感，患病后死亡率很高，帽猴感染本病毒发病后典型的病变是胃肠道和淋巴结的损伤。猴愈后有较强的免疫力。

已经从牛、水牛、山羊、熊、豪猪、松鼠、大鼠、小鼠和多种的禽类体内检测到针对本病毒的中和抗体，但是大动物一般是作为成年蜱繁殖的宿主，被携带病毒的蜱叮咬后一般不发病。

2. 对人的致病性 人对科萨努尔森林病易感，是科萨努尔森林病病毒的扩散宿主。潜伏期一般为 3~8 天。急性期一般为 2 周左右，表现为突然发热，并伴有头痛，随后背部、四肢体异常疼痛，虚脱；大约在起病后 9 天，常有心动过缓出现；在 5~12 天之间，常出现低血压。发热后出现周期性的鼻出血、呕血、黑粪症和便血。上腭出现出血性斑丘疹，有时咯血。消化道症状有呕吐、腹泻，严重的病例可出现脱水。眼部症状有畏光，结膜充血，严重者结膜下出血、浅表点状角膜炎、中度虹膜炎、视网膜和水晶体出血。多数病人颈下和腋下淋巴结肿大。

急性期之后（约 9~12 天），少数病例出现第二期发热，伴严重的头痛、昏迷、精神错乱等症状。一小部分死亡病例在死前有昏迷和支气管肺炎症状。由于病人相当虚弱，经过一段时间后才可恢复健康，恢复期一般为 4 周。本病一般无后遗症。

本病的病毒血症持续 12~13 天，发病后 3~6 天血液中的病毒滴度最高。

本病毒感染后的致死率为 2%~10%，低于 Alkhurma 病毒 25% 的致死率。

（四）诊断

1. 临床诊断 根据本病的地区分布、发病季节以及蜱叮咬历史和特有的临床症状等即可对本病作出初步诊断。

2. 实验室诊断

（1）病毒分离 与其他多数的虫媒病毒不同，本病毒很容易从病人的血清中分离得到。从病人急性期血液、尸解标本或蜱标本中分离病毒，可通过乳鼠、细胞以及鸡胚分离。

（2）血清学诊断 常用的有免疫荧光试验、ELISA、补体结合试验、放射免疫测定等方法。

（3）分子生物学诊断 RT‐PCR 在科萨努尔森林病的诊断、流行病学调查和反生物战的检测中具有重要意义。

（五）防制措施

科萨努尔森林病是典型的蜱传病毒性疾病，避免进入森林及蜱叮咬是预防该病的关键。喷洒杀虫剂可有效避免蜱类叮咬。对经常进入疫区或从事森林相关职业的高危人群注射疫苗可预防该病的发生。鸡胚成纤维细胞培养的甲醛灭活疫苗可在 70% 以上免疫人群中诱导产生中和抗体，可抵抗科萨努尔病毒的攻击。

尚无治疗科萨努尔森林病的有效药物，支持疗法可显著降低死亡率。

（六）公共卫生影响

科萨努尔森林病是一种人与动物共患的急性、烈性传染病，国际上将本病列为生物安全四级病原微生物，但由于该病目前仅在印度有过流行，其他地区未见报道，因此，在我国人类传染病疫情报告和动物一、二类传染病名录中均不包括该病。加强进出口检验检疫工作，严防该病毒通过传染源从国外传入我国具有重要意义。另外，由于科萨努尔森林病病毒可通过蜱媒和气溶胶传播，而且病毒容易大量培养，在低温下能长期保存，因此有可能成为生物战剂。一旦发生，对军民生命财产危害极大，同时容易造成极大的社会恐慌。因此，必须高度重视该病，增强我国对该病的应急反应能力，将其可能带来的影响控制到最低程度。

（秦成峰）

◆ 参考文献

Adhikari Prabha MR，Prabhu MG，Raghuveer CV，et al. 1993. Clinical study of 100 cases of kyasanur forest disease with clinicopathological correlation. Indian journal of medical science，47（5）：124-130.

Banerjee K. 1988. Kyasanur Forest disease. In The ArboViruses：Ecology and Epidemiology（Vol. 3），Monath TP（ed.）. CRC Press：Boca Roton，FL，93-116.

Borio L，Ingleshy T，Peters CJ，et al. 2002. Hemorrhagic fever viruses as biological weapons-medical and public health management. JAMA，287：2391-2405.

Dandawate CN，Desai GB，Achar TR，et al. 1994. Field evaluation of formalin inactivated Kyasanur Forest disease virus tissue culture vaccine in three districts of Karnataka state. Indian J Med Res，99：152-158.

Gritsun TS，Lashkevich VA，Gould EA. 2003. Tick-borne encephalitis. Antiviral research，57（1-2）：129-146.

Jinglin Wang，Hailin Zhang，Shihong Fu，et al. 2009. Isolation of Kyasanur Forest Disease Virus from Febrile Patient，Yunnan，China. Emerging Infectious Diseases，15（2）：326-328.

Kenyon RH，Rippy MK，McKee KT Jr，et al. 1992. Infection of Macaca radiata with viruses of the tickVborne encephalitis group. Microb Pathog，13：399-409.

Madani TA. 2005. Alkhurma virus infection，a new viral hemorrhagic fever in Saudi Arabia. J Infect，51：91-97.

Monath TP，Heinz FX. 1996. Flaviviruses. In Fields Virology（3rd edn），Fields BN，Knipe DM，Howley PM（eds）. Lippincott-Raven Publisher：Philadelphia，1109.

Pavri K. 1989. Clinical，clinicopathologic，and hematologic features of kyasanur forest disease. Review of infectious disease，11（S4）：854-859.

Venugopal K，Gritsun T，Lashkevich VA，et al. 1994. Analysis of the structural protein gene sequence shows kyasanur forest disease virus as a distinct member in the tick-borne encephalitis virus serocomplex. Journal of general virology，75（1）：227-232.

Work TH，Trapido H. 1957. Kyasanur Forest disease，a new virus disease in India. Indian J Med Sci，11：341-345.

Zaki AM. 1997. Isolation of a flavivirus related to the tick-borne encephalitis complex from human cases in Saudi Arabia. Trans R Soc Trop Med Hyg，91：179-81 DOI：10.1016/S0035-9203（97）90215-7.

十二、鄂木斯克出血热

鄂木斯克出血热（Omsk haemorrhagic fever，OHF）又称春秋热（Spring-autumn fever），是由鄂木斯克出血热病毒引起的一种蜱传人与动物共患自然疫源性疾病。临床特征为双峰高热、头痛、口腔黏膜损害及明显的出血性综合征。鄂木斯克出血热病死率低，有报道为0.5%～3%。鄂木斯克出血热流行相对局限，目前主要流行于东欧和俄罗斯的鄂木斯克地区，其病原可作为生化武器制剂。

（一）病原

1. 分类地位　鄂木斯克出血热病毒（*Omsk haemorrhagic fever virus*，OHFV）在分类上属黄病毒科（Flaviviridae）、黄病毒属（*Flavivirus*）、蜱传脑炎亚组。该病毒抗原与中欧蜱传性脑炎病毒密切相关。

2. 形态学基本特征与培养特性　鄂木斯克出血热病毒颗粒呈球形，表面有脂质囊膜，囊膜内为核衣壳蛋白，呈20面体对称。其基因组为单股正链RNA，长约11kb，编码C、M、E 3种结构蛋白和7种非结构蛋白。5′端有帽状结构，3′端无Poly（A）。

鄂木斯克出血热病毒可在Vero、Vero-E6、LLC-MK$_2$等细胞中培养并产生细胞病变。在鸡胚上生长良好。

鄂木斯克出血热病毒对许多实验室和野生的动物有致病性。豚鼠、猫、小猪、绵羊及猴对此病毒敏感。新生和刚断乳小鼠具有很高的敏感性，经脑内及非神经途径接种可引起急性、致死性的神经感染。栖居在自然疫源地中的各种野生脊椎动物对鄂木斯克出血热病毒具有不同的敏感性。有些动物呈慢性感染，而有些种类则引起急性、且往往是致死性感染。从不同自然疫源地不同对象分离的鄂木斯克出血热病毒株具有不同的遗传性，其蚀斑的大小、血凝活性和嗜神经性也不同。实验动物如小鼠、豚鼠、猫和猴均可感染该病毒，并可产生脑炎症状。根据国家卫生部 2006 年颁布的《人间传染的病原微生物名录》要求，鄂木斯克出血热病毒培养需在生物安全水平四级实验室中进行。

3. 理化特性　鄂木斯克出血热病毒对热、脂溶剂和去氧胆酸盐敏感，煮沸 2～3min、56℃加热30min、70％酒精、1％次氯酸钠和 2％戊二醛均可灭活病毒。该病毒在各种物理和化学条件下的生存能力取决于其所在的基质。在 50％甘油磷酸缓冲溶液（pH 7.2）中可存活几个月，而在冻干的情况下可存活几年。低温有利于感染材料中病毒的存活。在 -10～14℃条件下，于死亡动物未固定的脏器中，病毒可存活 3 个月（观察期）。在未经处理的自然界的湖水中，夏天可存活两周，冬天存活 3 个半月。在浸泡有动物和植物组织或浮游动植物的水中可增加病毒存活的时间。在游离的体外蛋白中 37℃ 3～4 天内灭活。用高压灭菌器消毒 30min 对任何材料包括死亡的实验动物尸体均可灭活。另外，鄂木斯克出血热病毒对 3％～5％ 来苏儿和紫外线敏感；对干燥敏感。

（二）流行病学

1. 传染来源　带毒的家畜（包括牛、羊等）和啮齿类动物（主要为麝鼠）是本病的主要传染源。1957—1964 年在诺沃西比尔斯克的 18 个行政区，1964—1977 年在诺沃西比尔斯克 9 个行政区的 2 6 个水洼地发生麝鼠大量死亡，从麝鼠的脑、血、肾和尿分离到鄂木斯克出血热病毒。除麝鼠外，在西伯利亚西部草原已确定有 10 种小型哺乳动物自然感染，包括水䶄、经济田鼠等，另从 5 种鸟类（苍鹰、黑头鸥、普通燕鸥、潐凫、鹬）发现有鄂木斯克出血热病毒的自然感染。革蜱是该病毒的重要传播媒介。

2. 传播途径　1946 年 R M Akhremovich 教授组织有关专家对此新病进行研究，肯定了网纹革蜱参与了自动物至人的传播。网纹革蜱、边缘革蜱、沼泽革蜱及泰加硬蜱能自然感染鄂木斯克出血热病毒并成为传播媒介。革螨、蚤及巨蚊的某些种可能参与病毒的传播。带毒蜱终生具有感染性，啮齿类动物主要通过蜱的叮咬而感染。有报道称，麝鼠可通过接触直接传染给人，家畜可通过奶制品传播病毒。实验室感染和水源传播也较为常见。另外，气溶胶传播也是一条途径。

3. 易感动物

（1）自然宿主　鄂木斯克出血热病毒的哺乳动物宿主为欧洲水鼠（Water voles）和麝鼠，麝鼠的感染导致了 1945—1947 年间的鄂木斯克出血热大流行。

（2）实验动物　一般实验动物如小鼠、豚鼠、田鼠、猫和猴等很容易感染该病毒，并产生脑炎症状。一般采用乳鼠分离病毒，其中 2～3 日龄乳鼠及 3 周龄小鼠脑内接种的分离率较高。

（3）易感人群　人不分年龄和性别普遍易感；麝鼠捕猎者、剥皮者、制革工是鄂木斯克出血热病毒感染的高危人群。他们长期接触麝鼠，接触病毒的机会也随之增加。

4. 流行特征　鄂木斯克出血热属于疫源性疾病，主要流行于西西伯利亚地区的鄂木斯克市和诺沃西比尔斯克州（Novosibirsk oblasts）。东欧有散发病例的报道。季节性发生在与传染媒介活动相符的各个区域，一般每年的 4～6 月和 9～11 月是本病的高发期。

本病多散发。发病以男性青壮年为主，患者几乎都有自然疫源接触史。农村发病多于城市。

5. 发生与分布　鄂木斯克出血热最早报告于 1941—1944 年，鄂木斯克北部湖泊森林草原地区出现了一些特征为急性发热，伴有口、鼻、子宫大量出血及皮肤出血疹以及白细胞减少的散在或小暴发的病例。当时被诊断为土拉伦菌病伤寒型、斑疹伤寒等。1947—1949 年，由苏联医学科学院等单位组成联合调查队，在 M P Chumakov 等领导下，再次进行系统研究。1947 年从一名出血热病人身上最终分离出鄂木斯克出血热病毒，确认了该病在疾病分类上的独立地位，1948 年命名为鄂木斯克出血热。20 世纪 40 年代，曾有 600 多例鄂木斯克出血热的报告，近年来患者逐渐减少。1989—1998 年间，诺沃希比尔斯克州每年有 2～41 例病例，患者主要是捕杀麝鼠者。最近的一次暴发是在 1991 年。

本病主要分布在西伯利亚西部的鄂木斯克、库尔干、新西伯利亚和秋明地区，以及哈萨克斯坦北部。目前，在我国尚无鄂木斯克出血热的报道。

（三）对动物与人的致病性

1. 对动物的致病性　感染鄂木斯克出血热病毒的啮齿类动物大多不产生症状，该病毒还可感染哺乳类、两栖类和爬行类动物。从麝鼠的脑、血、肾和尿分离到病毒。20 世纪 40 年代的鄂木斯克出血热大流行曾导致大批动物死亡，死亡原因大多是致死性脑炎。

2. 对人的致病性　潜伏期 3～8 天。病人起病突然，表现为发热、头痛、背部及四肢疼痛尤剧。发热时体温可升高至 40℃，结膜充血常见，部分病人软腭上有出血点或紫斑，具有一定的特征性。部分病人有腹泻和呕吐等症状。由于全身小血管渗透性增加，血浆外渗可引起休克，但极少见。常见出血症，可表现齿龈出血、鼻出血、血尿、呕血、便血等症状。重症病例有胃肠道、肺、子宫、鼻腔等腔道出血，少数病人亦可无出血现象。鄂木斯克出血热无皮疹，但面部皮肤、躯干上部充血明显，常有全身淋巴结及脾肿大。部分病人有肺炎。患者发热常显双期性，第一期发热阶段可伴发虚性脑膜脑炎。第二期发热阶段亦可发生脑膜炎或脑膜脑炎，且比第一期严重，表现为发热、剧烈头痛、神志不清和震颤。但是鄂木斯克出血热中枢神经系统受累较少。治愈后少数病例可有脱发和听力损害等后遗症。实验室工作人员易受感染，但通常较轻。

（四）诊断

动物的流行病学资料和患者的临床表现对诊断有帮助。除了地理分布外，鄂木斯克出血热和科萨努尔森林热症状相近，且抗原性与科萨努尔森林热病毒有关，因此需通过病毒分离和特异性的血清学检测来鉴别诊断。从血中分离病毒，证实恢复期血清抗体滴度升高或检测到特异性 IgM 抗体可确诊。

人感染鄂木斯克出血热病毒后，在急性期实验室检查可见白细胞及血小板数目减少，血液浓缩，尿中出现白蛋白及颗粒管型。

（1）**病毒分离**　取患者发病 6 天内病毒血症期血液，脑内接种小鼠、豚鼠或鸡胚。

（2）**血清学诊断**　取急性期和恢复期双份血清进行 ELISA、补体结合试验、中和试验，检测出特异性 IgM 抗体或 IgG 抗体，可作为诊断依据；恢复期血清抗体滴度升高 4 倍及以上，具有重要诊断意义；回顾性诊断多采用中和试验。

（3）**分子生物学诊断**　主要采用 RT－PCR 方法，引物针对鄂木斯克出血热病毒基因组特异性序列设计。

（五）防制措施

1. 预防　灭鼠灭蜱。减少自然环境中保毒宿主动物和传播媒介的密度，即降低野生动物病毒携带者的数量，以最大限度地减少自然病毒宿主之间的接触，尤其在麝鼠水洼地内消灭鼠和其他小型哺乳动物，中断生物群落中病毒循环的动物传递链，使之达到不足为害的程度。

加强商业性安全生产。麝鼠饲养繁殖、皮毛加工过程中的科学管理等都是预防控制鄂木斯克出血热流行的有效措施；在自然环境开发区或旅游景区林间道路上喷杀虫药等，确保工作人员和旅客健康安全；个人防护措施：穿防护衣、用驱蜱药防止蜱叮咬。

已有高效的鄂木斯克出血热疫苗，但副作用明显，只是必要时方可接种，无法普遍推广使用。所以，鄂木斯克出血热的预防重点在于加强个人防护以防止媒介蜱类的叮咬。

2. 治疗　以支持和对症治疗为主。三（氮）唑核苷对一些出血热病毒有效，但由于缺乏临床数据，故其应用受到质疑，同时美国食品和药品管理局也没有批准任何抗病毒药品应用于鄂木斯克出血热的治疗。

（六）公共卫生影响

我国尚未发现鄂木斯克出血热病例，国外也无新发病例的报道。但由于其病原的高致病性和较易扩散，仍需加强对该病毒的监测和预防。在有鄂木斯克出血热新发病例或检疫出相应可疑病例时，要着重加强对传播媒介——蜱的截获，该病主要是通过革蜱等媒介来传播的。密切接触也是传播途径之一，要提高警惕性，加强对可疑病例的检出及隔离留验。但鄂木斯克出血热病例太少、资料也匮乏，在对该病例及疑似病例进境检疫过程中，未必会及时考虑到该病，且国内尚无开展排除该病的实验室检测方法。因此，只有及时关注鄂木斯克出血热相关信息，掌握最新检测方法，并加强对国际旅行者的健康宣传教育，在口岸相关场所张贴宣传画，对前往疫区的旅客发放鄂木斯克出血热病毒的预防常识宣传手册，才能有效防止该病的传入。此外，鄂木斯克出血热病毒可以用作生物武器制造恐怖事件，故有必要加强对这一疾病的认识。从事该病毒研究需在生物安全水平四级生物安全实验室中进行，以避免感染。

（赵海龙　邱鹏）

◆ 参考文献

陈为民，唐利军，高忠明 . 2006. 人兽共患病 [M] . 武汉：湖北科学技术出版社：422 - 424.

程志 . 1995. 鄂木斯克出血热病毒及病毒感染细胞的形态学观察 [J] . 中国医学科学院学报，11（6）：417.

刘克州，陈智 . 2002. 人类病毒性疾病 [M] . 北京：人民卫生出版社：609 - 611.

唐家琪 . 2005. 自然疫源性疾病 [M] . 北京：科学出版社：241 - 247.

谢元林，常伟宏，喻友军 . 2007. 实用人畜共患传染病学 [M] . 北京：科学技术文献出版社：274 - 278.

Grisum TS，Lsshkevich VA，Gould EA. 1993. Nucleotide and deduced amino acid sequence of the envelope glycoprotein of omsk hemorrhagic fever virus：comparison with other flaviviruses. Journal of general virology，74：287.

Lili，et al. 2004. Molecular determinants of antigenicity of two subtypes of the tick-borne flavivirus omsk haemorrhagic fever virus. Jounal of General Virology，85：1619 - 1624.

Michael R，Holbrook，Judith F，et al. 2005. An animal mModel for the tickborne flavivirus-smsk hemorrhagic fever virus. Journal of infectious diseases，191：100 - 108.

Michael R，Holbrook. 2005. An Animal Model for the Tickborne Flavivirus Omsk Hemorrhagic Fever Virus. JID，191.

Ternovoi VA，Kurzhukov GP，Sokolov YV，et al. 2003. Tick-borne encephalitis with hemorrhagic syndrome，Novosibirsk region，Russia，1999. Emerging infectious diseases，9（6）：743 - 746.

十三、兰格特病毒感染

兰格特病毒感染（Langat virus infection）是由兰格特病毒引起的一种人与动物共患传染病。1956年于马来西亚兰格特分离到该病毒，并以发现地命名。自然条件下对健康人群几乎没有致病力。

（一）病原

1. 分类地位　兰格特病毒（Langat virus，LGTV）在分类上属黄病毒科（Flaviviridae）、黄病毒属（Flavivirus）、蜱传脑炎亚组，与森林脑炎病毒（RSSEV）、科萨努尔森林病病毒（KFDV）、波瓦桑病毒（POWV）等抗原关系密切。美国节肢动物传播病毒委员会（ACAV）下属的实验室安全委员会（SALS）将其划为2级的虫媒病毒，耶鲁大学生物研究实验室也将其毒力等级定为2级。

2. 形态学基本特征　电镜下观察兰格特病毒颗粒呈球形，直径35～45nm，有囊膜，基因组为单股正链RNA，全长约11kp，野毒株（Tp21）含有10 933个核甘酸，基因组RNA具有感染性。

3. 培养特性　兰格特病毒在鸡胚成纤维细胞、猪肾上皮细胞和恒河猴肾细胞（LLC - MK$_2$）上可以较好增殖，培养最适温度为35～37℃，能够形成空斑，细胞病变明显。兰格特病毒可适应多种蜱源细胞系。与其他蜱传病毒不同，该病毒接种蚊源细胞系 C6/36 细胞时也表现出明显的感染性。经仓鼠肾细胞传代后病毒毒力增强，但经鸡胚连续传代后毒力减弱，疫苗株 E5 即经鸡胚传代筛选出的致弱毒株。

4. 理化特性　理化特性与其他囊膜病毒相似。对乙醚敏感，在 pH 3.0 的条件下不稳定，但对 5 - 溴 - 2 - 脱氧尿嘧啶（BUDR）不敏感。22℃、pH 6.7（范围为 6.4～7.0）的条件下具有最佳血凝活性。

（二）流行病学

1. 传染来源　硬蜱是该病重要的传播媒介，病毒最早从寄生于马来西亚森林鼠（*Rattus mulleri* 和 *Rattus sabanus*）的硬蜱（*Granulatus*）体内分离得到。目前已从粒形硬蜱（*Ixodes granulatus*）、全沟硬蜱（*Ixodes persulcatus*）、嗜群血蜱（*Haemaphysalis papuana*）、篦子硬蜱（*Ixodes ricinus*）、边缘革蜱（*Dermacentor marginatus*）和距刺血蜱（*Haemaphysalis spinigera*）等多种硬蜱中分离到该病毒。

调查研究显示兰格特病毒可能广泛分布于东南亚森林中，森林鼠是主要的传染源，病毒通过媒介硬蜱的幼虫感染这些森林鼠。

自然界中也在螨中分离到蜱传脑炎病毒（TBEV）相似抗原，并在螨的感染试验中（持续 63 天）可检测到蜱传脑炎病毒的存在。但试验证实柏氏禽刺螨（*ornithonyssus bacoli*）和鸡皮刺螨（*dermanyssus gallinae*）均不能有效传播兰格特病毒，因此吸血螨可能不会成为兰格特病毒的传播媒介。

2. 传播途径　带毒硬蜱叮咬人或动物时，通过血液可有效传播病毒。

该病毒很难形成传染性气溶胶，一般不会通过空气传播。

3. 易感动物　小鼠、仓鼠和猴子较为易感，常常作为实验动物进行攻毒和免疫保护试验。

4. 流行特征　本病常呈地方性流行，通常认为自然界中该病毒在蜱-啮齿类动物之间循环，人类很少感染发病。

5. 发生与分布　兰格特病毒主要分布于东南亚的森林地区，1956 年首次在马来西亚森林鼠身上寄生的硬蜱体内分离到。泰国于 1973—1974 年对 Khao Yai 国家公园进行蜱传病毒普查时分离到新的兰格特病毒毒株。后又在西伯利亚地区检测到该病毒。

我国尚未发现该病毒的存在。

（三）对动物与人的致病性

1. 对动物的致病性　仓鼠脑内接种强毒，可引起类似亚急性白质脑病，小鼠感染野毒株后表现为严重的脑膜脑炎症状，对猴子进行攻毒试验时，表现为与乙型脑炎相似的病毒血症和脑脊髓脑炎，恒河猴和蜘蛛猴感染强毒时可产生病毒血症，病毒在不同组织中的半衰期存在差异。

2. 对人的致病性　自然条件下健康人群对该病不易感，最多引起发热症状。对接受致弱株免疫接种志愿者的观察中发现兰格特病毒对中枢神经系统具有较高嗜性。该病毒对患白血病、艾滋病或癌症等免疫力低下的病人存在潜在的致病性，感染后可引发脑膜炎、脑脊髓炎症状，有的还伴有淋巴细胞减少等症状。潜伏期 3 周左右，症状明显时表现为中枢神经功能紊乱。

（四）诊断

本病具有严格的地区性和季节性，发病者多集中于从事与林区活动相关的人员，对正常人群致病力低，临床症状表现不明显，应注意与其他同组蜱传脑炎病毒进行鉴别诊断。通常可采用血清学方法检测（如血凝抑制试验和中和试验）作出初步诊断，确诊还需要做病毒分离及鉴定。

（五）防制措施

对小鼠、猴子和志愿者的免疫保护试验表明，接种 E2 致弱毒株制备的疫苗可以产生持久的体液免疫和细胞免疫，在抵抗兰格特病毒侵袭的同时可有效保护机体不受俄罗斯春季脑炎病毒、波瓦桑病毒等其他同组蜱传脑炎病毒的攻击。由于该病毒疫苗株具有较高的中枢神经嗜性，对人类健康可能存在潜在危害，研究人员已开始进行基因工程疫苗的开发，利用兰格特病毒非致病性保护基因结合其他蜱传脑炎病毒的非致病性基因研制新型疫苗，期望更好更全面地预防蜱传脑炎病毒组病毒感染。在对兰格特病毒单克隆抗体的研究中，人们发现针对 M 蛋白的单克隆抗体可以有效保护断奶小鼠抵抗致病性兰格特病毒的攻击。

（六）公共卫生影响

兰格特病毒致病力低，但对癌症以及艾滋病等特殊人群有潜在致病性，因正常人群感染后几乎不表现出临床症状，在某种意义上加大了疫区特殊人群预防该病的难度。

人们已筛选到较为安全稳定的兰格特病毒疫苗弱毒株 E5，该毒株免疫机体产生抗体可交叉保护其他蜱传脑炎病毒的感染。因此加强对兰格特病毒致病性、免疫机理、疫苗研制以及分子生物学方面的研究对其他蜱传脑炎病毒的防治具有重要意义。

（张文杰　田克恭）

◆ **参考文献**

自登云，陈伯全，俞永新．1994．虫媒病毒与虫媒病毒病［M］．昆明：云南科技出版社．

Alexander G Pletnev, Michael Bray, Kathryn A Hanley, et al. 2001. Tick-borne langat/ mosquito-borne dengue flavivirus chimera a candidate live attenuated vaccine for protection against disease caused by members of the tick-borne encephalitis virus complex: evaluation in ehesus monkeys and in mosquitoes. Journal of virology, 175 (17): 8259-8267.

Lance A Durden, Michael J Turell. 1993. Inefficient mechanical transmission of langat (tick-borne encephalitis eirus complex) virus by blood-feeding mites (Acari) to laboratory mice. Journal of medical entomology, 33 (3): 639-641.

Lauren C Iacono-Connors, Jonathan F Smitht. 1996. Characterization of langat virus antigenic determinants defined by monoclonal antibodies to E, NS1 and preM and identification of a protective, non-neutralizing preM-specific monoclonal antibodes. Virus research, 43: 125-136.

Willam H Bancroft, Robert Mcnair Scott, Rapin Snitbhan, et al. 1976. Isolation of langat virus from haemaphysalis pPapuana thorell in thailand. The American journal of tropical medicinean and hygiene, 25 (3): 500-504.

Winston H Price, Jordi Casals, Inderjit Thind, et al. 1973. Sequential immunization procedure against group B arboviruses using living attenuated 17D yellow fever, Living attenuated langat E5 virus, and living attenuated denue2 virus. The American journal of tropical medicinean and hygiene, 22 (4): 509-523.

Winston H Price, Walter O'leary, Ralph Lee, et al. 1963. Studies of the virulence of langat virus propagated in chick embryo or hamster kidney tissue cultures, 12: 782-786.

Winston HPrice, Inderjit S Thind. 1973. Immunization of mice against russian spring-summer virus complex and monkey against powassan virus with attenuated langat E5 virus durattion of protection. The American journal of tropical medicinean and hygiene, 22 (1): 100-108.

十四、波瓦桑脑炎

波瓦桑脑炎（Powassan encephalitis）是由波瓦桑病毒引起的一种人与动物共患传染病。人类波瓦桑脑炎主要通过带毒硬蜱叮咬感染，临床主要表现为脑炎及中枢神经损伤。啮齿类动物如土拨鼠、田鼠、家鼠、松鼠、雪兔等对波瓦桑脑炎病毒最为易感，临床主要表现为共济失调、后肢麻痹，濒死期时出现抽搐和昏迷等症状。相继在加拿大、美国、墨西哥等国家发现病例，此外，在西伯利亚东南部、海参崴东北部等地区也有该病毒引起的疾病发生。

（一）病原

1. 分类地位　波瓦桑病毒（*Powassan virus*，POWV）在分类上属黄病毒科（Flaviviridae）、黄病毒属（*Flavivirus*），以前为蜱传脑炎病毒血清复合群，现在归于蜱传黄病毒哺乳动物群。

2. 形态学基本特征　成熟波瓦桑病毒粒子直径约 40 nm，中心直径约 30 nm，基因组为单股正链RNA，长约 10 839bp，外壳蛋白（C）电子密度高，外围为由包膜蛋白（E）和膜蛋白（M）所组成的脂质双层。

3. 培养特性　波瓦桑病毒不能在蚊细胞中复制，但可在脊椎动物细胞（如 Vero、LLC-MK$_2$ 和 BHK-21 等）及原代猪肾细胞、人胚肺成纤维细胞 WI-38（Mayflick）中复制，在原代鸡胚纤维母细胞、猴肾细胞和蜱源细胞中培养时不产生细胞病变（CPE）。病毒分离一般采用脑内或腹腔接种乳鼠。

4. 理化特性　波瓦桑病毒的理化特性与其他蜱传脑炎病毒相似，22℃、pH 6.4 条件下可凝集鸡红细胞。该病毒对 1%次氯酸钠、2%戊二醛、甲醛以及 70%乙醇敏感；对高温具有一定的抵抗力，50～60℃条件下至少作用 30min 才能灭活病毒。

（二）流行病学

1. 传染媒介 硬蜱是该病的重要传播媒介，目前在北美地区从 4 种硬蜱（*Ixodes cookei*、*Ixodes marxi*、*Ixodes spinipalpu* 和安氏革蜱 *Dermacentor andersoni*）体内分离出波瓦桑病毒；在俄罗斯从金沟硬蜱（*Ixodes persulcatus*、*Haemaphysalis neumanni*、*Haemaphysalis consinna* 和 *Dermacentor silvarum*）中分离出该病毒，其中 *Ixodes cookei*、*Ixodes marxi* 和 *Ixodes spinipalpu*、全沟硬蜱（*Ixodes persulcatus*）均属于硬蜱科、硬蜱属，*Haemaphysalis neumanni* 和 *Haemaphysalis consinna* 属于硬蜱科、血蜱属，安氏落基山巨头蜱（*Dermacentor andersoni*）和森林革蜱（*Dermacentor silvarum*）属于硬蜱科、革蜱属。这些硬蜱大都发现于一些中小型哺乳动物的洞穴或筑巢附近。硬蜱生活周期的成虫、若虫和幼虫三个阶段均可有效增殖和传播病毒。另外与其他蜱传脑炎病毒不同，该病毒还可在蚊子体内完成生活周期，这可能是该病毒可以广泛传播的原因。

有试验表明，感染了波瓦桑病毒的硬蜱在最初阶段其唾液腺中含有大量病毒，随后硬蜱多个器官包括唾液腺、吉氏器以及其他腺体均有病毒增殖。

2. 传染来源 感染波瓦桑病毒的硬蜱是波瓦桑脑炎流行的主要传染源，哺乳动物经带毒硬蜱叮咬后随即出现病毒血症，可持续几天；人感染波瓦桑病毒后，病毒血症可持续 7～10 天，带毒哺乳动物和患病人群不能直接传播病毒，但在此期间被蚊、蜱等特定虫媒叮咬可扩大传染范围。某些感染波瓦桑病毒动物的乳汁如果未经消毒直接饮用后也可引起感染。此外，带毒动物巢穴或洞穴的构筑材料，实验动物的垫草、饲料、排泄物、皮毛、试验材料以及形成的气溶胶均有可能成为传染源。

3. 传播途径 感染波瓦桑病毒的硬蜱在唾液腺中含有大量的病毒，人或动物被带毒硬蜱叮咬后，15min 内病毒就可经血液传播。感染病毒的羊奶因含有病毒，也是潜在的传染源，虽然目前还没有通过饮用羊奶而被感染的报道，但是饮用疫区未经灭菌的羊奶较为危险。经猫和犬带入室内的带毒蜱可能是一种重要的传播模式。

某些哺乳动物和鸟类感染波瓦桑病毒后病毒可能通过嗅束从血液向中枢神经系统转移。感染波瓦桑病毒动物的哺乳乳汁含有病毒，可以经由母乳进行垂直传播。

在未接种或缺乏保护性疫苗的情况下，该病毒可能通过传染性气溶胶引起实验室感染。

4. 易感动物

（1）自然宿主 波瓦桑病毒主要寄居于小型啮齿类动物，如松鼠科等。最初研究表明，啮齿动物如土拨鼠、田鼠、家鼠、松鼠、雪兔等为波瓦桑病毒的主要贮存宿主，对疫区内生活的鸟类、郊狼、狐狸、浣熊、臭鼬、袋鼠、豪猪、旱獭、貂、蛇、海龟、蟾蜍和青蛙等动物进行血清学监测时发现，这些动物也表现出病毒抗体阳性。此外，流行病学调查表明，犬、猫等家庭豢养宠物也有呈血清学阳性的情况。据调查目前已有 38 种哺乳动物可感染波瓦桑病毒。

（2）实验动物 小鼠、乳鼠对波瓦桑病毒较为易感，常被作为病毒分离的实验动物。

5. 流行特征 波瓦桑脑炎呈地方性流行，发病率高低与媒介蜱的活动特点紧密相关。病毒在蜱类处于幼虫期、蛹、成虫期等不同时期都可在其体内生长；目前还不清楚该病毒能否经雌蜱通过卵传播，但可与宿主蜱类一起越冬，并在第二年春天通过蜱类进入哺乳动物体内。因此，该病毒可在较广范围的蜱类中存在，并可感染多种哺乳动物如啮齿类动物（家兔、野兔等）及一些食肉动物。苏联学者曾研究过波瓦桑病毒在不同蚊类中的传播情况，并检测过不同鸟类体内病毒抗体存在情况，目前还不清楚蚊类和鸟类是否在该病毒的存在和传播过程中发挥作用。波瓦桑病毒感染具有季节性，多发生于 5～12 月，尤以 6～9 月感染风险最大，乡村和丛林地区发病率相对较高。本病发病率较低，呈零星散发。对居住在美国安大略湖附近的人群进行血清学监测，结果表明约有 3% 的人群呈波瓦桑病毒抗体阳性，北美疫区的啮齿类动物和其他野生动物以及家养哺乳动物同样存在隐性感染不发病的情况。

6. 发生与分布 1958 年 9 月 McLean 和 Donahue 从加拿大安大略省波瓦桑地区一患脑炎的 5 岁男孩的脑内分离到该病毒，1970 年于新泽西州确诊了美国首例病例。波瓦桑脑炎疫源地较为有限，呈零星散发，仅在北美安大略湖区周围即加拿大大部分地区和靠近安大略湖区的美国东北部地区呈地方性流行。目前加拿大安大略省、魁北克省、新不伦瑞克省以及美国纽约、新泽西州、宾夕法尼亚州、马萨诸塞州、缅因州、佛蒙特州等地区均有波瓦桑脑炎流行分布。1958—1998 年，加拿大和美国东北部（马萨诸塞州、新泽西州、纽约等）共有 27 例病例报道，1999—2001 年 7 月美国缅因州和佛蒙特州又发现 4 例病例。根据对虫媒病毒的连续监测，人们逐步认识到波瓦桑脑炎的发病率可能在逐年增高。

1972 年在苏联东部沿海地区即现在的俄罗斯东部沿海地区的一种血蜱中分离到该病毒，这是在亚洲地区首次分离到该病毒。

在我国尚未发现波瓦桑病毒感染病例。

（三）对动物与人的致病性

1. 对动物的致病性 实验小鼠被带毒硬蜱叮咬后感染波瓦桑病毒，潜伏期为 5～11 天，症状表现为毛皮褶皱、体重剧减、虚弱无力、共济失调、后肢麻痹，濒死期出现抽搐和昏迷等症状。攻毒 14 天后未死小鼠可检测到病毒特异性抗体，利用 LLC - MK$_2$ 和 POW64 - 70627 株病毒蚀斑中和试验，可见感染波瓦桑病毒后中和抗体效价在逐渐上升。

2. 对人的致病性 潜伏期一般为 10～30 天。人感染波瓦桑病毒后发病率较低，男性和 15 岁以下儿童较为易感，从病例统计数据上看，儿童及老龄人群易感，且病死率及致残率比青壮年高。

波瓦桑病毒具有高度的嗜神经性，主要侵害中枢神经系统。人感染后，早期发病症状表现为头痛、喉咙痛、语音含糊、昏晕嗜睡，四肢无力；当病毒侵入中枢神经系统后，病人出现脑炎症状，具体表现为呕吐、呼吸困难、持续高热、持续性或周期性头痛，反应迟钝和抽搐痉挛；在急性期，患者普遍无精打采，部分病例出现轻度昏迷或不同程度的瘫痪。死亡率一般为 10%～15%，出现脑炎症状的病人死亡率可达 60% 以上，愈后可能留下瘫痪等后遗症。

对死亡病例进行病理组织学检测，在显微镜下可以观察到中枢神经细胞或血管周围单核细胞浸润，有明显的炎症反应，有时还能在神经细胞胞质内观察到病毒粒子。

（四）诊断

可结合蜱叮咬的流行病学调查结果作出初步判断。人感染波瓦桑病毒后其临床症状与其他虫媒病毒脑炎感染非常相似，很难从症状上作出判断，因此该病的确诊必须依靠实验室诊断技术。例如检测患者急性期血清或脊髓液的特异性 IgM 抗体或采用血凝抑制试验检测急性期和恢复期血清中波瓦桑病毒的血清抗体，但血凝抑制试验可能与其他黄病毒属病毒如登革热病毒、圣路易脑炎病毒以及黄热病毒产生交叉反应，需利用中和试验以进一步确定其病原。该诊断方法最大的缺点是病人感染病毒产生抗体需要一周或更长的时间，容易延误诊断治疗，一般采取更加快速、特异的检测手段，通常选择脑组织、脾脏作为检测样本进行 RT - PCR 检测病毒 RNA，或者利用免疫荧光试验、ELISA 方法检测 IgM 抗体进行早期诊断。

进一步确诊可利用细胞培养进行病毒中和试验以及补体结合试验。死亡病例可以进行病理组织学检测，镜检可观察到中枢神经病变及病毒粒子。

实验室方法还包括通过乳鼠脑内接种分离病毒，从死后患者的基底神经节、皮质和小脑采集标本，由于病毒血症期短，从血中很难分离出病毒。

（五）防制措施

1. 动物的防制措施 该病在动物中很难进行防控，目前国外大量的工作集中在对疫区野生动物的血清学监测上。而对于农场动物和家养宠物，则建议平时注意圈舍卫生，搞好消灭体外寄生虫的工作，因为媒介蜱的主要寄生宿主是啮齿类动物，因此尤其要做好灭鼠工作。

2. 人的防制措施

（1）预防 尚无针对波瓦桑脑炎病毒的人用特异性疫苗，但小鼠的攻毒试验表明，免疫兰格特病毒（*Langat virus*）减毒苗可以对该病毒起到一定的保护作用。

提高人们对蜱源疾病的认识，尽量避免接触传播媒介蜱。在蜱或蜱寄生宿主常常出没的地方应该尽量穿戴长衣裤，将裤脚掖入靴子内避免皮肤暴露；在住宅和灌木丛或树林之间清理灌木丛设置隔离带；

清除鼠窝等动物洞穴；建议使用杀虫剂，在农场动物、家养动物以及蜱经常出没的地方加强使用；应注意宠物卫生，消除体外寄生虫；牛奶等应经巴氏消毒后饮用；如果妇女在哺乳期内感染该病毒应严禁母乳育婴。

在处理可能含有病毒标本的工作时，最好在装备安全设施的 BSL3 级实验室内进行。

（2）治疗 尚无特效治疗药物，也未见有关抗血清和抗病毒类药物治疗该病的相关报道。多采取支持疗法和对症治疗，良好的护理方案、静脉注射抗病毒药物、支持呼吸疗法（加强通风）以及预防继发感染（肺炎、尿路感染等）等，必要时可使用类固醇类药物缓解脑积水的症状，针对病毒感染所致后遗症可采取理疗的方法。

（六）公共卫生影响

该病发病率不高，但容易造成严重的中枢神经损伤甚至引起死亡，尚无有效的疫苗和药物进行预防和治疗，因此预防该病具有重要的公共卫生意义。

波瓦桑病毒为蜱传病毒，媒介蜱宿主种类多，活动范围广，由于野生动物难以管理，而家养动物感染一般不表现明显临床症状，因此虽然波瓦桑脑炎为地方性流行疾病，但很难将其有效控制在一定范围内。监测报告显示近年的发病率在逐年上升，而发病地域也在不断扩大，因此该病早已引起卫生部门的重视。

近年来，该病毒从美国、加拿大北部逐步扩散，传播速度快，危害程度高。随着国际贸易的不断扩大，我国与该病疫区的美国、加拿大等国经济往来日益密切，这无疑大大增加了该病传入我国的风险，因此了解波瓦桑脑炎的发病机制及检测、预防、治疗相关知识，对于防止该病传入我国具有重要意义。

我国尚未发现本病，但在与我国相邻的俄罗斯东部沿海地区已经从几种硬蜱中分离到波瓦桑病毒，我国生物物种丰富，硬蜱种类繁多，边境贸易日益频繁，所以应加强进出口检验检疫工作中对该病毒的检测，严防传入我国。

（张文杰 田克恭）

◆ 参考文献

自登云，陈伯全，俞永新. 1994. 虫媒病毒与虫媒病毒病［M］. 昆明：云南科技出版社.

Artsob H. 1988. Powassan encephalitis. In：The Arboviruses：Epidemiology and Ecology. CRC Press Inc，Boca Raton，4：30-39.

Calisher CH. 1994. Medically important arboviruses of the United States and Canada. Clinical Microbiology Reviews，7：89-116.

Edward D Ralph，MD. 1999. Powassan encephalitis. CMAJ，161 (11)：1416-1417.

Goro Kuno，Gwong-Jen J Chang，K Richard Tsuchiya，et al. 1998. Phylogeny of the genus Flavivirus. Journal of virology，72：73-83.

Gregory D Ebel，Andrew Spielman，Sam R Telford Ⅲ. 2001. Phylogeny of north American powassan virus. Journal of general virology，82：1657-1665.

Gregory D Ebel，Laura D Kramer. 2004. Short report：duration of tick attachment required for transmission of powassan virus by deer ticks American journal of tropical medicine and hygiene，71 (3)：268-271.

Outbreak of powassan encephalitis，1999-2001 maine and vermont，weekly，50 (35)：761-764.

十五、以色列火鸡脑脊髓炎

以色列火鸡脑脊髓炎（Israel turkey meningoencephalitis）是由以色列火鸡脑脊髓炎病毒引起的一种禽类传染病，传播媒介是库蚊和伊蚊，主要引起禽类特别是火鸡的神经症状以及产蛋量下降，一旦发病死亡率高，损失严重。

（一）病原

1. 分类地位 以色列火鸡脑脊髓炎病毒（*Israel turkey meningoencephalitis virus*，ITMEV）在分

类上属黄病毒科（Flaviviridae）、黄病毒属（Flavivirus）。

2. 形态学基本特性 以色列火鸡脑脊髓炎病毒基因组为单股正链 RNA，有囊膜，基因组全长约 11kb，有单一开放阅读框，大约位于 110~10 234bp 之间。RNA 具有感染性。

3. 培养特性 可在鸡胚成纤维细胞上进行病毒分离，病变明显。以色列火鸡脑脊髓炎病毒 在 Vero 细胞和 BHK-21 细胞上可以稳定传代培养，在 BHK-21 细胞上培养 48h 即可出现细胞病变，细胞变圆脱落，连续传代 41 代后病毒毒力减弱。在日本鹌鹑肾细胞连续传代培养 12 代后可产生细胞病变。

4. 理化特性 该病毒具有血凝活性，主要凝集鹅红细胞。

（二）流行病学

1. 传染来源 该病毒的主要传播媒介是伊蚊、库蚊、库蠓和白蛉，已从火鸡活动场所周围捕捉的吸饱血库蠓、蚊子以及白蛉体内成功分离到该病毒。虫体感染试验结果显示：*Ph. papatasi* 体内带毒时间至少为 7 天，库蚊（*Cx. pipiens*）体内带毒时间至少为 14 天。*Culicoides imicola* 为库蠓属中最重要的虫媒病毒宿主，从其体内也分离到以色列火鸡脑脊髓炎病毒，但通常这种库蠓主要叮咬大型哺乳动物。研究证实库蚊可将以色列火鸡脑脊髓炎病毒传播给小鼠。

感染以色列火鸡脑脊髓炎病毒的火鸡、鹅、鹌鹑等禽类是病毒重要的传染源。

2. 传播途径 以色列火鸡脑脊髓炎病毒主要通过蚊虫叮咬易感动物经血液传播。但 1994 年冬天以色列暴发以色列火鸡脑脊髓炎的流行病学调查显示，发病鸡群未接触任何吸血虫媒，因此病毒传播是否还存在其他途径，还有待于证实。

3. 流行特征 该病呈地方性流行，病毒最初于 1959 年在以色列家养火鸡中分离得到，除以色列外，目前仅在南非报道（1980）该病的发生。该病的发病季节与虫媒活动时间密切相关，在以色列，主要集中在 8~12 月发病。10 周龄火鸡对以色列火鸡脑脊髓炎病毒的易感性最强。我国目前尚未发现该病毒的存在。

（三）对动物与人的致病性

病毒接种 7~8 日龄鸡胚卵黄囊后，3~5 天后可观察到鸡胚变成樱桃红色。病毒感染火鸡后通常引起脑脊髓炎，继而导致渐进性麻痹瘫痪，死亡率达到 15%~30%，严重暴发时病死率可达到 80%，可引起火鸡心肌炎、卵巢退化和产蛋量下降。乳鼠脑内接种 3~4 天可出现明显症状。实验室感染日本鹌鹑 5~6 天发病，死亡率达到 60%~95%。

（四）诊断

该病诊断主要依靠病毒分离和血清中特异性抗体检测，最常用的是血凝抑制试验。1998 年有学者建立了 RT-PCR 方法检测病毒核酸。感染后 24h 内可检测到病毒，感染 5~8 天后病毒在血液和组织中（如脑、脾脏、肝脏）持续存在，试验表明病毒在脑中检出率较高，脑和脾脏的含毒量高于血液和肺脏。

（五）防制措施

在火鸡群中主要采用疫苗免疫进行预防，通常在 8 周龄时注射疫苗。疫苗为鸡胚连续传代减毒疫苗，后来 Lanconescu 等又开发了野毒分离株经鸡胚传代 4 次后再经日本鹌鹑脑内接种传代 4 次的减毒苗。3 周龄鹅群接种减毒苗可起到一定保护作用。

（六）公共卫生影响

该病在以色列广泛流行，给火鸡养殖业造成巨大损失，对其他禽类养殖也有一定危害。*C. imicola* 体内可检测到以色列火鸡脑脊髓炎病毒，但病毒是否来源于火鸡还是其他哺乳动物，尚无定论，如果来源于火鸡是否可经 *C. imicola* 叮咬传播给哺乳动物，需要进一步研究证实。另外该病可以通过 *Cx. pipiens* 传播给小鼠，啮齿类动物是否可以带毒散毒，也需要证明。该病虽为禽类传染病，但经虫媒宿主转移，传染源无形扩大，对人类健康存在相对的威胁，因此对该病进行流行病学、传播机制、致病机理以及防治措施的研究具有重要意义。

（张文杰 田克恭）

◆ 参考文献

BJ H，Geyer HJ. 1981. Attenuation of turkey meningo-encephalitis virus in BHK‑21 cells. Onderstepoort Journal of veterinary research，48（2）：105‑108.

Braverman Y，Davidson I，Chizov Ginzburg A，et al. 2003. Detection of israel turkey meningo-encephalitis virus from mosquito（diptera：culicidae）and culicoides（diptera：ceratopogonidae）species and its survival in culex pipiens and phlebotomus papatasi（diptera：phlebotomidae）. Journal of medical entomology，40（4）：518‑521.

Buys SB，Preez JH du，Greyling SP，et al. 1980. Turkey meningo-encephalitis in South Africa. Onderstepoort Journal of veterinary research，47（2）：89‑94.

I Davidson，R Grinberg，M Malkinson，et al. 2000. Diagnosis of turkey meningo encephalitis virus infection in field cases by RT-PCR compared to virus isolation in embryonated eggs and suckling mice. Avian pathology，29：35‑39.

Irit Davidson，Bat-el Lachmi，Yoram Weisman. 1998. Development of RT-PCR for Turkey Meningoencephalitis Virus and Partial Sequence Analysis of the NS5 Gene，Genes Virus，16（2）：211‑224.

M Aharonovici，A Samberg. 1974. The Japanese quail as an experimental host for turkey meningo-encephalitis virus. Refuah veterinarith，31（3）：100‑108.

M Malkinsona，C Baneta，Y Khinicha，et al. 2001. Use of live and inactivated vaccines in the control of west nile fever in domestic geese. Annals of the New York academy of sciences，951：255‑261.

十六、库宁病毒感染

库宁病毒感染（Kunjin virus infection）是由库宁病毒引起的一种人与动物共患病，属于自然疫源性疾病。1960 年在澳大利亚昆士兰北部米切尔河附近野外采集到的环喙库蚊（*Culex annulirostris*）中首次分离出该病毒，并以该地区一个土著部落名字加以命名，定名为库宁病毒。蚊子是该病毒的主要传播媒介。人库宁病毒感染主要通过带毒蚊虫叮咬而引起，临床症状较轻。动物以鸟类较为易感，一般可引起病毒血症。病例主要发生在澳大利亚。

（一）病原

1. 分类地位　库宁病毒（*Kunjin virus*，KUNV）在分类上属黄病毒科（Flaviviridae）、黄病毒属（*Flavivirus*）、乙型脑炎亚组。其抗原性与西尼罗病毒（WNV）、墨累河谷脑炎病毒（MVEV）和圣路易斯脑炎病毒（*St. Louis encephalitis virus*）密切相关。

2. 形态学基本特征　库宁病毒基因组为单股正链 RNA，有 20 面体核壳体包围的圆形颗粒，直径约为 50nm。在电镜下可以看到，与其他黄病毒相同，库宁病毒颗粒外有一层来自宿主细胞的脂质包膜蛋白，这层蛋白可用去污剂去除。全长约 11 022bp，具有一个开放阅读框，编码 3 433 个氨基酸，分别构成 3 种结构蛋白（C，prM，E）和 7 种非结构蛋白（NS1，NS2A，NS2B，NS3，NS4A，NS4B，NS5），该病毒有囊膜，病毒 RNA 具有感染性。

3. 培养特性　库宁病毒可在原代鸡胚细胞、仓鼠肾细胞（BHK‑21 细胞）、猪肾细胞和 Vero 细胞上进行分离培养，且均可产生细胞病变。在鸡胚细胞、猪肾细胞以及 Vero 细胞上可形成空斑。乳鼠脑内或腹腔途径感染库宁病毒均可致病，接种鸡胚可引起死亡。蚊，水鸟等其他动物常用于库宁病毒实验室检测的标本。

4. 理化特性　库宁病毒的理化特性与其他囊膜病毒相似。能够凝集鹅红细胞，在 37℃、pH 6.6 左右（pH 6.4～7.3 之间）条件下具有最佳血凝活性。

（二）流行病学

1. 传染来源　库蚊是本病毒的主要传播媒介，在澳大利亚 90％以上的库宁病毒株是从环喙库蚊（*Culex annulirostris*）中分离到，据报道其他蚊种如伪杂鳞库蚊（*Culex pseudovishnui*）、致倦库蚊、*Cx. australicus* 和 *Cx. squamosus* 等蚊种也曾分离到库宁病毒。其中致倦库蚊和伪杂鳞库蚊在中国也有分布。鸟类是库宁病毒在自然界中的主要宿主，部分水鸟是其传染源。另外血清学调查表明，家禽、猪、牛、野猪以及人类都可能是该病毒的宿主。

2. 传播途径 库宁病毒传播途径与西尼罗病毒相似，库宁病毒感染鸟类，并以它们为贮存宿主。蚊子叮咬带毒鸟类后再叮咬家养动物或人时传播病毒。蚊虫可通过叮咬传播病毒，主要通过血液传播。实验室已经证实通过吸血感染的带毒蚊虫叮咬可将病毒传染给1日龄雏鸡并引起发病。

3. 易感动物 涉水鸟，特别是棕夜鹭（*Nycticorax caledonicus*），是库宁病毒和墨累河谷脑炎病毒的重要自然贮存宿主。鸟类、家禽、猪、牛可能是本病的脊椎动物宿主。可利用乳鼠、雏鸡、苍鹭和白鹭进行攻毒和免疫保护试验。

4. 流行特征 库宁病毒感染呈地方性流行，发病季节与主要传播媒介 *culex annulirostris* 的活动特点有关，但流行特征尚不明确，其地理分布与墨累河谷脑炎病毒相似，但库宁病毒的分离频率通常高于墨累河谷脑炎病毒，自然界中该病毒主要在蚊-脊椎动物之间循环，人类很少感染发病。

5. 发生与分布 库宁病毒主要分布于澳大利亚。1960年首次在澳大利亚北部昆士兰地区采集的环喙库蚊（*Culex annulirostris*）体内分离到库宁病毒，之后在该地区多次分离到病毒。1974年澳大利亚墨累河地区暴发脑炎，在分离到墨累河谷脑炎病毒的同时也分离到多株库宁病毒。在澳大利亚西部的奥得河流域连续几年分离到该病毒。1979年报道在马来西亚沙捞越地区的 *Culex pseudovishnui* 体内分离到库宁病毒，在东南亚地区的泰国也曾分离到本病毒。人感染病例主要发生在澳大利亚，其他地区未见报道。在本病流行的地区，鸟类、家禽、猪、牛、人以及野生动物血清中库宁病毒中和抗体水平较高。血清学调查显示，印度群岛以及澳大利亚群岛人群中普遍呈库宁病毒抗体阳性。

我国尚未发现库宁病毒的存在。

（三）对动物与人的致病性

1. 对动物的致病性 乳鼠脑内接种或腹腔注射库宁病毒均可致病，接种鸡胚可引起鸡胚死亡。对苍鹭和白鹭进行攻毒试验，可引起病毒血症，一般可持续4～6天，苍鹭对本病毒的敏感性明显高于白鹭，而已感染的幼龄鸟血液中的病毒效价明显高于大龄鸟感染。2月龄犊牛进行攻毒试验，仅脑内接种库宁病毒的极个别牛表现出明显临床症状，接种后1～8天供试验牛发热，体温最高者达到40.4℃，持续腹泻，接种后2～3周出现精神沉郁、食欲下降、前肢肌肉轻微颤抖等症状。接种后19～20天体温低于正常，下降到37.2℃，攻毒后21天进入濒死期。通过其他途径接种的牛只有个别表现出一过性体温升高、鼻音变化或精神沉郁、腹泻等症状。研究表明致病性与接种途径关系不大，但可能与感染动物日龄有关，日龄越小易感性越强。该病毒也可感染马匹，出现共济失调或进行性麻痹。

2. 对人的致病性 人类感染病毒后症状较轻，有少数严重病例表现出脑炎症状。发病初期症状为发热、盗汗，严重时可出现剧烈头痛、意识模糊、定向障碍、共济失调、嗜睡、眼球震颤及轻微颈强直等症状，最后发展为延髓、躯干和近端肌肉明显虚弱。自然界中单纯感染库宁病毒病例较少，通常是库宁病毒与墨累河谷脑炎病毒协同感染发病，1986年和1993年澳大利亚暴发了两次墨累河谷脑炎，均同时分离到了库宁病毒。截至2000年，已经报道了6起由该病毒引起的实验室感染。

（四）诊断

临床症状与其他虫媒脑炎病毒感染非常相似，且流行特点也与墨累河谷脑炎相同，很难从症状和流行病学上作出判断。因为血凝抑制试验检测与墨累谷脑炎病毒交叉反应明显，一般采用检测病人急性期或恢复期血清中特异性IgM抗体的方法进行鉴别诊断。确诊需做病毒分离。

常用于库宁病毒实验室检测的标本有蚊、水鸟等其他动物和疑似病例的血液、脑脊液及其他组织标本。根据检测目的、临床表现和流行病学资料等确定采集的标本和检测方法。死亡脊椎动物必须在有资质的动物病理解剖部门进行尸检，要求尽可能采集死亡6h以内的动物组织，并将组织分别放入独立的容器中，标明采集部位，置于干冰上运至虫媒病毒实验室。采集样品的人员需穿戴防护服，以防工作人员感染。分子生物学检测通常利用Taqman探针法扩增库宁病毒NS5基因，其扩增的目的基因长度为70个碱基。

（五）防制措施

该病发病率不高，但可能造成严重的中枢神经损伤甚至引起死亡，虽然已经有人开始利用突变的NS2A 基因在 BHK - 21 细胞、HEK293 细胞和 HEp - 2 细胞中的稳定表达，进行黄病毒属病毒核酸疫苗的研制，但目前尚无应用疫苗的报道。媒介的控制和个人防护是阻止由媒介携带病原体感染的最好方法。减少或预防库宁病毒感染的有效策略包括：蚊子控制措施；使用个人保护措施（长袖，长裤，驱蚊剂）避免与蚊子的接触；用公益广告对居民进行传播媒介、疾病和疾病预防的教育。

（六）公共卫生影响

我国虽没有本病报道，但我国有本病毒传播媒介库蚊（*Culex pseudovishnui*）的存在，一旦病毒传入可能会很快适应并传播开来。鸟类是该病毒主要自然宿主，带毒水鸟很可能成为传染源，鸟类的迁徙活动很大程度上增加了该病的监测、防控难度。我国毗邻泰国、马来西亚等东南亚国家，且鸟类资源丰富，对该病进行边境监控显得尤为重要。

随着我国与世界其他国家之间的贸易、旅游、人员往来日益频繁，库宁病毒通过各种途径传入我国的可能性很大。口岸卫生检疫部门应加强口岸卫生监督工作，采取有效的灭蚊措施，降低蚊媒密度，消除蚊媒滋生场所，防止蚊媒在口岸生存和传播疾病；加强监测，及时发现疫情，发现疑似疫情及时报告并调查处理；对来自库宁病毒感染疫区的交通工具、行李、货物和集装箱等加强卫生检查，如发现蚊媒，立即实施灭蚊处理，并收集蚊虫样本进行检测和鉴定；鸟类动物的进口也应该检疫，不要从疫区带进鸟和其他动物；加强对口岸公众和国际旅行者的宣传教育，在有关场所张贴宣传画，摆放提示语，对重点人群尤其是前往疫区的旅客发放库宁病毒感染宣传手册。

（张文杰 邱鹏 田克恭）

◆ **参考文献**

魏荣，王志亮. 2003. 西尼罗河热及我国防控该病传人的对策探讨 [J]. 中国动物保健，7：27 - 29.

自登云，陈伯全，俞永新. 1994. 虫媒病毒与虫媒病毒病 [M]. 昆明：云南科技出版社.

BH Kay，ID Fanning，JG. Carley. 1984. The vector competence of Australian culex annalirostris with murray vally encephalitis and kunjin viruses. Aust. J. Exp. Biol. Med. Sci，62：641 - 650.

David Sankaran，ionel CL Lau，Mah Lee Ng. 1997. Interation of kunjin virus with octyl-D-glucoside extracted vero cell plasma membrane. Journal of virological methods，63：167 - 173.

Kauffman EB，Jone SA，Dupuis II AP，Ngo KA，et al. 2003. Virus Detection Protocols for West Nile Virus in Vertebrate and Mosquito Specimens. J Clin Microbiol，41 (8)：3661 - 3667.

M Lobigs，RC Weir，L dalgarno. 1986. Genetic analyses of kunjin virus isolates single-stranded cDNA to virion RNA. Aust. J. Exp. Biol. Med. Sci，64：185 - 196.

PB Sprartment，Leigh clark. 1966. Experiment infection of calves with A Group B Arbovirus (kunjin virus). Australian veterinary journal，42：65 - 69.

Pyke AT，Smith IL，van den Hurkb AF，et al. 2004. Detection of Australasian Flavivirus encephalitic viruses using rapid fluorogenic TaqMan RT-PCR assays. J Virol Methods，117：161 - 167.

WJ Liu，HB Chen，XJ Wang，et al. 2004. Analysis adaptive mutations in kunjin virus replicon RNA revesls a novel role for the flavivirus nonstructural protein NS2A in inhibition of beta infection promoter-driven transcription. Journal of virology，78 (22)：12225 - 12235.

十七、摩多克病毒感染

摩多克病毒感染（Modoc virus infection）是由摩多克病毒引起的一种人与动物共患传染病。

（一）病原

1. 分类地位 摩多克病毒（*Modoc virus*，MODV）在分类上属黄病毒科（Flaviviridae）、黄病毒属（*Flavivirus*），与阿波伊病毒（*Apoi virus*）和新世界病毒（*New World virus*）一起被划为未知虫

媒宿主病毒。

2. 形态学基本特性　摩多克病毒基因组为单股正链 RNA，全长约 11kb，单一开放阅读框大约位于 110~10 234bp 之间，基因组 RNA 具有感染性。病毒粒子直径约 45nm，有囊膜。

3. 培养特性　摩多克病毒在 BHK-21 细胞上培养可产生细胞病变，在 LLC-MK2 细胞和 Vero 细胞上培养可形成蚀斑。在培养基中加入二乙氨乙基-葡聚糖和 Ionagar no2，接种 Vero 细胞，37℃培养 48h 即可产生 0.5~2mm 大小空斑，而接种普通营养培养基培养的 Vero 细胞，无论培养基中是否含有二乙氨乙基-葡聚糖，均很难形成蚀斑。用木精纤维素取代琼脂，感染后 5~6 天才可观察到特殊的蚀斑形成，且到第 7 天才能计数。摩多克病毒不能在蚊细胞、蜱细胞上进行传代培养。

4. 理化特性　摩多克病毒具有血凝活性。7~22℃条件下病毒在 pH 7.4 的 PBS 中可以稳定存在 3 天以上。

（二）流行病学

1. 传染来源　虽然根据血凝抑制反应特性，摩多克病毒被归为 B 组虫媒相关性病毒，但还没有证据显示该病毒具有虫媒宿主。人们试图感染蚊、蜱从中分离病毒但始终没有成功。实验室研究表明，仓鼠感染数周后仍可在尿液中排出病毒，但仓鼠不是该病毒的自然宿主。有学者推测野生哺乳动物可能是该病毒的基本宿主。目前自然界中仅从鹿鼠的器官中分离到该病毒。

2. 传播途径　目前的研究尚不能明确该病毒是否可以通过垂直或者水平方向传播，但从实验室利用仓鼠及鹿鼠进行感染试验摸索中，推测易感动物可能通过口鼻通道接触病毒发生自然感染。仓鼠的攻毒试验证实，在感染后 12 周仍可在尿液中检测到病毒，因此有人推测该病毒可能在尿液和其他体内排泄物中稳定存在，成为隐形传染源。鹿鼠攻毒试验表明，易感动物和已感染动物长期密切接触可能感染该病，试验还表明，该病毒可能会通过感染妊娠鹿鼠垂直传播，虽然所产幼鼠检测不到病毒，但在 1 月龄内可检测到母源抗体，泌乳期感染母鼠的乳腺和乳汁中均可检测到病毒，哺乳期幼鼠易感性高于成年鼠。

3. 易感动物　鹿鼠高度易感，皮下接种或鼻内接种病毒都很敏感。在鹿鼠中可以成功分离到病毒，研究人员选鹿鼠作病毒的自然宿主进行病理学研究，接种后 1~6 天可检测到低效价的病毒，病毒血症可持续 1~3 天，随后可检测到特异性抗体，所有感染鼠接种 20 天后均可通过血凝抑制试验、补体结合试验检测。

实验室条件下仓鼠和小鼠较为易感，其他动物对该病毒的敏感性还不清楚。

4. 流行特征　本病呈地方性流行，自然界中该病毒主要存在于啮齿类动物中。

5. 发生与分布　该病毒最初于 1958 年在美国加利福尼亚摩多克郡泌乳鹿鼠的乳腺中分离得到，随后在俄勒冈州、蒙大拿州、科罗拉多州以及阿尔伯达的野生鹿鼠中也发现了该病毒的存在。已经有血清学数据证实花栗鼠和红松鼠中存在病毒抗体但未引起发病。对阿尔伯达地区的动物及人的血清样本进行中和试验，结果显示人和动物虽然没有发病但是存在自然感染的情况。

我国尚未发现该病毒的存在。

（三）对动物与人的致病性

1. 对动物的致病性　实验室条件下可通过脑内接种或腹腔注射感染实验动物，病毒对严重联合免疫缺陷（SCID）小鼠、美国海军医学研究所（Naval Medical Research Institute，NMRI）小鼠、鹿鼠和仓鼠均具有致病性，但易感动物不同，致病性也有差异。脑内接种 NMRI 小鼠死亡率为 100%，而鼻内接种死亡率为 55%，SCID 小鼠更为易感，脑内接种、鼻内接种死亡率均为 100%。感染后可出现的病理组织学变化与其他黄病毒属病毒导致的脑炎病变相似。

2. 对人的致病性　人类感染的报道很少见。加利福尼亚州一项流行病学研究显示，一例男孩的非细菌性脑膜炎可能是由摩多克病毒引起的，该病例主要表现为中枢神经症状，发病前几天该男孩曾与山间小屋里的"病鼠"密切接触过。另外还有 1 例实验室人员的相关感染报道。

（四）诊断

感染发病后临床症状与其他脑炎病毒感染相似，血凝试验与同组其他病毒有交叉，因此病毒分离鉴定是确诊的重要方法。鹿鼠接种病毒后第 9 天可在肺、脾、唾液腺和淋巴结中直接检测到病毒，偶尔也可在肾脏中检测到。可利用 RT - PCR 检测病毒核酸进行快速诊断。

（五）防制措施

尚无有效药物和特异性疫苗治疗和预防该病，但试验显示利用 α/β 干扰素诱导剂 poly（I/C）进行预防治疗，可使 SCID 小鼠的发病期延迟、死亡率下降。抗病毒药物麦考酚酸、EICAR、硒唑呋喃、病毒唑、噻唑羟胺核苷的敏感性依次减小。

（六）公共卫生影响

从实验动物致病性来看，对 SCID 小鼠等有较强致病性，可以引起很高的死亡率，虽然目前仅有 2 例人感染摩多克病毒的报道，但血清学数据却警示人们在分离到病毒的地区生活的人们可能存在隐性感染的情况，而鼠类的生活习性成为该病扩散传播的隐患。因此，加强对摩多克病毒致病机理以及特异性治疗药物和疫苗的研究开发是非常必要的。疫区应注意做好生活区的灭鼠消毒工作。

（张文杰　田克恭）

◆ 参考文献

A Fairbrother, T Yuill. 1987. Experimental infection and horizontal transsion of modoc virus in deer mice（peromyscus mManiculatus）. Journal of wildlife diseases，23（2）：179 - 185.

James W avis, ames L Hardy. 1973. In vitro studies with modoc virus in vero cells：plaque assay and kinetics of growth, neutralization and thermal inactivation applied microbiology，26（3）：344 - 348.

James W Davis，James L Hardy，William C Reeves. 1974. Modoc viral infections in the deer mouse peromyscus maniculatus infection and immunity，10（6）：1362 - 1369.

James W Davis，James L Hardy. 1974. Characterization of persistent modoc viral infections in syrian hamsters infection and iImmunity，10（2）：328 - 334.

Pieter Leyssen，Alfons Van Lommel，Christian Drosten，et al. 2001. A novel model for the study of the therapy of flavivirus infections using the modoc virus. Virology，279：27 - 37.

Randall L. Zarnke，TM Yuill. 1985. Modoc-like virus isolated from wild deer mice（peromyscus maniculatusv）in Alberta. Journal of wildlife diseases，21（2）：94 - 99.

十八、塞卡病毒感染

塞卡病毒感染（Zika virus infection）是塞卡病毒引起的一种人与动物共患传染病。人类塞卡病毒感染主要是经蚊虫的叮咬引起，临床症状主要表现为发热、头痛、全身不适以及斑丘疹。

（一）病原

1. 分类地位　塞卡病毒（Zika virus，ZIKV）在分类上属黄病毒科（Flaviviridae）、黄病毒属（Flavivirus）。最早于 1947 年从乌干达一种名为前哨猴（Sentinel monkey）体内分离，是该属中尚未明确分类的一种病毒。在进化上，塞卡病毒与斯庞德温尼病毒（Spondweni virus）、黄热病毒（Yellow fever virus）以及乌干达 S 病毒（Uganda S virus）具有较近的亲缘关系。猴体内试验表明，对塞卡病毒与黄热病毒存在部分抗原交叉反应，感染塞卡病毒康复的猴子能部分抵抗黄热病毒感染。

2. 形态学基本特征与培养特性　塞卡病毒对 Vero、LLC - MK2 等多种传代细胞敏感，并能够在原代鸡胚或鸭胚细胞上形成病变。

3. 理化特性　塞卡病毒对各种理化因素均敏感，常规消毒方法即可将其灭活。

（二）流行病学

1. 传染来源　带毒的伊蚊是该病的主要传染来源。目前已从多种嗜灵长类的伊蚊体内分离到塞卡病毒，包括非洲伊蚊（A. africanus）、黄头伊蚊（A. luteocephalus）、条纹伊蚊（A. vittatus）、具叉伊蚊和泰氏伊蚊复组（A. furcifertaylori）、A. metallicus 以及 A. opok 等。

2. 传播途径　人感染塞卡病毒主要是通过带毒蚊虫的叮咬，尚无人-人水平传播的证据。

3. 易感动物 尽管塞卡病毒的脊椎动物宿主尚未明确，但包括人类在内的灵长类动物可能在此病毒传播过程中发挥重要作用，长尾猴属和赤猴属易感。此外，某些啮齿类动物，如小裸掌沙鼠（*Taterillus*）体内偶尔也能分离到塞卡病毒。

4. 流行特征 塞卡病毒感染呈地方性流行，多发生在气候炎热多雨、蚊虫活动频繁的夏季。

5. 发生与分布 目前，塞卡病毒感染主流行于塞内加尔、中非共和国、尼日利亚、马来西亚和印度尼西亚等国家。

在我国目前尚未有关于塞卡病毒感染的报道。

（三）对动物与人的致病性

1. 对动物的致病性 塞卡病毒对小鼠具有较强的致病力，任何途径感染均可导致乳鼠和幼鼠死亡，病理变化包括脑炎、心肌炎以及肌炎等。塞卡病毒感染猴后，可产生病毒血症但不出现临床症状；感染家兔和豚鼠能够产生抗体。

2. 对人的致病性 尽管血清学调查显示在非洲和亚洲的一些地区塞卡病毒的感染率可高达50%，但实际报道的具有临床症状者并不多见。这些病例绝大部分来自非洲，只有一名来自印度尼西亚。在这些病例中，有12例是自然感染，2例是实验室感染，还有1例是在收集蚊虫时被感染。患者的主要症状包括发热、头痛、全身不适以及斑丘疹。

（四）诊断

塞卡病毒感染的诊断主要依靠病毒分离和血清学检查，但后者由于与黄病毒之间的交叉反应容易产生假阳性结果，因此，塞卡病毒感染的确诊一般需要进行病毒分离。近年来，随着检测技术的发展，PCR等分子生物学方法也被用于塞卡病毒等黄病毒的快速检测。

（五）防制措施

对塞卡病毒感染尚无特效疗法，亦无令人满意的控制措施。防蚊和灭蚊是消灭塞卡病毒流行的主要防治措施之一，消除蚊虫的滋生场所，改善生活环境的卫生状况，以切断从蚊虫传染给人和动物的途径。

（六）公共卫生影响

塞卡病毒曾经在东非和西非的猴群中暴发流行，引起大量猴子死亡，同时，在塞内加尔的一种啮齿动物体内也分离到该病毒，这说明该病毒的生态学较为复杂。目前，已经有两例经实验室感染的病例报道，从事塞卡病毒的研究至少要在生物安全水平三级实验室进行。

目前在我国境内尚未发现塞卡病毒感染，必须严防该病毒传染源从国外传入我国，因此加强进出境检验检疫工作中对塞卡病毒的检测具有重要意义。

（户 义）

◆ **参考文献**

Bearcroft WG. 1956. Zika virus infection experimentally induced in a human volunteer. Trans R Soc Trop Med Hyg，50（5）：442 – 448.

Dick GW，Kitchen SF，Haddow AJ. 1952. Zika virus I. isolations and serological specificity. Trans R Soc Trop Med Hyg，46（5）：509 – 520.

Dick GW. 1952. Zika virus. II. pathogenicity and physical properties. Trans R Soc Trop Med Hyg，46（5）：521 – 534.

Henderson BE，Cheshire PP，Kirya GB，et al. 1970. Immunologic studies with yellow fever and selected African group B arboviruses in rhesus and vervet monkeys，American journal of medicine and hygiene，19：110 – 118.

Monlun E，Zeller H，Le Gueno B，et al. 1993. Surveillance de la circulation des arbovirus d'interet medical dans la region du Senegal oriental. Bull social pathology exotic，86：21 – 28.

Moore DL，Causey OR，Carey DE，et al. 1975. Arthropod-borne viral infections of man in Nigeria，1964—1970. Annual tropical medical parasitology，69：49 – 64.

Olson JG，Ksiazek TG，Suhandiman，et al. 1981. Zika virus，a cause of fever in Central Java，Indonesia. Trans R Soc Trop Med Hyg，75：389 – 393.

Pierre V, Drouet MT, Deubel V. 1994. Identification of mosquito-borne flavivirus sequences using universal primers and reverse transcription/polymerase chain reaction. Research of virology, 145 (2): 93-104.

Way JH, Bowen ET, Platt GS. 1976. Comparative studies of some African arboviruses in cell culture and in mice. Journal of general virology, 30 (1): 123-130.

十九、鹿蜱病毒感染

鹿蜱病毒感染（Deer tick virus infection）是鹿蜱病毒引起的一种人与动物共患传染病。人类感染主要是经过带毒硬蜱（*Ixodes dammini*）的叮咬而感染，临床上表现为脑炎症状。啮齿类动物如花白旱獭（*Marmota monax*）和野生小鼠可感染鹿蜱病毒。

（一）病原

1. 分类地位 鹿蜱病毒（*Deer tick virus*，DTV）在分类上属黄病毒科（Flaviviridae）、黄病毒属（*Flavivirus*）、蜱传脑炎亚组。鹿蜱病毒基因组核苷酸序列与该组中波瓦桑病毒（*Powassan virus*）最为接近，因此许多研究学者将其归为波瓦桑病毒的一个亚型。

2. 形态学基本特征与培养特性 鹿蜱病毒病毒颗粒呈球形，有囊膜，基因组为单股RNA，长约10.8 kb，编码鹿蜱病毒囊膜核苷酸序列与波瓦桑病毒核苷酸序列同源性高达84%。福尔根染色，可在鹿蜱的唾液腺泡内观察到鹿蜱病毒所形成的包含体。

尚无有关于适合鹿蜱病毒生长的细胞系报道。乳鼠对鹿蜱病毒高度敏感，通过静脉接种，乳鼠出现四肢麻痹和脑炎等症状，5天后死亡。病毒连续传代3次，皮下接种成年小鼠，脑组织悬浮物病毒滴度可达$6.3×10^4$PFU/mL。实验室感染鹿蜱病毒的硬蜱叮咬瑞士白化小鼠，2周内小鼠死亡。

3. 理化特性 该病毒对次氯酸钠、戊二醛、甲醛和乙醇敏感；同时福尔马林、紫外线可以迅速灭活鹿蜱病毒。

（二）流行病学

1. 传染来源 感染鹿蜱病毒的鹿蜱和生活在北美的一种一宿性硬蜱（*I. pholeoixodes*）是重要传染源，啮齿类动物经带毒鹿蜱叮咬后随即出现病毒血症，可持续几天，在此期间健康鹿蜱叮咬带毒啮齿类动物可感染鹿蜱病毒。

2. 传播途径 感染鹿蜱病毒的硬蜱在唾液腺中含有大量的病毒，带毒硬蜱的叮咬是人和啮齿类动物感染最主要的传染途径，目前尚无关于鹿蜱病毒通过气溶胶和接触传播的直接证据。

3. 易感动物 生活在北美东北部和中北部地区的花白旱獭（*Marmota monax*）对鹿蜱病毒较为敏感，是该病毒的自然宿主。此外野生小鼠也可感染鹿蜱病毒。

4. 流行特征 鹿蜱病毒感染呈地方性流行，其发病率高低与硬蜱的活动特点紧密相关。鹿蜱病毒感染多发生在蜱类活动活跃的夏季，尤其在6~9月感染风险最大，乡村和丛林地区发病率相对较高。

5. 发生与分布 鹿蜱病毒首先于1996年在美国的马萨诸塞州和康涅狄格州分离，目前主要流行于美国东北部、中北部地区和英国部分地区。

我国尚未有关于鹿蜱病毒感染的报道。

（三）对动物与人的致病性

1. 对动物的致病性 啮齿类动物中花白旱獭和野生小鼠可感染鹿蜱病毒，目前尚未有关于啮齿类其他动物感染鹿蜱病毒的报道。

2. 对人的致病性 人感染鹿蜱病毒后，潜伏期为7~15天，早期症状主要表现为头痛、肌痛和昏晕嗜睡；病毒侵入中枢神经系统后，病人出现典型的脑炎症状，具体表现为呕吐、呼吸困难、持续高热和全身痉挛，死亡率可达40%。

（四）诊断

感染鹿蜱病毒的啮齿类动物如花白旱獭和野生小鼠，其临床症状主要表现为毛皮褶皱、四肢麻痹和出现典型的神经症状。人感染鹿蜱病毒其临床症状主要表现为呼吸困难、四肢麻痹和出现典型的脑炎症状，尤其在有硬蜱活动的疫区，动物或人皮肤表面被硬蜱咬伤，更具参考价值。

实验室诊断方法包括血凝抑制试验、补体结合试验、免疫荧光试验、ELISA 以及病毒中和试验。由于鹿蜱病毒与波瓦桑病毒氨基酸高度的同源性，病毒中和试验很难将二者区分开来。

（五）防制措施

尚无针对鹿蜱病毒的特异性预防疫苗。预防措施主要是在疫区做好防蜱、灭蜱措施，消除蜱媒滋生场所，消灭幼虫和蛹，加强流行病学监测，尽早发现该病毒的流行情况，并采取相应措施，同时还应加强灭鼠工作。

（六）公共卫生影响

鹿蜱病毒属于生物安全三级病毒，且可感染人，引起严重的中枢神经损伤，死亡率较高，目前尚无有效的疫苗接种和相应药物进行预防和治疗，因此预防该病具有重要的公共卫生意义。美国相关公共卫生部门给予鹿蜱病毒高度的关注，Gregory D Ebel 等人在大肠杆菌中表达出鹿蜱病毒囊膜糖蛋白，可用于该病毒感染的早期诊断。

我国境内尚未发现鹿蜱病毒感染，严防该病毒传染源从国外传入我国，加强进出境检验检疫工作中对鹿蜱病毒的检测具有重要意义。

（曹　振）

◆ 参考文献

Beasley DW, Suderman MT, Holbrook MR, et al. 2001. Nucleotide sequencing and serological evidence that the recently recognized deer tick virus is a genotype of Powassan virus. Virus research, 79 (1, 2)：81 - 89.

G. kuno, H Artsob, N Karabatsos, et al. 2001. Genomic sequencing of deer tick virus and phylogeny of powassan-related viruses of North American. The American journal of tropical medicine and hygiene, 65 (5)：671 - 676.

Gregory D Ebel, Andrew Spielman, Sam R. 2001. Telford III. Phylogeny of North American powassan virus. Journal of general virology, 82：1657 - 1665.

Gregory D Ebel, Eric N Campbell, Heidi K Goethert, et al. 2000. Enzootic transmission of deer tick virus in New England and Wisconsin sites. The American journal of tropical medicine and hygiene, 63 (1, 2)：36 - 42.

Gregory D Ebel, Ivo Foppa, Andrew Spieman, et al. 1999. A focus of deer tick virus transmission in the Northecentral United States. Emerging infectious diseases, 5 (4)：570 - 574.

Sam R. Telford III, Armstrong PM, Katavolos P, et al. 1997. A new tick-bourne encephalitis-like virus infecting New England deer tick, ixodes dammini. Emerging infectious diseases, 3 (2)：165 - 170.

二十、勃修夸拉热

勃修夸拉热（Bussuquara fever）是由勃修夸拉病毒引起的一种人与动物共患病。人经由带毒蚊虫叮咬感染，主要表现为发热、盗汗、头痛和关节痛等临床症状。啮齿类动物是该病毒的重要贮存宿主。

（一）病原

1. 分类地位　勃修夸拉病毒（*Bussuquara virus*，BSQV）在分类上属黄病毒科（Flaviviridae）、黄病毒属（*Flavivirus*）。该病毒和伊利乌斯病毒（*Ilheus virus*）、圣路易斯脑炎病毒（*St. Louis encephalitis virus*，SLEV）等黄病毒存在血清学交叉反应。

2. 形态学基本特征与培养特性　勃修夸拉病毒颗粒呈球形，直径为 50～70nm，有囊膜。

该病毒可在鸡胚和火鸡胚的原代细胞中增殖，也可在 BHK - 21、Vero、MA104 LLC - MK2 等传代细胞系中培养。其中，接种新生兔肾细胞（MA - 111）、小鼠巨噬细胞、Vero 和 HeLa 等细胞系，3 天后可产生明显的细胞病变。

新生小鼠对脑内或腹膜接种易感，成年小鼠只对脑内接种易感。

3. 理化特性　勃修夸拉病毒对热和脱氧胆酸钠敏感。用蔗糖-丙酮抽提或以鱼精蛋白处理感染该病毒的小鼠脑组织悬液可得到血凝素，血凝素在适宜条件下（pH 6.8，27℃）对鹅和 1 日龄雏鸡红细胞有血凝活性。

（二）流行病学

1. 传染来源　勃修夸拉病毒曾从很多种蚊虫中分离出来，带毒蚊虫是该病毒重要的传染来源。目前，尚未发现该病毒在动物之间水平传播。

2. 传播途径　勃修夸拉病毒在自然界中多经由蚊虫的叮咬传播，目前已从库蚊属、苛蚊属（Coquillettidia）、趋血蚊属（Haemagogus）、鳞蚊属（Psorophora）、煞蚊属（Sabethes）、瓶草蚊属（Wyeomyia）和前毛蚊属（Trichoprosopon）中分离到该病毒。蚊虫通过叮咬感染动物可带毒，带毒蚊虫再去叮咬其他健康动物而造成勃修夸拉热的区域性流行。

3. 易感动物　勃修夸拉病毒原型株是从巴西贝伦附近森林中的 1 只监测吼猴（Alouatta beelzebul）的血液中分离出来，两周后吼猴死亡。目前，尚未在其他灵长类动物体内分离到该病毒。生活在亚马孙河流域某些森林地区的跳鼠、泳鼠和稻鼠等啮齿动物是勃修夸拉病毒的重要贮存宿主，曾多次在跳鼠体内分离到该病毒，泳鼠和稻鼠中抗体阳性率较低，尚未分离到病毒。勃修夸拉病毒通过脑内接种新生小鼠可导致其死亡。仓鼠任何途径接种均产生病毒血症和抗体，但不发病。

2001 年在墨西哥恰帕斯东北部地区对鸟类和哺乳动物进行血清学调查，从 4 头牛和 1 只鸡的血清中检测到勃修夸拉病毒抗体。

4. 流行特征　本病多流行于气候炎热多雨、蚊虫活动频繁的夏秋两季，多呈地方性流行。

5. 发生与分布　目前，勃修夸拉热主要流行于巴西的亚马孙河流域某些森林地区，巴拿马、哥伦比亚、阿根廷、南非等国家和地区也有该病毒流行的报道。

在阿根廷，一次对 189 名入伍新兵进行血清学调查，采用血凝抑制试验检测到 2 例勃修夸拉病毒抗体阳性，但采用中和试验仅检测到 1 例阳性。

（三）对动物与人的致病性

1. 对动物的致病性　试验感染吼猴，肝脏病变明显，未发现其他脏器病变。野生啮齿类动物如跳鼠、泳鼠和稻鼠感染后并无症状，经由脑内或腹腔接种乳鼠可导致死亡，腹腔接种成年小鼠、仓鼠或跳鼠可产生抗体，但无任何临床症状。

2. 对人的致病性　人感染该病毒后无明显的临床症状，目前仅有 1 例病人确诊。该病人感染后最初表现为食欲不振、发热、关节痛，后期伴有盗汗、头痛等临床症状，病程持续 7 天左右，愈后无后遗症。

（四）诊断

病毒的分离和鉴定是勃修夸拉病毒常用的实验室诊断方法。将全血、血浆、血清或脏器通过脑内接种乳鼠，取病鼠脑悬液与该病毒高免血清或免疫的小鼠腹水做补体结合试验来鉴定病毒。血清学试验需要与其他黄病毒如伊利乌斯病毒、圣路易脑炎病毒等做鉴别诊断。

（五）防制措施

尚无预防勃修夸拉病毒感染的疫苗。控制蚊媒数量是降低感染率的唯一有效措施，防蚊、灭蚊是预防本病的重要环节。同时还需加强改善环境卫生，消除蚊虫滋生场所。

（六）公共卫生影响

勃修夸拉热曾在巴西、巴拿马和哥伦比亚部分地区呈区域性流行，血清学调查结果表明疫区人群抗体水平较高，但尚未有人群感染的报道，其公共卫生学意义有待于进一步研究。

（肖璐　田克恭）

◆ **参考文献**

G W 贝兰 . 1985. 人畜共患病毒性疾病［M］. 徐启丰 . 北京：人民军医出版社：83 - 85.

Barros VE, Thomazini JA, Figueiredo LT. 2004. Cytopathological changes induced by selected Brazilian flaviviruses in mouse macrophages. J Microsc, 216 (Pt 1): 5 - 14.

Glowacki G，Spinsanti L，Basualdo MA，et al. 1998. Prevalence of Flavivirus antibodies in young voluntary recruits to military service in the province of Formosa，Argentina Rev Argent Microbiol，30（4）：170－175.

Srihongse S，Johnson CM. 1971. The first isolation of Bussuquara virus from man. Trans R Soc Trop Med Hyg，65（4）：541－542.

Ulloa A，Langevin SA，Mendez-Sanchez JD，et al. 2003. Serologic survey of domestic animals for zoonotic arbovirus infections in the Lacandon Forest region of Chiapas，Mexico. Vector Borne Zoonotic Dis，3（1）：3－9.

二十一、罗西奥病毒感染

罗西奥病毒感染（Rocio virus infection）是罗西奥病毒引起的一种人与动物共患病，目前仅发现于巴西。该病毒对人具有高度的致病力，属于生物安全水平三级实验室操作的病毒，人经由带毒蚊虫叮咬感染，主要表现为发热、头痛、嗜睡和颈部强直，严重病例伴有昏迷，心脏衰竭直至死亡，死亡率为5％～25％。野生鸟类可以感染该病毒，临床为隐性感染。

（一）病原

1. 分类地位 罗西奥病毒（*Rocio virus*）在分类上属黄病毒科（Flaviviridae）、黄病毒属（*Flavivirus*）。该病毒与圣路易斯脑炎病毒（*St. Louis encephalitis virus*，SLEV）有血清学交叉反应，家雀接种圣路易脑炎病毒后，可部分保护罗西奥病毒感染，但是后者对前者无保护作用。

2. 形态学基本特征与培养特性 电镜下罗西奥病毒粒子呈球形，直径为43nm，基因组为单股正链RNA。该病毒可在C6/36细胞系中培养，乳鼠对该病毒敏感。

3. 理化特性 罗西奥病毒对脱氧胆酸钠敏感，病毒可产生高滴度的血凝素，pH 6.4条件下可凝集鹅红细胞。

（二）流行病学

1. 传染来源 带毒蚊虫是罗西奥病毒的重要传染来源，目前已从瘙蚊（*Psorophora ferox*）和伊蚊（*Aedes scapularis*）中分离到该病毒。野生鸟类是罗西奥病毒的重要贮存宿主。

2. 传播途径 罗西奥病毒在自然界中多经由蚊虫的叮咬传播，以蚊-动物-蚊的传播形式在自然界中保存。尚无人-人或野生鸟类之间水平传播的证据。该病毒曾在实验室内引起试验人员感染，存在气溶胶感染的可能。

3. 易感动物 在罗西奥病毒感染流行期间，仅从监测小鼠、褐领雀和家雀中分离到该病毒。

4. 流行特征 罗西奥病毒感染主要流行于年均降雨量大于4 000mm、高湿度（平均85％）的平原地区，每年3～5月份为该病的流行高峰期。

5. 发生与分布 罗西奥病毒感染曾在巴西圣保罗附近的沿海地区暴发，该病毒首次分离于1975年4月，原型株是从1名死于特征性脑炎的39岁男性患者的小脑和脊髓中分离出来，此后又从17名死于脑炎症状患者的脑组织中分离出来。与此同时，从监测小鼠和1只赤褐环颈雀（*Zonotrichia capensis*）以及流行时采集的凶恶骚蚊中也分离到该病毒。1975年4～6月巴西圣保罗市共确诊465例感染，其中61人死亡。在此期间该地区人群感染率高达1.5％，死亡率为0.2％；患者死亡率高达13％。其中15～30岁人群感染率较高，男性高于女性。

（三）对动物与人的致病性

1. 对动物的致病性 除人类可感染罗西奥病毒以外，从监测小鼠、褐领雀中也分离到该病毒，以上动物感染后无任何临床症状。家雀试验接种后，2～3天可产生高滴度病毒血症，可能为该病毒在自然界中的维持与扩大宿主。

2. 对人的致病性 人感染罗西奥病毒后临床表现可从轻微发热直到严重的脑炎，甚至死亡。该病潜伏期为7～15天，平均12天，患者最初表现为头痛、呕吐、结膜炎、咽炎和腹胀等临床症状，随后出现小脑功能紊乱等中枢神经系统症状，此间有1/3的病人出现昏迷。患者在出现症状5天内死亡，死亡率为 10% 左右。康复后约 20% 的患者留有后遗症，中枢神经系统出现不可逆性损伤，主要表现为惊厥、运动障碍、言语不清和肌肉张力改变。患者病理学变化主要表现为脑干和小脑齿状核的局限性出血，其他脏器未见病变。显微镜检查可见脊髓、脑干、齿状核、丘脑和下丘脑有小神经胶质细胞浸润，血管周围有淋巴细胞浸润，神经元出现退变和局部坏死。其他组织基本正常。

（四）诊断

罗西奥病毒对人具有高度的致病力，因此实验室操作应在生物安全水平三级以上的实验室内进行。依靠病毒分离与鉴定和血清学方法可确诊。间隔 10 天的双份血清样品，病毒中和抗体滴度升高 4 倍以上具有血清学诊断意义。

运用现代分子生物学技术可快速检测罗西奥病毒感染。Figueiredo LT 等人通过设计一对通用引物，以病料或细胞培养物中提取的核酸为模板，进行 RT - PCR 和 PCR 扩增，根据扩增片断大小不同，可初步鉴别黄热病毒（*Yellow fever viruse*）、登革病毒 1、2、4 型（*Dengue virus types* 1，2，4）、伊利乌斯病毒（*Ilheus virus*）和罗西奥病毒等。

（五）防制措施

每年 3～5 月份为该病的流行高峰期，在流行期间，人们应尽量不进入流行区域，在流行地区户外活动时应穿长袖衣裤，使用驱蚊剂，在房间或帐篷内使用蚊帐，避免蚊虫叮咬。控制蚊媒数量是降低感染率的有效措施，防蚊、灭蚊是预防本病的重要环节。同时还需加强改善环境卫生，消除蚊虫滋生场所。对于可疑病人应尽早住院，在出现明确的中枢神经系统症状以前治疗。该病没有特效疗法，住院护理和对症治疗有助于降低病死率，患者不需要隔离。

目前，尚无有效疫苗进行预防接种。

（六）公共卫生影响

该病毒曾在巴西局部地区暴发流行，在短短的数月内，数千人感染，上百人死亡，造成社会的极度混乱。该病发病率和死亡率较高，人感染后可暂时失去劳动能力，因此具有较为重要的公共卫生学意义。到目前为止，罗西奥病毒仅流行于巴西局部地区，但随着气候变暖，森林植被破坏程度的日益加重，导致了蚊虫活动范围的扩大，增加了虫媒病毒传播的可能性。

我国境内尚未发现罗西奥病毒感染，应加强进出境检验检疫工作中对罗西奥病毒的检测，严防该病毒从国外传入我国。

（肖璐　田克恭）

◆ **参考文献**

G. W. 贝兰. 1985. 人畜共患病毒性疾病［M］. 徐启丰，译. 北京：人民军医出版社：85 - 88.

Barros VE，Thomazini JA，Figueiredo LT. 2004. Cytopathological changes induced by selected Brazilian flaviviruses in mouse macrophages. J Microsc，216（Pt 1）：5 - 14.

de Souza Lopes O，de Abreu Sacchetta L，Coimbra TL，et al. 1978. Emergence of a new arbovirus disease in Brazil Ⅱ. Epidemiologic studies on 1975 epidemic. Am J Epidemiol，108（5）：394 - 401.

Figueiredo LT，Batista WC，Kashima S，et al. 1998. Identification of Brazilian flaviviruses by a simplified reverse transcription-polymerase chain reaction method using Flavivirus universal primers. Am J Trop Med Hyg，59（3）：357 - 362.

Monath TP，Kemp GE，Cropp CB，et al. 1978. Experimental infection of house sparrows（Passer domesticus）with Rocio virus. Am J Trop Med Hyg，27（6）：1251 - 1254.

Oscar de souza lopes，Terezinha LM coimbra，Lia de abreusacchetta，et al. 1978. Isolation and characterization of the etiologic agent，Rocia virus. American Journal of Epidemiology，107：444 - 449.

Straatmann A，Santos-Torres S，Vasconcelos PF，et al. 1997. Serological evidence of the circulation of the Rocio arbovirus（Flaviviridae）in Bahia. Rev Soc Bras Med Trop，30（6）：511 - 555.

二十二、韦塞尔斯布朗热

韦塞尔斯布朗热（Wesselsbron fever）是由韦塞尔斯布朗病毒引起的一种人与动物共患病。人经由带毒蚊虫叮咬感染，临床症状主要表现为发热、肌痛、关节痛、斑丘疹和脑炎等。在动物中，该病毒曾在绵羊和山羊群中暴发，引起母羊流产和羔羊死亡。此外，其他重要的经济动物如牛、马、猪、犬等也可以感染该病毒。韦塞尔斯布朗病毒由 Weiss 等于 1956 年首先分离于南非 Organge Free 邦的死亡羔羊。Smith-burn 等于 1957 年在南非的 Natal 地区从人和蚊虫中也分离出本病毒。

（一）病原

1. 分类地位　韦塞尔斯布朗病毒（*Wesselsbron virus*，WLSV）在分类上属黄病毒科（Flaviviridae）、黄病毒属（*Flavivirus*）。该病毒与黄热病毒（*Yellow fever virus*，YFV）、斑齐病毒（*Banzi virus*）、*Bouboui virus* 和乌干达病毒（*Vganda virus*）等抗原关系密切，被划分为一个血清群，即黄热病毒血清群。

2. 形态学基本特征与培养特性　韦塞尔斯布朗病毒病毒粒子直径约 45nm，强毒株在 BHK-21 细胞胞质内中可以形成网状的包含物，包含物中有浓密的核，但弱毒株不能形成。电镜下，在细胞内质网中可见大量成熟的病毒粒子。同时，韦塞尔斯布朗病毒在乳鼠脑、鸡胚和原代羔羊肾细胞、BHK 中也可繁殖。

3. 理化特性　韦塞尔斯布朗病毒经蔗糖和丙酮处理后可凝集鹅、马、驴、猪、牛、山羊、绵羊、猴、兔、豚鼠和鸡等动物的红细胞，对人的红细胞也具有凝集作用。对于以上动物血凝试验 pH 范围为 5.75～7.0，温度影响不大，但以 37℃ 最佳。

（二）流行病学

1. 传染来源　韦塞尔斯布朗病毒曾从很多种蚊虫中分离出来，带毒蚊虫是该病毒重要的传染来源。目前，尚未发现该病毒可在动物之间水平传播。但有报道称，人可通过接触带毒动物的内脏而感染。

2. 传播途径　韦塞尔斯布朗病毒在自然界中多经由蚊虫的叮咬传播，目前，已从黄圈伊蚊（*Aedes circumluteolus*）、埃及伊蚊、松巴库蚊（*Culex zombaensis*）、致倦库蚊、常型曼蚊（*Mansonia uniformis*）、冈比亚按蚊（*Anopheles gambiae*）和 *An. Pharoensis*、*Culex telesilla*、*Cu. univittatus* 等蚊虫中分离到该病毒。羊感染韦塞尔斯布朗病毒后病毒血症持续时间较长，在此期间，蚊虫通过叮咬感染动物可带毒，带毒蚊虫再去叮咬其他健康动物而造成韦塞尔斯布朗热的区域性流行。

3. 易感动物　绵羊对韦塞尔斯布朗病毒高度易感，孕期母羊感染后流产率很高，羔羊感染后死亡率较高。牛、马与猪、犬等重要的经济动物也可感染。此外，还从大鹋、野鸡和沙鼠等动物体内分离出该病毒。

4. 流行特征　本病的流行有严格的季节性，病例多发生在气候炎热多雨、蚊虫活动频繁的 6～10 月，非洲部分国家和地区由于夏秋两季较长，病毒流行时间相应延长。在雨季，大量繁殖的蚊虫通过叮咬病毒血症期的羊后传播病毒，造成病毒迅速在局部地区流行。

5. 发生与分布　韦塞尔斯布朗病毒最初于 1955 年从南非韦塞尔斯布以怀孕母羊流产和羔羊死亡为特征的羊群中分离出来。最近一次对南非的奥兰治自由邦（Free State Province）韦塞尔斯布朗病毒的血清学调查结果表明，59% 的羊群病毒抗体呈阳性。

20 世纪 90 年代一次对尼日利亚 446 名群众采用血凝抑制试验和液相免疫吸收试验方法调查该地区人群黄病毒感染情况，检测结果为 61 人（约 14%）有针对韦塞尔斯布朗热特异性的 IgM 抗体，表明韦塞尔斯布朗病毒在该地区的流行较为普遍。

目前已从南非、津巴布韦、喀麦隆、尼日利亚、乌干达、中非共和国、塞内加尔、莫桑比克、博茨瓦纳、纳米比亚和马达加斯加等国家和地区分离到该病毒。在亚洲，泰国部分地区也存在该病的流行。

（三）对动物与人的致病性

1. 对动物的致病性　孕期母羊和新生羔羊对韦塞尔斯布朗病毒高度易感，怀孕母羊可在发热期或此后 6～14 天内流产，初产母羊死亡率可达 20%，已生产的母羊死亡率通常很低。羔羊发病后主要表现为软弱、厌食，死亡较高。成年羊有较大抵抗力，通常只表现为一过性发热。

尼日利亚株韦塞尔斯布朗病毒毒力较强，试验感染红色索可托羊（Red Sokoto），24～72h 后出现病毒血症，持续3～4天。病毒血症期间，病羊表现出明显的双向热，死亡率高达50％。取病死山羊肺脏、脾脏、肝脏、肾脏、心脏、脑、肾上腺、淋巴结等组织接种小鼠后，均可重新分离到病毒。Coetzer JA等人给15头妊娠期为101～147天的怀孕母牛，通过皮下和静脉途径接种韦塞尔斯布朗病毒，大部分牛有短暂的发热反应。只有少部分牛出现病毒血症，持续时间较短。其中1头母牛在孕期第231天流产，死胎小脑明显发育不全。

马和猪感染韦塞尔斯布朗病毒后有轻度到重度的发热反应，但死亡率较低。此外，犬、沙鼠、野鸡、大鹎等动物也可隐性感染。

2. 对人的致病性　人感染后潜伏期为2～4天，大部分感染者处于亚临床状态或者只有轻微的变化，部分病例起病突然，与感冒相似，最初表现为发冷、肌痛、关节痛、眼痛和发热等临床症状，发热期可持续1周，期间病人常伴有皮肤感觉过敏，并有短暂的斑丘疹。严重病人可有脑炎症状，包括怕光、视觉模糊和精神恍惚。恢复期病人可伴有肌肉痛，持续数周，目前尚无人感染人的报道。

（四）诊断

1. 动物的临床诊断　在本病流行地区，当羊群出现以孕期母羊流产和羔羊死亡为特征的传染病时，应给予韦塞尔斯布朗病毒感染高度重视。在该病流行期间，各年龄的羊和牛群中病毒滴度很高，病毒血症持续时间可达5天，因此，可采用相应的血清学方法及分子生物学方法进行快速诊断。

该病病理学变化主要局限于肝脏，主要表现为弥漫性脂肪浸润、胆色素沉积、肝细胞坏死和炎症细胞浸润，肝细胞内有时可见核内包含体，利用免疫组织化学法可以确诊。

2. 人的临床诊断　在本病流行地区，当人群出现全身不适、头痛、发热、肌痛等症状，并伴有脑炎等临床表现时，应给予韦塞尔斯布朗热高度关注。患者临床检验有肝功能异常及白细胞减少。病毒可从急性期患者的血液和咽拭子中分离出来，未感染过黄病毒的人可以采用传统的血清学方法，结合现代的PCR等分子生物学技术，对韦塞尔斯布朗病毒感染进行快速诊断。

（五）防制措施

用韦塞尔斯布朗病毒弱毒株制成的弱毒和灭活疫苗已经用于成年羊和羔羊的接种免疫，但弱毒疫苗可引起羔羊脑膜脑炎和引起孕期母羊流产，因此弱毒疫苗不宜用于怀孕的母羊和羔羊。控制蚊媒数量是降低感染率的有效措施，防蚊、灭蚊是预防本病的重要环节。同时还需加强改善环境卫生，消除蚊虫滋生场所。

尚未发现本病在人群中流行，多为散发，患者多因处理带毒家畜的内脏组织而感染。在早期的实验室研究中，韦塞尔斯布朗病毒曾引起实验室工作人员的感染，因此，相关高危人群如屠宰人员、兽医、野外工作人员以及实验室工作人员应该做好相应的防护工作。

尚无特效治疗药物，也未见有关抗血清和抗病毒类药物治疗该病疗效的相关报道。采取支持疗法对症治疗，制定良好的护理方案。

（六）公共卫生影响

在非洲部分国家和地区，已有多次韦塞尔斯布朗热在羊群和牛群中暴发的报告，给当地的畜牧业造成一定的经济损失。此外，从很多野生动物体内分离出病毒，表明对野生动物尤其是野生啮齿类动物进行流行病学调查和研究显得尤为重要。

血清学调查结果表明，韦塞尔斯布朗病毒在上述国家和地区的人群中抗体阳性率较高，人感染后临床症状差异很大，且与多种虫媒病毒感染后临床症状较为相似，因此，给患者的及时诊断和救治工作带来很多麻烦。目前，尚未有人感染韦塞尔斯布朗热死亡病例的报道，但人在感染期间丧失劳动力，且愈后会存在不同程度的后遗症，造成一定程度的社会负担。

我国尚未有关于韦塞尔斯布朗病毒感染的报道，应加强进出境检验检疫工作中对该病毒的检测，严防该病毒传入我国。

（肖璐　田克恭）

◆ 参考文献

G. W. 贝兰. 1985. 人畜共患病毒性疾病 [M]. 徐启丰, 译. 北京: 人民军医出版社: 113 - 115.

Baba SS, Fagbami AH, Ojeh CK. 1999. Preliminary studies on the use of solid-phase immunosorbent techniques for the rapid detection of Wesselsbron virus (WSLV) IgM by haemagglutination-inhibition. Comp Immunol Microbiol Infect Dis, 22 (1): 71 - 79.

Baba SS. 1993. Virological and immunological studies of Wesselsbron virus in experimentally infected red Sokoto (Maradi) goats. Vet Microbiol, 36 (3 - 4): 391 - 393.

Coetzer JA, Theodoridis A, Herr S, et al. 1979. Wesselsbron disease: a cause of congenital porencephaly and cerebellar hypoplasia in calves. Onderstepoort J Vet Res, 46 (3): 165 - 169.

EZ Mushi, MG Binta, M Raborokgwe. 1998. Wesselsbron disease virus associated with abortions in goats in Botswana. Journal of Veterinary Diagnostic Investigation, 10: 191.

G Lecatsas, KE Weiss. 1969. Formation of wesselsbron virus in BHK - 21 cells. Biomedical and Life Sciences and Medicine, 27: 332 - 338.

Justines GA, Shope RE. 1969. Wesselsbron virus infection in a laboratory worker, with virus recovery from a throat washing. Health Lab Sci, 6 (1): 46 - 49.

二十三、塞皮克病毒感染

塞皮克病毒感染 (Sepik virus infection) 是由塞皮克病毒引起的, 塞皮克病毒 (*Sepik virus*, SEPV) 在分类上属黄病毒科 (Flaviviridae)、黄病毒属 (*Flavivirus*), 最初从巴布亚新几内亚塞皮克地区的曼蚊中分离, 原型株为 MK 7 148。塞皮克病毒基因组全长 10 793bp, 含单一开放阅读框架, 编码 3 405 个氨基酸。系统发生分析表明, 塞皮克病毒在进化上与黄热病毒密切相关, 并与恩德培蝙蝠病毒 (*Entebbe bat virus*)、*Sokuluk virus*、*Yokose virus* 以及 *Bouboui virus* 等同属于黄热病毒组。目前尚无该病毒致病的报道。

（户 义）

◆ 参考文献

Kuno G, Chang GJ. 2006. Characterization of Sepik and Entebbe bat viruses closely related to yellow fever virus. Am J Trop Med Hyg, 75: 1165 - 1170.

Kuno G, Chang G-JJ, Tsuchiya KR, et al. 1998. Phylogeny of the genus Flavivirus. J Virol, 72: 73 - 83.

二十四、索马里兹里夫病毒感染

索马里兹里夫病毒感染 (Saumarez Reef virus infection) 是由索马里兹里夫病毒引起的, 索马里兹里夫病毒 (*Saumarez Reef virus*, SREV) 在分类上属黄病毒科 (Flaviviridae)、黄病毒属 (*Flavividas*), 最初从澳大利亚昆士兰和塔斯曼尼亚地区水鸟身上携带的 *O. capensis* 和 *I. eudyptidis* 蜱中分离。在进化上索马里兹里夫病毒与 *Tyulenity virus*、*Meaban virus* 以及卡达姆病毒 (*Kadam virus*) 关系密切, 均属于海鸟蜱传脑炎组。Morgan 等发现索马里兹里夫病毒可对企鹅致病, 患病企鹅在感染后 9~13 天内死亡, 解剖可见肝脏变暗、易碎, 砂囊水肿, 消化道浆膜层出现点状或片状出血。病理学表现为肝脏广泛性滤泡周边坏死 (periacinal necrosis)、肾脏病变以及以上皮坏死、隐窝扩张为特点的重型肠炎。尚无索马里兹里夫病毒导致人疾病的报道, 血清学调查亦证实, 抗索马里兹里夫病毒的抗体仅存在于海鸟中, 人群中检测不出病毒抗体。

（户 义）

◆ 参考文献

Chastel C, Main AJ, Guiguen C, et al. 1985. The isolation of Meaban virus, a new Flavivirus from the seabird tick Ornithodoros (Alectorobius) maritimus in France. Arch Virol, 83: 129 - 140.

Hawkes RA，Boughton CR，Naim HM，et al. 1985. Arbovirus infections of humans in New South Wales. Seroepidemiology of the flavivirus group of togaviruses. Med J Aust，143：555-561.

Humphery-Smith I，Cybinski DH，Byrnes KA，et al. 1991. Seroepidemiology of arboviruses among seabirds and island residents of the Great Barrier Reef and Coral Sea. Epidemiol Infect，107：435-440.

Marin MS，Zanotto PM，Gritsun TS，et al. 1995. Phylogeny of TYU，SRE，and CFA virus：different evolutionary rates in the genus Flavivirus. Virology，206：1133-1139.

St George TD，Standfast HA，Doherty RL，et al. 1977. The isolation of Saumarez Reef virus，a new flavivirus，from bird ticks Ornithodoros capensis and Ixodes eudyptidis in Australia. Aust J Exp Biol Med Sci，55：493-499.

第二节　肝炎病毒属病毒所致疾病

丙型病毒性肝炎

丙型病毒性肝炎（Viral hepatitis C）又称肠道外传播的非甲非乙型肝炎、输血后非甲非乙型肝炎、非乙型输血相关肝炎，简称丙型肝炎或丙肝，是由丙型肝炎病毒引起的严重病毒性疾病。1985 年推断病原体是一种 RNA 病毒。1989 年，美国 Chiron 公司应用逆转录随机引物从受染黑猩猩血清中成功地克隆出与 HCV-RNA 互补的 cDNA，使本病的研究获得突破性进展。同年 9 月在东京召开的非甲非乙型肝炎国际会议上，此病毒被命名为丙型肝炎病毒。

（一）病原

1. 分类地位　丙型肝炎病毒（*Hepatitis C virus*，HCV）在分类上属黄病毒科（Flaviviridae）、肝炎病毒属（*Hepacivirus*），与之亲缘关系相近的有登革病毒、黄热病毒等。

2. 形态学基本特征　目前通过微滤技术判断丙型肝炎病毒的直径为 30～60nm。据研究表明，可能存在有两种大小不同的病毒颗粒，一种为直径 55～60nm 的病毒颗粒，为完整病毒颗粒；另一种为直径 30～35nm 核心颗粒，称为裸病毒颗粒，为病毒的核心部分。完整病毒颗粒的外层为包膜糖蛋白，厚 7nm，表面有突起，内有 30～35nm 核心颗粒，含病毒的核酸。丙型肝炎病毒病毒形态见图 21-7。该病毒的沉降系数为 140～159S。丙型肝炎病毒存在两种蔗糖密度梯度，一种为高密度（1.186～1.213kg/L）蔗糖梯度病毒，在其表面附着某些成分，如低密度脂蛋白与丙型肝炎病毒形成的复合体；一种为低密度（1.099～1.127kg/L）蔗糖梯度病毒，是由病毒基本结构组成的。

3. 基因组结构与功能　丙型肝炎病毒基因组为一条单股正链 RNA，长度约 9.5kb，由 9 个基因区组成：自 5′端开始，依次为 5′端非编码区、核心蛋白区（core，C 区）、包膜蛋白-1 区（E1 区）、包膜蛋白-2/非结构蛋白-1 区（E2/NS1 区）、非结构蛋白-2 区（NS2 区）、非结构蛋白-3 区（NS3 区）、非结构蛋白-4 区（NS4 区）、非结构蛋白-5（NS5 区）和 3′端非编码区。其中 C 区和 E1 区为病毒结构蛋白编码区，即编码病毒的衣壳及包膜蛋白。5′端非编码区的核苷酸序列保守性强，可用于基因检测诊断。E1、E2/NS1 区基因容易发生变异，使包膜蛋白的抗原性改变而不被原有的抗包膜抗体识别，使病毒得以持续存在，这是丙型肝炎病毒易引起慢性丙型肝炎的原因之一。

根据丙型肝炎病毒毒株基因序列的差异，可将其分为不同的基因型。其中欧美各国流行株多为Ⅰ型；亚洲地区以Ⅱ型为主，Ⅲ型为辅；Ⅴ、Ⅵ型主要在东南亚（泰国等）。Ⅳ型与Ⅲ型接近，我国以Ⅱ型为主。目前认为Ⅱ型丙型肝炎病毒复制产生的病毒量多，较难治疗。

4. 理化特性　丙型肝炎病毒对有机溶剂敏感，终浓度为 10% 的氯仿可杀灭 10 倍黑猩猩感染剂量病毒，经 1∶1 000 福尔马林 37℃ 96h 处理，加热 100℃ 5min，60℃ 10min，均可使其传染性消失。血制品中的丙型肝炎病毒可用干热 80℃ 72h 或加热变性剂使之灭活。

（二）流行病学

1. 传染来源　丙型肝炎的传染源主要为急性临床型和无症状的亚临床病人、慢性病人和病毒携带者。一般病人发病前 12h，其血液即有感染性，并可带毒 12 年以上。

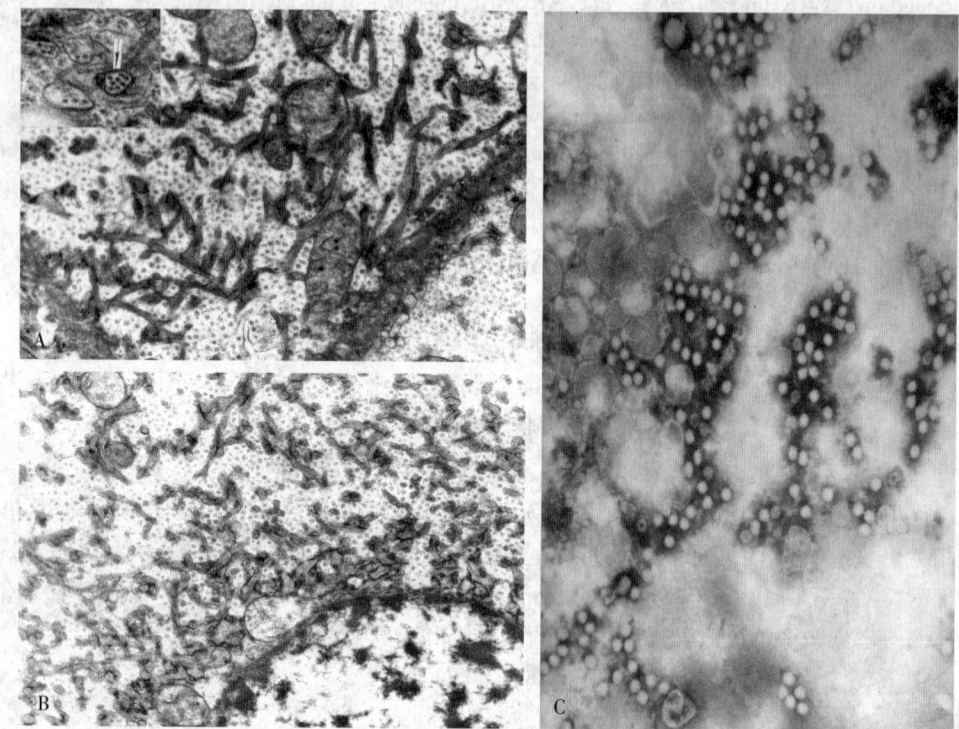

图 21 – 7 丙型肝炎病毒

A. 丙型肝炎病人肝组织切片,在肝细胞质内可见大量长管状包含体,在管内包被着长丝状
类病毒(超薄切片,×20 000)   B. 丙型肝炎病人肝组织切片,在长管状类包含体横切面上,可
见类病毒结构(超薄切片,×40 000)   C. 新疆丙型肝炎早期病人粪便上清液,可见圆形病毒颗
粒(负染,×80 000)

(徐在海供图)

目前学者们一般利用黑猩猩建立丙型肝炎病毒感染的动物模型,也使其成为可能的传染源。

2. 传播途径   传播途径为胃肠道外传播,而最主要传播途径是受污染的血液。随着血液筛查丙型肝炎病毒的推广,通过输血、血液制品及器官移植传播丙型肝炎病毒的风险已明显降低。注射吸毒者(如共用针头)通常是感染的高危人群。使用不干净的器械刺青和穿孔也是危险因素。除了血液传播之外,丙型肝炎病毒也可能经由性接触而传播,但概率很低。此外,丙型肝炎病毒也可垂直传播,但仅分娩时病毒 RNA 阳性的母亲才有可能传染给婴儿,这种情况下传播的概率是 6%,若分娩时母亲丙型肝炎病毒、艾滋病病毒均为阳性,则传播的概率可达约 25%。

日常接触如拥抱、接吻、共用餐具等并不传播丙型肝炎病毒。

3. 易感人群   对丙型肝炎病毒无免疫力者普遍容易感染,在西方国家,除反复输血者外,静脉药瘾者、同性恋等混乱性接触者及血液透析患者丙型肝炎发病率较高。本病多见于 16 岁以上的人群。丙型肝炎病毒感染恢复后血清抗体水平低,免疫保护能力弱,有再次感染的可能性。外科、妇产科、传染科等医务人员也为高危人群。

4. 流行特征   丙型肝炎病毒是一个重要的对人类有致病性的病原体,流行广泛,然而各国的分布差异极大,大多数西欧国家和北美洲人群的感染率为 0.1%～2.0%,地中海沿岸地区为 3%,而热带地区可高达 6%,我国约 2%左右。高危人群中感染率最高的为静脉药瘾者,美国 60%,德国 40%,我国昆明为 60%。其次是艾滋病病毒感染者,常与丙型肝炎病毒混合感染。

（三）对动物与人的致病性

1. 对动物的致病性   黑猩猩丙型肝炎病毒感染模型显示,急性试验感染的黑猩猩 1 周内可出现病毒 RNA,可在肝内检出正链及负链的 RNA,肝组织中 RNA 的复制与血清转氨酶升高的水平一致,但肝组织无明显的病理改变。

2. 对人的致病性 丙型肝炎的临床表现一般较轻，常为亚临床型。输血后丙型肝炎潜伏期为2～26周，平均8周。感染丙型肝炎病毒后6个月为急性期，60%～70%的人在急性期无明显症状。少部分人会发生急性丙型肝炎，症状表现为食欲减退、乏力、腹痛、黄疸、瘙痒及流感样症状。丙型肝炎病人肝组织切片见彩图21-10。另外感染丙型肝炎病毒可能会发生急性重型肝炎，但是概率非常低。

人感染丙型肝炎病毒后，<20%为急性自限性丙型肝炎，80%以上发展为慢性感染（持续感染丙型肝炎病毒6个月以上，包括慢性丙型肝炎病毒无症状携带者和慢性丙型肝炎）。在丙型肝炎病毒慢性感染者中，若不进行治疗，约1/3患者在20年内会发展为肝硬化，另有1/3患者在30年内会发展为肝硬化，发生原发性肝细胞肝癌的风险提高。感染丙型肝炎病毒除会影响肝脏之外，还会引起肝外组织器官的病变，包括迟发性皮肤卟啉病、冷球蛋白血症、肾小球肾炎（特别是膜性增生性肾小球肾炎）、非何杰金氏淋巴瘤。

（四）诊断

1. 诊断方法

（1）检测血清抗丙型病毒肝炎抗体 感染后3～15周，即可在血液中检出抗丙型肝炎病毒抗体。以核心区蛋白与NS3、NS4及NS5区蛋白为抗原，用酶联免疫法检测抗体，可快速过筛献血员并可用于诊断丙肝患者。抗丙型肝炎病毒阳性者表示已被感染，不可献血。为确诊还可进一步以不同表达蛋白分别检测相应抗体（蛋白印迹法检测）。

（2）检测血清丙型肝炎病毒-RNA 感染后1～3周，即可采用PCR方法在血液中检出丙型肝炎病毒RNA。采用套式RT-PCR法，即从病人血清中提取病毒RNA，经逆转录酶作用合成cDNA，再用2对引物先后扩增，以求扩增出极微量的病毒RNA。由于5'端非编码区序列最为保守，故2对引物的序列均应选自该区。目前常采用PCR-荧光法检测丙型肝炎病毒RNA，此法不但可以定性，亦可定量检测。

2. 人的诊断标准

（1）急性丙型肝炎 ①有血制品及血液使用接触史，不洁注射史。②症状体征有明显乏力，食欲不振，肝脏肿大，叩击痛。③血清转氨酶异常，胆红素异常。④血清抗丙型肝炎病毒抗体（抗丙型肝炎病毒）阳性，病毒RNA阳性。

（2）慢性丙型肝炎 ①有输血、使用血液制品历史，丙型肝炎病毒感染者密切接触史。②长期饮食不振，肝脾肿大，叩击痛。③血清转氨酶升高或反复波动达半年以上。④排除乙肝感染，血清中丙型肝炎病毒RNA阳性，丙型肝炎病毒抗体阳性。

（3）重型丙型肝炎 ①以急性黄疸肝炎起病，高度乏力，明显食欲减退，恶心呕吐，皮肤、巩膜明显黄染。重度腹胀或腹水。②胆红素迅速上升，日升高值大于$17.1\mu mol/L$或$170\mu mol/L$。③凝血时间延长，凝血酶原活动度小于40%。④意识障碍。⑤起病10天以上出现上述表现者为亚急性重型肝炎，有半年以上慢性感染者为慢性重症丙型肝炎。

（五）防制措施

1. 预防

（1）健康教育 由于丙型肝炎目前在我国主要发生在献血员和注射吸毒人群之中，通过宣传教育改变其行为方式，同时大力宣传义务献血法，对于控制丙型肝炎有重要意义。国外报道，对献血员进行抗丙型肝炎病毒筛查，可排除85%具有传染性的献血员，从而明显降低输血后丙型肝炎的发病率。

（2）丙型肝炎病人一般无需特殊的隔离，对于接触者应给予宣传教育。

（3）流行期预防措施 丙型肝炎流行时，切断传播途径是最行之有效的控制措施，及时对血液中心、血站进行监督。严格进行献血员筛选。确保血液及血液制品的洁净是阻止丙型肝炎流行的好办法。最近，美国疾病控制中心报告，经皮肤感染丙型肝炎病人血液者，于暴露后立即注射免疫蛋白（0.06mL/kg）可能有预防作用。

（4）本病的最终控制取决于疫苗预防。但目前尚无有效的疫苗用于预防接种。

2. 治疗

（1）充分休息，避免过度劳累。

（2）饮食、食欲不振者进食易消化、富含维生素的食物，慢性期适当补充高蛋白食物，切忌饮酒。

（3）药物治疗，目前（2004）的治疗方法是持续 24～48 周对病人混合使用 PEG IFN 和抗病毒药利巴韦林。早期治疗效果较好，适当采用保肝药物，改善肝功能，防止纤维化。

（4）对重型肝炎，应采取支持疗法，对症治疗相结合，阻止肝细胞坏死，改善微循环。促进肝细胞再生的综合措施。

（六）公共卫生影响

丙肝是一种没有疫苗的、传染性广泛的、慢性化率极高的、没有明显临床症状的病毒性肝炎，目前全世界有接近 2 亿病毒携带者或者患病者。所以无论从疾病对患者健康的危害，还是对国家和个人造成的经济负担来考虑，丙肝都是一个不容忽视和亟待解决的公共卫生问题。

根据中国疾病预防控制中心提供的数据，目前我国每年的新发丙肝病人数已从 2003 年的 2 万多人发展为 2005 年的近 6 万人，逐年上升的趋势非常明显。由于目前丙肝检测没有列入常规检查项目，我国也缺乏对高危人群的有效筛查机制，因此不少丙肝患者不能被及时发现并接受治疗，进而导致传染源的进一步扩大。

（马玉媛　章金刚）

◆ **我国已颁布的相关标准**

WS 213—2008　丙型病毒性肝炎诊断标准

◆ **参考文献**

李梦东 . 1998. 实用传染病学 ［M］. 第 2 版 . 北京：人民卫生出版社：127 - 134.

刘克洲，陈智 . 2002. 人类病毒性疾病 ［M］. 北京：人民卫生出版社：611 - 628.

彭文伟 . 1998. 病毒性肝炎研究 ［M］. 广州：广东科技出版社：40 - 50.

斯崇文，贾辅忠，李家泰 . 2004. 感染病学 ［M］. 北京：人民卫生出版社：305 - 313.

王宇明，顾长海 . 2001. 感染病学新进展 ［M］. 北京：人民卫生出版社：961 - 989.

Choo Ql, Kao G, Weiner AJ, et al. 1989. Isolation of a cDNA clone derived from a blood-borne Non A, Non B viral hepatitis genome. Science，244：359 - 362.

Chung RT. 2005. Acute hepatitis C virus infection. Clin Infect Dis，41（Suppl 1）：S14 - 17.

Francesco RD. 1999. Molecular virology of the hepatitis C virus. J Hepatol，31（suppl 1）：47 - 53.

Geller SA，Hepatitis B，hepatitis C. 2002. Clin Liver Dis，6（2）：317 - 334.

Hoofnagle jh. 1997. Hepatitis C：The clinical spectrum of disease. Hepatology，26（1）：15S - 20S.

Kohla M，Bonacini M. 2006. Pathogenesis of hepatitis C virus infection. Minerva Gastroenterol Dietol，52（2）：107 - 123.

Lam NP. 1999. Hepatitis C：National history，diagnosis，and management. Am J Health-syst Pharm，56（15）：961 - 973.

Rosen HR，Gretch DR. 1999. Hepatitis C virus：current understanding and prospects for future therapies. Mol Med Today，5：393 - 399.

Shire NJ，Sherman KE. 2005. Clinical trials of treatment for hepatitis C virus infection in HIV-infected patients：past，present，and future. Clin Infect Dis，41（Suppl 1）：63 - 68.

Tanaka Y，Enomoto N，Kojima S，et al. 1993. Detection of hepatitis C virus RNA in the liver by in situ hybridization. Liver，13（4）：203 - 208.

第三节　未定属病毒所致疾病

庚型病毒性肝炎

庚型病毒性肝炎（Virus hepatitis G）是由庚型肝炎病毒（*Hepititis G virus virus*，HGV）引起的

一种人与动物共患病。除了常见的甲、乙、丙、丁、戊 5 种外，临床上仍有 10%～20% 的急、慢性肝炎患者具有病毒性肝炎感染的临床表现，但没有上述已知型别肝炎的病毒感染指标，临床上，人感染庚型肝炎病毒后，无明显的肝功能损害，少数人有轻度的谷丙转氨酶升高。许多灵长类动物能够感染庚型肝炎病毒，并作为研究庚型病毒性肝炎的动物模型。

1995 年美国 Abbott 实验室采用 RDA 法先后发现 GBV-A 和 GBV-B 两个肝炎病毒相关全序列，其后又扩增出 GBV-C 全序列。美国 Genelabs 实验室几乎同时获得一株新的病毒基因全序列，命名为庚型肝炎病毒（HGV）。后来对 GBV-C 和 Genelabs 获得的新病毒进行克隆和序列分析，两者在核酸水平上存在一定差异，但氨基酸的同源性近 100%。因此，认为 GBV-C/HGV 可能为同一病毒的不同株。

有关 GBV-C/HGV 的正式命名尚待国际病毒分类与命名委员会最后确定。本病呈世界性分布。由于 GBV-C/HGV 多为重叠或混合其他病毒感染，研究比较困难，故目前许多方面的研究尚有待进一步深入。

（一）病原

1. 分类地位　GBV-C/HGV 为有囊膜、单股正链 RNA 病毒，在分类上属黄病毒科（Flaviviridae）。根据国际病毒分类委员会 2005 年第八次报告，GBV-B/HGV 暂定于肝炎病毒属（Hepacivirus），与丙型肝炎病毒（HCV）同属；而 GBV-A/HGV 和 GBV-C/HGV 均为黄病毒科未定属病毒。

2. 形态学基本特征与培养特性　病毒粒子直径小于 100nm。病毒基因组 RNA 长约 9.4kb，3′端为非结构区，5′为结构区，编码长约 2 900 个氨基酸多肽，只有一个开放读码框，包括 1 个螺旋酶、2 个蛋白酶及一个 RdRp 序列。开放读码框前有 350～450 碱基的 5′非编码区，其后有一段 3′非编码区序列。GBV-C/HGV 能够编码 E1 和 E2 两种结构糖蛋白，但病毒核衣壳的精确组成需要进一步研究。庚型肝炎病毒与丙型肝炎病毒的基因组序列非常相似，GBV-C/HGV 似乎是短缺病毒，其缺失位于多聚蛋白氨基末端的核心蛋白。

到目前为止，已经确定了庚型肝炎病毒的 5 个基因型，它们之间的差别为 12%。1 型主要在西非流行，2 型主要在欧洲和美国流行，3 型主要在亚洲流行，4 型主要在东南亚流行，5 型主要在南非流行。

（二）流行病学

GBV-C/HGV 感染呈全球范围分布，感染率在各大洲相似。北美地区为 13.8%，亚洲 11.7%，尤其是西非地区普通人群庚型肝炎病毒感染率高达 14.2%，而其他地区普通人群感染率 0.5%，义务献血员 1%～2%。

GBV-C/HGV 感染主要经输血或其他肠道外途径传播。静脉吸毒者、血液透析及血液病患者、经常接触血液的医务人员是感染庚型肝炎病毒的高危人群。母婴传播和性接触传染可能也是重要的传播途径。

（三）对人与动物的致病性

1. 对人的致病性　从 1995 年发现 GBV-C/HGV 以来，对于其临床意义并不十分清楚。对其是否为真正的肝炎病毒，能否引起肝脏及相关性疾病尚无定论。关于 GBV-C/HGV 是否致病的临床观察中，大多数学者认为 GBV-C/HGV 不引起非甲-戊型肝炎，仅少数学者认为可引起非甲-戊型肝炎或认为其致病性问题需进一步研究确定。

即使 GBV-C/HGV 具有可能的致病性，单纯 GBV-C/HGV RNA 阳性的慢性肝炎患者临床表现轻微，有些患者仅在查体时发现转氨酶升高而无任何临床症状。

2. 对动物的致病性　已证实 GBV-C/HGV 能感染狷毛猴、绒猴、猕猴和黑猩猩并能传代，可作为 GBV-C/HGV 感染的动物模型。

（四）诊断

GBV-C/HGV 的实验室检测方法有多种，这些方法包括逆转录套式聚合酶链式反应法（RT-nPCR）检测血清 GBV-C/HGV RNA、原位杂交法检测肝组织内 GBV-C/HGV RNA、免疫组化法检测肝组织中 GBV - C/HGV NS3 Ag 或 GBV - C/HGV NS5 Ag 和适合用于一般筛查的 ELISA 法检测抗庚型肝炎病毒等。

符合慢性肝炎诊断标准，特别是有肝组织证实慢性肝炎表现，RT - nPCR 法、血清 GBV - C/HGV RNA 阳性或原位杂交法肝组织 GBV - C/HGV RNA 阳性，最重要的是排除了已知肝炎病毒感染及其他原因肝损害，才可拟诊为慢性庚型肝炎。

（五）防制措施

1. 预防 为预防 GBV - C/HGV 的感染，应加强血液制品的管理，使用一次性注射器并加强输液时的消毒以杜绝医源性感染，提倡无偿献血，加强对血液透析患者、性病患者、静脉吸毒者等高危人群的追踪监测等。

由于 GBV - C/HGV 有垂直传播的可能性，对孕妇和胎儿均有较大的危害，因此需建立围产期的预防保健制度，分娩过程加强对婴儿的保护，采用选择性剖腹产避免 GBV - C/HGV 的产道感染。

2. 治疗 干扰素-α 治疗可能对 GBV - C/HGV 感染有效，但是，对单独 GBV - C/HGV 感染的慢性肝炎患者是否需要治疗尚有争议。

（六）公共卫生影响

GBV - C/HGV 是最近几年发现并归属于黄病毒科的 RNA 病毒，呈全球范围分布，主要通过肠道外途径传播。人体感染后无明显的肝功能损害，少数人有轻度的谷丙转氨酶增高。有关 GBV - C/HGV 的病原学、流行病学、致病性、免疫性、诊断、治疗等方面有许多问题需要解决。

庚型病毒性肝炎预后一般较好。单纯 GBV - C/HGV 感染病例很少见，多为混合感染，临床观察结果 GBV - C/HGV 并不加重乙型肝炎或丙型肝炎等患者的病情，对疾病的临床过程、生化指标、病理学及预后无显著影响，提示 GBV - C/HGV 的致病力较弱。

此外，一些研究发现，相对于单独感染人类免疫缺陷病毒，GBV - C/HGV 共感染有利于延缓人类免疫缺陷病毒的疾病进程，但目前关于 GBV - C/HGV 对人类免疫缺陷病毒感染疾病进程的作用仍存在分歧。

（马玉媛　章金刚）

◆ **参考文献**

焦艳梅，吴昊.2007. 庚型肝炎病毒及其与人类免疫缺陷病毒共感染的研究进展 ［J］. 北京医学，29（3）：174 - 176.

李梦东.1998. 实用传染病学 ［M］. 第 2 版. 北京：人民卫生出版社：143 - 146.

彭文伟.1998. 病毒性肝炎研究 ［M］. 广州：广东科技出版社：63 - 71.

徐道振.2006. 病毒性肝炎临床实践 ［M］. 北京：人民卫生出版社：228 - 231.

Linnen J，Wages J，Zhang-Keck ZY，et al. 1996. Molecular cloning and disease association of hepatitis G virus：a transfusion transmissible agent. Science，271 (5248)：505 - 508.

Reshetnyak VI，Karlovich TI，Ilchenko LU. 2008. Hepatitis G virus. World J Gastroenterol，14 (30)：4725 - 4734.

Simons JN，Leary TP，Dawson GJ，et al. 1995. Isolation of novel virus-like sequences associated with human hepatitis. Nat Med，1：564 - 569.

Stapleton JT，Williams CF，Xiang J. 2004. GB virus type C：a beneficial infection? J Clin Microbiol，42 (9)：3915 - 3919.

Zhang W，Chaloner K，Tillmann HL. 2006. Effect of early and late GBV-C viremia on survival of HIV infected individuals：A meta-analysis. HIV Med，7：173 - 180.

第二十二章　披膜病毒科病毒所致疾病

披膜病毒是一类有囊膜的单股正链 RNA 病毒，病毒粒子呈球形，囊膜内包裹着呈 20 面体对称的核衣壳。病毒基因组全长约 10～12kb，RNA 的 3′末端有多聚腺苷酸（polyA）尾，5′末端有帽子结构。

披膜病毒科（Togaviridae）下分为 2 个属，甲病毒属（*Alphavirus*）和风疹病毒属（*Rubivirus*）。甲病毒属以往也称为甲组虫媒病毒，是一类由吸血昆虫或节肢动物叮咬敏感脊椎动物而传播的病毒，蚊虫是其主要传播媒介。甲病毒呈世界性分布，目前已发现 28 种甲病毒，其中较为重要的有东部马脑炎病毒（*Eastern equine encephalitis virus*，EEEV）、西部马脑炎病毒（*Western equine encephalitis virus*，WEEV）、委内瑞拉马脑炎病毒（*Venezuelan equine encephalomyelitis virus*，VEEV）、基孔肯雅病毒（*Chikungunya virus*，CHIKV）、辛德毕斯病毒（*Sindbis virus*，SINV）、马雅罗病毒（*Mayaro virus*，MAYV）、罗斯河病毒（*Ross River virus*，RRV）、西门利克森林病毒（*Semliki Forest virus*，SFV）、阿尼昂尼昂病毒（*O'Nyong-Nyong virus*，ONNV）。这些病毒均可使人与动物产生严重疾病。根据病毒种类和宿主的不同，引起疾病的症状不同，大致包括发热、皮炎、关节炎、肌炎和脑炎等。

风疹病毒（*Rubella virus*）是风疹病毒属的唯一成员，与其他披膜病毒科成员不同，风疹病毒的自然贮存宿主是人，而非无脊椎动物，且与披膜病毒科的其他病毒无交叉抗原。此病主要由飞沫经呼吸道传播，以轻度发热，咳嗽，全身皮肤出现细沙样玫瑰色斑丘疹，耳后及枕部淋巴结肿大为特征。其危害在于先天性感染和风疹后脑炎。如果孕妇感染风疹，将严重损害胎儿，儿童、成人均可发病。风疹广泛分布于世界各地，我国同样存在此病的流行。

第一节　甲病毒属病毒所致疾病

一、东部马脑炎

东部马脑炎（Eastern Equine encephalitis，EEE）是由东部马脑炎病毒引起的一种人与动物共患病。东部马脑炎病毒以蚊虫为传播媒介，在马群中引起周期性脑炎流行，具有很高的致死率。人感染东部马脑炎病毒可产生严重的脑炎，致死率为 50%～70%。在温带地区，东部马脑炎病毒的传播与流行具有明显的季节性，主要发生于温暖的夏、秋季节。在热带地区，此病则全年都有发生。因该病发病急，传染性强，致死率高，而且是人与动物共患病，所以一直受到国际社会的高度重视。

（一）病原

1. 分类地位　东部马脑炎病毒（*Eastern equine encephalitis virus*，EEEV）在分类上属披膜病毒科（Togaviridae）、甲病毒属（*Alphavirus*）。因首先于病马脑组织中分离出病毒而得名。东部马脑炎病毒存在不同的血清型。根据动态血凝抑制试验和交叉中和试验，可分为两大抗原变异种群，即北美抗原群与南美抗原群。所有分离自北美洲及加勒比地区的病毒株属于北美抗原群；所有分离自中、南美洲的病毒株属于南美抗原群。北美抗原群比较保守，而南美抗原群则多变。南美抗原群很少导致人类发病，它的毒力也比北美抗原群的毒力弱。在中、南美洲，已从蚊、鸟和哺乳动物体内分离到东部马脑炎病毒抗原变异株。

2. 形态学基本特征与培养特性　东部马脑炎病毒粒子呈球形，有囊膜，表面有纤突。囊膜内包裹着呈 20 面体对称的核衣壳，东部马脑炎病毒感染细胞后，在细胞的膜样结构上出现大量核衣壳堆集，但在蚊体唾液腺细胞内，只形成少数核衣壳，通过胞膜进入唾液腺腔或内质网膜时，不形成囊膜（图 22 - 1、彩图 22 - 1）。

原代鸡胚成纤维细胞、地鼠/豚鼠肾细胞、Hela、Hep - 2、Vero、BHK - 21 和 C6/36 等传代细胞都对东部马脑炎病毒敏感。本病毒能在 BHK - 21、Vero、鸡胚和鸭胚细胞中形成空斑，也可在蚊子细胞中增殖，但不产生细胞病变。感染小鼠脑组织中的东部马脑炎病毒见图 22 - 2。

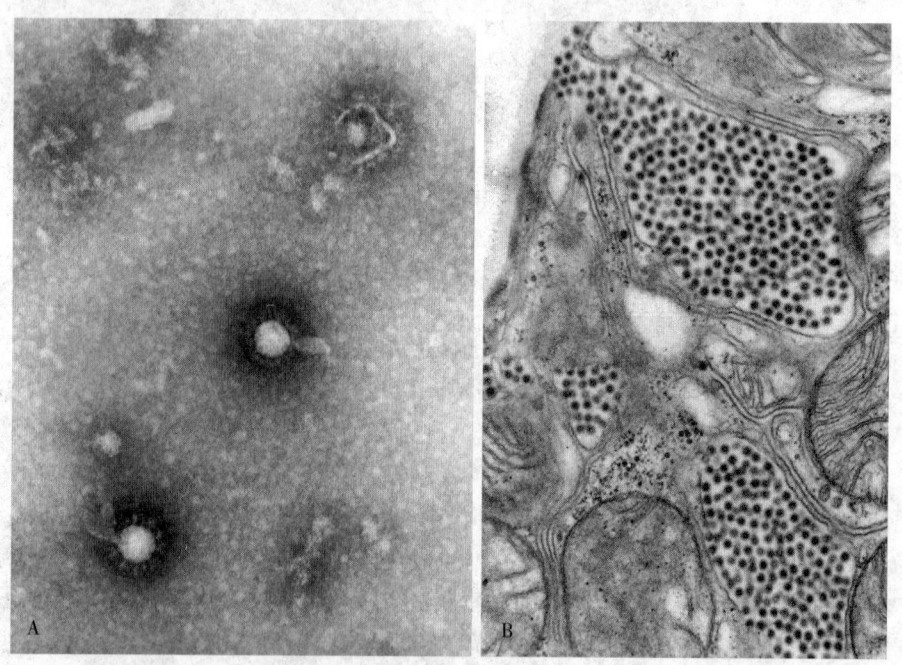

**图 22 - 1　东部马脑炎病毒颗粒（A. 负染，×83 000）和在传播
媒介蚊子唾液腺中的群体形态（B. 超薄切片，×70 000）**

（图 A 由 CDC/ Dr. Fred Murphy；Sylvia Whitfield 供图　图 B 引自 www. utmb. edu，经 Frederick A Murphy DVM 授权）

3. 理化特性　福尔马林（0.2%～0.4%）、紫外线和高温（60℃）可以迅速灭活东部马脑炎病毒。该病毒对氯仿、乙醚、去氧胆酸盐等脂溶剂敏感。病毒在 pH 7.0～8.0 时比较稳定（pH 7.6 时最稳定），对酸敏感。与黄病毒科病毒不同的是，东部马脑炎病毒对胰酶、胰凝乳蛋白酶和番木瓜酶不敏感。

东部马脑炎病毒能耐受低温，置－70℃和－196℃能较长时间保持病毒活力。病毒冷冻干燥后真空保存，活力可维持 5～10 年以上。在 50% 中性甘油盐水中也可较好地维持活力。

4. 分子生物学　东部马脑炎病毒基因组为单股正链 RNA，全长 11 678bp，碱基组成为 28% 的 A，24% 的 G，25% 的 C 和 23% 的 U。测序结果表明，基因组结构及其转录和复制类似于其他甲病毒。该病毒感染的细胞含有 42S 亚基因组 RNA 和 26S 亚基因组 RNA。前者是翻译 4 种非结构蛋白的 mRNA，后者是翻译结构蛋白的 mRNA。26S RNA 编码相对分子质量 130 000 的多聚蛋白前体，这一前体在肽链延伸的同时，被切割成病毒的核心 C 蛋白和 2 种囊膜糖蛋白 E1 和 E2。东部马脑炎病毒基因组密码子的使用是非随机的，它反映出病毒为了能在脊椎动物宿主和蚊体内进行有效复制而对宿主的适应。

东部马脑炎病毒的结构蛋白包括衣壳蛋白和囊膜糖蛋白。病毒糖蛋白有 E1、E2、E3 和 6K，E1 和 E2 形成病毒的外膜抗原。E2 蛋白基因全长为 1 260bp，含有病毒的主要抗原表位，这些表位与中和活性、血凝抑制活性和抗感染活性有关。研究表明 E2 在抗病毒感染中起决定性作用，98% 的免疫保护力都源于 E2 - 2 位点的免疫原性。

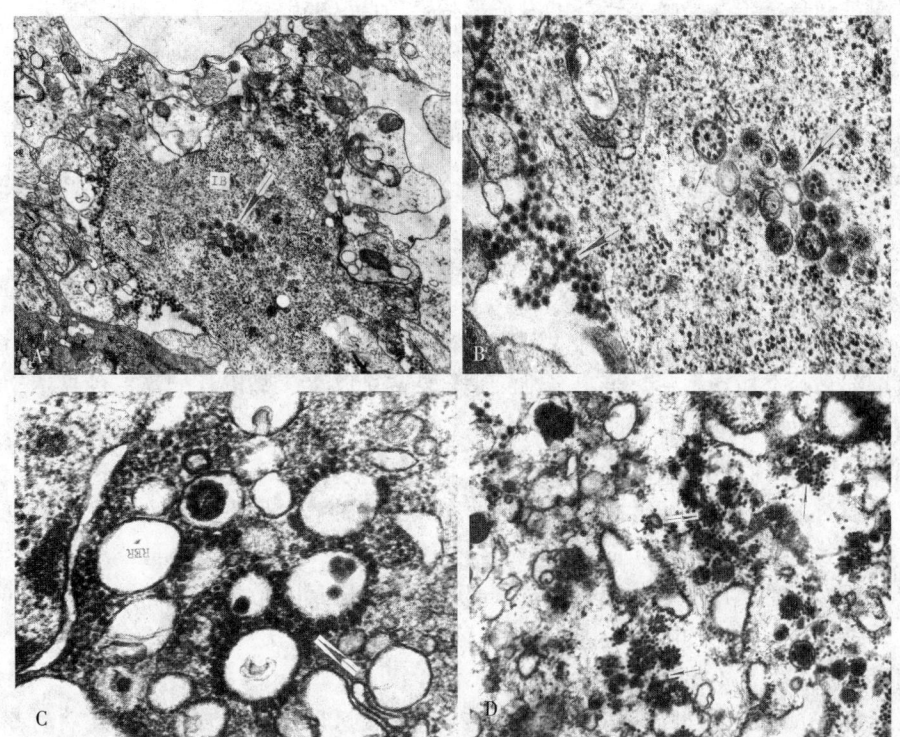

图 22-2　东部马脑炎病毒感染小鼠脑组织在神经细胞胞质内可见包含体内及边缘
　　　　病毒颗粒（超薄切片，A×20 000，B×92 000）和内质网扩张及大量病毒
　　　　颗粒（C. 超薄切片，×22 000），病毒核衣壳芽生穿过质膜进入内质网池
　　　　液泡时，获得包膜结构（D. 超薄切片，×100 000）

（徐在海供图）

（二）流行病学

1. 传染源

（1）马　马对东部马脑炎病毒非常易感，患病马匹具有很高的死亡率。但由于病毒血症滴度低，受感染的马一般不起传染源的作用，故多认为马是东部马脑炎病毒的终末宿主。

（2）鸟类　鸟类是东部马脑炎病毒的主要贮存宿主和扩大宿主，多种鸟类可检出病毒抗体。故鸟类可作为监测东部马脑炎流行情况的"哨兵"动物，目前主要监测动物是鸡。病毒可通过蚊虫的叮咬在鸟类之间传播。

（3）其他动物　一些温血脊椎动物如猪、牛、羊等和几种冷血脊椎动物也对实验室感染东部马脑炎病毒易感，在自然界从某些野鼠也分离到病毒。

2. 传播途径　东部马脑炎病毒呈蚊-鸟传播方式，也可能存在蚊-蚊水平传播方式。脉毛蚊属（*Culiseta*）是主要的昆虫媒介。野生鸟类，尤其是燕雀是主要的扩大宿主。该病一般首先发生在沼泽地和湿地，由带毒的鸟类向周围传播，迁移的候鸟也会把病毒携带到远处，人和马都是终末宿主，非禽类的脊椎动物可能是未被证实的潜在维持宿主。

在北美，东部马脑炎病毒以黑尾赛蚊（*Culiseta melanura*）为传播媒介，黑尾赛蚊以燕雀类鸟的血液为食，不叮咬人和马，所以病毒长期存在于黑尾赛蚊-燕雀生态圈内，疫源地的鸟群有较高的感染率。在南美，库蚊是东部马脑炎病毒的地方性传播媒介，病毒存在于疫源地的库蚊-鸟生态圈内。南美库蚊这种严格的嗜鸟习性限制了将病毒传播给马和人的可能性。病毒引起人、马和其他哺乳动物的脑炎，主要是通过其他种类蚊虫传播的，如烦扰伊蚊（*Aedes sollicitans*）、刺扰伊蚊（*Aedes vexans*）等。人与马感染后病毒血症持续时间极短，血液中的病毒浓度较低，不足以感染蚊，故在生态学上并不起重要作用，迄今为止还没有人与人之间传播的报道，另外也没有证据显示人可以通过接触受感染的鸟类或动物而感染。值得注意的是，东部马脑炎病毒可以在平胸类鸟群（鸸鹋、鸵鸟、三趾鸵鸟）之间传播。在澳大利亚、非洲、南美或者北美地区，它们往往被当做牲畜或动物园动物来饲养。这些鸟感染东部马脑炎病毒会产生胃肠炎及出血症状，而且血液和粪便中也可能带有大量的病毒。尽管还没有人通过血液或粪便感染东部马脑炎病毒的报道，但在接触遭受感染的平胸类鸟或其分泌物和排泄物时要特别注意。虽然人与马在生态学上不起重要作用，但是此病能引起人和马发生严重的脑炎，且有较高的死亡率，所以是极其重要的人与动物共患病病原。

除蚊外，Durden 等证明螨也可传播东部马脑炎病毒。

3. 易感动物

（1）自然宿主 马是东部马脑炎病毒的靶宿主，发病率一般不超过 30%，但死亡率可达 90%。雏鸡和雏火鸡对东部马脑炎病毒敏感，野鸡（雉）是自然界中除人、马以外的第三种易感动物。

东部马脑炎病毒可感染哺乳仔猪、羊、青年牛和骆驼等动物，鸭和鸽也可感染。鸸鹋和鸣鹤等野生鸟也可自然感染，但多呈隐性感染。

绵羊、犬和猫对东部马脑炎病毒有抵抗力。鹿在人工接种病毒后不出现症状，似乎也不发生病毒血症，但常产生较高效价的抗体。

（2）实验动物 实验动物中豚鼠和小鼠对东部马脑炎病毒最为敏感，脑内接种后，可于 36~48h 死亡。用濒死期扑杀马或病死马的脑组织进行接种，通常也在 2~4 天死亡。家兔的敏感性较低，感染后发热，出现病毒血症，但常不出现其他症状。

（3）易感人群 人对东部马脑炎病毒普遍易感：其中疫区居民或旅游者、户外活动者及 50 岁以上、15 岁以下人群为高危人群，感染后可获得免疫力。

4. 流行特征 在热带地区，全年都有东部马脑炎病毒的传播与流行，比如南美，加勒比海地区和佛罗里达州。在温带地区，东部马脑炎病毒的传播与疫病流行具有明显的季节性，主要发生于温暖的夏、秋季节。病毒的越冬和持续存在有两种推测：①病毒存活于生命周期较长的媒介昆虫体内，随它们冬眠而越冬，或者可以经卵传播。②病毒持续存在于某种或某些脊椎动物体内，这类宿主慢性感染，体内长期带毒，在一定的气温和其他环境因素影响下，病毒在动物机体内大量增殖，成为感染蚊的病毒来源。东部马脑炎病毒因地理分布不同，有很多独立的病毒亚群，每一亚群都有各自的非脊椎动物传播媒介和脊椎动物宿主，鸟是病毒的贮存与扩大宿主。

东部马脑炎的病例多发生在乡村，尤其是毗邻湿地的森林地区。地方性东部马脑炎发病十分局限，因为黑尾赛蚊幼虫越冬需要阴暗、富含有机质的潮湿环境。因此，地方性东部马脑炎的流行必须有大量的黑尾赛蚊群及与之相适应的易感鸟群，同时还兼有嗜鸟血习性和嗜人或马血习性的其他蚊群作为疫病的传播媒介。这样复杂的条件局限了东部马脑炎的流行。尽管还有证据表明马与马之间也可以相互传染，但试验证明马血液中的病毒滴度不足以感染蚊虫，因此马是东部马脑炎病毒的终末宿主，不会成为此病的传染源。所以该病在动物和人群中的发生概率较低，而且地理上严格地限制在地方性区域流行。

野禽和马在人类之前发病，流行地区的发病频率大约是马每 5 年有一次发病高峰，人每 10 年有一次发病高峰。人群感染率没有年龄和性别差异，但 15 岁以下，55 岁以上的人感染后最容易发病。

5. 发生与分布 东部马脑炎于 1831 年在北美的马群第一次暴发，此后美国又于 1912 年、1930 年和 1933 年有过比较大的流行，造成了严重损失。1938 年第一例病人在马萨诸塞州确诊，此地区是东部马脑炎的高发区，在 1938—2004 年间已有 79 例人确诊病例。美国疾病控制与预防中心 2008 年的数据显示，自 1964 年以来，美国已有大约 250 例人感染东部马脑炎病毒确诊病例。2007 年，苏格兰一名 35 岁的男性感染东部马脑炎，他是当年 7 月份去美国的新罕布什尔州探望亲戚并随后在罗得岛州度假，其间被蚊虫叮咬而感染。他被认为是欧洲第一例东部马脑炎病毒感染者。

东部马脑炎病毒的疫源地主要分布于美国东海岸和墨西哥湾，以及北至加拿大南部的安大略和魁北克省，南达加勒比群岛，此外还分布于美国内陆地区及中、南美洲许多国家，如危地马拉、墨西哥、巴拿马、哥伦比亚、巴西、阿根廷、厄瓜多尔、圭亚那、秘鲁和委内瑞拉。我国也有过此方面的报道，

1991年李其平等从新疆采集的一组全沟硬蜱中分离到1株东部马脑炎病毒。另外，在我国一些地区的正常人及猪血清中均检出东部马脑炎病毒抗体。

（三）对动物与人的致病性

1. 对动物的致病性 带毒蚊虫叮咬动物后，病毒进入机体，最先在局部淋巴结内增殖，随后侵入血液，到达内脏器官，再在内脏器官增殖，引起二次病毒血症，然后通过被破坏的血脑屏障到达脑内，引起临床上的神经症状，脑组织病变多不可逆转，常引起死亡或病后有严重的神经系统损伤后遗症。东部马脑炎病毒专门侵害神经系统，它的侵害性和毒力很强，所引起的脑炎严重，死亡率高。

该病在马群经常发生大规模流行。试验性蚊虫叮咬和皮下接种可以观察到4种类型的疾病形式：第一种表现为双相热，病马最后死亡或者完全康复；第二种表现为体温升高，没有中枢神经系统症状，在血液中能检测到病毒粒子；第三种能检测到低浓度的病毒血症，但没有发热症状；第四种能检测到抗体，没有发热，血液中也检测不到病毒粒子。病马最常见的症状是抑郁、发热、共济失调、麻痹、厌食和昏迷，其他少见症状有不规则步态、磨牙、转圈、站立不稳、跪倒、应激性增高等。有80%~90%的患病马匹会发展为急性或致死性疾病，2/3的存活马匹会有严重的神经系统后遗症。病死马的病变主要在中枢神经系统、大脑皮层和丘脑，以丘脑下部的病变最明显。病理组织学上呈现典型的病毒性脑炎变化，主要表现为神经细胞变性、单核细胞性和多核细胞性血管套、灰质中的多形核细胞浸润以及胶质细胞增生。

大多数发病的家禽和鸟类表现为腿部肌肉麻痹、颤抖和嗜睡等中枢神经系统症状，最后死亡。动物的年龄越小，越容易发生中枢神经系统症状。东部马脑炎病毒在大部分家禽和鸟类引起的病理变化主要是脑炎，并伴有脏器轻度到中度的病理组织学变化。但鸸鹋和鸣鹤感染主要发生脏器型病理变化，引起肝、肺、脾、肾、肾上腺和性腺等器官的坏死及肠道出血，说明该病毒在这两种鸟有嗜脏器性。

成年火鸡人工接种病毒，火鸡表现抑郁，食欲减少，产蛋量明显降低。鸵鸟接种后也可发病死亡，雏鸡接种后表现为抑郁、嗜睡，前者死亡率达80%，后者达20%。

实验室中的蝙蝠对接种和蚊咬都很敏感，吞下病毒不会导致疾病，野鼠、旱獭和野兔对东部马脑炎病毒也很敏感，爬行动物和两栖动物可自然感染，它们对试验感染也敏感，能保持几个月的高浓度病毒血症，在实验条件下还可携带病毒冬眠。

对于东部马脑炎病毒脑内接种，豚鼠比马属动物更为敏感。病理变化与马基本相同，病变主要局限在中枢神经系统。小鼠在脑内接种后病毒滴度可达3×10^{10} LD$_{50}$。感染的猪和牛可急性死亡，但无肉眼可见病变，组织病理学变化也集中在中枢神经系统，类似于马。另外，猪感染后还可发生心肌的组织病理学损伤。

2. 对人的致病性 人可自然感染东部马脑炎病毒，15岁以下儿童和55岁以上的人更易发病，人群感染率没有年龄和性别的差异。人感染后神经系统受攻击率约为感染病例的1/23。东部马脑炎病毒导致的人类疾病有全身型和脑炎型两种。

（1）全身型 表现为突然发病、抑郁、关节痛和肌肉疼痛，数小时后发展为畏寒、肌肉颤抖，这种症状会持续数天。整个病程会持续1~2周，没有中枢神经系统损伤，可完全康复。

（2）脑炎型 表现为突然发病，起初稍感不适，但在几天后会突然转变为典型的脑炎，症状包括发热、烦躁不安、应激性增强、昏昏欲睡、食欲减退、呕吐、腹泻、头痛、紫绀、癫痫和昏迷等。颅内压增高，脑脊髓液中白细胞数为200~2 000，其中60%~90%是嗜中性粒细胞。患者的死亡发生在发病的2~10天内，死亡率大约79%，几乎所有康复患者都留有后遗症。

（四）诊断

1. 动物的临床诊断 病畜有典型的症状，病马最常见的症状是抑郁、发热、共济失调、麻痹、厌食和昏迷。大多数发病的家禽和鸟类表现为腿部肌肉麻痹、颤抖和嗜睡等中枢神经系统症状。疾病发生的地域、季节、当地的蚊虫种类等资料符合东部马脑炎发生的条件，就可怀疑是东部马脑炎。最后的确诊依靠病毒分离以及特异性血清学方法和病毒核酸的检测。

2. 人的临床诊断

（1）疑似病例 ①病人有流行病学接触史，疾病发生的季节和地域符合东部马脑炎发生的基本特点。②临床上可出现典型的脑炎症状和不明原因的发热，以及中枢神经系统的病理变化。③排除布鲁菌、鼠疫杆菌、伤寒沙门菌、Q热柯克斯体和肉毒毒素等疾病。

（2）确诊病例 ①符合东部马脑炎发生的流行病学特点。②有典型的临床症状。③临床检验可见疾病早期白细胞减少，随后增多，谷草转氨酶升高，可有脑脊液淋巴细胞升高。④该病在人群中暴发时，可利用RT－PCR方法进行特异性诊断，发病急性期与恢复期双份血清抗体滴度升高4倍以上，具有重要的诊断意义。

3. 实验室诊断

（1）血清学检查 动物发病期间可进行血清学检查，方法包括中和试验、血凝和血凝抑制试验、免疫荧光技术及ELISA等。动物死后，可通过RT－PCR和免疫组化等方法进行检测，免疫组化通常选用中枢神经系统组织，尤其是脑干。

（2）病原学检查 取死者脑组织或早期患者血液分离病毒。常用1～3日龄乳鼠脑内或腹腔接种，或接种原代鸡胚成纤维细胞、地鼠肾和豚鼠肾细胞，Hela、Hep－2、BHK－21、Vero、C6/36等传代细胞。东部马脑炎病毒能在BHK－21和Vero等细胞中形成空斑，细胞病变为圆缩、脱落、破碎及颗粒增多等。

（3）分子生物学方法 目前，东部马脑炎病毒核酸检测方法主要有RT－PCR、荧光RT－PCR及寡核苷酸杂交试验。PCR技术主要针对东部马脑炎病毒特异性保守片段而设计特异性引物，通过扩增目的片段进行鉴定。

（五）防制措施

1. 动物的防制措施 东部马脑炎和委内瑞拉马脑炎在小鼠、豚鼠和驴等实验动物体内常呈现一定程度的交叉保护，如用委内瑞拉马脑炎疫苗给驴免疫接种后，虽然测不出抗东部马脑炎病毒的抗体，但却能对该病毒的攻击呈现一定的保护作用。

具有中和活性的抗血清或单克隆抗体对易感动物有一定的保护作用。

2. 人的防制措施

（1）流行病学方法 监控东部马脑炎病毒的主要昆虫媒介脉毛蚊属的分布和数量来评估发生东部马脑炎的风险。

（2）公共健康措施 灭蚊；进行东部马脑炎病毒相关知识的宣传教育。

（3）被动保护 用抗血清治疗，但不是特别有效，除非早期使用。

（4）主动免疫 最早使用的是弱毒疫苗，曾经小范围推广。随后研制成功的灭活疫苗有很好的免疫原性，而且更为安全、稳定。

鸡胚苗制备方法简单，适于大规模生产，而且免疫效果良好。现应用的疫苗大多是东部马脑炎和西部马脑炎的二联疫苗，有时再加入委内瑞拉马脑炎疫苗，制成三联疫苗。有人在二联疫苗中再加入破伤风类毒素作为联合疫苗，破伤风类毒素不仅是一个免疫原，而且起着佐剂的作用，这种联合疫苗需作肌内注射。

（六）公共卫生影响

在美国该病小规模暴发几乎年年都有，在东北部各州及佛罗里达，大量的马匹散在发病，偶尔也有死亡数百匹马的严重暴发，造成较大的经济损失。人感染东部马脑炎病毒的死亡率也很高，恢复的患者也会有严重的后遗症。尽管我国目前尚无东部马脑炎病毒感染动物及人的报道，但是已从自然界分离到东部马脑炎病毒，人群血清学调查也发现部分人病毒抗体阳性，说明我国可能有此病的存在，因此对夏秋季节出现的"无名热"和脑炎病例应考虑此病毒感染的可能，对该病在我国的存在、流行、防治及致病机理的研究应给予高度重视。同时，要重视病原学监测，加强海关对生物媒介的检查，防止能携带东部马脑炎病毒的蚊虫入境，控制危害的发生。

作为一种重要的生物武器，东部马脑炎病毒具有独特的优势，比如，可大规模培养，造价低廉；可以气溶胶形式传播；人类高度易感，并可产生失能性和致死性感染；存在多种血清型，难以诱导产生有效的黏膜免疫等。在第二次世界大战期间，有些国家在制定进攻型生物武器研究中高度重视东部马脑炎病毒、西部马脑炎病毒、委内瑞拉马脑炎病毒等病毒。因此，我们必须高度重视东部马脑炎病毒在生物武器领域里的研究，同时加强新型安全、有效疫苗的研制。

（朱晓光　宁昆）

◆ **参考文献**

何竞，祝庆余 . 2002. 东部马脑炎病毒分子生物学研究进展［J］. 中国人兽共患病杂志，18（5）：84 - 86.

李其平 . 1995. 东方马脑炎病毒研究进展［J］. 地方病通报，10（4）：112 - 114.

李钟铎 . 2002. 生物战剂检验鉴定手册［M］. 北京：军事医学科学出版社：163 - 173.

刘志国 . 2002. 东部马脑脊髓炎病毒的分子生物学进展［J］. 生物技术通讯，13（5）：364 - 367.

唐家琪 . 2005. 自然疫源性疾病［M］. 北京：科学出版社：277 - 287.

俞东征 . 2009. 人兽共患传染病学［M］. 北京：科学出版社：782 - 784.

自登云，陈伯权，俞永新 . 1995. 虫媒病毒与虫媒病毒病［M］. 昆明：云南科技出版社：128 - 136.

Abelardo C，Moncayo J D，Edman. et al. 2000. Effect of eastern equine encephalomyelitis virus on the srvival of aedes albopictus, Anopheles quadrimaculatus and coquillettidia perturbans (Diptera：Culicidae) Journal of medical entomology，37（5）：701 - 706.

Amy J，Lambert，Denise A. Martin，et al. 2003. Detection of north American eastern and western equine encephalitis viruses by nucleic acid amplification assays. Journal of clinical microbiology，379 - 385.

Del Piero F，Wilkins PA，Dubovi EJ，et al. 2001. Clinical, pathologic, immunohistochemical, and virologic findings of eastern equine encephalomyelitis in two horses. Vet Pathol，38（4）：451 - 456.

Heli Harvala，John Bremner，Susan Kealey，et al. 2009. Case report：Eastern equine encephalitis virus imported to the UK. Journal of Medical Virology，81（2）：305 - 308.

Roehrig JT，Hunt AR，Chang GJ，et al. 1990. Identification of monoclonal antibodies capable of differentiating antigenic varieties of eastern equine encephalitis viruses. Am J Trop Med Hyg，42（4）：394 - 398.

Rose Nolen-Walston，Daniela Bedenice，Carlos Rodriguez，et al. 2007. Eastern Equine Encephalitis in 9 South American Camelids. J Vet Intern Med，21（4）：846 - 852.

Scott TW，Weaver SC. 1989. Eastern equine encephalomyelitis virus：epidemiology and evolution of mosquito transmission. Advances in Virus Research，37：277 - 328.

Weaver SC，Powers AM，Brault AC，et al. 1999. Molecular Epidemiological Studies of Veterinary Arboviral Encephalitides. The Veterinary Journal，157（2）：123 - 138.

Weaver SC，Scott TW，Lorenz LH，et al. 1991. Detection of eastern equine encephalomyelitis virus deposition in Culiseta melanura following ingestion of radiolabeled virus in blood meals. Am J Trop Med Hyg，44（3）：250 - 259.

二、西部马脑炎

西部马脑炎（Western equine encephalomyelitis，WEE）是由西部马脑炎病毒引起的一种人与动物共患传染病。人主要由携带病毒的蚊虫叮咬而感染，临床表现初始为流感症状，随后出现神经系统损伤。西部马脑炎病毒以蚊虫为传播媒介，呈周期性流行，马发病后初期表现为发热，随后出现病毒血症，表现出严重的脑炎症状，病死率一般为20%～40%，有时可达50%。

（一）病原

1. 分类地位　西部马脑炎病毒（*Western equine encephalomyelitis virus*，WEEV）在分类上属披膜病毒科（Togaviridae）、甲病毒属（*Alphavirus*）。目前，西部马脑炎病毒只有一个血清型。

西部马脑炎病毒有5个主要的种系，第1种系分离自1982—1983年阿根廷动物西部马脑炎流行期间；第2种系与1930—1972年发现于南、北美洲和古巴的麦克米伦毒株相关；第3种系为1964—1993

年发现于上述同一地区；第4种系发现于巴西和阿根廷；第5种系为近年来发现于加利福尼亚州中部河谷地区和该州南部地区存在的一个独立进化的种系。

2. 形态学基本特征　西部马脑炎病毒粒子呈球形，病毒基因组为单股正链RNA，5′端有帽子结构；3′端有PolyA尾巴。病毒直径为45～75nm，有囊膜，表面有纤突，含2～3种糖蛋白，囊膜内包裹呈20面体对称的核衣壳。该病毒与东部马脑炎病毒、委内瑞拉马脑炎病毒之间存在交叉免疫学反应，可获得交叉保护。

3. 培养特性　西部马脑炎病毒在原代鸡胚成纤维细胞、地鼠肾细胞及Hela、Vero等传代细胞上生长良好。该病毒也可在白纹伊蚊、长跗库蚊细胞中增殖；来自蟾蜍的XL-2细胞感染西部马脑炎病毒24h后，可出现明显的细胞病变，并产生0.5～1.0mm的蚀斑。感染小鼠脑组织中的西部马脑炎病毒见图22-3。

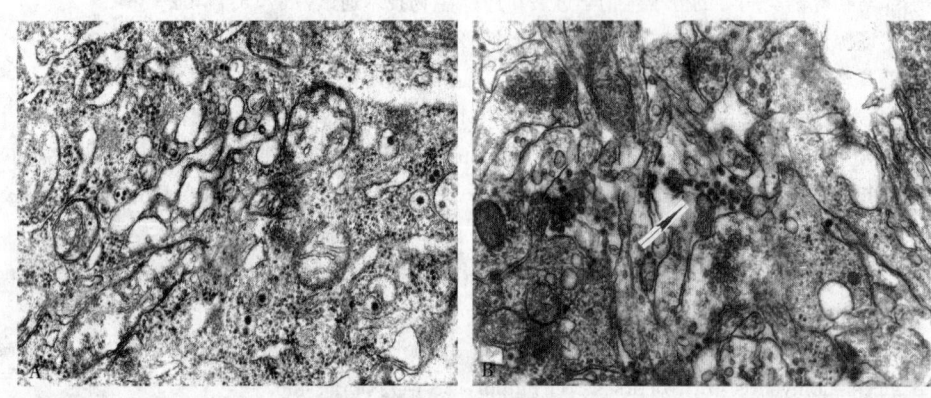

图22-3　西部马脑炎病毒感染小鼠脑组织，神经细胞胞质内

可见病毒颗粒（A，B. 超薄切片，×44 000）

（徐在海供图）

4. 理化特性　甲醛（0.2%～0.4%）、紫外线和加热（60℃）均可在短时间内使西部马脑炎病毒失活。病毒对乙醚、氯仿和去氧胆酸盐等脂溶剂敏感；对胰酶、凝乳蛋白酶和番木瓜酶有抵抗力；对酸敏感，实验室内可用1%盐酸溶液作为玻璃或塑料器材的消毒液。

该病毒能耐受低温，-70℃或-196℃病毒能较长时间保持活力。冷冻干燥保存后，病毒活力可以维持5～10年以上。50%的甘油缓冲盐水对病毒也具有较好的保存作用。

5. 分子生物学　西部马脑炎病毒基因组为单股正链RNA，基因组结构及其转录和复制类似于其他甲病毒。序列比较及系统进化树分析发现西部马脑炎病毒是由类似于东部马脑炎病毒（EEEV）和辛德毕斯病毒（SINV）的两种病毒祖先之间的重组产生的。西部马脑炎病毒的囊膜糖蛋白与辛德毕斯病毒最接近，而它的C蛋白与东部马脑炎病毒最接近，其4种非结构蛋白来源于东部马脑炎病毒样病毒祖先的非结构蛋白。重组位点在26S亚基因组内的C蛋白与E2糖蛋白编码序列之间。

西部马脑炎病毒存在不同的血清型和抗原变异株。在美国南部已分离到血清学上与北美流行株不同的毒株，西部毒株与东部毒株之间存在着明显的抗原差异。病毒的抗原性是由囊膜糖蛋白E1和E2决定的。一般认为甲病毒E2的膜外区含有病毒的主要中和抗原位点。E1也含有一个中和抗原位点，其保守区有细胞融合特性，可吸附红细胞。但是，针对E1和E2的多克隆抗体都能阻断病毒的血凝反应。

（二）流行病学

1. 传染来源　野鸟是西部马脑炎病毒的主要贮存宿主。野鸟不仅对西部马脑炎病毒易感，且感染后血中有很高的病毒滴度，通常可持续3～6天。西部马脑炎的流行具有明显的季节性，主要发生于温暖的夏、秋季节。病毒在媒介昆虫、脊椎动物体内得以越冬和持续存在，在一定的气温和其他环境因素影响下，病毒在动物体内大量增殖。

2. 传播途径　西部马脑炎呈蚊-鸟传播方式，也可能存在蚊-蚊水平传播方式。蚊是病毒的传播媒介，其中长跗库蚊是鸟类中西部马脑炎病毒的主要传播媒介。野生鸟类是主要的扩大宿主，疾病一般首先发生在沼泽地和湿地，并由带毒的鸟类向周围传播，人和马都是终末宿主，非禽类的脊椎动物是潜在的未被证实的维持宿主。除蚊外，其他非脊椎动物在传播西部马脑炎病毒上具有一定的意义。笼养鸟也可因互啄而直接传播。人与马在特定的环境中，如进入病毒的生态圈，有可能感染病毒，感染后病毒血症持续时间极短，血液中的病毒浓度也较低，不足以感染蚊，故在生态学上并不起重要作用。

3. 易感动物

（1）**自然宿主**　西部马脑炎病毒的宿主范围广泛，多种鸟类、啮齿类动物及家畜都有不同程度的易感性。马对该病毒非常易感，且患病马匹具有较高的死亡率。但由于马感染后病毒血症持续时间极短，且血液中病毒滴度较低，不足以感染其主要传播媒介蚊虫，故受感染的马一般不起传染源的作用，多认为马是西部马脑炎病毒的终末宿主。

鸟类对西部马脑炎病毒十分易感，在病毒的传播过程中起着扩大宿主的作用。不同种类的鸟表现出不同的易感性。鹧鸪和鸣鹤等野生鸟可自然感染西部马脑炎病毒，并可发病死亡。

曾从牛、猪、野兔、黄鼠、松鼠等动物体内检出西部马脑炎病毒抗体，并从猪体内分离出病毒，说明这些动物可以自然感染，绵羊、犬和猫对该病毒有抵抗力。鹿在人工接种病毒后不出现症状，似乎也不发生病毒血症，但常产生较高效价的抗体。

曾经观察过两栖类和爬行类动物作为西部马脑炎病毒贮存和越冬宿主，蛇和蛙对本病毒也易感，可自然感染，其病毒血症持续时间长，可携带病毒过冬并在第二年感染蚊虫。西部马脑炎病毒也曾从龟中分离出来。

（2）**实验动物**　实验动物中豚鼠和小鼠对西部马脑炎病毒最为敏感，豚鼠在脑内接种后，可于36～48h内死亡。应用濒死期扑杀马或病死马的脑组织接种小鼠，通常在2～4天内死亡。家兔对西部马脑炎病毒的敏感性较低，感染后发热，出现病毒血症，但常不出现其他症状。

（3）**易感人群**　人对西部马脑炎病毒普遍易感，但1岁以内的儿童发病率较高。感染者多为隐性感染，仅少数人出现临床症状。隐性感染与显性感染之比为58～150∶1。受感染的人病毒血症滴度低且持续时间短，很少起到传染源的作用，故一般认为人是西部马脑炎病毒的终末宿主。

4. 流行特征　西部马脑炎病毒的传播方式，决定该病流行的季节性。温带地区通常在夏初开始零星发生，夏秋流行，11月中旬以后停息。流行暴发与蚊的密度呈明显正相关。

西部马脑炎只流行于特定的地理环境。在美国西部，西部马脑炎病毒四季不断地存在于长跗库蚊-鸟的生态圈。来自这种地方生态圈的传播虽然可能单独导致有限人数的感染，但主要还是在引起马群中疫病流行的同时才伴有人群发病。而在美国东部，西部马脑炎病毒存在于靠大西洋沿岸的淡水沼泽栖息地的黑尾赛蚊-鸟生态圈。病毒与黑尾赛蚊的紧密关系以及该蚊独特的嗜鸟血习性可以解释该地区没有西部马脑炎暴发的原因，即生态限制使得该病不易在东部的人和马群中流行。

在南美一些国家西部马脑炎仍是一种重要传染病，因为在这些国家，马还是一种主要驮畜。但马群中该病的暴发并没有伴随人的发病（阿根廷）。这也可能与生态限制有关，受该地区生态因素的影响；同时也可能是由于该地区不存在嗜人血的蚊媒介，或者各流行毒株在毒力上存在差异。

5. 发生和分布　很久以前西部马脑炎已在美国、加拿大、阿根廷呈地方性流行。1930年，在加利福尼亚州发生的一次家畜疫病大流行中，从患脑炎的马脑组织中首次分离到西部马脑炎病毒。1938年从一个小孩的脑中分离出西部马脑炎病毒。20世纪40年代初期，工作人员从长跗库蚊中分离到病毒，同时证明鸟血清中存在病毒抗体，西部马脑炎病毒可在雀鸟和黑尾赛蚊中局限传播，在自然界中鸟可能是该病毒的贮存宿主。人和马可能为终末宿主。

在欧洲，1957年曾在前捷克斯洛伐克林区一种蜱和两种林鼠体内分离到西部马脑炎病毒。

（三）对动物与人的致病性

1. 对动物的致病性　带毒蚊叮咬动物时病毒随蚊的唾液侵入，最先在局部淋巴结内增殖，之后侵入血液，到达内脏器官，再在内脏器官增殖，引起第二次病毒血症。此时血脑屏障被破坏，病毒侵入脑内，导致临床上出现神经症状。脑组织病变大多不可逆转，经常引起死亡。

该病在马群中经常发生大规模流行，马的潜伏期为1～3周。病马通常体温升高到41℃以上。最急性病程6～12h内发生严重的心脏和呼吸紊乱，兴奋状况异常，还可能发生截瘫。急性或亚急性病程，早期常可以观察到听觉和触觉过敏，黏膜充血和黄疸，但血液中的病毒效价不高，随后出现神经症状，表现为开始时兴奋不安，作圆圈状运动，冲撞障碍物，拒绝饮食。后期嗜眠、共济失调、垂头靠墙站立，但可能突然警觉，继而呈昏睡状。病马常呈犬坐等异常姿势，此后出现麻痹症状，下唇下垂，舌垂口外，步态蹒跚，最后倒毙。脉搏和呼吸多加快而不规律。经过18～36h的病程之后，体温下降，末期常降至常温以下，发生阵性呼吸。脑脊髓液增多，其中白细胞（淋巴细胞和多形核白细胞）增加到10～30个/mm³。病程平均为3～8天，有较短者为1～2天，最长可达20天。

西部马脑炎病毒脑内接种豚鼠比马属动物更为敏感。病理变化与马基本相同，病变主要局限在中枢神经系统。

2. 对人的致病性 人可自然感染西部马脑炎病毒，呈散在发生。西部马脑炎病毒引起的感染一般比较缓和，潜伏期为5～10天，多数感染者无症状，发病者表现为发热、头痛和无菌性脑膜炎症状，随着病情发展，出现烦躁、惊恐、颈背僵直、畏光、神志恍惚及麻痹等临床症状。各年龄组脑膜脑炎的发生比例不同，婴儿、儿童明显高于成人。最严重的感染者通常在发病后一周内死亡，总病例的死亡率平均为10%，其他病人在脑炎症状出现一周后逐渐恢复。大多数成年人恢复完全，但可能需要几个月到几年才能从易疲劳、反复头痛、情绪不稳定和注意力不集中等状态复原，有约5%的重症病人留下永久性运动功能减弱、识别缺陷。婴儿和儿童感染后产生严重的临床症状和脑损伤后遗症，包括智力发育迟缓、四肢麻痹痉挛等。儿童的神经性后遗症发生率较高，一岁以上的儿童约为1%，2～3个月的婴儿为10%，而新生儿高于50%。有报告在怀孕的最后3个月可先天感染。

（四）诊断

1. 动物的临床诊断 根据病畜呈现的临床症状，且自然发病动物限于马属动物以及接触病马或疫区中的人类，流行发生的地区和季节又与媒介昆虫的滋生有密切关系等临床、流行病学资料，结合病马脑组织内非化脓性脑炎的病理变化，可以初步判断为西部马脑炎。确诊必须依靠病毒分离以及特异性血清学诊断。

2. 人的诊断 病人发病符合西部马脑炎发生的流行病学特点，疾病发生的季节和地域符合西部马脑炎发生的特点；临床上有典型的脑炎症状和不明原因的发热，以及中枢神经系统的病理变化；临床检验可见疾病早期白细胞减少，随后增多，谷草转氨酶升高和脑脊液淋巴细胞升高；实验室方法可检出病毒核酸、分离出病毒或双份血清抗体升高4倍，可以作出确诊。

3. 实验室诊断

（1）病毒分离与鉴定 脑是该病毒分离的首选组织，肝、脾和早期患者血液也可分离出病毒。乳鼠是最敏感的实验动物，常用1～3日龄乳鼠进行颅内或腹腔内接种；许多种细胞系也可用于分离西部马脑炎病毒，最常用的细胞有原代鸡胚、原代鸭胚成纤维细胞及Vero、RK-13等传代细胞，可产生细胞病变。

同时，也可采用补体结合试验来鉴定感染小鼠脑组织、细胞培养液、鸡胚尿囊液中的病毒。细胞中的病毒可直接用免疫荧光试验鉴定。蚊体内和组织中的西部马脑炎病毒核酸可通过RT-PCR鉴定。

（2）血清学诊断 西部马脑炎病毒感染的血清学试验，要求在相隔10～14天内所采的双份血清中，抗体滴度增加4倍以上具有诊断意义。大多数感染西部马脑炎病毒的马在出现临床症状时，体内具有较高的抗体水平。血清学检测抗体的方法很多，主要有病毒中和试验、血凝和血凝抑制试验、补体结合试验、免疫荧光技术、蚀斑减少中和试验和ELISA等，其中蚀斑减少中和试验能特异用来鉴别西部马脑炎病毒和东部马脑炎病毒。

（五）防制措施

1. 动物的防制措施

（1）**综合性措施**　预防此病可以采用一般的卫生防疫措施，如隔离患病和可疑牲畜，禁止疫区间马匹贸易，保护易感动物不受蚊虫叮咬。

消灭本病的传播媒介是预防本病的重要措施，因此应搞好饲养场周围的环境卫生，清除路边杂草，加强防鼠、灭鼠、灭蚊工作，减少动物受到叮咬的机会。

（2）**疫苗免疫接种**　疫苗接种可有效预防西部马脑炎。其预防制剂包括弱毒疫苗和灭活疫苗两种。应用的疫苗大多是东部马脑炎和西部马脑炎二联疫苗，有时再加入委内瑞拉马脑制成三联疫苗。也有在二联疫苗中再加入破伤风类毒素制成三联疫苗。

通过颈部肌内或皮内途径分别接种两个剂量疫苗，间隔2～4周，每年强化免疫一次，一岁马驹在昆虫活动的下个季节来临之前，应再免疫一次，一般是在流行暴发前几周，即春季进行疫苗注射。亚热带地区提前至早春开始免疫。

目前还没有适合于家禽和鸟类的免疫制剂。

2. 人的治疗措施　西部马脑炎无特效疗法，一般采取对症处置和支持疗法，有严重神经症状的病人更应加强护理，如静脉注射葡萄糖对抗脱水；有小便潴留时则导尿；用泻药对抗便秘等。病初注射免疫血清200～1 000mL可以获得良好的效果。此外，重组干扰素在一定程度上有治疗作用。

（六）公共卫生影响

西部马脑炎属于自然疫源性疾病，当发现疑似西部马脑炎病人时，应立即对病人隔离治疗，接触者应进行医学观察。病人周围一定范围内的人员，包括非直接接触者，应立即接种西部马脑炎疫苗。处理污染物品时穿着的防护衣物应焚毁或高压灭菌。

另外，西部马脑炎病毒作为生物战剂，可经蚊虫叮咬感染，一旦使用，对人民生命财产危害极大，因此有必要普及有关防治知识，增加民众对西部马脑炎的应急反应能力，防止新疫源地的形成，以将其带来的影响控制到最低程度。

（张永国）

◆ **参考文献**

费恩阁，李德昌，丁壮．2004. 动物疫病学［M］．北京：中国农业出版社：80-82.

李钟铎．2002. 生物战剂检验鉴定手册［M］．北京：军事医学科学出版社：163-173.

唐家琦．2005. 自然疫源性疾病［M］．北京：科学出版社：286-291.

赵月峨，于曼，邓永强，等．2003. 西部马脑炎病毒基因组序列的半套式RT-PCR检测［J］．微生物学免疫学进展，31（1）：7-11.

Bianchi TI，Aviles G，Monath TP. 1993. Western equine encephalomyelitis：virulence markers and their epidemiologic significance. American journal of tropical medicine and hygiene，49（3）：322-328.

Centers for Disease Control and Prevention（CDC）. Arboviral disease-United States，1994. MMWR Morb Mortal Wkly Rep. 1995，44（35）：641-644.

Lee JH，Rowley WA，Platt KB. 2000. Longevity and spontaneous flight activity of Culex tarsalis（Diptera：Culicidae）infected with western equine encephalomyelitis virus. Journal of medical entomology，7（1）：187-193.

Reisen WK，Chiles RE，Martinez VM，et al. 2003. Experimental infection of California birds with western equine encephalomyelitis and St. Louis encephalitis viruses. Journal of medical entomology，40（6）：968-982.

Smith CE. 1987. Factors influencing the transmission of western equine encephalomyelitis virus between its vertebrate maintenance hosts and from them to humans. American journal of tropical medicine and hygiene，37（3 Suppl）：33-39.

Tengelsen LA，Bowen RA，Royals MA，et al. 2001. Response to and efficacy of vaccine-ation against eastern equine encephalomyelitis virus in emus. Journal of American veterinary medicine association，218（9）：1469-1473.

Weaver SC，Kang W，Shirako Y，et al. 1997. Recombinational history and molecular evolution of western equine encephalomyelitis complex alphaviruses. Journal of virology，71（1）：613-623.

Wegbreit J，Reisen WK，2000. Relationships among weather，mosquito abundance，and encephalitis virus activity in California：Kern County 1990-98. Journal of American veterinary medicine association，16（1）：22-27.

三、委内瑞拉马脑炎

委内瑞拉马脑炎（Venezuelan equine encephalomyelitis，VEE）是由委内瑞拉马脑炎病毒引起的一种人与动物共患病。该病可引起大量马匹的死亡，患病马匹通常表现为发热及神经系统症状。也常伴有人的病例发生，患者大多呈流感样症状，但也有出现神经症状，特别是儿童，具有较高的死亡率。委内瑞拉马脑炎主要分布于南美洲、中北美洲诸国，在人和马群中呈周期性流行，具有典型的雨季特征。

（一）病原

1. 分类地位 委内瑞拉马脑炎病毒（*Venezuelan equine encephalomyelitis virus*，VEEV）在分类上属披膜病毒科（Togaviridae）、甲病毒属（*Alphavirus*）。

委内瑞拉马脑炎病毒有 4 个血清型，每一个血清型又分为数个亚型，共有 6 个密切相关的亚型（表 22 - 1）。由于血清型复杂，变异株亦多，各毒株间存在着明显的毒力和血清学差异，因此将该病毒称为委内瑞拉马脑炎病毒复合群。按抗原性的差异，委内瑞拉马脑炎病毒可划分为流行株和地方株，Ⅰ亚型的变异株 IA/B 和 IC 通常称为流行株，在美洲广泛流行。Ⅱ、Ⅲ、Ⅳ、Ⅴ、Ⅵ亚型和Ⅰ亚型的ⅠD、ⅠE、ⅠF 等称作地方株。其中，ⅠA/B 和 IC 被认为是由ⅠD 变异而来。大多数委内瑞拉马脑炎都是由流行株引起的，流行株对马有高致病性，也可以使人感染而致病；地方株通常在啮齿类动物和蚊类中自然循环，它们可引起人发病，但通常对马不致病。不过也有报道称，在 1993 和 1996 年，墨西哥曾出现过ⅠE 地方株在马群中的小范围流行。

表 22 - 1 委内瑞拉马脑炎病毒的血清亚型流行情况

亚型	变异株	原型株	来源	循 环	致病性	
					马	人
Ⅰ	A/B	Trinidad donkey	驴	动物流行性	＋	＋
	C	P - 676	马	动物流行性	＋	＋
	D	3380	人	动物流行性	－	＋
Ⅱ	E	Mena Ⅱ	人	动物流行性	－	＋
Ⅲ	F	78V - 3531	蚊子	动物流行性	－	？
		Fe3 - 7c	蚊子	动物流行性	－	＋
	A	Mucambo	猴	动物流行性	－	＋
Ⅳ	B	Tonate	鸟	动物流行性	－	＋
Ⅴ	C	71d - 1252	蚊子	动物流行性	－	？
Ⅵ		Pixuna	蚊子	动物流行性	－	？
		Cabassou	蚊子	动物流行性	－	？
		AG80 - 663	蚊子	动物流行性	－	＋

2. 形态学基本特征与培养特性 委内瑞拉马脑炎病毒的形态与东部马脑炎病毒及西部马脑炎病毒不易区别，病毒粒子直径约 70nm，病毒基因组为单股正链 RNA，包装于 20 面体对称的核衣壳中，核衣壳直径约 35nm，呈六角形，由单一的衣壳蛋白多拷贝构成，外面包绕着由宿主细胞膜转变来的囊膜。囊膜蛋白 E1 和 E2 形成异源二聚体、三聚体，在病毒粒子表面形成短突刺。

原代鸡胚成纤维细胞、原代仓鼠肾细胞、豚鼠细胞以及 Vero 细胞、BHK - 21 细胞、RK - 13 细胞和 Hela 细胞对委内瑞拉马脑炎病毒均敏感。细胞病变出现于接毒后 48h。

3. 理化特性 由于委内瑞拉马脑炎病毒外膜的类脂含量很高，所以对乙醚和去污剂等脂溶剂敏感。但该病毒对胰酶、胰凝乳蛋白酶、番木瓜酶不敏感，这一点与黄病毒科其他病毒有所不同，有助于该病毒的鉴别诊断。委内瑞拉马脑炎病毒在 50％的甘油生理盐水中可保持较好的活力；真空冻干后保存，病毒活力可维持 5～10 年以上。

4. 分子生物学　病毒基因组全长约为 11 400bp，5′端有帽结构，3′端有 PolyA 尾。基因组 5′端编码 4 个非结构蛋白，其 3′端的 1/3 编码 3 个结构蛋白，依次为衣壳蛋白、E1 糖蛋白和 E2 糖蛋白。病毒的非结构蛋白和结构蛋白分别由 42S 基因组 RNA 和 26S 亚基因组 RNA 翻译合成。

（二）流行病学

1. 传染源　委内瑞拉马脑炎是人与动物共患的自然疫源性疾病，在自然界中，马、蝙蝠、鸟类、啮齿类动物等携带委内瑞拉马脑炎病毒，是主要的传染源。

委内瑞拉马脑炎病毒流行株在两次流行之间的自然宿主目前尚不明了，马是流行株的扩大宿主，在病毒传播过程中起重要作用，它是蚊虫的主要传染源。

啮齿类动物在委内瑞拉马脑炎病毒地方株的循环过程中起到重要作用，是地方株的贮存宿主和扩大宿主。病毒以低水平传播或以持续存在于长寿命成年媒介昆虫的方式来渡过干燥季节。

2. 传播途径

（1）流行株　委内瑞拉马脑炎病毒流行株呈蚊-马-蚊的方式传播，人、绵羊、犬、蝙蝠、啮齿类动物以及一些鸟类都可以成为中间宿主，但是如果没有马被感染就不会引起大的流行。这主要是因为马会产生高滴度的病毒血症，人也可产生很高的病毒血症，但是人被蚊子叮咬的机会少得多，因而不会引起大的传播。

（2）地方株　委内瑞拉马脑炎病毒地方株呈蚊-啮齿动物-蚊的方式传播，啮齿类动物是地方株的贮存宿主和扩大宿主，病毒主要存在于 *Melanoconion* 亚属的库蚊。蚊子以多种啮齿类、鸟类和其他脊椎动物的血液为食，居住于森林的啮齿类动物是地方性流行委内瑞拉马脑炎病毒的宿主，它们在大自然中经常被感染，有中度到高度的病毒血症，而且具有传播能力。

委内瑞拉马脑炎的传播媒介包括库蚊、按蚊、曼蚊、大角蚊、骚蚊和伊蚊属蚊种，其中以库蚊（黑色库蚊）为主。可能有埃及库蚊-人-埃及库蚊的传播途径，在自然界人-人或马-人的传播途径没有证据，气溶胶途径具有较高的感染率，因而可能是一条主要途径。

3. 易感动物

（1）自然宿主　鸟类是东部马脑炎病毒和西部马脑炎病毒主要的贮存宿主和扩大宿主，而啮齿类动物是委内瑞拉马脑炎病毒地方株的贮存宿主和扩大宿主，马属动物是自然条件下该病毒流行株最敏感的感染对象，同时也是病毒的扩大宿主。人主要受带有委内瑞拉马脑炎病毒的蚊虫叮咬而感染，产生较高滴度的病毒血症，成为蚊的传染来源。

（2）实验动物　除马外，实验动物中豚鼠和小鼠最为敏感，是最常用的实验动物，家兔次之。猪、犬、猫、绵羊和山羊也有一定易感性，但感染后大多不出现症状或仅轻度发热，病毒血症的滴度也不高。

4. 流行特征　委内瑞拉马脑炎在人和马群中呈周期性流行，该病的流行具有典型的雨季特征，其传播速度与马的迁移速度、媒介昆虫的数量和种类以及其他敏感动物的数量和密度相关。病马在病毒血症期间血液的含毒量极高，每毫升可达 $10^{5\sim8}\mathrm{LD}_{50}$。病毒血症期间病马的迁移是本病流行蔓延的一个十分重要的因素。当大部分马匹死亡或产生免疫力后，疾病流行即结束。在流行间歇期病毒可能存在以下的流行方式：①病毒存活于蚊或某些生活期较长的媒介昆虫体内或经卵传递，从而度过夏季和冬眠期；②病毒长期存在于鸟和蝙蝠、野鼠、树懒等小型哺乳动物体内，甚至度过冬眠期，直到生态环境非常有利于病毒入侵和/或引起马群中疫病流行，如易感动物的数量和蚊密度的增加等；③病毒以另一种遗传形式存在于自然界，并通过一个突变和/或选择过程而显露出对马的致病性；④病毒以持续性感染的方式长期存活于病后恢复或健康动物体内；⑤地方株变异成流行株，从而引起疫病流行。

5. 发生与分布　自 20 世纪 20 年代起，在南美洲北部地区，委内瑞拉马脑炎就被认为是人和马的一种重要疾病。1935 年的哥伦比亚最早报道委内瑞拉马脑炎流行，翌年蔓延至委内瑞拉。1938 年 Kubes 和 Rios 在委内瑞拉的一次暴发流行中，从一头病驴体内分离到病毒，定名为委内瑞拉马脑炎病毒。1936—1968 年此病在南美洲几个国家的马群和人群中大范围流行，给当地造成了严重损失。1969

年此病向北扩散，于 1970 年传到墨西哥和哥斯达黎加并于次年传播到美国的德克萨斯州。以后的 20 多年里未暴发过委内瑞拉马脑炎，1993 年和 1996 年此病在墨西哥有过小范围的暴发。最大的一次流行于 1995 年 4 月，首先发生在委内瑞拉，随后传播到哥伦比亚，共感染了 75 000～100 000 人，一直到 11 月才结束。

委内瑞拉马脑炎现分布在南美洲、中北美洲诸国，包括委内瑞拉、哥伦比亚、厄瓜多尔、阿根廷、特立尼达、圭亚那、秘鲁、美国、洪都拉斯、萨尔瓦多、尼加拉瓜、哥斯达黎加和墨西哥等十多个国家。我国到目前为止尚未发现委内瑞拉马脑炎的暴发与流行。

（三）对动物与人的致病性

1. 对动物的致病性 马感染委内瑞拉马脑炎病毒流行株后，首先表现为发热、心动过速、抑郁、厌食，5～10 天后出现转圈、共济失调和应激性增高等脑炎症状。实验动物通常在一周后死亡，脑炎和致死率通常和病毒血症的高低呈正相关。

委内瑞拉马脑炎病毒地方株经常导致马的隐性感染，显性感染有两类临床症状：一类与东部马脑炎病毒和西部马脑炎病毒引起的症状相似，表现为发热，随后出现神经系统症状，有时有腹泻，在神经系统症状出现几个小时后马匹死亡，幸存下来的马也会有后遗症；另一类没有神经系统症状，表现为急性发热、虚弱无力、食欲减退和腹痛腹泻等临床症状。

地方株 Ⅰ-E、Ⅱ、Ⅲ 和 Ⅳ 对马的致病性很低或者对马不致病，但是它的变异体可引起致死性脑炎。

供试马感染强毒后，24～48h 内可出现病毒血症，同时出现发热、停食、严重腹泻等临床症状，大多发生中枢神经系统症状。试验感染马匹的死亡率为 50%，自然感染马匹的死亡率可达 75%～83%。

Anuj Sharma 等（2008）报道，委内瑞拉马脑炎病毒感染小鼠，可引起大脑炎症及免疫反应（彩图 22-2）。委内瑞拉马脑炎病毒感染大鼠的组织病理见彩图 22-3。

2. 对人的致病性 地方株对人的致病性比流行株低，通常只引起人的非特异性发热。

流行株 Ⅰ A/Ⅰ B 和 Ⅰ C 亚型对人的致病性较高，致死率为 4%～14%。疾病的潜伏期为 2～5 天，患者大多呈现流感样症状：头痛、发热、寒战、肌肉疼痛和身体衰弱，发热通常伴有恶心、呕吐或腹泻。大约有 4% 的儿童会有中枢神经系统感染，出现抽搐、昏迷、麻痹等。如果儿童出现震颤和复视等脑炎症状，死亡率则在 10% 左右，存活者会伴随持久的中枢神经系统后遗症；成年人很少有神经系统并发症；孕妇感染，可能会导致胎盘坏死、胎儿脑炎、严重先天性神经系统异常或者流产。委内瑞拉马脑炎常呈双峰热型，第一峰体温升高，有病毒血症，第二峰时有中枢神经系统症状，如高热、虚脱、共济失调和眼球震颤等。

死亡患者的病理学变化有软脑膜炎、间质性肺炎、支气管炎、肺出血性梗塞和充血、肝炎、脂肪性变、中心叶坏死。

（四）诊断

1. 动物的临床诊断 ①依据该病具有典型的雨季特征，通常随着病马的迁移和媒介昆虫的大量滋生而传播进行流行病学诊断。②病马的特征性症状，尤其是典型的神经系统症状。但是要注意，委内瑞拉马脑炎极易与其他一些引起中枢神经系统感染的疾病相混淆，包括东部马脑炎、西部马脑炎、狂犬病和破伤风等，在诊断时要加以区分。③从血液、脑脊髓、脾脏等材料中分离和鉴定病毒是必要的确诊方法，病畜体内的特异性抗体 IgM 或 IgG 的检测对确诊有重要意义。

2. 人的临床诊断 ①人对委内瑞拉马脑炎病毒敏感，实验室工作人员常发生气溶胶感染。潜伏期 2～5 天，大多显性发病，起病突然，患者初期呈现流感样症状。②中枢神经系统症状有嗜睡、畏光等，但是发生率不高，儿童可出现脑炎症状，如震颤及复视等。③白细胞数目减少、心动过速。④病初出现病毒血症。病变主要见于淋巴结、脾脏、骨髓以及肝脏中心小叶的坏死。生前呈现脑炎症状的患者，则有脑组织病理学变化。⑤取鼻咽洗液及血液，动物接种和细胞培养进行病毒分离。细胞培养物通常在接毒后 48h 产生细胞病变。细胞培养上清液中的病毒抗原可用 ELISA 法检测。

3. 实验室诊断

（1）标本的采集　发病初期采取血液（最迟不超过 5 天），人类病例主要采集鼻咽洗液，较易分离到病毒。动物死后病料应选择脑和脾脏，但是必须在死后尽快采取。也有文献报道，虽然在死亡或濒死马的脑、脾脏和全血中可以分离到病毒，但成功率很低。

（2）病毒分离　标本应尽快接种敏感细胞或动物，多种细胞如 Vero、RK-13 和 BHK-21 等都可用来分离培养委内瑞拉马脑炎病毒，也可以用鸡胚或小鼠接种分离病毒。

（3）血清学检测　血清学方法主要有补体结合试验、血凝抑制试验、空斑减少中和试验和免疫荧光试验。补体结合试验、血凝抑制试验的敏感性比较低，ELISA 可以检测特异 IgM 和 IgG。通过间接免疫荧光试验、空斑减少中和试验和核酸测序可以确定委内瑞拉马脑炎病毒的亚型。要注意的是在血凝抑制试验中东部马脑炎病毒、西部马脑炎病毒和委内瑞拉马脑炎病毒有交叉反应。

（4）分子生物学方法　常用的分子生物学方法有 PCR、基因芯片、基因测序等。邓永强等针对 NSP2 基因建立了常规 RT-PCR 法，针对 C 基因建立了实时 RT-PCR 法，二者 $TCID_{50}$ 检测敏感性分别为 100/mL 和 10/mL。

（五）防制措施

1. 动物的防制措施　1940 年第一次委内瑞拉马脑炎暴发不久，就生产了针对ⅠA/B 亚型的福尔马林灭活疫苗。但是这种疫苗只在短期内有活性，预防作用有限，而且由于它灭活不完全，还曾经导致马脑炎的暴发，从 20 世纪 70 年代起不再用ⅠA/B 亚型生产灭活疫苗。

1961 年通过对强毒力的ⅠA/B 进行传代，得到了减毒活疫苗株 TC-83，试验证明这种疫苗是安全有效的。现在 TC-83 减毒活疫苗和 TC-83 灭活疫苗都在使用。灭活疫苗需要多次接种才能产生免疫保护，免疫持续时间短，通常需要加大剂量维持免疫力，一旦接种了灭活疫苗，马对活疫苗不再起反应，需要反复接种灭活疫苗来保持免疫力。比较之下 TC-83 活疫苗反应更快，持续时间也长。在委内瑞拉马脑炎暴发前或刚开始流行的时候接种疫苗被证明是有效的方法。

限制马匹从疫区向非疫区的迁移是控制委内瑞拉马脑炎的一个很重要的手段，但还不足以遏制委内瑞拉马脑炎的蔓延。灭蚊同样是一项有力的措施，在没有其他防控手段时，灭蚊可以减缓委内瑞拉马脑炎的蔓延并且减少其对人类的危害。与此同时，还要结合对马匹的大规模免疫来综合防控。

2. 人的防制措施　人类的主要防治措施是预防，在马场或疫源地附近工作要加强防护措施，不穿暴露的衣服，使用驱蚊剂以免被蚊子叮咬，儿童尤其应该注意。疫苗接种可以诱导机体产生较强的免疫力，因此研究出安全高效的疫苗进行预防接种对减少疾病暴发尤为重要。

虽然接种疫苗副作用较大，但是实验室工作人员等高危人群仍然有接种 TC-83 活疫苗的必要，对于那些血清抗体阴性的，可以给予 TC-83 福尔马林灭活疫苗免疫。近年来，利用基因工程技术设计了新型马脑炎疫苗 3526，鼠类试验表明，它比 TC-83 更为优越，有望代替 TC-83。另外，Ljungberg K 等还研制了一种质粒介导的委内瑞拉马脑炎病毒复制子 DNA 疫苗，比其他 DNA 疫苗有更高的免疫原性。

（六）公共卫生影响

自 1935 年以来，委内瑞拉马脑炎频繁在哥伦比亚、委内瑞拉、特立尼达加等国家出现新的流行。1969 年厄瓜多尔发生严重暴发，并传播到秘鲁，几个月后又在危地马拉、萨尔瓦多、洪都拉斯和尼加拉瓜暴发，1970 年传至哥斯达黎加和墨西哥，1971 年传至美国。至今该病仍在许多美洲国家流行。最大的一次流行在 1995 年 4 月，首先发生在委内瑞拉，随后传播到哥伦比亚，共感染了 75 000～100 000人，一直到当年 11 月才结束。此次流行中，在一些感染者的咽喉部发现了病毒，这使得人与人之间传播成为可能。

本病可引起严重的经济损失，现在人们越来越关注委内瑞拉马脑炎病毒作为生物战剂的可能。尽管目前我国还没有委内瑞拉马脑炎的暴发与流行，但随着出入境人员的大幅增加、国际贸易往来的日渐频繁、恐怖活动在世界范围内的猖獗，使得我国面临着重大的防控任务。

（朱晓光　宁昆）

◆ 参考文献

殷震，刘景华 . 1997. 动物病毒学［M］. 北京：科学出版社 .

俞东征 . 2009. 人兽共患传染病学［M］. 北京：科学出版社：785 - 788.

唐家琦 . 2005. 自然疫源性疾病［M］. 北京：科学出版社：292 - 300.

邓永强，姜涛，于曼，等 . 2006. 实时 RT - PCR 法检测感染小鼠不同组织标本的委内瑞拉马脑炎病毒［J］. 中国人兽共患病学报，22 (11)：1035 - 1038.

洪烨，师永霞，黄吉城等 . 2008. 委内瑞拉马脑炎的研究进展［J］. 旅行医学科学，14 (2)：1 - 3.

Ann M. Powers，M Steven Oberste. 1997. Repeated emergence of epidemic/epizootic venezuelan equine encephalitis from a single genotype of enzootic subtype ID virus, Journal of virology, 6697 - 6705.

Johnson KM，Martin DH. Venezuelan equine encephalitis. Adv Vet Sci Comp Med，18：79 - 116.

Kissling R E，Chamberlain R W，Nelson D B，et al. 1956. Venezuelan equine encephalomyelitis in horses. Am. J. Hyg，63：274 - 287.

Ljungberg K，Whitmore AC，Fluet ME，et al. 2007. Increased immunogenicity of a DNA-launched Venezuelan equine encephalitis virus - based replicon DNA vaccine. Journal of Virology，81 (24)：13412 - 13423.

Michael Anishchenko，Slobodan Paessler. 2004. Generation and characterization of closely related epizootic and enzootic infectious cDNA clones for studying interferon sensitivity and emergence mechanisms of venezuelan equine encephalitis virus. Journal of virology，1 - 8.

OIE Terrestrial Manual. 2008. Chapter 2，5，14 - Venezuelan equine encephalomyelitis. 931 - 935.

Pan American Health Organization. Venezuelan Encephalitis. In Proceedings of the Workshop-Symposium on Venezuelan Encephalitis Virus. Washington，D. C.，14 - 17.

Scott C Weaver，Rosalba Salas，Rebeca Rico-Hesse，et al. 1996. Re-emergence of epidemic Venezuelan equine encephalomyelitis in South America. The Lancet，348：436 - 440.

Scott C，Weaver，Cristina Ferro，et al. 2004. Venezuelan equine enceophalitis. Annual review of entomology，49：141 - 174.

Walton T E，Grayson M A. 1989. Venezuelan Equine Encephalomyelitis. In The Arboviruses：Epidemiology and Ecology. Vol. 4. T. P. Monath，ed.，Boca Raton，FL：CRC Press，Inc，203 - 231.

Walton TE，Grayson MA. 1988. Venzuelan equine encephalomyelitis. In：Monath TP，ed. The arboviruses：epidemiology and ecology，vol IV. Boca Raton，Florida：CRC Press：203 - 233.

Walton T E. 1981. Venezuelan，Eastern and Western encephalomyelitis. In Virus Diseases of Food Animals. Vol. Ⅱ：Disease Monographs. E. P. J. Gibbs，ed.，San Francisco：Academic Press，587 - 625.

四、基孔肯雅病

基孔肯雅病（Chikungunya virus disease）是由基孔肯雅病毒引起的人与动物共患病。患者表现为骤起高热，关节尤其是手趾关节剧烈疼痛并伴皮疹。1953 年在坦桑尼亚南部内瓦拉地区首次分离到该病毒，由于患者关节疼痛剧烈，被迫采取弯曲体位，当地斯瓦希利人称之为"基孔肯雅"，故此命名。随后此病又传播到撒哈拉以南非洲地区、东南亚和太平洋地区，造成大的流行。基孔肯雅病可分为城市型和丛林型两类，均在雨季流行，其中城市型基孔肯雅病的主要传播媒介是埃及伊蚊和白纹伊蚊，丛林型为非洲伊蚊。我国的云南、海南等地为本病的自然疫源地。

（一）病原

1. 分类地位　基孔肯雅病毒（*Chikungunya virus*，CHIKV）在分类上属披膜病毒科（Togaviridae）、甲病毒属（*Alphavirus*）。基孔肯雅病毒只有一个血清型，分为 3 种基因型，即亚洲基因型，西非基因型和东非、中非、南非基因型。

2. 形态学基本特征　基孔肯雅病毒粒子呈球形，直径约 42nm，病毒排列类似晶体状，有囊膜（图 22 - 4）。病毒表面有由糖蛋白组成的刺突，核衣壳直径为 20～30nm。病毒有 2 种结构蛋白，膜蛋白 E 和核心蛋白 C，其中膜蛋白 E 有 E1、E2、E3 三种，E1、E2 构成病毒外膜抗原，E3 是膜外连接 E1、

E2 共同构成病毒颗粒的外膜突起；有 4 种非结构蛋白，nsP1、nsP2、nsP3 和 nsP4。基因组为单股正链 RNA，全长约 11 800bp，5′端有 m7G 帽，3′端有多聚腺苷酸尾，本身具感染性。

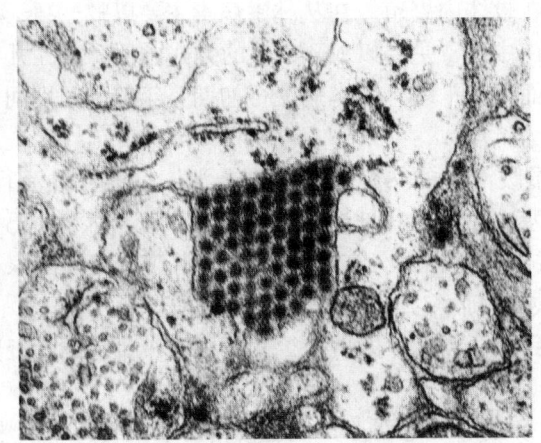 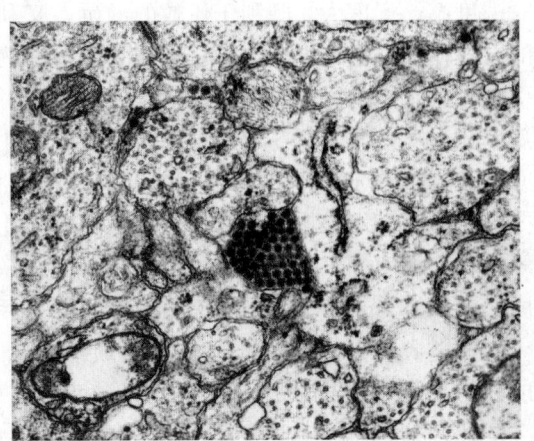

图 22-4　基孔肯雅病毒披膜结构，病毒排列　　　　图 22-5　基孔肯雅病毒感染小鼠脑组织，神经细胞
　　　　　类似晶体状（超薄切片，×100 000）　　　　　　　　胞质内一堆病毒颗粒（超薄切片，×40 000）

（徐在海供图）　　　　　　　　　　　　　　　　　　　　（徐在海供图）

3. 培养特性　基孔肯雅病毒对小鼠脑组织敏感，感染小鼠脑组织的形态见图 22-5。除乳鼠脑外，基孔肯雅病毒还对多种组织培养细胞敏感，如 C6/36 和 Vero 细胞、BHK-21、HeLa 和原代地鼠肾细胞等。病毒在埃及伊蚊、白蚊伊蚊、斯氏按蚊体内和果蝇的细胞系中也可复制。可用 Vero、BHK-21、原代鸡胚或纤维细胞和原代鸭胚成纤维细胞进行空斑试验。

4. 理化特性　与其他甲病毒属病毒类似，紫外线、60℃加热和甲醛（0.2%～0.4%）都可使基孔肯雅病毒在短时间内灭活。该病毒对乙醚、氯仿等脂溶剂敏感，对胰酶有抵抗力，在 pH 8～9 的环境中稳定，在酸性条件下很快被灭活，故实验室可用 1% 盐酸溶液来消毒玻璃或塑料器皿。

（二）流行病学

1. 传染源　基孔肯雅病毒主要在亚洲和非洲流行，病毒在两地的存在及传播方式不同。在亚洲，基孔肯雅病毒往往存在于城市型疫源地，病人和隐性感染者是主要传染源，病毒通过人-蚊-人的方式传播。在非洲，基孔肯雅病毒主要存在于丛林型疫源地，受感染的猴、猩猩等灵长类动物和其他野生动物是本病的主要传染源，病毒通过灵长类动物-蚊-灵长类动物的方式传播。

2. 传播途径　基孔肯雅病毒主要经蚊虫吸血传播，实验室证明能通过叮咬传播本病毒的蚊虫已有十余种。其中城市型基孔肯雅病的主要传播媒介是埃及伊蚊，丛林型以非洲伊蚊和白纹伊蚊为主。

雌蚊叮咬高病毒血症的病人或灵长类动物后，感染性血液储积在中肠的后部，进入蚊中肠壁细胞，并进一步感染血淋巴和神经系统，最终造成唾液腺的感染，此时叮咬易感脊椎动物即可造成基孔肯雅病毒的传播。

另外，在 2005—2006 年的印度洋与印度大陆的流行中，出现了母婴垂直传播的报道。

3. 易感动物

（1）自然宿主　多种伊蚊是基孔肯雅病毒的原始宿主，病毒可在其体内繁殖，蚊虫并不因感染而发病，一旦感染将终身带毒。但埃及伊蚊不能经卵传递本病毒，也不能在自然界中保存病毒。另外，病毒可自然感染多种脊椎动物，其中赤猴、非洲绿猴、婴猴、狒狒、红臀猴、红尾猴和黑猩猩等野生灵长类动物为病毒的增殖宿主，蝙蝠为疫源地内重要贮存宿主和传染源；啮齿类动物、鸟类及其他脊椎动物在自然界中传播和保存病毒方面也有一定作用。

（2）实验动物　乳鼠易感，无论脑内、皮下或腹腔感染均可引起发病和死亡，潜伏期为 2～4 天。雏鸡、1 日龄幼猫、2 日龄大鼠和家兔感染后可产生病毒血症或发病，而成年的上述动物则不敏感。

（3）易感人群　人群对基孔肯雅病普遍易感，任何年龄均可感染发病，当该病初次暴发时，可使大量人群发病。

4. 流行特征 无论在非洲或亚洲,基孔肯雅病均在雨季流行,与传播媒介伊蚊的繁殖季节一致。此时温度高、湿度大,既利于伊蚊的滋生,又利于病毒在蚊体内繁殖。在丛林中病毒主要以蚊-灵长类-蚊的方式循环,呈地方性流行,表现为散发病例;在城市中病毒主要以蚊-人-蚊的方式循环,易在几周内引起较大范围的流行,随后会随着人体免疫力的增强而逐渐平缓。在本病流行初期,年龄和性别间的发病率无显著差异,而在形成疫源地后,则以儿童多发为特点。

5. 发生与分布 基孔肯雅病的疫源地主要存在于温暖潮湿的热带地区。在非洲,呈地方性流行,主要流行国家有坦桑尼亚、南非、津巴布韦、扎伊尔、塞内加尔、安哥拉、尼日利亚、乌干达和津巴布韦等。在非洲南部,其最南界限相当于冬至 18℃ 等温线。在亚洲的分布主要局限于南亚,流行国家有印度、泰国、马来西亚、印度尼西亚、斯里兰卡、越南、缅甸、老挝、柬埔寨和日本等。

有资料表明,北美也曾有基孔肯雅病暴发,并扩展到大西洋沿岸的费拉德尔菲地区。血清学调查表明前苏联某些地区可能也有本病存在。

基孔肯雅病在历史上曾有过多次流行,最早是 1779 年的印度尼西亚,但是被错误地记载为登革热。之后 1824—1965 年在印度发生过多次大流行,其中 1965 年的大流行感染人数达 30 多万。自 20 世纪 50 年代始,东南亚地区也发生了广泛的流行,1962—1964 年间曼谷有高达 8% 的不明原因发热患儿系由基孔肯雅病毒引起。1963 年基孔肯雅病首次在印度和孟加拉流行就造成将近 200 人死亡,其中大部分为儿童。2005—2006 年此病又先后在印度洋各岛屿和印度大陆大规模流行。虽然许多国家没有此病的流行,但是存在输入性病例,包括德国、瑞士、意大利、挪威等国。

张海林等 (1986)、董必军等 (1993) 分别从我国云南、海南分离到基孔肯雅病毒。云南省人群的平均感染率为 10.07%,个别地区达 43.78%,结合病原学分析,属丛林型疫源地。2008 年 3 月广东出入境检验检疫局卫生检疫实验室首次从 2 名斯里兰卡回国的劳务人员血清标本中检出基孔肯雅病毒。这是我国首次发现的基孔肯雅病输入性病例。2010 年 10 月广东省东莞市报告一起基孔肯雅病社区聚集性疫情,共发现 91 例疑似病例,这是我国第一起较大规模的暴发流行事件。

(三) 对动物与人的致病性

1. 对动物的致病性 乳鼠经脑接种 5 LD_{50} 的基孔肯雅病毒可在 3~12 天内导致 70%~80% 的乳鼠死亡。其他一些幼龄动物,如雏鸡、1 日龄幼猫、2 日龄大鼠和家兔感染后可产生病毒血症,甚至发病,而成年后则不敏感,但可产生病毒血症和抗体。

目前尚无动物发病的报道,但推测在野生动物中亦可发生基孔肯雅病的流行,并且与人类的流行相平行。

2. 对人的致病性 本病发病突然,潜伏期为 3~12 天,通常无任何前驱期症状,体温高达 38~41℃,一般维持 6~10 天,为双峰热型,突然出现关节痛,可伴肢体僵直,严重者可使患者丧失劳动能力。典型病例侧卧并弯曲其所有关节,身体呈蜷缩状。所有关节均可受累,但很少红肿。发热 4~8 天后,多数病人出现斑丘疹或猩红热样皮疹,并有瘙痒,主要分布在躯干背部及四肢,持续约 2 天(彩图 22-4)。儿童偶可出现神经系统症状。有少数病例在病后的几个月中可反复发作相对温和的关节疼痛。X 线检查显示无明显的骨和关节损害,有轻度的软组织肿胀。在印度,有部分病人表现为腹股沟淋巴结肿大和耳朵红肿。也有病例报道称基孔肯雅病毒可引起皮肤溃疡。

本病偶尔会出现由于患者年幼或合并血小板减少而导致死亡的病例。自然恢复期可长达几个月,病人极其痛苦。

另外有资料显示,非洲地方性伯基特氏淋巴瘤 (Endemic Burkitt's lymphoma) 可能与基孔肯雅病毒的感染有关。

(四) 诊断

1. 动物的临床诊断 大多数情况下动物表现为隐性感染,并无明显的症状和体征,实验室感染动物可见脑炎的症状。

2. 人的临床诊断　流行病学史可为诊断本病提供重要线索。近期有在流行区旅游和/或户外活动史，出现高热、剧烈关节疼痛且呈多关节受累者，应高度疑似基孔肯雅病，关节剧痛导致身体弯曲呈蜷缩状的强迫性体态为其特征性体态。

基孔肯雅病的临床表现与登革热类似，加之地理分布一致，容易引起误诊。但本病很少有出血、血液浓缩、血小板减少和休克，且关节痛胜于登革热肌痛。

另外，本病的临床表现与阿尼昂尼昂病毒（ONNV）引起的疾病亦有相似之处，不过二者的地理分布不同，仅在东非有所重叠。

3. 实验室诊断　白细胞总数减少，淋巴细胞比例增加，血沉加快，C-反应蛋白阳性，但确诊还需以下实验室检查支持：

（1）从病人血液或其他临床标本中分离到病毒　病人早期即可出现病毒血症，病毒滴度可达 10^6 PFU/mL。取患者血液（5 天内急性期）、脏器或蚊虫悬液上清（1∶10）接种 1~4 日龄乳鼠或 C6/36、Vero 细胞培养。新分离病毒按照常规方法制成蔗糖丙酮鼠脑抗原和制备免疫血清，用交叉血凝抑制试验、中和试验和补体结合试验进行病毒鉴别。

（2）经其他公认的实验室检测方法证实感染　血清特异性 IgM 抗体检测、血凝抑制试验、病毒中和试验或其他血清学检测方法证实血清特异性抗体滴度具有 4 倍或 4 倍以上增高；经单克隆抗体免疫组化染色发现基孔肯雅病毒抗原。

（3）分子生物学方法　Hasebe 等（2002）针对 nsP1 和 E1 基因保守序列设计引物，建立 RT-PCR 方法对基孔肯雅病毒诊断和分型。二者敏感性分别为 5PFU 和 27PFU。实时荧光定量 PCR 技术可用于基孔肯雅病毒的早期检测。

（五）防制措施

基孔肯雅病是以埃及伊蚊、白纹伊蚊和非洲伊蚊为主要传播媒介的虫媒传染病，故改善生态环境、消灭传播媒介、切断传播途径对防控该病有重要作用。埃及伊蚊在较干净、静止的水中产卵，如废弃饮水机、塑料管道及高楼水箱等，只要消灭蚊虫产卵地就可以阻止其传播。但实施该项措施颇耗劳力，很难坚持，南美和美国等曾采用此法一度控制了该病，但停止后又重新开始流行。此外，对蚊虫滋生地进行流行病学调查，开展对基孔肯雅病毒的检测工作对于早期判断此病的暴发是很重要的。

近年来，通过旅行者或外出务工人员携带的输入性传染病的发生率日益升高，因此加强国境卫生检疫，尤其对来自疫区的人员、货物做好检疫工作对防控此病也有重要作用。

修饰蚊虫基因使之不能传播基孔肯雅病毒也是目前的研究趋势之一。

1. 动物的防制措施　控制和消灭传染源、切断传播途径是主要措施，填埋蚊虫滋生的水坑。保持牲畜圈舍、用具及周围环境的清洁，对于幼年动物应尽量圈养，以减少野外感染的概率。

2. 人的防制措施　早期诊断并及时隔离患者，防止被蚊虫再次叮咬是控制和预防城市型基孔肯雅病的首选措施。在进入丛林型疫区时，应防止蚊虫叮咬，穿紧袖长衣长裤、喷洒蚊虫驱避剂等。

目前泰国分离株经 MRC-5 细胞传代而获得的减毒活疫苗，可以保护实验室工作人员。尚无特异性的治疗药物，主要以对症和支持疗法为主。体外试验发现重组人干扰素 α 和 9-角差藻聚糖的效果优于病毒唑，但其临床疗效尚需证明。另外，利用 RNA 干扰来治疗此病也是未来的研究方向之一。

（六）公共卫生影响

历史上，基孔肯雅病曾引起数次较大范围的流行，尽管其死亡率极低，但恢复期长，不但消耗大量的公共卫生资源，而且极大地影响社会正常的生产生活秩序，给社会稳定与经济发展带来诸多不利影响。我国大部分区域的人群普遍缺乏基孔肯雅病毒的抗体，人口密度高、局部地区的经济和文化尚欠发达，一旦流行，势必造成某种程度的公共卫生问题。加之近年来国际交流的日益频繁，使输入性病例的发生率大大提高。因此，要重视基孔肯雅病的病原学监测，做到早诊断、早隔离和早治疗，防止蚊虫叮咬；清除积水、消灭蚊虫的滋生地以切断其传播途径，控制危害的发生。

（刘敏 宁昆）

◆ **参考文献**

白志军，彭翼飞，林立辉，等. 2000. 广东、海南两省人血清 12 种虫媒病毒抗体调查 [J]. 中国人兽共患病杂志，16 (1)：83 - 84.

董必军，陈文洲，李秀维，等. 1993. 首次从海南岛蚊虫和蝙蝠中分离出两株基孔肯雅病毒 [J]. 中国媒介生物学及控制杂志，4 (3)：205 - 208.

施华芳，张海林，自登云，等. 1990. 云南首次从患者体内分离到基孔肯雅病毒 [J]. 中国人兽共患病杂志，6 (1)：2 - 4.

唐家琦. 2005. 自然疫源性疾病 [M]. 北京：科学出版社：300 - 311.

王家栋，韩晓辉，方筈. 2008. 基孔肯雅病毒研究进展 [J]. 微生物与感染，3 (3)：170 - 174.

俞东征. 2009. 人兽共患传染病学 [M]. 北京：科学出版社：791 - 802.

自登云，陈伯权，俞永新. 1995. 虫媒病毒与虫媒病毒病 [M]. 昆明：云南科技出版社：87 - 94.

Ann M Powers，Christopher H Logue. 2007. Changing patterns of chikungunya virus：re-emergence of a zoonotic arbovirus. Journal of General Virology，88：2363 - 2377.

Briolant S，Garin D，Scaramozzino N，et al. 2004. In vitro inhibition of Chikungunya and Semliki Forest viruses replication by antiviral compounds：synergistic effect of interferon-alpha and ribavirin combination. Antiviral research，1 (2)：111 - 117.

F El Sayed，R Dhaybi. 2008. Chikungunya associated with cutaneous ulcerations. Clin Exp Dermatol，33 (4)：463 - 464.

Laras K，Sukri NC，Larasati RP，et al. 2005. Tracking the re-emergence of epidemic chikungunya virus in Indonesia. Trans R Soc Trop Med Hyg，99 (2)：128 - 141.

Pastorino B，Bessaud M，Grandadam M，et al. 2005. Development of a TaqMan RT-PCR assay without RNA extraction step for the detection and quantification of African Chikungunya viruses. Journal of virology methods，124 (1 - 2)：65 - 71.

Pfeer M，Loscher T. 2006. Cases of chikungunya imported into Europe. Euro Surveill，11 (3)：E060316. 2.

Pialoux G，Gaüzère B A，Jauréguiberry S，et al. 2007. Chikungunya，an epidemic arbovirosis. The Lancet Infectious Diseases，7 (5)：319 - 327.

Sudeep AB，Parashar D. 2008. Chikungunya：an overview. Journal of biosciences，33 (4)：443 - 449.

Tan F L，Yin J Q. 2004. RNAi, a new therapeutic strategy against viral infection. Cell Res，14 (6)：460 - 466.

五、辛德毕斯病

辛德毕斯病（Sindbis disease）是由辛德毕斯病毒引起的一种人与动物共患病，1952 年首先在埃及尼罗河三角洲辛德毕斯地区的蚊虫体内分离到病毒，进入 90 年代后我国也发现有该病存在。辛德毕斯病由库蚊和伊蚊传播，多发于夏季，在人类中引起的疾病以发热、皮疹和多发性关节炎为特征，在鼠类则可导致致死性脑炎。由于其媒介和宿主的多样性，广泛分布于世界各地，是甲病毒中分布范围最广的成员。

（一）病原

1. 分类地位 辛德毕斯病毒（*Sindbis virus*，SINV）在分类上属披膜病毒科（Togaviridae）、甲病毒属（*Alphavirus*），为甲病毒的代表种。世界各地分离到的辛德毕斯病毒毒株间存在抗原性差异，Olson 等用中和试验将辛德毕斯病毒分为两个组，一组为古北区即埃塞俄比亚区，另一组为东方区即澳大利亚区。

2. 形态学基本特征 辛德毕斯病毒直径为 40～48nm，核衣壳呈立体对称型，表面有囊膜和纤突（图 22 - 6A），含单股 RNA，不分节段。其结构蛋白由核衣壳蛋白（C）、3 个糖蛋白（E1、E2、E3）和一个 6K 多肽组成，非结构蛋白有 Nsp1、Nsp2、Nsp3 和 Nsp4。

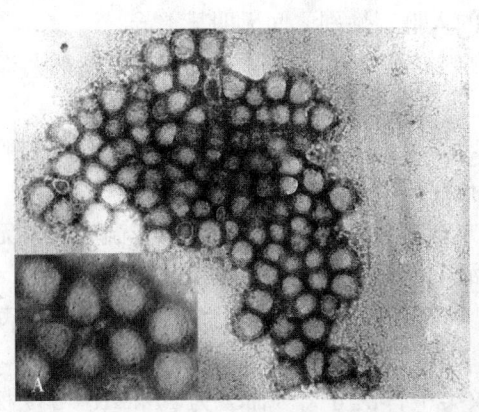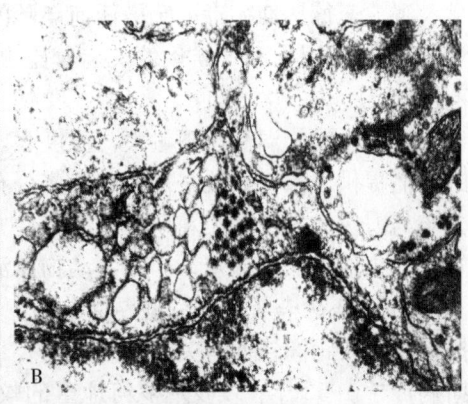

图 22-6　辛德毕斯病毒培养细胞浓缩负染，一堆病毒颗粒，披膜结构
清晰（A.×120 000）和感染小鼠脑组织，神经细胞胞质内
质网扩张，可见散在成堆病毒颗粒（B. 超薄切片，×44 000）

（徐在海供图）

3. 培养特性　该病毒在 C6/36、Vero、BHK-21、LLG-MK2 等传代细胞和原代地鼠肾细胞上均可产生细胞病变，其中 C6/36 和 BHK-21 细胞最敏感。病毒感染 BHK-21 细胞后第 3 天可观察到空斑，直径 1～2mm，少数达 3～4mm。空斑呈圆形，边缘清楚。病毒芽生最早在感染后 3h，5～7h 后病毒释放达高峰。另外，辛德毕斯病毒对小鼠脑组织敏感，其感染情况见图 22-6B。

4. 理化特性　辛德毕斯病毒在 56℃ 30min 可完全灭活。由于病毒外膜的类脂含量很高，所以对脂溶剂和去污剂非常敏感。另外，该病毒对酸、甲醛（0.2%～0.4%）和紫外线等也较敏感，但对胰酶有抵抗力。冷冻干燥是最理想的病毒保存办法，其活力可以维持 5～10 年以上。

（二）流行病学

1. 传染源　辛德毕斯病毒的宿主动物范围很广，在自然界中的最大传染源为鸟类，如鸽子、鹅、雀、乌鸦和众多候鸟。该病毒的广泛分布与鸟类的迁徙有直接的关系，因为许多候鸟可以携带病毒长距离迁徙；其次是哺乳动物，如绵羊、山羊、牛、猪、犬等脊椎动物均可检出病毒中和抗体；起媒介作用的非脊椎动物，如蚊子等同样也是该病毒的一个重要传染源。另外，青蛙、蜱和蝙蝠也曾分离到病毒。

2. 传播途径　辛德毕斯病毒通过蚊虫叮咬传播，蚊是原始宿主，雌蚊叮咬受感染的脊椎动物宿主后，病毒在蚊虫体内增殖，从唾液中排出病毒，此时叮咬易感脊椎动物即可将病毒传给后者。库蚊和伊蚊是该病的主要传播媒介。

在自然界，以嗜鸟蚊类为主，如非洲单环库蚊、澳大利亚环喙库蚊、马来西亚三带喙库蚊等。辛德毕斯病毒是以蚊-鸟-蚊的方式在自然界循环保存的，鸟感染后可产生病毒血症，但不发病，并可沿着宿主候鸟的迁移路径形成地区间播散。用感染病毒的蚊子叮咬雏鸡，雏鸡可被感染。

3. 易感动物

（1）自然宿主　对辛德毕斯病毒易感的动物范围比其他甲病毒都广泛，主要以鸟类为主，包括乌鸦、八哥、麻雀、鸽子及相当多的候鸟。俄罗斯伏尔加地区的涉水禽鸟、瑞典东南海岸的迁移鸟、东中部的常驻鸟和津巴布韦的蝙蝠中均可感染病毒。从绵羊、山羊、牛、猪、犬、刺猬等脊椎动物血清中也查到病毒中和抗体。

地方性流行地区的人和偶蹄类家畜血清中可检出病毒中和抗体，家畜等大型脊椎动物和人类是其终末宿主。

（2）实验动物　经脑、腹腔接种的 2～4 日龄乳鼠和雏鸡易感，可引起死亡；大鼠、豚鼠、兔、雏鸡和鸽子等对该病毒有一定的抵抗力。

辛德毕斯病毒可引起新生小鼠脑炎，导致小鼠死亡，但不能致死 4 周龄及 4 周龄以上小鼠，这一特征可用于该病毒的鉴定。

（3）易感人群 辛德毕斯病毒可感染任何年龄的人群，性别之间无明显差异。

4. 流行特征 地理因素和气候条件决定着昆虫媒介和脊椎动物宿主的分布，在很大程度上影响着病毒的分布范围。

在热带地区，年平均气温高，雨量大，湿度大，为蚊虫的繁殖和滋生提供了十分有利的环境，同时为蚊媒病毒的传播提供了条件，故辛德毕斯病多分布在热带和亚热带地区。

本病的分布与海拔、气温和无霜期长短等条件亦有密切关系。海拔较低、气温较高、无霜期较长的地区，适于媒介蚊虫的生长和繁殖，因此，动物血清中辛德毕斯病毒抗体阳性率较高。

5. 发生与分布 辛德毕斯病毒呈世界性分布，目前各大洲均已分离到多株辛德毕斯病毒。其广泛分布与候鸟携带病毒长距离迁徙有关。

辛德毕斯病毒于 1952 年在埃及尼罗河地区的蚊类中首次分离（命名为 SINAR - 339 株），1961 年在非洲乌干达发现首批临床病例，随后在南非儿童中也发现该病。后来发现该病的分布很广泛，在非洲（埃及、西非、埃塞俄比亚、乌干达、津巴布韦、喀麦隆、莫桑比克、中非共和国、南非），欧洲（瑞典、苏联、意大利、前捷克斯洛伐克、奥地利），亚洲（印度、马来西亚、菲律宾、沙特阿拉伯、以色列）和大洋洲等各大洲相继从蚊虫和鸟类体内分离出病毒，东半球大多数国家均存在该病的流行。

早期研究表明，辛德毕斯病毒可分为埃塞俄比亚和澳大利亚两个血清型，但 1952—1983 年从非洲、南欧、印度和澳大利亚分离的辛德毕斯病毒，时间跨越 30 年，地区包括四大洲，但所有这些病毒株在血清型上与标准辛德毕斯病毒株相比差别不大。

我国一些地区呈小范围流行，1983 年在某些地区的人群中查出抗体，1990 年首次从新疆伊犁地区捕获的一组按蚊中分离出病毒，命名为 XJ160。近年来发现人群中感染该病毒的地区逐渐增多。我国 13 个省、自治区、直辖市的血清学调查表明，新疆、宁夏和安徽等地人群抗体阳性率高。福建省于 1998 年发现闽西北林区人群血清中感染率甚高，并发现感染者，提示福建省存在辛德毕斯病毒感染。

（三）对动物与人的致病性

1. 对动物的致病性 辛德毕斯病毒可引起新生小鼠脑炎。SINAR - 339 株毒性最强，试验发现，此毒株在新生鼠脑内复制非常迅速，感染后 24～48h 即可达到高峰。由于脑内病毒滴度迅速升高，动物在感染 3～4 天内全部死亡。病毒最易侵害肌细胞、成纤维细胞和血管内皮细胞，这些细胞是维持病毒血症的"中心感染灶"。而同一毒株病毒感染 4 周龄及 4 周龄以上小鼠时，虽然在 24～48h 脑内病毒同样迅速繁殖，但病毒含量较新生小鼠低，加之小鼠体内免疫反应对病毒的清除作用，以至于感染 7～8 天后，不能再次从鼠脑中分离到病毒，因此不能引起成年鼠死亡。

2. 对人的致病性 潜伏期 3～6 天。病毒感染后，可造成病毒血症，病毒在皮下和网状内皮细胞内增殖（主要在脾和淋巴结），继而病毒血症消失，出现早期症状。

患者早期症状为突发斑丘性皮疹，常波及躯干和四肢，不侵犯面部，在受摩擦部位可形成小水疱，持续约 10 天，可留下褐色斑，并伴口腔溃疡和咽部炎症，同时多发生肢体各关节及肌腱疼痛，也可出现全身性肌痛。患者较大的关节最先被累及，并可由于疼痛而使活动受限。大部分病人可于 14 天内恢复，但部分患者的关节痛和僵硬可持续数月至数年之久。

（四）诊断

辛德毕斯病毒感染仅从临床症状较难判断，可根据流行病史、早期症状进行初步诊断。

1. 动物的临床诊断 辛德毕斯病毒可感染小鼠脑和脊髓的神经元细胞，并导致神经元细胞凋亡，小鼠脑炎，最显著的临床特征表现为小鼠的后肢麻痹。

乳鼠感染病毒后，其未成熟神经元细胞出现细胞凋亡，这是引起乳鼠发生死亡的主要原因。其病理变化为：细胞染色质浓缩、细胞膜空泡、核内容丢失及染色质 DNA 断裂等，而成熟神经元细胞感染病毒则不出现上述变化。

2. 人的临床诊断 患者主要表现为发热、倦怠、脑炎、关节痛和皮疹，其中最显著的是皮疹，常发生在躯干和四肢。皮疹的发展有斑疹、丘疹、水疱和脓疱 4 个时期。有些病人关节痛，可持续数周，患者自愈后一般无后遗症。

人感染辛德毕斯病毒后，3 天左右可从病人血液中分离出病毒，但因早期诊断困难，常不易实现。

3. 实验室诊断　将早期患者血液或皮肤水疱液接种新生小鼠或敏感细胞，进行病毒分离和鉴定，难度大，需时长，不易推广使用。血清学方法有补体结合试验、中和试验、免疫荧光法、酶标法和蚀斑减少中和试验等，检测急性期和恢复期双份血清中的 IgG 抗体升高 4 倍以上有诊断意义，同时还可以检测早期血清中的特异性 IgM 抗体。由于与其他甲病毒间存在较大的血清学交叉反应，因此在分离病毒和血清学检查中都应考虑这一点。RT－PCR、核酸杂交、基因测序等分子生物学方法的应用也较广泛。

（五）防制措施

1. 预防

（1）综合性措施　有效的预防措施是防蚊灭蚊，做好环境卫生，减少蚊虫滋生地，进入疫区可以使用避蚊剂防止蚊虫叮咬。

（2）疫苗接种　目前尚无疫苗用于预防，但有报道辛德毕斯病毒多肽疫苗的研究已取得较大进展。

2. 治疗　尚无特效治疗方法，一般采用支持疗法和对症疗法（退热剂和止痛剂等）。多数病例的病情是自限性的。

（六）公共卫生影响

我国甲病毒的研究开展较晚，以前曾经认为我国不存在甲病毒，20 世纪 80 年代后在我国分离到包括辛德毕斯病毒在内的许多甲病毒。我国虽然尚无辛德毕斯病的流行，但血清流行病学调查显示，我国 11 个省、自治区、直辖市的人群中存在辛德毕斯病毒抗体，其中上海市出现辛德毕斯病毒引起的脑炎病例，福建省于 1998 年同样出现辛德毕斯病病例，提示该病毒在我国有潜在的流行趋势。加之我国地域辽阔，存在多种媒介昆虫，适宜各种虫媒病毒的存在，因此，我们应加大监测力度，以防范该病的流行。

由于本病可使患者关节受累并限制其活动，恢复期较长；病毒的媒介和宿主范围广泛，易于大量增殖，故有可能在战时被敌方作为失能性生物战剂使用。

（夏玉坤）

◆ **参考文献**

陈振光，黄祥瑞，林荷，等 . 1998. 福建省首次发现辛德毕斯病毒感染［J］. 海峡预防医学杂志，4（2）：12－13.

黄文丽，张海林，王静林，等 . 2001. 云南辛德毕斯病毒的生物学性状研究［J］. 中国病毒学，16（2）：97－100.

梁国栋，李其平，何英，等 . 1993. 我国首次分离到辛德毕斯病毒［J］. 病毒学报，9（1）：55－59.

潘亮 . 1998. 一种新的虫媒人兽共患病——辛德毕斯病［J］. 海峡预防医学杂志，4（4）：67－68.

殷震，刘景华 . 1997. 动物病毒学［M］. 北京：科学出版社：588－612.

自登云，陈伯权，俞永新 . 1995. 虫媒病毒与虫媒病毒病［M］. 昆明：云南科技出版社：79－86.

Diane E G，J Marie Hardwick. 1998. Apoptosis in Alphavirus Encephalitis. Seminars in virology，8：481－489.

Diane E G. 1998. A review of alphavirus replication in Neurons. Neuroscience and biobehavioral reviews，22（6）：721－723.

Irusta P M，Hardwick J M. 2004. Neuronal apoptosis pathways in Sindbis virus encephalitis. Prog ress of molecular subcell biology，36：71－93.

Laine M，Luukkainen R，Toivanen A. 2004. Sindbis viruses and other alphaviruses as cause of human arthritic disease. Journal of international medicine，256（6）：457－471.

Olson K，Trent DW. 1985. Genetic and antigenic variations among geographical isolates of Sindbis virus. Journal of General Virology，66：797－810.

六、罗斯河病毒病

罗斯河病毒病（Ross river virus disease）又称流行性多发性关节炎（Epidemic polyarthritis，

EPA），是由罗斯河病毒引起的一种蚊媒人与动物共患病。人类罗斯河病毒病主要临床表现为发热、头痛、皮疹、多发性关节炎和淋巴结肿大。在动物多为阴性感染。1959 年 Doherty 首次从澳大利亚罗斯河（Ross river）附近的红树林中捕获的雌性伊蚊（*Aedes vigilax*）体内分离出本病毒，1972 年从澳大利亚昆士兰州的流行性多发性关节炎病人血液中分离出本病毒。本病多发生于夏秋多雨季节，主要分布于澳洲和南太平洋地区。

（一）病原

1. 分类地位 罗斯河病毒（*Ross River virus*，RRV）在分类上属披膜病毒科（Togaviridae）、甲病毒属（*Alphavirus*）。依据分子流行病学，将其分成 3 个基因型，分别为澳大利亚东北部昆士兰基因型、澳大利亚东南部新南威尔士基因型和澳大利亚西部基因型。

2. 形态学基本特征 罗斯河病毒粒子为球形，直径 50～60nm，呈 20 面体对称，有囊膜（图 22 - 7、彩图 22 - 5）。罗斯河病毒有 4 种结构蛋白 E1、E2、E3 和 6K，4 种非结构蛋白 nsP1、nsP2、nsP3 和 nsP4。病毒基因组为单股正链 RNA，长 11.7kb，有感染性。5′端有帽子结构，3′端有 PolyA 尾巴，RNA 兼有信使 mRNA 的功能。

3. 培养特性 乳鼠及成鼠对罗斯河病毒敏感，脑内接种可引起发病死亡。接种 BHK - 21、Vero - E6 和 C6/36 细胞，36h 后出现细胞病变，表现为细胞圆缩、聚集、脱落，其中，C6/36 细胞最为敏感，在 BHK - 21 和 Vero - E6 细胞上可形成蚀斑。

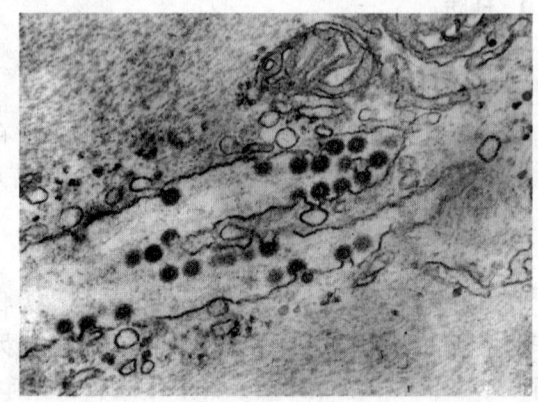

图 22 - 7 罗斯河病毒感染小鼠后肢肌细胞中正芽殖的罗斯河病毒（×40 000）

（引自 www.utmb.edu，经 Frederick A Murphy DVM 授权）

4. 理化特性 罗斯河病毒对外界理化因素的抵抗力不强，56℃加热很快被灭活，对紫外线、酸、有机溶剂（如乙醚和氯仿等）和去污剂敏感。在 pH 6.0～6.4 时能凝集鹅血细胞。

（二）流行病学

1. 传染源 病人和患病动物是罗斯河病毒的主要传染源。在 1979 年以前，由于在感染人群中很少查到病毒血症，因此认为人是罗斯河病毒流行的终末环节。但 1979—1980 年在斐济、美属萨摩亚和库克群岛发生的流行表明，人感染罗斯河病毒后可产生病毒血症，病毒血症期的病人为罗斯河病毒传播的重要传染源。

在自然界中，马、牛、羊、犬、猪等动物体内均检测到罗斯河病毒抗体，但这些动物感染后能否产生病毒血症，能否成为该病毒的传染源尚不清楚。但也有报道称马被怀疑为此病的扩大宿主，并可能在病毒的大范围转移中起一定作用。

2. 传播途径 罗斯河病毒主要以蚊-人-蚊的方式进行传播，传播媒介主要是蚊类，包括伊蚊、库蚊、疟蚊、卖毛蚊等至少 12 个蚊种。病毒可在昆虫体内繁殖，并可经卵传代，故昆虫又起到贮存宿主的作用。尽管此病的脊椎动物宿主范围较窄，但有很多蚊虫是其传播媒介，使得该病的传播更为复杂。不同蚊类在不同的地区及环境条件下起传播作用。在沿海地区，警觉伊蚊（*Aedes vigilax*）和 *A. camptorhynchus* 是主要的传播媒介。在内陆地区，*Culex annulirostris* 是主要的传播媒介，而 *A. notoscriptus* 则是罗斯河病毒在城市中的重要传播媒介。

3. 易感动物

（1）自然宿主 罗斯河病毒的自然宿主为脊椎动物，澳洲的袋鼠科动物如大袋鼠、小袋鼠及马体内均检测到高水平的抗体，此外鸟类也是其自然宿主，但最易感的动物是有袋类动物，其次是哺乳动物如马，再次为鸟类。疫区蚊类体内经常可分离到罗斯河病毒。

（2）易感人群 人群对罗斯河病毒普遍易感，儿童感染后的临床表现尚不明显，成年男性和女性均可感染发病。

4. 流行特征　每年夏、秋多雨季节，气候潮湿、温暖，蚊类活动增强，容易引起此病的流行。大洋洲为此的高发地区，每年发病约 5 000 例左右，并有逐年增高的趋势。一些研究表明，在大洋洲的人群中存在高水平的罗斯河病毒抗体，感染率似乎与年龄相关，20～60 岁之间均有发病，其中 35～49 岁之间发病率最高，男女比例相差不大。近些年来在澳大利亚，此病有向城市蔓延的趋势，许多因素包括飞速的城市化发展，农业生产方式的改变，居住地的扩张以及沿海地区工业的发展等都增加了人接触带毒蚊虫的可能性。

5. 发生与分布　早在 20 世纪 20 年代，罗斯河病毒曾多次在澳大利亚南威尔士和新几内亚流行，造成当地人群中多发性关节炎和皮疹的暴发。1933 年相似症状又出现在澳大利亚北部、昆士兰以及新几内亚北部沿海地区。1956 年在澳大利亚的墨累河谷（Murray valley）发生该病的大流行，患病人数超过 1 000 人。

罗斯河病毒在 1979—1980 年曾在太平洋地区暴发，主要流行于大洋洲、美洲等地，并在以后的一年多时间内从斐济传播到所罗门群岛、库克群岛和美拉尼西亚群岛等一些岛屿，有超过 600 000 例病例报道。在不同地区流行株不尽相同，从不同宿主动物分离到的病毒毒力也有很大差异。1985 年，Aaskov 从一名关节炎患者体内分离到罗斯河病毒，这是澳大利亚首次从关节炎患者体内分离到该病毒。有报道称，在 1992—2004 年间，澳大利亚有超过 45 000 人感染本病。

在世界范围内，罗斯河病毒病主要分布于澳洲和南太平洋地区。我国曾于 1993 年在海南省立才山区从蝙蝠体内分离出罗斯河病毒，并在当地健康人群和鼠群中查到病毒抗体。1997 年赵春生等人从我国海南省分离到罗斯河病毒，这说明在我国南方温暖潮湿的地区存在此病。

（三）对动物与人的致病性

尽管罗斯河病毒的宿主范围很广，但目前只发现人、乳鼠有临床症状，马感染后也可能有临床症状。

1. 对动物的致病性　通过对野生袋鼠、马和鸟类的血清学调查，以上动物血清中罗斯河病毒抗体呈阳性，试验感染罗斯河病毒的宿主动物，如袋鼠、豚鼠、马等可产生持续性的病毒血症。猫、犬等对罗斯河病毒有一定抵抗力，研究结果表明接种后不出现病毒血症，也无明显症状。

2. 对人的致病性　人对罗斯河病毒易感，在病人体内可检测到高滴度的病毒。人感染后，潜伏期通常为 3～10 天，随后出现发热和出疹，手指、足趾、手腕、肘部、踝关节、膝盖等处出现关节痛，不同个体疼痛程度有所不同，也偶有引起脑炎等并发症。有 50%～75% 的患者会出疹，主要是躯干和四肢，但一般不会超过 10 天。临床症状则主要在 20～50 岁的患者身上出现，30～40 岁的患者更常见，而儿童很少会出现临床症状。本病对人尽管是非致死性的，但多发性关节炎可持续数月至数年，使患者感觉虚弱、疲劳，劳动能力降低，病人非常痛苦。

（四）诊断

1. 动物的临床诊断　宿主动物感染罗斯河病毒后通常无明显症状，主要依靠从动物体内分离病毒和血清学检测确诊。将罗斯河病毒人工脑内接种新生小鼠，3 天后小鼠死亡，病理变化主要表现为大脑皮质变薄，脑积水和脑室膜细胞坏死，同时小鼠出现肌肉坏死、棕色脂肪病变和心肌坏死等病理变化。

2. 人的临床诊断　通常根据临床症状如出疹、多发性关节炎，结合流行病学调查，如进过疫区、被蚊虫叮咬等对此病初步诊断，然后依靠血清学方法检测病人体内罗斯河病毒抗体进行确诊。

3. 实验室诊断

实验室诊断方法包括病毒的分离培养，RT－PCR 检查病毒核酸和检测罗斯河病毒抗体的血清学方法。其中，血清学检测是常用的实验室诊断方法。

（1）病毒分离　取病人发病后 5 天内血清样本，接种 C6/36、BHK－21 等敏感细胞系，数天后可见细胞出现病变，主要表现为细胞聚堆、融合成片，最终破碎死亡。也可将血清样本接种 1～2 日龄小鼠，数天后小鼠发病，主要表现为四肢麻痹、侧卧、抽搐，最终死亡。

（2）病原学诊断　分离病毒后，可采用免疫荧光法或中和试验等方法鉴定病毒。应用 RT - PCR 方法检测罗斯河病毒保守基因，有助于对该病毒与其他甲病毒属成员做出鉴别诊断。

（3）血清学诊断　应用间接免疫荧光试验、IgM 捕捉试验和 ELISA 等方法进行罗斯河病毒血清学诊断。其中，采用 ELISA 方法检测急性期患者血清中特异性 IgM 抗体具有早期诊断意义；取急性期和恢复期双份血清，ELISA、血凝抑制试验、补体结合试验和中和试验检测抗罗斯河病毒 IgG 抗体，效价升高 4 倍以上具有诊断意义。

（五）防制措施

加强公共卫生管理，防蚊灭蚊。建立有效的卫生监督管理机制，对公众普及预防知识具有重要意义。另外，应该加强对传播媒介和脊椎动物宿主的研究，尤其是在澳大利亚等发病率高的地区。目前还没有有效的罗斯河病毒疫苗上市，加强疫苗研制，对控制此病的流行也非常重要。

对罗斯河病毒病尚无特异性治疗药物，患者在患病期间要注意休息，使用抗炎药及镇痛药等缓解疼痛，也可进行理疗。

（六）公共卫生学意义

尽管此病不是致死性的，但在大洋洲及沿海地带具有很高的发病率，可造成多发性关节炎和疲劳症，造成患者劳动能力下降，给经济发展带来很大损失，尤其对农业。在澳大利亚，政府每年用于罗斯河病毒血清学检测的费用是相当可观的。我国曾于 1993 年在海南省立才山区从蝙蝠体内分离出罗斯河病毒，并在当地健康人群和鼠群中查到病毒抗体，这表明在我国部分省份存在罗斯河病毒病的流行，尤其在南方温暖潮湿的地区。因此，广泛开展宣传教育，加强对罗斯河病毒病的研究均具有重要意义。

（康晓平）

◆ 参考文献

方美玉，林立辉，刘建伟. 2005. 虫媒传染病［M］. 北京：军事医学科学出版社：226 - 233.

Aaskov JG，Mataika JU，Lawrence GW，et al. 1981. An epidemic of Ross River virus infection in Fiji, 1979. Am J Trop Med Hyg, 30 (5)：1053 - 1059.

Aaskov JG，Ross PV，Harper JJ，et al. 1985. Isolation of Ross River virus from epidemic polyarthritis patients in Australia, 63：587 - 597.

Bielefeldt-Ohmann H，Barclay J. 1998. Pathogenesis of Ross River virus-induced diseases：a role for viral quasispecies and persistence. Microbial Pathogenesis, 24 (6)：373 - 383.

Condon RJ，Rouse IL. 1995. Acute symptoms and sequelae of ross tiver virus infection in South-Western Australia：a follow-up study. Clinical diagnostic virology, 3：273 - 284.

Flexman JP，Smith DW，Mackenzie JS，et al. 1998. A comparison of the diseases caused by ross river virus and barmah forest virus. Medical journal, 169：159 - 163.

Fraser，J. R. E. 1986. Epidemic polyarthritis and Ross River virus disease. Clin Rheum Dis，12 (2)：369 - 389.

Harley D，Sleigh A，Ritchie S. 2001. Ross river virus transmission, infection, and disease：cross-disciplinary review. Clinical microbiology review, 14：909 - 932.

Harley DO，Ritchie SA，Phillips DA，et al. 2000. Mosquito isolates of ross river virus from Cairns, Queensland, Australia. American journal of tropical medicine and hygiene，62：561 - 565.

Kay BH，Hearnden MN，Oliveira NM，et al. 1996. Alphavirus infection in mosquitoes at the Ross River reservoir, north Queensland, 1990 - 1993. J Am Mosq Control Assoc，12：421 - 428.

Mackenzie JS，Lindsay MD，Coelen RJ，et al. 1994. Arboviruses causing human disease in the Australasian zoogeographic region. Archives of virology, 136 (3 - 4)：447 - 467.

Mackenzie JS，Poidinger M，Lindsay MD，et al. 1995. Molecular epidemiology and evolution of mosquito-borne flaviviruses and alphaviruses enzootic in Australia. Virus Genes, 11 (2 - 3)：225 - 237.

Mudge P. 1993. Update on ross river fever. Aust Fam Physician，22 (10)：1792 - 1793.

Nestor E. Rulli，Andreas Suhrbier，Linda Hueston，et al. 2005. Ross River virus：molecular and cellular aspects of disease pathogenesis. Pharmacology & Therapeutics, 107 (3)：329 - 342.

Philipp K，Dick M，Sarah G，et al. 2005. Ross river virus sease reemergence，Fiji，2003—2004，Emerging infectious diseases，11（4）：613-615.

Richard CR. 2002. Ross river virus：ecology and distribution，Annual Review of Entomology. Palo Alto，47（1）：31.

Russell RC. 2002. Ross river virus ecology and distribution. Annual revies of entomology，47：1-31.

Suhrbier A，La LM. 2004. Clinical and pathologic aspects of arthritis due to ross river virus and other alphaviruses. Curr Opin Rheumatol，16（4）：374-379.

七、阿尼昂尼昂病毒病

阿尼昂尼昂病毒病（O'Nyong-Nyong virus disease）是由阿尼昂尼昂病毒引起的一种人与动物共患病，主要由蚊虫传播，流行于非洲地区，以非洲东部为主。人感染该病毒后，其临床症状主要表现为起病急骤，并伴有发热、全身皮疹、四肢关节疼痛和淋巴结肿大。"O'Nyong-Nyong"在非洲土著语中意味着"极度疼痛和虚弱"。本病具有自限性，未见死亡病例的报道。我国未见此病报道。

（一）病原

1. 分类地位　阿尼昂尼昂病毒（O'Nyong-Nyong virus，ONNV）在分类上属披膜病毒科（Togaviridae）、甲病毒属（Alphavirus）。该病毒抗原性与基孔肯雅病毒密切相关，与辛德毕斯病毒有部分血清学交叉反应。

2. 形态学基本特征　阿尼昂尼昂病毒具有甲病毒的典型结构。病毒粒子为球形，直径约60nm，呈20面体对称。病毒的基因组为单股正链RNA，不分节段，具有感染性。RNA的3'末端有多聚腺苷酸（polyA）尾，5'末端有帽子结构。RNA序列两端彼此互补，可形成环状分子。

3. 培养特性　阿尼昂尼昂病毒可在Hela、BHK-21细胞中培养，并能产生明显的细胞病变，在Vero、LLC-MK2等细胞中培养可产生空斑。病毒也可以在白纹伊蚊、埃及伊蚊和史氏伊蚊细胞中增殖。新生小鼠对该病毒高度敏感，小鼠适应株脑内接种3～4天后，LD_{50}可达$10^{8.5}$。

4. 理化特性　阿尼昂尼昂病毒对外界理化因素的抵抗力不强，由于囊膜含有较高的脂类，所以对乙醚和去污剂敏感。

（二）流行病学

1. 传染源　目前只是在患者和蚊虫体内分离到阿尼昂尼昂病毒。一般认为感染者是主要贮存宿主，是否存在其他脊椎动物宿主还需进一步证实。

2. 传播途径　阿尼昂尼昂病毒有其独特的传播媒介，它是通过按蚊叮咬导致人群发病。其主要传播媒介包括催命按蚊（Anopheles funestus）和冈比亚按蚊（Anopheles gambiae）。在流行期间病毒主要以蚊-人-蚊方式进行传播。也有报道称，在1996年的乌干达流行中曾首次从库蚊体内分离到阿尼昂尼昂病毒。

3. 易感动物　目前认为人和非人灵长类动物可能是阿尼昂尼昂病毒的贮存宿主，未见有其他脊椎动物感染的报道。各年龄人群均可感染且无性别差异。试验感染雏鸡可产生病毒血症，脑内和腹腔接种1周龄小鼠和地鼠可产生抗体。

4. 流行特征　该病主要发生于夏、秋两季，呈暴发性流行，主要流行于乌干达kijanebalola湖的南岸地区，并向四周村庄扩散，并且这些村庄附近多存在湖泊和沼泽地。随着非洲地区旱季的到来，该病流行逐渐减弱，这可能同蚊虫的生活习性相关。另外，催命按蚊和冈比亚按蚊的生存区域离人群比较近，这可能是此病流行时病毒快速传播的一个因素。据推测，1959年乌干达大流行中，病毒在人群中的传播速度达到平均每天3 000m。

5. 发生与分布　阿尼昂尼昂病毒首先于1959年在乌干达从一名女病人的血液中分离到。随后相继从病人和蚊虫标本中分离到该病毒，并逐步向乌干达南部和西部的邻近国家蔓延，包括肯尼亚、坦桑尼亚、莫桑比克、塞内加尔、马拉维尔和中非共和国等。到1961年为止，共造成200万例感染，其后35

年无该病毒感染病例报告。然而，血清学调查表明，此病毒在肯尼亚一直存在到 1969 年。此外，从 1974—1975 年曾从去西非旅游的发热病人体内检测到阿尼昂尼昂病毒抗体，表明此病毒在西非仍存在散发性传播。1996 年该病毒在乌干达中部地区再次出现，造成数百人感染。2003 年，该病在科特迪瓦西部的利比亚难民群中有过小范围的暴发。该病流行于非洲地区，以非洲东部为主。我国目前尚未见有关该病的报道。

（三）对人和动物的致病性

1. 对动物的致病性 该病毒的脊椎动物贮存宿主尚不能确定，流行间歇期出现人和非人灵长类动物血清学阳转，并可从蚊体内分离出病毒，表明人或非人灵长类动物可能是阿尼昂尼昂病毒的贮存宿主，但目前尚未发现非人灵长类动物发病。实验室感染新生小鼠，2～3 天后，小鼠表现发育不良、脱毛、麻痹，直至死亡。试验感染雏鸡可产生病毒血症；脑内和腹腔接种小鼠和地鼠，可产生抗体，但无明显症状。

2. 对人的致病性 潜伏期一般为 1 周，表现为突然起病，发热、寒战、头痛和关节疼痛，主要为膝关节、肘关节、腕关节、指关节和踝关节，其中膝关节和踝关节疼痛最为常见。也可出现丘疹性皮疹，首先出现在脸部，然后扩散到躯干和四肢。可伴有淋巴结炎，主要出现在颈后部。本病病程约 5～10 天，病人可自愈，不留后遗症，未见死亡病例报道。

（四）诊断

1. 疑似 具有上述临床症状和致病特点，并有在流行地区生活经历，有被蚊虫叮咬的流行病学史。

2. 确诊 除上述临床症状和流行病学特点外，本病的确诊还需进行实验室诊断，方法有病毒分离、捕捉法检测 IgM 抗体、单克隆抗体捕捉抗原检测 IgG 抗体和 RT - PCR 等。

3. 诊断 阿尼昂尼昂病毒病的流行季节、流行范围、病毒感染症状同基孔肯雅病毒相似，并且二者均可在发病后 4～7 天引起患者全身性丘疹，该病毒与基孔肯雅病毒存在血清学交叉反应，极易混淆，应注意鉴别。

（五）防制措施

阿尼昂尼昂病毒病是一种急性传染病，因其发生和发展同蚊虫的生活习性密切相关，故容易造成大规模的暴发流行。

1. 预防 目前仍没预防阿尼昂尼昂病毒感染的疫苗，因此防蚊、灭蚊成为在疫区生活人群预防该病的主要感染措施。保持环境卫生，减少水源污染，消除按蚊的滋生地；室外活动时做好个人防护，合理应用灭蚊、驱蚊药物可有效减少阿尼昂尼昂病毒的感染机会。

2. 治疗 阿尼昂尼昂病的治疗以对症治疗为主。高热患者给予合理的物理或药物降温；关节疼痛明显者注意休息，减少活动，防止意外摔伤；给予充足的能量供应等。

（六）公共卫生影响

阿尼昂尼昂病毒通过蚊虫传播，可在短时间内突然大暴发，尽管目前还没有死亡病例的报道，但会造成人群劳动力的暂时丧失，给劳动密集型产业和农业生产带来极大影响，容易引起极大的社会恐慌。提示我们有必要加强对这一疾病的认识，普及有关防治知识。在我国境内存在对阿尼昂尼昂病毒有低感染力的埃及伊蚊，它可能成为该病毒在我国的潜在传播媒介，因此，应该加强进出境检验检疫工作中对阿尼昂尼昂病毒的检测，严防该病从国外传入。

（刘治国）

◆ **参考文献**

金奇 . 2001. 医学分子病毒学 ［M］. 北京：科学出版社：424.

唐家琦 . 2005. 自然疫源性疾病 ［M］. 北京：科学出版社：312 - 331.

俞东征 . 2009. 人兽共患传染病学 ［M］. 北京：科学出版社：803 - 806.

Ann M. Powers, Aaron C Brault, Robert B Tesh, et al. 2000. Re-emergence of Chikungunya and O'nyong-nyong viruses： evidence for distinct geographical lineages and distant evolutionary relationships. Journal of General Virology, 81：

471 - 479.

Drew l Posey, Thomas O'rourke, John T Roehrig, et al. 2005. Short report: O'nyong-nyong fever in West Africa. Am. J. Trop. Med. Hyg, 73（1）：32.

Lutwama JJ, Kayondo J, Savage HM, et al. 1999. Epidemic O'Nyong-Nyong fever in southcentral Uganda, 1996 - 1997: entomologic studies in Bbaale village, Rakai District. Am J Trop Med Hyg, 61（1）：158 - 162.

Marshall TF, Keenlyside RA, Johnson BK, et al. 1982. The epidemiology of O'nyong-nyong in the Kano Plain, Kenya. Ann Trop Med Parasitol, 76（2）：153 - 158.

Noah Kiwanuka, Eduard J. Sanders, Elly B Rwaguma, et al. 1999. O'nyong-nyong fever in south-central Uganda, 1996 - 1997: clinical features and validation of a clinical case definition for surveillance purposes. Clinical Infectious Diseases, 29（5）：1243 - 1250.

Rwaguma EB, Lutwama JJ, Sempala SD, et al. 1997. Emergence of epidemic O'nyong-nyong fever in southwestern Uganda, after an absence of 35 years. Emerging Infectious Diseases, 3（1）：77.

Sanders EJ, Rwaguma EB, Kawamata J, et al. 1999. O'nyong-nyong fever in south-central Uganda, 1996 - 1997: description of the epidemic and results of a household-based seroprevalence survey. Journal of infectious diseases, 180（5）：1436 - 1443.

Woodruff AW, Bowen ET, Platt GS. 1978. Viral infections in travellers from tropical Africa. British Medical Journal, 1（6118）：956 - 958.

八、马雅罗病毒病

马雅罗病毒病（Mayaro virus disease）是由马雅罗病毒引起的一种人与动物共患的急性传染病，主要由蚊虫传播，流行于美洲地区。临床表现起病急骤，伴有发热、呕吐、腹泻、眼眶痛、皮疹和关节疼痛等。持续的多关节疼痛和淋巴结肿大是该病的主要特点，可持续数月。本病具有自限性，未见死亡病例的报道。

（一）病原

1. 分类地位　马雅罗病毒（*Mayaro virus*，MAYV）在分类上属披膜病毒科（Togaviridae）、甲病毒属（*Alphavirus*）。

2. 形态学基本特征　马雅罗病毒具有甲病毒的典型结构。病毒粒子为球形，直径 60～70nm，由 3 个基本成分组成：糖蛋白外壳（核壳蛋白）、双层类脂膜和含有 RNA 的核心。

3. 培养特性　马雅罗病毒可在多种细胞上生长，如 Vero、BHK - 21 细胞等。病毒可在 C6/36 细胞、恒河猴原代肾细胞培养物中增殖并产生细胞病变。在 BHK - 21 细胞中可形成包含体，在鸡胚细胞培养物中能产生空斑。

4. 理化特性　马雅罗病毒对外界理化因素的抵抗力不强，由于外膜含有脂类，所以对乙醚和去污剂敏感。70％乙醇、2％戊二醛均可使病毒丧失感染性。

（二）流行病学

1. 传染来源　患者和感染带毒者是主要的传染源。灵长类动物可成为马雅罗病毒的自然宿主，如南美狨猴、红吼猴等。有人认为某些鸟类也可能是该病毒的贮存宿主。

2. 传播途径　马雅罗病毒病主要通过蚊虫传播。携带病毒的蚊虫通过叮咬将病毒传播给健康者和脊椎动物，形成蚊虫-脊椎动物-蚊虫之间的循环。传播媒介为森林嗜血蚊虫属（Forest-dwelling *Haemagogus mosquitoes*），包括库蚊、伊蚊、曼蚊，此外螨也可能是本病的传播媒介。人与人之间的直接传播罕见，但是有从实验室通过空气直接感染的报道。

3. 易感动物　马雅罗病毒病主要流行于森林地带，感染人群多为森林工人和野外劳动者，因此有人认为该病是一种职业病。灵长类动物对马雅罗病毒均有不同程度的易感性，其中南美狨猴相对易感。

4. 流行特征　本病呈地方性流行，主要流行季节为 3～5 月，多为零星散发。感染病例多数生活和工作在热带潮湿雨林地区，包括亚马孙流域的巴西、秘鲁、玻利维亚的乡村地区。这些地区常年气候温湿，适合于马雅罗病毒病的流行。

5. 发生与分布 马雅罗病毒于 1954 年从特立尼达马雅罗县 5 名石油工人血清标本中首次分离，随后在巴西和玻利维亚发生流行，并先后从美国、巴西、哥伦比亚、圭亚那、秘鲁和玻利维亚等地区的脊椎动物和蚊虫中先后分离到该病毒。血清学调查显示，在整个美洲和亚马孙的乡村地区均存在本病毒。

我国未见马雅罗病毒感染病例。近年有人曾在海南、贵州分离到甲病毒，血清学与马雅罗病毒有交叉，但又明显不同于该病毒，需要进一步鉴定。曾有关于我国存在马雅罗病毒抗体阳性的报道，提示我国可能存在马雅罗病毒。

（三）对动物与人的致病性

1. 对动物的致病性 马雅罗病毒的传播与灵长类动物及某些鸟类有关，但对动物是否致病未见相关报道。

2. 对人的致病性 马雅罗病毒病潜伏期约 3～11 天，一般为 1 周。患者首先出现发热，体温可高达 40℃，伴有头痛、眼眶痛、面颈部潮红，随后患者出现典型的关节疼痛症状。关节疼痛主要累及腕、指、踝和脚趾关节，活动使疼痛加重，其中 20% 的患者出现关节肿胀，但渗出不明显。肢体可出现晨僵现象。一般发热 5 天后出现皮疹，约持续 2～3 天，随后出现蜕皮。发病 2 周后，头痛等症状可消退，但关节疼痛可持续数月，并可使有些人暂时丧失工作能力。本病可自愈，未见死亡病例报道。本病也称为"马雅罗热"。

（四）诊断

人的临床诊断

（1）疑似 具有上述临床症状和致病特点，并有在流行地区生活经历，有被蚊虫叮咬的流行病学史。

（2）确诊 除上述临床症状和流行病学特点外，能够从疑似感染患者血清内检测到马雅罗病毒或核酸，或检测到该病毒特异性抗体。

（3）鉴别诊断 马雅罗病毒病的流行季节、流行范围、病毒感染症状同登革病毒相似，临床症状很难区分。

（五）防制措施

马雅罗病毒病是一种急性人与动物共患传染病，因其发生和流行同蚊虫的生活习性密切相关，加上野生自然宿主的广泛存在，故容易造成大规模的暴发流行。

1. 预防 目前尚无预防马雅罗病毒病的疫苗，因此切断传播途径是主要的预防措施。在疫区生活的易感人群应注意保持环境卫生，减少水源污染，消除蚊虫的滋生地；室外活动时做好个人防护措施，减少蚊虫叮咬的机会；合理应用灭蚊、驱蚊药物可有效减少马雅罗病毒病感染。

2. 治疗 主要采取对症治疗。高热的患者给予合理的物理或药物降温；关节疼痛明显者注意休息，减少活动，防止意外摔伤；给予充足的能量供应等。

（六）公共卫生影响

马雅罗病毒病属于自然疫源性疾病。在特定条件下，蚊虫-脊椎动物-蚊虫之间循环可以形成新的自然疫源地，提示我们有必要加强全社会对这一疾病的认识。

我国尚无本病毒感染的报道，但随着人类活动范围的扩大和经济全球化趋势，存在外来感染的可能，特别是通过飞机、轮船等现代化交通工具将携带病毒的蚊虫传入我国，因此加强各级海关对生物媒介的检查，防止携带马雅罗病毒的蚊虫入境应给予重视；另外，马雅罗病毒病流行季节来自疫区的人群应给予注意，一旦出现可疑症状应及时进行医学观察，并注意防蚊和灭蚊。

我国幅员辽阔，气候复杂多样，地理景观及媒介昆虫复杂，不排除有马雅罗病毒的可能，须尽早进行本底调查。

（刘治国）

◆ 参考文献

金奇 . 2001. 医学分子病毒学［M］. 北京：科学出版社：424.

唐家琦 . 2005. 自然疫源性疾病［M］. 北京：科学出版社：318 - 319.

Junt T，Heraud JM，Lelarge J，et al. 1999. Determination of natural versus laboratory human infection with mayaro virus by molecular analysis. Epidemiological infection，123（3）：511 - 513.

Monath TP，editor. 1998. The arboviruses：epidemiology and ecology. CRC Press，137 - 150.

Strickland GT，editor. 2000. Hunter's tropical medicine and emerging infectious diseases. 8th edition. Philadelphia（PA）：W. B. Saunders Co，251 - 252.

Tesh RB，Watts DM，Russell KL，et al. 1999. Mayaro virus disease：an emerging mosquito-borne zoonosis in tropical South America. Clinical infectious diseases，28：67 - 73.

九、西门利克森林病

西门利克森林病（Semliki forest disease）是由西门利克森林病毒引起的人与动物共患病。伊蚊属蚊虫是本病的主要传播媒介，多种脊椎动物为其宿主。该病毒可感染人类，在多数情况下产生较温和的症状，如不明原因发热等，曾有一例实验室感染致死的病例报道。

（一）病原

1. 分类地位　西门利克森林病毒（*Semliki forest virus*，SFV）在分类上属披膜病毒科（Togaviridae）、甲病毒属（*Alphavirus*）。1942 年从乌干达西部西门利克森林中捕获的蚊虫中首次分离到病毒。该病毒基因组为单股正链 RNA，裸露的 RNA 具感染性。

2. 形态学基本特征　西门利克森林病毒粒子呈球形，直径约 54nm，有囊膜，表面有由糖蛋白组成的纤突，核衣壳直径约 38nm。在 pH 6.4 时可凝集鹅红细胞。

3. 培养特性　该病毒较易培养，可通过乳鼠脑内接种分离、传代。乳鼠脑内接种 1～2 天后可产生病毒血症并可引起死亡。病毒对多种细胞敏感，在原代鸡胚成纤维细胞、鸭胚细胞、恒河猴肾细胞以及 BHK - 21、LLC - MK2 和 Vero 等传代细胞系中能很快引起细胞裂解。在 Hela 细胞中可产生细胞病变；在 *Aedes aegypti* 和 *Aedes albopictus* 细胞系中可增殖，但不导致细胞裂解；在 BHK - 21 细胞上最早出现空斑的时间为 2～3 天，直径可达 4.7mm。

4. 理化特性　西门利克森林病毒对理化因素的抵抗力不强，紫外线和 0.2%～0.4%的甲醛均可在短时间内使病毒灭活。对乙醚、氯仿等脂溶剂敏感，对胰酶有抵抗力。病毒在 pH 7～8 的环境中稳定，在酸性环境下则很快灭活，故可用 1‰盐酸溶液浸泡消毒玻璃或塑料器皿。

（二）流行病学

1. 传染来源　本病毒的主要传播媒介是伊蚊属中的大部分成员，并可自然感染多种脊椎动物作为其宿主，如鸟类、鼠类和黑猩猩等。

2. 传播途径　西门利克森林病毒可在伊蚊体内增殖，并通过蚊虫叮咬脊椎动物而传播。

雌蚊受感染后，病毒首先感染蚊肠壁细胞，进而感染血淋巴和神经系统，最终在唾液腺出现，此时叮咬易感脊椎动物即可造成感染。

3. 易感动物

（1）自然宿主　伊蚊属蚊虫是西门利克森林病毒的原始宿主，一旦感染，将终身带毒，而且该病毒可在蚊虫间水平传播。另外，该病毒可感染多种脊椎动物，如鸟类、鼠类和黑猩猩等。脊椎动物宿主感染后大多不表现临床症状，但病毒在其体内的增殖可产生低滴度病毒血症及相应的抗体。

一般认为人和家畜是西门利克森林病毒的终末宿主，出现病毒血症时血液中的病毒浓度亦较低，不再感染蚊。

（2）实验动物　乳鼠易感，脑内接种可导致发病、死亡；脑内接种兔、地鼠和幼豚鼠亦可使其发病，表现为发热、瘫痪和死亡。皮下接种野生猴，不引起疾病，但可产生抗体。脑内或肌内接种雏鸡，可部分产生病毒血症和抗体。接种野鸟可产生病毒血症。

4. 流行特征　由于该病毒通过蚊虫叮咬传播，而地理因素与气候条件决定蚊虫和脊椎动物宿主的分布，故本病的分布较为局限，且呈散发性。

5. 发生与分布　西门利克森林病主要分布于非洲，在中非呈地方性流行，亚洲和南美洲局部地区亦有发生。

亚洲的马来西亚、印度、菲律宾、印度尼西亚、越南、泰国和俄罗斯远东地区也有病例报道；我国目前尚未见相关病例的报告。

（三）对动物与人的致病性

1. 对动物的致病性　西门利克森林病毒可感染马、小鼠、大鼠、仓鼠、兔和豚鼠，其严重程度与动物的年龄、感染途径或接种部位以及不同病毒毒株毒力的强弱均有关系。一般而言，强毒株感染幼龄动物可导致其发病甚至死亡。

西门利克森林病毒具有嗜神经性，可破坏小鼠的血脑屏障，刺激内皮细胞上黏附分子的表达，使自身免疫性 T 细胞进入中枢神经系统，导致自身免疫性脑脊髓炎的发生。神经系统发育未完全的乳鼠更易感染，死亡率较高。感染后存活的个体往往产生脱髓鞘病变，伴随麻痹或轻度瘫痪，7～10 天左右恢复。而病毒的 RNA 和蛋白会持续存在数月之久，并有可能导致继发性脑水肿的发生。低等脊椎动物受本病毒侵袭的靶器官是脑和肾，实验动物受感染后表现为病毒性脑炎、肾皮质充血、肠出血和单核细胞浸润，受感染的鸡胚表现为散在的细胞坏死。

本病毒的原始分离株 L10 为强毒株，可在 1～2 天内导致乳鼠致死性脑炎的发生，其 LD_{50} 为 1PFU；而其弱毒株 A7 一般不导致实验动物发病，但可使怀孕的母鼠中枢神经脱髓鞘，甚至引起死亡。该病毒毒力的强弱由多个基因决定，已明确的基因包括病毒表面糖蛋白 E2 基因、非结构蛋白 nsP3 基因和 5' 端非翻译区等。

2. 对人的致病性　西门利克森林病毒多数情况下只在人类中引起亚临床感染，也可能是某些不明原因发热的病因。非洲居民中 46% 有本病毒的中和抗体，中非地区高达 51%；马来西亚的常住人口中 37% 有中和抗体；越南北部和泰国则为 34%。明确与西门利克森林病毒相关的病例包括：一次发热性疾病的暴发流行（1989 年，法国驻中非共和国士兵）和一例因实验室感染引发的致死性脑炎（1979 年，德国）。

（四）诊断

1. 动物的临床诊断　大多数情况下动物表现为隐性感染，偶有发热，部分严重者表现为急性起病，潜伏期为 1～2 天，并伴有发热、消瘦、四肢无力、脑炎，甚至引起瘫痪和死亡。

2. 人的临床诊断　尽管血清学调查显示西门利克森林病毒感染在人群中较为常见，目前相关的病例报道仅有两例：在 1989 年法国驻中非共和国士兵的暴发流行中，经病原学证实的 23 例病人主要表现为发病急剧、高热、持续性头痛、肌痛和关节痛，无皮疹和淋巴结肿大，其中 6 例有腹痛，4 例腹泻，1 例有结膜炎，急性期仅为 2～4 天，但恢复期相对较长；在 1979 年因实验室感染而死亡的病例中，患者表现为发热、头痛，继发癫痫和昏迷，最终死于脑炎。我国目前尚无该病毒相关病例的报道，但在云南省的候鸟血清中查到过该病毒的抗体，故在云南及邻近省份出现不明原因发热或脑炎病人时应考虑该病的可能性。

3. 实验室诊断

（1）从患者血液或脑脊液等临床标本中分离到病毒并证实为西门利克森林病毒可以确诊。

（2）其他实验室检查 PCR 检测患者血液或脑脊液等临床标本中西门利克森林病毒的核酸；临床标本经免疫组化染色发现西门利克森林病毒抗原。

（五）防制措施

西门利克森林病是以伊蚊属蚊虫为传播媒介的虫媒传染病，且目前尚无相关的疫苗，防治应以改善生境、消灭传播媒介、切断传播途径为主。

1. 动物的防制措施　控制和消灭传染源是防制西门利克森林病的主要措施，应及时填埋滋生蚊虫的污水坑，保持牲畜的圈舍、用具及周围环境的清洁，以最大限度地切断传播途径。

2. 人的防制措施

（1）预防　在进入疫区或有可能存在西门利克森林病分布的地区时，应做好防蚊虫措施，如穿紧袖的长衣长裤、喷洒蚊虫驱避剂等。被蚊虫叮咬后要及时消毒叮咬处，以减少病毒血症的发生。

（2）治疗　传统上用病毒唑治疗甲病毒属引起的感染，体外试验证明，重组人干扰素 α 和 9 -角差藻聚糖的效果优于病毒唑。另外，阻断病毒酸性包含体进入细胞质的药物，如 bafilomycin A，可以有效地阻止西门利克森林病毒的感染，但应用于临床的疗效由于缺乏病例尚有待证明。

（六）公共卫生影响

我国幅员辽阔，国境线漫长，周边与我接壤的国家不仅数量较多，而且气候复杂多样，地理景观众多，客观上为虫媒病毒的传入和传播创造了条件，故不排除我国今后会出现西门利克森林病病例的可能。而且我国人群普遍缺乏西门利克森林病毒的抗体，加之人口密度高、局部地区的经济和文化尚欠发达，一旦传入，很容易引起一定范围内的暴发流行，势必造成某种程度的公共卫生灾难。另外，西门利克森林病毒具有嗜神经性，且易在发育不完全的神经系统中繁殖，故应加强对西门利克森林病的监测，尤其是婴幼儿的监测与防护，以防患于未然。当发现疑似西门利克森林病病人时，应立即对病人隔离治疗，防止蚊虫的再次叮咬；对病畜尸体进行无害化处理，消毒圈舍、用具和周围环境，力争将危害控制在最小的范围之内。

（刘　敏）

◆ **参考文献**

彭文明，李晓黄，黄如统 . 2002. 五种虫媒病毒生物学形状的研究 [J] . 中国人兽共患病杂志，18（6）：76 - 80.

杨起饶，刘行知，张嘉玉，等 . 1988. 云南省洱源县鸟吊山鸟血清虫媒病毒抗体调查 [J] . 中华流行病学杂志，9（3）：159 - 163.

自登云，陈伯权，俞永新 . 1995. 虫媒病毒与虫媒病毒病 [M] . 昆明：云南科技出版社：95 - 100.

Atkins G J, Sheahan B J, Liljestrom P. 1999. The molecular pathogenesis of Semliki Forest virus: a model virus made useful? Journal of general virology, 80: 2287 - 2297.

Bradish C J, Allner K, Maber H B. 1971. The virulence of original and derived strains of Semliki Forest virus for mice, guinea pigs, and rabbits. General virology, 12: 141 - 160.

Fazakerley J K. 2002. Pathogenesis of Semliki Forest virus encephalitis. Journal of neurovirology, 12 (8 Suppl 2): 66 - 74.

Mathiot C C, Grimand G, Garry P, et al. 1990. An outbreak of human Semliki Forest virus infections in Central African Republic. American journal of tropical medicine and hygiene, 42: 386 - 393.

Smithburn K C, Haddow AJ. 1944. Semliki forest virus 1. isolation and pathogenic properties. Journal of immunology, 49: 141 - 173.

Willems W R, Kaluza G, Boschek C B, et al. 1979. Semliki Forest Virus: cause of a fatal case of human encephalitis. Science, 203: 1127 - 1129.

十、盖 他 病

盖他病（Getah disease）是由盖他病毒引起的一种人与动物共患病。该病主要分布在东南亚及澳大利亚北部沿海地区，曾在日本和印度的马群中局部流行，库蚊和伊蚊是本病主要的传播媒介，发病高峰一般出现在潮湿多雨的夏秋季节。盖他病主要侵害马和猪，临床症状主要表现为发热，后肢水肿，下颌淋巴结肿大和荨麻疹。偶尔传播到人，但不引发临床症状。

（一）病原

1. 分类地位　盖他病毒（*Getah virus*，GETV）在分类上属披膜病毒科（Togaviridae）、甲病毒属（*Alphavirus*）。该病毒最初由美国陆军医学研究所于 1955 年从马来西亚的雪背库蚊（*Culex gelidus*）

中分离，并命名为盖他病毒，其原型株为 MM2021。盖他病毒不同毒株在血凝特征、小鼠毒力、蚀斑表型乃至宿主选择上均有所不同。核酸指纹图谱分析表明，不同地区分离毒株的基因组之间约有68%～96%的同源性。

2. 形态学基本特征 盖他病毒粒子在电镜下呈球形，直径约 70nm，具有囊膜和纤突。

3. 培养特性 盖他病毒易于在乳鼠脑内增殖，这也是分离、培养该病毒最常用的方法。盖他病毒具有广泛的细胞感染范围，可以感染 C6/36、BHK-21、Vero、LLC-MK$_2$、MA-104、Hmlu、RK-13、ESK 等多种细胞系，其中 C6/36、BHK-21 细胞在接种病毒后第 1 天即可出现广泛的细胞病变；在第3～4 天可形成大的蚀斑；而在 Vero 和 LLC-MK$_2$ 等细胞上一般在接种后第 3 天才出现细胞病变，第14～16 天形成较大的蚀斑。

4. 理化特性 盖他病毒对理化因素的抵抗力不强，pH 小于 5 或大于 10，以及高浓度的胰酶（0.25%以上）均可以将其灭活。该病毒对 50℃以上温度敏感，但在较低温度（10℃以下）下可存活数月。

（二）流行病学

1. 传染源 携带盖他病毒的三带喙库蚊（*Culex tritaeniorhynchus*）和刺扰伊蚊（*Aedes vexans nipponii*）是该病主要的传染源，雪背库蚊、二带喙库蚊（*Culex bitaeniorhynchus*）、具饰按蚊（*Anopheles amictus*）以及赫坎按蚊（*Anopheles hyrcanus*）偶尔也可成为该病的传播者。在许多地区，盖他病毒可在蚊和马、猪等动物之间循环传播，在此过程中，马和猪往往起到扩大宿主的作用。有资料称，啮齿类动物可能也是此病的扩大宿主。

2. 传播途径 蚊虫叮咬可能是本病传播的唯一途径。尽管有资料显示患马的鼻腔分泌物中含有盖他病毒，且试验中发现马对吸入感染亦比较敏感，但通过鼻内感染所需的病毒量较大，而患马鼻腔分泌物内只含有少量病毒，因此该病不存在气溶胶传播的可能，迄今也缺乏畜类之间直接传播的可靠证据。虽然从马的尿液或粪便中分离不出盖他病毒，但从试验感染的有腹泻症状的仔猪粪便中可发现病毒。另外，有报道称猪以及试验感染的仓鼠、豚鼠和兔存在垂直传播，但还没有证据证明马存在垂直传播。

3. 易感动物

（1）自然宿主 盖他病毒的天然宿主主要是马和猪，这两种动物遭受感染能够引发较严重的疾病。虽然人、猴、牛、犬等也能够遭受感染，但一般只能检测到相应的抗体，而不出现症状。

（2）实验动物 Kumanomido 等人曾测定了小鼠、豚鼠、地鼠、大鼠以及兔等 5 种实验动物对盖他病毒的易感性，发现这 5 种动物接种病毒后均可出现相似的病毒血症，血液中的病毒滴度以及产生抗体的水平亦无明显差别，提示这 5 种动物均可以用于盖他病毒研究。

4. 流行特征 本病常呈地方性流行，季节分布与蚊类活动密切相关，其高峰一般出现在潮湿多雨的夏秋季节。此时，温度和湿度比较大，既有利于蚊虫滋生，也有利于病毒在蚊体内繁殖，加速该病的发生和传播。

5. 发生与分布 血清学研究发现盖他病广泛分布于马来西亚、日本和柬埔寨等东南亚国家以及欧亚交界处的前苏联地区，但具有临床症状者仅见于日本和印度。在日本曾有三次较大规模的盖他病流行，分别发生在 1978、1979 和 1983 年，印度有一次，发生在 1990 年。这四次暴发均发生在当地马场中，马的平均感染率约为 30%。20 世纪 60 年代，曾有人从澳大利亚的按蚊中分离到盖他病毒，并从人和牛的血清中检测到相应抗体，但以后再没有该方面的报道，推测盖他病毒已从澳大利亚消失。但近年来研究者又在韩国的蚊中分离到盖他病毒。

我国于 1964 年首次从海南省的库蚊体内分离到盖他病毒，最近这些年又先后从其他一些省市分离到该病毒。2002 年，从河北省野外捕获的蚊中分离到盖他病毒，这说明该病毒已存在于我国北方地区。

（三）对动物与人的致病性

1. 对动物的致病性 在天然宿主中，盖他病毒主要对马和猪有较强的致病性。猪偶尔会出现临床症状。马主要表现为发热，食欲减退，后肢水肿，下颌淋巴结肿大和荨麻疹，该病不会造成马的流产和出生缺陷。受感染马匹并不都会表现出上述所有临床症状，有些马只是局限于其中一种或两种症状。实验室检查可见白细胞减少。该病的潜伏期为4～7天，大部分患畜可在发病后1～2周痊愈，但部分初生马驹和仔猪感染后食欲减退，有震颤等神经症状，病程约2～3天，呈急性死亡。试验感染猪1～2天后，可在脾脏、淋巴结及粪便中检测到盖他病毒。其临床症状表现为一过性发热，厌食，仔猪会出现轻度抑郁和腹泻。

对盖他病毒Sakai株的研究表明，该病毒对小鼠的致病性与小鼠的年龄和接种途径有关，9日龄以内的乳鼠脑内接种病毒后全部死亡；11日龄的小鼠脑内接种病毒可导致生长缓慢和麻痹，部分小鼠发生死亡；而大于13日龄的小鼠接种后不产生任何症状。病毒在乳鼠的主要器官均有复制，但主要位于肌肉组织内。研究还发现，盖他病毒不仅能够在同窝小鼠之间水平传播，还能够通过胎盘或母乳垂直传播。

2. 对人的致病性 尽管在疫区人群的血清中可以查出抗盖他病毒的抗体，但目前尚无盖他病毒引起人疾病的报道。

（四）诊断

1. 临床诊断 具有上述临床症状和致病特点，发生地有蚊虫活动，在患者血清中可检测到抗盖他病毒抗体者均可诊断为盖他病毒感染。另外，临床诊断时应注意和马病毒性动脉炎以及非洲马瘟加以区分。

2. 实验室诊断 确诊需要从血或受影响组织中分离鉴定到盖他病毒。从发热初期的患马体内采集的血较有利于病毒分离，另外从唾液和鼻拭子中也可分离出病毒。试验感染马的腋窝淋巴结和腹股沟淋巴结病毒滴度最高，存在时间也最长，提示这些组织可能利于病毒分离。其他实验室诊断方法包括利用RT-PCR方法从标本中扩增盖他病毒核酸，或采用细胞中和试验、血凝抑制试验和补体结合试验等血清学方法检查血清中是否存在盖他病毒的抗体。

（五）防制措施

对盖他病尚无特效治疗方法，防治措施主要包括：①在媒介出现以前进行免疫。经验表明，对马接种盖他病灭活疫苗，可以有效防止马盖他病的发生。在日本，免疫过的马匹不会出现临床症状和病毒血症。②防蚊灭蚊。③加强饲养管理和消毒工作。

（六）公共卫生影响

我国虽然尚无盖他病流行的报道，但在20世纪60年代已有学者从海南采集的蚊虫标本中分离到该病毒，近些年又先后从其他一些省市的蚊虫体内分离到该病毒。近期血清学普查也表明，在海南、上海、浙江等地饲养的猪群中，盖他病毒的感染率均较高。另外，尽管还没有人感染此病并引发临床症状的报道，但在人体内会检测到盖他病毒抗体，提示我们应该防患于未然，加强此病的预防工作。

（户义 宁昆）

◆ **参考文献**

金爱华，姚龙涛，卫秀余，等.2000.间接血凝抑制试验检测猪盖他病抗体方法的建立和应用［J］.中国兽医杂志，26（9）：17-18.

Asai T，Shibata I，Uruno K. 1991. Susceptibility of pregnant hamster，guinea pig，and rabbit to the transplacental infection of getah virus. Journal of veterinary medical science，53（6）：1109-1111.

Berge TO. 1975. Getah. in：international catalogue of Arboviruses，including certain other viruses of vertebrates. 2nd edition. US department of eealth，education and welfare，278-279.

Brown CM，Timoney PJ. 1998. Getah virus infection of Indian horses. Tropical Animal Health and Production，30（4）：241-252.

Fukunaga Y，Kumanomido T，Kamada M. 2000. Getah virus as an equine pathogen. Veterinary clinic of North American equine practice，16（3）：605-617.

Kamada M，Ando Y，Fukunaga Y，et al. 1980. Equine Getah virus infection：isolation of the virus from racehorses during an enzootic in Japan. Am. J. Trop. Med. Hyg，29（5）：984-988.

Kamada M，Kumanomido T，Wada R，et al. 1991. Intranasal infection of Getah virus in experimental horses. Journal of veterinary medical science，53（5）：855-858.

Li XD，Qiu FX，Yang H，et al. 1992. Isolation of Getah virus from mosquitos collected on Hainan island，China，and results of a serosurvey. Southeast Asian journal of tropical medicine and public health，23（4）：730-734.

Sentsui H，Kono Y. 1981. Pathogenicity of Getah virus for mice. Nat Inst Anim Health Q（Tokyo），21（1）：7-13.

Zhai YG，Wang HY，Sun XH，et al. 2008. Complete sequence characterization of isolates of Getah virus（genus Alphavirus，family Togaviridae）from China. Journal of General Virology，89：1446-1456.

十一、巴尔马森林病

巴尔马森林病（Barmah forest disease）是由巴尔马森林病毒引起的一种人与动物共患病。该病目前仅流行于澳大利亚，库蚊和伊蚊是其主要的传播媒介。人感染巴尔马森林病毒可引发病毒性多发性关节炎，目前尚无动物感染巴尔马森林病毒的报道。

（一）病原

1. 分类地位　巴尔马森林病毒（*Barmah forest virus*，BFV）在分类上属披膜病毒科（Togaviridae）、甲病毒属（*Alphavirus*）。由于该病毒最初于1974年从澳大利亚东南部莫累谷中的巴尔马森林中分离，故命名为巴尔马森林病毒。巴尔马森林病毒是已知甲病毒属中唯一E2蛋白N端没有糖基化的病毒。序列分析表明，各地分离的巴尔马森林病毒变异很小，同源性在98%~100%之间。

2. 形态学基本特征　巴尔马森林病毒在电镜下呈球形粒子，病毒直径约50nm，核衣壳直径约27nm，具有囊膜和纤突。

3. 培养特性　巴尔马森林病毒能感染多种蚊类细胞系，并且容易在BHK-21、Vero等哺乳动物细胞上增殖。在蚊细胞系上接种巴尔马森林病毒后20h内病毒滴度可达10^8PFU/mL，但不出现明显病变；而BHK-21细胞在接种病毒后12~16h即可出现细胞病变，病毒滴度可达到10^7~10^8PFU/mL。因此，可利用以上细胞进行病毒分离和培养。此外，乳鼠脑内接种也是分离培养该病毒的常用方法。

4. 理化特性　巴尔马森林病毒基因组为单股正链RNA，沉降系数与西门利克病毒相似。不耐热，对脂溶性溶剂敏感。

（二）流行病学

1. 传染来源　感染和携带巴尔马森林病毒的动物是传播本病的传染源，库蚊和伊蚊是其主要的传染媒介，其中在岛屿地区该病主要由*Culex annulirostris*传播，在海岸地区则主要由*Aedes vigilax*和*Aedes camptorhynchus*传播。

2. 传播途径　蚊虫叮咬是本病传播的唯一途径。健康者被带毒蚊虫叮咬后发病，进而又通过蚊虫叮咬将病毒传递给其他动物或人群。目前尚无人与人直接传播的证据。

3. 易感动物　人是巴尔马森林病毒的主要易感宿主。

袋鼠、负鼠等有袋动物，牛、马、羊等家畜可能是巴尔马森林病毒的宿主，但是犬和猫的感染率极低，作为宿主的可能性不大。在这些天然宿主中，仅人被感染后出现临床症状，其他动物感染只能检测到相应抗体，并不发病。

4. 流行特征　本病常呈地方性流行，季节分布与当地蚊虫活动密切相关，高峰一般出现在1~3月份。此时天气温暖、潮湿，容易滋生各种蚊类，促使该病发生，尤其在雨季更容易出现较大规模的暴发。

5. 发生与分布　迄今报道的巴尔马森林病毒均分布在澳大利亚，其发病率在该国虫媒病毒病中居第二位，仅次于罗斯河病毒感染。巴尔马森林病最初只发生在澳大利亚东南部，近十年逐步蔓延至西部和北部。现在澳大利亚各州均有巴尔马森林病的报道，但病例主要集中在新南威尔士、维多利亚、昆士兰和西澳大利亚等地。首例巴尔马森林病患者报道于1988年，随着检测技术的提高，每年报告的病例数也不断增加，2003—2005 年间已连续 3 年发病人数超过 1 000 人。

（三）对动物与人的致病性

尚无巴尔马森林病毒对动物致病的报道。

人感染后潜伏期一般为 7～9 天，最长可达 21 天。对于儿童，巴尔马森林病毒感染常无明显症状；成年人症状主要是发热、皮疹和多发性关节炎，后者表现为多发性关节痛、关节肿胀和关节僵硬。该病的其他症状还包括乏力、头痛、肌痛、盗汗、眩晕、呕吐、淋巴结肿大等。皮疹多见于躯干和四肢，形似麻疹，平均持续 4～7 天。在所有患者中，有 10%～50% 出现持续性的关节炎症状，最长可达 2～3 个月。患者的年龄多在 30～50 岁，男女无明显差异。

巴尔马森林病的临床症状与罗斯河病毒感染非常类似，区别仅在于巴尔马森林病感染患者的皮疹较明显，持续时间亦较长，而罗斯河病毒感染患者的关节炎症状较常见也较为严重。该病属自限性疾病，所有患者在病后数周至数月内均能完全康复并对该病形成永久的免疫力。

（四）诊断

1. 临床诊断 具有巴尔马森林病毒感染的临床症状和流行病史者均为可疑。但由于该病的临床症状与罗斯河病毒感染非常相似，所以需要借助实验室检查来确诊。

2. 实验室诊断 巴尔马森林病毒感染的实验室诊断包括：①分离到巴尔马森林病毒；②标本中检测到巴尔马森林病毒核酸；③病人早期血清中检测到巴尔马森林病毒 IgM 抗体阳性；④存在 IgM 到 IgG 抗体类型，或恢复期血清中抗体水平较感染期增高 4 倍以上。

（五）防制措施

对巴尔马森林病尚无特效治疗方法，亦无有效疫苗。治疗上以缓解症状为主，如对发热或疼痛患者可给予解热镇痛药，对关节炎患者可给予非甾体类消炎药等。

防蚊灭蚊是预防该病的关键，措施包括：对容易滋生蚊虫的排水管道、收集雨水的容器等应保持清洁；居室的门窗尽可能安装细纱窗等防蚊用品；最好不要在清晨或黄昏外出，如不能避免，可在身体的暴露部位和衣服上涂抹或喷洒适当的防蚊药物。

（六）公共卫生影响

巴尔马森林病目前仅流行于澳大利亚局部地区，在我国尚未见有该病的报道。由于我国幅员辽阔，气候复杂多样，客观上为虫媒病毒的传入和传播创造了条件，故不排除我国今后会出现巴尔马森林病病例的可能。因此，应加强进出境检验检疫工作中对巴尔马森林病毒的检测，严防该病毒从国外传入我国。

（卢 义）

◆ **参考文献**

Boughton CR, Hawkes RA, Naim HM. 1988. Illness caused by barmah forest like virus in New South Wales. Medical journal of Austrilia, 148 (3)：146 - 147.

Boyd AM, Hall RA, Gemmell RT, et al. 2001. Experimental infection of Australian brushtail possums, Trichosurus vulpecula (Phalangeridae：Marsupialia), with ross river and barmah forest viruses by use of a natural mosquito vector system. American journal of tropical medicine and hygiene, 65 (6)：777 - 782.

Boyd AM, Kay BH. 2002. Assessment of the potential of dogs and cats as urban reservoirs of ross river and barmah forest viruses. Austrilian veterinary journal, 80 (1 - 2)：83 - 86.

Dalgarno L, Short NJ, Hardy CM, et al. 1984. Characterization of barmah forest virus：an Alphavirus with some unusual properties. Virology, 133 (2)：416 - 426.

Doggett SL, Russell RC, Clancy J, et al. 1999. Barmah forest virus epidemic on the south coast of New South Wales, Australia, 1994—1995：viruses, vectors, human cases and environmental factors. Journal of medical entomology, 36 (6)：861 - 868.

Lindsay M, Johansen C, Broom AK, et al. 1995. Emergence of barmah forest virus in Western Australia. Emerging infectious disease, 1 (1)：22 - 26.

Marshall ID, Woodroofe GM, Hirsch S. 1982. Viruses recovered from mosquitoes and wildlife serum collected in the Murray Valley of south - eastern Australia February 1974, during an epidemic of encephalitis. Aust J Exp Biol Med Sci, 60: 457 - 470.

Passmore J, O'Grady KA, Moran R, et al. 2002. An outbreak of barmah forest virus disease in Victoria. Commun disease intell, 26 (4): 600 - 604.

Quinn HE, Gatton ML, Hall G, et al. 2005. Analysis of barmah forest virus disease activity in Queensland, Australia, 1993—2003: identification of a large, isolated outbreak of disease. Journal of medical entomology, 42 (5): 882 - 890.

Russell RC, Dwyer DE. 2000. Arboviruses associated with human disease in Australia. Microbes infection, 2 (14): 1693 - 1704.

十二、米德尔堡病毒感染

米德尔堡病毒感染（Middelburg virus infection）是由米德尔堡病毒引起的一种人与动物共患传染病。人感染米德尔堡病毒主要是经蚊虫叮咬引起，临床多表现为隐性感染。幼龄山羊可被感染，临床症状主要表现为发热。

（一）病原

1. 分类地位 米德尔堡病毒（*Middelburg virus*，MIDV）在分类上属于披膜病毒科（Togaviridae）、甲病毒属（*Alphavirus*）。

2. 形态学基本特征与培养特性 米德尔堡病毒粒子呈球形，基因组为单股线状 RNA。可在 C6/36 蚊子细胞系（白纹伊蚊细胞）中生长。新生小鼠和 1 日龄鸡胚对米德尔堡病毒敏感，新生小鼠脑内接种米德尔堡病毒，4 天后取脑组织悬浮液，静脉接种幼龄山羊，可导致羊羔发病。

3. 理化特性 福尔马林、紫外线可灭活米德尔堡病毒，同时该病毒对氯仿、乙醚等脂溶剂敏感。

（二）流行病学

1. 传染来源 米德尔堡病毒首先从生活在南非米德尔堡（Middelburg）地区的伊蚊体内分离，带毒的伊蚊是该病毒流行的主要传染来源。

2. 传播途径 人感染本病主要是经过带毒蚊虫的叮咬引起，尚无人-人水平传播的证据。

3. 易感动物 对于米德尔堡病毒在自然界中的宿主尚不清楚。山羊尤其是幼龄山羊可遭受感染，尚未发现其他哺乳动物感染该病毒。

4. 流行特征 本病主要流行于气候炎热干燥的台地高原，2～6 月份为该病的高发季节。

5. 发生与分布 目前米德尔堡病毒主要流行于非洲地区，如南非米德尔堡地区和西非的塞内加尔，呈地方性流行。

我国尚未有关于米德尔堡病毒感染的报道。

（三）对动物与人的致病性

米德尔堡病毒可感染山羊，幼龄山羊尤为易感，其临床症状初期表现为体温迅速升高，3～4 天后出现病毒血症，随后产生高滴度中和抗体。1957 年在莫桑比克的一次关于米德尔堡病毒的血清学调查中，发现人血清中存在病毒中和抗体，这表明人可感染米德尔堡病毒，但目前尚未有关人感染引起明显临床症状的报道。

（四）诊断

1. 动物的临床诊断 在本病流行地区，当山羊尤其幼龄山羊出现发热等症状时，应给予米德尔堡病毒高度的关注，确诊则需实验室诊断。

2. 人的临床诊断 可在米德尔堡病毒感染的早期将血液脑内接种新生小鼠或 1 日龄鸡胚，分离并鉴定该病毒。

3. 实验室诊断 常用的血清学诊断方法包括病毒中和试验和检测感染急性期和恢复期的双份血清中米德尔堡病毒抗体。该病毒基因组 3′ 端序列较为保守，因此可设计特异性引物，采用 RT - PCR 进行鉴定。

（五）防制措施

尚无预防米德尔堡病毒感染的疫苗。控制蚊媒数量是降低感染率的有效措施，防蚊、灭蚊是预防本病的重要环节，在查清虫媒的基础上采取以改造环境为重点，控制和清除媒介滋生地，减少媒介栖息地，改善人们的居住条件和生活习性，减少人类接触机会。

（六）公共卫生影响

在我国尚未见关于米德尔堡病毒感染的报道，所以严防该病毒传染源从国外传入我国，加强进出境检验检疫工作中对米德尔堡病毒的检测具有重要意义。该病毒只感染山羊，并能引起幼龄山羊的死亡，因此该病的流行对养殖业造成了一定的损失。由于还未有人感染后出现临床症状的报道，所以尚未引起人们的重视，但决不能忽视该病的流行，应加强对疫区羊群和蚊媒感染米德尔堡病毒的监测。

（李向东　田克恭）

◆ **参考文献**

Chanas AC，Johnson BK，Simpson D，et al. 1976. Antigenic relationships of alphaviruses by a simple micro-culture cross-neutralization method. Journal of general virology，32：295 - 300.

Jupp PG，Thompson DL，Cornel AJ，et al. 1967. Isolations of middelburg virus from aedes juppi mcintosh diptera culicidae suggestive of a resrvoir vector. Journal of entomology society south Africa，50（2）：393 - 398.

Kokernot RH，Meillon BD，Paterson HE，et al. 1957. Middelburg virus, a hitherto unknown agent isolated from aedes mosquitoes during an epizootic in sheep in the eastern cape province. South Africa journal of medical science，22（4）：145 - 153.

Kokernot RH. 1985. Middelburg (SA Ar749)，nouvel arbovirus du groupe A. International catalogue of arboviruses，Third edition，681 - 682.

Robin Y，Cornet M，Bres P，et al. 1969. Isolement d'une souche de virus middelburg á partir d'un lot d'Aedes (A) cumminsi récolté á bandia sénégal. Bulletin de la Société de pathologie exotique，62（1）：112 - 118.

十三、恩杜莫病毒感染

恩杜莫病毒感染（Ndumu virus infection）是由恩杜莫病毒引起的一种人与动物共患传染病。人类恩杜莫病毒感染主要是经蚊虫叮咬引起，临床多表现为隐性感染或发热等轻型症状。库蚊是该病毒的主要传播媒介。

（一）病原

1. 分类地位　恩杜莫病毒（*Ndumu virus*，NDUV）在分类上属披膜病毒科（Togaviridae）、甲病毒属（*Alphavirus*）。

2. 形态学基本特征与培养特性　恩杜莫病毒粒子呈球形，基因组为单股线状 RNA，全长约 12kb。新生小鼠对恩杜莫病毒敏感，脑内接种小鼠，小鼠 3 天后死亡，可出现典型的脑炎症状。恩杜莫病毒可在 Vero 细胞系中培养。

3. 理化特性　恩杜莫病毒对去氧胆酸钠最为敏感，有机溶剂如乙醚和氯仿等和去污剂也可杀死病毒。

（二）流行病学

1. 传染来源　恩杜莫病毒最初从生活在巴西纳塔尔市的一种库蚊体内发现，经脑内接种新生小鼠，分离出该病毒，带毒的库蚊是该病的主要传染。

2. 传播途径　人和非洲绿猴可感染恩杜莫病毒，主要是经由带毒蚊子的叮咬引起，目前对于该病毒其他的传播途径知之甚少。

3. 易感动物

（1）自然宿主　对于恩杜莫病毒在自然界中的宿主尚不清楚。人工接种新生小鼠，可导致小鼠感染死亡，对于自然界中野生小鼠是否存在该病毒的感染，尚未有相关文献报道。

（2）实验动物 新生小鼠对恩杜莫病毒敏感，脑内接种 3 天后小鼠死亡；脑内接种成年小鼠，7～9 天死亡，剖检可见脑部出现典型脑炎病理变化。将恩杜莫病毒接种非洲绿猴，不会引起发病，8～10 天后血清中出现中和抗体。

4. 流行特征 本病呈地方性流行，多发生在气候炎热多雨、蚊虫活动频繁的夏季。

5. 发生与分布 本病主要流行于巴西和南非的部分地区，呈地方性流行。目前我国尚未有关于该病的报道。

（三）对动物与人的致病性

对于恩杜莫病毒在自然界中的宿主尚不清楚，虽从人和非洲绿猴的血清中查出病毒抗体，但尚无关于该病毒引起明显临床症状的报道。

（四）诊断

本病的诊断主要依靠实验室诊断，常用方法包括病毒中和试验、血凝抑制试验等。人和非洲绿猴感染恩杜莫病毒后，8～10 天血清中出现中和抗体，15～29 天中和抗体滴度下降，直至消失，所以可采用检测感染急性期和恢复期的双份血清中病毒抗体的血清学方法进行诊断。

（五）防制措施

对恩杜莫病毒感染尚无可用的疫苗，预防措施主要是对该病毒流行地区的蚊虫密度进行监测，采取综合措施治理环境，消灭蚊虫滋生地，杀死成蚊。同时改善人类居住环境和生活习惯，减少人与蚊虫的接触机会。

（六）公共卫生影响

在我国境内尚未发现恩杜莫病毒感染，所以必须严防该病毒国外传入我国。加强进出境检验检疫工作中对恩杜莫病毒的检测具有重要意义。

（李向东　田克恭）

◆ **参考文献**

Anas AC，Johnson BK，Simpson D，et al. 1976. Antigenic relationships of alphaviruses by a simple micro-culture cross-neutralization method. Journal of general virology，32：295 - 300.

Kernot RH，Mcintosh BM，Worth CB，et al. 1961. Ndumu virus，a hitherto unknown agent，isolated from culicine mosquitoes collected in Northern Natal，Union of Sud Africa. American fournal of tropical medicine and hygiene，10（3）：383 - 386.

Kernot RH. 1985. Ndumu（SA Ar 2204），nouvel arbovirus du groupe A. International catalogue of arboviruses，Third edition，731 - 732.

十四、贝巴鲁病毒感染

贝巴鲁病毒感染（Bebaru virus infection）是由贝巴鲁病毒引起的一种人与动物共患传染病。人类感染主要是经蚊虫的叮咬而感染，临床上多表现为隐性感染或出现发热等轻型症状。库蚊和伊蚊是本病毒的主要传播媒介。

（一）病原

1. 分类地位 贝巴鲁病毒（*Bebaru virus*，BEBV）在分类上属披膜病毒科（Togaviridae）、甲病毒属（*Alphavirus*）。

2. 形态学基本特征与培养特性 贝巴鲁病毒粒子呈球形，有囊膜，基因组为单股线状 RNA。新生小鼠对贝巴鲁病毒敏感，将 0.015mL 病毒接种于新生小鼠脑内，2 天后小鼠死亡；贝巴鲁病毒脑内接种 0.03mL 或腹腔接种 0.2mL 于断乳小鼠，则不引起发病。贝巴鲁病毒可在 Vero 细胞系中繁殖，在接种后第 3 天可见直径达 2mm 的蚀斑，其他适合该病毒生长的细胞系还包括 LLC - MK$_2$ 细胞和 BHK - 21

细胞等。

3. 理化特性　由于有脂质囊膜，贝巴鲁病毒对乙醚和氯仿等有机溶剂和去污剂敏感。用 1∶20 的氯仿处理感染新生小鼠的脑，提取抗原，在 pH 6.2～7.0 时，能凝集鹅红细胞。

（二）流行病学

1. 传染来源　贝巴鲁病毒最初从生活在马来西亚的一种库蚊（*Culex* spp.）雌性成蚊体内发现，经脑内接种新生小鼠，分离出本病毒，命名为贝巴鲁病毒。贝巴鲁病毒的原型株是 MM 2 354 株。库蚊和伊蚊是本病毒的主要传播媒介，带毒的库蚊和伊蚊是该病的主要传染来源。

2. 传播途径　人感染贝巴鲁病毒主要是通过带毒蚊虫的叮咬，尚无人-人水平传播的证据。

3. 易感动物

（1）自然宿主　目前对于贝巴鲁病毒在自然界中的宿主尚不清楚。人工接种新生小鼠，可导致小鼠的感染死亡，对于自然界中存在的野生小鼠是否存在该病毒的感染，尚未见相关文献报道。

（2）实验动物　新生小鼠对该病毒敏感，脑内接种 2 天后小鼠死亡，将贝巴鲁病毒接种成年兔或成年豚鼠，不会引起发病，但可产生中和抗体。

4. 流行特征　该病呈地方性流行，多发生在气候炎热多雨、蚊虫活动频繁的夏季。

5. 发生与分布　该病主要流行于马来西亚和澳大利亚，呈地方性流行。1956 年在马来西亚，Rantau Panjang 等人从 7 组共 1 563 只库蚊属中的一组分离出一株贝巴鲁病毒。之后又从 22 组 10 737 只伊蚊分离出本病毒。

在马来西亚一次对贝巴鲁病毒血清学调查发现，吉隆坡地区的居民血清中抗体阳性者为 31/97，关丹（Kuantan）地区居民为 25/72；兰陶潘姜（Rantau panjang）地区居民为 42/92。在澳大利亚西部的人群中，贝巴鲁病毒血清抗体阳性率高于盖塔病毒血清抗体阳性率。

在我国，黄文丽等于 2001 年利用 11 种蚊媒病毒抗原，采用间接 ELISA 法对云南西双版纳地区采集的 120 份发热病人血清进行检测，结果贝巴鲁病毒抗体阳性率为 1.67%，这表明我国云南西双版纳地区可能存在贝巴鲁病毒。

（三）对动物与人的致病性

目前对于贝巴鲁病毒在自然界的宿主尚不清楚，尽管从人血清中查出病毒抗体，但尚未见有贝巴鲁病毒引起明显临床症状的报道，其临床症状也仅表现为一过性的发热。

（四）诊断

1. 人的临床诊断　可在贝巴鲁病毒感染的早期将血液脑内接种新生小鼠或接种敏感细胞系，分离培养和鉴定该病毒。

2. 实验室诊断　常用的血清学诊断方法包括补体结合试验、血凝抑制试验、病毒中和试验以及检测感染急性期和恢复期的双份血清中的抗贝巴鲁病毒抗体。本病毒感染需与盖他病毒、鹭山病毒（*Sagiyama virus*）、辛德毕斯病毒（*Sindbis virus*）、罗斯河病毒等做血清学鉴别诊断。

（五）防制措施

对贝巴鲁病毒感染尚无可用的疫苗，预防措施主要是防蚊和灭蚊，改善生活环境的卫生状况，消除蚊虫的滋生场所，以切断从蚊虫传染给人的途径。流行时控制措施主要是针对成蚊，因地制宜地采取化学防治、生物防治等有效手段，以阻断本病的传播。

（六）公共卫生影响

在我国进出口检验检疫工作中尚未发现贝巴鲁病毒传入，但我国云南可能为本病流行的疫源地，因此在热带和亚热带地区一些省份进行疫源性调查，具有一定的意义。

（李向东　田克恭）

◆ **参考文献**

陈伯权，刘琴芝，周国芳.1983.我国一些地区人血清的虫媒病毒抗体调查［J］.中华流行病学杂志，4（5）：263 - 266.
黄文丽，张海林，侯宗柳，等.2001.云南省西双版纳发热病人血清虫媒病毒抗体调查［J］.地方病通报，16（2）：

29-30.

张海林，施华芳，米竹青，等.2000.云南省景洪市虫媒病毒调查分析［J］.地方病通报，15（3）：40-44.

周国林，梁国栋，李蕾，等.1998.我国分离的甲病毒 YN87448 株基因组序列的初步分析［J］.中华实验和临床病毒学杂志，12（1）：81.

自登云，陈伯权，俞永新.1995.虫媒病毒与虫媒病毒病［M］.昆明：云南科技出版社：263-264.

Pfeffer M, Kinney RM, Kaaden OR, et al. 1998. The alphavirus 3′-nontranslated region: size heterogeneity and arrangement of repeated sequence elements. Virology, 240 (1): 100-108.

Tesh RB, Gajdusek DC, Garruto RM, et al. 1975. The distribution and prevalence of group A arbovirus neutralizing antibodies among human populations in Southeast Asia and the Pacific islands. The American journal of tropical medicine and hygiene, 24 (4): 664-675.

十五、鹭山病毒感染

鹭山病毒感染（Sagiyama virus infection）是由鹭山病毒引起的一种人与动物共患传染病。人感染鹭山病毒临床上多表现为隐性感染。马对该病毒易感，临床症状表现为初期发热，体温在 39～40℃，随即马匹后肢出疹、水肿，下颌淋巴结肿大，白细胞减少，感染末期马匹出现病毒血症。哺乳动物中除马外，猪、苍鹭、白鹭、牛、山羊、犬和兔等也可感染鹭山病毒。

（一）病原

1. 分类地位 鹭山病毒（*Sagiyama virus*，SAGV）在分类上属披膜病毒科（Togaviridae）、甲病毒属（*Alphavirus*）。鹭山病毒基因组与罗斯河病毒最为接近，二者非结构蛋白同源性为 86%，结构蛋白同源性为 83%，由此推论二者为相同的祖代病毒进化而来。

2. 形态学基本特征与培养特性 电子显微镜下鹭山病毒粒子呈球形，其直径为 49～50nm（图22-8）。用蔗糖-丙酮法从感染鹭山病毒的新生小鼠脑内提取抗原，在 pH 6.1～6.6（最适宜 pH 为 6.2～6.4）条件下，能凝集鹅红细胞，温度范围为 25～37℃，最适宜温度为 25℃。

鹭山病毒可在 BHK-21 细胞、C6/36 蚊子细胞（白纹伊蚊细胞）和鸡胚成纤维细胞中生长。接种 BHK-21 细胞，37℃培养 6h，病毒滴度可达 5×10^8PFU/mL，接种 3 天后出现较大的蚀斑；在 C6/36 蚊子细胞 30℃培养 24h，病毒滴度可达到 10^9PFU/mL，2 天后出现广泛的细胞病变；接种鸡胚成纤维细胞，30℃培养 24h，病毒滴度可达 5×10^7PFU/mL。为获得最大病毒产量，将鹭山病毒接种 BHK-21 细胞，30℃培养 48h，病毒滴度可达 2×10^9PFU/mL。

3. 理化特性 鹭山病毒对乙醚、去氧胆酸盐等脂溶剂敏感。用 1:5 乙醚或 1:1 000 去氧胆酸盐处理本病毒，其滴度明显下降。

（二）流行病学

1. 传染来源 自然界中鹭山病毒感染最大的传染源为鸟类，该病可感染许多鸟类，如苍鹭、白鹭、鸡等；其次是哺乳动物，如牛、马、猪、山羊、犬、兔等。携带鹭山病毒的蚊虫也是该病一个重要的传染源。

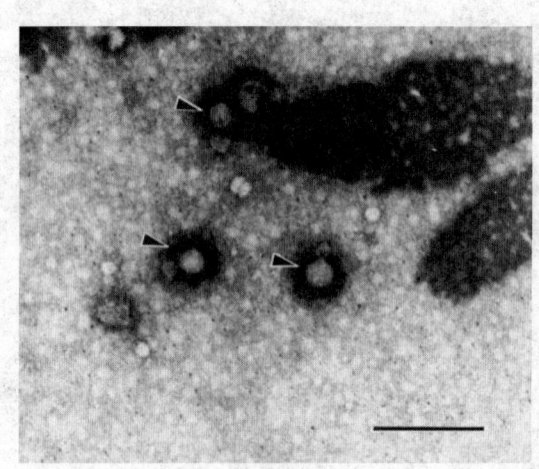

图22-8 鹭山病毒粒子（箭头）
（负染，标尺=200nm）

［引自 Journal of Veterinary Diagnostic Investigation, 18, Chia-Yi Chang, Chin-Cheng Huang, Tien-Shine Huang, et al, Isolation and characterization of a Sagiyama virus from domestic pig, 156-161, Copyright American Association of Veterinary Laboratory Diagnosticians (2006)，经 American Association of Veterinary Laboratory Diagnosticians 授权］

2. 传播途径 该病的传播媒介以库蚊和伊蚊为主。在自然界中，以蚊-鸟-蚊的循环保存。当蚊虫叮咬带毒的鸟类或带毒的哺乳动物后，再叮咬健康的人或动物可以传播该病毒。

3. 易感动物

（1）自然宿主 在自然界中本病毒主要的哺乳动物宿主是马。在日本东京一次关于鹭山病毒血清学调查中分别从马、猪、苍鹭、白鹭、鸡、牛、山羊、犬、兔和人的血清中检测出该病毒的抗体。同时候鸟可能参与鹭山病毒的流通循环。

（2）实验动物 新生小鼠对鹭山病毒敏感，脑内接种 2 天或腹腔接种 4 天后，小鼠表现中枢神经系统紊乱，肌肉僵直，瘫痪。取患病小鼠脑组织研磨，接种鸡胚绒毛尿囊膜或卵黄囊，鸡胚出血死亡；皮下接种雏鸡后 2~4 天，或静脉接种 2 天，可产生病毒血症。

4. 流行特征 该病的传播与媒介蚊虫群体的密度、温度、降雨量、河流分布、气候等外界条件密切相关。夏季降雨过多有利于媒介蚊虫的繁殖。温度、降雨量等外界条件可显著影响媒介蚊虫对鹭山病毒的敏感性，因此，该病的流行具有明显的季节性和周期性。

5. 发生与分布 该病目前主要流行于亚洲和澳大利亚太平洋区域，其中在日本东京附近和冲绳岛地区该病呈区域性流行。我国赵文忠、周国林等在海南分离出一株甲病毒，命名为 M1，采用 RT-PCR 方法，扩增病毒基因组的 3′末端核苷酸序列，并对序列进行分析，发现该病毒与鹭山病毒核苷酸同源性为 97％，氨基酸同源性为 99％，这表明我国海南部分地区可能为鹭山病毒感染的自然疫源地。

血清学抗体阳性的哺乳动物包括人、家畜和鸟类，呈隐性感染。在日本东京附近地区，一次关于鹭山病毒血清学调查结果表明，约有 10％的人群血清抗体阳性，目前尚未有关于鹭山病毒引起人发病的报道。

（三）对动物与人的致病性

1. 对动物的致病性 马对鹭山病毒敏感，感染的所有马匹，病原均来自于原始的 4 株鹭山病毒（M6/Mag 33，Mag 121，Mag 132 and Mag 258），马匹感染后表现出发热、后肢出疹、水肿，下颌淋巴结肿大，白细胞数量减少等临床症状，病毒血症出现在接种后的 1~4 天，马匹死后可从脾脏、肝脏、下颌淋巴结中分离出病毒。

2. 对人的致病性 尚未有关于鹭山病毒引起人发病的报道。日本东京附近的人群血清抗体水平较高，1956—1958 年在日本东京附近地区检测了 192 人，其中 18 人有抗鹭山病毒的中和抗体。

（四）诊断

在鹭山病毒感染早期，取血液脑内接种新生小鼠或细胞培养，分离鉴定病毒。血清学诊断方法包括血凝抑制试验、补体结合试验等。

我国田小东等 1994 年成功研制抗鹭山病毒单克隆抗体，成功地对病毒抗原进行分析及对新分离的病毒株进行鉴定。同时该单克隆抗体还可以用于鹭山病毒、辛德毕斯病毒、罗斯河病毒及盖塔病毒的鉴别诊断。

（五）防制措施

尚无针对鹭山病毒感染的有效预防疫苗。预防措施主要是做好防蚊、灭蚊措施，消灭蚊虫滋生场所和消灭幼虫。同时加强流行病学监测，尽早地发现该病的流行情况，并采取相应措施。

（六）公共卫生影响

我国海南省部分地区可能为鹭山病毒感染的自然疫源地，因此对这些地区的人群和动物进行血清学调查，具有十分重要的意义。同时应加强国境口岸进出境卫生检疫工作，防止该病从国外传入我国。

（李向东 田克恭）

◆ **参考文献**

金奇.2001.医学分子病毒学 [M].北京：科学出版社：403-428.

田小东，饶颐年.1994.抗鹭山病毒单克隆抗体的研制与应用 [J].单克隆抗体通讯，10（1）：28-30.

赵文忠，陈国栋，何海怀，等.2000.海南岛两株甲病毒基因组 3′末端核苷酸序列的克隆与分析 [J].中华实验和临床病毒学杂志，14：217-231.

自登云，陈伯权，俞永新．1995．虫媒病毒与虫媒病毒病［M］．第1版．昆明：云南科技出版社：118-120.

Karabatsos N，Fort Collins. 1985. American commuttee on Arthropod-Borne virus. International catalougue of arbovi-
    rus. Third edition. American society of tropical medicine and hygine.

Kumanomido T，Kamada M，Wada R，et al. 1988. Pathogenicity for horses of original sagiyama virus，a member of the
    getah virus group. Veterinary microbiology，17（4）：367-373.

Strauss JH，Strauss EG. 1994. The alphaviruses：gene exoression，replication，and evolution. Microbiological review，58：
    491-562.

十六、特罗卡拉病毒感染

特罗卡拉病毒感染（Trocara virus infection）是由特罗卡拉病毒引起的一种人与动物共患传染病。人感染特罗卡拉病毒主要是经蚊虫叮咬引起，临床多表现为隐性感染。伊蚊是本病毒的主要传播媒介。

（一）病原

1. 分类地位 特罗卡拉病毒（*Trocara virus*）在分类上属披膜病毒科（Togaviridae）、甲病毒属（*Alphavirus*）。

2. 形态学基本特征与培养特性 特罗卡拉病毒粒子呈球形，直径约45nm，有囊膜，基因组为单股线状RNA。新生小鼠对特罗卡拉病毒敏感，脑内接种7天内死亡。病毒可在Vero、BHK-21和C6/36蚊虫细胞系中生长，在Vero细胞，37℃培养2～4天后，约有75％细胞表现出细胞病变；在BHK-21细胞培养，3天后病毒蚀斑直径可达3～6mm，外边呈茸毛状，形状不规则。在C6/36蚊虫细胞中生长时，电镜观察可见到病毒密集地排列在细胞质的空泡内（图22-9）。

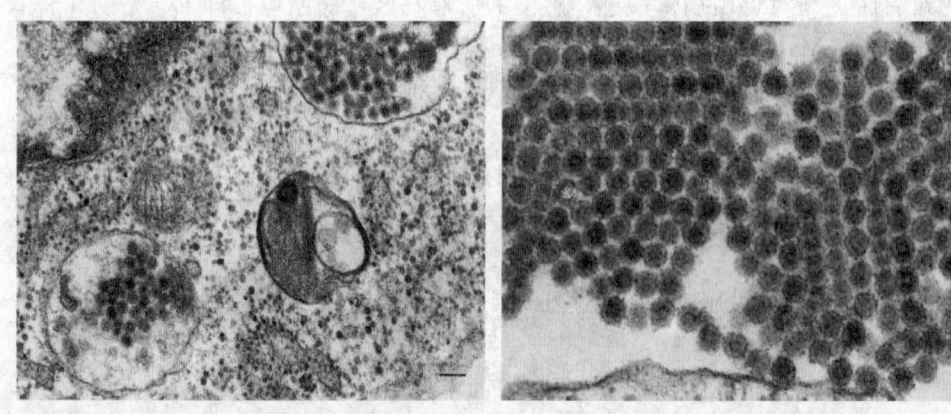

图22-9 电镜下特罗卡拉病毒在C6/36细胞中呈晶体状排列（标尺＝100nm）

A. 感染细胞C6/36胞质空泡中的特罗卡拉病毒粒子　B. 在C6/36细胞中呈晶体状排列的特罗卡拉病毒

［引自 Amelia P A Travassos Da Rosa，Michael J Turell，Douglas M Watts，et al. Trocara Virus：A Newly
Recognized *Alphavirus*（Togaviridae）Isolated From Mosquitoes In The Amazon Basin. American Journal of Tropical
Medicine and Hygiene，2001，64（1，2）：93-97，经 American Journal of Tropical Medicine and Hygiene 授权］

3. 理化特性 特罗卡拉病毒对酸性环境具有一定的抵抗力，由于有脂质囊膜，该病毒对有机溶剂如乙醚和氯仿等和去污剂敏感。

（二）流行病学

1. 传染来源 特罗卡拉病毒最初从生活在秘鲁东北部亚马孙盆地的一种伊蚊（*Aedes serratus*）体内分离，带毒的伊蚊是该病的主要传染来源。

2. 传播途径 人感染特罗卡拉病毒主要是通过带毒蚊虫叮咬引起，目前尚无人-人水平传播的证据。

3. 易感动物

（1）自然宿主 目前对于特罗卡拉病毒在自然界的宿主尚不清楚。人工接种新生小鼠，可导致小鼠的死亡，野生小鼠是否存在该病毒的感染，尚未有相关文献报道。

（2）实验动物　新生小鼠对特罗卡拉病毒敏感，脑内接种 7 天内死亡。静脉接种昆明小鼠不出现明显的临床症状，但可产生中和抗体。

4. 流行特征　特罗卡拉病毒感染呈地方性流行，多发生在气候炎热多雨、蚊虫活动频繁的夏季。

5. 发生与分布　特罗卡拉病毒感染主要流行于巴西北部和秘鲁东北部的亚马孙盆地，呈地方性流行。在我国目前尚未有关于特罗卡拉病毒感染的报道。

（三）对动物与人的致病性

对于特罗卡拉病毒在自然界的宿主尚不清楚，人类特罗卡拉病毒感染主要是经蚊虫叮咬而感染，临床上多表现为隐性感染。

（四）诊断

特罗卡拉病毒感染的诊断主要依靠实验室诊断，常用的方法为补体结合试验和血凝抑制试验。

（五）防制措施

预防特罗卡拉病毒感染的发生和流行，以搞好环境卫生为主，使媒介蚊虫控制在不足为害的水平。同时加强个体防护，防止蚊虫叮咬。

（六）公共卫生影响

我国境内尚未发现特罗卡拉病毒感染，所以严防该病毒从国外传入我国，加强进出境检验检疫工作中对特罗卡拉病毒的检测具有重要意义。

（李向东　田克恭）

◆ **参考文献**

Powers AM，Brault AC，Shirako Y，et al. 2001 . Evolutionary relationships and systematics of the alphaviruses. Journal of virology，75（21）：10118 - 10131.

Travassos da Rosa AP，Turell M J，Watts DM，et al. 2001. Trocara virus：a newly recognized alphavirus（togaviridae）isolated from mosquitoes in the Amazon Basin. The American journal of tropical medicine and hygiene，64（1 - 2）：93 - 97.

十七、埃佛格雷兹病毒感染

埃佛格雷兹病毒感染（Everglades virus infection）是由埃佛格雷兹病毒引起的一种人与动物共患传染病。人感染埃佛格雷兹病毒主要是经蚊虫叮咬而引起，临床多表现为发热、肌痛和轻微的神经症状。马感染主要表现为发热、嗜睡和肢体运动失调。此外，棉鼠也可感染埃佛格雷兹病毒。

（一）病原

1. 分类地位　埃佛格雷兹病毒（*Everglades virus*，EVEV）在分类上属披膜病毒科（Togaviridae）、甲病毒属（*Alphavirus*）。

2. 形态学基本特征与培养特性　埃佛格雷兹病毒粒子呈球形，基因组为单股正链 RNA，全长约为 12kb。埃佛格雷兹病毒可在 Vero 细胞系中生长。叙利亚黄金仓鼠（golden syrian hamster）和昆明鼠对埃佛格雷兹病毒高度敏感，脑内接种 2 天后，死亡率可达 75% 以上。

3. 理化特性　埃佛格雷兹病毒在 pH 6.5～8.5 时最为稳定，对紫外线、甲醛等敏感，可被脱氧乙酸钠、乙醚和氯仿等脂溶剂灭活。病毒在室温条件下不稳定，但可在 −80℃ 或液氮中长期保存。

（二）流行病学

1. 传染来源　埃佛格雷兹病毒最初从生活在美国南佛罗里达州大沼泽地（Everglade）国家公园附近的一种库蚊（*Culex nigripalpus*）体内分离，带毒的库蚊（*Melanoconion cedecei*）和骚扰蚊（*Ochlerotatus taeniorhynchus*）是本病毒的主要传染源。

2. 传播途径　人和动物感染埃佛格雷兹病毒主要是通过带毒蚊叮咬而引起，在人与人、人与马及小鼠之间不存在水平传播。

3. 易感动物

（1）自然宿主 刺毛棉鼠（*Sigmodon hispidus*）和得州鹿鼠（*Peromyscus gossypinus*）为埃佛格雷兹病毒在自然界中的主要贮存宿主。

（2）实验动物 叙利亚黄金仓鼠和昆明小鼠脑内接种埃佛格雷兹病毒，2天后死亡率可达75%～100%。

4. 流行特征 埃佛格雷兹病毒感染呈地方性流行，多发生在气候炎热多雨，蚊虫活动频繁的夏季。

5. 发生与分布 埃佛格雷兹病毒感染目前主要流行于美国，南至迈阿密，北至印第安河区域都存在流行，尤其在 Everglade 国家公园附近呈地方性流行。1960 年在一次对居住在 Everglade 国家公园附近的米诺尔人的血清学调查结果表明，约有 58% 的人群血清抗体阳性。

我国尚无关于埃佛格雷兹病毒感染的报道。

（三）对动物与人的致病性

1. 对动物的致病性 马感染埃佛格雷兹病毒主要表现为发热、嗜睡、肢体运动失调和脑炎等症状。叙利亚黄金仓鼠和昆明小鼠对该病毒极为易感。棉鼠也可感染，临床主要表现为隐性感染。

2. 对人的致病性 人感染埃佛格雷兹病毒初期主要临床症状为发热、全身倦怠、肌痛，72h 后病人出现严重的头痛、咽炎、淋巴结肿大和神经症状，病毒在 5 天后可从血液中分离出来。

（四）诊断

1. 动物的临床诊断 西部马脑炎病毒和埃佛格雷兹病毒均可感染马，二者引起马匹所表现出的临床症状较为相似，需要实验室方法进行鉴别。叙利亚黄金仓鼠和昆明小鼠感染埃佛格雷兹病毒后，可在心脏（1～2 天）、脑（2～4 天）、唾液腺（3～4 天）、肝脏（2～4 天）、肺脏（1～4 天）、脾脏（1～3 天）和肾脏（1～6 天）内检测到病毒。

2. 人的临床诊断 可在埃佛格雷兹病毒感染的早期将血液脑内接种叙利亚黄金仓鼠和昆明小鼠或敏感细胞系培养，分离并鉴定病毒。

3. 实验室诊断 埃佛格雷兹病毒感染不易与西部马脑炎病毒等其他虫媒病毒脑炎鉴别，确诊主要靠病毒分离及分子生物学方法，如 RT－PCR 等。常用的血清学诊断方法包括补体结合试验、病毒中和试验以及检测感染急性期和恢复期的双份血清中埃佛格雷兹病毒的抗体。

（五）防制措施

防蚊和灭蚊是消灭埃佛格雷兹病毒感染流行的主要防治措施之一，消除蚊虫的滋生场所，改善生活环境的卫生状况，以切断从蚊虫传染给人和动物的途径。同时对该病毒在自然界中的主要贮存宿主棉鼠和鹿鼠等进行血清学监测，在必要时，可考虑采取适当的捕杀措施。

（六）公共卫生影响

从野生啮齿类动物中分离的委内瑞拉马脑炎病毒 ID 株对马没有毒力或毒力极低。但 ID 株发生若干氨基酸的变异演化为北美流行株（Florida 株）后，已导致北美数以百万的马匹死亡。有鉴于此，如果埃佛格雷兹病毒的抗原性发生变异，也可能会导致其对马和人群的致病力增强，后果将不堪设想。目前，美国相关公共卫生部门给予埃佛格雷兹病毒高度的关注，许多研究学者正在利用反向遗传学技术研究该病毒变异情况。

（李向东　田克恭）

◆ **参考文献**

Bigler WJ，Ventura AK，Lewis AL，et al. 1974. Venezulelan equine encephalomyclilis in Florida：endemic virus circulation in native roden populations of everglades hammock. The American journal of tropical medicine and hygiene，23：513－521.

Bigler WJ. 1969. Venezuelan encephalitis antibody studies in certain Florida wildlife. Wild Dieases，5：267－270.

Calish CH，Murphy FA，France JK，et al. 1980. Everglades virus infection in man，1975. South medical journal，73（11）：

1548.

lark L，Coffey Anne-Sophie C，Slobodan P，et al. 2004. Exprimental everglades virus infection of cotton rats. Emerging infectous diease，10（12）：2182 - 2188.

Lark L，Coffey，Scott C，et al. 2005. Susceptibility of ochlerotatus taeniorhynchus and cluex nigripalpus for everglades virus. The American journal of tropical medicine and hygiene，73（1）：11 - 16.

Lord KO，Calisher CH，Sudia WD，et al. 1973. Ecological investigation of vertebrate hosts of Venezuelan equine encephalomyelitis virus in south Florida. The American journal of tropical medicine and hygiene，22：116 - 123.

十八、莫金波病毒感染

莫金波病毒感染（Mucambo virus infection）是由莫金波病毒引起的一种人与动物共患病。人感染莫金波病毒主要经蚊虫叮咬引起，临床上多表现为隐性感染。伊蚊是本病毒的主要传播媒介。莫金波病毒感染主要流行于委内瑞拉和巴西，呈地方性流行，多发生在炎热多雨的夏季。我国目前尚无莫金波病毒感染的报道。

（一）病原

1. 分类地位 莫金波病毒（*Mucambo virus*，MUCV）在分类上属披膜病毒科（Togaviridae）、甲病毒属（*Alphavirus*）。

2. 形态学基本特征与培养特性 莫金波病毒粒子呈球形，直径约 70nm。病毒基因组为单股正链 RNA，全长约为 12kb，包装于 20 面体对称的核衣壳中，核衣壳直径约 40nm。病毒可在 C6/36 蚊细胞系和 Vero 细胞中生长，4 天后细胞出现明显的细胞病变随即细胞全部死亡。昆明小鼠和 1 日龄鸡胚对莫金波病毒敏感。

3. 理化特性 莫金波病毒对氯仿、乙醚等脂溶剂敏感。福尔马林、紫外线可将其灭活。

（二）流行病学

1. 传染源 莫金波病毒最初从委内瑞拉特立尼达岛的一种伊蚊体内分离，黑斑蚊（*Aedes aegypi*）和白纹伊蚊（*Aedes albopictus*）是本病毒的主要传播媒介，带毒伊蚊是该病的主要传染源。

2. 传播途径 人感染莫金波病毒主要通过带毒蚊虫的叮咬引起，尚无人传人的证据。

3. 易感动物

（1）自然宿主 目前对莫金波病毒在自然界中的宿主尚不清楚。将病毒经静脉接种小鼠，可导致小鼠死亡，野生小鼠是否存在该病毒的感染，尚无相关文献报道。

（2）实验动物 昆明小鼠和 1 日龄鸡胚对莫金波病毒敏感，将病毒经静脉接种 8～15 周龄小鼠，7～14 天小鼠全部死亡。乳鼠是最常用来分离莫金波病毒的实验动物。

4. 流行特征 莫金波病毒感染呈地方性流行，多发生在气候炎热多雨、蚊虫活动频繁的夏季。

5. 发生与分布 莫金波病毒感染主要流行于委内瑞拉和巴西，呈地方性流行。我国尚无莫金波病毒感染的报道。

（三）对动物与人的致病性

目前对莫金波病毒在自然界中的宿主尚不清楚，人感染莫金波病毒主要经蚊虫叮咬引起，临床多表现为隐性感染。将病毒经静脉接种小鼠，可导致小鼠死亡。试验感染后的乳鼠可出现神经症状，最终死亡。

（四）诊断

莫金波病毒感染的诊断主要依靠实验室诊断，常用方法为病毒中和试验、空斑形成试验及血清空斑减少中和试验等。

（五）防制措施

预防莫金波病毒感染的发生和流行，控制和消灭传染源、切断传播途径是主要措施。搞好环境卫生，辅以化学防治，使媒介蚊虫控制在较低水平。同时加强个人防护，远离蚊虫滋生地，防止蚊虫的叮咬。

（六）公共卫生影响

尽管此病仅呈地方性流行，不会引起大的暴发，但我们仍有必要加强对这一疾病的认识，普及有关防治知识。在我国境内尚未发现莫金波病毒感染，应加强进出境检验检疫工作，严防该病毒从国外传入我国。

（李向东　宁昆　田克恭）

◆ 参考文献

Auguste AJ，Volk SM，Arrigo NC，et al. 2009. Isolation and phylogenetic analysis of Mucambo virus（Venezuelan equine encephalitis complex subtype IIIA）in Trinidad. Virology，392（1）：123 - 130.

Esparza J，Sánchez A. 1975. Multiplication of venezuelan equine encephalitis（mucambo）virus in cultured mosquito cells. Archives of virology，49（2 - 3）：273 - 280.

Peleg J. 1964. Growth of arboviruses in monolayers from subcultured mosquito embryo cells. Virology，6：193 - 267.

Young NA，Johnson KM. 1969. Antiggenic variants of venezuelan equine encephalitis virus：their geographic distribution and epidemiologic significance，Journal of American epidemiology，89：286 - 307.

十九、托纳特病毒感染

托纳特病毒感染（Tonate virus infection）是由托纳特病毒引起的一种人与动物共患传染病。人类托纳特病毒感染主要是经蚊虫叮咬引起，临床多表现为中度发热、头痛、关节痛等症状。生活在圭亚那地区一种冠拟椋鸟（*Psarocolius decumanus*）也可感染托纳特病毒。库蚊是本病毒的主要传播媒介。

（一）病原

1. 分类地位　托纳特病毒（*Tonate virus*）在分类上属披膜病毒科（Togaviridae）、甲病毒属（*Alphavirus*）。

2. 形态学基本特征与培养特性　托纳特病毒粒子呈球形，基因组为单股线状 RNA，全长约 12kb。2 日龄小鼠对该病毒敏感，脑内接种 2 天后死亡。病毒可在 Vero 细胞中生长。

3. 理化特性　托纳特病毒对氯仿等有机溶剂敏感，甲醛可将其灭活。

（二）流行病学

1. 传染来源　托纳特病毒最初从生活在圭亚那热带草原地区的一种库蚊（*Culex portesi*）体内分离。1974 年在美国科罗拉多州和犹他州的一种名为 cliff swallow bugs（*Oeciacus vicarius*）昆虫体内也分离出托纳特病毒，带毒的库蚊和 cliff swallow bugs 是该病的主要传染来源。

2. 传播途径　人感染托纳特病毒主要是通过带毒蚊虫叮咬引起，尚无人-人水平传播的证据。鸟类托纳特病毒感染除了带毒蚊虫叮咬外，cliff swallow bugs 在该病毒的传播中也起到重要作用。

3. 易感动物

（1）自然宿主　目前对于托纳特病毒在自然界的宿主尚不清楚。生活在南美热带草原地区的一种拟椋鸟可感染该病毒，此外，在岩雀和其他有筑巢习性的鸟类也可以感染托纳特病毒。

（2）实验动物　2 日龄的小鼠对托纳特病毒敏感，脑内接种 3 天后小鼠死亡。

4. 流行特征　托纳特病毒感染呈地方性流行，多发生在气候炎热、蚊虫活动频繁的热带草原地区。

5. 发生与分布　托纳特病毒感染主要流行于南美的热带草原地区，在圭亚那呈地方性流行。目前在我国尚未有关于该病的报道。

（三）对动物与人的致病性

1. 对动物的致病性　目前对于托纳特病毒在自然界的宿主尚不清楚，从冠拟椋鸟（*Psarocolius decumanus*）、岩雀等有筑巢习性的鸟类血清中检测出托纳特病毒的中和抗体，但以上这些鸟类感染托纳特病毒后未出现任何明显的临床症状。

2. 对人的致病性　不同种类、年龄的人均可感染托纳特病毒，但在一次关于圭亚那地区人群托纳特病毒血清学调查中发现，生活在该地区的本地人其血清抗体阳性率显著高于生活在当地的白种人。幼龄人群更易感染托纳特病毒，其临床症状主要表现为高热、局部或全身的肌肉痉挛，直至死亡。成年人感染后，临床主要表现为低热、头痛、关节痛以及消化道症状等。

（四）诊断

1. 动物的临床诊断　由于动物托纳特病毒感染主要为隐性感染，所以诊断主要依靠实验室诊断。

2. 人的临床诊断　幼龄人群感染托纳特病毒后，其临床症状主要表现为高热、局部或全身的肌肉痉挛，大脑水肿直至死亡；成年人感染后，其临床症状主要表现为低热、头痛、关节痛以及消化道症状等，血液检查可见中性粒细胞数目减少和血小板中度减少。

3. 实验室诊断　托纳特病毒的实验室诊断方法主要为 RT - PCR，可用于病毒早期感染的诊断。当病人出现早期疑似托纳特病毒感染的临床症状时，可采用捕获 IgM - ELISA 的方法进行血清学诊断，同时该方法还可以将托纳特病毒感染与临床症状相似的登革热病毒感染、圣路易脑炎病毒感染相鉴别。

（五）防制措施

控制蚊虫媒介是减少托纳特病毒感染对人类威胁的最有效方法，有组织地进行蚊虫防治是保护易感人群最经济、有效的方法。综合防治方法包括清除蚊虫滋生地，对幼虫和成蚊进行生物学和化学防治，注重个人防护，减少蚊虫叮咬机会等。

（六）公共卫生影响

在我国境内尚未发现托纳特病毒感染，应严防托纳特病毒从国外传入我国，因此加强进出境检验检疫工作中对托纳特病毒的检测具有重要意义。

托纳特病毒感染虽然发病率不高，但死亡率相对较高，人感染后可暂时失去劳动能力，因此具有较为重要的公共卫生学意义。到目前为止，虽然世界范围内未出现大规模的托纳特病毒感染暴发流行，但随着气候变暖，森林植被破坏程度日益加重，导致蚊虫活动范围扩大，增加了虫媒病毒传播的可能性。

（李向东　田克恭）

◆ **参考文献**

Hommel D，Heraud JM，Hulin A，et al. 2000. Association of tonate virus (subtype IIIB of the venezuelan equine encephalitis complex) with encephalitis in a human. Clinical infectious disease，30 (1)：188 - 190.

Monath TP，Lazuick JS，Cropp CB，et al. 1980. Recovery of tonate virus ("Bijou Bridge" strain)，a member of the venezuelan equine encephalomyelitis virus complex，from cliff swallow nest bugs (oeciacus vicarius) and nestling birds in North America. The American journal of tropical medicine and hygiene，29 (5)：969 - 983.

Talarmin A，Trochu J，Gardon J，et al. 2001. Tonate virus infection in French Guiana：clinical aspects and seroepidemiologic study. American journal of tropical medicine and hygiene，64 (5 - 6)：274 - 279.

二十、奥拉病毒感染

奥拉病毒感染（Aura virus infection）是由奥拉病毒引起的一种人与动物共患传染病。人类奥拉病毒感染主要是经蚊虫叮咬引起，临床上多表现为隐性感染。伊蚊是本病毒的主要传播媒介。

（一）病原

1. 分类地位　奥拉病毒（*Aura virus*，AURAV）在分类上属披膜病毒科（Togaviridae）、甲病毒属（*Alphavirus*）。其基因组与辛德毕斯病毒最为接近，二者非结构蛋白氨基酸同源性为 73%，结构蛋白氨基酸同源性为 62%。

2. 形态学基本特征与培养特性 奥拉病毒粒子呈球形，基因组为单股线状 RNA，病毒可在幼鼠肾细胞（BHK-15）、C6/36 和 Vero 细胞中生长。该病毒在上述细胞系中可装配成两种病毒粒子，一种与野生型病毒粒子相同，病毒基因组 RNA 全长约 11.8kb，直径约 72nm；另外一种病毒粒子直径约 62nm，病毒基因组 RNA 全长只有 4.2kb（实为 26SRNA），这种基因组 RNA 对于病毒结构蛋白的合成及病毒的复制起到关键的作用。

3. 理化特性 奥拉病毒对氯仿、乙醚等脂溶剂敏感。福尔马林、紫外线可以迅速将其灭活。

（二）流行病学

1. 传染来源 1959 年奥拉病毒从生活在巴西奥拉河畔的一种伊蚊（*Aedes serratus*）体内首次分离，带毒的伊蚊是该病的主要传染来源。

2. 传播途径 人类奥拉病毒感染主要是通过带毒蚊虫的叮咬，尚无人-人水平传播的证据。

3. 易感动物

（1）自然宿主 目前对于奥拉病毒在自然界中的宿主尚不清楚。人工接种新生小鼠，可引起小鼠感染死亡，野生小鼠是否存在该病毒的感染，尚未有相关文献报道。

（2）实验动物 新生小鼠对该病毒敏感，脑接种 2 天后小鼠死亡。

4. 流行特征 奥拉病毒感染呈地方性流行，多发生在气候炎热多雨、蚊虫活动频繁的夏季。

5. 发生与分布 奥拉病毒目前主要流行于巴西和阿根廷北部地区，流行株为 1994 年分离的 BEAR10315 毒株。

我国尚未有关于奥拉病毒感染的报道。

（三）对动物与人的致病性

对于奥拉病毒在自然界的宿主尚不清楚，尽管从人血清中查出病毒抗体，但在临床上多表现为隐性感染。

（四）诊断

在奥拉病毒感染的早期，取血液脑内接种新生小鼠或敏感细胞系培养，分离并鉴定病毒。在敏感细胞中存在两种病毒粒子，可用蔗糖梯度密度离心的方法分离开来，提取病毒基因组，采用分子生物学方法作进一步鉴定。

（五）防制措施

尚无针对奥拉病毒感染的有效疫苗。预防措施主要是做好防蚊和灭蚊工作，消灭蚊虫滋生场所。同时应加强流行病学调查与监测。

（六）公共卫生影响

我国境内尚未发现奥拉病毒感染，必须严防该病毒从国外传入我国，因此加强进出境检验检疫工作中对奥拉病毒的检测具有重要意义。

（李向东 田克恭）

◆ **参考文献**

Rumenapf T，Brown DT，Strauss EG，et al. 1995. Aura alphavirus subgenomic RNA is packaged into virions of two sizes. Journal of virology，69（3）：1741-1746.

Rumenapf T，Strauss EG，Strauss JH. 1994. Subgenomic mRNA of aura alphavirus is packaged into virions. Journal of virology，68（1）：56-62.

Tillmann Rumenapf，Ellen G，James H，et al. 1995. Aura virus is a new world representative of sindbis-like viruses. Journal of virology，208：621-633.

Weaver SC，Kang W，ShirakoY，et al. 1997. Recombinational history and molecular evolution of western equine encephalomyelitis complex alphaviruses. Journal of virology，71（1）：613-623.

Wei Zhang，Bonnie R Fisher，Norman H Olson，et al. 2002. Aura virus structure suggests that the T-4 organization is a fundamental property of viral structural proteins. Journal of virology，6：7239-7246.

二十一、摩根堡病毒感染

摩根堡病毒感染（Fort Morgan virus infection）是由摩根堡病毒引起的一种人与动物共患传染病。人感染摩根堡病毒主要是经蚊虫叮咬而感染，临床上多表现为隐性感染。库蚊和伊蚊可能是本病毒的主要传播媒介。幼雀可以感染摩根堡病毒，临床主要表现为脑炎症状。

（一）病原

1. 分类地位　摩根堡病毒（*Fort Morgan virus*，FMV）在分类上属披膜病毒科（Togaviridae）、甲病毒属（*Alphavirus*）。

2. 形态学基本特征与培养特性　摩根堡病毒粒子呈球形，基因组为单股正链 RNA，全长约 12kb。病毒基因组结构与高地病毒最为接近。

摩根堡病毒可在 C6/36 蚊子细胞系中生长。

3. 理化特性　摩根堡病毒对氯仿、乙醚等脂溶剂敏感，福尔马林、紫外线可将其灭活。

（二）流行病学

1. 传染来源　摩根堡病毒最初从加利福尼亚州摩根堡（Fort Morgan）地区一种生活在雀穴中名为 swallow bugs（*Oeciacus vicarious*）的昆虫体内分离，自然界中岩雀和麻雀可能是摩根堡病毒主要的脊椎动物宿主，同时带毒的库蚊和伊蚊也是摩根堡病毒感染流行的主要传染来源。

2. 传播途径　摩根堡病毒在自然界中可能以 swallow bugs-鸟-蚊的循环保存，该病毒能否在鸟群中水平传播，即感染的幼鸟能否将病毒传染给同窝内其他幼鸟尚不清楚。

3. 易感动物　swallow bugs 是摩根堡病毒在自然界中的主要贮存宿主，野生雀类可能是摩根堡病毒的自然宿主，目前尚未发现其他鸟类感染该病毒。

4. 流行特征　摩根堡病毒感染的流行主要发生在有筑巢习性的雀类中，有严格的季节性，多发生于蚊虫活动频繁的 5～10 月份。该病毒可在冬眠的 swallow bugs 中存活越冬，次年再次流行。

5. 发生与分布　摩根堡病毒感染主要流行于美国加利福尼亚州、科罗拉多州、德克萨斯州西部和华盛顿特区，呈地方性流行。在一次对上述地区摩根堡病毒感染流行病学调查中发现，约有 1% 的岩雀和 13% 的麻雀血清中存在摩根堡病毒抗体。

目前在我国尚未有关于摩根堡病毒感染的报道。

（三）对动物与人的致病性

7 日龄以下的幼鸟对摩根堡病毒敏感，临床症状主要表现为幼鸟精神倦怠、贫血、瘫痪和脑炎等症状，幼鸟多因跌下巢穴摔伤死亡。感染的鸟巢内鸟蛋孵化成功率正常，成年雀类呈隐性感染，发病后 3～4 天后可出现病毒血症。

人感染摩根堡病毒主要是经蚊虫叮咬引起，临床上多表现为隐性感染。

（四）诊断

主要通过实验室进行诊断，常用的血清学方法为病毒中和试验以及检测感染急性期和恢复期的双份血清中抗摩根堡病毒抗体。

（五）防制措施

尚无预防摩根堡病毒感染的疫苗。控制蚊媒数量和清除雀巢中 swallow bugs 是降低感染率的有效措施，同时还需改善环境卫生，消除蚊虫滋生场所。

（六）公共卫生影响

寄生于雀巢中的 swallow bugs 为摩根堡病毒的主要贮存宿主，这种昆虫对于摩根堡病毒感染的流行起到重要作用，因此清除雀巢中 swallow bugs 是控制感染流行的有效手段。绝大多数雀类感染后只出现短暂的病毒血症，随后产生较强的免疫反应，而不表现出任何发病征兆。疫病流行前数周，可从当地的雀群中检测出病毒抗体或分离到病毒，因此当地的雀类可作为监测摩根堡病毒感染流行的"哨兵"

动物。

我国尚未有关于摩根堡病毒感染的报道，因此对雀类进行必要的血清学调查显得尤为重要。同时，应加强进出境检验检疫工作中对摩根堡病毒的检测，严防该病毒传入我国。

（李向东　田克恭）

◆ 参考文献

Calisher CH，Monath TP，Muth DJ，et al. 1980. Characterization of fort morgan virus，an alphavirus of the western equine encephalitis virus complex，in an unusual ecosystem. The American journal of tropical medicine and hygiene，29：1428 - 1440.

Hayes RO，Francy DB，Lazuick JS，et al. 1977. Role of the cliff swallow bug（oeciacus vicarious）in the natural cycle of a western equine encephalitis-related alphavirus. Journal of medical entomology，14：257 - 262.

Rush WA，Francy DB，Bailey RE，et al. 1981. Seasonal changes in susceptibility of a population of swallow bugs（hemiptera：cimicidae）to fort morgan virus. Journal of medical entomology，18：425 - 428.

Samuel DE. 1971. The breeding biology of barn and cliff swallow colonies. Wilson bull，33：284 - 301.

Weaver RL. 1942. Growth and development of English sparrows. Wilson bull，54：183 - 191.

二十二、J 高地病毒感染

J 高地病毒感染（Highlands J virus infection）是由 J 高地病毒引起的一种人与动物共患传染病。人主要是经过蚊虫叮咬而感染，临床上多表现为隐性感染。动物中火鸡对 J 高地病毒最为易感，临床症状主要表现为急性死亡和产蛋量下降。除火鸡外，野鸡、鸣鹤、鹌鹑和鸸鹋等均可感染高地病毒，马偶尔也可感染该病毒。

（一）病原

1. 分类地位　J 高地病毒（*Highlands J virus*，HJV）在分类上属披膜病毒科（Togaviridae）、甲病毒属（*Alphavirus*）。

2. 形态学基本特征与培养特性　J 高地病毒粒子呈球形，有囊膜。基因组为单股正链 RNA，全长约 12kb。Martin J Cilinis 等人对从 1952—1994 年间收集的 19 株 J 高地病毒基因序列进行分析比较，结果表明各病毒株间序列高度保守，核苷酸变异最大为 2.2%，其中 E1 基因核苷酸变异为 1.7%。J 高地病毒与甲病毒属内其他病毒序列比较，与西部马脑炎病毒序列最为接近，核苷酸同源性为 78%，E1 氨基酸同源性为 89%。

J 高地病毒可在 BHK - 21 细胞系中培养，并能引起明显的细胞病变。

3. 理化特性　J 高地病毒对氯仿、乙醚、去氧胆酸盐等脂溶剂敏感，福尔马林、紫外线可以迅速将其灭活。

（二）流行病学

1. 传染来源　J 高地病毒最初从生活在北美的黑尾赛蚊（*Culiseta melanura*，mosquitoes）体内分离，库蚊和伊蚊是该病毒的主要传播媒介，在灰色伊蚊（*Aedes cinereus*）、刺扰伊蚊（*Aedes vexans*）、致倦库蚊（*Culex pipiens*）和黑尾赛蚊（*Culiseta melanura*）中都曾分离出该病毒。J 高地病毒只存在于雌性蚊子体内，在雄性蚊子和蚊蚴中没有分离出该病毒。

在自然界中本病毒最大传染源为鸟类，生活在淡水沼泽附近的雀形目为主要贮存宿主。J 高地病毒感染的流行地区分布与鸟类的迁徙有着密切的关系。

2. 传播途径　J 高地病毒在自然界中以蚊-鸟-蚊的循环保存。在人 J 高地病毒的传播媒介主要以库蚊和伊蚊为主。该病毒可在候鸟体内存活越冬，第二年春夏季节仍保持其感染性。有试验表明在感染 J 高地病毒的鸟体内，10 个月后仍可分离出病毒。

3. 易感动物　最近发现 J 高地病毒是一种重要的禽类疾病的病原，该病毒曾广泛流行于美国北卡罗来纳州的火鸡群中。J 高地病毒同时还感染野鸡、鸣鹤、鹌鹑、鸸鹋等。

4. 流行特征　本病的流行有严格的季节性，病例多发生在气候炎热多雨、蚊虫活动频繁的 6～10 月份，多数情况下在火鸡群中暴发，尤为幼龄火鸡群。候鸟在该病毒的流行过程中具有重要的意义。

5. 发生与分布　J 高地病毒感染主要流行于美国大西洋海岸向西延伸到德克萨斯州海湾沿岸，内陆主要流行于密歇根州和纽约的北部。1986—1990 年美国卫生部对捕获的 83 个种属鸟类所采集的 4 174 份血清样本进行 J 高地病毒血清学调查，结果证实当地的灰猫鹊（Gray catbirds）在该病毒的传播过程中起着重要作用。

我国目前尚未有关于人或动物 J 高地病毒感染的报道。

（三）对动物与人的致病性

1. 对动物的致病性　幼龄雌性火鸡对 J 高地病毒表现出高度的易感性。1991 年秋季美国北卡罗来纳州两群 27 日龄雌性火鸡暴发 J 高地病毒感染，临床发病的火鸡表现出躁动不安和部分火鸡的急性死亡，死亡率为 3.19%～3.79%。一周后，一种具有囊膜的病毒粒子从粪便中被分离出来，经血清转化试验证实为 J 高地病毒。经调查，许多种属动物血清表现出 J 高地病毒抗体阳性，这些动物多数是通过蚊虫叮咬而感染，但大多数动物都未表现出明显的临床症状。据美国佛罗里达州的研究者报道，1994—1995 年在 Placid 湖畔，约 15% 的蓝鸦和矮鸦表现出 J 高地病毒抗体阳性。在一次对印第安河郡小动物的血清学调查中，发现两只棉鼠的血清表现出 J 高地病毒抗体阳性。

马感染 J 高地病毒的病例较为少见。1964 年在美国佛罗里达州的 Hillsborough 郡，一匹马的死亡被怀疑为西部马脑炎病毒感染，直到 1989 年研究者从该马的脑组织中分离到 J 高地病毒，这是首例 J 高地病毒感染马属动物的报道。

2. 对人的致病性　1990 年美国佛罗里达州一次圣路易斯脑炎病毒（SLEV）流行过程中，从 4 名病人的体内同时分离出圣路易脑炎病毒和 J 高地病毒，这些病人表现出短期发热、头痛和类似流感症状，几天后完全恢复，这是首例 J 高地病毒感染人的报道。尽管没有直接的证据证实 J 高地病毒与此次脑炎的流行相关，但其公共卫生学意义和对畜牧业存在潜在的威胁已引起美国相关部门的高度重视。

（四）诊断

1. 动物的临床诊断　幼龄火鸡感染 J 高地病毒后，临床症状表现火鸡群的躁动不安，排水样粪便和急性死亡。隐性感染的火鸡群，临床无明显症状，在病毒感染最初的 48～96h 内，火鸡产蛋量下降 72.6%，蛋型较小，蛋壳发白，少数为软壳蛋。产蛋量下降后的 2～3 周内后可以检测到该病毒的抗体，康复后的火鸡产蛋量难以再恢复到原来的 50%。病理学剖检可见法氏囊、胸腺和脾脏萎缩，肠道内充满水样内容物。显微镜下观察可见空肠、结肠肠绒毛萎缩，胰腺细胞出现广泛坏死。11 天后，血清抗体平均滴度升高 4 倍以上。

2. 人的临床诊断　在 J 高地病毒感染流行地区，当人群出现全身不适、头痛、发热、恶心和肌痛等类似流感和脑炎、脑膜炎等临床表现时，应给予 J 高地病毒高度关注，尤其在同时存在 J 高地病毒感染和圣路易脑炎流行的疫源地。

3. 实验室诊断

在感染 J 高地病毒的火鸡群中，在患病初期的 48～96h 内可以从火鸡的气管中分离出病毒，取病程早、晚期双份血清检测补体结合抗体或血凝抑制抗体，若效价上升 4 倍以上具有诊断意义。Olson JG 等人已建立了一种间接 ELISA 方法用于东部马脑炎病毒与 J 高地病毒的鉴别诊断。

（五）防制措施

尚无预防 J 高地病毒感染的疫苗。控制蚊媒数量是降低感染率的唯一有效措施，防蚊、灭蚊是预防本病的重要环节。同时还需改善环境卫生，消除蚊虫滋生场所。

（六）公共卫生影响

鸟类对 J 高地病毒十分易感，在病毒的传播过程中，它们扮演着极其重要的角色，起着扩大宿主的作用。不同种类的鸟表现出不同的感染特性。绝大多数鸟感染病毒后只出现短暂的病毒血症，随后产生较强的免疫反应，而不表现任何发病征兆或临床症状。但也有少数种类的鸟和家禽，如野鸡、鸣鹤、鹌鹑、鸸鹋和火鸡等感染后可发病死亡。疫病流行前数周，常可从当地的鸟群中检测出病毒抗体，甚至分离到病毒，因此鸟类可作为监视 J 高地病毒活动以及疫病流行的"哨兵"动物。

我国尚未有关于 J 高地病毒感染的报道，但不排除在我国热带亚热带地区鸟类中存在该病的流行，因此对各地候鸟的血清学调查研究显得尤为重要。同时，应加强进出境检验检疫工作中对 J 高地病毒的检测，严防该病毒传入我国。

（李向东　田克恭）

◆ 参考文献

Ages DP，Ficken MD，Guy JS，et al. 1993. Egg-production drop in turkeys associated with alphaviruses：eastern equine encephalitis virus and highlands J virus. Avian diseases，37（4）：1163 - 1166.

Chamberlain R. 1963. Laboratory findings in tampa bay arbovirus investigations. 1959 - 1961. Florida state board of health，5：65 - 68.

Ficken MD，Wages DP，Guy JS，et al. 1993. High mortality of domestic turkeys associated with highlands J virus and eastern equine encephalitis virus infections. Avian diseases，37（2）：585 - 590.

Henderson. 1962. A survey for arthropod-borne viruses in South-Central Florida. The American journal of tropical medicine and hygiene，11：800 - 810.

Hoff GL. 1978. Occurrence and distribution of western equine encephalomyelitis in Florida. The American journal of tropical medicine and hygiene，172：351 - 352.

Howard J，Oliver J，Grayson MA. 2004. Antibody response of wild birds to natural infection with alphaviruses. Journal of medical entomology，41（6）：1090 - 1103.

Karabatsos NA，Lewis CH，Calisher AR，et al. 1988. Identification of highlands J virus from a Florida horse. The American journal of tropical medicine and hygiene，19：603 - 606.

Martin J，Cilinis，Ngwenli KA，et al. 1996. Genetic conservation of highlands J viruses. Virology，218：343 - 351.

Olson JG，Scott TW，Lorenz LH，et al. 1991. Enzyme immunoassay for detection of antibodies against eastern equine encephalomyelitis virus in sentinel chickens. Journal of clinical microbiology，29（7）：1457 - 1461.

Ranck FM. 1965. Natural outbreak of eastern and western encephalitis in pen-raised chukars in florida. Avian diseases，9：8 - 20.

Wellings FM. 1972. Agents encountered during arboviral ecological studies：tampa bay area，florida 1963 - 1970. The American journal of tropical medicine and hygiene，21：201 - 213.

二十三、库孜拉加奇病毒感染

库孜拉加奇病毒感染（Kyzylagach virus infection）是由库孜拉加奇病毒引起的一种人与动物共患传染病。人感染库孜拉加奇病毒主要是经蚊虫叮咬引起，临床上多表现为隐性感染。

（一）病原

1. 分类地位　库孜拉加奇病毒（*Kyzylagach virus*，KYZV）在分类上属披膜病毒科（Togaviridae）、甲病毒属（*Alphavirus*）。

2. 形态学基本特征与培养特性　库孜拉加奇病毒粒子呈球形，直径为（58.7±2.3）nm，基因组全长 11 626bp，核衣壳外有纤突，呈放射状。该病毒可在 C6/36 细胞系中生长，72h 后可出现明显的细胞病变，主要表现为细胞变圆、萎缩、直至脱落。取上述细胞培养液上清接种 BHK - 21 细胞，48h 内出现明显细胞病变。乳鼠对库孜拉加奇病毒敏感。

3. 理化特性　库孜拉加奇病毒对酸敏感，在 pH 3.0 环境下，2h 内病毒可被灭活。同时对高温和紫外线敏感，56℃条件下，病毒 30min 内可被灭活；紫外线照射 15min 可杀死病毒。但库孜拉加奇病毒对浓度 50μg/mL 的 5-氟脱氧尿苷有一定的抵抗能力。

（二）流行病学

1. 传染来源　库孜拉加奇病毒最初从生活在阿塞拜疆的一种按蚊体内分离，库蚊和按蚊是本病毒的主要传播媒介，带毒的按蚊和库蚊是该病的主要传染来源。

2. 传播途径　人感染库孜拉加奇病毒主要是经过带毒蚊虫叮咬引起，尚无人-人水平传播的证据。

3. 易感动物

（1）自然宿主　目前对于库孜拉加奇病毒在自然界中的宿主尚不清楚。人工接种新生小鼠，可导致小鼠死亡，野生小鼠是否存在该病毒的感染，尚无相关文献报道。

（2）实验动物　新生小鼠对库孜拉加奇病毒敏感，静脉接种 48h 内死亡，3 周龄以上小鼠可感染，但不能致死。

4. 流行特征　库孜拉加奇病毒感染呈地方性流行，多发生在气候炎热多雨、蚊虫活动频繁的夏季。

5. 发生与分布　库孜拉加奇病毒感染流行范围较广，非洲部分国家和澳大利亚均有流行，亚洲的阿塞拜疆和伊朗西北部地区也是库孜拉加奇病毒感染的疫源地。

在我国，新疆伊犁地区存在库孜拉加奇病毒感染的流行。我国梁国栋等人从新疆分离出一株甲病毒属病毒，命名为 XJ - 160，经基因测序分析与库孜拉加奇病毒最为接近。

（三）对动物与人的致病性

对于库孜拉加奇病毒在自然界的宿主尚不清楚，有报道从生活在阿塞拜疆的一种鹳类（Ciconi-iformes）血清中检测到病毒抗体。人感染库孜拉加奇病毒呈隐性感染。

（四）诊断

库孜拉加奇病毒感染的诊断主要依靠实验室诊断，常用方法为病毒中和试验、空斑形成试验及血清空斑减数中和试验等。

（五）防制措施

预防措施主要是防蚊和灭蚊，根据当地滋生蚊虫的生态习性采取药物除蚊和滋生地处理等有针对性的措施。同时加强个体防护，防止蚊虫的叮咬。

（六）公共卫生影响

我国新疆维吾尔自治区、宁夏回族自治区和安徽部分地区可能存在库孜拉加奇病毒感染的流行，因此对上述地区的人群和动物进行血清学调查，具有十分重要的意义。我国新疆地区邻近库孜拉加奇病毒感染流行的一些国家，因此加强国境口岸进出境卫生检疫工作中对库孜拉加奇病毒的检测，对于防止该病毒从境外传入我国具有积极的意义。

（李向东　田克恭）

◈ **参考文献**

李其平，Nick Karabatsos，郄琦，等 . 1995. 新疆虫媒病毒的分离与鉴定［J］. 中华实验和临床病毒学杂志，9（4）：367 - 370.

李其平，谢杏初，郄琦，等 . 1992. 从新疆首次分离出 20 株甲属披膜病毒［J］. 地方病通报，7（3）：28.

梁国栋，李其平，何英，等 . 1993. 我国首次分离到辛德毕斯病毒［J］. 病毒学报，9（1）：55.

Liang GD，Lei L，Zhou GL，et al. 2000. Isolation and complete nucleotide sequence of a Chinese sindbis-like virus. Journal of general virology，81（5）：1347 - 1351.

L'vov DK，Gromashevski VL，Skvortsova TM，et al. 1979. Kyzylagach virus (family togaviridae，genus alphaviruses)，a new arbovirus isolated from culex modestus mosquitoes trapped in the Azerbaijani SSR. Voprosy virusologii，5：519 - 523.

二十四、沃达罗病毒感染

沃达罗病毒感染（Whataroa virus infection）是由沃达罗病毒引起的一种人与动物共患传染病。人感染类沃达罗病毒主要是经蚊虫叮咬引起，临床多表现为隐性感染。在动物中雀形目鸟类可遭受感染，临床主要表现为神经症状。

（一）病原

1. 分类地位 沃达罗病毒 (*Whataroa virus*，WHAV) 在分类上属披膜病毒科 (Togaviridae)、甲病毒属 (*Alphavirus*)。沃达罗病毒各病毒分离株核苷酸同源性大于 99%。

2. 形态学基本特征与培养特性 沃达罗病毒粒子呈球形，基因组为单股正链 RNA，全长约 12kb。新生小鼠对该病毒敏感。可在 Vero 细胞和 C6/36 细胞中增殖，该病毒的培养特性是在低温状态下增殖迅速。

3. 理化特性 沃达罗病毒对氯仿、乙醚、去氧胆盐等脂溶剂敏感，福尔马林、紫外线可以迅速将其灭活。

（二）流行病学

1. 传染来源 沃达罗病毒最初从生活在新西兰瓦塔罗阿的一种库蚊体内分离，脉毛蚊属 (*Culiseta tonnoiri*) 是该病毒的主要传播媒介，在自然界中本病毒最大传染源为鸟类，生活在沼泽地区的雀形目为主要贮存宿主。沃达罗病毒感染的流行地区分布与鸟类的迁徙有着密切的关系。

2. 传播途径 沃达罗病毒在自然界中以蚊-鸟的循环保存，带毒的库蚊是人感染的主要传播媒介。有一种嗜血昆虫蚋 (*Austrosimulium ungulatum*) 感染沃达罗病毒后，病毒可在血管、体腔内复制，但在唾液腺内不存在病毒，所以不能通过叮咬传播病毒，但它可以机械传毒 12~48h。此外，沃达罗病毒可在麻蝇科拉合尔钝缘蜱 (*Ornithodoros capensis*) 内繁殖，在本病流行的高峰季节，可起到机械传毒的作用。

3. 易感动物

（1）自然宿主 野生鸟类为沃达罗病毒主要的脊椎动物宿主，歌鸲 (Song thrush)、黑鸟 (Black bird)、苍头燕雀 (Chaffinch)、篱雀 (Hedge sparrow)、钟雀 (Bell bird)、鹃鸟 (*Chalcites lucidus*) 和噪鹃 (*Eudynamis taitensis*) 等均可感染沃达罗病毒。生活在新西兰地区的一种飞袋鼠也可遭受感染，临床呈隐性感染。

（2）实验动物 新生小鼠对沃达罗病毒敏感。蚊虫感染沃达罗病毒后，病毒在数小时内进入血淋巴，大量病毒随即破坏肠道释放出来，6 天后病毒分布于各组织器官；在感染的第 17 天，病毒存在于蚊子的唾液腺中，此时蚊子再叮咬健康小鼠，可使小鼠发病死亡。

4. 流行特征 沃达罗病毒感染流行地区的季节特点是夏季气温比较低，多发生在每年的 9 月份至次年的 6 月份，候鸟在该病的流行过程中具有重要的意义。

5. 发生与分布 沃达罗病毒感染主要流行于澳大利亚和新西兰部分地区，呈地方性流行。在南韦斯特兰地区一次关于沃达罗病毒血清学调查结果表明，该地区鸟群病毒抗体阳性率高达 21%。

（三）对动物与人的致病性

1. 对动物的致病性 野生鸟类感染沃达罗病毒，多数不出现明显的临床症状，但中和抗体可维持 1~17 个月，雏鸟多表现为脑炎症状。飞袋鼠感染后血清抗体滴度较低，不能形成病毒血症。

2. 对人的致病性 人感染沃达罗病毒主要是经过蚊虫叮咬引起，临床上多表现为隐性感染。

（四）诊断

对于沃达罗病毒感染的诊断主要依靠实验室诊断，在感染早期，将血液接种新生小鼠脑内或敏感细胞中培养，分离并鉴定病毒。血清学诊断方法包括补体结合试验和病毒中和试验等。

（五）防制措施

尚无针对沃达罗病毒感染的有效疫苗。预防措施主要是做好防蚊、灭蚊工作，加强对蚊虫生态学的调查研究，依照不同种类蚊虫的生态习性因地制宜地采取以环境治理、化学防治、生物防治或其他有效手段，把靶标媒介物控制在不足为害的水平。

（六）公共卫生影响

多种野生鸟类可感染沃达罗病毒，幼鸟感染后可导致死亡，成鸟感染后虽不表现出明显的临床症状，但病毒血症期持续时间较长，这种情况下，容易造成病毒的扩散。在我国境内尚未发现沃达罗病毒感染，应加强进出境检验检疫工作中对沃达罗病毒的检测，严防该病毒从国外传入我国。

（李向东　田克恭）

◆ **参考文献**

Doherty RL，Bodey AS，Carew JS. 1969. Sindbis virus infection in Austrilia. Medical journal of Austrilia，2：1016-1017.

Guard RW，Mcauliffe MJ，Stallman ND，et al. 1982. Haemorrhagic manifestations with sindbis infection，Pathology，14：89-90.

Rentier-Delrue F，Young NA. 1980. Genomic divergence among sindbis virus strains，Virology，106：59-70.

Saleh SM，Poidinger M，Mackenzie JS，et al. 2004. Antigenic and genetic typing of whataroa viruses in Australia. The American journal of tropical medicine and hygiene，71（3）：262-267.

第二节　风疹病毒属病毒所致疾病

风　疹

风疹（Rubella，German measles）是由风疹病毒引起的一种常见急性传染病。1941 年澳大利亚眼科医生 Gregg 发现妊娠早期孕妇感染风疹病毒后会导致胎儿白内障及心脏损伤，风疹病毒才逐步受到人们的重视。此病主要由飞沫经呼吸道传播，以轻度发热、咳嗽、全身皮肤出现细沙样玫瑰色斑丘疹，耳后及枕部淋巴结肿大为特征。其危害在于先天性感染和风疹后脑炎。如果孕妇感染风疹，将严重损害胎儿，儿童成人均可发病。中医学称之为风痧。风疹广泛分布于世界各地，我国同样存在此病的流行。

（一）病原

1. 分类地位　风疹病毒（*Rubella virus*，RV）在分类上属披膜病毒科（Togaviridae）、风疹病毒属（*Rubivirus*），是该属中唯一成员。与其他披膜病毒科成员不同，风疹病毒的自然贮存宿主是人，而非无脊椎动物。此外，风疹病毒与披膜病毒科的其他病毒无交叉抗原。

2. 形态学基本特征与培养特性　风疹病毒在电镜下多呈球形，直径为（58±7）nm（图 22-10）。主要由外层囊膜和内层的核衣壳两部分构成，包含 E1、E2 和 C 3 种结构蛋白，E1 和 E2 为囊膜糖蛋白，以异二聚物的形式分布在外层囊膜上，核衣壳直径为（33±1）nm，由病毒的 RNA 和 C 蛋白组成，风疹病毒的抗原结构相当稳定，只有一个血清原型。

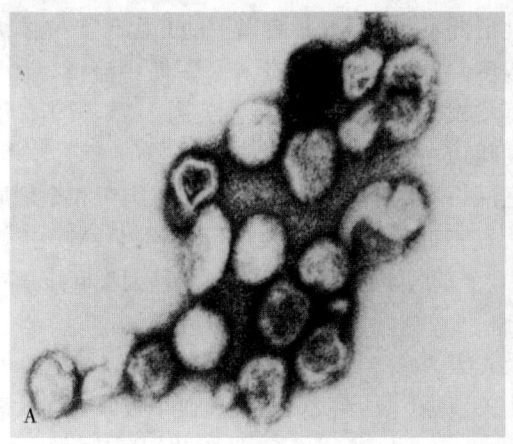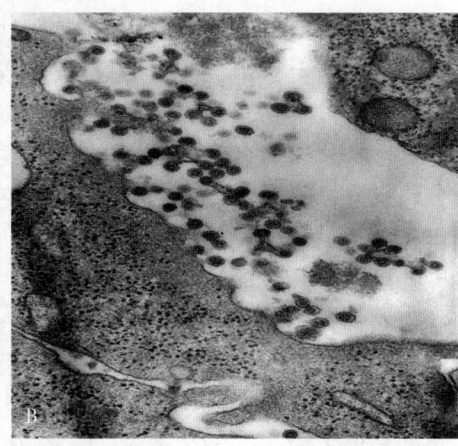

图 22-10　风疹病毒透射电镜照片

（图 A 由 CDC/Dr. Erskine Palmer 供图　图 B 由 CDC/ Dr. Fred Murphy，Sylvia Whitfield 供图）

风疹病毒的核苷酸序列已全部确定，其基因组长度为 9 762 个 nt，为一 40S 的 RNA，由 5'-UTR、5'-ORF、UTR、3'-ORF、3'-UTR 组成，其中包含两个开放式阅读框架（ORF）。在风疹病毒感染细胞中还可发现一 24S 聚 A 化的亚基因 RNA。40S RNA 除去 3'端聚 A 尾外，5'端的阅读框架位于核苷酸的 41～6 656 位，包含 6 615 个 nt，编码一个由 2 205 个氨基酸组成的多肽，这一大的蛋白前体经切割加工后产生 4 个非结构蛋白（NS）；3'端的阅读框架位于核苷酸的 6 507～9 696 位，包含 3 189 个 nt，转录一个 24S 的亚基因 RNA，并翻译产生一条含 1 063 个氨基酸的多肽，即结构蛋白前体，两个阅读框架有一个 149nt 的重叠区。

风疹病毒可在胎盘或胎儿体内（以及出生后数月甚至数年）增殖，产生长期、多系统的慢性进行性感染。还可在兔肾、乳田鼠肾、绿猴肾、兔角膜等细胞中增殖，能凝集鸡、鸽、鹅和人 O 型红细胞。

3. 理化特性 风疹病毒在体外的生活力弱，对紫外线、乙醚、氯化铯、去氧胆酸盐等均敏感。pH 低于 3.0 可将其灭活。该病毒不耐热，56℃ 30min，37℃ 1.5h 均可将其灭活，4℃ 保存不稳定，最好保存在 -60～-70℃，可保持活力 3 个月，干燥冰冻下可保存 9 个月。

（二）流行病学

1. 传染源 病人是唯一的传染源，包括亚临床型或隐性感染者，其实际数目比发病者高，因此是易被忽略的重要传染源。传染期在发病前 5～7 天和发病后 3～5 天，起病当天和前一天传染性最强。病人口、鼻、咽部分泌物以及血液、大小便中均可分离出病毒。

2. 传播途径 一般儿童与成人风疹主要由飞沫经呼吸道传播，人与人之间也可经密切接触传染。胎内被感染的新生儿，特别咽部可排病毒数周、数月甚至 1 年以上，因此可通过污染的奶瓶、奶头、衣被、尿布及直接接触等感染缺乏抗体的医务人员和家庭成员，或引起婴儿室中传播。孕妇被感染后可引起流产、死产、早产或有多种先天畸形的先天性风疹。

3. 易感动物

（1）实验动物 病毒通过上呼吸道感染，人是唯一的宿主，猴、家兔、大鼠等动物可在实验室感染。

（2）易感人群 风疹一般多见于 5～9 岁的儿童，上海 1993 年春夏风疹暴发流行，发病率高达 0.45%，其中 10～14 岁最高，次之为 5～9 岁。流行期，中青年、成人和老人也可发病。

4. 流行特征 由于本病临床症状轻微，多数病人呈隐性感染，无皮疹及临床症状，故常低估本病的实际流行情况。血清流行病学调查显示人群感染率很高，我国曾对 20 个省育龄妇女进行调查，风疹抗体阳性率高达 90% 以上。

5. 发生与分布 我国自 20 世纪 80 年代后期至今有多处发生地方性流行。近年用血凝抑制试验检测风疹病毒抗体，杭州报告小儿和成人中抗体阳性率为 98%，21 岁以上女性为 100%；上海育龄妇女中为 97.5%，北京为 99.28%。世界各地抗体阳性情况不一致。6 月龄以下幼儿因母源抗体被动免疫故很少患病。风疹较多见于冬春，近年来春夏发病较多，可在幼儿园、学校、军队中流行。20 世纪 80 年代以来，日本、美国、印度、墨西哥、澳大利亚等均发生过较大的流行。英国 1978—1979 年流行高峰时孕妇流产也最多，对该次流行中分娩的婴儿长期随访，发现有些症状于出生 2～3 年后才表现出来。

世界卫生组织建成的麻疹（包括风疹）实验室网络提供了标准化检测、报告组织和全球质量保障计划。该网络已扩大到 164 个国家 678 个实验室。所有实验室均采用免疫球蛋白 M（IgM）抗体检测，以证实风疹和麻疹病例。世界卫生组织已经确认了 10 个基因型风疹病毒和 23 个基因型麻疹病毒。

（三）对动物与人的致病性

依感染方式的不同，可分为自然感染性风疹及先天风疹，其表现有所不同。①自然感染性风疹，常为隐性感染，皮疹可有，也可缺失，常见并发症为关节痛、关节炎、脑炎及血小板减少性紫癜。②先天风疹，即为先天性风疹综合征（Congenital rubella syndromes，CRS），是因孕妇感染后病毒侵犯胎儿，导致流产，死产或胎儿感染，从而引起严重的出生缺陷，包括白内障、耳聋、心脏病或智力低下。

1. 获得性风疹（或自然感染性风疹） 潜伏期平均为 18 天（14～21 天）。

（1）前驱期 较短暂，1～2 天，症状亦较轻微。低热或中度发热、头痛、食欲减退、疲倦、乏力及咳嗽、喷嚏、流涕、咽痛、结膜充血等轻微上呼吸道炎症。偶伴呕吐、腹泻、鼻衄、齿龈肿胀等。部分病人软腭及咽部可见玫瑰色或出血性斑疹，但颊黏膜光滑，无充血及黏膜斑。

一般来说，婴幼儿患者前驱期症状常较轻微，或无前驱期症状。而年长儿及成人患者则较显著，可持续 5～6 天。

（2）出疹期 通常于发热 1～2 天后出现皮疹，皮疹初见于面颈部，迅速向下蔓延，1 天内布满躯干和四肢，但手掌、足底大都无疹。皮疹初起呈细点状淡红色斑疹、斑丘疹或丘疹，直径 2～3mm。面部、四肢远端皮疹较稀疏，部分融合类似麻疹。躯干尤其背部皮疹密集，融合成片，又类似猩红热（彩图 22-6）。皮疹一般持续 3 天（1～4 天）后消退，亦有人称为"三日麻疹"。面部有疹为风疹之特征，少数病人出疹呈出血性，同时全身伴出血倾向，出疹期常伴低热，轻度上呼吸道炎症，脾肿大及全身浅表淋巴结肿大，其中尤以耳后、枕部、颈后淋巴结肿大最为明显，肿大淋巴结轻度压痛，不融合，不化脓。常需数周以后。皮疹消退后一般无色素沉着，亦不脱屑。仅少数重症病人可有细小糠麸样脱屑，大块脱皮则极少见。

（3）无皮疹性风疹 风疹病人可以只有发热、上呼吸道炎症、淋巴结肿痛，而不出皮疹。也可在感染风疹病毒后没有任何症状和体征，血清学检查风疹抗体为阳性，即所谓隐性感染或亚临床型病人。

2. 先天性风疹综合征 孕妇被感染后，重者可导致死胎、流产、早产。轻者可导致胎儿发育迟缓，出生体重、身长、头围、胸围等均比正常新生儿低，这种差距在一岁时往往还不能纠正。此类患儿易有多种畸形，有资料称新生儿先天畸形中有 5% 以上是由于先天性风疹所致。

先天畸形或疾病中常见者有白内障、视网膜病、青光眼、虹膜睫状体炎、神经性耳聋、前庭损伤、中耳炎、先天性心脏病、心肌坏死、高血压、间质性肺炎、巨细胞肝炎、肝脾淋巴结肿大、肾小球硬化、血小板减少性紫癜、溶血性贫血、再生障碍性贫血、脑炎、脑膜炎、小头畸形、智力障碍等。

从先天性风疹患者咽部、血、尿、脑积液内可分离出风疹病毒，阳性率以 1 岁内为高。也有报告经先天感染后，风疹病毒于脑组织内持续存在达 12 年，而引起进行性风疹性脑炎。

多数先天性风疹患儿于出生时即具有临床症状，也可于生后数月至数年才出现进行性症状和新的畸形。一岁以后出现的畸形有耳聋、精神动作异常、语言障碍、骨骼畸形等。因此，对有先天性风疹可能的小儿自出生后需随访 2～3 年或 4～5 年。我国近年报道在 835 例早孕妇女中，查出风疹 IgM 抗体阳性率占 1.44%，其中胎儿血风疹 IgM 抗体阳性率占孕妇感染的 62.5%。

（四）诊断

1. 诊断依据 ①在 14～21 天内与风疹患者有明显接触史；②在 8 年内已接受过麻疹活疫苗接种；③末梢血白细胞总数减少，淋巴细胞增多；④咽拭子标本、尿或脏器活检标本中分离到风疹病毒；⑤血清中风疹 IgM 抗体阳性；⑥恢复期血清风疹 IgG 抗体滴度较急性期有 4 倍以上升高或恢复期抗体阳转。

2. 临床诊断标准 疑似病例加①、或①与②、或①与③。

3. 实验室诊断 疑似病例加④或⑤或⑥。

（五）防制措施

因本病症状轻微，一般预后良好，故不需要特别预防，但先天性风疹危害大，可造成死胎、早产或多种先天畸形，因此预防应着重在先天性风疹，主要通过对易感染的育龄妇女以及儿童进行疫苗免疫来消除先天性风疹。

1. 综合性措施

（1）隔离检疫 病人应隔离至出疹后 5 天。但本病症状轻微，隐性感染者多，故易被忽略，不易做到全部隔离。一般接触者可不进行检疫，但妊娠期、特别妊娠早期的妇女在风疹流行期间应尽量避免接触风疹病人。

（2）主动免疫 1979 年 Plotkin 等研制成 RA27/3 风疹减毒活疫苗，一直应用至今，是目前公认的安全、有效、应用最广的疫苗，免疫原性好，保护性好，副反应发生率低。目前我国也已制成风疹减毒活疫苗，有的地方已开始使用并将逐步纳入计划免疫。

（3）加强分子流行病学监测 分子流行病学监测是防治风疹必不可少的一部分。通过分子流行病学监测，收集分子流行病学数据就可以了解目前流行风疹病毒基因型的分布，了解现使用的疫苗是否能够有效保护某一基因型病毒所造成的疾病，为防治风疹提供科学依据。

2. 预防 ①隔离患儿至出疹后 5～7 天。密切接触者医学观察 21 天。观察期加强晨、午、晚检；托幼机构不得接收或转出儿童。②可给易感儿接种风疹减毒活疫苗。③孕妇怀孕早期感染风疹，明确诊断后应考虑终止妊娠。④为保护胎儿免受风疹病毒感染，曾给予早期孕妇注射丙种球蛋白，结果只能减轻孕妇症状，不能避免胎儿被感染。风疹疫苗的成功使用，不仅有效地保护了儿童，亦使成人接种后获得有效的免疫。特别是对育龄妇女的保护更具有重要意义，为阻断胎儿被感染的成功方法。

3. 治疗 ①一般治疗：卧床休息，流食或半流食。②对症治疗：退热、镇咳、解痒。③中医治疗：清热解毒。④使用抗病毒药物。

（六）公共卫生影响

虽然风疹是一种良性自限性疾病，症状轻微，预后良好，但先天性风疹危害大，关系到能否实现优生优育以及我国计划生育国策能否顺利实施等重大问题，因此需要特别提高警惕。疾病监测信息报告管理系统的风疹报告数据显示，全国 2004—2007 年风疹报告发病率呈逐年上升趋势。根据国内相关研究估计，约 20% 的育龄期妇女存在感染风疹病毒的危险性。同时还应加大对风疹的监测与防治力度，使其发生率降到最低，为我国优生优育的顺利实施做出贡献。

（杜　建）

◆ **参考文献**

龙前进，毛乃颖，李崇山，等 . 2007. 北京和重庆市育龄期妇女风疹抗体水平调查 [J] . 中国计划免疫，13（2）：144 - 149.

徐爱强，陈远银 . 2006. 麻疹风疹和流行性腮腺炎的危害及其在中国免疫策略的探讨 [J] . 中国计划免疫，12（5）：426 - 428.

Advisory Committee on Immunization Practices（ACIP）. 1998. Measles，mumps，and rubella‐vaccine·use and strategies for elimination of measles，rubella，and congenital rubella syndrome and control of mumps. MMWR Morb Mortal Wkly Re，47（RR‐8）：4.

Afzal MA，Minor PD，Schild GC. 2000. Clinical safety issues of measles，mumps and rubella vaccines. Bull World Hlth Org，78（2）：199 - 204.

American Academy of Pediatrics. 1998. Age for routine administration of the second dose of measles-mumps-rubella vaccine（RE9802）. Pediatrics，101（1）：129 - 133.

Blumenthal M，ed. 1998. The Complete German Commission E Monographs：Therapeutic Guide to Herbal Medicines. Boston，Mass.：OneMedicine，144.

Blumenthal M，Goldber A，Brinckmann J. 2000. Herbal Medicine：Expanded Commission E Monographs. Newton，Mass.：Integrative Medicine Communications，408 - 412.

Centers for Disease Control and Prevention（CDC）. April 2000. Rubella. Epidemiology and Prevention of Vaccine-Preventable Diseases. Atlanta，Ga：Centers for Disease Control and Prevention. Available at www. cdc. gov. Search term：rubella（Ch 11 ed. 6）. Accessed 11/1/00.

Galewski R. 1999. Electroacupuncture：an effective treatment of some visual disorders. Acupunture in Medicine，17（1）：42 - 49.

Gershon A. 1998. Rubella（German measles）. In Fauci AS，Braunwald E，Isselbacher KJ，et al.，eds. Harrison&apos；s Principles of Internal Medicine. 14th ed. New York：McGraw-Hill，1125 - 1127.

Greene E. Massage therapy. In：Novey DW，ed. 2000. Clinician&apos；s Complete Reference to Complementary and Alternative Medicine. St. Louis，Mo：Mosby，338 - 348.

Hurwitz E，Morgenstern H. 2000. Effects of diphtheria-tetanus-pertussis or tetanus vaccination on allergies and allergy-related respiratory symptoms among children and adolescents in the United States. J Manipulative Physiol Ther，23：81 - 90.

Jonas WB，Jacobs J. 1996. Healing with Homeopathy：The Doctors&apos；Guide. New York：Warner Books，228 - 230.

Maldonado Y. Rubella. In：Behrman RE，ed. 2000. Nelson Textbook of Pediatrics. Philadelphia，Penn：W. B. Saunders，951 - 953.

Odent MR，Kimmel T. 1994. Pertussis vaccination and asthma：is there a link? JAMA，272：592-593.

Ouhilal S. 2000. Viral diseases in pregnancy：a review of rubella，chickenpox，measles，mumps and 5th disease. Prim Care Update Ob/Gyn，7：31-34.

Peter G. Immunization practices. In：Behrman RE，ed. 2000. Nelson Textbook of Pediatrics. Philadelphia，Penn：W. B. Saunders，1081-1089.

WHO. 2005. Standardization of the nomenclature for genetic characteristics of wild-type rubella viruses. Wkly Epidemiol Rec，80（14）：126-132.

第二十三章　未分科病毒所致疾病

丁型肝炎病毒属病毒所致疾病

丁型病毒性肝炎

丁型病毒性肝炎（Viral hepatitis D）是由丁型肝炎病毒与乙型肝炎病毒等嗜肝 DNA 病毒共同引起的以肝细胞损伤为主的传染病。1977 年，意大利学者 Rizzetto 在用免疫荧光法检测乙型肝炎患者的肝组织切片时，发现肝细胞内除乙型肝炎核心抗原外，还有一种新的抗原，当时称其为 Delta（δ）抗原。通过黑猩猩试验发现，自肝提取的这种因子可引起实验动物感染。以后证实这是一种缺陷病毒，必须在乙型肝炎病毒或其他嗜肝 DNA 病毒辅助下才能复制，现已正式命名为丁型肝炎病毒。

（一）病原

1. 分类地位　丁型肝炎病毒（*Hepatitis D virus*，HDV）的分类地位未定。丁型肝炎病毒分为 3 个基因型（Ⅰ、Ⅱ、Ⅲ），Ⅰ型中又分为 I_A 和 I_B 两个亚型。我国丁型肝炎病毒属基因Ⅰ型，以河南株为代表的为 I_A 亚型，以四川株为代表的为 I_B 亚型。

2. 形态学基本特征　丁型肝炎病毒粒子直径 35～37nm，有囊膜，颗粒成球形；基因组为单股负链环状 RNA，长 1.7kb。其浮密度为 $1.24～1.25g/cm^3$。丁型肝炎病毒 RNA 可编码一种抗原（丁型肝炎抗原，HDAg），该抗原可刺激机体产生抗体，故可自感染者血清中检出丁型肝炎病毒 RNA 或抗-HD 抗体。应用制备的抗-HD 抗体还可对肝组织切片染色，以检测丁型肝炎抗原。

3. 分子生物学特性　丁型肝炎病毒基因组为单股环状负链 RNA，基因组全长 1.7kb。在试验感染的动物体内发现有双股 RNA，丁型肝炎病毒基因组内部 70％的碱基互补，从而形成稳定的不分枝的杆状结构。丁型肝炎病毒有多个编码 100 个氨基酸以上的读码框架，其中只有一个编码 214/195 个氨基酸的肽为病毒抗原。其他编码蛋白的功能至今尚不清楚。

丁型肝炎病毒颗粒由乙型肝炎表面抗原构成其外壳，内含丁型肝炎病毒 RNA 及与之结合的丁型肝炎抗原，乙型肝炎表面抗原可防止丁型肝炎病毒 RNA 水解，在致病中起重要作用，但它并非丁型肝炎病毒的基因产物，而是由同时感染宿主细胞的乙型肝炎病毒提供的。丁型肝炎抗原的分子量约 68kD，有 24kD 和 27kD（P24 和 P27）两种多肽形式，主要存在于肝细胞内，在血清中出现早，但仅维持 2 周左右，故不易检测到。

（二）流行病学

1. 传染来源　急、慢性丁型肝炎病人和丁型肝炎病毒携带者是主要的传染源，人工感染的动物（土拨鼠、黑猩猩、北京鸭）也可作为传染源。

2. 传播途径　丁型肝炎病毒的传播方式与乙型肝炎病毒相同，输血和血液制品是传播的最主要途径；生活密切接触者也可传播，含病毒的分泌物可经皮肤和黏膜而感染；丁型肝炎病毒也可经性接触传播；母婴垂直传播丁型肝炎病毒，仅见于乙肝 e 抗原阳性和抗 HD 阳性母亲所生的婴儿。

丁型肝炎病毒传播途径与乙型肝炎病毒相似。急性丁型肝炎有两种感染方式：一是联合感染，即同时发生急性乙肝和急性丁肝；另一是重叠感染，即慢性乙型肝炎表面抗原携带者发生急性丁型肝炎病毒感染。黑猩猩及土拨鼠可作为丁型肝炎病毒临床研究的动物模型。

3. 易感动物

（1）实验动物 土拨鼠、黑猩猩、北京鸭均具有一定的易感性。

（2）易感人群 乙型肝炎病毒感染者，包括无症状慢性丁型肝炎抗原感染的高危人群，其他多次输血者、静脉药瘾者、同性恋者及母亲为丁型肝炎患者所生的婴儿均为易感人群。

4. 流行特征 流行病学调查表明，丁型肝炎病毒感染呈世界性分布，我国以四川等西南地区较多见。全国各地报道的乙肝患者中，丁型肝炎病毒的感染率为0～10%。在感染早期，丁型肝炎抗原主要存在于肝细胞核内，随后出现丁型肝炎抗原血症。丁型肝炎抗原刺激机体产生特异性抗-HD，初为IgM型，随后是IgG型抗体。丁型肝炎病毒感染常可导致乙肝病毒感染者的症状加重与恶化，故在发生重症肝炎时，应注意有无乙型肝炎病毒伴丁型肝炎病毒的共同感染。丁型肝炎病毒与乙型肝炎病毒有相同的传播途径，预防乙肝的措施同样适用于丁肝。由于丁型肝炎病毒是缺陷病毒，如能抑制乙肝病毒，则丁型肝炎病毒亦不能复制。

（三）对人的致病性

急性丁型肝炎有两种形式，一为与乙型肝炎病毒联合感染，一为与乙型肝炎病毒重叠感染。

丁型肝炎病毒与乙型肝炎病毒联合感染的急性肝炎，大多数表现为急性自限性肝炎经过，症状与体征和急性乙肝相同，如果病人有血清转氨酶及胆红素呈双峰升高，更应怀疑为联合感染，少数病人表现为急性重症肝炎。丁型肝炎病毒与乙型肝炎病毒重叠感染的急性肝炎，原先为乙型肝炎表面抗原阳性，病情突然活动或进行性发展为肝硬化者，慢性肝炎或重型肝炎均应注意重叠感染的可能。

（四）诊断

丁型肝炎诊断须依据流行病学资料、临床症状、体征和实验室检查综合诊断，确诊则须依赖病人血清或肝组织丁型肝炎病毒感染标记物的检测，必要时须进行肝穿刺对肝组织做病理检查及免疫组化或分子杂交做病原学检查。①流行病学资料：病人接触史、注射史、输血或血制品史等。②临床症状，体征：同急肝、慢肝、重肝表现。乏力，食欲不振，恶心，呕吐，腹胀，肝区不适或隐痛，尿黄、眼黄等。急性患者可有肝脏肿大，触痛或叩痛；慢性患者可能有脾大、肝掌、蜘蛛痣等。③肝功能检测：同急肝、慢肝、重肝肝功能检查。主要是血清ALT升高。④丁型肝炎病毒标记物的检查：查病人血清中抗丁型肝炎病毒抗体（IgM、IgG），丁型肝炎病毒抗原，丁型肝炎病毒核酸（HDV-RNA），目前国内有丁型肝炎病毒抗原和抗体试剂可供使用。

上述四项中如乙型肝炎表面抗原阳性兼有丁型肝炎病毒标记物中一项或一项以上阳性及肝功能异常，即可判为丁型肝炎，①、②两项作为诊断的参考。

如果临床和病原学诊断符合急性肝炎伴丁型肝炎病毒标记物中一项或一项以上阳性可判为急性丁型肝炎（如果乙型肝炎核心抗体IgM阳性为联合感染，如果乙型肝炎核心抗体IgM阴性者为重叠感染）。

如果临床和病原学诊断符合慢性乙型肝炎伴有丁型肝炎病毒标记物中一项或一项以上阳性（尤其是抗丁型肝炎病毒IgM抗体反复波动或抗丁型肝炎病毒IgG抗体持续高滴度）可判断为慢性丁型肝炎。

（五）防制措施

1. 预防 ①严格筛选献血者，保证血液和血制品质量，是降低输血后丁型肝炎发病率的有效方法。②对丁型肝炎病毒易感者，广泛接种乙肝疫苗，是最终消灭乙型肝炎表面抗原携带状态的有力措施，也是控制丁型肝炎病毒感染切实可行的方法。③严格执行消毒隔离制度，无菌技术操作，对针刺和注射实行一次性医疗用具，或一用一消毒，防止医源性传播。

2. 治疗 对丁型肝炎病毒感染尚无有效的治疗方法，关键在于预防。临床以护肝对症治疗为主。抗病毒药物如干扰素等主要是干扰乙型肝炎病毒DNA的合成，对丁型肝炎病毒RNA的合成无抑制作用。若乙型肝炎病毒复制减少，可使丁型肝炎病毒RNA合成增加，用免疫调节剂也未见改善。

（六）公共卫生影响

丁型肝炎病毒广泛分布于世界各地，在慢性乙肝患者中，丁型肝炎病毒感染率在中国（包括台湾省）为5%～6.7%，西班牙和法国为20%，美国为25%，中东地区和非洲国家为40%～50%，暴发流行时可高达80%。

在临床诊断治疗丁型病毒性肝炎过程中，往往忽视了乙型肝炎病毒与丁型肝炎病毒的重叠感染。慢性肝病患者常因重叠感染引起双重损害而表现为进行性肝病，多形成慢性肝炎重度、重型肝炎或肝硬化，临床表现为病情加重，并发症多，预后差。因此，对未感染乙型肝炎病毒的患者，应积极预防接种；对已感染的患者，应检测是否存在丁型肝炎病毒重叠感染，并定期检测肝功能状态，做到早诊断，早治疗。

（马玉媛　章金刚）

◆ **我国已颁布的相关标准**

GB15999—1995　丁型病毒性肝炎诊断标准及处理原则

WS300—2008　丁型病毒性肝炎诊断标准

◆ **参考文献**

李梦东.1998.实用传染病学［M］.第2版.北京：人民卫生出版社：134－139.

李晓娟.2003.丁型肝炎病毒的分子生物学研究进展［J］.中国病毒学，18（3）：298－302.

刘克洲，陈智.2002.人类病毒性疾病［M］.北京：人民卫生出版社：885－889.

王志忠.2000.病毒性肝炎的现状、影响因素及预防对策［J］.福建医药杂志，22（1）：190－191.

Husa P，Linhartova A，Nemecek V，et al. 2005. Hepatitis D. Acta Virol，49（4）：219-225.

Jaoude GA，Sureau C. 2005. Role of the antigenic loop of the hepatitis B virus envelope proteins in infectivity of hepatitis delta virus. J Virol，79（16）：10460-10466.

Niro GA，Rosina F，Rizzetto M. 2005. Treatment of hepatitis D. J Viral Hepat，12（1）：2-9.

Taylor JM. 2006. Hepatitis delta virus. Virology，344（1）：71-76.

第二十四章　朊病毒所致疾病

第一节　朊病毒病概述

朊病毒病（Prion disease）即传染性海绵状脑病（Transmissible spongiform encephalopathies，TSEs），是由朊病毒引起人和动物的一类以中枢神经系统变性和蛋白聚集为特征的疾病。在动物中主要的朊病毒病有牛海绵状脑病（Bovine spongiform encephalopathy，BSE）、痒病（Scrapie）、鹿慢性消耗性疾病（Chronic wasting disease，CWD）、传染性水貂脑病（Transmissible mink encephalopathy，TME）和猫科动物海绵状脑病（Feline spongiform encephalopathy，FSE）。人类的朊病毒病有库鲁病（Kuru）、克-雅氏病（Creutzfeldt-Jakob disease，CJD）、格施谢三氏症（Gerstmann-Sträussler-Scheinker disease，GSSD）、致死性家族失眠症（Fatal familiar insomnia，FFI）和新型克-雅氏病（Viriant Creutzfeldt-jakob disease，vCJD）。传染性海绵状脑病的共同特征是：潜伏期长达数月至数年，甚至数十年；机体感染后不发热、不产生炎症、无特异性免疫应答反应。临床上呈现进行性共济失调、震颤、姿势不稳、痴呆、知觉过敏、行为反常等神经症状，病程发展缓慢，但全部以死亡告终。组织病理学病变局限于中枢神经系统，以神经元空泡化、灰质海绵状病变、神经元丧失、神经胶质和星状细胞增生、病原因子PrP^{sc}蓄积和淀粉样蛋白斑块为特征，病变通常两侧对称。虽然人和不同动物的传染性海绵状脑病病变不完全一样，但基本上都具有以上几个方面的变化。朊病毒传播方式可分为散发性、家族性和医源性 3 种类型，均可人工感染易感实验动物。但大多数朊病毒在自然条件下不能水平传播。

一、朊　病　毒

朊病毒（Prion）是一些没有遗传能力的杂乱的蛋白质，是朊病毒病的病原。该病毒由美国加利福尼亚大学旧金山分校医学院的神经学、病毒学和生物化学教授 Prusiner 首次发现，并因此获得 1997 年诺贝尔生理学医学奖。该病毒只有蛋白质而无核酸，但既有感染性，又有遗传性，并且具有和一切已知传统病原体不同的异常特性。对一些物理或化学处理有抵抗力，如经过紫外线、热以及核酸酶的处理后仍然具有感染力。朊病毒依据其PrP^{sc}组成不同可分为不同的类型。其传播具有种属屏障作用。朊病毒感染后中枢神经系统是其复制和聚集的主要场所，但在二级淋巴器官如淋巴结、脾脏等组织中也存在少量病毒的复制和聚集。

Prusiner 的研究结果还表明，羊痒病病原体单个病毒颗粒的相对分子质量约为 50 000 或更小，这说明该病原体比迄今已知最小感染颗粒的类病毒还要小。根据计算，如果相对分子质量为 50 000 的羊痒病病原体呈球形的话，则颗粒直径应为 4～6nm，保护性蛋白外壳厚度不可能大于 1nm，核心应为 13～14nm 左右，该容量不可能容纳大于 12 个核苷酸的聚合物。根据 3∶1 编码法则，如此小的核酸不可能编码由十几个氨基酸组成的蛋白质。

根据大量的试验结果，Prusiner 大胆地认为，人的克-雅氏病与羊痒病类似，同属于海绵状脑病，是同一种病原体所致。这种病原体是蛋白质。为了把它与细菌、真菌、病毒及其他已知病原体区别开来，他将这种蛋白质致病因子定名为朊病毒。Prusiner 根据科学实践的结果，勇敢地向现有的基因理论和中心法则提出了挑战，大胆地向全世界宣布发现了 Prion，它是"一类没有 RNA 和 DNA，小得连电子显微镜也看不到的生命物质，它广泛存在于人类体内和周围的生物体内，具有较强的传染性，可以引发多种致死性神经系统疾病"。

虽然迄今所得试验结果表明，并没有"逆"中心法则的蛋白质合成，但是，在 Prion 研究过程中揭示出来的一些现象，使人们对蛋白质与蛋白质之间大分子相互作用，并由此引起的高级结构构象的改变、大分子性质的变化乃至病理状况的出现，均有了新的认识，从而向人们打开了分子生物学的一个崭新的研究领域。在实际应用方面，Prion 的发现解释了疯牛病的发病机制。

二、PrP^C 与 PrP^{Sc}

PrP 是朊病毒蛋白（Prion protein）的简称，包括正常的细胞型朊病毒蛋白 PrP^C（C=cellular），和具有致病性的痒病型朊病毒蛋白 PrP^{Sc}（Sc=scrapie）。PrP^C（PrP33-35，分子质量 33 000～35 000kDa）是由动物细胞的正常基因 PRNP 基因编码，该基因位于人的第 20 号染色体短臂。PrP^C 是人和动物细胞表面正常的细胞蛋白，在许多组织尤其是神经元及淋巴内皮细胞中表达，对蛋白酶敏感。PrP^C 全长 253 个氨基酸，N 端为无规则超螺旋结构，含 5 个八肽重复结构，C 端具有糖基磷脂酰肌醇（GPI）锚固位点。

PrP^C 在机体特定组织和特定阶段的表达以及其在脂质膜的定位，说明其在机体内具有十分重要的生物学功能。虽然 PrP^C 功能缺失的小鼠并未有异常的表现，但是一些研究还是发现 PrP^C 在淋巴细胞活化、突触可塑性、神经再生、信号转导等方面发挥着重要作用。最近研究发现 PrP^C 参与了神经干细胞的分化和成熟以及造血干细胞的再生。虽然 PrP^C 在机体生理状态下其功能还不是十分清楚，但是其在疾病的发生过程中发挥重要作用。该蛋白的存在是朊病毒病发生的前提条件。在 PrP^C 功能缺失的小鼠脑内接种 PrP^C，小鼠无任何临床症状。但是在过量表达 PrP^C 小鼠的脑内接种 PrP^C，使得小鼠发病时间显著缩短。

PrP^{Sc}（PrP27-30，相对分子质量为 27 000～30 000）即朊病毒，是由正常细胞蛋白 PrP^C 转化来的。当 PRNP 基因第 102、178、198、200 等位点点突变或八肽重复插入等形式的突变时，即发生这种转化。体现在构象上即从以 α 螺旋为主转化为以 β 折叠为主，其氨基酸序列没有变化。PrP^{Sc} 具有抗蛋白酶特性，因为羊痒病病原感染仓鼠脑组织分离到的朊蛋白也具有该特性，所以朊病毒又称羊痒病朊蛋白 PrP^{Sc}。

目前，PrP^C 转化为 PrP^{Sc} 的机制有两种学说：①模板学说，PrP^{Sc} 结合 PrP^C 时具有模板作用，促使转化，形成具有促进转化作用的"晶种"。②核聚集学说，PrP^{Sc} 与 PrP^C 正常情况下处于动态平衡的自发互变中。外源 PrP^{Sc} 的进入使平衡向 PrP^{Sc} 转化。

三、朊病毒病的疾病谱

目前，已知的人和动物由 Prion 引起的朊病毒病有近 10 种（表 24-1）。这些疾病的病症相似，从病理上讲，都是致死性中枢神经系统的慢性退化性疾病，表现为大脑皮层的神经元细胞退化，形成空泡，死亡后被星状细胞取而代之，形成海绵状态，大脑皮层（灰质）变薄而白质相对明显，临床上相应地出现痴呆、共济失调和震颤等症状。对这类神经退行性疾患，目前还没有治愈良策。

表 24-1 朊病毒病的疾病谱

	病 名	发现年代（报道年代）	证实传染性年代	易感实验动物	病理发生机理
人	克-雅氏病（Creutzfeldt-Jakob disease，CJD） 散发性（spCJD） 家族性（fCJD） 医源性（iCJD）	1920、1921	1966	黑猩猩、猴、水貂、猫、仓鼠、小鼠、豚鼠	体细胞突变或 PrP^s 自发转变为 PrP^{Sc}，PrP 基因种系突变[1] 或因接受朊病毒污染的 bGH、硬脑膜、角膜移植物或手术器械等感染

（续）

病 名		发现年代 （报道年代）	证实传染 性年代	易感实验动物	病理发生机理
人	库鲁病（Kuru）	1951（1957）	1965	黑猩猩、猴、水貂、雪貂、山羊	因食入库鲁病死者脑而感染
	格施谢三氏症（Gerstmann-Sträussler-Scheinker disease，GSSD）	1928	1981	猩猩、猴	PrP 基因种系突变（P102L. A117V. F1985. Q217R）
	致死性家族失眠症（Fatal familiar insomnia，FFI）	1986	1995	小鼠	PrP 基因种系突变（D178N 和 M129）
	新型克雅氏病（Variant Creutzfeldt- Jakob disease，vCJD）	1994	1995	猴、小鼠	BSE 朊病毒感染
	痒病（Scrapie）（绵羊、山羊）	1730（1772）	1936	小鼠、大鼠、仓鼠、沙鼠、水貂、猴、黑猩猩	具遗传性、易感性，绵羊的传染性疾病
	传染性水貂脑病（Transmissible mink encephalopathy，TME）	1947	1965	仓鼠、雪貂、绵羊、山羊、黑猩猩、猴、浣熊、臭鼬	被绵羊或牛的朊病毒感染
动物	慢性消耗性疾病（Chronic wasting disease，CWD）（黑尾鹿、驼鹿）	1967（1980）	1982	猩猩、猴、雪貂	不明
	牛海绵状脑病（Bovine spongiform encephalopathy，BSE）	1985（1987）	1988	小鼠、水貂、绵羊、山羊、猴、猪、狨	通过朊病毒污染的肉骨粉（MBM）感染
	猫科动物海绵状脑病（Feline spongiform encephalopathy，FSE）	1989（1990）	1994	小鼠	通过朊病毒污染的肉骨粉（MBM）感染
	被囚禁野生动物的海绵状脑病（Spongiform encephalopathy in captive wild animals，SE）	1986—1993 （1990—1996）	1992[2]	小鼠	通过朊病毒污染的肉骨粉（MBM）感染，也可能在种间垂直或水平传播

注：

1. 与克-雅氏病有关的 PrP 突变有 P105L、Y145、D178N、V1801、E200K、V2101、M232R 和 PrPS1－91 间 2、4、5、6、7、8 或 9 个八肽的插入突变。

2. 自然感染的野生动物宿主有牛科的林羚、好望角大羚羊、阿拉伯大羚羊、大捻、大角斑羚、弯角大羚羊和猫科的非洲狮、猎豹、豹猫、虎，病例总计 24 例，仅林羚、大捻首发病例作过动物接种试验。

（赵德明 周智）

◆ **参考文献**

俞东征．2009．人兽共患传染病学［M］．北京：科学出版社：1067－1068．

赵德明．2005．动物传染性海绵状脑病［M］．北京：中国农业出版社．

C，Ryou．2007．Prions and Prion Diseases：Fundamentals and Mechanistic Details，J. Microbiol. Biotechnol，17（7）：1059－1070．

第二节 朊病毒所致疾病

一、牛海绵状脑病和人新型克-雅氏病

牛海绵状脑病（Bovine spongiform encephalopathy，BSE）又称疯牛病（Mad cow disease），是牛的一种神经性、渐进性、致死性疾病。它与羊痒病、克-雅氏病、慢性消耗性疾病等同属于传染性海绵状脑病（Transmissible spongiform encephalopathies，TSEs）。病牛临床以触觉、视觉、听觉过敏为特征，伴有植物性神经调节失常及共济失调。典型的病理变化是病牛脑干灰质特定神经元核周体或神经纤维网（胞质）中出现大量海绵状空泡变性。潜伏期平均为 4～5 年。

人的新型克-雅氏病（Variant Creutzfeldt-Jakob disease，vCJD）是由牛海绵状脑病朊病毒（BSE Prion）引起的一种新型人朊病毒病。人新型克-雅氏病于 1994 年 2 月首先在英国发现，截至 2007 年 12 月全世界确诊患者已超过 166 人，且绝大多数病例发生在英国。据英国相关政府部门统计，人新型克-雅氏病主要发生于青年人，发病年龄 12～74 岁，平均 28 岁左右，临床症状早期主要表现精神委靡、行为异常，数月后出现神经症状。该病病程长达 9～53 个月，平均 14 个月，明显短于散发性人克-雅氏病，所有病例临床表现较一致，病例间的差异远不及散发性人克-雅氏病显著。

（一）病原

1. 分类地位 牛海绵状脑病和人新型克-雅氏病病原均为牛海绵状脑病朊病毒，只有一个株型，见彩图 24-1。

2. 形态学基本特征与培养特性 PrP 基因表达的正常产物为相对分子质量 33 000～35 000 的蛋白质，致病性 PrP 是形态改变的 PrP^C 的异构体，即朊病毒 PrP^{Sc}（又被命名为PrPres），相对分子质量为 27 000～30 000 的特殊糖蛋白。该病毒在电镜下观察呈一种短杆状或纤维状结构，它是一种寡聚体，称其为痒病相关原纤维（SAF）（图 24-1）。它的存在方式有两种：一种是直径为 11～14nm，由 2 根直径 4～6nm原纤维相互螺旋盘绕而成，螺距为 40～80nm；另一种由 4 根相同的原纤维组成，各根间隙为 3～4nm，直径为 27～34nm。这种杆状物质的超微结构与纯化的淀粉样蛋白相似，并且具有相同着色性，用刚果红染色在偏振光中显示绿色双折射。

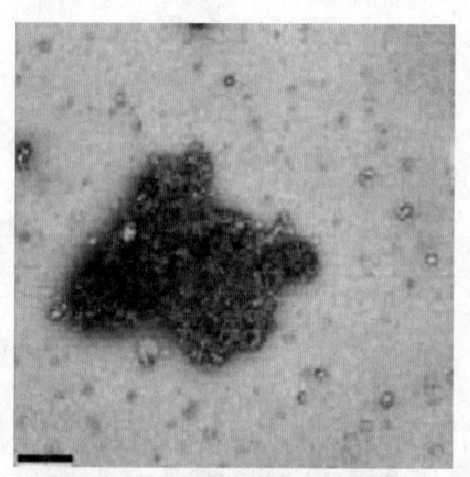

图 24-1 致病型 PrP（PrP^{Sc}）在电镜下的原纤维形态

[引自 Landes Bioscience, 2, Eva Birkmann, Detlev Riesner, Prion infection, 67-72, Copyright Landes Bioscience（2008），经 Landes Bioscience 授权]

朊病毒与常见的细菌和病毒不一样，它不能在普通培养基上培养增殖，但是可以通过培养感染的神经细胞来增殖。现在研究发现在体外将牛海绵状脑病的脑组织匀浆与正常脑组织匀浆相混合，然后用超声波处理也可以使朊病毒的含量明显增加，这就是朊病毒的体外复制。该技术现在称之为蛋白质错误折叠循环扩增技术。

3. 理化特性 朊病毒对理化因素比一般的细菌和病毒抵抗力强。在高压蒸汽下 134～138℃ 18min不能使其彻底灭活；360℃ 干热条件下，可存活 1h；在较宽的 pH 范围内稳定（pH 2.1～10.5）；在37℃下，200mL/L 福尔马林处理 18h 或 3.5mL/L 福尔马林处理 3 个月不能使其灭活，室温下在 100～200mL/L 的福尔马林中可以存活 28 个月；氯仿和甲醇能使其感染性降低 10^{-1}～10^{-2}；含 2% 有效氯的次氯酸钠及 2mol/L 的氢氧化钠，可以 20℃ 左右 1h 以上用于物体表面消毒。动物组织中的病原，经过油脂提炼后仍有部分存活。病原在土壤中可存活 3 年。

（二）流行病学

1. 传染来源 患病牛的尸体、患病牛制成的相关产品、骨粉以及患有痒病羊的各种产品和骨粉是牛海绵状脑病的主要传染源。接触或食用感染牛海绵状脑病朊病毒的牛组织及其产品为人类人新型克-雅氏病的主要传染来源，但研究发现人类人新型克-雅氏病还可以通过医疗途径传播，如使用可助人长高的生长激素以及用于脑移植的硬脑脊膜等可感染该病。被患畜污染的地方可以成为疫源地。

2. 传播途径 朊病毒对动物和人的致病性可以分为内源性感染和外源性感染。研究表明牛海绵状脑病在人群以及动物间的传播主要有以下几种途径：

（1）消化道 消化道为主要途径。主要是通过食用感染或污染的牛、羊肉以及其他制品，如用牛脑以及脊髓制成的香肠、酥饼，明胶制成的糖果，以及动物饲料如肉骨粉等。

（2）破损的皮肤、黏膜 在使用患病动物制成的化妆品（如口红、羊胎红等）；接触患病动物的带毒器官，然后经手涂抹到鼻、眼结膜等黏膜组织感染；在屠宰和加工患病动物时也存在飞沫感染的危险；最近有人提出污染牛海绵状脑病的化妆品可能会通过皮肤进入人体内而使人感染。

（3）血液途径传播　使用或接种患病牛生产的血清、牛肉浸膏生产的疫苗；用人、动物组织生产的生长激素、肽类等可以感染朊病毒。病区内的吸血昆虫可以造成该病的感染传播。人类在输血过程中也可以感染朊病毒。

（4）医源性传播　使用外科手术器械感染和输血感染污染的器械、组织移植（角膜、硬脑膜等）、脑部植入电极以及肌内注射污染的生长因子等可以造成该病的传播。

（5）垂直传播　朊病毒除经水平传播外，怀孕的患病牛还可以通过胎盘垂直传给胎儿。试验表明在实验室条件下胚胎可以感染牛海绵状脑病，但经母源传染概率较低。

3. 易感动物

（1）自然宿主　多年研究发现，多种动物对牛海绵状脑病具有不同程度的易感性，最易感染的动物有家牛、家猫、老虎、狮子、豹子以及人类，易感性与品种、性别、遗传等因素无关。但人感染牛海绵状脑病的易感性与遗传因素有关，基因分析表明，人新型克-雅氏病患者的 PrP 等位基因 129 位密码子大部分为甲硫氨酸纯合子（M/M），而缬氨酸纯合子（V/V）则对牛海绵状脑病有抵抗。白色人种中 M/M 基因型的频率约为 37%，而我国的几乎为 100%。

（2）实验动物　目前，牛海绵状脑病朊病毒经口人工感染成功的实验动物有小鼠、牛、绵羊、山羊、狐猴和水獭；经脑内注射等非肠道途径感染成功的实验动物有小鼠、牛、绵羊、山羊、猪、蛛猴、猕猴、狐猴、犰和水獭。

4. 流行特征　牛海绵状脑病流行无季节性，一年四季均可发病。牛海绵状脑病潜伏期为 2~8 年，平均为 4~5 年。发病年龄多为 4~6 岁，2 岁以下罕见，6 岁以上明显减少。迄今最小的病牛为 22 月龄，最大的病牛为 15 岁。试验感染潜伏期为 3~5 年，且剂量对潜伏期影响很小。流行病学统计分析表明，大多数病牛是出生以后 1 年内被感染的，小牛感染牛海绵状脑病的危险性是成年牛的 30 倍，这可能是与牛肠道生理和非特异免疫随年龄增长而发生改变有关。

英国对发病率进行统计发现，在牛海绵状脑病流行的高峰期平均每年成年奶牛的发病率约为 1%。1992—1993 年冬天，发病率达到最高峰，当时报道每周大约有 1 000 多头可疑病例，约有 90% 的可疑病牛在隔离观察期后被证实患有牛海绵状脑病，其年发病率达到 2.7%。1993 年以后，肉骨粉禁令产生了实际效果，发病率每年以 40% 的速度递减。感染牧群多数为奶牛（63%），少数为肉牛（27%），其余的为肉牛和奶牛的混合牧群。而发病率在畜群间分布上的差异，主要是由畜群大小的不同造成的。牛群越大购进饲料的批次越多，发病概率越高。

综合世界各牛海绵状脑病发生国的流行病学资料可以看出，其发生与流行的三个要素为：本国存在大量绵羊且有痒病流行或从国外进口了传染性海绵状脑病污染的动物产品；肉骨粉加工方法不能灭活朊病毒；用反刍动物肉骨粉喂牛。

人新型克-雅氏病呈散发，一年四季均可发病。目前，全世界每年每 100 万人中有 1~2 人感染牛海绵状脑病朊病毒，感染患者中无明显的性别差异。人新型克-雅氏病潜伏期较长，一般为 6~12 年，一旦出现症状其致死率几乎为 100%。

5. 发生与分布　牛海绵状脑病首次于 1985 年在英国发生，1986 年得到确诊，并定名为疯牛病。英国立即组织相关专家展开全面的牛海绵状脑病流行病学调查。时至 1988 年，人们才弄清肉骨粉在牛海绵状脑病流行过程中起着至关重要的作用。1992 年和 1993 年是英国牛海绵状脑病的发病高峰，发病率高达 2%~3%。随着英国肉骨粉禁令的实施，在高发期之后，英国的牛海绵状脑病发生数量就像预期的一样开始明显下降，不过其流行却并没有像预期的那样在有限的几年内停止，到 2001 年仍有 1 000 多例病牛出现，而且这些病牛是在肉骨粉禁令实施后发病的，这就为疯牛病的防治带来了很大的困难。

牛海绵状脑病从开始发病以来，就像一股激流一样流向世界各国，欧洲、美洲和亚洲均有疯牛病发生的报道。详细发病时间和区间分布见表 24-2。

据世界动物卫生组织和欧盟分析，受到牛海绵状脑病威胁的国家和地区有印度、泰国、印度尼西亚、斯里兰卡、韩国、安道尔共和国、阿尔巴尼亚、保加利亚、克罗地亚、白俄罗斯、塞浦路斯、爱沙尼亚、匈牙利、拉脱维亚、立陶宛、马其顿、圣马力诺、土耳其和中国（包括台湾省）等国家和地区，见彩图 24 - 1。

　　自 1996 年 Will 等首先报道了英国 1994—1995 年间发生的 10 例人新型克-雅氏病以来，截至 2007 年 12 月全世界报道人新型克-雅氏病已超过 166 例。其中在英国报道的病例占所有病例的 70% 以上，其他国家为零星报道。我国至今尚未发生牛海绵状脑病与人新型克-雅氏病，但传入风险仍然较大，牛海绵状脑病与人新型克-雅氏病的监测工作任重而道远。

表 24 - 2　牛海绵状脑病的发生和分布

地区	国　家	年份
欧洲	英国	1985
	瑞士	1990
	葡萄牙	1990
	法国	1991
	丹麦	1992
	德国	1992
	意大利	1994
	比利时	1997
	卢森堡	1997
	荷兰	1997
	列支敦士登	1998
	西班牙	2000
	奥地利	2001
	捷克和斯洛伐克	2001
	芬兰	2001
	希腊	2001
	波兰	2001
	斯洛文尼亚	2001
	瑞典	2006
美洲	厄瓜多尔	1998
	加拿大	2003
	美国	2004
亚洲	日本	2001
	蒙古	2001
	以色列	2002

（三）对动物与人的致病性

　　1. 对动物的致病性　研究发现牛海绵状脑病对动物的致病性极强，1g 牛海绵状脑病病牛的脑组织经口服就可引起牛发病，1g 纯 PrP^Sc 抽提物可使 1 千万头牛感染发病。牛海绵状脑病病牛见彩图 24 - 2。牛海绵状脑病对易感动物的感染率现在无法确定，但其致病剂量普遍认为比较小。牛海绵状脑病感染动物发病，潜伏期都比较长，最短的如感染小鼠也有 290 天左右，最长的如感染人则长达几十年。目前，用转基因小鼠做牛海绵状脑病的感染试验大大缩短了潜伏期，一般只有 70 天左右。有报道称，牛海绵状脑病可从病牛传至短尾猴，并致其发病，其脑组织病理学见彩图 24 - 3。

　　无论是经口感染还是腹腔感染，如果病原体感染剂量较大或者对神经的侵袭能力较强，那么该病原体就能直接进入外周神经而几乎不在内脏器官复制。在外周神经中表达的 PrP 足以将感染延续到脑部。

用测痒病的小鼠模型对自然感染牛海绵状脑病病牛的 40 多种组织进行了感染性试验，结果只在病牛的脑、脊髓和视网膜中测到感染性，其他组织未检测到感染性。其原因可能是：①这些组织的感染性本来就低或没有感染性；②小鼠检测系统的敏感性比牛低；③所用的病牛数不足以说明问题。经试验发现小鼠对牛海绵状脑病病牛牛脑的易感性比正常牛低 1 000 倍。因此仍需用牛进行动物试验，并尽量多用一些牛的病料进行试验，才能最终弄清各种组织的真实感染性。

2. 对人的致病性　朊病毒对人类的致病性较强，根据病因可分为获得性、散发性和遗传性三种类型。其中，人新型克-雅氏病、库鲁病为人最常见的获得性朊病毒病，克-雅氏病为人最常见的散发性朊病毒病，人类常见的遗传性朊病毒病主要是格施谢三氏症（Gerstmann-Straussler-Scheinker disease，GSS）和致死性家族失眠症（Fatal familial insomnia，FFI）。

人新型克-雅氏病患者早期表现出精神症状，具体表现为焦虑、抑郁、感觉异常并出现短暂的妄想症，同时感觉迟钝，并伴有面部和腿部肌肉震颤。后期神经症状明显，主要表现为运动失调，认知能力下降，并出现语言障碍、失忆、痴呆直至死亡。

（四）诊断

1. 牛海绵状脑病临床诊断　牛海绵状脑病最主要的是侵害中枢神经系统，常导致人和牛脑功能丧失，同时还会出现其他一些全身性的临床症状。临床上常根据动物的行为、性情改变和运动障碍等方面异常做出初步判断。如病畜不愿进入挤乳间或不愿通过其他门道；高度敏感和狂躁不安，在挤乳时常用力乱踢等。随着病程的发展，动物会出现运动障碍，多表现为后肢步样异常，出现明显的伸展过度性共济失调等神经症状。有些病例发展为起立困难、步态不稳、全身麻痹、恐惧、磨牙、两耳一只向前一只向后，由于胆怯、恐惧，当有人靠近时出现攻击人的行为，故俗称疯牛病。此外，病畜还表现出感觉或反应过敏，特别对触摸、声音和光照过度敏感，这是病牛很重要的临床诊断特征。用手触摸或用钝器触压牛的颈部肋部，病牛会异常紧张、颤抖；用扫帚轻碰后蹄，也会出现紧张的踢腿反应；病牛听到敲击金属器械的声音，会出现震惊和颤抖反应；病牛在黑暗环境中，对突然打开的灯光，出现惊吓和颤抖反应。有时出现痒病样瘙痒症状，但不是主要症状。Wilesmith 等研究发现牛感染牛海绵状脑病后，一般至少会出现焦躁不安、感觉过敏和共济失调这三大主要症状中的一种症状。

大多数牛海绵状脑病患牛症状都经过几周或几月渐进发展，病程多为 1~4 个月，少数长达 1 年，终归死亡。

2. 人新型克-雅氏病临床诊断　结合流行病学资料、临床表现以及影像检查等可作出初步诊断，确诊需进行脑和扁桃体的组织病理学和免疫组织化学检测。

人新型克-雅氏病早期临床症状主要是行为改变、感觉异常、共济失调和肌肉四肢麻痹，且曾有过食用或接触过牛海绵状脑病朊病毒感染的牛组织及其产品的流行病学史。脑电图检查，人新型克-雅氏病没有散发性克-雅氏病的特征变化——周期性同步放电，CT 扫描可见非特异性的脑萎缩变化，MRI 扫描 75% 以上的人新型克-雅氏病患者 T2 加权像后丘脑（丘脑后结节）显示强信号。

3. 实验室诊断

（1）牛海绵状脑病实验室诊断　根据牛海绵状脑病临床特征，在不能排除其他病因时，必须列为牛海绵状脑病可疑病例。发现可疑病例后，应进行采样，送专门实验室检测。

1）病原分离与鉴定　目前还不能像病毒或细菌那样对牛海绵状脑病的病原进行分离，用感染牛或其他动物的脑组织通过非胃肠道途径接种小鼠，是检测感染性的唯一生物学方法。这一方法无实际诊断意义，因为潜伏期至少有 300 天。虽然用转基因小鼠可将时间进一步缩短为 70 天左右，但时间之长仍难以推广使用。

2）血清学试验　由于传染性海绵状脑病病原是机体自身的蛋白成分，机体不产生特异性免疫反应，因而不能通过检测血清的方法进行诊断。

3）病理学检查　组织病理学检查牛海绵状脑病患病动物既无生化或血清学异常，也没有任何肉眼可见的剖解变化。但患畜在中枢神经系统出现特征性的组织学病变，即灰质神经纤维网的空泡化和形成海绵样变化。当患畜被屠宰后，首要进行病理组织学检查，这是评价其他方法是否有效的标准，也是牛海绵状脑病临床诊断的基础。

病料正确的取材是进行病理组织学诊断成败的关键因素。包括取材的部位、时机、操作、处理等要点。牛死后要尽快取出脑组织，有时为了获得理想的病料，临床上对可疑的患病牛静脉注射高浓度的巴氏妥酸盐溶液致死动物取材。将整个牛脑用福尔马林固定，取脑闩、小脑后脚、四叠体前丘处脑干等神经核密集区进行病理切片，经苏木素染色后，在光学显微镜下观察灰质区，特别是孤束核、迷走神经核群、三叉神经脊束核、听神经核、红核等，若出现神经元核周体或神经纤维网胞质中出现大量空泡化病变，且在完整切片的两侧呈对称性分布则判断为牛海绵状脑病（彩图 24-4A）。特别应注意的是，空泡呈规则的圆形或椭圆形，周边整齐。但是，正常牛的红核和动眼神经核也可能出现小量核周体空泡。

病理组织学检查需要较高的专业水平和丰富的神经病理学观察经验。在组织切片效果较好时，确诊率可达 90%。

分子病理学检查时，可见除了特征性中枢神经系统症状外，患牛海绵状脑病病牛的脑组织液中还含有大量的纤维，一种细胞膜糖蛋白——痒病相关纤维蛋白，它是 PrP 的衍生物，当被检病料不适合进行病理组织学检查时，可以通过检查纤维来进行诊断。病料经超速离心纯化后，经蛋白酶消化，在电镜下可以观察到纤维的特征形状。此外纯化纤维后可以进行蛋白酶抵抗力检测，患畜对蛋白酶有抵抗力。通过该法也可以确诊牛海绵状脑病感染。

4）免疫组织化学（IHC） 又称免疫细胞化学，是指用 PrP 特异性抗血清或单抗，在经蛋白酶处理的脑组织切片上进行免疫染色反应。重点检查对象是脑闩部的迷走神经核群及周围灰质区，若发现大量紫红色染色颗粒，且呈双侧对称性，判为牛海绵状脑病阳性（彩图 24-4B）。

本法特异性高，成本较低。世界动物卫生组织将本方法指定为牛海绵状脑病确诊的"金标准"。

5）免疫转印技术（western-blotting） 是指将用蛋白酶处理过的脑闩样品匀浆作变性处理后，通过凝胶电泳使不同蛋白分开，进一步通过电转移将蛋白转移到膜上，以用单克隆抗体完成免疫反应，最后用化学发光底物结合底片曝光进行显示。牛海绵状脑病阳性样品将出现相对分子质量 27 000～30 000 的蛋白带，而阴性样品则无特异条带出现。这是因为正常 PrP 可被蛋白酶完全消化掉，而朊病毒蛋白则不能被完全消化。本法特异性高，时间短，但成本较高。

6）酶联免疫吸附试验（ELISA） 以 PrP 特异单克隆抗体作为捕获抗体，对经蛋白酶处理并变性的脑组织样品进行吸附，再以 PrP 特异抗体或单抗完成免疫显色反应。本法具有快速的优点，不同公司的产品特异性有所差异，成本较高。

7）蛋白质错误折叠循环扩增技术（protein misfolding cyclic amplification，PMCA） 这是一种体外扩增 PrP^{Sc} 的方法，在微量 PrP^{Sc} 模板存在的情况下，能将正常 PrP^C 快速转变为具有蛋白酶抗性的 PrP^{Sc}，被称为"蛋白 PCR"。这种体外扩增技术，将正常和可疑脑匀浆混合物，通过 37℃ 孵育（使 PrP^{Sc} 诱导 PrP^C 转变成新的 PrP^{Sc} 分子）和超声裂解（打散 PrP^{Sc} 聚合物，获得更多的 PrP^{Sc} 分子）两个步骤的多次循环，不断使更多的 PrP^C 转变为 PrP^{Sc}，可以使最初样品中 PrP^{Sc} 的量增加 100 倍以上，然后用免疫转印等技术进行检测，可明显增加检测的敏感性，提高检出率。该方法目前正在标准化。

（2）人新型克-雅氏病实验室诊断 患者死后可采取脑和扁桃体等组织进行常规神经组织病理学和免疫组织化学检查，在丘脑内可见 PrP^{Sc} 斑块，此类斑块中心致密，嗜伊红，边缘较暗淡，周围被海绵状病变带环绕，呈雏菊样；库鲁病和格-斯综合征常有此种病变，而散发性克-雅氏病此类病变较为少见。扁桃体活检可检测到人新型克-雅氏病的特征性 PrP^{Sc} 和 PrP^{Sc} 糖化模式，该方法操作简便，特异性、敏感性均高于脑活体检查，适用于患者的早期诊断。

人新型克-雅氏病需与散发型克-雅氏病、库鲁病进行鉴别诊断。人新型克-雅氏病主要发生于年轻人，发病年龄平均为 26.3 岁，病程平均为 14 个月，远远小于散发型克-雅氏病（65 个月），且人新型克-雅氏病临床表现较为一致，个体差异远不及克-雅氏病。大多数人新型克-雅氏病患者早期症状表现以精神症状为主，后期出现神经症状，而克-雅氏病早期症状为神经症状。另外，通过指纹图谱鉴定人新型克-雅氏病为 4 型，其他克-雅氏病为 1～3 型。

库鲁病主要见于新几内亚地区，与食用死者脑组织和内脏有关，在地理分布上很容易与人新型克-雅氏病区分。

（五）防制措施

牛海绵状脑病的流行使发生国家的畜牧业遭受了严重打击，不仅带来了巨大的经济损失，而且导致了严重的公共卫生事件，引起了人的恐慌，使得这些国家的对外贸易以及国际形象都受到了严重损害。由于牛海绵状脑病较长的潜伏期以及发病后没有有效的治疗方法，使得对其的防控显得尤其重要。现在关于牛海绵状脑病的防控应该将重点放在患病动物之间的进一步传播和在人群中的传播上。

1. 牛海绵状脑病综合防制措施

（1）未发生牛海绵状脑病的国家应采取以下措施 加强海关检疫和检验，尤其是加强对从疫区进口的相关产品的检疫；禁止从牛海绵状脑病发病国或高风险国进口活牛以及肉骨粉饲料、牛内脏等危险物质。严禁在饲料中添加、出口或进口添加反刍类动物蛋白成分的饲料。屠宰场应严格禁止用穿刺脑部使动物失去知觉的办法屠宰牛，也不能用锯劈开脑或脊髓，以减少可能污染的机会。对临床兽医师和实验室诊断（包括组织病理学诊断）技术人员进行专业培训，使之掌握有关知识和技术。开展牛海绵状脑病的宣传教育，普及有关科学知识，提高广大人民群众的认识和执行防治措施的自觉性，充分意识到疯牛病的危害性，严防疯牛病的传入。建立牛海绵状脑病监测体系，将该病列为法定报告的疾病。规定对具有神经症状的病牛必须采取脑组织送指定的兽医诊断室作组织病理学检查，送检的疑似狂犬病标本如狂犬病检查为阴性，也需作牛海绵状脑病组织病理学检查。一旦发现可疑病牛，立即隔离、消毒并报告上级兽医机构，力争尽早确诊。

（2）已发生牛海绵状脑病的国家应采取的措施 发生牛海绵状脑病的国家采取的措施不尽相同，但共同的措施包括以下几个方面：规定严格禁止使用反刍动物的蛋白质饲料；强化监控体系，及时发现疫情避免其不断传播；加强对牛海绵状脑病宣传，提高兽医科技人员的诊断水平；一旦发现患病动物，要及时汇报，尽快处理，牛海绵状脑病病牛和可疑病牛必须焚烧。解剖时，应尽一切可能减少血液和其他污物对牧场、畜舍或解剖室的污染，并及时进行消毒处理。日常分娩时，不要让血液、胎盘等污物污染畜舍。一旦牧地和畜舍被病畜的血液、其他体液、胎盘等污染，应将一切可烧毁的物品全部烧掉。焚烧是目前最有效的消毒方法。对不能焚烧的物品可选用下列方法消毒，如用 2mol/L 氢氧化钠溶液消毒 1h；用含 2% 有效氯以上的次氯酸钠溶液消毒 2h；置 3% 十二烷基硫酸钠溶液中 100℃ 煮沸 10min；136℃ 下高压蒸汽灭菌 30～60min。其他消毒方法效果不佳。

（3）疫苗免疫接种。本病目前无有效治疗和预防药物，但近年来该领域内的研究也取得了一些进展。用细胞模型研究表明，某些 PrP 特异性单抗与 PrP^C 或 PrP^{Sc} 结合后能有效阻断 PrP^C 与 PrP^{Sc} 的结合，从而防止 PrP^C 向 PrP^{Sc} 的转变，因而这些抗体具备发展成治疗用药的前景；另一方面，用动物模型研究表明，噬菌体展示系统融合表达的特定 PrP 多肽和以 CpG 寡聚脱氧核糖核苷或热休克蛋白 HSP70 为佐剂的合成 PrP 多肽，都能刺激小鼠产生对 PrP 的细胞或体液免疫应答，这种应答对小鼠动物模型无不良影响，但能很大程度地抵抗外来 PrP^{Sc} 的病理作用，显示出作为疫苗的开发应用前景。

2. 人新型克-雅氏病综合防制措施 对于人类各种朊病毒病尚无有效的治疗方法。预防人新型克-雅氏病最有效的措施是确保牛海绵状脑病感染因子不进入人类的食物链。各国政府已经制定了相关政策，如禁止使用哺乳动物饲料如肉骨粉、血粉饲喂家畜；不从牛海绵状脑病流行国家引种和进口含动物蛋白的饲料；严禁使用不安全的牛源材料生产药品、生物制品、化妆品和其他商品；发生和流行牛海绵状脑病的国家禁止屠宰 30 月龄以上的牛供人类消费，并严格执行相关的检验检疫程序。

世界卫生组织和世界动物卫生组织要求世界各国建立朊病毒病流行病学检测系统，对人类和动物的各种朊病毒病进行系统监测，及时发现和确诊朊病毒病，并采取相应的防护措施，防止病原扩散。我国卫生部和农业部已经分别建立起人类和动物朊病毒病的国家参考实验室，并在全国范围内进行监测，目前尚未发现疫情。

（六）公共卫生影响

牛海绵状脑病是唯一可以传染给人的动物传染性海绵状脑病，它可使人发生新型克-雅氏病。感染该病的人的中枢神经系统发生海绵状变性，从而引起神经错乱、平衡障碍、肌肉收缩，最终不治而亡。除英国外，其他国家也相继报道发现了新型克-雅氏病，如法国、爱尔兰、加拿大、日本、韩国、意大利和美国，其中绝大部分患者已经死亡。更可怕的是，世界范围内特别是英国有成百上千的人们已经食用过牛海绵状脑病污染的食物，这如同潜伏在人体内的一颗定时炸弹将在未来几十年里随时爆炸。

为了最大限度地减少牛海绵状脑病对公共卫生带来的负面影响，世界各国采取了多种措施阻止牛海绵状脑病进入人和动物的食物链。首先，制定各项严格的法律法规，如禁止反刍动物源性肉骨粉用于动物饲料、禁止从牛海绵状脑病发生国进口牛羊源性成分制成的化妆品和医疗器械、禁止从牛海绵状脑病发生国进口牛肉及其相关产品等。我国国家药监局曾在 2002 年发出通知，要求在 2002 年 5 月 1 日前全部召回从疯牛病疫区进口的用牛羊组织生产的医疗器械产品，如骨、皮肤、黏膜、牙齿、肠衣、心膜、血清、胶原蛋白等产品，这些产品有传播疯牛病的危险。此外，还采取其他相关措施，如疯牛病疫情强制报告制度、补偿制度、销毁牛海绵状脑病可疑尸体、加强主动监测和被动监测、隔离、规定疯牛病特定风险物质、追踪调查风险牛只，等等。因为牛海绵状脑病，许多国家包括美国在内频频打起了牛产品贸易战，该病也为国际活牛及牛产品贸易增加了技术壁垒的筹码。

1986—1996 年，大约有 100 多个国家从西欧国家进口活牛和含动物骨粉的饲料，一些国家又将这些饲料转口到其他国家。所有这些国家都将面临"疯牛病"的危险，从而影响到各国的公共卫生，因此，牛海绵状脑病是一种国际性的疾病，需要全人类共同来控制和抵御。

欧盟委员会 2005 年 1 月 28 日宣布，专家首次确认除牛和人之外的物种感染疯牛病，即山羊感染疯牛病，这给疯牛病的公共卫生防范提出更为严峻的挑战。不过，专家同时也表示人类从羊身上间接感染疯牛病的可能性极小。

同时，我们也应该看到朊病毒的发现在人医领域、兽医领域乃至整个生物学领域具有划时代的意义！作为一类独特的新型病原体，朊病毒与传统的病原体相比，具有显著的差异。牛海绵状脑病和人新型克-雅氏病的出现和流行极大地促进了朊病毒和朊病毒病的深入研究，相信在不久的将来，随着科学技术的进步，人们能够更为深入地了解这种奇特的病原体，从而更进一步了解这个丰富多彩的自然界。

（王志亮　刘雨田　周智）

◆ 我国已颁布的相关标准

GB/T 19180—2003　牛海绵状脑病诊断技术

SN/T 1316—2003　牛海绵状脑组织病理学检查方法

SN/T 1708—2006　出入境口岸新变异型克雅病监测规程

◆ 参考文献

方元，陈莒平.1997.朊病毒和朊病毒病［M］.北京：中国农业出版社.

刘克洲，陈智.2002.人类病毒性疾病［M］.北京：人民卫生出版社：896-901.

唐家琦.2005.自然疫源性疾病［M］.北京：科学出版社：510-536.

王志亮，吴晓东，刘雨田，等.2005.单抗介导牛海绵状脑病免疫组化检测方法的建立及其应用［J］.中国农业科学，38（3）：634-638.

王志亮.2001.牛传染性海绵状脑病［M］.北京：兵器工业出版社.

王志亮.2005.动物外来病诊断图谱［M］.青岛：中国海洋大学出版社.

赵德明.2005.动物传染性海绵状脑病［M］.北京：中国农业出版社.

Castilla J, Saa P, Hetz C, et al. 2005. In vitro generation of infectious scrapie prions. Cell, 121: 195-206.

Griffin JK, Cashman NR. 2005. Progress in prion vaccines and immunotherapies. Expert Opin. Biol. Ther, 5 (1): 97-110.

Lefrère JJ and Hewitt P. 2009. From mad cows to sensible blood transfusion: the risk of prion transmission by labile blood components in the United Kingdom and in France. Transfusion，49（4）：797－812.

Linden R，Martins VR，Prado MA，et al. 2008. Physiology of the Prion Protein. Physiol Rev，88（2）：673－728.

Novakofski J，Brewer MS，Mateus-Pinilla N，et al. 2005. Prion biology relevant to bovine spongiform encephalopathy. J Anim Sci，83：1455－1476.

Vilotte JL，Soulier S，Essalmani R，et al. 2001. Markedly increased susceptibility to natural sheep scrapie of transgenic mice expressing ovine PrP. Journal of virology，75（13）：5977－5984.

Wiggins RC. 2009. Prion Stability and Infectivity in the Environment. Neurochem Res，34：158－168.

二、传染性水貂脑病

传染性水貂脑病（Transmissible mink encephalopathy，TME）又称水貂脑病，是养貂场人工饲养水貂罕见的渐进性、致死性的神经退行性传染病。该病是由暴露在畜群中的类似痒病病原引起的，是成年貂的一种类似于痒病的疾病。几乎所有的成年貂都对该病易感，一旦感染表现出临床症状，死亡率100％。传染性水貂脑病最初是在美国发现的，目前在多个国家均有该病的报道，我国尚未见关于传染性水貂脑病的报道。它与痒病非常相似，但又有许多不同之处。目前，在世界动物卫生法典中还没有本病的记录。

（一）病原

1. 分类地位 关于传染性水貂脑病的病原有多种说法，现在通常认为它与疯牛病、羊痒病、人的新型克-雅氏病等同属传染性海绵状脑病一族，其病原也是一种无核酸的蛋白侵染颗粒，即水貂朊病毒（PrP^{TME}），能引起动物神经退行性紊乱。现在也认为该致病因子是一种宿主自身正常朊蛋白的异构体，是一种富含β折叠结构的蛋白。研究发现，水貂朊病毒经过两代以上的仓鼠传代后，仓鼠会表现出两种不同的临床症状，一个是兴奋型（HYPER，HY），另一个是昏睡型（DROWSY，DY），从而确定两个不同的毒株，即PrP^{HY}和PrP^{DY}。HY株感染的仓鼠表现为过度兴奋和共济失调，DY株感染的仓鼠表现为昏睡，而无兴奋和共济失调的症状。

2. 形态学基本特征与培养特性 水貂朊病毒与痒病朊病毒相似，在一定的纯化条件下可形成小杆状或纤维样结构，即痒病相关纤维（SAF）。这种结构特性只有通过电镜负染技术才能观察到。传染性水貂脑病病原因子可以通过孔径为50nm的滤膜。它与常见的细菌和病毒不一样，它不能在普通培养基上培养增殖，但是可以通过培养感染的神经细胞来增殖，或者在体外通过超声波处理正常新鲜脑匀浆与水貂朊病毒的混合物也可以增殖。

3. 理化特性 PrP^{TME}与其他朊病毒一样，对理化因素的抵抗力比一般的细菌（包括真菌）、寄生虫、病毒都强。常规消毒方法如甲醛、乙醇、双氧水、戊二醛、β-丙内酯、乙二胺四乙酸、核酸酶、蛋白酶、121℃高压蒸汽灭菌20min、紫外线、离子辐射、超声波等几乎无任何效果。在低温或冷冻下PrP^{TME}可长期保存，在干燥有机物保护下或处于甲醛固定组织中的PrP^{TME}对有效杀灭的消毒剂具有更强的抵抗力，在土壤中PrP^{TME}可存活3年，在pH 2.1～10.5之间PrP^{TME}可稳定存活。在134～138℃高压蒸汽灭菌18min可使大部分PrP^{TME}灭活，在360℃干热下PrP^{TME}可存活1h。含2％有效氯的次氯酸钠及2mol/L的氢氧化钠在室温下作用1h以上可杀灭大部分的PrP^{TME}，因此本方法可作为PrP^{TME}的表面消毒剂。甲醇、氯仿可以使PrP^{TME}的感染性降低。热石炭酸处理1h以上或10％石炭酸水溶液处理30min以上或1％的石炭酸水溶液处理16h可以杀灭大部分的PrP^{TME}，焚烧是杀灭PrP^{TME}最有效最可靠的方法。

此外，研究发现两株不同的传染性水貂脑病病毒株的理化特性不尽相同。PrP^{DY}更易溶于肌氨酸。通过SDS－PAGE电泳发现两个亚型的传染性水貂脑病病毒株对蛋白酶K的抵抗力也不相同。其中PrP^{DY}对蛋白酶K消化敏感，而PrP^{HY}经蛋白酶K消化48h后仍有抵抗力。

（二）流行病学

1. 传染来源 传染性水貂脑病的传染源现在还是一个谜团，流行病学调查结果显示，传染源最可能是痒病因子污染的饲料所致，然后，患病水貂及其尸体对于水貂和其他动物来说又成为新的传染性海绵状脑病传染源。从传染性水貂脑病出现之初，人们便怀疑它可能与羊的痒病有关，但是通过痒病因子试验接种水貂发现，传染性水貂脑病似乎并不是来自痒病。因为痒病因子接种水貂而感染传染性水貂脑病的潜伏期至少在 12 个月，而自然感染传染性水貂脑病的潜伏期却只有 7～8 个月。此外，传染性水貂脑病只能感染仓鼠，不能感染小鼠，而痒病既可以感染仓鼠也可以感染小鼠，可见痒病作为其传染源的证据不是特别充分。后来科学家发现人工感染转基因鼠后的传染性水貂脑病病原与 L 型牛海绵状脑病病原更加相近。病貂的中枢神经系统、淋巴系统、肌肉和内脏是确认的传染源。此外，通过水貂人工感染传染性水貂脑病试验发现，病貂的粪便具有感染性，尿和血液则不具有感染性。

2. 传播途径 传染性水貂脑病最主要的传播途径是消化道。几次传染性水貂脑病的暴发均与食入污染病原的饲料有关。在仓鼠作为研究模型时，发现当其舌部有创伤时对该病原更易感。在疾病暴发时，可能通过在同一个料槽内同时进食而传播。一般不发生水平传播和垂直传播，但曾有在特定条件下健康水貂被病水貂咬伤、仔貂吃病母貂尸体感染传染性水貂脑病的报道。

有许多动物可以通过脑内接种而感染传染性水貂脑病，至于其他途径还没有相关报道。

目前没有传染性水貂脑病传播给人的证据，但其是传染性海绵状脑病的一种，因此为了最大限度地防止该病的传播，严禁传染性水貂脑病感染或接触动物及其产品进入人的食物链或动物饲料。

3. 易感动物

(1) 自然宿主 传染性水貂脑病病原的自然宿主是家养水貂，而有学者认为浣熊、臭鼬对传染性水貂脑病易感，因此这两种野生动物也可能是传染性水貂脑病病原的自然贮存宿主，在防范上应予以注意。

(2) 实验动物 可试验感染传染性水貂脑病的动物很多，但其易感宿主范围和痒病及牛海绵状脑病不完全相同。新生仔貂对脑内接种易感。已知可试验感染传染性水貂脑病的动物包括黑猩猩、松鼠猴、恒河猴、短尾猴、牛、绵羊、猫、山羊、雪貂、仓鼠、浣熊、臭鼬，而小鼠、大鼠、豚鼠、家兔和鸡不感染传染性水貂脑病，不过这些动物虽然在接种病原后不发病，但它们的淋巴组织在相当长的时间内仍具有传染性水貂脑病病原感染性，用之接种水貂可使水貂发生传染性水貂脑病。

目前没有发现传染性水貂脑病传给人的实例，但从试验感染黑猩猩来看，传染性水貂脑病极有可能会感染人。

4. 流行特征 本病无季节性，一年四季均可发病，不过本病主要发生于种水貂或一岁以上的水貂。在自然条件下，仔貂即使与感染发病的母貂同居、吮乳、吃同一饲料也不发病。在养貂场，水貂长大到 6～7 月龄时，大多数被杀死取皮，仅少数留作种用，因此仔貂不发病可能与这种生产周期有关，即在潜伏期就已将感染水貂杀死。本病呈现区域性流行，如果一个貂场感染传染性水貂脑病，则与其有相同饲料来源的其他貂场也可能会发生传染性水貂脑病。

传染性水貂脑病和羊痒病、牛海绵状脑病不同，通常为暴发流行。流行期往往持续 4 个月左右。成年水貂发病率高，最高可达 100%，最低也有 10%～30%。病貂 100%死亡。

5. 发生与分布 传染性水貂脑病首次于 1947 年秋天在美国威斯康星州布朗（Brown）县的一个养貂场和明尼苏达州威诺纳（Winona）县的一个养貂场被发现。1961 年，美国威斯康星州希博伊根县（Sheboygan）、卡柳梅特县（Calumet）和马尼托沃克（Manitowc）县的 6 个养貂场几乎同时发生传染性水貂脑病，这些县彼此相邻，各养貂场的饲料来源相同。1963 年，美国爱达荷州东南部的一个养貂场和威斯康星州索耶县（Sawyer）和清水县（Eau Claire）县的两个养貂场又发生了传染性水貂脑病。同年，在加拿大安大略省的一个养貂场也发生传染性水貂脑病。随后，芬兰、德国、苏联也报道了本病的发生。1985 年，美国威斯康星州斯特森维尔（Stetsonville）的一个养貂场又暴发了传染性水貂脑病，这次在 7 300 只成年水貂中，死亡率达 60%。病貂的临床症状为尾巴弯曲、动作笨拙和过度兴奋，在发病晚期表现为昏睡状，最后死亡。本次暴发持续了 5 个月之久，在第二年，暴发期间出生的貂没有出现传染性水貂脑病症状。此外，在加拿大、芬兰、德国以及苏联牧场饲养的貂群中也见到该病的发生。

（三）对动物与人的致病性

1. 对动物的致病性　在自然条件下，传染性水貂脑病可以通过食源性、撕咬感染水貂，潜伏期通常为 7～8 个月。1 岁以下的水貂很少发病。试验感染水貂的潜伏期，经口感染为 7～8 个月，脑内接种为 4 个月，肌内和腹腔内接种为 6～7 个月，皮下接种为 5 个月。感染传染性水貂脑病的水貂最终衰竭死亡。

在实验条件下，传染性水貂脑病经脑内接种可使黑猩猩在 61 个月时发病，松鼠猴在 9～13 个月内发病，恒河猴在 17～33 个月内发病，短尾猴在 13 个月时发病。

但是适应了仓鼠的传染性水貂脑病通过接种传代给水貂显示了不同的致病性，HY 毒株不再对水貂致病，没有克隆的 DY 毒株对水貂的致病性降低，而克隆的 DY 毒株对水貂无致病性。毒株传代的不同和对不同宿主的致病性不同是由于病原的突变或一些不同病原的复制能力不同决定的。

2. 对人的致病性　目前，没有证据证明传染性水貂脑病可以传染给人，但是从传染性水貂脑病试验感染黑猩猩来看，其极有可能感染人，我们应该做出相关规定，防止感染或接触传染性水貂脑病的动物及其产品进入动物饲料或人的食物链。

（四）诊断

1. 临床诊断　患传染性水貂脑病的水貂最早出现的症状是生理习性的改变。开始时很微小，不易察觉，但随着病情的加重日益明显。病貂丧失良好的卫生习惯，不在固定地方排便，任意践踏饲料，致使笼箱越来越脏，到处是粪便和饲料。病貂容易过度兴奋，不时出现无目的地绕笼猛冲、转圈和啃咬尾巴，像松鼠一样把尾巴弯曲于背上和试图逃出笼外等症状。带仔母貂丧失母性，不关心照料仔貂，甚至病初未出现其他症状之前就已如此。

随着疾病的发展，出现共济失调症状，并且日益严重。传染性水貂脑病的中期，病貂动作笨拙，不能自行爬出巢穴，采食和吞咽困难，步行时后肢呈现出典型的痉挛状。这个时期，检查者试图抓住病貂时，病貂会突然咬住检查者所戴的皮手套，并且检查者脱下手套连同病貂置于地面，病貂仍死死咬住手套长时间静止不动。这是传染性水貂脑病病貂的特征性反应。

在传染性水貂脑病的晚期，病貂消瘦，皮毛失去光泽并出现皱褶，并不时出现癫痫样发作、自残尾巴、快速转圈运动，进而呈昏睡状态和反应迟钝。病貂此时往往面对笼子的一角，将鼻部塞进笼的网眼，并长时间保持这一姿势。

从发病到死亡，母貂的病程为 2～6 周，公貂则更短。日益严重的衰弱、消瘦和应激（如温度剧变）会促进病貂的死亡。濒死期的病貂通常以牙齿牢牢咬住笼子的金属丝网。

2. 实验室诊断　血清学检测和生理生化检测均无诊断意义。

（1）免疫组织化学检测　与牛海绵状脑病的免疫组织化学检测方法相同。本检测方法是传染性水貂脑病的确诊方法之一。本方法的检测部位主要是脑闩部组织，淋巴系统组织也可以作为检测部位。试验结果表明，感染传染性水貂脑病的仓鼠脑干部免疫组织化学染色，出现大量特异性紫红色颗粒。但是实验室用 HY 株和 DY 株感染仓鼠的末期，用免疫组化检测仓鼠脑，显示了不同的 PrP^{TME} 的免疫染色结果。用 HY 株感染的大脑，在膝状弯曲处染色较深，但在 DY 株感染脑中不出现着色现象。HY 株和 DY 株感染后，海马染色均为阳性，但 DY 株分子层含有 PrP^{TME}。

（2）组织病理学检测　取传染性水貂脑病的脑干部组织（主要是脑闩部），按常规的组织病理学方法制成 $5\mu m$ 厚的切片，通过 HE 染色在显微镜下观察，典型的组织病理学变化是脑皮质和皮质下灰质广泛的海绵状变性并伴有神经胶质星形细胞的显著增生。神经元的变性病变通常见于大脑、小脑和脑干。许多神经元在皱缩、浓染。神经元胞质的空泡化仅见于前庭核、脑桥和中脑，通常群集在 1～2 个神经核内。大多数空泡似乎是空的，有些空泡含有嗜伊红颗粒。脑白质通常无病变。

（3）免疫印迹方法　取脑闩部组织，匀浆，经 PK 酶有限消化处理，SDS - PAGA 电泳，电转移，依次经过 PrP 单抗和羊抗鼠二抗孵育，化学发光液孵育，曝光处理，最后观察反应条带判定结果。如在相对分子质量 19 000～30 000 处出现三条特异性条带，则可认为该样品为传染性水貂脑病阳性。

（4）病原分离技术 传染性水貂脑病的实验动物一般为仓鼠，不能用小鼠。脑内接种仓鼠，潜伏期在 15～16 个月，继代脑内接种的潜伏期则缩短为 7 个月。由于潜伏期长，因而这种方法不适合传染性水貂脑病的诊断。

（5）电镜负染技术 应用电镜负染技术可以观察到传染性水貂脑病脑组织匀浆液中的痒病相关纤维（SAF），从而判断是否感染。

（五）防制措施

传染性水貂脑病是一种存在于家养水貂的传染性海绵状脑病。在我国还没有该病的发生，也没有相关的政策规定，而且在我国动物传染病名录中也没有记录。

1. 综合性措施 传染性水貂脑病是传染性海绵状脑病的一种，因此其防治措施与其他传染性海绵状脑病疾病相同。禁止给貂饲喂含有牛海绵状脑病或痒病污染的动物饲料。在传染性水貂脑病流行区，禁止流通高感染性的组织，特别是中枢神经组织、带有神经的头盖骨和带有脊髓的脊柱。另外，禁止将病貂尸体加工成人类食物和动物饲料。一旦发病，要对圈舍以及污染物进行彻底的消毒处理。

2. 疫苗免疫接种 目前，传染性水貂脑病还没有相关的疫苗和药物，但是在这些领域的研究已取得了一定进展，相关的最新研究进展见本节一。

（六）公共卫生影响

当前，还没有证据证明传染性水貂脑病能感染人，但是由于我们对朊病毒的认识还十分有限，因此应该按照疯牛病、痒病等动物传染性海绵状脑病的防范措施一样防范传染性水貂脑病。尤其是兽医或科研工作者对疑似传染性水貂脑病感染动物进行处理时，一定要做好个人防护。

（王志亮 刘雨田 周智）

◆ **参考文献**

方元，陈萳平.1997.朊病毒和朊病毒病［M］.北京：中国农业出版社：138-147.

赵德明.2005.动物传染性海绵状脑病［M］.北京：中国农业出版社.

Jason C Bartz, Anthony E Kincaid, Richard A Bessen. 2002. Retrograde transport of transmissible mink encephalopathy within descending motor tracts. Journal of virology, 76 (11): 5759-5768.

Jason C Bartz, Judd M Aiken, Richard A Bessen. 2004. Delay in onset of prion disease for the HY strain of transmissible mink encephalopathy as a result of prior peripheral inoculation with the replication-deficient DY strain. Journal of general virology, 85: 265-273.

Jason C Bartz, Richard A Bessen, Debbie Mckenzie, et. al. 2000. Adaptation and selection of prion protein strain conformations following interspecies transmission of transmissible mink encephalopathy. Journal of virology, 74 (12): 5542-5547.

Liberski PP, Sikorska B, Guiroy D, et al. 2009. Transmissible mink encephalopathy-review of the etiology of a rare prion disease. Folia Neuropathol, 47 (2): 195-204.

Mckenzie D, Bartz JC, Marsh RF. 1996. Transmissible mink encephalopathy seminars in Virology, (7): 201-206.

三、痒 病

痒病（Scrapie）是由痒病传染因子的相互作用引起的。该病是一种缓慢发展的、能引起绵羊和山羊中枢神经系统渐进性退化变性的、能致死动物的传染性疾病。该病又称瘙痒病（Scratchie）、快步病（Troters）、震颤病（法语 La tremblante）、小跑病（德语 Traberkrankhert）或摩擦病（Rubbers）等，在我国一般命名为痒病、痒疫或瘙痒病。临床上以潜伏期长、剧痒、中枢神经系统变性、共济失调和病死率高为特征。痒病历史悠久，人类发现该病已有 260 多年的历史。痒病是最早所知的传染性海绵状脑病，多发于绵羊，目前在世界各地均有流行。

（一）病原

1. 分类地位 痒病的病原为朊病毒，又称痒病因子（Scrapie agent）。

　　痒病朊病毒和普通病原体一样呈现株的变异，具有许多生物特性不同的毒株。不同毒株感染相同的小鼠产生的疾病具有不同的特征，如它们的潜伏期、脑部病理变化的类型、症状的严重程度和朊病毒的体内分布等均不一样，而且不同的毒株在临床表现、种间屏障和对热的抵抗力也不一样。英国用小鼠已分离到约 20 个表现型不同的毒株，其中有 5 个新株型还不十分稳定。在冰岛，至少已从绵羊体内分离到 3 个毒株，它们与英国分离株也不一样。在美国，已分离到 5 株天然的痒病朊病毒，它们彼此不同。尤其是在挪威分离到了非典型羊痒病的病原体，并被命名为 Nor98。

　　2. 形态学基本特征与培养特性　痒病朊病毒的形态学特征见本节一、（一）2.。

　　3. 理化特性　痒病朊病毒抵抗力较强，长时间的紫外线照射和离子辐射不能使其灭活；80℃下加热 30min，病毒的感染性无明显改变。患病动物脑悬液煮沸 3h，仍具有感染性；121℃高压蒸汽灭菌 60min 后，脑内接种绵羊仍可发病。20% 福尔马林将其在 37℃ 处理 18h，0.35% 福尔马林处理 3 个月，仍不完全失活。PrP^{Sc} 对蛋白酶 K 有部分抵抗力；在 pH 2.4～10.5 环境中稳定；可被含 2% 有效氯的次氯酸钠溶液灭活，134～138℃ 下高压蒸汽灭菌 30min 可灭活。360℃ 干热条件下，可存活 1h。氯仿和甲醇能使感染性降低 10^{-1}～10^{-2}；在土壤中可存活 3 年。

（二）流行病学

　　1. 传染来源　痒病被认为是自然发生于绵羊和山羊的一种动物传染性海绵状脑病。病羊和带有病原体的羊是本病的传染源和主要贮存宿主，许多国家发生痒病都是输入病羊或处于潜伏期的感染羊所致。患病母羊在分娩前或哺乳期可以将该病毒传给羔羊，并且母羊到羔羊的垂直传染在本病的传播上有着重要意义。此外，病羊的精液、胚胎和肉均有可能传染痒病，成为传染源。

　　1996 年，试验发现病羊身上的螨虫也会带毒，而且会引起小鼠感染发病，因此，病羊身上的螨虫可以作为一种媒介传播痒病。

　　2. 传播途径　一般认为，痒病的传播方式主要有三种，即垂直传播、水平传播和医源性传播。

　　（1）垂直传播　由感染母羊传给羔羊，可能是痒病感染的主要途径，羔羊无需吮乳，只要出生时羔羊与母羊密切接触即可感染。已证实病羊的胎盘有感染性，羔羊吞食羊膜液可以感染痒病。

　　（2）水平传播　指健康羊只摄入被朊病毒污染的饲料（如患有牛海绵状脑病的病畜加工的饲料）以及长期在被痒病因子污染的牧场放牧或与病羊同居感染痒病的方式。通过污染的牧场与饲料感染健康羊是水平传播的主要情况之一。

　　（3）医源性传播　即通过医疗介入而传播，在英国曾发生过一起因注射被痒病污染的跳跃病病毒疫苗引起痒病暴发流行的意外事件。当时接种绵羊 18 000 只，发生痒病的有 1 200 只。

　　其他途径传播，如病羊身上的螨虫可以作为一种媒介传播痒病，这在冰岛的一个农场已被证实。

　　3. 易感动物

　　（1）自然宿主　绵羊和山羊是本病的自然宿主和主要贮存宿主。尚未发现痒病病原传播给人的证据。不同品种、性别的羊均可感染痒病，但品种间的易感性有明显差异。绵羊较易感，羔羊最易感，5 岁以上的羊具有一定的抵抗力，但是 Nor98 痒病以 4 岁以上的羊易感。纯种羊较杂种羊易感，山羊偶尔感染发病。英国品种中以萨福克羊最易感，其次是雪维特羊、斯韦尔达尔羊，再次是汉普夏羊、高原黑面绵羊、威尔士山地羊、陶赛特羊和边区莱斯特羊。本病有明显的家族史，在品种内某些感染的谱系发病率高，因而认为本病是受基因控制的遗传性疾病。目前发现，绵羊 PrP 基因密码子 136（Val 或 Ala）、154（His 或 Arg）和 171（Arg 或 His 或 Gln）具有多态性，而且它们都是等位基因。在密码子 136 号位，如果表达的是 Val（V），则对痒病易感，反之，表达的是 Ala（A），则对痒病抵抗；在密码子 154 号位，如果表达的是 His（H），则对痒病易感，反之，表达的是 Arg（R），则对痒病抵抗；在密码子 171 号位，如果表达的是 His（H）或 Gln（Q），则对痒病易感，反之，表达的是 Arg（R），则对痒病抵抗。研究发现，如果绵羊的 3 个密码子的基因型是 AHQ/VRQ、ARQ/VRQ、ARH/VRQ、VRQ/VRQ，则对痒病非常易感，特别是 VRQ/VRQ 型对痒病极其易感。但是 Nor98 痒病对 AHQ 基因型有抵抗力。山羊的 PrP 基因多态性主要位于 21、23、49、142、143、154、168、220 和 240 号密码子。到目前为止，仅发现密码子 142（I 或 M）和 143（H 或 R）与痒病相关，其中前者是改变山羊发病的潜伏期，而后者似乎与痒病易感性有关。在希腊报道的 15 例痒病中，有 13 例的密码子 143 为 HH，而只有 2 例为 HR，且这两例病羊不表现出痒病的症状，也没有组织学上的变化，但在其脑部检测到了痒病因子。在这同一羊群中，密码子 154 为 H 时似乎可以抵抗痒病，而为 R 时对痒病易感，这与绵羊的密码子 154 相同。总之，山羊的 PrP 基因型多态性还有待进一步研究和探讨。

由于痒病自然感染的潜伏期为 1～3 年，故多发于 2～5 岁的绵羊，5 岁以上和 18 月龄以下绵羊一般不发病，因此，本病多发于种羊群和生产羊毛的羊群。山羊发病年龄与绵羊大致相同，但潜伏期很少超过 1 年。

（2）实验动物　病羊的脑脊髓悬液经脑内接种甚至皮下注射，均可引起易感羊发病。PrP^{Sc} 感染绵羊延髓、淋巴网状组织及肺淋巴小结中的 PrP^{Sc} 分布见彩图 24-5 至彩图 24-7。感染的脑组织经肠道注射（或经口服）于小鼠、大鼠、仓鼠、水貂、沙鼠及猴均可感染痒病。牛可以通过食入等途径感染痒病，更可怕的是感染痒病的牛会传染给人类。痒病也有可能会感染人。小鼠和仓鼠是痒病最主要的实验动物，它们无论通过脑内、腹腔内、皮下、皮内、肌肉内、眼内还是口腔接种均可发病，其中脑内接种最有效，且潜伏期一般为 13 个月以上。其他途径接种，其潜伏期更长。用已适应于仓鼠的痒病朊病毒脑内接种仓鼠，潜伏期一般只有 60～70 天。现在开发培育出的转基因小鼠，在接种痒病因子后潜伏期更短些。

此外，新大陆卷尾猴、松鼠猴、恒河猴以及旧大陆长尾猴对痒病朊病毒也易感。

4. 流行特征　痒病的发生和分布不是固定的，一年四季均可发病，一般呈散发，羊群被感染后，很难清除病原体，发病率一般为 5%～10%，偶尔可达 20%～40%。该病长期潜伏在老龄羊群中，几乎每年都有少数羊因患本病而被淘汰或死亡。由于痒病的潜伏期长，在进口羊只时不能及时发现是否感染痒病，因而很容易通过进口传入痒病。这就是说，在进口时必须要了解进口国的羊痒病情况，如果是痒病发生国，则坚决不进口羊只。

5. 发生与分布　痒病最早于 1732 年在英格兰发生，1755 年，本病广泛传播。19 世纪痒病传入苏格兰。英国在 1920—1950 年曾严重流行，20 世纪 70 年代因绵羊饲养量大增，痒病也随之增多起来。德国在 1750 年就有痒病的记载，法国和西班牙在 1810 年记载发生了痒病，其他西欧国家也早有痒病的存在。现在痒病广泛分布于欧洲、亚洲和美洲多数养羊业发达的国家。美国在 1947 年首次发现痒病，由于美国的痒病政策不严格，导致现在仍有大量痒病的发生。日本在 1981 年首次发现痒病，认为是 1974 年从加拿大引进萨福克种羊传入的，目前，日本羊群中痒病不断发生。

许多国家的痒病是由英国直接或间接传入的。澳大利亚、新西兰、肯尼亚和南非曾因从英国进口绵羊传入痒病，但由于采取了严格的扑杀政策，使得这些国家的痒病得以迅速扑灭。1983 年，我国四川省在从英国引进的莱斯特种羊中先后发现 5 例痒病，由于及时得到确诊，并采取了严格的封锁、扑杀和监测措施，在 1987 年宣布这起痒病事件已得到彻底扑灭，并未引起扩散。到目前为止，我国再没有发现一例痒病病例。

山羊感染痒病的报道主要来自于加拿大、塞浦路斯、芬兰、法国、希腊、意大利、瑞士、英国和美国，其他国家暂且没有相关的报道。

（三）对动物与人的致病性

1. 对动物的致病性　痒病对绵羊和山羊的致病性较强，尤其对羔羊最强。不同品种、性别的羊均可感染痒病，但品种间的易感性有明显差异。以绵羊为易感，羔羊最易感，5 岁以上的羊具有一定的抵抗力。纯种羊较杂种羊易感。痒病自然感染的潜伏期为 1～3 年，故多发于 2～5 岁的绵羊。对痒病研究发现，病原经口传播后，最初在淋巴网状组织增殖或复制，包括扁桃体、脾脏、咽喉淋巴结、肠系膜淋巴结和外周神经组织，随后病原侵入大部分淋巴结和一些非神经组织。

此外，痒病能通过食入途径、脑内接种等方式感染其他多种动物，特别是可以通过食入途径感染牛。通过脑内接种痒病，长尾猴的潜伏期和发病后的存活期分别为 27～73 个月和 2～8 个月；松鼠猴分别为 24～35 个月和 1～3 个月，黑掌蜘蛛猴分别为 24～38 个月和 3～10.5 个月。通过污染痒病因子的食物感染牛发病，其潜伏期为 2～8 年。朊病毒主要分布的器官和组织有：中枢神经系统的脑和脊髓，淋巴系统的脾脏、外周淋巴结；消化系统的回肠、近侧结肠；视觉器官的视网膜；生殖系统的胎盘、胎液、胎膜等胎盘附属物；外周神经系统和迷走神经以及大部分其他外周神经。其他低感染部位还有：鼻黏膜、脑脊液、脑垂体、肾上腺、远端结肠、胰腺、肝脏、骨髓、胸腺和腮部唾液腺等；一般认为血液、尿液、乳汁、唾液中不含有朊病毒，但近来研究证实，在羊血和同时患有痒病和慢性肾炎的小鼠的尿液中也能检测到朊病毒。不容置疑，用朊病毒高滴度的组织接种动物则更容易让动物感染痒病。

2. 对人的致病性　目前认为，痒病不会传给人，但也有人认为痒病传给人只是一种可能，在疾病防控上我们还是要考虑这种因素，以期最大限度地减少痒病带来的损害。

（四）诊断

1. 临床诊断　临床上主要表现两种比较明显的症状：瘙痒和共济失调。

病的初期可见病羊易惊、不安或凝视、战栗，有时表现癫痫状发作。头高举，行走时高举步，头、颈发生震颤。多数病例出现搔痒，并啃咬腹部和股部，或在固定物体上（如墙角、树根）摩擦患部。病羊不能跳跃，时常反复跌倒。体温正常。照常采食，但日渐消瘦。最终不能站立，衰竭而死。有的病例经 1～2 个月后，可见肌肉震颤、无力、麻痹，发生行动异常；前肢作摇摆不稳的类似驴跑的特殊僵硬步态，后肢分开、高举短步急行（雄鸡步），有时用足端在地上拖行。有的感染羊以无症状经过。少数病例以急性经过，患病数日，症状轻微，突然死亡。因此，有的学者建议按临床表现将痒病分瘙痒型、麻痹型和无症状型。

2. 实验室诊断　根据临床上出现的典型症状和脑组织切片观察到的病理变化，如潜伏期长，有痒病史，不断擦痒，共济失调和在丘脑、延髓等部出现病变（空泡形成等）可做出诊断。但对新疫区或新发病羊群作初次定性诊断时，常需作动物感染试验，即证明感染羊脑内是否存在羊痒病因子。可采集疑似病羊的脑组织制成悬液，接种于健康绵羊脑内。被接种羊几乎 100% 发病，是最可靠的诊断方法，但需观察数月以上才能得出结果。也可给前述实验动物接种，然而个体、种类不同，其发病时间也有差别。

（1）病原分离与鉴定　用感染羊脑组织进行小鼠脑内接种是目前检测感染性的唯一方法。由于潜伏期接近或超过 1 年，无实际诊断意义。组织学检查仍为证实临床痒病的重要方法。在丘脑、延脑等部位有空泡形成等即可做出初步诊断。

（2）血清学诊断　痒病病原是机体自身蛋白成分，机体不能对此产生特异性免疫应答反应，因而无血清学诊断方法。

（3）脑组织病理学检查　参见本节一、（四）3.。

（4）免疫组织化学检查　参见本节一、（四）3.。在组织切片效果较好时，确诊率可达 90%。第三眼睑淋巴组织、脾脏淋巴小结和脑闩部孤束核处经免疫组织化学染色后，出现大量紫红色颗粒（彩图 24-9A、B、C）；脑部神经元经 HE 染色后，出现空泡病变（彩图 24-8），Nor98 感染羊的脑闩部孤束核处无颗粒聚集和空泡出现，但是在小脑却出现 PrP^{Sc} 的聚集和空泡的出现（彩图 24-9D）。对有临床症状的病例用于活体诊断，对 1 岁以内的羊检测同样有效，免疫组织化学方法需要进一步标准化。

（5）血液诊断　由于朊病毒在血液中存在和转移已经得到证实，从血液筛选传染性海绵状脑病隐性感染已经取得进展，方法不久将会问世。

免疫印迹技术（Western-blotting）、酶联免疫吸附试验（ELISA）和蛋白错误折叠循环扩增技术（PMCA）均参见本章第二节的"实验室诊断"部分。但是免疫印记技术检测经典的痒病出现相对分子质量 15 000 大小的目的蛋白带，而 Nor98 蛋白带相对分子质量较小，只有 12 000 大小。

（五）防制措施

1. 综合性措施　羊群一旦受到感染很难根除，唯一的办法是迅速确诊，立即扑杀全群。对曾经接触过病羊的羊群，必须隔离封锁5年。在观察期中发现病羊或疑似病羊，应尽快扑杀处理。

在无本病发生的国家或地区，引进易感羊前应对产地进行流行病学调查；引进羊及其产品入境时要严格检疫，发现病羊及可疑羊者禁止入境。

病羊及疑似羊的尸体应焚烧，肉绝对不能食用，也不能喂水貂、猫，更不能加工成饲料喂牛。

预防本病发生的根本措施是严禁从有痒病的国家和地区进口羊、精液、胚胎，也不得从有痒病的国家或地区进口含反刍动物蛋白的饲料。

2. 疫苗免疫接种 各种药物治疗均无效。

（六）公共卫生影响

尽管至今并无痒病传给人的证据，但社会对痒病有着与牛传染性海绵状脑病对人类健康问题同样的担心与关注。有感染痒病严重风险的动物产品不得进入人的食物链，不能配制人用治疗用品和化妆品。

近些年来，有许多国家连续报道说本国无痒病，然而它们都不能提供痒病监测方面的详细情况。应加强痒病的主动监测，并作为一个国家有无痒病的直接依据。

（王志亮 刘雨田 周智）

◆ **我国已颁布的相关标准**

GB/T 22910—2008 痒病诊断技术

SN/T 1317—2003 痒病组织病理学检查方法

◆ **参考文献**

方元，陈营平.1997.朊病毒和朊病毒病［M］.北京：中国农业出版社.

韩彩霞，吴长德，赵德明.2005.羊痒病概述［J］.中国畜牧兽医，32（10）：52-53.

王志亮.2001.牛传染性海绵状脑病［M］.北京：兵器工业出版社.

赵德明.2005.动物传染性海绵状脑病［M］.北京：中国农业出版社.

Benestad SL，Arsac JN，Goldmann W，et al. 2008. Atypical/Nor98 scrapie：properties of the agent，genetics，and epidemiology. Vet Res，39（4）：19.

Hunter N. 2003. Scrapie and experimental BSE in sheep. Br Med Bull，66：171-183.

Joaquin Castilla，Paula Sea，Claudio Hetz，et al. 2005. In vitro generation of infectious scrapie prions. Cell，121：195-206.

P Brown. 2005. Blood infectivity，processing and screening tests in transmissible spongiform encephalopathy. Vox sanguinis，（789）：63-70.

Race R，Jenny A，Sutton D. 1998. Scrapie infectivity and proteinase k-resistant prion protein in sheep placenta，brain，proteinase and lymphnade：implication for transmission and antemortem diagnosis. Journal of infectious disease，178：948-953.

Wenbin Tuo，Katherine I，O'Rourke，et al. 2002. Pregnancy status and fetal prion genetics determine PrPsc accumulation in placentomes of scrapie infected sheep. PNAS，99（9）：6310-6315.

四、慢性消耗性疾病

慢性消耗性疾病（Chronic wasting disease，CWD）又称疯鹿病，是一种侵害黑尾鹿、白尾鹿和洛基（Rocky）山麋鹿神经系统的传染性致死性朊病毒病。慢性消耗性疾病与疯牛病、羊痒病、人的新型克雅氏病等同属于传染性海绵状脑病（Transmissible spongiform encephalophathies，TSEs）一族，也是唯一感染野生动物的一种传染性海绵状脑病。发病动物表现食欲下降，流涎和头部震颤等异常行为，并伴随有进行性消瘦，在没有其他并发症的情况下，动物最终因过度衰弱而死亡。目前仅从黑尾鹿、白尾鹿和洛基山麋鹿中诊断出慢性消耗性疾病，但是鹿科的其他种和亚种如驼鹿对慢性消耗性疾病也易感。目前在世界动物卫生法典中还没有本病的记录。本病的发病原因尚不清楚。

（一）病原

1. 分类地位　鹿朊病毒是唯一一种能同时引起自由放牧和驯养动物疾病的朊病毒，主要引起动物慢性消耗性疾病。

2. 形态学基本特征与培养特性　鹿朊病毒与痒病朊病毒相似，在一定的纯化条件下可形成小杆状或纤维样结构，也即痒病相关纤维（scrapie associated fibrils，SAF）。

3. 理化特性　PrP^{CWD}与其他朊病毒一样对外界理化因素具有极强的抵抗力，参见"牛海绵状脑病"一节。

（二）流行病学

1. 传染来源　慢性消耗性疾病是自然发生于野生鹿的一种神经性疾病。患病鹿及其尸体成为感染同群鹿或密切接触鹿的一种传染源。病鹿的中枢神经系统、淋巴系统和消化系统组织是确认的传染源。此外，病鹿的排泄物很可能会污染草场，野外分娩的病鹿在分娩时也可能会污染草场，从而使得草场成为新的传染源。在野外猎杀病鹿时，也可能污染植被。病鹿的精液、胚胎、肉和鹿茸均有可能传染该病，因此病鹿的尸体必须深埋或焚毁，对于污染的环境要隔离或焚烧处理，一般情况下很难有效去除高污染环境中的感染性。如果不及时消毒处理或处理不彻底，则可形成长久的疫源地。此外，研究发现在北美洲羊痒病可能也是慢性消耗性疾病的传染源之一。

2. 传播途径　慢性消耗性疾病的传播与痒病非常相似。研究证实慢性消耗性疾病的水平传播是其蔓延的最重要的因素。它也可通过食入 PrP^{CWD}污染的食物、饮水或植被而感染慢性消耗性疾病，在分娩时，鹿崽可能通过食入胎液而感染。其他动物还可通过食用病鹿尸体制成的肉骨粉而感染慢性消耗性疾病。如果在疫苗或其他注射液中污染了 PrP^{CWD}也可能会传播慢性消耗性疾病。但是研究还发现慢性消耗性疾病的传播具有种属特异性。

目前没有慢性消耗性疾病传播给人的证据。尽管如此，加拿大和美国规定，慢性消耗性疾病感染或接触动物及其产品不得进入人的食物链或动物饲料。

3. 易感动物

（1）自然宿主　目前认为，慢性消耗性疾病的自然宿主有麋鹿、黑尾鹿（麋鹿的一个亚种）、白尾鹿和驼鹿，而其他鹿种还未发现该病，但是上述鹿种的亚种可能都对慢性消耗性疾病易感。

（2）实验动物　驼鹿可以由口腔途径感染慢性消耗性疾病。牛、绵羊、山羊、小鼠、雪貂、水貂、仓鼠、松鼠猴均可由脑内接种感染慢性消耗性疾病。而且研究发现牛对白尾鹿的朊病毒更易感（经脑内接种）。目前还没有找到一种动物适合做慢性消耗性疾病的实验动物，而转基因小鼠（专门表达正常鹿朊病毒）有望成为研究该病的最佳实验动物。

4. 流行特征　本病无季节性，一年四季均可发生。本病呈区域性流行，主要集中在美国和加拿大的中部地区。不管是野生的麋鹿（或白尾鹿和驼鹿），还是圈养的麋鹿（或白尾鹿和驼鹿）均可发生慢性消耗性疾病。野生鹿的慢性消耗性疾病是自然发生的，而家养鹿和公园里的圈养鹿则主要是由引入病鹿而感染。

5. 发生与分布　慢性消耗性疾病于 1967 年首次在美国科罗拉多州北部的柯林斯堡（Fort Collins）镇的圈养黑尾鹿群中发现，但直到 1978 年才证实该病为传染性海绵状脑病。1981 年在野生麋鹿中发现慢性消耗性疾病，1985 年在科罗拉多州的野生黑尾鹿中也发现了该病。不久，在附近牧场饲养的驼鹿也有发生。Fort Collins 是荒原上的城镇，周围草木稀少，几乎没有牛、羊放牧，主要饲养当地产的黑尾鹿和驼鹿。后来，在怀俄明州的东南部又发现了慢性消耗性疾病。此后多年，在美国科罗拉多州东北部和怀俄明州东南部的野生鹿中慢性消耗性疾病成为该区的地方病。直到 1997 年美国农业部正式启动野生鹿的监测计划后才发现，在美国许多州也存在野生鹿和圈养鹿的慢性消耗性疾病，野生鹿中发现该病的州分别是：伊利诺伊州、内布拉斯加州、新墨西哥州、南达科他州、犹他州和威斯康星州；圈养鹿中发现该病的州分别是：南达科他州、科罗拉多州、堪萨斯州、明尼苏达州、蒙大拿州、内布拉斯加州、俄克拉荷马州和威斯康星州。2005 年 3—5 月，美国宣布在纽约州的奥奈达市发现 5 例圈养白尾鹿和 2 例野生白尾鹿的慢性消耗性疾病。

　　加拿大的第一例慢性消耗性疾病发现于 1974 年，是在对多伦多动物园一头死亡黑尾鹿进行组织病理学检查时发现的。该动物是从美国科罗拉多州丹佛动物园进口的（后发现该动物园已感染慢性消耗性疾病）。1996 年第一次在萨斯喀彻温省饲养麋鹿中发现该病病例。截至目前，加拿大已从 42 个饲养场（41 个麋鹿场，1 个白尾鹿场）诊断出该病，其中 40 个在萨斯喀彻温省，2 个在阿尔伯塔省，此外，在安大略省的一个动物园也发现了该病。慢性消耗性疾病几乎只感染萨斯喀彻温省的麋鹿场，而阿尔伯塔省只有两个场感染。在其中一个 138 头麋鹿的农场，只有 1 头阳性动物，其他动物经检测为阴性。自 2002 年 3 月以来，再未诊断出饲养的麋鹿感染该病。2002 年 11 月检出一个白尾鹿场感染慢性消耗性疾病，这也是到目前为止在加拿大检测到的唯一的除麋鹿外的鹿场感染该病。有 7 个野鹿场均为位于萨斯喀彻温省的黑尾鹿场，于 2002 年 12 月 31 日检测到慢性消耗性疾病。自 2000 年以来，通过政府监测项目已检出 4 个感染农场，阿尔伯塔省、萨斯喀彻温省各有两个农场。自 1997 年到 2003 年 8 月，通过野生动物监测项目，在萨斯喀彻温省野生黑尾鹿和白尾鹿中发现 16 头感染了慢性消耗性疾病。在马尼托巴省的鹿和麋鹿（包括野生和养殖）中未发现病例，在阿尔伯塔省的两个鹿和麋鹿养殖场发现病例，但在野生鹿和麋鹿中未发病例。通过疫情调查发现动物移动是加拿大麋鹿慢性消耗性疾病传播最重要的途径。根据加拿大食品检验署（CFIA）和各省对饲养、野生鹿科动物监测结果，可以估算该病的最高发病率。运用概率函数计算，慢性消耗性疾病在阿尔伯塔省养殖鹿中的最高发病率为 0.1%，在该省野生鹿中最高发病率为 0.11%。

　　到目前为止，在我国和其他国家均未见有关的报道。

（三）对动物与人的致病性

　　1. 对动物的致病性　在自然条件下，慢性消耗性疾病可以通过密切接触和食源性感染麋鹿、黑尾鹿（麋鹿的一个亚种）、白尾鹿和驼鹿。潜伏期至少为 16 个月，最长潜伏期无法确定，但是平均潜伏期可能为 2~4 年。1 岁的鹿（小鹿）很少感染慢性消耗性疾病。麋鹿感染的最大年龄纪录为 15 岁以上，黑尾鹿感染的最大年龄纪录为 12 岁以上，白尾鹿感染的最大年龄纪录为 5 岁以上。感染慢性消耗性疾病的鹿最终衰竭死亡。

　　在实验条件下，慢性消耗性疾病经脑内接种可使牛在 2~5 年内发病，家养山羊在 6 年后发病。感染慢性消耗性疾病的山羊与痒病一样出现强烈瘙痒、体况下降的症状。

　　2. 对人的致病性　还没有证据证明慢性消耗性疾病可以传染给人。尽管如此，加拿大和美国规定，慢性消耗性疾病感染或接触动物及其产品不得进入人的食物链或动物饲料。

（四）诊断

　　1. 临床诊断　慢性消耗性疾病的临床症状最初由观察圈养鹿而得知，野生鹿因为一些局限性对其患病症状知之不多。感染早期症状并不明显，偶尔有的动物会远离鹿群或精神不振，典型的症状出现在临床感染的末期。慢性消耗性疾病的运动异常虽然没有痒病和疯牛病明显，但是其晚期临床症状与痒病晚期和疯牛病晚期的症状相似。常见的体重下降和行为改变会持续数周或者数月。除此之外，有些病例还表现出磨牙、流涎或唾液过多症（吞咽困难）、共济失调、头部颤抖、食道膨胀、吸入性肺炎。临床末期的生理和行为改变包括干渴多尿、昏厥，意识丧失，目光呆滞，与鹿群或牧民保持距离，姿态改变、通常低着头，沿着鹿圈来回走动，触摸时过度兴奋。一般说来，麋鹿的晚期症状比其他鹿种的更为隐蔽，而麋鹿的运动异常常比其他鹿更为明显，其干渴现象则比其他鹿种的要轻。痒病的瘙痒症状在晚期慢性消耗性疾病中不是一个临床特征，然而感染鹿的毛发粗乱且干，而且冬天的毛发在夏天还留有一些。在慢性消耗性疾病的亚临床或早期，患病鹿在抓捕时会突然死亡，而且在不迁徙的情况下比未患病的鹿更容易死亡。通常，患病鹿在临床症状出现 4 个月后就会发生死亡事件，但是有些鹿则可以存活一年之久。当然，病鹿的死亡可能与环境应激有关，如极其寒冷的天气。临床持续期在野生鹿中比圈养鹿的要短些。总的来说，在慢性消耗性疾病的早期至中期，没有特定的临床诊断特征。因此，在动物死前对动物快速、特异的诊断对判定是否是慢性消耗性疾病感染至关重要。

2. 实验室诊断 血清学检测和生理生化检测均无诊断意义。

（1）免疫组织化学检测 与牛海绵状脑病的免疫组织化学检测方法相同。本检测方法是慢性消耗性疾病的确诊方法之一，也是诊断的"金标准"。在技术成熟和样品正确的条件下，其敏感性和特异性为100%。本方法的检测部位是咽后淋巴结和脑闩部组织，如果两个部位都检测则可以得到更为准确的诊断结果。试验结果表明，慢性消耗性疾病脑干部的神经核团及神经纤维网中有大量的特异性着色颗粒。此外，现在对鹿直肠淋巴组织的免疫组织学检测也被认作一种慢性消耗性疾病检测的可行方法。

（2）组织病理学检测 取慢性消耗性疾病的脑干部组织（主要是脑闩部），按常规的组织病理学方法制成 $5\mu m$ 厚的切片，通过 HE 染色在显微镜下观察，可以在脑干的神经核团和灰质部发现大量的特征性海绵状空泡。

（3）电镜负染技术 应用电镜负染技术可以观察到慢性消耗性疾病脑组织匀浆液中的痒病相关纤维，从而判断是否感染。

（4）病原分离技术 参见本节一、（四）3.（1）1），该技术尚无实际诊断价值，不值得推广。

（5）其他快速检测 有 5 种慢性消耗性疾病快速检测方法得到了美国农业部兽医生物制剂中心的认可。它们分别是 Bio-rad 公司的 ELISA 方法；IDEXX 公司的 EIA 方法；Abbott 公司的 Enfer TSE 方法；VMRD 公司的 Dot Blot ELISA 方法；Buffalo Grove 公司的试纸条方法。这些方法的检测部位也是咽后淋巴结和脑闩部组织，并且一般在 4h 内可以得到检测结果。

（6）活体检测技术 美国科罗拉多州的研究者开发了一个慢性消耗性疾病活体检测技术，该技术与痒病活体检测技术类似，就是采集活病鹿的扁桃体，然后通过免疫组织化学技术进行诊断。此外，现在对鹿直肠淋巴组织的免疫组织学活体检测被认为是一种检测的可行方法。本技术为慢性消耗性疾病的控制或管理提供了希望。

（五）防制措施

慢性消耗性疾病是一种独特的传染性海绵状脑病，在我国还没有该病的发生，也没有相关的政策规定，而且在我国动物传染病名录中也没有记录。

1. 综合性措施 在慢性消耗性疾病流行区，禁止流通高感染性的组织，特别是中枢神经组织、带有神经的头盖骨和带有脊髓的脊柱。另外，大多数的限制措施中规定只流通去骨的肉、清除干净的头盖骨、鹿角和皮革。

对于慢性消耗性疾病的验尸解剖室，至少要达到生物安全二级的要求，并且在操作时使用一次性用品，注意面部防护，尽量减少废物的产生。对于检测实验室，也至少要达到生物安全二级的要求，在处理组织时先用甲酸浸泡 1h，并且在操作时使用一次性用品。

废物处置和去污染的推荐措施如下：焚烧处理，温度需达到 900～1 000℃；深埋处理；用含 2% 有效氯的次氯酸钠溶液处理 1h；1mol/L 氢氧化钠溶液处理 1h；134℃ 高压灭菌处理 4.5h；10% 石炭酸水溶液处理 30min 以上或 1% 的石炭酸水溶液处理 16h。废液用上述方法消毒处理，消毒工作浓度要达到上述规定的终浓度，处理完后经中和或稀释已消毒的废液直接投入到下水道。组织病料通过焚烧或碱水解处理。

2. 疫苗免疫接种 对慢性消耗性疾病尚无相关的疫苗和药物，但是在这些领域已取得了一定的进展，相关的最新研究进展见本节一。

（六）公共卫生影响

还没有证据证明慢性消耗性疾病能感染人，但是我们应该按照疯牛病、痒病等动物传染性海绵状脑病的防范措施一样防范慢性消耗性疾病。

（王志亮 刘雨田 周智）

◆ **参考文献**

李通瑞.1997.慢性消耗性疾病［J］.中国兽医杂志，23（9）：49.

孟丽平，赵德明.2005.慢性消耗性疾病进展［J］.中国预防兽医学报，27（5）：435-437.

王新武，毕克新．2004. 加拿大的鹿慢性消耗性疾病及其扑灭计划〔J〕. 检验检疫科学，14（5）：55-58.

赵德明．2005. 动物传染性海绵状脑病〔M〕. 北京：中国农业出版社．

Sigurdson CJ. 2008. A prion disease of cervids: Chronic wasting disease. Vet. Res, 39: 41.

Williams ES. 2005. Chronic wasting disease. Veterinary pathology, 42: 530-549.

五、猫科动物海绵状脑病

　　猫科动物海绵状脑病（Feline spongiform encephalopathy，FSE）亦称猫科动物海绵状退行性脑病、狂猫症和疯猫病，是由朊病毒引起猫科动物的一种退行性疾病，动物一旦表现出临床症状，死亡几乎不可避免。其临床和组织病理学特征是精神失常、共济失调、感觉过敏和中枢神经系统灰质的空泡病变。该病于 1990 年首次报道，目前普遍认为猫科动物海绵状脑病是由于猫科动物食用了感染牛海绵状脑病朊病毒的食物所致。

　　（一）病原

　　1. 分类地位　疯猫病、疯牛病以及人的克-雅氏病病原一致，均为牛海绵状脑病朊病毒，它是一种无核酸的蛋白性侵染颗粒，是由宿主神经细胞表面正常的一种糖蛋白在翻译后构象发生某些改变形成的异常蛋白。至于由同一致病因子引起的猫科动物海绵状脑病与牛海绵状脑病所存在的相似性和差异性，以及由于宿主不同而导致的病原感染因子生化特性、潜伏期和对机体损害程度的差异性，至今尚不清楚。

　　2. 形态学基本特征与培养特性　牛海绵状脑病朊病毒具有朊病毒的共同特性，不仅有传染性，而且有遗传性。该病毒的形态学特征与培养特性请参见本节一、（一）2. 。

　　3. 理化特性　牛海绵状脑病朊病毒对各种理化因素有极强的抵抗力，参见本节一、（一）3. 。

　　（二）流行病学

　　1. 传染来源　目前普遍认为引起猫科动物海绵状脑病的原因可能是猫食用了含有牛海绵状脑病朊病毒患病动物大脑组织或骨髓的食物。在国外，家养宠物猫多食用含有感染牛海绵状脑病的下水或肉骨粉制成的宠物食品，而动物园猫科动物因常年饲喂生肉、动物骨髓和头骨或经加工的肉骨粉等成品，所以患猫科动物海绵状脑病的概率较高。动物一旦感染朊病毒后，主要存在于这些动物的中枢神经系统、视网膜以及淋巴器官等，故这些器官没有严格处理可以作为传染来源。在中国，家养宠物猫不像国外吃商品猫食或饲喂肉骨粉的宠物食品，而是吃剩饭剩菜以及生的鱼蟹和老鼠，所以感染寄生虫的比例相当高（如肺吸虫、弓形虫等），而患疯猫病的概率相对低。

　　2. 传播途径　在英国，猫科动物海绵状脑病几乎是与牛海绵状脑病同时流行，这也许是因为二者具有相同或相似的感染因子。但二者流行病学的不同在于：感染海绵状脑病的猫科动物其肉骨粉或下水不会被回收加工为饲料，因此猫科动物海绵状脑病不会像牛海绵状脑病一样出现大面积的流行。

　　在过去用猫做过传播试验，尽管用来自克-雅氏病和库鲁病患者的脑组织可一次性感染猫，但对绵羊痒病不易感，通过脑内接种的种间屏障较绵羊和猫之间要小，或至少容易发生交叉。绵羊痒病不能感染黑猩猩，克-雅氏病不能感染绵羊，似乎绵羊痒病和人的克-雅氏病在病原差异上已经足够大。然而，如果这种差异已通过牛海绵状脑病（感染猫）明显地缩小，那么就应该对此多考虑一些。

　　3. 易感动物　猫科动物海绵状脑病易感的自然宿主包括家猫、猎豹、美洲狮、豹猫、老虎、狮子以及亚洲金猫。其中有趣的是，将鉴定为猫科动物海绵状脑病的猫脑组织及鉴定为牛海绵状脑病的牛脑组织分别注射到鼠脑中，试验结果表明，在观察期内无法区别猫科动物海绵状脑病与牛海绵状脑病在鼠体内的潜伏期及对鼠脑的损伤程度。

　　4. 流行特征　猫科动物海绵状脑病呈散发，一年四季均可发病。潜伏期较长，一旦出现症状其致死率为 100%。有报道称，其平均发病率大约为每百万只猫科动物中有 10～15 例。

　　早在 1989 年，第一例猫科动物海绵状脑病被确证之前，英国宠物食品协会已经自发制定"不使用下水等物作为宠物食品"的禁令，作为防止宠物猫感染海绵状脑病的预防措施，于 1990 年成为强制措施在全英国实施，并于 1996 年进一步对措施进行了完善与补充。因此，自 1994 年猫科动物海绵状脑病暴发高峰期过后，其发病率逐年下降。

英国首例确诊为猫科动物海绵状脑病的暹罗猫死于 1990 年，一些兽医因此推断自此以后会有更多的猫死于该病。但随着时间的推移，事情并没像当初预想的那样有大批的猫死于猫科动物海绵状脑病的报道，原因在于宠物的主人不会将死猫作脑部剖检，同时，许多迷失的宠物猫会孤独地死去。

5. 发生与分布 猫科动物海绵状脑病的发生主要分布在欧洲，最早报道于英国。自 1990 年 5 月在英国发现第一例疯猫病以来，迄今世界上总共发现了 100 多例疯猫病，截至 2004 年 5 月 31 日不完全统计，英国占 89 例（表 24 - 3），其中至少包括动物园和野生动物园 16 只大型猫科动物（包括美洲豹、印度豹、狮子、老虎和猎豹等）因与疯牛病相关的疾病死亡（表 24 - 4）。1998 年 10 月，意大利首次报道了一名患者与其宠物猫同时得了海绵状脑病，该患者后来确诊为散发的克-雅氏病，而其宠物是意大利首例猫科动物海绵状脑病。2001 年，瑞士联邦畜牧局宣布，在沃州发现了瑞士首例疯猫病。

表 24 - 3 英国 1990—2001 年猫科动物海绵状脑病一览表（农渔业食品部）

年份	发病动物数
1990	12
1991	12
1992	10
1993	11
1994	16
1995	8
1996	6 (1)*
1997	6 (2)*
1998	4 (2)*
1999	2 (1)*
2000	1 (1)*
2001	1 (1)*
总计	89

注：* 括号内数字表示生于 1990 年 9 月以后并鉴定为猫科动物海绵状脑病的患病动物数（自 1990 年以后停止使用牛下水等或其加工产品饲喂任何动物）。

目前，除了欧洲（主要为英国，个别散发病例在爱尔兰和挪威）和大洋洲外，在其他各洲还未见有猫科动物海绵状脑病的报道。中国目前也未见有疯猫病的报道。

表 24 - 4 英国 1990—1999 年首例各种猫科动物海绵状脑病一览表

猫科动物种类	首次报道年份
猫	1990
美洲狮	1990
印度豹	1992
南北美洲虎猫	1994
老虎	1996
狮子	1999

（三）对动物与人的致病性

1. 对动物的致病性 猫科动物海绵状脑病与其他传染性海绵状脑病一样，潜伏期大约为数月或数年，不同之处在于前者发病日龄较早。家猫临床发病特征与牛海绵状脑病的某些症状极为相似，但是，动物园中大型猫科动物的临床发病特征与牛海绵状脑病有显著的不同，主要区别：①同牛海绵状脑病相比，猫科动物发病持续时间相当短。②动物发病率与暴露于感染因子的种群大小不成比例。③临床发病年龄通常很小（30～38 月龄）。迄今为止，牛海绵状脑病病例发病最早年龄为 22 个月，但出现临床症状普遍为 4～5 年。这些研究结果表明，尽管有相似的感染途径和感染因子（食物中肉骨粉的含量比率），但动物园猫科动物比牛更易患海绵状脑病。

2. 对人的致病性　虽然猫科动物海绵状脑病对人类具有潜在的威胁，但由于朊病毒特殊的传播途径，至今似乎只有牛海绵状脑病与人新型克-雅氏病有紧密的联系。

1998 年意大利首次报道了一名患者与其宠物猫同时诊断为海绵状脑病，最终该患者被确诊为散发的克-雅氏病，而其宠物猫被确诊为猫科动物海绵状脑病。但这次病例中患病宠物猫的临床症状似乎与以往报道的猫科动物海绵状脑病病例有所不同，由此，专家暗示这有可能是新型变异猫科动物海绵状脑病（nv FSE）。无论是主人还是宠物猫据调查均无与相关牛海绵状脑病感染因子接触的历史。

（四）诊断

1. 临床诊断　由于猫科动物海绵状脑病潜伏期较长，发病后又无有效的防治措施，因此进行有效的诊断是目前研究者们面临的一个巨大挑战。其临床诊断主要是根据其临床症状包括行为改变、精神沉郁、被毛凌乱、震颤、尤其是后肢的震颤、步态不稳和共济失调。患病猫科动物起初表现出攻击性强、好斗、烦躁、常常咆哮、怒吼，当跳跃时方向感极差或在其居所漫无目的徘徊。后期常常表现为嗜睡、抽搐、流涎、对大的声音或噪音敏感、可见瞳孔放大。患病动物大约在 6～8 周后死亡。

猫科伴侣动物的海绵状脑病与牛海绵状脑病的某些症状极为相似。猫科动物海绵状脑病像牛海绵状脑病一样能够导致中枢神经系统出现严重错乱。中老年宠物猫常常易感，患病猫 1 周后会出现明显的临床症状，表现出不同程度的震颤、共济失调，走路打转；一向友善的行为会变得好斗或紧张敏感，常常藏匿于主人身后；绝大多数病猫对抚摸和声音变得极度敏感。

2. 实验室诊断　猫科动物海绵状脑病的实验室诊断可以通过组织病理学观察或检测脑中的 PrP^{Sc}，免疫印迹法可检测未固定的组织，而免疫组织化学法可检测固定的组织。也可通过检测痒病相关纤维进行诊断。对脑组织抽提物、冻存或自溶的脑组织可使用电镜观察进行诊断。具体归纳为以下五方面：

（1）**活体检测**　活体检测包括基因检测、脑脊髓液检测、血液和尿液检测等方法。其中脑脊液检查中脑脊液蛋白浓度可能有轻微升高，但脑脊液的常规和生化检查无特殊意义。一种叫 14 - 3 - 3 蛋白质的检出，可能有较高的诊断价值。据报道，这一检查的敏感性和特异性均在 92％以上。但单一运用上述这些方法均不同程度地存在着一定的局限性，比如，动物试验主要是将待检动物的脑组织匀浆，依次做梯度稀释，接种实验动物（主要是小鼠、大鼠、田鼠和仓鼠），经过一定的潜伏期，看实验动物是否发病，但涉及接种剂量、接种次数以及潜伏期长等原因，不适合于快速大量检测。因此，有关专家建议运用上述两种以上方法进行猫科动物海绵状脑病的诊断（比如，血液检测通常应与动物发病试验结合）。

到目前为止，用免疫学或血清学试验无法诊断猫科动物海绵状脑病，也未发现同其感染因子相一致的特征性生化异常或肉眼病变。用电化学法检测尿样的价值还有待于考证。与牛海绵状脑病一样，猫科动物海绵状脑病诊断主要依据识别其临床症状和病理组织学方法检查脑部病变，进行死后确诊。

（2）**死后检测**　可具体细化为病理组织检测、痒病相关纤维检测、免疫细胞化学检测、动物试验和免疫学方法检测等。其中病理组织学检测主要集中于中枢神经系统和外周神经系统。尸检或活检脑组织切片观察，可发现空泡、胶质细胞增生、神经细胞丢失等。

1）**中枢神经系统的病理组织学**　与牛海绵状脑病相同的典型组织病理学变化是中枢神经系统的损害，在神经元突起和神经元胞体中形成两侧对称的神经元空泡。前者形成灰质神经纤维网中的小囊空泡（即海绵状变化），后者形成大的空区，并充满整个神经元核周围；神经胶质增生，胶质细胞肥大，常规

HE 染色即可检出（彩图 24 - 10）；若用免疫学方法标记神经胶质纤维酸蛋白（EFAP），就更能特异性地检测出胶质细胞肥大。此外，在中枢神经系统中还表现出致病蛋白（PrP^{sc}）的积累。一般无炎症变化。

　　而与牛海绵状脑病不同的病理变化为：一些猫科动物海绵状脑病病例出现星形细胞增生，但有些病例不出现；此外，与牛海绵状脑病显著不同是，患病猫脑部和前额皮质区损伤严重，可观察到大量的带尾细胞核和中间膝状弯曲的细胞核。其他动物的某些海绵状脑病病例在血管或血管围常可见淀粉样斑沉积，用常规淀粉样物质染色法染色，PrP 呈阳性。但在患猫科动物海绵状脑病的动物中还未发现有淀粉样斑沉积。牛海绵状脑病病变通常两侧对称，但猫科动物海绵状脑病病变常常呈不对称分布。这些损伤形式高度一致，这也说明猫科动物海绵状脑病致病因子在感染途径、发病因素等发病机理方面保持一致。

　　2）外周神经系统病理组织学　目前，还未见有猫科动物海绵状脑病外周神经系统病理组织学方面的正式报道。但是由于猫科动物海绵状脑病与牛海绵状脑病之间存在着紧密的联系，有人根据患牛海绵状脑病病牛的病理组织学变化主要局限于中枢神经系统，推测可能猫科动物海绵状脑病病理组织学病变也主要发生在中枢神经系统。

　　3）免疫组化检测　通过免疫组织化学染色检查 PrP^{sc}的存在，目前被认为是确诊传染性海绵状脑病的金标准（彩图 24 - 11）。其步骤包括对组织切片的脱水性或水解性高压消毒、甲酸和硫氰酸胍处理，这些措施可灭活感染因子和破坏 PrP^c，利用特异性的多克隆抗体或单克隆抗体进行检测。

　　（3）影像学检查　对晚期病例进行 CT 核磁共振检查，可发现脑皮质的萎缩。尽管诊断意义不大，但常规 CT 和核磁共振可以排除中风、颅内血肿和出血、原发性和转移性脑肿瘤等。

　　（4）脑电图　可出现特征性、周期性尖锐复合波，具有辅助诊断价值。

　　（5）分子生物学检测　蛋白印迹技术已被用于快速检测 PrP^{sc}。

（五）防制措施

　　猫科动物海绵状脑病的防治措施与其他传染性海绵状脑病相同。请参见本节一、（五）。

（六）公共卫生影响

　　英国疯牛病的暴发，人的克-雅氏病的确诊，使人们的恐慌与担心逐步升级。1990 年 5 月英国首次报道疯猫病后，再一次在全球掀起轩然大波，人们再一次面对人类健康和公共卫生的挑战。瑞士大学的 Marcus G 博士指出，猫科动物海绵状脑病、牛海绵状脑病和克-雅氏病是由同一致病因子引起的海绵状脑病。那么猫科动物海绵状脑病与牛海绵状脑病和克-雅氏病是否相关，以及猫科动物海绵状脑病能否传染给人，并且其传播途径和致病机理如何，这一系列问题都亟待学者们的探索与研究。

　　在中国，某些省市有食用猫肉的习惯，猫肉煮熟也不容易杀死寄生虫，同时猫的粪便有大量致病菌，按照国家规定，任何进入餐饮业的动物都需要经过检疫，像猪、牛、羊等动物是经过定点屠宰场屠宰的，通过检疫就可以实施有效控制。但是像猫这类零星分散、不经定点屠宰场的小动物，就很难进行检疫，屠宰不规范就可能造成污染，从而引起食物中毒。更为重要的是，由于猫是牛海绵状脑病朊病毒自然感染的宿主，加之猫科动物海绵状脑病类似于牛海绵状脑病，通过食物链传染，因此，如果人们食用猫科动物肉，就有可能感染猫科动物海绵状脑病。

　　由于伴侣猫科动物（家养多品种猫）、娱乐猫科动物（如马戏团、动物园内的老虎、狮子和豹等）和野生猫科动物（野生老虎、狮子、猎豹和虎猫等），这三类猫科动物不但与人类的关系很密切，而且均为牛海绵状脑病朊病毒自然感染的宿主，加之这些自然宿主对人类健康极具潜在的威胁，因而对猫科动物海绵状脑病的研究具有重要的公共卫生意义。

（赵德明　王金秀　周智）

◆ 参考文献

方元，陈莒平 . 1997. 朊病毒和朊病毒病［M］. 北京：中国农业出版社 .

易祥华，吴克兰 . 1998. 朊病毒的研究进展［J］. 中国人兽共患病杂志，14（4）：73 - 74.

赵德明.2005.动物传染性海绵状脑病［M］.北京：中国农业出版社.

Anderson RM，Donnelly CA，Ferguson NM，et al.1996. Transmission dynamics and epidemiology of BSE in British Cattle. Nature，382：779-788.

Gruffydd-Jones TJ.1991. Feline spongiform encephalopathy. Journal of small animal practice，33：471-476.

Pearson GR.1992. Feline spongiform encephalopathy：fibril and PrP studies. Veterinary record，131：307-310.

Prusiner SB.1994. Inherited prion diseases，Proc Natl Acad Sci VSA，91：4611-4614.

Taylor DM.1989. Bovine spongiform encephalopathy and human health. Veterinary record，125：413-415.

Wilesmith JW，Hoinville LJ，Ryan JBM，et al.1992. Bovine spongiform encephalopathy：aspects of the clinical picture and analyses of possible changes. Veterinary record，130：197-201.

六、动物园动物海绵状脑病

动物园动物海绵状脑病（Zoo spongiform encephalopathy）是一种侵害动物园内非驯养野生动物神经系统的致死性朊病毒病。该病与疯牛病、痒病、人的新型克-雅氏病等同属于传染性海绵状脑病（Transmissible spongiform encephalophathies，TSEs）一族，通过病原变异类型研究证实，非驯养动物的传染性海绵状脑病是由于食用了含有牛海绵状脑病朊病毒污染的饲料而引起的。目前，已从好望角大羚羊（*Oryx gazelle*）、阿拉伯羚羊（*Oryx leucoryx*）、弯角羚（*Oryx dammah*）、大角斑羚（*Taurotragus oryx*）、大捻（*Taurotragus strepsiceros*）、北美野牛（*Bison bison*）、美洲狮（*Felis concolor*）、印度豹（*Acinonyx jubatus*）、虎豹（*Felis pardalis*）、老虎（*Panthera tigris*）、鸵鸟（*Struthio camellus*）和狐猴（*Eulemur* spp.）等动物体内检测到牛海绵状脑病朊病毒。

（一）病原

1. 分类地位 参见本节一、（一）1.。

2. 形态学基本特征与培养特性 参见本节一、（一）2.。

3. 理化特性 参见本节一、（一）3.。

（二）流行病学

1. 传染来源 饲料中混有牛海绵状脑病朊病毒是该病的主要传染来源。法国 Montepellier 动物园有一只恒河猴和两只狐猴死于海绵状脑病，出现了抗蛋白酶朊蛋白。因此，Noelle Bons 等人对法国3个不同灵长类动物中心（Montpellier，Beaancon 和 Strasbourg）饲喂牛肉蛋白的 20 只狐猴进行调查，表明这些狐猴组织中 PrP^{sc} 的分布与饲喂牛海绵状脑病感染脑组织的两只实验狐猴的 PrP^{sc} 分布相似。所观察到的试验感染动物与动物原有症状和无症状灵长类动物有同样的神经病理学和 PrP 免疫染色形态，说明动物园牛海绵状脑病污染远比所认识的要广泛。

2. 传播途径 目前还没有确切的证据表明该病可以在动物之间直接进行水平或垂直传播，饲料污染是该病的主要传播途径。

3. 易感动物

（1）自然宿主 自然感染的野生动物宿主有牛科的林羚、好望角大羚羊、阿拉伯羚羊、弯角羚、大角斑羚、北美野牛、大捻和猫科的美洲狮、印度豹、虎豹、老虎等。此外，恒河猴、狐猴和鸵鸟也可感染。

（2）实验动物 目前，试验感染的动物包括非人灵长类动物恒河猴、狐猴和猫科的家猫，其中小鼠最为易感，且接种后潜伏期相对较短，是该病的主要动物模型。给6个品系小鼠（RⅢ、VMSinc S7、C57BL、VM、IM、C57BL×VM）试验接种基于组织病理学诊断为海绵状脑病的1只林羚和1只大捻的脑匀浆后，其潜伏期分别为378~772天不等。

4. 流行特征 该病主要流行于动物园内人工饲喂的牛科和猫科动物中，呈散发，潜伏期长短不一，最短为3个月，最长可达7年。

5. 发生与分布 目前，野生动物的海绵状脑病主要流行于英国和德国，其中英国 19 例，德国 3

例。其流行病学资料包括出生和死亡日期、饲养史、动物园转移以及与同一或其他品种接触的详细资料，简要概括参见表 24-5。

表 24-5　英国捕获野生动物海绵状脑病发生病例

动　物	出生时间	死亡时间	月龄	性别	来　　源
林羚	1983-09-04	1986-06-18	33	F	Jeffrey 和 Wells (1988) P Bircher, personal communication
好望角大羚羊	1983-06-18	1987-06-08	48	F	Jeffrey 和 Wells (1988) P Bircher, personal communication
非洲大羚羊 1	1987-04-06	1989-12-20	32	M	Fleetwood 和 Furley (1990)
非洲大羚羊 Molly	1989-01-14	1991-04-09	27	F	M Hosegood, personal communiction
非洲大羚羊 Neddy	1989-01-10	1991-05-25	28	M	M Hosegood, personal communiction
非洲大羚羊 Electra	1990-01-12	1992-01-23	24	F	M Hosegood, personal communiction
阿拉伯羚羊	1986-01-12	1989-03-24	38	F	Kirkwood 和 others (1990)
大捻 Linda	1987-02-11	1989-08-18	30	F	Kirkwood 和 others (1990)
大捻 Karla	1989-04-19	1990-11-13	19	F	Kirkwood 和 others (1992)
大捻 Kaz	1988-05-14	1991-06-06	37	M	Kirkwood 和 others (1993)
大捻 Bambi	1988-10-29	1991-10-24	36*	M	Kirkwood 和 others (1993)
大捻 346/90	1990-08-26	1992-02-26	18*	M	Kirkwood 和 others (1993)
大捻 324/90	1989-08-05	1992-11-22	39	F	Kirkwood 和 others (1994)
弯角大羚羊	1990-07-12	1993-01-29	30	F	D Lyon, personal communication
美洲狮	1986-03-08	1991-05-16	62	F	Willoughby 和 others (1992)
印度豹 1	1986-06-16	1992-01-07	55	M	Peet 和 Curran (1992) P Bircher, personal communication
印度豹 Duke	1984-09-03	1992-10-27	96	M	J Lewis, P Bircher, personal commu.
印度豹 Saki	1986-02-23	1993-05-04	86	F	S McKeown, personal communication
印度豹 Michelle	1986-05-14	1993-12-22	91	F	Kirkwood 和 others (unpublished observation)

*　这些动物在处死的时候未表现出临床症状。

（三）对动物与人的致病性

1. 对动物的致病性　多数牛科动物感染后不表现出临床症状或仅表现出轻微的神经系统症状，如好望角大羚羊在死亡前期健康状况一直良好，在此期间偶尔会突然倒下，几分钟后站起，行为又恢复正常。大捻患病后神经系统症状明显，具体表现为共济失调，前肢交叉，后肢过度伸展，头部震颤，出现间歇性头倾斜。后期出现抽搐，瘫痪直至死亡。瘤牛感染后的免疫病理和免疫组化分析见彩图 24-11。

猫科动物感染后临床症状表现为身体轻度震颤，肌肉痉挛，共济失调。后期方向感丧失，进食行为紊乱，体重严重减轻，瘫痪直至死亡。

2. 对人的致病性　尚未发现动物园的工作人员和游客感染该病，但非人灵长类动物如猕猴、狐猴可感染，并表现出明显的神经系统损伤症状。

（四）诊断

1. 临床诊断　动物发病后均表现出神经系统损伤症状，具体表现为共济失调，局部肌肉震颤，后期患病动物瘫痪，直至死亡。各种动物患病后其临床表现参见表 24-6。

表 24 - 6 动物园动物海绵状脑病观察到的临床症状

动　物	临床症状	临床症状持续 时间（天）	来　源
林羚	后肢共济失调，头姿势异常，不断地咬尾根和臀部，出现损伤和溃疡，尿频	21	Jeffrey 和 Wells（1988）
好望角大羚羊	突然发作，频频短暂跌倒，身体状况良好	7	P Bircher, personal communication
非洲大羚羊 1	后肢高抬行走，头和颈部肌肉轻度震颤，体重减轻。最后转圈，头下垂，沉郁，流口水，鼻流清亮鼻涕	8	Fleetwood 和 Furley（1990）
非洲大羚羊 2, 3 和 4	体重减轻，流口水，与其他动物分开独自站立，侧腹部和肋间轻微抽搐。共济失调不明显，但有一只表现轻度高抬步行走	14～21	M Hosegood, personal communiction
阿拉伯羚羊	体重减轻，肌肉震颤，后期共济失调，沉郁	22	Kirkwood 和 others（1990）
大捻 Linda	共济失调，头倾斜，流口水，过度嘴唇舔咬，鼻抽搐，体重有部分减轻	3	Kirkwood 和 others（1990）
大捻 Karla	共济失调，前肢交叉，后肢伸展过度，头倾斜，沉郁与 Linda 相似	1	Kirkwood 和 others（1992）
大捻 Kaz	因管理原因处死，没有表现临床症状	1	Cunningham 和 others（1993） Kirkwood 和 others（1993）
大捻 Bambi	因管理原因处死，没有表现临床症状	0	Cunningham 和 others（1993）
大捻 346/90	起初间歇性头倾斜，中度头震颤，过度嘴唇运动，后肢肌肉震颤，弓背姿势。后期，异常头下垂，耳竖立，伸展过度	0 56	Kirkwood 和 others（1993） Kirkwood 和 others（1994）
弯角大羚羊	流鼻涕，咳嗽，体重减轻。后期瘫痪	18	D Lyon, personal communication
美洲狮	共济失调，保持平衡困难，整个身体轻度震颤，以异常的方式向上或向四周看	6	Willoughby 和 others（1992）
印度豹 1	共济失调，明显的丧失方向感，跌倒并且移动困难	28	Peet 和 Curran（1992）
印度豹 Duke	共济失调，感觉过敏。后期体重减轻	30	J C M Lewis, personal communication
印度豹 Saki	共济失调	42	S McKeown, personal communication
印度豹 Michelle	进行性共济失调，震颤，肌肉痉挛，跌倒	56	Kirkwood 和 others
鸵鸟	共济失调，平衡紊乱，进食行为不协调	拖延	(unpublished observation) Schoon 和 others（1991）

2. 实验室诊断 自 1986 年以来，英国共有 8 个品种 19 只野生动物被诊断患有痒病样海绵状脑病；德国有 3 例鸵鸟（*Struthio camellus*）发生不明病因海绵状脑病。以上病例的确诊部分是根据组织病理学的检测，其余是检测与痒病相关纤维（SAF）和/或疾病特异性糖蛋白 PrP 的异构体以及接种小鼠（表 24 - 7）。

表 24 - 7 捕获野生动物诊断为海绵状脑病的根据

动　物	组织病理学	SAF	PrP	传播	来　源
林羚	+			+	Jeffrey and Wells（1988） H Fraser, personal communication
好望角大羚羊	+			+	Jeffrey and Wells（1988）
非洲大羚羊 1	+				Fleetwood and Furley（1990）
非洲大羚羊 Molly	+				M Hosegood, personal communiction
非洲大羚羊 Neddy	+				M Hosegood, personal communiction

（续）

动　物	组织病理学	SAF	PrP	传播	来　源
非洲大羚羊 Electra	+	+			M Hosegood，personal communiction
阿拉伯羚羊	+				Kirkwood and others（1990）
大捻 Linda	+			+	Kirkwood and others（1990，1992） H Fraser，personal communication
大捻 Karla	+	+	+		Kirkwood and others（1992）
大捻 Kaz	+		+		Cunningham and others（1993） G A H Wells，personal communication
大捻 Bambi	+	+	+		Cunningham and others（1993） G A H Wells，personal communication
大捻 346/90	+	+	+		Cunningham and others（1993） G A H Wells，personal communication
大捻 324/90	+				Kirkwood and others（1994） G A H Wells，personal communication
弯角大羚羊	+				D Lyon，personal communication
美洲狮	+		+		Willoughby and others（1992）
印度豹 1	+	+			Peet and Curran（1992）
印度豹 Duke	+	+			J C M Lewis，personal communication
印度豹 Saki	+				S McKeown，personal communication
印度豹 Michelle	+	+			G A H Wells，personal communication
鸵鸟 1，2&3	+				Schoon and others（1991）

（五）防制措施

动物园动物海绵状脑病的预防措施制定可参照痒病和牛海绵状脑病。应特别注意：①禁止使用可能被传染性海绵状脑病病原污染的饲料；②尽可能避免已感染的动物和患病动物的子代与其他安全动物群接触；③长期持续监测动物园和野生动物的海绵状脑病，对一切可疑患病动物、死亡原因不明的动物和被淘汰处理动物的脑组织作组织病理学检查；④进一步加强野生动物海绵状脑病的研究，为防制提供科学依据。

（六）公共卫生影响

在英国，动物园饲养着许多种野生动物，但被诊断为海绵状脑病的病例只发生在偶蹄动物和食肉动物。虽然许多种小型食肉动物和杂食动物的日粮中也含有反刍动物蛋白，但在这些动物中没有检测到病原，这意味着遗传因素在疾病传播上起一定作用。不过，也有其他一些解释，其中之一是至今检测到该病的动物种，其潜伏期都相对较短，其他种的动物可能还处于潜伏期中。

大多数动物园动物群体较小，为了保持它们的遗传多样性，不得不在动物园之间交换动物来进行育种，这种做法不仅是国内也是国际性的。这种交换不可避免会有发生疾病传播的风险。而且，目前越来越盛行将动物园内人工繁殖的动物放回野外进行保护，这种放养增加给野外自由生存的动物传播疾病的概率。

（赵德明　王金秀　周智）

◆ 参考文献

赵德明 . 2005. 动物传染性海绵状脑病［M］. 北京：中国农业出版社 .

Beekes M，Mcbride PA，Baldauf E. 1998. Journal of general virology，79：601 - 607.

Bons N，Mestre - Francés N，Guiraud I，et al. 1997. C R Acad Sci，320：971 - 979.

Ecklund CM，Kennedy RC，Hadlow WJ. 1967. Journal of infectious disease，117：15 - 22.

Hadlow WJ，Eklund CM，Kennedy RC，et al. 1974. Journal of infectious disease，129：559 - 567.

Jeffrey M，Scott J R，Williams A，et al. 1992. Acta Neuropathologica，84：559.

Kirkwood JK，Cunningham AA，Wells GAH，et al. 1993. Veterinary record，133：360.

Noelle B，Nadine MF，Gajdusek DC，et al. 1999. Proc Natl Acad Sci，USA，96：4046 - 4051.

Prusiner SB，Hadlow WJ. 1979. Slow transmissible diseases of the nervous system. New York，Academic Press.

Wells GAH，Hawkins SAC，Green RB，et al. 1998. Vet record，142：103 - 106.

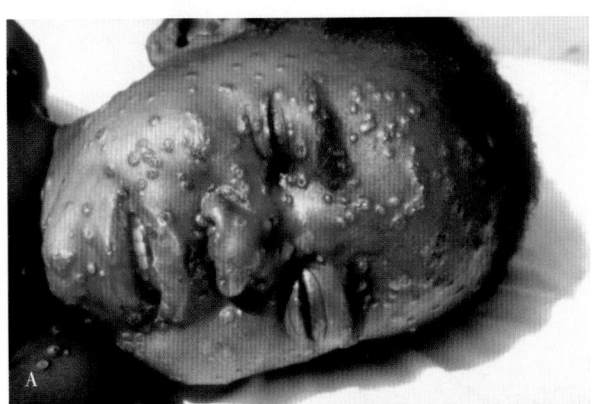
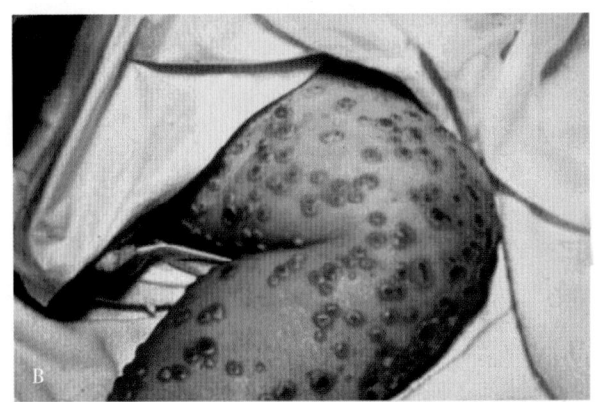

彩图 3-1　天花患者面部（A）和腿部（B）病变

（图 A 由 CDC/Cheryl Tyron 供图；图 B 由引自 www.manbir-online.com，经 Dr. Manbir Singh 授权）

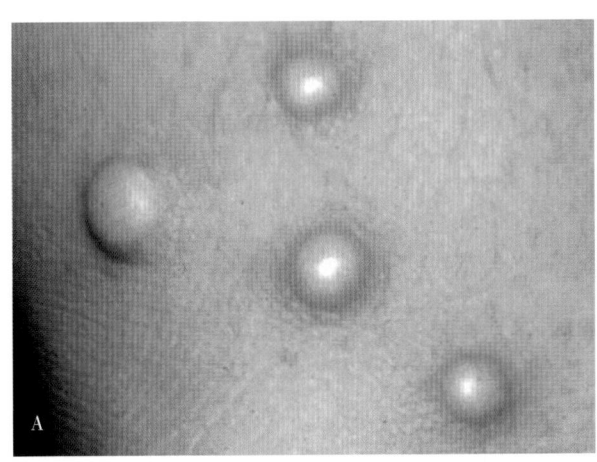
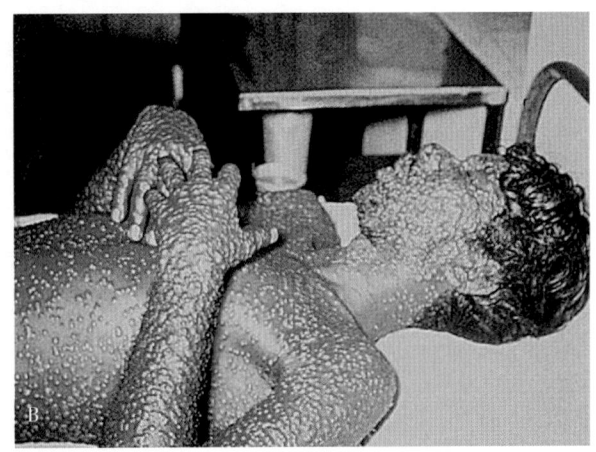

彩图 3-2　天花皮疹及普通型天花病人

［引自 The Lancet，367，Zack S Moore，Jane F Seward，J Michael Lane. Smallpox. 46-52，Copyright Elsevier（2006），经 Elsevier 授权］

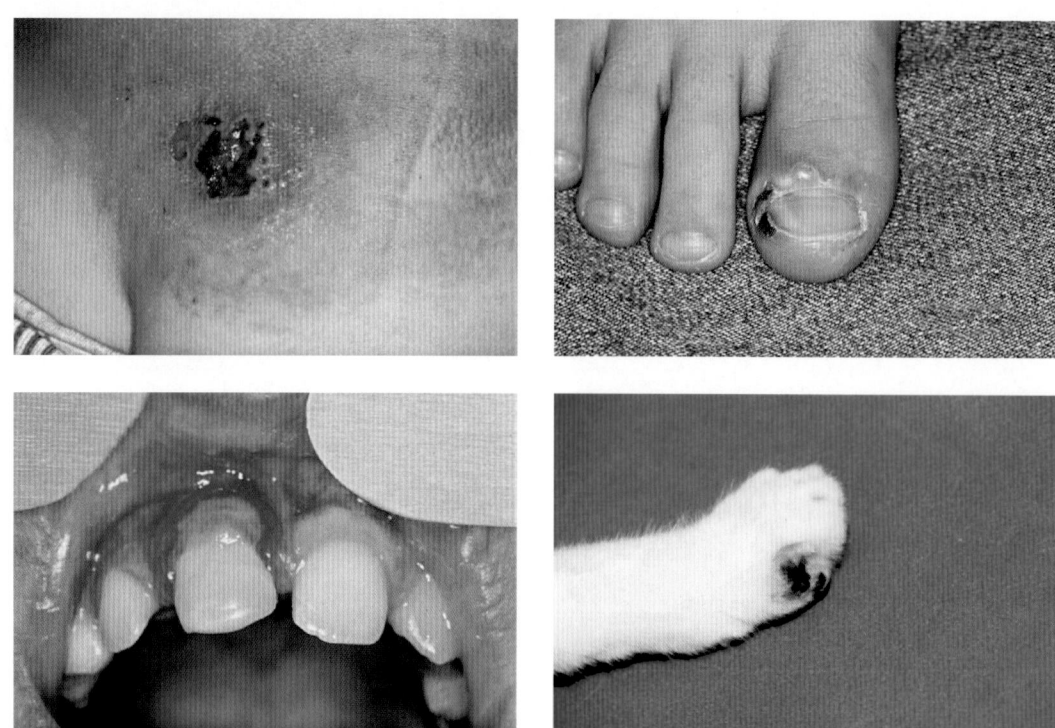

彩图 3-3 人和猫感染牛痘的皮肤、黏膜病变

[引自 Archives de pédiatrie, 11, C. Heilbronner, M. Harzic, F. Ferchal, et al. Cowpox virus infection in a child, 335–339, Copyright Elsevier (2004), 经 Elsevier 授权]

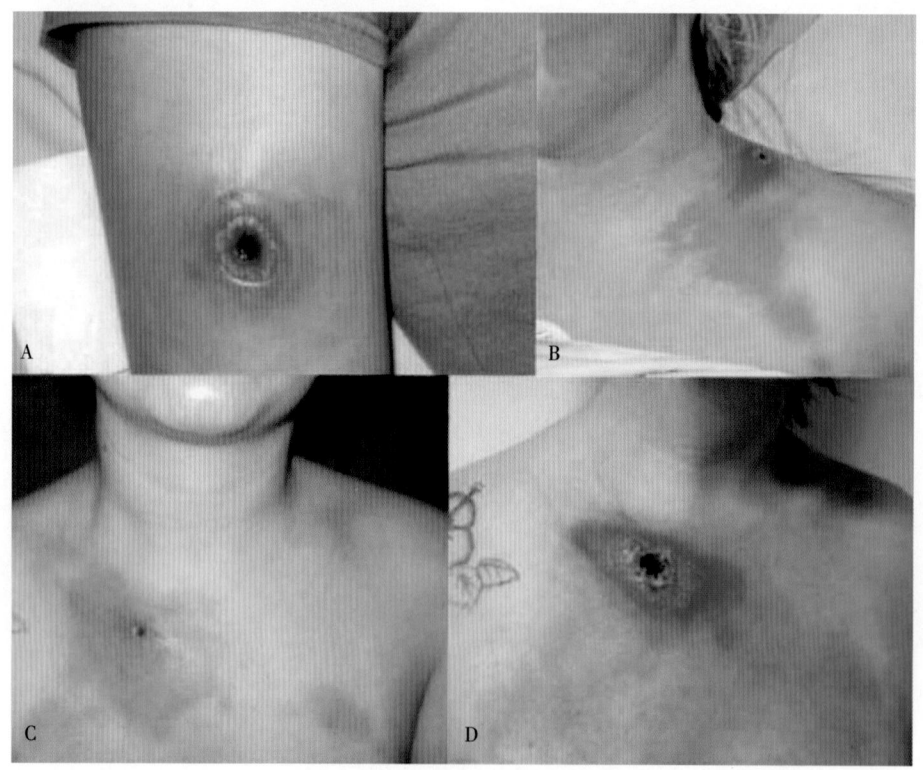

彩图 3-4 人感染牛痘的皮肤病变

[引自 Laetitia Ninove, Yves Domart, Christine Vervel, et al. Cowpox Virus Transmission from Pet Rats to Humans, France. Emerging Infectious Diseases, 2009, 15 (5): 781–784, 经 Emerging Infectious Diseases 授权]

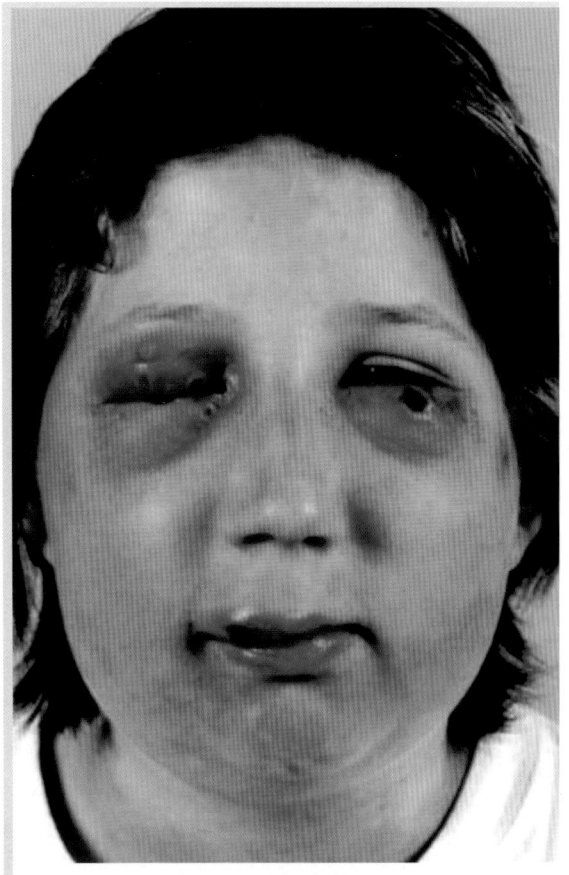

彩图 3-6　人感染牛痘的面部病变

上唇和左下眼睑产生溃疡灶，右眼睑软疣状损伤，右面部发生水肿，产生红斑

[引自 Tom F.W. Wolfs, Jaap A. Wagenaar, Hubert G. M. Niesters, et al. Rat-to-Human Transmission of Cowpox Infection. Emerging Infectious Diseases, 2002, 8(12)：1495-1496，经 Emerging Infectious Diseases 授权]

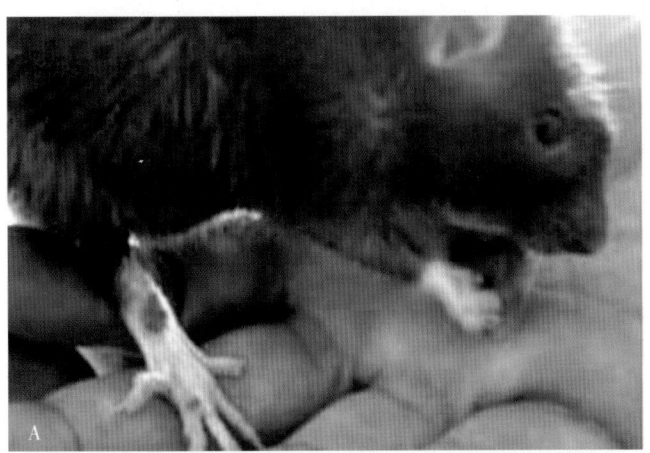

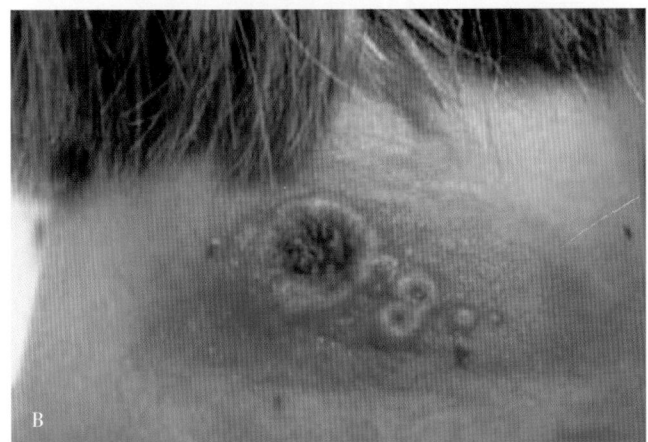

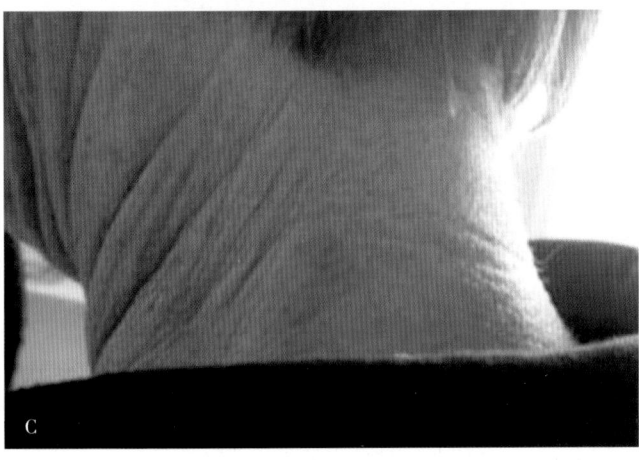

彩图 3-5　人和大鼠感染牛痘的皮肤病变

[引自 Hartmut Campe, Pia Zimmermann, Katharina Glos, et al. Cowpox Virus Transmission from Pet Rats to Humans, Germany. Emerging Infectious Diseases, 2009, 15 (5)：777-780，经 Emerging Infectious Diseases 授权]

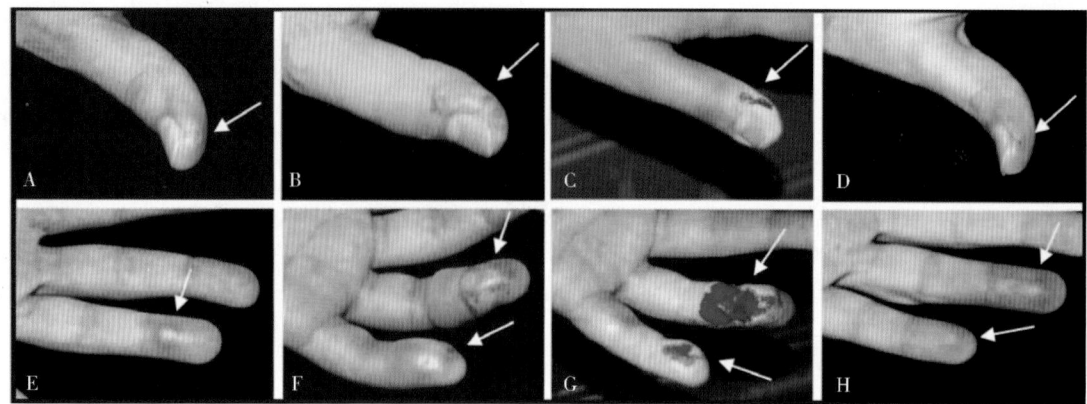

彩图 3-7 人左手感染痘苗病毒的局部病变过程

A、B、C、D 分别为大拇指感染痘苗病毒后第 4、11、12、20 天的病变过程，E、F、G、H 分别为食指和无名指感染痘苗病毒后第 7、11、12、20 天的病变过程。箭头所指为病损部位

［引自 Nissin Moussatché，Mari Tuyama，Sayuri E.M. Kato，et al. Accidental Infection of Laboratory Worker with Vaccinia Virus. Emerging Infectious Diseases，2003，9（6）：724-726，经 Emerging Infectious Diseases 授权］

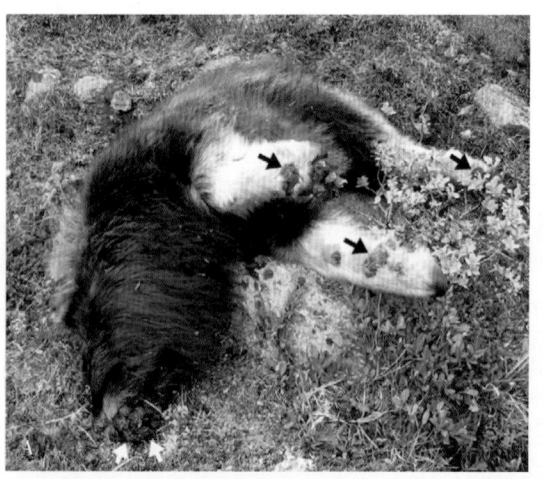

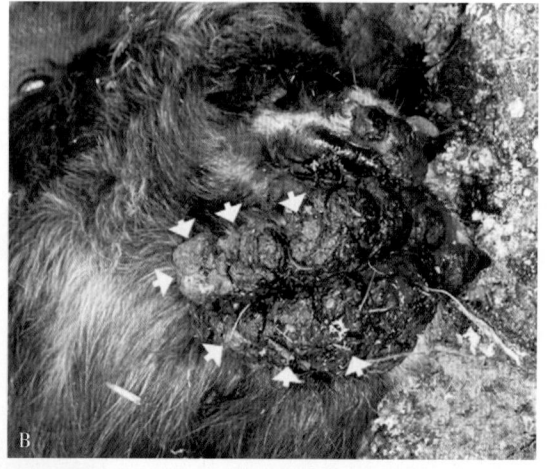

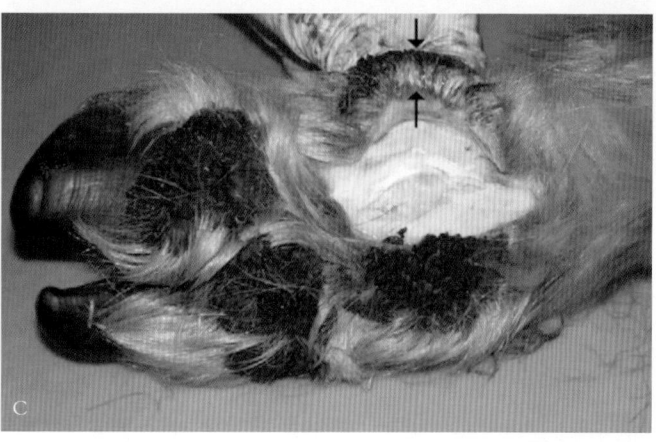

彩图 3-8 麝牛感染传染性脓疱，可见散在体表多处（A.黑箭头）、口鼻部集中成片（A、B.白箭头）及前肢末端（C）的黑色疣状结痂

［引自 Veterinary Microbiology，127，Turid Vikøren，Atle Lillehaug，Johan Åkerstedt，et al. A severe outbreak of contagious ecthyma (orf) in a free-ranging musk ox (Ovibos moschatus) population in Norway，10-20，Copyright Elsevier（2008），经 Elsevier 授权］

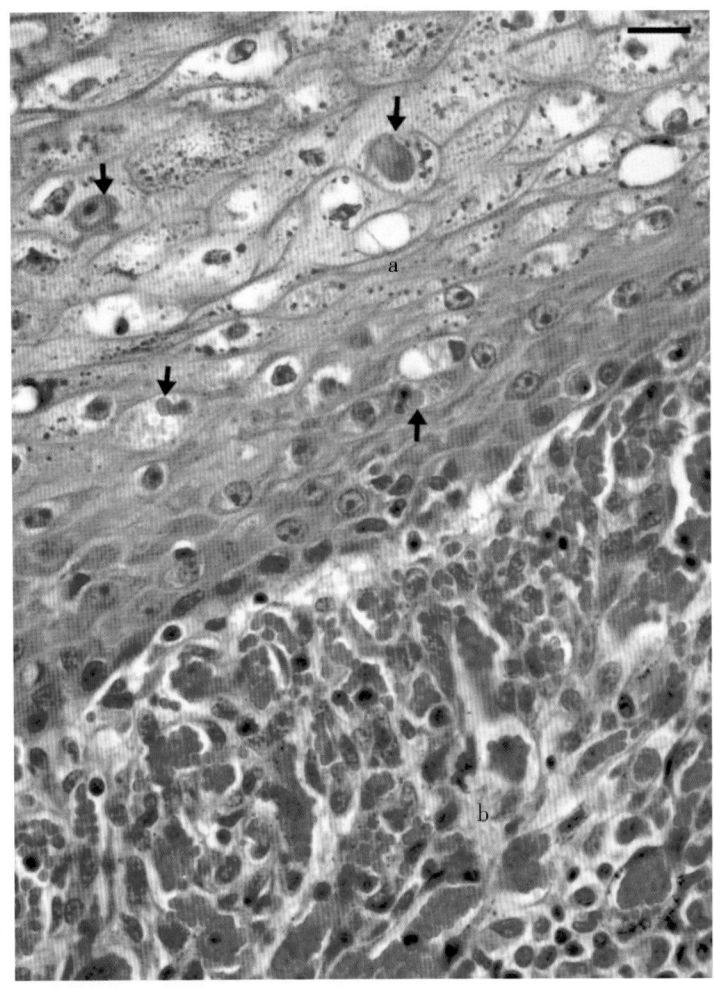

彩图 3-9 麝牛脓疱表皮（a）角蛋白细胞胞质内的嗜酸性包涵体（箭头）与表皮下（b）丰富且扩张的毛细血管（HE染色，标尺=20mm）

［引自 Veterinary Microbiology, 127, Turid Vikøren, Atle Lillehaug, Johan Åkerstedt, et al. A severe outbreak of contagious ecthyma (orf) in a free-ranging musk ox (Ovibos moschatus) population in Norway, 10-20, Copyright Elsevier (2008), 经 Elsevier 授权］

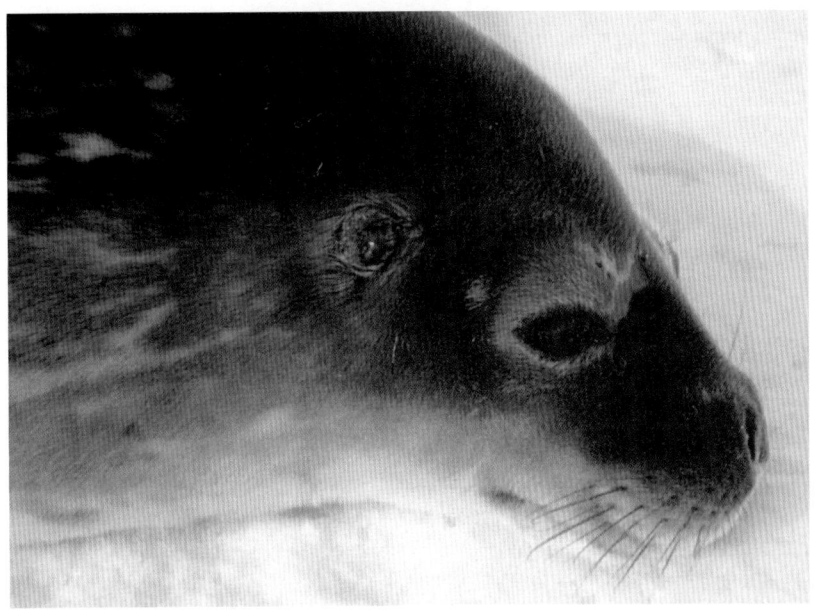

彩图 3-10 海豹痘

［引自 Virus Research, 108, M. Tryland, J. Klein, E.S. Nordøy, et al. Isolation and partial characterization of a parapoxvirus isolated from a skin lesion of a Weddell seal, 83-87, Copyright Elsevier (2005), 经 Elsevier 授权］

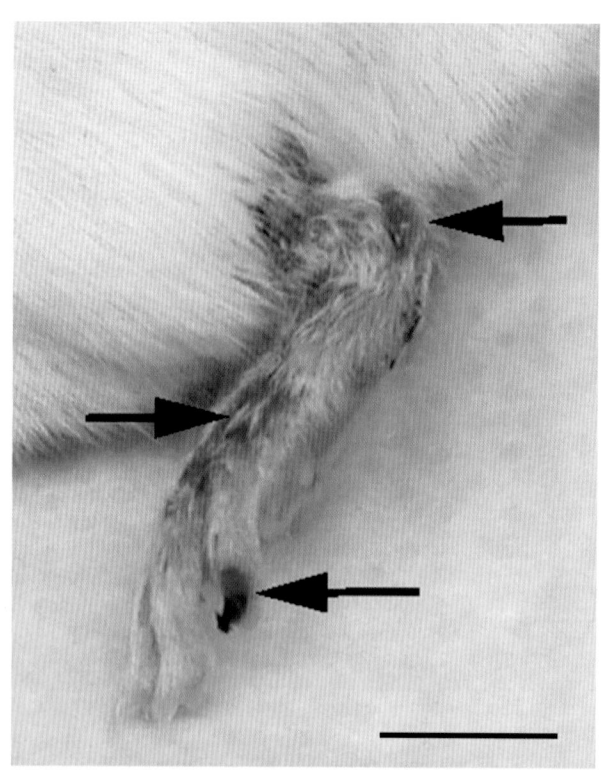

彩图 4-1 BALB/c 鼠感染猴 B 病毒脚部皮肤溃疡（箭头）

［引自 Journal of Comparative Pathology，132，J. W. Ritchey，
M. E. Payton，R. Eberle，Clinicopathological Characterization of
Monkey B Virus（Cercopithecine Herpesvirus 1）Infection in Mice，
202-217，Copyright Elsevier（2005），经 Elsevier 授权］

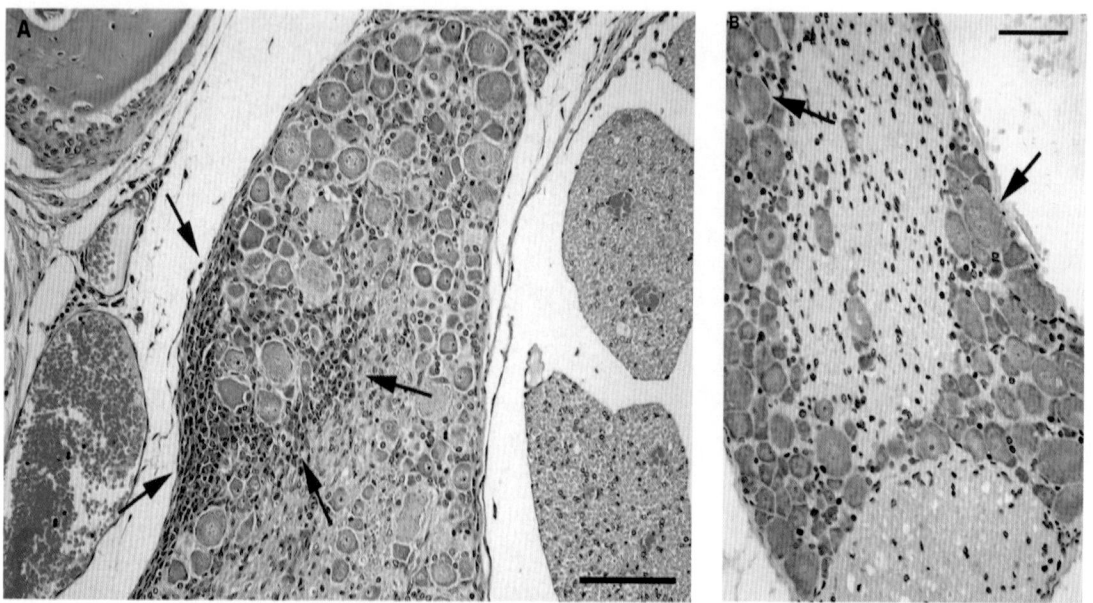

彩图 4-2 BALB/c 鼠背根神经节腰段脊髓炎症（A. 箭头，HE 染色，标尺=120μm）和免疫标记
猴 B 病毒抗原的背根神经元［B. 箭头，迈尔（Mayer）苏木精复染，标尺=50μm］

（引文及授权同彩图 4-1）

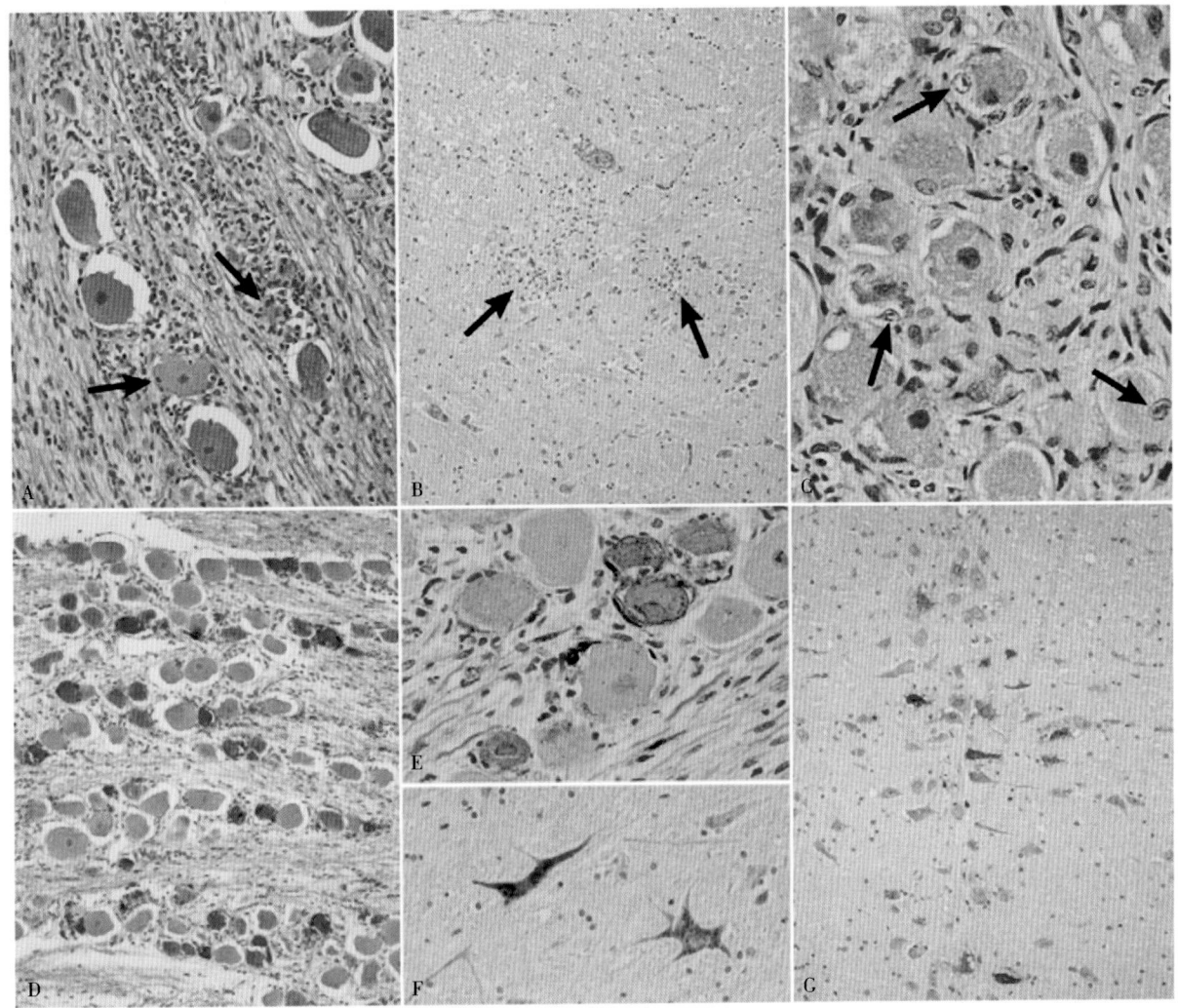

彩图 4-3 伪狂犬病病毒感染水貂神经组织

A. 三叉神经节神经元周围单核炎症细胞浸润及伪狂犬病病毒的嗜神经现象（箭头）　B. 延髓脊神经核和三叉神经束中的神经胶质增生（箭头）　C. 三叉神经节卫星细胞中的核内包涵体（箭头），可见无炎症反应　D-G. 三叉神经节（D、E）和脑干（F、G）PRV 抗原的免疫组织化学检测，可见在伪狂犬病病毒感染的细胞周围仅有少量或没有炎症细胞　×100（B、D、G），×200（A、C、E、F）

［引自 Veterinary Immunology and Immunopathology，124，Andrés Marcaccini，Mónica López Peña，María Isabel Quiroga，et al. Pseudorabies virus infection in mink：A host-specific pathogenesis，264-273，Copyright Elsevier（2008），经 Elsevier 授权］

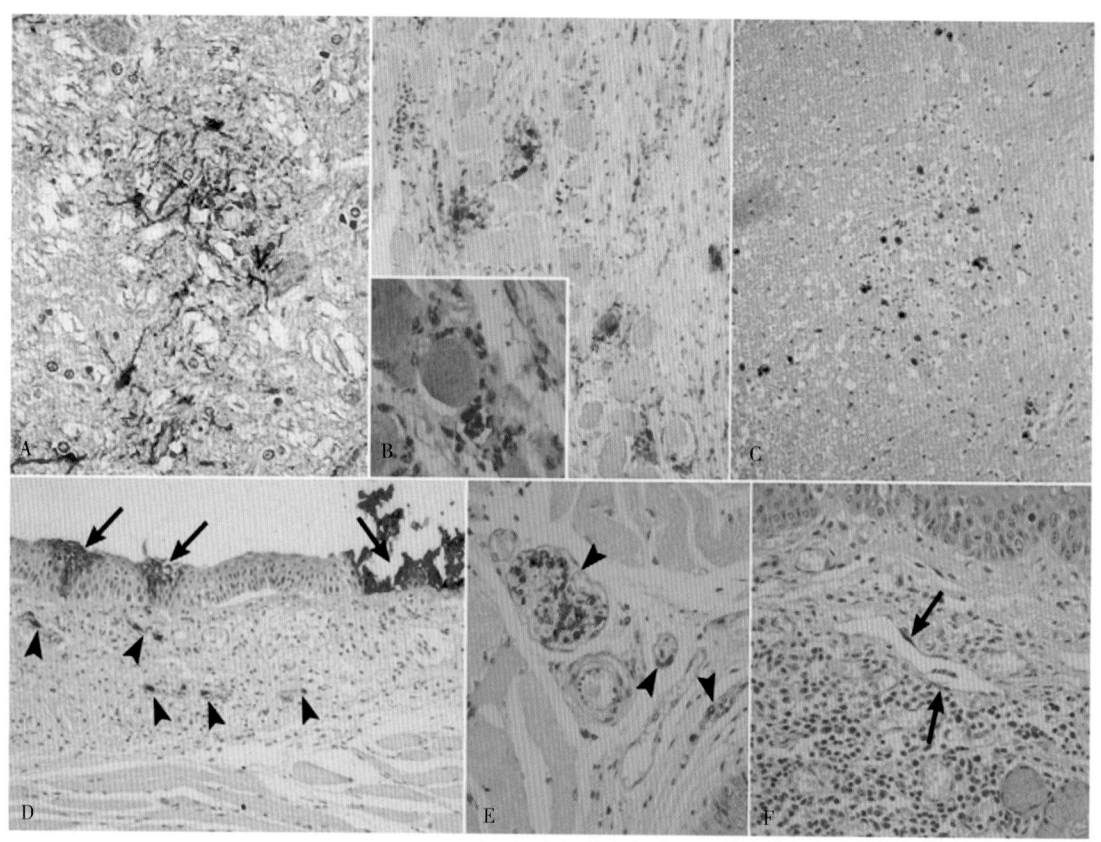

彩图 4-4　伪狂犬病病毒感染水貂不同组织病理学检查

A. 脑干神经胶质增生包含星形细胞肥大［神经胶质原纤维酸性蛋白（GFAP）染色］　B-C. 三叉神经节巨噬细胞（MAC387 阳性）、T 细胞（插图，CD3 阳性）和脑干巨噬细胞（MAC387 阳性）浸润　D-F. 口咽黏膜层的伪狂犬病病毒抗原免疫组织化学检测，可见感染的上皮细胞（箭头，D、E）和黏膜固有层神经束及成纤维细胞（箭尖，D、E），无炎症反应　F.扁桃体毛细血管内皮细胞免疫染色，可见 PRV 抗原阳性。×40（D），×100（B、C），×200（A、E、F），×400（B 插图）

（引文及授权同彩图 4-3）

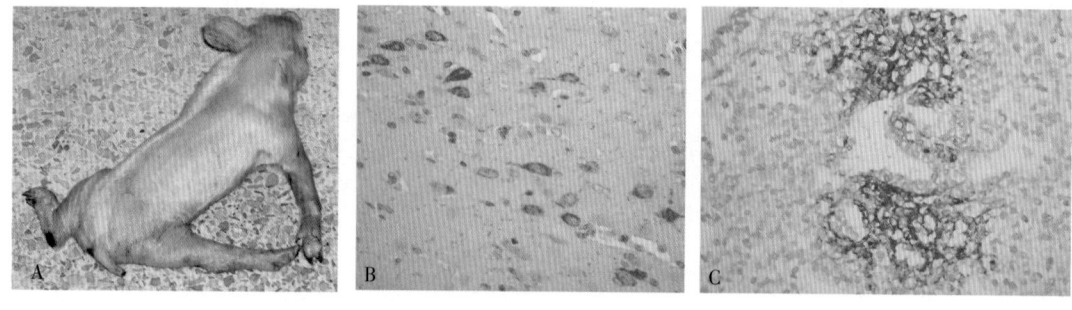

彩图 4-5　伪狂犬病病毒感染仔猪神经症状（A）及其脑（B）、肺（C）
中的伪狂犬病病毒（免疫组织化学染色，×400）

（遇秀玲供图）

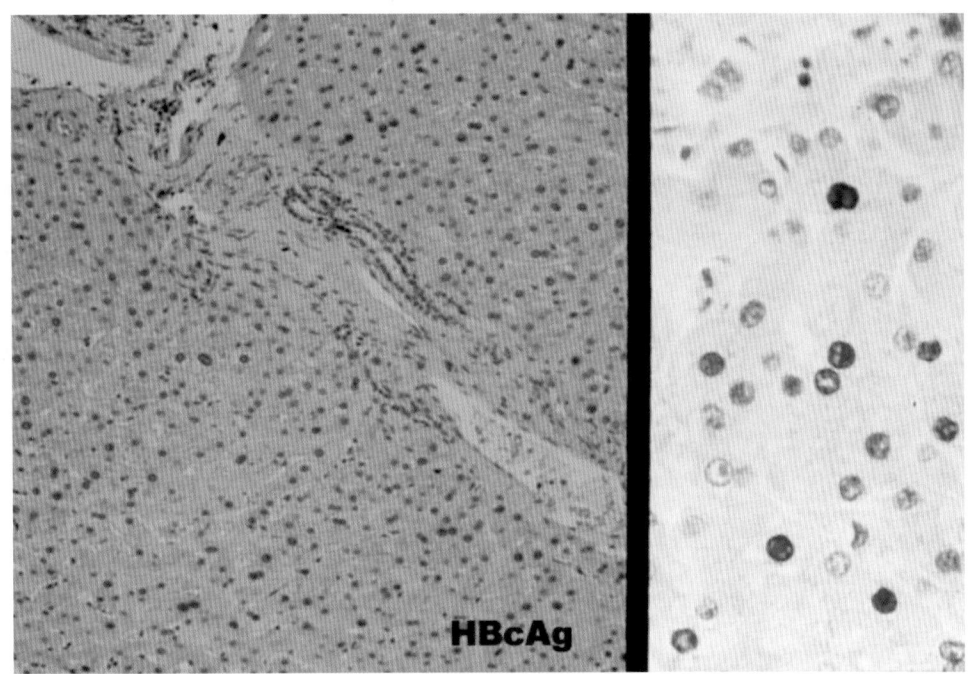

彩图 7-1 肝细胞乙型肝炎病毒核心抗原染色（HBcAg stain），
细胞核阳性，且可见少量炎症细胞损伤及肝细胞变性

（引自 http：//tpis.upmc.com，经 Michael Nalesnik 授权）

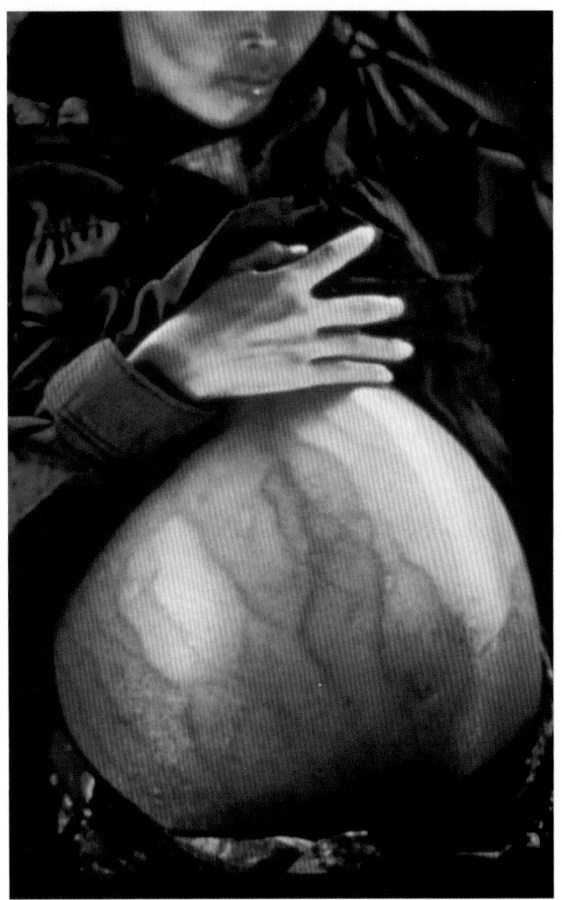

彩图 7-2 由慢性乙型肝炎引起的
肝细胞瘤所致腹部膨胀

（引自 CDC/ Patricia Walker，M.D.，
Regions Hospital，MN 供图）

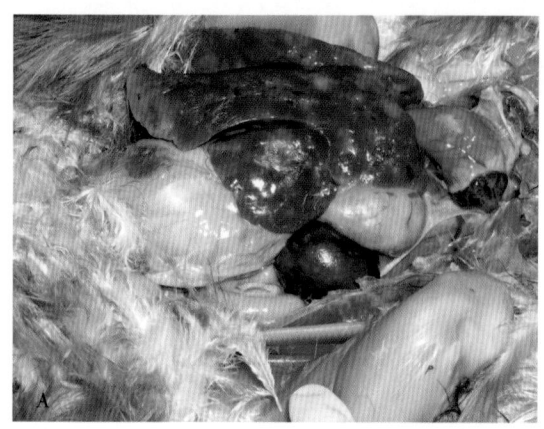
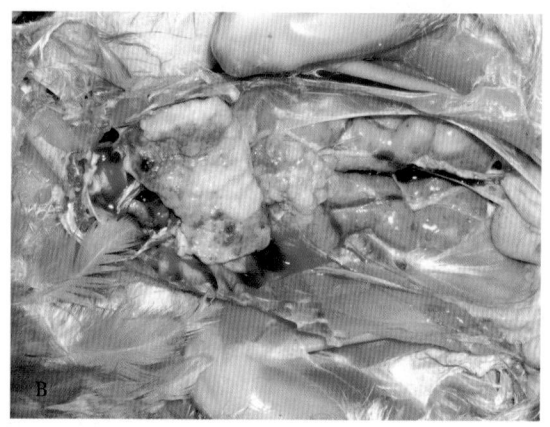

彩图 8-1　网状内皮增殖病病鸡剖检病变
A.肝、脾、腺胃肿大，可见灰白色灶性肿瘤样病变　B.肾灰白色灶性肿瘤样病变，腺胃
壁明显增厚，表面出血性溃疡

（遇秀玲供图）

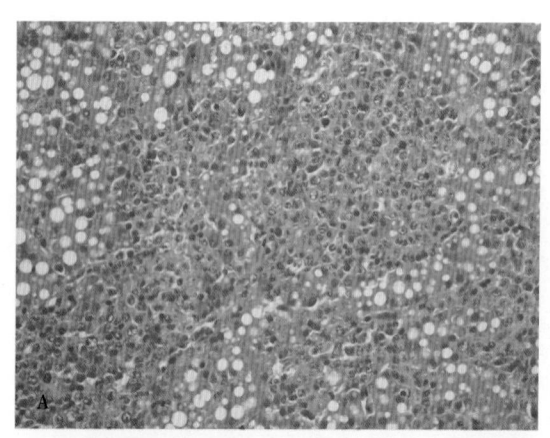
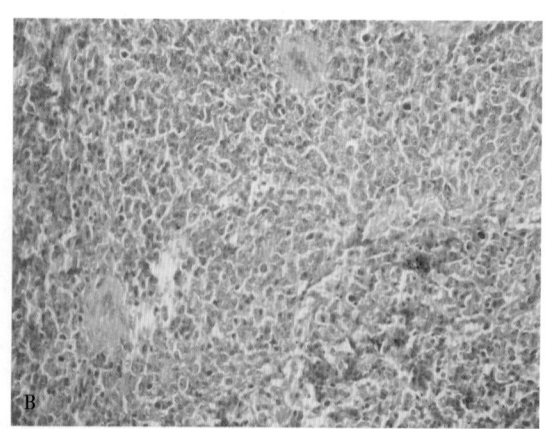
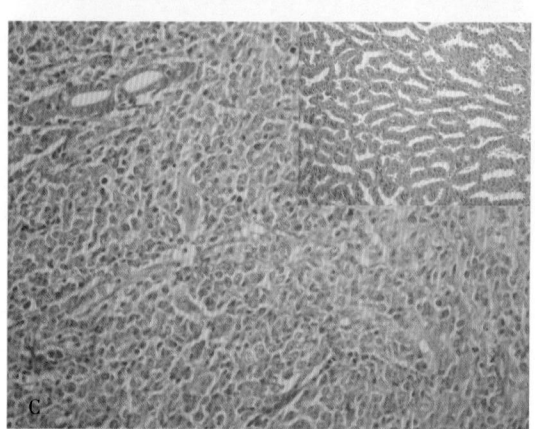

彩图 8-2　网状内皮增殖病病毒感染鸡，可见肝脏
网状内皮细胞灶性或弥漫性增生（A），
脾脏网状内皮细胞增生（B），腺胃几乎
全部为网状内皮细胞取代，仅见少量腺
上皮细胞（C）（HE，×400）

（遇秀玲供图）

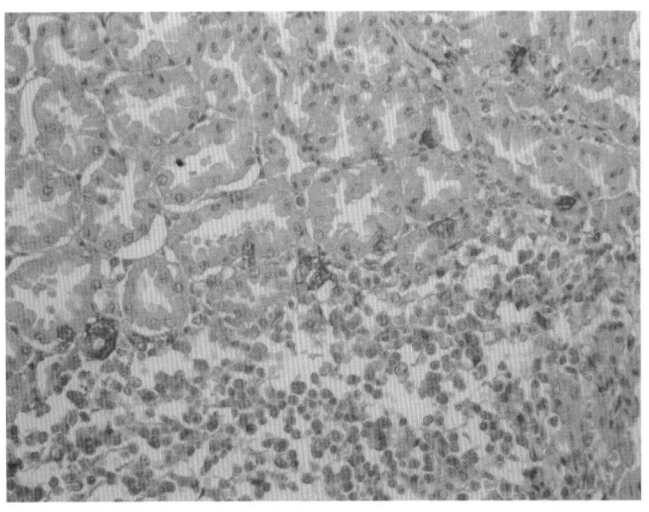

彩图 8-3 网状内皮增殖病病毒感染鸡，可见腺胃肿瘤
细胞灶和正常组织之间呈红色着染的病毒阳
性反应（AEC，×400）

（遇秀玲供图）

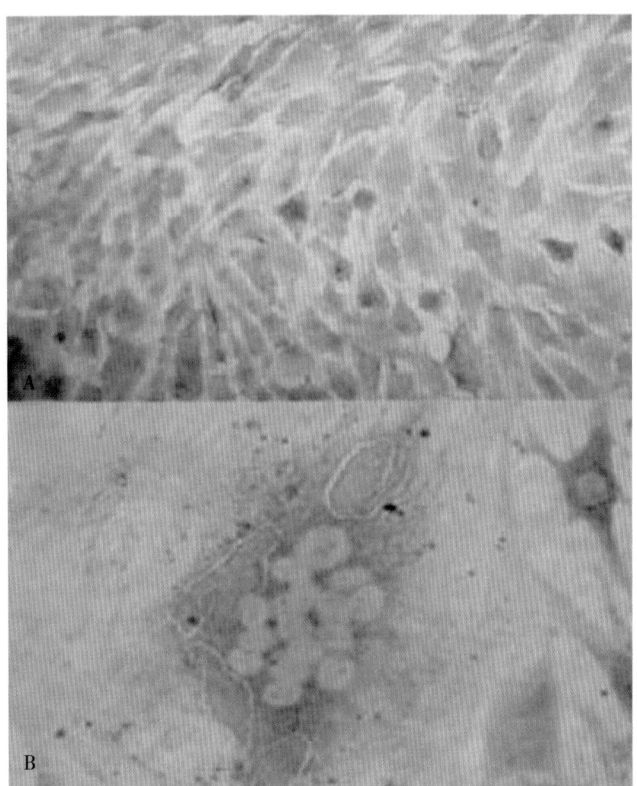

彩图 8-4 正常的 GSM 细胞（A）和山羊关节炎-脑炎
病毒感染的 GSM 细胞（B）

［引自 Virology，364，Baya Amel Bouzar，et al. Activation/
proliferation and apoptosis of bystander goat lymphocytes induced
by a macrophage-tropic chimeric caprine arthritis encephalitis virus
expressing SIV Nef，269-280，Copyright Elsevier（2007），经 El-
sevier 授权］

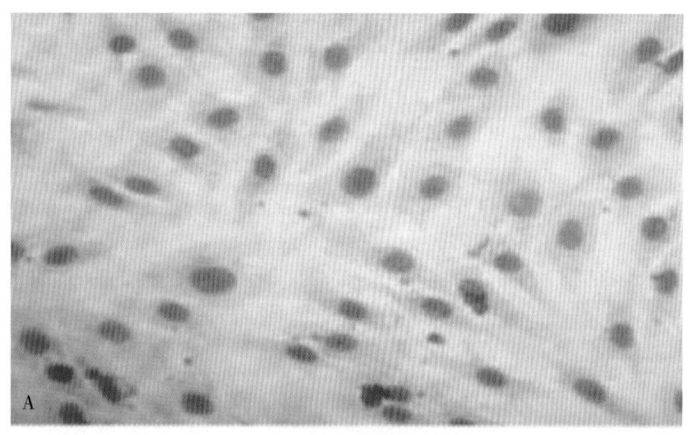

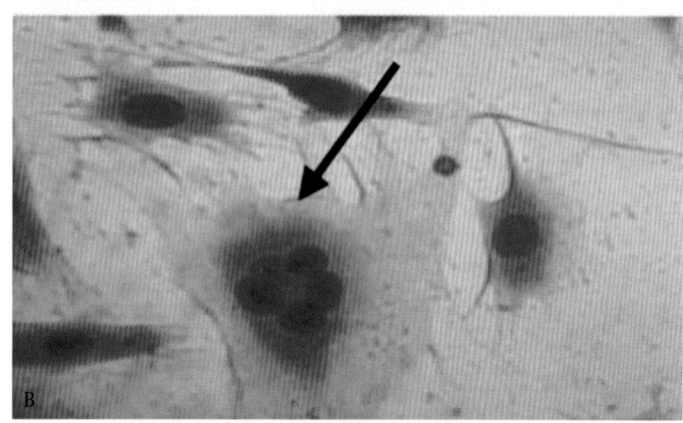

彩图 **8-5** 正常的 **GSM** 细胞（A）和山羊关节炎–
脑炎病毒感染的 **GSM** 细胞（B）（May-
Grünwald–Giemsa 染色）

（引文及授权同彩图 8-4）

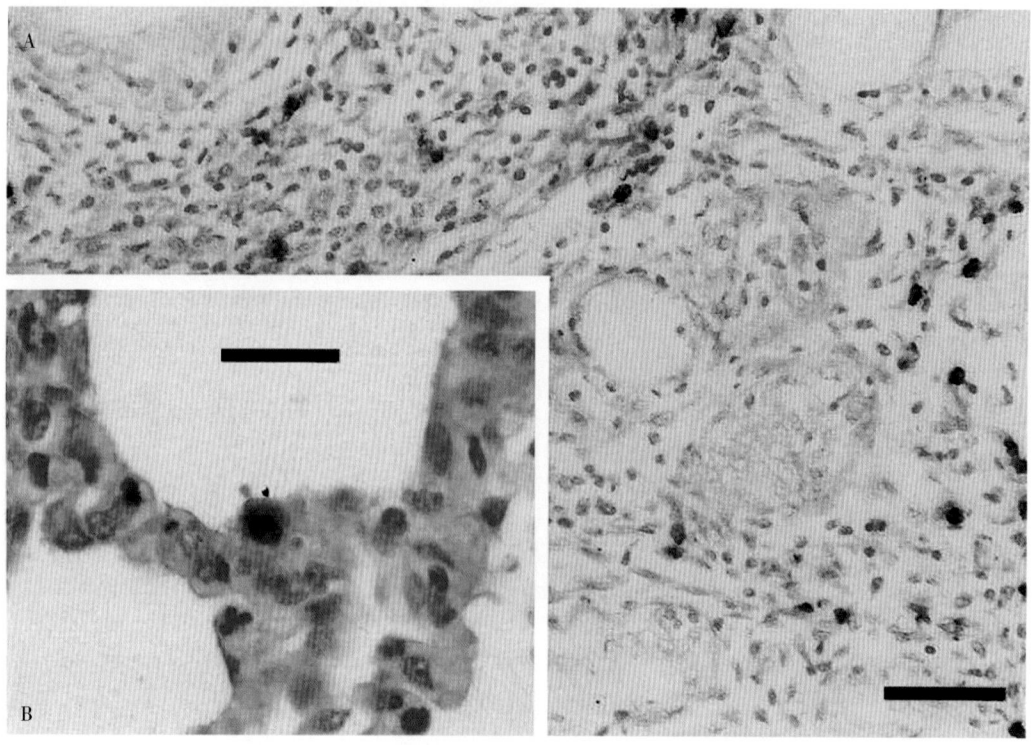

彩图 **8-6** 维斯纳–梅迪病毒感染绵羊乳腺组织切片，可见炎症反应区内的维斯纳–梅迪病毒阳性细胞

A. 原位杂交，标尺=40μm　B. 单个维斯纳–梅迪病毒阳性细胞，标尺=20μm

［引自 Veterinary Research, 37, Rosa Bolea, Eva Monleona, Librado Carrasco, et al. Maedi–visna virus infection
of ovine mammary epithelial cells, 133–144, Copyright INRA, EDP Sciences（2005），经 EDP Sciences 授权］

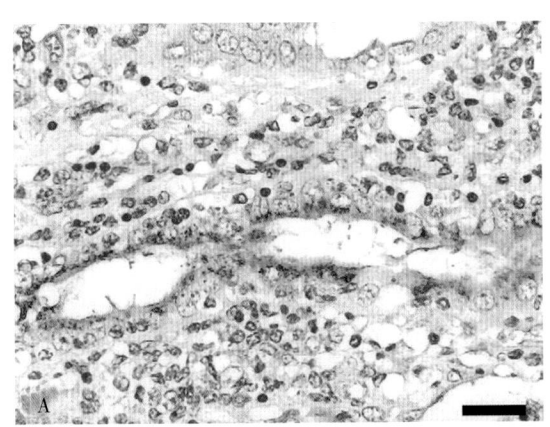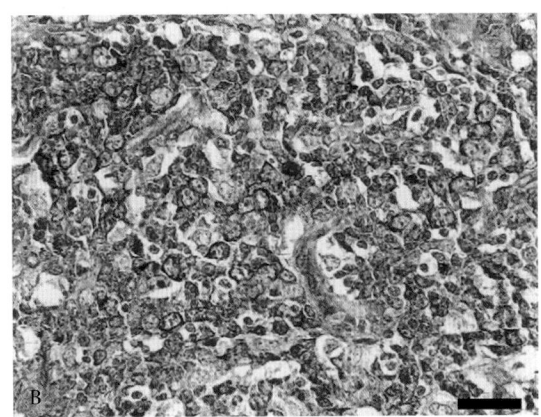

彩图 8-7　维斯纳-梅迪病病羊的肾脏管状上皮细胞（A）和肺淋巴小结单核巨噬
细胞（B）中的维斯纳-梅迪病毒（免疫组织化学染色，标尺=25mm）

［引自 Joural of Comparative Pathology，134，K. Angelopoulou，G D Brellou，I. Vlemmas，Detection of Maedi-Visna Virus in the Kidneys of Naturally Infected Sheep，329-335，Copyright Elsevier（2006），经 Elsevier 授权］

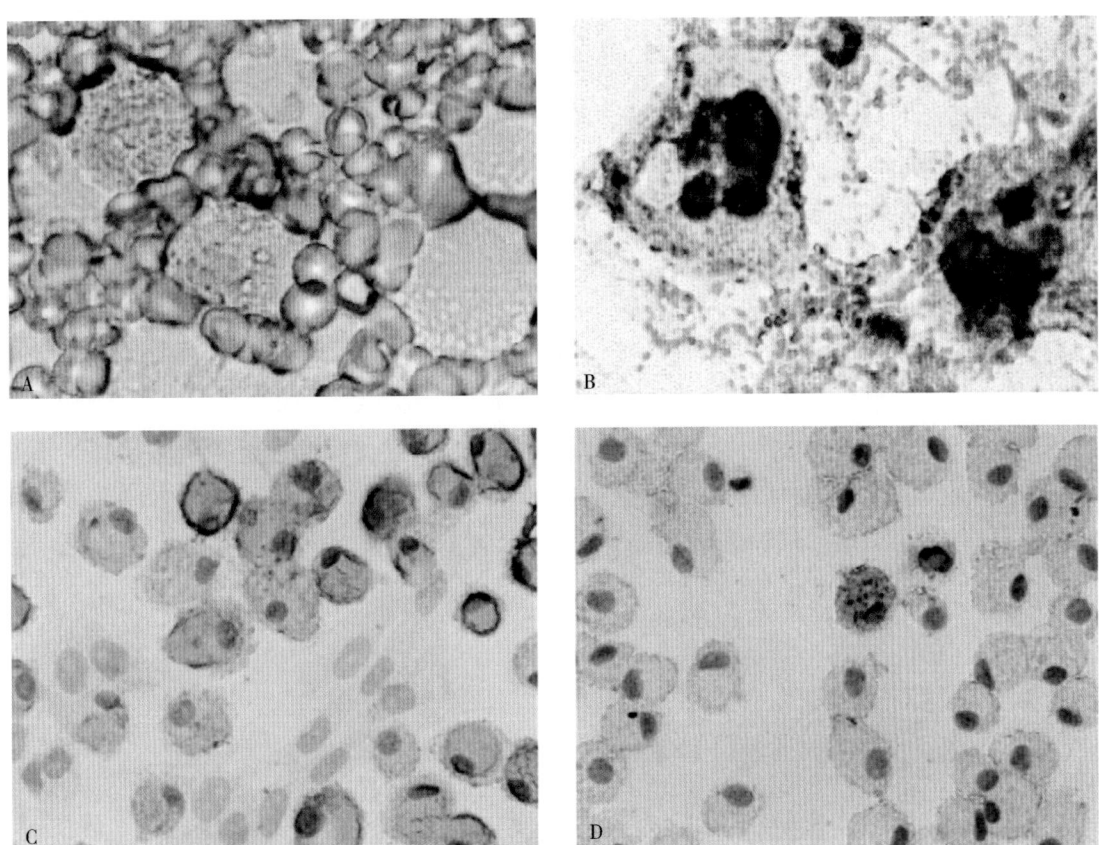

彩图 8-8　猫免疫缺陷病毒感染骨髓细胞的免疫细胞化学检测

A. 两个骨髓中性粒细胞猫免疫缺陷病毒阳性（×1 000）　B. 两个骨髓巨核细胞猫免疫缺陷病毒阳性（×200）　C. 培养 10 天后超过半数的骨髓间质细胞是 α-萘丁酸酯酶阳性的圆形细胞（×400）　D. 部分骨髓间质细胞通过免疫细胞化学检测猫免疫缺陷病毒阳性（×400）

［引自 Vet. Microbiol.，136，Yasuhito Fujino，Hiroshi Horiuchi，Fuminori Mizukoshi，et al. Prevalence of hematological abnormalities and detection of infected bone marrow cells in asymptomatic cats with feline immunodeficiency virus infection.217-225，Copyright Elsevier（2008），经 Elsevier 授权］

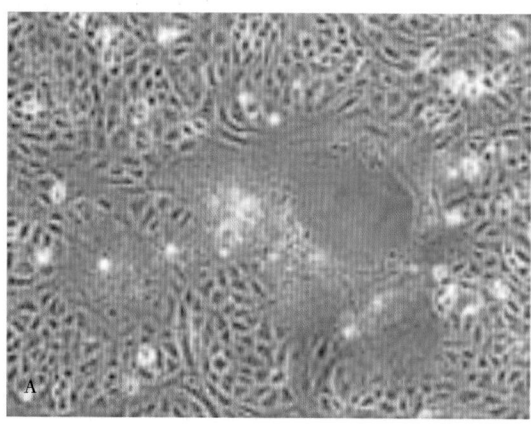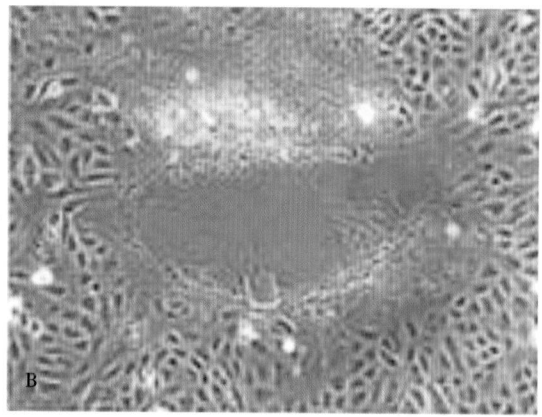

彩图 9-1 马六甲病毒感染 Vero 细胞（B）（A 为正常细胞对照）

［引自 Kaw Bing Chua，Kenny Voon，Gary Crameri，et al. Identification and Characterization of a New Orthoreovirus from Patients with Acute Respiratory Infections. Plos One，2008，3（11）：1-7，经 Plos One 授权］

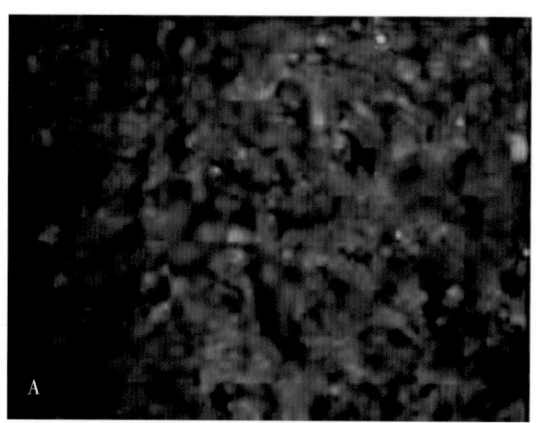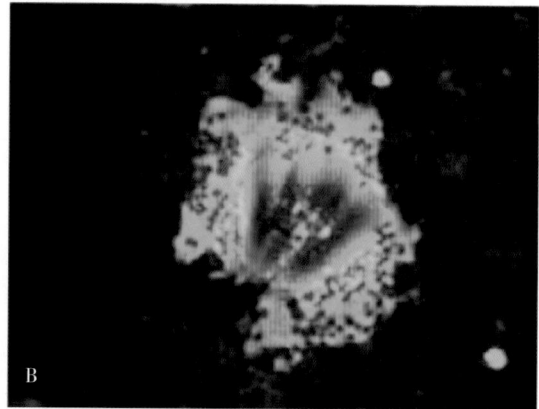

彩图 9-2 马六甲病毒免疫荧光试验（B）（A 为阴性对照）

（引文及授权同彩图 9-1）

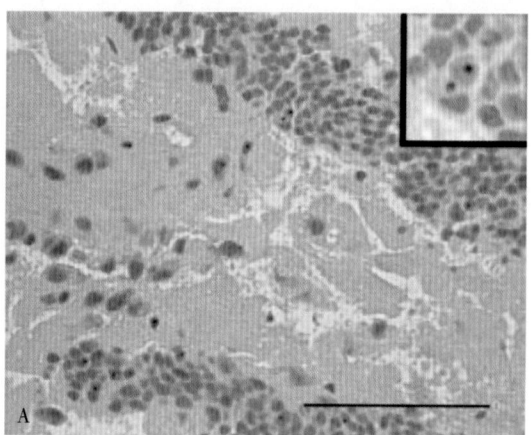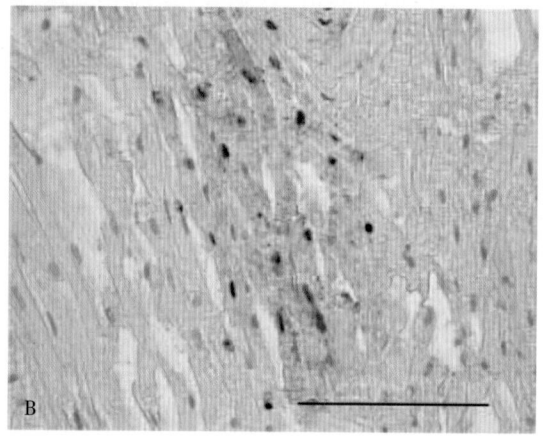

彩图 10-1 博尔纳病病毒感染鼩鼱，可见感染的海马（A. 抗 p24 抗体）、**心肌组织**（B. 抗 p38/40 抗体）**和齿状回神经元中 Joest-Degen 核内包涵体**（A 插图）（免疫组织化学染色，×40；标尺=100μm；插图，×100）

［引自 Monika Hilbe，Romana Herrsche，Jolanta Kolodziejek，et al. Shrews as Reservoir Hosts of Borna Disease Virus. Emerging Infectious Diseases，2006，12（4）：675-677，经 Emerging Infectious Diseases 授权］

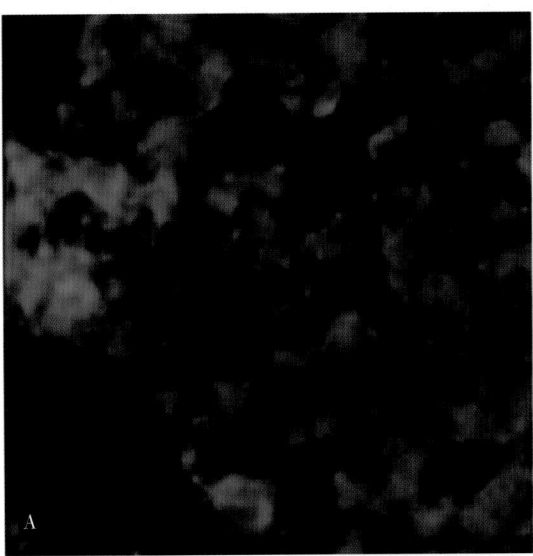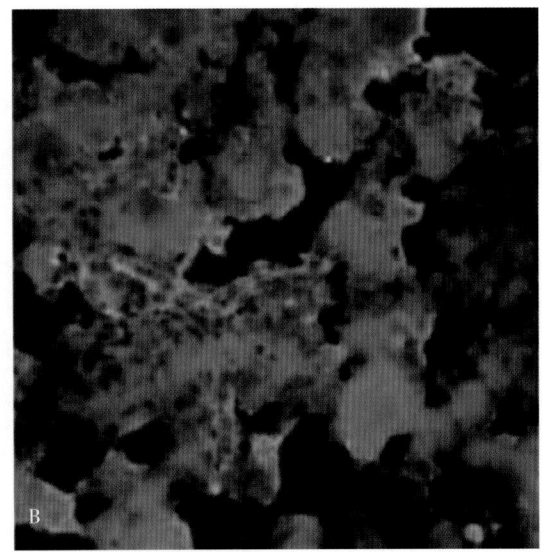

彩图 11-1　金迪普拉脑炎患者脑涂片的免疫荧光抗体染色

A. 免疫荧光抗体加正常血清　B. 免疫荧光抗体加抗金迪普拉病毒的血清

［引自 Lancet，364，B L Rao，Atanu Basu，Niteen S Wairagkar，et al. A large outbreak of acute encephalitis with high fatality rate in children in Andhra Pradesh，India，in 2003，associated with Chandipura virus，869-874，Copyright Elsevier（2004），经 Elsevier 授权］

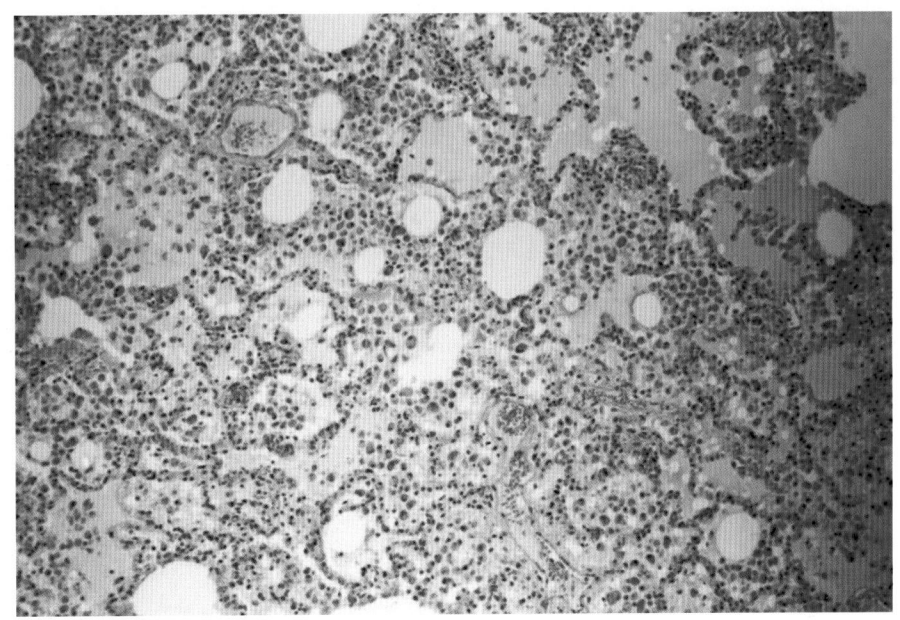

彩图 12-1　马尔堡病病人肺活组织病理学变化

（CDC/ Dr. J　Lyle Conrad 供图）

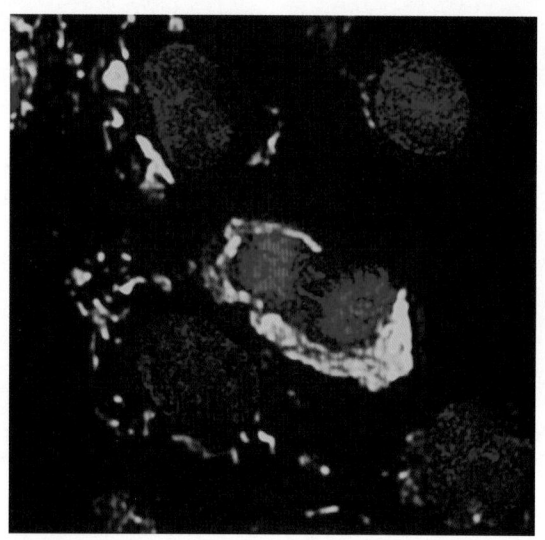

间　期

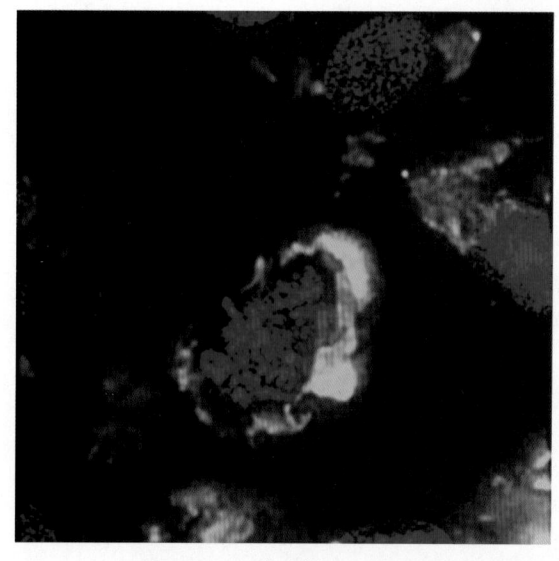

中　期

后　期

彩图 12-2　埃博拉病毒感染 Vero-E6 细胞，在细胞分裂间期
(interphase)、中期 (metaphase)、后期 (anaphase)
细胞质中埃博拉病毒核蛋白（绿色）的空间分布，
可知大病毒包含体不能干扰细胞正常分裂，细胞核
及染色质呈蓝色

〔引自 Asa Szekely Björndal, Laszlo Szekely, Fredrik Elgh. Ebola virus infection inversely correlates with the overall expression levels of promyelocytic leukaemia (PML) protein in cultured cells. BMC Microbiology, 2003, 3 (6)：1471-2180, 经 BioMed Central Ltd 授权〕

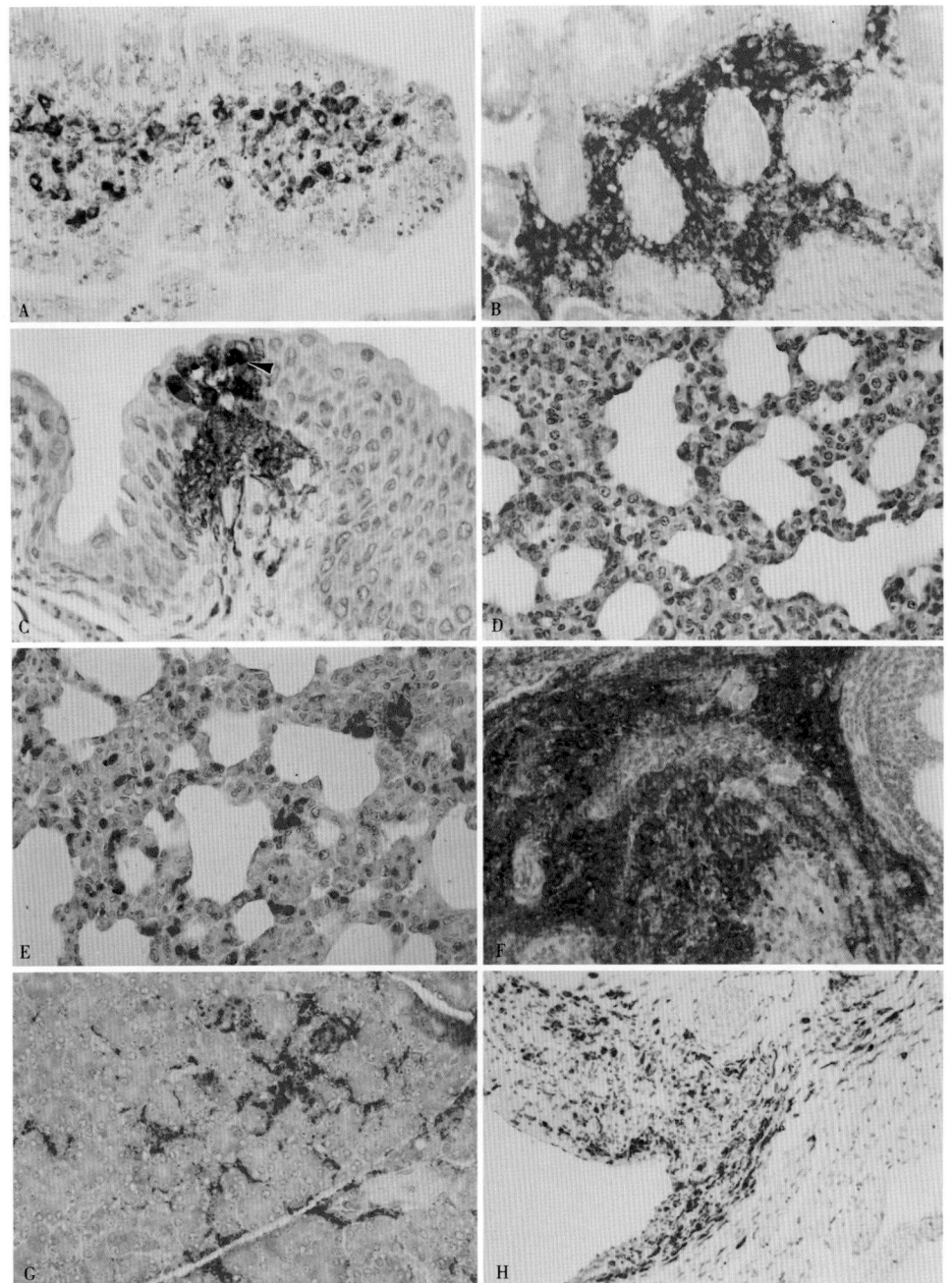

彩图 12-3 埃博拉病毒感染豚鼠的免疫组织化学染色（IHC）和原位杂交（ISH）检测

A、B. 小肠，可见黏膜固有层（A. ISH）和盲肠腺体周围（B. IHC，碱性磷酸酶）的巨噬细胞及成纤维细胞中含大量埃博拉病毒 C. 膀胱，黏膜下层和变移上皮中含埃博拉病毒，可见变移细胞胞质中的病毒包含体（IHC，免疫过氧化物酶） D、E. 肺，可见间质性肺炎（D. HE 染色）和肺泡巨噬细胞中的病毒抗原（E. IHC，碱性磷酸酶） F. 卵泡，间质细胞含大量埃博拉病毒（ISH） G. 胰腺，可见病毒抗原阳性的成纤维细胞和腺泡细胞（IHC，碱性磷酸酶） H. 心脏，心房肌细胞中含埃博拉病毒（ISH）×1400（A-E 和 G）；×1200（F、H）

［引自 Brett M. Connolly, Keith E. Steele, Kelly J. Davis, et al. Pathogenesis of Experimental Ebola Virus Infection in Guinea Pigs. The Journal of Infectious Diseases, 1999, 179（1）：203-217, 经 The Journal of Infectious Diseases 授权］

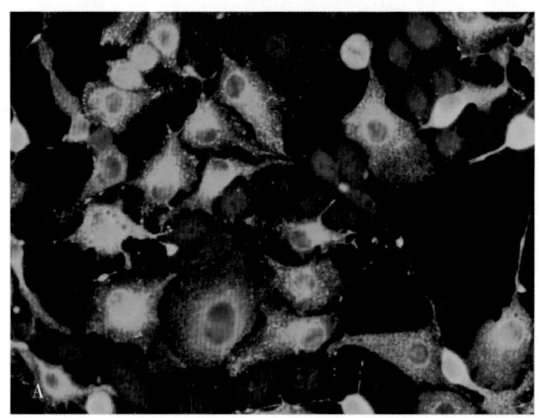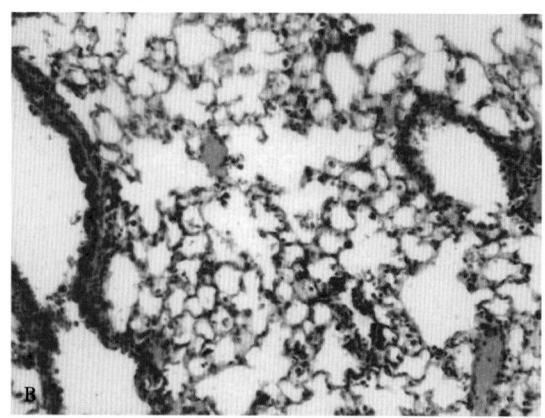

彩图 13-1 免疫荧光抗体检测仙台病毒抗原阳性的恒河猴肾异倍体细胞系
（LLC-MK2）（A. ×400）和鼠支气管上皮和肺泡腔中仙台病毒
抗原阳性细胞（B. 免疫过氧化物酶染色，×100）

[引自 Research in Veterinary Science，82，P. Faísca，D. Desmecht，Sendai virus，
the mouse parainfluenza type 1：A longstanding pathogen that remains up-to-date，115-
125，Copyright Elsevier（2007），经 Elsevier 授权]

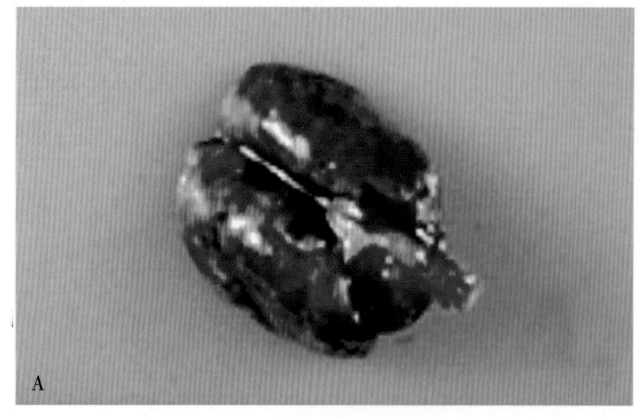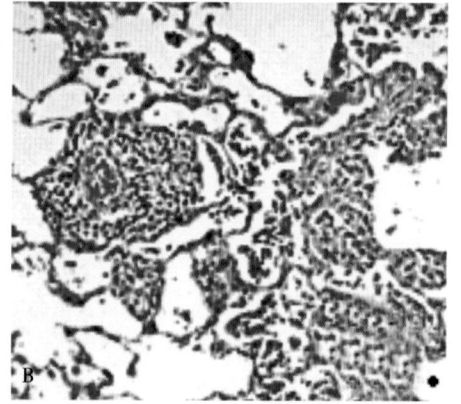

彩图 13-2 小鼠感染仙台病毒，可见肺表红斑及黄褐色病灶（A）；组织检查可见间
质性肺炎，血管周及细支气管周淋巴渗出，肺泡巨噬细胞增多，细支气
管上皮坏死（B）

（引自 http：//www.radil.missouri.edu/info/dora/mousepag/resp.html，经 Krista Harlow 授权）

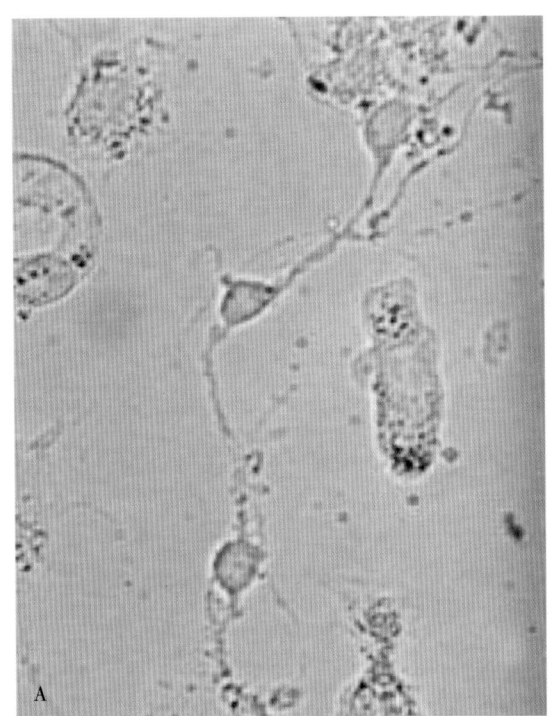
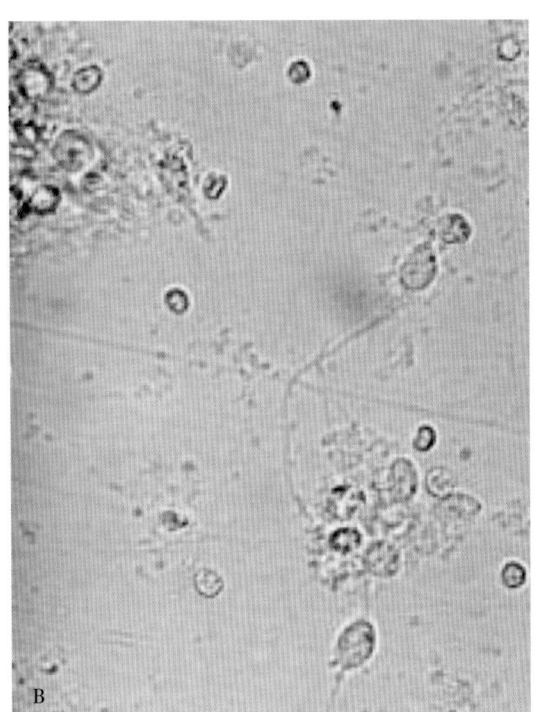
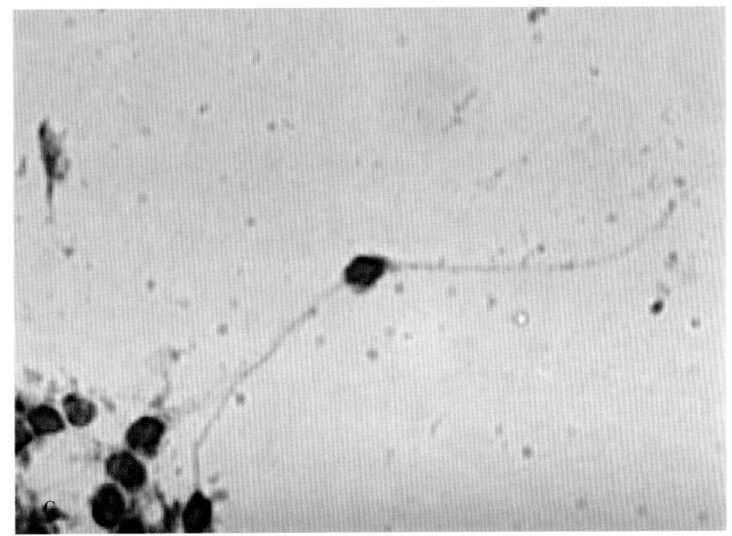

彩图 13-3　猪腮腺炎病毒感染猪神经元细胞的免疫化学染色

A. 未感染猪腮腺炎病毒的神经元　B. 未加抗猪腮腺炎病毒抗体　C. 用
抗猪腮腺炎病毒抗体检测的猪腮腺炎病毒阳性的神经元

［引自 The Veterinary Journal，173，Maria L. Mendoza-Maganã，Diana
V Godoy-Martinez，Hugo Guerrero-Cazares，et al. Blue eye disease porcine
rubulavirus（PoRv）infects pig neurons and glial cells using sialo-glycoprotein
as receptor，428-436，Copyright Elsevier（2007），经 Elsevier 授权］

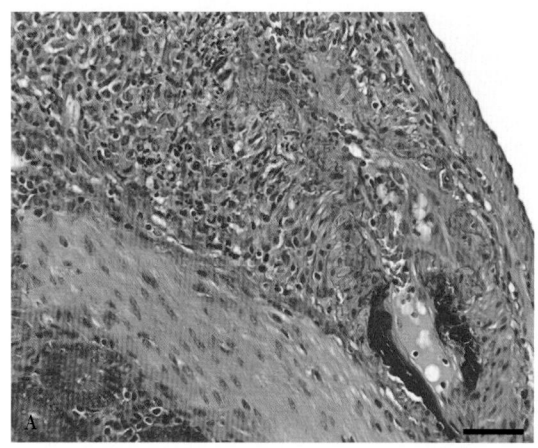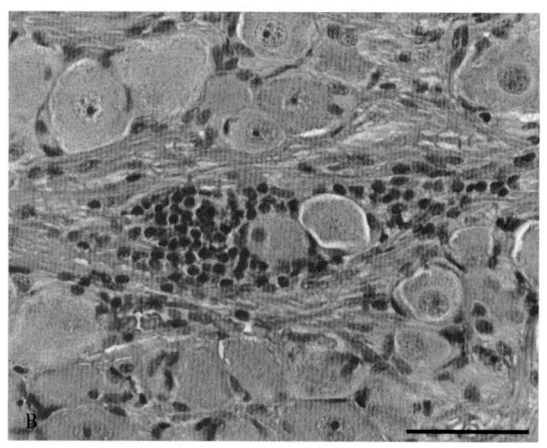

彩图 13-4　蝙蝠感染尼帕病毒，可见肠黏膜下层血管炎、炎性细胞浸润、血管壁矿化（A），以及三叉神经节单核细胞浸润（B）（HE 染色，标尺=50mm）

［引自 Journal of Comparative Pathology，136，D. J. Middleton，C. J. Morrissy，B. M. van der Heide，et al. Experimental Nipah Virus Infection in Pteropid Bats，266-272，Copyright Elsevier（2007），经 Elsevier 授权］

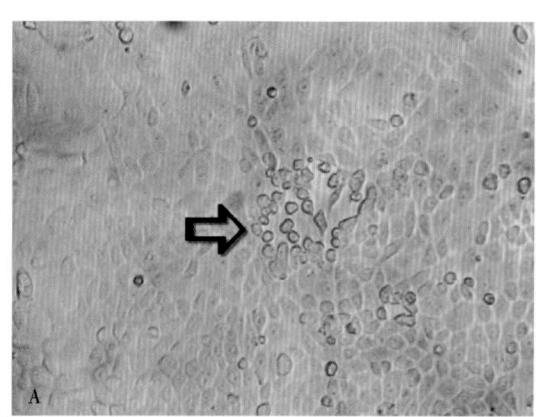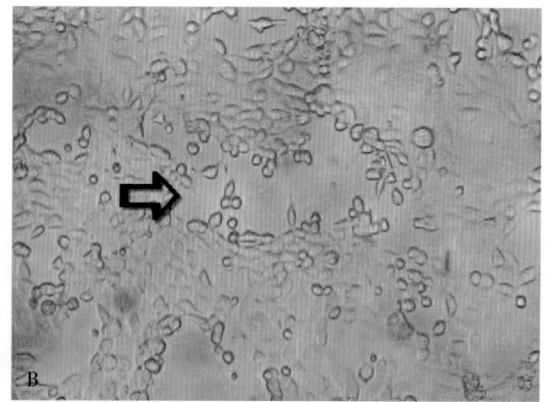

彩图 13-5　人偏肺病毒感染 LLC-MK2 细胞的早期细胞病变（A. 变圆）和晚期细胞病变（B. 脱落），×100

［引自 Paul K.S. Chan，John S. Tam，Ching-Wan Lam，et al. Human Metapneumovirus Detection in Patients with Severe Acute Respiratory Syndrome. Emerging Infectious Diseases，2003，9（9）：1058-1063，经 Emerging Infectious Diseases 授权］

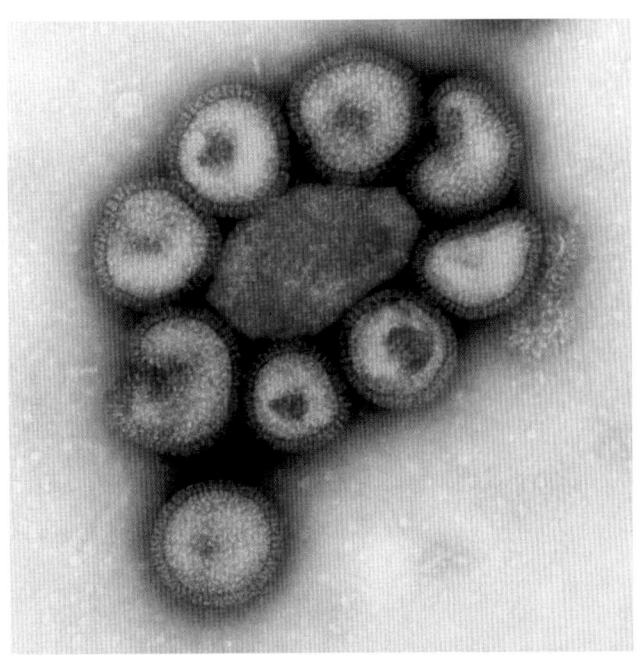

彩图 14-1　电镜下流感病毒粒子

（CDC/Dr. F A Murphy 供图）

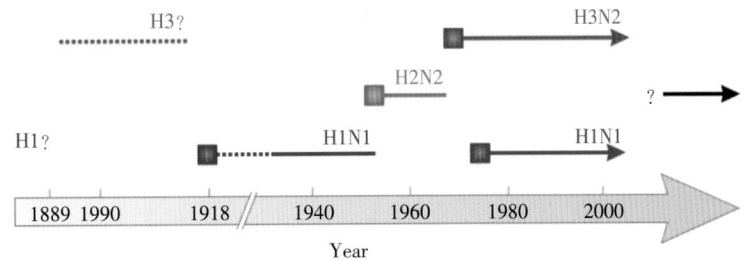

彩图 14-2　各种亚型人流感病毒的历史演化

方框代表一种新的亚型出现并引起流感大流行，虚线表示流感病毒的亚型难以确定

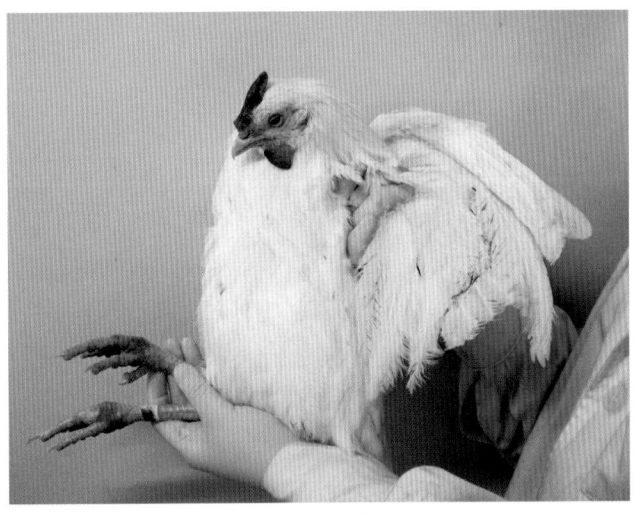

彩图 14-3　禽流感病鸡

（遇秀玲供图）

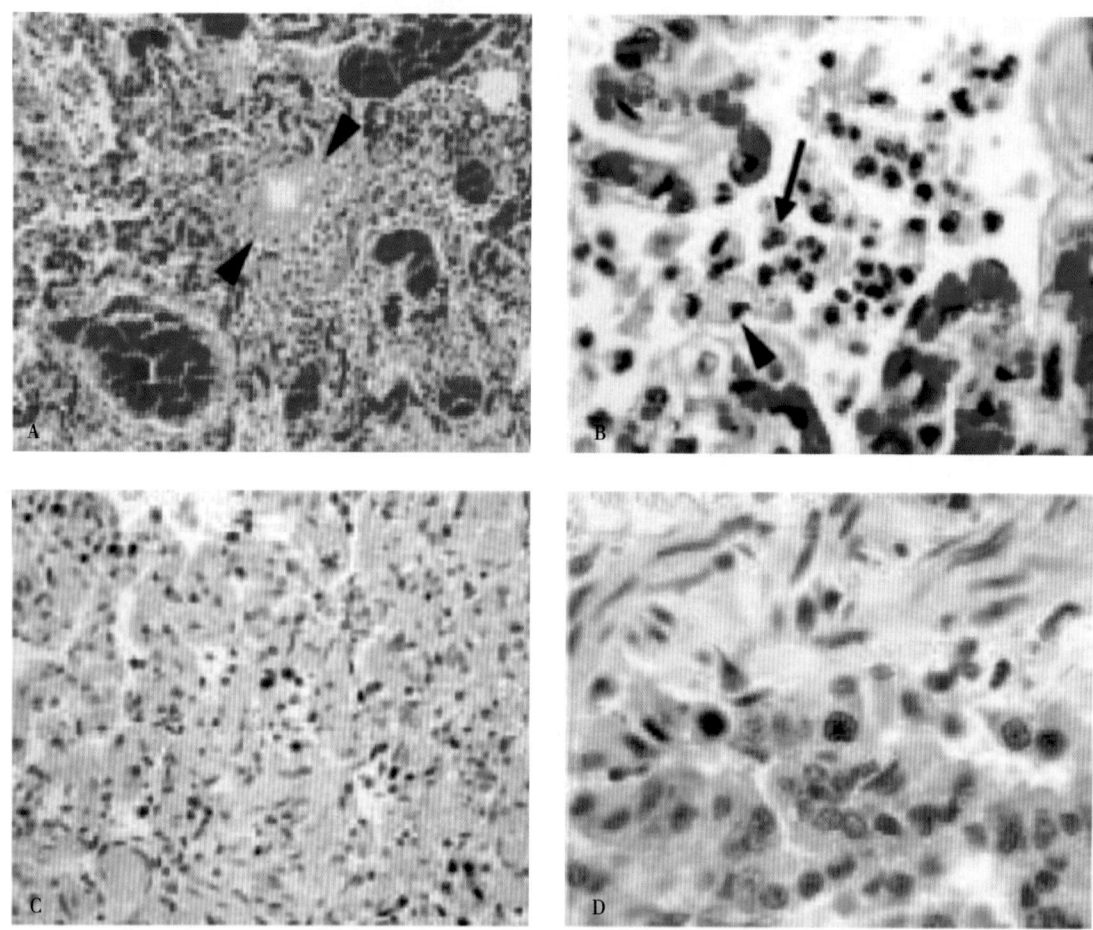

彩图 14-4 禽流感病毒（H5N1）感染美洲豹肺组织病理学和免疫组织化学

A. 弥漫性肺泡损伤：肺泡及细支气管（箭头之间）充满水肿液和炎症细胞　B. 肺泡腔中的炎症细胞包括肺泡巨噬细胞（箭尖）和中性粒细胞（箭头）　C. 感染的肺组织中可见流感病毒抗原（褐色）　D. 可见细支气管中的流感病毒抗原主要在上皮细胞核中

［引自 Juthatip Keawcharoen, Kanisak Oraveerakul, Thijs Kuiken, et al. Avian Influenza H5N1 in Tigers and Leopards. Emerging Infectious Diseases, 2004, 10（12）：2189-2191，经 Emerging Infectious Diseases 授权］

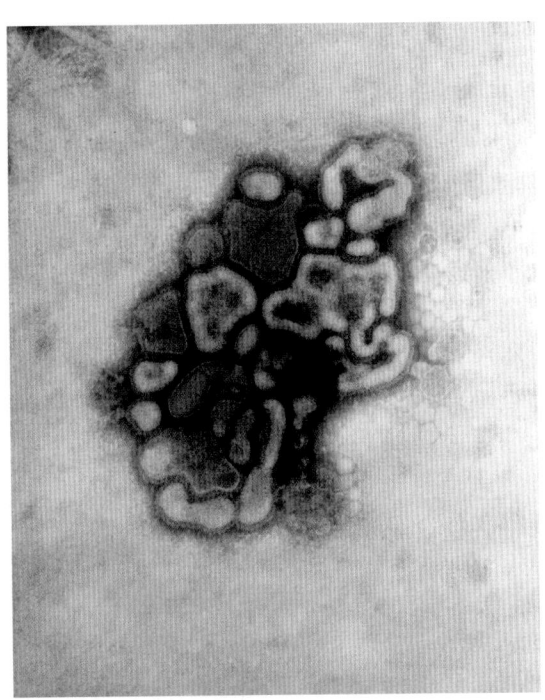

彩图 14-5 猪流感病毒颗粒（透射电镜，×37 800）

（CDC/Dr. E. Palmer，R.E. Bates 供图）

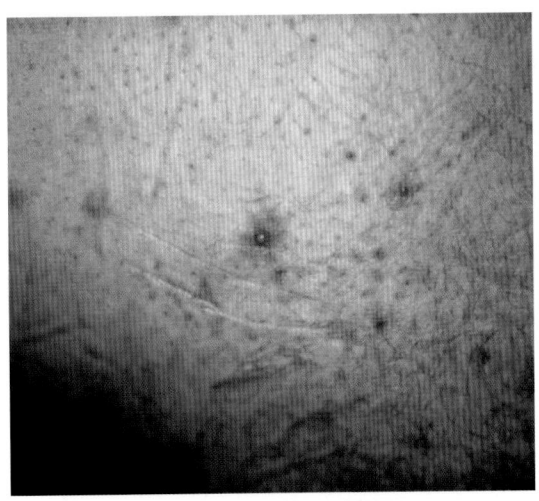

**彩图 15-1 卡奇谷病毒感染第 8~10 天
出现的水疱脓疱疹**

［引自 Daniel J. Sexton，Pierre E. Rollin，Edward B. Breitschwerdt，et al. Life–Threatening Cache Valley Virus Infection. The New England Journal of Medicine，1997，336（8）：547–549. Copyright（1997）Massachusetts Medical Society. All right reserved. 经 Massachusetts Medical Society 授权］

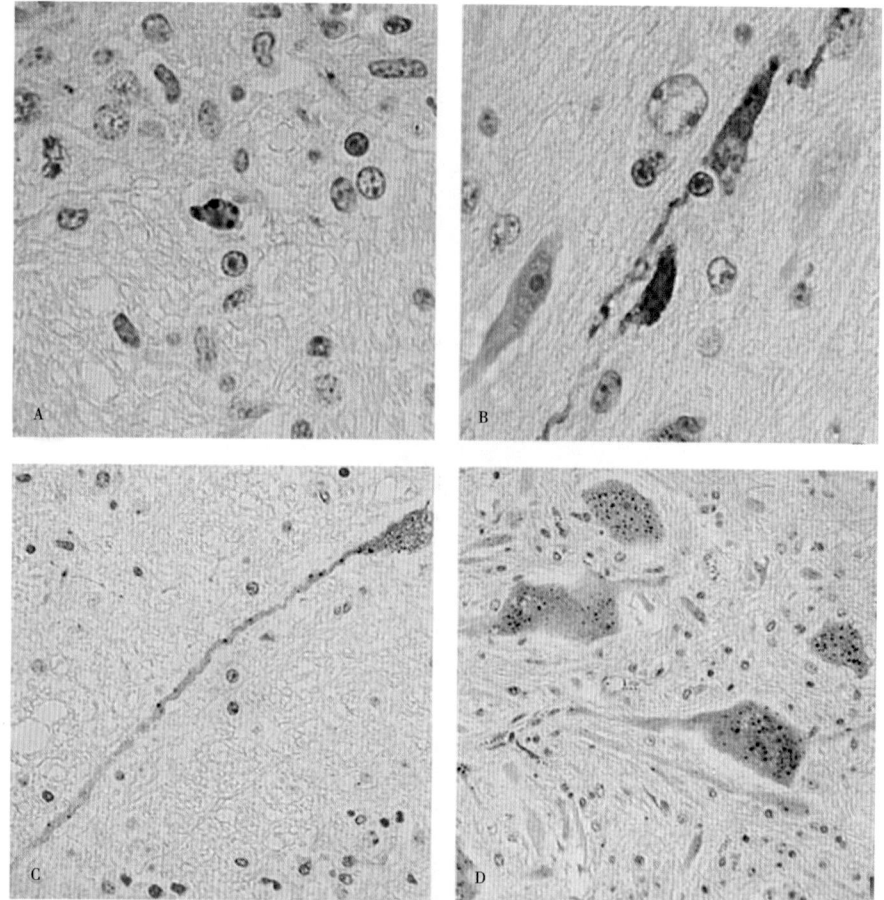

彩图 15-2 赤羽病病毒感染犊牛脑脊髓的免疫组织化学染色

牛大脑小胶质细胞（A）、退化的大脑神经元（B）、中脑轴突（C）和脊髓腹侧神经元（D）中的赤羽病病毒抗原（免疫组织化学染色，A、B. ×400；C、D. ×200）

［引自 Journal of Comparative Pathology, 140, H. Kamata, K. Inai, K. Maeda, et al. Encephalomyelitis of Cattle Caused by Akabane Virus in Southern Japan in 2006, 187–193, Copyright Elsevier (2009), 经 Elsevier 授权］

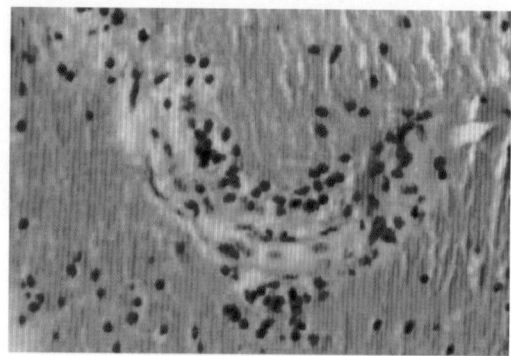

彩图 15-3 拉格罗斯脑炎病人脑的活组织检查，可见血管周围单核细胞浸润（HE 染色，×200）

［引自 James E Mcjunkin, Emily C De Los Reyes, Jose E Irazuzta, et al. La Crosse Encephalitis in Children. The New England Journal of Medicine, 2001, 344（11）：801–807, 经 The New England Journal of Medicine 授权］

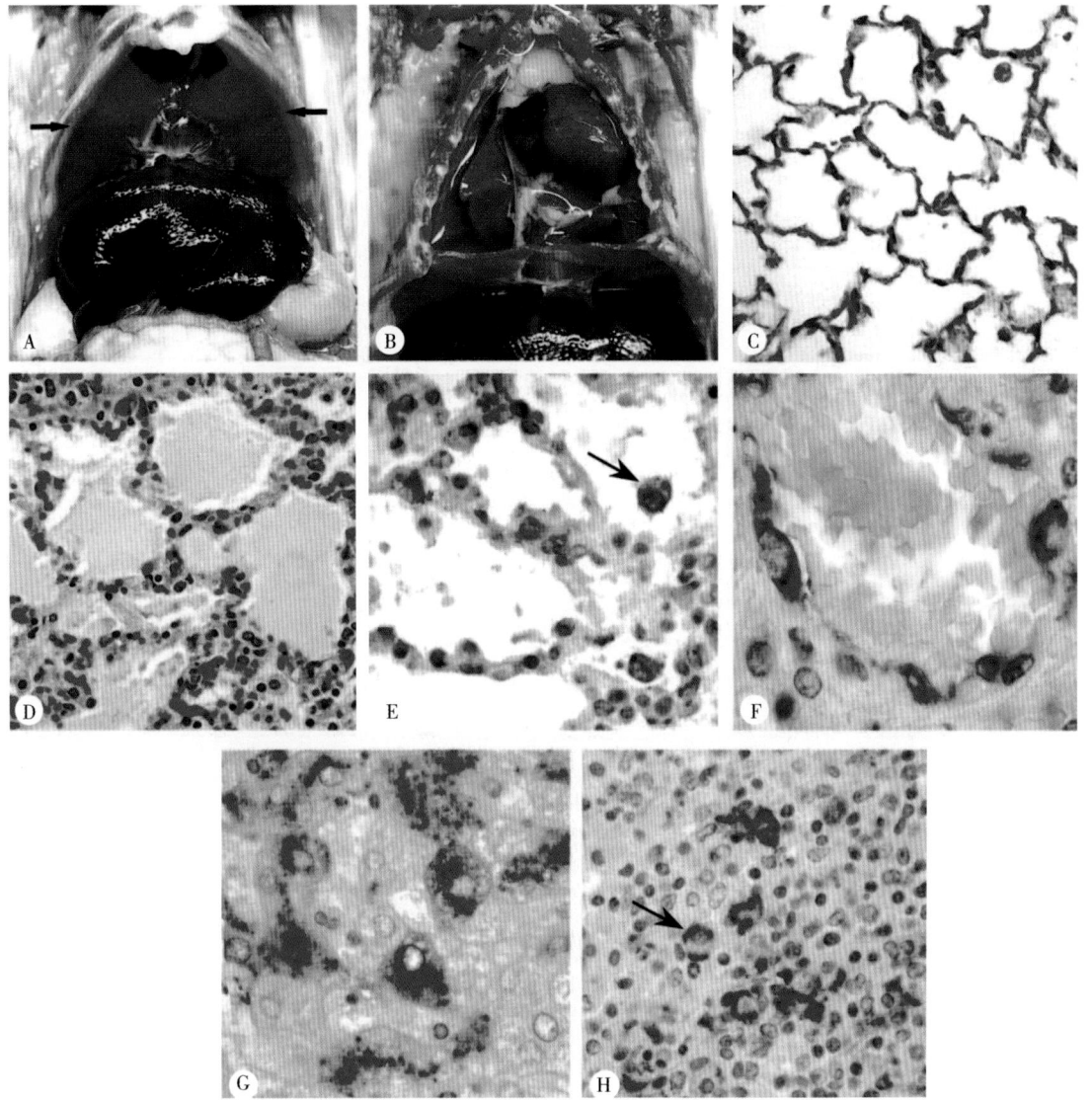

彩图 15-4　安第斯病毒感染仓鼠的大体剖检及组织病理

A. 横膈膜，可见明显流线（fluid line）和肝脏充血肿大　B. 胸腔积液，可见右肺不张　C. 正常肺（HE，×400）　D. 间质性肺炎，可见肺泡间质增厚（HE，×400）　E. 肺，可见肺泡间质中抗原染色阳性的内皮细胞和肺泡巨噬细胞（箭头）（EnVision-AP，×600）　F. 肺，可见病毒抗原阳性的血管内皮细胞（ABC-AP，×1 000）　G. 肝，可见点状分布的抗原染色阳性的肝细胞（EnVision-AP，×400）　H. 脾，可见边缘区的抗原阳性细胞（箭头）（ABC-AP，×600）

［引自 Virology，289，J W Hooper，T Larsen，D M Custer，et al. A Lethal Disease Model for Hantavirus Pulmonary Syndrome，6 -14，Copyright Elsevier（2001），经 Elsevier 授权］

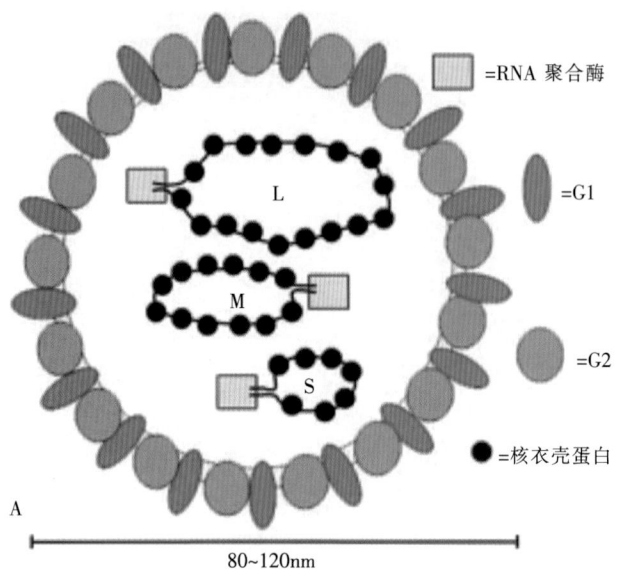

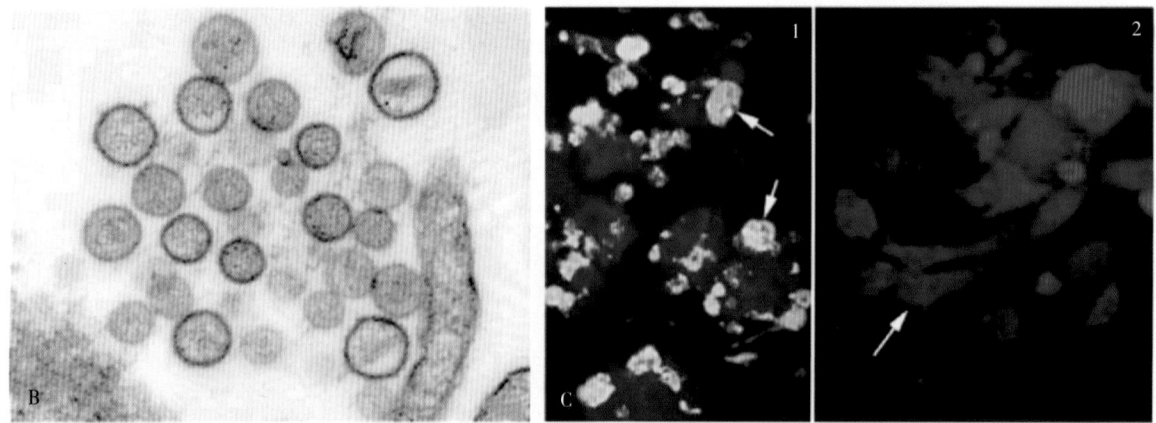

彩图 15-5　肾综合征出血热的病原——汉坦病毒

A. 汉坦病毒属病毒粒子示意图：L、M、S 分别代表病毒大型、中型和小型单股 RNA 基因组。在基因组 5' 和 3' 末端发生氢键结合，形成闭合环状结构　B. 电镜下辛诺柏病毒粒子（超薄切片 ×45 000）　C. 汉坦病毒感染 Vero-E6 细胞的免疫荧光试验

1. 用患有汉坦病毒肺综合征病人阳性血清做的免疫荧光试验，箭头表明受感染的表达汉坦病毒抗原的 Vero-E6 细胞　2. 用阴性血清做的免疫荧光对照试验，箭头表明感染 Vero-E6 细胞上的阴性结果

［引自 John A. Lednicky. Hantaviruses. Arch Pathol Lab Med，2003，127：30-35，经 Archives of Pathology & Laboratory Medicine. Copyright 2003. College of American Pathologists 授权］

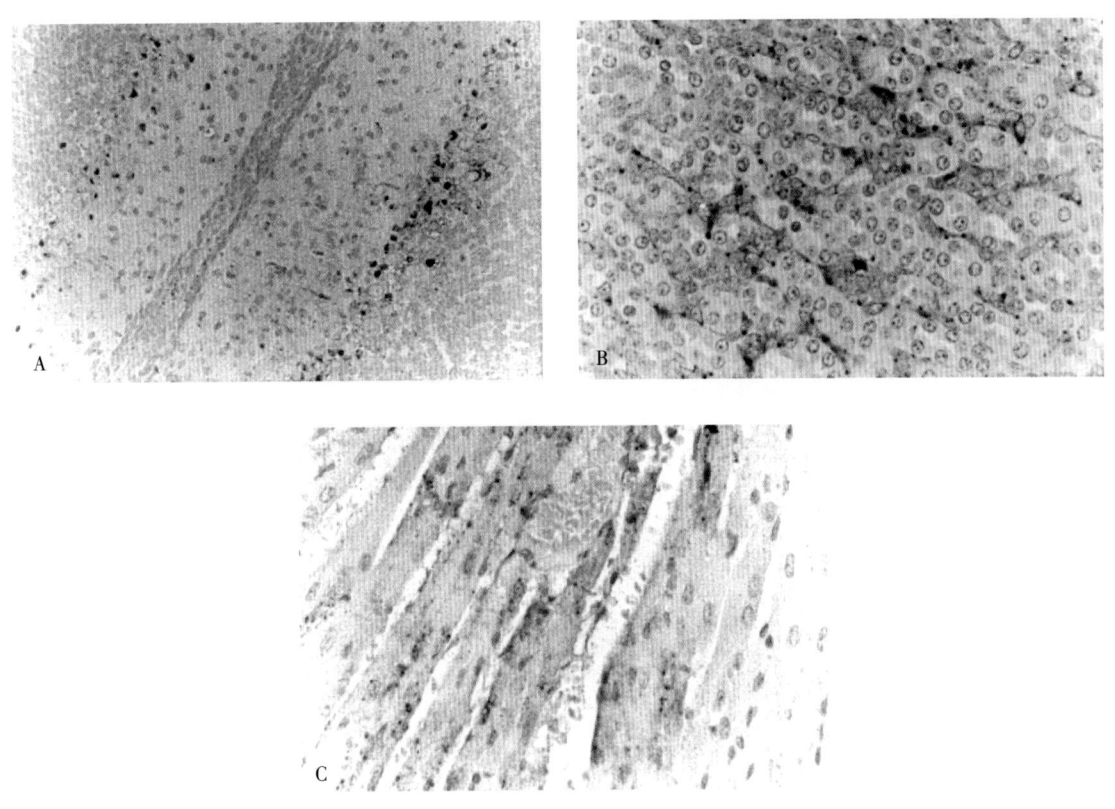

彩图 15-6　肾综合征出血热小鼠脑（A）、肾（B）、心（C）免疫组织化学
染色（A. ×200；B. ×400；C. ×400）

（遇秀玲供图）

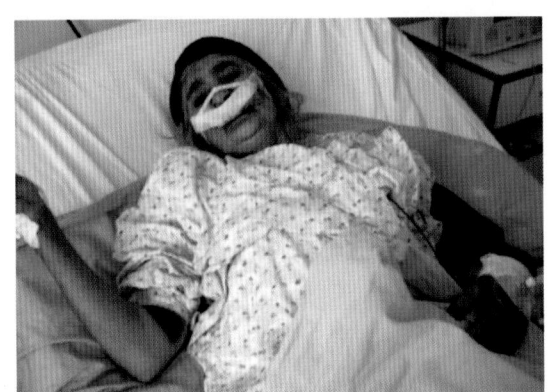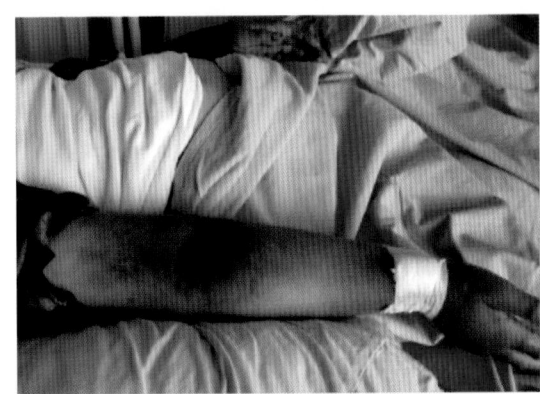

彩图 15-7　克里米亚-刚果出血热病人及手臂皮肤淤血斑

［引自 Lancet Infect Dis，6，Önder Ergönül，Crimean-Congo haemorrhagic fever，203-214，
Copyright Elsevier（2006），经 Elsevier 授权］

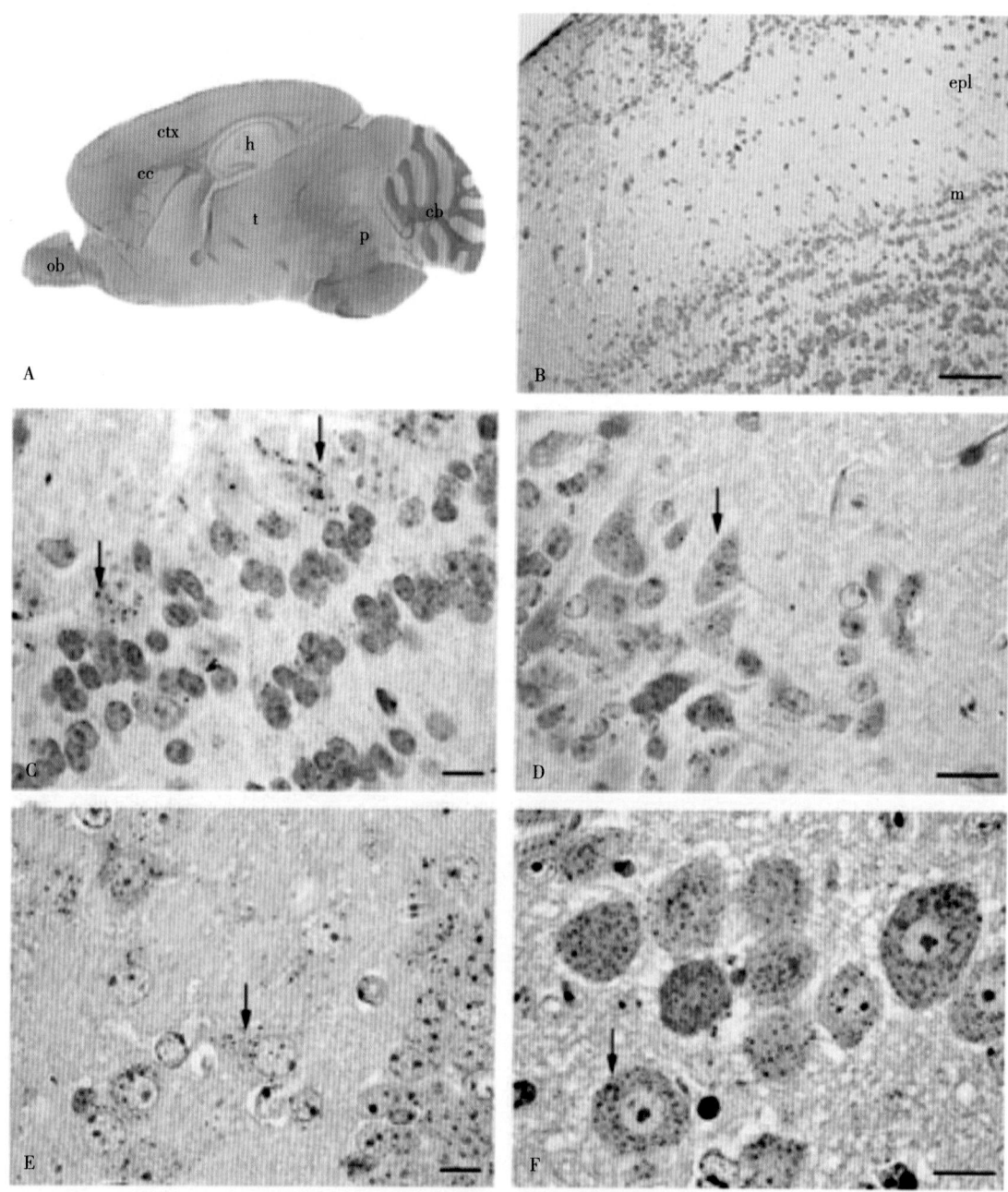

彩图 15-8　杜贝病毒感染小鼠脑组织的免疫组织化学染色

A. 小鼠脑矢状切面图 cb：小脑；cc：胼胝体；ctx：皮质；ob：嗅球；h：海马/齿状回；p：脑桥；t：丘脑。所有脑区均可见杜贝病毒感染的细胞　B. 接种杜贝病毒后第 2 天的嗅球。感染细胞主要分布在僧帽细胞层 ［mitral cell layer（m）］，在外丛状层 ［external plexiform layer（epl）］ 也可见　C. B 图僧帽细胞层的放大　D. 小鼠接种杜贝病毒后第 4 天僧帽细胞层中感染的神经元　E.小鼠接种杜贝病毒后第 4 天齿状回中的感染细胞（褐色）　F. 小鼠接种杜贝病毒后第 2 天感染的皮质神经元（B. 标尺=40μm；C~F. 标尺=10μm）

［引自 Journal of General Virology，87，Amanda Boyd，John K. Fazakerley，Anne Bridgen. Pathogenesis of Dugbe virus infection in wild-type and interferon-deficient mice，2005-2009，Copyright Society for General Microbiology（2006），经 Society for General Microbiology 授权］

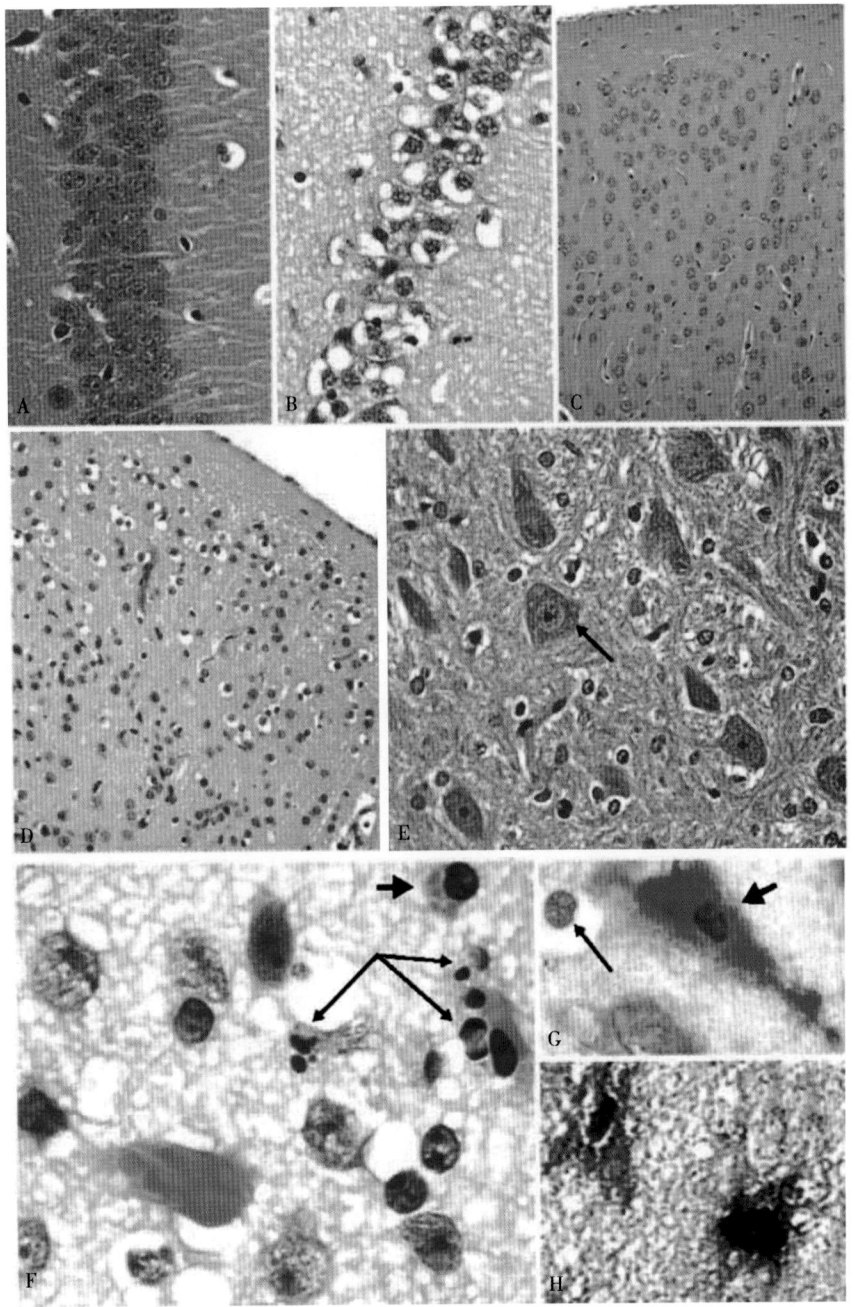

彩图 15-9 托斯卡纳病毒感染小鼠的大脑组织损伤

　　HE 染色，在不同大脑区，可见神经元细胞空泡化和白质棘细胞层水肿：海马（A. 对照鼠　B. 实验鼠　×400）；大脑皮层（C. 对照鼠　D. 实验鼠　×200）；灰质［E. 对照鼠；锥体细胞（箭头）　F. 实验鼠　×400］。同时出现凋亡小体（F.细长箭头）和凋亡细胞（F.短粗箭头）。免疫组化显示锥体细胞含神经纤丝（neurofilaments）且细胞核萎缩，染色质浓缩（G. ×400；长箭头指少突胶质细胞，具有完好的细胞核，无神经纤丝）。神经纤丝末端脱氧核苷酰基转移酶介导性 dUTP 切口末端标记双重染色（TUNEL-neurofilaments double staining）可见凋亡的锥体细胞（H. ×1 000）

　　［引自 Virology，333，Maria Grazia Cusia，Gianni Gori Savellinia，Chiara Terrosia，et al. Development of a mouse model for the study of Toscana virus pathogenesis，66–73，Copyright Elsevier（2005），经 Elsevier 授权］

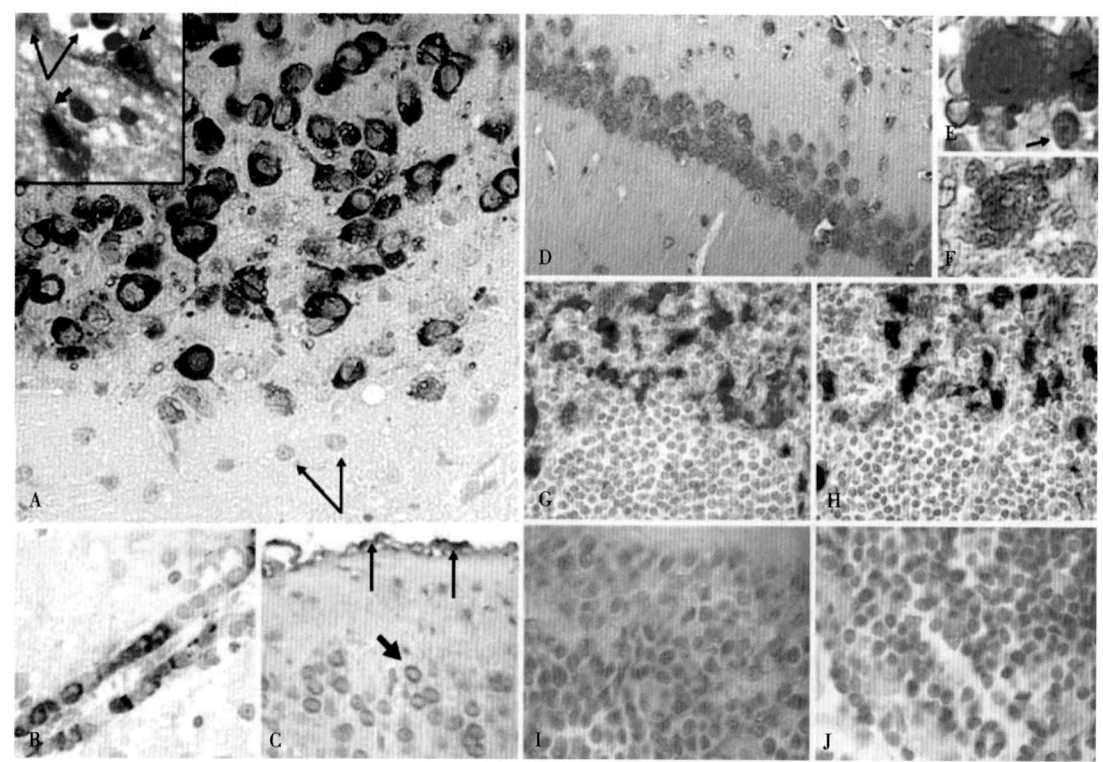

彩图 15-10 托斯卡纳病毒感染小鼠的免疫组织化学染色

灰质神经元托斯卡纳病毒强阳性，白质星形细胞（箭头）托斯卡纳病毒阴性［插图（TUNEL-TOSV双重染色）：托斯卡纳病毒阳性神经元中原位末端转移酶标记阳性的凋亡的黑色细胞核（短箭头）和原位末端转移酶标记阴性的少突胶质细胞细胞核（长箭头）］（A. ×400）。托斯卡纳病毒阳性的室管膜细胞（ependymal cells）（B. ×400）。大脑皮层脑膜细胞（长箭头）和神经元（短箭头）托斯卡纳病毒阳性（C. ×200）；对照鼠均无原位末端转移酶标记阳性的细胞核和托斯卡纳病毒阳性的细胞质（D. 海马，×400）。托斯卡纳病毒阳性的脾细胞（E. ×1 000）通过抗CD14抗体鉴定为巨噬细胞（F. ×1 000），淋巴细胞为阴性（E. 箭头）。淋巴结中感染的树突细胞（H. CD-205抗体，×400）。对照鼠托斯卡纳病毒阴性的脾（I. ×400）和淋巴结（J. ×400）

（引文及授权同图 15-9）

Infected PD 1   Infected PD 4   Infected PD 21

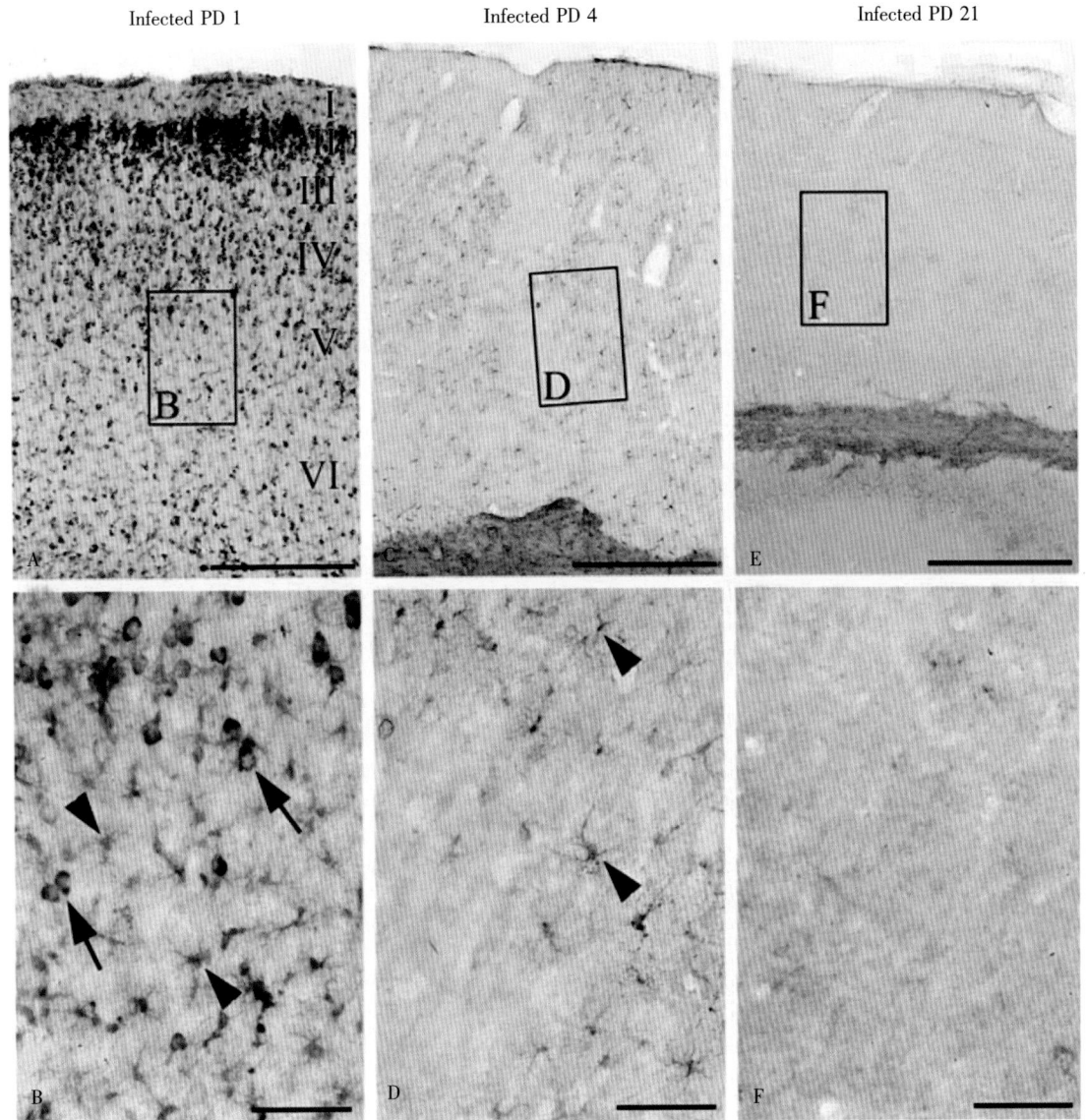

彩图 16-1　淋巴细胞脉络丛脑膜炎病毒感染不同日龄大鼠大脑皮层切片

观察出生后第 1 天（PD1，A）、第 4 天（PD4，C）、第 21 天（PD21，E）感染大鼠大脑皮质切片，可见第 1 天感染可导致大脑皮质神经元（箭号）及星形细胞（箭头）炎症，且浅层大脑皮质感染神经元比例大于深层大脑皮质；第 4 天感染仅可见星形细胞（箭头）炎症；第 21 天感染均不见炎症

[引自 Daniel J. Bonthius, Stanley Perlman. Congenital Viral Infections of the Brain: Lessons Learned from Lymphocytic Choriomeningitis Virus in the Neonatal Rat. The Plos pathogens, 2007, 3（11）: 1541 - 1550，经 Plos pathogens 授权]

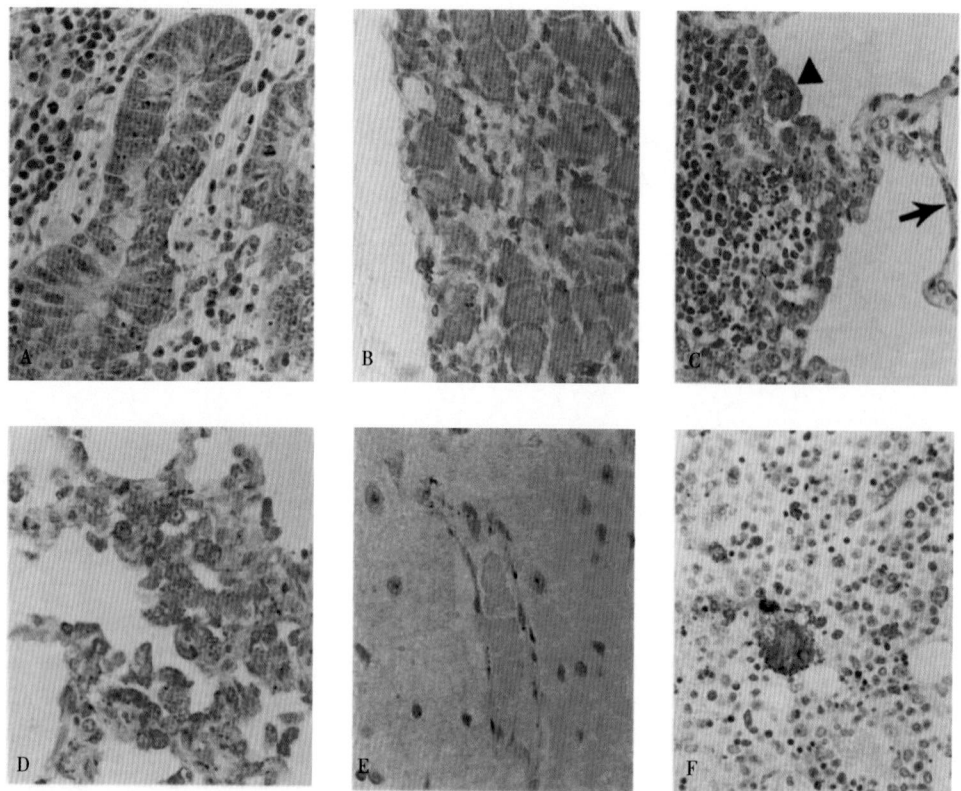

彩图 16-2 瓜纳瑞托病毒感染豚鼠不同组织中的病毒

A. 结肠，在黏膜固有层巨噬细胞和隐窝上皮细胞细胞质中可见病毒［亲和素–生物素–过氧化物酶反应（ABC），×281］ B. 肠系膜神经节，可见神经元中含瓜纳瑞托病毒（ABC，×281） C. 肺，可见支气管相关淋巴组织和 I 型、Ⅱ 型肺泡壁细胞中含瓜纳瑞托病毒［碱性磷酸酶反应（AP），×281］ D. 豚鼠肺泡巨噬细胞中含瓜纳瑞托病毒（AP，×281） E. 豚鼠大脑毛细血管内皮细胞的细胞质中含瓜纳瑞托病毒（ABC，×281） F. 一罗猴骨髓细胞中含瓜纳瑞托病毒（ABC，×281）

［引自 William. Hall, Thomas W. Geisbert, John W. Huggins, et al. Experimental Infection of Guine Pigs with Venezuelan Hemorrhagic Fever Virus（Guanarito）: A Model of Human Disease. American Journal of Tropical Medicine and Hygiene, 1996, 55（1）: 81–88, 经 American Journal of Tropical Medicine and Hygiene 授权］

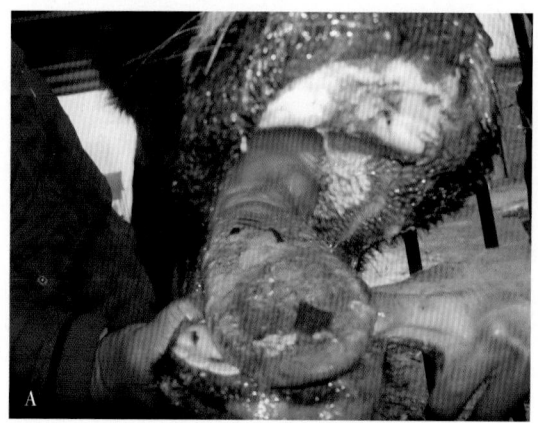
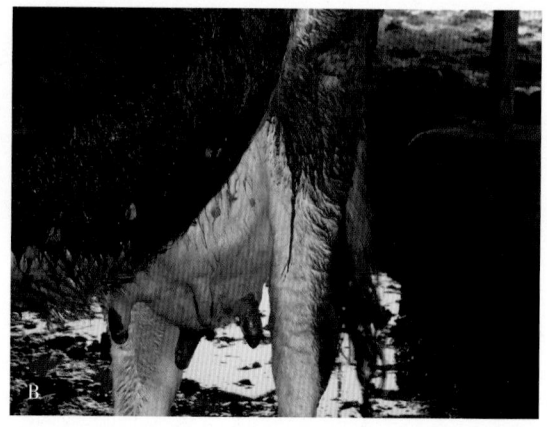

彩图 17-1 口蹄疫病牛上颌及舌部溃疡（A）、乳头出血和出现痂皮（B）

（遇秀玲供图）

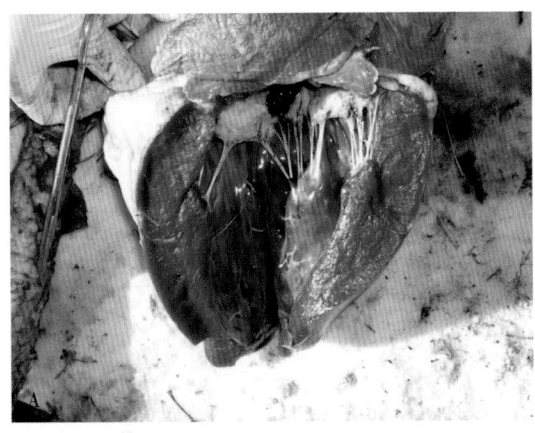
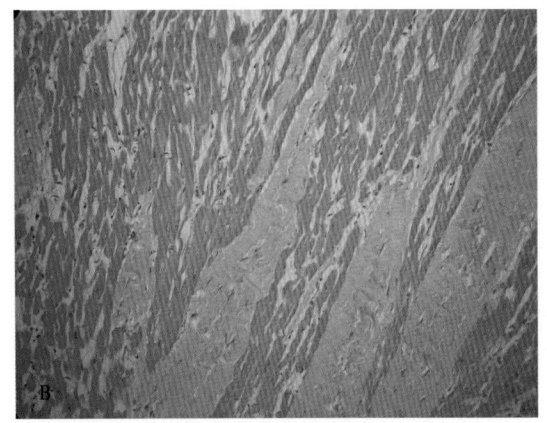

彩图 17-2 口蹄疫病牛心肌变性坏死（A）（B. HE，×400）

（遇秀玲供图）

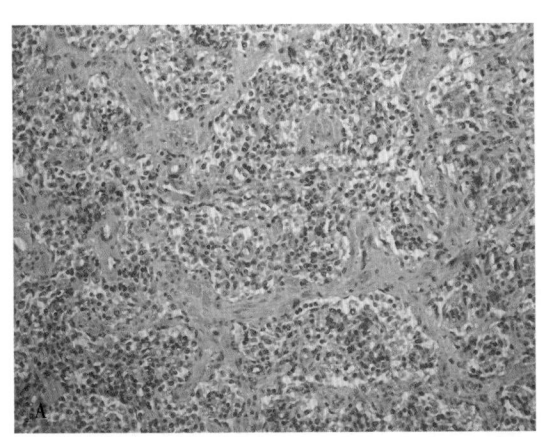
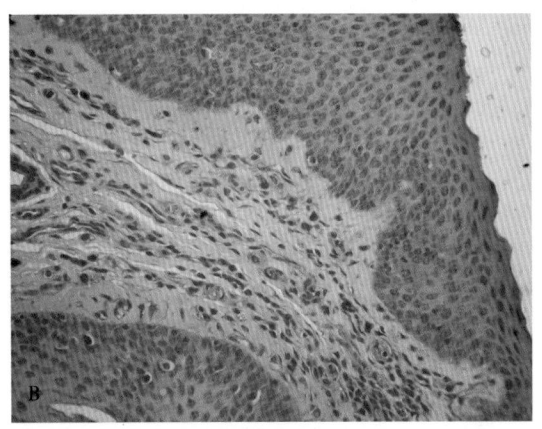

彩图 17-3 口蹄疫病牛颌下淋巴结（A）及咽（B）的免疫组织
化学染色（A. AEC 显色，×200　B. ×400）

（遇秀玲供图）

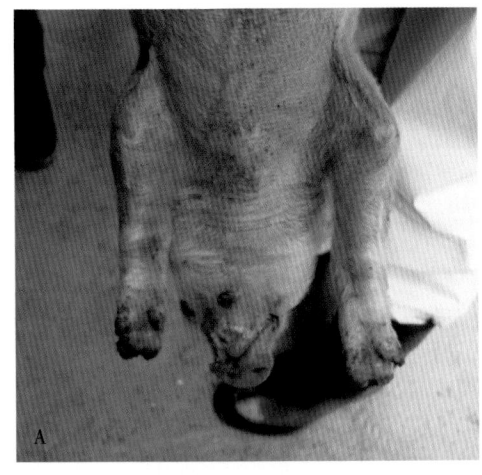
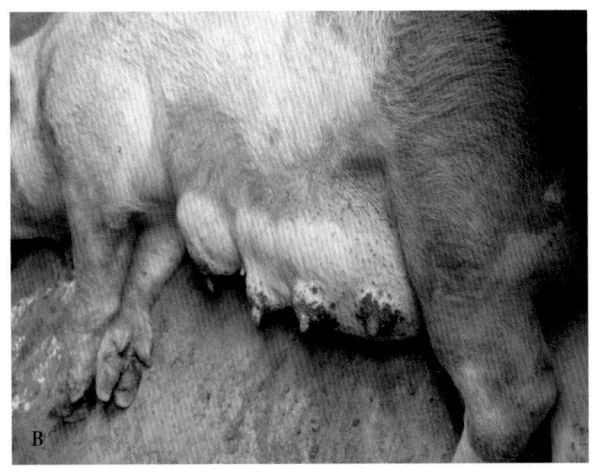

彩图 17-4 口蹄疫病猪蹄部出血结痂、嘴角出血溃疡（A），乳头出现水疱和痂皮（B）

（遇秀玲供图）

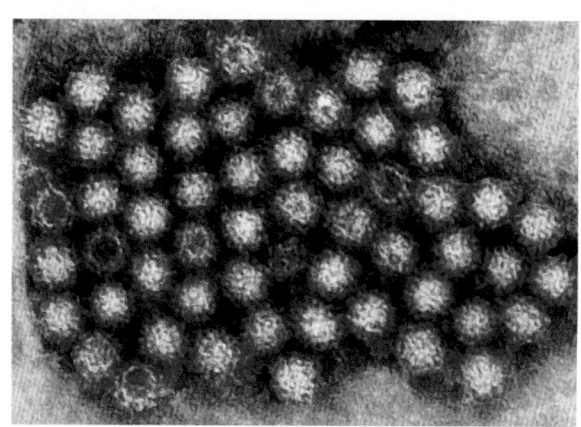

彩图 18-1 诺瓦克病毒透射电镜照片

（CDC/Charles D Humphrey 供图）

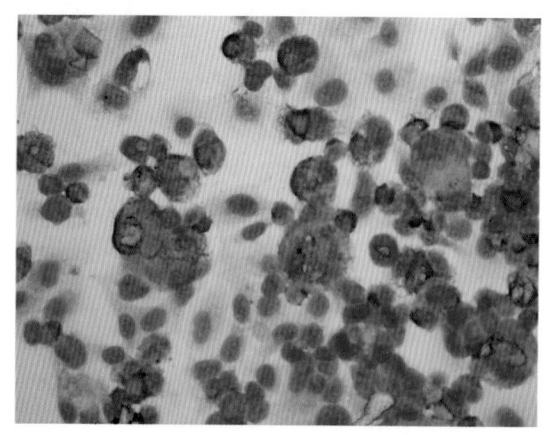

彩图 20-1 严重急性呼吸综合征冠状病毒感染 Vero 细胞 （免疫组织化学染色，×40）

（遇秀玲供图）

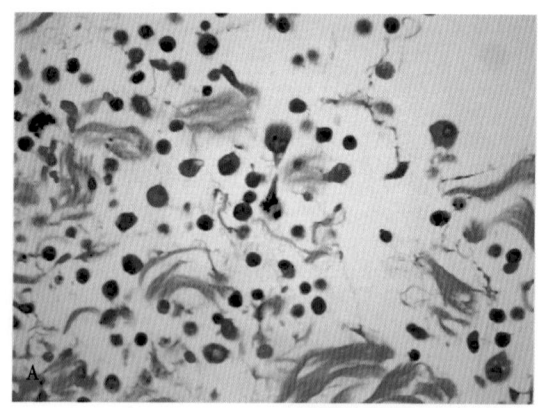

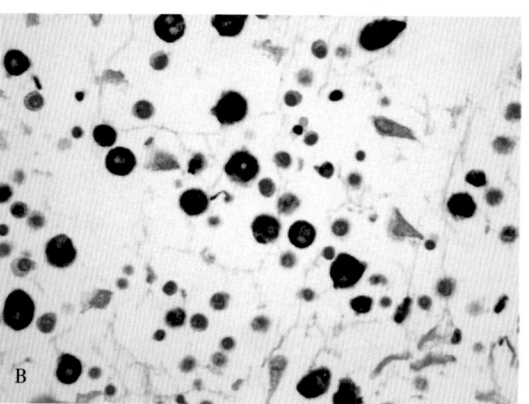

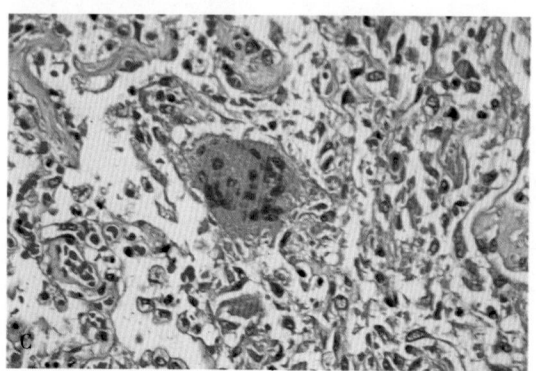

彩图 20-2 严重急性呼吸综合征病人肺组织病理

A. 单核细胞增多（HE，×400） B. 单核细胞 CD68 阳性（DAB，苏木精复染） C. 可见弥漫性肺泡损伤，且多核巨细胞无明显的病毒包含体

［图 A、B 引自 The Lancet，361，John M Nicholls，Leo L M Poon，Kam C Lee，et al. Lung pathology of fatal severe acute respiratory syndrome，1773–1778. Copyright Elsevier（2003），经 Elsevier 授权；图 C 由 CDC/Dr. Sherif Zaki 供图］

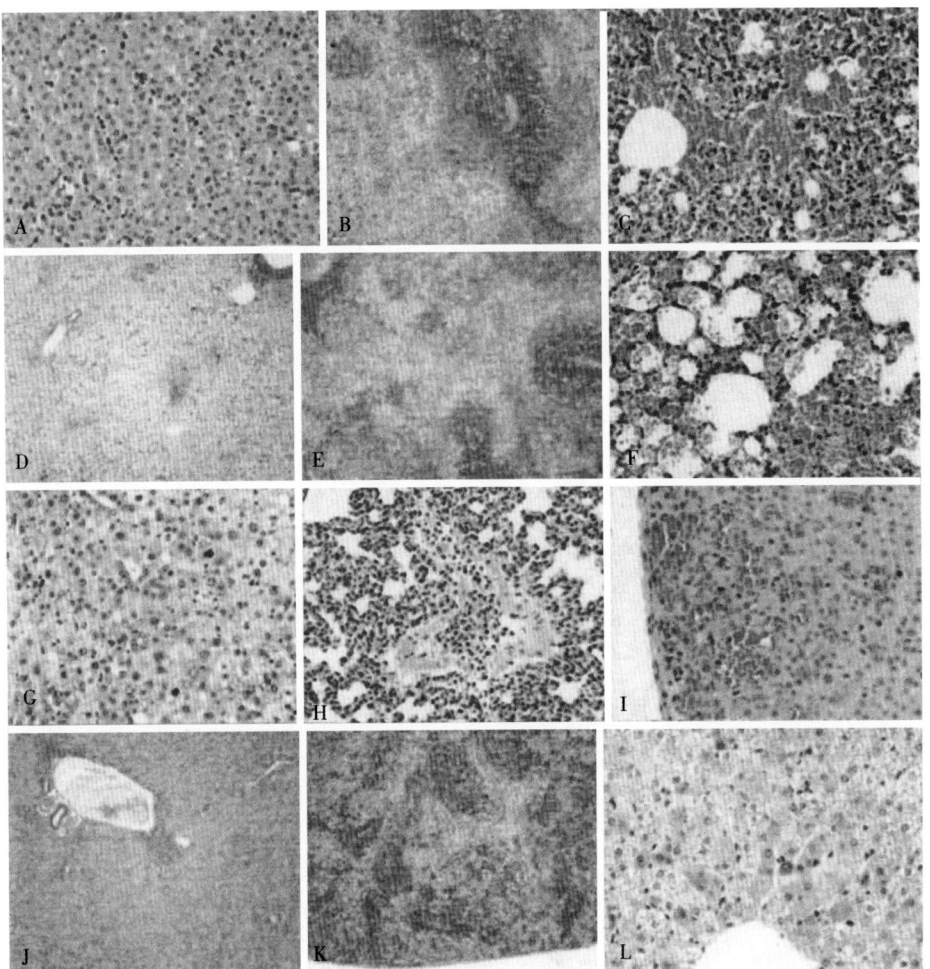

彩图 21-1　黄热病毒感染仓鼠组织切片

A. 肝，感染后第 4 天可见类嗜伊红细胞体（Councilman-like bodies）（×400）　B. 脾，感染后第 3 天可见淋巴组织增生和边缘区断裂（×100）　C. 肺，感染后第 4 天可见肺出血（×200）　D. 肝，感染后第 6 天可见门静脉周炎（×100）　E. 脾，感染后第 5 天可见淋巴显著减少和巨噬细胞增多　F. 肺，感染后第 6 天可见肺出血和些许巨噬细胞（×200）　G. 肝，感染后第 8 天可见肝细胞有丝分裂和再生（×400）　H. 肺，感染后第 7 天可见肺血管中含免疫细胞，主要是单核细胞（×200）　I. 肾上腺，感染后第 7 天可见充血、出血（×400）　J. 肝，感染后第 9 天可见再生的细胞板和残存的肝门周围炎症（×100）　K. 脾，感染后第 9 天可见脾的再生，并含新生成的滤泡（×100）　L. 肝，感染后第 4 天可见感染的肝细胞含有黄热病毒抗原（×400）　A~K 为 HE 染色，L 为免疫过氧化物酶染色

〔引自 Elena Sbrana，Shu-Yuan Xiao，Vsevolod L. Popov，et al. Experimental Yellow Fever Virus Infection in the Golden Hamster（*Mesocricetus auratus*）III. Clinicall Laboratory Values. The American Journal of Tropical Medicine and Hygiene. 2006，74（6）：1084-1089，经 The American Journal of Tropical Medicine and Hygiene 授权〕

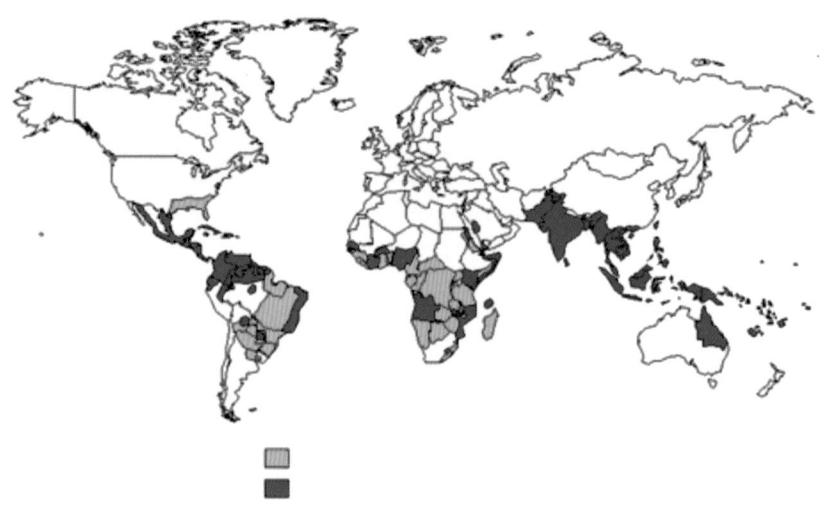

彩图 21-2 媒介伊蚊和登革热在世界范围内的分布

(引自美国 CDC)

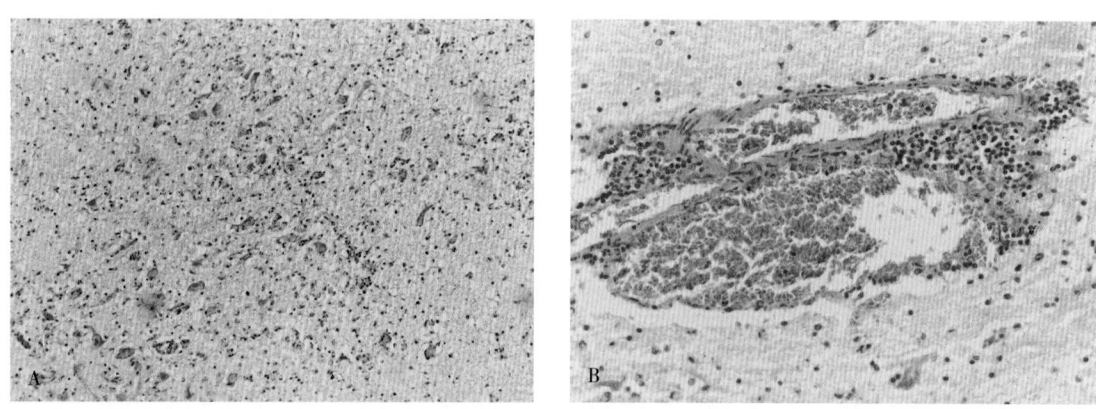

彩图 21-3 流行性乙型脑炎病毒感染人，可见大脑水肿，伴随神经

胶质增生（A），且形成血管周淋巴套（B）

（引自 http://pathology.class.kmu.edu.tw/ch16/Slide159.htm，经 Chee-Yin Chai 授权）

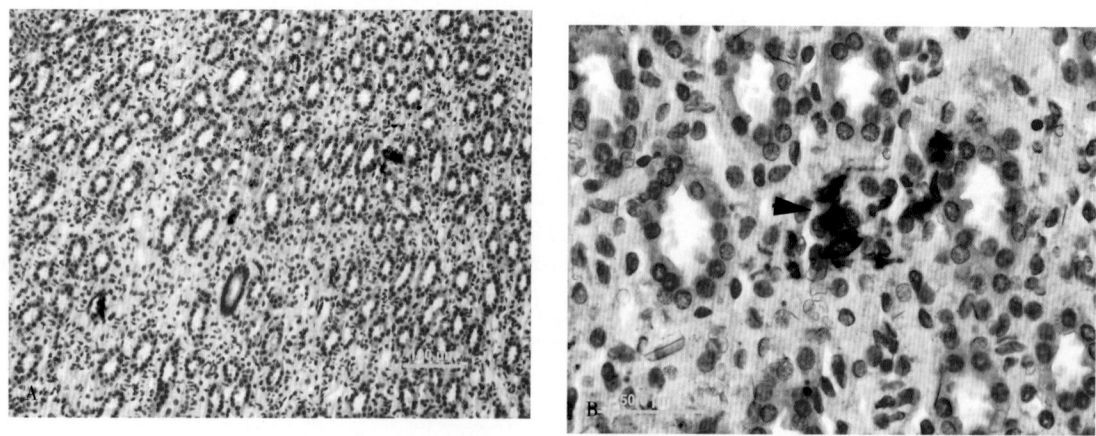

彩图 21-4 圣路易斯脑炎病毒慢性感染仓鼠的肾组织切片

A. 圣路易斯脑炎病毒阳性的巨噬细胞和管状上皮细胞（免疫组织化学） B. 高倍镜下圣路易斯脑炎病毒阳性的细胞（箭头）

[引自 Marina T. Siirin, Tao Duan, Hao Lei, et al. Chronic St. Louis Encephalitis Virus Infection in the Golden Hamster (Mesocricetus Auratus). American Journal of Tropical Medicine and Hygiene, 2007, 76 (2)：299-306, 经 American Journal of Tropical Medicine and Hygiene 授权]

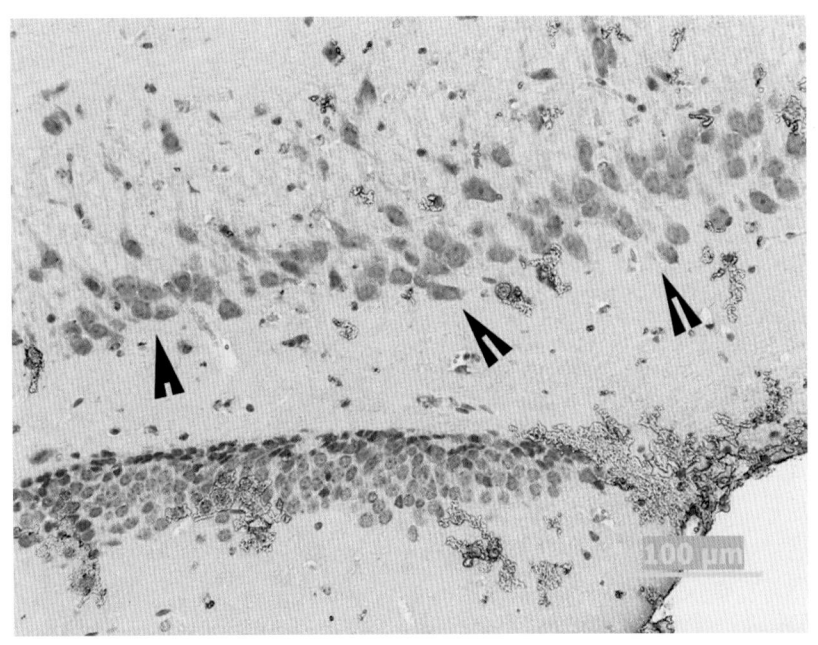

**彩图 21-5 圣路易斯脑炎病毒感染仓鼠，可见海马中点状圣路易斯脑炎病毒
阳性的大神经元**（箭头，免疫组织化学染色）

（引文及授权同彩图 20-4）

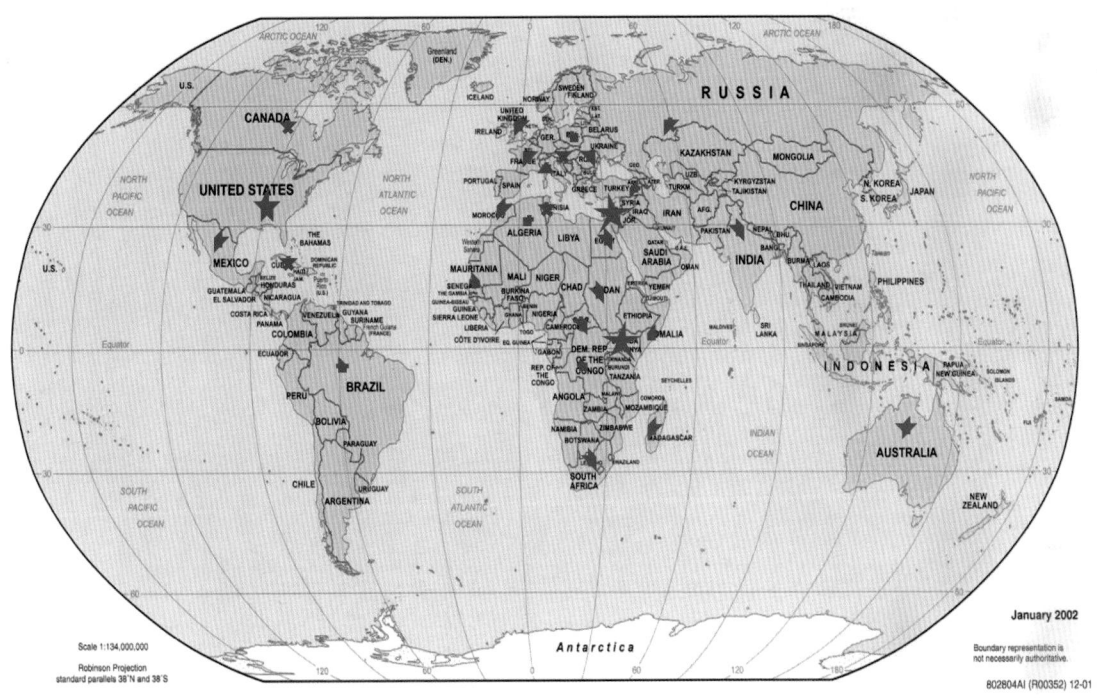

彩图 21-6 西尼罗病毒世界分布图

（黎诚耀供图）

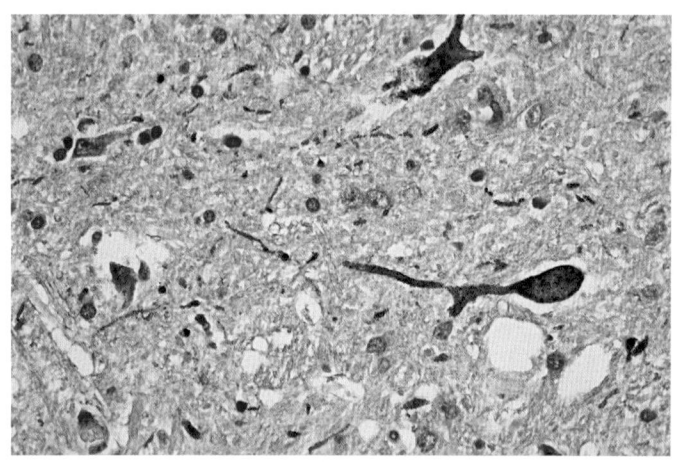

彩图 21-7 西尼罗脑炎病人的脑组织切片，可见西尼罗病毒
阳性的神经元（红色）

（CDC/ W.-J. Shieh; S. Zaki 供图）

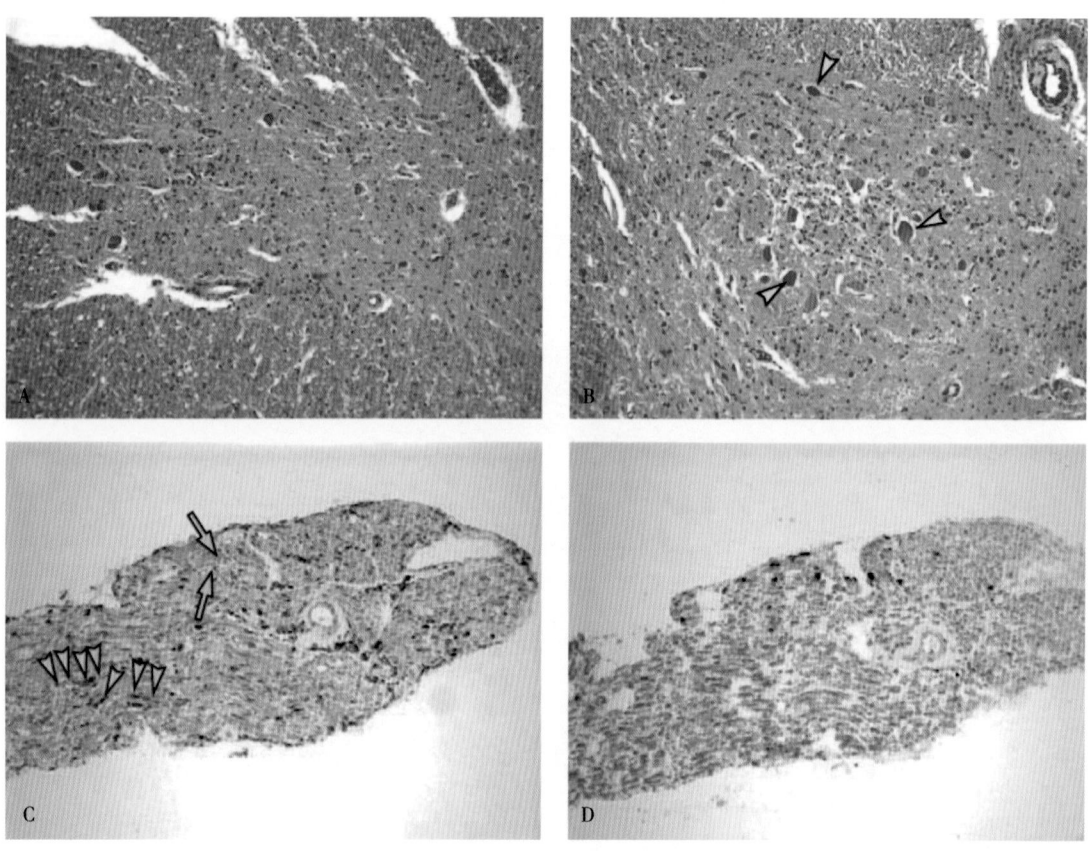

彩图 21-8 西尼罗脑炎病人脊髓切片的 HE 染色 （×250），可见前角运动神经元严重衰退
（A），另一节段运动神经元完好且少数肿大 （B. 箭头），同时具有明显的炎症细
胞浸润。骨髓根免疫组织化学染色 （C. 抗 CD68 抗体 D. 抗 CD3 抗体，×250），
可见大量的炎症细胞和轴突卵形体 （axonal ovoids） （箭头，褐色斑点）。**CD68**
细胞 （C. 褐色斑点） 丰富且沿轴突呈线性排列

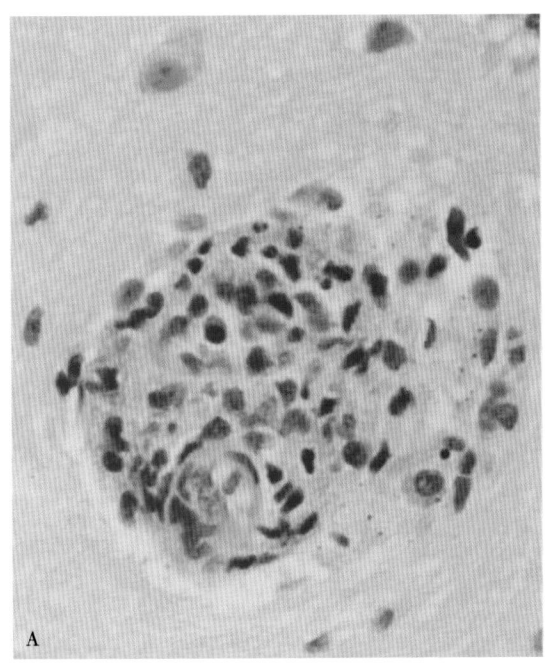
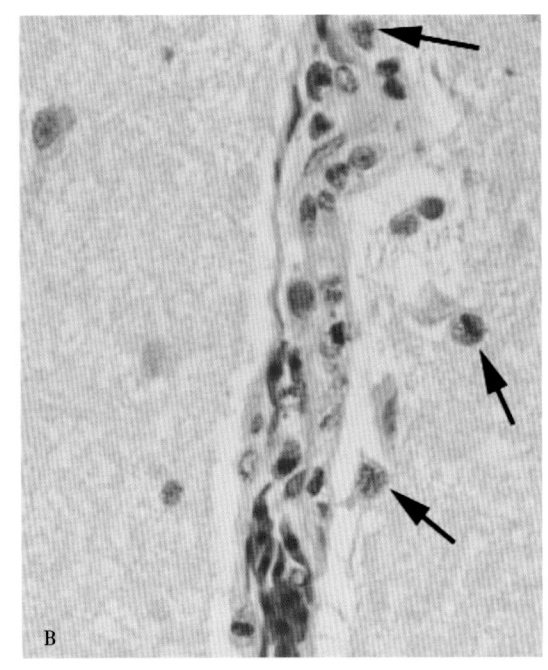

彩图 21-9　西尼罗病毒感染短吻鳄脑内血管周的变化 （×400）

A. 血管周淋巴细胞、浆细胞及巨噬细胞浸润　B. 出现嗜异染细胞 （箭头）

［引自 Debra L Miller，Michael J Mauel，Charles Baldwin，et al. West Nile Virus in Farmed Alligators.
Emerging Infectious Diseases，2003，9 （7）：794-799，经 Emerging Infectious Diseases 授权］

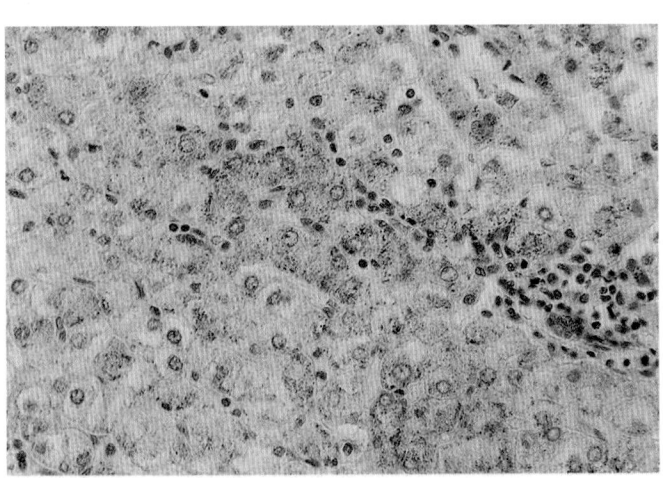

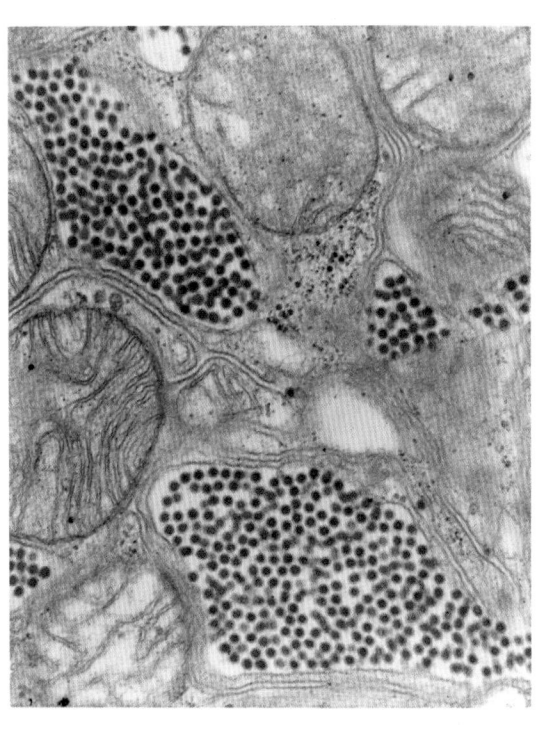

**彩图 21-10　丙型病毒性肝炎病毒感染人肝组织
切片 （免疫过氧化物染色）**

［引自 http://www.pathconsultddx.com/pathCon/largeImage?
pii=S1559-8675 （06） 70949-4&figureId=fig12，经 Elsevier 授权］

**彩图 22-1　东部马脑炎病毒感染蚊子，可见其
唾液腺中的东部马脑炎病毒 （红色，
透射电镜，×83 900）**

（CDC/ Fred Murphy；Sylvia Whitfield 供图）

VEEV 染色 HE 染色

24h

200μm

48h

72h

96h

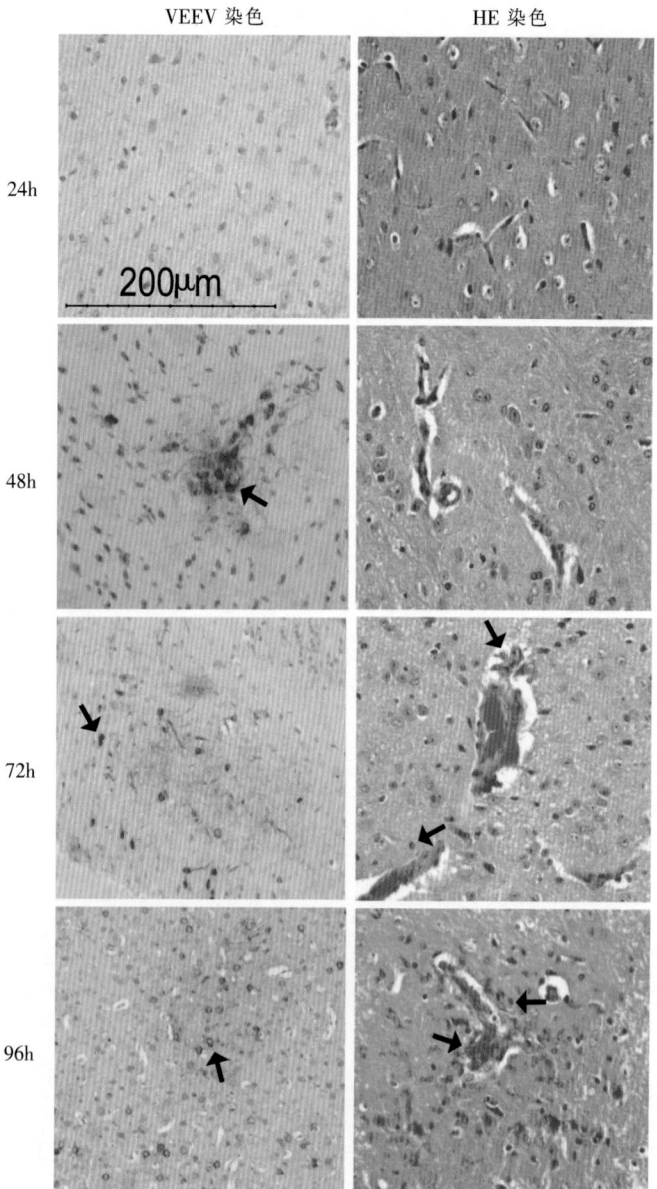

**彩图 22-2 委内瑞拉马脑炎病毒感染小鼠脑组织的
原位杂交 (ISH) 和 HE 染色**

在感染委内瑞拉马脑炎病毒后不同时间内取组织观察，可见感染后 48h 小鼠脑组织中出现委内瑞拉马脑炎病毒（箭头），引发血管壁增厚和血管套形成的脑炎症状；在感染后 72h 可在中脑中检到委内瑞拉马脑炎病毒，伴随更明显的血管套和中性粒细胞浸润的炎症（箭头）。在感染后 96h 脑内出现越来越多的委内瑞拉马脑炎病毒和大面积的炎症

（引自 Anuj Sharma, Bhaskar Bhattacharya, Raj K Puri, et al. Venezuelan equine encephalitis virus infection causes modulation of inflammatory and immune response genes in mouse brain. BMC Genomics, 2008, 9: 289. Available from: http://www.biomedcentral.com/1471-2164/9/289，经 BMC Genomics 授权）

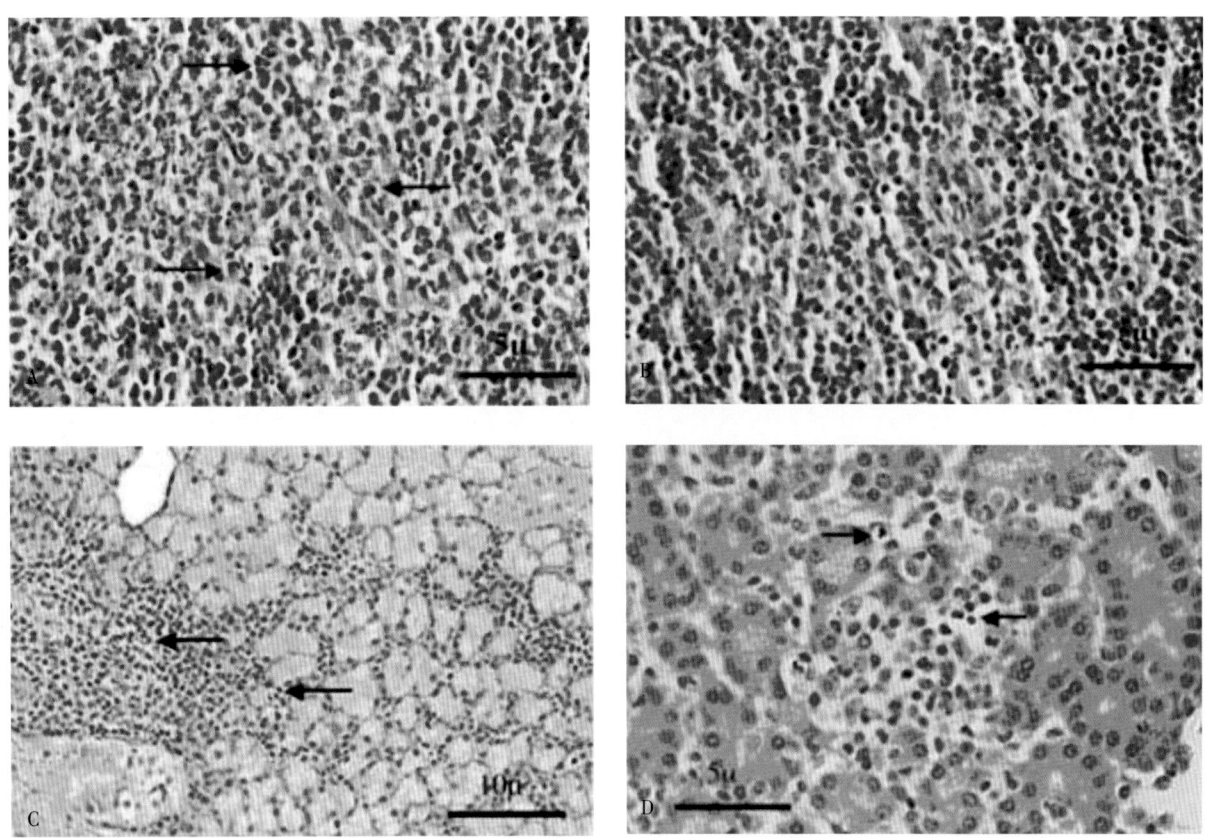

彩图 22-3 委内瑞拉马脑炎病毒感染大鼠淋巴结（A、B）、唾液腺（C）及胰脏（D）的组织病理学（HE，×40）

A. 腘淋巴结，可见白细胞浸润（箭头） B. 同一大鼠对侧腘淋巴结，可见无炎症细胞浸润 C. 唾液腺慢性炎症（箭头） D. 胰脏局部坏死（箭头）

［引自 Anne-Sophie Carrara，Marta Gonzales，Cristina Ferro，et al. Venezuelan Equine Encephalitis Virus Infection of Spiny Rats. Emerging Infectious Diseases，2005，11（5）：663-669，经 Emerging Infectious Diseases 授权］

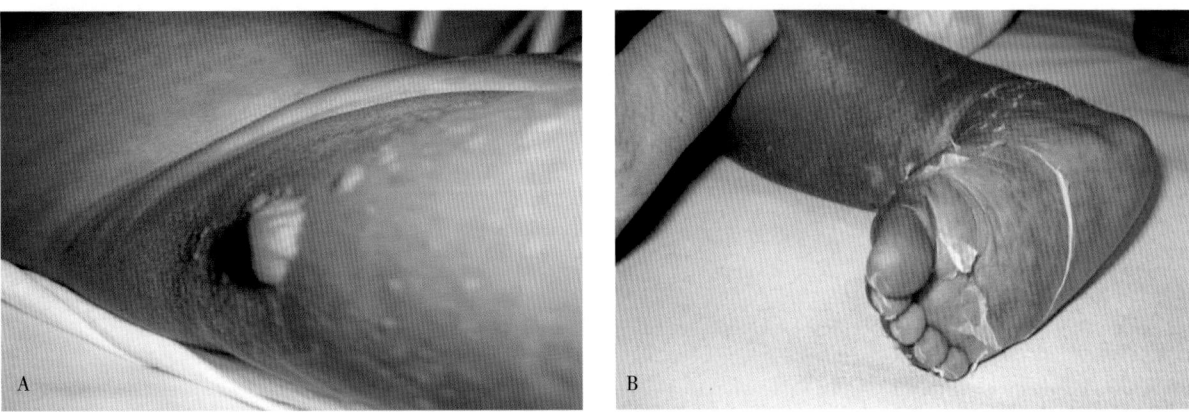

彩图 22-4 患基孔肯雅病人的皮疹、皮肤水疱（A）及脚部破裂的水疱（B）

［引自 Lancet Infect Disease，7，Gilles Pialoux，Bernard-Alex Gaüzère，Stéphane Jauréguiberry，et al. Chikungunya, an epidemic arbovirosis，319-327，Copyright Elsevier（2007），经 Elsevier 授权］

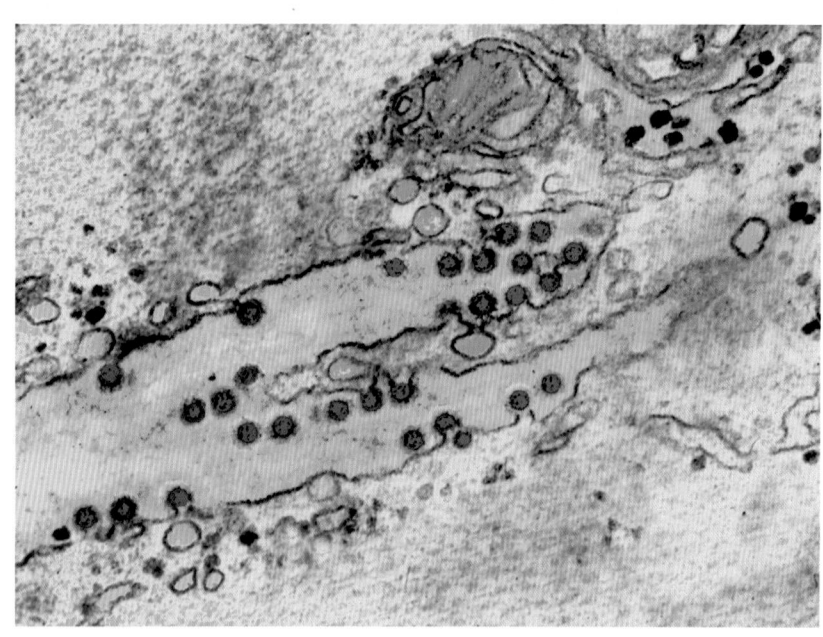

彩图 22-5 罗斯河病毒感染小鼠，可见后肢肌细胞中芽殖的病毒颗粒（超薄切片，×40 000）

（引自 www.utmb.edu，经 Frederick A Murphy DVM 授权）

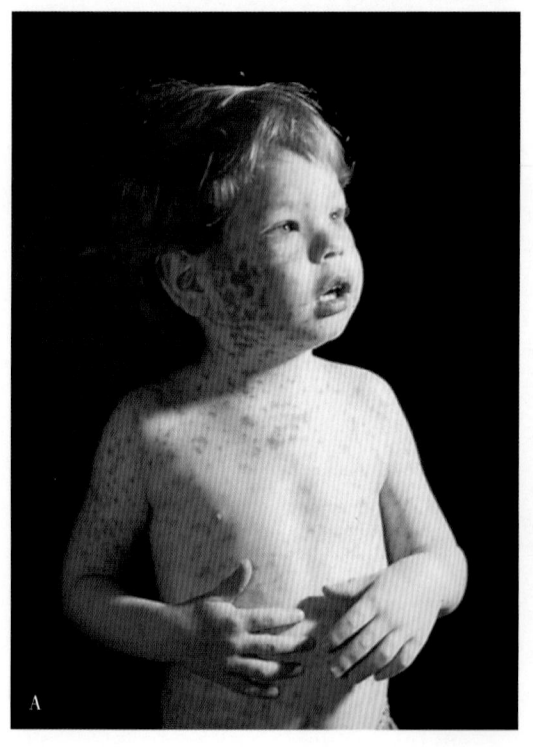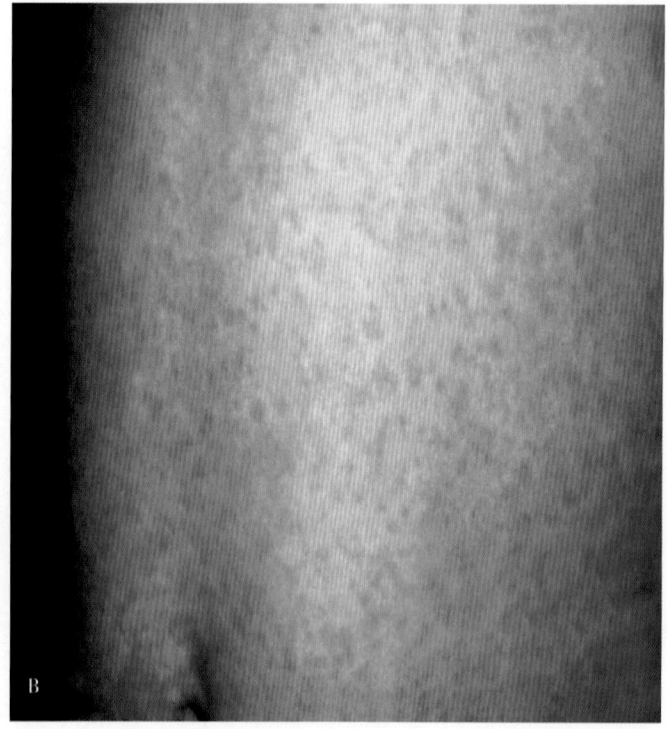

彩图 22-6 风疹患者皮肤斑丘疹（A）和腹部泛发性皮疹（B）

（美国 CDC 供图）

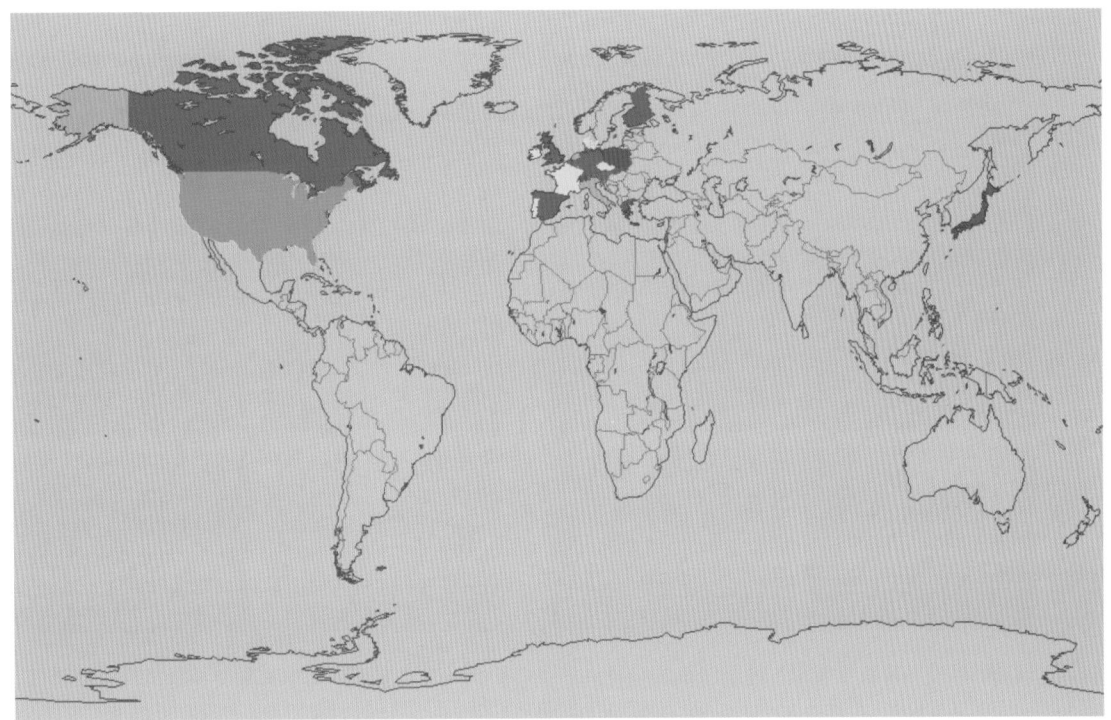

彩图 24-1　牛海绵状脑病发生地理分布图

（中国动物卫生与流行病学中心供图）

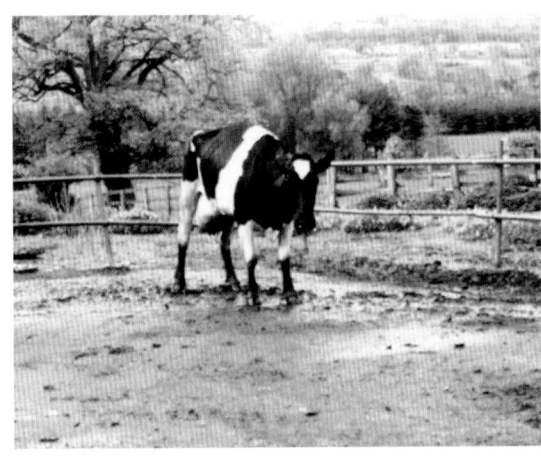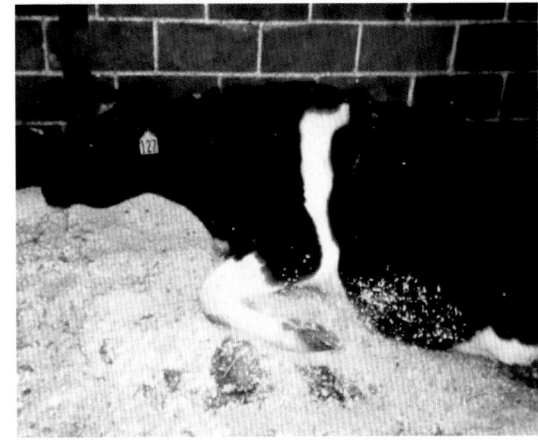

彩图 24-2　疯牛病病牛

（CDC/Dr. Art Davis 供图）

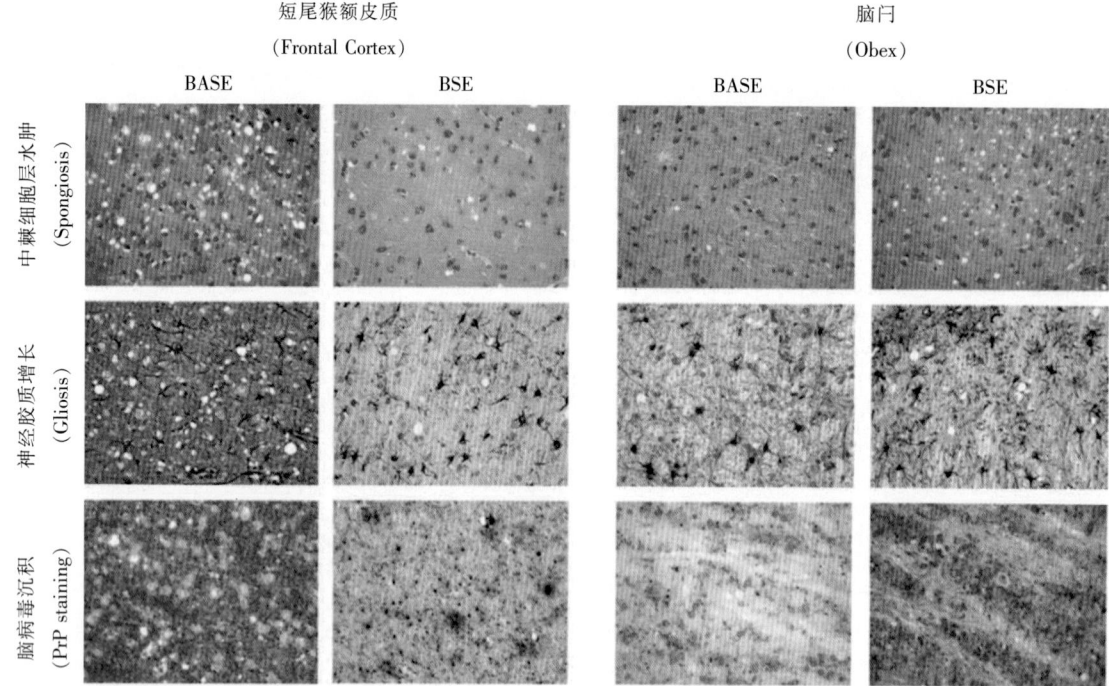

彩图 24-3 感染非典型牛海绵状脑病与经典牛海绵状脑病的短尾猴脑组织病理学和朊病毒免疫染色

感染非典型牛海绵状脑病和经典牛海绵状脑病的短尾猴额皮质和脑闩中棘细胞层水肿（×200），神经胶质增生（×200）（神经胶质原纤维酸性蛋白，GFAP 染色）和朊病毒沉积（抗朊病毒单抗 3F4，×400）

〔引自 Comoy EE, Casalone C, Lescoutra-Etchegaray N, Zanusso G, Freire S, et al. Atypical BSE（BASE）Transmitted from Asymptomatic Aging Cattle to a Primate. PLoS ONE 3（8）：e3017. doi：10.1371/journal.pone.0003017，经 PLoS ONE 授权〕

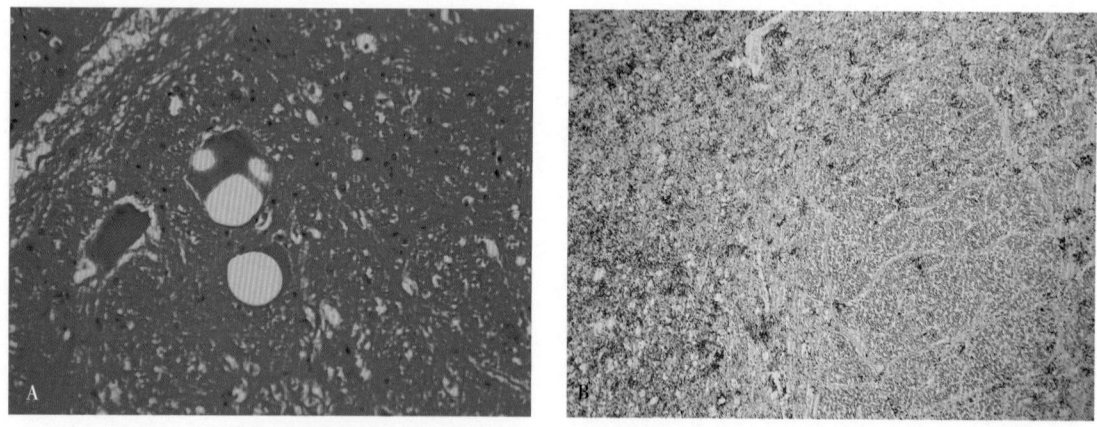

彩图 24-4 经典牛海绵状脑病脑部病变（A. HE 染色，10×20 B. 免疫组织化学染色，10×20）
（中国动物卫生与流行病学中心供图）

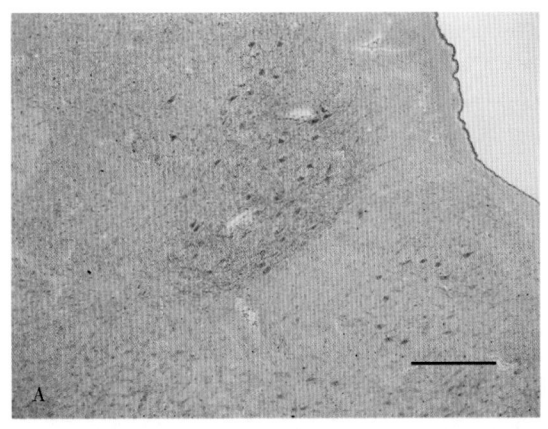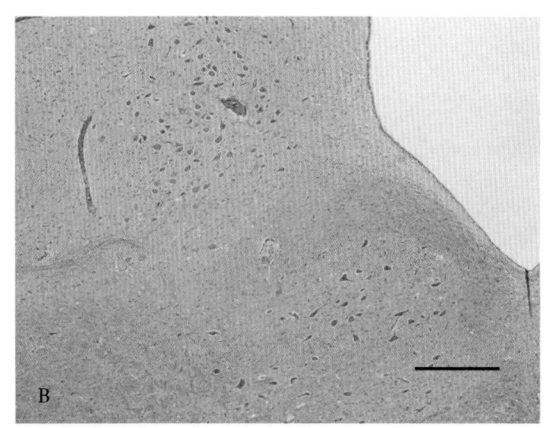

彩图 24-5　PrP^Sc 感染绵羊延髓的 PrP^Sc 免疫标记

A. 舌下神经核（右底部）和迷走神经背运动神经核（中央）的 PrP^Sc 免疫标记，标尺=500μm　B. 迷走神经背运动神经核腹缘有空泡形成，标尺=500μm

（引自 Stephen J Ryder, Glenda E Dexter, Lindsay Heasman. Accumulation and dissemination of prion protein in experimental sheep scrapie in the natural host. BMC Veterinary Research, 2009, 5: 9, Available from http: //www.biomedcentral. com/l746-6l48/5/9, 经 BioMed Central 授权）

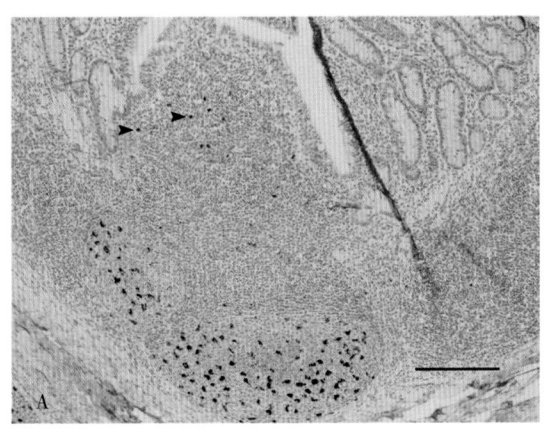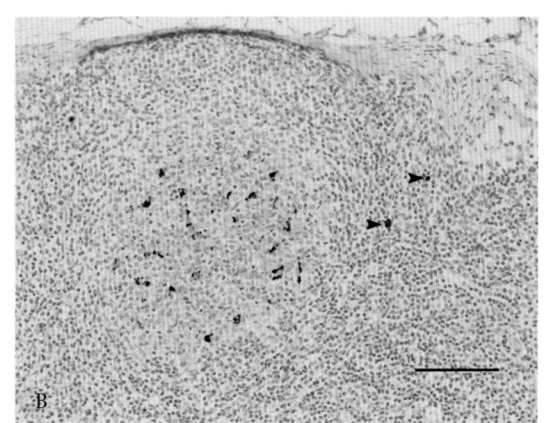

彩图 24-6　PrP^Sc 感染绵羊淋巴网状组织的 PrP^Sc 免疫标记

A. 回肠末端，可见集合淋巴小结滤泡的生发中心（底部）及其顶部（箭头）的巨噬细胞中大量 PrP^Sc 沉积，标尺=100μm　B. 肠系膜淋巴结，可见标记的巨噬细胞和滤泡树突细胞，标尺=100μm

（引文及授权同彩图 24-6）

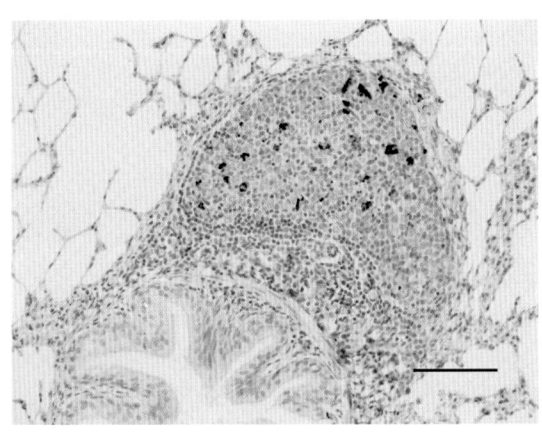

彩图 24-7　PrP^Sc 感染绵羊肺淋巴小结中巨噬细胞的 PrP^Sc 免疫标记，标尺=100μm

（引文及授权同彩图 24-6）

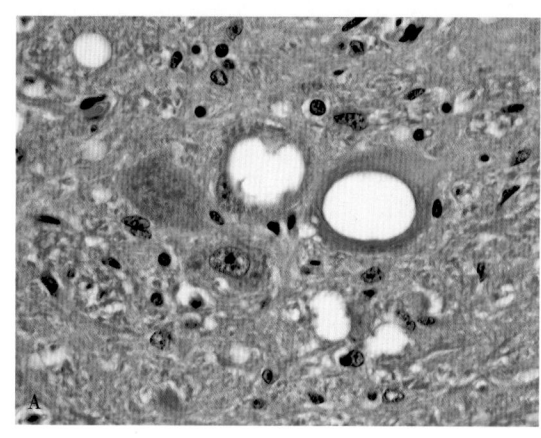
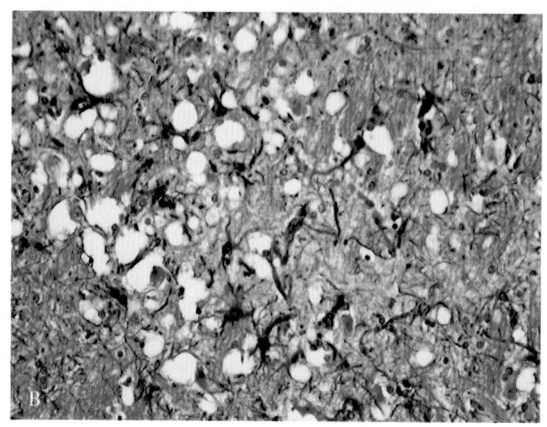

彩图 24-8　痒病羊大脑灰质损伤

A. 典型的神经元海绵状病变（HE 染色）　B. 海绵状病变和星形细胞增生［神经胶质原纤维酸性蛋白（GFAP）染色，×500］

（引自 www.utmb.edu，经 Frederick A Murphy DVM 授权）

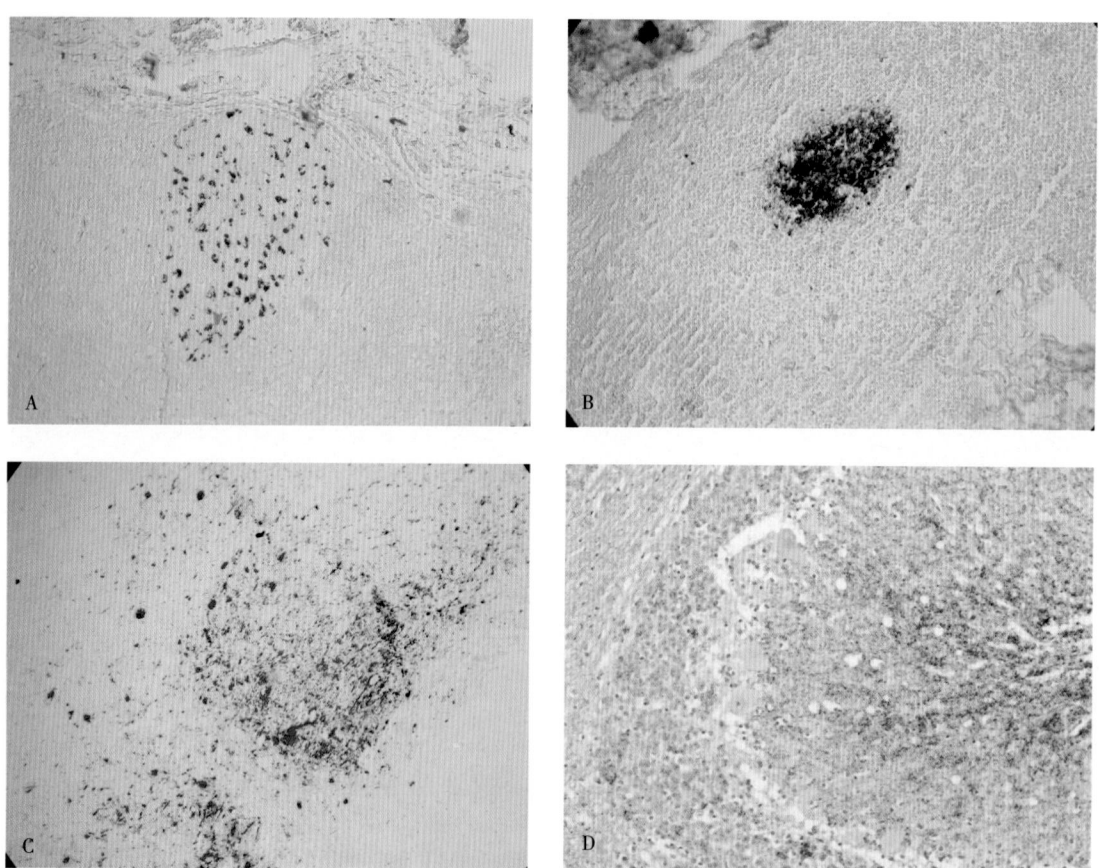

彩图 24-9　痒病羊的第三眼睑（A）、脾脏淋巴小结（B）、脑闩部孤束核（C）
和小脑（D）免疫组织化学染色（10×20）

［图 A、B、C 由牛海绵状脑病国家参考实验室（青岛）供图；图 D 引自 Hugh A Simmons，Marion M Simmons，Yvonne l Spencer，et al. Atypical scrapie in sheep from a UK research flock which is free from classical scrapie. BMC Veterinary Research，2009，5：8，Available from http：//www.biomedcentral.com/1746-6148/5/8，经 BioMed Central 授权］

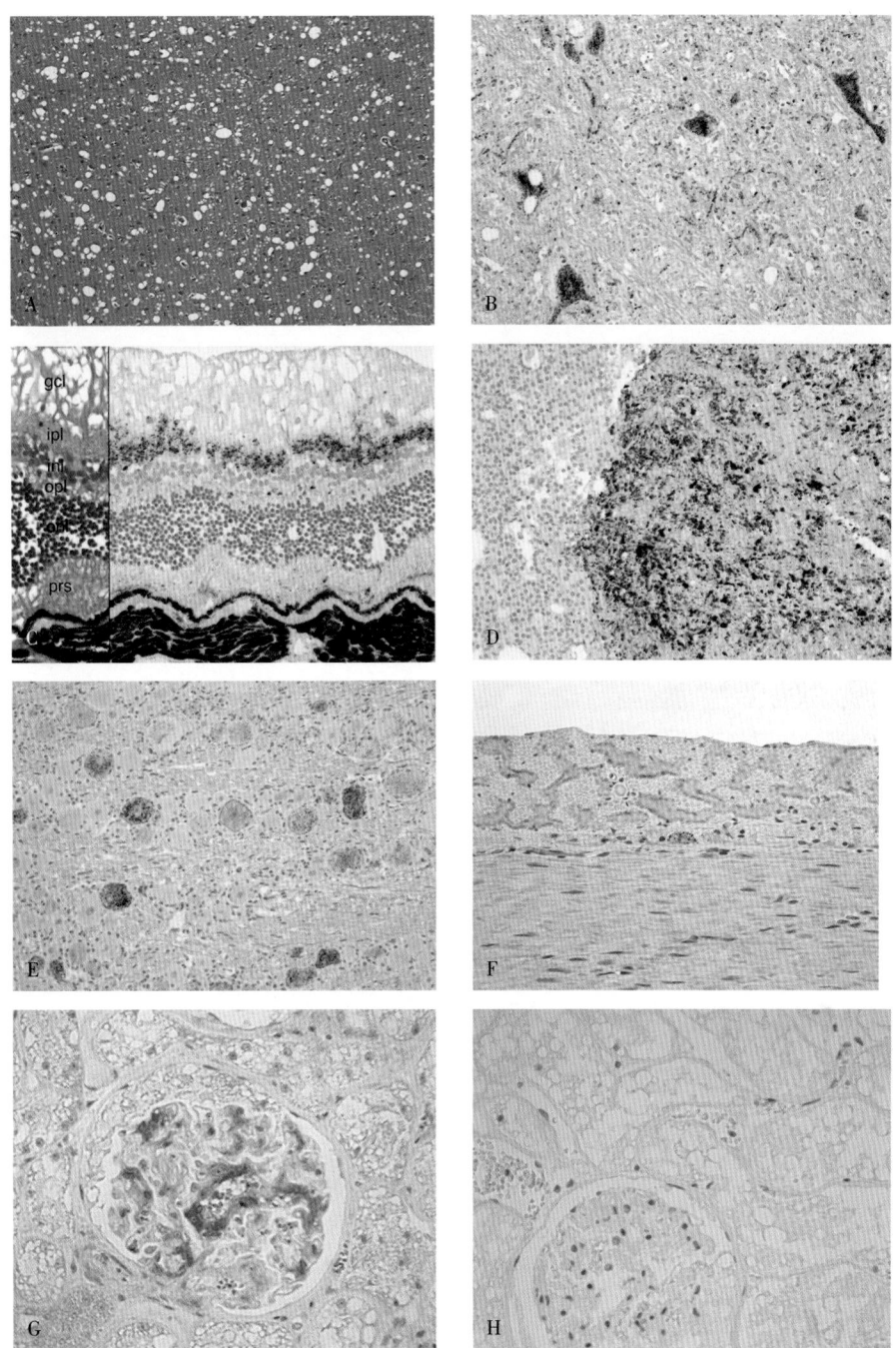

彩图 24-10　猫科动物海绵状脑病病猫组织的 HE 染色和免疫组织化学染色（IHC）

　　A. 猫科动物海绵状脑病猫大脑皮层严重空泡化，HE，×10　B. 猫科动物海绵状脑病猫脑干，可见神经元细胞质中颗粒性染色和线性轴突正染色（暗褐色），IHC，×10　C. 猫科动物海绵状脑病猫视网膜。左侧：HE 染色，Gcl=神经节细胞层，ipl=内网层，inl=内核层，opl=外网层，onl=外核层，pr=感光层。右侧：内网层和外网层中颗粒性大量 PrP^{Sc} 沉积（暗褐色），杆状细胞、锥体细胞和神经节细胞层少量颗粒性沉积。内核层、外核层及神经纤维层均阴性，IHC，×40　D. 猫科动物海绵状脑病猫垂体，IHC，×20　E. 猫科动物海绵状脑病猫三叉神经节，IHC，×20　F. 猫科动物海绵状脑病猫小肠肠肌丛，可见 PrP^{Sc} 沉积（暗褐色），IHC，×100　G. 阴性对照猫肾小球毛细血管丛中 PrP 检测（红色），IHC，×40　H. 猫科动物海绵状脑病猫肾的 PBS 对照，可见肾小球和肾小管无阳性标记，IHC，×40

　　（引自 Monika M Hilbe，Guido G Soldati，Kati K Zlinszky，et al. Immunohistochemical study of PrP^{Sc} distribution in neural and extraneural tissues of two cats with feline spongiform encephalopathy. BMC Veterinary Research，2009，5：11，Available from http://www.biomedcentral.com/1746-6148/5/11，经 BioMed Central 授权）

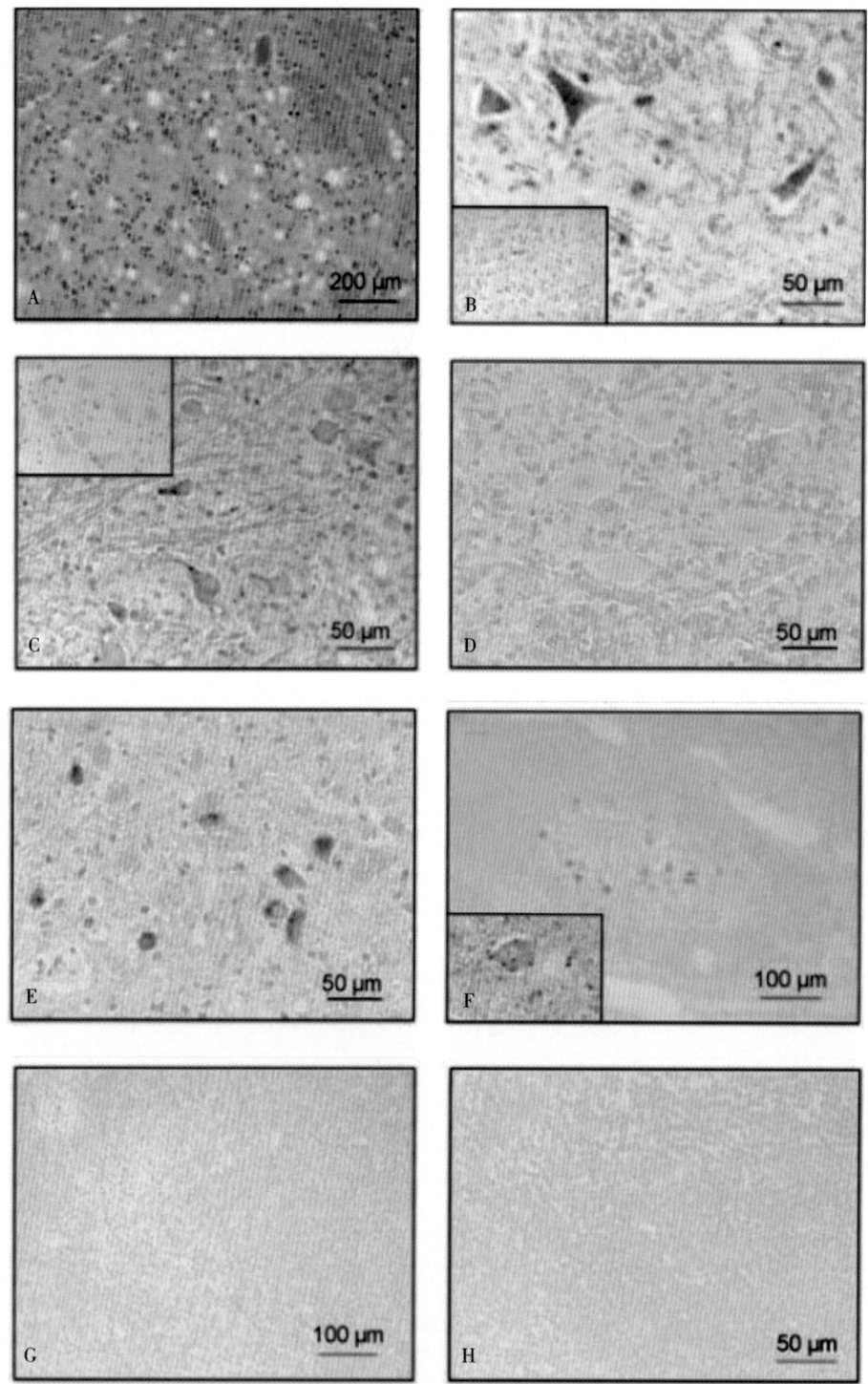

彩图 24-11 海绵状脑病动物园微型瘤牛（Zebu）免疫病理和免疫组化分析

A. 海绵状脑组织病变 B. 瘤牛孤束神经核中 PrP^Sc 沉积（免疫组化，单抗 F99/97.6.1 [1:500]） C~E. 瘤牛免疫组化比较（C.单抗 P4 [1:800] 插图为阴性对照牛），牛海绵状脑病（BSE）病牛（D）和痒病羊（E） F~H. 瘤牛纵隔淋巴结（H）和阴性对照牛下颌淋巴结（G）PrP^Sc 的免疫组化（单抗 L42 [1:800]），痒病羊咽后淋巴结（F）和瘤牛脑干组织切片（F 插图）为阳性对照

［引自 Torsten Seuberlich, Catherine Botteron, Christian Wenker, et al. Spongiform Encephalopathy in a Miniature Zebu. Emerging Infectious Diseases, 2006, 12 (12): 1950-1953, 经 Emerging Infectious Diseases 授权］

BACTERIAL ZOONOSES

第三篇 人与动物共患
细菌病

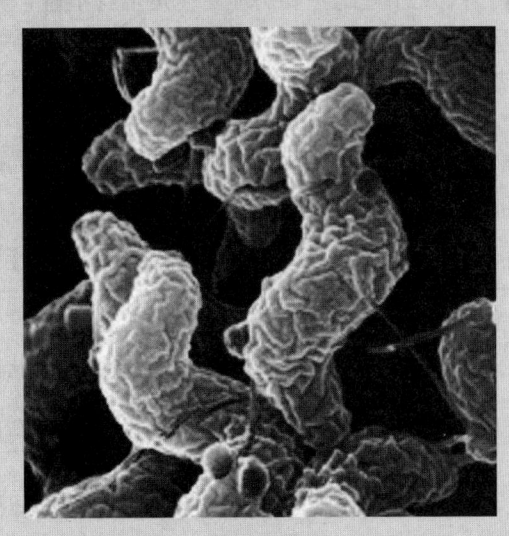

第二十五章 立克次体科细菌所致疾病

第一节 立克次体概述

立克次体是一类在细胞内寄生，革兰氏染色阴性，多形性原核单细胞微生物。已知寄生在节肢动物体内的立克次体有 20 余种，部分对动物和人有致病性。

根据《伯杰氏系统细菌学手册》（*Bergey's Manual of Systemaic Bacteriology*）第二版（2005），立克次体科（Rickettsiaceae）在分类上属变形菌门（Proteobacteria）、α变形菌纲（Alphaproteobacteria）、立克次体目（Rickettsiales）。立克次体目中包括立克次体科（Rickettsiaceae）、无浆体科（Anaplasmataceae）和全孢菌科（Holosporaceae）。立克次体科包括立克次体属（*Rickettsia*）和东方体属（*Orientia*），立克次体属又分成 3 个生物型，即斑疹伤寒群（Typhus group，TG）、斑点热群（Spotted fever group，SFG）和遗传群（Ancestral group）。

致病立克次体具有共同的特点：①病原体的主要贮存宿主是啮齿动物（如鼠类）或家养动物（如马、猫、犬、牛、羊等）。吸血节肢动物叮咬是主要的传播途径，主要媒介昆虫是虱、蜱、白蛉和螨，另外也可通过动物抓破或咬伤皮肤而传播。②引起的主要病理变化是全身小血管炎及血管周围炎，立克次体毒素是致病的主要因素。③临床上呈急性发病，主要临床表现是发热、皮疹与多器官损害。④感染后可产生特异性体液免疫和细胞免疫。前者可中和立克次体的毒性物质，但同时也能形成抗原-抗体复合物，从而加重病情；后者可使机体产生迟发性变态反应，也能致敏淋巴细胞，所产生的淋巴因子可阻止病情发展。⑤易进入细胞的抗生素有较好的疗效。⑥治愈后可获得免疫力，各种立克次体之间有部分交叉免疫性。

立克次体目的分类及主要致病菌的流行病学特点见表 25－1。

表 25－1 立克次体目的分类及主要致病菌的流行病学特点

属	群	种	所致疾病	媒介昆虫	地理分布
立克次体属（*Rickettsia*）	斑疹伤寒群	普氏立克次体（*R. prowazekii*）	流行性斑疹伤寒	人虱	世界各地
		莫氏立克次体（*R. mooseri*，*R. typhi*）	地方性斑疹伤寒	鼠、蚤	世界各地
	斑点热群	立氏立克次体（*R. rickettsii*）	落基山斑点热	蜱	美洲
		西伯利亚立克次体（*R. siberica*）	北亚蜱传斑点热	蜱	亚洲
		康氏立克次体（*R. conorii*）	纽扣热	蜱	世界各地
		澳大利亚立克次体（*R. australis*）	昆士兰热	蜱	澳大利亚
		小蛛立克次体（*R. akari*）	立克次体痘	革蜱	美国、前苏联地区
		非洲立克次体（*R. africae*）	非洲立克次体病	蜱	非洲
		猫立克次体（*R. felis*）	未知斑点热	蚤	世界各地
		瑞士立克次体（*R. helvetica*）	未知斑点热	蜱	欧洲、日本、泰国
	遗传群	加拿大立克次体（*R. canadensis*）	加拿大斑疹伤寒	蜱	加拿大东部
东方体属（*Orientia*）		恙虫病东方体（*O. tsutsugamushi*）	恙虫病	恙螨	东南亚、日本

引自杨绍基"立克次体病"，见马亦林《传染病学》；399，并根据《伯杰氏系统细菌学手册》第二版（2005）进行修改。

（一）斑疹伤寒群立克次体（Typhus group）

斑疹伤寒是由斑疹伤寒群立克次体引起的经蚤和虱传播的急性传染病，在《中华人民共和国传染病防治法》中列为乙类传染病。斑疹伤寒群立克次体包括普氏立克次体（*R. prowazekii*）和莫氏立克次体（*R. typhi* 或 *R. mooseri*）。普氏立克次体主要感染人类，而莫氏立克次体是来源于鼠类动物的人与动物共患病原体，这两种立克次体分别引起流行性斑疹伤寒和地方性斑疹伤寒。

（二）斑点热群立克次体（Spotted fever group）

斑点热是由斑点热群立克次体中病原性立克次体引起的一组经蜱、螨传播的自然疫源性立克次体病。野生小哺乳动物是其主要保菌宿主。病原菌在蜱或螨及小哺乳动物间传播，并通过蜱、螨在人间传播。主要包括由立氏立克次体（*R. rickettsii*）引起的落基山斑点热（Rocky mountain spotted fever）、西伯利亚立克次体（*R. siberica*）引起的北亚蜱传斑点热（North Asian tick borne spotted fever）、康氏立克次体（*R. conorii*）引起的纽扣热（Boutonneuse fever）、小蛛立克次体（*R. akari*）引起的立克次体痘（Rickettsia pox）、澳大利亚立克次体（*R. australis*）引起的昆士兰斑点热（Queensland spotted fever）等引起的斑点热。

目前证实动物源性人与动物共患的致病性的斑点热群立克次体有 10 余种。主要通过媒介蜱或螨的叮咬而传播给人。

斑点热群立克次体为专性细胞内寄生菌。蜱、螨为保菌宿主，可经卵垂直传播，保持其种群的连续性。哺乳动物是蜱、螨的自然寄主，可水平传播。该群疾病广泛分布于世界各地。斑点热群立克次体在蜱或螨及哺乳动物间维持着持久的感染循环，人类因接触到这个环链而发生感染或发病。立克次体侵入机体后，主要在小血管内皮细胞及网状细胞系统中繁殖，引起血管炎、血管周围炎及器官病变，出现发热、虫咬溃疡、焦痂、局部淋巴结肿大、皮疹及头痛等症状和体征。

（三）遗传群立克次体（Ancestral group）

过去通常将立克次体属分为斑疹伤寒群和斑点热群 2 个亚群，《伯杰氏系统细菌学手册》第二版将立克次体属分为 3 个亚群，增加了第三个亚群——遗传群，该群包括原属于斑疹伤寒群的加拿大立克次体（*R. canadensis*，曾命名为 *R. canada*）、贝利立克次体（*R. bellii*）及 AB 型专杀雄性细菌（AB male－killing bacterium）。贝利立克次体对人无致病性，加拿大立克次体可感染人，引起加拿大斑疹伤寒。

第二节　立克次体属细菌所致疾病

一、鼠型斑疹伤寒

鼠型斑疹伤寒（Murine typhus）又称地方性斑疹伤寒（Endemic typhus），是由莫氏立克次体引起的，经鼠、蚤等媒介传播的自然疫源性疾病。主要通过鼠、蚤在鼠类间传播，并通过鼠、蚤在人间传播，故称鼠型斑疹伤寒。人临床特征为发热、头痛、淤点样皮疹，多为散发或地方性暴发，故又称地方性斑疹伤寒。

（一）病原

1. 分类地位　莫氏立克次体（*Rickettsia mooseri*）又称斑疹伤寒立克次体（*Rickettsia typhi*），在分类上属立克次体科（Rickettsiaceae）、立克次体属（*Rickettsia*）、斑疹伤寒群。该群包括莫氏立克次体和普氏立克次体，普氏立克次体主要感染人类，而莫氏立克次体是来源于鼠类动物的人与动物共患病原体。

2. 形态学基本特征与培养特性

（1）形态学特征　莫氏立克次体长 $0.3\sim1.0\ \mu m$、宽 $0.3\sim0.4\ \mu m$，呈杆状或球状，有时也可见丝状。革兰氏染色阴性，姬姆萨染色呈紫红色，可出现两极浓染，Gimenez 和 Macchiavello 染色呈红色。

（2）**培养特性** 莫氏立克次体在 6～7 日龄鸡胚卵黄囊和单层细胞培养物内生长良好，最适培养温度为 35℃。莫氏立克次体接种雄性豚鼠腹腔，除引起发热、腹膜炎及血管病变外，还可引起阴囊明显肿胀，称为"豚鼠阴囊现象"，这亦是其与普氏立克次体的鉴别点之一。莫氏立克次体长期鸡胚传代能使其逐渐丧失引起豚鼠阴囊肿胀的能力。莫氏立克次体对大、小鼠均有明显的致病性，接种小鼠腹腔后，可引起立克次体血症及腹膜炎，且可检出立克次体，并可用于立克次体的保存、传代及病原分离。

莫氏立克次体与普氏立克次体有共同的耐热可溶性抗原且有交叉反应，而与不耐热的颗粒抗原有所不同。

3. 理化特性 莫氏立克次体对外界环境抵抗力不强，对热、紫外线及一般消毒剂均敏感，56℃ 30min 或 37℃ 5～7h 可灭活，耐低温及干燥，－20℃以下可长期保存，在干燥蚤粪中真空封存可生存 8～9 年。常用的消毒剂如 0.1% 甲醛、0.5% 石炭酸溶液可在短时间内将其灭活，70% 乙醇、5% 氯仿在 30min 内可将其杀灭。对脂溶剂和抗生素敏感。

（二）流行病学

1. 传染来源 本病的主要传染源是啮齿类动物，家栖鼠类特别是褐家鼠和黄胸鼠是我国鼠型斑疹伤寒的主要贮存宿主，以鼠-鼠蚤-鼠的形式在鼠间传播，因鼠蚤叮咬使人皮肤受损而感染人。人感染与啮齿类动物间的地方流行有密切关系，人的感染只能是鼠间流行的继发现象。在某些适宜的条件下，人体虱可参与病原传播，从而加大了本病的流行程度，此时患者可起到暂时传染源的作用。曾在猫体内分离出本病病原体，故猫也可能为自然宿主，由于已证实猫蚤可自然感染莫氏立克次体，因此猫在本病传播中的作用不能忽视。在有的地区牛、羊、猪、马、驴、骆驼、犬、猫血清学检查有不同强度的阳性率，其流行病学意义尚不十分明确。

2. 传播途径 人间感染主要通过鼠、蚤为传播媒介，其最重要的媒介为寄生于家鼠的印鼠客蚤；鼠间传播的重要媒介为缓慢细蚤；动物实验证实主要寄生在人及犬的致痒蚤，粪便能长期保存莫氏立克次体，可通过眼、鼻、口腔黏膜使人感染；猫栉首蚤主要寄生于猫、犬等，可自然感染莫氏立克次体，在本病的动物流行涉及到猫、犬时可作为主要的媒介，另外，猫栉首蚤是猫立克次体病的重要传播媒介。

蚤类传播本病主要有以下特点：①体外潜伏期短，蚤受染后数小时，即可经粪便排出病原体。②病原体在蚤胃肠道上皮细胞内增殖，蚤受染后对其寿命无影响，可终生排出病原体。③一般认为蚤不能通过叮咬传播立克次体，破损皮肤被压碎的感染蚤体沾染可引起感染，莫氏立克次体可低水平经蚤卵传递，仔一代蚤具有传染性。

鼠型斑疹伤寒的传播方式主要有：

（1）**经破损皮肤传播** 蚤类在吸血时排出的蚤粪污染皮肤，再通过破损的伤口进入机体。

（2）**经消化道感染** 在鼠密度较高的地区，常可见到人因食用被病原体污染的食物而感染，鼠间亦可经吞食疫鼠而感染。

（3）**经呼吸道感染** 蚤粪在干燥的环境中可长期保持病原体的传染性，蚤粪所形成的尘埃可通过气溶胶的形式在人群、鼠间或其他动物间传播。

3. 易感动物

（1）**自然宿主** 本病自然宿主主要为啮齿动物。也有犬、猫、牛、羊、猪、马、驴、骆驼自然感染及血清学阳性的报道，但据文献报道这些动物作为宿主证据还不充分。

人对莫氏立克次体普遍易感，发病率与接触鼠、蚤机会以及接触者自身免疫力相关。

（2）**实验动物** 豚鼠、小鼠、大鼠对莫氏立克次体均敏感，为常用实验动物。豚鼠腹腔接种，经一定的潜伏期后开始发热，雄性豚鼠可出现阴囊红肿，如在发病明显期剖检，主要见脾肿大，表面有纤维素样渗出物覆盖，在脾脏及睾丸的鞘膜中易检出病原体，特别在鞘膜刮屑中易检出含有立克次体的细胞。腹腔接种大、小鼠时，可引起腹膜炎，腹腔渗出液和腹膜上皮细胞中可检出大量立克次体。小鼠静脉注射时可引起迅速死亡。小鼠滴鼻接种时可引发肺炎，常导致死亡。兔一般不敏感，仅可见隐性感染，如采取措施降低其体温，可获得与感染豚鼠相似的反应；气管内接种时，常可在肺炎病变不太明显时，检出大量病原体。

（3）**易感人群** 人群对鼠型斑疹伤寒普遍易感，病后可获得持久免疫力，并与流行性斑疹伤寒具有交叉免疫力。

（4）**流行特征** 本病的季节性与蚤的生态学有密切关系，虽然全年均可发生，但一般多发生于夏、秋季节，发病与印鼠客蚤数量变化在时间上一致，或在印鼠客蚤数量峰值后 1～2 个月出现。

本病一般呈地方性流行或散发。本病的流行除与自然环境、地理气候有关外，还有着明显的社会性，与流行区的经济、文化水平有密切关系。经济不发达，居民生活条件差，不良的卫生与饮食习惯以及自然灾害的发生，均是本病流行的因素。此外，环境和人的行为改变导致媒介-宿主生态改变，也会引起本病的流行。感染耐过者对本病有较强的免疫力，因此新进入疫区的人员发病率高于疫区常驻人员。

4. 发生与分布

（1）**世界性分布** 本病是广泛分布于世界各地的自然疫源性疾病，其疫源地的分布与家鼠的某些种类及其媒介寄生虱（主要是印鼠客蚤）的分布有密切关系。目前全世界报道有鼠型斑疹伤寒存在的国家和地区主要分布在热带、亚热带及温带，包括美洲、大洋洲、欧洲、非洲和亚洲。1913 年 Paullin 首先报道美国南部佐治亚州夏、秋季节发现一种地方性、比较温和的斑疹伤寒，1928 年 Mooser 证实本病病原不同于可引起流行性斑疹伤寒的典型普氏立克次体，1931 年 Monteiro 建议将其命名为莫氏立克次体，同年 Mooser 从大鼠体外寄生的印鼠客蚤分离出莫氏立克次体病原体，从而证明大鼠是其贮存宿主，印鼠客蚤是传播媒介。此后，世界各地相继分离出莫氏立克次体，证实鼠型斑疹伤寒是世界各地普遍存在的动物流行病。

（2）**中国分布** 在中国本病分布相当广泛，自 1931 年由倪玉诚在东北分离出病原体后，相继发现在辽宁、吉林、黑龙江、北京、上海、湖南、河南、河北、新疆、甘肃、广东、海南、福建、陕西、云南、山东、内蒙古、贵州等地均有分布。新中国成立后有三次流行高峰：第一次 1950—1952 年，为流行性和地方性混合流行，以云南最严重。第二次流行为 1960—1962 年，持续到 1966 年，除台湾省外，28 个省、自治区、直辖市均有发病。第三次流行高峰为 1980—1984 年。近年来，随着人民生活水平在各方面的整体提高，鼠型斑疹伤寒发病率呈逐年下降趋势，但在一些地区仍有散在发生和流行。

（三）对动物与人的致病性

1. 对动物的致病性 野生动物自然感染的症状尚不清楚，人工感染小型啮齿类动物的临床症状与病理变化随感染途径不同而异，主要表现为阴囊红肿、鞘膜炎、脾肿大、腹膜炎、肺炎等病变。家畜感染仅有血清学证据。

2. 对人的致病性 本病的潜伏期 7～14 天。多表现发热和皮疹。

（1）**发热** 多数起病急，少数患者有 1～2 天的乏力，发热，体温逐渐上升，第一周末达高峰，多升高至 39℃左右，呈稽留热或弛张热，热程多为 9～14 天。之后，体温多逐渐恢复正常，伴发冷、头痛、全身痛及结膜充血。

（2）**皮疹** 50%～80%的病例有皮疹，多于第 4～5 天开始出现，由躯干遍及全身，但面部多无疹。皮疹多为充血性，1 周左右消退，轻者 1～2 天即消失。

另可见半数左右患者轻度脾肿大，很少发生并发症。

（四）诊断

1. 动物的临床诊断 除人工感染外，鼠类自然感染多不表现临床症状，确诊需依据实验室病原和血清学检查结果。

2. 人的临床诊断 患者有皮疹出现，来自疫区并有与鼠类的接触史，或其住所有大量鼠、蚤等，排除相关疾病，可作出临床初步诊断。确诊需进行实验室病原和血清抗体检测。

3. 实验室诊断

（1）病原诊断　因分离培养易造成实验室污染，操作培养物和感染物质时应在生物安全水平三级（BSL-3）实验室进行。从事本病原操作的人员应进行免疫预防，并详细了解有关本病原的知识。分离常用患者全血或其他标本悬液 2mL 腹腔接种豚鼠，观察阴囊反应并检查菌体或莫氏细胞。

（2）血清学检测　常用间接免疫荧光试验、间接免疫酶染色试验、酶联免疫吸附试验（ELISA）和补体结合试验。

4. 人的诊断标准　按照中华人民共和国卫生行业标准《流行性斑疹伤寒和地方性斑疹伤寒诊断标准及处理原则》（WS215—2001）进行诊断。该标准的诊断原则为根据流行病学、临床症状、体征及特异性血清学检查结果对地方性斑疹伤寒进行临床诊断，根据立克次体病原学检查结果进行确诊诊断。

（1）流行病学　多数秋、冬季发生，在温带、亚热带地区没有明显的季节性。有家鼠接触史或居住场所有大量家鼠、蚤或有宠物猫。

（2）临床症状　突然发热伴有剧烈头痛。

（3）体征　发热在 38～40℃，呈稽留热或弛张热，头痛并多伴有眼眶后痛，皮疹较少或不明显，神经系统症状常不明显。

（4）实验室诊断

1）血清学诊断　采用室温微量补体结合试验，抗莫氏立克次体血清抗体滴度高于抗普氏立克次体血清抗体滴度 2 倍以上，且抗体滴度达 1：32 以上，或恢复期血清抗体滴度高于急性期血清抗体滴度 4 倍以上。

2）病原学诊断　从发热期患者血标本中分离出莫氏立克次体，或从发热期血标本中扩增出莫氏立克次体特异性 DNA 片段。

（五）防制措施

按照 WS215—2001 的预防原则，采取以防鼠、灭鼠和疫苗接种为中心的综合性预防措施，抓好人间和鼠间的疫情监测，及时报告疫情。

1. 综合性措施　本病的主要防制措施是灭鼠，控制传染源和贮存宿主，降低人群易感性和改善生活环境和生态系等。

鼠类经常侵扰的粮食仓库、简陋住所、工棚、矿井、货物集散地等，应作为灭鼠重点区域，采取机械、化学和生态学等方法消灭鼠害，灭鼠的同时还应灭蚤，搞好环境卫生，消除鼠蚤等滋生的条件。对港口及运输工具要加强检疫，查禁和防止外来鼠及患者进入非疫区。

人与人之间传播可能性较小，但潜伏期、恢复期有立克次体血症可能成为传染源，因此对患者进行早期诊断、隔离、治疗是控制传染的有效措施。

莫氏立克次体易造成实验室感染，因此操作一般性（不培养病原体）试验可在生物安全水平二级（BSL-2）实验室进行，而进行动物接种、组织培养或感染动物解剖，以及处理患者或感染动物组织等时，需在生物安全水平 3 级实验室进行。

另外，野外作业工地及宿营区应做好预防措施，在人员进入前对施工作业工地和宿营区进行流行病学及疫源地的监测，施工期内做好防鼠灭鼠工作，加强个人防护，避免与鼠类以及其排泄物和分泌物接触，以减少受感染的危险。在野外作业应穿防蚤袜。

2. 疫苗免疫接种　本病多为散发流行，一般不普遍进行疫苗免疫接种。如有暴发流行或在一般流行区，所从事职业经常接触到污染环境的人员，及从事病原研究的人员，应进行疫苗免疫接种。

我国目前多接种普氏立克次体株鸡胚或鼠肺灭活疫苗，第一年皮下注射 3 次，每次间隔 5～7 天。15 岁以上者，第一次 0.5mL，第二、三次各 1mL，14 岁以下者减量。

3. 治疗　多数患者四环素及氯霉素均有特效。多首选四环素，成人剂量为每天每千克体重 25mg，分 4 次，或多西环素每天 200mg，口服，疗程为 5～7 天；退热后还应服用 3 天，以减少复发。近年来发现喹诺酮类药物亦有较好的疗效，但小儿、孕妇及哺乳期妇女禁用。

同时采取一般支持疗法和对症治疗。

（六）公共卫生影响

斑疹伤寒发病率近年来虽然逐年降低，但仍有散在发生，且多发生于贫困地区，大灾、大疫造成的环境劣变亦是本病发生的诱因。由于本病较少发生，有时不能得到及时确诊和治疗，造成疫情扩散，带来一定的经济损失。同时高危行业从业人员有被感染的风险，是需要给予足够重视的公共卫生问题。

从事莫氏立克次体病原研究的实验室要建立相应的生物安全管理措施，以保证实验室工作人员的安全。

（遇秀玲　韩雪）

◆ **我国已颁布的相关标准**

　　SN/T 1292—2003　国境口岸蚤类监测规程

◆ **参考文献**

蔡宝祥.1991.人兽共患病学［M］.北京：农业出版社：67-69.

陈香蕊.1999.立克次氏体与立克次氏体病［M］.北京：军事医学科学出版社，8：20-30.

范明远，阎世德，张婉荷，等.1964.某地区斑疹伤寒、北亚蜱性斑疹伤寒、Q 热及立克次体痘的血清学调查［J］.中华卫生杂志，9：46-48.

李善鹏，程美文，修翠珍.1999.青岛市 1990—1997 年鼠型斑疹伤寒流行病学分析［J］.中国人兽共患病杂志，15（2）：99.

马亦林.2005.传染病学［M］.第 4 版.上海：上海科学技术出版社：405-407.

唐家琪.2005.自然疫源性疾病［M］.北京：科学出版社：645-659.

张启恩，鲁志新，韩光红.2003.我国重要自然疫源地与自然疫源性疾病［M］.沈阳：辽宁科学技术出版社：223-230.

Irons J V. 1994. Probable role of the cat flea, Ctenocephalides felis in transmission of murine typhus. Am J of Trop Med Hyg，24：359-362

二、流行性斑疹伤寒

流行性斑疹伤寒（Epidemic typhus）又称虱传斑疹伤寒（Louse-borne typhus）或典型斑疹伤寒，是由普氏立克次体引起的，主要通过人虱为媒介传播的急性传染病。人临床特征为高热、头痛、淤点样皮疹及中枢神经系统症状，自然病程为 2～3 周。

（一）病原

1. 分类地位　普氏立克次体（*Rickettsia prowazekii*）在分类上属立克次体科（Rickettsiaceae）、立克次体属（*Rickettsia*）、斑疹伤寒群。

2. 形态学基本特征与培养特性

（1）形态学特征　普氏立克次体长 0.3～1.0 μm，宽 0.3～0.4 μm，呈杆状或球状，有时也可见丝状，在人虱肠壁细胞内为链状。菌体周围具有纤维黏液层（图 25-1）。革兰氏染色阴性，姬姆萨染色呈紫红色吉曼尼兹（Gimenez）和马基亚韦洛（Macchiavello）染色呈红色。在人虱肠壁细胞内呈多形性。

（2）培养特性　普氏立克次体在 6～7 日龄鸡胚卵黄囊（图 25-2）和单层细胞培养物内生长良好，最适培养温度为 35℃。普氏立克次体接种雄性豚鼠腹腔，可引起发热、腹膜炎及血管病变，但通常不引起阴囊红肿，借此可与莫氏立克次体鉴别。

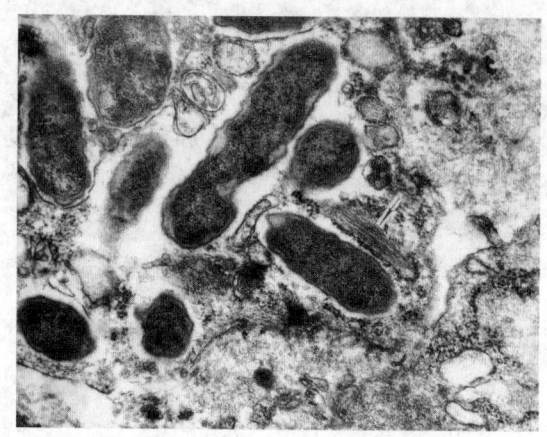

图 25 - 1　普氏立克次体菌体周围纤维黏液层
（超薄切片，×60 000）
（徐在海供图）

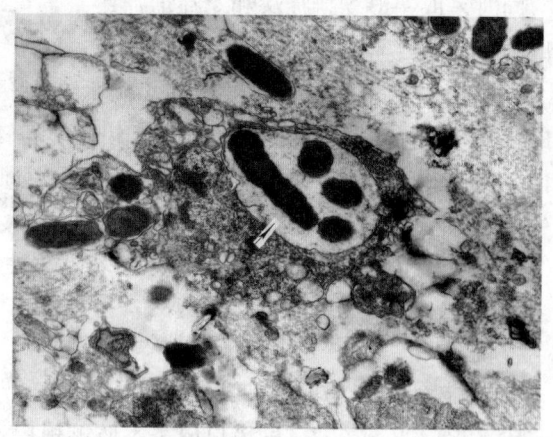

图 25 - 2　普氏立克次体感染鸡胚卵黄囊，菌体
在胞质内（超薄切片，×44 000）
（徐在海供图）

3. 理化特性　普氏立克次体对外界环境抵抗力不强，对热、紫外线及一般消毒剂均敏感，56℃ 30min 或 37℃ 5～7h 可灭活，耐低温及干燥，－70℃ 以下可长期保存，在干燥虱粪中可存活数月。常用的消毒剂 0.1％甲醛、0.5％石炭酸溶液可在短时间内将其灭活，70％乙醇、5％氯仿在 30min 内可将其杀灭。对脂溶剂和多种抗生素敏感。

（二）流行病学

1. 传染来源　患者通常是本病唯一的传染源。在潜伏期末至其后 3 周左右均有传染性，发病后第 1 周传染性最强，此期寄生虱感染率最高。文献报道美国佛罗里达州、马里兰州、弗吉尼亚州和加拿大北部等地的飞鼠（flying squirrel）可自然感染普氏立克次体，并可能作为传染源通过其体虱或蚤传播本病。

2. 传播途径　人虱是本病的传播媒介，体虱为主，其次是头虱，阴虱一般不传播。当虱叮咬吸食患者血液后，病原体进入虱肠，在虱肠上皮细胞内繁殖，大约 5 天后细胞破裂，大量立克次体溢入肠腔，随虱粪或虱尸体排出，立克次体再通过搔痒的抓痕侵入人体。虱粪中的立克次体可经呼吸道、口腔或眼结膜感染人。虱喜生活于 29℃ 左右的环境，当患者发热或死亡时，常离开原宿主，趋向新宿主，从而形成人-虱-人的传播方式。

3. 易感动物

（1）**自然宿主**　本病自然宿主主要为人类。在美国有飞鼠自然感染的报道。人对普氏立克次体普遍易感，流行与人虱密切相关。

（2）**实验动物**　豚鼠、小鼠对普氏立克次体均敏感，为常用实验动物。豚鼠通过不同途径接种，经一定的潜伏期后可引起与人类相似的病变，如发热，血管炎、脏器间质炎。腹腔接种时腹膜和睾丸鞘膜间质细胞明显增生，可检出立克次体。血管系统的病变多见于脑组织，以内皮细胞肿胀和增生为主。在脏器表面有纤维素样渗出物覆盖。

滴鼻感染可使小鼠产生致死性肺炎，感染早期，肺部明显充血，晚期炎性浸润广泛，肺泡间隔、小血管周围及肺泡腔内均可见大量淋巴细胞、浆细胞和中性粒细胞渗出。病灶常融合成片，肺泡上皮内外可检出大量病原体。

试验感染猴脑组织可出现典型斑疹伤寒结节。

（3）**易感人群**　人对本病普遍易感。患病后可产生持久的免疫力。

4. 流行特征　本病多发生于寒冷地区和贫困人群，北方寒冷的冬、春季为主要流行期。战争、灾荒、贫困及不良卫生习惯易引发本病的流行。一般呈地方性流行或散发，具有明显的地方性和家庭性，偶尔出现暴发流行。

5. 发生与分布　本病在世界上广泛分布，1922 年 Wolbach 等确认其病原体为立克次体，为纪念献身于立克次体研究工作的 Ricketrs 和 Prowazek，将 Ricketrs 的姓命名为各种立克次体的属名，Prowazek 的姓作为本病病原体的名称。本病的存在和流行与战争、饥荒、贫困有密切关系。其发病高峰见于第一次世界大战和第二次世界大战时期，近年来发病人数明显减少，但在非洲、南美洲、亚洲及东欧地区仍有流行。

在我国本病 1850 年最早发生于上海，1850—1934 年的 80 多年间发生过 15 次大流行，波及十多个省、直辖市、自治区，多为流行性斑疹伤寒和鼠型斑疹伤寒相伴发生。第二次暴发流行发生在 1960—1962 年，遍及全国大部分地区。我国最后一次流行是在 20 世纪 70 年代末云南省昭通地区。近年来发病人数明显减少，散发患者主要见于云南、贵州、四川三省毗邻的交通不便、文化及经济较落后的高寒山区及半山区。

（三）对动物与人的致病性

1. 对动物的致病性　野生动物自然感染病例仅见于美国飞鼠感染的报道，其临床症状尚不清楚，人工静脉高剂量接种，可导致飞鼠死亡。人工感染 BALB/c 小鼠，可致脑出血和肺炎，其病理组织检测见彩图 25-1。实验动物人工感染的临床症状与病理变化随感染途径不同而异，主要表现为发热、血管炎、脏器间质炎、肺炎及典型斑疹伤寒结节等病变。

2. 对人的致病性　本病的潜伏期为 5～24 天，平均 10～14 天。分为以下各型。

（1）典型斑疹伤寒

1）侵袭期　多数起病急，发热，体温于 1～2 天内迅速上升至 39℃以上，多为稽留热。高温持续 2 周左右，于 3～4 天内恢复正常，伴有发冷、头痛、全身痛、面部及眼结膜充血等症状。

2）发疹期　90%以上病例有皮疹，多于第 4～5 天开始出现，由躯干遍及全身，但面部多无疹，多为充血性皮疹，亦可为出血性皮疹，严重者可形成坏疽（彩图 25-2）。皮疹 1 周左右消退，轻者 1～2 天即消失，常有色素沉着。中枢神经系统表现较明显，多数患者脾肿大，可见消化道症状，中毒性心肌炎等。

3）恢复期　病程的第 13～14 天，开始退热，一般在 3～4 天内体温恢复正常。严重患者精神症状、耳鸣、耳聋、手震颤等则需要较长时间才能恢复。整个病程 2～3 周。

（2）轻型斑疹伤寒　近年来散发病例多表现为轻型，体温多在 39℃以下，发热时间短，全身毒血症症状轻微，全身酸痛、头痛仍明显，但神经症状较轻，皮疹消退快，仅见充血性皮疹。

（3）复发型斑疹伤寒　又称布-津病（Brill-Zinsser disease），本型在临床上非常少见，一般患者病愈后可获得较坚强的免疫力，但部分患者感染后立克次体长期存在于体内，最长可达 40 年，当机体免疫力下降时，体内病原体可再繁殖引起复发。本型特点为：病程短，约 7～10 天；发热不规则，病情轻；无皮疹或仅少量皮疹；并发症少，病死率低；外斐反应常呈阴性，但普氏立克次体血清学试验常呈阳性；多数患者用四环素或氯霉素治疗有效。

（四）诊断

1. 动物的临床诊断　除人工感染外，动物自然感染少见且多不表现临床症状，确诊需依据实验室检查结果。

2. 人的临床诊断　根据流行病学史及临床表现可做出临床初步诊断。确诊需进行实验室检测。

3. 实验室诊断

（1）病原诊断　临床不常用，因分离培养易造成实验室污染，操作培养物和感染物质时应在生物安全水平三级实验室进行。从事本病原操作的人员应进行免疫预防，并详细了解有关本病原的知识。分离常用未经抗生素治疗的患者全血或其他标本悬液 2mL 腹腔接种豚鼠。现亦可采用 PCR 技术对病人血液及其他标本进行病原核酸检测。

（2）血清学检测　常用的检测方法有间接免疫荧光试验、间接免疫酶染色试验、补体结合试验、立克次体凝集试验（用普氏立克次体与患者血清做凝集反应，阳性率高，特异性强，阳性反应出现时间早，但抗原制备困难，故难以推广使用）。外斐反应变形杆菌 OX_{19} 凝集试验滴度＞1∶160 有诊断意义，但其并非特异反应，且不能区分流行性和鼠型斑疹伤寒，现已被其他特异性诊断试验取代。但无条件采用其他方法时仍可使用。

（3）鉴别诊断 本病常需与鼠型斑疹伤寒、恙虫病、回归热、Q 热、肾综合征出血热、钩端螺旋体病等疾病进行鉴别。

4. 人的诊断标准 可按照中华人民共和国卫生行业标准 WS215—2001《流行性斑疹伤寒和地方性斑疹伤寒诊断标准及处理原则》进行诊断。该标准的诊断原则为根据流行病学、临床症状、体征及特异性血清学检查结果对流行性斑疹伤寒进行临床诊断，根据立克次体病原学检查结果进行确诊诊断。

（1）流行病学 冬、春季发病，有衣虱感染史。

（2）临床症状 突然高热并伴有剧烈头痛。

（3）体征 80% 以上的患者 4～7 天出现皮疹，初为淡红色斑丘疹，2～5mm 大小，压之退色，1 周后变为暗红色或紫癜样皮损，压之不退色，约 1～2 周内消退，遗留色素沉着或脱屑。皮疹常发于躯干上部，24h 内扩展至背、腹、四肢等处，重症者还出现神志迟钝等症状。

（4）实验室诊断

1）血清学诊断 采用室温补体结合试验，普氏立克次体血清抗体滴度大于莫氏立克次体抗体滴度 2 倍以上，一次血清抗体滴度≥1：32，双份血清恢复期高于急性期 4 倍以上，可确诊为现患病例。

2）病原学诊断 从发热期患者血标本中分离出普氏立克次体或从发热期患者血标本中扩增出普氏立克次体特异性 DNA 片段。

（五）防制措施

按照 WS215—2001 的预防原则，采取以灭虱和疫苗接种为主的综合性预防措施，抓好人间和虱间的疫情监测，及时报告疫情。

1. 预防措施

（1）人间疫情监测 采用普氏立克次体特异性诊断抗原，及时发现初发病例。

（2）个人防护 搞好个人卫生，衣服要经常换洗，避免虱子滋生。

（3）免疫接种 疫苗是预防和减轻斑疹伤寒感染的有力武器，我国流行性斑疹伤寒得到有效控制和大量使用疫苗有直接关系。

（4）灭虱计划 在疫区，每年冬、春季各进行一次灭虱行动。

2. 病人、接触者及其直接接触环境的管理 发现病人及时上报，并送医院，在医生的指导下进行治疗。患者不直接传染他人，无须隔离病人。但病人的住所要进行灭虱，消灭传染源和媒介昆虫。对患者周围人群进行体检，确定是否有感染本病。对初发病例要进行个案调查，查清传染源和传播途径。

3. 局部暴发流行时，应采取紧急措施

（1）紧急免疫接种。

（2）提供有效的治疗方法 在流行期，发现病人应及时送医院在医生的指导下进行治疗。治疗原则为一般护理，对症治疗和特效药治疗相结合的方法。

（3）灭虱 如果发现流行性斑疹伤寒流行，要进行灭虱，灭虱方法有物理法：除皮衣外，可采用水煮、蒸气灭虱；也可在冬季最低温度达到−15℃以下时，采用冷冻法，将衣物打开，放室外过夜，皮衣也可以采用冷冻法。药物灭虱：1% 敌敌畏乳剂，每件衣服 50～100mL；2% 倍硫磷粉剂，每套衣服 30g；0.04% 二氯苯醚菊酯乳剂，每套衣服 100mL；环氧乙烷原液，每千克衣服 5mL；装入袋内熏蒸。

（4）预防性治疗 在暴发流行时，对患者周围人群服用强力霉素，把立克次体消灭在潜伏期内，使感染者减轻发病症状或根本不发病，是控制斑疹伤寒流行的应急措施。

4. 治疗 流行性斑疹伤寒和地方性斑疹伤寒治疗原则是一样的，都采取一般护理，对症治疗和特效药物治疗相结合的方法。多数患者用四环素及氯霉素均有特效。多首选四环素，成人剂量为每天每千克体重 25mg，分 4 次，或多西环素每天 200mg，口服，疗程为 5～7 天；退热后还应服用 3 天，以减少复发。近年来发现喹诺酮类药物亦有较好的疗效，但小儿、孕妇及哺乳期妇女禁用。

此外可采取一般支持疗法和对症治疗。

（六）公共卫生影响

斑疹伤寒发病率近年来虽然逐年降低，但仍有散在发生，且多发生于贫困地区，大灾、大疫造成的环境劣变亦是本病发生的诱因。因此，流行性斑疹伤寒受灾害影响较大，常和战争、饥荒相联系。我国1950—1952 年第一次流行高峰，正是经济困难时期；第二次流行高峰 1960—1962 年也是经济困难时期。由于本病较少发生，有时不能得到及时确诊和治疗，造成疫情扩散，带来一定的经济损失。

同时流行性斑疹伤寒还具有较大的军事医学意义。本病的流行高峰均发生于世界大战时期，故曾被德国人称为"战争瘟疫"。第一次世界大战时期只有 300 万人口的塞尔维亚共和国，发病 150 万人，病死 15 万人。当时苏联发病 3 000 万人，病死 300 万人。从病原本身看，其感染性强，感染剂量小，容易用鸡胚大量生产，耐干燥，在低温下可长期储存，能通过气溶胶施放侵入人体，因此 1996 年日内瓦"禁止生物武器公约"国际会议仍将其列为生物战剂核查内容。在刚刚经历了美国"9·11 恐怖袭击事件"和其后"炭疽事件"的今天，流行性斑疹伤寒也是需要给予足够重视的公共卫生问题。

从事普氏立克次体病原研究的实验室要建立相应的生物安全管理措施，以保证实验室工作人员的安全。

（遏秀玲　韩　雪）

◆ **参考文献**

陈宁庆.1991.生物武器防护医学［M］.北京：人民军医出版社：544-558.

范明远，阎世德，张婉荷，等.1964.某地区斑疹伤寒、北亚蜱性斑疹伤寒、Q 热及立克次体痘的血清学调查［J］.中华卫生杂志，9：46-48.

马亦林.2005.传染病学［M］.第 4 版.上海：上海科学技术出版社：401-405.

徐在海.2000.实用传染病病理学［M］.北京：军事医学科学出版社：126-129.

俞树荣，陈香蕊.1999.立克次氏体与立克次氏体病［M］.北京：军事医学科学出版社：8：20-30.

Irons J V. 1994. Probable role of the cat flea, Ctenocephalides felis in transmission of murine typhus. Am J of Trop Med Hyg，24：51-53.

三、落基山斑点热

落基山斑点热（Rocky Mountain spotted fever，RMSF）是由立氏立克次体经蜱传播引起的一种急性地方性自然疫源性传染病，多分布于美洲，美国疾病控制中心也将其命名为蜱传斑疹伤寒（Tick-borne typhus fever 或 Tickborne typhus）。人表现起病急，恢复较快，临床特征有发热、头痛和皮疹，重症常导致死亡。

（一）病原

1. 分类地位　立氏立克次体（Rickettsia. rickettsii）在分类上属立克次体科（Rickettsiaceae）、立克次体属（Rickettsia）、斑点热群。其是最早被了解并研究的立克次体，传播媒介为硬蜱属的各种蜱如安氏革蜱（Dermacentor andersom）和血红扇头蜱（Rhipicephalus sanguineus）等。其致病性在所有立克次体中居首位，被列为生物战剂之一。

2. 形态学基本特征与培养特性

（1）形态学特征　立氏立克次体长 0.3～2.0 μm，宽 0.2～0.5 μm，多形性，革兰氏染色阴性，免疫酶染色阳性（图 25-3），姬姆萨染色紫红色，吉曼尼兹（Gimenez）和马基亚韦洛（Macchiavello）染色呈红色，多分布于细胞质，在核内偶可检出，在感染鸡胚卵黄囊的涂抹标本中，立克次体多散布于细胞外，有时可见于细胞内。

（2）培养特性　立氏立克次体在 7～8 日龄鸡胚卵

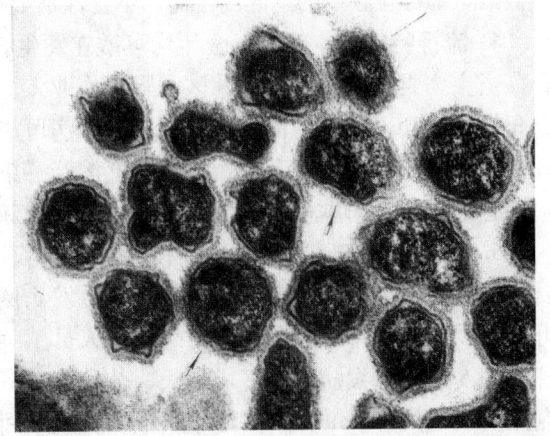

图 25-3　立氏立克次体免疫酶染色，菌体周围黏液层呈阳性反应（免疫电镜，×56 000）

（徐在海供图）

黄囊内生长良好，最适培养温度为 33.5℃，鸡胚常在 4～6 天内死亡，胚死后可继续培养 24～48h 以增加菌的数量。在猴肾细胞和人胚肾细胞内可增殖，并引起细胞病变。病理组织中的立氏立克次体见彩图 25-3。

3. 理化特性 立氏立克次体对外界环境抵抗力不强，56℃ 30min 可灭活，对热、紫外线及一般消毒剂均敏感，紫外线照射数分钟即死亡，耐低温，−20℃ 以下可长期保存。常用的消毒剂 0.1% 甲醛、0.5% 石炭酸溶液可在短时间内将其灭活，70% 乙醇、5% 氯仿在 10min 内可将其杀灭。对脂溶剂和抗生素敏感。

（二）流行病学

1. 传染来源 蜱既是传播媒介又是贮存宿主，小型啮齿动物如各种鼠、兔和鹿、熊等均可成为传染源，犬作为传染源的意义不大，但其可将蜱携带至居民居住地使人被感染，鸟类在扩展疫源地上具有特殊意义。在自然界立克次体-蜱、螨-哺乳动物间维持着一个感染循环。

2. 传播途径 局部流行主要通过蜱叮咬或接触新鲜的蜱分泌物、破碎的尸体等，经皮肤破损处或眼、鼻、口黏膜而传播，媒介蜱主要有安氏革蜱、美洲犬蜱、变异革蜱、血红扇头蜱等。自然条件下，经气溶胶感染的可能性不大，但实验室感染证明，猴和猩猩吸入带有病原体的气溶胶后可感染、发病。

3. 易感动物

（1）自然宿主 蜱是传播本病的重要媒介和贮存宿主，蜱的寄生宿主非常广泛，包括家畜、野生动物、啮齿类和鸟类等，本病自然宿主主要为啮齿动物鼠、兔，也有犬、鹿、熊等自然感染及血清学阳性的报道。成蜱和犬在使人感染的环节上特别重要，人普遍易感。

（2）实验动物 豚鼠、小鼠对立氏立克次体均敏感，为常用实验动物。豚鼠腹腔接种，经一定的潜伏期后开始发热，睾丸、阴囊、脚掌等坏死十分明显，最终导致死亡。可见急性血管炎，单核细胞、淋巴细胞和嗜中性粒细胞浸润伴纤维蛋白渗出，有结节性肉芽肿形成，脑干和小脑形成以胶质细胞结节为主的非化脓性脑炎，间质性心肌炎、肝脂肪变性、肾炎等。雄性豚鼠感染后有阴囊反应，开始时可见红斑，之后阴囊呈红紫褐色坚实水肿，睾丸和附睾局限性坏死，睾丸和阴囊粘连，与人的病变相似。

小鼠病变与豚鼠相似但较轻，中脑和延脑病变明显。

气溶胶感染猴 4～6 天后，脾脏肿大，呈紫红色，质地坚实。胆汁浓缩，墨绿色，全身可见皮疹，在两大腿内侧较多，感染 6h 后，全身血管内皮、肝、脾和骨髓等网状内皮细胞中可检出立克次体，表现为血管炎性反应，在致死性感染中，可见耳壳皮肤坏死，呈坏死性血管炎和血栓性静脉炎。

（3）易感人群 人群对斑点热群立氏立克次氏体普遍易感。感染与流行主要取决于以下两个因素：①当地人群抗体水平的高低与年龄因素有关，成人高，儿童低，外来人员和儿童是高危人群，易受感染；②感染与蜱接触频率的高低成正比，不受性别影响。野外工作人员是高发人群，初次接触者更易感。

4. 流行特征 本病虽然全年均可散在发生，但一般多发生于 5～8 月。其主要媒介蜱——安氏革蜱寄存宿主为野生动物，因此林区和野外作业人员发病率高。人对立氏立克次体普遍易感，发病率与接触媒介蜱的机会以及蜱的活动规律相关。本病可产生保护性免疫，未见感染者可再次感染的报道。通常患者不能成为传染源。曾有数例实验室气溶胶感染人的报道。

感染耐过者对本病有较强的免疫力，因此新进入疫区的人员发病率高于疫区常驻人员。

5. 发生与分布 本病的自然疫源地至今仅限于美洲，最早发现于美国西北部落基山脉附近地区，以后发展至美国东部及东南部几个州，散发病例几乎遍及美国各个州。在美国西部，主要媒介为寄生于野生动物的安氏革蜱，因此，野外作业人员感染者多。在东部的主要媒介是寄生于家犬的变异革蜱的成蜱，妇女、儿童发病者较多，年长、体弱者病死率高。1983—1998 年，美国每年报道的死于落基山斑点热的人数为 5～39 人，而近年来证实在此期间另有 400 人死于本病。过去本病对人的致死率为 87%。而目前，经过治疗的病死率为 5%，未经治疗的病死率为 20%。在其他国家本病病死率较高，如巴西 1995—2004 年的致死率为 29.1%。美国有 18 种鸟类和 31 种哺乳动物血清中曾检出过抗体。

在我国无本病自然疫源地，故无本病分布。

（三）对动物与人的致病性

1. 对动物的致病性 野生动物自然感染的症状尚不清楚，人工感染动物的临床症状与病理变化随感染途径不同而异，主要表现为发热，皮疹（无毛皮肤处明显），血管炎，非化脓性脑炎，阴囊反应，脾肿大，心肌炎，肾炎等病变。家畜感染仅有血清学证据。

2. 对人的致病性 本病的潜伏期2～14天。平均1周，潜伏期短常常是病情严重的指征。潜伏期后，部分患者可有1～3天的前驱期，表现为食欲减退、疲倦、四肢无力和畏寒等。

（1）发热 典型病例起病急，体温骤然上升到39～40℃，严重者可出现41℃以上的超高热。并伴有寒战、剧烈头痛、全身肌肉和关节痛，畏光和眼球痛。肝、脾可出现肿大。不做病原治疗发热不退，热程可为2～3周。以后体温多逐渐恢复。与其他立克次体感染不同，通常在蜱叮咬处不出现溃疡或焦痂（初疮），如叮咬处感染细菌，可出现化脓性炎或脓疱。

（2）皮疹 80%～90%的病例有皮疹，多于第3～4天开始出现，开始于四肢末梢，向心方向发展，遍及全身和颌面部，初期皮疹为粉红色斑疹，直径2～5mm。出疹2～3天后，皮疹出现融合，变为红色或紫红色。恢复期皮疹逐渐消退，在手掌、足底、踝周和腋窝的皱褶处皮疹变为淤点，呈落基山斑点热皮疹的特征性分布（彩图25-4）。皮疹消退后可有短暂的色素沉着和糠皮样脱皮。

如未得到有效治疗，病原体可使血管内皮的损害加重，在鼻尖、耳垂、阴囊部和指趾处的皮肤易形成血栓和局部缺血性坏疽，如形成大动脉血栓，可发生肢体坏死和偏瘫。重症患者常因心肌炎和肺水肿而死亡。

（四）诊断

1. 动物的临床诊断 除人工感染外，动物自然感染症状尚不清楚，确诊需依据实验室病原和血清学检查结果。

2. 人的临床诊断 患者有特征性皮疹出现，来自疫区并有与蜱、螨类的接触史，排除相关疾病，可作出临床初步诊断。确诊需进行实验室病原和血清抗体检测。

3. 实验室诊断

（1）病原诊断 因分离培养易造成实验室污染，操作培养物和感染物质时应在生物安全水平三级实验室进行。从事本病原操作的人员应进行药物预防，并详细了解有关本病原的知识。分离常用患者全血或其他标本悬液2mL腹腔接种豚鼠，观察阴囊反应并检查菌体。

（2）免疫学检测 常用间接免疫荧光试验、补体结合试验，双份血清效价增高4倍以上有诊断意义。皮肤或皮疹活检进行免疫荧光染色，发病3～4天就可检测出立氏立克次体。

（五）防制措施

1. 综合性措施 本病的主要防制措施是灭鼠和灭蜱，控制传染源和贮存宿主，保护易感人群等。野外作业应穿防护服，外露部分使用乙酰苯胺丁酯等驱避剂。临时进入疫区，可口服多西环素进行药物预防。

鼠类经常侵扰粮库、简陋住所、工棚、矿井、货物集散地等，应做为灭鼠重点区域，采取机械、化学和生态学等方法消灭鼠害，灭鼠的同时还应灭蜱。

人与人之间传播可能性较小，但潜伏期、恢复期有立克次体血症可能成为传染源，因此对患者早期诊断、隔离、治疗是控制传染的有效措施。

立氏立克次体易造成实验室感染，因此操作一般性（不培养病原体）试验可在生物安全水平2级实验室进行，而操作动物接种、组织培养或感染动物解剖，以及处理患者或感染动物组织等项内容，需在生物安全水平3级实验室进行。

2. 疫苗免疫接种 使用鸡胚卵黄囊疫苗有部分保护作用，能延长潜伏期，缩短热程，减轻病情，但不能防止发病。由于已开发出治疗本病的有效而安全的抗生素，开发疫苗预防本病的意义较小。美国食品药品管理局至今未批准疫苗上市。

3. 治疗 多数患者四环素及多西环素均有效。多首选四环素，成人剂量为每天每千克体重25mg，分 4 次；多西环素每天 200mg；氯霉素，剂量为每天每千克体重 25mg，分 4 次，口服，疗程为 5～7 天；退热后还应服用 3 天，尚未见有对上述药物耐药菌株的出现，复发者罕见。

同时采取一般支持疗法和对症治疗。

（六）公共卫生影响

我国无本病疫源地，故正常状态下不会出现感染病例。但其属于生物战剂之一，在可能发生生物恐怖活动时，需要向民众普及相关防治知识，一旦发生污染，要做到及时诊断，及早治疗，把污染控制到最小。

鉴于本病的高致死率，从事立氏立克次体病原研究的实验室要建立相应的生物安全管理措施，特别注意控制气溶胶感染，以确保实验室工作人员的安全。

（遇秀玲　韩雪）

◆ 参考文献

方美玉，林立辉，刘建伟．2005．虫媒传染病［M］．北京：军事医学科学出版社：254-266．

俞树荣，陈香蕊．1999．立克次氏体与立克次氏体病［M］．北京：军事医学科学出版社：20-30．

Filipe Dantas-Torres. 2007. Rocky Mountain spotted fever. Lancet Infect Dis. 7：724-732.

四、北亚蜱传斑点热

北亚蜱传斑点热（North Asian tick-borne spotted fever）简称北亚热（North Asian fever），是由斑点热群立克次体中的西伯利亚立克次体经蜱传播引起的自然疫源性传染病。人临床特征有发热、皮疹，初疮和局部淋巴结肿大。

（一）病原

1. 分类地位　西伯利亚立克次体（*Rickettsia siberica*）在分类上属立克次体科（Rickettsiaceae）、立克次体属（*Rickettsia*）、斑点热群。抗原性与其他立克次体无交叉反应，在斑点热群内可有部分交叉。

2. 形态学基本特征与培养特性

（1）形态学特征　西伯利亚立克次体，长 0.8～2.0 μm，宽 0.3～0.5 μm，多呈杆状。革兰氏染色阴性，姬姆萨染色紫红色，吉曼尼兹（Gimenez）和马基亚韦洛（Macchiavello）染色呈红色，钌红染色及免疫酶染色，均可见菌体纤维黏液层（图 25-4A，B）。在感染细胞内成片聚集，在感染鸡胚卵黄囊的涂抹标本中，立克次体多散布于细胞外，有时可见于细胞内。

（2）培养特性　在 5～6 日龄鸡胚卵黄囊内生长良好（图 25-4C），最适培养温度为 33℃，鸡胚接种后常在 4～5 天内死亡，胚死后可继续培养 48～72h 以增加菌体数量。在 Vero-E6 细胞内增殖良好，亦可用豚鼠增菌后分离培养。

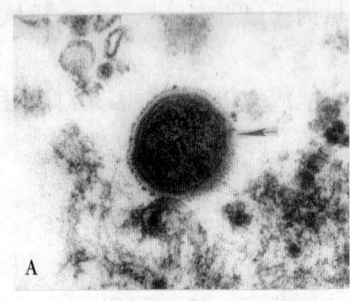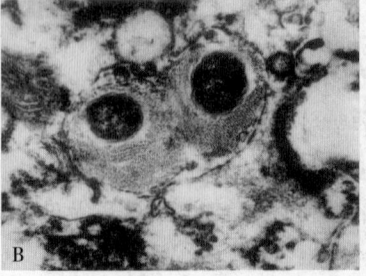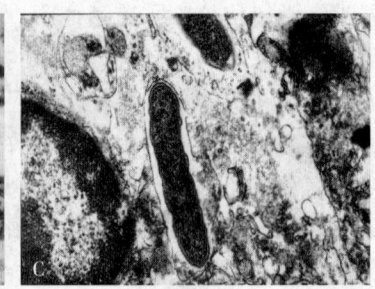

图 25-4 西伯利亚立克次体

A. 钌红染色，可见菌体纤维黏液层呈阳性反应（超薄切片，×120 000）　B. 免疫酶染色，可见菌体纤维黏液层相连（免疫电镜，×100 000）　C. 感染鸡胚卵黄囊，可见在胞质中的菌体及清楚的包膜（超薄切片，×80 000）

（徐在海供图）

3. 理化特性 西伯利亚立克次体对外界环境抵抗力弱，56℃30min可灭活，对热、紫外线及一般消毒剂均敏感，紫外线照射数分钟即死亡，耐低温−20℃以下可长期保存。对常用消毒剂敏感，0.1%甲醛、0.5%石炭酸溶液可在短时间内将其灭活，70%乙醇、5%氯仿在10min内可将其杀灭。感染的10%卵黄囊膜悬液，经乙醚作用15min即可灭活。对脂溶剂和抗生素敏感。

（二）流行病学

1. 传染来源 田鼠、野兔、松鼠和鼬鼠等为本病的传染源和动物贮存宿主，蜱既是传播媒介也是贮存宿主。鸟类的作用不容忽视，因其既是蜱的寄主，又可携感染蜱远距离散播病原体。在我国东北、西北地区的主要动物宿主为东方田鼠、大林姬鼠、黑线姬鼠和长尾黄鼠等。

2. 传播途径 主要传播媒介为血蜱属和革蜱属的蜱类。病原体到达传播媒介蜱的体内后，在其肠上皮细胞及其他组织内繁殖。人被染疫蜱叮咬后，在吸血过程，立克次体随蜱的涎液注入人体而致感染。染疫蜱体内富含立克次体，也可随粪便、基节液排出体外。捻碎的蜱组织中的病原体通过皮肤破损处或眼、鼻、口黏膜感染，使人致病。

3. 易感动物

（1）自然宿主 本病自然宿主主要为野生啮齿类动物，在不同地区，主要媒介蜱种和动物宿主不尽相同。虽然多种动物均能自然感染西伯利亚立克次体，但真正的宿主动物还是媒介蜱的寄主，如东方田鼠、黑线姬鼠、麝鼠、黄鼠、大鼠、仓鼠、花鼠、家鼠等。

人对西伯利亚立克次体普遍易感。

（2）媒介动物 目前证实自然感染西伯利亚立克次体的蜱至少有5属20种，媒介蜱不仅是传播媒介，也是贮存宿主。在我国已从下列蜱种中分离出西伯利亚立克次体：草原革蜱、中华革蜱、森林革蜱、越原血蜱等。草原革蜱多栖居在干旱的荒漠草原，是新疆和内蒙古地区的主要传播媒介。中华革蜱多袭击牛、羊、犬及刺猬等。越原血蜱是福建宁化县境内的优势蜱种，我国研究人员曾在野兔身上寄生的越原血蜱中分离到斑点热群立克次体，初步鉴定为西伯利亚立克次体，首次在病原学上证实我国北纬26°的东南地区存在北亚热的自然疫源地。

（3）实验动物 豚鼠对西伯利亚立克次体敏感，为常用实验动物。用病人的血液腹腔接种豚鼠或用感染的蜱来叮咬豚鼠，引起的特征症状是发热和阴囊反应。腹腔注射的潜伏期为5～10天，蜱叮咬为6～11天，连续传代后潜伏期则缩短，发热期持续4～6天，体温可达40℃或更高，随着体温的升高，可出现睾丸炎。发热高峰时剖检可见脾肿大，有时表面见纤维蛋白渗出，肾上腺肿大充血，充血性腹膜炎等。上述材料涂片可检出立克次体。弱致病性的分离株在豚鼠中很难传代，往往只在第一代能检测到抗体的产生。

兔腹腔及睾丸接种西伯利亚立克次体可引起无症状感染并产生抗体，眼前房感染引起角膜炎和虹膜睫状体炎，皮下注射48h内引起注射部位的水肿和渗出，72h内开始出现水肿和坏死，反应高峰在第4～5天，第9～10天消失。

西伯利亚立克次体感染小鼠能引起以细胞免疫为主的一系列免疫应答。

4. 流行特征 本病的发生有一定的季节性，一般多发生在春末、夏初，与媒介蜱的活动规律有关。人群普遍易感，感染和流行主要取决当地人群的抗体水平，抗体水平一般与年龄相关，成人高，儿童低。因此，儿童是该病的易感人群。外来人口也是本病的高危人群，当大量外来人口进入疫源地后可能引起北亚热的暴发或流行。另外还与人、蜱接触的频率相关。

5. 发生与分布

（1）世界性分布 北亚热于1935年在苏联克拉斯诺亚尔斯克（Krasnoyarsk）地区发现，直到1938年才从病人的血液和皮肤坏死灶中分离出病原体。1941—1943年明确了草原革蜱、有纹革蜱等为该病的媒介，1950年将该病原体鉴定为斑点热群立克次体中的西伯利亚立克次体。

北亚热分布在东北亚广大地区以及西南亚的部分地区。现有的疫源地都在北纬30°～60°、东经30°～150°的范围内，尤以北纬40°～50°、东经70°～120°的范围内最多。如俄罗斯的西伯利亚东部、哈萨克斯坦、吉尔吉斯斯坦、土库曼斯坦、阿塞拜疆、亚美尼亚、蒙古、巴基斯坦、德国、印度、尼泊尔、泰国、捷克、斯洛伐克和中国等地。

（2）我国分布 我国最早于 1958 年在内蒙古地区人、畜血清中检测出西伯利亚立克次体的抗体，1962 年在黑龙江虎林发现斑点热病例，并从野生啮齿类动物（东方田鼠）中分离出立克次体。1974 年在新疆精河的草原革蜱中分离出立克次体，1984 年才从病人中分离到病原体。目前，已知有 10 余个省、自治区、直辖市存在北亚热，包括黑龙江、吉林、辽宁、内蒙古、北京、新疆、山东、福建、广东、云南、海南、西藏。该病致死率低、且常发生于医疗条件较差地区，临床症状与普通感冒相似，一般不能全部确诊或报告，因此报道的分布资料不一定完全反映真实情况。

（三）对动物与人的致病性

1. 对动物的致病性 野生动物自然感染的症状尚不清楚，人工感染动物的临床症状与病理变化随感染途径不同而异，主要表现为发热、阴囊反应、脾肿大、腹膜炎、角膜炎、肾上腺肿大等病变。家畜感染仅有血清学证据。

2. 对人的致病性 本病的潜伏期为 3～6 天。

多数患者起病前有前驱症状，表现为食欲减退、头痛和全身肌肉痛等。接着出现发热，体温急骤上升，到第 3 天 可达 40℃，热型以弛张热为主。伴有头痛、全身肌肉和腰痛，眼结膜充血。热程 8～10 天，在 2～3 天内逐渐下降到正常。

大多数患者在被蜱叮咬处出现初疮，形态特点为覆盖有棕色痂皮的小浸润块，周围有红晕，常见于头颈和胸、腹部。初疮周围的淋巴结肿大，脾肿大。

发病后 4～5 天，在胸、背部和四肢出现椭圆形充血性红色斑丘疹，边界清楚。严重时扩展到面部、手心和足底，呈出血疹。体温下降时皮疹开始消退，皮疹消失后留有色素沉着（图 25 - 5）。

（四）诊断

1. 动物的临床诊断 除人工感染外，动物自然感染症状尚不清楚，确诊需依据实验室病原和血清学检查结果。

2. 人的临床诊断 在北亚热流行区，患者有与蜱类的叮咬、接触史，出现发热、头痛及全身肌肉痛，初疮、皮疹和局部淋巴结肿大，均应考虑本病。排除相关疾病，可作出临床初步诊断。确诊需进行实验室病原和血清抗体检测。

3. 实验室诊断

（1）病原诊断 组织培养或动物接种分离到西伯利亚立克次体可确诊。常用患者全血或其他标本悬液 2mL 腹腔接种豚鼠，观察阴囊反应并检查菌体。

（2）免疫学检测 常用间接免疫荧光试验、补体结合试验，双份血清效价增高 4 倍以上有诊断意义。外斐反应变形杆菌 OX19 和 OX2 可出现凝集反应，间隔 2 周复查凝集效价升高 4 倍以上有特异性辅助诊断价值。

（五）防制措施

1. 综合性措施 本病的主要防制措施是灭鼠和灭蜱，控制传染源和贮存宿主，保护易感人群等。野外作业应穿防护服，避免蜱叮咬，外露皮肤涂抹驱虫剂，必要时可口服多西环素进行药物预防。

鼠类经常侵扰粮库、简陋住所、工棚、矿井、货物集散地等，应作为灭鼠重点区域，采取机械、化学和生态学等方法消灭鼠害，灭鼠的同时还应灭蜱。

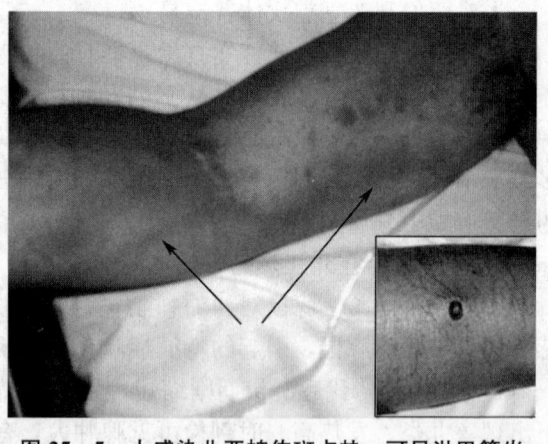

图 25 - 5 人感染北亚蜱传斑点热，可见淋巴管炎从右前臂扩展至腋下（箭头）及右前臂皮肤焦痂（插图）

[引自 Rita de Sousa, Luís Duque, Margarida Anes, et al. Lymphangitis in a Portuguese Patient Infected with Rickettsia sibirica. Emerging Infectious Diseases, 2008, 14 (3): 529 - 531, 经 Emerging Infectious Diseases 授权]

2. 疫苗免疫接种　尚无有效疫苗应用于临床。

3. 治疗　多西环素及四环素均有效。多西环素每次200mg，每12h1次，疗程1天。多数患者预后良好，无并发症。

（六）公共卫生影响

本病致死率低、且常发生于医疗条件较差地区，临床症状与普通感冒相似，一般不被重视，因而不能准确掌握疫源地的情况，随着经济和旅游开发的进程，大量外来人员进入疫区和频繁流动，可能会造成本病的流行或疫区的扩散，从而带来经济损失和公共卫生问题。

（遇秀玲）

◆ **参考文献**

范明远，于学杰，毕德增，等．1992．中国北亚蜱传斑点热分子流行病学研究［J］．中国公共卫生学报，11（2）：67-76．

方美玉，林立辉，刘建伟．2005．虫媒传染病［M］．北京：军事医学科学出版社：254-266．

俞树荣，陈香蕊．1999．立克次氏体与立克次氏体病［M］．北京：军事医学科学出版社：8；20-30．

五、纽 扣 热

纽扣热（Boutonneuse fever）又称地中海斑点热（Mediterranean spotted fever），是由斑点热群立克次体中的康氏立克次体引起的地方性立克次体病。人临床特征为发热、头痛、肌痛、皮疹和焦痂等。

（一）病原

康氏立克次体（*Rickettsia conorii*）在分类上属立克次体科（Rickettsiaceae）、立克次体属（*Rickettsia*）、斑点热群。其形态学特征（图25-6）、培养特性（图25-7、彩图25-5）及理化特性基本与斑点热群其他几种立克次体相同。

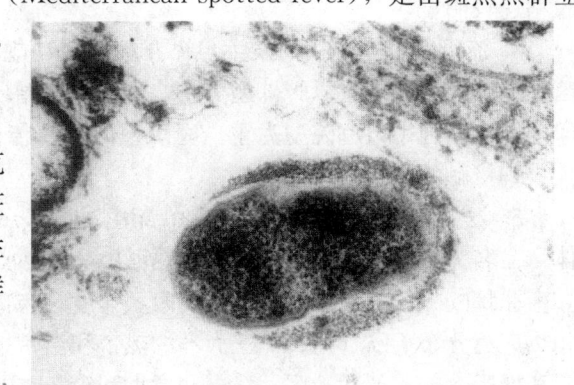

图25-6　康氏立克次体钌红染色，可见菌体纤维黏液层呈阳性反应（超薄切片，×120 000）

（徐在海供图）

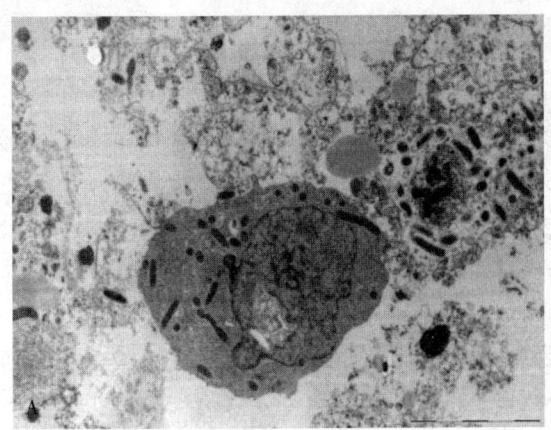
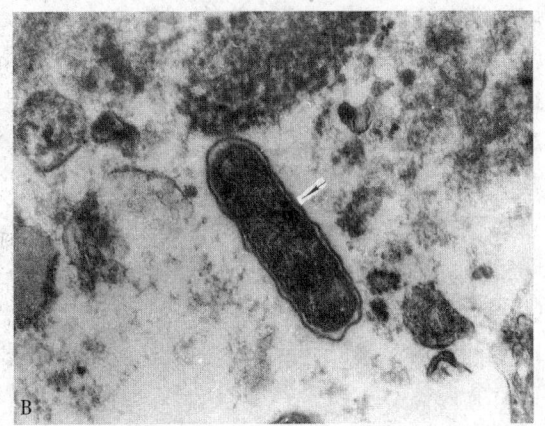

图25-7　康氏立克次体感染鸡胚卵黄囊，菌体在胞质中聚集（A. 超薄切片，×100 000）**及清楚的包膜层次结构**（B. 超薄切片，×80 000）

［图A引自 Clarisse Rovery, Philippe Brouqui, Didier Raoult, et al. Questions on Mediterranean Spotted Fever a Century after Its Discovery. Emerging Infectious Diseases, 2008, 14 (9)：1360-1367，经 Emerging Infectious Diseases 授权；图B由徐在海供图］

（二）流行病学

1. 传染来源 啮齿动物、犬等为本病的传染源和动物贮存宿主，蜱既是传播媒介也是贮存宿主。鸟类的作用不容忽视，因其既是蜱的寄主，又可携感染蜱远距离散播病原体。

2. 传播途径 主要通过蜱叮咬或接触新鲜的蜱分泌物、破碎的尸体等，经皮肤破损处或眼、鼻、口黏膜而传播。

3. 易感动物

（1）自然宿主 自然感染的野生啮齿类动物有 15 种以上，在不同地区，主要动物宿主不尽相同。肯尼亚有罗花鼠、黑家鼠、凯氏奇异鼠、斑刚毛鼠和斑草鼠；马来西亚有各种鼠类和鼩鼱及其体表的粒形硬蜱和多种血蜱。

人对康氏立克次体普遍易感。

（2）媒介动物 目前证实自然感染康氏立克次体的蜱至少有 13 种，媒介蜱不仅是传播媒介，也是贮存宿主。主要传播媒介为希伯来钝眼蜱、具尾扇头蜱、艾氏扇头蜱及麻点边缘璃眼蜱等，地中海沿岸国家和印度一带以血红扇头蜱为主。

（3）实验动物 豚鼠对康氏立克次体敏感，为常用实验动物。用病人的血液腹腔接种豚鼠或用感染的蜱来叮咬豚鼠，引起的特征症状是发热和阴囊反应，阴囊中度肿胀，鞘膜腔内有纤维素样渗出物，鞘膜粘连较明显。

4. 流行特征 本病的发生与媒介蜱的活动规律有关，夏季多发。人群普遍易感，在非洲的广大地区和亚洲的部分地区以野外型为主，参与自然循环的媒介蜱和宿主动物种类较多。在地中海沿岸国家和印度等亚洲国家以庭院型为主，庭院型的主要传播媒介是一种犬蜱——血红扇头蜱。本病的发病率与人、蜱接触的频率相关。

5. 发生与分布 纽扣热于 1910 年由法国 Conor 和 Brush 在北非的突尼斯发现，1932 年分离出病原体，命名为康氏立克次体，是斑点热群中分布较广的一种立克次体。发生在不同的地区有不同的命名，如南非蜱咬热、肯尼亚蜱传斑疹伤寒、印度蜱传斑疹伤寒等，经血清学证实均为康氏立克次体所致。纽扣热广泛分布于欧、亚、非三大洲的热带和温带地区，在欧洲主要分布在地中海、黑海和里海的一些国家和地区，如前苏联地区、法国和意大利等；在非洲主要分布于沿地中海的一些国家，东非、西非、南非等均有病例报告；在亚洲主要分布于印度、巴基斯坦及泰国等国。

我国福建宁化县及广东大埔县、梅县、平远县等地，曾从人和野生啮齿类动物的血清中检测出康氏立克次体抗体，云南西双版纳以发热患者血液接种豚鼠发热，其血清抗康氏立克次体呈阳性反应，但尚未从病原学上证实康氏立克次体的存在。

（三）对动物与人的致病性

1. 对动物的致病性 野生动物自然感染的症状尚不明确。

2. 对人的致病性 本病的潜伏期为 5～7 天。

典型患者表现为突然发热，头痛、疲倦，肌肉、关节疼痛和结膜充血。病程第 3～4 天，出现皮疹，皮疹分布于面部、躯干、四肢、足底和手掌，皮疹形态为斑疹、斑丘疹，严重时发展成出血疹。在蜱叮咬处出现焦痂，直径 2～5mm，中心为黑色，外周围绕稍突起的红晕，焦痂附近的淋巴结肿大（彩图 25-6）。

（四）诊断

1. 动物的临床诊断 除人工感染外，动物自然感染症状尚不清楚，确诊需依据实验室病原和血清学检查结果。

2. 人的临床诊断 患者有在纽扣热流行区旅行或滞留史，有与犬或蜱类的接触、叮咬史，出现发热、皮疹和焦痂等临床症状，均应考虑本病。排除相关疾病，可作出临床初步诊断。确诊需进行实验室病原检测。

3. 实验室诊断

（1）病原诊断 组织培养或动物接种分离到康氏立克次体可确诊。常用患者全血或其他标本悬液

2mL 腹腔接种豚鼠，观察阴囊反应并检查菌体。从患者体内分离病原较从感染蜱分离病原困难。

（2）免疫学检测 常用间接免疫荧光试验、补体结合试验，双份血清效价增高 4 倍以上有诊断意义。

（五）防制措施

1. 综合性措施 本病的主要防制措施是灭鼠和灭蜱，控制传染源和贮存宿主，保护易感人群等。野外作业应穿防护服，避免蜱叮咬，外露皮肤涂抹驱虫剂，必要时可口服多西环素进行药物预防。

鼠类经常侵扰粮库、简陋住所、工棚、矿井、货物集散地等，应作为灭鼠重点区域，采取机械、化学和生态学等方法消灭鼠害，灭鼠的同时还应灭蜱。

疫区犬作为蜱的寄生宿主，对人类的感染有重要作用，亦需防蜱、灭蜱。

2. 疫苗免疫接种 尚无有效疫苗应用于临床。

3. 治疗 四环素、多西环素、氯霉素、红霉素、阿奇霉素、克拉霉素和环丙沙星对多数患者均有特效，及时治疗可缩短病程和减少并发症。一般用药后 1～2 天内退热，退热后应继续治疗 2 天。

（六）公共卫生影响

在我国尚未检测到本病病原，但血清学检测提示有感染发生，随着经济和旅游开发的进程，到本病流行区工作或旅游，特别是到地中海周边纽扣热流行区，应避免与犬和啮齿动物接触，做好个人防护，防止被蜱叮咬，必要时可进行药物预防。

（遇秀玲）

◆ **参考文献**

方美玉，林立辉，刘建伟.2005.虫媒传染病［M］.北京：军事医学科学出版社：254 - 266.

俞树荣，陈香蕊.1999.立克次氏体与立克次氏体病［M］.北京：军事医学科学出版社：20 - 30.

六、立克次体痘

立克次体痘（Rickettsia pox）是由斑点热群立克次体中的小蛛立克次体引起的一种自限性立克次体病。人临床特征有发热、水疱疹及螨叮咬部位出现焦痂等，因其水疱疹类似于水痘故称立克次体痘。

（一）病原

小蛛立克次体（*Rickettsia akari*）在分类上属立克次体科（Rickettsiaceae）、立克次体属（*Rickett-sia*）、斑点热群。形态特性（图 25 - 8A）、培养特性（图 25 - 8B）及理化特性与斑点热群其他几种立克次体基本相同。

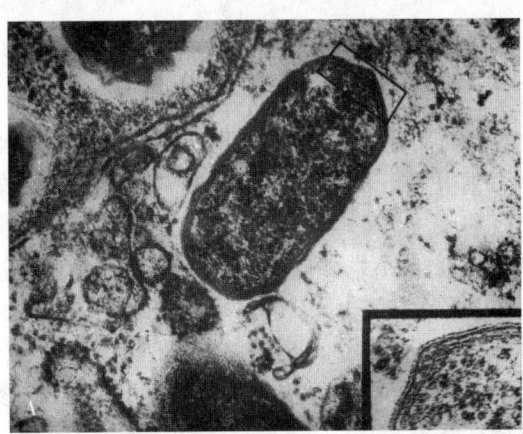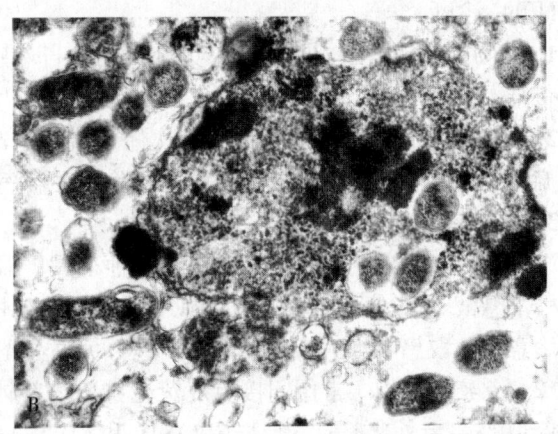

图 25 - 8　小蛛立克次体

A. 可见顶端包膜结（超薄切片，×120 000）　B. 感染鸡胚卵黄囊，可见在胞核和胞质中的菌体（超薄切片，×44 000）

（徐在海供图）

（二）流行病学

1. 传染来源和传播途径　小家鼠为本病的传染源和贮存宿主。主要通过革螨叮咬经皮肤破损处传播。

2. 易感动物

（1）自然宿主　自然宿主为小家鼠。人对小蛛立克次体普遍易感。

（2）媒介动物　主要传播媒介为血红异皮螨（*Allodermanyssus sanguineus*），革螨还可经卵传递病原。

（3）实验动物　小鼠对小蛛立克次体极敏感，可引起致死性感染，为常用实验动物。人工接种患者血液后经 8～10 天潜伏期后发病，感染后 12～18 天死亡，感染小鼠产生典型腹膜炎，腹膜刮片可检出立克次体。豚鼠也可用作感染动物，但不如小鼠敏感。感染后豚鼠阴囊轻度肿胀，睾丸可还纳腹腔，无典型结节性肉芽肿形成。

3. 流行特征　本病的发生与媒介螨的活动规律有关，夏、秋季多发。人群普遍易感，城镇发病较多见，可有一户多例发病的现象。本病的发病率与人-鼠-螨接触的频率相关，无年龄和性别的差异。

4. 发生与分布　本病于 1946 年在美国的纽约市首次报道，1949 年乌克兰证实有本病的发生。南斯拉夫、阿尔巴尼亚等国也有本病的存在。在上述几个国家，立克次体痘属于一种典型的城市疾病。韩国在东方田鼠中分离出小蛛立克次体，但未证实有人感染病例。

1978 年我国新疆在人和哺乳类动物中已检测出本病原的抗体。但尚未从病原学上证实小蛛立克次体的存在。

（三）对动物与人的致病性

1. 对动物的致病性　野生动物自然感染的症状尚不明确。

2. 对人的致病性　本病的潜伏期为 7～14 天。螨叮咬后不引起疼痛，一般不被注意。

多数患者突然起病，发热伴寒战，头痛，肌肉、关节疼痛。在 2～3 天内体温可达 40℃，热程持续 1 周左右。发病 2～3 天后出现皮疹，开始为斑丘疹，多分布于胸、腹部，足底和手掌少见，皮疹逐步增多，顶部发展为水疱，水疱液吸收后结痂（彩图 25-7）。皮疹持续时间大约为 1 周，消退后有色素沉着。

螨叮咬部位呈炎症反应，肿胀形成 1～1.5cm 坚硬的红斑丘疹，皮肤和皮下组织间有渗出液形成水疱，水疱破溃后成溃疡，溃疡基部呈黑色，周围环绕红斑，形成典型的焦痂，焦痂附近的淋巴结肿大。病变仅限于皮肤，一般呈良性经过。

（四）诊断

1. 动物的临床诊断　除人工感染外，动物自然感染症状尚不清楚，确诊需依据实验室病原和血清学检查结果。

2. 人的临床诊断　患者有在立克次体痘流行区与啮齿类动物接触史，并出现发热、头痛、水疱疹和焦痂等临床症状时，可考虑为本病。排除相关疾病，可作出临床初步诊断。确诊需进行实验室检测。

3. 实验室诊断

（1）病原诊断　用病料接种鸡胚或接种小鼠、豚鼠后分离到小蛛立克次体可确诊。常用患者全血或其他标本悬液 2mL 腹腔接种小鼠，观察感染和致死性反应，豚鼠可出现轻度阴囊反应，检查菌体阳性有确诊意义。取患者水疱疹内浆液涂片进行免疫荧光检查，可进行快速诊断。

（2）免疫学检测　常用间接免疫荧光试验、补体结合试验，双份血清效价增高 4 倍以上有诊断意义。仅 10% 患者外斐反应变形杆菌 OX19 和 OX2 出现凝集反应。

（五）防制措施

本病的主要防制措施是灭鼠，控制传染源和贮存宿主，切断传播途径，居所做好灭螨工作，保护易感人群等。尚无有效疫苗应用于临床。

本病为良性自限性疾病，如无继发感染，即使不针对病原进行治疗也能自愈。采用多西环素、四环素治疗，疗程 3~4 天，可缩短热程，促进痊愈。

（六）公共卫生影响

自从小蛛立克次体和立克次体痘被发现以来，世界范围内已发生过多次流行。一般而言，本病的发生往往与贫穷、战争、自然灾害和社会、经济及政治动荡有关系。同时，资源的开发利用、旅游业的发展以及人们生产、生活等实践活动的扩大和由此引发的生态环境的破坏等均能增加本病发生的风险。此外，本病具有自然疫源性，彻底消灭本病很难。革螨由于广泛存在且吸食人血，故对小蛛立克次体在鼠-螨循环中的维持具有潜在的公共卫生意义。

目前，我国尚未检测到小蛛立克次体，但在人群和哺乳类动物中已检测出其抗体，提示有感染发生。加之国内本病的存在和分布、自然疫源地特征、流行规律和临床类型等尚未完全研究清楚，以及目前经济建设和资源的开发利用导致的生态环境的破坏等，因此，做好本病的预防具有一定的公共卫生学意义。

（遇秀玲）

◆ **参考文献**

范明远，阎世德，张婉荷，等 . 1964. 某地区斑疹伤寒、北亚蜱性斑疹伤寒、Q 热及立克次体痘的血清学调查 ［J］. 中华卫生杂志，9：46 - 48.

方美玉，林立辉，刘建伟 . 2005. 虫媒传染病 ［M］. 北京：军事医学科学出版社：254 -266.

俞树荣，陈香蕊 . 1999. 立克次氏体与立克次氏体病 ［M］. 北京：军事医学科学出版社：20 - 30.

七、昆士兰斑点热

昆士兰斑点热（Queensland spotted fever）亦称昆士兰蜱传斑疹伤寒，是由澳大利亚立克次体引起的类似纽扣热的良性热病。其媒介蜱与宿主动物主要限于澳大利亚，在我国发生的可能性极小。人临床症状主要表现为发热、头痛、皮疹和焦痂等。

（一）病原

澳大利亚立克次体（*Rickettsia australis*）在分类上属立克次体科（Rickettsiaceae）、立克次体属（*Rickettsia*）、斑点热群。澳大利亚立克次体的形态学基本特征、培养特性和理化特性与斑点热群其他几种立克次体基本相同，感染鸡胚可引起规律性死亡。

（二）流行病学

1. 传染来源 啮齿动物和小型有袋类动物为本病的传染源和贮存宿主。

2. 传播途径 主要通过蜱对人或动物叮咬、吸血过程传播斑点热，或通过蜱粪或压碎的蜱组织感染结膜或黏膜。病原在蜱体内繁殖，经卵传递下一代，垂直传播保持立克次体种的连续性，啮齿动物和小型有袋类动物是蜱的自然寄主，蜱与动物间形成水平传播。

3. 易感动物 自然宿主为啮齿动物和小型有袋类动物。人对澳大利亚立克次体普遍易感。传播媒介主要是蜱类，全环硬蜱（*Ixodes holocyclus*）是主要传播媒介，同时也是宿主，其广泛分布于澳大利亚东南沿海的高原雨林中，幼蜱主要在夏、秋季活动，成蜱多出现于 8~12 月。

豚鼠、小鼠为常用实验动物，乳小鼠最敏感，可用于病原体分离。

4. 流行特征 流行与全环硬蜱的活动规律相关，人群感染率的高低取决于与媒介蜱接触的机会。

5. 发生与分布 Brody 于 1946 年在澳大利亚昆士兰描述了临床疑似病例，同年 Andrew 等对北昆士兰病例的研究结果表明，本病病原为斑点热群立克次体内的一个独立的种，局限分布于澳大利亚。1950 年由 Philip 建议命名为澳大利亚立克次体。由于其媒介与宿主动物局限于澳大利亚，在其他国家发生的可能性不大。

（三）对动物与人的致病性

1. 对动物的致病性 野生动物自然感染的症状尚不明确，仅有昆士兰地区的部分野生动物和犬血清学阳性的报道。

2. 对人的致病性　本病的潜伏期为 7～14 天。患者有蜱叮咬史，表现为全身不适，头痛、眶后痛及全身痛，平均发热期 7.5 天，体温 38.5～39.5℃，呈稽留热或弛张热型，持续 2～12 天，蜱叮咬处局部淋巴结肿大，多数病例在发热第 3～5 天出现皮疹，大小、颜色、轻重和密度因病例而不同，退热后皮疹很快消失。少数严重病例可出现坏疽（彩图 25-8）。一般预后良好，呈良性经过。

（四）诊断

1. 动物的临床诊断　除人工感染外，动物自然感染症状尚不清楚，确诊需依据实验室检查结果。

2. 人的临床诊断　患者多有蜱叮咬史或蜱接触史。出现发热、头痛、皮疹和焦痂等临床症状，可考虑为本病。排除相关疾病，可作出临床初步诊断。确诊需进行实验室检测。

3. 实验室诊断

（1）病原诊断　鸡胚接种或乳小鼠、豚鼠动物接种分离到澳大利亚立克次体，检查菌体阳性有确诊意义。

（2）免疫学检测　常用间接免疫荧光试验、补体结合试验，患者急性期及恢复期双份血清抗体效价相差≥4 倍有诊断意义。

（五）防制措施

同斑点热群其他立克次体。本病多为良性经过，无并发症。多西环素治疗有明显效果。

（六）公共卫生影响

昆士兰斑点热由于其宿主动物及媒介蜱的限制而主要发生于澳大利亚，其他国家发生的可能性很小，我国尚未有本病报道，且本病为良性热病，易于治疗。因此，本病的公共卫生学意义不大。

（遇秀玲）

◆ 参考文献

方美玉，林立辉，刘建伟 . 2005. 虫媒传染病［M］. 北京：军事医学科学出版社：254-266.

俞树荣，陈香蕊 . 1999. 立克次氏体与立克次氏体病［M］. 北京：军事医学科学出版社：20-30.

八、黑龙江斑点热

黑龙江斑点热（Heilongjiang spotted fever，暂定名）是由黑龙江立克次体引起的一种新发现的地方性立克次体病。人临床症状主要表现为发热、头痛、皮疹和焦痂等。

（一）病原

1. 分类地位　黑龙江立克次体（*Rickettsia heilongjiangii*）在分类上属立克次体科（Rickettsiaceae）、立克次体属（*Rickettsia*）、斑点热群。1982 年沈阳军事医学研究所科研人员从森林革蜱（*Dermacentor sivarum*）分离了立克次体 HLJ-054 株，血清学检测结果推测其属于斑点热群立克次体。之后进行的 SDS-PAGE 和蛋白免疫印迹分析结果证明，其结构多肽的数量和斑点热群其他立克次体有明显差异，其有相对分子质量分别为 215 000 及 66 000 两种特异的抗原性多肽。并用 PCR/SSCP 及 DNA 序列分析从分类学上确定了该立克次体为斑点热群的 1 个新种，对其 OmpA 基因序列与其他国内外参考株核苷酸及氨基酸比较，进一步证明为斑点热群立克次体的新成员，并将其命名为黑龙江立克次体。其代表株 HLJ-054 经分析被正式确定为新种，已被美国菌种保藏中心接受（ATCC VR-1524）。

2. 形态学基本特征、培养特性及理化特性　与斑点热群其他几种立克次体基本相同，感染鸡胚可引起规律性死亡。

（二）流行病学

1. 传染来源　小鼠等小型哺乳动物为本病的传染源和贮存宿主。

2. 传播途径　主要通过对人或动物叮咬、吸血过程传播斑点热，或通过蜱粪或压碎的蜱组织感染结膜或黏膜。病原在蜱体内繁殖，经卵传递下一代，垂直传播保持立克次体种的连续性，小鼠等哺乳动物又是蜱的自然寄主，蜱与动物间形成水平传播。

3. 易感动物

（1）自然宿主 自然宿主为小鼠等小型哺乳动物。人对黑龙江立克次体普遍易感。

（2）媒介动物 传播媒介主要是蜱类，森林革蜱（*Dermacentor silvarum*）、嗜群血蜱（*Haemaphysalis concinna*）是主要传播媒介，同时也是宿主。

（3）实验动物 豚鼠对黑龙江立克次体敏感，为常用实验动物。感染豚鼠可见典型发热和阴囊肿胀反应。

4. 流行特征 森林革蜱在3月下旬出现，4月中旬至5月中旬密度较大，5月下旬为高峰期，6月下旬下降，7月上旬消失，这期间是黑龙江立克次体流行季节，人群感染率的高低取决于与媒介接触的机会。

5. 发生与分布 本病于1982年由沈阳军事医学研究所的研究人员在黑龙江绥芬河地区首次分离，之后在吉林省珲春市、黑龙江省东宁地区也证实有本病的发生。俄罗斯远东哈巴洛夫斯克地区也有本病的存在。

（三）对动物与人的致病性

1. 对动物的致病性 野生动物自然感染的症状尚不明确。

2. 对人的致病性 本病的潜伏期为2～7天。患者突然发热，体温升至38～39℃，呈弛张热型，持续2～6天，出现斑疹但较轻。蜱叮咬原发病灶呈坏死焦痂，大小为1～15mm不等，呈硬结状，表面有溃疡，溃疡灶部分有黑心，周边为渗出性炎症区，焦痂多发生在腰、臂、腹股沟、腹部和颈部等处（彩图25-9）。少数患者淋巴结肿大。部分患者谷丙转氨酶和谷草转氨酶升高，持续3～4周。

（四）诊断

1. 动物的临床诊断 除人工感染外，动物自然感染症状尚不清楚，确诊需依据实验室病原和血清学检查结果。

2. 人的临床诊断 患者多有蜱叮咬史或蜱接触史。出现发热、头痛、水疱疹和焦痂等临床症状，可考虑为本病。排除相关疾病，可作出临床初步诊断。确诊需进行实验室病原检查。

3. 实验室诊断

（1）病原诊断 鸡胚接种或豚鼠动物接种分离到黑龙江立克次体，豚鼠出现阴囊反应，检查菌体阳性有确诊意义。

（2）免疫学检测 常用间接免疫荧光试验、补体结合试验，患者急性期及恢复期双份血清IgM与IgG抗体效价相差≥4倍有诊断意义。

（五）防制措施

同斑点热群其他立克次体。多西环素治疗有明显效果。

（六）公共卫生影响

黑龙江斑点热主要发生于我国，虽然多呈良性经过且易于治疗，但我国存在本病的自然疫源地，随着资源的开发利用和旅游业的发展等，无疑增大了人们感染本病的机会，因此，本病具有潜在的公共卫生学意义。

（遇秀玲）

◆ **参考文献**

方美玉，林立辉，刘建伟. 2005. 虫媒传染病［M］. 北京：军事医学科学出版社：254-266.

俞树荣，陈香蕊. 1999. 立克次氏体与立克次氏体病［M］. 北京：军事医学科学出版社：20-30.

张启恩，鲁志新，韩光红. 2003. 我国重要自然疫源地与自然疫源性疾病［M］. 沈阳：辽宁科学技术出版社：223-230.

九、内蒙古斑点热

内蒙古斑点热（Inner Mongolia spotted fever，暂定名）是由内蒙古立克次体（*Rickettsia mongolotimonae*）引起的一种新发现的地方性立克次体病。人临床症状表现为发热、头痛、肌痛和焦痂等。

其代表株 Ha-91 株最早于 1991 年从我国内蒙古阿拉善盟的亚东璃眼蜱（*Hyalomma asiaticumin*）中分离。经中国预防医学科学院流行病学研究所用微量免疫荧光法和蛋白免疫印迹技术鉴定，证明其属于斑点热群立克次体，但抗原性多肽有别于斑点热群其他立克次体。经十二烷基硫酸钠-聚丙烯酰胺凝胶电泳（SDS-PAGE）和蛋白免疫印迹及 PCR/RFLP 等方法进一步与国内外多株斑点热群立克次体比较分析，结果认为 Ha-91 在立克次体分类学上属于新种。传播媒介主要为璃眼蜱，其他特性基本同斑点热群立克次体。在我国未发现由亚东璃眼蜱叮咬而感染内蒙古立克次体的患者，1996 年在法国、2002 年在南非有报道发现由该立克次体感染的病人。

被蜱叮咬后 5～6 天，病人出现发热、寒战、头痛和肌肉痛。躯体可见皮疹或无皮疹，蜱叮咬处溃疡、溃疡中心覆盖深褐色痂皮，围以红晕，呈典型焦痂。焦痂附近淋巴管炎，周围淋巴结肿大（彩图 25-10）。多西环素治疗有效。

本病的公共卫生学意义不大。

（遏秀玲）

◆ **参考文献**

方美玉，林立辉，刘建伟.2005. 虫媒传染病［M］. 北京：军事医学科学出版社：254-266.

俞树荣，陈香蕊.1999. 立克次氏体与立克次氏体病［M］. 北京：军事医学科学出版社：20-30.

张启恩，鲁志新，韩光红.2003. 我国重要自然疫源地与自然疫源性疾病［M］. 沈阳：辽宁科学技术出版社：223-230.

十、日本斑点热

日本斑点热（Japanese spotted fever）或东方斑点热（Oriental spotted fever），又称日本红斑热（暂定名），是由日本立克次体（*Rickettsia japonica*）引起的一种新发现的蜱传立克次体病。人临床症状主要表现为发热、寒战、红斑疹等。

1984 年，马原等首次报告了临床病例。最早于 1986 年从日本高知县室户市的斑点热患者血液中分离。1989 年由我国留美学者于学杰鉴定为斑点热群立克次体新种，1992 年内田建议命名为日本立克次体。经 PCR/RFLP 分析，证实日本立克次体属于一种新基因型。SDS-PAGE 和蛋白免疫印迹试验结果表明日本立克次体有相对分子质量分别为 120、135 和 145 三条主要表面抗原多肽带，其核苷酸序列中 G+C mol% 约为 31.2 ± 0.17，与立氏立克次体同源性为 93%。

日本立克次体长 $0.8 \sim 1.5\ \mu m$，宽 $0.4 \sim 0.5\ \mu m$。可持续感染 Vero 细胞，但不引起细胞病变，而用 L929，BHK-21/13 和原代鸡胚成纤维细胞上培养可见细胞病变。鸡胚卵黄囊接种后 5～7 天可致鸡胚死亡。其传播媒介很可能为多种蜱类动物，如长角血蜱（*Haemaphysalis longicornis*）、褐黄血蜱（*Haemaphysalis flava*）、卵形硬蜱（*Lxodes ovatus*）等。

在日本四国的德岛县、高知县的室户市等地区约有百余病例发生。2001 年出现第一例因治疗不及时而导致死亡的日本斑点热病例。我国海南省五指山市、保亭及海口等地人群中，检测出日本立克次体血清抗体阳性。

日本立克次体对豚鼠具有致病性，可见发病和阴囊肿胀等症状。

具有野外作业、与蜱类生物接触史的人员易感。本病潜伏期 2～8 天，患者出现头痛、发热、恶寒及战栗等急性症状。发热 39.5℃ 或更高，呈弛张热型，重症者呈稽留热。发热 3～4 天后，出现粟粒大至小豆大边缘不整的红斑疹，可见于手掌、面部，甚至扩展到全身。重症者于第 7～10 天出现出血性皮疹，皮疹 2 周左右消退，皮疹消失后留有色素沉着（彩图 25-11）。一般不出现斑点热经常发生的淋巴结肿大。间接免疫过氧化物酶试验（IP）或间接免疫荧光试验抗体效价升高亦可确诊。治疗使用二甲胺四环素和强力霉素具有显著疗效。

日本斑点热主要发生于日本，已出现百余病例和死亡病例，多种蜱类均可传播其病原，对常在野外作业和易于蜱类接触的人感染风险较大。我国虽然尚未检测到其病原，但已在多地人群中检测到日本立克次体的抗体，提示存在感染。因此，本病具有一定的公共卫生学意义。

（遇秀玲　韩雪）

◆ **参考文献**

范明远．2005．世界新发现的斑点热［J］．预防医学论坛，11（1）：119-128．

金焱，于学杰，范明远，等．1993．内蒙古阿拉善盟斑点热群立克次体 Ha-91 株的分离与鉴定［J］．中国人兽共患病杂志，9（2）：23-25．

娄丹，吴益民，王滨，等．1985．斑点热群立克次体一个新成员——黑龙江立克次体分离鉴定［J］．中华微生物学和免疫学杂志，7（5）：250-253．

马亦林．2005．传染病学［M］．第4版．上海：上海科学技术出版社：415-421．

王静舒译．2006．日本斑疹伤寒［J］．日本医学介绍，27（3）：333．

吴益民，魏安明，刘昕昕，等．1997．绥芬河蜱传斑点热血清流行病学调查［J］．中国公共卫生学报，16（1）：10-11．

张启恩，鲁志新，韩光红．2003．我国重要自然疫源地与自然疫源性疾病［M］．沈阳：辽宁科学技术出版社：231-239．

Hormick R B. 2001. Rickettsial diseases. In: Mandell G L, Bennett J E, Dolin R. Mandell, Douglas and Bennett's Principles and Practice of Infectious Diseases. Sth ed. Philadelphia: Livingstones, 1783-1796.

Mahara F. 1997. Japanese spotted fever. Report of 31 cases and review of the literature. J Emerg Infec Dis, 3 (2): 105-111.

十一、恙 虫 病

恙虫病（Tsutsugamushi disease）是由恙虫病东方体引起的自然疫源性人与动物共患病，亦被称为丛林斑疹伤寒、恙螨斑疹伤寒、海岛热、沙虱热等。鼠类为主要传染源，经恙螨幼虫传染给人，人临床主要表现为发热、皮疹、淋巴结肿大、肝脾肿大和被叮咬处出现焦痂等。本病主要流行于热带与亚热带，尤其以东南亚各国流行较为广泛且严重。

（一）病原

1. 分类地位　恙虫病东方体（*Orientia tsutsugamushi*，Ot）原称恙虫病立克次体（*Rickettsia tsutsugamushi*，Rt）在分类上属立克次体科（Rickettsiaceae）、东方体属（*Orientia*）。东方体属中只有恙虫病东方体一个种，该微生物曾被命名为恙虫病立克次体（*Rickettsia tsutsugamushi*，Rt），考虑到与以往著述的衔接，本文沿用已被广泛应用的恙虫病立克次体这一名称。目前所发现的菌株根据抗原性不同可分为 12 个血清型，即 Karp、Gilliam、Kato、TA678、TA686、TA716、TA763、TH1817、Shimokoshi、Kawasaki、Kuroki 和 Broyong 型。恙虫病立克次体易发生基因突变，可能会陆续有新的血清型被发现，其不同血清型、不同株间抗原性与致病力可出现较大差异。我国以 Gilliam 型为主，其次是 Karp 型，Kato 型很少见。近年来，通过 PCR 进行分型研究，证明江苏有 Kawasaki 型存在。

2. 形态学基本特征与培养特性

（1）形态学特征　恙虫病立克次体常呈球杆状或短杆状，多成对分布，似双球菌样（图 25-9）。大小为（0.3～0.6）μm×（0.5～1.5）μm，革兰氏染色阴性，姬姆萨染色呈紫红色，吉曼尼兹（Gimenez）染色呈红色，马基亚韦洛（Macchiavello）染色呈蓝色。Rt 有特异性蛋白抗原和耐热多糖质抗原两种。专性细胞内寄生，在宿主细胞中以二分裂法增殖，在组织或渗出液涂片染色镜检中，菌体主要见于单核细胞和巨噬细胞的胞质内，常靠近细胞核成堆排列，呈团丛样分布。

（2）培养特性　恙虫病立克次体营专性细胞内寄生，在人工培养基上不能生长，可在原代或传代细胞如原代鼠肾细胞、原代鸡胚细胞、Vero 细胞、BSC 细胞、HeLa 细胞上培养，最适培养温度为

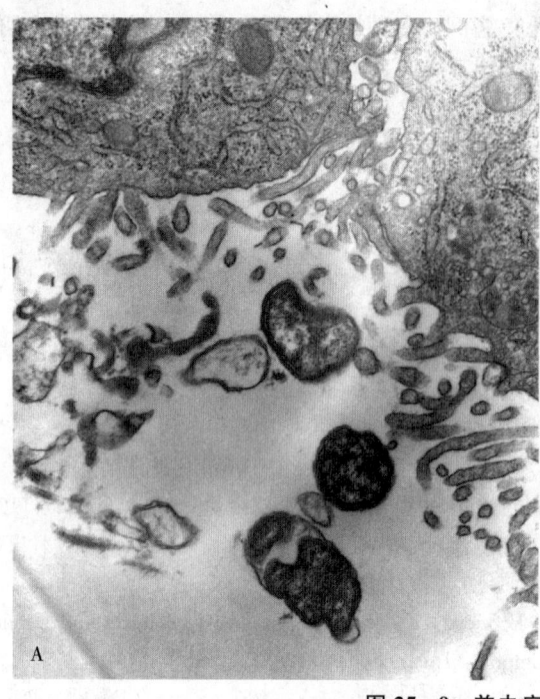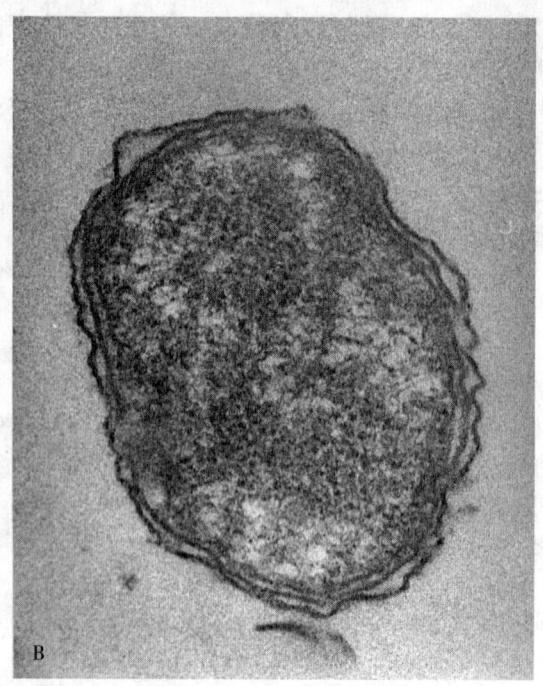

图 25-9　恙虫病东方体（透射电镜）

（引自 http：//phil. cdc. gov，经美国 CDC 授权）

33℃。恙虫病立克次体增殖缓慢，8～9 天出现细胞变圆、肿胀、呈葡萄状病变，13～15 天细胞融合，呈灶性分布，恙虫病立克次体增殖达峰值。恙虫病立克次体在鸡胚卵黄囊中生长良好（图 25-10），多散在细胞内，胞内增殖的恙虫病立克次体呈细小双球状。鸡胚培养最适温度为 35℃，濒死期为恙虫病立克次体滴度高峰期。动物接种以小鼠对恙虫病立克次体敏感，多采用腹腔接种。

3. 理化特性　恙虫病立克次体是致病性立克次体中抵抗力最弱的一种，有自然失活、裂解倾向，不易在常温下保存。对热及一般消毒剂均敏感，56℃ 10min 即失活，37℃ 2h 可明显降低感染力，常用的消毒剂 0.1％甲醛、0.5％石炭酸溶液可在短时间内将其灭活，70％乙醇、5％氯仿在 10min 内可将其杀灭。对氯霉素、四环素、多西环素敏感，但对青霉素类、头孢菌素类抗生素有抵抗力。

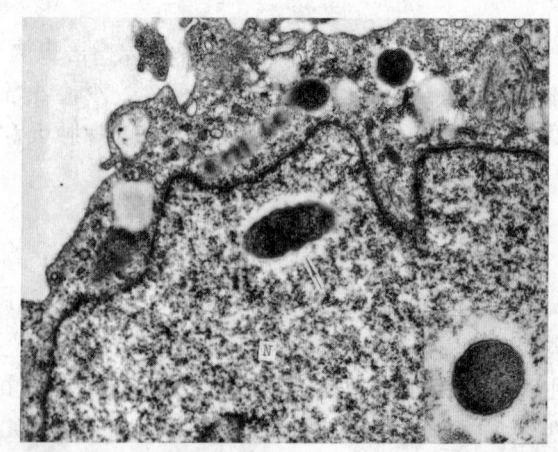

图 25-10　恙虫病立克次体（浙江株）感染鸡胚卵黄囊，可见菌体在胞核和胞质中

（超薄切片，×52 000）

（徐在海供图）

（二）流行病学

1. 传染来源　鼠类是本病的主要传染源，褐家鼠、黄胸鼠、黄毛鼠、小家鼠、黑线姬鼠、东方田鼠、大林姬鼠、大仓鼠、板齿鼠、赤家鼠和社鼠分别是不同地区的传染源。鼠类多呈隐性感染，但内脏中可长期保存病原菌。在某些地区，兔、猪、猫和禽、鸟类也能被恙虫病立克次体感染，有可能成为传染源。恙螨被恙虫病立克次体感染后，可经卵传递给后代，故也能起到传染源的作用。人感染后，血液中虽有恙虫病立克次体，但被恙螨幼虫叮咬的可能性很小，因此作为传染源重要性不大。

2. 传播途径　本病主要通过恙螨幼虫传播，已知世界现存恙螨有 3 000 多种，分别隶属于 300 个属和亚属，我国已知有 400 多个种和亚种，能传播本病的仅数十种，主要为纤恙螨。

恙螨是本病的唯一传播媒介。确定某种恙螨为恙虫病的媒介应具备以下 4 项基本条件：①流行病学证据。应为当地优势螨种，其季节消长、分布场所与发病有关；②有恙虫病立克次体的自然感染；③能经卵传递病原体；④具有叮刺和传病能力。

我国符合以上 4 点的媒介恙螨有：①地理纤恙螨。是南方诸省、自治区的主要媒介；②微红纤恙螨。是福建沿海地区的媒介；③高湖纤恙螨。是浙江南部山林地区的媒介；④海岛纤恙螨。是浙江东矶列岛的媒介；⑤吉首纤恙螨。是湖南西部的媒介。以上 5 种是南方夏季型恙虫病的媒介。⑥小盾纤恙螨。是江苏、山东秋冬型和福建冬季型恙虫病的媒介。此外，我国证明有自然感染的恙螨还有东方纤恙螨、于氏纤恙螨、印度囊棒螨、中华无前恙螨和巨螯齿恙螨。

恙螨的生活周期可分为卵、幼虫、蛹、稚虫和成虫五期，其中只有幼虫营寄生性生活，需吸吮动物或人体的组织液。稚虫和成虫均为自营生活，在泥地及杂草丛中生长。雌、雄成虫不直接交配，而由雄虫排出精胞，雌虫与精胞接触一段时间后产卵。卵在泥土中经 1～3 周孵化成幼虫，当鼠类与其接触时，即可附着于鼠体，经 3～5 天吸饱鼠的组织液后，掉落于地上，继续发育至成虫。此阶段幼虫若感染了恙虫病立克次体，其成虫产卵孵化的第二代幼虫即带有病原体，如叮咬人，便可传播恙虫病。因恙螨幼虫一生中只叮咬一次人或动物，所以只有上一代幼虫受到感染，第二代幼虫才具有感染性。

3. 易感动物

（1）自然宿主 本病宿主主要是鼠类，不同地区感染鼠的种类略有差异，但多为当地的优势鼠种。另外，在一些地区兔、猪、猫、禽类亦可作为本病的宿主动物。

人对本病普遍易感，感染率与受恙螨叮咬的机会相关，农民、从事野外劳动的人群、林业工作者中的青壮年患者居多。患病后只能对同一血清型的病原体获得较持久的免疫力，对不同血清型的恙虫病立克次体免疫力弱，可再次感染而发病。

（2）实验动物 小鼠对恙虫病立克次体最敏感，为常用的实验动物。豚鼠、地鼠、兔、猴次之，大鼠不敏感，多呈无症状感染。

经腹腔、鼻腔、脑内接种小鼠均敏感。经鼻腔感染，可形成肺炎使小鼠致死，恙虫病立克次体在肺内大量增殖；经脑内接种，可引起脑炎；腹腔接种，恙虫病立克次体在吞噬细胞内增殖，可致动物死亡，剖检见肝、脾肿大，腹膜炎、腹水，淋巴结肿大。接种豚鼠，个别株型可引起阴囊炎。兔睾丸内接种，除发热外，出现睾丸炎；眼前房接种，呈角膜炎。接种猴可引起发热，接种部位溃烂、结痂，与人感染后的病变有相似之处。

（3）易感人群 人类对恙虫病普遍易感，但青壮年发病较多，男性略多于女性，以农民、野外作业人员（伐木工、筑路工、地质勘探工人）多发，野营、训练及作战部队也易感，这可能与他们接触媒介恙螨的机会较多有关。外地人偶入疫源地比当地人更易感。

4. 流行特征 本病具有明显的季节性和地区性，通常呈散发，一般 5～11 月份为多发季节，6～8 月份为高峰，流行季节和气温、雨量变化有明显关系。一般气温在 22～28℃，是纤恙螨的最适发育温度，雨量较大、降水量集中的季节，尤其是暴雨期，能引起地面恙螨的扩散，恙螨幼虫出现数量较多，病例亦随之增多。本病多分布于热带、亚热带的河溪沿岸，且多见于灌木、杂草丛生的平坦地带。以海岛、沿海地区较多，山区较少。从而可以分成沿海岛屿型、内陆山林型和内陆平原丘陵型 3 种类型。感染的恙虫病立克次体株、型与当地的优势鼠种和媒介螨分布有关。流行于我国南方的恙虫病主要属于夏季型，而 1986 年山东、江苏，1989 年天津发生的恙虫病属于秋季型。1960 年福建龙海发生冬季型恙虫病。

本病发生具有周期性。日本已证明本病每隔 15～20 年流行一次。我国曾于 20 世纪 50 年代出现流行高峰，后相对平静，病例减少，80 年代后期又出现一些新疫区，旧疫区平息多年后又有病例出现，发病率有增加趋势。

5. 发生与分布

（1）世界性分布 恙虫病有明显的地区性，主要流行于气温与湿度较高的东南亚地区。流行范围北边已扩展至西伯利亚东部、朝鲜半岛，西到中亚西亚南部和巴基斯坦西部。1927 年日本学者用本病患者血液接种兔睾丸，组织涂片镜检发现立克次体样小体，1931 年定名为恙虫病立克次体，现称为恙虫病东方体。日本、朝鲜、斯里兰卡、越南、泰国、柬埔寨、菲律宾、马来西亚、印度、澳大利亚及新西兰等在太平洋沿岸、岛屿以及西太平洋和印度洋各岛屿的地区和国家是本病的流行区，俄罗斯东南部也有本病发生。

（2）中国分布 据报道中国 1908 年在台湾，1948 年在广东，1950 年以后陆续在广西、福建、浙江、云南、四川、西藏、湖南、江苏、山东、天津、山西、河北、安徽、海南、贵州、陕西等省、直辖市发现本病，沿海地区和岛屿居民的发病率较高。中国恙虫疫源地按照分布地区可分为南方疫源地、北方疫源地及其间的过渡型疫源地。

1）南方疫源地 位于我国北纬 31 以南地区，除贵州和江西两省情况不清外，其他省、自治区均有存在。查出带菌动物有 20 多种，以黄毛鼠、黑线姬鼠、黄胸鼠为主。已证实的媒介有地理纤恙螨、微红纤恙螨、高湖纤恙螨、海岛纤恙螨和吉首纤恙螨。本型疫源地流行季节主要在夏季，北纬 25 以南的广东地区全年均有流行。

2）北方疫源地 位于我国北纬 40 以北，与俄罗斯和朝鲜半岛接壤的地区以及沿海地区和岛屿，是我国近年新发现的疫源地。带菌动物已经证实的有黑线姬鼠、大林姬鼠和大仓鼠。

3）过渡型疫源地 位于北纬 $31°\sim40°$，即南、北两个疫源地的中间地带，山东、江苏属于此型。

（三）对动物与人的致病性

1. 对动物的致病性 动物自然感染本病的临床症状较轻微，一般无明显表现。野生动物自然感染的症状尚不清楚。

2. 对人的致病性 本病的潜伏期为 $4\sim20$ 天，常为 $10\sim14$ 天。一般无前驱症状，多数起病急，体温迅速上升，可达 $39\sim41℃$，呈持续热型、弛张热型或不规则热型，热程 $1\sim3$ 周。发热的同时，多伴有寒战、剧烈头痛、全身酸痛、嗜睡、食欲不振、恶心、呕吐，颜面潮红，眼结膜充血、畏光、咳嗽等。主要体征包括焦痂与溃疡（彩图 25 - 12）、淋巴结肿大、皮疹和肝、脾肿大以及舌苔厚、眼结膜充血等。典型恙虫病具备发热、虫咬溃疡、皮疹和淋巴肿大四大特征。

（四）诊断

1. 流行病学资料 病前有无恙虫滋生环境接触史，有无接触恙虫病患者，同时注意发病的季节、地区等。

2. 人的临床诊断 患者有发热、皮疹、淋巴结肿大以及肝、脾肿大和被叮咬处出现焦痂等临床症状，发病前 $4\sim20$ 天内去过恙螨病流行区或曾在野外工作，露天野营或在灌木草丛中坐、卧等，可能与媒介螨有密切接触史，排除相关疾病，可作出临床初步诊断。

恙螨幼虫易侵袭人体潮湿、气味较浓以及被压迫部位，故焦痂多见于腋窝、阴囊、外生殖器、腹股沟、会阴、肛周和腰带等处，由于恙螨叮咬后痛、痒感不明显，常被忽略而误诊，故应认真寻找观察叮咬部位的存在。

3. 实验室诊断

（1）形态学染色 姬姆萨染色镜检，检查形态学特征。

（2）病原诊断 常用小鼠分离恙虫病立克次体，取患者血液腹腔接种小鼠，每只 $0.5mL$，多在接种后 $7\sim9$ 天发病。取腹水或肝、脾等脏器涂片、染色检查恙虫病立克次体。或采用免疫荧光染色检查，查出菌体即可确诊。也有报道认为分子生物学检测可用于本病的诊断，且可鉴定血清型。

（3）血清学检测 补体结合试验、间接免疫荧光试验 ELISA 和斑点免疫酶测定可用于血清抗体的检测。外斐反应变形杆菌 OX_k 凝集试验滴度＞$1:160$ 对诊断有参考意义。

鉴别诊断：本病需要与伤寒、斑疹伤寒、流行性感冒、病毒性脑炎、病毒性肝炎、钩端螺旋体病、肾综合出血热等做好鉴别诊断。

（五）防制措施

1. 综合性措施 本病尚无有效疫苗。本病的主要宿主动物和传播媒介是鼠类和恙螨，因此，预防措施重点是灭恙螨和灭鼠。进入流行区野外作业时，要做好个人防护，如扎紧袖口、领口、裤管口，尽量不在草地上坐卧，避免在草丛、树枝上晾晒衣服和被褥。必要时可采用药物预防。

2. 治疗 对本病患者，越早诊治疗效越好，青霉素类药物无效。可使用大环内酯类抗生素如红霉素、罗红霉素、阿奇霉素、克拉霉素等及四环素类抗生素如四环素、多西环素、米诺环素等，均有良好疗效。

除针对病原治疗外可采取一般支持疗法和对症治疗。

（六）公共卫生影响

我国幅员辽阔，处于热带和亚热带的地区及沿海地区自然疫源地较多，一些地区如华北、东北和西北对恙虫病的宿主动物和传播媒介种类、恙虫病立克次体毒株和型别、疫源地分布、流行因素和特点等尚不清楚，有待进一步调查。一些新开发景区，如不进行流行病学侦察，有可能形成本病的暴发。对于流行季节进入疫区的人员，应从公共卫生角度给予提示，以做好个人防护，减少本病的发生。

（遇秀玲）

◆ **参考文献**

蔡宝祥 . 1991 . 人兽共患病学［M］. 北京：农业出版社：72 - 74.

方美玉，林立辉，刘建伟 . 2005 . 虫媒传染病［M］. 北京：军事医学科学出版社：254 -266.

马亦林 . 2005 . 传染病学［M］. 第 4 版 . 上海：上海科学技术出版社：407 - 415.

唐家琪 . 2005 . 自然疫源性疾病［M］. 北京：科学出版社：538 - 562.

徐在海 . 2000 . 实用传染病病理学［M］. 北京：军事医学科学出版社：134 - 138.

严廷生，王惠榕，郑兆双，等 . 1996 . 套式 PCR 用于恙虫病的早期诊断及恙螨幼虫体内立克次体的检测［J］. 中华传染病杂志，12（5）：12 - 15.

于恩庶 . 1997 . 中国目前恙虫病流行特征分析［J］. 中华流行病学杂志，18：56 - 58.

于恩庶 . 1999 . 恙虫病病原体分类学位置及我国实验诊断研究［J］. 中国人兽共患病杂志，15：89 - 93.

张启恩，鲁志新，韩光红 . 2003 . 我国重要自然疫源地与自然疫源性疾病［M］. 沈阳：辽宁科学技术出版社：213 - 222.

Ogawa M，Hagiwara T，Kishimoto T，et al. 2000. Serub typhus in Japan；epidemiology and clinical features of cases reported in 1998. Am J Trop Med Hyg，67（2）：162 - 165.

第二十六章 无浆体科细菌所致疾病

埃立克体属细菌所致疾病

埃 立 克 体 病

埃立克体病（Ehrlichiosis）是由无浆体科中的几种病原菌引起的自然疫源性人与动物共患传染病。病原体分别寄生于犬、马、牛、羊和人的血细胞内，多经蜱传播，犬表现为出血、消瘦，多脏器浆细胞浸润、白细胞及血小板减少等。牛、羊、马表现发热、心包积液等。人临床特征为发热、寒战、肌痛，皮疹、咳嗽、淋巴结肿大、白细胞及血小板减少和肝、肾功能损害及意识障碍等。

据《伯杰氏系统细菌学手册》第二版（2005），无浆体科（Anaplasmataceae）属变形菌门（Proteobacteria）、α变形菌纲（Alphaproteobacteria）、立克次体目（Rickettsiales）。该科过去包括无浆体属（Anaplasma）、埃及小体属（Aegyptianella）、血巴通体属（Haemobartonella）和附红细胞体属（Eperythrozoon）。《伯杰氏系统细菌学手册》第二版（2005）依据16S rRNA、groESL和表面蛋白基因序列分析的结果，对该科进行调整。在调整的归类中，无浆体科包括无浆体属（Anaplasma）、埃及小体属（Aegyptianella）、考德里氏体属（Cowdria）、埃立克体属（Ehrlichia）、新立克次体属（Neorickettsia）、沃尔巴克体属（Wolbachia）和Xenohallotis（属）共7个属。无浆体属为其模式属。

（一）病原

1. 分类地位 根据最新的分类方法，能引起人与动物共患的埃立克体病的病原均属无浆体科，主要有犬埃立克体（Ehrlichia canis）、查菲埃立克体（Ehrlichia chaffeensis）、嗜吞噬细胞无浆体（Anaplasma phagocytophilum）和尤因埃立克体（Ehrlichia ewingii）。为便于描述本节内容中仍将引起埃立克体病的微生物统称为埃立克体（表26-1）。

表26-1 引起埃立克体病的病原菌的主要特征

种 名	脊椎动物宿主	引起的主要疾病	主要靶细胞	传播媒介	地理分布
犬埃立克体 （Ehrlichia canis）	犬、人	犬嗜单核细胞 埃立克体病	单核细胞 巨噬细胞	扇头蜱属蜱 （Rhipicephalus）	世界各地
查菲埃立克体 （Ehrlichia chaffeensis）	人、鹿、鼠、犬	犬嗜单核细胞埃立克体病 人嗜单核细胞埃立克体病	单核细胞 巨噬细胞	美洲钝眼蜱 （Amblyomma americamm）	世界各地
尤因埃立克体 （Ehrlichia ewingii）	犬、人	犬嗜粒细胞埃立克体病 人嗜单核细胞埃立克体病	粒细胞 单核细胞	美洲钝眼蜱 （Amblyomma americamm）等	美洲
鼠埃立克体 （Ehrlichia muris）	鼠		单核细胞 巨噬细胞	变异革蜱 （Dermacentor variabilis）	日本
反刍动物埃立克体[1] （Ehrlichia ruminantium）	反刍动物	心水病		钝眼蜱属蜱 （Amblyomma）	非洲、欧洲

（续）

种　名	脊椎动物宿主	引起的主要疾病	主要靶细胞	传播媒介	地理分布
嗜吞噬细胞无浆体[2]（Anaplasma phagocytophilum）	人、犬、马、牛、羊、猫、鼠、鹿	犬嗜粒细胞埃立克体病 马嗜粒细胞埃立克体病 蜱传热 人嗜粒细胞埃立克体病	粒细胞	硬蜱（Ixodes spp.）如 太平洋硬蜱（Ixodes pacificus） 篦子硬蜱（Ixodes ricinus） 肩突硬蜱（Ixodes scapularis）等	世界各地
扁平无浆体[3]（Anaplasma platys）	犬		血小板	肩突硬蜱（Ixodes scapularis）	美国
立氏新立克次体[4]（Neorickettsia risticii）	马、犬、猫	马嗜单核细胞埃立克体病	单核细胞、巨噬细胞、肠上皮细胞、肥大细胞	不明	北美、欧洲
腺热新立克次体[5]（Neorickettsia sennetsu）	人	人腺热埃立克体病	单核细胞 巨噬细胞	不明	日本、东南亚

注：1. 反刍动物埃立克体曾命名为反刍动物考德里氏体（Cowdria ruminantium）。

2. 人粒细胞埃立克体（E. human granulocytic ehrlichia）、马埃立克体（E. equi）和嗜吞噬细胞埃立克体（E. phagocytophila）目前被认为属于一个种，并归类于无浆体属，命名为嗜吞噬细胞无浆体（Anaplasma phagocytophilum）。

3. 扁平无浆体曾命名为扁平埃立克体（E. platys）

4. 立氏新立克次体曾命名为立氏埃立克体（E. risticii）。

5. 腺热新立克次体曾命名为腺热埃立克体（E. sennetsu）。

2. 形态学基本特征与培养特性

（1）形态学特征　埃立克体呈多形态，一般呈球状，有时可见卵圆形、梭形或钻石形等，大小为 $0.2 \sim 0.8 \mu m$，有时也可见较大个体，在宿主细胞的胞质空泡中以二分裂法增殖，多个菌体聚集在一起形成光镜下可见的桑葚状包含体。革兰氏染色阴性，姬姆萨染色呈紫红色，Gimenez 和 Macchiavello 染色呈红色。常靠近细胞膜聚集于宿主细胞胞质小泡内，构成类包含体样小体。查菲埃立克体形成的大包含体似桑葚状，可由十几或数十个菌体聚集而成（彩图 26-1）；嗜吞噬细胞无浆体所形成的包含体较小，菌体松散地存在于空泡内；犬埃立克体在光镜下呈典型的桑葚状结构。腺热新立克次体由宿主细胞膜紧密包裹，散在地分布在胞质内，有时也可见含数个菌体的小包含体。

（2）培养特性　埃立克体不能在人工培养基上生长，原代或传代细胞可用于培养埃立克体，查菲埃立克体和犬埃立克体多用犬巨噬细胞（DH82）、嗜吞噬细胞无浆体多用人粒细胞白血病细胞（HL60）、腺热新立克次体可用鼠巨噬细胞（P388D1）。埃立克体在细胞内生长缓慢，多在 7 天以上方能检出小包含体，接种后要隔日取细胞涂片，姬姆萨染色检测包含体。

3. 理化特性　埃立克体对理化因素抵抗力较弱，对热、紫外线及一般消毒剂均敏感，56℃ 30min 或 37℃ 5～7h 可灭活，常用的消毒剂 0.1％甲醛、0.5％石炭酸溶液可在短时间内将其灭活，70％乙醇、5％氯仿在 30min 内可将其杀灭。对脂溶剂和抗生素敏感。

（二）流行病学

1. 传染来源　埃立克体病是一种自然疫源性疾病。自然界中许多脊椎动物是该病病原宿主和传染源，包括犬、鹿、马、牛、羊、猫、鼠等。

病原体主要在感染动物的肝、脾、骨髓和淋巴结等网状内皮系统的器官和组织内，感染动物的血液带菌，经伤口或蜱媒介叮咬传播给易感动物。

2. 传播途径　主要通过媒介蜱传播，蜱吸食患病动物的血将埃立克体保存在体内，当蜱再次叮咬易感动物时使其被感染。也有文献报道屠宰工可通过伤口感染埃立克体。

查菲埃立克体的传播媒介主要是美洲钝眼蜱、变异革蜱等。嗜吞噬细胞无浆体的传播媒介主要是肩突硬蜱、太平洋硬蜱及篦子硬蜱等（图26-1）。犬埃立克体的传播媒介主要是血红扇头蜱。人可能因吃生鱼而感染腺热新立克次体。

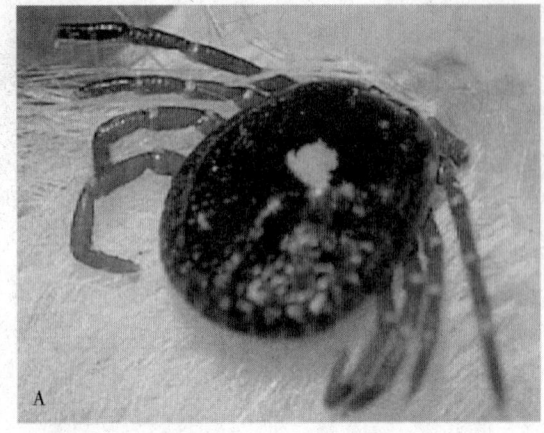
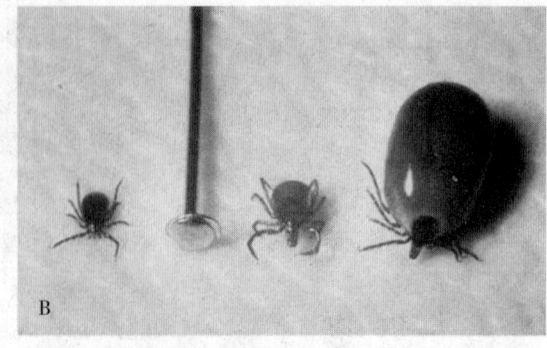
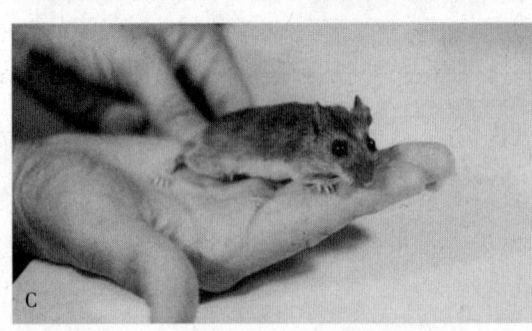
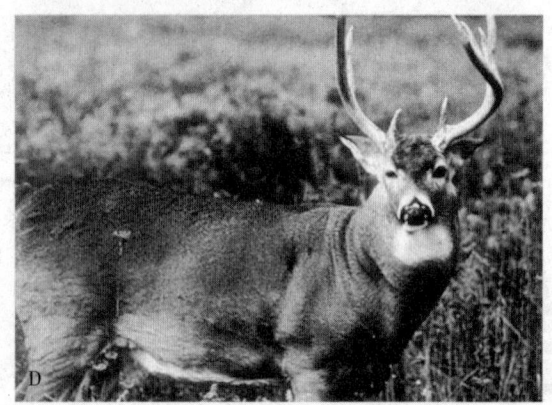

图 26-1　人单核细胞性埃立克体病（HME）和粒细胞性埃立克体病（HGE）的节肢动物媒介与储存宿主

A. 美洲钝眼蜱，HME 传播媒介　B. 肩板硬蜱，HGE 传播媒介　C. 白足鼠，HGE 原始贮存宿主　D. 白尾鹿，HME 贮存宿主

［引自 Seminars in Pediatric Infectious Diseases，13，Paul Lantos，Peter J. Krause. Ehrlichiosis in Children，249-256，Copyright Elsevier（2002），经 Elsevier 授权］

3. 易感动物

（1）自然宿主　本病自然宿主主要有犬、鼠、鹿、牛、羊、马、猫、人，以及鱼类等（图26-1）。其中犬是最重要的宿主动物，对多种埃立克体均易感，另外犬作为人类的伴侣动物和伙伴，在人类埃立克体的传播中起重要作用。

人对犬埃立克体、查菲埃立克体、尤因埃立克体、嗜吞噬细胞无浆体和腺热新立克次体易感。

（2）实验动物　犬和鼠对多种埃立克体敏感，为常用的实验动物。犬静脉注射埃立克体13天后，感染犬发热、血细胞各种成分减少，血涂片中单核细胞胞质内可检出桑葚状包含体。鼠腹膜内注射埃立克体后10~16天，出现昏睡、斜视、弓背、被毛逆立等症状。豚鼠、猫、羊和猴分别对不同种的埃立克体敏感。

4. 流行特征　本病全年均可发生，但多发生在夏、秋季，可能与蜱媒的活动规律相关。一般呈散发或地方流行，以热带、亚热带为主要发病地区。感染的埃立克体种与当地的媒介蜱分布有关。

5. 发生与分布　埃立克体呈全球性分布，不同地区的流行优势种有一定差别。查菲埃立克体命名于1986年，从美国阿肯色州查菲城堡1名重症患者分离到，它引起人的嗜单核细胞埃立克体病（HME）。嗜吞噬细胞无浆体于1992年在美国明尼苏达州从12名重症患者中发现，引起的人粒细胞埃立克体病。腺热新立克次体于1953年在日本西海岸伴有非典型淋巴细胞增多的类似流感发热患者血液、骨髓和淋巴结中发现，感染常发生于喜吃生鱼的人群中，主要在日本和东南亚流行。在美国的20多个州、拉丁美洲的委内瑞拉、欧洲的大部分国家、非洲和亚洲的部分国家和地区均有动物或人的病例报道。发病率随年龄上升而增加，与接触蜱媒的机会相关。暴发流行均与战争和军事活动有关，一次是1968年侵越美军军犬发生大规模的犬埃立克体流行，约有 200 只军犬死于这次流行；在美国本土新泽西州进行训练的后备役部队人员中确诊 1 例人单核细胞埃立克体患者，之后又从 73 名后备役军人中发现 9 例感染者，调查证明该地蜱感染严重。另外在驻新加坡的英国军犬和突尼斯的法国军犬中也发生过犬埃立克体的流行。

我国 1991 年在云南的血清学调查结果证实犬及人群中均存在埃立克体抗体，1999 年潘华等在广州军犬中分离到犬埃立克体和扁平无浆体，张瑞林等报告了首例人埃立克体病例，之后在黑龙江大兴安岭人群中也检测到抗体的存在。

我国地域辽阔，生态环境多样，适合多种类型的物种生存，许多在国外首次发现的病原体，随后即可在我国被发现。我国蜱的种类繁多，分布广泛，且已从多种动物、蜱和人的血液中检测到查菲埃立克体、嗜吞噬细胞无浆体和犬埃立克体、扁平无浆体等的存在，因此，本病发生的可能性较大。

（三）对动物与人的致病性

1. 对动物的致病性　本病的潜伏期为 7～21 天。临床发病主要见于犬，根据年龄、品种、免疫状态及感染的埃立克体株的不同临床症状也不尽相同。

（1）犬　通常感染后急性发作，表现发热、精神沉郁、食欲不振、鼻流黏液脓性分泌物或鼻出血、各类血细胞计数下降，并可见结膜炎、淋巴结炎。慢性感染犬以出血、贫血为主要特征，鼻出血较多见，易发生继发感染。野生动物自然感染的症状尚不清楚。

（2）马、牛、羊　重度感染马，可表现不规则发热、急性腹泻等，温和型粒细胞埃立克体感染，出现嗜睡、厌食、肢端水肿和白细胞及血小板减少，轻者可自愈。牛、羊粒细胞埃立克体感染表现发热和一过性各类血细胞减少，奶牛产乳量下降，并伴有呼吸系统症状，一般轻微可自愈。

（3）猫　感染后主要临床症状是发热、厌食和白细胞、血小板减少。

2. 对人的致病性　本病的潜伏期为 7～21 天，感染常累及全身多个系统，临床表现呈多样性。

（1）嗜单核细胞埃立克体病（HME）　多数起病急，突然发热，表现寒战、头痛、肌肉痛、关节痛等类流感样症状。多数患者同时出现恶心、呕吐、腹痛、腹泻、厌食等消化道症状。亦可见咳嗽、淋巴结肿大及肝脾肿大。约 1/3 患者起病 5 天后出现皮疹，呈斑丘疹、丘疹或淤点，常位于胸、腿及手臂，儿童多见。重症患者有神经症状，出现剧烈头痛、神志不清、嗜睡、视力模糊、癫痫样发作、颈项强直及共济失调等。其病原见彩图 26-2A。

（2）嗜粒细胞埃立克体病（HGE）　比嗜单核细胞埃立克体病症状重，主要表现为发热、寒战、头痛、肌肉痛、乏力、厌食、恶心、呕吐等，皮疹少见。免疫功能低下，常易并发机会性感染，严重者因血小板减少并发弥散性血管内凝血而导致肺部及消化道出血、急性肾衰或呼吸衰竭而死亡。其病原见彩图 26-2B。

（3）腺热埃立克体病　临床表现较轻，仅见轻度或中度发热，多为弛张热，并伴有头痛、背痛、肌肉痛和关节痛等，皮疹少见，起病 7 天后出现耳后和颈后淋巴结肿大。严重者有寒战、眩晕、肝脾肿大及非化脓性脑膜炎等。

（四）诊断

1. 动物的临床诊断　本病多无特征性症状，极易造成误诊或漏诊。疫区动物发热，血细胞成分明显减少，有蜱接触史，应考虑本病并进一步做实验室诊断。确诊需依据实验室病原和血清学检查结果。

2. 人的临床诊断　患者来自疫区，发病前 3 周左右有与蜱接触或叮咬史，由于媒介蜱地区分布局限性，一些埃立克体病在相应媒介蜱滋生地多发，粒细胞埃立克体病流行区域与莱姆病相重叠，腺热埃立克体病至今仅见于日本和东南亚国家。临床症状有明显发热及上述主要表现，排除相关疾病，可作出临床初步诊断。确诊需进行实验室病原检查和血清抗体检测。

3. 实验室诊断

（1）病原诊断　多数埃立克体可用体外细胞进行分离培养，分离出埃立克体即可确诊。亦可通过实验动物鼠、犬进行分离。埃立克体生长缓慢，分离鉴定需时 1 个月以上，因此不能进行早期诊断。

（2）血常规　白细胞总数轻度或中度减少，并有中性粒细胞或淋巴细胞减少，血小板明显减少，外周血涂片中性粒细胞中可见到桑葚状包含体，对诊断有重要价值。

（3）血清学检测 最常用的是间接免疫荧光试验，抗体效价＞1：80 或双份血清效价上升 4 倍以上可诊断。

（4）PCR 检测 用半巢式 PCR 方法检测血中埃立克体 DNA，特异性和敏感性均较高。

（5）免疫组化检测 用特异性埃立克体抗体检测患者组织标本中单核-巨噬细胞或白细胞的桑葚状包含体呈阳性，有较高的特异性，但敏感性低。

（五）防制措施

1. 动物的防制措施 蜱传动物埃立克体病的发生与蜱活动季节密切相关，圈养动物如能保持良好的卫生条件，不被蜱叮咬，一般不发生蜱传埃立克体病。常用的防控措施主要是做好疫源地的调查，了解是否存在埃立克体感染的潜在危险，对来自疫区的动物要重点防范以减少发病概率。本病尚无疫苗可应用。

（1）综合性措施 非疫区要加强对引进动物的检疫工作，防止引入隐性感染或带菌动物，疫区应注意畜舍的灭鼠、灭蜱，流行区在夏、秋季经常清除体表寄生蜱，同群出现致死率较高的埃立克体病病例时，其他无症状动物可口服特效药物预防。

（2）治疗 首选药物为四环素类抗生素，四环素 20mg，每天 2 次，口服；或多西环素每千克体重 10mg，每天 2 次，口服。疗程 7～14 天。

2. 人的防制措施 由于动物是人埃立克体感染的主要传染源，因而防止人发病的关键点是控制和消灭传染源、传播媒介。

（1）综合性措施 疫区要搞好环境卫生，有目的地防蜱、灭鼠，控制动物特别是犬感染。家养宠物应经常清除体表寄生蜱。在流行区域，户外活动特别是在野生动物较多的林区活动，必要时可口服特效药进行预防。对腺热埃立克体最有效的措施是加强饮食卫生，在疫区不生吃水产品。

（2）治疗 首选药物为四环素类抗生素，用药 24h 后大部分患者症状明显改善。四环素 0.5g，每天 4 次，口服。或多西环素成人首次 0.2g，以后每次 0.1g，每天 2 次，口服；儿童首次每天每千克体重 4mg，以后每天每千克体重 2～4mg，分 1～2 次服用。疗程根据病情而定，一般不少于 7 天或退热后再服用 3 天。除此之外可采取一般支持疗法和对症治疗。

（六）公共卫生影响

近年来，随着埃立克体病原种类的增加，人和动物感染和人与动物共患新病原体的发现，特别是犬在本病的流行病学中，既是很多蜱种的重要宿主，又是人类的好伴侣、好助手，与人关系十分密切，使本病的公共卫生学意义日渐突现，也引起相关领域研究者的高度重视。

我国随着经济基础的不断加强、人民生活水平的提高、空巢家庭的增多、饲养宠物人员的队伍迅速扩大，但相关医疗卫生知识普及不够，可能会由此引发一系列的公共卫生问题，因此国家相关机构必须给予足够的关注并采取必要的措施。

（遇秀玲 韩雪）

◆ 参考文献

方美玉，林立辉，刘建伟．2005．虫媒传染病［M］．北京：军事医学科学出版社：304-318.

费恩阁，李德昌，丁壮．2004．动物疫病学［M］．北京：中国农业出版社：605-606.

马亦林．2005．传染病学［M］．第 4 版．上海：上海科学技术出版社：424-428.

潘华，陈香蕊，马玉海，等．1999．我国南方蜱样本中发现犬埃立克体 DNA［J］．中国人兽共患病杂志，15（3）：3-6.

潘华，马玉海，孙洋．1999．埃立克体病原与流行病学研究进展［J］．中国兽医科技，29（5）：15-18.

唐家琪．2005．自然疫源性疾病［M］．北京：科学出版社：660-672.

张建之，范明远．1995．立克次体分类学研究进展［J］．中国人兽共患病杂志，11（2）：45-46.

张建之，范明远．1997．人类埃立克体感染的发现及研究进展［J］．中国公共卫生，13（5）：316-318.

Bakken J S, Krueth J, Wilson-Nordskog C, et al. 1996. Clinical and laboratory characteristics of human granulocytic ehrlichiosis JAMA，275：199-205.

Goodman J L, Nelson C, Vitale B, et al. 1996. Direct cultivation of the causative agent of human granulocytic ehrlichioses. New Eng J Med，334：209-215.

第二十七章　巴通体科细菌所致疾病

巴通体科（Bartonellaceae）在分类上属变形菌门（Proteobacteria）、α 变形菌纲（Alphaproteobacteria）、根瘤菌目（Rhizobialesl），与布鲁菌在同一目下，巴通体属（Bartonella）为该科的唯一属，目前有 16 个种，其中有 6 种与人类疾病有关，即杆状巴通体（B.bacilliformis）、五日热巴通体（B.quintana）、汉赛巴通体（B. henselae）、伊丽莎白巴通体（B. elizabethae）、文森巴通体（B. vinsonii）和 B. koehlerae，其中汉赛巴通体为人与动物共患病原体。

巴通体属细菌所致疾病

猫　抓　病

猫抓病（Cat-scratch disease，CSD）是由汉赛巴通体感染引起的一种自限性传染病。病原体主要通过猫等动物传播给人，人临床特征为皮肤损伤、淋巴结肿大，一般为良性自限性经过。少数可出现全身性严重损害。

（一）病原

1. 分类地位　猫抓病的病原体 1983 年 Wear 等证明是一种革兰氏阴性多形性杆菌，曾被称为猫抓病杆菌，1991 年经 Brenner 等鉴定将其命名为猫埃菲比体（Afipia felis）。1992 年由 Regenery 等从典型患者组织中分离、鉴定病原体属于罗卡利马（Rochalimaea）的一个种，称为汉赛罗卡利马体。现用名是 1993 年根据 Brenner 等的建议将其归入巴通体属后，正式命名为汉赛巴通体（Bartonella henselae）。在分类上属巴通体科（Bartonellaceae）、巴通体属（Bartonella）。

2. 形态学基本特征与培养特性

（1）形态学特征　汉赛巴通体呈多形性，一般呈棒状小杆菌，大小为 $0.3\sim1.0\ \mu m \times 0.6\sim3.0\ \mu m$，革兰氏染色阴性，姬姆萨染色呈紫红色。

（2）培养特性　汉赛巴通体可在含新鲜动物或人血液的高营养培养基上生长，5% 二氧化碳、35～37℃ 环境下培养，12～14 天后在琼脂表面长出白色、圆形、半透明的黏稠菌落，有时呈菜花状，传代后培养 3～5 天即可形成菌落。在液体培养基中生长常出现凝聚现象，也能在鸡胚和培养细胞中生长，多聚集于细胞空泡内。

3. 理化特性　巴通体对理化因素抵抗力不强，对热及一般消毒剂均敏感，56℃ 30min 可灭活，常用的消毒剂 0.1% 甲醛、0.5% 石炭酸溶液可在短时间内将其灭活，70% 乙醇在 30min 内可将其杀灭。对庆大霉素等抗生素敏感。

（二）流行病学

1. 传染来源　主要为携带病原体的动物宿主，猫特别是幼猫为最常见的病原携带者，病原体存在于感染者甚至健康猫的口咽部，带菌期可超过 12 个月，感染后形成的菌血症可持续数月。有报道犬、兔、猴也可能是带菌宿主。

病原体主要在感染动物的口咽部和血液内，经伤口或密切接触传播给易感动物。

2. 传播途径 主要通过与猫密切接触或被猫抓、咬、舌舐而被感染。少数可由犬、兔、猴等抓、咬所致，另有极少数可能为非生命物体损伤导致感染。猫蚤是猫-猫之间传播的媒介，但无证据表明可通过猫蚤传播给人。未见从人到人传播的报道。

3. 易感动物

（1）自然宿主 猫是最重要的宿主动物，有报道约 10％的宠物猫及 33％的流浪猫血液中携带病原体，可带菌数月至数年。作为人类的伴侣动物，猫在本病病原体的传播中起重要作用。

（2）实验动物 试验感染报道较少，用狒狒人工感染可发生局部淋巴结炎。

（3）易感人群 人普遍易感，各年龄组均可感染发病，但多为青少年和儿童，约 5％病例有家庭聚集感染现象。隐性感染率较高，一次感染后可获得终身免疫，重复感染者罕见。

4. 流行特征 本病全年均可发生，但多发生在秋、冬季，一般呈散发。

5. 发生与分布 本病呈全球性分布，100 多年前即有人感染的病例报道，1983 年分离到病原微生物，命名为巴通体，1992 年经血清学和微生物学研究证实病原体为一种革兰氏阴性杆菌，1993 年命名为汉赛巴通体。全球每年发病人数超过 4 万例，随着本病诊断方法的进步，近年来流行区域和发病人数有增加趋势。

根据栗冬梅等对中国大陆地区 1979—2007 年 207 篇文献报道的病例共计有 1631 例，除宁夏、青海和内蒙古外，其余省份均有报道。近年来，随着宠物猫饲养量的迅速增加，发病人数也有随之增加的趋势。

（三）对动物与人的致病性

1. 对动物的致病性 动物无自然发病的病例报道，自然感染的症状尚不清楚。

2. 对人的致病性 淋巴结肿胀是最主要症状。本病的潜伏期自抓伤到出现皮疹为 3～10 天。到局部淋巴结肿大约 2 周。整个病程多在 4 个月以内，但也有长达数年者。猫抓病患者肝、脾病变见彩图 27-1。

（1）原发性皮肤损伤 典型病例会出现被抓、咬伤部位斑丘疹、结节性红斑、疱疹、淤斑、荨麻疹、环形红斑及脓疱疹等。多见于手足、前臂、小腿及颜面等部位，多数经时 1～3 周，个别 1～2 个月后愈合，多不形成斑痕（彩图 27-2）。

（2）局部淋巴结肿大 抓伤后 2 周内局部淋巴结出现肿大或脓肿，肿大持续而缓慢，常见于头、颈及腋下、腹股沟淋巴结。淋巴结中的汉赛巴尔通体见彩图 27-3。

（3）全身症状 约一半病例见轻度发热，体温常在 39℃ 以下，少数可出现高热。同时可见乏力、呕吐、咳嗽、头痛、体重减轻及咽喉痛等流感样症状。淋巴结化脓时全身中毒症状明显，穿破流脓后症状消失。有报道骨髓炎、肝和脾的肉芽肿病例在儿童感染者中多见。

（4）其他 随着研究的深入，近年来一些综合征与猫抓病相关，被称为非典型猫抓病，多见于儿童病例。如表现为眼肉芽肿或耳前淋巴结病引起腮腺区域肿胀伴结膜炎的帕里诺眼-腺综合征（Parinaud oculoglandular syndrome），以及表现为星状视神经炎的勒伯尔星状视网膜病（Leber stellate retinopathy）等。有极个别病例出现胰腺癌或下咽癌的症状，易造成误诊。

（四）诊断

1. 临床诊断 ①有与猫、犬、猴及野兔等动物密切接触的流行病学史，被抓、咬后形成的典型皮肤病变；②猫抓病抗原皮肤试验阳性；③淋巴结肿大，且可排除其他原因；④淋巴结组织活检有坏死性肉芽肿及小脓肿等猫抓病组织病理变化特点，特殊染色可检出汉赛巴通体等。

具备上述三项者即可进行临床诊断，确诊需进行实验室检查。

2. 实验室诊断

（1）病原诊断 从患者血液、淋巴结脓液和原发皮损处分离培养出汉赛巴通体可确诊。但初培养条件要求高，需用鲜血或巧克力培养基，在含二氧化碳的条件下 35℃ 培养 6 周方可生长，因此不能作为临床早期诊断方法。近年来 PCR 方法已用于病原菌检测，检出率可高达 96％。

（2）皮肤试验　本病抗原尚未商品化，因此采用取淋巴结穿刺液经加热杀菌后作诊断用抗原对确诊有意义。皮试方法如下：取抗原0.1mL前臂掌侧注射，48h出现直径≥5mm的硬结者为阳性，周围有30～40mm浮肿红晕，红晕一般存在48h，硬结可持续5～6天或4周。皮肤试验为迟发性变态反应，较灵敏和特异，其假阳性约为5%，感染后皮肤试验阳性反应可保持10年以上。

（3）血清学检测　间接免疫荧光试验效价≥1∶64为阳性，ELISA检测抗汉赛巴通体IgM抗体，敏感性强，特异性较好，有诊断价值。

（五）防制措施

1. 综合性措施　由于本病主要由猫等动物传播，针对自然宿主的预防和控制十分困难。一般的防控措施主要是尽量减少与猫的密切接触，防止被猫抓伤或咬伤。如不慎被抓、咬，轻者可用肥皂水彻底清洗，并用碘酒等消毒剂涂抹消毒，并定期观察淋巴结。重者需迅速清创治疗。目前本病尚无疫苗可应用。

2. 治疗　多种抗生素对本病患者有效，首选庆大霉素每天每千克体重5mg，分4次肌内注射或静脉滴注，疗程为5天。或磺胺甲噁唑每天每千克体重60～120mg，分2次口服，疗程7天。淋巴结炎症状明显患者，可服用阿奇霉素，第1天每天每千克体重10mg，之后2～5天每天每千克体重5mg。也可用利福平每天每千克体重20mg，分2次口服，疗程2～3周），或用环丙沙星每天每千克体重20～30mg，分2次口服，疗程2～3周。但青霉素、氨苄青霉素、红霉素治疗效果不好。

除此之外可采取一般支持疗法和对症治疗。如淋巴结化脓时可采用多次抽吸脓汁法处理，一般不作切开引流。本病为自限性疾病，一般经2～3个月可自愈。

（六）公共卫生影响

猫抓热虽然为自限性疾病，对人和动物影响有限，但近年来随着我国饲养宠物的人群增加，发病率亦随之增加，可能会造成一定的公共卫生问题，特别是儿童喜爱宠物并常与之密切接触，可能成为主要受害者。目前针对本病的流行病学、诊断方法以及一些新被认识的非典型病例与本病病原菌关系的研究工作仍在深入进行，人们对本病的了解还不充分，亟须在广大民众中尽快普及相关知识，给予必要的关注和重视，以在对宠物奉献自己"爱心"的同时，防止因猫抓、咬、舌舔引发的汉赛巴通体感染。

（遇秀玲　夏应菊）

◆ **参考文献**

方美玉，林立辉，刘建伟．2005．虫媒传染病［M］．北京：军事医学科学出版社：291－295.

栗冬梅，张建中，刘起勇．2008．中国巴尔通体与相关疾病的研究进展［J］．中国人兽共患病学报，24（8）：762－765.

马亦林．2005．传染病学［M］．第4版．上海：上海科学技术出版社：433－437.

俞树荣，陈香蕊．1999．立克次体与立克次体病［M］．北京：军事医学科学出版社：157－176.

中国人民解放军兽医大学．1993．人兽共患病学［M］．北京：蓝天出版社：546－549.

Benner D J, O'Connor S P, Winkler H H, et al. 1993. Proposals to unify the Genera Bartonella and Rochalimaea, with descriptions of Bartonella quintana comb. nov., Bartonella vinsonii comb. nov., Bartonella henselae comb. nov., and Bartonella elizabethae comb. nov., and to remove the Family Bartonellaceae from the order Rickettsiales. Int J Syst Bacteriol, 43：777－780.

Breitschwerdt EB. 2008. Feline bartonellosis and cat scratch disease. Vet Immunol Immunopathol, 123（1－2）：167－171.

Brenner DJ, Krieg NR, Staley JT. 2005. Bergey's Manual of Systematic Bacteriology. 2nd Edition, Vol2 Part A：209－210；Part C：362－370.

Florin TA, Zaoutis TE, Zaoutis LB. 2008. Beyond Cat Scratch Disease：Widening Spectrum of Bartonella henselae Infection. Pediatrics, 121（5）：1413－1425.

Liao HM, Huang FY, Chi H. 2006. Systemic Cat Scratch Disease. J Formos Med Assoc, 105（8）：674－679.

Margileth A. 1993. Cat scratch disease. Adv Ped Infect Dis, 8：1－21.

Petrogiannopoulos C, Valla K, Mikelis A. 2006. Parotid mass due to cat scratch disease. Int J Clin Pract, 60（12）：1679－1680.

Ridder GJ, Boedeker CC, Technau-Ihling K. 2005. Cat-scratch disease：Otolaryngologic manifestations and management. Otolaryngol Head Neck Surg, 132（3）：353－358.

第二十八章　布鲁菌科细菌所致疾病

布鲁菌科（Brucellaceae）在分类上属变形菌门（Proteobacteria）、α变形菌纲（Alphaproteobacteria）、根瘤菌目（Rhizobiales），其下分布鲁菌属（Brucella）、支动菌属（Mycoplana）、苍白杆菌属（Ochrobactrum）。布鲁菌属为其模式属。

布鲁菌属是一类微小的球杆状革兰氏阴性菌，大小 $0.5 \sim 0.7 \mu m \times 0.6 \sim 1.5 \mu m$，不形成芽孢和荚膜，无鞭毛不运动，需氧。

布鲁菌属由羊种布鲁菌（Brucella melitensis）、牛种布鲁菌（Brucella abortus）、猪种布鲁菌（Brucella suis）、犬种布鲁菌（Brucella canis）、绵羊附睾种布鲁菌（Brucella ovis）及沙漠森林鼠种布鲁菌（Brucella neotomae）6个菌种以及尚未确定命名的海洋种布鲁菌（Brucella maris）组成。模式种为羊种布鲁菌。

布鲁菌对多种动物具有致病性，细菌侵入生殖器官及网状内皮系统，导致全身性感染及菌血症。妊娠动物感染布鲁菌常导致流产，细菌可从乳汁中排出。几乎所有主要的产奶、产肉家畜均可感染布鲁菌，造成巨大的经济损失，同时严重危害人类健康。

布鲁菌属细菌所致疾病

布 鲁 菌 病

布鲁菌病（Brucellosis）是由布鲁菌引起的人与动物共患病，对人类健康和畜牧业生产都有极大危害，是《中华人民共和国传染病防治法》规定的乙类传染病，《中华人民共和国动物卫生法》规定的二类动物疫病。世界动物卫生组织将其列为B类动物疫病。

（一）病原

1. 分类地位　布鲁菌属由羊种布鲁菌（B. melitensis）、牛种布鲁菌（B. abortus）、猪种布鲁菌（B. suis）、犬种布鲁菌（B. canis）、绵羊附睾种布鲁菌（B. ovis）及沙漠森林鼠种布鲁菌（B. neotomae）6个菌种组成，前4个种正常情况下以光滑型菌落形式存在，而后两个种仅以粗糙型形式存在。20世纪90年代人们又陆续从海洋动物包括海豹、海豚、小鲸鱼、鲸鱼及水獭中分离到了特征与上述6个菌种不同的布鲁菌，有学者建议将之命名为海洋种布鲁菌（B. maris）或鲸种布鲁菌（B. cetaceae）和鳍脚种布鲁菌（B. pinnipe-diae），虽然目前这种布鲁菌还没有得到正式命名，但已经被普遍认可。

羊种布鲁菌是19世纪末发现的。1887年，英国随军医生David Bruce剖检死于不明病因的"马耳他热"的士兵脾脏时，用显微镜意外地看到有一种微小的细菌，他将这种细菌命名为马耳他微球菌。后人为了纪念第一位看到并分离到这种细菌的英国医生，将这种细菌命名为Brucella。完整翻译成中文应为布鲁斯菌，但中文文献中出现较多的名称为布鲁氏菌、布氏杆菌等，本文采用布鲁菌。

牛种布鲁菌于1897年由丹麦的兽医伯纳德从牛体分离到，主要引起牛发病，有时可感染羊等其他动物，也可感染人。1962年布鲁菌分类委员会曾将该菌分为9个生物型。1978年由于第8生物型许多年再未得到确证的分离株及标准株，因而废除了该生物型。

猪种布鲁菌最初报道于 1914 年，Traum 从印第安纳州流产猪胎儿中分离出的布鲁菌，但当时认为是牛种布鲁菌。直到 1929 年 Huddleston 才把这个传染性病原作为一个独立的种命名为猪种布鲁菌。

1953 年，Buddle 发现了绵羊附睾种布鲁菌，1956 年 Stoenner 发现了沙漠森林鼠种布鲁菌，1966 年 Carmichael 发现了犬种布鲁菌。

2. 形态学基本特征与培养特性

（1）形态学特征　布鲁菌为革兰氏阴性的球状、球杆状细菌。菌体长 $0.6 \sim 1.5 \mu m$，宽 $0.5 \sim 0.7 \mu m$。不形成芽孢和荚膜，无鞭毛不运动。

（2）培养特性　需氧，对营养要求较高，其培养最大特点是生长繁殖缓慢，尤其是刚从机体或环境中新分离的初代菌，有的需 5 天，甚至需 $20 \sim 30$ 天才能生长。牛种布鲁菌的培养可以在需氧条件下进行，但大多数初代分离时需在含 10％二氧化碳的空气中进行，在人工培养基上移植几代以后也可以在普通空气中生长。

在不良环境，如抗生素的影响下，布鲁菌易发生变异。当细菌细胞壁的脂多糖（LPS）受损时，菌落可由光滑型（S 型）变为粗糙型（R 型）。当胞壁的肽聚糖受损时，则细菌失去胞壁或形成胞壁不完整的 L 型布鲁菌，这种表型变异形成的细菌可在机体内长期存在，但环境条件改善后可恢复原有特性。

3. 理化特性　布鲁菌在自然条件下生活能力较强。但由于气温、酸碱度的不同，其生存时间各异。在日光直射和干燥的条件下，抵抗力较弱。在腐败的尸体中很快死亡。但在不腐败病畜的分泌物、排泄物及死畜的脏器中能生存 4 个月左右。在直射阳光作用下一般 $10 \sim 20$ min 死亡。布鲁菌对湿热很敏感，$50 \sim 55℃$ 60 min 内死亡，60℃时 $15 \sim 30$ min 内死亡，70℃时 10 min 死亡。在粪便中可存活 $8 \sim 25$ 天，土壤中可存活 $2 \sim 25$ 天，在奶中存活 $3 \sim 15$ 天，在干燥尘埃中可存活 2 个月，在皮毛中可存活 5 个月。在冬季存活期较长，冰冻状态下能存活数月。在食品中约生存 2 个月。

本菌对常用化学消毒药比较敏感，普通消毒剂如 1％～3％石炭酸溶液 3 min，2％福尔马林 15 min 可将其杀死。使用 3％有效氯的漂白粉溶液、石灰乳（1:5）、氢氧化钠溶液等进行消毒也很有效。

本菌对四环素最敏感，其次是链霉素和土霉素，但对杆菌肽、多黏菌素 B 和放线菌酮有很强的抵抗力。

（二）流行病学

1. 传染来源　目前已知有 60 多种家畜、家禽，野生动物是布鲁菌的宿主。与人类有关的传染源主要是羊、牛及猪，其次是犬。本病的传染源主要是病畜，感染动物可长期甚至终身带菌，成为对其他动物和人类最危险的传染源。病畜从乳汁、粪便和尿液中排出病原菌，污染草场、畜舍、饮水、饲料及排水沟等而使病原菌扩散。当患病母畜流产时，大量病菌随着流产胎儿、胎衣和子宫分泌物一起排出，成为最危险的传染源。各种型布鲁菌在各种动物间有宿主转移现象，即羊种菌可能转移到牛、猪，或相反。羊、牛、猪是重要的经济动物，家畜及其畜产品与人类接触密切，因而家畜感染布鲁菌对人类健康会带来严重威胁。

至今还未有确实可靠的证据能证实布鲁菌病可以人传人，这可能是因为布鲁菌病感染后的排菌时间主要在本病的流产期间，而人由于卫生及治疗的缘故，不太可能会由于病人因为本病流产而感染周围人群，但也不能完全排除人与人之间传染的可能性。

布鲁菌病具有自然疫源性，发生过布鲁菌病的地区，可因为病原在自然界中（如带菌野生动物）长期存在而难以根除疫源。

2. 传播途径　布鲁氏菌可从多种途径传播。经口感染是本病的主要传播途径。病菌随患病母畜的阴道分泌物、乳汁和病公畜的精液排出，特别是流产的胎儿、胎盘和羊水内含有大量病菌，易感动物采食了病畜流产时的排泄物或污染的饲料、水源，可通过消化道而感染。

易感动物直接接触病畜流产物、排泄物、阴道分泌物等带菌污染物，可经皮肤微伤或眼结膜感染，也可因间接接触病畜污染的环境及物品而受染。

一些昆虫如苍蝇、蜱等可携带布鲁菌，叮咬易感动物或污染饲料、饮水、食品也可传播本病，但概率很小，因而传染重要性不大。

人在饲养、挤奶、剪毛、屠宰以及加工皮、毛、肉等过程中没有注意防护可受感染。当感染的妊娠母畜分娩或流产时，人们用手帮助产仔或处理各种流产物时感染概率非常大，因为这些流产物上含大量布鲁菌，可以经擦伤皮肤等途径进入体内使人感染。人可因为食用被病菌污染的食品、水或食生乳以及未熟的肉、内脏而感染，也可因接触带菌病料或污染物经皮肤微伤或眼结膜而感染。含布鲁菌的流产物落到地上，细菌可随尘土飞扬，从而被吸入体内发生感染。病菌污染环境后形成气溶胶也可发生呼吸道感染。

3. 易感动物

（1）自然宿主　可长期携带布鲁菌的易感动物有绵羊、山羊、牛、鹿、羚羊、犸羊、骆驼、犬、啮齿动物、猪、兔、马属动物、类人猿及人等。由于生产方式、传染条件等因素影响，羊、牛、猪一直是布鲁菌病的主要宿主。

（2）实验动物　实验动物中的豚鼠对布鲁菌最易感，是研究布鲁菌病的最佳实验动物模型。此外，小鼠、兔等也可感染。

4. 流行特征

（1）布鲁菌病的自然疫源性　布鲁菌病自然疫源性是指布鲁菌在自然界的野生动物中传播，它是独立于人、畜布鲁菌病之外的一个完整的疾病传播循环。人和家畜是在一定条件下才传染的。在布鲁菌属的6个生物种中，沙漠森林鼠种已肯定是自然疫源性的菌种，自分离到此菌以来，从未发现人、畜感染的病例，它在沙漠森林鼠中自然地循环着。

有人从布鲁菌病疫区捕获的蜱、螨及其他野生动物材料中分离到布鲁菌。已知有60余种野生动物布鲁菌病血清学阳性或分离到布鲁菌。

现有资料分析及经验表明，虽然布鲁菌病属于自然疫源性疾病，但对人、畜布鲁菌病影响不大。这可能是由于布鲁菌病自然疫源地不同于其他自然疫源地那样广泛，只是在某些有限地区，在特殊的生物群落中存在，不是有布鲁菌病流行的地区就有自然疫源地存在。

（2）影响流行的因素　造成本病的流行有社会因素和自然因素。社会因素，主要是检疫制度不健全，集市贸易家畜的频繁移动，被污染的毛、皮收购和销售等而促进布鲁菌病的传播。

1）自然因素　布鲁菌病的发生和流行，与气候关系非常密切，暴风雨雪、寒流、洪水或干旱的袭击迫使牲畜的抵抗力降低，流动性增大，很容易增加传播的机会，甚至造成暴发流行。

2）社会因素　包括居民生活条件及卫生知识，畜群的分群、合群、重组，动物免疫状态，牲畜调运、交易；乳、肉、皮毛的加工、交易、使用、战争等。

（3）流行特征

1）人间流行特点　①虽然一年四季均可发病，但有明显的季节性。我国北方牧区羊群布鲁菌病发病流产高峰在2~4月份，人间发病高峰在4~5月份，在羊流产高峰后1~2个月。夏季由于剪羊毛、挤奶、吃生奶者，也可出现一个小的发病高峰。②人间布鲁菌病的牧区感染率高于农区，农区感染率高于城镇。形成这种差别的主要原因与生产、生活特点、牲畜数量以及人们的职业有关。牧区病人分布范围广，而农区和半农半牧区发病多集中，多呈点状暴发流行。城市人的布鲁菌病多发生于毛、皮加工、挤奶、吃生乳者以及科学研究人员、饲养员等，患者有明显职业特征，凡与病畜、污染畜产品接触多的人其感染发病率明显高于其他职业。农民、兽医、皮毛工人感染率比一般人高。③人对布鲁菌易感性无性别差异，主要取决于接触机会之多少。在牧区，男性和女性均从事牧业生产，二者感染率基本一致。在农区，男性从事放牧剪毛等劳动较多，故感染率高于女性。由于青壮年是主要劳动力，接触病畜频繁，因而感染率高于其他年龄组。

2）动物疫区流行特点

①羊种布鲁菌疫区：除北美、北欧、东南亚、大洋洲以外的所有国家和地区几乎都有羊布鲁菌病流行，流行严重地区主要集中于地中海地区、非洲和南美洲等。羊种布鲁菌毒力强，最容易出现暴发流

行，疫情重，且大多出现典型临床症状。它对人的感染力也最强，因此，其流行地区人布鲁菌病的发病也比较高。在老疫区，感染仍在继续，新发病人少见，随着易感人、畜的增加，又可出现新的流行。

②牛种布鲁菌疫区：只有北欧的少数国家宣布没有牛种布鲁菌病。流行疫区感染率高，而发病率低，一般呈散在发病。牛对本病的易感性随着性器官的成熟而增强。牛犊有一定的抵抗力。牛种布鲁菌毒力总体较弱，但有较强侵袭力，易造成牛发生布鲁菌病暴发流行，对人致病较轻，感染率高发病率低，散在发病，症状不典型，病程短。

③猪种布鲁菌疫区：猪种布鲁菌病在南美洲广泛分布，主要是由亚种Ⅰ引起，在欧洲（除了没有布鲁菌病的英国和斯堪的纳维亚）有少量流行。在非洲，一些国家有该病的报道，但在非洲大陆上猪的数量不多，且实际状况也不清楚。亚洲，特别是东南亚，该病有较高的流行性，中国和新加坡主要由亚种Ⅲ引起，其他地区则由亚种Ⅰ引起。在澳大利亚，该病仅在昆士兰州的猪群中有发生。猪种布鲁菌毒力介于牛、羊种之间，对人致病力比牛种布鲁菌要强，除个别病例有中毒症状外，大多无急性期临床表现。

④混合型布鲁菌疫区：由羊、牛、猪三种或两种布鲁菌混合存在的疫区。流行特点由当地存在的主要菌种所决定。

（4）我国布鲁菌病再度流行的特点　①布鲁菌病疫区的发展趋势是从牧区向半农半牧区、农区及城市蔓延。②受侵人群除职业人群外，老年、青少年乃至儿童的发病有增高的趋势。③多发的、分散的点状流行代替了大规模的暴发流行。④布鲁菌病流行中的优势菌种发生变化：20世纪80年代之前，以羊种布鲁菌为主；80年代疫情处于低发阶段，以牛种占优；90年代之后，疫情重新回升，羊种布鲁菌又成为流行的优势菌。

5. 发生与分布　布鲁菌病呈世界性分布，全世界报告有布鲁菌病疫情的国家和地区约170个，分布于世界各大洲。其中报告有人间布鲁菌病的国家和地区约130个，山羊有布鲁菌病流行的国家和地区约50个（主要集中于非洲和南美洲），牛有布鲁菌病流行的国家和地区约101个（主要集中于中美洲、南美洲、东南亚和欧洲南部），猪有布鲁菌病流行的国家和地区约33个（主要集中于南美洲、非洲北部和欧洲南部）。部分国家已经根除了布鲁菌病（连续5年没有疫情报告），包括澳大利亚、塞浦路斯、丹麦、芬兰、荷兰、新西兰、挪威、瑞典以及英国。近年来，由于卫生、社会经济、政治、国际旅行等原因，随着新的疫情的出现及旧疫区疫病的复发，该病的分布发生了极大变化。亚洲出现了新的疫区，中东地区的情况不断恶化。

我国绝大部分省份都有布鲁菌病。目前我国已分离到15个生物型，即羊种（1～3型），牛种（1～7、9型），猪种（1、3型），绵羊附睾种和犬种各1个型。我国自1905年首次在重庆报告两例布鲁菌病以来，全国29个省份已发现有不同程度的流行。20世纪50—60年代在我国人、畜中有较重流行，自70年代布鲁菌病疫情逐年下降，至90年代初人间感染率仅为0.3%，发病率只有0.02/10万。这个状况明显好于某些发达国家的布鲁菌病疫情。但自1993年布鲁菌病疫情出现了反弹，1996年我国部分地区疫情明显回升。1990—2001年，我国布鲁菌病的分布出现了新的变化，人、畜感染病例大部分出现在江西、陕西、河北、河南、山东、内蒙古、辽宁、新疆、西藏、吉林等地。人间感染率迅速上升，而家畜感染率较为稳定，1992—1999年为0.04%～0.9%。中国动物疫病预防控制中心发布的2009年全国畜间主要人畜共患传染病疫情通报显示，2009年1—6月份全国畜间共报告发病动物19 087头（只），其中羊12 403只，牛6 677（头），鹿7只，分布在13个省（自治区、直辖市）和新疆生产建设兵团的182个县（区、旗），1 216个村（养殖场）；7—12月份全国畜间共报告发病动物20 306头（只），其中奶牛4 229头，羊13 391只，其他牛2 686头，分布在12个省（自治区、直辖市）和新疆生产建设兵团的168个县（区、旗），622个村（养殖场）。其中，上半年共在全国3 610个县（区、旗）监测牛、羊3 610 862头（只），检出阳性畜9 396头（只），阳性率为0.38%，其中奶牛阳性率为0.51%，羊阳性率为0.34%。阳性率列前5位的省份为山西（8.03%）、浙江（3.08%）、宁夏（2.59%）、云南（2.54%）和甘肃（1.43%）。下半年，共在全国3 408个县（区、旗）监测牛、羊6 002 736头（只），检出阳性畜 30 802 头（只），阳性率为 0.51%，其中奶牛阳性率为 0.79%，羊阳性率为 0.46%，其他牛阳性率为 0.05%。阳性率列前 5 位的为山西（5.32%）、贵州（3.89%）、内蒙古（2.15%）、河南（1.38%）和陕西（1.02%）。监测无阳性动物的有天津、福建、广西、海南、重庆、宁夏和西藏 7 个省（自治区、直辖市）。

（三）对动物与人的致病性

布鲁菌致病力与各种型菌新陈代谢过程中的酶系统有关，包括透明质酸酶、尿素酶、过氧化氢酶、琥珀酸脱氢酶及细胞色素氧化酶等。细菌死亡或裂解后释放内毒素是致病的重要物质。

1. 对动物的致病性 布鲁菌病的潜伏期长短不一，短的可以在半月内发病，长的可达半年、一年甚至几年，还可能终生潜伏体内而不发病。

患布鲁菌病的动物临床最明显的症状是流产。流产多发生在妊娠中后期，流产前，病畜精神不振、食欲下降、体温升高，喜欢饮水，阴户、乳房肿大，阴道流出灰白色或灰色黏性分泌物。流产产出死胎或弱胎，流产后多数动物伴发胎衣滞留不下，阴门流出红褐色恶臭液体，引发子宫炎。有的病畜临床症状消失后仍然可长期排菌，成为严重的传染源。有的经久不愈，屡配不孕。患病公畜常发生睾丸炎，呈一侧性或两侧性睾丸肿胀、硬固，有热痛，病程长，后期睾丸萎缩，失去配种能力。有些布鲁菌病患畜还可发生关节炎及水肿，有时表现跛行。部分可见眼结膜发炎、腱鞘炎、滑液囊炎。

本病病理变化广泛，受损组织除肝、脾、骨髓、淋巴结外，还累及骨、关节、血管、神经、内分泌及生殖系统；不仅间质细胞，而且还损伤器官的实质细胞。其中以单核吞噬细胞系统的病变最为显著。病变以浆液性炎性渗出为主，伴随着增生性改变，慢性病例可形成肉芽肿。牛、羊可见子宫绒毛膜的间隙中有污灰色或黄色无气味的胶样渗出物，绒毛膜的绒毛有坏死病灶，表面覆以黄色的坏死物，胎儿的病变主要为败血症的病变。猪与牛、羊略有不同，流产后子宫的黏膜很少发生化脓-卡他性病变，但常有许多由针头到大麻子大的小结节。结节的中央含有脓性或干酪样物质。病畜浆膜和黏膜有出血点和出血斑，皮下结缔组织发生浆液-出血性炎症。公畜患布鲁菌病，可发生化脓-坏死性睾丸炎和附睾炎。睾丸显著肿大，有时睾丸、附睾、前列腺等处有脓肿。淋巴结呈弥漫性颗粒性淋巴结炎。淋巴结肿大，变黄而硬。在病情严重的病例可出现关节炎、腱鞘炎和滑液囊炎，还可引起关节周围炎。最常发病的关节为腕关节、肘关节和股关节。到病的后期，则因结缔组织的广泛增生，使关节变形。

Gabriela Hernández-Mora 等（2008）报道，布鲁菌感染条纹原海豚，可致其脑脊髓炎。其临床症状、病理变化及免疫荧光染色见彩图 28-1。

2. 对人的致病性 人感染布鲁菌病后，潜伏期一般为 7~60 天，平均两周。少数患者可长达数月或 1 年以上。

人患本病后，临床表现复杂多变，症状各异，轻重不一，呈多器官病变或局限某一局部。根据 1977 年 9 月我国北方防治地方病领导小组办公室颁发的"人布鲁菌病的诊断和治疗效果判定试行标准"，临床上分型为：多性期、慢性活动型、慢性期相对稳定型。国外按鲁德涅夫（рудHEB）分期法分为：急性期指患病 3 个月以内，亚急性期病程 3 个月到 1 年，慢性期病程 1 年以上。

（1）亚急性期及急性期 80% 起病缓慢，常出现前驱症状，其表现颇似重感冒。全身不适，疲乏无力，食纳减少，头痛肌痛、烦躁或抑郁等。持续 3~5 天。10%~27% 患者急骤起病，以寒战高热、多汗、游走性关节痛为主要表现。

典型病例呈波状热，初起体温逐日升高，达高峰后缓慢下降，热程约 2~3 周，间歇数日至 2 周，发热再起，反复数次。但据 729 例热型病例分析，目前呈典型波状热仅占 15.78%，低热占 42.11%，不规则热占 15.36%，间歇热为 12.76%，其他尚有弛张热、稽留热型等。

多汗为本病的突出症状之一，每于夜间或凌晨退热时大汗淋漓。也有患者发热不高或处于发热间歇期仍多汗。汗味酸臭。盛汗后多数感软弱无力，甚至可因大汗虚脱。

76% 以上有关节痛，与发热并行。疼痛呈锥刺样或钝痛，痛剧者似风湿，辗转呻吟。但关节疼痛程度与病理改变并不平行。病变主要累及大关节，如髋、肩、膝等，单个或多个，非对称性，局部红肿。也可表现为滑膜炎、腱鞘炎、关节周围炎。少数表现为化脓性关节炎。急性期患者疼痛多呈游走性、慢性期病变已定局，疼痛固定某些关节。肌肉疼痛，尤其下肢肌及臀肌，重者呈痉挛性痛。

此外，睾丸炎及附睾炎是男性患者常见症状之一，多为单侧。个别病例可有鞘膜积液、肾盂肾炎。女性患者可有卵巢炎、子宫内膜炎及乳房肿痛。但人类引起流产者少。

（2）慢性期 一般由急性期发展而来，也可由缺乏急性病史无症状感染者或轻症者逐渐变为慢性。慢性期症状多不明显，也有典型，呈多样表现。

慢性期活动型者具有急性期的表现，也可长期低热或无热，疲乏无力，头痛，反应迟钝，精神抑郁，神经痛，关节痛，一般局限某一部位，但重者关节强直、变形。一部分患者自述症状很多，缺乏体征，类似神经官能症；另一部分患者表现多器官和系统损害，如骨骼、肌肉持续不定地钝痛，反反复复，迁延不愈，晚期有的发展成为关节强直，肌肉挛缩，畸形，瘫痪。神经系统表现为神经炎、神经根炎、脑脊髓膜炎。泌尿生殖系统，可有睾丸炎、附睾炎、卵巢炎、子宫内膜炎等。

慢性期相对稳定型者，症状、体征较固定，功能障碍仅因气候变化、劳累过度才加重。但久病后体力衰竭、营养不良、贫血。

人患本病后病理变化广泛，受损组织不仅为肝、脾、骨髓、淋巴结，而且还累及骨、关节、血管、神经、内分泌及生殖系统；不仅间质细胞，而且还损伤器官的实质细胞。其中以单核-吞噬细胞系统的病变最为显著。病灶的主要病理变化：①渗出变性坏死改变，主要见于肝、脾、淋巴结、心、肾等处，以浆液性炎性渗出，夹杂少许细胞坏死。②增生性改变，淋巴、单核-吞噬细胞增生，疾病早期尤著。常呈弥漫性，稍后常伴纤维细胞增殖。③肉芽肿形成，病灶里可见由上皮样细胞、巨噬细胞及淋巴细胞、浆细胞组成的肉芽肿。肉芽肿进一步发生纤维化，最后造成组织器官硬化。3 种病理改变可循急性期向慢性期依次交替发生和发展。如肝脏，急性期内可见浆液性炎症，同时伴实质细胞变性、坏死；随后转变为增殖性炎症，在肝小叶内形成类上皮样肉芽肿；进而纤维组织增生，出现混合型或萎缩型肝硬化。

（四）诊断

1. 临床诊断 动物临床诊断主要根据母畜流产、胎盘滞留、公畜睾丸炎、关节炎和腱鞘炎等症状推定，但这些症状不具有确诊意义。

人的临床诊断主要根据波状热或长期低热、多汗、乏力、关节痛、睾丸炎及附睾炎等症状推定，但确诊还要依靠实验室诊断。

2. 实验室诊断 对于布鲁菌病的诊断，OIE 在其卫生标准《陆生动物诊断试验与疫苗手册》中对牛布鲁菌病、羊布鲁菌病、绵羊附睾炎布鲁菌病、猪布鲁菌病的诊断都进行了描述，我国也先后颁布了《布鲁氏菌病诊断方法、疫区判定和控制区考核标准》（1988 年 10 月 25 日卫生部、农业部发布）、《布鲁氏菌病诊断标准及处理原则》（GB 15988—1995）、《动物布鲁氏菌病诊断技术》（GB/T 18646—2002）等标准。

1. 病原学诊断 分离到布鲁菌可做出确诊。PCR 检测到阳性亦可以做出确诊，但要对 PCR 的准确性做出评价。

2. 免疫学诊断 试验方法有血清凝集试验、补体结合试验、乳环状试验、变态反应、ELISA、荧光抗体试验、间接血凝试验等。

通过免疫学试验可做出群体或个体是否感染的判断。其中平板凝集类试验作为筛选试验，而试管凝集试验因为其特异性和敏感性都比较差，在一些国家已停用。补体结合试验可作为个体确诊试验。乳环状试验主要用于乳畜的监测，变态反应适用于血清学试验不适宜使用的情况。ELISA 试验要经过评价后才能确定其对群体或个体的应用价值。荧光抗体试验、间接血凝试验等可作为补充试验使用。

3. 人的诊断标准

（1）流行病学 发病前病人与家畜或畜产品、布鲁菌培养物有密切接触史，或生活在疫区的居民，或与菌苗生产、使用和研究密切联系者。

（2）临床表现 出现数日乃至数周发热，多汗，肌肉和关节酸痛，乏力兼或肝、脾、淋巴结和睾丸肿大等可疑症状及体征。

（3）实验室检查　布鲁菌病玻片或虎红平板凝集反应阳性或可疑，或皮肤过敏试验后24、48h分别观察一次，皮肤红肿浸润范围有一次在 2.0cm×2.0cm 及以上（或 4.0cm² 以上）。

（4）分离细菌　从病人血液、骨髓、其他体液及排泄物中分离到布鲁菌。

（5）血清学检查　标准试管凝集试验滴度为 1∶100 及以上，或病程 1 年以上者滴度为 1∶50 及以上，或对半年内有布鲁菌苗接触史者，滴度虽达 1∶100 及以上，过 2~4 周后应再检查，滴度升高 4 倍及以上，或用补体结合试验检查，补体结合试验滴度 1∶10 及以上；抗人免疫球蛋白试验（Coomb'S）滴度 1∶400 及以上。

诊断疑似病例：同时符合诊断标准（1）、（2）、（3）者。

诊断确诊病例：疑似病例加（4）或（5）中任何一项者。

（五）防制措施

一些国家已经成功地实现了根除布鲁菌病的目标，如英国、澳大利亚等。这些国家的经验表明，综合性的防治措施，包括全面的监测、检测以及有效的疫苗接种对于布鲁菌病的防治是至关重要的。

1. 动物的防制措施

（1）综合性措施　对布鲁菌病防治（制）原则是，因地制宜，分类管理，采取以检疫、淘汰疫畜和免疫健畜为主的综合防控措施。

1）管理传染源　对牧场、乳厂和屠宰场的牲畜定期进行卫生检查。检出的病畜全部扑杀。病畜的流产物及死畜必须深埋。对其污染的环境用 20% 漂白粉或 10% 石灰乳消毒。病畜乳及其制品必须煮沸消毒。皮毛消毒后还应放置 3 个月以上，方准其运出疫区。病、健畜分群分区放牧，病畜用过的牧场需经 3 个月自然净化后才能供健康畜使用。

2）切断传播途径　加强对畜产品的卫生监督，禁食病畜肉及乳品。防止病畜或患者的排泄物污染水源。对与牲畜或畜产品接触密切者，要进行宣传教育，做好个人防护。

3）保护易感人群及健康家畜　除注意防护外，重要措施是进行菌苗免疫。

（2）疫苗　疫苗接种是控制本病的有效措施。目前国际上多采用活疫苗，如牛 S19 号苗、羊Rev-1苗，也有使用灭活苗的，如牛种布鲁菌 45/20 苗、羊种布鲁菌 H38 苗等。Rev-1 苗为羊种布鲁菌弱毒苗，可对绵羊、山羊的羊种布鲁菌感染及公羊的绵羊附睾种布鲁菌感染产生保护力。1990 年，新疆发生地方性绵羊附睾种布鲁菌（*B. ovis*）感染时，我国曾经使用过 Rev-1 苗对羊群进行接种预防。

我国使用的布鲁菌动物疫苗有牛 19 号、猪 2 号（*B. swis* S2）及羊 5 号（*B. melitensis* M5）苗。牛 19 号苗（布鲁菌病活疫苗 S19 株）只适用于牛，对羊、猪无有效预防作用。羊 5 号苗（布鲁菌病活疫苗 M5 株）是我国选育的一种布鲁菌苗，可用于羊、牛。猪 2 号苗（布鲁菌病活疫苗 S2 株）是免疫谱最广的疫苗，可用于羊、牛、猪等各种家畜。猪 2 号疫苗采用口服途径（饮水免疫或其他口服方法）可用于妊娠动物的免疫，这一特性可大大提高畜群免疫密度，更有效地增强畜群整体抵抗力。特别应注意的是，对孕畜预防注射可引起流产，故免疫应在配种前进行。

上述弱毒活苗，仍有一定的剩余毒力，因此，在使用中应做好工作人员的自身保护。在消灭布鲁菌病过程中，要做好消毒工作，以切断传播途径。疫区的生皮、羊毛等畜产品及饲草饲料等也应进行消毒或放置两个月以上才可利用。

2. 人的防制措施　人类布鲁菌病的预防，首先要注意职业性感染，凡在动物养殖场、屠宰场、畜产品加工厂的工作者以及兽医、实验室工作人员等，必须严守防护制度，做好消毒工作。同时，要定期在防疫机构进行专项检查。

（1）预防措施

1）健康教育　①人感染布鲁菌病是来自于染疫的家畜，尤其是羊、牛、猪等。主要传播因子是流产物、乳、肉、内脏、皮毛等。②布鲁菌病是可以预防的，而且是可以自愈和治愈的，增强信心。③宣传对象主要是与牲畜接触密切的一些职业人群及疫区和牧区的居民，如兽医、放牧员、饲养员、屠宰工、挤奶工及乳肉加工人员等。④宣传教育应与畜牧业发展及脱贫致富结合起来。

2）免疫接种　世界上只有少数国家主张给人预防接种，我国是其中之一。人用菌苗系 104M（*B. abortus*）冻干弱毒活菌苗，以皮上划痕进行接种，剂量为 40 亿～50 亿/人次。低温避光条件下运输，在 4℃下保存。免疫对象仅限于疫区内职业人群及受威胁的高危人群，接种面不宜过广，而且不宜年年复种，必要时可在第二年复种一次。多次接种可使人出现高度皮肤过敏甚至病理改变，另外，接种后产生的抗体与自然产生的抗体无法鉴别，给诊断带来困难，因此近年主张不要广泛使用，对人进行免疫应该慎重。对孕妇、泌乳期妇女、年老体衰者及有心、肝、肾等疾病患者不宜接种。104M 苗也可采用滴鼻方式免疫。

3）检疫淘汰疫畜、隔离疫畜培养健康畜，以及畜群免疫接种等是预防布鲁菌病的重要措施。

（2）病人、接触者及其直接接触环境管理　出现布鲁菌病患者应按传染病管理法规定的乙类传染病的报告时间及程序进行报告，一般不应超过 24h。因该病人不传人，故对病人及接触者均不需隔离等处理。对患者所居住环境等也无需特殊处理，但应对周围人群进行布鲁菌病检疫，发现可疑者应及时处理；对引发布鲁菌病的传染源必须追查，对患者家中及邻居饲养家畜进行流行病学调查，调查牲畜流产状况、患者接触牲畜历史、接触程度以及食用乳肉或内脏情况等。对查出的可疑畜及乳肉制品等应及时有效处理。

（3）流行期措施　当出现布鲁菌病暴发流行时应尽快采取紧急措施。主要包括以下几点：①组建临时领导机构，包括当地人医与兽医的医疗行政管理人员及有关专业人员。尽快与上级有关行政和业务部门取得联系，并报告。迅速利用现有的通讯宣传设施等进行宣传教育。②对患者及时诊断和治疗，并对周围人群进行检疫。③对传染源进行调查和管理。一般采用专访及座谈，并对牲畜进行检疫。确定外传性（即疫畜来自外地）及内源性（本地疫畜）。查出的传染源及时处理（隔离和淘汰），对各类传播因子，如流产胎儿（牛、羊、猪等），污染乳肉等应做消毒处理或深埋、焚烧等。对传染源曾栖息之处应予以消毒处理。④预防接种，对疫区内高危人群（包括职业人群及非职业人群）予以 104M 苗免疫；对健康畜或畜群进行预防接种：牛应以 S19 株疫苗免疫，羊应以 S2 株疫苗免疫，因对猪无合适疫苗应注意观察。⑤总结报告，上述一系列工作有条不紊地进行后应写出行政和业务总结报告。

（4）治疗　家畜患布鲁菌病原则不采取治疗措施，因为布鲁菌病较难治愈，而且治疗期间仍有成为传染源的可能。所以布鲁菌病治疗主要是针对人布鲁菌病患者。

1）抗菌疗法　适用于急性期或慢性活动期病人治疗。常用抗生素有四环素、链霉素、强力霉素、利福平等，一般是 21 天为一个疗程，间隔 5～7 天再治 1～2 个疗程。

2）特异性脱敏疗法　适用于慢性期过敏症状较强者，常采用布鲁菌苗、菌素等各类布鲁菌抗原制剂。这种疗法反应较大，应慎重进行。

3）中医中药疗法　适用对各期病人治疗，对慢性期病人尤为常用，依不同症状体征进行辨证施治。

除上述主要治疗方案外，还可依不同情况予以某些辅助疗法，如理化疗法、激素治疗、免疫调节剂治疗及外科疗法等。

（六）公共卫生影响

人类可以感染布鲁菌病，传染源主要是患病动物，一般不由人传染于人，所以人类布鲁菌病的预防与消灭，有赖于动物布鲁菌病的预防和消灭。患病羊、牛、猪为其主要传染源。犬对 3 种主要布鲁菌经常是隐性感染，可成为人的传染源。传染途径是食入、接触和吸入。当患畜流产和分娩之际是最可能感染的时期。兽医、牧民、乳肉加工人员及实验室工作人员等感染机会最多。

世界卫生组织（WHO）实验室生物安全将布鲁菌（尤其是羊种布鲁菌）划分为 3 级危险群，布鲁菌病最易发生实验室感染，因此在处理培养物和严重感染样品如流产物时必须要有严格的生物安全防护措施。处理大量的布鲁菌必须要在生物安全水平 3 级条件下进行。

布鲁菌病一般不受水灾影响，因我国布鲁菌病疫区皆不在主要河流的两岸，而处于干旱的边疆地区；即使在河流两岸发生洪水，对疫情影响也不大。但布鲁菌病受风雪及旱灾影响较大。因旱灾影响牧草质量，风雪灾影响牧区牲畜食草，这就使牲畜抗力下降，布鲁菌感染增加，流产畜增多，从而影响人间布鲁菌病的发生。

布鲁菌病在世界范围内广泛流行，目前仅有少数国家宣布根除该病。全球每年有大约 50 万人感染布鲁菌，其感染率从英国、美国、澳大利亚的小于 1 人/10 万人到欧洲南部如希腊、西班牙的 20～30人/10 万人。中东部分国家如科威特、沙特阿拉伯的感染率则高于 70 人/10 万人。

　　布鲁菌病不仅危害人民身体健康，而且影响畜牧业、旅游业、国际贸易及经济发展。虽然这种细菌主要感染动物，但是由于合适的人用疫苗的缺乏，仍被认为是一种潜在的引起恐怖的生物武器。1954年，在美国的生物战进攻计划中，布鲁菌在新建的派因·布拉夫（Pine Bluff）兵工厂成为第一个武器化的生物战剂。据测算，利用生物感染性病菌而导致的经济损失极大。据在 10 万人口的城市，利用布鲁菌病原所做的模拟试验表明，所造成的经济损失达近 4.77 亿美元。

（毛开荣　丁家波　张森洁　马世春）

◆ **我国已颁布的相关标准**

　　GB 15988—1995　布鲁氏菌病诊断标准及处理原则

　　GB 16885—1997　布鲁氏菌病检测标准

　　GB/T 14926.45—2001　实验动物　布鲁杆菌检测方法

　　GB/T 18646—2002　动物布鲁氏菌病诊断技术

　　WS 269—2007　布鲁氏菌病诊断标准

　　NY/T 907—2004　动物布氏杆菌病控制技术规范

　　NY/T 1467—2007　奶牛布鲁氏菌病 PCR 诊断技术

　　SN/T 1088—2002　布氏杆菌病平板凝集试验操作规程

　　SN/T 1089—2002　布氏杆菌病补体结合试验操作规程

　　SN/T 1090—2002　布氏杆菌病试管凝集试验操作规格

　　SN/T 1394—2004　布氏杆菌病全乳环状试验方法

　　SN/T 1525—2005　布氏杆菌病微量补体结合试验方法

◆ **参考文献**

高淑芬，冯静兰 . 1991. 中国布鲁氏菌病及其防治（1982—1991 年）［M］. 北京：中国科学技术出版社 .

姜顺求 . 1984. 布鲁氏菌病防治手册［M］. 北京：人民卫生出版社 .

柳建新，陈创夫，王远志 . 2004. 布鲁氏菌致病及免疫机制研究进展［J］. 动物医学进展，25（3）：62 - 65.

梅建军，石慧英 . 2005. 布鲁氏菌表面抗原研究进展［J］. 动物医学进展，26（10）：13 - 18.

尚德秋 . 1989. 布鲁氏菌病防治手册［J］. 卫生部地方病防治司，3：1.

尚德秋 . 1996. 布鲁氏菌病流行病学及分子生物学研究进展［J］. 中国地方病防治杂志，11：339.

尚德秋 . 1998. 布鲁氏菌病及其防制［J］. 中华流行病学杂志，19：67.

尚德秋 . 2000. 中国布鲁氏菌病防治科研 50 年［J］. 中华流行病学杂志，21（1）：55 - 57.

张士义，吕景生，江森林 . 1998. 布鲁氏菌病全国重点分析［J］. 中华流行病学杂志，19：70.

张士义，马汉维，江森林 . 1999. 我国近年来布鲁氏菌病监测资料分析［J］. 中国人畜共患病杂志，15：59.

赵德明，张中秋，沈建中主译 . 2000. 猪病学［M］. 第 8 版 . 北京：中国农业大学出版社：397 - 406.

A J Amato Gauci. 1995. The Return of Brucellosis Maltese Medical Journal，（1 - 2）.

Cloeckaert A, Verger JM, Grayon M, Paquet JY, Garin - Bastuji B, Foster G, et al. 2001. Classification of Brucella spp. isolated from marine mammals by DNA polymorphism at the omp2 locus. Microbes Infect，3：729 - 738.

Cutler, S. J., A. M. Whatmore, et al. 2005. Brucellosis - new aspects of an old disease. J Appl Microbiol, 98（6）：1270 - 1281.

Jahans KL, Foster G, Broughton ES. 1997. The characterisation of Brucella strains isolated from marine mammals. Vet Microbiol, 57：373 - 382.

OIE. 2004. Manual of Diagnostic Tests and Vaccines for Terrestrial Animals. 5th Edition.

Schurig, G. G., N. Sriranganathan, et al. 2002. Brucellosis vaccines：past，present and future. Vet Microbiol, 90（1 - 4）：479 - 496.

Seleem, M. N., S. M. Boyle, et al. 2009. Brucellosis：A re - emerging zoonosis. Vet Microbiol.

第二十九章 伯克菌科细菌所致疾病

伯克菌科（Burkholderiaceae）细菌在表型、代谢及生态学上形式多样。包括严格需氧菌和兼性厌氧的化能有机营养菌、专性和兼性的化能无机营养菌。

伯克菌科在分类上属变形菌门（Proteobacteria）、β-变形菌纲（Betaproteobacteria）、伯克菌目（Burkholderiales），其下分伯克菌属（Burkholderia）、贪铜菌属（Cupriavidus）、劳特罗普氏菌属（Lautropia）、Pandoraea、Paucimonas、多核杆菌属（Polynucleobacter）、青枯菌属（Ralstonia）、热丝菌属（Thermothrix）8 个属。伯克菌属为其模式属。

伯克菌属又称伯克霍尔德氏属，以往是假单胞菌科的一部分，现归于伯克菌科。单细胞或双细胞，直或稍弯，非螺旋。大小为（0.5～1）μm ×（1.5～4）μm。它是革兰氏阴性、富有运动性（鼻疽伯克菌无鞭毛，不运动）及好氧性、棒状的细菌。

根据《伯杰氏细菌学手册》第二版，伯克菌属包括 19 个种，一半以上的种对动物或植物有致病性，其中包括鼻疽伯克菌（Burkholderia mallei），是一种会在马或其他相关动物身上引起马鼻疽的病菌；引起类鼻疽的类鼻疽伯克菌（Burkholderia pseudomallei）及引起人类肺部囊肿性纤维化感染的洋葱伯克菌（Burkholderia cepacia）。由于伯克菌对抗生素的抗药性及高运动性，鼻疽伯克菌及类鼻疽伯克菌有时会被认为是针对家畜及人类的生物战潜在媒介。

伯克菌属细菌所致疾病

一、鼻　疽

鼻疽（Glanders）是由鼻疽伯克菌引起的人与动物共患传染性疾病。世界动物卫生组织将其列为 B 类疫病，我国将其列为二类动物疫病。这种病菌通常对马表现出慢性的感染过程，但是骡、驴多发生急性感染，人亦可感染。马科动物，如马、骡等是主要传染源，人大多因接触病兽遭受感染。

（一）病原

1. 分类地位　1882 年 Loeffler 和 Schutz 在德国首次从患有鼻疽的马肝脏、脾脏中分离到鼻疽伯克菌。鼻疽伯克菌和类鼻疽伯克菌曾被归类于假单胞菌科、假单胞菌属Ⅱ群。Yabuuchi 等 1992 年根据 16S rDNA 序列分析，将之归类于假单胞菌科的伯克霍尔德氏属（Burkholderia），分别命名为鼻疽伯克菌（Burkholderia mallei）和类鼻疽伯克菌（Burkholderia pseudomallei）。鼻疽伯克菌和类鼻疽伯克菌 16S rDNA 序列的同源性超过 99%，表明这两种细菌有着密切的系统进化关系。

2. 形态学基本特征与培养特性　鼻疽伯克菌为革兰氏阴性需氧短杆菌，菌体长短不一，细长，平均长 2～5μm、宽 0.5～1.0μm，两端浓染。不形成芽孢及荚膜，无鞭毛。与假单胞菌不同，本菌无运动性。生化反应不活泼，能产生触酶和氧化酶，在普通培养基上不易生长，在含 1%～5% 甘油的肉汤培养基中生长良好。该病菌生长较慢，一般需 48h 以上，最适温度为 41℃。

在不同培养基上，菌落形态特征各异。在 MAC 和 SS 琼脂上为淡黄色、中等大小、凸起、湿润的菌落，在甘油培养基上为光滑、湿润、圆形、不透明呈灰黄色较小菌落。在血平板上呈棕色不透明之菌落，似有β溶血状。

3. 理化特性　鼻疽伯克菌的生化反应见表 29-1。该菌对氯霉素、痢特灵、羧苄青霉素、万古霉素、氟哌酸、先锋Ⅴ、妥布霉素敏感；对红霉素、复方新诺明、丁胺卡那霉素呈中介；对青霉素G、氨苄青霉素等耐药。

表 29-1　鼻疽伯克菌的生化特征

氧化酶	靛基质	V-P	葡萄糖	蔗糖	甘露醇	肌醇	精氨酸	鸟氨酸	赖氨酸	纤二糖	水杨素	硝酸盐	侧金盏	42℃生长	明胶液化
+	-	-	+	-	+	-	+	-	-	-	-	+	-	-	-

鼻疽伯克菌有两种抗原，一种为特异性抗原，另一种为与类鼻疽伯克菌有交叉反应的共同抗原。鼻疽菌素（mallein）是由鼻疽伯克菌所产生的一种蛋白质，皮内注射后所诱导机体产生迟发型变态反应，可用于诊断。

（二）流行病学

该病主要是发生于马、骡和驴的传染性疾病，山羊、绵羊、犬、猫等有时也能受染，猪和牛对该病感染具抵抗力。人也可感染，但较少见。一旦发生病情，则常常相当严重。

1. 传染来源　受感染的马、骡、驴等单蹄类家畜为主要传染源，其次为羊、犬、猫和骆驼等。这些动物受染后可无症状。病人有时也可成为传染源。

2. 传播途径　鼻疽病马的鼻液及溃疡分泌物中含有大量的鼻疽伯克菌。可以通过消化道、损伤的皮肤和黏膜感染，还可以通过气溶胶经呼吸道感染。

人主要为接触传播。接触病畜分泌物或排泄物，病菌可经破损皮肤进入人体。呼吸道、消化道和眼结膜也可作为细菌的入侵途径。

3. 易感动物　人和多种动物对本病易感。动物中驴最易感，骡次之，马又次之。骆驼、犬、猫、狮、虎、豹和狼等也有易感性。在自然条件下，反刍动物中的牛、绵羊和山羊对鼻疽不敏感。试验动物中豚鼠、田鼠、地鼠、家兔、小白兔有易感性。

易感对象主要为密切接触马、骡和驴的人群，如兽医、饲养员、骑兵、屠宰工人和农民等。青年男性发病多见，20～40 岁的青年男性约占病人的 60%，女性少见。在发达国家中该病已属罕见，但在亚洲和拉丁美洲仍偶有发生。目前该病已成为一种少见的疾病。

4. 流行特征　本病流行无明显季节性，呈地方流行，初发地区常呈暴发流行，且多取急性经过；在常发地区流行缓慢，常呈慢性经过。人的感染多与职业相关，感染者多为兽医、饲养员、骑兵和屠宰工人。

5. 发生与分布　20 世纪早期，由于马和骡成为交通运输的重要方式，鼻疽会偶尔由马传染到其他动物。在美国南北战争期间，有马鼻疽的大规模流行。战争之后，由于马的使用数量减少，该病逐渐减少。1882 年 Loeffler 和 Schutz 首次从患有鼻疽的马肝脏、脾脏中分离到鼻疽伯克菌。此后，鼻疽曾经在世界各地流行。至 20 世纪 70 年代，欧洲和美洲已消灭鼻疽病，一些发展中国家仍有散发的病例报道，非洲、亚洲、中东、南美洲等部分地区呈地方性流行。1999—2001 年，拉脱维亚、白俄罗斯、蒙古、土耳其、巴西和伊朗报道了动物感染病例，土耳其、新喀里多尼亚以及斯里兰卡有人感染病例的报道。

（三）对动物与人的致病性

鼻疽是由鼻疽伯克菌引起的马、驴和骡的一种接触传染性致死性疾病。本菌引起上呼吸道和肺的结节和溃疡，也可引发皮肤型鼻疽（皮疽）。

1. 对动物的致病性

（1）急性型　驴和骡常为急性型。急性型鼻疽表现为发热、精神沉郁、呼吸和脉搏加快、颌下淋巴结肿大，多经过 2～3 周死亡。马感染鼻疽伯克菌后，症状见图 29-1 和彩图 29-1。

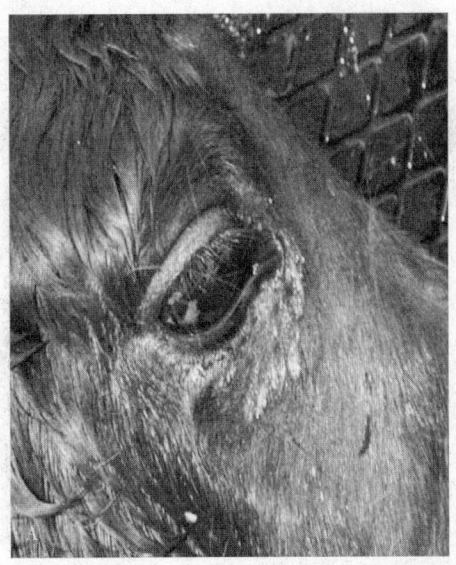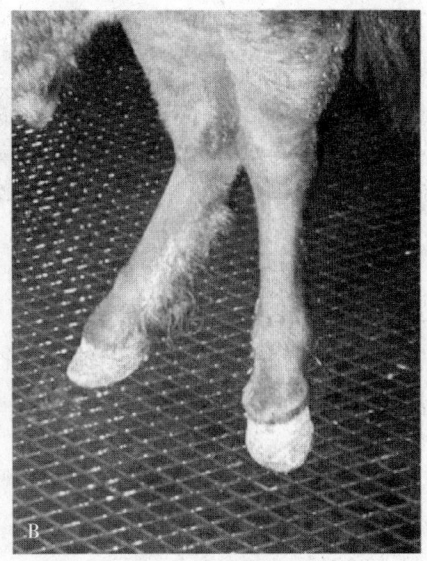

图 29 - 1　马感染鼻疽伯克菌眼睛有分泌物（A）及后肢对角外展（B）

[引自 Microbes and Infection，5，Jose Lopez，John Copps，CatherineWilhelmsen，et al. Characterization of experimental equine glanders，1125 - 1131，Copyright Elsevier（2003），经 Elsevier 授权]

M. Stephen Lever 等（2003）报道，人工感染 BALB/c 小鼠，可致其急性肺炎和肺组织坏死，随着病程进展，逐渐发展为亚急性或慢性肺炎（彩图 29 - 2）。肝和脾可形成由菌血症引起的典型病变。

（2）慢性型　慢性鼻疽多无明显症状，病程可长达十余年。

2. 对人的致病性　临床表现呈多样化，急性型表现为高热、多处蜂窝织炎或脓肿；慢性型的病程常迁延数月至数年，伴不规则低热、多处脓肿和瘘管。鼻腔、喉头、气管黏膜或皮肤形成特异的鼻疽结节、溃疡或瘢痕，在肺脏、淋巴结或其他实质性器官产生鼻疽结节是本病的主要特征。

临床表现的多样化主要与感染途径有关。根据临床表现的不同，可将该病分为 4 型。

（1）急性局部化脓性感染　潜伏期 1～5 天。细菌从皮肤破损处进入，常形成一个小结节，伴局部淋巴管炎和全身症状，包括发热、寒战等。随着病程进展，感染部位皮肤呈蜂窝织炎，进而有坏死和溃疡形成，并沿淋巴管出现成串结节性脓肿。脓肿破溃后成瘘管，排出红色或灰白色脓液。当细菌从黏膜进入体内时，可引起眼、鼻和口腔的局灶性感染，产生黏液脓性分泌物，继而出现溃疡和肉芽肿性病变。可伴有全身症状，如发热等。

（2）急性肺部感染　潜伏期 10～14 天。病菌从呼吸道进入肺部，也可继发于其他部位的感染，表现为发热、乏力、头痛和胸膜炎等。常伴有淋巴结肿大和脾肿大。胸部 X 片可见大叶性肺炎、支气管肺炎或局限性密度增高影像，提示早期肺脓肿。

（3）败血症型　此型最为严重，由大量病菌侵入所致。病人先出现全身性丘疹。随后发展为全身脓疱，并侵入血液而成败血症，伴有严重毒血症症状；内脏器官也广泛受累。病人常在 7～10 天内因中毒性休克和多脏器衰竭而死亡。

（4）慢性化脓性感染　表现为多发性皮下或肌内脓肿，常累及上下肢体。约半数病例伴有发热、淋巴结肿大和黏膜溃疡，也可累及内脏（肺、胸膜、骨骼、眼、肝、脾等）及中枢神经系统。少数病人呈恶病质，内脏器官可呈淀粉样变性。病程迁延，可达数月至数年。有自发愈合倾向，但常常再次复发。

（四）诊断

1. 动物的临床诊断　马、骡和驴对本病易感，骡和驴感染后常呈急性经过，病马特别是开放性鼻疽马是主要传染来源。该病主要经消化道或经损伤的皮肤黏膜而感染。因此常有同槽马匹暴发本病的病例。

根据临床症状可将本病分为肺鼻疽、鼻腔鼻疽和皮肤鼻疽。鼻疽和皮疽可经常向外排菌，又称之为开放性鼻疽。

（1）肺鼻疽　以肺部患病为特点，病马可突然发生鼻衄血，或咳出带血的黏液。患马咳嗽、呼吸次数增加，肺部听诊可听到干、湿性啰音，当肺部病变严重时，可见不同程度的呼吸困难。

（2）鼻腔鼻疽　可见鼻腔黏膜上有小米粒至高粱粒大小结节，突出黏膜表面，继而结节坏死形成溃疡，愈合后形成放射状的星状瘢痕。病马鼻腔分泌物多，重者见有脓性或血液脓性有恶臭味的鼻液，下颌淋巴结肿胀。初期可移动，后期变硬，无痛，并与周围组织粘着不能移动。

（3）皮肤鼻疽　主要发生于四肢、胸侧及腹下，以后肢多见。开始见有结节，结节破溃后形成边缘不整齐、易出血、中央凹陷、不易愈合的溃疡。

根据流行特点，尤以明显而具特征的临床变化进行初步诊断，当怀疑为鼻疽病马时，可用鼻疽菌素进行点眼，间隔1周再重复点眼一次，可明显提高检出率。在诊断中应注意与马流行性淋巴管炎、马腺疫的鉴别诊断。

2. 人的临床诊断　因临床表现较复杂，该病常不易确诊，可结合下列各点做出判断：①有接触病兽或在实验室接触病菌史；②分泌物涂片中荧光抗体阳性或各种培养物分离出病菌，为诊断主要依据；③血清学试验阳性有助于诊断。

该病需与类鼻疽、孢子丝菌病、链球菌性蜂窝织炎、伤寒和播散性结核病等鉴别。

3. 实验室诊断

（1）人的诊断

1）外周血象　白细胞总数轻度增高，也可减少；伴淋巴细胞数相对增多。白细胞总数和分类也可正常。

2）病原学检查　脓液、分泌物或穿刺液的涂片检查及培养，涂片用美蓝染色，在显微镜下可见一种革兰氏阴性小杆菌。着色不规则。分泌物中的细菌一般很少，且与类鼻疽伯克菌不易区别。用抗鼻疽伯克菌荧光抗体染色，特异性较高。从上述标本中也可分离出病原菌。除非伴发败血症，血培养一般为阴性，但疾病末期例外。

3）血清学检查　有血凝和补体结合试验两种。在感染后第2周，血清凝集效价明显升高，可达1∶640；灵敏度虽高，但特异性较差。补体结合试验不太灵敏，但特异性强，第3周可呈阳性反应，效价≥1∶20即可认为阳性。

（2）鼻疽菌素皮内试验　以部分纯化的鼻疽菌素蛋白作为抗原，病后4周可呈阳性，多用于受染动物的诊断，副作用少。进一步纯化后有用于人鼻疽诊断的可能。

（五）防制措施

1. 预防　对本病的预防目前尚未有有效菌苗，所以应认真贯彻综合防制措施。首先应加强饲养管理，提高马匹抵抗力，严格执行兽医卫生制度防止本病的侵入。重要的是严格检疫制度，对马匹定期检疫，对进出口、交易市场的马属动物必须进行检疫，及时检出病马。

对鼻疽马应在隔离区内限制使用。当马群中检出阳性病马时，对畜舍、饲管用具应进行彻底消毒，粪便应发酵处理。

厩舍、马场、饲养用具等可用10%～20%新鲜石灰乳液或3%～5%来苏儿喷雾或洗擦消毒。受染马类不论症状轻重，应立即处死、深埋。接触病畜的马类也需要隔离观察。病人应予隔离，对其分泌物、排泄物、敷料等进行彻底消毒。接触牲畜者应注意个人防护。

2. 治疗　当人感染这种病菌时，往往需要进行长时间的多种抗生素治疗。

鼻疽伯克菌的体外药敏试验表明，头孢他啶、亚胺培南和氟喹诺酮类（环丙沙星、氧氟沙星等）对病原体具高度活性，有一定治疗作用的药物尚有链霉素、四环素、磺胺药等。由于人鼻疽病例现已很少见到，故何者为首选或选用药物尚难做出正确的评估。因为无论其为急性或慢性化脓性感染，在病程中均有继发肺炎或败血症的可能，故治疗必须积极，疗程也宜较长。对患者应采取以下治疗措施。

（1）做各种培养后即给足量的内酰胺类药物静脉注射或滴注，如头孢他啶，每天每千克体重为

100mg，每 8h 1 次，每次量可快速静滴（20～30min）。亚胺培南，每天每千克体重为 50mg，分 2 次（每 12h 1 次）缓慢静滴，每次不少于 1h。也可依药敏结果而采用其他 β-内酰胺类药物，如头孢曲松、头孢哌酮-舒巴坦、哌拉西林-他唑巴坦、阿莫西林-克拉维酸等。重症宜联合应用氟喹诺酮类，如环丙沙星静滴，病情改善后即改口服。β-内酰胺类药物也可与阿米卡星、复方磺胺甲噁唑、四环素、氯霉素等合用。

（2）知晓药敏结果后，不宜对原给药方案立即作调整，如果病情已有改善，应按原方案继续用药。

（3）病情改善后，头孢他啶、亚胺培南等的剂量可逐减以至停止（一般为 3～4 周），但口服药，如复方磺胺甲噁唑、四环素或氟喹诺酮类需继续应用至 4 周以上。

（4）一切化脓性病灶必须彻底清除。以上方法是否确实可行，尚有待进一步临床验证。

鼻疽病人的预后取决于感染类型，急性败血症型的病死率几乎 100%。

（六）公共卫生影响

鼻疽可通过直接接触患病动物或感染的材料而传染给人，人传染后急性病例如不治疗，则在 3 周内死亡，病死率可达 95%。慢临床和亚临床"隐性"病例是危险的传染源。因此，在处理可疑或已知动物或污染物时，应采取严格的预防措施，以防自身感染，也要防止感染其他动物。世界动物卫生组织要求所有感染性或者有潜在感染性的材料，必须在生物安全水平三级的实验室进行。

本病曾广泛流行于世界各国，近几十年来有些国家通过法定试验、扑杀感染动物及进口限制等措施已经消灭了本病，我国也基本上控制了该病。我国台湾省近年来有散发病例的报道。通过对患病动物进行及时的诊断和扑杀，可在世界范围内全面根除该病，但是需要各国的通力合作。

另外，近年来马鼻疽作为生物武器的使用，引起了广泛的关注。第一次世界大战期间同盟国的间谍在东部战线用鼻疽伯克菌感染了大批俄罗斯的马和骡。在第一次世界大战期间及其后，俄罗斯人的发病数增加。在第二次世界大战期间，日本人在中国哈尔滨的平房研究所蓄意使马、平民和战俘感染上鼻疽伯克菌。美国在 1943—1944 年研究了这种病原体作为生物武器的可能性，但是没有武器化。

（毛开荣　丁家波）

◆ **我国已颁布的相关标准**

NY/T 557—2002　马鼻疽诊断技术

SN/T 1471.1—2004　鼻疽菌素点眼试验操作规程

◆ **参考文献**

Brett PJ，DeShazer D，Woods DE. 1998. Burkholderia thailandensis sp nov. a Burkholderia pseudomaller2like species . Int J Syst Bacteriol, 48：317.

Yabuuchi E，Kosako Y，Oyaizu H，et al. 1992. Proposal of Burkholderia gen. nov. and transfer of seven species of the genus Pseudomonas homology group II to the new genus, with the type species Burkholderia cepacia comb. nov . Micro-biol Immunol，36：1251.

二、类鼻疽

类鼻疽（Melioidosis）是由类鼻疽伯克菌感染所致的地方性传染病，是热带、亚热带地区的人与动物共患病，发病区域一般都在北纬 20°至南纬 20°之间。主要因接触污染的土壤或水而感染，本病一般散发，无明显季节性。类鼻疽临床表现与鼻疽的表现极为相似，患者大多伴有多处化脓性感染病灶。可表现为化脓性病灶播散所致的暴发性败血症，或有肺部空洞的慢性结核样疾病。

（一）病原

1. 分类地位　类鼻疽伯克菌（*Burkholdeia pseudomallei*）曾称为类鼻疽假单胞菌，与鼻疽伯克菌（*Burkholdeia mallei*）同属于假单胞菌属（*Pseudomonas*），现归类于伯克菌科（Burkholderiaceae）、伯

克菌属（*Burkholderia*）。

2. 形态学基本特征与培养特性 类鼻疽伯克菌为具有动力、革兰氏染色阴性的需氧菌，呈卵圆形或长链状，无荚膜无芽孢，有端鞭毛6～8根（图29-2），以二分裂方式复制（图29-3）。在血琼脂上生长良好，缓慢溶血。革兰氏染色不及瑞特或姬姆萨染色易于发现细菌。此菌有双极浓染特点，用美蓝染色常见两极浓染，有鞭毛，无芽孢，无荚膜，需氧，在普通培养上生长良好。在羊血琼脂培养24h、48h及96h的菌落形态见彩图29-3。类鼻疽伯克菌有独特的生长方式，可产生细胞外的多糖类，在培养中细菌集落陷于大量纤维样物质中。本菌外毒素为坏死毒素，内毒素具有免疫原性，其毒素可能是一种酶的作用。本菌有两种类型的抗原，1型具有耐热及不耐热抗原，主要存在于亚洲。2型仅具有不耐热抗原，主要存在于大洋洲和非洲。

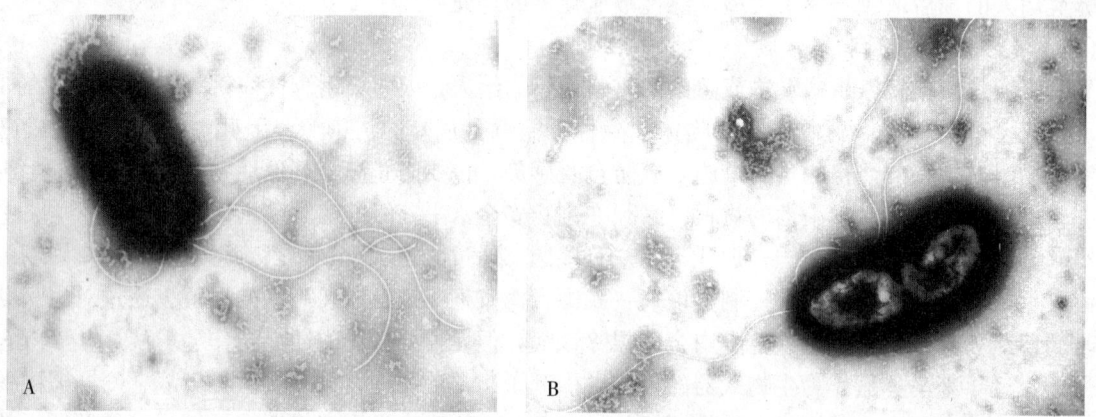

图29-2 普通肉汤培养类鼻疽伯克菌，菌体呈球杆状，无荚膜无芽孢，菌体一端有丛鞭毛（1～4条）（A. 负染，×10 000），也可见菌体一端2条鞭毛（B. 负染，×20 000）

（徐在海供图）

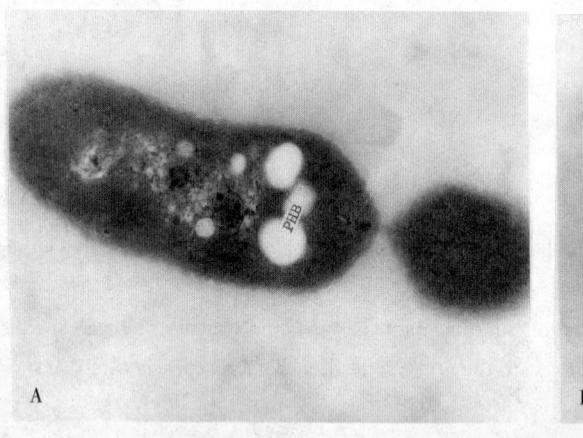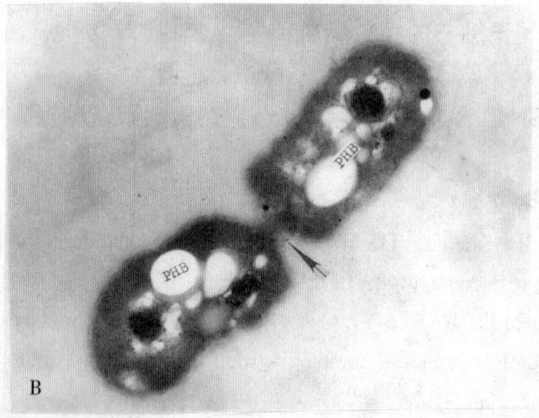

图29-3 类鼻疽伯克菌

在胞质内可见大小不等6个聚-β-羟丁酸盐（PHB）颗粒及稠密颗粒（A. 超薄切片，×60 000），此外还可见菌体二分裂相（B. 超薄切片，×40 000）

（徐在海供图）

3. 理化特性 此菌对多种抗生素有自然耐药性。可产生两种不耐热毒素，即坏死性毒素和致死性毒素，可使豚鼠、小鼠、家兔感染而致死。此菌产生的内毒素耐热，具有免疫原性。

该菌系自然腐生菌，广泛分布于泥土、积水、池塘和多种农作物中。在水和土壤中可存活1年以上，加热56℃ 10min可将其杀死，常用的各种消毒剂也可将其迅速杀灭。细菌培养液中含有致死性毒素和坏死性毒素。

用rRNA基因（rDNA）的限制性片段长度多态性（RFLPs）分析，将同一血清型类鼻疽菌株进行基因分型，是对血清分型的一个有力补充，为该病的分子流行病学调查提供了一种敏感性高、重复性强的可靠方法。

（二）流行病学

1. 传染来源　类鼻疽是地方性传染病，是热带地区的人与动物共患病。类鼻疽伯克菌在流行区的水或土壤中很常见，是感染的主要来源。细菌可在外界环境中自然生长，不需要任何动物作为它的贮存宿主。尽管该菌可使多种动物受染甚至致病，但这些动物作为传染源的意义不大。以往认为与野生动物有关，如鼠类，但迄今尚无足够的证据证明。曾有报道进口动物能将本病引入新的地区，造成暴发流行。人间传播罕见，病人作为本病的传染源意义较小。

2. 传播途径　类鼻疽病可能有 5 种传播途径：①破损的皮肤直接接触含有致病菌的水或土壤，这是本病传播的主要途径；②吸入含有致病菌的尘土或气溶胶；③食用被污染的食物；④被吸血昆虫（蚤、蚊）叮咬（动物试验证明类鼻疽菌能在印度客蚤和埃及伊蚊的消化道内繁殖，并保持传染性达 50天之久）；⑤有报道认为可通过家庭密切接触、性接触传播。

人和家畜（羊、猪、马等）接触染菌的水或土壤，病菌经皮肤外伤进入机体。此为主要的传播途径。偶尔经呼吸道或消化道感染，一般病人和病畜之间并不直接传播。

3. 易感动物

（1）自然宿主　类鼻菌伯克菌侵袭动物的范围极其广泛。野鼠、家鼠、豚鼠、兔、猫、犬、绵羊、猪、野山羊、家山羊、牛、马、非人灵长类、骆驼、树袋鼠和鹦鹉都可以自然感染。家畜中以猪和羊易感。细菌可随感染动物的迁移而扩散，并污染环境，形成新的疫源地。但它们与人一样，都是偶然宿主，维持本病流行的连续性作用不大。

（2）易感人群　人群对该病普遍易感。新近进入疫区、糖尿病、酒精中毒、脾切除、艾滋病病毒感染等为易患因素。男性患者多于女性患者，可能与职业有关。类鼻疽的特点是呈地方流行性，隐性感染可能相当普遍，东南亚一些国家居民中人群调查表明，有 15%～30% 为血清抗体阳性。

4. 流行特征　该病一般为散发，也可呈暴发流行，无明显季节性。在流行区，人群隐性感染率为7%～10%，家畜如马和猪的隐性感染率可分别达到 9%～18% 和 35%，人群中极少有带菌者。

暴雨和洪涝灾害可促进类鼻疽病的流行。2004 年 3 月新加坡的连场暴雨导致了类鼻疽伯克菌的传播。半年内患病人数达 57 人，死亡近半，当时新加坡政府甚至怀疑有人故意散播类鼻疽伯克菌作为生物武器。

值得指出的是，气候、土壤和土地利用三者结合在一起可能构成类鼻疽自然疫源地的特殊的植物群落病（phytocoenosis）。本菌对多种抗生素有天然耐药性。

5. 发生与分布

（1）地区分布　人的类鼻疽在 1912 年首例报道于仰光，1948—1954 年侵越法军报道了 100 例，20世纪 70 年代中期，法国巴黎至少有 2 人发病死亡；1973 年侵越美军报道 343 例类鼻疽，1962 年泰国人群 IHA 抗体普查，阳性率为 29.1%；至 1986 年发病数已达 800 人；近年每年确诊类鼻疽患者近百例。

类鼻疽多见于东南亚及其邻近地区、澳大利亚北部及其邻近地区，在西半球很少见。2004 年 1—7月，新加坡发生类鼻疽，其中发病人数 57 人，死亡人数 23 人，病死率已达 40%。澳大利亚西南部（南纬 31°～32°）和伊朗（北纬 25°～35°）也曾有本病的暴发流行。中国台湾省于 2004 年 8 月 2 日证实，高雄县陆军官校一名学生 7 月 24 日死亡的原因为类鼻疽伯克菌感染。

1991 年中国首次由广东湛江报告 4 例病人。中国类鼻疽疫源地主要分布于海南、广东、广西南部的边缘热带和湖南、贵州等亚热带地区。曾在我国海南、广东、湖南和贵州等省的 13 个县、市的土壤、水和病人与动物的标本中分离到该菌。类鼻疽伯克菌主要是热带地区土壤和死水中的常住菌，特别多见于稻田中。中国已从海南、广东、广西的水样中分离到本菌。

我国调查结果显示，检查海南、广东、广西和湖南 4 省 13 个县、市共 1 153 份水、土样，分离到54 株类鼻疽伯克菌。获阳性结果的有 10 个县、市，均位于北回归线以南，海南省三亚、琼海和广东省惠阳潼湖分离率最高，相应数据为 11/98、10/100 和 9/110。从猪分离出 15 株，山羊 1 株，病人 3 株。1981 年检查云南 4 个县（元江、河口、开远、景洪）293 份水样，结果全部阴性。该病是否与高原地理气候条件有关，尚待进一步研究。

（2）时间分布　本病一般散发，全年均有发生，无明显季节性。

（3）人群分布　任何年龄均可患病，性别分布没有显著差异。从 1994—2004 年间，新加坡每年发生 36～114 例不等的类鼻疽病例。对 2001—2003 年间的 135 个病例的分析，该病的发病年龄分布于 2～96 岁，年龄越大，患病的机会就越高；病死率从 20 年前的 40%～50% 下降至现今的 13%；死亡病例以 65 岁以上者居多（24%），而 28% 的死亡病例同时伴有糖尿病、心脏和呼吸道疾病及肾疾病。

（三）对动物与人的致病性

1. 对动物的致病性　动物自然感染潜伏期不清。

（1）猪　常呈暴发或地方流行。病猪发热、咳嗽、运动失调、关节肿胀，眼、鼻流脓性分泌物，公猪睾丸肿胀。仔猪呈急性经过，病死率高；成年猪多取慢性经过。

（2）山羊和绵羊　均表现发热、咳嗽、呼吸困难，眼、鼻有分泌物和神经症状。有的绵羊表现跛行，或后躯麻痹，呈犬坐姿势。山羊多呈慢性经过，常在鼻黏膜上发生结节，流黏脓性鼻液。公山羊的睾丸、母山羊的乳房常出现顽固性结节。

（3）马和骡　常取慢性或隐性经过，无明显临床症状。急性病例表现高热、呼吸困难，有的呈肺炎型（咳嗽、听诊浊音或啰音），有的呈肠炎型（腹泻、腹痛及虚脱），有的呈脑炎型（痉挛、震颤、角弓反张等神经症状）。慢性病例表现为鼻黏膜出现结节和溃疡，有的体表出现结节，破溃后形成溃疡。

（4）牛　多无明显症状。当脊髓（胸、腰部）形成化脓灶和坏死时，可出现偏瘫或截瘫等症状。

（5）犬和猫　病犬常有高热、阴囊肿、睾丸炎、附睾炎、跛行，伴有腹泻和黄疸。猫表现呕吐和下痢。

2. 对人的致病性　类鼻疽伯克菌是条件致病菌，感染后潜伏期的长短不同，如感染量大，本身患有糖尿病等诱发因素，抵抗力弱者就很容易因感染而发病。潜伏期短的为 2 天，大多数人都会在感染后 2～4 天发病。但类鼻疽伯克菌有"定时炸弹"之称，有的很快发病而死亡，有些人可在感染数年后发病，即所谓"潜伏型类鼻疽"，其中最长的潜伏期为 25 年。感染了类鼻疽伯克菌是否发病及潜伏期长短，取决于人体的抵抗力。如果人体的抵抗力强，一般不会发病，有些则潜伏下来，在抵抗力下降时发病。近年来发现，糖尿病患者最容易感染类鼻疽病，而且感染后病情往往较重。

类鼻疽病的临床表现"似百样病"，很复杂。有 60% 的病人起病非常急，像败血症，甚至还没等医生找到病因就发生猝死。有的突然高热、咳嗽，2～3 天就因器官衰竭不治死亡，有的感染后出现肺炎、肺脓肿、心包炎、肾炎、肝脓肿等表现，还有的慢性发病，很像空洞性肺结核，因此常导致患病初期误诊，误诊率为 100%。

该病病情一般较为严重，如不及时治疗，病死率很高。本病潜伏期一般为 3～5 天，少数也有数年后发病，即所谓"潜伏型类鼻疽"，甚至 20 年以上。临床表现多样性，与鼻疽极为相似。该病可分为隐匿性感染、无症状肺浸润、急性局部化脓性感染、急性肺部感染、急性败血症、慢性化脓性感染和复发性感染等 7 种类型，但各型间症状可有重叠，有时难以截然划分。

急性肺部感染是类鼻疽最常见的感染类型，可为原发性或血源播散性肺炎，除有高热、寒战外，尚有咳嗽、胸痛、呼吸急促等，且症状与胸部体征不成比例。肺部炎症多见于上叶，呈实变，并常常有薄壁空洞形成，易误诊为结核病。此型可发展为败血症。

急性败血症型可为原发，亦可为继发，为类鼻疽最严重的临床类型。起病突然、毒血症症状显著。常表现寒战、高热、气喘、胸痛、腹痛、肌痛、咳脓血性痰，伴多处化脓性损害。患者可迅速表现为多器官受累症状，如肺部，可出现呼吸困难、双肺湿啰音。中枢神经系统累及时，可出现脑炎或脑膜炎的相应症状和体征。部分病人常因病情迅速发展以至来不及抢救而死亡。

慢性化脓性感染主要表现为多发脓肿，可累及多个组织或器官（图 29 - 4），病人也可以不发热。亚急性或慢性类鼻疽典型表现是类似结核病的肺叶空洞。肝、皮肤、骨和软组织可被侵犯，易形成窦道。

类鼻疽是一种慢性消耗性热病，偶有周期性缓解。类鼻疽感染者，常仅有血清阳性反应而无症状。迟发病例常由诱发因素所激发，如糖尿病、酗酒、癌肿、营养不良等。

复发性感染可表现为急性局部化脓性感染、急性肺部感染、急性败血症或慢性化脓性感染。外科手术、外伤、酗酒、放射治疗等常常为复发的诱因。复发率约 23%，抗菌药物疗程短于 8 周者复发率高。病程早期应用头孢他啶可减少复发。临床尚不能鉴别复发性感染与重新感染。

局部化脓性感染表现为皮肤破损处结节形成，引流区淋巴结肿大和淋巴管炎，常常伴发热和全身不适，可很快发展为急性败血症。

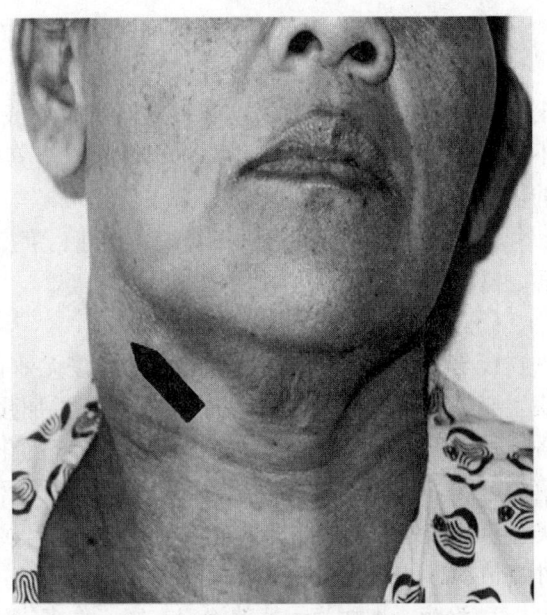

图 29 - 4　人感染类鼻疽伯克菌颈外侧出现脓肿

［引自 American Journal of Otolaryngology-Head and Neck Medicine and Surgery，29，Abu Bakar Zulkiflee MB BS，Narayanan Prepageran FRCS，Rajan Philip MMed（ORL-HNS）. Melioidosis：an uncommon cause of neck abscess，72 - 74，Copyright Elsevier（2008），经 Elsevier 授权］

（四）诊断

1. 临床诊断要点　曾在疾病流行区居留，有广泛化脓性病灶，尤其是肺和皮肤病变，肺部有进展性空洞形成，应高度怀疑类鼻疽。B 超检查可以定位。肺部 X 片显示支气管肺炎、大叶肺实变、融合结节等，可能有空洞形成，主要在上叶。

急性类鼻疽需与鼻疽、伤寒、葡萄球菌败血症、肺脓疡等相区别。慢性类鼻疽需与鼻疽、结核病、真菌病等相区别。肌肉、骨骼类鼻疽在临床和影像方面都与其他感染难以鉴别，只能根据细菌学或血清学做出正确诊断。

2. 实验室诊断要点

（1）外周血象检查　大多有贫血。急性感染者白细胞总数增高，以中性粒细胞为主，但白细胞计数也可在正常范围内。

（2）病原学诊断　以渗出物、脓液等做涂片（美蓝染色）和培养，可发现为一种染色不均匀、双极浓染的革兰氏阴性杆菌。细菌在一般培养基上培养 24~48h。悬滴试验可观察到动力，可用以与鼻疽伯克菌区别。必要时做豚鼠腹腔内接种，如睾丸红肿、化脓、溃烂、阴囊内有白色干酪样渗出物，即为阳性反应。

（3）血清学诊断

1）间接血凝试验和补体结合试验　前者出现较晚，后者较灵敏，但特异性较差。动态观察抗体效价有 4 倍以上升高者有相当诊断价值；单次效价前者在 1∶80 以上，后者在 1∶8 以上，也有一定的参考价值。

2）酶免疫试验（EIA）　可用从培养液提取的抗原，或以加热杀死的全菌作为抗原，IgM-EIA 有较高的灵敏性和特异性。免疫层析法类鼻疽血清诊断试纸（ICA），可用于检测哺乳动物血清中类鼻疽特异性抗体，从而诊断类鼻疽病。

（4）尿中类鼻疽伯克菌抗原检测

1）胶乳凝集试验　可快速检出尿中细菌抗原，方法简单，特异性强。缺点为灵敏性较差，尿浓缩 100 倍时可提高阳性检出率至 47%，败血症和播散性感染可达 67%。

2）酶联免疫吸附试验 阳性率达91%，败血症可达96%，灵敏度和特异性分别为81%和96%。

3. 鉴别诊断 曾去过疫区的人出现原因不明的发热或化脓性感染疾病均应考虑到该病。尤其是出现：①暴发性呼吸衰竭；②多发性小脓疮或皮肤坏死、皮下脓肿；③X线检查表现为肺结核而又不能分离出结核杆菌时，均应考虑该病。培养和/或血清学试验，或尿中细菌抗原阳性均可作为确诊的依据。

该病在急性期应与急性型鼻疽、伤寒、疟疾、葡萄球菌败血症及肺炎等进行鉴别。慢性期应与结核病、慢性期鼻疽等相区别。

（五）防制措施

1. 预防 无特殊预防方法，主动免疫无效，灭活的类鼻疽伯克菌不能使动物产生免疫力，预防本病主要是防止病菌扩散和切断传播途径。①加强入境检疫工作，防止疾病传入。②加强疫情的监测与报告，加强重点地区的监测，对出现不能解释的化脓性疾病（特别是空洞性肺部疾患），应注意考虑类鼻疽的可能。一旦发现异常情况，应立即报告。③开展卫生宣传教育，使群众了解有关防病知识。④发现类鼻疽病病人后，应立即进行隔离治疗，对可疑感染者应进行医学观察2周。⑤密切关注相关信息和国外疫情动态，做好相应技术储备。

2. 治疗 本病尚无特效治疗方案，大多需大剂量、长疗程的联合治疗。如不经治疗，急性败血性类鼻疽的病死率为65%～90%。对第一、二代头孢菌素、庆大霉素、青霉素、链霉素有耐药性。开始治疗的30天内至少2种药物联合应用，病情控制以后采用单一药物维持2～6个月。慢性类鼻疽可用上述药物的半量，因较难彻底杀灭病菌，对肺内病变需至少治疗3个月；对肺外病变至少需6个月的抗菌治疗。病人须隔离。脓疡可切开引流，如无有效抗菌药物控制，不宜进行外科处理。

针对患者的抗菌治疗最好根据药敏试验结果。类鼻疽伯克菌对 β-内酰胺类药物，如头孢他啶、头孢曲松、亚胺培南、哌拉西林-他唑巴坦、氨苄西林、舒巴坦、阿莫西林-克拉维酸、替卡西林-克拉维酸等高度敏感。对阿米卡星、卡那霉素、磺胺、三甲氧苄氨嘧啶、复方磺胺甲噁唑、四环素、氯霉素等也相当敏感。急性败血性类鼻疽可静脉滴注大剂量甲氧苄啶、复达欣、卡那霉素、四环素或氯霉素等治疗。

隐性感染无需用药。轻症而无免疫缺陷者可依药敏结果给口服药物，如四环素、氯霉素、多西环素或复方磺胺甲噁唑。中等感染和重症病人宜采用头孢他啶、亚胺培南或头孢曲松，也可选用哌拉西林-他唑巴坦或替卡西林-克拉维酸等静滴，疗程30天；同时联合使用复方磺胺甲噁唑等口服，总疗程6个月或更长，以防复发。

肺部感染型经治疗后，痰培养阴转时间平均需6周，如果阳性持续6个月，应考虑肺叶切除术。有肺外化脓病灶者作外科引流，并延长抗菌药物的疗程。对痰和脓液中所分离的病原菌再进行药敏试验，并根据测定结果调整用药。

（六）公共卫生影响

类鼻疽为感染后症状较重且危及生命、发病后不易治疗、对人群危害较大的传染病。该病的预后较差，尤其是急性败血症型病人的病死率极高。抗菌药物问世前，显性感染的病死率为95%。早期诊断、早期治疗及采用较长疗程的抗菌治疗，已使病死率下降至27%，但败血症型病人的病死率仍然高于50%。该病的复发率仍较高，达23%以上。慢性型的病死率较低，治疗后可降至10%以下。

自从20世纪初发现该病以来，在相当长的时间内并没有引起人们的兴趣，直到60年代美军在越南战争中因本细菌感染遇到损失后才引起美军和东南亚地区卫生部门的注意。类鼻疽引起各国国防机构的关注，主要是因为美国疾病控制与预防中心已把它列为其中一个可制成生化武器的细菌。泰国政府首先对该病予以了重视，并于80年代末得出结论，即类鼻疽菌是引起泰国人群败血症的主要原因。由于人们认识的不断提高，越来越多的国家从环境中分离到了该菌并且有越来越多的病例报道，因此有学者认为它是一种正在扩展的人与动物共患病。

（毛开荣 丁家波）

◆ **参考文献**

陈光远，曾夏杏，冯欣 . 1999. 类鼻疽肺炎 29 例研究报告 [J] . 中国人兽共患病杂志，15 (4)：48 - 51.

韩藕儿，李俐，赵忠利 . 1990. 类鼻疽菌血清分型 [J] . 微生物学报，30 (5)：393 - 396.

阚劲松，杨瑞馥 . 2002. 类鼻疽假单胞菌核糖分型 [J] . 中国人兽共患病杂志，4：33 - 35.

黎伟明，王丽娜，张未寒，等 . 2005. 类鼻疽研究近况 [J] . 中国热带医学杂志，5 (2) .

李俐，端青 . 1990. 类鼻疽疫源地人群血清学调查 [J] . 中国人兽共患病杂志，6 (4)：41 - 43.

李俐，韩藕儿，陆振，等 . 1991. 类鼻疽疫源地人群血清学调查 [J] . 中国人兽共患病杂志，7：26.

李俐，陆振豸，韩藕儿，等 . 1994. 我国类鼻疽流行病学调查 [J] . 中华流行病学杂志，15 (5)：292 - 295.

檀华，何君，左庭婷，等 . 2004. 类鼻疽血清 ICA 诊断试纸的研制及初步应用 [J] . 中国人兽共患病杂志，3：238 - 240.

唐德荣，染标，张湘宁，等 . 1991. 我国人群类鼻疽病的发现 [J] . 中国人兽共患病学杂志，7：26.

杨瑞馥 . 1992. 大肠杆菌 rDNA 的扩增及其在细菌 rDNA 指纹图中的应用 [J] . 中华流行病学杂志，13 (特刊 2 号)：156 - 159.

第三十章 产碱杆菌科细菌所致疾病

根据《伯杰氏系统细菌学手册》第二版（2005），产碱杆菌科（Alcaligenaceae）在分类上属变形菌门（Proteobacteria）、β变形菌纲（Betaproteobacteria）、伯克菌目（Burkholderiales）。包括产碱杆菌属（Alcaligenes）、无色杆菌属（Achromobacter）、波氏菌属（Bordetella）、Brackiella、Derxia、Oligella、Pelistega、Pigmentiphage、Sutterella、Taylorella 共 10 个属，其中产碱杆菌属为其模式属。

第一节 产碱杆菌属细菌所致疾病

产 碱 杆 菌 感 染

产碱杆菌感染（Alcaligenes infection）是由产碱杆菌引起的一种机会性人与动物共患病。产碱杆菌是一群葡萄糖非发酵革兰氏阴性球杆菌。在自然界分布较广泛，水和土壤中均能存在，也可以在人和动物体内分离到，属于条件致病菌。近年来随着抗菌药物的广泛使用，这种条件致病菌引起的医院内感染有所增加，应引起重视。

（一）病原

1. 分类地位 产碱杆菌是产碱杆菌属细菌的总称，属于产碱杆菌科（Alcaligenaceae）、产碱杆菌属（Alcaligenes）。该菌属可分为 3 个临床类别，即粪产碱杆菌（A. facalis）、芳香产碱杆菌（A. odorans）和去硝化产碱杆菌（A. denitrificans）。去硝化产碱杆菌又可分为去硝化亚种（A. denitrificans subsp. denitrfuans）和木糖氧化亚种（A. denitrificans subsp. xylosoxydans）。

2. 形态学基本特征与培养特性 产碱杆菌为革兰氏阴性杆菌（彩图 30 - 1A），有时呈弧形，大小为（0.5～1.0）μm×（0.5～2.5）μm，常单个存在，有时成对或链状，周身有鞭毛（彩图 30 - 1B），有动力，无芽孢，多数无荚膜。本属菌生长最适温度为 25～37 ℃，对营养要求不高。在普通琼脂培养基上培养 24h 后菌落大小相等，在血琼脂平板上可形成灰色、扁平、边缘薄的较大菌落，在麦康凯和SS 琼脂上形成无色透明、乳糖不发酵菌落。

专性需氧，在 O-F 基础培养基上不分解任何糖类，在牛乳培养基中生长产碱，在含蛋白胨肉汤培养基中产氨，使 pH 达到 8.6 以上。本属细菌 G＋C mol％为 56～70。氧化酶、触酶阳性，不产生脲酶，不液化明胶，苯丙氨酸脱氨酶、精氨酸双水解酶皆阴性，硝酸盐还原、枸橼酸盐利用试验阳性。

3. 病原分布 临床上，可以从尿、血液、脑脊液和脓汁等标本中分离到粪产碱杆菌，也可以从医院内呼吸机、喷雾器和肾透析装置中分离到。

（二）流行病学

1. 传染来源 产碱杆菌在自然界分布广泛，水和土壤中均有本属细菌存在。通常情况下，本菌是人与动物胃肠道的正常菌群，较少引起人的感染性疾病。产碱杆菌更常见于医院内环境。从医院内许多医疗器械和溶液如消化液等均曾检出此菌，并可通过不同途径传播给病人。医院内木糖氧化产碱杆菌流行状况调查结果表明，儿科、感染内科、呼吸内科、结核内科、心血管外科和神经内科感染较多，其他科室罕见。对病人样品的检测结果表明，痰液、脓液和分泌液中含量最高，检出率分别为 1.58%、0.90%和0.53%。

2. 传播途径　产碱杆菌的感染以接触传播和内源性感染为主。在医院中很小的侵入性操作也会引起该菌的感染。Reddy AK 等（2009）报道 10 例眼部感染木糖氧化产碱杆菌的病例，有 6 例是由于角膜形成术后感染该菌。Olshtain-Pops K 等（2011）研究表明，甚至做超声检查用的耦合剂也成为了传播该菌的媒介。感染本菌的患者大多有明显的基础疾病，特别是恶性肿瘤和机体免疫功能低下。在这些疾病基础上，一旦皮肤黏膜屏障功能受损则易引起产碱杆菌的内源性感染。

3. 易感人群　产碱杆菌是条件致病菌，很少感染在医院环境之外的健康个体，其感染后的临床表现与宿主自身条件有很大的关系。

易感人群为免疫功能低下者、各种癌症患者、慢性支气管炎、慢性呼吸衰竭以及应用广谱抗生素、肾上腺皮质激素、抗肿瘤化疗等患者；各种创伤性操作，如气管切开、机械通气、雾化吸入、严重创伤和重大手术等；10 岁以下的儿童和 50～80 岁的中老年人属于高度易感人群。木糖氧化产碱杆菌主要引起眼部感染、呼吸道感染、中枢神经感染、心内膜炎、泌尿系统感染、败血症等，其中以呼吸道感染较常见。

4. 流行特征　从临床标本中分离产碱杆菌，住院病人痰中的检出率最高，其次是其脓液和分泌物。木糖氧化产碱杆菌院内感染的分布以呼吸科最高，可达 46.94%，其次是重症监护室（ICU）的病人。产碱杆菌引起肺部感染的流行病学特点是患者年龄偏高，以秋、冬季发病居多，且伴有多种基础疾病。

5. 发生与分布　产碱杆菌为条件致病菌，是医院内感染的重要病原体之一。近几年，产碱杆菌的感染率逐年上升是国内外普遍的趋势。由木糖氧化产碱杆菌引起的感染日渐增多，病死率高达 47.5%，受到广泛关注。其在非发酵菌种的感染率已经升到第三位，2009 年在非发酵菌中的感染率为 8.1%，2010 年为 7.5%。Lambias A（2011）等研究表明，在 300 例住院患者的痰液样本中木糖氧化产碱杆菌的分离率达到 17.6%。

（三）对动物与人的致病性

产碱杆菌属于条件致病菌，多为弱毒或无毒，当人体免疫力降低时，一旦皮肤黏膜屏障功能受损则易引起产碱杆菌的内源性感染，可引起医源性感染如心内膜炎、败血症、创伤感染和脑膜炎，严重可导致死亡。

动物感染报道很少。

（四）诊断

1. 临床诊断　产碱杆菌的肺部感染大部分表现为低到中度发热，高热仅占部分病例，咳嗽、咯痰，外周血白细胞计数仅表现为中性粒细胞增高，胸部 X 线检查并无特征性，病情不易发现。

2. 实验室诊断　对疾病的诊断，需要进行病原分离培养鉴定：将采集的标本注入血琼脂培养基内，经 35℃ 培养 18～24h，根据微生物特性进行鉴定、确诊。革兰氏阴性杆菌，氧化酶、触酶阳性，不产生脲酶，不液化明胶，苯丙氨酸脱氨酶、精氨酸双水解酶皆阴性，硝酸盐还原、枸橼酸盐利用试验阳性。在 O-F 基础培养基上不分解任何糖类，在含蛋白胨的肉汤中产氨，使 pH 升至 8.6 是该菌特征。应补充生化反应与假单胞菌属进行鉴别。

（五）防制措施

本属菌对抗菌药物敏感程度也有差异，去硝化产碱杆菌耐药菌较多，粪产碱杆菌对头孢类与氨基糖苷类普遍敏感，芳香产碱杆菌介于两者之间。临床治疗可采用抗菌药物联合疗法。

（六）公共卫生影响

该菌感染对公共卫生方面的意义不大。

（洪　光）

◆ **参考文献**

范昕建，廖昉. 1999. 产碱杆菌感染［J］. 中国实用内科杂志，2：37-47.

刘剑波. 1999. 医院内肺部产碱杆菌感染 8 例分析 [J]. 临床荟萃, 22: 1022 - 1023.

斯崇文, 贾辅忠, 李家泰. 2004. 感染病学 [M], 北京: 人民卫生出版社. 6: 542.

王国饿, 邢善霞, 汪磊. 2011. 木糖氧化产碱杆菌在临床上的感染状况与耐药谱分析 [J]. 中华临床感染病杂志, 4 (5): 305 - 307.

尹晓飞, 王爱萍. 2011. 木糖氧化无色杆菌木糖氧化亚种感染 2 例 [J]. 山西医药杂志（下半月版），40 (3)

K. Turgutalp, A. Kiykim, G. Ersoz, et al. 2012. Fatal catheter-related bacteremia due to Alcaligenes (Achromobacter) xylosoxidans in a hemodialysis patient. Int Urol Nephrol, 44: 1281 - 1283.

Olshtain-Pops K, Block C, Temper V, et al. 2011. An outbreak of Achromobacter xylosoxidans associated with ultrasound gel used during transrectal ultrasound guided prostate biopsy. J Urol, 185 (1): 144 - 147.

Reddy AK, Garg P, Shah V, et al. 2009. Clinical, microbiological profile and treatment outcome of ocular infections caused by Achromobacter xylosoxidans. Cornea, 28 (10): 1100 - 1103.

Shie SS, Huang CT, Leu HS. 2005. Characteristics of Aehromobacter xylosoxidans hacteremia in northern Taiwan. J Microbiol Immunol Infect, 38 (4): 277 - 282.

第二节　波氏菌属细菌所致疾病

一、支气管败血波氏菌病

支气管败血波氏菌病（Bordetellosis bronchiseptica）又称波氏菌病，是由支气管败血波氏菌引起的以慢性鼻炎、支气管肺炎及咽炎为特征的急性、亚急性或慢性呼吸道传染病。临床表现为咳嗽、鸡鸣样吸气声及外周血液中淋巴细胞增多。

（一）病原

1. 分类地位　支气管败血波氏菌（*Bordetella bronchiseptica*）在分类上属产碱杆菌科（Alcaligenaceae）、波氏菌属（*Bordetella*），有 O 抗原、K 抗原和 H 抗原，其中 O 抗原耐热，为属特异性抗原。K 抗原由荚膜抗原和菌毛抗原组成，不耐热，Eldering 等（1957）将 K 抗原划分为 1～14 个抗原因子，因子 7 为属特异性因子，每个种具有不同的特异性因子，支气管败血波氏菌的种特异性因子为因子 12，其主要的毒力是皮肤坏死毒素（HLT）、丝状血凝素和脂多糖内毒素。

根据毒力、生长特性、抗原性，可分为 3 个菌相。Ⅰ 相菌是毒力株，具有红细胞凝集性。典型 Ⅰ 相菌菌体表面可形成丰富的抗原（荚膜抗原），对 O 抗血清呈不凝集性。Ⅰ 相菌感染或其疫苗免疫猪产生的保护性抗体主要是 K 抗体。Ⅰ 相菌在培养过程中极易发生变异，减弱或丧失上述生物活性，成为低毒或无毒的 Ⅲ 相菌。Ⅱ 相菌是 Ⅰ 相菌向 Ⅲ 相菌变异的过渡菌型。各种生物学活性介于 Ⅰ 相菌和 Ⅲ 相菌之间，对 O、K 抗体都有不同程度的凝集性。典型的 Ⅲ 相菌表面不形成 K 抗原，不与 K 抗体发生凝集，菌体完全显露，故可与 O 抗体发生凝集反应。Ⅲ 相菌免疫猪产生 O 抗体，即使产生 K 抗体，滴度也很低。

2. 形态学基本特征与培养特性　波氏菌呈细小球杆状，大小为（0.2～0.3）$\mu m \times$（0.5～1.0）μm，多单或成双存在，很少成链状。不产生芽孢，可形成荚膜，以周鞭毛运动（彩图 30 - 2），革兰氏染色阴性，常呈两极染色，最适生长温度 35～37℃，严格需氧，不发酵碳水化合物。在波-让氏琼脂上培养 24h 以内呈杆状、球杆状，培养 40～48h 长成典型的 Ⅰ 相菌落，呈整齐的类球菌、球杆菌，染色均匀。

在各种普通培养基上均易生长，极易发生菌相变异，并伴随抗原变异。产生 Ⅰ 相菌需在波-让氏琼脂中加入绵羊血或裂解的红细胞及优质混合蛋白胨，并需将无凝集水的琼脂表面置于潮湿的空气中培养。在波-让氏琼脂上，典型菌落（Ⅰ 相菌落）呈珍珠状或半圆状，直径 0.5～0.8mm，乳白色，光滑致密，围绕周边界限多为明显的 β 溶血环。在培养条件不适或多次传代后出现 Ⅱ 相或 Ⅲ 相菌落，Ⅲ 相菌落灰白、扁平、光滑、大于 Ⅰ 相菌落、质地稀软、不溶血。在蛋白胨琼脂上可形成灰白、透明、光滑、边缘整齐、微隆起的菌落，室温放置数日菌落变大，往往出现浅棕黄色。在麦康凯琼脂上生长良好，菌落呈微红色，围绕有小红圈，直径 1～1.5mm。在 SS 琼脂和去氧胆酸盐枸橼酸盐琼脂上生长较差。在普通肉汤或蛋白胨水中呈轻度均匀混浊生长，不形成菌膜。

3. 理化特性 支气管败血波氏菌对外界理化因素抵抗力不强，常用消毒剂均对其有效。在液体中，经 58℃15min 可将其杀灭，干燥数小时也可将其杀灭，对紫外线抵抗力弱。低温、低湿、中性 pH 等条件可延长本菌存活时间。

（二）流行病学

1. 传染来源 患病动物、感染动物或被患病动物污染的物品、用具都是本病的主要传染源。本菌主要栖息在患病和各种健康动物的呼吸道中，呈不定期带菌，当由于气候骤变、运输、饲料改变、感冒、寄生虫等影响使机体抵抗力降低时，常可导致本病发生。

2. 传播途径 波氏菌病主要通过口、鼻飞沫，呼吸道分泌物或气溶胶传播。患病动物或感染动物咳嗽、打喷嚏时，呼吸道分泌物散布于空气中形成气溶胶，通过吸入传染给健康动物；也可通过污染的物品和用具传播；患病动物或感染动物与健康动物相互接触时，也可把病原菌传染给健康动物。

3. 易感动物

（1）自然宿主 本病广泛分布于哺乳动物，包括猪、犬、猫、马、牛、绵羊和山羊等家养动物，野生动物包括鼠、雪貂、刺猬、浣熊、狐、臭鼬、考拉熊和栗鼠等。其中，猪、兔的感染十分普遍。人也有感染的报道。

（2）实验动物 豚鼠、小鼠、大鼠对本菌易感，家兔不如豚鼠和小鼠易感，但能引起支气管肺炎。

4. 流行特征 波氏菌病一年四季都可以发生，但多发于气温多变的春、秋两季，秋末、冬季、初春的寒冷季节为本病的流行期。各种导致机体抵抗力下降的因素均能引起本病的发生，鼻炎型常呈地方性流行，支气管肺炎型呈散发性。

5. 发生和分布 本病广泛分布于世界各地的哺乳动物，任何年龄都可感染，幼龄动物、青年动物较成年动物易感性高。当机体受到不良刺激或抵抗力下降时，可引起上呼吸道感染而发病，常与巴斯德菌病、李斯特菌病并发。本菌对猪引起传染性萎缩性鼻炎，是世界范围内养猪业的五大疫病之一；据病原检索结果，美国 70%、荷兰 80%、法国 58%、英国 91%受检猪可分离到病原菌。血清学调查结果表明，抗体阳性率比菌检阳性率高，几乎高达 100%；我国引进外国种猪阳性检出率较高，同时引发猪萎缩性鼻炎的流行。

（三）对动物与人的致病性

1. 对动物的致病性

（1）猪 本病感染猪的临床表现程度，存在明显的年龄相关性，猪龄越小感染率越高，临床症状越严重。8～72 周龄或更大的猪，多呈亚临床症状或无症状感染。幼龄猪感染后，初期症状打喷嚏和咳嗽，随着持续感染时间的延长，进一步发展为流鼻涕、鼻塞、气喘、打鼾，鼻孔流出清亮、黏性甚至脓性分泌物。在严重感染的猪群中，病猪在剧烈打喷嚏时，可喷出黏液性、脓性分泌物甚至鼻甲骨碎片。其中感染支气管败血波氏菌的猪肺脏病变见彩图 30-3。病猪表现不安、摇头、拱地、摩擦鼻部、常见流泪，因黏附尘土而在内眼角形成半月形"泪斑"。

（2）犬 4～12 周龄幼犬发病率最高，严重病例可见鼻漏和间歇性剧烈干咳，临床轻微触诊可引起气管诱咳。听诊在气管和肺区常有粗厉的呼吸音。大部分病例可以完全康复，有些病例咳嗽持续几周，严重的有时呈致死性支气管肺炎。

（3）豚鼠 幼龄豚鼠的发病率和病死率最高，应激情况下可引起暴发，在无特殊应激条件下，全年均可发生散发性死亡。病死或濒死的豚鼠缺乏临床症状。非急性感染的豚鼠表现食欲不振或不食、被毛蓬松、体重减轻、消瘦，常见排出水样至脓样鼻分泌物沾污鼻孔周围、呼吸困难，最后衰竭、死亡。在流行期间妊娠豚鼠常死亡、流产或死产。

（4）兔 波氏菌病的潜伏期 7～10 天。幼龄动物感染后 1 周左右出现临床症状，10 天左右形成支气管肺炎，感染后 15～20 天病情明显恶化而死亡。耐过动物进入恢复期后病变症状随之减轻。病原菌也随之由肺脏、气管下部、气管上部依次消失，2 个月后大部分动物体内检不出病原菌，但是有一部分感染动物的鼻腔或气管仍有病原菌残存，至感染后 5 个月消失。根据临床表现分为鼻炎型和支气管肺炎型。

1）鼻炎型 此型在家兔中经常发生，鼻腔流出少量浆液性或黏液性分泌物，一般不变为脓性；当诱因消除或经过治疗后，可在较短时间内恢复正常。

2）支气管肺炎型 临床特征是鼻炎长期不愈，鼻腔中流出黏液性甚至脓性分泌物、呼吸加快、食欲不振、精神委顿、逐渐消瘦，病程较长，一般经过 7~60 天死亡。有的患病动物虽经数月不死，剖检可见肺部病变。

2. 对人的致病性 人偶有感染的报道，自 1911 年以来已报道 65 例，主要是免疫抑制患者。人感染支气管败血波氏菌病，常引起"百日咳"样综合征，有时伴发心内膜炎、腹膜炎、脑膜炎及伤口感染等。

（四）诊断

1. 动物的诊断要点 根据流行特点、临床症状、病理变化可作初步诊断。确诊必须做细菌分离和鉴定，即从脓疮或鼻腔直接分离，将病料划线于麦康凯琼脂上，37℃培养 24~48h，菌落光滑、圆整、凸起、半透明、奶油样，直径 1mm 左右，制备纯培养物后镜检或进行生化鉴定，必要时作血清型鉴定。也可通过平板凝集试验确诊，即用支气管败血波氏杆菌阳性血清与被检菌在玻板上混匀，出现凝集者判为阳性。

本病应与传染性鼻炎、软骨症、传染性坏死性鼻炎和猪巨化细胞病毒感染加以区别。

2. 人的诊断要点 根据流行情况及有无接触史进行初步诊断。若患儿曾有发热，但热退后咳嗽症状反而加重，特别在夜间咳嗽剧烈，且无明显肺部阳性体征，应作为疑似诊断。若有明显痉咳，加之细菌培养阳性或血清学、免疫学、PCR 检查阳性即可确诊。

（五）防制措施

1. 动物的防制措施

（1）动物的预防 本病的发生发展及其流行的严重性受到许多外源性因素的影响，因此在用药物治疗和接种疫苗的同时，还须加强兽医卫生措施，进行综合防制。

对未发生本病的地区，应加强兽医卫生管理，不从疫区引进家畜，如需引进时，应进行隔离检疫，证明确实未感染本病时，方能利用或混群饲养。畜舍要保持清洁、干燥，定期消毒，扑灭鼠类，对幼畜实行"全进全出"制。

对已被本病污染的畜群，应在严格隔离条件下，全部育肥、屠宰、肉用，以控制传播。优良品种作为种畜用的，应做剖腹取仔，隔离饲养，更新畜群。

（2）动物的治疗 治疗本病，一般应用广谱抗生素效果很好。增效磺胺和抗生素类对降低本病的感染率和带菌率、减少发病率和病变程度起着相当大的作用。但一般不能彻底清除呼吸道细菌，治疗后症状消失，停药后又复发。

2. 人的防制措施

（1）人的预防 控制传染源，在流行季节，凡确诊患者应立即进行隔离，对接触者应密切观察至少 3 周，若有前驱症状应及早抗生素治疗。

切断传播途径，波氏杆菌对外界抵抗力不强，无须消毒处理，但应保持室内通风，衣物在阳光下暴晒，对痰液及口、鼻分泌物则应进行消毒处理。

（2）人的治疗 本菌对多种抗生素敏感，可选择抗生素进行治疗。

（六）公共卫生影响

本病在世界范围内广泛存在并具有高度传染性。在该病流行时，应避免与患畜接触。当健康动物与患病动物有过接触时，可用头孢、四环素等药物进行药物紧急预防。对已发病畜群应进行严格隔离，消毒圈舍、用具和周围环境，对病患尸体进行无害化处理，以控制其传播。

当发现疑似波氏菌病的患者时，应立即对病人进行隔离治疗。接触者应进行医学观察并用抗生素类药物进行紧急预防。接触过污染物品的人员也应用抗生素类药物进行预防，对污染物品进行严格消毒。

（薛青红 康凯）

◆ **参考文献**

费恩阁，丁壮.2004.动物疫病学［M］.北京：中国农业出版社：634-637.

陆承平.2001.兽医微生物学［M］.北京：中国农业出版社：275-278.

王季午，马亦林，翁心华.2005.传染病学［M］.上海：上海科学技术出版社：644-649.

Bemis DA，Shek WR，Clifford CB. 2003. Bordetella bronchiseptica infection of rats and mice. Comp Med，53（1）：11-20.

Brockmeier SL，Register KB，Magyar T，et al. 2002. Role of the dermonecrotic toxin of Bordetella bronchiseptica in the pathogenesis of respiratory disease in swine. Infect Immun，70（2）：481-490.

Friedman LE，de Rossi BN，Messina MT，et al. 2001. Phenotype evaluation of Bordetella bronchiseptica cultures by urease activity and Congo red affinity. Lett Appl Microbiol，33（4）：285-290.

Friedman LE，Messina MT，Santoferrara L，et al. 2003. Biotyping and molecular phenotypic characterization of Bordetella bronchiseptica. Rev Argent Microbiol，35（3）：117-122.

Spears PA，Temple LM，Miyamoto DM，et al. 2003. Unexpected similarities between Bordetella avium and other pathogenic Bordetellae. Infect Immun，71（5）：2591-2597.

Valencia ME，Enriquez A，Camino N，et al. 2004. Bordetella bronchiseptica pneumonia in patients with HIV. Enferm Infecc Microbiol Clin，22（8）：502-503.

二、副百日咳波氏菌感染

副百日咳波氏菌感染（Bordetella parapertussis infection）是由副百日咳波氏菌引起的以呼吸系统疾病为主要特征的一种人与动物共患病。临床上，人感染副百日咳波氏菌产生类百日咳症状；绵羊感染副百日咳波氏菌，引起慢性、进行性肺炎。波氏菌属（Bordetella）是一类革兰氏阴性小球杆菌，严格好氧，适宜生长温度为35～37℃。波氏菌属细菌能够引起人及多种温血动物的呼吸道感染。除副百日咳波氏菌，百日咳波氏菌引起人的百日咳，该病具有高度的传染性。支气管败血性波氏菌可引起多种动物，包括猪、犬、豚鼠、兔、猫及马的呼吸道感染。禽波氏菌（B. avium）可引起禽类特别是火鸡的鼻炎、鼻气管炎。本病在欧洲一些国家发生较多，非洲也有感染的血清学证据。我国确诊的副百日咳病例极少。

（一）病原

1. 分类地位 1937年，Elering和Kendrick首先从百日咳患者中分离出副百日咳波氏菌。根据《伯杰氏系统细菌学手册》第二版（2005），副百日咳波氏菌（B. parapertussis）与百日咳波氏菌（B. pertussis）、支气管败血波氏菌（B. bronchiseptica）、禽波氏菌（B. avium）、欣氏波氏菌（B. hinzii）、霍氏波氏菌（B. holmesii）以及创口波氏菌（B. trematum）同属于产碱杆菌科（Alcaligenaceae）、波氏菌属（Bordetella）。

2. 形态学基本特征与培养特性 副百日咳波氏菌与百日咳波氏菌形态相似，在鲍-金氏（Bordet-Gengou）培养基上成长较快，形成较大菌落，产生棕色色素，菌落周围有明显溶血环。本菌能在麦康凯及营养琼脂培养基上生长，在肉汤培养基中呈棕色有沉淀生长。其色素为水溶性色素。在液体培养基上可形成菌膜。

3. 理化特性 本菌触酶阳性，氧化酶阴性，不发酵任何糖类，不还原硝酸盐，不液化明胶，可分解尿素，可利用柠檬酸盐。其DNA的G+C mol% 为66～70。

（二）流行病学

1. 传染来源 副百日咳波氏菌常从轻症百日咳检出，也出现于人的上呼吸道卡他炎症或支气管炎的上呼吸道。带菌飞沫为该病重要的传染源。

2. 传播途径 该菌通过飞沫在人与人之间进行传播，进入宿主呼吸道并引起感染。

3. 易感动物 副百日咳波氏菌曾被认为是人的呼吸道专性致病菌。1987 年，Cullinane 等分别从健康的和患有肺炎的新西兰羔羊呼吸道中分离到该菌。1994 年，Porter 等从苏格兰羔羊肺脏中分离到该菌。此外，小鼠和绵羊的人工感染试验显示该菌对这两种动物均具有致病性。

4. 流行特征 1997 年意大利的一项调查显示，副百日咳波氏菌感染的年发病率大约为每千人 2.1 人，患者的平均年龄为 15.4 个月（2 个月到 36 个月），4～6 月为发病高峰期。1989 年 2—7 月我国潍坊市东郊的调查统计显示，3～6 月为发病高峰期，各年龄组均可发病，以 3～9 岁儿童发病率高。

也有研究认为，由于该菌感染引起的症状较为温和而不易引起注意，副百日咳波氏菌感染的流行率可能被低估。1972 年国外的一项随机调查显示，副百日咳波氏菌的发病率比百日咳波氏菌病的发病率高 40 倍。20 世纪 80 年代初，王传法、王国栋等分别在北京城区和太原农村居民中进行副百日咳血清学研究，副百日咳抗体阳性率分别为 70.35% 和 36.1%。严有望等（1992）用微量凝集试验检测了湖北省江陵县 1986—1990 年收集的 523 份血清，副百日咳抗体阳性率为 52.77%，抗体水平随年龄增长，0～4 岁儿童最低。

5. 发生与分布 欧洲一些国家发病较多，非洲亦有感染的血清学证据。

副百日咳在百日咳属传染病中所占的比例，各国的情况很不相同。根据美国密执安州的调查，在 16 年中的 22 135 份标本中，分离出百日咳波氏菌的有 4 377 份，分离出副百日咳波氏菌的仅有 16 份，两者的比例是 41∶1。

在我国，确诊的副百日咳病例极少。1989 年 2—7 月潍坊市东郊发生副百日咳流行，对其中症状较为典型的 77 例做细菌培养鉴定，共有 36 例鉴定为副百日咳波氏菌，并为患儿体内病原菌，阳性率为 46.7%，大多数为发病 3 周以内的患儿。2003 年，姚玉虹等报道从无百日咳现病史、临床诊断急性支气管炎（1 名老年人，两名成人）的痰培养中检出 3 株副百日咳波氏菌。

（三）对动物与人的致病性

该菌对呼吸道纤毛上皮细胞具有趋向性，吸附于细胞上后释放毒素，损伤细胞。人源性副百日咳波氏菌株感染人的症状类似百日咳，但是病情较轻。其致病力与释放毒素的能力密切相关。根据不同国家和地区的研究，副百日咳波氏菌感染的致病率为 2%～36%。

副百日咳波氏菌绵羊株可引起绵羊的慢性、进行性肺炎。绵羊分离株人工感染小鼠和羔羊亦可导致肺炎。

（四）诊断

1. 临床诊断 副百日咳波氏菌引起的类百日咳症状较轻，表现为阵发性痉挛性咳嗽，咳嗽末伴有特殊的吸气吼声，呕吐。潜伏期平均为 7～15 天。主要临床表现为急性上呼吸道感染、气管炎和支气管炎，病程较短，大约为 3 周。该菌感染的症状与百日咳波氏菌引起的百日咳较难区分，需通过实验室进行鉴别诊断。

2. 实验室诊断

（1）分离培养 标准的实验室诊断为细菌分离培养试验，即从采集的鼻咽拭子分离培养到病原菌。在分离培养中，需要与百日咳波氏菌进行区别。副百日咳波氏菌与百日咳波氏菌的主要不同有以下几个方面：副百日咳波氏菌在 Bordet - Gengou 培养基上生长较快，长出的菌落也较大；在不含血液的普通培养基上也能生长，在胨水培养液内能产生褐色色素；能分解尿素，能利用柠檬酸等。

（2）其他实验室诊断 PCR 试验可以进行快速、高敏感性、特异性的诊断，但是只有特定的实验室才能够保证其结果的可靠性。血清学诊断可以对具有较长病史的患者进行辅助诊断，但是该试验结果的有效性并不确定。直接免疫荧光试验可以进行快速诊断，但是要求由熟练的、经验丰富的技术人员进行操作。

（五）防制措施

1. 预防 已有商品化的副百日咳疫苗。预防疫苗应根据各个国家的流行情况来考虑。如捷克和斯洛伐克有副百日咳流行，所以在百日咳疫苗中加入副百日咳疫苗。我国副百日咳病例很少，所以尚未使用副百日咳疫苗。

副百日咳波氏菌与百日咳波氏菌虽然有部分相同的抗原，但仅是一般的抗原，而不是特异性的抗原表位，两者之间缺乏交叉保护。尽管副百日咳波氏菌感染的发病率较低且症状较轻，但是在那些仅对儿童进行百日咳疫苗免疫的国家，由于缺乏交叉保护作用，该菌的感染仍不容忽视。

2. 治疗　副百日咳的症状较百日咳轻，病程也短，其治疗与百日咳相同，即对症疗法、止痰祛咳，其治疗过程也较百日咳为短。

红霉素及其他大环内酯类药物可以有效缓解百日咳症状。阿奇霉素可以用来治疗或者预防 6 个月以内的婴儿感染。对于成人和较大的儿童，红霉素、克拉霉素、阿奇霉素为预防和治疗的首选药物。

（六）公共卫生影响

副百日咳波氏菌病通过飞沫传播，传染性较强。1972 年国外一项随机调查显示，该病发病率比百日咳波氏菌病发病率高 40 倍。20 世纪 80 年代据不完全调查表明，在我国该病抗体阳性率达 36.1%～70.35%。同时，该病症状与百日咳较难区分，给诊断造成一定困难。因此，副百日咳波氏菌病具有重要的公共卫生学意义。

（张淼洁）

◆ **参考文献**

陈正仁 . 1985. 免疫预防传染病［M］. 北京：北京出版社 .

成娟，成可经，陶源勇，等 . 1995. 一次副百日咳流行的细菌学调查［J］. 中华医学检验杂志（4）：231.

李影林 . 1991. 临床微生物学及检验［M］. 长春：吉林科学技术出版社 .

严有望 . 1992. 江陵县副百日咳感染状况的血清流行病学研究［J］. 现代预防医学（3）：139 - 140，189 - 190.

姚玉虹，石连仲，师静霞，等 . 2003. 副百日咳博德特菌的鉴定及相关问题探讨［J］. 中华医院感染学杂志（10）：94 - 95.

于长水 . 1966. 副百日咳的流行病学和临床学特点［J］. 天津医药杂志（3）：235.

Borska, K. and M. 1972. Simkovicova, Studies on the circulation of bordetella pertussis and bordetella parapertussis in populations of children. J Hyg Epidemiol Microbiol Immunol, 16（2）：159 - 172.

CDC. 2005. Recommended antimicrobial agents for the treatment and post exposure prophylaxis of pertussis 2005 CDC Guidelines. MMWR, 54（No. RR - 14）：1 - 16.

Chen, W. , M. R. Alley and B. W. Manktelow, et al. 1988. Pneumonia in lambs inoculated with Bordetella parapertussis: bronchoalveolar lavage and ultrastructural studies. Vet Pathol, 25（4）：297 - 303.

Chen, W. , M. R. Alley and B. W. 1988. Manktelow, Pneumonia in lambs inoculated with Bordetella parapertussis: clinical and pathological studies. N Z Vet J, 36（3）：138 -142.

Chen, W. X. , M. R. Alley and B. W. 1989. Manktelow, Experimental induction of pneumonia in mice with Bordetella parapertussis isolated from sheep. J Comp Pathol, 100（1）：77 - 89.

David, S. , R. van Furth and F. R. 2004. Mooi, Efficacies of whole cell and acellular pertussis vaccines against Bordetella parapertussis in a mouse model. Vaccine, 22（15 - 16）：1892 - 1898.

Jian, Z. , M. R. Alley and B. W. 1991. Manktelow, Experimental pneumonia in mice produced by combined administration of Bordetella parapertussis and Pasteurella haemolytica isolated from sheep. J Comp Pathol, 104（3）：233 - 243.

Mastrantonio P, Stefanelli P, Giuliano M, Herrera Rojas Y, Ciofidegli Atti M, Anemona A, Tozzi AE. 1998. Bordetella parapertussis infection in children: epidemiology, clinical symptoms, and molecular characteristics of isolates. J Clin Microbiol, 36：999 -1002.

Porter, J. F. , K. Connor and W. 1994. Donachie, Isolation and characterization of Bordetella parapertussis - like bacteria from ovine lungs. Microbiology, 140（Pt 2）：255 -261.

第三十一章　奈瑟菌科细菌所致疾病

根据《伯杰氏系统细菌学手册》第二版（2005），奈瑟菌科（Neisseriaceae）在分类上属变形菌门（Proteobacteria）、β变形菌纲（Betaproteobacteria）、奈瑟菌目（Neisseriales），包括奈瑟菌属（Neisseria）、鸥杆菌属（Labribacter）等共 15 个属，其中奈瑟菌属为其模式属。

第一节　鸥杆菌属细菌所致疾病

香港海鸥型菌感染

香港海鸥型菌感染（Laribacter hongkongensis infection）是由香港海鸥型菌引起的以腹泻为主要临床特征的一种人与动物共患病。香港海鸥型菌首先在 2001 年报道，由中国的香港大学医学院微生物学系袁国勇和胡钊逸等，从 1 名因高热和呼吸短促入院的肝硬化病人的血液和胸腔脓汁中分离（编号HKU1），因其在电子显微镜下的形状像海鸥，呈弯曲状而得名。随后，他们又从多位腹泻病人粪便中分离到该菌的不同菌株。2004 年在我国香港市场采集的草鱼、鳙、鲮、大口黑鲈等 4 种淡水鱼和鱼糜制品中也分离到该菌。陈定强等（2004）、潘厚军等（2005）亦从草鱼的肠道中分离到该菌的不同菌株，说明此菌可在草鱼等淡水鱼的肠道中生长繁殖。Susanna K. P. Lau 等（2009）首次从中国虎纹蛙（彩图 31 - 1）中分离到香港海鸥型菌。香港大学的研究认为香港海鸥型菌引起的人体腹泻等肠胃疾病，与进食淡水鱼有关，并把此疾病命名为海鸥型菌肠胃炎（Laribacter gastroenteritis）。本病在亚洲、欧洲、非洲和美洲均有出现，呈世界性流行。

（一）病原

1. 分类地位　香港海鸥型菌（Laribacter hongkongensis）在分类上属奈瑟菌科（Neisseriaceae）、鸥杆菌属（Labribacter），与分类位置最近的好氧反硝化微杆菌（Microvirgula aerodenitrificans）的 16S RNA 有 91 个（6.2%）碱基的差异。

2. 形态学基本特征与培养特性　香港海鸥型菌菌体弯曲细长、螺旋形或海鸥状，长 0.8~2.5 μm、直径 0.4~0.7 μm，无芽孢，革兰氏染色阴性，HKU1 株无鞭毛、不运动，其他分离菌株两端生鞭毛、运动。兼性厌氧，菌落圆形、表面光滑、中央稍隆起，在营养琼脂上 28℃ 培养 24h，形成针尖大小的菌落，培养 48h 的菌落直径可达 1.0mm；在绵羊血琼脂平板上培养，菌落为灰色，不溶血，比营养琼脂上的菌落略大，培养 48h 的菌落直径为 1.2~1.5 mm。

3. 理化特性　从人和鱼中分离的香港海鸥型菌在 28℃ 和 37℃ 生长良好，在低于 4℃ 或高于 44℃ 的条件下不生长；在 1%~2% 的氯化钠中可以生长，在高于 3% 氯化钠浓度的条件下不生长；pH 5.0~9.5 范围内可以生长。常规消毒方法即可灭活。

香港海鸥型菌的生化特性主要有：过氧化氢酶、氧化酶、尿酶和精氨酸双水解酶阳性，还原硝酸盐，不发酵、氧化或同化葡萄糖、蔗糖、乳糖、木糖、甘露醇、肌醇等所有试验过的糖醇类。

（二）流行病学

1. 传染源与传播途径　草鱼等淡水鱼类的肠道是香港海鸥型菌的主要传染源。人主要是通过摄食染有香港海鸥型菌的淡水鱼或鱼糜制品而感染，感染人体的粪便中常检测到该菌。但香港海鸥型菌从人体经水体到鱼体的传播途径仍有待研究。

2. 易感动物　草鱼（*Ctenoharyngodon idellus*）、鳙（*Aristichthys nobilis*）、鲮（*Cirrhina molitorella*）、大口黑鲈（*Micropterus salmoides*）等淡水鱼为易感动物。

人的感染病例在年长、年幼、男性、女性人群中均有报道，亚洲（中国和日本）、欧洲（瑞士）、非洲（突尼斯）及南美（古巴）等也相继发生，说明此菌感染人群不受年龄、性别和地点的限制。

3. 流行特征　从草鱼肠道中分离的香港海鸥型菌在低于15℃或高于42℃的条件下不能生长，18～37℃范围内可生长，但28℃是该菌比较适宜的生长温度；在pH5.0～9.5的条件下均可生长，最适生长pH范围为5.5～6.5。一般情况下，淡水鱼养殖池塘水体的pH在7左右，属于pH5.0～9.5的范围。华南地区5～11月份的水温在18℃以上，适合该菌在淡水鱼中生长、繁殖。人体温度约为37℃，人体消化道的pH亦适合其生长、繁殖。人如果摄食含香港海鸥型菌的淡水鱼，则该菌在人体的肠道内可大量生长繁殖，引起海鸥型菌肠胃炎。

4. 发生与分布　香港海鸥型菌于2001年首先在中国香港病人中发现，2003年又在患腹泻的3名瑞士和3名中国香港病人粪便中分离，2004年亚洲（中国和日本）、欧洲（瑞士）、非洲（突尼斯）及南美（古巴）相继出现此菌感染案例，表明这种新的病菌可能已在世界各地广泛流行。

香港海鸥型菌在淡水鱼的分布情况，目前仅对我国香港市场和广东省养殖的淡水鱼进行了菌检，在草鱼、鳙、鲮和大口黑鲈中均检测到阳性菌，其他地方尚未进行。而从人流行该病的情况看，在亚洲、非洲、欧洲、南美均有分布，推断世界各地的淡水鱼可能广泛存在香港海鸥型菌。

（三）对动物与人的致病性

1. 对动物的致病性　根据目前的研究结果，从外表健康的淡水鱼肠道中分离到的香港海鸥型菌，对淡水鱼无明显的致病性。

2. 对人的致病性　香港海鸥型菌对人的致病性，潜伏期一般为1～5天。目前还没有人与人接触感染香港海鸥型菌的直接证据。人体感染主要表现为腹泻症状，其中80%病人的腹泻排泄物呈水状，而另外20%的腹泻排泄物则带血，最严重的病人每天腹泻30次，而持续腹泻最长时间达90天。人体感染的其他症状包括呕吐、发热及忽冷忽热等。

（四）诊断

1. 淡水鱼类的诊断

（1）取淡水鱼的中后肠，采用改良头孢哌酮培养基（麦康凯琼脂加32μg/mL头孢哌酮钠），选择性分离乳糖利用阴性的疑似菌落，细菌纯化，进行生理生化反应、电镜观察、16S rRNA基因序列分析，对分离细菌进行鉴定。

（2）取淡水鱼的中后肠，提取总DNA，采用香港海鸥型菌16S rRNA基因特异性引物（P1：5′ TAA CGC ATC GAA AGG TGT 3′；P3：5′GCC ACC AGA AAC CGA AAT 3′）进行PCR扩增，琼脂糖电泳检测扩增产物，对扩增出约700bp片断的样品，采用引物（P2：5′ CCC TAA GGC TAA TAC CCT TG 3′，P3：5′GCC ACC AGA AAC CGA AAT 3′）进行半巢式PCR。电泳检测扩增产物，具有约400bp大小的扩增片断的样品为阳性样品，反之为阴性。

2. 人类的临床诊断

（1）可疑　具有上述临床症状和致病特点，并且有生食或摄食未煮熟淡水鱼的流行病学史。

（2）疑似　临床表现符合香港海鸥型菌感染的特征，未分离出香港海鸥型菌并排除其他诊断；或临床表现符合香港海鸥型菌肠胃炎性疾病，有明确的生食或摄食未煮熟淡水鱼的流行病学史，但无香港海鸥型菌感染的实验室证据。

（3）确诊　临床有符合感染香港海鸥型菌的表现，并从病人的粪便中分离出香港海鸥型菌。

（五）防制措施

香港海鸥型菌是对淡水鱼类无明显致病作用但可引起人体腹泻等肠胃疾病的病原细菌，香港海鸥型菌肠胃炎的预防重于治疗。

1. 预防 预防感染的关键是不生食或半生食淡水鱼。香港海鸥型菌在淡水鱼肠道中含菌量最高，因而在淡水鱼食品加工前需把内脏去除干净，谨防肠道污染；另外，不要将未经煮熟的肉类及熟肉放在一起，以防交叉感染。香港海鸥型菌在营养肉汤中 65℃ 15min、90℃ 5min、100℃ 1min 即可灭活，而在用营养肉汤倍比稀释的草鱼糜中 65℃ 20 min、90℃ 8 min、100℃ 6 min 才可灭活，因而加热烹调淡水鱼时，需在高温下保持一定时间，65℃、90℃、100℃最少保温时间分别为：20min、8min、6min。

2. 治疗 与一般肠胃炎相同，如病人的腹泻情况不严重，并且其免疫系统健康正常，可以不需服用抗生素；反之，需服用抗生素抑制病菌，如口服左氧沙星，每次 100mg，每天 3 次。

（六）公共卫生影响

经香港大学医学院研究，首次发现草鱼、鳙、鲮、大口黑鲈等部分淡水鱼的肠道内含有香港海鸥型菌，可以导致人类严重肠胃炎。2004 年 6 月论文在国际权威医学杂志《柳叶刀》上发表，消息经当地媒体报道后，一时间使我国香港市民畏惧淡水鱼，市场上的淡水鱼销量急跌九成，广东省销往香港的鱼亦大受打击和影响。

香港海鸥型菌在中国香港特区和内地、日本、瑞士、非洲、中美洲相继发现，表明该菌在全球广泛存在。海鸥型菌肠胃炎关系到人体健康、水产品的质量安全和水产业的持续健康发展，因此，我们有必要加强其流行病学、致病机理、传播途径、检测和控制技术等研究。加强全社会对这一疾病的充分认识，普及有关防治知识，将其带来的影响控制到最低程度。

（潘厚军　吴淑勤）

◆ **参考文献**

岑剑伟，李来好，郝淑贤，等 . 2005. 香港海鸥型菌（Laribacter hongkongensis）的鉴定方法研究现状［J］. 中国食品卫生杂志，17（4）：341-343.

陈定强，谢海平，陆敢，等 . 2004. 淡水养殖鱼类中香港海鸥型菌 Laribacter hongkongensis 的分离和鉴定［J］. 中山大学学报，23（5）：131-132.

潘厚军，吴淑勤，李宁求，等 . 2005. 草鱼肠道中香港海鸥型菌的选择性分离与鉴定［J］. 中国水产科学，12（3）：307-313.

Lau S K P, Woo P C Y, Wai-ting Hui, et al. 2003. Use of cefoperazone MacConkey agar for selective isolation of Laribacter hongkongensis. J. Clin Microbiol, 41 (10)：4839-4841.

Teng J L L, Woo P C Y, Ma S S L, et al. 2005. Ecoepidemiology of Laribacter hongkongensis, a Novel Bacterium Associated with Gastroenteritis. J. Clin Microbiol, 43 (2)：919-922.

Woo P C Y, Lau S K, Teng J L L, et al. 2005. Current status and future directions for Laribacter hongkongensis, a novel bacterium associated with gastroenteritis and traveller's diarrhoea. Curr Opin Infect Dis, 18 (5)：413-419.

Woo P C Y, Lau S K, Teng J L L. 2004. L Hongkongensis study group. Association of Laribacter hongkongensis in community-acquired gastroenteritis with travel and eating fish: a multicentre case-control study . Lancet, 363：1941-1947.

Woo P C Y, Peter K, André P B, et al. 2003. Laribacter hongkongensis: a potential cause of infectious diarrhea. Diagnostic Microbiology and Infectious Disease, 47：551-556.

Yuen K Y, Woo P C Y, Teng J L L, et al. 2001. Laribacter hongkongensis gen. nov. sp. nov. , a novel Gram-negative bacterium isolated from a cirrhotic patient with bacteremia and empyema. J. Clin Microbiol, 39 (12)：4227-4232.

第二节　奈瑟菌属细菌所致疾病

一、疫控中心 EF-4a 与 EF-4b 群奈瑟菌感染

疫控中心 EF-4a 与 EF-4b 群菌感染（CDC Groups EF-4a 和 EF-4b Infection）是由疫控中心 EF-4a 与 EF-4b 群菌所致的一种机会性人与动物共患病。本菌为条件致病菌，而且常与其他菌混合感染，致猫、犬、虎和人肺炎、呼吸道感染及败血症等。目前，本病只有美国、加拿大、澳大利亚、法

国及阿根廷等地区报道部分病例，而我国尚未有病例报道。

（一）病原

1. 分类地位　疫控中心 EF-4 群菌分为两类：EF-4a 与 EF-4b。EF-4a 菌能够分解葡萄糖产酸，且具有精氨酸双水解酶活性，而 EF-4b 菌则既不能分解葡萄糖，又不能水解精氨酸。疫控中心 EF-4a 与 EF-4b 群菌在分类上属奈瑟菌科（Neisseriaceae）、奈瑟菌属（*Neisseria*）。疫控中心 EF-4a 群菌为动物口腔奈瑟菌新种，代表菌株为 LMG23011^T＝NCTC12228^T；疫控中心 EF-4b 群菌为动物咬伤奈瑟菌新种，代表菌株为 LMG23012^T＝NCTC12230^T。

2. 形态学基本特征与培养特性　本菌革兰氏染色阴性，呈球杆状，无鞭毛，不运动，兼性厌氧，可在室温（18～22℃）及 37℃条件下于血平板及麦康凯等培养基上生长。在血平板上于有氧条件下培养 3 天后形成较小菌落，在厌氧条件下继续进行次培养，可形成直径 2mm、圆形、边缘光滑、有光泽、黄色或微黄色、不溶血的菌落（彩图 31-2）。

3. 理化特性　疫控中心 EF-4 群菌氧化酶试验及过氧化氢酶试验均阳性，可分解硝酸盐产生氮气。EF-4a 菌株能够发酵葡萄糖产酸，水解明胶，水解精氨酸。但 EF-4b 菌株不发酵葡萄糖或水解精氨酸，通常不水解明胶。

疫控中心 EF-4 群菌对青霉素、氨苄西林、第一代头孢菌素、多西环素、庆大霉素、恩氟沙星、环丙沙星、磺胺类药、红霉素、克拉霉素及阿莫西林敏感，但抗甲氧苄啶。

（二）流行病学

1. 传染来源　犬、猫等带菌动物以及被其咬伤的伤口为本病的主要传染来源。

2. 传播途径　被犬、猫等带菌动物咬伤，通过伤口传播，为本病的主要传播途径。

3. 易感动物

（1）自然宿主　犬、猫、虎、鼠等通常为疫控中心 EF-4a 与 EF-4b 群菌的自然宿主。本菌属于犬、猫的正常口腔菌丛，可从 30%～82%的正常犬口腔及犬、猫咬伤病人的伤口中分离到，也有从虎咬伤病人伤口及獾肺、脾、肾中分离到的报道，Holmes B 等（1990）报道还能从猴、虎肺、犬扁桃体、猫肝、小鼠、小袋鼠下颚、人阴道中分离到。

Jean Pierre Ganikre 等（1995）研究表明，35%的犬可分离到疫控中心 EF-4a 群菌，而 82%的犬可分离到疫控中心 EF-4b 群菌，其中 24.5%的犬可同时分离到两群菌。犬由于具有较高的疫控中心 EF-4 群菌携带率，在咬伤人后常引起人感染。

（2）实验动物　实验动物如小鼠、豚鼠、猴等可通过人工接种，感染疫控中心 EF-4 群菌。

（3）易感人群　长期暴露于犬、猫等动物的、免疫力低下的人群较易感。

4. 流行特征　本病未曾造成流行，到目前为止仅有少数病例报道。

5. 发生与分布　1974 年 Tatum 等首次对疫控中心 EF-4 群菌的特性进行描述，其后美国、加拿大、澳大利亚、法国及阿根廷等地区逐渐有从动物如犬、猫、虎、鼠等体内，以及咬伤人的伤口中分离到本菌的少数病例报道，但对其致病性仍有待进一步研究。

我国尚未有病例报道。

（三）对动物与人的致病性

1. 对动物的致病性　疫控中心 EF-4 群菌可引起犬与猫局灶性化脓，引起猫局灶性坏死性肺炎，还可致獾败血症。

猫科动物疫控中心 EF-4a 群菌感染多致致死性、坏死性肺炎，呈多病灶性分布，还可引起猫角膜炎、眼球后脓肿、耳炎、鼻窦炎等，偶尔发生局限性感染。坏死性肺炎可见猫、虎、狮子等动物，可进一步发展成脓胸。Randolph M Baral 等（2007）首次报道因外科引流导致猫咽后及下颌骨组织的局限性疫控中心 EF-4a 群菌感染。病猫食欲不振，发热（39.8℃），在右下颌腹侧形成直径约 3.5cm 的肿块，穿刺无可见物质吸出，并伴有轻度的牙周病。血液学检查可见单核细胞增多，血清生物化学检测可见血糖升高，组织病理学检查可见弥漫性坏死及以中性粒细胞增多为主的炎症反应，纤维增生（彩

图 31 - 3）。

本菌低毒力，感染实验动物如豚鼠，少量接种时不引起任何可见症状，但大量接种时可致死亡。

2. 对人的致病性 疫控中心 EF - 4 群菌常与人的泌尿生殖道感染、化脓性皮炎、胃肠道疾病、脓肿及蜂窝织炎有关。它可从病变部位分离到，但其真正的致病意义有待进一步研究。

疫控中心 EF - 4 群菌可以致人菌血症。目前只有 Michael J. Dul 等（1983）及 Gonzalez 等（2001）两例报道。Michael J. Dul 等（1983）首次报道肝肿瘤病人发生疫控中心 EF - 4 群菌菌血症的病例。该病人出现虚弱、嗜睡、腹泻、头痛、厌食、体重减轻、脱水、发热（38.8℃）等症状。

本病还可致人眼内炎等病症。Vartian 等（1989）报道一儿童被猫抓伤后发生疫控中心 EF - 4 群菌感染引起的眼内炎。Chatelain 等（1980）报道从木屑所致人四肢伤口中分离到疫控中心 EF - 4 群菌。Isotalo 等（2000）报道一位 35 岁男性患者被西伯利亚虎咬伤后发生由疫控中心 EF - 4b 菌、多杀巴斯德菌及动物溃疡伯格菌混合感染引起传染性腱鞘炎。

（四）诊断

1. 动物的临床诊断 本病常引起犬、猫等坏死性肺炎、化脓灶等炎症，确诊需要实验室诊断。

2. 人的临床诊断 有无被犬等动物咬伤史或密切接触史，临床上是否有犬等咬伤伤口，对本病的诊断有一定意义。

3. 实验室诊断 本病的诊断主要依靠病原分离鉴定。采集齿龈刮屑、鼻腔分泌物、伤口组织或洗液等病料适当处理后，接种血平板、麦康凯培养基等进行纯培养，检查菌落形态及培养特性。通过电子显微镜观察菌体形态、运动性等；进行革兰氏染色，观察染色特性。进行精氨酸、硝酸盐及葡萄糖分解试验、氧化酶及过氧化氢酶试验等；同时进行抗生素敏感性试验，均对本病的诊断具有重要意义。此外，DNA 杂交及 16SRNA 测序等分子生物学方法也用于本病诊断。

（五）防制措施

1. 动物的防治

（1）预防 预防动物疫控中心 EF - 4a 与 EF - 4b 菌感染主要是提高动物机体免疫力。

（2）治疗 本病治疗及预后不明。目前仅有 Randolph M Baral 等（2007）采用阿莫西林克拉维酸盐治疗术后局限性疫控中心 EF - 4a 群菌感染猫而成功治愈的报道，方法是口服阿莫西林，每天 2 次，每次 125mg，5 周后病愈。

2. 人的防治

（1）预防 人预防本病主要是避免被犬、猫等动物咬伤，并尽量减少与之接触。

（2）治疗 目前，多采用头孢菌素、阿莫西林等敏感抗生素治疗。

（六）公共卫生影响

疫控中心 EF - 4a 与 EF - 4b 菌为犬、猫等动物口腔中的正常菌群，往往在其口腔中大量存在，人被犬、猫等动物咬伤后常常发病，而且目前对该菌的致病性仍不甚明了，缺乏对该病的有效治疗措施，所以，该病具有一定的公共卫生意义。

（王立林　田克恭）

◆ **参考文献**

Almuzara MN, Figueroa SA, Palombarani SA. 1998. Dog bite infections associated with CDC group EF - 4a. Report of 2 cases. Enferm Infecc Microbiol Clin. , 16（3）：123 - 126.

Corboz L, Ossent P, Gruber H. 1993. Isolation and characterization of group EF - 4 bacteria from various lesions in cat, dog and badger. Zentralbl Bakteriol, 279（1）：140 - 145.

Holmes B, Costas M, Wood AC. 1990. Numerical analysis of electrophoretic protein patterns of Group EF - 4 bacteria, predominantly from dog - bite wounds of humans. J Appl Bacteriol. , 68（1）：81 - 91.

Jean Pierre Ganikre, Fraqoise Escande, Genevieve Andre - Fontaine, et al. 1995. Characterization of group EF - 4 bacteria from the oral cavity of dogs. Veterinary Microbiology, 44 ：1 - 9.

Michael J. Dul, David M. Shlaes, Phillip I. Lerner. 1983. EF - 4 Bacteremia in a Patient with Hepatic Carcinoid. Journal of Clinical Microbiology，18，1260 - 1261.

PeterVandamme，BarryHolmes，Herve Bercovier，et al. 2006. Classification of Centers for Disease Control Group Eugonic Fermenter（EF）- 4a and EF - 4b as Neisseria animaloris sp. nov. and Neisseria zoodegmatis sp. nov. ，respectively. International Journalof Systematic and Evolutionary Microbiology，56，1801 - 1805.

Randolph M Baral，Melissa J Catt，Lynn Soon，etal. 2007. Successful treatment of a localised CDC Group EF - 4a infection in a cat. Journal of Feline Medicine and Surgery，9：67 -71.

W. E. Bailie，E. C. Stowe，A. M. Schmitt. 1978. Aerobic Bacterial Flora of Oral and Nasal Fluids of Canines with Reference to Bacteria Associated with Bites. Journal of Clinical Microbiology，7223 - 7231.

二、编织奈瑟菌感染

编织奈瑟菌感染（Neisseria weaveri infection）最初称疫控中心 M - 5 群菌感染（CDC group M - 5 infection），是由编织奈瑟菌所致的一种机会性人与动物共患病。编织奈瑟菌为一种条件致病菌，可致犬、猫等动物发生炎症，可引起人伤口感染、下呼吸道感染、败血症及炎症等。本病多发生于北美，其中英国、法国、西班牙、瑞典、挪威、波多黎各及新西兰等地也有报道。目前我国尚未有本病报道。

（一）病原

1. 分类地位 编织奈瑟菌（*Neisseria weaveri*）又称疫控中心 M - 5 群菌（CDC group M - 5），在分类上属奈瑟菌科（Neisseriaceae）、奈瑟菌属（*Neisseria*）。Rossau（1989）等通过 DNA - rRNA 杂交首次证实疫控中心 M - 5 群菌同奈瑟菌遗传关系很接近，且疫控中心 M - 5 群菌与疫控中心 EF - 4 群菌的 DNA 具有一定同源性，脂肪酸图谱相同，但不分解硝酸盐。1993 年，Holmes 等基于 DNA 杂交、16SrRNA 测序及生化特性分析，正式将疫控中心 M - 5 群菌归入奈瑟菌属，并更名为编织奈瑟菌，代表菌株为 NCTC 12742（= CCUG 4007 = ISL775/91 = LMG 5135）。

2. 形态学基本特征与培养特性 编织奈瑟菌是革兰氏阴性杆菌，长短不一，常两两并排生长，无鞭毛，不运动。G+C mol% 为 50～51。

本菌严格需氧，在 18～42℃条件下均可生长，于 25～35℃环境中生长良好。可在麦康凯培养基、牛磺胆酸盐培养基上生长。在血平板上培养 24h 可形成直径 1～2mm、扁平、边缘光滑且无色素沉着的菌落。

3. 理化特性 编织奈瑟菌过氧化氢酶试验及氧化酶试验均阳性，不发酵糖类，不分解硝酸盐，但一般能够分解亚硝酸盐。吲哚试验阴性，不产尿素酶及 β-半乳糖苷酶，不分解精氨酸。

本菌对青霉素、环丙沙星、红霉素、庆大霉素、四环素、大环内酯类、普那霉素敏感，但能够抵抗甲氧苄啶。

（二）流行病学

1. 传染来源 携带编织奈瑟菌的犬、猫、虎等动物及被其咬伤的伤口是本病的主要传染来源。

2. 传播途径 被犬、猫等带菌动物咬伤，通过伤口传播，为本病的主要传播途径。

3. 易感动物

（1）自然宿主 犬、猫、虎等动物通常为本菌的自然宿主。该菌是寄居于犬口咽部的正常菌群，12%～18% 的犬可分离到该菌。1953—1980 年美国疾病控制与预防中心送检 74 份编织奈瑟菌样品中有 66 份来自伤口，53 份源自犬咬伤，无 1 份来自深部感染。

本菌也可从猫、虎咬伤人的伤口中分离到。Christian M. Capitini 等（2002）报道一个 7 岁女孩被虎咬伤后发生编织奈瑟菌感染的病例。

该菌有极少数可分离自人体。Holmes B 等（1993）检查 45 株编织奈瑟菌，有 1 株分离自没有病症的糖尿病人的痰液。人编织奈瑟菌感染常与犬咬伤口有关，在人类，本菌极少能从非犬咬伤口或深部感染中分离到。Andersen BM 等（1993）分析 41 株编织奈瑟菌，68% 源自犬咬伤口，1 株从眼睛中分离，另外仅有 1 株源自深层感染，分离自一肺叶切除妇女的胸腔积液。

（2）实验动物 缺乏本病实验动物研究相关资料。

（3）**易感人群** 长期暴露于犬、猫等动物的免疫力低下的人群较易感。

4. 流行特征 本病主要通过犬、猫等动物咬伤进行传播，到目前为止未造成流行。

5. 发生与分布 本病多发生于北美，其中英国、法国、西班牙、瑞典及挪威等地也有报道。从1960年、尤其自从1974年Tatum等首次描述了41株编织奈瑟菌的特性后，上述国家和地区陆续有病例报道。1960—1992年，美国疾病控制与预防中心共收到并鉴定超过160个编织奈瑟菌分离株。

我国尚未有本病报道。

（三）对动物与人的致病性

1. 对动物的致病性 在一定条件下，本菌可致犬、猫等动物发生炎症，其他致病性仍有待进一步研究。

2. 对人的致病性 人编织奈瑟菌感染常与犬等动物咬伤口有关。虽然有些编织奈瑟菌能够从人的非感染性伤口中分离到，但是有些人在被咬伤后24h内发生水肿及急性疼痛。在Barnham等（1992）报道的病例中，病人在被咬伤12h内发生疼痛、炎症及伤口感染等。

编织奈瑟菌可引起人下呼吸道感染。Panagea等（2001）首次报道了人编织奈瑟菌下呼吸道感染导致支气管扩张的病例。该病人体乏、多痰、体重减轻，体温达37.5℃，胸廓检查全肺可听到粗的呼气声，但无病灶。胸腔X射线检查可见肺脏因广泛的囊性支气管扩张而过度膨大。支气管洗液及痰液经革兰氏染色可见大量革兰氏阴性杆菌，无上皮细胞。常规细菌培养产生大量纯净的编织奈瑟菌。

编织奈瑟菌感染人还可造成败血症。Carlson等（1997）报道一例多发性骨髓瘤病人患有编织奈瑟菌感染引起的败血症。

（四）诊断

1. 动物的临床诊断 由于动物编织奈瑟菌感染的临床症状极少，其临床诊断有待进一步研究。

2. 人的临床诊断 有无被犬等动物咬伤史或密切接触史，临床上是否有犬等咬伤伤口，对本病的诊断有一定意义。

3. 常规实验室检测 本菌通过常规实验室检测难以准确判定，但具有重要辅助意义。采集病料适当处理后，接种血平板、麦康凯培养基等进行纯培养，检查菌落形态及培养特性。通过电子显微镜观察菌体形态、运动性等；进行革兰氏染色，观察染色特性。进行精氨酸、硝酸盐及葡萄糖分解试验、氧化酶及过氧化氢酶试验等生化试验；同时进行抗生素敏感性试验，均有助于本病的诊断。

4. 分子生物学诊断 常用的分子生物学诊断方法有DNA杂交、16S rRNA测序等。S. Panagea等（2001）采用16S rRNA测序进行编织奈瑟菌鉴定，所用的上下游引物（5′→3′）分别为UN12（GAC TCC TAC GGG AGG CAG CAG）和UN15（CTG ATC CGC GAT TAC TAG CGA TTC），扩增1 000bp大小的16S rRNA基因片段。

（五）防制措施

1. 动物的防治 预防动物编织奈瑟菌感染主要是提高动物机体免疫力。动物治疗资料缺乏，可以参考人的治疗措施。

2. 人的防治

（1）**预防** 人预防本病主要是避免被犬、猫等动物咬伤，并尽量减少与之接触。

（2）**治疗** 本病可以采用抗生素治疗。Lion C等（1996）研究表明，甲氧苄啶、磺胺甲噁唑及环丙沙星可以考虑用于动物咬伤人后编织奈瑟菌感染的治疗。S. Panagea等（2001）报道，采用氧氟沙星治疗人编织奈瑟菌下呼吸道感染，3周疗程后成功治愈。

（六）公共卫生影响

编织奈瑟菌为犬、猫等动物口腔中的正常菌群，往往在其口腔中大量存在，人被犬、猫等动物咬伤后常常发病，而且目前对该菌的致病性仍不甚明了，缺乏对该病的有效治疗措施，所以，该病具有一定的公共卫生意义。

（王立林 田克恭）

◆ 参考文献

B. Holmes，M. Costas，S. L. W. ON. et al. 1993. Neissen′a weaven′ sp. nov.（formerly CDC Group M-5），from Dog Bite Wounds of Humans. International Journal of Systermatic Bacteriology，43（4）：687-693.

Bjørg Marit Andersen，Arnold G. Steigerwalt，Steven P. O′ Connor，et al. 1993. Neisseria weaveri sp. nov.，Formerly CDC Group M-5，a Gram-Negative Bacterium Associated with Dog Bite Wounds. Journal of Clinical Microbiology，31（9）：2456-2466.

Carlson P，Kontiainen S，Anttila P，et al. 1997. Septicemia caused by Neisseria weaveri. Clin Infect Dis.，24（4）：739.

Christian M. Capitini，Inmaculada A. Herrero，RobinPatel，et al. 2002. Wound Infection with Neisseria weaveri and a Novel Subspecies of Pasteurella multocida in a Child Who Sustained a Tiger Bite. Clinical Infectious Diseases，34：74-76.

S. Panagea，R. Bijoux，J. E. Corkill，et al. 2001. A Case of Lower Respiratory Tract Infection Caused by Neisseria weaveri and Review of the Literature. doi：10.1053/jinf.0965，available online at http：//www. idealibrary. com

三、犬奈瑟菌感染

犬奈瑟菌感染（Neisseria canis infection）是由犬奈瑟菌引起的机会性人与动物共患病。犬奈瑟菌是犬、猫等动物口腔中的正常菌群，是一种条件致病菌，常与多种细菌混合感染。动物犬奈瑟菌感染常表现为隐性感染，人犬奈瑟菌感染可表现为人慢性肺脏感染、化脓性炎症等。本病仅有少数病例，主要发生在美国、法国及澳大利亚等国家与地区，目前我国尚未有病例报道。

（一）病原

1. 分类地位　犬奈瑟菌（Neisseria canis）在分类上属奈瑟菌科（Neisseriaceae）、奈瑟菌属（Neisseria）。犬奈瑟菌代表菌株为 D1、D1a。

1962 年 Berger 首次从正常犬咽部分离到犬奈瑟菌，并对其特性进行描述。1980 年 Skerman 等在《核准的细菌名录》（Approved Lists of Bacterial Names）中首次将本菌命名为犬奈瑟菌。1984 年 Vedros 首次将犬奈瑟菌列入奈瑟菌属。

2. 形态学基本特征与培养特性　犬奈瑟菌为革兰氏阴性球杆菌，常成双存在，无鞭毛，不运动。

本菌兼性厌氧，用巧克力培养基或血平板不需要 X 或 V 生长因子，在 37℃ 条件下培养 48h 后，可形成扁平、黄色、不溶血的菌落。在麦康凯培养基上不生长。

3. 理化特性　犬奈瑟菌氧化酶及过氧化氢酶试验阳性，吲哚试验阳性，不水解葡萄糖、麦芽糖、果糖、蔗糖、乳糖及甘露醇，无 β-半乳糖苷酶、γ-谷氨酰转肽酶及 DNA 酶。大部分菌株能够水解硝酸盐，但不能水解亚硝酸盐。

本菌对乙酰唑胺、环丙沙星、多西环素、青霉素、阿莫西林、庆大霉素、克林霉素、红霉素及甲氧苄啶-磺胺甲基异噁唑敏感，但对万古霉素有抗性。

（二）流行病学

1. 传染来源　携带犬奈瑟菌的犬、猫等动物及被其咬伤的伤口是本病的主要传染来源。

2. 传播途径　被犬、猫等带菌动物咬伤，通过伤口传播，为本病的主要传播途径。

3. 易感动物

（1）自然宿主　犬、猫、虎及猴等为本病的自然宿主。

（2）实验动物　缺乏相关实验动物研究资料。

（3）易感人群　长期暴露于犬等动物的免疫力低下的人群较易感。

4. 流行特征　本病只有极少数病例报道，未曾发生流行。

5. 发生与分布　1962 年 Berger 首次从正常犬的口咽部分离到犬奈瑟菌，并对其特性进行描述。此后，1982 年美国、1989 年法国、1999 年澳大利亚及 2005 年美国各发生一例人犬奈瑟菌感染的病例。

我国尚未有病例报道。

（三）对动物与人的致病性

1. 对动物的致病性　动物犬奈瑟菌感染主要引起隐性感染。

2. 对人的致病性　人犬奈瑟菌感染病例较少，目前仅有 4 例报道，主要引起人慢性肺脏感染、化脓性炎症等。Hoke 等（1982）报道了第一例人犬奈瑟菌感染的病例，是从一猫咬伤儿童的伤口中分离到该菌，未见临床症状。Guibourdenche 等（1989）报道了第二例猫咬伤人所致犬奈瑟菌感染的病例，是一位妇女被其健康的猫咬伤后，伤口发生炎症，疼痛、发红、温度升高。从伤口分离到犬奈瑟菌、多杀巴斯德菌及啮蚀艾肯菌（*Eikenella corrodens*） 3 种致病菌。Safton S 等（1999）报道了澳大利亚首例犬奈瑟菌感染导致脚底伤口化脓的病例，第一次明确了该菌对人类的致病性。Kim Allison 等（2005）报道了一例由犬奈瑟菌及达可马巴斯德菌（*Pasteurella dagmatis*）共同引起的长期呼吸道感染病人慢性支气管扩张症。该病人咳嗽严重并多痰。

（四）诊断

1. 动物的临床诊断　动物犬奈瑟菌感染主要发生隐性感染，无明显临床症状。

2. 人的临床诊断　有无被犬等动物咬伤史或密切接触史，临床上是否有犬等咬伤伤口，对本病的诊断有一定意义。

3. 常规实验室检测　采集病料进行纯培养，观察菌落形态及培养特性；进行革兰氏染色、电镜形态观察、生化试验及抗生素敏感性试验等。其中，生化试验结果对本病诊断具有重要辅助意义。

4. 分子生物学诊断　常用的分子生物学诊断方法有 DNA 杂交、16S rRNA 测序等。16S rRNA 测序鉴定是目前本病最确切的诊断方法。

（五）防制措施

1. 动物的防制

（1）预防　预防动物犬奈瑟菌感染主要是提高动物机体免疫力。

（2）治疗　动物犬奈瑟菌感染一般不需治疗，在某些情况下可选用阿莫西林、甲硝唑等抗生素治疗。

2. 人的防制

（1）预防　人预防犬奈瑟菌感染主要是避免被犬、猫等动物咬伤，并尽量减少与之接触。

（2）治疗　本病常用阿莫西林及甲氧苄啶-磺胺甲基异噁唑等抗生素进行治疗。M. Guibourdenche 等（1989）报道采用阿莫西林治疗猫咬伤所致人犬奈瑟菌感染，3g/天，1 周后治愈。Kim Allison 等（2005）报道采用甲氧苄啶-磺胺甲基异噁唑及阿莫西林治疗犬奈瑟菌混合感染所致人的支气管扩张症。

（六）公共卫生影响

犬奈瑟菌同疫控中心 EF-4 群菌及编织奈瑟菌一样，同是犬猫等动物口腔中的正常菌群，在其口腔中大量存在，人被犬、猫等动物咬伤后可以发病，而且目前对该菌的致病性仍不十分清楚，所以，该病具有一定的公共卫生意义。

（王立林　田克恭）

◆ **参考文献**

Kim Allison, Jill E. 2005. Clarridge Ⅲ. Long-Term Respiratory Tract Infection with Canine-Associated Pasteurella dagmatis and Neisseria canis in a Patient with Chronic Bronchiectasis. Journal of Clinical Microbiology, 43 (8)：4272-4274.

M. Guibourdenche, T. Lambert, J. Y. Rioui. 1989. Isolation of Neisseria canis in Mixed Culture from a Patient after a Cat Bite. Journal of Clinical Microbiology, 1673-1674.

Safton S, Cooper G, Harrison M, et al. 1999. Neisseria canis infection：a case report. Commun Dis Intell, 23 (8)：221.

第三十二章 螺菌科细菌所致疾病

根据《伯杰氏系统细菌学手册》第二版（2005），螺菌科（Spirillaceae）在分类上属变形菌门（Proteobacteria）、β变形菌纲（Betaproteoballera）、亚硝化单胞菌目（Nitrosomonadales），仅包括螺菌属（*Spirillum*）1个属。

螺菌属细菌所致疾病

小 螺 菌 鼠 咬 热

鼠咬热（Rat-bite Fever）是由鼠类或其他啮齿类动物咬伤所致的一种急性自然疫源性疾病，其病原体有小螺菌（*Spirillum minus*）和念珠状链杆菌（*Streptobacillus moniliformis*），以此临床上分为螺菌热（Spirillum fever）和链杆菌热（Streptobacillary fever）两种。本病的临床表现主要以发热、皮疹等为特征，同时被咬伤的部位局部症状较突出。该病2000年前在印度即有记载，在我国始载于隋唐年代，1913年Maxwell首先报道本病，1916年证明是由革兰氏阴性杆菌引起，1926年Cadbury首次在病人的伤口渗出液涂片查见小螺菌，1951年薛庆熠等首先从病人血标本培养出念珠状链杆菌。由念珠状链杆菌所致的是链杆菌热，临床上以发热、皮疹和关节炎为特征。它与螺菌热不仅病原有别，流行病学、临床表现、实验室诊断方法也有所不同。故将两型鼠咬热予以分别叙述。

螺菌热是由鼠类或其他啮齿类动物咬伤后感染小螺菌所致的一种急性发热性人与动物共患疾病。人类螺菌热主要通过被鼠类咬伤时把病原体带进体内而感染发病，临床主要表现为回归型高热、咬伤部位硬结性溃疡及区域性淋巴结炎、皮疹，多数病人梅毒血清反应呈假阳性。动物螺菌热多为隐性感染。本病世界各地均有发生，但主要分布于亚洲，我国偶有发生。北美极少报道。通常散发，迄今无暴发记载。

（一）病原

1. 分类地位 小螺菌又称鼠咬热螺旋体，在分类上属螺菌科（Spirillaceae）、螺菌属（*Spirillum*）。

2. 形态学基本特征与培养特性 形态短粗，两端尖，有2~6个规则的螺旋，长3~6μm，宽0.2~0.5μm，镀银染色可见菌体两端有一或多根鞭毛，革兰氏染色阴性，可被甲基蓝和姬姆萨染色着色，在暗视野下活动迅速，可循其长轴旋转、弯曲，也可借助鞭毛多方向快速穿行。小螺菌为需氧菌。人工培养方法不能生长，必须将标本接种于动物（豚鼠或大、小鼠）腹腔内始能分离此菌。

3. 理化特性 对外界环境各因素的抵抗力不强。对酸十分敏感。

（二）流行病学

1. 传染来源 鼠类是小螺菌的贮存宿主和传染源。螺菌热的主要传染源为家鼠，野生鼠中也有带菌者，咬过病鼠的猫、猪及其他食肉动物也具有感染性。鼠类感染后，多为隐性感染。

2. 传播途径 人主要通过病鼠啮咬伤而感染，病原菌从皮肤破损处进入人体。小螺菌一般不存在于病鼠的唾液中，而来自牙龈血液、口腔病变或眼分泌物中。在人与人之间不发生传播。

3. 易感动物

（1）自然宿主 鼠类最易感，犬、猫、猪、黄鼠狼、松鼠及雪貂等也可感染，受染后血清中能产生特异性抗体。

小螺菌鼠咬热主要发生于居住拥挤的市民和医学生物学实验室工作人员。该病的发生与社会经济情况、居住卫生条件以及周围环境中鼠的密度有关。

（2）实验动物 小鼠、大鼠、豚鼠均易感，其中大鼠是其天然宿主。鼠类感染率高达20％。

（3）易感人群 对鼠咬热男女老幼人均易感，熟睡婴儿可被鼠咬而感染。

4. 流行特征 通常散发，偶尔可呈现暴发流行。

5. 发生与分布 世界各地均有散发病例。螺菌热主要在亚洲地区流行。我国所见病例主要为小螺菌所致，多在长江以南。

（三）对动物与人的致病性

1. 对动物的致病性 螺菌热发生在动物多为隐性感染。在鼠类可见结膜炎或角膜炎。

2. 对人的致病性 潜伏期5～30天，一般为2～3周。主要临床表现为回归型高热、咬伤部位硬结性溃疡及区域性淋巴结炎、皮疹，多数病人梅毒血清反应呈假阳性。起病突然，先有寒战，继之发热，伴有头痛，关节肌肉酸痛、恶心、呕吐等全身中毒症状。体温骤升至40℃以上，热型多为弛张热。患者神志不清、重者有谵妄、颈部强直、昏迷等脑症状。被鼠咬伤的部位如无继发感染常于数日内愈合。潜伏期过后，结痂的伤口再度发炎疼痛、肿胀发紫以至坏死，其上覆以黑痂，脱痂后成为硬结性下疳样溃疡，鼻出血或其他部位出血，面部、四肢及躯干等处有紫色的扁平丘疹，局部淋巴结肿大，并有压痛，但不粘连。常伴有淋巴结炎，所以在皮肤表面可出现红线。脾常肿大，肝亦可触及。初发症状持续3～5天，约在第5天即骤退转变至正常，间隔3～9天又重新复发，体温又复上升，菌血症症状又重新出现，局部伤口及淋巴结肿大也常增剧。此种发热、退热常出现6～8次，持续数周至数月、甚至达1年以上，然后逐渐痊愈，但逐次有所减轻。反复发作数次后，由于消耗大，而出现贫血、消瘦、神经痛以及面、腿浮肿和知觉异常，对健康影响极大。鼠咬伤口如无继发感染，可于数日内暂时愈合。咬伤部位以手指和腕部最为常见，偶见于眼眶和其他外露部位。

临床上有发作1～2次的顿挫型或多次发作的迁延型。后者常伴有肾炎、肝炎、心肌炎、脑膜炎和贫血等并发症。皮疹比较典型，每于第一次复发时开始出现，为紫色斑丘疹，呈椭圆形，边界清楚，基底较硬，也可形成结节、淤点或淤斑，偶呈荨麻疹样。大小不一，数目一般不多，多见于四肢或躯干部，手掌足部及面部偶尔有疹。退热后皮疹隐退，热上升后又重出现。

（四）诊断

1. 人的临床诊断

（1）流行病学有明显的鼠咬伤病史。

（2）潜伏期为5～21天，起病急骤，在已痊愈的咬伤部位出现疼痛、紫黑色肿胀水疱及坏死，逐渐形成下疳样溃疡，上覆黑痂，同时伴有淋巴管炎及淋巴结炎。此时患者有寒战和高热，体温达40℃以上，并有头痛、肌肉痛、关节痛等全身中毒症状。

（3）皮疹和发热同时出现，呈暗紫色斑点或结节状，多见于四肢及躯干部。

（4）发热持续数天而骤退，但经数天后再发，呈回归热型。

（5）砷剂或青霉素G、四环素、红霉素等治疗有特效，砷剂现在少用或不用。

2. 动物的临床诊断

（1）可疑 具有螺菌热临床症状和致病特点，并且有鼠咬史。

（2）疑似 临床表现符合螺菌热的特征，但无小螺菌感染的实验室证据。

（3）确诊 临床有符合螺菌热的表现，并于受影响的组织或部位检出小螺菌；或临床表现符合螺菌热，并有两种以上的实验室检查结果支持小螺菌感染。

3. 实验室诊断

（1）血、尿常规检查 白细胞总数正常或升高，可达30.0×10^9/L，核左移。血沉增快，尿中可出现蛋白、红细胞和白细胞。

（2）发热期取血、淋巴结抽取液或用伤口边缘的浆液，暗视野显微镜检查可发现短小而活动的小螺菌。

（3）用伤口渗出液涂片做瑞氏染色可查见染红的小螺菌。

（4）将血液标本接种于豚鼠或小鼠可分离出小螺菌。

（5）血液标本经 PCR 检测出小螺菌 DNA。

（6）病程后期特异性抗体效价增长 4 倍以上。

（7）梅毒血清学反应可呈假阳性。

螺菌热要做好与其他类症的鉴别诊断。如有鼠咬史，则主要与链杆菌热做鉴别，二者鉴别要点见表 32-1。

表 32-1　两型鼠咬热的鉴别

项　目	小螺菌型	念珠状链杆菌型
病原体	小螺菌	念珠状链杆菌
传播途径	鼠类或其他动物咬伤	除鼠类或其他动物咬伤外，尚可经食物污染传播
潜伏期	长，通常 1～4 周	短，通常 1～4 天
关节受累	罕见	常见
内脏受累	以中枢神经系统为主	心内膜、心包炎
周期性发作	常见	少见
病程	4～8 周	1～2 周
梅毒血清试验	常阳性	常阴性
治疗	砷剂及青霉素有效	砷剂无效

鼠咬热如无明显的鼠咬史或局部病灶，易与回归热、疟疾、立克次体病、钩端螺旋体病、脑膜炎球菌败血症等混淆，主要依靠血涂片检查、血培养、血清免疫学检查、动物接种等予以区别。

（五）防制措施

1. 动物的防制措施　灭鼠并避免被鼠类或其他啮齿类动物咬伤是主要的预防措施，即尽可能消灭传染源并切断其传播途径，对扑杀的啮齿类动物要进行无害化处理。同时提高动物饲养卫生条件，加强饲养管理，增强动物抵抗力，并对其活动场地进行严格消毒和监控。

若一旦发现动物被鼠咬伤，应彻底清洗伤口、预防性服用抗生素 3 天、破伤风类毒素注射、常规伤口护理等。

2. 人的防制措施

（1）预防　防鼠、灭鼠是预防本病的关键。居室通道门加装 25～30cm 的门槛或防鼠板，防止老鼠进入居室。在多鼠环境下要特别保护婴儿和久病虚弱者，防止被鼠咬伤。实验室人员在接触鼠类时要注意防护。在野外露宿时要避免为野生啮齿类动物咬伤。若被鼠咬，除消毒伤口外，可考虑青霉素预防注射。

（2）治疗　螺菌热虽症状严重，但容易治疗。一般对症治疗同其他急性传染病。用青霉素注射有特效。

局部治疗虽不能防止本病发生，但对防止继发性感染甚为重要。鼠咬后应立即现场处理伤口，一是挤压排除伤口内病原体，即从伤口近心端向远端挤压，排除伤口牙痕血液及组织液；二是伤口冲洗消毒，在野外用清水冲洗，在医院则用生理盐水、双氧水反复冲洗，然后用浓石炭酸涂伤口，再用碘酒、酒精消毒并包扎。发炎处可用 0.02% 呋喃西林或 0.1%～0.2% 新霉素等溶液湿敷。

青霉素、四环素、红霉素、氯霉素或链霉素对该病均有效，以青霉素为首选。用青霉素治疗小螺菌型螺菌热，每天成人量 40 万～80 万 U，分 2 次静脉注射（首剂青霉素注射时应注防止赫氏反应的发生，由于病菌被杀死后异体蛋白所引起的过敏反应，可用肾上腺皮质激素处理），疗程 7～14 天。如病原菌为 L 型耐药菌，则剂量应加大至每天成人 600 万 U 以上。如有心内膜炎等并发症时，则青霉素的每天剂量可增至 1 200 万 U 以上，疗程 4～6 周，并可考虑与氨基糖苷类抗生素合用。青霉素过敏者，可选用四环素，每天 2g，分 4 次口服，连服 7～10 天。

小螺菌鼠咬热未经治疗其病死率达 6％左右。由于长期发作，常合并有其他并发症。使用抗生素以后，迁延不愈者已不多见，病死率下降，并发症也随之减少。

（六）公共卫生影响

鼠咬热是一种自然疫源性疾病，在我国该病例报道相对较少。但在云南、贵州、江西、福建、山东、安徽、台湾、上海及北京等省、直辖市均有病例报道，以小螺菌相对较多。通常在卫生条件较差、室内鼠密度较高的家庭里儿童被鼠咬伤的机会较多。新中国成立前我国朱世镖（1940）曾从江西玉山报告鼠咬热 1 例，年龄是 22 个月，这是我国报道的最小年龄的病例。

鼠类是本病病原体小螺菌的储存宿主，在一定程度上危害着人类健康，小螺菌鼠咬热未经治疗其病死率达 6％左右。因此，积极防鼠、灭鼠对控制该病的危害意义重大，但同时要做好个人的防护措施，避免被鼠咬伤。

近年来，由鼠等动物传染引起的疾病增多，希望医务人员加强对该病的重视，同时希望有关部门加强对该病知识的宣传，普及有关防治知识，将其带来的影响控制到最小限度。

（王立林　田克恭）

◆ **参考文献**

李梦东，王宇明．2004．实用传染病学［M］．第 3 版．北京：人民卫生出版社：1008-1009.

Hinrichsen, S. L., S. Ferraz, et al. 1992. Sodoku-a case report. Rev Soc Bras Med Trop, 25 (2): 135-138.

Humphreys, F. A., A. G. Campbell, et al. 1955. Studies on Spirillum minus infection: with particular reference to the passage of the organism through filters. Can Serv Med J, 11 (4): 267-271.

Sheldon, W. H., A. Heyman, et al. 1951. Production Herxheimer－like reactions in rabbits with Spirillum minus infections by administration of penicillin or immune serum. Am J Syph Gonorrhea Vener Dis, 35 (5): 411-415.

Stehle. P., O. Dubuis, et al. 2003. Rat-bite fever without fever. Ann Rheum Dis, 62 (9): 894-896.

第三十三章 黄单胞菌科细菌所致疾病

窄食单胞菌属细菌所致疾病

嗜麦芽窄食单胞菌感染

嗜麦芽窄食单胞菌感染（Stenotrophomonas maltophilia infection）是由嗜麦芽窄食单包菌引起的一种机会性人与动物共患病。嗜麦芽窄食单胞菌是一种需氧的非发酵型革兰氏阴性杆菌，既往归类于假单胞菌属及窄食单胞菌属，1993 年 Palleroni 和 Bradbury 鉴定出该菌为窄食单胞菌属的唯一生物种，因此改称嗜麦芽窄食单胞菌。

嗜麦芽窄食单胞菌广泛存在于水、土壤和动物体内，为条件致病菌，一般认为对健康个体不致病，但可使虚弱个体感染。近年来随着具有多重耐药性菌株的日益增多，已成为医院感染的重要病原菌，其分离率在非发酵菌中，仅次于铜绿假单胞菌和鲍曼氏不动杆菌。导致个体易感的因素，包括患有基础疾病、免疫功能低下、入住重症监护病病、接受侵入性治疗和长期使用广谱抗生素等。可引发呼吸道感染、尿道感染、脑膜炎、伤口感染和器官炎症等疾病，病死率较高。本病常伴有混合感染。

（一）病原

1. 分类地位 嗜麦芽窄食单胞菌（Stenotrophomonas maltophilia，Sm）在分类上属变形菌门（Proteobacteria）、γ 变形菌纲（Gammaproteobacteria）、黄单胞菌目（Xanthomohadales）、黄单胞菌科（Xanthomonadaceae）、窄食单胞菌属（Stenotrophomonas）。

细胞膜上已经确定有 31 个 O 型抗原，其中与血清型密切相关的抗原，主要有 7 个（包括 O_3 抗原）。可通过 O 型抗原和内毒素进行血清分型。嗜麦芽窄食单胞菌与布鲁氏菌 O 型抗原存在交叉反应，而与鲑鱼肾杆菌也存在交叉反应。Orrison 等发现嗜肺军团菌与嗜麦芽窄食单胞菌之间存在单向交叉反应。该菌能够凝集鼠、兔和人类精子。

嗜麦芽窄食单胞菌的遗传结构研究较少。已知由一个含有 1 362 bp 碱基的基因可编码相对分子质量 48 500 的绒毛膜促性腺类激素。该激素与人绒毛膜促性腺激素（hCG）免疫学功能相似。

2. 形态学基本特征与培养特性 嗜麦芽窄食单胞菌呈细长略弯曲状，有极端鞭毛。染色发现细菌一端为丛鞭毛，多在 3 根以上（图 33-1）。可在多种培养基上培养（彩图 33-1），在血平板上形成光滑、圆润、灰白色的菌落，约 0.5～1mm 左右，48h 培养后变黄色。氧化酶试验为阴性。该菌能够代谢的物质种类有限，对葡萄糖只能缓慢利用，但能氧化分解麦芽糖并迅速产酸，不分解木糖和甘露醇。

3. 理化特性 嗜麦芽窄食单胞菌在潮湿的环境中易于生长繁殖，而在干燥物品上则不易生长，在肥皂水和洗必泰液中均能分离到该菌。具有复杂的耐药机制，外膜通透性低，对多种抗生素不易渗透，可产生多种 β-内酰胺酶，如青霉素酶、头孢菌素 L₂ 酶以及金属锌酶，因此对 β-内酰胺类、氨基糖苷类、喹诺酮类抗生素耐药，同时对碳青霉烯类抗生素也耐药。

（二）流行病学

1. 传染来源 嗜麦芽窄食单胞菌广泛分布于自然界包括土壤、水、烟草、豆类等，食源性来源包

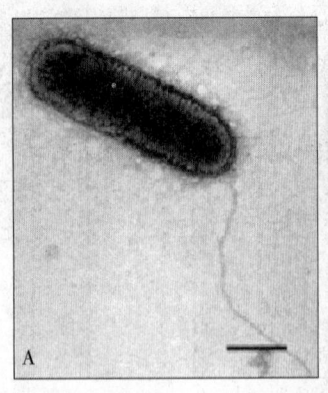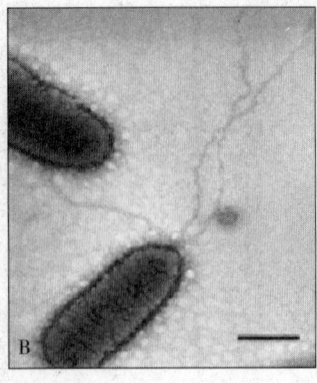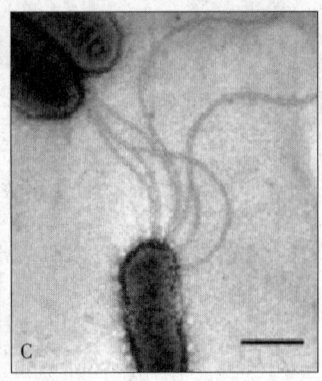

图 33-1   嗜麦芽窄食单胞菌端单（A）、多鞭毛（B，C）（标尺＝0.5 μm）

［引自 Doroti de Oliveira-Garcia, Monique Dall' Agnol, Mónica Rosales, et al. Characterization of Flagella Produced by Clinical Strains of Stenotrophomonas maltophilia. Emerging Infectious Diseases, 2002，8（9）：918-923，经 Emerging Infectious Diseases 授权］

括冻鱼、牛奶、禽蛋和羔羊肉等，动物、人体内也能分离到，在人的皮肤、呼吸道、伤口等与外界相通部位也有寄居。医院工作人员、患有严重基础病的病人、重症监护病房内病人携带率明显高于其他人，也可作为传染源。已有的病例表明，医院内感染已成为主要传染渠道。

2. 传播途径   传播途径较多，主要有呼吸道传播和直接接触性传播等。通过医院工作人员手或者医疗器械（导尿管、引流管、静脉插管、呼吸器械等）、吸入带菌的尘埃是引起医院传播的重要因素。

3. 易感人群   人群普遍易感，动物感染的报道很少见。有严重基础性疾病者（恶性肿瘤患者、肾病、糖尿病、血液病）、免疫缺陷患者、长期使用免疫抑制剂人群、长期住院者、大面积烧伤者较易感染。

4. 流行特征   97％的嗜麦芽窄食单胞菌感染为医院内感染。在单胞菌的感染中，检出率仅次于铜绿假单胞菌。在临床科室中，呼吸内科和重症监护室（ICU）所占的比例最高。

（三）对动物与人的致病性

目前，嗜麦芽窄食单胞菌对人的意义较大，对动物的意义不大。由于无法区分感染的和自身携带的嗜麦芽窄食单胞菌，所以嗜麦芽窄食单胞菌的致病性，往往表现为与其他因素协同作用导致机体致病。早期的动物试验也验证了这一观点：将嗜麦芽窄食单胞菌静脉注射到实验小鼠体内，小鼠未产生毒血症。

嗜麦芽窄食单胞菌引起人的感染中，以医院内肺部感染占第一位。患者常发生混合感染，表现发热、咳嗽、脓痰等症状，早期不易被诊断出。烧伤创面感染和手术切口感染临床表现多样，往往伴有混合感染。嗜麦芽窄食单胞菌引起的败血症占该菌的感染率小于10％，并发症多。

（四）诊断

嗜麦芽窄食单胞菌感染症状不典型，易被基础性疾病掩盖，确诊依赖于病原学检查。市场销售的用于鉴定革兰氏阴性非发酵杆菌的生化诊断试剂，可以用来识别嗜麦芽窄食单胞菌，但有时会存在误诊。另外，气液相色谱、直接探针质谱和分子生物学方法也可用于鉴别。Zechman 等使用气相色谱法，来鉴别嗜麦芽窄食单胞菌，且能够区分铜绿假单胞菌、荧光假单胞菌和恶臭假单胞菌。Tyler 等通过确定16～23S rDNA 内转录间隔区的不同，能够将嗜麦芽窄食单胞菌与7种假单胞菌区分开。确诊该菌还应结合细菌培养检测结果。

（五）防制措施

由于嗜麦芽窄食单胞菌对目前大多数的抗菌药物不敏感，具有高度耐药性，且症状不典型，给临床治疗带来困难。在实际操作过程中，需要选用综合性的治疗手段，针对病原选择用药时，应结合药敏结果，选择多种抗菌药物联合应用；其次应以增强人体抵抗力为目的，加强营养，对症治疗。

对于嗜麦芽窄食单胞菌感染的预防，首先要加强医务人员的无菌观念，以及医疗器械的消毒管理，防止嗜麦芽窄食单胞菌的医源性传播，做好病房的消毒工作，预防呼吸系统疾病感染，其次合理用药，预防二重感染，最后积极控制治疗各种易导致感染的基础性疾病。

（六）公共卫生影响

嗜麦芽窄食单胞菌因其广泛存在、可通过呼吸系统和接触传播、对抗生素广泛耐药且不断增强等特性，使得近年来医院内感染的病例逐渐上升。医院作为嗜麦芽窄食单胞菌获得性感染的主要地点，应重点加强对该菌的监测工作。

（洪　光）

◆ **参考文献**

马亦林．2005．传染病学［M］．上海：上海科学技术出版社，8：673-675.

斯崇文，贾辅忠，李家泰．2004．感染病学［M］．北京：人民卫生出版社，6：532-535.

徐英春，陈民钧，周贵民，等．1999．396株嗜麦芽窄食单胞菌的耐药性特征研究［J］．中华微生物和免疫学杂志，19：184-187.

Miles Denton, et al. 1998. Clinical Microbiology Reviews. Jan, 57-80.

第三十四章 弗朗西斯菌科细菌所致疾病

弗朗西斯菌科为一类多态杆状或者球状革兰氏阴性细菌，大小为 (0.2～0.7) μm×(0.2～1.7) μm，需氧、不运动。细胞内寄生，对四环素、氯霉素类药物敏感。

弗朗西斯菌科 (Francisellaceae) 在分类上属变形菌门 (Proteobacteria)、γ 变形菌纲 (Gammaproteobacteria)、硫发菌目 (Thiotrichales)，弗朗西斯菌属 (Francisella) 为其唯一属。

弗朗西斯菌属细菌所致疾病

土 拉 热

土拉热 (Tularemia) 又称野兔热、兔热病、鹿蝇热等，是由土拉弗朗西斯菌引起的、主要感染野生啮齿动物并可传染给其他动物和人类的一种典型的自然疫源性疾病。临床主要特征为体温升高、淋巴结肿大，脾、肝脏和肾脏形成脓肿、充血、多发性粟粒状坏死，并有针尖大干酪样坏死灶。

（一）病原

1. 分类地位 1919 年，Edward Francis 将引起加利福尼亚州土拉郡地方类啮齿类传染病的细菌命名为土拉热杆菌 (Bacterium tularensis)。1922 年美国生物学家 Edward Francis 首先发现了土拉热的致病菌，为了纪念这位科学家，将该致病菌命名为弗朗西斯菌属 (Francisella)。之后，根据 16S rDNA 序列分析法，将弗朗西斯菌属归于 γ-变形菌纲、弗朗西斯菌科，弗郎西斯菌属为该科唯一的属。

弗朗西斯菌属包括土拉弗朗西斯菌 (Francisella tularensis) 和蜃楼弗朗西斯菌 (Francisella philomiragi) 两个种。土拉弗朗西斯菌可在多种动物包括人体内传播，所致疾病被命名为土拉热，通常从啮齿类、兔、吸血昆虫、蜱中分离得到。蜃楼弗朗西斯菌可从水，麝鼠及人体内分离得到，很少对人致病，但也有严重感染甚至死亡病例的报道。土拉弗朗西斯菌包括 4 个亚种，即土拉弗朗西斯菌土拉变种 (F. tularensis var. tularensis)、全北区亚种 (F. tularensis subsp. holarctica) 又称旧北区变种 (F. tularensis var. palaearctica)、中亚亚种 (F. tularensis subsp. mediaasiatica) 和新杀亚种 (F. tularensis subsp. novicida)。其中前 3 个亚种对人和动物具有高度致病性。

2. 形态学基本特征与培养特性 土拉热弗朗西斯菌是一种微小的革兰氏阴性球杆菌（彩图 34 - 1A），在患病动物的组织及血液内近似球形，在老龄培养物中呈球状、杆状、豆状、丝状和精子状，在幼龄培养物中的形态则相对一致，其基本形态结构如图 34 - 1。由于该菌的细胞壁菲薄且致密，普通苯胺染料着色较浓，用美蓝等染色呈两极着色，亚甲基蓝染色呈蓝色（彩图 34 - 1B）。本菌为胞内寄生菌，主要存在于单核细胞中。菌体细小，大小为 0.2μm× (0.3～0.7) μm。为专性需氧菌。不形成芽孢，在动物组织内可见到菌体外有一狭窄的荚膜，人工培养时则不形成。无鞭毛，不能运动。

本菌生长温度范围为 24～39℃，最适温度为 35～37℃，20℃ 以下停止生长；最适 pH 6.8～7.0。除新杀亚种和蜃楼弗朗西斯菌外，对营养要求严格，在普通培养基上不生长，生长需要半胱氨酸等。常用培养基有凝结卵黄培养基、弗朗西斯 (Francis) 培养基、胱氨酸胰胨肉汤。巧克力琼脂、半胱氨酸、心血琼脂添加 1％的血红蛋白可很好地支持该菌生长。在凝结卵黄培养基上，形成正圆形、边缘整齐、中央凸起、具有光泽、薄膜状、与培养基颜色几乎相同的菌落，其直径可达 0.5mm。用该培养基保存菌种时，细菌不发生变异。弗朗西斯培养基适用于获得大量细菌和分离培养用，在此培养基上强毒菌株形成的菌落完全符合 S 型菌落的特征，呈灰白色、圆形、边缘整齐、不透明、表面凸起、直径 1～3mm 的菌落，不溶血，血退色后，于菌落下面及周围形成绿色，不产生色素；无毒菌株形成的菌落为 R 型，绿青色、稍扁平、粗糙。从动物及人初次分离培养时，生长缓慢，培养 3～4 天后，形成的菌落仍然很小，宛如黏液样水滴，黏稠。另外，本菌在半胱氨酸心血培养基及巧克力培养基上亦能生长，形成菌落见彩图 34-1C，D。在添加有 2％ Iso Vitalex 的 Mueller-Hinton 培养基中生长良好。该菌在鸡胚绒毛尿囊膜上也能生长，在卵黄囊中生长旺盛。

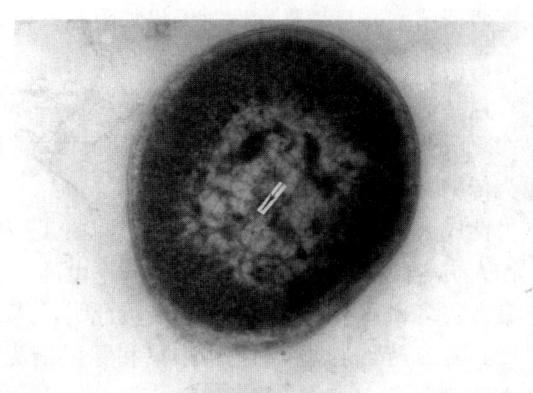

图 34-1　土拉弗朗西斯菌可见类核、核糖体、细胞膜、细胞壁（超薄切片，×120 000）

（徐在海供图）

本菌对糖及醇的发酵能力很弱，只有在 pH 很稳定的固体培养基中才能观察到。所有菌株都能发酵葡萄糖，产酸不产气，多数菌株发酵甘露糖、果糖、糊精和麦芽糖，不发酵乳糖、蔗糖、鼠李糖、木胶糖、伯胶糖、甘露醇和山梨醇。在石蕊牛乳中生长微弱，呈弱酸性反应。能利用胱氨酸及半胱氨酸，产生大量 H_2S，不形成靛基质。过氧化氢酶呈弱阳性，氧化酶阴性。具有还原某些染料的能力，但不还原刚果红。具有脂酶活性，不具有尿素酶、卵磷脂酶、透明脂酸酶和触酶活性。

3. 理化特性　本菌对低温条件有特殊的耐受力，在 0℃的水中可生活 9 个月。对外界环境的抵抗力颇强，在 4℃水和潮湿土壤中能保存活力及毒力 4 个月以上，在蚊子体内可生存 23～50 天，在禽类脏器中为 26～40 天，在病兽毛中生存 35～45 天，在野兔肉内生存 93 天，在尸体和皮革中能存活 40～133 天。

本菌对热和普通化学消毒剂均很敏感，60℃以上温度和各种常用消毒药都能很快将其杀死。如 1％～3％来苏儿溶液和 3％～5％石炭酸溶液 3～5min、0.1％升汞 2～3min、75％酒精 1min 可杀死该菌。其对氯的作用较其他肠道细菌敏感，但对氯化钠有较大的耐受力。对链霉素、氯霉素、卡那霉素、新生霉素、土霉素、四环素和庆大霉素等多种抗生素敏感。

（二）流行病学

1. 传染来源　本病是一种自然疫源性疾病，在一定地理条件下，病原体、宿主和传播媒介可构成自然疫源地。它在自然界中适应寄生方式生活，病畜和带菌动物均为传染源。被污染的饲料、饮水也是传染源。

2. 传播途径　在疫源地内，本病传播的主要方式是吸血昆虫（蜱、蚊、虻等）叮咬，共有 83 种节肢动物可以传播该病，尤其是蜱类，它不但能将病原体从患病动物传播给健康人和动物，而且可以长期携带病原菌；另外，也可经消化道、呼吸道、损伤的皮肤和黏膜感染。此外，被患病动物分泌物和排泄物污染的水、饲料和穴巢等，也可造成动物间疾病的传播流行。当兔群受各种环境因素影响、饲养管理不当、机体抵抗力降低时，可促使该病的发生。

健康人体内不存在土拉弗朗西斯菌，人因食用未经处理的病肉或接触污染源可能感染发病。人和人之间不能相互传染。本菌感染人的主要途径有：①直接接触，狩猎野兔，剥皮割肉，或者接触病死动物的血、肉、排泄物，病菌通过皮肤、黏膜、结膜而侵入人体。②吸血昆虫叮咬者或昆虫压碎后体液沾染皮肤及黏膜而受染。③吃了未煮熟的含菌兔肉或为鼠粪污染的食物和饮水而受染。④病鼠的排泄物使草垛带菌，农民打谷、簸扬、运送干草引起尘土飞扬而吸入病菌或通过眼结膜及皮肤创口侵入。

3. 易感动物

（1）自然宿主　自然界带菌的动物很多，迄今发现有 25 种脊椎动物，101 种非脊椎动物自然带土拉弗朗西斯菌,并且感染发病时无年龄限制。已发现有 136 种啮齿动物是本菌的自然贮存宿主,在自然界中啮齿动物是本病菌的主要携带者及传染源。最大保菌宿主是野兔群,既是人和家畜的传染源,又是传递者,其次是山鼠、田鼠和羊。蜱类和螨类等吸血昆虫亦携带该菌。20 种蜱类、16 种蚊类、15 种虻类、20 种蚤类,几种螨类及其他吸血双翅目等吸血节足动物都可带菌传播。鸡、鸭、鹅较少感染,但可成为传染源。

男性成人的发病率较高,约占总数的 2/3。猎民、屠宰工人、肉类皮毛加工者、农民、牧民、实验室工作人员等因接触机会较多,故发病率也高。一次得病有持久的免疫力,偶见再感染者。流行区的隐性感染者较多,血清免疫学或皮内试验证明,感染率平均为 10%。

(2) 实验动物 实验动物中小鼠和豚鼠最为敏感,其次为家兔和大鼠。小鼠感染土拉弗朗西斯菌 120h 后肝脏脱色(彩图 34-2)。

(3) 易感人群 人群对该菌普遍易感。患病主要决定于接触感染的机会。因此,屠宰工人、皮毛加工工人、牧民、猎民以及实验室工作人员等发病率较高。在流行区,存在大量的隐性感染者,感染后可获得持久的免疫力。

4. 流行特征 本病一般多发于春末、夏初,但也有在冬初发病的报道。这可能与各地野生啮齿动物以及吸血昆虫的繁殖有关。大流行见于洪水或其他自然灾害时期。本病在野生啮齿类动物中常呈地方性流行,但不引起严重死亡。

5. 发生与分布 本病主要分布在北半球的诸多国家,北纬 30°以北地区。疫源地比较固定。美国、加拿大、墨西哥、委内瑞拉、厄瓜多尔、哥伦比亚、挪威、瑞典、奥地利、法国、比利时、荷兰、德国、芬兰、保加利亚、阿尔巴尼亚、希腊、瑞士、意大利、前南斯拉夫地区、前苏联地区、泰国、日本、喀麦隆、卢旺达、布隆迪、西非等均有流行。

我国于 1957 年在内蒙古通辽县从黄鼠体内首次分离到本菌,相继在黑龙江、西藏、青海、新疆等地区发生本病,目前其自然疫源地不仅存在于人烟稀少的边疆地区,而且有逐渐向内地扩大蔓延的趋势。通过血清学检测,在山东、陕西、甘肃、宁夏等地检出正常人群和动物血清抗体。

(三) 对动物与人的致病性

1. 对动物的致病性 病原菌进入机体后,首先在局部繁殖,称为适应期。随后经淋巴管侵入局部淋巴结,进入局部感染期。进一步繁殖,侵入血液,扩散到内脏器官,形成新的病灶,称为血行散布期。出现临床症状时,称为临床症状期。以后进入变态反应期。临床症状通常以体温升高、衰竭、麻痹和淋巴结肿大为主,各种动物和每个病例的症状差异较大。潜伏期为 1~9 天,但以 1~3 天为多。

(1) 兔 潜伏期为 1~9 天。急性病例常不表现明显症状而呈败血症死亡,病兔死前食欲废绝、运动失调。但多数病例病程较长,可见高度消瘦、衰竭,体表淋巴结(颌下、颈下、腋下和腹股沟等)肿大、质硬。鼻腔黏膜发炎,流浆液性鼻液,一般多发生肺炎,偶尔伴有咳嗽。体温升高,白细胞增多,有的表现为败血症,迅速死亡,病程 7~15 天。有的经过 12~24 天痊愈。

(2) 羊 自然发病绵羊较多,发病后呈现高热,精神委顿,垂头站立,爱躺卧,后肢软弱或瘫痪,步行摇晃,行动迟缓,心跳加快,脉搏快而弱,呼吸频数增加。体表淋巴结肿大。高热稽留 2~3 天后下降至常温,但随后又常回升,一般经 8~15 天痊愈。妊娠母羊流产、死胎或难产。绵羔羊多为群发病例,羔羊发病较为严重,羔羊除上述症状外,还见贫血、黏膜苍白,腹泻,后肢麻痹。有的发生昏睡,有的兴奋不安。症状明显的数小时后死亡。病程 1~2 周。山羊发病率较低,症状与绵羊基本相似。山羊脾肿大,肝有坏死灶,心外膜和肾上腺有小出血点。

(3) 牛 土拉热症状不明显,病牛体温升高,体表淋巴结肿大。肝脏有变性和坏死灶。有的发生麻痹症状。妊娠母牛常发生流产。犊牛体温升高,全身衰弱,腹泻,一般呈慢性经过。水牛常拒食、咳嗽、体表淋巴结肿大。

(4) 猪 自然发病多见于小猪,体温升高,精神委顿,全身虚弱,步行无力,食欲不振,多有腹泻,腹式呼吸,有时咳嗽,病程为 7~10 天,很少死亡。淋巴结肿大、发炎和化脓,肝实质变性。有支气管肺炎。组织学变化，坏死灶中心有大量崩解的细胞核，干酪化病灶周围排列有上皮样浆细胞和淋巴样细胞。在增生细胞间可见崩解的中性粒细胞。

2. 对人的致病性　人较易感染土拉热，不同种族、性别和年龄的人群都有同样的易感性。仅 10 个菌即可引起全身感染而发病。潜伏期 1～10 天，一般为 3～4 天。起病大多急骤，高热可达 39～40℃以上。伴寒战及毒血症症状，如头痛、肌肉酸痛、出汗、明显乏力等。热型多呈持续型，少数呈弛张或间歇型，未治疗者热程可持续 1～3 周，甚至可迁延数月，可发生神经错乱和昏迷，最后死亡。由于该菌入侵途径较多，并且受侵脏器严重程度不同，故临床表现呈多样化。大体分为 6 个型，即腺溃疡型和腺型、肺型、胃肠型、伤寒型或中毒型、眼腺型、咽腺型等。

（1）腺溃疡型和腺型　病原菌侵入后 1～2 天，局部皮肤出现丘疹，继而化脓、坏死，中心脱落而形成溃疡，边缘隆起有硬结感（彩图 34-3）。周围红肿不显著，伴有一定程度的疼痛，有时覆以黑痂。附近淋巴结肿大，可以较早出现，多位于腹股沟及腋下，疼痛明显，但一般可在 1～2 个月内自行消退。腺型患者仅出现上述淋巴结的病变，而无皮肤损害。

（2）肺型　肺呈纤维素性肺炎。表现为上呼吸道卡他症状，咳嗽少痰，胸骨后感钝痛，咯血少见。肺部仅可闻及少许干性啰音。X 线显示支气管肺炎，偶见肺脓肿、肺坏疽或空洞，肺门淋巴结肿大。轻症患者的病程可长达 1 个月以上，重症患者可伴严重毒血症、感染性休克及呼吸困难等。

（3）胃肠型　病菌由小肠进入体内，临床表现为腹部阵发性钝痛，伴呕吐和腹泻，偶可引起腹膜炎、呕血、黑粪等。肠系膜淋巴结肿大，并具压痛。本型毒血症症状较显著。

（4）伤寒型或中毒型　可能为大量毒力较强的菌株侵入人体而引起，一般无局部病灶或淋巴结明显肿大。起病急，体温迅速升达 40℃以上，伴寒战、剧烈头痛、肌肉及关节显著疼痛，以及大汗、呕吐等。热常呈马鞍形，热程 10～15 天。肝脾多肿大，偶有皮疹。

（5）眼腺型　眼部受染后表现为眼结膜高度充血、流泪、怕光、疼痛、眼睑水肿等，并有脓性分泌物排出，一般为单侧。结膜上可见黄色小结节和坏死性小溃疡。角膜上可出现溃疡，继以瘢痕形成，导致失明。附近淋巴结肿大或化脓，全身毒血症症状较重，病程 3 周至 3 个月不等。

（6）咽腺型　病菌经口进入后被局限于咽部，扁桃体和周围组织水肿、充血，并有小溃疡形成，偶见灰白色坏死膜。咽部疼痛不显著，颈及颌下淋巴结肿大，伴压痛，一般为单侧。溃疡也可出现于口腔硬腭上。

（四）诊断

对采自野生动物的尸体、媒介昆虫、猛禽吃剩下的动物残骸、食品、饲料和动物巢穴等标本，主要应用细菌学方法检查。对病人和患畜除用细菌学方法检查外，主要采用血清学和皮肤变态反应等方法检查。根据流行特点及淋巴结、脾、肝、肾肿大，有坏死结节等病变可以做出初步诊断。确诊需要依靠实验室诊断。

该菌被美国疾病预防与控制中心列为生物安全四级病原，进行野毒分离时，应注意采取适当的生物安全措施，尽量在生物安全水平三级（BSL-3）实验室进行细菌培养和动物感染试验。

1. 动物的诊断要点

（1）细菌学检查

1）临床标本的采集与处理　采取生前淋巴结穿刺液、溃疡分泌物、痰液、脓汁、支气管洗出液和胃洗出液等，其中淋巴结穿刺液最易获阳性结果。在死后，常采取淋巴结、肝和脾病灶等标本。若标本严重污染，可加青霉素 100U/mL 或先锋霉素 1 号 40U/mL 处理。检查成蜱取 50 只为一组，先用酒精洗两次，再用生理盐水洗两次，于乳钵中研碎，加适量盐水混匀待检。如不能立即分离培养，可将标本置于 10℃以下条件保存。

2）检验方法及结果　按染色镜检、分离培养、玻片定性凝集试验、生化反应和动物感染试验的程序检验。根据获得的综合检验结果作出判定。

3）染色镜检　适用于病死动物尸体的检验。在载玻片上做成压印触片。若发现两极着染、在细胞内成堆排列的较小细菌，革兰氏染色阴性，无芽孢和运动性，具有诊断意义。在动物组织高度腐败的情况下，可利用荧光抗体染色法查找抗原。

4）分离培养 适用于自毙野生动物或试验死亡实验动物的检查，因为只有含大量细菌的标本才可能获阳性结果，至于病人、患畜、饲料、水和蜱类等昆虫的检查则有时不易成功。由于本菌在普通培养基上不能生长，接种于含先锋霉素、抗敌素的半胱氨酸葡萄糖-血液琼脂平板上，在 37℃培养 2～4 天，观察细菌生长和菌体形态特征，但该菌的分离率一般不高。对糖和醇类发酵能力微弱，是本菌的重要特点。

5）动物感染试验 土拉弗朗西斯菌初次用培养基分离时往往不易成功，必须同时接种动物，给小鼠和豚鼠皮下或腹腔注射几个菌就可致动物发病死亡，故认为此法适用于任何标本的检测，且结果可靠。但可能会导致本病在动物中的流行，并严重威胁实验人员的安全，故应在符合生物安全的条件下进行试验。

最常用的感染动物是小鼠，因为它对本菌有极高的敏感性，被检标本中只要有一个活菌即能致动物在 3～7 天内死亡。感染时，取制备的标本乳剂 0.5mL 给小鼠皮下注射，于接种局部发生血性水肿、炎症浸润、淋巴结肿大充血变硬、脾肿大、肝部分脂肪变性、肿大、充血。以肝、脾和心血制备压印片，用普通染色，特别是荧光抗体染色镜检，可看到大量散在或成堆排列的小球杆菌。取材接种凝结卵黄培养基，经 3～4 天生长良好。实验动物亦可用豚鼠，感染时，取制备的标本悬液 0.5～1.0mL 注于皮下，其发病比小鼠慢，脏器中细菌数量亦不及小鼠多，但病理变化显著，脾和肝中有大量灰白色坏死性小结节，容易诊断。必要时，用肝、脾研碎制成悬液，取上清，进一步进行反向间接红细胞凝集试验，即可作初步判定。

试验小鼠最好放在大玻璃缸内单独饲养，加强管理，每天检查两次，以防死后腐烂。用过的饲养缸要彻底消毒，防止交叉感染。存活的小鼠要观察 15 天，豚鼠要观察 25 天。

6）PCR 直接检测细菌基因组 DNA。已报道针对该菌多个基因的 PCR 检测技术，可以在短时间内检测到病原。

（2）皮内试验 采用的变应原为以 3%甘油盐水制成的每毫升 50 亿菌悬液，经 70℃加热 1h 灭活。羊于尾部皱褶处，猪于耳部皮内注射 0.2mL，30min 后，于局部出现 3～4mm 的小水疱，经 24～48h 局部发红、肿胀，触摸注射区可有硬和疼痛感，浸润区超过 0.5mm 者为反应阳性。皮肤无反应或只有充血而无浸润，并在 24h 内消失者为阴性。

2. 人的诊断

（1）血清学诊断 血清学诊断方法主要用于人，对动物意义不大。因为动物感染后，在产生特异性抗体前往往死去。但可用于绵羊、牛、猪的流行病学调查。

1）试管凝集试验 该法准确性高，是检查本病的最常用方法。可用于检查恢复期病人、动物和进行流行病学调查，也可用于检查低敏感动物，但不适用于疾病早期诊断。临床上以 1：160 的凝集素滴度作为诊断标准。但在 10～15 天后，需重检一次，凝集价明显上升时，才有诊断意义。

2）间接红细胞凝集试验 用强毒菌株提取抗原，致敏红细胞制备诊断液，采用 V 型孔反应板进行试验，该试验不仅可用于病人的早期和追溯诊断，也可用于检查家畜和野生动物的血清抗体。结果证明，该试验的阳性率和滴度均高于试管凝集试验。

另外，亦可用免疫血清致敏红细胞制备诊断液，实施反向间接红细胞凝集试验，用以检验自毙野生动物或死亡实验动物脏器标本中的细菌，其敏感性每毫升达 5 万～40 万个细菌。为提高试验的敏感性，被检的土拉弗朗西斯菌如为纯培养物，可进行 100℃处理，但感染的脏器标本加热处理后，其敏感性反而降低。

3）抗体中和试验 该试验是基于血凝抑制现象设计的。常用来检查严重腐烂污染材料中的抗原，可发现相当于每克病料含 100 万个细菌量的标本。在自然界标本的调查中，动物残骸能检出的最高滴度为 1：2 560～1：5 120，一般都在 1：80～1：160。

（2）皮上划痕试验 没有感染和免疫的人及动物对皮肤变应原完全没有反应，但人患病后，于第

2～5天即可出现阳性反应，且在病后可保持多年，部分能保持终身。它具有较高的特异性，不仅可用于早期诊断，也可用于追溯诊断，在临床和流行病学上都很有价值。皮上试验副作用小，不出现重型反应，但敏感性低，适用于检查疫苗接种后的免疫性，也可用于诊断病人。

皮上划痕试验：应用的变应原为培养48h的每毫升含100亿的菌悬液，70℃加热灭活。皮上划痕接种后，6～8h观察结果。肉眼可见，划痕边缘出现水肿和潮红，直径超过0.5mm者为反应阳性，72h反应最明显，以后逐渐消退，经7～12天完全消失。

（五）防制措施

1. 预防

（1）综合性措施　切实做好饲养卫生管理，防止通过受感染的猎物的交易、屠宰场的产品和下脚料以及被污染的饲料和饮水等的传播。与此同时采取措施清除各种传染源和传染媒介。

应结合疫区具体情况开垦荒地、改进农业管理，以改变环境，从而减少啮齿动物和媒介节肢动物的繁殖。在有流行的疫区，应消灭啮齿动物的群体。预防本病的主要措施是灭鼠、杀虫和驱除体外寄生虫，做好卫生防疫工作，经常进行运动场舍及用具的消毒。

引进动物时，应进行隔离观察和血清凝集试验检查，阴性者方可混群饲养。发现患病动物要及时隔离处理，无治疗价值的动物要及时扑杀处理，尸体、分泌物和排泄物要进行深埋或烧毁。患病动物污染的场所及用具要彻底消毒，同群动物可用变态反应或血清凝集反应进行普查，淘汰或扑杀阳性动物。

从事饲养及本病研究的人员，处理肉食品和皮毛的工作人员，应注意自身的防护。疫区居民应避免被蜱、蚊或蚋叮咬，在蜱多地区工作时宜穿紧身衣，两袖束紧，裤脚塞入长靴内。剥野兔皮时应戴手套，兔肉必须充分煮熟食用。妥善保藏饮食，防止为鼠排泄物所污染，饮水须煮沸。实验室工作人员必须防止染菌器皿、培养物等沾污皮肤或黏膜。

患者应予隔离，对患者排泄物、脓液等进行常规消毒。

（2）疫苗接种　对疫区外围的畜群进行疫苗接种，预防本病的传播。

根据多年来对土拉弗朗西斯菌的调查，虽然很多国家都有本菌分布的报道，但我国疫源地面积小，病例数少，且仅为散发，发现的几例病人，经治疗均获痊愈，所以预防接种有针对性地进行即可，没有必要普遍实施。

土拉弗朗西斯菌古北型变种（*F. tularensis* var. *palaeactica*）弱毒疫苗已经研制成功，但目前并未获得相关的生产和应用许可。仅高危人群试用过。

2. 治疗

（1）动物的治疗　应用土霉素（每天每千克体重10mg）最有效，其次是链霉素、四环素，庆大霉素也可。此外还可以应用支持疗法和对症疗法提高治疗效果。后期治疗效果不佳。

（2）人的治疗

1）一般疗法和对症疗法　饮食应含足够热量和适量蛋白质。局部溃疡无需特殊处理，肿大淋巴结若无脓肿形成，不可切开引流，宜用饱和硫酸镁溶液进行局部湿敷。

2）病原治疗　土拉杆菌对氨基糖苷类、四环素类、金霉素等均很敏感。临床以链霉素应用为最多，疗效也较好。给药后病情于24h内即有显著进步，48h内可退热，很少复发。复发再治仍有效。

（六）公共卫生影响

啮齿类动物是本病重要的传染源。从事打猎、养殖、屠宰、处理肉品皮毛和从事本病研究的人员，可通过接触、水、食物和吸血昆虫等媒介而感染。约经5天潜伏期后发病，表现头痛、波浪热、体表淋巴结肿大，病程约3周。预防须避免接触患病动物及被污染的环境，有关工作人员应注意防护，可疑的肉品及其他产品必须无害化处理方可利用，更积极的预防控制措施是清除传染源和传染媒介。土拉热病通常在夏、秋季节及洪水灾害时易发生，应特别注意卫生防护。

土拉热的暴发通常与啮齿类动物数量的迅速增长有关。在第二次世界大战期间，在士兵中暴发了严重的土拉热。研究表明，土拉热的发生与战争中或自然灾害之后的卫生条件严重破坏密切相关。死亡动物以及感染动物的排泄物可以通过食物或者土壤气溶胶传播土拉弗朗西斯菌。该菌也可通过蚊虫叮咬、污染水以及啮齿类动物咬伤而感染人类。20 世纪 40 年代，苏联每年有大约 10 万人感染，被死亡啮齿类动物尸体污染的水造成了广泛的水传播性流行。19 世纪 50 年代由于卫生条件的改善和大规模的疫苗接种，人的土拉热病例数量大幅减少。

土拉弗朗西斯菌可通过气溶胶进行散播，具有低剂量、高致病性的特点，可以作为生物武器使用。1932—1935 年，日本对该菌作为生物武器使用的可能性进行了评估。20 世纪 50—60 年代，美国在进攻性生物武器项目中将该菌武器化，1969 年，尼克松总统宣布废除美国生物武器项目。苏联科学家 Ken Alibek 报道在第二次世界大战期间，东线战场曾使用土拉弗朗西斯菌作为生物武器，但未经证实。早在 1970 年，世界卫生组织就对土拉弗朗西斯菌作为生物战剂开发的可能性进行了验证，并且用模型研究了在空气中散播该菌所造成的影响。其结果表明，当人体接受 25 个以上的土拉弗朗西斯菌时，即可导致 50％的发病率，其中一半的感染者需要接受住院治疗，病死率在 25％左右。

由于本菌致人感染的剂量特别低，加之患病动物从粪尿中排菌，所以人类感染土拉弗朗西斯菌的风险极高，能通过简单的接触发生感染。因此，当处理病料时，应注意采取特别防护措施，包括配戴眼罩、口罩、手套等。根据世界动物卫生组织规定，设施应满足控制 3 级病原的要求。

（康凯 魏财文 张森洁 苏敬良）

◆ 参考文献

白文彬，于震康．2002．动物传染病诊断学［M］．北京：中国农业出版社：894 - 897．

费庆阁，李德昌，丁壮．2004．动物疫病学［M］．北京：中国农业出版社：643 - 645．

马亦林．2005．传染病学［M］．上海：上海科学技术出版社：628 - 630．

吴清民．2001．兽医传染病学［M］．北京：中国农业大学出版社：215 - 218．

中国农业科学院哈尔滨兽医研究所．1984．动物传染病学［M］．北京：中国农业出版社：25 - 27．

中国人民解放军兽医大学．1993．人畜共患病学［M］．北京：蓝天出版社：143 - 151．

Oyston, P. C., A. Sjostedt, et al. 2004. Tularaemia: bioterrorism defence renews interest in Francisella tularensis. Nat Rev Microbiol, 2 (12): 967 - 78.

Sjostedt, A. 2007. Tularemia: history, epidemiology, pathogen physiology, and clinical manifestations. Ann N Y Acad Sci, 1105: 1 - 29.

第三十五章　军团菌科细菌所致疾病

军团菌科（Legionellaceae）在分类上属变形菌门（Proteobacteria）、γ变形菌纲（Gammaproteobacteria）、军团菌目（Legionellales），军团菌属（*Legionella*）为其唯一的属。有人建议将军团菌科分为军团菌属（*Legionella*）、塔特洛克菌属（*Tatlockia*）及荧光杆菌属（*Fluoribacter*），但是目前的分类被微生物学家广泛认可。

军团菌科细菌为一类革兰氏阴性菌，需氧，细胞内寄生，杆状或丝状，大小（0.3～0.9）μm×（2～20）μm 或更长，大部分通过鞭毛运动。可从水面、泥土、被污染的河流湖泊以及饮用水系统中分离得到，这可能与水环境中自由生活的阿米巴原虫有关。目前尚未发现动物源性的菌株。

根据《伯杰氏系统细菌学手册》第二版（2005），军团菌属包括 42 个确定的种和 1 个其他种。所有的种都对人类有致病性或潜在致病性，可从痰、支气管肺泡灌洗液、肺组织、胸膜液、心包液、血液、心瓣膜、脓肿以及假肢装置中分离得到。

军团菌属细菌所致疾病

军团菌病

军团菌病（Legionellosis）首发于 1976 年的美国一次军人聚会，故称作军团病。次年从死者肺组织中分离出一种新的病原体，1978 年国际上正式将该病原体命名为嗜肺军团菌（*L. pneumophila*）。随后欧洲、大洋洲等不同国家和地区相继发现军团菌病例。1982 年我国南京首次证实了军团菌病，1989年在北京、1994 年在上海也出现了军团菌病例。随着认识的不断加深，人们对军团菌病的警惕性不断提高。国际上多个国家已将军团菌肺炎定为法定传染病之列。

（一）病原

1. 分类地位　军团菌是引起军团菌病的病原菌，它属于军团菌科、军团菌属。根据《伯杰氏系统细菌学手册》第二版（2005），军团菌属包括嗜肺军团菌（*L. pneumophila*）、博氏军团菌（*L. bozemanii*）、麦氏军团菌（*L. micdadei*）、杜氏军团菌（*L. dumoffii*）、戈氏军团菌（*L. gormanii*）、长滩军团菌（*L. longbeachae*）等 42 个确定的种和 1 个其他种。嗜肺军团菌是 1976 年 7月美国退伍军人协会宾州分会在费城举行第 58 届年会时暴发了原因不明的肺炎大流行而发现的。由于这种疾病主要感染美国病伤军人及其护理人员，因此又被称为"军团病"。1978 年 11 月世界卫生组织在美国亚特兰大召开第一届国际军团菌会议，正式命名本病原菌为军团菌。

军团菌可以在 13 种阿米巴虫和 2 种纤毛原生生物中生存、复制。与人类疾病关系最密切的为嗜肺军团菌，由嗜肺军团菌引起的肺部感染称为嗜肺军团菌病。1979 年 Brenner 正式提出建立军团菌科军团菌属，含嗜肺军团菌一个种，随后又陆续发现了本属的其余种。

军团菌具有 O 抗原和 H 抗原。O 抗原在各种间虽有一些交叉反应，但各有种特异性 O 抗原，依此可将其分为不同的血清型。嗜肺军团菌有 8 个血清型，博氏军团菌和长滩军团菌各有 2 个血清型，其余种均为 1 个血清型。H 抗原为军团菌运动菌株均具有的交叉反应抗原。根据军团菌的抗原构造分析，证明其 O 抗原具有型特异性,借此可将其分为近 40 个种 60 多个血清型。

2. 形态学基本特征与培养特性　军团菌不能用常规细菌学方法分离,在一般细菌培养基上不生长,可以在细胞内或细胞外生长。本菌呈杆状或长丝状,(0.3～0.9) μm×(2～20) μm 或更长,不形成芽孢和荚膜,以 1、2 或更多根直的或弯曲的端生或侧生鞭毛运动,偶尔也见有不运动的菌株。菌端钝圆,有的略弯曲,并常见到纺锤状菌体,基本结构如图 35-1。丝状者常见于琼脂培养基上的生长物(彩图 35-2A),而在鸡胚卵黄中的菌体较少见,在肺组织中罕见。

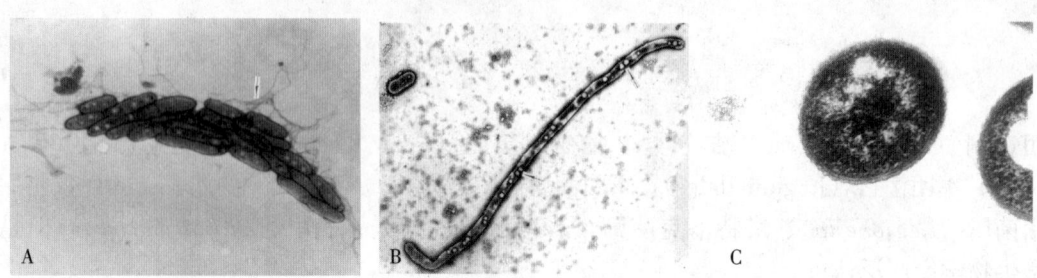

图 35-1　杆状(A)及长丝状(B)军团菌,可见侧生鞭毛及胞质内空泡(负染,×12 000);超薄切片观察,可见核、胞质、细胞质膜、细胞壁、最外层类黏液物质(C.×120 000)

(徐在海供图)

本菌为革兰氏染色阴性(彩图 35-1A),需氧,基因组比立克次体、支原体、衣原体大,相对分子质量约为 1.98×10⁹,DNA 的 G+C mol% 为 39～43。本菌在含 2.5% 的气体环境或烛缸中培养才能生长,厌氧不生长。可生长温度为 25～43℃,最适生长温度 36±1℃。最适 pH 为 6.8～7.0。生长比较缓慢,初次分离培养一般需要 3～5 天,有时可达 7～10 天。有机化能营养,以氨基酸作为碳源和能源。营养要求苛刻,生长需要 L 半胱氨酸和铁盐。炭-酵母浸膏(CYE)琼脂和缓冲炭-酵母浸膏(BCYE)琼脂适于所有军团菌的培养。炭-酵母浸膏琼脂双相培养基可用于血液中军团菌的培养。嗜血军团菌可在(F-G)琼脂生长。

在炭-酵母浸膏琼脂上,培养 3～5 天可见菌落生长,幼龄菌落呈雕花玻璃状,如继续培养则此形状迅速消失(彩图 35-2B、C)。在缓冲炭-酵母浸膏琼脂上,初步分离需 4～5 天,菌落直径 1～2mm,灰白色、圆形、边缘整齐(彩图 35-2D)。军团菌一般不易着色,革兰氏染色菌体呈空泡状,镀银特殊染色呈深棕色,吉曼尼兹(Gimenez)染色呈蓝色(彩图 35-1B),鞭毛染色可见端鞭毛,较菌体长数倍,无芽孢和荚膜。本菌是原核单细胞微生物,无真核细胞核膜、内质网、线粒体及有丝分裂。

本菌既不发酵也不氧化碳水化合物,不还原硝酸盐,脲酶阴性,氧化酶试验阴性或弱阳性。触酶阳性,可水解明胶。军团菌各种生化特性基本相同,但也有少数不同的特性。具细胞内寄生性,栖身于巨噬细胞和中性粒细胞内。

3. 理化特性　本菌广泛存在于自然界,在自来水中一般可存活 1 年以上,在适宜的温度和具一定营养成分的水中甚至可以长期存活,盐酸处理或 60℃ 加温 20min,不能将其杀死,但常用的消毒剂如 1% 福尔马林、70% 酒精、1:8000 的氨溶液、0.05% 石炭酸等均可在 1min 内将其杀死。常用的消毒剂如异丙醇、次氯酸钙、二氯异氰尿酸钠、双癸基铵氯化物和 75% 乙醇对其也有杀菌与抑菌作用,可作为水源净化和水塔冷却水的消毒剂。体外试验表明其对大环内酯类药物如红霉素等高度敏感,而利福平的最低抑菌浓度比红霉素更小。

(二)流行病学

1. 传染来源　军团菌不仅能从尸检肺组织或气管抽取物、痰、胸水、血液中分离到,而且从河水、沟渠、土壤、灰尘、医院饮用水、医院淋浴喷头、空调冷凝水、冷却塔及污水等外环境中都曾分离出此菌。尤其是空调设备的冷却水中检出率最高,国外有"有水即有军团菌"之说,认为水是本病的传染源,空调冷却水及与生活有关的各种冷、热水系统与本病传播有关。各地区的暴发流行多见于旅馆、医院及某些建筑物内。某些曾经发生过军团菌病的地方，在经过一段相当长的时间以后，常会再次出现，说明该菌来源于环境，在自然界的水、土壤、空气中循环，经呼吸道引起感染。

2. 传播途径 军团菌的确切传播方式仍在研究探索中，一般认为通过空气由呼吸道感染。但从某些调查报告来看，不少病例是在"挖土"或接触含有军团菌的水之后发病的。人感染军团菌最主要的方式是吸入军团菌污染的气溶胶。气溶胶是军团菌传播、传染的重要载体。人工水环境如供水系统可通过水龙头、淋浴、涡流浴、人工喷泉等方式形成气溶胶造成军团菌的感染。冷却塔和空调系统的空调风机可将冷却水或冷凝水吹到空气中，形成气溶胶。目前生活中能够形成气溶胶的其他设施和环境条件还有空气加湿器、温泉、玻璃窗防凝喷雾剂、熨斗以及多雾的天气等。军团菌的另一传播载体是原虫，Kuroki 等认为，在水中自由生活的阿米巴原虫是军团菌的宿主，水流停滞、水中沉积物、铁锈和水中阿米巴原虫等因素不仅能促进军团菌的繁殖和生长，而且能增强其存活能力。

该病在人与人之间的传播尚未被证实。在人群中暴发该病，一般被认为是暴露于同一传染源，并非人与人之间传播，但有由病人传染给病人及由病人传染给医生的报道。

3. 易感动物 军团菌除可感染人外，还可使马、牛、羊、猪、犬及某些野生动物感染，豚鼠、大鼠、小鼠、仓鼠、家兔、沙鼠等实验动物也有不同程度的易感性，但鹌鹑、鸽和雏鸡不易感。

4. 流行特征 军团菌是一种条件致病菌，易感人群为患有慢性支气管炎、肺气肿、白血病、心脏病、慢性肾炎、糖尿病、肿瘤等疾病的人，或接受各种免疫抑制剂、免疫力低下的中老年人，其次是酗酒者、吸烟者、器官移植者及孕妇等。男女性之比为 2.4～2.6：1，中老年人多见。

军团菌病的发生有流行型和散发型两种形式，常在集体人群中呈小规模暴发流行，流行型多见于夏季，散发型病例终年不断。根据其传播特点，军团菌病可以分为社区获得性感染、医院获得性感染和旅游相关性感染 3 种类型。

5. 发生与分布 首次证实军团菌感染是 1976 年美国费城的一次暴发流行。1976 年 7 月 21—24 日，美国退伍军人协会在费城的某旅馆举行第 58 届年会，4 400 余人参加大会。在与会者中突然暴发了原因不明但症状相同的疾病，其特征为发热、咳嗽、腹泻、头痛及严重的肺炎。与会者发病 182 人，在该旅馆附近的居民中也有 39 人发病，共 221 人，死亡 34 人，病死率为 15.4%。由于一时无法查清原因，当时称为"退伍军人病"。1977 年 1 月美国疾病预防控制中心的 McDade 等用分离立克次体的方法，从本病尸检的肺组织中分离出一种新的革兰氏阴性杆菌，经间接荧光抗体法证实该菌是引起肺炎的病原体。1978 年 10 月在一次国际会议上将该菌定名为嗜肺军团菌，而且将该病命名为军团病（Legionnaires' disease），现正式称为军团菌病（Legionellosis）。

目前在世界范围内，军团菌病已在下述国家中发现，美国、加拿大、澳大利亚、新西兰、英国、瑞士、瑞典、日本、奥地利、德国、丹麦、中国、西班牙、希腊、比利时、以色列、南非、俄罗斯、罗马尼亚、保加利亚、前南斯拉夫地区、法国、芬兰、意大利、挪威、津巴布韦等。亚洲首次报道本病是在 1980 年，日本的斋藤厚氏从一名患者的肺组织中分离到嗜肺军团菌，其后还发现有本病的流行和散发。

1982 年我国康晓明等首次报道了 1 例高热、咯血、肺部有空洞的患者，抗感染、抗结核治疗无效，经红霉素治愈。其血清经美国疾病控制中心检测证实，该患者曾受嗜肺军团菌感染，为我国首例军团菌病病人。同年，南京军区总医院成功地分离到 1 株嗜肺军团菌，血清第 6 型，并命名为 NJ8331 株，这是我国首次分离到的嗜肺军团菌菌株。1984 年陈亢川等自肺炎病人的胸水和血液中共分离到 2 株嗜肺军团菌，经鉴定为血清第 1 型。唐英春等（1984）从空调系统冷却塔水中分离出 3 株嗜肺军团菌，亦为血清 1 型。嗣后，亦有在北京、天津等地病人及外环境水中分离到嗜肺军团菌血清 1 型、3 型、6 型、8 型和 9 型菌株，并不断有散发病例报道。

1982 年以来，我国南京、北京、天津、福建、浙江、四川、广东、山东、哈尔滨、山西、河北、辽宁、新疆等地都报道过军团菌病病例。1986 年北京房山县、1987 年唐山、1989 年北京郊区先后暴发过 3 次军团菌病，分别由嗜肺军团菌 1 型、嗜肺军团菌 6 型和来克戴德军团菌引起。上述 3 次暴发病例的累积数为 62 例。迄今为止，我国通过杂志报道、具较齐全资料、已被证实的散发军团菌病病例中，经细菌学确诊的病例近 20 例，经血清学诊断的病例近 100 例。

（三）对动物与人的致病性

1. 对动物的致病性　血清学的研究表明，在一些家畜体内存在军团菌抗体，但是缺乏动物感染的进一步证据。仅有少数报道在死亡的动物体内分离到了军团菌，但是不能够完全排除被水污染的可能。实验动物中豚鼠易感并且经常导致死亡。猕猴和狨猴感染导致脓性纤维素性肺炎。不同品系的大鼠和小鼠对于军团菌的感染具有不同程度的抵抗力。

动物患病的临床资料还很缺乏。

2. 对人的致病性　军团菌病的临床表现有两种类型：一种是以发热、咳嗽和肺部炎症为主的肺炎型；一种是以散发为主，病情较轻，仅表现为发热、头痛、肌痛等类似流感症状而无肺部炎症的非肺炎型，又称庞蒂亚克热（Pontiac fever）。两种表现型可由环境中的同一病原引起。大部分的临床病例都是由嗜肺军团菌感染所致，目前尚未发现人传人的感染病例。

肺炎型军团菌病轻重程度差别很大，有的为无症状隐形感染，有的为快速致死性肺炎。病死率较高（15%～20%），特别是老年病人和长期使用免疫抑制剂的病人，后者死亡率高达 55%。吸烟导致的肺部疾病以及免疫抑制可成为军团菌病的诱因，50 岁以上男性多发。肺炎型感染一般有 2～10 天的潜伏期，感染的早期症状包括身体不适、肌痛、头痛、干咳。体温会在放射学诊断出肺炎的一天之内快速升高，并出现寒战。除表现肺炎的一般症状外，尚有神经系统、消化系统功能异常变化，症状包括胸痛、腹痛、呕吐、腹泻以及精神错乱。病理学病变包括局灶、小叶性肺炎，并可能会发展成大叶性肺炎。炎症反应物包括多种中性粒细胞及巨噬细胞等。需要经抗生素治疗。除非是在疾病呈大规模流行期间，否则轻症患者一般不容易被发现。在已经发现的 40 余个军团菌种中，大约有一半可导致肺炎型军团菌病。在患者免疫抑制的情况下，几乎所有的种都可能会导致肺炎的发生。

庞蒂亚克热是军团菌病的一种亚临床表现，发病率较高，潜伏期较短，一般为数小时到数天。不伴随有明显的下呼吸道感染症状，可自愈，非致死性。

（四）诊断

1. 临床诊断要点　军团菌病临床表现复杂多样，缺乏特异性，与其他细菌引起的肺炎较难区别，以下几点可供参考：①医院供水系统被嗜肺军团菌污染时，或空调房间发生集体肺炎时军团菌病易暴发流行。②临床上除有呼吸系统肺炎的症状之外，还有较明显的神经精神症状，如有水样腹泻更有利于本病诊断。③末梢血白细胞为 $10 \times 10^9 \sim 20 \times 10^9/L$，临床症状又较重，伴低钠血症。④胸部 X 线表现，以中下肺叶为主的多段多叶实变阴影，尤其伴有少量胸腔积液。⑤用青霉素、头孢菌素、氨基糖苷类抗生素均无效时应考虑到军团菌病，诊断本病需要进一步实验室检查。

2. 实验室诊断要点

（1）分离培养法　该法为检测军团菌最常用最可靠的方法，但是从病料和环境材料中分离培养军团菌比较困难，且操作繁琐、培养时间长、培养基昂贵。

（2）尿抗原快速检测法　包括放射免疫吸附法和乳胶凝集试验两种，敏感性较高，是目前使用最为广泛的诊断方法。尿抗原在该病的早期出现，通常在 2 个月内消失。目前已有商品化的试剂盒，可在 15min 之内出结果。

（3）荧光抗体检测法染色法（DFA）　该法简便快速，2h 内即可出结果。由于 DFA 法对于 IgG 和 IgM 抗体的最大敏感性在感染后 90 天，而对于在 4～6 周恢复期的血清学检测，结果不会出现显著差异，因此主要适用于流行病学调查，临床诊断意义有限。

（4）基因探针技术　原位杂交技术不仅能够特异性地检测到细菌，且可完整地保持组织细胞及细菌的形态，将原位杂交和聚焦激光扫描电镜技术结合将非常有助于检测细菌的空间及时间分布情况。

（5）PCR 及其相关技术的应用　包括常规 PCR 法、PCR - 探针法、套式 PCR、多重 PCR 及以 PCR 为基础的指纹图谱技术。

（五）防制措施

对军团菌的感染，目前尚无疫苗，也未见人与人之间的直接传播，对军团菌的预防应集中在控制传染源、控制气溶胶的形成、控制阿米巴原虫的污染，应对宾馆、饭店、商场、医院等的水源开展军团菌监测，加强集中空调系统的卫生管理工作，建立健全集中空调系统的卫生管理制度。应当定期组织人员清洗冷却塔，去除底部沉淀物，有效防止藻类物滋生，并能较好地控制军团菌的生长与繁殖。要定期使用消毒剂，对集中空调冷却塔定期进行清洗和消毒。

针对军团菌的消毒方法有加氯气法、加温法、重金属离子法、紫外照射法。近年来有关军团菌的杀菌效果研究显示，如臭氧、紫外线杀菌等技术对控制军团菌效果并不理想，而金属电离消毒效果受 pH 和水硬度的影响较大，含氯化学杀菌剂的长期使用，可损坏空调设备系统装置并对环境有污染。因此寻找既能去藻除菌又不损坏设备的安全、有效消除军团菌环境水污染方法，是当前急需解决的问题。

主要采用抗生素疗法治疗军团菌病，可选用大环内酯类和喹诺酮的新药物进行治疗。由于红霉素必须采用静脉注射并且有较大的胃肠副反应，所以不推荐使用。氟喹诺酮类和阿奇霉素对于动物模型中细胞内感染的军团菌有很好的作用。

（六）公共卫生影响

近年来，随着社会经济的飞速发展，各种现代化设备如集中空调、冷却水塔、热水沐浴器等不断涌入人们的正常生活，在给生活带来便利的同时，却由于设计不当、运行管理不善等原因成为军团菌的散播工具，军团菌病作为一种"城市文明病"，已经成为现代化城市发展中所面临的一个重大的公共卫生问题。世界上许多国家和地区相继有该病散发和暴发的报道，国际标准化组织（ISO）早已把水源中军团菌的检测作为水质标准细菌学检查的一部分。1986 年欧洲建立军团菌感染监测网络（The European Working Group for Legionella Infections NET），现已更名为军团菌病监测网络（the European Legionnaires' Disease Surveillance Network，ELDSNet），使用统一的病例定义和报告程序对不同国家军团菌病的发病情况进行监测，是目前国际上比较完善的军团菌病监测网络。

我国自 1982 年南京首次证实军团菌病病例以来，已有多起军团病的暴发流行及散发病例报道。1985—2005 年我国正式报道 13 起不同规模的军团菌病流行。近年来，我国不同地区开展了许多血清流行病学调查研究，结果表明，不同地区的人群中抗体水平存在差异，且宾馆、商场等集中空调使用单位从业人员的军团菌抗体阳性率显著高于对照人群。人群中可能存在军团菌隐性感染和亚临床感染，流行形势十分严峻。然而，目前我国尚未建立系统的军团菌病监测网络，也尚未将军团菌病列入法定传染病中。随着居民小区的集中供水系统、加湿器、热水器、空调器的日益普及，军团菌暴发流行的可能性正日益临近。为进一步加强对该病的防控，必须努力开展全国性的流行病学调查研究、逐步建立和完善军团菌病监测网络，为该病的防治提供依据；加强水源监测管理、普及军团菌病的有关知识、推广标准快速的检测技术，尽早确诊病人，努力做好防范工作。

（丁家波　毛开荣　张淼洁）

◆ 我国已颁布的相关标准

WS 195—2001　军团病诊断标准及处理原则

◆ 参考文献

陈悦，秦兴国，陈长怡．1997．上海首次从军团菌病例中检出军团菌［J］．上海预防医学，9（7）：326-327.

胡修元，万超群．1986．我国军团菌病研究三年进展［J］．中华流行病学，7（3）：175-177.

李涛．2005．军团菌的研究进展［J］．中华健康文摘，5（1）：7-8.

Goh, K. T., D. L. Ng, et al. 2005. Surveillance, prevention, and control of legionellosis in a tropical city-state. Am J Infect Control，33（5）：286-291.

Sabria, M., V. L. Yu. 2002. Hospital-acquired legionellosis: solutions for a preventable infection. Lancet Infect Dis, 2（6）：368-373.

第三十六章 柯克斯体科细菌所致疾病

柯克斯体属细菌所致疾病

Q 热

Q 热（Q fever）是由伯纳特柯克斯体引起的自然疫源性全身感染性人与动物共患传染病。牛、羊、犬、马和猪等家畜是主要传染源，动物多为隐性感染，症状轻微，表现发热、食欲不振等。人临床特征为发热、头痛、全身肌肉痛，有时伴间质性肺炎，少数出现慢性肝炎或致命性心内膜炎。由于伯纳特柯克斯体有高度的感染性，可用气溶胶施放，具有较强的杀伤性能，1996 年日内瓦"禁止生物武器公约"国际会议将其列为生物战剂和核查内容。

（一）病原

1. 分类地位 伯纳特柯克斯体（*Coxiella burnetii*）又称 Q 热柯克斯体（*Coxiella query*），过去被分类为立克次体科（Rickettsiaceae）、柯克体属（*Coxiella*），后基于 16S rDNA 序列的基因进化分析表明，伯纳特柯克斯体与变形菌门、α 变形菌纲的立克次体属的亲缘关系较远。目前，伯纳特柯克斯体被分类为变形菌门（Proteobacteria）、γ 变形菌纲（Gammaproteobacteria）、军团菌目（Legionellales）、柯克斯体科（Coxiellaceae）、柯克斯体属（*Coxiella*）。

2. 形态学基本特征与培养特性 伯纳特柯克斯体较小，长 0.4～1.0 μm，宽 0.2～0.4 μm，呈杆状或球状，有时也可见较大个体，以二分裂法增殖，可通过 0.1～0.45 μm 滤膜。革兰氏染色常不稳定，经含碘乙醇媒染剂处理并脱色后，呈革兰氏阳性反应。姬姆萨染色紫红色，Gimenez 和 Macchiavello 染色呈红色，常聚集于宿主细胞胞质小泡内，构成类包含体样小体。

伯纳特柯克斯体是一种专性细胞内寄生菌，只能在鸡胚、培养细胞或实验动物体内生长（图 36-1），

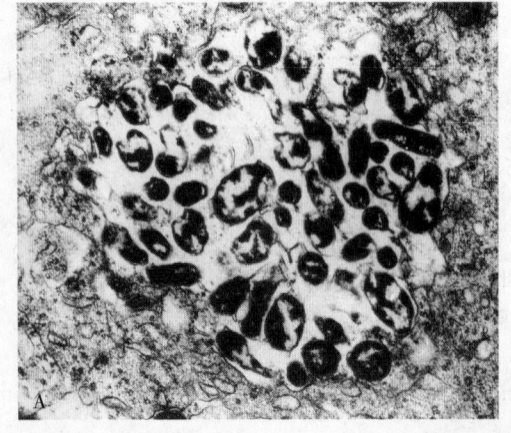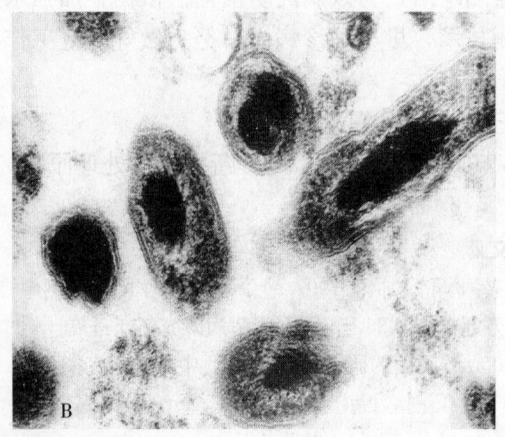

图 36-1 Q 热柯克斯体感染小鼠，可见脾脏吞噬细胞胞质中大量增殖的各型 Q 热柯克斯体（A. 超薄切片，×50 000），与清楚的柯克斯体包膜结构（B. 超薄切片，×80 000）

（徐在海供图）

不能在人工培养基上生长。接种 7 日龄鸡胚卵黄囊后，5～7 天达到繁殖高峰。多种原代或传代细胞可用于培养伯纳特柯克斯体，最适培养温度为 35℃，接种感染细胞病变不明显，可见胞质内出现空泡，有时个体较大，甚至于将胞核挤至细胞边缘。

伯纳特柯克斯体存在宿主依赖性抗原相的变异，Ⅰ相柯克斯体存在于人、动物或蜱体内，为光滑型脂多糖抗原，含完整的抗原组分，毒力较强，与早期康复血清（2～3 周）不反应，而与晚期恢复期血清呈阳性反应；Ⅰ相株经鸡胚连续传代后逐渐转变成含粗糙脂多糖抗原的Ⅱ相弱毒株，可与早期康复血清反应。大多数 Q 热患者为Ⅱ相伯纳特柯克斯体感染，感染Ⅰ相伯纳特柯克斯体易并发心内膜炎。与其他立克次体不同，伯纳特柯克斯体与变形杆菌无交叉免疫反应，感染者外-菲反应阴性。由于该病原体具有极大的危险性，因此操作活病原必须在符合世界卫生组织要求的生物安全水平三级实验室中进行。

3. 理化特性　伯纳特柯克斯体对外界环境抵抗力强，对热、紫外线、干燥及一些消毒剂均有抵抗力，在干粪、干血、冻肉或腌肉中分别可存活 2 年、6 个月、5 个月和 1 个月，56℃ 30min 常不能使其灭活，121℃ 30min 可将其杀死，100℃ 10min 方能杀死奶类及其制品中的病原体。2%甲醛、1%来苏儿溶液、3%双氧水可在短时间内将其灭活，70%乙醇、5%氯仿在 30min 内可将其杀灭。对脂溶剂和抗生素敏感。

（二）流行病学

1. 传染来源　在自然界伯纳特柯克斯体的宿主为蜱、螨、野生动物和禽类。Q 热自然疫源地的宿主动物主要是野生哺乳动物。迄今发现自然感染 Q 热的野生动物 90 余种，鸟类 70 余种。经济疫源地的宿主动物，除常见的大牲畜黄牛、水牛、牦牛、绵羊、山羊、马、骡、驴、骆驼外，猪、犬、猫、兔等也有暂时宿主的作用，鸟类和家禽也可能参与 Q 热的传播活动。

人类 Q 热的主要传染源是受感染的动物，特别是牛、羊、马等，很少来自野生动物和蜱，伯纳特柯克斯体的致病力较强，吸入 10 个以下病原体就足以使人感染发病。近年来，美国、英国、加拿大等国均有研究人员因用绵羊做试验研究而感染 Q 热的报道。

目前已证明 70 余种蜱类带有伯纳特柯克斯体。蜱在自然疫源地中对保持和传播伯纳特柯克斯体起着很重要的作用。病原体在蜱消化道上皮细胞繁殖，通过叮咬、吸血感染人和动物，病原体随蜱粪污染环境及宿主动物的皮、毛等。全世界分离到伯纳特柯克斯体的蜱类有 70 多种，分布在我国的有 19 种。主要包括铃头血蜱、亚洲璃眼蜱、亚东璃眼蜱、微小牛蜱以及毒棘厉螨。

感染牛群流产物可致人和其他动物感染本病，因此牛群流产通常被看作 Q 热存在的先兆。病原可在动物体内持续感染，经奶、粪便、尿排出体外，有时血液带菌。病原大量存在于生殖排出物（胎盘、羊水和胎儿）中，未孕动物传播风险较小。

一些鸟类迁徙在 Q 热疫源地越冬，可能参与伯纳特柯克斯体在自然界的循环。在法国曾有一家几口人因接触被污染的鸽粪和蜱而暴发急性 Q 热的报道。

犬可能因吞食病畜胎盘等或被野外蜱类叮咬而感染 Q 热，在有些地区其血清中 Q 热抗体阳性率很高。1996 年山东报道犬血清 Q 热抗体阳性率高于山羊和牛。1998 年报道广东、广西两地军警犬血清中 Q 热抗体阳性率为 3.74 %。还有报道在一个 Q 热抗体阳性率高达 77.8 %的犬群体外寄生的铃头血蜱中分离出伯纳特柯克斯体。因而，犬在人类 Q 热感染中的流行病学意义有待进一步研究。

通常流行病学资料均排除人-人传播的可能性，但也有在医院中由患者传给医务人员的病例报道，还有因参与患者尸体解剖而引起在场 17 人中 16 人发生 Q 热感染的报道。

2. 传播途径

（1）呼吸道传播　呼吸道是最主要的传播途径，通过吸入含有伯纳特柯克斯体的气溶胶或粉尘被感染，由于伯纳特柯克斯体在外界环境下能长期保持毒力，吸入污染尘埃所致感染的范围比吸入微生物气溶胶者更广泛。

（2）接触传播　与患病动物的羊水、分泌物、胎盘等感染器官密切接触，可通过受损皮肤和黏膜进入机体。

（3）虫媒传播　被受感染的蜱、螨叮咬或蜱粪通过破损的伤口进入机体。

（4）消化道　主要是食用被病原体污染的奶类及奶制品而感染，自来水污染也可导致Q热感染。

由于其可通过气溶胶传播，因此是一种可引起实验室感染的高度传染性病原体，亦可作为生物战剂使用。

3. 易感动物

（1）自然宿主　本病宿主范围广泛，包括野生大型哺乳动物和小型啮齿动物，放牧的家畜和役畜、宠物，兼作媒介的节肢动物蜱、螨以及鸟类等。病原体在蜱和野生动物间循环，形成自然疫源地。传至家畜后，形成完全独立的、可直接危害人群的家畜间循环。其中牛、羊、马最易感，犬、猫、猪等其他动物次之，禽类再次之。

人对伯纳特柯克斯体普遍易感，但多发于某些职业，如经常接触感染动物的兽医、屠宰工、饲养员等。统计资料表明，人群中Q热感染率与畜群感染的程度及与感染动物接触的频度有密切关系。

（2）实验动物　豚鼠对伯纳特柯克斯体最为敏感。小鼠、仓鼠、大鼠和猴也较敏感，兔一般不敏感。不同的感染途径临床表现亦不同。豚鼠腹腔接种，主要见脾肿大至正常的2～4倍，有病原体的渗出物覆盖于腹腔各脏器表面；皮下接种时可见局灶性小结节，镜下为肉芽肿结构。小鼠呼吸道感染时呈间质性肺炎和肉芽肿，脾脏可检出病原体。大剂量气溶胶感染猴，可引发间质性肺炎，动物死亡后在其实质脏器和睾丸中可检测到病原体。兔眼前房接种可发生特异性虹膜睫状体炎，病原体可在眼中连续传代，其他途径接种不敏感。

（3）易感人群　人群对Q热普遍易感，无种族、性别、年龄的差异。

4. 流行特征　本病发生无明显季节性，但在家畜产仔季节、屠宰旺季时发病率会上升。其他职业高危人群发病，全年均可发生。

本病一般呈散发，但暴发流行也时有发生，国内外均有报道。易感动物各年龄组均可感染，但因多为隐性感染，容易误诊或漏诊，往往在引起人类发病后才做出诊断。人各年龄组均易感，凡是接触过伯纳特柯克斯体的人，几乎都会受到感染，有的发病，有的为无症状经过，但产生抗体。性别与职业的发病情况，常取决于人与传染源及污染物等接触的程度。虽然Q热多在牧区和半农半牧区发生，但许多高度开发的农业区甚至城镇，人、畜Q热感染率也很高。在该病流行区，部分人员可能经隐性感染或轻型感染获得不同程度的特异性免疫，因此处在相同暴露条件下时，外来人员的发病率明显高于当地人群。

5. 发生与分布　Q热呈全球性分布，目前全世界报道的经血清学或病原学证实的疫区已达100多个国家。自1935年Derrick在澳大利亚发现了因不明原因发热病例，称之为"Q热"，并从患者血液中分离出病原体后，许多学者相继分离并证实了致病病原为伯纳特柯克斯体。战争和军事行动对本病的发现和深入研究起了重要作用，二战时期在巴尔干、地中海约有几十万部队人员发生所谓"支气管肺炎"、"巴尔干流感"，严重影响了部队战斗力，后经证实均为伯纳特柯克斯体感染，可能即为Q热流行。

中国1950年在北京发现本病，以后陆续在西藏、新疆、甘肃、广东、广西、海南、辽宁、吉林、黑龙江、福建、安徽、云南、四川、重庆、贵州、台湾等20余个省、自治区、直辖市证实有Q热发生。在四川、云南、内蒙古等地均有Q热暴发，在内蒙古还发现本病常与布鲁菌病混合感染。

（三）对动物与人的致病性

1. 对动物的致病性　本病感染后主要呈隐性过程。感染后能引起一过性菌血症，少数病例出现发热、饮食欲下降、精神不振等症状。

在反刍动物中，病原体侵入血流后可局限于乳腺，乳房上部淋巴管、胎盘和子宫中，在其后的分娩和泌乳中大量排出。感染一般为一过性，数月后可自愈，但也有的成为带菌动物。奶牛感染后通常泌乳和胎儿发育都会受到影响。部分绵羊、山羊和牛在妊娠后期可发生流产。少数病例出现结膜炎、支气管肺炎、关节肿胀、乳房炎等。自然感染犬可发生支气管肺炎和脾肿大。野生动物自然感染的症状尚不清楚。

2. 对人的致病性 人可经动物宿主尤其是反刍动物感染本病，对人类的危害极大。潜伏期为 14～39 天，平均为 20 天，其长短与感染途径和剂量有关。按临床表现可分为急性型和慢性型。

（1）急性型 多数起病急，发热，体温常在 2～3 天内升高至 39～40℃，呈弛张热，热程 10～14 天。发热程度与病情严重程度呈正比。发热 5～6 天可能出现肺炎症状、咳嗽、胸痛，但肺部体征不明显。多数患者出现肝脏肿大和压痛，少见黄疸。与其他立克次体引起的症状不同，Q 热不出现皮疹。本病对体质消耗明显，重症患者常需较长时间才能恢复体能。

（2）慢性型 多由急性转来，主要表现为心内膜炎或慢性肉芽肿肝炎。感染伯纳特柯克斯体到出现心内膜炎症状时间不等，表现为长期不规则发热、贫血、心脏杂音和呼吸困难等。慢性肉芽肿肝炎可出现疲倦、食欲减退和肝、脾肿大等。此外也有极少数病例出现间质性肾炎、动脉瘤、心包炎、心肌炎、心肺梗死、脑膜炎和脊髓炎等。慢性型并发症病人若不用适当抗生素治疗甚至会导致死亡。Q 热感染所致肉芽肿的组织病理学见彩图 36－1。

孕妇感染后可致胎盘炎，常致早产，胎儿生长缓慢，自发性流产甚至死亡。

（四）诊断

1. 动物的临床诊断 本病多呈隐性感染，临床症状常无特征性，极易造成误诊或漏诊。疫区牛、羊等流产，排除其他可造成流产的疾病，可作出初步诊断。确诊需依据实验室病原和血清学检查结果。

2. 人的临床诊断 患者有上述临床症状，来自疫区或有与牛、羊等动物的密切接触史，有与传染源或污染物直接接触过程等，排除相关疾病，可做出临床初步诊断。

本病病史和临床症状无特异性，仅根据临床症状易误诊为流行性感冒、伤寒、钩端螺旋体病和支气管肺炎、肝炎、风湿性心脏病等，确诊需进行实验室病原和血清抗体检测。

3. 实验室诊断

（1）病原诊断 因分离培养易造成实验室污染，操作培养物和感染物质时应在生物安全水平 3 级实验室进行。从事本病原操作的人员应进行免疫预防，并详细了解有关本病原的知识。样品应采自流产或分娩不久的胎儿、胎盘和阴道分泌物。奶样可采自奶罐、单份奶或初乳，也可采粪便样品。

1）染色 该病原体抵抗酸-乙醇，可用多种方法染色：斯坦帕（Stamp）染色、改良姜-尼氏染色、姬姆萨染色、改良科斯特（Koster）染色，检出病原菌仅为感染 Q 热的证据之一，应在此基础上结合血清学阳性结果确诊。

2）PCR 法 多从编码转位酶的 IS1111 基因上设计引物用于检测。其他用于设计 PCR 引物的特异性基因有超氧化物歧化酶基因（sodB），编码相对分子质量 27 000 外膜蛋白的 com1 基因，编码 2 种热休克蛋白（HtpA 和 HtpB）的热休克操纵子。

3）病原分离 常用感染动物胎盘、乳汁等接种鸡胚或用豚鼠、仓鼠增菌后再鉴定。

（2）血清学检测 过去常用补体结合试验、反向血凝试验，但检测中所用的抗原相不同，结果往往出现明显差异。在血清Ⅱ相抗体有明显增长时，Ⅰ相抗体常为阴性或效价很低。世界动物卫生组织推荐的血清学诊断方法为间接免疫荧光试验、ELISA 和补体结合试验。用 ELISA 方法检测 Q 热抗体比其他方法敏感。

（五）防制措施

1. 动物的措施 由于本病的流行病学特点，针对自然宿主的预防和控制十分困难。一般的防控措施主要是做好疫源地的调查，了解是否存在 Q 热感染的潜在危险，对来自疫区的动物要重点防范以减少发病的概率。

（1）综合性措施 非疫区要加强对引进动物的检疫工作，防止引入隐性感染或带菌动物，疫区可通过临床观察和抗体检测及时发现感染动物并采取相应隔离消毒措施。患病动物的奶或其他产品需经过严格的无害化处理方可利用，对血清学检测阳性的妊娠动物应严格隔离，焚烧或深埋其分娩过程中的污物，并对该环境进行彻底消毒。

（2）疫苗免疫接种　家畜一般使用卵黄囊灭活疫苗，奶牛每次 10mL，初次免疫 7 天后，应进行再次接种。因动物常为隐性感染并自然产生抗体，通常仅对奶牛或用于试验研究的绵羊进行疫苗接种。

（3）治疗　首选药物为四环素类抗生素，青霉素、链霉素无效。急性 Q 热可不经治疗而自愈，但为防止其复发或转为慢性，及时应用抗生素治疗是必要的。

2. 人的防制措施　由于家畜是人 Q 热感染的主要传染源，因而控制家畜间循环是防止人发病的关键。

（1）综合性措施　疫区要搞好环境卫生，有目的地防蜱灭鼠，控制家畜感染。应对在屠宰场、食品加工厂、皮革加工厂、毛纺厂、兽医院、牧场的工作人员，野外训练的军人和用绵羊进行试验研究的人员，进行血清抗体监测，牧区居民应提倡饮用消毒乳。在重点流行区除有禁忌症者外，从事职业经常接触到污染环境的人员及从事 Q 热研究的人员，均应进行疫苗免疫接种。人与人之间传播 Q 热的可能性较小，故 Q 热患者无需隔离，但对患者的痰、排泄物及被污染的用具等应消毒处理。Q 热易造成实验室感染，因此操作一般性（不培养病原体）试验可在 2 级实验室进行，而进行鸡胚接种、组织培养或感染动物解剖，以及处理患者或感染动物组织等时，需在生物安全水平 3 级实验室进行。

（2）疫苗免疫接种　1937 年 Burnet 和 Freeman 用甲醛灭活的 I 相伯纳特柯克斯体接种成功地预防了 Q 热的流行。1981—1988 年澳大利亚学者用甲醛灭活的 Henzerling 株制成灭活疫苗，该疫苗于 1989 年被批准生产，命名为 Q-Vax，是目前世界上唯一被批准应用于人体的 Q 热疫苗。但是，Q-Vax 副反应较大。尤其是对以前被伯纳特柯克斯体感染或接种过 Q 热疫苗者，因此，接种前要作皮试对接种人群进行筛选。

俄罗斯学者用伯纳特柯克斯体弱毒株 M-44 制成弱毒苗有良好的免疫原性，副反应轻。一次口服糖丸 1～3 个月后，人体能产生较高的 Q 热抗体滴度。

我国目前应用 QM-6801 株制成的活疫苗进行免疫，皮肤划痕接种或口服糖丸效果较好。

（3）治疗　急性型 Q 热治疗：四环素每天每千克体重 25mg，分 4 次，口服，疗程为 2 周；或多西环素每天 200mg，口服，退热后还应服用 3 天，以减少复发。慢性病例可选用多西环素联合利福平，四环素联合林肯霉素。急性型大多数预后良好，慢性型常因心内膜炎死亡。

此外可采取一般支持疗法和对症治疗。

（六）公共卫生影响

Q 热虽然病死率低，但其病原体的感染力和在外环境中的抵抗力都很强，极易传播；而且牛、羊等家畜感染及畜产品的污染又会导致卫生学方面的问题。经过一个较复杂的环境过程后，引起的继发性气溶胶所致的 Q 热感染或暴发流行，可能看不到通常所具有的职业性和季节性，易造成判断上的困难而误诊。目前我国可能仍有许多急性和慢性 Q 热病人未得到正确诊断和及时治疗，如不加以重视，一旦疫情蔓延，有可能影响社会稳定和造成经济损失。同时相关行业从业人员具有被感染的风险，也是需要给予足够重视的公共卫生问题。

从事伯纳特柯克斯体病原研究的实验室要建立相应的生物安全管理措施，以保证实验室工作人员的安全。

Q 热在军事医学上有一定意义。在历史上曾有过数次大流行，大多伴随战争。第二次世界大战期间，1941 年入侵南斯拉夫的德军中，有过所谓"支气管肺炎性流感"暴发流行，致使 600 名军人感染发病；同年在巴尔干也广泛流行，称为"巴尔干流感"，病人在千人以上；1944—1945 年驻意大利的美军也曾发生 1 700 多例病人。在 3 次流行中血清学证明为 Q 热感染，并取病人血液接种动物分离出伯纳特柯克斯体。这几次流行均与士兵密切接触干草有关。由于伯纳特柯克斯体有高度的感染性，能用鸡胚大量生产，且能长期储存，可用气溶胶施放，具有较强杀伤性能，因此美军于 20 世纪 60 年代将其列为失能性战剂。1996 年日内瓦"禁止生物武器公约"国际会议也将其列为生物战剂和核查内容。

（遇秀玲　韩雪）

◆ **我国已颁布的相关标准**

　　SN/T 1087—2002　牛 Q 热微量补体结合试验操作规程

◆ **参考文献**

蔡宝祥．2001．家畜传染病学［M］．北京：中国农业出版社：134 - 136.

范明远，阎世德，张婉荷，等．1964．某地区斑疹伤寒、北亚蜱性斑疹伤寒、Q 热及立克次体痘的血清学调查［J］．中华卫生杂志，9：46 - 48.

马亦林．2005．传染病学［M］．第 4 版．上海：上海科学技术出版社：421 - 424.

唐家琪．2005．自然疫源性疾病［M］．北京：科学出版社：610 - 644.

魏文进．2004．Q 热疫苗研究进展［J］．微生物学免疫学进展，32（3）：64 - 68.

徐在海．2000．实用传染病病理学［M］．北京：军事医学科学出版社：123 - 126.

杨发莲，陈明华，窦慧芬．1994．云南部分地区呼吸道感染患者中 Q 热感染调查［J］．中国人兽共患病杂志，10：51.

俞树荣，李芹阶，余国泉，等．1983．应用 ELISA 检测 Q 热立克次体抗体的研究［J］．中华微生物学和免疫学杂志，3：315 - 318.

俞树荣．1990．我国 Q 热及其病原体的研究［J］．中华传染病杂志，8：95 - 98.

Chang N C，Zia S H，Liu F T，et al. 1951. The possible existence of Q fever in Peking with a brief review on its current knowledge. Chin Med J，69：35 - 45.

Cheng XX，Yu SR，Yu GQ. 1989. Red plaque formation of coxiella burnetii and reduction assay by monoclonal antibodies. Acta Virol，33：281 - 289.

第三十七章 假单胞菌科细菌所致疾病

假单胞菌为一类直或稍弯的革兰氏阴性杆菌，严格好氧，呼吸代谢。大多数通过鞭毛运动，不形成芽孢、孢囊、鞘或突柄（固氮菌属可形成孢囊）。化能有机营养，除单碳有机物外，能以多种有机物为碳源和能源；利用有机氮或无机氮为氮源，但不能固定分子氮（氮单胞菌属和固氮菌属除外）。

假单胞菌科（Pseudomonadaceae）在分类上属变形菌门（Proteobacteria）、γ变形菌纲（Gammaproteobacteria）、假单胞菌目（Pseudomonadales），其下分8个属，包括假单胞菌属（*Pseudomonas*）、氮单胞菌属（*Azomonas*）、固氮菌属（*Azotobacter*）、纤维弧菌属（*Cellvibrio*）、中嗜杆菌属（*Mesophilobacter*）、根瘤杆菌属（*Rhizobacter*）、皱纹单胞菌属（*Rugamonas*）以及蛇形菌属（*Serpens*）。假单胞菌属为其模式属。

假单胞菌在自然界广泛分布，根据《伯杰氏系统细菌学手册》第二版（2005），假单胞菌属已发现53个确定的种和8个未确定的种，部分种对人、动物或植物具有致病性。铜绿假单胞菌为其模式种。

假单胞菌属细菌所致疾病

一、铜绿假单胞菌感染

铜绿假单胞菌感染（Pseudomonas aeruginosa infection）又称绿脓杆菌病，是由铜绿假单胞菌引起的一种人与动物共患传染病，病原是相对的非侵袭性细菌，但当机体免疫功能受损或缺损时，可引起严重的、甚至致死性的感染。铜绿假单胞菌作为条件致病菌，是医院内感染的主要病原体之一，多见于伤口、褥疮、脓肿、烧伤感染，也可引起菌血症和败血症。

（一）病原

1. 分类地位 铜绿假单胞菌（*Pseudomonas aeruginosa*）在分类上属假单胞菌科（Pseudomonadaceae）、假单胞菌属（*Pseudomonas*）。根据《伯杰氏系统细菌学手册》第二版（2005），假单胞菌属的细菌由53个确定的种和8个未确定的种组成，铜绿假单胞菌是其代表菌种，俗称绿脓杆菌。本属细菌对人与动物有致病性的有30余种，不同的细菌致病性有差异，铜绿假单胞菌有O、H、S抗原和菌毛抗原。

2. 形态学基本特征与培养特性 本菌为（0.5~1.0）μm×（1.5~3.0）μm的直或微弯曲菌，呈单个、成对或短链状排列，在人工培养物中，常形成长短不一或长丝状形态。单端1~3根鞭毛，运动活泼。不形成芽孢。普通染料易于着色，革兰氏染色阴性。临床分离菌株常可见到菌体外包被有黏液层。其菌落形态及布朗-布雷恩染色（Brown-Brenn stain）见彩图37-1。

本菌为专性需氧菌，但在硝酸盐培养基中除外。适宜生长温度范围为20~42℃，最适宜温度为35℃，在42℃能生长，4℃不能生长。

营养要求不严格，在普通培养基上生长良好。普通营养琼脂平板上37℃培养24h，可形成较大、光滑、扁平或微隆起、湿润、边缘整齐或不整齐的菌落。由于该菌生长产生的绿脓素和荧光素渗入培养基内，培养基呈黄绿色荧光并含有芳香气味。在伊红美蓝琼脂上呈现与沙门菌、志贺菌相似的灰色菌落。在麦康凯琼脂培养基上生长，24h 后形成微小、无光泽、半透明的菌落，48h 后菌落中心常呈现棕绿色。在克氏三糖铁培养基中，不发酵糖类，故不变色。在血琼脂平板上产生透明溶血环。普通肉汤中均匀混浊，呈黄绿色，上部细菌生长旺盛，在培养基表面形成一层厚厚的菌膜。42℃ 24h 培养生长旺盛，能产生黏液，于室温放置 1～2 天，肉汤培养物呈黏稠胶体状。

铜绿假单胞菌培养适宜 pH 为 7.2～7.6，在 pH 8.0 环境中有自溶现象，并呈黏液状。在固体培养基上可出现溶菌斑，并有珍珠样光泽的限制点状斑，通称"虹彩"现象，或称为自溶斑块现象。铜绿假单胞菌产生多种水溶性色素，主要有绿脓素、荧光素和脓红素。绿脓素是一种吩嗪（phenazine）色素，蓝绿色，无荧光性，使患者脓汁呈现蓝绿色，溶于水和氯仿中。荧光素为黄绿色，只溶于水。脓红素为红褐色，溶于水。绿脓素对动物无毒性作用，但有抑制其他细菌生长的作用，从而促进铜绿假单胞菌的定居。

分离铜绿假单胞菌的选择性培养基常用 EP 培养基和乙酰胺培养基。

菌体 O 抗原有两种成分，一为内毒素蛋白（OPE），是一种保护性抗原；另一为脂多糖（LPS），具有群（型）特异性，根据其结构可将铜绿假单胞菌分成 12 个血清型，此外还可利用噬菌体或铜绿假单胞菌素分型。

3. 理化特性　对某些外界因素的抵抗力比其他无芽孢菌要强，在潮湿处能长期生存，对紫外线不敏感，湿热 55℃ 1h 才被杀灭。对干燥有抵抗力，置滤纸上于空气中可存活 3 个月。但对热抵抗力不强，56℃ 30min 可杀死。对化学药物的抵抗力比一般革兰氏阴性菌强大。1% 石炭酸处理 5min 即可杀灭，1∶2 000 的洗必泰、度米芬，1∶5 000 的消毒净 5min 内均可杀死，0.5%～1% 醋可使其迅速死亡。

铜绿假单胞菌为一种条件致病菌，毒力不强却天然具有抵抗多种抗生素的特性，而且在某种条件下，如抗生素的使用，可增强这种多重耐药性，给临床治疗造成了很大困难。对青霉素 G、氨苄西林、头孢霉素、链霉素、卡那霉素、巴龙霉素、四环素、氯霉素、红霉素、万古霉素、新生霉素等均有天然抗性，对新霉素轻度敏感，对羧苄西林轻度或中度敏感，对庆大霉素和多黏菌素中度敏感。

（二）流行病学

1. 传染来源　铜绿假单胞菌在自然界中分布极广，土壤、淡水、海水、污水、动植物体表、人体皮肤黏膜、各种含蛋白质的食品等处都有存在，尤其正常人皮肤潮湿部位如腋下、会阴部及耳道内。人、畜肠道为铜绿假单胞菌繁殖的场所，为污染环境来源之一。应用抗生素后粪便带菌率增高。浅表伤口常污染铜绿假单胞菌。

铜绿假单胞菌更常见于医院内环境之中。从医院内许多器皿和溶液（防腐溶液）、导尿器械、眼科用的荧光素和接触镜片用的溶液、盐水、青霉素 G 溶液、普鲁卡因溶液、实验室用水、湿化器械、空气冷却系统、镊子、注射器、体温表、人工呼吸机等均曾检出此菌，并可通过不同的途径传播给病人。泌尿科及外科医护人员的手上常带有铜绿假单胞菌，也是传播该菌的重要因素。分离铜绿假单胞菌临床标本的 19.5% 来自重症监护病房，尤其潮湿的环境是铜绿假单胞菌易于滋生之处，污染的潮湿环境是医院内该菌感染流行的主要感染源。医院内铜绿假单胞菌流行状况调查结果表明，拖布、水槽、地板污染严重，检出率分别为 66.1%、64.9%、50.0%；而病人的检出率则为 14.8%。

2. 传播途径　铜绿假单胞菌的感染以呼吸道为主，占 62.7%；伤口感染次之，占 19.6%。

3. 易感人群　铜绿假单胞菌很少会感染在医院环境之外的健康个体，作为条件致病菌，其感染后的临床表现与宿主的自身条件有很大的关系。

易感人群为局部组织损伤，如烧伤病人、创伤、皮肤黏膜受损者；机体抵抗力降低，各种癌症患者、慢性阻塞性肺部疾病（COPD）以及应用广谱抗生素、肾上腺皮质激素、抗肿瘤化疗等患者；各种创伤性操作，如气管切开、机械通气、雾化吸入；早产儿、先天畸形儿童、老年人属于高度易感人群。局部感染常见于中耳、角膜、尿道、下呼吸道及烧伤和创伤部位，也可引起心内膜炎、胃肠炎、脓胸及败血症等。

4. 流行特征　从临床标本中分离铜绿假单胞菌，住院病人痰中的检出率最高，其次是其分泌物、脓液和尿液。烧伤感染患者标本中铜绿假单胞菌的平均检出率为 30%，居各种细菌分离率之首。铜绿假单胞菌引起肺部感染的流行病学特点：患者年龄偏高（60 岁以上患者占 97.2%），以秋、冬季发病居多，且伴有多种基础疾病。

5. 发生与分布 铜绿假单胞菌最早定名于 1872 年，首先从临床脓汁标本中分离到。由于该菌感染所致脓汁呈绿色，故被命名为铜绿假单胞菌。铜绿假单胞菌作为条件致病菌，是医院内感染的主要病原体之一。

（三）对动物与人的致病性

1. 对动物的致病性 铜绿假单胞菌能侵害多种哺乳动物、禽类和爬虫类，产生多样疾病。

（1）马 铜绿假单胞菌引起马铜绿假单胞菌性流产和化脓性肺炎。生殖道感染铜绿假单胞菌可致母马流产。化脓性肺炎的患马剖检时可见喉头气管黏膜灰黄色，积有大量鱼腥味、黏稠、污灰色的脓汁，肺表面光滑，有隆起于肺表面的蚕豆大至鸡蛋大的化脓灶。

（2）鸡 铜绿假单胞菌感染又名绿脓杆菌病，是引起新生雏鸡的一种急性、败血性传染病，其特征是发病急骤，病程短促，病雏高度沉郁、衰竭、脱水、角膜混浊，很快死亡。死雏局部皮下呈胶冻样水肿，肝肿大、坏死。本病多发生于集约化养鸡场、孵化场曾注射过疫苗的雏鸡，严重时可导致 50% 以上的雏鸡死亡，危害较大。潜伏期一般 24 h 左右。

（3）牛 铜绿假单胞菌可引起牛的菌性下痢、乳房炎、乳牛皮肤的肉芽肿、牛散发性流产、子宫炎。

（4）其他动物

1）犬 铜绿假单胞菌引起犬的眼部感染、慢性不孕症。

2）水貂 引起水貂出血性肠炎，死亡率为 0.1%～50%。

3）实验动物 腹腔内接种新分离的铜绿假单胞菌培养物可致豚鼠在 24h 内死亡，家兔不如豚鼠敏感，小鼠及鸽的敏感性较低。小鼠静脉注射铜绿假单胞菌有 3 种结果：①24～48h 内死于败血症；②形成肾脓肿，并在 3～14 天内死亡；③基于细菌毒力与接种量的不足，常可存活。

2. 培养特性 据报道，铜绿假单胞菌是导致囊性纤维变形的主因，且易感染烧伤病人、艾滋病患者和癌症患者。其适应性非常强，能在多种环境下生存，有很强的自我解毒能力。当有外来化学物质侵入时，铜绿假单胞菌内部的解毒机制会像"泵"一样把化学物质排出。因此，普通的消毒剂和抗生素都难以消灭铜绿假单胞菌。

铜绿假单胞菌能引起人类多种器官感染，临床上以烧伤感染为多，还可引起肺炎、胸膜炎、脑膜炎、急性坏疽性脓疱、中耳炎、中耳脓肿、角膜溃疡、肠炎、腹泻等，这些疾病发展为铜绿假单胞菌败血症可危及生命。

（1）败血症 铜绿假单胞菌败血症多继发于大面积烧伤、白血病、淋巴瘤、恶性肿瘤、气管切开、静脉导管、心瓣膜置换术及各种严重慢性疾病的病人。其引起的败血症约占革兰氏阴性杆菌败血症的 7%～18%，居第三或第四位，病死率则居首位。其临床过程与其他革兰氏阴性杆菌败血症相似，除早产儿及幼儿可不发热外，病人可有弛张热或稽留热，常伴休克、成人呼吸窘迫综合征（ARDS）或弥散性血管内凝血等。皮肤可出现特征性坏疽性深脓疱，周围环以红斑、皮疹出现后 48～72h，中心呈灰黑色坏疽或有溃疡，小血管内有菌栓，将渗液涂片革兰氏染色或培养易找到细菌。皮疹可发生于躯体任何部位，但多发于会阴、臀部或腋下，偶见于口腔黏膜，疾病晚期可出现肢端迁徙脓肿。

（2）呼吸道感染 原发性铜绿假单胞菌性肺炎少见，常继发于宿主免疫功能受损的患者，尤其易发于原有肺部慢性病变基础者，如慢性支气管炎、支气管扩张、气管切开、应用人工呼吸机。X 片表现为两侧散在支气管肺炎伴结节状渗出阴影，极少发生脓胸。继发于败血症者病情危重，肺部可见小的肌性动脉或静脉坏死所致的损伤，类似于坏疽性红斑，病死率极高。铜绿假单胞菌引起的肺部慢性感染多发生于囊性纤维化的患者，常伴慢性咳嗽、咯痰及进行性肺功能减退。

（3）心内膜炎 常发生于原有心脏病基础上，心脏手术后，细菌常附着于伤口缝线上或补缀物上，也可发生在烧伤或有药瘾患者的正常心脏瓣膜上。病变可累及心脏各个瓣膜，以三尖瓣为多见，赘生物累及左心瓣膜者，预后较严重。与草绿色链球菌引起的心内膜炎相比，本病的药物治愈率低，即使在敏感的抗菌药物治疗下治愈率仍不足30％，故需及早手术切除赘生物并置换病变瓣膜。

（4）尿路感染　假单胞菌是医院内泌尿道交叉感染的常见菌，占院内感染尿路分离菌的第二位，留置导尿管是截瘫患者获得感染的诱因。其他如尿路梗阻、慢性尿路感染长期应用抗菌药物治疗，也易罹患假单胞菌感染。40％的铜绿假单胞菌败血症的原发病为尿路感染。

（5）中枢神经系统感染　主要由铜绿假单胞菌引起。表现为脑膜炎或脑脓肿，常继发于颅脑外伤、头和颈部肿瘤手术以及腰穿术或脑室引流术，亦可由耳、乳突、鼻窦感染扩散蔓延。粒细胞缺乏、严重烧伤，则为铜绿假单胞菌败血症过程中细菌迁徙至脑部的危险因素。临床表现与其他细菌性中枢感染相同，但预后较差，病死率在60％以上。

（6）骨关节感染　主要由于败血症的血行迁徙或来源于邻近组织感染病灶，老年人复杂性尿路感染、泌尿生殖系手术或器械操作，可致多发性椎体骨髓炎。近年来报道，注射海洛因者常致颈椎骨髓炎。临床过程无甚特殊，较少疼痛感，预后不良。

（7）眼部感染　铜绿假单胞菌是角膜溃疡或角膜炎的常见病原菌之一，常继发感染于眼外伤或农村稻谷脱粒时角膜擦伤。铜绿假单胞菌污染隐形眼镜或镜片液，是眼部感染的另一种重要途径。病情发展迅速，48h内可波及全眼，引起角膜溶解，应予紧急处理，否则易造成失明。

（8）耳、乳突及鼻窦感染　游泳后外耳道的pH因水进入而偏碱性，有利于铜绿假单胞菌生长，造成外耳道炎。糖尿病伴血管病变者，可偶尔发生铜绿假单胞菌所致慢性无痛恶性外耳道炎，如不及时治疗，预后较差。本菌所致的中耳炎及乳突炎常继发于恶性外耳道炎或急性中耳炎。糖尿病或患其他疾病者，铜绿假单胞菌可通过血管鞘引起其颅内感染。

（9）皮肤软组织感染　败血症患者可继发红斑坏疽性皮疹、皮下结节、深部脓肿、蜂窝织炎等皮损。烧伤创面、褥疮、外伤创口及静脉曲张溃疡面上，经常可培养出铜绿假单胞菌。

（10）消化道感染　铜绿假单胞菌可在消化道任何部位产生病变，常见于婴幼儿及肿瘤化疗致粒细胞低下的免疫缺损者，可引起婴幼儿腹泻及成人盲肠炎或直肠脓肿。彩图37-2为铜绿假单胞菌病口咽病变。消化道铜绿假单胞菌感染亦是败血症的重要入侵门户之一。

（四）诊断

1. 直接镜检　根据患者、患畜感染类型的不同，可分别采取脓液、创面渗出液、痰、尿、血液等。由于类似的革兰氏阴性杆菌甚多，直接涂片、镜检意义不大。但如果脓液呈绿色或脑脊液中发现革兰氏阴性杆菌，结合临床症状可作出初步诊断。

2. 分离培养　血液、脑脊液等无菌样本可直接分离培养，或增菌后分离细菌。尿液、痰液等杂菌较多的样本，可采用选择性培养基分离。在选择性培养基上生长并有明显绿脓色素者即可判定阳性。如无色素或不发酵乳糖和葡萄糖的革兰氏阴性杆菌，应进一步进行其他鉴别试验。

（1）色素鉴定　可将细菌接种于KingA、B斜面培养基，37℃培养24h或置室温观察5天。进行色素鉴定：①绿脓色素，斜面呈深绿色，液体培养基液面接触空气处的绿色明显。若色素不明显或混杂其他色素，可加氯仿于斜面，置室温观察1～24h，如仍不明显，可在氯仿液中滴加稀盐酸，绿脓色素在酸液中呈红色。②绿脓荧光色素，铜绿假单胞菌，在KingB培养基上呈现黄绿荧光。③脓红色素，在KingA培养基上呈紫红色，如置37℃培养24h红色不明显，再置室温观察3～5天。④脓黑色素，铜绿假单胞菌在含蛋白胨培养基中常有黑褐色素产生。

（2）其他鉴定　主要依据生化反应特征，铜绿假单胞菌区别于其他假单胞菌的主要特征是，葡萄糖氧化分解、氧化酶、精氨酸双水解、乙酰胺酶、葡萄糖酸氧化、硝酸盐还原产氨试验等均为阳性。铜绿假单胞菌败血症患者，尿液中出现铜绿色蛋白尿，将患者尿液分别调成酸性、碱性和中性，置暗室分别用紫外线照射，如有铜绿蛋白尿则发生淡绿色荧光。

3. 其他实验室检查　可采用间接血凝试验、协同凝集试验、琼脂扩散试验、酶联免疫吸附试验

（ELISA）、单克隆抗体（McAb）等。

（五）防制措施

1. 人的预防

（1）综合性预防措施 铜绿假单胞菌、抵抗力低下和特定医院环境，构成铜绿假单胞菌感染和流行的必要环节。因此要从这三个方面着手进行预防。

铜绿假单胞菌广泛存在于环境中，潮湿是铜绿假单胞菌滋生的重要条件。医院有该菌污染的潮湿环境，是院内感染流行的主要感染源。为此医院各处设施都应力争保持清洁干净，不要人为制造潮湿环境。除了必须严格消毒器械和敷料外，医护人员还应该勤洗手，认真执行无菌操作，隔离患者；及时焚毁患者敷料，对勤杂卫生人员进行严格的卫生训练。勤杂卫生人员和病人家属，在病区内的频繁穿行和陪住，是造成铜绿假单胞菌流行的主要因素。同时积极治疗原发疾患，去除诱发因素等。

在对呼吸道此菌感染的预防和控制中应注重以下几个环节：侵袭性操作、胸部手术创伤、长期吸烟或慢性支气管炎病史、医源性因素等。

铜绿假单胞菌在住院病人体内的检出率很高，特别是烧伤和癌症等抗感染免疫功能低下患者的带菌率甚高，粪便的铜绿假单胞菌检出率可达 39％以上。而且住院时间越长，带菌率越高。因此为避免手术后发生铜绿假单胞菌感染，最好住院一周内施行手术。

铜绿假单胞菌分群（型）繁多，感染机制复杂，毒力与侵袭力很强，对抗生素有天然广谱耐药性，目前临床上应用的抗生素有羧苄西林、替卡西林、头孢氨苄、庆大霉素等，用前应进行药敏试验，并采取联合用药的方法。

铜绿假单胞菌的天然耐药性和多重耐药性使得单靠化学药物防治很难获得理想效果，免疫学防治是控制本病的有效措施。

（2）疫苗 尽管开展了很多疫苗研究的工作，但是目前还未开发出理想的商品化铜绿假单胞菌疫苗。大部分疫苗处于临床前阶段，部分疫苗进入到二期临床，仅有 2 个疫苗进入三期临床。目前正在研究的包括有脂多糖疫苗、多糖疫苗、鞭毛苗、灭活苗、弱毒苗、蛋白表达苗以及 DNA 苗。

（3）被动免疫 为了及早控制病情，尤其对大面积烧伤病人，应考虑使用高免血浆和免疫球蛋白进行被动免疫治疗。为了增强疗效，还可与抗生素治疗相结合，并适当考虑配合使用自动免疫法，才能得到更好的效果。

2. 人的治疗

（1）治疗原则 ①合理使用抗菌药物。细菌培养和药物敏感试验是指导临床用药的重要依据。②尽可能避免损伤性操作，留置导管，气管切开等。③注意提高病人的抗感染能力，消除铜绿假单胞菌感染的一些因素，例如施行清创、切开脓肿等。

（2）抗菌药物的选择 ①酰胺类青霉素，哌拉西林、氨苄西林。②氨基糖苷类，妥布霉素、阿米卡星、奈替米星。③氟喹喏酮类，环丙沙星、氧氟沙星等。④三代头孢，头孢哌酮、头孢哌酮＋舒巴坦（舒普深）、头孢他啶。⑤亚胺培南。

（3）急性重症感染药物联合治疗参考方案 急性重症感染包括败血症、肺炎、腹膜炎、脑膜炎等。①酰脲类青霉素哌拉西林等＋氨基糖苷类。②头孢哌酮＋氨基糖苷类，或用头孢哌酮＋舒巴坦。③头孢他啶单用，或联合阿米卡星，或联合培氟沙星（二药均可进入脑脊液，用以治疗脑膜炎）等氟喹喏酮类。

治疗时还要考虑感染部位和感染程度等因素。铜绿假单胞菌性败血症或心内膜炎诊断一旦确诊，即刻应用上述抗生素联合疗法。全身性感染患者应在血药浓度监测下合理用药，既保证足够疗效，又能减少药物肾损害。疗程要足够，不少于 2 周，在热退和白细胞恢复正常后，仍需治疗 5～7 天。心内膜炎治疗需要更长疗程，以求清除心瓣膜上的细菌。中枢神经系统感染的病死率高，可采用较大量的能透过血脑屏障的头孢他啶，并用奈替米星或阿米卡星或左旋氧氟沙星治疗，必要时鞘内注射阿米卡星。

近年来，有些生物制剂如免疫球蛋白、粒细胞克隆刺激因子、铜绿假单胞菌疫苗，可提高患者的抗感染能力，结合合理的药物治疗，能够显著提高疗效。

（六）公共卫生影响

铜绿假单胞菌广泛存在于环境中，潮湿是铜绿假单胞菌滋生的重要条件。作为条件致病菌，铜绿假单胞菌根据宿主环境的不同导致急性或者慢性感染。囊性纤维化患者、烧伤及截瘫的病人，重症患者，以及由于治疗而免疫功能低下的病人（如癌症患者、急性呼吸窘迫综合征患者）感染该菌的机会加大。

铜绿假单胞菌为一种条件致病菌，广泛分布于自然界及人体皮肤、肠道和呼吸道等处，某些导致宿主免疫功能受损的因素，如应用激素免疫抑制剂、肿瘤化疗、放射化疗、创伤及烧伤均易引起铜绿假单胞菌感染。铜绿假单胞菌几乎可感染人体的任何部位，经常引起手术切口、烧伤组织感染，表现为局部化脓性炎症。也可引起中耳炎、角膜炎、尿道炎、胃肠炎、心内膜炎、脓胸以及败血症等，还可引起婴儿严重的流行性腹泻，危害人类健康。

随着抗生素长期大量应用及滥用，细菌耐药菌株随之大量出现，细菌的耐药性成为全球普遍关心的公共卫生问题，而铜绿假单胞菌就是其中的典型代表。铜绿假单胞菌对多种抗生素具有天然耐药性，在某种条件下，如抗生素的使用，可增强这种多重耐药性，给临床治疗造成很大困难。合理地使用抗生素，加强消毒、消灭环境中的病原，可以减少对人类的威胁。

（魏财文　康凯　张淼洁）

◈ **我国已颁布的相关标准**

　　GB/T 14926.17—2001　实验动物　绿脓杆菌检测方法

◈ **参考文献**

马亦林.2005.传染病学［M］.上海：上海科学技术出版社：657-660.

斯崇文，贾辅忠.2004.感染病学［M］.北京：人民卫生出版社：524-531.

王秀茹.2002.预防医学微生物学及检验技术［M］.北京：人民卫生出版社：492-495.

翁心华.1998.现代感染病学［M］.上海：上海医科大学出版社：412-415.

吴清民.2001.兽医传染病学［M］.北京：中国农业大学出版社：293-295.

杨正时，房海.2002.人与动物病原细菌学［M］.石家庄：河北科学技术出版社：662-675.

Doring, G., G. B. Pier. 2008. Vaccines and immunotherapy against Pseudomonas aeruginosa. Vaccine, 26（8）：1011-1024.

二、产碱假单胞菌感染

产碱假单胞菌感染（Pseudomonas alcaligenes infection）是由产碱假单胞菌引起的一种人与动物共患病。该菌主要引起人与鱼的发病，可引起人的败血症、泌尿系统感染、脓肿和心内膜炎等，还可引起多种淡水养殖鱼类发病，如白鲢的出血病和中华鳖的穿孔病等。产碱假单胞菌广泛存在于土壤、水、空气和人体皮肤上，可从池塘、河水和游泳池中检出，还可从牛奶、冻鱼及家兔、青蛙和人的粪便中检出。作为条件致病菌，该菌主要感染免疫力低下的人群，如新生儿和老年人。近年来随着抗生素和免疫抑制剂的广泛使用，使其成为人类感染中较常见的机会致病菌之一，应给予该病原菌足够的重视。

（一）病原

1. 分类地位　产碱假单胞菌（Pseudomonas alcaligenes）在分类上属假单胞菌科（Pseudomonadaceae）、假单胞菌属（Pseudomonas）。根据《伯杰氏系统细菌学手册》第二版（2005），假单胞菌属的细菌由53个确定的种和8个未确定的种组成。产碱假单胞菌在1928年由Monias描述和命名。

2. 形态学基本特征与培养特性　产碱假单胞菌为典型的革兰氏阴性菌，呈细长杆状，单个分散排列，一端单鞭毛，无芽孢，无荚膜。

产碱假单胞菌为专性需氧菌，41℃生长，4℃不生长，最适温度为35℃。在营养琼脂平板上的菌落呈灰白色隆起，光滑湿润，边缘整齐，大小为2～3mm，有扩散生长倾向。在血琼脂平板上经35℃培养

18～24h 后可形成光滑、湿润、扁平、无色半透明、无溶血环的菌落。产碱假单胞菌在麦康凯平板上也能生长，菌落略小，半透明。在营养肉汤培养基中呈均匀混浊生长，底部有少量沉淀。

产碱假单胞菌氧化酶、触酶阳性，对葡萄糖、果糖、木糖、乳糖、蔗糖及麦芽糖等均不氧化分解，尿素酶阳性，硝酸盐还原阳性、硝酸盐还原产气阴性，枸橼酸盐、七叶苷、明胶、精氨酸双水解酶试验阴性，在 O-F 培养基的表面产碱。

3. 理化特性 该菌对多种药物具有抗性，左天林等（2003）等对某医院 6 年来分离出的产碱假单胞菌进行药敏试验后发现，26 株产碱假单胞菌对青霉素 G 的耐药率为 100％；对头孢哌酮、头孢三嗪等第三代药物的耐药率在 10％以下；对氯霉素则完全敏感。濮跃晨等（1999）对临床送检标本中分离鉴定出的 32 株产碱假单胞菌进行药敏试验后发现，产碱假单胞菌对头孢噻甲羧肟、氧氟沙星、丁胺卡那霉素、诺氟沙星较敏感；而对哌拉西林、氨苄青霉素、庆大霉素大多耐药。

（二）流行病学

1. 传染来源 产碱假单胞菌广泛存在于水、污水和土壤中，从池塘、河流、泳池等水中均能分离出该菌。产碱假单胞菌易于污染自来水及各种医疗器械，可引起医院内感染。

2. 传播途径 在医院内，产碱假单胞菌常通过污染的医疗器械传播。王小华（2000）报道的 34 例小儿产碱假单胞菌败血症病例中，呼吸道感染、皮肤感染和肠道感染是主要的感染途径。

3. 易感动物

（1）鱼类 作为条件致病菌，产碱假单胞菌主要侵害抵抗力低下的鱼类，比如当鱼因捕捞、放养或体表有寄生虫寄生等原因导致鱼体受损伤时病菌才会侵入。

（2）易感人群 产碱假单胞菌作为一种条件致病菌只有在机体抵抗力下降时才可能致病，比如患有慢性消耗性疾病的患者，以及使用了不敏感抗生素、抗肿瘤药物和激素的患者，由于破坏了微生物之间的相互制约关系或抑制了免疫功能，使得该菌有机会侵入患者体内。各年龄段均可感染，以年幼者和老年人居多，无性别差异。

4. 流行特征 产碱假单胞菌是条件致病菌，近年来有关该菌的医院感染、机会感染的报道逐渐增多。从临床标本中分离到的产碱假单胞菌，血液中的检出率最高，其次是创面、脓液、关节腔积液和尿液。

对于鱼类来讲，夏季是产碱假单胞菌感染的高发季节，由于水温较高，各种微生物滋生，导致水质下降，极易引发鱼类的细菌性疾病。

5. 发生与分布 作为条件致病菌，产碱假单胞菌多感染抵抗力低下的人群，由它引起的婴儿败血症及其他感染屡见报道。Valenstein 等（1983）报道了一例由产碱假单胞菌引起的人心内膜炎病例。安徽芜湖某医院儿科 1992—1995 年 3 年期间收治的 248 例败血症中经血培养证实有 34 例为产碱假单胞菌引起。

由产碱假单胞菌引起的淡水养殖鱼类发病的病例也时有报道，何顺华（1993）等证明产碱假单胞菌能引起白鲢的出血病，崔青曼（1998）等从中华鳖穿孔病的鳖中分离到该菌，经证实为该病的病原。另外，印度的研究者曾在死亡的椰树犀牛甲虫幼虫（Oryctes rhinoceros grubs）的血淋巴中检测到较高水平的产碱假单胞菌。陈武（2002）等曾在死亡的黄腹角雉体内分离到该菌，并诊断为产碱假单胞菌感染。

（三）对动物与人的致病性

1. 对动物的致病性

（1）水生动物 产碱假单胞菌能引起水生动物的疾病。何顺华（1993）等证明产碱假单胞菌能引起白鲢出血病，主要症状表现为胸鳍、腹鳍基部、尾柄处、眼眶、鳃盖等部位充血，鳃丝苍白，肠道充血或肿胀充气，有的病鱼眼球突起，有的鱼症状不明显便已死去。马有智（2000）报道的产碱假单胞菌感染黄鳝病例中，患病黄鳝主要表现为口腔充血，腹部肿胀，鳝苗在水中侧身作间隙窜游，最后无力游动而下沉死亡。

崔青曼（1998）等从中华鳖穿孔病的鳖中分离到产碱假单胞菌，证实为该病的病原。病鳖具有典型的穿孔病症，表现为运动迟缓，食欲减退，背腹部、裙边和四肢出现白点，呈疮痂状，揭去疮痂，有脓状物流出，随后可见深的洞穴，严重者洞穴内有出血现象，肝脏呈灰褐色，肠充血，脾脏肿大变紫。

（2）其他动物　黄腹角雉感染产碱假单胞菌后会出现精神不振，不愿走动，采食和饮水量锐减，有的呼吸困难，严重时张口呼吸，听诊有啰音。

2. 对人的致病性　产碱假单胞菌可引起人尤其是小儿的败血症、泌尿系统感染、脓肿、心内膜炎等。有时该菌可引发人的多重疾病，临床有病例表明该菌曾引起一女性败血症并多发性肺脓肿、脓气胸。也有病例表明它可以透过血脑屏障进入颅内，引起颅内感染。

（四）诊断

1. 动物的临床诊断　白鲢感染该菌后可引发出血病，主要症状表现为胸鳍、腹鳍基部、尾柄处、眼眶、鳃盖等部位充血，鳃丝苍白，肠道充血或肿胀充气，有的病鱼眼球突起，有的鱼症状不明显便已死去。黄鳝感染后主要表现为口腔充血，腹部肿胀，鳝苗在水中侧身作间隙窜游，最后无力游动而下沉死亡。产碱假单胞菌还可引起中华鳖的穿孔病，病鳖具有典型的穿孔病症，表现为运动迟缓，食欲减退，背腹部、裙边和四肢出现白点，呈疮痂状，揭去疮痂，有脓状物流出，随后可见深的洞穴，严重者洞穴内有出血现象，肝脏呈灰褐色，肠充血，脾脏肿大变紫。

2. 人的临床诊断　小儿患产碱假单胞菌败血症的临床表现不完全一致，多数会伴有发热，以中低度发热或弛张热为主，少数为稽留热。有些患儿会出现黄疸、皮肤红疹、紫癜及肝脏肿大等不同表现。

3. 实验室诊断　实验室诊断以该菌的分离与鉴定为主。

（1）病料采集与镜检　采取病料，作触片后进行革兰氏染色，镜检可见革兰氏阴性杆菌，单个或成对排列。

（2）分离培养　通常从病料上取样后于普通肉汤中培养，取肉汤培养物在营养琼脂平板上划线分离。在营养琼脂平板上的菌落呈灰白色隆起，光滑湿润，边缘整齐，大小为2～3mm。分离菌也能在麦康凯平板能生长，菌落略小，半透明。

（3）生化检验　产碱假单胞菌的氧化酶、触酶阳性，对葡萄糖、果糖、木糖、乳糖、蔗糖及麦芽糖等均不氧化分解，尿素酶阳性，硝酸盐还原阳性，硝酸盐还原产气阴性，精氨酸双水解酶试验阴性，在O-F培养基的表面产碱。

（4）鉴别诊断　最易与本菌相混淆的为假产碱假单胞菌和产碱杆菌，因为它们的共同特性都是不发酵和氧化糖类，且都产碱。产碱假单胞菌与它们之间的关键性鉴别点主要为产碱假单胞菌为一端单鞭毛，这可与周身鞭毛的产碱杆菌属的细菌相区别，另外该菌O-F果糖阴性可与假产碱假单胞菌O-F果糖氧化型相区别。此外还要注意与其他菌种相区别，比如粪产碱杆菌、摩拉氏菌、非典型铜绿假单胞菌等。

因此，作为本菌诊断的主要根据是产碱、不发酵和不氧化任何糖类、有动力、氧化酶试验阳性、为一端单鞭毛。

（五）防制措施

1. 人的预防和治疗

（1）人的预防　产碱假单胞菌广泛存在于自然环境中，因此平时应注意个人卫生，加强环境消毒。尤其是医院内，更应注意日常的消毒工作，各处设施都应保持清洁干净。另外，医护人员要加强无菌观念，严格操作规程。

（2）人的治疗　由于目前抗生素的广泛使用，导致耐药菌株不断出现，给临床治疗带来了困难。因此，选用敏感抗生素治疗是成败的关键，建议医师在药敏试验的指导下用药，倘若情况紧急，在未做药敏试验或结果没出之前对该菌所致疾病的治疗宜选用阿洛西林、氯霉素或头孢三代类抗生素。另外，还应辅以支持疗法以增强机体抵抗力。

2. 动物的预防和治疗

（1）动物的预防 作为鱼的条件致病菌，如要对产碱假单胞菌进行预防，则应以提高鱼体免疫力，净化鱼类生存环境为主，以减少条件性致病菌造成危害的机会。因此做到加强水质管理，投喂营养丰富的饵料，严格控制放养密度，认真做好日常消毒工作。

（2）动物的治疗 防治本病要在药敏试验的基础上选择敏感抗生素，并注意避免长时间使用单一抗生素而导致细菌耐药性的产生。

（六）公共卫生影响

产碱假单胞菌为人与动物共患病原菌，可引起多种养殖鱼类发病，也可引起人的败血症、脓肿和局部感染等，不仅会给养鱼业带来经济损失，也威胁人类健康。假单胞菌属中除铜绿假单胞菌外多为条件致病菌，很少引起人类疾病，而且本菌属在细菌学鉴定上较为困难，所以易被临床工作者所忽视，再加上近来抗生素的广泛使用，使得耐药菌株不断出现，给临床治疗带来较大困难。因此我们应给予该菌足够重视，建立针对产碱假单胞菌的快速准确的诊断方法，合理用药，将损失减小到最低程度。

（宁昆　田克恭）

◆ **参考文献**

陈亚彬. 1995. 9 株产碱假单胞菌的鉴定分析 [J]. 邯郸医专学报，8（2）：171-172.

戴寄帆，王雪娟，吴风. 1987. 三株产碱假单胞菌的鉴定及临床意义的探讨 [J]. 临床检验杂志，5（3）：161.

段绪伟，凌培基，杨肇亨. 1992. 产碱假单胞菌性败血症并多发性肺脓肿、脓气胸一例报告 [J]. 第三军医大学学报，14（6）：554.

高大林，魏红，时淑珍. 1997. 17 株产碱假单胞菌的分离鉴定及药敏结果 [J]. 上海医学检验杂志，12（2）：94-95.

马有智，舒妙安. 2000. 黄鳝产碱假单胞菌的分离与鉴定 [J]. 淡水渔业，30（5）：33-34.

彭洁，余良武. 2001. 颅内产碱假单胞菌感染 1 例 [J]. 宜春医专学报，13（1）：49-50.

濮跃晨，鲁怀伟. 1999. 产碱假单胞菌 32 株分离鉴定及药敏分析 [J]. 蚌埠医学院学报，24（4）：282.

王小华，吴昶. 2000. 小儿产碱假单胞菌败血症 34 例临床分析 [J]. 九江医学，15（4）：237.

熊国根，张元柱，邹小玲，等. 1994. 白鲢出血病原菌的研究 [J]. 江西水产科技，1：14-17.

杨锐. 2005. 阑尾周围脓肿中分离出产碱假单胞菌 [J]. 临床检验杂志，23（2）：100.

左天林，石泉贵，卢永周，等. 2003. 产碱假单胞菌的耐药性分析 [J]. 西藏医药杂志，24（3）：69-70.

Murali Gopal, Alka Gupta. 2002. An Opportunistic Bacterial Pathogen, Pseudomonas alcaligenes, May Limit the Perpetuation of Oryctes Virus, a Biocontrol Agent of Oryctes rhinoceros L. Biocontrol Science and Technology, 12：507-512.

Valenstein P, Bardy GH, Cox CC, et al. 1983. Pseudomonas alcaligenes endocarditis. Am J Clin Pathol, 79（2）：245-247.

三、荧光假单胞菌感染

荧光假单胞菌感染（Pseudomonas fluorescens infection）是由荧光假单胞菌引起的一种人与动物共患病。该菌主要引起人及鱼、虾的发病，人感染后会出现败血症、心内膜炎以及感染性休克等症状；鱼类感染后会引发赤皮病，以局部弥散性出血、鳞片脱落和鳍部溃疡为特征；虾类感染后会引起发光病，主要表现为活力下降、体色发白及部分肌肉坏死。荧光假单胞菌广泛存在于水和土壤中，是常见的环境污染菌。作为条件致病菌，该菌主要感染免疫力低下的人群、体表受损的鱼类以及虾的幼体。由荧光假单胞菌引起的人及鱼、虾的感染在世界许多国家和地区均有发生。

（一）病原

1. 分类地位 荧光假单胞菌（*Pseudomonas fluorescens*）在分类上属假单胞菌科（Pseudomonadaceae）、假单胞菌属（*Pseudomonas*）。根据《伯杰氏系统细菌学手册》第二版（2005），假单胞菌属的细菌由 53 个确定的种和 8 个未确定的种组成。由于该菌可分泌可溶性荧光素（称为绿脓素，是铁载体的一种）而命名为荧光假单胞菌。荧光假单胞菌下分 5 个生物型（biovar Ⅰ～Ⅴ）。

2. 形态学基本特征与培养特性　本菌为典型的革兰氏阴性菌，大小为（0.5～1.0）μm×（1.5～5.0）μm，呈杆状，两端钝圆，无芽孢，无荚膜，部分菌体呈微弯曲状，单个存在或成对排列。此菌以单极毛或数根极毛运动，有的种还具有短的侧毛，罕见不运动者。在紫外光的激发下，荧光假单胞菌会发出淡蓝色的荧光。

本菌为需氧菌，室温下生长良好，生长温度范围为 4～40℃，28℃时较 37℃生长较快些，42℃不生长，但也有报道称有些菌株在 43℃时仍可生长。在普通营养琼脂平板生长良好，在 SS 及麦康凯平板25℃生长 48h 为圆形、光滑、无色透明、大小为 1～2mm 的菌落，挑取时有黏丝。在硫酸镁肉汤中呈均匀混浊生长，转至麦康凯平板和血平板培养 48h 后可见灰白色菌落，边缘整齐、湿润，菌落直径为0.5～1.5mm，挑取菌落呈黏丝状。在兔血琼脂中呈 β 型溶血，在羊血平板呈灰色不溶血菌落。

荧光假单胞菌不产脓青酶，过氧化氢酶反应、硝酸盐还原反应、接触酶反应、精氨酸双水解酶反应和吲哚试验反应均为阳性，甲基红试验阳性，VP 试验阴性。多数种不需要有机生长因子即可生长，为化能异养型。该菌能产生水溶性的黄绿色荧光色素，尤其在低铁的环境下更加明显。

3. 理化特性　荧光假单胞菌的生长温度范围为 4～40℃，最适生长温度范围为 25～30℃。试验表明，对于增殖了荧光假单胞菌的脱脂牛奶，使用脉冲频率 3Hz，脉冲时间 2μs，38kV/cm 的脉冲电场脉冲 30 次，可以达到很好的灭活效果。

荧光假单胞菌生长的最适 pH 为 7，在酸性条件下几乎所有的种都不能生长。对多种药物具有抗性，张秋桂（1994）等对住院病人临床标本中分离出的 52 株荧光假单胞菌进行药敏试验后发现，其对多黏菌素、丁胺卡那霉素、卡那霉素、庆大霉素敏感；对头孢菌素、氨苄青霉素、羧苄青霉素、链霉素、新生霉素、复方新诺明、氯霉素等具有较高的耐药性。景慎英等（1997）从变质生猪肉中分离到一株荧光假单胞菌，药敏试验显示其对链霉素、庆大霉素、新霉素、卡那霉素、丁胺卡那霉素、托布霉素高度敏感；对多黏菌素、红霉素、萘啶酸片呈中度敏感；对青霉素、先锋霉素、氨苄青霉素、羧苄青霉素、氯林可霉素、呋喃妥因不敏感。王高学（1999）等报道，分离于大鲵赤皮病的荧光假单胞菌生物 I 型菌对供试链霉素、氯霉素、氟哌酸、庆大霉素等高度敏感；对四环素和呋喃唑酮中度敏感，对磺胺嘧啶和青霉素耐药。

（二）流行病学

1. 传染来源　荧光假单胞菌广泛存在于水和土壤中，也存在于植物体内。它在 4℃时繁殖速度很快，是导致奶类、蛋类、肉类等食物在低温条件下腐败变质的主要细菌之一。此外，荧光假单胞菌也常见于医院，在临床上最多见的是血液及血制品被荧光假单胞菌污染，输入此种血液可引起内毒素休克。另外，有报道称可以从人的伤口、痰、胸水、尿和胆汁中分离出。

2. 传播途径　医院内的输入性传播是荧光假单胞菌传播的一个重要途径，比如输入了被荧光假单胞菌污染的血液或注射用药剂如锂肝素或两性霉素 B 溶液，均可引起患者出现内毒素性休克等严重症状。另外，也曾有医院重症病房中由于加湿器的水被荧光假单胞菌污染而引起病人交叉感染的报道。

荧光假单胞菌可以在 4℃存活，是冷藏食物腐败变质的主要细菌之一，因此食源性传播可能也是该菌感染人类的一个途径。另外，鱼类多是由于体表受损而引发感染。

3. 易感动物

（1）**鱼与虾**　荧光假单胞菌为鱼类的条件致病菌，只有当鱼因捕捞、放养或体表有寄生虫寄生等原因导致鱼体受损伤时病菌才会侵入。

易被感染的虾类包括中国对虾、日本对虾、长毛对虾、南美白对虾、罗氏沼虾等，以虾苗育成中的糠虾期和仔虾期为易发阶段。

（2）**易感人群**　荧光假单胞菌为人的肠道正常细菌，很少引起人的感染。作为条件致病菌，其感染情况与宿主自身条件有很大关系。

易感人群为机体抵抗力低的人群，如原发病患者及营养不良人群等；使用可抑制人体免疫机能药物如抗肿瘤药物和肾上腺皮质激素的患者；不合理使用抗生素的患者。因为这会导致微生物之间的微生态关系遭到破坏，致使荧光假单胞菌大量繁殖而引发感染。

各年龄段均可感染，无性别差异，以儿童和老年人居多。

4. 流行特征 人感染该菌的病例也时有报道，多发生在医院中，大多是因病人输入了被荧光假单胞菌污染的血液制品等或注射用药剂所引起。

作为鱼类的条件致病菌，当鱼的体表完整无损时，病原体无法侵入，只有当鱼因捕捞、运输、放养时，鱼体受机械损伤或冻伤，或体表因寄生虫寄生而受损时，病原菌才能侵入鱼体，引起鱼发病。鲤、青、草、鲫、鲂等多种淡水鱼均可患此病。一年四季都流行，特别是在捕捞、运输、放养及北方在越冬后，最易暴发流行。

荧光假单胞菌对虾类的感染主要发生在每年的5~7月，此时进入雨季，大量陆源有机物随径流入海，使近岸水质富营养化，导致病原体迅速繁衍生长，一旦进入对虾育苗流程中，不仅会给育苗工作带来被动而且也会造成较大的经济损失。

5. 发生与分布 以前人们都认为荧光假单胞菌不会感染人类，直到 Pittman 于 1953 年从给病人输入的血液中发现了荧光假单胞菌，并且发现这些血液给病人造成了严重后果，人们才认识到该菌可对人造成感染。随后又有人陆续从泌尿道感染和伤口感染的人体内分离到荧光假单胞菌。1987 年英国发生了病人由于输入了被荧光假单胞菌污染的血液后而引起败血症的病例，这在英国是首次报道。美国在 20 世纪 80 年代出现过几起荧光假单胞菌污染血液后造成输血病人发病和死亡的病例。此后这方面的病例时有发生。2004—2006 年，美国暴发过几起人感染荧光假单胞菌事件，涉及 6 个州的 80 位病人，原因是对癌症病人使用了被荧光假单胞菌污染的肝素化生理盐水。我国许多省份均有荧光假单胞菌感染人的报道。另外，我国有关荧光假单胞菌引起鱼、虾发病的报道较多，涉及草鱼，青鱼等。

目前报道的荧光假单胞菌感染人的病例主要分布在美国、英国等国家。由该菌引起的鱼、虾类发病的报道主要分布在我国和印度。

（三）对动物与人的致病性

荧光假单胞菌是鱼类的一种重要病原菌，可引起海水、淡水鱼感染发病，同时也可引起幼虾发病。荧光假单胞菌对人的致病性多见于医源性感染。

1. 对动物的致病性

（1）鱼 荧光假单胞菌是鱼类的一种重要病原菌。在淡水鱼中主要引起草鱼、青鱼的赤皮病，在海水鱼中主要引起鲷、鲑感染发病。

患赤皮病的鱼，其体表局部或大部出血发炎，鳞片脱落，尤其是鱼体两侧和腹部最为明显。鳍的基部或整个鳍充血，鳍的梢端腐烂，常烂去一段，鳍条间的软组织也常被破坏，使鳍条呈扫帚状，称为"蛀鳍"。有时鱼的上下颚及鳃盖部分充血，鳃盖内表面的皮肤常被腐蚀成一个圆形或不规则形的透明小窗，俗称"开天窗"。有时鱼的肠道也充血发炎。病鱼行动缓慢，反应迟钝，有气无力地独游于水面。在鳞片脱落和鳍条腐烂处出现水霉菌寄生，加重病势。发病 8~10 天就会死亡。此外，荧光假单胞菌还可引起草鱼、青鱼的烂鳃病，罗非鱼的细菌感染症。与恶臭假单胞菌的联合感染，可引起鲤发生白云病。另外，吴后波等（2001）报道，当真鲷感染该菌时，幼鱼往往急性发病且病死率高，成鱼一般呈慢性发病，病菌在鱼体表面损伤时侵入，当水温升至 20℃ 以上时常可自愈。

（2）虾 幼虾感染后表现为活力下降，下沉到池水的中下层，到糠虾期或仔虾中后期，虾苗表现为弹跳乏力，趋光性差，摄食减弱或停止，体色呈白浊且基本不透明。发病虾池在夜间关灯后可看到繁星闪烁的荧光在水体中上下起伏，四处游动，异态纷呈，其症状随虾苗染病强度呈正相关变化。幼虾感染此菌后会陆续发生死亡，严重的在 2~3 天内死亡率可高达 70%~80%。

（3）其他动物 王高学等（1999）报道了由荧光假单胞菌生物Ⅰ型引起的两栖动物大鲵发生的赤皮病，其症状表现为全身肿胀、充血，呈溃疡性红斑块，解剖发现腹水增多，肝脏肿大有出血点，肠组织糜烂、溃疡，各器官出血性坏死。

国外曾发生一起鸟类感染荧光假单胞菌的病例，感染鸟类 2 天内死亡，剖检发现肝脏有坏死。

2. 对人的致病性 荧光假单胞菌对于人的感染常见于医源性感染，或多为条件致病菌。在临床上最多见的是血液及血制品被荧光假单胞菌污染，当病人输入了被荧光假单胞菌污染的血液及血制品后，可出现败血症、感染性休克和血管内凝血等严重后果。作为条件致病菌，它很少引起人的感染，常常会感染免疫力低下的人，比如正在接受癌症治疗的病人，被烧伤的病人等。

（四）诊断

1. 动物的临床诊断 病鱼行动迟缓，离群独游。体表出血发炎，鳞片脱落，尤其是鱼体两侧及腹部最为明显；鳍条的基部或整个鳍条充血，鳍的末梢端腐烂，常烂去一段，鳍条间的软组织也常被破坏，使鳍条呈扫帚状，在体表病灶处常继发水霉感染；部分鱼的上、下颌及鳃盖也充血发炎，鳃盖内表面的皮肤常被腐蚀成一圆形或不规则形的透明小窗，显示与细菌性烂鳃病的复合感染。

幼虾感染后会出现发光现象，因此较容易判断。可通过目测发现，在夜晚时关掉育苗室内的全部照明灯，通过调节单个育苗池的气量，进行多角度、多层次的观察；也可取样诊断，选用白色器皿，多次取样，在暗光条件下用手电照射观察会发现发光点多集中在虾体头部、胸部，而感染后期的虾体会在不同部位看到发光点。

2. 人的临床诊断 人感染荧光假单胞菌后可出现发热、发寒，有些还会出现菌血症、感染性休克和血管内凝血等。确诊需实验室诊断。

3. 实验室诊断 针对荧光假单胞菌的实验室诊断主要是进行细菌的分离鉴定。

（1）分离培养 根据不同的感染类型，采集不同的临床标本材料。鱼类常取血液、表皮（肌肉）、坏死组织、鳃、肝、肾、脾等；贝类可取肝、软体组织及外套腔液等；甲壳类常取内脏组织液、血淋巴等。

取样后用接种环在普通营养琼脂上划线，25～30℃培养24h。培养基上菌落呈圆形，边缘整齐，呈灰白色，半透明，20h开始产生绿色或黄绿色的色素，弥漫培养基。

（2）革兰氏染色 革兰氏染色后荧光假单胞菌为阴性。

（3）生化检验 荧光假单胞菌的甲基红、VP试验、发酵试验、氧化酶试验和吲哚试验均为阳性，硫化氢试验和硝酸盐试验为阴性。

（4）感染试验 要确认所分离的荧光假单胞菌是被检感染症的原发病原菌，需要进行对同种水产养殖动物的人工感染试验。

（5）鉴别诊断 关于本菌的鉴定要与其类似菌相区别，引起人致病的常见的是铜绿假单胞菌、荧光假单胞菌。这两种菌易于混淆，在鉴定时应注意铜绿假单胞菌在琼脂平板上形成大的扩展性的边缘不规则菌落，菌落呈灰白色，中心色深，培养基呈蓝绿色，有明显的荧光，绿脓素阳性，极端单鞭毛。荧光假单胞菌在琼脂平板上菌苔丰厚，稍带红色，而后转为红灰色，培养基为绿色到橄榄棕色，有荧光色素，绿脓素阴性，单端丛鞭毛，在区别这两种菌时，绿脓素试验尤为重要。

（五）防制措施

1. 人的预防和治疗

（1）人的预防 荧光假单胞菌广泛存在于环境中，医源性传播是该菌感染人的一个重要途径。另外，由于荧光假单胞菌是冷藏食物腐败变质的主要细菌之一，因此也存在食源性传播的可能性。

在4℃冰箱内储存的肉、鱼等食物不易长时间存放，以免误食入荧光假单胞菌污染的食物而引发感染。医院各处设施都应尽量保持清洁，医护人员应该注意个人卫生，认真执行无菌操作。尤其是医院内的血液和注射用药剂，应严格控制污染，采集的输入型用血应第一时间冷藏保存，避免通过被污染的血液或注射用药剂引发人感染发病。

（2）人的治疗 荧光假单胞菌通常对亚胺培南、美罗培南、庆大霉素以及四环素敏感，但对头孢呋辛、头孢甲肟、头孢磺啶和甲氧苄啶不太敏感。头孢他啶和卡巴配能类抗生素可能是治疗由该菌引起的严重感染的较好选择。

2. 动物的预防和治疗

（1）动物的预防 目前，该病的治疗仍以抗生素和化学药物为主，效果不是很明显，而且极易导致耐药菌株的产生，与此同时药物残留也会降低鱼肉品质，危及消费者健康。迄今为止，针对鱼类细菌性疾病的疫苗研究主要集中于全菌疫苗。我国有人研制出该菌的灭活全菌苗，试验表明该疫苗效果较好，可用于预防草鱼赤皮病。除了接种疫苗进行预防外，还应注意鱼类的生存环境。

（2）动物的治疗

1）鱼的治疗

①四环素，每100kg鱼每天用药5～10g，拌入饵料中内服，连用3～5天。

②磺胺噻唑，拌饲料投喂，第一天用量是每100kg鱼用药10g，第2～6天每天用药5g。方法是把磺胺噻唑拌在适量的面糊内，然后和草料拌和，稍干一下投喂草鱼；青鱼可拌在米糠或豆饼中喂鱼。

③诺氟沙星，拌料投喂，用量为鱼每千克体重20～50mg，连用5天。

2）虾的治疗　荧光假单胞菌对抗生素药物表现为弱敏感性，对糠虾中期以前的病症治疗有较好效果，后期则效果不明显。抗生素与含氯消毒剂混用，亦有较好疗效。

（六）公共卫生影响

荧光假单胞菌广泛存在于水和土壤中，是一种人与动物共患病原菌。人感染该菌后可造成败血症，感染性休克等严重后果。在淡水鱼中荧光假单胞菌主要引起草鱼、青鱼的赤皮病，在海水鱼中主要引起鲷、鲑感染发病。另外，该菌还会引起幼虾发病，给虾的育苗工作带来很大困难。这不但给淡水养殖业造成惨重的经济损失，也严重影响人类的健康。与此同时，随着抗生素的大量且不合理的使用，频现细菌耐药菌株，为临床治疗造成很大困难。因此应对本病要给予足够重视，加强预防工作，建立快速准确的鉴别诊断方法，合理用药，力争在感染早期对患者/病鱼、虾进行治疗，将损失减小到最低。

（宁昆　田克恭）

◆ 参考文献

耿晓修，丁诗华，孙翰昌，等. 2006. 荧光假单胞菌灭活疫苗对草鱼的免疫保护效应［J］. 西南农业大学学报，28（1）：120-123.

胡丽娟，孙军，张光祥. 2000. 一株耐热荧光假单胞菌（Pseudomonas fluorescens）的鉴定［J］. 四川大学学报：自然科学版，37：167-170.

宋桂玲. 2009. 春季鱼类赤皮病的防治要点［J］. 黑龙江水产，3：21-22.

吴后波，潘金培. 2001. 海水养殖真鲷病害的研究进展［J］. 鱼类病害研究，23（1）：13-23.

张伟琼，聂明，肖明. 2007. 荧光假单胞菌生防机理的研究进展［J］. 生物学杂志，24（3）：9-11.

张雪英，尹增芳. 2008. 荧光假单胞菌荧光显微镜观察方法比较［J］. 林业科技开发，22（6）：28-30.

A P Gibb, K M Martin, G A Davidson, et al. 1995. Rate of growth of Pseudomonas fluorescens in donated blood. J Clin Pathol, 48（8）：717-718.

Fernández-Molina JJ, Altunakar B, Bermúdez-Aguirre D, et al. 2005. Inactivation of Pseudomonas fluorescens in skim milk by combinations of pulsed electric fields and organic acids. Journal of Food Protection，68（6）：1232-1235.

George Oster, Hongyun Wang. 2002. Reverse engineering a protein：the mechanochemistry of ATP synthase. Biochim Biophys Avta，1458（2-3）：482-510.

Gershman MD, Kennedy DJ, Noble-Wang J, et al. 2008. Multistate outbreak of Pseudomonas fluorescens bloodstream infection after exposure to contaminated heparinized saline flush prepared by a compounding pharmacy. Clin Infect Dis，47（11）：1372-1379.

Hsueh PR, Teng LJ, Pan HJ, et al. 1998. Outbreak of Pseudomonas fluorescens bacteremia among oncology patients. J Clin Microbiol, 36（10）：2914-2917.

Picot L, Abdelmoula SM, Merieau A, et al. 2001. Pseudomonas fluorescens as a potential pathogen：adherence to nerve cells. Microbes and Infection, 3（12）：985-995.

Swain P, Behura A, Dash S, et al. 2007. Serum antibody response of Indian major carp, Labeo rohita to three species of pathogenic bacteria：Aeromonas hydrophila, Edwardsiella tarda and Pseudomonas fluorescens. Vet Immunol Immunopathol，117（1-2）：137-141.

四、恶臭假单胞菌感染

恶臭假单胞菌感染（Pseudomonas putida infection）是由恶臭假单胞菌引起的一种人与动物共患病，该菌主要引起人与鱼的发病，对人是一种条件致病菌，可引起人的尿路感染、腹膜炎、肺炎、菌血症及新生儿的败血症等。该菌还可引起一些海、淡水养殖鱼类发病，但并不是水产养殖业的常见病原菌。近年来有报道由该菌引起人食物中毒的事例。因此，我们应给予此病原菌足够重视。恶臭假单胞菌广泛存在于土壤、淡水和污水中，医院是此病原菌感染流行的场所。

（一）病原

1. 分类地位　恶臭假单胞菌（*Pseudomonas putida*）在分类上属假单胞菌科（Pseudomonadaceae）、假单胞菌属（*Pseudomonas*）。根据《伯杰氏细菌学手册》第二版（2005），假单胞菌属的细菌由 53 个确定的种和 8 个未确定的种组成。恶臭假单胞菌下分生物型 A（biovar A）和生物型 B（biovar B）2 个生物型。

2. 形态学基本特征与培养特性　恶臭假单胞菌为典型的革兰氏阴性菌，大小在（0.7～1.1）μm ×（2.0～4.0）μm，呈杆状，有些菌株为卵圆形，单端丛鞭毛，不产生芽孢，革兰氏染色阴性。

本菌为专性需氧菌，发育的温度范围为 7～32℃，最适生长温度范围为 25～30℃。此菌在 41℃ 条件下不生长，生物型 A 在 4℃ 条件下生长不定，生物型 B 在 4℃ 条件下能生长。发育的盐分范围为 0～6.5%、适宜盐分为 1.5%～2.5%，发育的 pH 为 5.5～8.5，在酸性条件下不能生长。

营养要求不严格，在普通培养基上生长良好。在营养琼脂平板上菌落呈圆形，培养 48h 后菌落直径可增大至 3～4mm，呈黄白色；在营养肉汤培养中生长丰盛，均匀混浊，有菌膜，摇动即散。恶臭假单胞菌可产生水溶性荧光素（青脓素），不产生绿脓素，陈旧培养物有腥臭味。

3. 理化特性　恶臭假单胞菌的最适生长温度为 25～30℃，41℃ 条件下不生长。最适 pH 为 5.5～8.5，在酸性条件下不能生长。

根据樊海平（2001）对分离于欧洲鳗鲡烂鳃病的恶臭假单胞菌进行对 24 种常用抗菌药物的敏感性试验表明，供试菌株对氟哌酸、妥布霉素、卡那霉素和庆大霉素敏感，对氟哌嗪青霉素、头孢三嗪、头孢哌酮、链霉素及丁胺卡那霉素中度敏感，对呋喃妥因、苯唑青霉素、青霉素、利福平、复方新诺明、四环素、万古霉素、氨苄青霉素、羧苄霉素、头孢呋辛、头孢唑啉、氯霉素、头孢他啶、头孢噻肟及红霉素等耐药。

覃章纯等（1999）对分离于人败血症感染的恶臭假单胞菌进行生化特性检验，结果为触酶氧化酶试验阳性，分解葡萄糖和木糖，水解精氨酸，利用枸橼酸酶，苯丙氨酸脱氢酶反应均为阴性，明胶快速试验阴性。

（二）流行病学

1. 传染来源　恶臭假单胞菌感染通常发生在医院内，洗涤槽、防腐溶液和贮尿容器中常可发现该菌，通过医护人员可将此病原菌传给患者，特别是在灼伤和新生儿重症监护室，临床检出频率仅次于铜绿假单胞菌。另外，医院内被恶臭假单胞菌污染的试剂、器材等也可作为该菌的传染源。

2. 传播途径　恶臭假单胞菌广泛存在环境中，对理化因素耐受性较强，对多数抗生素和化学药物的抵抗力很强，随着各种介入性操作如腹膜透析等技术的广泛应用，极易造成医院内机会性感染。另外，食源性传播也是该菌传播的一个途径。

3. 易感动物

（1）鱼　恶臭假单胞菌并不是水产养殖业的常见病原菌，目前只是在日本的香鱼（*Plecoglossus altivelis*）和五条鰤（*Seriola quinqueradiata*）体内分离到过，我国的学者还曾在欧洲鳗鲡体内分离到该病原菌。一般情况下当鱼受到寄生虫感染、真菌感染或水质恶化时，鱼体对病原的抵抗力减弱，此时易受到该菌的侵袭而发病。

（2）易感人群　作为条件性致病菌，该菌容易感染免疫功能低下的人群，比如癌症病人以及新生儿等，还有那些患有血液疾病或肿瘤疾病的老年病人。各年龄段均可感染，无性别差异，以儿童和老年人最为易感。

4. 流行特征　由恶臭假单胞菌引起的感染多发生在医院内，如果不及时清除则极易造成医院内的小范围流行。Yang 等 1988 年 4 月至 1993 年 3 月在中国台湾医疗中心报道的 53 例恶臭假单胞菌感染患者中，取 55 例标本进行细菌培养，发现恶臭假单胞菌可从尿（24 例）、粪（12 例）、血液（10 例）、伤口分泌物（3 例）、腹水（3 例）、胸水（2 例）及脐带拭子（1 例）培养出来。在 41 例出现疾病症候群的患者中，17 例（41%）为尿路感染，10 例（24%）为肺炎，8 例（19%）为败血症，3 例（7%）为伤口感染，2 例（5%）为脑膜炎，1 例（2%）为腹膜炎。在所有这些病例中，55% 为医院交叉感染。Robert J. Carpenter 等（2008）研究报道，在 1954—2007 年间发生的 230 例与恶臭假单胞菌有关的感染中，排在前几位的分别是菌血症、泌尿道感染和肺炎。另外，皮肤与软组织感染、腹膜炎、耳部感染、关节炎以及角膜感染也有报道。在报道的这些感染病例中多数为医院内感染，而这其中与医疗器械有关的感染占到 40%，由于医疗制剂污染恶臭假单胞菌而引发的感染占到 25%。这些被污染的医疗制剂包括储存的血液制品、表面麻醉剂、肝素和隐形眼镜用药水。

另外，在汛期应高度警惕由该菌引起的感染，中国台湾省曾报道过一位老人由于途径洪水区而后感染恶臭假单胞菌的病例。

本菌作为鱼类的条件致病菌，当鱼体表完整无损时，病原菌很难侵入，只有当鱼因运输、捕捞导致鱼体机械损伤或因鱼体表寄生虫感染导致抵抗力下降时，病原菌才可能侵入鱼体引起鱼发病。恶臭假单胞菌较易感染鱼的幼体，Ilhan Altinok 等（2006）报道的恶臭假单胞菌感染虹鳟鱼事例中，死亡的大部分虹鳟鱼均为幼年个体。

5. 发生与分布　在 1980—1985 年的 5 年间，Elias Anaissie 等（1987）从 15 名癌症患者的血液样本中分离培养出了恶臭假单胞菌，而在 1980 年以前还没有从组织样本中分离到过该菌。在中国台湾医疗中心，1988—1993 年间共报道 53 例人感染恶臭假单胞菌病例。2001 年，研究者从突尼斯一家医院的 10 名新生儿身上分离到恶臭假单胞菌。Robert J. Carpenter 等（2008）报道了世界上首例与战争有关的由恶臭假单胞菌引发人伤口感染的病例。李庆山等（2000）报道了世界上首例由恶臭假单胞菌引起的人的食物中毒。包括我国在内的世界上许多国家和地区均有恶臭假单胞菌引起人感染的报道，且多发生在医院。

恶臭假单胞菌引起水产动物发病的报道较为少见，日本于 1976 年曾报道过由该菌引起的五條鰤感染，而后 1996 年又发生了恶臭假单胞菌引起香鱼感染的报道。2006 年土耳其报道了由该菌引起的虹鳟鱼感染发病，在这次暴发中有 35% 的虹鳟鱼死亡。目前除我国福建省外，世界上仅日本和土耳其报道过由恶臭假单胞菌引起的鱼类感染。

（三）对动物与人的致病性

1. 对动物的致病性

（1）鱼　恶臭假单孢菌为鱼类的一种病原菌，可引起海、淡水等养殖鱼类的发病。常从腐败的鱼中检出。樊海平（2001）报道的由该菌引起的欧洲鳗鲡烂鳃病病例中，病鳗主要表现为胸鳍及鳃孔周围充血发红，腮丝充血，轻压鳃部流出白色黏液，鳃丝末端水肿，黏液细胞排列紊乱、脱落，体表脱黏，部分鳗臀鳍充血。

Ilhan Altinok 等（2006）报道，虹鳟鱼幼体感染恶臭假单胞菌后会出现较为明显的临床症状，首先会在背鳍两侧出现白色条带，鱼的眼球突出，黑色素沉着，而后背鳍以及背部皮肤发生坏死。随着感染的加剧，背鳍和胸椎出现溃疡，导致肾脏暴露，内部器官包括肝脏、脾脏以及肾脏看上去均无病变，胃部空，肠内充满微黄色液体。组织病理学发现，在鱼皮肤刚刚出现损伤时，绝大多数上皮细胞消失，到感染的下一阶段表皮层发生腐烂。

（2）实验动物　李庆山等（2000）以小鼠做该菌的攻毒试验。取 5 只小鼠作为试验组，腹腔注射经营养肉汤培养 16h 后的恶臭假单胞菌培养物 0.3mL，另取 5 只作为对照组，只注射灭菌营养肉汤 0.3mL。注射 4h 后，试验组小鼠出现精神倦怠、活动减少，继而出现竖毛、蜷缩、震颤，6h 后出现死亡，24h 后全部死亡；对照组正常。解剖取腹水与心血可分离出该菌。

（3）其他动物 杨润德等（2005）曾报道一例恶臭假单胞菌致死丹顶鹤的病例，怀疑是由于丹顶鹤食入不新鲜的鱼所致。这也证实恶臭假单胞菌对禽类有致病性。另外，赵虎等（2008）报道，大鲵感染恶臭假单胞菌后其发病症状为皮肤大面积溃烂，类似大面积白色水霉，身体各部位均有发生。

2. 对人的致病性 恶臭假单胞菌可作为人类咽部的正常菌群，绝大多数对人不致病，仅个别种及某些种的个别菌株可引起人类的某些疾病，且多为条件致病菌。恶臭假单胞菌借助菌毛固定和穿入组织，并向各系统和器官扩散，菌体表面黏液层具有黏附和抗吞噬作用。该菌可引起人的尿路感染、局部感染、肺炎、腹膜炎、脓毒性关节炎、脑膜炎及败血症，尤其是对那些患有血液疾病或肿瘤疾病的老年病人。某些病人进行气管切开手术、尿道管插入术，术后感染很多也是由恶臭假单胞菌引起的。恶臭假单胞菌的临床检出率仅次于铜绿假单胞菌，目前我国已有从化脓性中耳炎、角膜巩膜炎和痢疾样腹泻患者标本中分离出该菌的报道。

我国曾报道过由该菌引起的人食物中毒事件，患者表现为呕吐、腹泻，少数伴有发热。

（四）诊断

1. 动物的临床诊断 鱼感染恶臭假单胞菌后的症状与柱状屈挠杆菌引起的鱼的柱状病、柱状黄杆菌（*Flavobacterium psychrophilum*）引起的鱼细菌性冷水病（Bacterial coldwater disease，BCWD）以及气单胞菌属细菌引起的鱼的败血症很相似。嗜水气单胞菌引起的皮肤溃疡可位于鱼体表的任何位置，而且常常被组织的鲜红色边缘所围绕。而恶臭假单胞菌引起的溃疡主要局限于鱼的背侧面，这可能作为鉴别诊断的依据。鱼感染恶臭假单胞菌与柱状病和鱼细菌性冷水病的鉴别相对较难，依靠分离培养可以判定。另外还可根据流行病学比如疫病发生时的水温等做出一定判断，Ilhan Altinok 等（2006）指出，在 2006 年土耳其虹鳟鱼感染恶臭假单胞菌的大流行中，水温在 11.2～19.5℃，而 11.2℃对柱状屈挠杆菌感染鱼太低，19.5℃对柱状黄杆菌感染鱼太高，因此可以初步排除这两种病原菌，但对该菌的确诊还需实验室诊断。

2. 人的临床诊断 恶臭假单胞菌为人的条件致病菌，多为继发性感染，主要侵害免疫力低下的病人，比如新生儿、中性粒细胞减少的患者及癌症病人。该菌会引起人的尿路感染、肺炎、腹膜炎、脓毒性关节炎、脑膜炎及败血症等。患者表现为发热、嗜睡、食欲下降等。确诊需实验室诊断。

3. 实验室诊断

（1）细菌分离鉴定 通常从病料上取样后接种于普通营养琼脂、血液营养琼脂等平板，置于适宜温度下培养18～24h 后选取典型的恶臭假单胞菌做成纯培养后供鉴定用，常对其进行革兰氏染色。由于鱼生活在水中，不可避免地带有其他细菌，因此要注意区分，尤其是形态特征及染色特性与该菌相似的细菌。

恶臭假单胞菌的触酶氧化酶试验阳性，分解葡萄糖和木糖，水解精氨酸，利用枸橼酸酶，苯丙氨酸脱氢酶反应均为阴性，明胶快速试验阴性，VP 反应阴性。

鉴定中注意与其他假单胞菌相区别。恶臭假单胞菌不产生卵磷脂酶、不液化明胶、陈旧培养物上有腥臭味，无反硝化作用，可与荧光假单胞菌相区别，该菌只产生荧光素而不产生绿脓素，42℃不生长，可与铜绿假单胞菌相区别。

（2）DNA 测序 根据 Krista Longnecker 等（2001）针对细菌 16S rRNA 保守区设计的引物（F5′- AGAGTTTGATCCTGGCTCAG - 3′，R5′- GGTTACCTTGTTACGACTT - 3′）可扩增出大小为1 492 bp 的片段，测序结果在 NCBI 上进行 BLAST，根据序列同源性进行判定。

（五）防制措施

1. 人的预防和治疗

（1）人的预防 恶臭假单胞菌广泛存在于环境中，潮湿是恶臭假单胞菌滋生的重要条件，而有该菌污染的潮湿环境，成为医院内的主要感染源。因此医院内的各处设施都应保持清洁干净，尤其是配液室等极易造成污染的地方；加强环境卫生，门窗、地面等每天用消毒剂处理；添加通风除湿设备，保持环境干燥；加强无菌观念，严格操作规程。医院内在对肿瘤患者等免疫力低下者进行治疗或介入性检查时要严格无菌操作，同时要给予患者一定的免疫功能保护和支持治疗。

另外，要注意食品安全，不食用可能腐败变质的食物以及未熟鱼类等水产品，防止该菌通过食物传播。

（2）人的治疗　临床在抗生素的选择上多以哌拉西林、头孢他啶、亚胺培南和环丙沙星为主，另外有报道称美罗培南也有不错的治疗效果。如果条件允许，合用两种敏感药物可明显减少耐药菌株的出现，同时可给予患者增强免疫力治疗和支持治疗。

2. 动物的预防和治疗

（1）动物的预防　恶臭假单胞菌为鱼的条件致病菌，一般鱼在抵抗力下降时易感。因此应去除一些诱发因子，如寄生虫感染、真菌感染和水质恶化等，如未去除诱发因子，则易造成重复感染。要加强饲养管理，保持水质优良，投喂优质饲料以增强鱼的抵抗力，发生鱼有寄生虫感染时要及时清除杀灭。

（2）动物的治疗　发病前期，使用二氧化氯、福尔马林等效果良好，在病情严重的情况下，应使用氟哌酸等敏感抗生素才能收到较好的治疗效果，内服敏感抗生素作为巩固治疗对疾病的完全康复十分重要。

（六）公共卫生影响

恶臭假单胞菌广泛存在于自然界，是鱼类的一种病原菌，常从腐败的鱼类中检出。同时作为条件致病菌，它还可引起人的多系统感染、败血症、肺炎、腹膜炎等。这不但给淡水养殖业造成较大经济损失，而且也严重危害人类健康。

恶臭假单胞菌分布较广泛，它对理化因素的耐受性较强。在医院里，可通过多种途径传播和污染，极易造成医院内机会感染，而且抗生素的不合理使用，导致耐药菌株的出现，也加大了治疗的难度。因此我们应注意医院内的环境卫生和消毒措施，切断这一传染源，同时在临床治疗时不要滥用抗生素，根据药敏试验选用抗生素。近年来有恶臭假单胞菌引起人食物中毒的事例，但目前对该菌的研究主要集中在临床感染方面，今后也应加强这方面的研究，加强对食品卫生的监督监管力度。只有综合防治，才能减少它对人类的危害。

（宁昆　田克恭）

◆ **参考文献**

陈兴亮 . 1996. 翼状胬肉切除继发恶臭假单胞菌性角膜巩膜炎 1 例［J］. 中华眼科杂志，32（1）：10.

樊海平 . 2001. 恶臭假单胞菌引起的欧洲鳗鲡烂鳃病［J］. 水产学报，25（2）：147 - 150.

李庆山，邢瑞云，张芳萍，等 . 2000. 首次发现恶臭假单胞菌引起的食物中毒［J］. 中国公共卫生，16（1）：50 - 51.

李巍 . 1992. 从化脓性中耳炎分离出 1 株恶臭假单胞菌［J］. 中华医学检验杂志（1）：9.

孙国平 . 1992. 输液致恶臭假胞菌败血症 1 例［J］. 中华传染病杂志（2）：121.

覃章纯，汪崇阳，童杨雯 . 2000. 恶臭假单胞菌致小儿败血症一例［J］. 中华儿科杂志，38（4）：238.

杨润德，王琳，范欢 . 2005. 丹顶鹤恶臭假单胞菌的分离及生物学特性鉴定［J］. 中国兽医杂志，41（4）：55 - 56.

叶青青，张立军，张吕胜，等 . 2008. 恶臭假单胞菌致乳腺癌术后胸壁脓肿一例报告［J］. 中华肿瘤防治杂志，15
　（6）：480.

赵虎，张鹏，陈玖华，等 . 2008. 大鲵恶臭假单胞菌的分离及鉴定［J］. 河南水产，4：40 - 41.

Anaissie E，Fainstein V，Miller P，et al. 1987. Pseudomonas putida. Newly recognized pathogen in patients with cancer.
　American Journal of Medicine，82（6）：1 191 - 1 194.

Carpenter RJ，Hartzell JD，Forsberg JA，et al. 2008. Pseudomonas putida war wound infection in a US Marine：A case
　report and review of the literature. J Infect，56（4）：234 -240.

Chen CH，Hsiu RH，Liu CE，et al. 2005. Pseudomonas putida bacteremia due to soft tissue infection contracted in a floo-
　ded area of central Taiwan：a case report. J Microbiol Immunol Infect，38（4）：293 - 295.

Holt，R. A. ，Rohovec，J. S. ，Fryer，J. L. . 1993. Bacterial cold－water disease. In：Inglis，V. ，Roberts，R. R. ，Bromage，N. R. （Eds.），Bacterial Diseases of Fish. Blackwell Scientific Publications，Oxford，3－22.

Ilhan Altinok，Sevki Kayis，Erol Capkin. 2006. Pseudomonas putida infection in rainbow trout. Aquaculture，261（3）：850－855.

Longnecker K，Reysenbach A. 2001. Expansion of the geographic distribution of a novel lineage of epsilon－Proteobacteria to a hydrothermal vent site on the Southern East Pacific Rise. FEMS Microbiol Ecol，35（3）：287－293.

O. Bouallè guea，R. Mzoughi，F. －X. Weill，et al. 2004. Outbreak of Pseudomonas putida bacteraemia in a neonatal intensive care unit. Journal of Hospital Infection，57：88－91.

W F Fett，J M Wells，P Cescutti，et al. 1995. Identification of exopolysaccharides produced by fluorescent pseudomonads associated with commercial mushroom （Agaricus bisporus） production. Appl Environ Microbiol，61（2）：513－517.

Yang CH，Young T，Peng MY，et al. 1996. Clinical spectrum of Pseudomonas putida infection. J Formos Med Assoc，95：754－761.

第三十八章　摩拉菌科细菌所致疾病

根据《伯杰氏系统细菌学手册》第二版（2005），摩拉菌科（Moraxellaceae）在分类上属变形菌门（Proteobacteria）、γ变形菌纲（Gammaproteobacteria）、假单胞菌目（Pseudomonadales），其下包括摩拉菌属（*Moraxella*）、不动杆菌属（*Acinetobacter*）、嗜冷杆菌属（*Psychrobacter*）和 *Enhydrobacter* 共 4 个属，其中摩拉菌属为其模式属。

第一节　摩拉菌属细菌所致疾病

牛 摩 拉 菌 感 染

牛摩拉菌感染（Morarella bovis infection）是由牛摩拉菌引起的一种传染性人与动物共患病。牛摩拉菌是一种革兰氏阴性需氧球杆菌。可寄生在人和温血动物眼结膜及上呼吸道等黏膜上，大多数种为条件致病菌，往往人和动物共感染，一般不呈高度致病性。牛摩拉菌寄生于病牛或健牛结膜和鼻腔中，可以引起牛传染性角膜结膜炎（IBK）；也有从慢性中耳炎病人身上分离到。牛摩拉菌感染在世界养牛地区普遍发生和流行。

（一）病原

1. 分类地位　牛摩拉菌（*Morarella bovis*）在分类上属摩拉菌科（Moraxellaceae）、摩拉菌属（*Moraxella*）、摩拉菌亚属。摩拉菌属细菌又可分为摩拉菌亚属（有 6 个种）和布兰汉菌亚属（有 4 个种）。在兽医学上有意义的主要是牛摩拉菌和绵羊摩拉菌，前者属摩拉菌亚属，后者属布兰汉菌亚属。

2. 形态学基本特征与培养特性　牛摩拉菌大约长 $2\mu m$，宽 $1\mu m$，革兰氏阴性球杆菌，双链或短链，不运动，不形成芽孢。在血琼脂上培养可获得两种不同形态的菌落：一种从临床病牛分离的，菌落大而扁平，有侵蚀生长的粗糙型；一种从带菌牛分离的，菌落较小而凸，无侵蚀生长的光滑型。粗糙型细胞表面长有大量纤毛，而光滑型细胞表面则无纤毛或偶尔可见极少量的纤毛。纤毛与细菌的致病力有关。有纤毛的牛摩拉菌溶血、菌落粗糙，可产生 a 型或 b 型菌毛素，其中 b 型菌毛素与致病力有关。无纤毛的牛摩拉菌不溶血，菌落平滑，没有毒力。抗原成分复杂，有膜抗原、多糖抗原、蛋白抗原及纤毛抗原和溶血素。

牛摩拉菌生物化学反应不活泼，氧化酶、触酶、溶血试验均阳性，液化明胶，对糖类不发酵，尿素酶、苯丙氨酸脱氨酶试验均阴性，不产生硫化氢。

3. 理化特性　本菌对青霉素、四环素等敏感，常用的消毒药均有效。紫外光线照射能使该菌致病力降低或消失，而使其感染轻微或不感染。

（二）流行病学

1. 传染来源　主要为带菌牛和病牛。感染康复后的带菌牛，细菌能在鼻孔和眼结膜生长繁殖。这种保菌牛能将本病在各地传播，为主要的传染来源。

2. 传播途径　本病为虫媒性及高度接触性传染病，可以通过蚊蝇等传播媒介或与病牛直接接触感染。

3. 易感动物　各种年龄牛都易感，但一般幼龄牛要高于成年牛，未发病地区感染高于疫区，品种不同，其感染性不同，短角牛、海福特牛、荷兰牛、娟姗牛等发病较多，而安格斯种具有一定的抵抗力，发病较少。

4. 流行特征　牛摩拉菌感染主要发生在夏季，少数地方也有冬季流行。夏季蚊、蝇滋生旺盛且活动频繁，这些昆虫将强毒株牛摩拉菌从感染牛眼分泌物带至未感染牛眼中，极易传播病原。

（三）对动物与人的致病性

感染牛发病突然，但传播速度慢，流行期较长，临床症状都具典型的角膜炎，单侧或双侧眼角膜结膜发炎。刚开始表现为流泪，分泌物增多呈浆液；眼睑肿胀，碰触敏感，半闭合状；角膜、巩膜、结膜发红、充血、肿胀。2～3天后，角膜中央及其附近，出现圆形小白斑，随后扩大、突起，后出现溃疡，周围角膜变粗糙、增厚、混浊，分泌物呈脓性，眼不能睁开。表层角膜炎全身反应轻微，而当深层角膜溃疡时，病牛表现出食欲减退，产奶量下降，重者导致失明。

（四）诊断

1. 镜检　采集眼分泌物涂片，用姬姆萨染色法、革兰氏染色法染色镜检，呈革兰氏染色阴性，有荚膜，不形成芽孢，不运动，常成对存在，偶见短链，有时可见球状、杆状或丝状。

2. 培养　接种于巧克力琼脂平板和鲜血琼脂平板，置37℃培养24～48h。巧克力琼脂平板可见生长成圆形、边缘整齐、光滑、半透明、灰白色的菌落。血琼脂平板上培养出现溶血。

3. 生化试验　分离培养菌进行生化试验，可见氧化酶阳性、触酶阳性、溶血阳性，液化明胶，对糖类不发酵，尿素酶阴、苯丙氨酸脱氨酶阴，不产生硫化氢。

（五）防制措施

1. 预防　本病重在预防。建议采取以下措施：一是加强驱灭蚊蝇，消灭传播媒介，清除污水、杂草、粪便，保持牛场清洁、卫生。二是建立疫病普查制度，应定期进行疫病普查。三是加强日常管理检查工作，要注意牛异常变化如眼部有无分泌物，有无肿胀、眼结膜是否充血等，发现异常及时治疗。另外，成年母牛还要注意产奶量的变化，如果产奶量发生变化应立即进行全身检查，因为产奶量是奶牛是否健康的微观指标。

2. 治疗　发现病牛立即隔离，彻底打扫圈舍，严格消毒，集中饲养，避免日光、尘埃和蚊蝇刺激。病畜处理如下：青霉素160万或320万U、链霉素0.50～1.00g，溶于12mL生理盐水中，吸取3%普鲁卡因5mL、地塞米松3mL（孕畜禁用）。固定好病畜后，进行眼睑消毒（0.1%硼酸液冲洗患眼），将针头沿眼裂从外眼角向内眼角方向刺入皮下1cm，边退针边注射，每次注射10mL使眼睑肿胀，每天1次，隔天1次，连用3次。

（六）公共卫生影响

该菌感染对公共卫生方面的意义不大。

（洪　光）

◆ **参考文献**

李金娟. 2007. 奶牛传染性角膜结膜炎的治疗［J］. 上海畜牧兽医通讯，6：101.

陆承平. 2004. 兽医微生物学［M］. 第3版. 北京：中国农业出版社：281-283.

王晓峰，等. 2008. 奶牛传染性角膜结膜炎的治疗效果比较［J］. 上海畜牧兽医通讯，1：51-52.

张小广，邱明庆，钟文蓬. 1992. 牛摩拉菌的致病性［J］. 中国兽医杂志，2：44-45.

第二节　不动杆菌属细菌所致疾病

不动杆菌病

不动杆菌病（Acinetobacter Disease）是由不动杆菌引起的一种人与动物共患传染病，病原为不动杆菌，属条件致病菌，当机体抵抗力降低时易引起机体感染，是引起医院内感染的重要机会致病菌之一。可引起呼吸道感染、败血症、脑膜炎、心内膜炎、伤口及皮肤感染、泌尿生殖道感染等。重症者可导致死亡。不动杆菌感染多见于老年和婴幼儿。近年来，该病在医院内暴发流行，细菌耐药性不断增加，而且呈多重耐药，故引起临床高度重视。

（一）病原

1. 分类地位　不动杆菌是一类不发酵糖类的革兰氏阴性杆菌，在分类上属摩拉菌科（Moraxellaceae）、不动杆菌属（*Acinetobacter*）。本属菌的分类经过多次变迁，如醋酸钙微球菌、黏球杆菌、阴道海尔菌、硝酸盐阴性杆菌、硝酸盐无色杆菌、多形模仿菌和洛菲莫拉菌等。过去分类比较混乱，直到1971年才确定分类的摹本指标。

目前常用核酸杂交和序列分析来鉴定本属细菌，可分为19个基因种，用阿拉伯数字表示，其中7个具有表型种名，它们是乙酸钙不动杆菌（*A. calcoaceticus*）、鲍氏不动杆菌（*A. baumanni*）、溶血不动杆菌（*A. haemolytcus*）、约翰逊不动杆菌（*A. johnsonni*）、沃氏不动杆菌（*A. lwoffii*）及抗辐射不动杆菌（*A. radioresistens*），其基因种分别为1、2、4、5、7、8及12。鲍氏不动杆菌在临床感染病例中的出现率最高，超过70%。用血清学方法可分出更多的血清型，但结果不稳定。荚膜多糖及菌毛等被认为是毒力因子。有的具有甘露糖抗性血凝，并对上皮细胞有侵袭力。与其他细菌混合感染时，其毒力高于单独感染。

2. 形态学基本特征与培养特性　本菌为革兰氏阴性短杆菌（彩图38-1），长 $1.0 \sim 2.5 \mu m$，形态多为球杆状，可单个存在，但常成对排列，有时形成链状，在固体培养基内以双球菌为主，液体培养基内多呈短杆状，偶呈丝状，革兰氏染色常不易脱色，故易造成假阳性菌。可在单一碳源和能源的基本培养基中生长，不需特殊的生长因子，很多有机物均可作为碳源，但只有很少菌株能利用葡萄糖。在固体培养基上往往形成光滑或黏液状的菌落，淡黄或灰白色。有的分离株可发出自发荧光。

本菌为专性需氧菌，对营养无特殊要求，在普通培养基上生长良好。最适生长温度为 $37℃$，培养24h的菌落呈圆形突起、表面光滑、边缘整齐、灰白色、不透明、有黏液、无动力、有荚膜。溶血性不动杆菌在血琼脂平板上可呈 β 溶血。一般不产生色素，少数菌株产生黄褐色色素。氧化酶阴性，触酶反应不定，吲哚、硫化氢、甲基红、福格斯-普里斯考尔（VP）反应均阴性，不产生苯丙氨酸脱氨酶、赖氨酸脱羧酶、鸟氨酸脱羧酶和精氨酸双水解酶。均不能还原硝酸盐。大多数菌株能利用枸橼酸盐。

（二）流行病学

1. 传染来源　不动杆菌广泛存在于自然界，主要在水和土壤中，也能从健康人体皮肤、唾液、咽部、眼、耳、呼吸道、泌尿生殖道等部位分离到。在牛奶、奶制品、家禽及冷冻食品中亦可检出本菌。在医院，病人和工作人员的皮肤是不动杆菌的寄居所，可能成为大多数医院内感染暴发的来源。感染的患者皮肤经常带菌，接触患者的护士手上携带流行株者高达29%。不动杆菌广泛存在于医院环境及人体皮肤，是专性需氧菌，不需要特殊营养，易在潮湿的环境中生长。

2. 传播途径　患者在病房之间流动极易造成医院内感染。医院内贮菌的地方包括医疗器械、室内空调机、机械通气装置、氧气湿化瓶、面罩、气管插管、血管导管、腹膜透析、保留导管等。病房设备的细菌污染如床罩、浸湿的床褥等均可传播本菌，医护人员带菌的手也可在治疗过程中成为一重要传播途径，污染的医疗器械也可引起疾病传播。该菌在环境中存活时间长，干燥滤纸上可存活6天，干燥手指上存活 $36 \sim 72h$，易形成气溶胶，由空气传播。不动杆菌感染的高危因素有恶性肿瘤、烧伤、腹膜透析、接受皮质激素治疗、放疗、化疗和免疫抑制剂治疗等。重症监护病房、肾脏科病房、烧伤科病房、新生儿病房等为高危病区。

3. 易感动物　实验动物中，对家兔、豚鼠和小鼠有致病性。

（三）对动物与人的致病性

1. 对动物的致病性　不动杆菌对动物致病的报道较少，可致新生驹的败血症、牛乳腺炎、水牛流产、鳖败血症等。鉴于药物在集约化养殖中使用日益广泛，不动杆菌对动物致病的机会增多，应予重视。

2. 对人的致病性　常引发人医院感染，诸如败血症、肺炎、心内膜炎等，最主要的是由呼吸道感染，另外是手术感染。造成医院感染的原因是不动杆菌在环境中大量存在，抵抗力强，在干燥条件下，比金黄色葡萄球菌存活的时间还要长。另一个原因是，它们对抗生素有广泛的抗性，而且有不断增高的趋势。这些特点使之成为医院感染的机会致病菌。

感染部位不同，病情轻重不一，症状差异也很大。

(1) 呼吸道感染　较为常见，多发生在有严重基础疾病的患者，如原有肺部疾患，长期卧床不起，接受大量广谱抗菌药物、气管切开、气管插管、人工辅助呼吸等。我国重症监护病房患者呼吸道标本分离菌中，鲍氏不动杆菌排名第三（11%）。表现有发热，多为轻度或中度不规则发热、咳嗽、胸痛、气急，严重者可有发绀等表现。肺部可有中细湿啰音，胸部 X 线检查常表现为支气管肺炎，亦可为大叶性或片状浸润阴影，偶有脓肿或渗出性胸膜炎。可并发败血症及脑膜炎。痰培养和气管抽吸物培养有大量细菌生长。肺部 X 线检查可表现为多叶性气管支气管肺炎，偶有脓肿形成及渗出性胸膜炎，菌血症少见，如不及时治疗，则病死率较高（40%～64%）。

(2) 败血症　不动杆菌败血症主要发生于医院内感染。在败血症 2 576 株病原菌中，医院内感染的不动杆菌在革兰氏阴性杆菌中仅次于大肠杆菌和假单胞菌属，与肺炎杆菌分离率几乎相等，约占 8%。而在医院外感染的 9 种革兰氏阴性杆菌败血症中，不动杆菌的发生率最少。不动杆菌败血症多发生在使用留置的动、静脉导管、导尿管或外科手术的患者，或患有严重基础疾病、长期应用肾上腺皮质激素或细胞毒药物等，常与呼吸道感染合并发生。患者有发热、毒血症、皮肤瘀点、肝脾肿大等症状，严重者可发生休克。白细胞总数明显增高，中性粒细胞达 80% 以上。本病的病死率高（17%～46%），其中重要的原因是与该菌耐药和多种细菌合并感染有关。鲍氏不动杆菌感染的病情通常较重，病死率也较高。

(3) 伤口、皮肤感染　创口感染占该菌感染总数的 17.5%，发病率依次为外伤性感染、手术后感染、烧伤后创面感染。创口感染也可由本菌和其他细菌构成混合感染。如肠杆菌属、铜绿假单胞菌、肠球菌属、葡萄球菌属或化脓性链球菌造成混合感染。严重的创口感染常合并败血症。静脉导管污染本菌可引起严重的皮肤蜂窝织炎。人感染不动杆菌引起的皮肤蜂窝织炎见彩图 38-2 至彩图 38-4。

(4) 泌尿生殖道感染　该菌在泌尿生殖系统的检出率较高，仅次于呼吸系统。我国有学者报道，该菌属引起的尿道感染占 28.6%。原发病有前列腺肥大、尿道结石、尿道狭窄，诱因多为留置导尿管、膀胱造瘘等。临床表现为尿道炎、肾盂肾炎、阴道炎等，大多以该菌属单独感染为主，部分可混合其他细菌感染，尚有部分为无症状带菌者。

(5) 脑膜炎　大多发生于颅脑手术后，也可为原发性感染，尤其在小儿中。诱发因素有颅脑外科手术、颅咽管瘤穿刺抽吸、腰椎穿刺等。临床表现有发热、头痛、呕吐、颈强直、凯尔尼格征阳性等化脓性脑膜炎症状。婴幼儿则出现凝视、尖叫、惊厥、眼球震颤、骨缝增宽和四肢肌张力增高。皮肤亦可出现瘀点、瘀斑，临床上易误诊为流行性脑脊髓膜炎，应加以注意。同时还可并发脑室炎、脑脓肿、脑积水等。脑脊液检查外观混浊，细胞总数及中性粒细胞增高，蛋白质增高，糖含量降低。肺脊液涂片，可见革兰氏阴性杆菌，成双排列。

(6) 其他　本菌可引起其他部位的感染，形成化脓性炎症，如化脓性关节炎、骨髓炎、腹膜炎、腹腔脓肿、眼部感染和口腔脓肿等。

(四) 诊断

1. 动物的临床诊断

(1) 牛不动杆菌乳房炎　主要表现有以下几点：乳腺向外糜烂形成窦道；侵害乳房的其他乳腺；侵害乳腺上的淋巴结；侵入血液循环系统，向全身扩散，蔓延到其他脏器或器官，发生不动杆菌肺炎和淋巴管炎，妊娠母牛发生流产。在短时间内，乳房实质变为坏死和纤维变性。

(2) 犬不动杆菌病　呈现脓胸及慢性增生性胸膜炎，全身性症状为发热、恶病质、呼吸困难及咳嗽。

（3）猫不动杆菌病 呈现脓肿和溃疡。

2. 人的临床诊断 本病临床表现并无特征性。医院内感染、发生于有严重原发疾病患者的感染，均要考虑本菌感染。机体抵抗力下降、免疫功能低下、老年和早产儿、气管切开插管、久置动脉静脉导管、导尿管、广谱抗生素应用及监护室环境等均为重要易感因素。

3. 实验室诊断 不动杆菌感染的诊断有赖于细菌培养。临床样本往往被其他细菌污染，最好用赫尔氏菌（Herellea）培养基，内含胆盐、糖、溴甲酚紫及某些抗生素，或用添加抗生素的普通培养基。含菌量少的样本需用液体增菌培养，液体培养基碳源单一，pH 为 5.5~6.0，有利于不动杆菌生长，而不利于污染菌增殖。鲍氏不动杆菌可在 37℃ 或稍高温度下生长，但其他菌一般只能在不超过 30℃ 培养。本菌与莫拉菌和奈瑟菌在形态上很相似，但也有一定区别。一般奈瑟菌为肾形，相对排列；莫拉菌则为短杆菌，成双排列，两端相连。不动杆菌的形态可因培养基不同而异。如用 18~24h 培养的琼脂平板作涂片，则常为 $1.0\mu m \times 0.7\mu m$ 的双球菌；而用肉汤培养物涂片则呈典型的 $2.0\mu m \times 1.2\mu m$ 的杆菌。

显微镜观察分离菌是否为革兰氏阴性杆菌，再作氧化酶试验，可快速区分不动杆菌与其他糖不发酵细菌。本属菌氧化酶阴性，而产碱菌属、布兰汉菌亚属、奈瑟菌属、黄杆菌属及威克斯菌属的菌均为氧化酶阳性。临床分离株一般在绵羊血平板上溶血。采用 API 20NE 系统可对分离株进行表型鉴定，基因种的鉴定则需作 DNA 杂交试验。

根据生化反应不同可进行鉴别诊断。但是在判定结果时，应考虑到本菌的特点，即不动杆菌分布广泛，营养条件要求低，易于生长繁殖等特点，容易使标本污染而产生假阳性结果，故应在严格消毒后采集标本。一般认为 2 次以上培养均为阳性方有诊断价值，如仅培养 1 次且为阳性，应结合临床考虑有无上述易感因素，药物敏感试验结果是否与临床疗效一致等情况，进行综合判断。此外，尚需注意尿、痰或咽部培养阳性，并不一定是致病菌，需多次阳性或纯培养方可判断为致病菌。例如，尿培养阳性者细菌计数应 > 10 万/mL；痰培养阳性者，每个平板的不动杆菌菌落数应在 30 个以上。

（五）防制措施

1. 预防 积极治疗原发疾病，尽早去除诱因如各种导管，及时停用激素、广谱抗生素等。医院工作人员一定要认真洗手，接触患者后均应洗手并用苯扎溴铵等消毒剂泡手。感染患者一旦离开，需对病室进行认真清洗、消毒，对其用过的导管、气管插管等应专门清洗、消毒。限制广谱抗菌药物长期应用，尽可能地选用对人体正常菌群影响不大的药物治疗其他细菌性感染。增强患者体质，提高免疫功能，是防止医院内感染的主要措施。

2. 治疗 本病的治疗原则是立即去除易感因素，如尽可能拔去久置的导管，必要时重新放置，同时及时处理引起免疫力降低的各种因素，并给予支持治疗。选用有效的抗生素以控制感染。应强调使用抗菌药物前，根据不同的感染部位，采集相应的标本作细菌培养及药物敏感性测定，以便选用恰当的抗菌药物。

近年来本菌对临床常用抗生素普遍耐药，且出现多重耐药菌株。对青霉素、氨苄西林、苯唑西林、氯霉素、红霉素等均耐药。医院内重症监护病房不动杆菌病的不断暴发流行和广谱抗生素的大量使用，使该菌对过去敏感的抗生素亦呈进展性耐药：包括米诺环素、多黏菌素。第三代头孢菌素的敏感率亦下降到 50%~60%。由于近年来常以氨基糖苷类药物和氟喹诺酮类药物作为第一线药物，因而该菌对氨基糖苷类和氟喹诺酮类药物的耐药性明显增加，如环丙沙星的耐药率已上升到 30%~60%。近来曾发生耐庆大霉素、阿米卡星的菌株流行，但对妥布霉素仍敏感。不动杆菌耐药的机制包括产生灭活酶（β-内酰胺酶、氨基糖苷类钝化酶）、细菌外膜乳蛋白改变和 PBPs 改变等。对于多重耐药流行株，目前仅亚胺培南、氨苄西林-舒巴坦和头孢哌酮-舒巴坦的治疗效果较好。亚胺培南抗菌谱极广，抗菌活性非常强，对本菌有良好抑制作用，其耐药率通常小于 5%。氨苄西林-舒巴坦对不动杆菌抗菌活性，可能与β-内酰胺酶抑制剂可以恢复氨苄西林的绝大多数抗菌活性有关。

对于脑膜炎患者，由于氨基糖苷类药物不易透过血-脑屏障，全身用药药物浓度甚低，不能达到杀菌效果，故需加用鞘内注射。妥布霉素、阿米卡星或庆大霉素鞘内注射，成人均为每次 5~10mg，儿童为成人用量的 1/2。有脑室炎者尚需作侧脑室注射，每天或隔天注射 1 次，或采用第三代头孢菌素联合氨基糖苷类治疗。呼吸道不动杆菌感染者，使用氨苄西林-舒巴坦联合阿米卡星或亚胺培南治疗效果较好，但最终还应根据临床药敏试验结果选择用药。

（六）公共卫生影响

不动杆菌是一种机会性条件致病菌，常导致机体抵抗力低下者发生医院内感染。因此，不动杆菌病对公共卫生的影响不大，但要引起机体抵抗力下降者、免疫功能低下者、老年人与早产儿，以及气管切开插管、久置动脉静脉导管、导尿管使用者与光谱抗生素应用者等的重视。

（魏财文　康凯）

◆ 参考文献

顾天钊，陆承平，陈怀青．1999．鲍氏不动杆菌Ⅰ株的黏附特性［J］．南京农业大学学报，12（3）：65-68．

李景云，马越，陈鸿波，等．2002．1997—2001年不动杆菌属临床分离株分布特点和耐药性分析［J］．中国临床药学杂志，18（6）：421-424．

廖延雄．1995．兽医微生物实验诊断手册［M］．北京：中国农业出版社．

马亦林．2005．传染病学［M］．上海：上海科学技术出版社：652-656．

斯崇文，贾辅忠．2004．感染病学［M］．北京：人民卫生出版社：539-541．

杨本升，刘玉斌，苟仕金，等．1995．动物微生物学［M］．长春：吉林科学技术出版社．

第三节　未定属细菌所致疾病

疾控中心氧化酶阴性1群细菌感染

疾控中心氧化酶阴性1群细菌感染（CDC nonoxidizer group 1 infection）是由疾控中心氧化酶阴性1群细菌引起的一种人与动物共患性细菌病。动物（犬、猫）感染本菌后没有明显的临床症状和病理变化。人感染疾控中心氧化酶阴性1群细菌后主要表现为伤口化脓、红斑、肿胀、局部温度升高、疼痛，最后发展为为蜂窝织炎，少数病例由局部感染发展成为全身感染，出现败血症。

（一）病原

1. 分类地位　疾控中心氧化酶阴性1群菌（CDC nonoxidizer group 1，NO-1）的分类地位尚未明确。1974年该菌首先从田纳西州一位皮肤被咬伤的8岁男孩身上分离到，随后此细菌被送到美国疾病控制与预防中心下属的脑膜炎病原参考实验室和特殊病原实验室，研究发现此菌为一种特殊的需要复杂营养、氧化酶阴性、革兰氏阴性杆菌，遂将其命名为氧化酶阴性1群细菌。此菌与不动杆菌属（*Acinetobacter*）的细菌具有相似的理化性质，在《伯杰氏细菌学鉴定手册》第九版中不动杆菌属被列入摩拉菌科（Moraxellaceae），因此将疾控中心氧化酶阴性1群细菌暂列入摩拉菌科进行介绍。

2. 形态学基本特征与培养特性　疾控中心氧化酶阴性1群细菌是革兰氏阴性小球菌或者中等杆菌，有小的空泡，两极着色。

疾控中心氧化酶阴性1群细菌为需氧菌，厌氧培养24h，基本不生长，厌氧培养48h，有极少量的生长，形成针尖样的菌落。本菌的最适培养温度为35℃，在不含氯化钠的营养肉汤中可以生长，在含有6%氯化钠的营养肉汤中不能生长。

疾控中心氧化酶阴性1群细菌对营养的要求较为苛刻，在含有5%兔血的脑心浸液琼脂平板上，35℃培养18～24h后，有轻度至中度的生长，没有溶血现象；菌落为环形，大小从针尖大至直径0.25mm不等，表面光滑，中央隆起，半透明，用锐器转移菌落时，整个菌落被一起挑下；菌落在平板上不具有运动性；培养的细菌没有特殊的气味。本菌在乳化的肉汤培养基中较难生长。部分疾控中心氧化酶阴性1群菌可以在麦康凯培养基上生长，但是生长缓慢，一般需培养3～7天。

3. 理化特性　疾控中心氧化酶阴性1群细菌为革兰氏阴性菌，其理化特性与不动杆菌属的成员极为相似，不能利用葡萄糖、木糖、甘露醇、乳糖、蔗糖和麦芽糖，硝酸盐反应阳性，亚硝酸盐反应阴性，吲哚反应和柠檬酸盐反应阴性，不能水解尿素、七叶苷和明胶。

疾控中心氧化酶阴性 1 群细菌与不动杆菌有着相似的理化性质，但是二者也可以很容易地区别开，本菌与不动杆菌属成员最主要的区别是不动杆菌转化试验阴性和硝酸盐反应阳性。另外，本菌的脂肪酸和泛醌组成也与不动杆菌属的成员有明显不同，本菌包含 3-OH-10：0 脂肪酸，而不动杆菌属的成员则不含有；对于不动杆菌属的成员，12：0、12：1ω9、2-OH-12：0、17：1ω8c、17：0 和 18：1ω9c 是其常含有的 6 种脂肪酸，而本菌则不含有；泛醌-8 是本菌含有的主要的醌类，而不动杆菌属的成员则主要含有泛醌-9。

疾控中心氧化酶阴性 1 群细菌对氨基糖苷类、β-内酰胺类、四环素类、喹诺酮类、磺胺类抗生素敏感，部分菌株对甲氧苄啶有抗药性。

（二）流行病学

1. 传染来源 携带疾控中心氧化酶阴性 1 群细菌的犬、猫是本菌的主要传染源。

2. 传播途径 人发生疾控中心氧化酶阴性 1 群细菌感染大多是在被犬、猫咬伤后由伤口感染。美国国家疾控中心对 1974—1998 年 22 例感染疾控中心氧化酶阴性 1 群菌的患者进行调查时发现，77% 的病人是由于犬咬伤而感染本菌，18% 的病人是由于猫咬伤而感染本菌，该研究还发现儿童主要是面部、颈部、头部被咬伤，成人则主要是四肢被咬伤。

3. 易感动物

（1）自然宿主 研究发现感染疾控中心氧化酶阴性 1 群细菌的人多数是在被犬、猫咬伤后发生感染，因此犬、猫可能是本菌的自然宿主。

（2）易感人群 疾控中心氧化酶阴性 1 群细菌的感染没有明显的性别、年龄、职业等特点。美国疾病预防与控制中心对 1974—1998 年 22 例感染本菌的患者进行调查时发现，感染本菌的患者男女比例大致为 1：1，患者年龄为 20 个月至 78 岁不等，男性感染本菌的平均年龄为 9 岁，女性感染本菌的平均年龄为 25 岁。从本菌的传播方式判断，经常与犬、猫等动物接触的人感染本菌的可能性比较大。

4. 流行特征 目前发现的疾控中心氧化酶阴性 1 群细菌感染的病例多为散发，没有明显的地域和季节特征。

5. 发生与分布 有关疾控中心氧化酶阴性 1 群细菌感染的报道主要见于北美国家。本菌最早是在 1974 年发现的，从美国田纳西州一位皮肤被咬伤的 8 岁男孩身上分离到，随后被命名为疾控中心氧化酶阴性 1 群细菌。1974—1998 年，美国疾病控制与预防中心下属的脑膜炎病原参考实验室和特殊病原实验室从美国和加拿大两国的部分医院实验室中共鉴定出 22 株疾控中心氧化酶阴性 1 群细菌。

（三）对动物与人的致病性

犬、猫能够感染疾控中心氧化酶阴性 1 群细菌，但多为隐性感染，不表现明显的临床症状。

人感染疾控中心氧化酶阴性 1 群细菌多数是通过伤口感染，主要是四肢、面部被犬、猫咬伤。由本菌单独感染引起发病的病例报道较少，多数情况下是几种细菌混合感染，混合感染的细菌主要有葡萄球菌、链球菌、棒状杆菌、厌氧菌和多杀性巴斯德菌。

美国疾病预防与控制中心对 1974—1998 年 22 例感染本菌的患者进行调查时发现，感染本菌后潜伏期为 3~78h，平均潜伏期为 17.5h。人感染本菌后多数体温表现正常，少数患者有体温升高的现象，多数病人会出现伤口发红、肿胀、疼痛、化脓，多数病人还会发生蜂窝织炎，本菌引起败血症的病例已经有报道，但是病例极少。

人感染本菌后可能出现的症状还有伤口出血、淤血，局部体温升高，伤口刺痛，恶寒，淋巴结病。白细胞总数略有上升，血细胞比容和血小板计数基本正常。

（四）诊断

1. 动物的临床诊断 动物感染疾控中心氧化酶阴性 1 群细菌后，一般表现为隐性感染，没有明显的临床症状。

2. 人的临床诊断 人感染疾控中心氧化酶阴性 1 群细菌后，主要表现为伤口化脓、红斑、肿胀、局部温度升高、疼痛，有些病例最后发展为为蜂窝织炎，少数病例由局部感染发展成为全身感染，出现败血症。由于缺少特征性的临床表现，本菌感染的确诊需依赖实验室诊断。

3. 实验室诊断

（1）分离培养　疾控中心氧化酶阴性 1 群细菌对于营养的要求较为苛刻，培养较为困难。将病料接种培养基平板，观察菌落形态、大小，进行革兰氏染色，显微镜下观察细菌形态。对于本菌感染，主要依赖于生化指标的鉴定。

（2）鉴别诊断　疾控中心氧化酶阴性 1 群细菌感染确诊时，要注意与不动杆菌属的成员鉴别诊断。本菌与不动杆菌属成员最主要的区别是不动杆菌转化试验（transformation assay test）阴性和硝酸盐反应阳性。另外，本菌的脂肪酸和泛醌组成也与不动杆菌属的成员有明显不同，也可以作为鉴别诊断的依据。

（五）防制措施

1. 动物的防制措施

（1）预防　加强对动物本身的卫生消毒，防止细菌的滋生。

（2）治疗　动物感染本菌一般不需治疗，某些情况下也可选用抗生素治疗或者预防本菌的感染，常用的抗生素有氨基糖苷类、β-内酰胺类、四环素类、喹诺酮类、磺胺类抗生素。

2. 人的防制措施

（1）预防　预防疾控中心氧化酶阴性 1 群细菌感染主要是防止被犬、猫等动物的咬伤，身体有外伤时尽量避免与上述动物接触。

（2）治疗　人感染疾控中心氧化酶阴性 1 群细菌后的治疗主要采用抗生素治疗。本菌对氨基糖苷类、β-内酰胺类、四环素类、喹诺酮类、磺胺类抗生素敏感，部分菌株对甲氧苄啶有抗药性。

本菌感染经抗生素治疗后一般预后良好。

（六）公共卫生影响

对于疾控中心氧化酶阴性 1 群细菌的致病性目前普遍认为本菌主要是引起伤口化脓、红斑、肿胀、局部温度升高、疼痛，最后发展为为蜂窝织炎，少数病例由局部感染发展为全身感染，出现败血症。本菌的感染多为散发，而且本菌对营养的要求苛刻，难以在环境中生存，因此本菌的影响范围有限。此外，本菌多出现在混合感染中，其致病力有待进一步研究。

尽管本菌在环境中难以生存，其致病机制也尚未清楚，但是鉴于人多是在被犬、猫等动物咬伤后出现本菌的感染，而且有统计表明在美国每年大约有 440 万人被动物咬伤，每 10 万人当中有大约 300 人被犬或猫咬伤，这表明本菌依然有着重要的病原学意义，有必要在平时做好本菌感染的预防工作，特别是对于饲养犬、猫等动物以及与上述动物有密切接触的人员要做好个人防护。

（蔡林　田克恭）

◈ 参考文献

G Funke, G M Lucchini, G E Pfyffer, et al. 1993. Characteristics of CDC group 1 and group 1 - like coryneform bacteria i-solated from clinical specimens. J Clin Microbiol, 31 (11): 2907 - 2912.

Hollis DG, Moss CW, Daneshvar MI, Meadows L, Jordan J, Hill B. 1993. Characterization of Centers for Disease Control group NO - 1, a fastidious, nonoxidative, gram - negative organism associated with dog and cat bites. J Clin Microbiol, 31: 746 - 748.

Robyn M. Kaiser, Robert L. Garman, Michael G. Bruce, et al. 2002. Clinical Significance and Epidemiology of NO - 1, an Unusual Bacterium Associated with Dog and Cat Bites. Emerging Infectious Diseases, 8 (2): 171 - 174.

Sacks JJ, Kresnow M, Houston B. 1996. Dog bites: how big a problem? Inj Prev, 2: 52 - 54.

Sacks JJ, Lockwood R, Hornreich J, Sattin RW. 1996. Fatal dog attacks, 1989 - 1994. Pediatrics, 97: 891 - 895.

Weiss HB, Friedman DI, Coben JH. 1998. Incidence of dog bite injuries treated in emergency departments. JAMA, 279: 51 - 53.

Zimmerli W, Waldvogel F, Vaudaux P, Nydeggar UE. 1982. Pathogenesis of foreign body infection: description and char-acteristics of an animal model. J Infect Dis, 146: 487 - 497.

第三十九章　弧菌科细菌所致疾病

在分类上弧菌科（Vibrionaceae）属变形菌门（Droteobacteria），γ 变形菌纲（Cammaproteobacteria）、弧菌目（Vibrionales）、其中弧菌属（*Vibrio*）的某些种为主要的致病细菌多为革兰氏阴性杆菌，有鞭毛，大部分嗜盐。弧菌广泛分布于沿海和海湾地区。一些弧菌可造成水生动物感染并患病，另一些弧菌如霍乱弧菌（*Vibrio cholerae*）、副溶血弧菌（*Vibrio parahaemolyticus*）、创伤弧菌（*Vibrio vulnificus*）则可引起人和水生动物的疾病。对人的感染主要为创伤性感染和引起人的胃肠道疾病。

弧菌属细菌所致疾病

一、霍　乱

霍乱（Cholera）是由霍乱弧菌引起的一种人与动物共患传染病。动物霍乱可引起鱼、虾发生体表出血等疾病。人类霍乱是一种急性肠道传染病，具有发病急、传播快、波及范围广、危害严重等特征，是国际三种检疫传染病中危害最严重的一种。临床表现轻重不一，轻者仅有轻度腹泻；重者剧烈吐泻大量米泔水样排泄物，并引起严重脱水、酸碱失衡、周围循环衰竭及急性肾功能衰竭而导致死亡。

（一）病原

1. 分类地位　霍乱弧菌（*Vibrio cholerae*）在分类上属弧菌科（Vibrionaceae）、弧菌属（*Vibrio*）。根据菌体（O）抗原的不同，霍乱弧菌可分出 200 个以上的 O 血清群，其中仅有 O1 和 O139 群霍乱弧菌能引发霍乱。O1 群霍乱弧菌（*V. cholerae* O1）包括两个生物型：古典生物型（classical biotype）和埃尔托生物型（El Tor biotype）。O1 和 O139 群霍乱弧菌能产生外毒素性质的霍乱肠毒素（cholera toxin, CT），可引起机体剧烈腹泻。此外，霍乱弧菌还能产生神经氨酸酶、血凝素，菌体裂解后能释放出内毒素。

2. 形态学基本特征与培养特性　霍乱弧菌为革兰氏阴性菌，菌体短小呈弧形或逗点状，无芽孢，菌体两端钝圆或稍平，长 $1.5\sim3\mu m$、宽 $0.3\sim0.5\mu m$，菌体单端有一根鞭毛，长可达菌体长度的 $4\sim5$ 倍，运动活泼。O139 群霍乱弧菌有一层薄的荚膜。O1 群霍乱弧菌无荚膜。霍乱弧菌属兼性厌氧菌，营养要求不高，在普通培养基上生长良好，生长温度为 $16\sim42$℃，培养温度以 37℃最为适宜，可繁殖 pH 为 $6.0\sim9.2$，适宜的 pH 为 $7.2\sim7.4$。O139 群霍乱弧菌在 TCBS 培养基上，菌落呈黄色；在 TTG 琼脂上呈灰色，菌落中心呈黑色，在周围常有一条不透明的带。O139 群霍乱弧菌不形成粗糙型菌落，能发酵蔗糖、甘露糖、葡萄糖和麦芽糖，产酸不产气，不发酵肌醇和阿拉伯糖。O1 群霍乱弧菌能发酵蔗糖和甘露糖，不发酵阿拉伯糖。

3. 理化特性　霍乱弧菌对热、干燥、日光、化学消毒剂和酸均很敏感，耐低温，耐碱。经干燥 2h 或 55℃ 10 min 即可死亡，煮沸立即死亡。在 $1:5\,000\sim10\,000$ 盐酸或硫酸，$1:500\,000$ 高锰酸钾中，数分钟即被杀灭。在 0.1% 漂白粉中 10 min 即死亡。在正常胃酸中仅生存 4 min。在河水、井水、海水中可存活 $1\sim3$ 周，在鲜鱼、贝壳类食物上存活 $1\sim2$ 周。在砧板和布上可存活相当长时间。

（二）流行病学

1. 传染来源 霍乱病人与带菌者是霍乱的传染源。典型霍乱病人的吐泻物带菌较多，极易污染环境，是重要传染源。带菌者分健康带菌、潜伏期带菌和病后带菌 3 种。健康带菌者的排菌时间较短，一般不超过 7 天。潜伏期排菌多在最末 1~2 天，持续时间更短。病后带菌有 2 种情况：①恢复期带菌，自临床症状消失后 3 个月内带菌，绝大多数患者恢复期带菌的时间不超过 1 周；②慢性带菌，持续排菌超过 3 个月，这种情况很少见。

2. 传播途径 霍乱是经口感染的肠道传染病，通过饮水、食物、生活接触和蝇虫均可单一地或交错地传播本病。由于水最易被吐泻物所污染，如洗涤病人衣物、倾倒吐泻物、船上渔民排泄物直接下水以及通过河道运粪等，且一经污染有可能使水体较长时间保持传播能力。此外，水栖动物被污染后，霍乱弧菌有可能在其体内存活较长的时间并继续污染水体，因此，水是最主要的传播途径。食物在传播霍乱过程中的作用仅次于水。通过接触霍乱患者或带菌者的物品，特别是经手接触而构成传播的情况也较为普遍。另外，夏、秋季节苍蝇活动频繁，其携带的病菌易污染食物，成为重要的传播途径。

3. 易感动物

（1）**自然宿主** 水生动物和两栖类动物是重要的自然宿主。浮游生物可作为自然宿主，携带病菌并不断向水中排毒。海洋甲壳类生物表面可黏附霍乱弧菌，后者通过分泌甲壳酶，分解甲壳作为营养而长期存活。进食污染海产品后可造成霍乱流行。试验表明，埃尔托弧菌被人工饲养的泥鳅、鳝鱼吞食后，可在后者体内生长繁殖，然后排入水中；因此泥鳅、鳝鱼可成为弧菌的保存宿主，散播病原菌，造成霍乱流行。

（2）**易感人群** 人群普遍易感，无年龄、性别、种族差异。

4. 流行特征 霍乱传播速度快，常呈暴发流行趋势，在历史上曾引起 7 次大流行，已波及包括我国在内的数十个国家和地区。区域传播特点是沿海地区多发，同时向内陆扩散，具有高度的散发性。发病时间上无明显季节性，冬、春季也可暴发。

5. 发生与分布 霍乱在亚洲、非洲、中美洲、南美洲的很多地方呈地方性流行。霍乱流行主要发生在缺乏基本卫生设施、无安全水源供应的欠发达地区。

自 1817—1923 年的百余年间，由古典生物型霍乱弧菌引起 6 次世界性大流行，涉及到亚、欧、北美洲的数十个国家和地区，每次世界性大流行都曾波及我国。1961 年，由埃尔托生物型霍乱弧菌引起霍乱第 7 次世界性大流行，开始从印度尼西亚向邻国和地区蔓延，波及五大洲 140 多个国家和地区。在 1992—1993 年间，由 O139 霍乱弧菌引起的世界范围大流行，来势凶猛，传播速度之快远超埃尔托霍乱，有专家提出可能是"第八次霍乱流行"的开始。1993 年，O139 霍乱弧菌开始传入我国，至 1994 年，已有 24 个省、自治区、直辖市检出 O139 霍乱弧菌。

（三）对动物与人的致病性

1. 对动物的致病性 霍乱弧菌可引起野生香鱼（*Plecoglossus altivelis*）和鳗鱼的体表和内脏出血，并可引起金鱼的败血症，引起对虾壳疾病和细菌性败血病。

2. 对人的致病性 本病潜伏期约为 1~3 天，短者数小时，长者 7 天。典型患者多急骤起病，少数在发病前 1~2 天有头昏、疲劳、腹胀、轻度腹泻等前驱症状。古典生物型与 O139 型霍乱弧菌引起的疾病，症状较严重，而埃尔托型所致者，轻型或无症状较多。

霍乱弧菌进入小肠后，依靠鞭毛的运动，穿过黏膜表面的黏液层，黏附于肠壁上皮细胞上，在肠黏膜表面迅速繁殖，经过短暂的潜伏期后便急剧发病。该菌不侵入肠上皮细胞和肠腺，也不侵入血流，仅在局部繁殖并产生霍乱肠毒素，此毒素作用于黏膜上皮细胞与肠腺，使肠液过度分泌，导致患者出现上吐下泻，泻出物呈米泔水样并含大量弧菌，致使病人严重脱水（彩图 39-1，彩图 39-2），此为本病典型的特征（图 39-1）。

按发病轻重，霍乱可分为 5 型。

（1）无症状型　感染后无任何症状，仅呈排菌状态。排菌期一般为 5～10 天，个别人可迁延至数月或数年，成为慢性带菌者。

（2）轻型　病人每天腹泻数次，但无典型米泔水样便，无呕吐脱水表现，血压、脉搏均正常，血浆相对密度在 1.026～1.030，尿量无明显减少。

（3）中型　吐泻次数较多，每天达 10～20 次。有典型症状及典型米泔水样便，脱水明显，血压下降，尿量甚少，每天 500 mL 以下。

（4）重型　患者吐泻频繁，脱水严重，极度软弱或神志不清，脉搏微弱，血压下降或测不出，血浆相对密度＞1.041，尿极少或无尿，可发生典型症状后数小时死亡。

（5）暴发型　也称干性霍乱，甚罕见。起病急骤，不等典型的泻吐症状出现，即因循环衰竭而死亡。

霍乱还可引起并发症，如：①肾功能衰竭，由于休克得不到及时纠正和低血钾所引起，表现为尿量减少和氮质血症，严重者出现尿闭，可因尿毒症而死亡。②急性肺水肿，代谢性酸中毒可导致肺循环高压，后者又因补充大量不含碱的盐水而加重。③其他，低钾综合征、心律不齐及流产等。

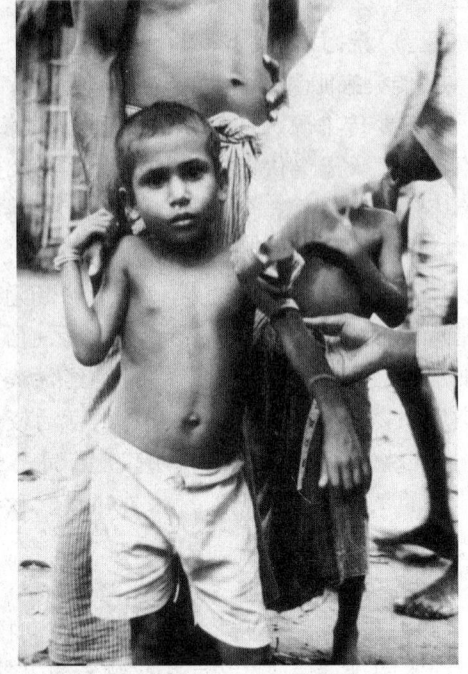

图 39-1　霍乱病人

（引自 http://phil.cdc.gov/phil/details.asp，CDC/Dr. Jack Welssman 供图）

（四）诊断

1. 动物的临床诊断　鱼类主要表现为体表、内脏出血，并发生败血病。虾主要表现为壳松软，严重也发生败血症。确诊需要进行实验室诊断。

2. 人的临床诊断　以临床表现、流行病学史和病原检查三者为依据。血清学检查适用于病后追溯诊断，无助于早期确诊。诊断须鉴别下述腹泻病：痢疾；由沙门菌、葡萄球菌、变形杆菌等引起的细菌性食物中毒；副溶血弧菌、非 O1 群霍乱弧菌引起的腹泻；产肠毒素大肠菌（ETEC）性腹泻；病毒性（特别是轮状病毒性）胃肠炎；寄生虫性腹泻；某些毒物（如有机磷农药、三氧化二砷等）引起的腹泻。

（1）可疑　有腹泻症状，尤其是剧烈的无痛性水样腹泻；与霍乱感染者一起就餐或密切接触者，也应及时检查，以确定是否感染。

（2）疑似　典型泻吐症状的非疫区肠道病例，在病原学检查未确诊前；霍乱流行期，曾接触霍乱患者，有腹泻症状而无其他原因可查者。在霍乱疫区内或近日去过霍乱疫区，出现腹泻，应及时到医院就诊并留粪便作霍乱细菌学检查。

（3）确诊　腹泻呕吐等症状，大便培养霍乱弧菌阳性者；霍乱流行期在疫区有典型霍乱症状而大便培养阴性无其他原因可查者。

2. 实验室诊断

（1）血液检查　红细胞总数和血细胞压积增高，白细胞数可达（15～60）×10⁹/L，中性粒细胞和大单核细胞增多。血清钠、钾降低，输液后更明显，但多数氯化物正常，并发肾功能衰竭者血尿素氮升高。

（2）细菌学检查　采集患者新鲜粪便或呕吐物直接镜检，可见呈穿梭状快速运动的细菌，涂片染色镜检见到排列呈鱼群状革兰氏阴性弧菌，暗视野下呈流星样运动，可用特异血清抑制。荧光抗体检查可于 1～2h 出结果，准确率达 90%。

（3）血清学检查　抗体病后 5 天即可出现，两周达高峰，故病后 2 周血清抗体滴度 1∶100 以上或双份血清抗体效价增长 4 倍以上有诊断意义。其他如酶联免疫吸附试验、杀弧菌试验也可酌情采用。

（五）防制措施

1. 动物的防制措施

（1）预防 采取综合防治措施控制该病的发生，平时应经常清池；加强水质的消毒工作、保持水质清洁。有报道采用季铵盐类消毒剂进行水质净化可将细菌数降低 93%。

（2）治疗 采用抗生素治疗，如土霉素、诺氟沙星、环丙沙星等。

2. 人的防制措施 霍乱是急性肠道传染病，通过粪、口传播，即通过饮食、饮水和生活上的密切接触和苍蝇等途径而传播，所以把好"病从口入"关是预防霍乱的关键措施。

（1）预防 霍乱防治必须贯彻"预防为主"的方针，坚持"标本兼治为主"的原则深入开展宣传教育，搞好以管水、管粪、管饮食、灭苍蝇和蟑螂的"三管一灭"为中心的综合性预防措施，逐步减少和清除本病的发生和流行。

1）控制传染源 及时检出病人，尽早予以隔离治疗，彻底消毒排泄物。病人症状消除后，粪便连续两次培养阴性方可解除隔离。

2）切断传播途径 加强饮水消毒和食品管理，对病人和带菌者的排泄物进行彻底消毒。此外应消灭苍蝇等传播媒介。切断传播途径：加强卫生宣传，积极开展群众性的爱国卫生运动，管理好水源、饮食，处理好粪便，消灭苍蝇，养成良好的卫生习惯。

3）保护易感人群 使用霍乱疫苗已成为可供选择预防霍乱的措施之一。我国研发的新型口服 rBS/WC 霍乱疫苗现已问世，主要对 O1 群霍乱有预防作用。其安全性较好，可以提供较好、较持久的保护作用。

（2）治疗

1）治疗原则 以补液为主，抗菌为辅，纠酸补钾，注意强心治疗。危重患者就地抢救，待病情稳定后，再送往隔离地治疗。轻型患者一般就地隔离治疗。

2）治疗方法

①补液：及时、足量、正确地补充体液和电解质是治疗霍乱的关键。轻度脱水病人，以口服补液为主；中、重型脱水病人，须立即进行静脉输液抢救，待病情稳定、脱水程度减轻、呕吐停止后改为口服补液。

②抗菌药物：在液体治疗的同时，给予抗菌药物治疗以减少腹泻量和缩短排菌期。可根据药品来源及引起流行的霍乱弧菌对抗菌药物的敏感性，选定一种常用抗菌药物，常用的抗生素为氟哌酸、环丙沙星等。

③对症治疗及并发症的处理：如出现代谢性酸中毒、急性肾衰竭、急性肺水肿、心力衰竭、低钾综合征等要及时治疗。

④患者及带菌者出院标准：患者在经正规治疗，临床症状消失后，经连续 3 天大便培养阴性或带菌者经 7 天服药治疗后，经连续 3 天大便培养阴性可出院。

（六）公共卫生影响

霍乱主要通过受污染的水和食物传播，与普遍较差的环境状况密切相关。基本基础生活设施缺乏的贫困地区以及不能获得干净的饮用水和环境卫生的人群聚居区往往会成为霍乱的高危地区。自然或人为灾难之后人或动物的尸体并不会引起霍乱的流行。但是，灾难往往会导致水源和环境卫生系统遭受破坏，使得人群大规模转移或聚居到设施不充分和过分拥挤的营地，在霍乱弧菌病原体存在或从外界传入的情况下，极易在该地区甚至更大范围暴发，造成人民生命财产极大损失，引起社会恐慌。

另外，由于霍乱具有来势猛、传播快、无明显季节性、病死率高和主要通过污染的水体进行传播等特点，因而也成为造成生物恐怖和达到军事目的最可能使用的重要生物战剂之一。我国是一个水资源比较匮乏的国家，也是自然灾害相对频发的国家，广大农村地区基础设施仍然缺乏，这就决定了在很长一段时期内霍乱仍然是一个对公共卫生构成严重威胁的疾病。

（洪光 原霖）

◆ **我国已颁布的相关标准**

WS 289—2008　霍乱诊断标准

SN/T 1189—2003　入出境霍乱染疫列车卫生处理规程

SN/T 1211—2003　入出境霍乱染疫航空器卫生处理规程

SN/T 1239—2003　国境口岸霍乱检验规程

SN/T 1284—2003　入出境霍乱染疫船舶卫生处理规程

SN/T 1297—2003　国境口岸霍乱疫情监测规程

SN/T 1527—2005　国境口岸霍乱处理规程

SN/T 1872—2007　出入境口岸霍乱弧菌多重聚合酶链反应操作规程

◆ **参考文献**

陆承平．2004．兽医微生物学［M］．第3版．北京：中国农业出版社：240-241．

马亦林．2005．传染病学［M］．上海：上海科技出版社，543-553．

斯崇文，贾辅忠，李家泰．2004．感染病学［M］．北京：人民卫生出版社，571-576．

Austin, B., Austin, D. A.. 2007. Bacterial Fish Pathogens, Disease of Farmed and Wild Fish, 4th edn. Springer Praxis, Godalming

B. Austin. 2009. Vibrios as causal agents of zoonoses. Vet. Microbiol.

David A Sack, R Bradley Sack, G Balakrish Nair. 2004. Cholera. Lancet，363：223-233．

Haldari, S., Chatterjee, S., Asakura, M., et al. 2007. Isolation of Vibrio parahaemolyticus and Vibrio cholerae (non-O1and O139) from moribund shrimp (Penaeus monodon) and experimental challenge study against post-larvae and juveniles. Ann. Microbiol，57，55-60．

Jane N Zuckerman, Lars Rombo, Alain Fisch. 2007. The true burden and risk of cholera：implications for prevention and control. Lancet Infect Dis，7：521-530．

Swaminathan, T. R., Rathore, G., Sood, N., et al. 2007. Vibrio cholerae non-O1 and non-O139 serogroup isolated from ornamental fish in India. Indian Vet. J.，84，1023-1025．

二、副溶血弧菌感染

副溶血弧菌感染（Vibrio parahaemolyticus infection）是由副溶血弧菌引起的一类疾病。动物的副溶血弧菌主要易感动物为鲍鱼、虾、贝类和某些鱼类，可造成上述动物的大量死亡，给各国水产养殖业造成巨大经济损失。人类的副溶血弧菌感染主要通过食用被副溶血弧菌污染的生的或未熟的海产食品尤其是蚌类而引发。临床表现为急性肠炎，症状有腹泻、头痛、呕吐、恶心及腹部绞痛。该病在中国、日本等亚洲国家已经成为发病率较高的食源性疾病。

（一）病原

1. 分类地位　副溶血弧菌（*Vibrio parahaemolyticus*）在分类上属弧菌科（Vibrionaceae）、弧菌属（*Vibrio*）。

副溶血弧菌有鞭毛（H）抗原、荚膜多糖（K）抗原和菌体（O）抗原，鞭毛（H）抗原为所有菌株共有，不能分型。故O和K抗原为血清型分型的基础。已知有13种O抗原、71种K抗原。根据其菌体O及鞭毛抗原H的不同可分为25个血清型，B、E、H是引起食物中毒的主要血清型。按噬菌体分型，我国至少有9个型。近年来全球暴发的多起副溶血弧菌感染都与O3：K6有关，因此该血清型病原菌具有更重要的流行病学意义。

2. 形态学基本特征与培养特性　副溶血弧菌为革兰染色阴性、无芽孢、具鞭毛的杆菌，一般大小为（0.3～0.7）μm×（1～2）μm，排列不规则，多数散在，偶尔成对排列。本菌在液体培养时产生单端鞭毛，运动快速。在固体培养基上，可形成两种鞭毛：一种是侧鞭毛，与细菌在琼脂平板上的游走现象有关；另一种为极生鞭毛，可在菌体一端或两端，该特点与其他弧菌不同。本菌的另一个特征是形态多变性，在不同培养基上生长的菌体性状差异很大：在沙门氏菌-志贺氏菌（SS）琼脂上，多呈卵圆形，两极浓染，少数为杆状；在血琼脂上，主要呈卵圆形，少数为球杆状，也有丝状；在高盐琼脂上呈球杆状。

副溶血弧菌对营养要求不高，但具有嗜盐性，在普通培养基中加入适量氯化钠即可生长。生长所需氯化钠的最适浓度为 3%～4%，无盐和 10% 的氯化钠培养基不能生长。本菌最适 pH 为 7.7～8.0，但 pH 为 9.5 时仍能生长。最适生长温度为 30～37℃，4℃不能生长。

神奈川现象：副溶血弧菌致病菌株能产生几种溶血素，其中一种毒素能使 Wagatsuma agar 培养基上的人和兔红细胞发生溶血，而对马红细胞不溶血，此即神奈川现象（Kanagawa phenomenon，KP）。从腹泻患者中分离的致病菌株 95% 神奈川试验阳性，而从海水等环境中分离的菌株仅 1% 阳性。

3. 理化特性 副溶血弧菌对酸较敏感，pH6 以下即不能生长，在普通食醋中 1～3 min 即死亡。在 3%～6% 氯化钠溶液中繁殖迅速，每 8～9min 为一周期。本菌嗜盐性机制与 K^+-H^+ 反向转运系统有关。对高温抵抗力小，65℃ 5～10 min 即可杀死；室温自来水中 1 天内死亡；河水、塘水、井水中不超过 2 天死亡；但在海水中 47 天后仍可存活。在 -20℃ 蛋白胨水中，经 11 周，仍能继续存活，对常用消毒剂抵抗力很弱，可被低浓度的酚和来苏儿溶液杀灭。

（二）流行病学

1. 传染来源 副溶血弧菌主要存在于浅海水中，附着于海洋生物体表生长繁殖，故主要传染源为海产品食物，其中以贝类、乌贼、黄鱼、蛏子、海蜇头等带菌率较高，其带菌部位主要是体表、鳃和排泄腔，其中贝类是人食源性感染副溶血弧菌的主要来源。我国也发现在近海河中，淡水鱼也有较高的带菌率。人在发病初期患者排菌量大，可成为传染源。虽然患者和带菌者可成为传染源，但由于患者带菌时间短，仅 3～5 天，故患者和带菌者作为传染源意义不大。上海市一次健康人群带菌率调查表明，除水产工、渔民带菌率达 5% 外，机关工作人员一般不超过 0.5%。

2. 传播途径 为食物传播，有时发生食物源性暴发流行。发生的原因主要是：①食品加热不彻底，未达到灭菌目的，生食海产品是最主要的传播途径；②制作不符合卫生要求，如熟食被接触过生海产品的刀、砧板、容器等污染；③熟食保管不善，一旦受到副溶血弧菌污染，于短时间内大量繁殖，达到足以致病菌量。

3. 易感动物

（1）自然宿主 副溶血弧菌广泛存在于海产品中，如贝类、鲍鱼、带鱼、海蟹、墨鱼、鲳鱼、对虾、黄花鱼、螃蟹、斑鰶、海蜇、黄泥螺、毛蚶等。

（2）实验动物 实验动物中，小鼠易感性强。

（3）易感人群 人群普遍易感，虽然病后可获低滴度抗体，但消失快，产生免疫力不持久，加之血清型亦多，故可反复感染发病。但有人观察同时进餐者，沿海地区居民较外来人员发病率低，认为沿海居民经常暴露在少量细菌存在的环境中，可能获得一定免疫力。

4. 流行特征 副溶血弧菌在海水中存在年循环现象：当水温在 10℃ 以下时（如冬季），只能从沉积物中分离到该菌；而当春末、夏初水温达到 14℃，越冬菌从水底释放出来，附着于浮游动物上移并进行繁殖，因此从水体、浮游动物及沉积物中均可分离到该菌。

人群发病期多在 5～11 月，以 7～9 月为高峰期。由于气温能影响海产品及被污染食物的细菌繁殖，故在气温较高的沿海及海岛地区发病率较高，常呈暴发流行。各年龄组均可发病，其中以青壮年居多。

5. 发生与分布 呈世界性分布，我国和日本发病率最高。1950 年 10 月从日本大阪市一起咸沙丁鱼食物中毒的患者肠道排泄物和食物中首次分离出副溶血弧菌。随后 1955 年在日本新潟，因食用近海鱼类乌贼引起副溶血弧菌食物中毒，有 2 万居民得病。在日本，副溶血弧菌食物中毒约占细菌性食物中毒的 70%～80%。1958 年上海市防疫站也从烤鸭所致食物中毒的患者中分离出此菌。以后在我国、日本、印度、美国等许多国家陆续报道有本病的发生。

（三）对动物与人的致病性

1. 对动物的致病性　副溶血性弧菌是海洋中广泛存在的细菌，但是近年来，该菌导致海洋生物致病甚至死亡的报道逐渐增多，具体原因至今仍不清楚。

（1）海鲷　1995年5月至1997年2月，我国香港地区部分海鲷养殖场的海鲷发生一种鱼病，主要症状为鱼体表面出血，背、尾鳍溃烂，有的出现眼珠混浊，鳞片脱落。解剖后可见肝、肾肿大，充血，有的出现腹水。自发病海鲷分离到副溶血弧菌，对海鲷的人工感染试验结果表明，副溶血弧菌可使海鲷发病，症状与自然发病鱼相似，从而确定副溶血弧菌对海鲷的致病性。

（2）斑节对虾　1997年5—7月，深圳许多对虾养殖场的斑节对虾暴发严重"红体病"，大量死亡，患病虾体色暗红、软壳、游动无力、不摄食、潜伏于岸边、反应迟钝。解剖观察可见空肠、肝脏呈浅黄色或深褐色，肌肉无弹性。从患"红体病"的斑节对虾中分离到副溶血弧菌，采用副溶血弧菌浸浴法进行人工感染，斑节对虾表现出与自然患病虾相同的症状。在96h内，病虾的累积死亡率达90%，从而证明副溶血弧菌对斑节对虾的致病性。

（3）鲍鱼　1999年春季，福建省东山县九孔鲍出现一种疾病的暴发流行，主要症状为病鲍食量减少或停止摄食，活力下降，多数病鲍消化腺和肝脏肿大，少数萎缩凹陷，足部发黑变硬，外套膜萎缩，触角反应迟钝或不能伸缩，黏液分泌量增大，通常发病后1周内死亡。通过对病原的分离、鉴定，细菌回归感染等试验，表明副溶血弧菌是引起九孔鲍发病的病原菌。

（4）对虾　主要引起对虾红腿病。孟庆显等在1989年鱼病研究会上报道，从山东省红腿病虾分离到的病原菌是副溶血弧菌，主要症状是附肢变红，游泳足最早变红，以后步足及尾肢也呈鲜红色，病虾活动力减弱，在池边水面缓慢游动，或沉底不动，有时作旋转游动或垂直游动，对外界的惊扰反应迟钝，食欲减退或停止吃食，个体消瘦。

对虾幼体菌血症。主要由副溶血弧菌引起，主要症状是患病幼体运动迟缓、趋光性减低、易沉于池底，濒死虾内部组织及血淋巴液中几乎充满细菌。

（5）文蛤（clam）　主要引起文蛤弧菌病（Vibriosis of clam）。我国台湾省杨前桂等（1978）报道文蛤病的病原菌是副溶血弧菌。患病文蛤在退潮后不能潜入沙中，壳顶外露于沙面上，由于闭壳肌松弛无力，两片贝壳不能紧密闭合，对刺激的反应迟钝，壳缘周围有许多黏液。剖开贝壳，可见软体部十分消瘦，肉色大多由正常的乳白色变为淡红色，消化道内无食物，或仅有少量食物。

2. 对人的致病性　潜伏期一般为6~20h，最短1~3h，最长可达96h。

主要通过食源性感染，可引起人的胃肠炎，表现为腹泻、头痛、呕吐、恶心及腹部绞痛。也有报道暴露于副溶血弧菌引起伤口感染和败血症，这些病例大都是自身限制性的。但是对于某些患有免疫缺陷性疾病、肝脏疾病或糖尿病的患者，感染此菌可导致死亡。

其致病因子为产生的耐热溶血素（TDH）和不耐热溶血素（TRH）。人、猴、犬、鼠的红细胞对耐热溶血素敏感。曾经从腹泻患者分离的副溶血弧菌，在Wagatsuma琼脂上出现"神奈川现象"阳性，故认为发病可能与耐热的溶血素有关。此外对实验小鼠的心脏有毒性作用，静脉注入小剂量耐热溶血素数秒钟即可使小鼠死亡。不耐热溶血素与耐热溶血素基因有68.6%的同源性。两种溶血素均可引起肠黏膜充血、水肿、轻度糜烂，并可通过cAMP和cGMP途径导致分泌性肠液潴留及腹泻。

（四）诊断

1. 动物的临床诊断　水生动物感染副溶血弧菌无特别明显的特征性临床症状，很难与其他疾病区分。如：鲍鱼感染副溶血弧菌症状为颜色变白，从附着物中脱离，死亡率上升。虾感染副溶血弧菌症状主要为虾体呈红色，尾部坏死，壳变松，肠呈白色，死亡率上升。确诊只能通过细菌的分离培养和实验室诊断。

2. 人的临床诊断　起病急骤，先以畏寒、发热、全身不适、腹部不适开始，随之出现上腹部、脐周阵发性绞痛，并伴有恶心、呕吐和腹泻。大便每天数次至20余次不等，大便以黄色水样便较多，少数为血水样便，极少数呈现脓血便，但很少有里急后重感。严重腹泻可导致脱水，循环衰竭，伴声音嘶哑和肌肉痉挛，甚至出现神志意识障碍。儿童患者多以高热起病，体温多在 38～40℃，中毒症状显著，肠道症状较成人轻。本病病程 3～5 天，除个别老弱患者可引起死亡外，一般预后良好。

3. 实验室诊断

（1）分离培养　将标本接种于 3.5%氯化钠的碱性蛋白胨水中，35℃增菌培养 6～8h。将标本和增菌培养物接种于 TCBS 琼脂中，35℃培养 18～24h，副溶血弧菌为绿色或蓝绿色、不透明、大小 1～2mm 的菌落，菌落中心微微突起。在沙门氏菌-志贺氏菌琼脂上的菌落为扁平蜡滴状、发黏、不易挑起。详细分型需要进一步作生化鉴定。

（2）聚合酶链反应（PCR）技术　通过检测副溶血弧菌耐热溶血素和不耐热溶血素基因来检测病原体，该技术简便、快速、特异、灵敏度高。

（3）血清凝集试验　患病初期血清凝集效价较高，此后大多很快转为阴性。如效价达到 1∶80 至 1∶160，可诊断本病。在恢复期，检测耐热溶血素抗体，滴度常明显升高到 1∶80 至 1∶160。

（4）显色培养基　近年来一种用于分离鉴定副溶血弧菌的显色培养基被广泛应用。在该种生物铬弧菌培养基（Bio-Chrome Vibrio medium，BCVM）上，可将副溶血弧菌与该属其他细菌区分开，副溶血弧菌呈紫色菌落。

（五）防制措施

1. 动物的防制措施

（1）预防　采取综合防治措施控制该病的发生。平时应经常清池；加强水质的消毒工作、保持水质清洁；目前常用抗生素进行预防，但易引起细菌耐药性和药物残留问题。国外有报道采用接种有益菌来预防副溶血弧菌病，可取得较好效果。

（2）治疗　利用抗生素进行治疗，如土霉素、诺氟沙星、环丙沙星等。

2. 人的防制措施

（1）预防　关键在于加强卫生宣传，提高人们的卫生素质。加强海产品卫生处理。对海产品清洗、盐渍、冷藏、运输应严格按卫生规定管理。防止生熟食物交叉污染，不生吃海产品。做到生菜和熟菜分开，防止交叉感染。对海产品要煮熟炒透。贮存的食品在进食前要重新煮透。不吃生咸蜇蝛、生梭子蟹、咸烤虾等，如生吃，一定要用醋泡 5min，杀死病原菌。控制食品中细菌生长。通常食品应放在凉爽通风处，或保存在冰箱内。隔餐的剩菜，食前应充分加热。

（2）治疗

1）一般治疗及对症疗法　饮食以清淡为宜，视病情给予适量生理盐水或葡萄糖盐水。对轻度和中度脱水者亦可采用口服补盐液，轻度脱水者按每千克体重 50 mL，中度脱水者每千克体重按 100 mL，4h 内服完。重度脱水者最好先静脉快速补液，待病情好转后再改为口服补液。腹痛时给解痉止痛剂，如阿托品、山莨菪碱。血压下降时，除补充血容量，纠正酸中毒外，尚可加用多巴胺、间羟胺等升压药。大量便血可酌情输血。

2）抗菌药物治疗　本病一般为自限性，应用抗菌药物治疗可以明显缩短病程和排菌时间。对病情较重而伴有高热或黏液血便，可选用氟喹诺酮类、头孢菌素类、氨基糖苷类、氯霉素类抗生素。也可根据药物敏感试验，选用抗菌药物。至症状消失 3～4 天后停药。

（六）公共卫生影响

副溶血弧菌广泛分布于海湾、海岸线区域、盐湖及海产品中，温热地带较多。该菌引起的食物中毒是近 20 年才被发现和重视的。近些年来，每年都有该菌引起食物中毒的报道，尤其是在南方和沿海地区较为常见。一般 4～6 月和 8～10 月两个汛期为发病高峰，各年龄组都可发病。目前，副溶血弧菌引起的食物中毒在细菌性食物中毒中的比例较高，其危害程度仅次于沙门菌、大肠杆菌、葡萄球菌和肉毒梭菌，沿海地区的食物中毒病例中，该菌已成为首要病原。而且近年来发现的几种血清型，尤其是 O3∶K6，感染频率极高，有大流行的可能。

在不可能完全改变人们饮食习惯的情况下，研究人员只有希望能找出安全的细菌含量标准，尽量使人们做到食用安全。目前，尚不清楚引起副溶血弧菌感染的最低菌量，美国、加拿大、日本等国家对部分海产品有限量标准，但其合理性受到质疑。我国的食品卫生标准中未明确规定生食海产品中该菌的限量标准。美国食品药品管理局于 1999 年开始进行生食软体甲壳类动物中副溶血弧菌公共卫生影响的危险性评估，以期能制定科学、合理的安全标准，减少副溶血弧菌食物中毒的发生。

（魏财文 康凯 原霖）

◆ **我国已颁布的相关标准**

    GB/T4789.7—2003 食品卫生微生物学检验 副溶血性弧菌检验

    WS/T 81—1996 副溶血性弧菌食物中毒诊断标准及处理原则

◆ **参考文献**

马亦林.2005.传染病学［M］.上海：上海科学技术出版社，615-618.

杨正时，房海.2002.人与动物病原细菌学［M］.石家庄：河北科学技术出版社：609-622.

中国人民解放军兽医大学.1993.人畜共患病学［M］.北京：蓝天出版社：551-552.

Austin，B.2009. Vibrios as causal agents of zoonoses. Vet. Microbiol，1-8.

Austin，B.，Austin，D. A. 2007. Bacterial Fish Pathogens, Disease of Farmed and Wild Fish. 4th ed. Godalming：Springer Praxis.

Jayasree，L.，Janakiram，P.，Madhavi，R.. 2006. Characterization of Vibrio spp. associated with diseased shrimp from culture ponds of Andhra Pradesh（India）. J. World Aquacult. Soc. 2006，37，523-532.

Su Yi-Cheng，Liu Chengchu. 2007. Vibrio parahaemolyticus：A concern of seafood safety. Food Microbiology，24：549-558.

Yeung P. S. Marie，Boor Kathryn J.. 2004. Epidemiology, Pathogenesis, and Prevention of Foodborne Vibrio parahaemolyticus Infections. Foodborne Pathogens And Disease，1（2）：74-88.

三、创伤弧菌感染

    创伤弧菌感染（Vibrio vulnificus infection）是由创伤弧菌引起的一种传染性人与动物共患病。创伤弧菌是一种嗜盐、非霍乱弧菌，广泛存在于海水及海产品中。该菌对人是一种条件致病菌，人体可通过生食海鲜或经过肢体破损创口接触海水、海产品等而受其感染，临床常见的是发生下肢创伤弧菌感染所致的脓毒血症，以及败血症引起的内毒素性休克。同时，创伤弧菌是海水养殖动物中较常见的致病菌，常在世界各地的水产动物养殖场中流行暴发，导致鱼类等水产动物体表出现充血、出血等临床症状。本病具有发病急、死亡率高的特点，常发生在欧洲、美洲与亚洲等一些沿海城市，具有明显的季节性。

（一）病原学

    1. 分类地位 创伤弧菌（Vibrio vulnificus，Vv）在分类上属弧菌科（Vibrionaceae）、弧菌属（Vibrio）的第五群细菌，该属以前称贝内克菌属（Beneckeavulnifica）。依据其生化特性可分为 3 个生物型，其中Ⅰ型和Ⅲ型主要对人致病，Ⅱ型主要对鳗鱼致病。1970 年首次报道了人感染创伤弧菌后导致小腿坏疽和内毒素性休克的病例。1976 年 Hollis 等成功地从血液中分离培养到该细菌，经过鉴定为乳酸阴性嗜盐弧菌。1979 年 Farmer 将它命名为创伤弧菌。创伤弧菌只能在盐度为 0.7%~1.6%、温度高于 20℃ 的水中生长，在水温低于 8℃ 条件下，该病菌不能生长。

    2. 形态特征及理化特性 创伤弧菌菌体呈逗点状，单极端单鞭毛，运动活泼，有荚膜，无芽孢。革兰氏染色阴性（彩图 39-3A），无异染颗粒，氧化酶阳性，触酶阳性，拉丝试验阳性，在需氧和厌氧条件下均能生长。生化特征与副溶血弧菌和溶藻弧菌极为相似，其中最显著的不同点为该菌发酵乳糖，其他两种不发酵。

（二）流行病学

1. 传染源　创伤弧菌是海洋环境中正常存在的微生物丛，自然存在于海水和海生物中，尤其是墨西哥湾、大西洋、太平洋海岸在海水温度达到 9～31℃ 的季节时，常能从这些地区可食的牡蛎中分离出该病原菌，已有研究表明，海水、牡蛎等贝壳类动物是创伤弧菌感染性疾病的主要传播媒介。该病的潜伏期为 24～48h。

2. 传播途径　动物可以经过消化道或创伤感染该病原菌。人感染创伤弧菌的主要传播途径为生吃牡蛎等海鲜或经过肢体破损创口接触海水、海鲜刺伤肢体等。感染往往从下肢开始。前者由肠道感染所引起，表现为原发性创伤弧菌性败血症，后者为肢体局部的皮肤、肌肉坏死等，继而迅速发展为败血症。Hlady 等报告 83% 的原发性败血症患者在发病前的 1 周内食用过生牡蛎。Klontz 等在对 62 例创伤弧菌感染患者的流行病学调查中证实，43 例患者在感染前生吃了牡蛎或其他海鲜，17 例患者通过创口感染该弧菌。卢中秋等在 12 例创伤弧菌败血症的流行病学调查中发现 1 例病人发病前有下肢外伤史，2 例有吃生海鲜史，其余感染途径不明。

3. 易感动物

（1）自然宿主　创伤弧菌是海水养殖动物中较为常见的致病菌，该病曾在世界各地的鱼类养殖场中流行暴发，其可以感染多种鱼类：如香鱼、蛙鱼、虹鳟、鳗鲡、大菱鲆、牙鲆等，每年给世界各国水产养殖业造成极为严重的经济损失。

创伤弧菌对人条件致病。研究表明，创伤弧菌易感人群主要是慢性肝病（如肝硬化、酒精性肝病）、慢性淋巴细胞性白血病、消化性溃疡、血友病、慢性肾衰、滥用甾体类激素、器官移植受体等患者，有这些疾病的患者感染创伤弧菌的危险性比正常人高 80 倍，慢性肝病患者的死亡率为 56%～63%，是无肝病患者的 2.5 倍，但是，身体健康人群也有创伤弧菌感染的报道。

（2）实验动物　实验动物中以小鼠和大鼠对创伤弧菌易感，常被用作研究创伤弧菌感染的动物模型。

4. 发生与分布　该病发生在欧洲、美洲、亚洲等区域的一些沿海城市，具有明显的季节性。Klontz 等研究发现创伤弧菌感染患者发病时间在 4～10 月份，港湾水表平均温度高于 21℃，此时易感人群接触海水容易发病。在日本南部区域的 6～9 月份常发生感染创伤弧菌的病例，在我国仅浙江沿海地区有创伤弧菌脓毒血症病例发生的报道，发病时间多在 3～11 月份，以夏天最多见。可见创伤弧菌感染有明显的季节性特点。

（三）对动物与人的致病性

创伤弧菌感染主要引发动物及人的原发性败血症和软组织感染，感染该菌后不出现消化道症状为该菌区别于该属其他菌的一大特点。研究发现创伤弧菌在感染宿主后可对宿主的组织器官造成巨大损坏，并且该菌一旦侵入宿主就会在其体内快速复制，破坏机体的防御体系。但有关创伤弧菌感染确切的致病机制至今尚未完全研究清楚。目前认为该菌可以产生众多的致病相关物质，如荚膜多糖（capsular polysaccharide，CPS）、铁载体、鞭毛蛋白、溶细胞素、金属蛋白酶等。

1. 对动物的致病性　鱼类等水产动物感染创伤弧菌后临床症状表现为体表有出血点甚至溃烂，各鳍基充血、出血，腹部膨胀，眼眶周边出血，眼球充血、白浊、外突；有些鱼表现出神经症状等。

人工感染小鼠后临床症状表现为有精神萎靡、呼吸急促、弓背竖毛，喜蜷缩，伤口肿胀、渗血及含有脓性分泌物等。

2. 对人的致病性　创伤弧菌也是引起人患病的重要病原菌。人经口感染后表现发热、畏寒、衰竭等败血症症状；外伤感染病例，首先在伤口周围出现红斑，继而表现急性炎症（彩图 39-3B）。皮肤病变明显，但没有呕吐、腹泻等副溶血弧菌的中毒症状。但有资料表明，原发性创伤弧菌脓毒血症出现发热伴寒战（84%）、腹泻（60%）、恶心（55%）、腹部痉挛性疼痛（55%）、呕吐（53%）等症状，之后再表现出典型的皮肤损害。下肢是感染后皮肤损害最常见的部位，病变常从下肢的足背或小腿部开始，并迅速向近心端大腿以上部位蔓延（彩图 39-3C，D），很少有上肢受损的报道。该病发病急骤，病情进展迅速。24～48 h 内出现多器官功能障碍综合征。

人感染该病菌后病理变化为：棘细胞松解，真皮胶原凝固性坏死，血管内皮坏死脱落，血管壁纤维蛋白样坏死，皮下组织出血伴中性粒细胞浸润。患者肢体病变组织超微结构可见皮肤表皮及真皮内的纤维细胞、血管内皮细胞、腺上皮细胞等出现不同程度的空泡变性，部分细胞出现坏死，真皮组织间质水肿，胶原纤维溶解，鳞状上皮间隙扩大，大多数线粒体出现空泡变性，细胞内外见散在分布的弧形微生物及细菌鞭毛；肌细胞肌浆网扩张，肌膜下水肿明显，多数肌细胞出现核固缩现象，肌丝排列紊乱，甚至断裂、溶解，线粒体出现空泡变性病变，肌纤维及间质内均可见创伤弧菌菌体；脂滴呈网状，脂肪溶解；坐骨神经轴索呈空泡变性；股动脉内膜水肿、胶原断裂，内皮细胞脱落、空泡变性，内弹力板疏松、溶解，平滑肌细胞线粒体部分空泡变性；股静脉内皮下部分胶原纤维溶解，空泡形成，弹力板模糊，平滑肌细胞线粒体空泡变性等。

（四）诊断要点

1. 动物的临床诊断　患病动物主要为鱼类如鳗鱼，临床症状主要为初期体表出血，后期肠道、腮、脾、心脏和肝均出现出血症状。患病鱼类死亡率大幅提高。

2. 人的临床诊断　若人感染创伤弧菌后先进行流行病学调查，如患者为生活在海边的渔民或农民；发病前 1 周有生吃牡蛎等海鲜史；肢体有创口并接触海水或被海鲜刺伤肢体史；有长期嗜酒或慢性肝病史；有慢性肾衰、消化性溃疡、滥用甾体类激素、器官移植等基础疾病史。发病季节为 4～10 月份。然后再根据其早期临床症状的表现如当经消化道感染后表现为急性发热，寒战，24～48h 内出现皮肤、肌肉损害等败血症症状。若经创伤感染表现为大多 24～48h 内出现低血压或休克，开始下肢足背或小腿剧烈疼痛、肿胀、皮肤局部或片状红斑与淤斑等。小腿病变数小时内进行性加重，迅速扩展到大腿，迅速出现多器官功能障碍综合征的症状与体征。根据以上症状可作出创伤弧菌感染早期的临床诊断。

3. 实验室诊断

（1）病原菌的分离鉴定　血疱液、血液或组织液培养出病原菌可作出准确诊断。从患病动物或人病变组织取样在特异性或选择性培养基上进行划线分离培养。

（2）生化鉴定　根据生理或生化特征鉴定创伤弧菌，需要进行一系列试验，不适宜大量样品的分析。已有的商业化产品主要为 API 20E 和 Biolog 等分型系统，创伤弧菌经初级分离后，用此系统鉴定可简化程序，约需 24 h。但由于创伤弧菌的表型不稳定，非典型菌株很常见，使得鉴定过程复杂化。

（3）免疫学方法　现在用于创伤弧菌感染检测的免疫学方法主要有以下两种：①Tamplin 等采用创伤弧菌特异性单克隆抗体 FRBT37 的酶免疫法（EIA），该法的最低检出限为 2 000 个菌/孔。此外，以该法为基础的免疫学检测也是 FDA 推荐的创伤弧菌确诊方法之一。②Parker 等采用兔和羊抗创伤弧菌溶血素（vvH）的多克隆抗体，建立了检测环境样品中创伤弧菌的夹心酶联免疫吸附试验。

（4）基因检测方法

1）核酸杂交方法　Wright 等根据创伤弧菌溶细胞素结构基因 vvhA 的序列，合成了创伤弧菌碱性磷酸酶标记寡核苷酸探针（VVAP）。该探针可特异地与创伤弧菌菌株的 DNA 杂交，与非目标弧菌不反应，此探针杂交的结果与脂肪酸图谱和 API 20E 生化图谱的鉴定结果一致。FDA BAM-2004 中采用VVAP 探针进行创伤弧菌特异性计数。

2）PCR 方法　Hill 等首先根据 vvhA 基因的核苷酸序列设计引物来对创伤弧菌感染进行常规 PCR检测。最近又建立了实时定量 PCR 法，该法不但可以检测出创伤弧菌感染，而且能对其感染进行有效定量，从而为创伤弧菌的准确诊断提供了更快捷的方法。

4. 鉴别诊断　临床上多种细菌感染都可以导致动物及人的软组织损伤并出现败血症症状，要注意创伤弧菌感染与其他细菌如 A 型链球菌、金黄色葡萄球菌、假单胞菌、梭状芽孢杆菌以及嗜水气单胞菌感染的区别。

（五）防制措施

创伤弧菌是一种引起人与动物共患病的病原，由于该菌感染后死亡率极高，故要加强对其的防控。

1. 动物的防制措施

（1）预防　首先采取综合防治措施控制该病的发生，平时应经常清池；加强水质的消毒工作，保持水质清洁；发现溶氧低、氨氮高及亚硝酸氮含量高等问题应马上设法解决；饲喂配合饲料以提高鱼体的抵抗力。

一种用于鳗鱼名为 Vulnivaccine 的疫苗已经面市，该疫苗由 E 血清型灭活创伤弧菌全细胞、K 抗原和类毒素组成，使用方法为浸渍，每 12 天给药 3 次，每次浸渍 1h。对鳗鱼有很好的保护力，相对存活率（RPS）可达 60%～90%。新一代的二价疫苗也已经面市，可通过口服或腹膜内注射，相对存活率可达 80%～100%。

（2）治疗　一旦发病后迅速请有条件的部门作药敏试验，选择对本菌敏感的药物进行治疗，方能收到较好的效果，最大限度地减少经济损失。

2. 人的防制措施

（1）预防　控制近海环境、改善养殖环境条件、做好运销卫生状况是改变不洁海产品现状的有效措施；加强对海产品的常规监测，有效地制止潜在性威胁；加强卫生宣教工作，注意个人卫生，不生吃、不吃未熟透的和不洁净的海产品，是防止病从口入的一项有效措施；捕海产品时做好个人防护，避免伤口接触海水，尤其是当海水温度高于 20℃，更应避免。

（2）治疗　临床研究表明，早期使用高效敏感的抗菌药物治疗，可提高患者的生存率。若不能得到及时有效的治疗，死亡率会明显增加，所以以早进行有效的抗菌药物治疗极为重要，如怀疑该病，早期应用苯唑青霉素和头孢呋辛，然后再根据创伤弧菌药敏试验结果选用敏感抗生素；若经创伤感染，要对坏死组织进行手术暴露和清创，必要时要进行截肢处理，以挽救患者的生命。最后进行对症治疗以控制继发感染，防止疾病的进一步发展。

（六）公共卫生意义

创伤弧菌是对人类危害较大的一种细菌，1970 年首次报道由创伤弧菌感染引起人小腿坏疽和内毒素性休克后，美国、西班牙、日本以及中国台湾、浙江地区一些沿海城市相继有创伤弧菌感染的临床报道。由于创伤弧菌感染后起病急，病情进展快，死亡率高，因此加强对该病的防治显得尤为重要。人感染要立即送往医院，用抗生素如苯唑青霉素进行治疗，同时从患部取样进行药敏试验，以便尽快找到敏感药物进行治疗，若是创口感染的严重患者要进行创口清创，必要时进行截肢等，以降低该病的死亡率。一旦动物感染要立即对感染动物进行药物治疗，清洗整个饲养池，并在新水中加入抗生素防治。

（周　智）

◆ **参考文献**

陈艳，付萍．2008. 创伤弧菌检测方法的研究进展［J］．国外医学：卫生学分册，35（2）：91-96.

马爱敏，闫茂仓，常维山，等．2008. 黄姑鱼创伤弧菌的分离和鉴定［J］．中国人兽共患病学报，24（10）：960-964.

马骢，郭建巍，郝秀红，等．2009. 中国海域分离的创伤弧菌的致病性及其对抗生素的敏感性研究［J］．第四军医大学学报，30（6）：493-496.

Bross MH，Soch K，Morales R，et al. 2007. Vibrio vulnificus Infection：Diagnosis and Treatment，American Family Physician，76（4）：539-544.

Gulig PA，Bourdage KL，Starks AM. 2005. Molecular Pathogenesis of Vibrio vulnificus. J Microbiol，43：118-131.

Jones M K，Oliver J D. 2009. Vibrio vulnificus：Disease and Pathogenesis. Infenction and Immunity，77（5）：1723-1733.

Lee CY，Panicker G，Bej AK. 2003. Detection of pathogenic bacteria in shellfish using multiplex PCR followed by CovaLink NH microwell plate sandwich hybridization. J Microbial Methods，53：199-209.

Panicker G，Myers ML，Bej AK. 2004. Rapid detection of Vibrio vulnificus in shellfish and Gulf of Mexieo water by real-time PCR Appl Environ Microbiol，70：498-507.

Rhoads J. 2006. Post-Hurricane Katrina challenge：Vibrio vulnificus. J Am Acad Nurse Pract，18（7）：318-324.

四、溶藻弧菌感染

溶藻弧菌感染（Vibrio alginolyticus infection）是由溶藻弧菌引起的一种人与动物共患细菌病。溶藻弧菌为条件性致病菌，所致感染多发生在夏、秋季节。动物的溶藻弧菌感染主要引起海水鱼类、甲壳类、贝类动物出现溃疡、烂鳍、出血、红腿病等症状，人感染溶藻弧菌后主要表现为胃肠道感染、食物中毒及结膜炎、耳内感染（中耳炎、外耳炎）、颅腔内感染以及创伤感染。

（一）病原

1. 分类地位　溶藻弧菌（*Vibrio alginolyticus*）又名解藻朊酸弧菌、溶藻胶弧菌、溶藻酸弧菌、解藻朊酸贝内克氏菌（*Beneckea alginolyticus*），按照《伯杰氏系统细菌学手册》第二版（2005），在分类上属弧菌科（Vibrionaceae）、弧菌属（*Vibrio*）。最初发现时命名为 *Oceanomonas alginolyticus*，随后由 Sakazaki（1968）将其命名为 *Vibrio alginolyticus*，基因组 DNA 的 G+C mol％为 45～47。

2. 形态学基本特征与培养特性　溶藻弧菌为革兰氏阴性短杆菌，无芽孢，无荚膜，光镜下观察为单独存在或尾端相连成 C 形或 S 形，长 $1.4～2.6\mu m$、宽 $0.5～0.8\mu m$。当溶藻弧菌在液体环境中生长时，主要产生端鞭毛（polar flagella），利用端鞭毛可以在液体培养基中移动；当在固体培养基表面生长时，除产生端鞭毛外，还产生侧鞭毛（lateral flagella），并且细胞变长，能在固体培养基上移动。

溶藻弧菌为嗜盐嗜温性、兼性厌氧菌，生长最适 pH 为 6.0～9.0，生长过程必须有 Na^+ 离子的存在（2％～10％氯化钠），在含 3％氯化钠环境下培养生长最佳；生长温度范围为 5～43℃，最适温度为 36℃。

该菌在普通琼脂培养基上为圆形、表面无光泽、有皱褶、边缘不整齐白色菌落；在硫代硫酸盐柠檬酸盐胆盐蔗糖琼脂培养基（TCBS 培养基）上为圆形、表面光滑有光泽、直径 2mm 左右的黄色菌落，中央隆起；在胰酪蛋白胨大豆胨琼脂（TSA）等培养基上常呈蔓延生长，在血琼脂平板上培养 24h 后，出现平滑、中央隆起的奶油状菌落；在碱性琼脂平板上菌落较小、乳白色、混浊、不透明。

3. 理化特性　溶藻弧菌为革兰氏染色阴性，能够利用蔗糖、戊酸、L-亮氨酸和 L-酪氨酸，不能利用纤维二糖、β-羟基丁酸和 γ-氨基丁酸。该菌与副溶血弧菌主要生化区别在于，能分解蔗糖和阿拉伯糖、VP 试验阳性、可在含 10％氯化钠的蛋白胨水中生长，而后者则不能。

溶藻弧菌对丁胺卡那霉素、复方新诺明、氯霉素、庆大霉素、新霉素、壮观霉素等抗生素较敏感。

（二）流行病学

1. 传染来源　溶藻弧菌是世界各地海水和海产品中的常在菌，本菌可以感染海洋鱼类、甲壳类和贝类动物，因此很多种海洋水产动物是本菌的携带者。人感染溶藻弧菌以后由于呕吐、腹泻会大量排菌，也是溶藻弧菌传播的重要传染源。

2. 传播途径　溶藻弧菌感染人多是体表伤口、耳部接触到含有溶藻弧菌的海水或海产品而导致。本菌还可经食品传播，生食海产品、食物饮水被溶藻弧菌污染是非常重要的传播途径。

3. 易感动物

（1）自然宿主　本菌主要感染鱼类、甲壳类和贝类等水产动物，其中甲壳类的易感性要高于鱼类和贝类。两栖类动物也有感染本菌的病例。

（2）易感人群　沿海地区从事海水养殖生产和长期与海水、海产品接触的人是本菌的易感人群。

4. 流行特征　溶藻弧菌广泛存在于世界各地海水和海产品中，其数量居海水类弧菌之首，但是由于溶藻弧菌为嗜温性细菌，从夏季到冬季，由赤道向地球两极随着温度的降低，溶藻弧菌的数量明显减少。

溶藻弧菌对水产动物的致病主要发生在夏季，水温为 25～32℃下容易发生溶藻弧菌感染的流行。有研究发现当动物所处的环境恶化时，如在氨氮（1.10～21.60mg/L）、亚硝氮（1.12～21.40mg/L）、Cu^{2+}（1

～20mg/L）的环境下容易导致动物的免疫力降低，对溶藻弧菌的敏感性增强，死亡率增加。

溶藻弧菌对人的致病性与副溶血弧菌相似，引起的食物中毒多发生在 6～10 月份，以 8 月为高峰期，常呈暴发型和集体发生的特点。流行过程急促，短时间内骤然发生。

5. 发生与分布 溶藻弧菌感染在鱼类、甲壳类和贝类水产动物养殖中是一种常见的弧菌病，于 1961 年 Miyamoto 等首次发现，很多国家和地区都发生过本病。

溶藻弧菌是以色列养殖的鲷科鱼类的主要致病菌，该类鱼感染后的主要症状为反应迟钝、皮肤变黑、鳞片疏松脱落，体表出现溃疡、烂鳍，并且能够引起败血症。西班牙养殖的鲈鱼和鲷科鱼类在育苗期、幼苗期和成鱼养殖期都可感染该菌。澳大利亚的尖嘴鲈、日本的真鲷感染本菌的情况也较严重。我国沿海养殖地区本菌的感染也相当严重，我国海南三亚地区养殖的鲑点石斑鱼、福建厦门养殖的斜带石斑鱼、台湾地区养殖的石斑鱼和平鲷、浙江沿海地区养殖的大黄鱼都曾发生溶藻弧菌的流行，并造成严重的经济损失。

对于甲壳类动物，在美洲、日本等国家和地区由于感染本菌而导致对虾感染的情况较严重。我国浙江等沿海养殖区的中国对虾、梭子蟹、锯缘青蟹等甲壳类动物感染本菌的情况也比较严重。

我国江苏、福建等沿海养殖地区还曾发生过文蛤、九孔鲍、青蛤等贝类动物感染本菌的情况。

（三）对动物与人的致病性

1. 对动物的致病性 溶藻弧菌生存于海洋及河口环境，常出现在鱼、虾、贝类的体表或肠道内。目前海水养殖品种中大黄鱼（*Pseudosciaena crocea*）、中国对虾（*Penaeus chinensis*）、点带石斑鱼（*Epinephelus malabaricus*）、鲑点石斑鱼（*Epinephelus fario*）、锯缘青蟹（*Scytta serrata*）、黄鳍鲷（*Sparus latus*）、九孔鲍（*Haliotis diversicolor*）、牙鲆、红笛鲷、文蛤等感染溶藻弧菌均有报道，证实该菌是海水养殖动物的条件致病菌。有报道发现林蛙的烂嘴病致病菌也是溶藻弧菌。

2. 对人的致病性 溶藻弧菌是弧菌科一种致病力较弱的条件致病菌，1973 年 Biake 证实该菌对人类有致病作用。Austin（1993）等证实溶藻弧菌能够通过得病的动物传染给人类。Sganga 等在 2009 年通过对溶藻弧菌的研究，发现全球气候的变化以及对伤口感染的忽视，使远离海洋的健康男性也感染了溶藻弧菌，这说明，溶藻弧菌的危害范围进一步扩大。

溶藻弧菌是沿海地区食物中毒和散在性腹泻的病原菌之一，近年来，世界各地陆续报道从急性胃肠炎患者粪便中检出溶藻弧菌，但多数情况下是溶藻弧菌与其他多种细菌共同感染，因此溶藻弧菌在胃肠炎病例发病过程中所起的作用有待进一步研究。人感染溶藻弧菌出现胃肠炎时，常表现为头晕、恶心、呕吐、腹痛（多为绞痛）、腹泻，个别患者发热，有些患者粪便呈水样，严重者呈血便。

溶藻弧菌对人类健康主要的危害是通过伤口感染，使人发生较严重的疾病。Opal 和 Saxon（1986）曾经报道了一例颅内感染溶藻弧菌的病例，该病人是一位 20 岁的水手，在关岛附近海域潜水时头部受伤，硬膜出现脓肿，利用外科引流的方法取脓汁纯培养分离到了溶藻弧菌。

溶藻弧菌感染还可以引起结膜炎、角膜炎、眼内炎。Schmidt（1979）等曾报道一例结膜炎患者，该患者是一名鱼肉分割工人，眼部化脓，细菌分离仅发现溶藻弧菌，Lessner 等（1985）也曾报道了一例由于溶藻弧菌感染而导致结膜炎的病例，此病人有利用贝壳碎片作为花圃肥料的习惯，因此推测其可能是由于接触到了溶藻弧菌感染的贝壳而发生了感染。Xiao 等（2009）曾报道了一例感染溶藻弧菌后发生眼内炎的病例，该患者在钓鱼时不慎将鱼钩扎入眼睛内，取玻璃体内液体在血琼脂平板上培养，通过革兰氏染色和生理生化指标的鉴定，确定为溶藻弧菌感染。

由于感染溶藻弧菌而导致败血症的病例较少，English 和 Lindberg（1977）曾经报道一例由于严重烧伤而感染溶藻弧菌导致严重败血症的病人。Bonner（1983）曾报道一位患有淋巴细胞白血病的病人由于感染了溶藻弧菌导致败血症而死亡，在这名病人的血液和软组织样本中均检测到溶藻弧菌。

由于感染溶藻弧菌而导致呼吸道感染的病例非常少见，Chien（2002）等曾报道一名免疫功能低下的病人由于感染溶藻弧菌而导致了胸腔积脓和菌血症。

（四）诊断

1. 动物的临床诊断 海水鱼类、甲壳类、贝类动物感染溶藻弧菌后会出现溃疡、烂鳍、出血、红腿病等症状，但是由于这些症状并非是溶藻弧菌感染的特征性症状，因此确诊需进行实验室诊断。

2. 人的临床诊断 人由于感染溶藻弧菌的方式不同，创伤感染、耳部感染、胃肠道感染所表现的临床症状也不同，且很少有特征性症状，因此依临床症状较难对本病做出诊断，确诊需要进行实验室诊断。

3. 实验室诊断

（1）分离培养 将病料接种培养基平板，观察菌落形态、大小。进行革兰氏染色，显微镜下观察细菌形态。对此菌鉴定主要依赖于生化指标。

（2）聚合酶链式反应（PCR）技术 通过检测溶藻弧菌保守的 ToxR 基因来检测病原体，该方法特异、敏感、简便、快速。

（3）DNA 探针斑点杂交检测技术 可以针对溶藻弧菌的胶原蛋白酶基因设计特异性的 DNA 探针，用来检测溶藻弧菌，该方法具有特异性强，简便易行的特点，可用于溶藻弧菌的快速检测。

（4）间接荧光抗体快速检测技术 利用针对溶藻弧菌的抗体和二抗，建立间接荧光抗体检测技术，该方法不仅可以用于已感染发病动物的快速检测，而且还能用于已感染未发病动物的检测。

（5）聚合酶链式反应（PCR）-变性高效液相色谱（DHPLC）检测方法 采用 DHPLC 技术检测溶藻弧菌特异性 PCR 扩增产物，优化分析条件，得到溶藻弧菌 PCR-DHPLC 特征峰型图，样本检测的峰型图可用于定性或定量监测样本中溶藻弧菌的动态变化。此方法特异性好，灵敏度高。

（6）环介导恒温扩增技术（LAMP） 根据溶藻弧菌外膜蛋白 OmpK 基因序列，设计一套引物，建立了针对致病性溶藻弧菌的环介导等温扩增检测技术。该方法的检测灵敏度高于普通 PCR 方法，具有快速、简易的特点。

（7）鉴别诊断 本病要注意与副溶血弧菌相区分，主要根据二者理化特性和培养特性的不同进行鉴别诊断。

（五）防制措施

1. 动物的防制措施

（1）预防 动物预防溶藻弧菌感染主要采取综合防治措施，应当加强对饲养环境的水质监测，加强对水的消毒工作、保持水质清洁；平时可使用抗生素预防，但要合理使用，注意药物残留和休药期。

有研究发现使用益生菌的颉颃作用可以很好地抑制该菌。益生菌是一种能够改善宿主肠道菌群平衡并对其有益的微生物饲料补充物。它不仅避免了抗生素的副作用，达到了防病治病的效果，还能促进生长。

（2）治疗 主要使用抗生素治疗。常用的抗生素有环丙沙星、庆大霉素等。溶藻弧菌对氨苄西林、阿莫西林有耐药性。中草药也可用于动物溶藻弧菌感染的治疗。有研究表明当鲫鱼发生由溶藻弧菌导致的出血病时可以使用黄芩、黄连、五倍子、诃子等中草药进行治疗，而且效果较好。

2. 人的防制措施

（1）预防 首先要防止病从口入，尽量不生食海产品，要防止食物、饮水受到污染，做到生食和熟食分别处理，防止交叉污染。其次是要防止伤口感染，伤口感染是溶藻弧菌感染的重要途径，造成的危害也相对严重，因此要注意伤口的保护处理，避免接触海水和海产品。

（2）治疗 采用支持疗法和抗生素治疗。支持疗法主要针对胃肠炎的病人，及时补液，补电解质。常用的抗生素有阿莫西林-克拉维酸盐、庆大霉素、头孢曲松、左氧氟沙星、利福平等。

本病的预后一般良好，极少出现死亡病例。

（六）公共卫生影响

溶藻弧菌营养条件要求不高，对外界抵抗力又较强，因此广泛分布于自然界，包括海水、淡水，及寄生于有关的水生动物中。此前的研究认为溶藻弧菌主要引起伤口感染而一般不引起以胃肠炎为主要症状的临床疾病，因此一般将溶藻弧菌列为非致病性弧菌。但有研究发现溶藻弧菌的致病力较强，致病性与副溶血弧菌相似，引起的食物中毒多发生在 6～10 月份，以 8 月为高峰期，常呈暴发性和集体发生，流行过程急促，短时间内骤然发生，流行规模与病因食品的食用范围有关。该菌主要存在于海产品中，也有污染其他肉类食品而引起食物中毒的报道。因此有必要对本菌进行细致的研究，特别是对其引起食物中毒的公共安全风险进行评估，对其在食物中的安全细菌含量进行规定。

（蔡林　田克恭）

◆ **参考文献**

丁文超，胡健饶，史雨红，等．2009.环介导恒温扩增技术快速检测溶藻弧菌［J］.分子细胞生物学报，42（1）：70-76.

房海，陈翠芬，张晓君．2010.水产养殖动物病原细菌学［M］.北京：中国农业出版社：335-338.

韩一凡，莫照兰，李杰，等．2009.溶藻弧菌的 PCR 快速检测方法［J］.中国海洋大学学报，39（6）：1237-1240.

宋增福，肖敏，吴静雯．2009.1 株林蛙烂嘴病病原菌的分离鉴定及防治药物筛选［J］.安徽农业科学，37（34）：16884-16885，16889.

郑秋月，曹际娟，王秋艳，等．2009.水产品中溶藻弧菌 PCR-变性高效液相色谱检测方法的建立［J］.水产科学，28（3）：136-138.

周凤丽，简纪常，吴灶和．2009.地高辛标记的 DNA 探针制备及其应用于溶藻弧菌的检测［J］.华中农业大学学报，28（4）：459-462.

B. Austin. 2010. Vibrios as causal agents of zoonoses. Veterinary Microbiology，140：310-317.

François Flocha，David Boutoille. 2008. Pacemaker infection due to Vibrio alginolyticus. European Journal of Internal Medicine，19：109-110.

Sganga G，Cozza V，Spanu T，et al. 2009. Global Climate Change and Wound Care：Case Study of an Off-season Vibrio alginolyticus Infection in a Healthy Man. Ostomy Wound Manage，55（4）：60-62.

Xiao Chun Li，Zhen Yang Xiang，Xiao Ming Xu，et al. 2009. Endophthalmitis Caused by Vibrio alginolyticus. Journal of Clinical Microbiology，47（10）：3379-3381.

五、美人鱼弧菌感染

美人鱼弧菌感染（Vibrio damsela infection）是由美人鱼弧菌引起的一种人鱼共患病。人感染后会出现恶心、呕吐、腹痛、腹泻、发热、伤口感染等临床症状，少女鱼（damselfish）在产卵季节感染后腹胁部常可见不规则的溃疡，这在其他海鱼中不常见。此病多发于夏、秋气温较高的季节，主要分布于沿海区域。

（一）病原

1. 分类地位　美人鱼弧菌（*Vibrio damsela*）又称海鱼弧菌、美人鱼发光弧菌，按照《伯杰氏系统细菌学手册》第二版（2005），在分类上属弧菌科（Vibrionaceae）、弧菌属（*Vibrio*）。是 Love 等 1981 年首次在少女鱼皮肤溃疡面分离发现，当时美国 CDC 将该类弧菌称为 EF-5 群。

2. 形态学基本特征与培养特性　美人鱼弧菌是革兰氏阴性杆菌。原始分离时，在 25℃条件下比 37℃更适合生长。在 TCBS 平板 30℃培养 18～24 h，菌落呈绿色扁平，圆形光滑湿润，直径 2～3mm，具有嗜盐性，需在蛋白胨水中加含 1%、3.5% 和 6% 的氯化钠方能生长，而在含 0%、8%、10% 和 12% 氯化钠的营养肉汤中却不生长。对抑弧菌剂 O/129 纸片敏感，抑菌圈为 22mm。

3. 理化特性　美人鱼弧菌不产生吲哚，氧化酶、甲基红、VP 试验和精氨酸双水解酶（Moeller 氏法）均阳性，赖氨酸和鸟氨酸脱羧酶均阴性。Love 报道，该菌发酵碳水化合物时产气，但 Morris 等人检查的 23 个菌株均无产气，Farmer Ⅲ 报告有 10% 美人鱼弧菌在发酵葡萄糖时产气，无生物发光，动力微弱，不利用枸橼酸盐为唯一碳源和能源。本菌能发酵葡萄糖、甘露糖和麦芽糖，产生 DNA 酶，还原硝酸盐；在三糖铁琼脂上不产生 H_2S、苯丙氨酸脱氨酶、明胶酶、脂酶和半乳糖苷酶，不能利用丙二酸盐和醋酸钠，不发酵卫矛醇、赤藓醇、肌醇、乳糖、甘露醇、蜜二糖、α-甲基葡萄糖苷、棉子糖、鼠李糖、水杨素、山梨醇、蔗糖、木糖和黏液酸盐；黏丝试验阴性。

美人鱼弧菌对青霉素 G、羧苄青霉素、万古霉素、杆菌肽耐药；对多黏菌素 B，多黏菌素 E 中度敏感；对强力霉素、痢特灵、庆大霉素、卡那霉素、四环素、红霉素、复方新诺明、氟哌酸、环丙沙星、氧氟沙星、诺氟沙星、培氟沙星、依诺沙星、罗美沙星、头孢三嗪、头孢唑啉、头孢哌酮均敏感。

（二）流行病学

1. 传染来源　美人鱼弧菌是一种嗜盐条件致病菌，广泛存在于海水及寄生于海洋生物中。

2. 传播途径　美人鱼弧菌以直接与接触，食用带菌的海产品或伤口接触到污染的海水为常见的传播方式。

3. 易感动物

（1）自然宿主　在自然界的水域中，能够分离出美人鱼弧菌。美人鱼弧菌寄生在多种海鱼（黑鲈鱼、小热带鱼、大菱鲆）、海龟、海蟹等海洋生物中。

（2）易感动物　美人鱼弧菌可引起小热带鱼、尖吻鲈、大菱鲆、鳗鲡、灰六腮鲨、短吻柠檬鲨、黄师鱼、黑鲈鱼等多种鱼类的创伤感染、出血性败血病甚至致死。也可以感染乌龟、海豚、章鱼等海洋生物。

（3）易感人群　由于海鱼弧菌广泛存在于海水及寄生于海生动物，因而接触海水、海上作业以及从事海产品加工的人员为感染高发人群。儿童和老人为高危人群。

4. 流行特征　对沿海地区进行 10 年的监测表明，除少女鱼外，其他鱼种罕见有溃疡发生。对 6 个其他鱼族的代表性鱼种感染复制没有成功，尽管这些鱼也出没于少女鱼经常存在的海域。说明美人鱼弧菌的感染局限于一定的鱼族。美人鱼弧菌的季节性感染可能是由于水温提高所致，水温的提高使细菌繁殖到足以致病的数量。在这一时期也可能由于生理上产卵的原因，降低了机体的抵抗力；该鱼群游寻食物的特征性行为也可能有助于本病的传播。

5. 发生与分布　1981 年 Love 等首次从少女鱼的皮肤溃疡中分离出美人鱼弧菌。1986 年 Obendorf 等在塔斯马尼亚从死亡的海龟体内分离到美人鱼弧菌。1987—1989 年连续 3 年的夏天，Fouz 等从西班牙两个渔场发病的大菱鲆体内分离出该菌。1994 年 Renault 等从塔希提岛饲养的发病黑鲈鱼发现此菌。1997 年在丹麦 Pedersen 等从发病鱼体内分离培养出美人鱼弧菌。

美国疾病预防与控制中心收集了从患者伤口分离到的 6 株美人鱼弧菌的病例资料，除了 1 例在受伤 6h 内可见伤口外，其余均被看作红斑，大多较坚硬，经化脓导流，未见坏死。2 例发热（最高体温分别为 38.9℃和 37.8℃），白细胞计数超过 10 000。6 例均需用抗生素治疗，5 例还需用外科清创术。其中 3 例住院治疗。所有病人均痊愈。4 例病人有在水中受伤史，或被鱼鳍、鱼刺刺伤史，海水接触史，1 例病人接触过咸水，有 1 例病人在佛罗里达海滨玩球时曾被击伤。所有病例均发生于沿海地区。典型病例为一健康女性，40 岁，在巴哈马岛停留期间曾用一木板游泳，受伤后到医院作一般处理，未用抗生素。9 天后，伤口直径达 1.5cm，触痛明显，红硬，流脓，住院作外科清创术，给予氨苄青霉素。在清创前，从伤口中取样本在血琼脂平板上培养出美人鱼弧菌。

1984 年 5 月在墨西哥湾沿岸的美国休斯敦出现 1 例致死性感染，一名 61 岁男性糖尿病人在洗鱼（该鱼产于当地淡水湖）时左手轻度刺破，数小时后伤口有明显触疼、肿胀。次日求医，经检验白细胞 18 400 个/mL，血小板 115 000 个/mL，手肿胀变黑，且延伸到肘部，左手指出现坏死，因而进行截肢手术，并用抗生素治疗。但病情继续发展，肩部红肿，并扩展到胸部，同时出现散播性血管内凝血与肾功能衰竭，于受伤后 9 天死亡。后从手部组织与大疱液中分离出美人鱼弧菌。

在我国美人鱼弧菌感染主要为腹泻性感染。1994 年郑经川等报道从 10 183 例腹泻病例中分离出 24 株美人鱼弧菌。2002 年殷淑权等报道从一腹泻病例中分离出美人鱼弧菌。

（三）对动物与人的致病性

1. 对动物的致病性　鱼苗被美人鱼弧菌感染后，会出现以下症状，如摄食量大幅度降低或不摄食，对外界刺激不敏感，体色发黑，鱼体瘦弱，离群侧游于水上层，游动缓慢等，并出现死亡现象。鱼苗死前出现阵性狂游，随即侧卧于水底，鳃盖与口颌部较大幅度地张开，各鳍条竖起，全身肌肉抽搐。濒死病鱼外观无明显病灶，大多鱼苗表现为腹胀。解剖后发现，全部鱼鳃丝出血并充满黏液，肝与肠壁严重充血，胆囊变大，胆汁变黑。

人工感染试验证实，该菌高浓度（10^8 CFU/mL）能引起三疣梭子蟹死亡，是引起三疣梭子蟹发病的主要病原菌之一。

关于致病性机理的研究发现：美人鱼弧菌的致病性蛋白可能是一种神经乙酰胆碱酶，一种具有低蛋白酶活性的胞外产物，在 4～72h 中每千克鱼的半数致死剂量（LD_{50}）为 0.02～0.43μg。也有学者认为其致病性可能与一种铁载体调节系统有关。

2. 对人的致病性　根据引起感染原因的不同，临床症状可以表现为：胃肠炎、伤口感染和败血症。伤口感染是最常见的临床症状，败血症和胃肠炎相对较少。胃肠炎症状主要包括腹泻、水样便、血便、腹部绞痛、恶心呕吐、头疼发热。伤口感染的症状包括伤口红肿、疼痛、周围起水疱、组织坏死。败血症表现为低血压、体温降低、心率加速、休克、皮肤浮肿、呼吸困难、器官功能障碍、精神状态萎靡。

（四）诊断

1. 动物的临床诊断　鱼苗感染后会出现摄食量减少、鱼体消瘦、体表皮肤腐烂溃疡、体色发黑、对外界刺激不敏感等症状，确诊需要实验室诊断。

2. 人的临床诊断　人感染后由于感染原因不同，会出现胃肠炎、伤口感染和败血症等症状，确诊需要实验室细菌分离鉴定。

3. 实验室诊断

（1）病原菌分离　美人鱼弧菌的实验室诊断主要是病原菌的分离培养及生化测定。细菌分离、鉴定和药敏试验参考《卫生防疫细菌检验》和 API - 20E 试剂条鉴定结果。

（2）生化鉴定　美人鱼弧菌生化特性是不产生吲哚，甲基红、VP 试验和精氨酸双水解酶均阳性，赖氨酸和鸟氨酸脱羧酶均阴性。本菌能发酵葡萄糖、甘露糖和麦芽糖，还原硝酸盐；在三糖铁琼脂上不产生 H_2S、苯丙氨酸脱氨酶、明胶酶、脂酶和半乳糖苷酶，不能利用丙二酸盐和醋酸钠，不发酵卫矛醇、赤藓醇、肌醇、乳糖、甘露醇、蜜二糖、α-甲基葡萄糖苷、棉子糖、鼠李糖、水杨素、山梨醇、蔗糖、木糖和黏液酸盐；黏丝试验阴性。

（3）药敏试验　对青霉素 G、羧苄青霉素、万古霉素、杆菌肽耐药；对多黏菌素 B，多黏菌素 E 中敏；对强力霉素、痢特灵、庆大霉素、卡那霉素、四环素、红霉素、复方新诺明、氟哌酸、环丙沙星、氧氟沙星、诺氟沙星、培氟沙星、依诺沙星、罗美沙星、头孢三嗪、头孢唑啉、头孢哌酮等均敏感。

（五）防制措施

1. 动物的防制措施

（1）预防　美人鱼弧菌是一种条件致病菌，因此水温升高是该病暴发的主要诱因，在渔场养殖的过程中，要密切关注水温的变化。有研究表明，美人鱼弧菌也可能作为一种继发感染的病原菌，使用一些细菌疫苗后，美人鱼弧菌可能大量增殖成为致病菌。还有平时养殖过程中引进新的鱼种要注意是否携带此菌。

（2）治疗　主要进行抗生素疗法，美人鱼弧菌对多种抗生素敏感，可以根据药敏试验选择使用相应抗生素治疗。

2. 人的防制措施

（1）预防　美人鱼弧菌感染主要是通过与病原菌接触造成的，因此水温升高季节避免创伤接触到海水和海产品，不食用未煮熟的海产品，切断传播途径是预防的主要措施。

（2）治疗　美人鱼弧菌感染的临床治疗主要是对症治疗，胃肠炎患者采取补液和抗生素疗法。创伤感染首先要清创，然后用抗生素治疗。患者如果出现败血症，应及时补充适量维生素，维持水、电解质及酸碱平衡。必要时给予输血、血浆白蛋白和丙种球蛋白。高热时可给予物理降温，烦躁者给予镇静剂等。及时选用抗生素抗菌是关键。抗生素可以选用氨苄青霉素、红霉素、庆大霉素等。

（六）公共卫生影响

美人鱼弧菌广泛分布于海洋、河口、近海岸及海产品和海生动物中，它可引起海洋鱼类致病，并且可引起人类伤口感染，因而接触海水、海上作业以及从事海产品加工的人员，应特别注意与加强防护，避免鱼刺刺伤皮肤。在沿海地区，特别对于海员和渔工，临床医生需询问其海水接触史，要考虑到美人鱼弧菌感染的可能性，并及时作细菌培养，以迅速作出诊断和尽快治疗。郝秀红等于2001 年 4—10 月对我国某海域海水进行了细菌谱调研，美人鱼弧菌检出率居第三位，占 6.9%，为海洋优势菌，因此应该引起相关人员的足够重视。

（刘奇　田克恭）

◆ 参考文献

郝秀红，马骢，李艳君，等．2004．沿海某地海鱼弧菌伤口感染能力研究［J］．海军总医院学报，17：134-136.

石亚素，童国忠，顾松叶．2004．海鱼弧菌的分离鉴定及药敏试验［J］．海峡预防医学杂志，10：41.

王钦升，马红英，童维佳．1995．海鱼弧菌的分离鉴定［J］．上海医学检验杂志，10：104.

杨正时．1989．海鱼弧菌感染［J］．国外医学：流行病学·传染病学分册，16（2）：81-83.

赵典惠，刘丽波，孙际佳，等．2007．用美人鱼弧菌与创伤弧菌人工感染卵形鲳鲹的组织病理学研究［J］．大连水产学院学报，22：455-459.

郑经川，刘惠云，朱建国，等．1994．海鱼弧菌感染性腹泻［J］．中华传染病杂志，12：181-182.

A. S. Kreger. 1984. Cytolytic activity and virulence of Vibrio damsela. Infect Immun，44（2）：326-331.

D. L. Obendorf，J. Carson，T. J. McManus. 1987. Vibrio damsela infection in a stranded leatherback turtle (Dermochelys coriacea). J Wildl Dis，23（4）：666-668.

J. E. Clarridge，S. Zighelboim-Daum. 1985. Isolation and characterization of two hemolytic phenotypes of Vibrio damsela associated with a fatal wound infection. J Clin Microbiol，21（3）：302-306.

K. Pedersen，I. Dalsgaard，J. L. Larsen. 1997. Vibrio damsela associated with diseased fish in Denmark. Appl Environ Microbiol，63（9）：3711-3715.

M. Love，D. Teebken-Fisher，J. E. Hose，et al. 1981. Vibrio damsela, a Marine Bacterium, Causes Skin Ulcers on the Damselfish Chromis punctipinnis. Science，214（4525）：1139-1140.

六、河流弧菌感染

河流弧菌感染（Vibrio fluvialis infection）是由河流弧菌引起的一种人与动物共患性细菌病。动物的河流弧菌感染主要引起水产动物的败血症、脓疱病等疾病；人感染河流弧菌后可表现为与霍乱相似的胃肠道症状、创伤感染和败血症。

（一）病原

1. 分类地位　河流弧菌（*Vibrio fluvialis*）又名河弧菌、河川弧菌，按照《伯杰氏系统细菌学手册》第二版（2005），在分类上属弧菌科（Vibrionaceae）、弧菌属（*Vibrio*）。本菌曾被命名 F 群弧菌、EF-6 群弧菌。Lee（1981）和 Jensen（1980）等研究发现 F 群弧菌、EF-6 群弧菌属于同一种弧菌，Lee（1981）根据其经常在河流和出海口环境水域中的特点，将其命名为河流弧菌，Lee（1981）等还发现河流弧菌可以分为 Ⅰ（1a）和 Ⅱ（1b）2 个生物型，二者的区别在于发酵葡萄糖的产气能力不同，Ⅰ（1a）为不产气型，Ⅱ（1b）为产气型。Brenner 等（1983）通过遗传分析发现属于河流弧菌的两个型有较大的差异，因此提出将能够发酵葡萄糖产气的河流弧菌单独命名为费氏弧菌（*Vibrio furnissii*）。本节所介绍的河流弧菌即为 Lee 分类中的 Ⅰ（1a）型。河流弧菌的代表株为 ATCC 33809。

河流弧菌包括多种血清型，Kudoh 等（1983）根据河流弧菌的 O 抗原，将所获得的河流弧菌分为12 个血清型；Shimada 等（1983）将获得的河流弧菌依据 O 抗原分为 18 个血清型；杨正时等（1991）将获得的 151 株选择 47 株制备甲醛灭活的免疫原获得抗血清，利用交叉试管凝集试验将此 151 株河流弧菌分为 23 个血清型。

2. 形态学基本特征与培养特性 河流弧菌为革兰氏阴性嗜盐短杆菌，也有些呈弧形、逗点形。在血平板上，菌落呈中等大小、黏液样、灰色、β-溶血；在硫代硫酸盐枸橼酸盐胆汁酸盐蔗糖琼脂（TCBS）平板上生长 72～96h 后菌落呈黄色；在普通的 LB 琼脂平板培养基上菌落呈圆形，表面光滑、湿润，边缘不规则，质地均匀，不透明，呈蜡样；在 SS 琼脂平板上培养，菌落为圆形，中心隆起，边缘整齐，光滑半透明；在沙门菌显色培养基上菌落呈紫色，中等大小；在 BS 平板上，菌落呈黑色，有金属光泽，周围培养基变棕色。最适宜的生长环境为 37℃，含盐 3%～3.5%，在不含有氯化钠的营养肉汤中不生长。

3. 理化特性 河流弧菌的抵抗力较强，在抹布和面板上能存活 30 天以上，在冰箱中能存活 76 天以上，对酸和高温敏感。

河流弧菌的生化试验特性为半乳糖苷（ONPG）阳性、精氨酸水解阳性、赖氨酸脱羧酶阴性、鸟氨酸脱羧酶阴性、柠檬酸利用阴性、H_2S 阴性、脲酶阴性和色氨酸脱氨酸试验阴性、吲哚阳性、VP 明胶酶阳性、葡萄糖阳性、甘露醇阳性、肌醇山梨醇鼠李糖蔗糖阳性、蜜二糖苦杏仁苷阳性、阿拉伯糖阳性和氧化酶试验阳性。

（二）流行病学

1. 传染来源 感染河流弧菌的动物及动物产品是主要传染源。人感染后的排泄物中也有大量的菌体，是重要的传染源。

2. 传播途径 动物感染河流弧菌主要通过创伤感染，Li 等（1998）曾对中国海域流行的皱纹盘鲍（*Haliotis discus*）的脓疱病进行动物试验感染发现，本菌是通过足部的损伤感染的，在健康的皱纹盘鲍食物及其所处的生存环境中加入本菌不会造成感染。

人感染河流弧菌主要是从消化道采食被本菌污染的动物及动物产品，创伤感染也是感染此菌的重要途径。

3. 易感动物

（1）自然宿主 河流弧菌是海洋中的常在菌，海洋鱼类是其自然宿主。淡水鱼类感染此菌的病例较少。

此菌也可感染媒介生物。2007 年，广东新会出入境检验检疫局对从来自新加坡的货船上截获的德国小蠊（*Blattella germanica*）检测时发现 1 株河流弧菌。

（2）易感人群 沿海的渔民和从事海洋捕捞工作的人员易感染此菌；老年人和儿童的抵抗力较差，易发生此菌的感染。

4. 发生与分布 河流弧菌是 1975 年由 Furniss 等（1977）从巴林（Bahrain）的一名腹泻病人的粪便中首次发现。随后在孟加拉国和美国相继分离到本菌，目前已经在欧洲、美洲、亚洲、非洲的 20 余个港湾国家相继分离到此菌。由于该菌主要分布于河流和出海口环境水域中，因此 Lee 等将其命名为河流弧菌。目前为止暴发的最严重的河流弧菌感染发生在孟加拉国，1976 年 10 月至 1977 年 6 月，河流弧菌感染在孟加拉国流行，主要的症状是腹泻、呕吐、腹痛和中度的脱水，35% 的病例出现发热。美国的一项调查发现，在墨西哥湾地区，河流弧菌占所有由弧菌引起的胃肠炎病例的 10%。追溯性研究发现，在 20 世纪 60 年代中国东部沿海地区就出现可能由于感染此菌而导致腹泻的病人。陈亢川等（1985）发现在福建沿海由河流弧菌引起的腹泻病例，并从海产品中分离出了此菌。一项针对我国台湾省某港湾的研究发现，河流弧菌占当地分离到的弧菌的 3.1%。

（三）对动物与人的致病性

河流弧菌是生活在海洋环境里的一种条件性致病性弧菌，适应环境的能力比较强，被认为是弧菌属中仅次于霍乱弧菌和副溶血弧菌的一种人与动物共患的条件性致病菌，能够引起多种水产动物的败血症、脓疱病等疾病，同时能够引起人类的胃肠道感染、创伤感染、败血症。

1. 对动物的致病性 河流弧菌是世界范围内的海洋鱼类、甲壳类、贝类的主要致病菌之一，可引起水产动物的败血症、脓疱病等疾病。Tall 等（2003）报道本菌能够导致美洲大螯虾（*American lob-*

ster）发生跛行病；Li（1998）等曾报道本菌导致中国大连沿海养殖的皱纹盘鲍发生脓疱病，不同地区和不同生长阶段的皱纹盘鲍死亡率可达到 50%～60%。河流弧菌感染淡水鱼类的报道较少，但是有报道说河流弧菌能够引起淡水养殖的鲢感染此菌，表现为体色变黑，离群独游，游动缓慢，对外界刺激不敏感，鱼体两侧有出血点，背鳍、胸鳍、尾鳍的鳍条基部充血，解剖腹腔、肠道微红，壁薄，少韧性易拉断，肝脏褪色，肠壁充血。

2. 对人的致病性　河流弧菌是人重要的致病菌。人感染后根据感染方式不同，所表现的症状也有所不同。人感染此菌后的症状主要有腹泻、水样便、血便、颤抖、腹部绞痛、腹痛、恶心、呕吐、肌肉疼痛、头痛、体温升高等。

河流弧菌对人类最主要的危害是可以通过污染食品引起食物中毒，引发肠胃炎、痢疾以及少儿小肠结肠炎，是沿海地区腹泻病和食物中毒的重要病原菌，其引起的胃肠道症状与霍乱相似，有典型的水样便、呕吐、腹痛、明显脱水、发热等。由于感染本细菌而导致食物中毒的病例在世界很多国家和地区均有报道，英国、美国、西班牙、非洲、中东、东南亚均报道过此病。

经创伤感染河流弧菌以后，会出现红、肿、热、痛等炎症表现，还可能出现坏疽，细菌进入循环系统之后，还可导致其他组织器官病变，我国台湾省曾发现一例病人，通过火蚁螫叮咬的伤口，涉水后感染此菌，出现了败血症、出血性蜂窝织炎和脑炎。由于创伤感染此菌的病例也有较多报道，Varghese（1996）曾报道一位口腔鳞状细胞癌患者在使用医用水蛭治疗时发生此菌感染。

此菌导致败血症的报道较少，Albert（1991）曾报道一名 5 个月大的男孩感染此菌发生败血症并且有胃肠炎症状，最终死亡。发生败血症后常表现为血压下降、体温降低、心跳加快、休克、皮肤肿胀、呼吸障碍、器官功能障碍、精神沉郁、排尿减少。

本病的并发症主要是脱水以及由于脱水导致的精神状态的改变，有感染此菌而导致死亡的病例报道，但是死亡率较低。

感染此菌后，有时也会出现一些少见的症状，包括局限性肠炎、溃疡性结肠炎、乳糜泻、炎性肠病、肠激惹综合征（Irritable bowel syndrome，IBS）、类癌综合征、胰腺炎、胆结石、乳糖不耐受等。

（四）诊断

1. 动物的临床诊断　动物的河流弧菌感染主要引起水产动物的败血症、脓疱病等疾病，根据上述症状可以对本病做出初步判断，但由于此菌感染与其他弧菌病的症状有相似之处，确诊还需要实验室诊断。

2. 人的临床诊断　人感染此菌后主要表现为胃肠道症状，与很多细菌导致的胃肠道症状相似，因此依赖临床症状较难确诊病因，确诊需依赖实验室诊断。

3. 实验室诊断

（1）分离培养　将病料接种培养基平板，观察菌落形态、大小。进行革兰氏染色，显微镜下观察细菌形态。对此菌鉴定主要依赖于生化指标的鉴定。

（2）聚合酶链式反应（PCR）检测技术　基于河流弧菌保守的 toxR 基因设计特异性引物来检测病原体，该方法特异、敏感、简便、快速。

（3）聚合酶链式反应（PCR）-变性高效液相色谱（DHPLC）检测技术　利用河流弧菌的 toxR 基因序列设计引物，用 PCR 结合 DHPLC 检测河流弧菌，特异性好、灵敏度高，且方法简便、快速。

（4）荧光抗体（FAT）检测技术　以灭活的河流弧菌为抗原，注射免疫兔，制得高凝集价的抗血清。用试管凝集法检测抗血清的特异性，再用免疫吸附法去除交叉反应，从而得到高效价、高特异性的抗河流弧菌血清，建立河流弧菌荧光抗体检测技术。该技术可以快速、灵敏、准确地检测出河流弧菌。

（5）鉴别诊断　对此菌感染确诊，要注意与气单胞菌和费氏弧菌的鉴别诊断。在鉴别此菌感染和气单胞菌感染时，主要根据二者生化指标，二者均为氧化酶阳性且能够发酵葡萄糖，但是根据耐盐性试验和七叶苷水解试验可以将二者鉴别，河流弧菌为七叶苷水解阴性，耐盐性试验阳性，气单胞菌则为七叶苷水解阳性，在含有 6% 氯化钠的营养肉汤中不生长。鉴别河流弧菌和费氏弧菌时，主要依赖于葡萄糖发酵试验，河流弧菌葡萄糖发酵不产气，费氏弧菌葡萄糖发酵产气。

（五）防制措施

1. 动物的防制措施

（1）预防　控制本病的发生主要应采取综合性的防控措施，养殖区域应当加强对水质的监测，做好饲养环境的消毒，保持水质的清洁。

（2）治疗　本病的治疗主要是采用抗生素治疗，如氟哌酸等，对阿莫西林、苯唑青霉素、氨苄青霉素等多种抗生素具有耐药性。

2. 人的防制措施

（1）预防　人感染河流弧菌多是由于食用了被河流弧菌污染的食品而引起胃肠道感染，因此应做好平时的饮水、饮食卫生，由于媒介生物也可能传播此菌，因此还应当做好灭虫工作，保持环境卫生，防止媒介生物污染食品；同时还要对感染的病人排泄物、呕吐物等做好消毒工作。

人感染河流弧菌的另一重要途径是通过创伤感染，因此出现体表伤口时，应避免与海水接触，接触后应做好消毒。

（2）治疗　主要采用支持疗法和抗生素治疗。支持疗法主要针对胃肠炎病人，及时补液，补电解质。四环素、脱氧土霉素、氨苄青霉素、头孢噻肟是最常用于治疗河流弧菌感染的抗生素，但是由于抗生素的长期使用，已出现耐药菌株，研究发现有些菌株对氨苄青霉素产生抗性，因此根据敏感性试验，推荐使用四环素、脱氧土霉素、第二代和第三代头孢菌素、氟喹诺酮等作为针对此菌的治疗用抗生素。

本病的预后一般良好，极少出现死亡病例。

（六）公共卫生影响

河流弧菌主要通过被污染的食物、饮水传播，引起人的急性胃肠炎，容易发生集体性食物中毒；也可通过创伤感染，造成人体损害。本菌还可以通过媒介动物传播，2007年广东新会出入境检验检疫局对从来自新加坡的货船上截获的德国小蠊检测时发现一株河流弧菌，这是我国检验检疫系统首次从媒介生物上检测到河流弧菌。该菌主要存在于海产品中，因此有必要对本菌进行细致的研究，特别是对其引起食物中毒的公共安全风险进行评估，对其在食物中的安全细菌含量进行规定。

（蔡林　田克恭）

◆ **参考文献**

曹际娟，赵昕，孙哲平，等. 2008. PCR结合变性高效液相色谱快速检测水产品中河流弧菌 [J]. 中国卫生检验杂志，18 (11): 2 187 - 2 189.

林伟权，陈玉排，匡浩宇，等. 2007. 外来医学媒介生物上首次检出河流弧菌 [J]. 中国国境卫生检疫杂志，30 (6): 360 - 362.

隋秀丽，王燕，宫浩. 2008. 豚鼠气单胞菌被错误地鉴定为河流弧菌1例分析 [J]. 中国误诊学杂志，8 (16): 3 894.

孙翰昌. 2009. 一株鲢病原弧菌的分离鉴定 [J]. 淡水渔业，39 (4): 45 - 50.

文万侥，谢珍玉，徐先栋，等. 2009. 基于toxR基因的河流弧菌PCR快速检测方法的建立 [J]. 水产科学，28 (10): 575 - 578.

Chung - Hsu Lai, Chun - Kai Hwang, Chuen Chin, et al. 2006. Severe watery diarrhoea and bacteraemia caused by Vibrio fluvialis. Journal of Infection, 52: 95 - 98.

Ja Young Lee, Joo Sang Park, Seung Hwan Oh, et al. 2008. Acute infectious peritonitis caused by Vibrio fluvialis. Diagnostic Microbiology and Infectious Disease, 62: 216 - 218.

Kuo - Chin Huang, Robert Wen - Wei Hsu. 2005. Vibrio fluvialis Hemorrhagic Cellulitis and Cerebritis. Clinical Infectious Diseases, 40: 75 - 77.

Rupa Chakraborty, Sutapa Sinha, Asish K. Mukhopadhyay, et al. 2006. Species - specific identification of Vibrio fluvialis by PCR targeted to the conserved transcriptional ctivation and variable membrane tether regions of the toxR gene. Journal of Medical Microbiology, 55: 805 - 808

Tall, B. D., Fall, S., Pereira, M. R., et al. 2003. Characterization of Vibrio fluvialis - like strains implicated in limp lobster disease. Appl. Environ. Microbiol., 69: 7 435 - 7 446.

七、费氏弧菌感染

费氏弧菌感染（Vibrio furnissii infection）是由费氏弧菌引起的一种人与动物共患性细菌病。水产动物感染本菌后表现为亚临床感染或不同形式的弧菌病；人感染费氏弧菌主要引起胃肠炎，出现外伤感染和败血症的病例极少。

（一）病原

1. 分类地位　费氏弧菌（*Vibrio furnissii*）又称费尼斯弧菌，按照《伯杰氏系统细菌学手册》第二版（2005），在分类上属弧菌科（Vibrionaceae）、弧菌属（*Vibrio*）。Lee 等（1981）在研究河流弧菌时根据发酵葡萄糖产气能力的不同，将河流弧菌分为 I（1a）和 II（1b）2 个生物型，I（1a）为不产气型，II（1b）为产气型。Brenner 等（1983）通过遗传分析发现属于河流弧菌的两个型有较大的差异，因此提出将能够发酵葡萄糖产气的河流弧菌生物 II（1b）型以其最初发现人的名字命名为费氏弧菌。费氏弧菌的代表株是 ATCC 35016。

2. 形态学基本特征与培养特性　费氏弧菌的很多形态学特性和培养特性与河流弧菌相似。费氏弧菌为革兰氏阴性嗜盐短杆菌，也有些呈弯曲状。在血平板上，菌落呈中等大小、黏液样、灰色、β-溶血。最适生长温度为 37℃，最适生长 pH 为 7～8。在硫代硫酸盐枸橼酸盐胆汁酸盐蔗糖琼脂（TCBS）平板上 37℃生长 72～96h 后菌落呈黄色且菌落有活动能力。在普通的 LB 平板培养基上菌落呈圆形，表面光滑、湿润，边缘不规则，质地均匀，不透明，呈蜡样。在 SS 琼脂平板上培养，菌落为圆形，中心隆起，边缘整齐，光滑半透明。在沙门菌显色培养基上菌落呈紫色，中等大小。在硝酸盐氰化钾（KCN）培养基上不能生长。费氏弧菌也是嗜盐性细菌，在含氯化钠 3%～8%的培养基上生长良好，在不含氯化钠或氯化钠含量超过 10%的培养基上不生长。

3. 理化特性　费氏弧菌的理化特性与河流弧菌的理化特性相似，对外界的抵抗力也较强。费氏弧菌的生化特性为半乳糖苷（ONPG）阳性、精氨酸水解阳性，赖氨酸脱羧酶、鸟氨酸脱羧酶、柠檬酸利用、硫化氢、脲酶和色氨酸脱氨酸试验阴性，吲哚、VP 明胶酶、葡萄糖、甘露醇、肌醇山梨醇鼠李糖蔗糖、蜜二糖苦杏仁苷、阿拉伯糖和氧化酶试验阳性。费氏弧菌一项很重要的的生化特性是发酵葡萄糖产气，这是费氏弧菌与河流弧菌相区别的重要特征。

费氏弧菌对多数抗生素敏感，但由于弧菌科的多数细菌能产生 β-内酰胺酶，因此本菌对 β-内酰胺类抗生素，如氨苄青霉素有抗性。

（二）流行病学

1. 传染来源　感染费氏弧菌的患者是此菌传播的重要传染源，费氏弧菌主要从感染者粪便样品中分离到。

2. 传播途径　一般认为费氏弧菌感染是由于食用或饮用被此菌污染的食物和水引起的。外伤感染的病例极少。

3. 易感动物

（1）自然宿主　费氏弧菌是海洋中特别是河流入海口和港湾水域的常在菌。目前相关报道表明，本菌较易感染鳗鱼、对虾、蛤、鲍鱼等海洋水产动物。

（2）易感人群　本菌对不同性别、年龄人群的感染性差异目前尚不明确。一般认为沿海地区从事海水养殖或捕捞等，长期与海洋水产动物接触的人群较易感。儿童、老年人由于免疫力较弱对本菌的易感性也较高。

4. 流行特征　费氏弧菌感染一般呈散发，但也有群体发病事件。费氏弧菌感染多在夏季，由于细菌大量繁殖，发病率较高。但本菌感染一般呈点状散发，偶见群体性发病的病例。

5. 发生与分布　1975 年 Furniss 等（1977）首次分离到河流弧菌。随后 Brenner 对发酵葡萄糖产气能力不同的两类河流弧菌进行遗传分析，发现二者有明显不同，因此将能够发酵葡萄糖产气的河流弧菌称为费氏弧菌。美国、日本、巴西、秘鲁和中国香港等国家和地区都有人感染该菌的报道。中国内地也有人感染该菌的报道。

一项回顾性调查发现，早在1969年就有人感染费氏弧菌。美国一架飞机上曾发生一起食物中毒导致乘客暴发胃肠炎，对其病原分析发现费氏弧菌是病原之一。日本和中国香港等国家和地区都曾分离到本菌。1993年在巴西的16名腹泻病人的粪便样本中分离得到了费氏弧菌。1994年，秘鲁进行一项霍乱检测，从6名腹泻病人和8名无明显症状的密切接触者采集的病料中仅分离到费氏弧菌。

（三）对动物与人的致病性

1. 对动物的致病性 西班牙曾发现费氏弧菌感染鳗鱼的病例。中国台湾省曾报道感染费氏弧菌导致斑节对虾死亡的病例，江苏沿海养殖场也曾发生由于感染费氏弧菌而导致文蛤大量死亡，辽宁沿海曾报道由于感染费氏弧菌而发病。

小鼠试验发现，磷酸甘露糖变位酶在费氏弧菌致病过程中发挥着重要作用，小鼠口服磷酸甘露糖变位酶3天内便出现明显的肠道损伤；相反磷酸甘露糖变位酶缺失的费氏弧菌菌株由于O抗原缺失导致其致病力大大降低。

2. 对人的致病性 费氏弧菌对人的致病性目前还不太明确。一般认为人感染费氏弧菌后主要引起胃肠炎，出现外伤感染和败血症的病例极少。感染本菌的症状不尽相同，主要表现为腹泻，严重患者出现水样腹泻或血便，1984年新加坡曾报道一起由费氏弧菌引起的食物中毒事件，有些患者出现较为严重的症状，表现为严重腹泻、腹痛、恶心、呕吐、头痛，但是无体温升高现象，调查发现同时食用该食物的人中有一名16岁女孩虽然从其粪便样本中分离到本菌，但该女孩不表现任何临床症状。1993年在巴西分离到的16株费氏弧菌具有溶血性，并且其胞外产物能够损伤Hela细胞。

（四）诊断

1. 动物的临床诊断 费氏弧菌广泛存在于河流入海口和港湾水域，是海水中的常在菌。患病动物很少出现特征性临床症状，根据临床症状诊断本病较为困难。确诊需进行实验室诊断。

2. 人的临床诊断 人感染费氏弧菌后多为亚临床感染，不表现临床症状。严重病例表现为胃肠炎，出现腹泻、呕吐、恶心等症状，这些症状是多数弧菌感染病人所共有的症状，因此发病后难以通过临床症状来诊断本病，确诊需实验室诊断。

3. 实验室诊断

（1）细菌学检查 将病料接种培养基平板，观察菌落形态、大小、颜色，根据其在不同培养基上培养特性的不同，做出大体诊断。利用革兰氏等染色方法，显微镜下观察细菌形态。对费氏弧菌的鉴定，主要依赖于生化指标。

（2）聚合酶链式反应（PCR）技术 针对费氏弧菌保守的基因设计特异性引物可检测病原。

（3）鉴别诊断 对费氏弧菌的鉴别诊断主要是利用其特征性的生化指标，包括能够发酵甘露糖、蔗糖、阿拉伯糖，发酵葡萄糖产气，VP试验阴性，硫化氢试验阴性，七叶苷水解试验阴性，其中发酵葡萄糖产气是其区别于河流弧菌的特征性指标。

（五）防治措施

1. 动物的防制措施

（1）预防 由于费氏弧菌是海水中的常在菌，因此预防该菌感染主要采取综合防控措施。加强对养殖区域水质的监测，做好卫生消毒，特别是在气温较高的季节，要注意水域中菌群的生长。

（2）治疗 主要采用抗生素治疗。庆大霉素、卡那霉素、四环素等常用于动物费氏弧菌感染的治疗。费氏弧菌对氨苄青霉素有抗药性。

2. 人的防制措施

（1）预防 关键是加强食品安全措施，尤其是对海产品的卫生处理，尽量不要生食海产品。要防止生、熟食物交叉污染，做到生菜和熟菜分开，防止交叉感染。贮存的食品在进食前要重新煮透。做好食物饮水的保藏工作，防止污染。

（2）治疗 主要是支持疗法与抗生素治疗相结合。支持疗法主要针对腹泻病人，注意补水、补电解质，防止脱水。费氏弧菌对多数抗生素敏感，如卡那霉素、甲氧苄啶、四环素、新霉素、磺酰胺、庆大霉素、萘啶酮酸、羧苄西林等，对弧菌抑制剂 O/129 敏感，但对 β-内酰胺类抗生素如氨苄青霉素有抗性。

（六）公共卫生影响

费氏弧菌在导致人类疾病中所起的作用目前还不太明确。一般认为人感染费氏弧菌以后主要引起胃肠炎，严重者可出现腹泻、呕吐、恶心等症状，出现外伤感染和败血症的病例极少。费氏弧菌感染一般呈散发，但也有群体发病事件。该菌相对于弧菌科的霍乱弧菌、副溶血弧菌等致病力较弱，人感染后造成的损伤也较轻。但作为一种食源性传染性细菌，对本菌仍应加以重视，特别要注意降低其引起群体性食物中毒的风险。

（蔡林　田克恭）

◆ 参考文献

Austin, B., Austin, D. A.. 2007. Bacterial Fish Pathogens, Disease of Farmed and Wild Fish, 4th edn. Springer Praxis, Godalming.

B. Austin. 2010. Vibrios as causal agents of zoonoses. Veterinary Microbiology, 140：310 - 317.

Brenner DJ, Hickman - Brenner FW, Lee JV, et al. 1983. Vibrio furnissii (formerly aerogenic biogroup of Vibrio fluvialis), a new species isolated from human feces and the environment. J Clin Microbiol, 61：437 -467.

Dalsgaard A, Glerup P, Hoybye LL, et al. 1997. Vibrio furnissii isolated from humans in Peru: a possible human pathogen? Epidemiol Infect, 119：143 - 149.

Furniss A L, Lee J V, Donovan T S, et al. A new vibrio. Lancet. 1977, 11：565.

Kelly MT, Hickman - Brenner FW, Farmer III, JJ. Vibrio. In: Balows A, Hausler WJ, Herrmann KL, Isenberg HD, Shadomy HJ, eds. 1991. Manual of clinical microbiology. Washington, DC：ASM Press, 384 - 395.

Kim, S. H., Ahn, S. H., Lee, J. H., et al. 2003. Genetic analysis of phosphomannomutase/phosphoglucomutase from Vibrio furnissii and characterization of its role in virulence. Arch. Microbiol, 180：240 -250.

Nicholas A. Daniels, Alireza Shafaie. 2000. A Review of Pathogenic Vibrio Infections for Clinicians. Infect Med, 17 (10)：665 - 685.

Sung, H. H., Hsu, S. F., Chen, C. K., et al. 2001. Relationships between disease outbreak in cultured tiger shrimp (Penaeus monodon) and the composition of Vibrio communities in pond water and shrimp hepatopancreas during cultivation. Aquaculture, 192：101 - 110.

八、霍利斯弧菌感染

霍利斯弧菌感染（Vibrio hollisae infection）是由霍利斯弧菌引起的一种人与动物共患病。临床上，人类霍利斯弧菌感染主要表现为食物中毒和急性腹泻，而水生动物如杜氏鰤（*Seriola dumerili*）感染可引起不同程度病变。霍利斯弧菌产毒性强，分布于自然界，尤以近海的海水、海底沉积物、海产品及盐渍食品中常见，是夏、秋季节沿海地区常见病原菌之一。

（一）病原

1. 分类地位 按照《伯杰氏系统细菌学手册》第二版（2005），霍利斯弧菌（*Vibrio hollisae*）在分类上属弧菌科（Vibrionaceae）、弧菌属（*Vibrio*）。1982 年 Hickman 首次分离到，美国疾病控制与预防中心将其归为 EF - 13 群。

2. 形态学基本特征与培养特性 霍利斯弧菌为革兰氏阴性菌，弧形，长 $1.5\sim2.0\mu m$。鞭毛染色为单根极端鞭毛。

有报道称此菌不在 TCBS 琼脂和麦康凯琼脂上生长，但在羊血琼脂和海水细菌一般性培养基上能生长。分离菌株在嗜盐琼脂平板上生长良好，18~24h 长出 1~2mm 光滑、湿润的菌落。在 TCBS 琼脂上生长较差，37℃孵育18～24h菌落较小、圆形、蓝绿色、凸起。

3. 理化特性 霍利斯弧菌具有嗜盐性，最适生长温度是37℃。其生化反应较弱，能发酵葡萄糖、分解阿拉伯糖，不分解其他糖，氧化酶、硝酸盐还原试验阳性，VP、精氨酸双水解酶、赖氨酸脱羧酶、鸟氨酸脱羧酶阴性。

霍利斯弧菌对氯霉素、庆大霉素、卡那霉素、丁胺卡那霉素、链霉素、红霉素、新霉素、复方磺胺、四环素、多黏菌素均敏感。

（二）流行病学

1. 传染来源 霍利斯弧菌主要分布在海水、海洋生物、海底沉积物、海产品及盐渍食品中。

2. 传播途径 本菌主要经口传播，可生存于海水及海产品中，所致腹泻，可由被该菌污染的水源引起，也可因摄入烹调不当的海产品（如海虾、蟹、牡蛎）及接触污泥引起。江佳佳等（2009）报道一例医院感染病例，表明此菌可能通过人与人之间传播。

3. 易感动物

（1）自然宿主 霍利斯弧菌的自然宿主主要为海洋贝类生物和海鱼，如牡蛎、海虾和海蟹。常用的实验动物为小鼠。

（2）易感人群 本病易感人群主要分布在沿海地区。其主要原因是由于沿海地区海产品丰富，加之喜食半生半熟贝类海产品及盐腌食品，故极易造成感染。

4. 流行特征 此菌主要存在于沿海区域，所以发病集中在这一区域。夏、秋季节水温适于细菌生长，因此为此病的高发季节。

5. 发生与分布 1982年，Hickman从腹泻病人的粪便中首次分离出霍利斯弧菌。国外关于霍利斯弧菌感染引起胃肠炎的报道大约有40余篇。主要发生区域集中在美国的大西洋沿岸和墨西哥湾，太平洋沿岸和夏威夷岛附近较少发生。在印度尼西亚和法国也有散发病例。环境中曾检出霍利斯弧菌的水域包括日本、大西洋西北部、地中海、爱奥尼亚海和澳大利亚。

我国关于霍利斯弧菌感染引起胃肠炎的报道较少，但从腹泻病例中分离出该病原菌的报道较多，2003年5月至2004年11月间，倪时炼等从浙江省三门县中医院1 725份急性腹泻患者的粪便中检出霍利斯弧菌37例，江佳佳等在2008年3—4月发现一例医院感染病例。

（三）对动物与人的致病性

1. 对动物的致病性 纪荣兴等（2002）发现，杜氏鰤感染霍利斯弧菌可出现体侧点状出血、鳞片脱落、体表皮肤腐烂、尾部溃烂、鳃充血、肾脏颜色变深、微肿，病鱼游动缓慢、不摄食等，并引起不同程度的死亡。

对霍利斯弧菌毒力进行过实验动物研究。取体重为11～16g小鼠分为4组，每组2只，将含霍利斯弧菌10^9CFU/mL分别进行腹腔注射（0.lmL组，0.3mL组，0.5mL组），对照组为硫酸镁肉汤0.5mL。全部试验组小鼠在注射霍利斯弧菌菌液后8h开始发病，出现烦躁不安，发热，呼吸急促等表现。0.1mL组，0.3mL组发病后4～6h逐渐好转，0.5mL组16h后全部死亡，对照组正常。

小鼠死亡后剖检可见，肠黏膜水肿、糜烂。镜下可见肠绒毛血管内皮肿胀，血管内白细胞聚集；肝细胞浊肿、嗜酸性变，灶性坏死，枯否细胞增生；肾小球血管充血、肾小管混浊变性、肾间质水肿，肺微血管内皮肿胀、白细胞聚集、肺泡水肿、微血栓形成和肺萎缩。脏器中肾损伤最重，其次为肝、肠、肺、脾，心改变不明显。阴性对照组组织、脏器无异常变化。

2. 对人的致病性 人常通过食用未煮熟的海产品或被本菌污染的盐腌食物而感染。本病潜伏期短，多在2～26h，平均6～10h，临床表现轻重不一，主要表现为腹泻、腹痛，个别伴有发热。轻症病人仅有轻微腹痛、腹泻，粪便稀薄，便量亦不多；重症病人有恶心、呕吐、腹痛及腹泻，腹痛时有阵发性加剧，腹泻1～3h便量亦多，粪便大多为水样便，无里急后重，无黏液，大多无明显脓血便。重症病人中个别病例伴有发热。

目前，已知霍利斯弧菌有两种较强的致病毒素，其一为耐热直接溶血素（TDH），该毒素有肠毒性及细胞毒性作用，是由 tdh 基因所决定，该基因广泛存在于人类致病性弧菌中，另一种是耐热相关溶血素（TRH），其作用与耐热直接溶血素相似，其基因与 tdh 有 68% 的同源性。这 2 种致病因子具有较强细胞毒作用，加上菌体还能产生黏附素和黏附素酶，是引起急性肠炎的主要原因。

（四）诊断

1. 动物的临床诊断 霍利斯弧菌可以引起鱼类隐性感染。需要进行实验室细菌分离鉴定才能确诊。

2. 人的临床诊断 人感染后的临床症状表现为：潜伏期平均 6～10 h，出现腹痛、腹泻、水样便、恶心、呕吐等消化道症状，重症患者严重脱水。可疑患者需要采集病料进行实验室诊断，病原分离及生化试验后才能确诊。

3. 实验室诊断

（1）病原菌分离培养 实验室诊断主要是通过细菌的分离鉴定。可从临床患者的粪样中分离该菌。但由于该菌在肠道菌选择性培养基 TCBS 琼脂和麦康凯琼脂上生长较差，需要在嗜盐培养基上分离培养。

（2）生化鉴定 霍利斯弧菌生化鉴定中与其他弧菌显著不同的是，生化反应较弱，能发酵葡萄糖、分解阿拉伯糖，不分解其他糖，氧化酶、硝酸盐还原试验阳性，VP、精氨酸双水解酶、赖氨酸脱羧酶、鸟氨酸脱羧酶阴性。临床上一些菌株不能根据 API 20E 系统鉴定出来。

（3）分子生物学方法 2000 年 Vuddhakul 等建立一种 PCR 方法，该方法针对的是霍利斯弧菌的两个特异性基因位点 gyrB 和 toxR，此法的建立有助于从环境和病料中分离鉴定该菌。

（五）防制措施

1. 人的防制措施

（1）预防 霍利斯弧菌感染的流行分布较为集中，主要发生在夏、秋季节沿海区域。预防措施主要包括：不可食用未煮熟的鱼和贝类，伤口不要接触海水或海产品，医护人员应加强自我防护意识。

（2）治疗 在治疗上主要给予抗生素治疗，并根据病情轻重程度，采用相应对症及补液治疗。抗菌治疗可根据药敏结果选用抗生素。

2. 动物的防制措施

（1）预防 养鱼业可对鱼苗进行疫苗免疫预防。有报道通过对杜氏鰤养殖场免疫效果的研究发现，各种免疫途径均能够对鱼苗起到免疫保护作用，其中肌内注射能够产生较高的抗体效价。

（2）治疗 感染鱼之后的常规治疗以抗生素疗法为主，但是由于抗生素的过多使用，会出现耐药性菌株并且破坏正常菌群的分布，因此并不推荐使用抗生素疗法。

（六）公共卫生影响

霍利斯弧菌是 12 种致病性弧菌中的 1 种，近年来，国外有关此菌引起人类肠道感染的报道日益增多，我国报道较少。郝秀红等在 2001 年 4—10 月对沿海某海域海水进行了细菌谱研究，霍利斯弧菌检出率居前位，占 5.91%，为海洋优势菌。研究表明，霍利斯弧菌是重要的海生致病菌，不仅有数量优势且毒力及感染力均较强。因此，加强霍利斯弧菌的预防很有必要。

2008 年我国首次报道一例霍利斯弧菌的医院感染，应引起广大临床医护人员的关注，同时也应加强医院工作人员的职业安全防护培训，尤其须注意形成良好的卫生规范。

（刘奇　田克恭）

◇ **参考文献**

郝秀红，马骢，虞积耀，等 . 2004. 沿海某地霍利斯弧菌伤口感染能力研究 [J]. 中华检验医学杂志，27：799-800.

江佳佳，王晓秋，金琰 . 2009. 霍利斯弧菌引起医院感染的报道 [J]. 中华医院感染学杂志，19：240.

倪时炼，林平 . 2005. 从腹泻患者粪便检出 37 株霍利斯弧菌及其耐药性分析 [J]. 中国热带医学，5：1924-1936.

F. Hinestrosa, R. G. Madeira, P. P. 2007. Bourbeau Severe gastroenteritis and hypovolemic shock caused by Grimontia (Vibrio) hollisae infection. J Clin Microbiol, 45 (10)：3462-3463.

F. L. Thompson, B. Hoste, K. Vandemeulebroecke, et al. 2003. Reclassification of Vibrio hollisae as Grimontia hollisae gen. nov. , comb. nov. Int J Syst Evol Microbiol，53（Pt 5）：1615-1617.

F. W. Hickman，J. J. Farmer，3rd，D. G. Hollis，et al. 1982. Identification of Vibrio hollisae sp. nov. from patients with diarrhea. J Clin Microbiol，15（3）：395-401.

M. Nishibuchi，S. Doke，S. Toizumi，et al. 1988. Isolation from a coastal fish of Vibrio hollisae capable of producing a hemolysin similar to the thermostable direct hemolysin of Vibrio parahaemolyticus. Appl Environ Microbiol，54（8）：2144-2146.

S. K. Curtis，M. H. Kothary，R. J. Blodgett，et al. 2007. Rugosity in Grimontia hollisae. Appl Environ Microbiol，73（4）：1215-1224.

V. Vuddhakul，T. Nakai，C. Matsumoto，et al. 2000. Analysis of gyrB and toxR gene sequences of Vibrio hollisae and development of gyrB- and toxR-targeted PCR methods for isolation of V. hollisae from the environment and its identification. Appl Environ Microbiol，66（8）：3506-3514.

九、梅契尼柯夫弧菌感染

梅契尼柯夫弧菌感染（Vibrio metschnikovii infection）是由梅契尼柯夫弧菌引起的一种人与动物共患传染病。梅契尼柯夫弧菌能够引起蛤类、鸭、牛等多种动物发病，尤其对雏鸡的致病力较强，人类感染后会出现腹泻、伤口化脓或是败血症等症状，以夏、秋水温较高季节多发。此菌广泛存在于自然界水域中，包括溪水、湖水、海水和污水。

（一）病原

1. 分类地位 梅契尼柯夫弧菌（*Vibrio metschnikovii*）在分类上属弧菌科（Vibrionaceae）、弧菌属（*Vibrio*），由 Gamaleia 于 1888 年首次分离。美国疾病控制中心将其归为肠道菌群 16，《伯杰氏系统细菌学手册》第二版（2005）把它归为弧菌属的一个种。

2. 形态学基本特征与培养特性 梅契尼柯夫弧菌为无荚膜、不形成芽孢、两端钝圆、短小而弯曲的革兰氏阴性杆菌。菌体为多种形态，有直杆状、弯杆状、逗点状、S 状等。其中以弯杆状居多。本菌具有运动性，镜下菌体呈单方向运动。

在液体培养基中混浊生长；有菌膜无沉淀；在碱性胆盐琼脂平板上，其菌落呈水滴样透明，扁平无色或青灰色，直径 2～3mm；在 TCBS 琼脂平板上菌落为黄色，直径约 2mm。

3. 理化特性 梅氏弧菌为发酵型代谢、能利用 D-葡萄糖和 D-甘露醇等碳水化合物、葡萄糖产酸阳性、葡萄糖产气阴性、氧化酶阴性、硝酸盐还原阴性、Thornley 精氨酸双水解酶阳性、VP 阳性，梅氏弧菌与其他弧菌最大的区别是氧化酶试验阴性，不能还原硝酸盐为亚硝酸盐。

梅契尼柯夫弧菌对庆大霉素、土霉素、氯霉素、先锋霉素Ⅴ号高度敏感；对卡那霉素、苯唑青霉素、磺苄青霉素、羧苄青霉素、红霉素中度敏感；对痢特灵、青霉素、链霉素不敏感。

（二）流行病学

1. 传染来源 梅氏弧菌广泛存在于河水、污水及各种贝类和虾类中，有时也见于动物和人的肠道、粪便中。感染的鱼类、贝类加工制成的饲料是造成畜禽感染的一个主要传染源。感染动物进入人类食物链后造成人类感染。

2. 传播途径 人主要经口传播和接触性传播，饮用或伤口接触到污染水源，以及食用生的或未煮熟的水产品而感染。畜禽感染发病可能是由于食入含有本菌的贝粉、鱼粉或被本菌污染的饲料所致。

3. 易感动物

（1）自然宿主 梅氏弧菌广泛存在于自然水域中。可寄生在水生物中，如鱼类、贝类、虾类等。也可以寄生在人和动物的肠道中，当条件适宜，繁殖到一定数量后可致病。

梅氏弧菌可以感染多种动物，包括畜禽、水生鱼类、贝类和虾类等。目前已从牛、猪、马、鸭、鹅、鸡、海鸟及多种水生动物中分离到该菌。

（2）易感人群 主要是长期接触水源的水产工作者，及经常食用生的或是未煮熟的水产品者容易患病。如果发生创伤，应该避免伤口与水接触，以免发生感染，尤其是老人、小孩等抵抗力低下的人群。

4. 流行特征　梅氏弧菌感染人的病例主要以散发为主，表现为食物中毒和腹泻。主要发生在夏、秋温度较高的季节。

此病曾在我国养鸡业中暴发流行。流行病学调查显示，几次流行均为雏鸡发病，最早为 3 日龄，可引起严重死亡，死亡率为 17.4%～26.7%。这表明幼龄雏鸡对本病有较高易感性。据报道梅氏弧菌广泛存在于河水、污水及各种贝类和虾类中，有时也见于人和动物的肠道、粪便中。由此推测，雏鸡感染发病可能是由于食入含有本菌的贝粉、鱼粉或被污染的饲料。因而，弄清本病的传染来源，既具有流行病学意义，又有助于防治本病。

5. 发生与分布　目前，有致病作用的弧菌至少有 10 种，梅氏弧菌就是其中之一。自发现梅氏弧菌以来已有 100 多年的历史，但对人和其他动物致病的记载不多。人感染的报道较少，有一例胆囊炎、3 例败血症和几例胃肠炎的报道。最近有一篇报道称一位 64 岁的患者在做完隐静脉切除后，发生感染。病人没有接触过淡水、海水及海产品和感染者腹泻物。我国曾发生几起因梅氏弧菌感染发生食物中毒事件。

1987 年以来我国牡丹江市郊区几家肉用鸡场和密山市附近某蛋鸡场的雏鸡群陆续发生梅氏弧菌感染，并引起严重死亡，损失很大。

（三）对动物与人的致病性

1. 对动物的致病性　梅氏弧菌主要感染雏鸡。雏鸡感染的临床症状：突然发病，不见任何症状很快死亡。病程稍长的病雏可见精神沉郁，食欲减退或不食，呆立，翅膀下垂，缩颈闭眼，嗜睡，对外界刺激反应性降低。也有的病雏呈半蹲姿势或卧地不起。呼吸困难，呼吸时翅膀扇动。张口伸颈，呼吸次数增加。发病初期排灰白色或黄白色粪便，有时为黄绿色，以后很快变为褐色或暗褐色酱样便，有时还带有血样黏液。最后病雏倒地死亡。病程多为 2～3 天，最长 10 天左右。

雏鸡感染的病理变化：最明显的病变部位是肝脏、肺脏和肠道。肝脏肿大，质地脆弱，有大小不等、形状不规则的或呈星状的坏死灶，有的融合为较大的坏死灶，有明显出血。少数病例在肝脏被膜下形成血肿，胆囊肿大，呈黄绿色。肺脏充血、水肿、淤血，有的整个肺脏呈紫黑色或有大小不等的实变区，个别肺脏萎缩，心肌松弛、苍白，脾脏明显肿大、退色、有时有出血，肾脏肿大、退色或呈紫红色，有出血点或被膜下有小血肿；腺胃和肌胃浆膜下条纹状淤血；小肠黏膜充血、出血、呈斑点状、肠腔中有褐色或黄绿色液状内容物，有时含有血样黏液，严重者肠黏膜呈弥漫的暗红色；脑软化、延脑与小脑交界处有淤血斑、硬膜外充血。

如果细菌的数量达到 10^7 个/mL 时就能使大蛤的幼苗组织崩解或死亡。

Miyake 等纯化出一种梅氏弧菌特异性的溶细胞素。这种溶细胞素能使小鼠积水，增加兔血管的通透性。

2. 对人的致病性　梅氏弧菌主要引起食物中毒，对人的致病性主要是由于其产生的溶血素和溶细胞素造成。有学者认为溶血素是导致腹泻的主要原因。但其致病机理尚不清楚，仍需进一步研究。

（四）诊断

1. 动物的临床诊断　梅氏弧菌感染雏鸡的临床症状为雏鸡突然发病死亡、精神萎靡、食欲不振、呆立，临床症状和病理变化常难与雏鸡白痢区别，容易误诊。

2. 人的临床诊断　人感染后的主要临床表现为腹部阵痛、腹泻，为稀水样便，无脓血，发热（腋下体温 37.5～38.5℃），恶心、呕吐。确诊需要经过实验室分离鉴定及生化鉴定。

3. 实验室诊断

（1）病原菌的分离鉴定　梅氏弧菌很容易鉴定，它具有嗜盐性，需在含盐培养基上生长。梅氏弧菌的嗜盐性可将其与气单胞菌区别。

（2）生化特性　氧化酶试验阴性，不能还原硝酸盐为亚硝酸盐，具有这两种特殊生化特性的只存在于梅氏弧菌和产气费氏弧菌。而产气费氏弧菌为典型的橘黄菌落及具有发酵木糖和阿拉伯糖的特性，所以也很容易将二者鉴别。

（3）血清抗体测定 取患者血清与梅氏弧菌进行试管凝集试验，以判断患者体内是否有抗体及抗体滴度。

（五）防制措施

1. 人的防制措施

（1）预防 根据流行病学调查可知，在食物中毒高发季节，对高危食品要加强管理，禁止生食海水产品，在烹调过程中烧熟煮透，控制细菌繁殖，以防止食物中毒。

（2）治疗 患者应给予庆大霉素、氧氟沙星等抗生素药物及对症治疗。

2. 动物的防制措施

（1）预防 目前认为雏鸡感染是因为饲料污染，因此加强饲养管理，搞好环境卫生，监测饲料来源，杜绝饲料污染是主要的防治措施。

（2）治疗 本病在鸡群中发生后可用庆大霉素、土霉素等进行治疗，对未发病的鸡可考虑使用药物预防。

（六）公共卫生影响

梅氏弧菌广泛存在于海产品中，发育温度为 30～37℃，繁殖速度是大肠杆菌和痢疾菌的 2 倍以上。近年来由梅氏弧菌感染引起的中毒事件时有发生，应引起临床、卫生防疫、检验人员的重视。加强日常食品卫生管理，减少食品污染环节。选择食品要新鲜，加工食品要及时，烹调食品要彻底，缩短食品的存放时间，食品要妥善保存。

近年来，在临床上多次发现鸡梅氏弧菌感染的流行，本病主要发生于雏鸡，一旦感染发病引起大批死亡，给养鸡业造成巨大经济损失。因而，对本病要给予足够的重视。

（刘奇　田克恭）

◆ **参考文献**

花广文 . 2000. 一起梅氏弧菌引起的食物中毒 [J] . 江苏预防医学，11：40.

刘永彬，李芝清 . 1999. 梅氏弧菌生化特性及毒素原性的研究 [J] . 中国卫生检验杂志，9：257 - 258.

潘玉钦，陈永标，程生英，等 . 一起梅氏弧菌和副溶血弧菌所致食物中毒的调查 [J] . 海峡预防医学杂志，7：38 - 39.

朴范泽，崔玉东，李英莹，等 . 1992. 雏鸡梅氏弧菌感染的病原分离鉴定 [J] . 中国畜禽传染病，62：30 - 31.

孙洁，阎临湘，柳长远，等 . 1989. 从人体中分离的 14 株梅氏弧菌的鉴定报告 [J] . 河南卫生防疫，1：30 - 31.

B. Austin Vibrios as causal agents of zoonoses. Vet Microbiol，140（3 - 4）：310 - 317.

H. J. Linde，R. Kobuch，S. Jayasinghe，et al. 2004. Vibrio metschnikovii，a rare cause of wound infection. J Clin Microbiol，42（10）：4909 - 4911.

M. Miyake，T. Honda，T. Miwatani. 1988. Purification and characterization of Vibrio metschnikovii cytolysin. Infect Immun，56（4）：954 - 960.

W. Hansen，J. Freney，H. Benyagoub，et al. 1993. Severe human infections caused by Vibrio metschnikovii. J Clin Microbiol，31（9）：2529 - 2530.

W. Jean - Jacques，K. R. Rajashekaraiah，J. J. Farmer，3rd，et al. 1981. Vibrio metschnikovii bacteremia in a patient with cholecystitis. J Clin Microbiol，14（6）：711 - 712.

十、拟态弧菌感染

拟态弧菌感染（Vibrio mimicus infection）是由拟态弧菌引起的一种人与动物共患性细菌病。水生动物感染拟态弧菌后可以引起鱼类、贝类、甲壳类等发生弧菌病，人感染拟态弧菌后能引起胃肠炎、中耳炎、外伤感染等。

（一）病原

1. 分类地位 拟态弧菌（*Vibrio mimicus*）又称为最小弧菌、模拟弧菌，按照《伯杰氏系统细菌学手册》第二版（2005），在分类上属弧菌科（Vibrionaceae）、弧菌属（Vibrio）。拟态弧菌曾被归入霍乱弧菌，列为非典型的霍乱弧菌。1981 年 Davis 等发现这些列入霍乱弧菌的菌株虽然在形态特征、培养特性、抗原结构等方面与霍乱弧菌相似，但在生化特性上有不同于霍乱弧菌的特征性反应，遂根据其形态特征类似于霍乱弧菌而将这些菌株单独列为一个种，命名为一个种拟态弧菌，代表株为 1721-77（ATCC 33653）。

2. 形态学基本特征与培养特性　拟态弧菌为革兰氏阴性短杆菌，无芽孢和荚膜，极生单鞭毛，单个或两个相连，菌体直或弯，菌体大小为（0.4～0.8）μm ×（0.8～1.4）μm。在培养基上具有动力，其运动活泼，呈穿梭状运动；在 TCBS 培养基上生长，菌落为蓝绿色，菌落光滑、湿润、圆整，直径 1～2mm，室温培养 1 天，菌落可增大至 3mm 左右；在普通的琼脂培养基上 28℃培养 24h 后，菌落呈乳白色，圆形，中央稍隆起，边缘较整齐；在血平板上培养 24h 可见 β 溶血环，菌落呈绿色，光滑、湿润、边缘整齐、中央稍隆起。

拟态弧菌不具有嗜盐性，在不含氯化钠和含有较少氯化钠的培养液中生长，氯化钠浓度大于 6% 时较难生长。

3. 理化特性　拟态弧菌很多理化特性与霍乱弧菌相似。与霍乱 O1、O139 血清玻片凝集试验阴性，氧化酶试验阳性，赖氨酸脱羧酶试验、靛基质试验、枸橼酸盐利用、明胶液化试验阳性，精氨酸双水解酶试验、VP 试验、氰化钾生长试验阴性，分解甘露醇、甘露糖，不分解阿拉伯糖、肌醇、水杨苷、鼠李糖。

拟态弧菌对庆大霉素、四环素、诺氟沙星、环丙沙星、头孢菌素、复方新诺明、妥布霉素、氟哌酸、卡那霉素等抗生素和多黏菌素敏感，对青霉素、羧苄青霉素、氨苄青霉素、林可霉素、先锋霉素等具有耐药性。

拟态弧菌区别于霍乱弧菌的重要生化特性是拟态弧菌蔗糖试验阴性，VP 试验阴性，酒石酸盐反应阴性，对多黏菌素敏感。

（二）流行病学

1. 传染来源　携带拟态弧菌的海产品和拟态弧菌感染的病人是重要的传染源。淡水养殖的一些甲壳类动物也是本病的重要传染源。

2. 传播途径　拟态弧菌主要经口感染，通过食物、饮水单独或者交叉传播。目前报道的多数病例是由于食用了被拟态弧菌污染的食物而感染的。由饮水引起的感染目前报道较少。拟态弧菌感染水产动物后，可长期污染水体，接触被拟态弧菌污染的水体也会造成感染。

3. 易感动物

（1）自然宿主　拟态弧菌是一种分布广泛的条件性致病菌，在海水和海洋水产动物中分布广泛，主要感染甲壳类动物，真鲷、赤鲷等水产鱼类对本菌也较易感。目前研究发现在淡水中养殖的甲壳类动物也可携带拟态弧菌。

（2）易感人群　拟态弧菌感染主要是由于接触了被拟态弧菌污染的海水或者海产品，长期从事海产品生产和食用海产品的人是本病的易感人群。

4. 流行特征　拟态弧菌感染在夏、秋季节多发。

5. 发生与分布　拟态弧菌导致人发生胃肠感染的病例并不是很多，但是发生感染以后有些病例表现出较严重症状甚至出现了死亡病例。美国、关岛、墨西哥、孟加拉国、菲律宾、罗马尼亚等国家和地区都曾报道人感染拟态弧菌的病例。2004 年泰国的清迈地区发生了迄今为止最为严重的集体感染拟态弧菌事件，在这次由食物传播的集体感染中，有 306 人感染，并且表现出严重腹泻、腹痛、恶心、呕吐、发热、头痛等症状。

我国在 1984 年首次报道鱼类感染拟态弧菌的病例，在福建近海捕捞的小黄鱼中分离到了拟态弧菌。1985 年我国首次报道了在一名腹泻患者的粪便中分离到拟态弧菌，该患者在食用了被污染的食物后 18h 便出现了恶心、呕吐、腹泻、水样腹泻等症状，经分离培养和生化鉴定，确定为拟态弧菌感染。

（三）对动物与人的致病性

拟态弧菌的很多特性类似于霍乱弧菌，感染人和动物以后，在生长繁殖过程中同样能产生包括黏附素、内毒素和外毒素在内的各种毒力因子，引起人和动物发病。

1. 对动物的致病性　拟态弧菌在海水和海洋水产动物中分布广泛，水产动物感染本菌后缺乏典型的症状和病理变化。我国上海崇明县、江苏省太仓市养殖的中华绒螯蟹大量发病，症状以大量腹水为主，经人工感染、生理生化试验和菌种鉴定，发现主要致病菌为嗜水气单胞菌和拟态弧菌。我国浙江湖州、绍兴、桐乡、嘉兴及江苏等地的中华绒螯蟹养殖场也曾发生由于嗜水气单胞菌和拟态弧菌共同感染导致的腹水病及抖抖病，此病主要发生在 5～11 月份，其中 7～9 月份为高发期，主要危害 1 龄幼蟹到成蟹，蟹发生腹水病后外表无明显症状，在腹甲和背甲连接处肿胀，部分蟹全身浮肿，濒死时爬到岸上，行动迟缓，食欲废绝，口吐黄水，解剖发现有大量的淡黄色腹水，肝呈黑色或者淡黄色，腮呈棕色，肠内有少量食物，死亡率可达 80％；发生抖抖病后主要表现为发病急，蟹从大到小相继死亡，对外界环境反应降低，行动迟缓，食欲减退或者废绝，剖检发现肝呈现黄色，肠道内无食物。

在大多数情况下，拟态弧菌作为一种条件性致病菌存在于水产动物生存的环境中。澳大利亚曾报道红爪小龙虾（*Cherax quadricarinatus*）发生拟态弧菌感染的病例，研究发现，导致其发病的主要原因是饲养密度过大，饲养环境中水质较差，这些红爪小龙虾发病后大量死亡，表皮腐烂坏死，组织病理检查发现其卵巢和肝胰脏有严重的细胞损伤，鳃、心脏有不同程度的炎症，全身出现败血症，经细菌分离，革兰氏染色阴性，与霍乱弧菌 O1 多价血清不发生凝集反应，生化鉴定确定为拟态弧菌。

淡水养殖的水生动物感染拟态弧菌的病例也有报道，有研究从淡水养殖的日本沼虾鳃内和甲壳下分离到拟态弧菌。

2. 对人的致病性　人感染拟态弧菌后能够引起胃肠炎、中耳炎、外伤感染等。主要表现为胃肠炎，包括腹痛、腹部疼挛、腹泻、恶心、呕吐等，有时还伴有发热、头痛等症状。胃肠道感染拟态弧菌的潜伏期一般为 6～36h，临床症状持续 12～36h。急性病例表现为发病急，病情重，6h 内腹泻次数能够达到 8～10 次，排出水样便，伴有呕吐、脱水，临床症状与霍乱非常相似。

美国疾病控制与预防中心在 1977 年到 1981 年间分离到 21 株拟态弧菌，其中 19 株是从采集的粪便样本中分离得到的，另外 2 株从患有耳部疾病的病人分离到，一株是从长期患有慢性耳炎的妇女分离得到的，另一株是从一名患有双向性外耳炎的男孩分离到，调查发现二者都曾接触到海水，随后在检查中分离到本菌。

截至 1988 年的一项研究发现，在当时总共 30 株人感染的拟态弧菌分离株中，80％菌株从粪便中分离到，13％从中耳炎或者内耳炎患者分离得到。

研究发现，从孟加拉国淡水养殖的虾类分离得到的拟态弧菌多数为产肠毒素型的，因此生食这些甲壳类动物对人体健康有潜在的危险。

（四）诊断

1. 动物的临床诊断　水产养殖的动物中，甲壳类动物最易感。甲壳类动物感染本病后常出现腹水病、抖抖病，且夏、秋季节是本病的高发期。

2. 人的临床诊断　人感染拟态弧菌后潜伏期一般为 6～36h，临床症状持续 12～36h。急性病例表现为发病急，病情重，6h 内腹泻次数能够达到 8～10 次，排出水样便，伴有呕吐、脱水，临床症状与霍乱非常相似，发现以上症状后应进行鉴别诊断，以区分霍乱和拟态弧菌感染。

3. 实验室诊断

（1）细菌学检查　根据其在特定培养基上的一些培养特性，观察菌落形态、大小、颜色。需要特别注意的是在普通的营养琼脂上培养时，可能会出现两种菌落：①典型的拟态弧菌的菌落，菌落圆润、透明；②表面湿润，但是较混浊、不透明，生化反应和血清学试验表明两者均为拟态弧菌，因此在检测过程中要注意，以免造成漏检。

拟态弧菌为革兰氏阴性短杆菌，镜下观察菌体微弯，暗视野下可见其运动活泼，呈穿梭状运动。

（2）聚合酶链式反应（PCR）技术 基于拟态弧菌相对保守的基因，如 ctxA、zot、ace、tcpA、ompU、toxR 和 hlyA 等基因，设计引物，检测病原，这些方法一般较简便、快速。但是其中一些基因在弧菌科的多个种之间同源性相对较高，有些 PCR 方法不易区分各个种，比如针对 toxR 基因的 PCR 方法就不能将拟态弧菌和霍乱弧菌区分开。

（3）聚合酶链式反应（PCR）-限制性片段长度多态性（RFLP）分析 基于拟态弧菌染色体的复制起点，设计一对引物可以特异性扩增该序列，但是由于拟态弧菌的复制起点序列与霍乱弧菌的复制起点序列相似性高达 96%，为了将二者区分，根据二者复制起点序列中 Bgl II 限制性酶切位点的差异，利用限制性片段长度多态性分析，可以将二者区分，从而特异性地检测出拟态弧菌。

（4）斑点印记技术 利用特异性的针对拟态弧菌的单克隆抗体，建立斑点印记方法检测拟态弧菌，本方法的特点是操作简便，无需进行细菌分离等繁琐操作。本方法的一大优点是可以将拟态弧菌和霍乱弧菌进行鉴别诊断，提高了诊断的精确性。

（5）鉴别诊断 根据拟态弧菌特征性的生化特性可对该菌与其他细菌进行鉴别诊断。该菌氧化酶反应阳性，可与肠杆菌科相区别；葡萄糖氧化发酵试验阳性，可以与假单胞菌属相区别；在不含氯化钠或者含少量氯化钠的蛋白胨培养基中可以生长，氯化钠含量大于 6% 则较难生长，此可以与副溶血弧菌相区别；蔗糖试验阴性，对多黏菌素敏感，O1 群霍乱弧菌诊断血清不凝集，此可以与霍乱弧菌相区别。

（五）防制措施

1. 动物的防制措施

（1）预防 饲养密度过大、饲养环境中的水质较差都容易造成该病的发生，预防本病要采取综合性措施，做好饲养环境的卫生检查，定期监测水质，保持合理的饲养密度。

（2）治疗 主要采用抗生素治疗，常用的有庆大霉素、四环素、卡那霉素、氟哌酸、环丙沙星、复方新诺明等抗生素。

2. 人的防制措施

（1）预防 人感染拟态弧菌多是由于食用了被污染的食物或者与被污染的海水接触，因此在预防本病时首先要做到防止病从口入，加强对饮水和食品的管理。其次是要对患者的排泄物进行彻底处理，防止二次传播。

（2）治疗 采取支持疗法和抗生素治疗相结合的治疗方法。支持疗法是及时、足量、正确地补充体液和电解质。轻度脱水病人，以口服补液为主；中、重型脱水病人，须进行静脉输液。抗生素治疗主要使用庆大霉素、四环素、诺氟沙星、环丙沙星、头孢菌素、复方新诺明、妥布霉素、氟哌酸、卡那霉素等抗生素和多黏菌素。

（六）公共卫生影响

一直以来，霍乱弧菌、副溶血弧菌、创伤弧菌被认为是对人类健康威胁最严重的弧菌科的成员，拟态弧菌的感染病例报道较少，其对公共卫生的影响尚未引起足够的重视。拟态弧菌在生物学特性和致病机制上与霍乱弧菌有很多相似之处，感染后也可引起较严重的临床症状，且已经发生几起较严重的集体感染事件，说明拟态弧菌有较重要的公共卫生意义，应当引起重视。

（蔡林　田克恭）

◆ 参考文献

程知义. 1985. 引起急性腹泻的新弧菌 [J]. 中华流行病学杂志, 6 (1)：52 - 55.

刘振熙. 2004. 拟态弧菌引起腹泻的病原学鉴定报告 [J]. 公共卫生与预防医学, 15 (5)：60.

杨正时, 钟熙, 王晓斩. 1986. 国内两株拟态弧菌（Vibrio minicus）的鉴定 [J]. 科学通报, 31 (20)：1588.

Akira Takahashi, Shin - ichi Miyoshi, Noriko Takata, et al. 2007. Haemolysin produced by Vibrio mimicus activates two Cl⁻ secretory pathways in cultured intestinal - like Caco - 2 cells. Cellular Microbiology, 9 (3)：583 - 595.

B. Austin. 2010. Vibrios as causal agents of zoonoses. Veterinary Microbiology, 140：310 - 317.

Chalinan Pengsuk, Siwaporn Longyant, Sombat Rukpratanporn, et al. 2010. Development of monoclonal antibodies for simple detection and differentiation of Vibrio mimicus from V. cholerae and Vibrio spp. by dot blotting. Aquaculture,

300：17-24.

Cristiane C Thompson，Ana Carolina P Vicente，Rangel C Souza，et al. 2009. Genomic taxonomy of vibrios. BMC Evolutionary Biology，9：258-273.

T. Chitov，P. Kirikaew，P. Yungyune. 2009. An incidence of large foodborne outbreak associated with Vibrio mimicus. Eur J Clin Microbiol Infect Dis，28：421-424.

十一、非 O1 群霍乱弧菌感染

非 O1 群霍乱弧菌感染（Non-O1 vibrio cholerae infection）又称非 O1 和非 O139 霍乱弧菌感染，是指霍乱弧菌属中除了能够引起霍乱的 O1 群和 O139 群以外的其他亚群引起的感染。这类弧菌广泛存在于自然环境中，某些菌株还能产生毒素，并可经多种途径感染人类而引起霍乱样或痢疾样症状，是急性腹泻的重要病原体之一。

（一）病原

1. 分类地位 按照《伯杰氏系统细菌学手册》第二版（2005），非 O1 群霍乱弧菌（Non-O1 *Vibrio cholerae*）在分类上属弧菌科（Vibrionaceae）、弧菌属（*Vibrio*）。霍乱弧菌属有很多亚型和血清型，其中只有两个亚型能够引起霍乱这种严重的腹泻疾病，分别是亚型 O1 和 O139（O139 只发生在亚洲），目前发现的其他亚群都归为非 O1 群霍乱弧菌。非 O1 群菌与 O1 群菌有 DNA 同源性，其基本生物学特性与 O1 群菌相同，主要不同是与 O1 群菌"O 抗原"多价抗血清不凝集。非 O1 群菌也能引起腹泻，但是由于其严重程度相对霍乱要轻很多，目前并不认为此病能够发生大规模暴发流行。

2. 形态学基本特征与培养特性 非 O1 霍乱弧菌为革兰氏阴性弧菌，无芽孢及荚膜。在碱性蛋白胨中 37℃ 增菌后呈均匀混浊，表层可见菌膜。在碱性胆盐琼脂平板 37℃ 培养 18～24h 后，菌落为圆形、扁平或微隆起、稍透明或半透明、边缘整齐、光滑、湿润、呈浅褐色。

3. 理化特性 非 O1 霍乱弧菌为发酵型，葡萄糖产酸不产气，硫化氢试验阴性，氧化酶、拉丝试验、鸟氨酸脱羧酶、明胶液化、靛基质、无盐胨水、3% 盐胨水、蔗糖均为阳性，精氨酸双水解酶、阿拉伯糖、肌醇、乳糖为阴性。

药敏试验：非 O1 群霍乱弧菌由于包括众多亚型，不同亚型的毒株，不同区域、不同时间分离的毒株的抗药性均有一定差异。目前，由于抗生素的广泛应用，很多新分离的毒株都具有一定的抗药性。

（二）流行病学

1. 传染来源 非 O1 群霍乱弧菌的天然宿主生长在海洋和沿岸水域。很多海产品包括：蚌类、蛤类、鲫鱼、鲭鱼、乌贼、对虾等都可带菌，成为感染人类的污染源。虽然该菌一般与海水相关，但是也从一些淡水中分离出该菌。

2. 传播途径 非 O1 群霍乱弧菌感染的主要传播途径是经口传播和接触性传播。传播主要是通过食用生的或是未煮熟的海产品，尤其是牡蛎。与感染者平常的接触不会感染此病。

3. 易感动物

（1）自然宿主 非 O1 群霍乱弧菌主要生长在水域中。淡水和海水中均有分布，寄生于多种鱼类、贝类、蟹类、对虾、乌贼等。有报道称从新疆的候鸟粪便和肠道中分离出非 O1 霍乱弧菌，候鸟可能也是该病传播的宿主。

（2）易感人群 易感人群主要是沿海区域喜欢生食海产品的居民、海上工作者及海产品加工者等，不同性别、年龄发病无差异。

4. 流行特征 非 O1 群霍乱弧菌是一种条件致病菌，暴发流行呈季节性，由于夏末、秋初水温较高，是该病集中暴发的季节。

5. 发生与分布 非 O1 群霍乱弧菌属于三类需报告的霍乱弧菌之一。从 2000 年至今，美国疾病预防与控制中心每年平均收到 44 个病例报告。大部分以腹泻症状为主，免疫力低下的人群可能引发败血症等。自 1978 年以来，非 O1 群霍乱弧菌引起免疫力低下人群菌血症的病例报告一共 13 例，其中一例为肝硬化患者，病人大部分为男性，平均年龄为 61 岁，9 例治愈，4 例死亡。

近年来，由非 O1 群霍乱弧菌引起腹泻的病例在许多国家报道，并且不同的国家流行的毒株不同：秘鲁主要流行 O10 和 O12 亚群，印度流行 O10 亚群，苏丹和前捷克斯洛伐克流行 O37 亚型，其他许多区域流行 O141 亚型。在我国关于非 O1 群霍乱弧菌感染的报道主要为腹泻性病例。本病大部分都是发生在夏、秋季节，主要集中在沿海区域。

（三）对动物与人的致病性

1. 对动物的致病性 非 O1 群霍乱弧菌感染动物的报道很少，目前只有一篇报道称从死鹅的体内分离出该菌。家鹅的症状表现为：体重减轻、翅膀下垂，尸体解剖没有发现眼观损伤。鱼类和贝类感染后，症状轻微，一般为隐性带菌。

分离菌株人工感染水鸟后，水鸟排菌期内的一般状况、摄食量、粪便状态等与感染前没有区别，均为隐性感染。不过重复感染率可以达到 100%。

2. 对人的致病性 由于感染非 O1 群霍乱弧菌引发的胃肠炎症状轻重不一，轻者为轻度腹泻，重者为烈性水泻。发热和血性腹泻并不是非 O1 群霍乱弧菌感染的典型症状。

有免疫抑制性疾病和肝病的患者感染非 O1 群霍乱弧菌可能产生败血症。症状包括发热，战栗和血压降低（休克）。

少有报道称在感染部位会出现感染伤口红肿的情况。伤口接触到含非 O1 群霍乱弧菌的水容易发生感染。

非 O1 群霍乱弧菌能产生多种致病因子，除霍乱肠毒素（CT）、耐热肠毒素（ST）、不耐热肠毒素（LT）外，还有溶血素、凝血素及神经氨酸酶等。据报道带有这些毒力因子的非 O1 群霍乱弧菌可引起人类霍乱样或痢疾样症状，还可导致水型和食物型暴发流行。国内外有关此方面的报道不一，这与地域性、分离菌株来源的样本不同等有较大关系，但这些报道也说明了非 O1 群弧菌的毒素具有多样性。

（四）诊断

1. 动物的临床诊断 非 O1 群霍乱弧菌感染动物的报道很少，鱼类、鸟类感染后一般为隐性感染，不出现临床症状。

2. 人的临床诊断 人感染后主要表现为胃肠炎、伤口感染和败血症。胃肠炎是临床最普遍症状，如果出现严重的水性腹泻应及时就医。如果医生怀疑腹泻是由霍乱弧菌引起的，病人需要提供粪样进行细菌分离培养。

伤口感染者如果有接触海水史，应该取样进行细菌分离鉴定。有免疫力抑制性疾病的患者一般易出现菌血症。

3. 实验室诊断

（1）病原菌分离鉴定 在 TCBS 平板上，非 O1 群霍乱弧菌可形成较大的菌落，这是因发酵蔗糖产酸而使菌落呈黄色，在含亚硫酸钾的培养基，如庆大霉素琼脂上形成灰褐色的较大菌落。

（2）生化鉴别

1）科的鉴定 与肠杆菌科的区别是氧化酶试验阳性，与假单胞菌属和非发酵菌群的区别是葡萄糖发酵产酸不产气。

2）属的鉴定 用弧菌抑制剂 O/129 来区别弧菌与气单胞菌属时，一般来说 O1 群和非 O1 群霍乱弧菌对弧菌抑制剂 O/129 敏感，但近几年来已发现对 O/129 有抗性的霍乱弧菌株。

3）种的鉴定 因为根据最新致病弧菌分类，霍乱弧菌和拟态弧菌为第 1 群非嗜盐弧菌，它们的生化反应十分相似，均能在无盐肉汤中生长。这两种细菌鉴别是霍乱弧菌蔗糖试验阳性，拟态弧菌蔗糖试验阴性。

4）血清型的鉴定 用非 O1 群霍乱弧菌 VBO 分群血清对分离菌进行血清分型。

（3）分子生物学技术 Lyon 在霍乱弧菌的非经典溶血素（hlyA）基因区域设计探针引物，建立一种快速的诊断霍乱弧菌的 PCR 方法,但是这种方法不能鉴别非 O1 亚群和 O1 和 O139 亚群。

(五) 防制措施

动物感染非 O1 群霍乱弧菌后大部分为隐性感染,不表现临床症状。但是应该加强监测,对水环境和候鸟带菌情况进行密切关注,以控制此感染在人类中的暴发流行。

1. 预防 美国疾病控制与预防中心推荐的预防措施为密切关注受飓风影响的区域,所有人不可食用未煮熟的鱼和贝类,所有人应该食用煮熟的食物和剥皮的水果,遵循食品和饮水的标准预防措施(http://www.bt.cdc.gov/disasters/foodwater.asp)。如果区域的饮水安全性有问题,应该饮用瓶装水、开水或是氯和碘处理过的水。当海岸发生洪水灾害后,很多抵抗力降低的人会接触到海水。高危人群应避免受伤,不应将开放性创伤和皮肤受损处接触到温暖的海水或是半咸水。接触到海水的伤口应该用肥皂和清水尽快洗净,感染的伤口应该让医疗人员处理。更多关于处理创伤的信息可以依据疾病控制与预防中心飓风应急网站上的紧急伤口管理文件(http://www.bt.cdc.gov/disasters/wound.asp)和医疗人员紧急伤口管理(http://www.bt.cdc.gov/disasters/emergwoundhcp.asp)。

暂时没有非 O1 群霍乱弧菌的疫苗。

2. 治疗 由霍乱弧菌引起的腹泻,主要通过补液和抗生素疗法进行治疗。最重要的就是首先补充由于腹泻丢失的大量水分和电解质。补液治疗可以通过口腔,严重的可以静脉输液达到治疗的效果。在许多病例中,常用抗生素加速康复,但是这并不能替代前期和治疗过程中的补液疗法。接触到海水的伤口应该及时用肥皂和水进行清洗,感染的伤口应该及时就医。感染或是出现败血症的伤口应该用抗生素处理。非 O1 群霍乱弧菌感染是急性疾病,康复的病人并不能保证永不复发。

(六) 公共卫生影响

O1 群霍乱弧菌和 O139 群霍乱弧菌所致腹泻往往是暴发流行,而非 O1 群霍乱弧菌则多为散发致病,因此不为人们所重视。近年来,人们对致病性弧菌引起的人类急性腹泻的研究发现,非 O1 群霍乱弧菌致腹泻病例逐渐增多。因此,在流行株 O1 群和 O139 群霍乱弧菌被控制后,非 O1 群弧菌引起的感染也应引起注意。非 O1 群霍乱弧菌是引起夏、秋季腹泻及食物中毒的病原菌之一。7~9 月份是检出非 O1 群霍乱弧菌最多的月份。近年来,由非 O1 群霍乱弧菌感染引起的食物中毒时有发生。加强食品卫生监督管理,改善菜肴制作环境,严格防止生、熟食品加工的交叉污染尤为重要。

(刘奇 田克恭)

◆ **参考文献**

金保中. 1996. 水源中分离出抗 O/129 的非 O1 群霍乱弧菌 [J]. 临床检验杂志,11:223.

梅玲,钟晓英,高玉珍. 1996. 非 O1 群霍乱弧菌在外环境水中的分布 [J]. 中国预防医学,30:176.

宋志平,李秀芝,代国军,等. 2006. 一起由非 O1 群霍乱弧菌引起暴发型腹泻的流行病学调查及实验室鉴定 [J]. 职业与健康,22:994-995.

孙康德,周慧君,王玫琦. 2000. 非 O1 群霍乱弧菌的鉴定及耐药性分析 [J]. 上海医学检验杂志,15:216-217.

吴越,倪贤生,李端. 2002. 非 O1 群霍乱弧菌的调查 [J]. 江西医学院学报,42:165-166.

A. A. Shehabi, S. H. Richardson. 1985. Enterotoxigenicity of clinical isolates of non-O1 Vibrio cholerae. Zentralbl Bakteriol Mikrobiol Hyg A,260 (3):311-318.

CDC. Non-O1 and Non-O139 Vibrio cholerae After a Disaster. Disaster Recoveray Fact Sheet. Nature Disaster & Severe Wheather.

D. Ottaviani,F. Leoni,E. Rocchegiani,et al. 2009. Prevalence and virulence properties of non-O1 non-O139 Vibrio cholerae strains from seafood and clinical samples collected in Italy. Int J Food Microbiol,132 (1):47-53.

L. K. Schlater,B. O. Blackburn,R. Harrington,et al. 1981. A non-O1 Vibrio cholerae isolated from a goose. Avian Dis,25 (1):199-201.

第四十章 气单胞菌科细菌所致疾病

根据《伯杰氏系统细菌学手册》第二版（2005），气单胞菌科（Aeromonadaceae）在分类上属变形菌门（Proteobacteria）、γ变形菌纲（Gammaproteobacteria）、气单胞菌目（Aeromonadales），其下包括气单胞菌属（Aeromonas）、海单胞菌属（Oceanimonas）和 Tulumonas 共3个属。其中气单胞菌属为其模式属。

气单胞菌属细菌所致疾病

一、豚鼠气单胞菌感染

豚鼠气单胞菌感染（Aeromonas caviae infection）是由豚鼠气单胞菌引起的一类人、畜和鱼共患的传染病。豚鼠气单胞菌是一种条件致病菌，构成了淡水鱼类肠道中的正常菌群。该菌可引起鱼及多种甲壳类、爬行类及哺乳类动物发生全身性败血症或局部感染，并导致死亡；人主要因发生胃肠炎和伤口感染引起，表现为腹泻、软组织炎症、败血症和食物中毒。豚鼠气单胞菌广泛存在于自然界中，世界各地均有分布。

（一）病原

1. 分类地位 豚鼠气单胞菌（Aeromonas caviae）在分类上属气单胞菌科（Aeromonadaceae）、气单胞菌属（Aeromonas）。在《伯杰氏系统细菌学手册》第二版（2005）中将气单胞菌属的细菌，按生长发育所需温度范围及是否有动力被分为两大类：其一为嗜冷无动力气单胞菌（Psychrophilic non-motile aeromonads），其二为嗜温有动力气单胞菌（Mesophilic motile aeromonads）。豚鼠气单胞菌属于嗜温有动力气单胞菌、豚鼠气单胞菌群（A. caviae group）。致病因子有外毒素（exotoxin）、溶血素（hemolysin）、细胞毒性肠毒素（cytolyticen-terotoxin）、胞外蛋白酶（extra cellular protease）、脂多糖（lipopolysaccharide，LPS）等。

2. 形态学基本特征与培养特性 豚鼠气单胞菌是一种兼性厌氧、能运动、嗜中温的革兰氏阴性短杆菌。极生单鞭毛；不形成芽孢和荚膜，无黏液层，无两极着色现象；菌体呈两端钝圆直杆状，大小为（0.84～1.02）μm×（0.42～0.55）μm，通常单个或成对排列。

在琼脂平板上生长，菌落圆形，稍隆起，表面光滑湿润，边缘整齐，黄白色，无水溶性色素。大多数菌株呈β-溶血，少数呈α-溶血或无溶血性。在2216E平板培养基［陈海水1 000mL（盐度为3%）、蛋白胨5g、胰蛋白胨1g、酵母膏1g、FePO₄ 0.01g、琼脂15g、pH8］上生长，菌落为乳白色，稍有异味。

3. 理化特性 豚鼠气单胞菌生长温度适宜范围为25～30℃，pH的适宜范围为5.0～10.0。在0～1%氯化钠液体培养基中生长良好，含盐量高于1%时生长速度急剧下降，在10%氯化钠液体培养基中基本不生长。病原菌对漂白粉的耐受性：在漂白粉浓度低于0.5%的液体培养基中生长，高于0.5%则几乎不生长。

豚鼠气单胞菌的生理生化特性符合气单胞菌属的特点，该菌与同属于嗜温有动力且常见的嗜水气单胞菌、温和气单胞菌最重要的区别是在生化特性方面的发酵葡萄糖产酸但不产气。

（二）流行病学

1. 传染来源 豚鼠气单胞菌为水生菌，广泛存在于淡水环境中，池、塘、溪、涧、江、河、湖、泊和临海河口水，水中沉积物及污水、土壤和水生物均有存在。近年发现，一些非水栖动物，如鸟类、哺乳类等亦能携带此菌，成为此菌的宿主动物。人的肠道中偶尔也有此菌存在。此外，鱼类、海产品、牛奶、蔬菜和各种食品都可带菌。

2. 传播途径 本病主要通过食源途径而感染。人可因食用污染了气单胞菌的食品而感染。病菌还可能与患者在原发性疾病基础上，通过呼吸道感染，胆道感染，手术后伤口感染，尿路感染等。

3. 易感动物 豚鼠气单胞菌主要引起多种鱼类发病，此外，还可感染鳖、蟒蛇、蛙类、人工养殖的水生经济动物、家禽家畜、鸟类等。对儿童和免疫力低下、疾病易感者有潜在的危险性。

实验动物小鼠、乳鼠、家兔等易感。

4. 流行特征 本病易发生于夏、秋季节，致病性强。豚鼠气单胞菌属条件致病菌，在不适宜的条件下，如水温较低、水质清洁，一般不会使动物致病。它的致病性不仅与水温有关，而且其产生病症也因水温不同而表现不同。另外，由于拉网锻炼、感染寄生虫等使鱼体有创伤、放养密度等因素也影响着该菌的感染和发病。

我国豚鼠气单胞菌病流行的季节性分布较其他疾病更明显，近90％疾病流行在夏、秋季，而利比亚的豚鼠气单胞菌病流行季节几乎无季节差别。这可能与我国的气候特点及气单胞菌的生长特性有关。

5. 发生与分布 豚鼠气单胞菌是一种自然界常见的腐物寄生菌，广泛存在于自然界中，从淡水、海水及土壤中皆可分离到。最常见的是引起淡水养殖鱼类的病害，但是随着养殖面积的增大，集约程度的不断提高，管理和技术措施滞后等诸多因素的作用，由豚鼠气单胞菌单独或与其他气单胞菌及其他病原菌混合感染所引起的水产养殖动物病害屡见报道，如樊海平等报道的由豚鼠气单胞菌引起的欧洲鳗鲡败血症；王振英等报道的1991年长春地区部分池塘养鲤鱼暴发流行的由豚鼠气单胞菌引起的出血性败血症等；1998年广东番禺一渔场就暴发了由豚鼠气单胞菌引起的丰产鲫败血症，引起大批鱼的死亡，造成一定的经济损失。此外，由豚鼠气单胞菌引起中华鳖的病害也多有报道。但某些种类不仅是许多冷血动物和一些陆生动物的重要病原菌，还可引起人感染发病。

长期以来，国内外学者认为豚鼠气单胞菌是一种致病性不强的条件致病菌，20世纪80年代确认其对人类有致病性以来，已成为一种新的人与动物共患病的病原菌，能引起人类腹泻、食物中毒、伤口感染等多种疾病。在国外，1916年就有人从水样腹泻病人的粪便中分离到豚鼠气单胞菌。Altwegg等（1985）在人的粪便中分离到的气单胞菌，大约有2/3是豚鼠气单胞菌。Khalifa Al-Benwan等（2007）第一次报道了由豚鼠气单胞菌引起的尿道感染。在我国，豚鼠气单胞菌单独引起发病的报道较少。2001年8月2日山东省潍坊市某学校发生一起食物中毒，经流行病学调查和实验室检验，证实为豚鼠气单胞菌所致。

（三）对动物与人的致病性

1. 对动物的致病性

（1）鱼类 与鱼类的多种疾病有关，是淡水养殖鱼类疾病的重要病原菌，其中引起最严重的疾病是出血性败血症。此病常暴发流行，死亡率极高，严重危害渔业、水产业的发展。临床症状是身体两侧及腹部均充血，鳞片松动，胸鳍、腹鳍、臀鳍基部充血，肛门及尾鳍皆有脓血，眼球突出者玻璃体腔充血。解剖内脏见腹腔充满脓血，肝、脾、肾皆肿大并充血，肠腔多黏液无食物。有时呈急性感染，肉眼看不出明显症状就已死亡。

光镜下对病鱼的组织观察可见病鱼的鳃、心、肝、肾、脾等组织细胞不同程度的发生病变，有弥散性血管内凝血现象。鳃小片毛细血管充血肿胀；心肌纤维肿胀，肌束松散，心肌外层血管腔缺血塌陷，血管内有微血栓形成，心腔缺血；肝细胞肿胀，血管淤血，部分血管壁受损伤并出血；肾小管上皮细胞水样变性，小动脉壁玻璃样变性，血管内皮受损，血管内有微血栓形成，肾间质炎性细胞浸润；脾窦，脾静脉有淤血、溶血现象，脾脏组织有较多棕黄色含铁血黄素颗粒。

它还可引起欧洲鳗鲡败血症、鲢鱼的白皮病、草鱼肠炎病、草鱼烂鳃病、鳖的赤斑、红脖子、出血性肠坏死、穿孔、腐皮、疖疮、白点等多种病症，有的养殖场鳖死亡率高达80％，严重制约养鳖业的发展。

（2）鸟类　孔繁德报道在1998年12月10日厦门鼓浪屿百鸟园从福建省福州市鸟市场引进红嘴鸥50羽，从运回的那一天到1999年1月6日止已相继死亡15羽。病红嘴鸥主要症状为两肢不能站立，但还会飞翔，也有蹼的趾关节有颗粒样（绿豆大小）肿大。有的第一天好好的，第二天突然死亡，死后机体一般极度消瘦。剖检病变不尽相同，但一般肠道黏膜有轻重不同的出血，有的发现心包积液（淡黄）。心肌表面粗糙并有白色坏死点，胆囊有浆灰色沉积物，肌胃角质层黏膜有散在出血斑点。

（3）其他动物　郭剑等（1996）在某板鸭加工厂提供的死亡鸭内脏中分离到豚鼠气单胞菌。曾有从蟒蛇分离出豚鼠气单胞菌的报道，该蟒蛇有严重的口炎、齿龈和舌高度红肿、口腔糜烂、局部干酪坏死、呕吐、不吃不喝，1周内因衰竭死亡。此外豚鼠气单胞菌还能感染贝（甲）壳类、鳄鱼、蛙等。

2. 对人的致病性　豚鼠气单胞菌通常于粪便中分离得到，为肠道致病菌的病原菌之一，是一种条件致病菌，可引起急性肠道感染，对儿童和疾病易感者有潜在的危险性。主要表现为腹泻，多为轻症水泻，具有自限性，部分为黏液脓血样腹泻，少数引起霍乱样腹泻。但关于豚气单胞菌在肠道外的感染，近年来报道有所增加，主要见于呼吸道感染、胆道感染、手术后伤口感染、尿路感染、腹膜炎、脑膜炎、中耳炎及心内膜炎或继发感染于原有的基础疾病（慢性肝炎、肿瘤、白血病等）。文献报道，约有40％的病例发生在白血病患者中，15％发生于其他恶性病患者中，30％发生于肝功能失调的病人。

当机体全身及局部防御机能减退时，本菌引起的严重感染甚至可致命，它可引起急性胃肠炎、败血症、蜂窝织炎等疾病。

（四）诊断

1. 动物的临床诊断　感染该菌的鱼、鳖等水生动物表现出共同的症状：体表充血、出血，剖检可见肠壁有出血现象，有的在肝、肾、脾等内脏器官也会有出血现象。

2. 人的临床诊断　人类主要因发生胃肠炎和伤口而感染豚鼠气单胞菌，表现为腹泻，多为轻症水泻具有自限性，部分为黏液脓血样腹泻，少数引起霍乱样腹泻，有时会伴有恶心、腹部绞痛、发热或呕吐症状。该病与细菌性胃肠炎症状相似，仅凭临床症状很难做出判断，必须依靠实验室诊断才能确诊。在发生肠道外感染时，还可引起软组织炎症、败血症和食物中毒，且能引起继发性败血症和脑膜炎。

3. 实验室诊断

（1）细菌分离鉴定　分离和鉴定气单胞菌在临床医学和鱼类疾病学都有重要意义。无菌取心血及肠道内容物，分别接种于普通肉汤培养基、新鲜血琼脂平板和麦康凯琼脂板。经37℃培养24h，分别涂片，革兰氏染色，镜检。观察形态及培养特性。如符合该菌的基本特征，再进一步做生化鉴定。

临床实验室通过各种生化因子对本菌进行的属间和属内种间生化鉴定主要有：糖利用试验，包括L-阿拉伯糖、D-葡萄糖（产气）、甘油、D-甘露醇、蔗糖；枸橼酸盐利用试验，包括明胶液化、靛基质、VP试验；氨苄青霉素和头孢噻吩敏感试验。参考试验室应再加用纤二糖、1-磷酸葡萄糖、6-磷酸葡萄糖、葡萄糖醛酸盐、氰化钾、DL-乳酸盐、弹力酶和溶葡菌素试验。毒力测定小鼠腹腔注射，家兔肠袢结扎，乳鼠灌胃。

（2）单克隆抗体技术　我国曾报道利用兔抗豚鼠气单胞菌多克隆抗体检测豚鼠气单胞菌。吴斌报道了利用兔抗豚鼠气单胞菌多克隆抗体建立的ELISA法检测豚鼠气单胞菌。唐旭等首次制备并鉴定了豚鼠气单胞菌抗独特型单克隆抗体，为建立该菌的快速检测方法及免疫学研究提供了条件。

（3）噬菌体鉴定细菌技术　林业杰等研究了豚鼠气单胞菌噬菌体，将鉴定后选出的9株噬菌体液按比例混合，配制成一种诊断液用于豚鼠气单胞菌的诊断，结果发现有85％左右的菌株可在收到标本后36～48h内作出初步报告，减少了大量菌株生化鉴定的工作量和试验材料。

（4）PCR技术　利用分子生物学方法对豚鼠气单胞菌进行鉴定时，一般以16S rDNA法为主，也有利用其他保守基因如管家基因 gyrB（编码旋转酶亚单位）和 rpoD（编码 δ^{70} 因子）来鉴定其确切科。其他许多常用作鉴定细菌的分子生物学手段也被广泛地应用于豚鼠气单胞菌的鉴定，如 DNA-DNA 杂交、限制性内切图谱分析等，微生物自动鉴定系统如 VITEK system 也经常被用做细菌的快速鉴定。

（五）防制措施

1. 动物的防制措施

（1）综合性防治措施　未处理的水很可能含有豚鼠气单胞菌，是健康鱼类和动物感染豚鼠气单胞菌病的重要传染来源，因此，应注意动物饮用水的卫生，加强对生活环境的卫生防疫和水体净化消毒。

尽量降低水中动物放养密度，保持水质良好，天气炎热时，注意给鱼池遮阴，或适当增加池水深度，这些都是预防豚鼠气单胞菌病发生的有效措施。

（2）疫苗免疫接种　掀起了鱼用疫苗研究热潮的研究是 20 世纪 40 年代疖疮病疫苗口服成功。此后对疫苗的研制方法图、疫苗的免疫途径即注射、口服、浸泡、喷雾等及其免疫效果进行广泛的研究；同时使用佐剂，以提高免疫效果；为避免消化道分泌物对疫苗的破坏，研究用生物胶囊包被疫苗等，目前我国已研制出用于预防鱼类的豚鼠气单胞菌 RXY-1 灭活疫苗。此外减毒活疫苗、菌体成分亚单位疫苗也有报道。基因工程疫苗和 DNA 疫苗也在研究之中。

（3）治疗　先用 0.7mg/m³ 硫酸铜溶液泼洒，以杀死水中的寄生虫，减少寄生虫感染的机会；然后用漂白粉、氯净或其他消毒药物对水体进行消毒；同时，用庆大霉素或卡那霉素等拌饵投喂，用量为每千克体重 0.1g，连用 7 天，第 1 天可加倍。

2. 人的防制措施

（1）预防　为了预防和控制豚鼠气单胞菌导致疾病暴发流行，人们要注意饮用水的卫生，尤其在夏天时应食用熟食，注意防止食物被细菌污染。

（2）治疗　临床治疗应根据药敏试验结果选用抗菌药物。血液、腹水等气单胞菌感染，宜选用第三代、第四代头孢菌素、左氧氟沙星、阿米卡星、氨曲南和亚胺培南；而肠道感染则最好选用氯霉素、磷霉素及左氧氟沙星等。

1）局部疗法　肠道外感染可先以温肥皂水湿润皮肤痂皮，除去病变部位的全部痂皮和渗出物，然后用 1‰龙胆紫酒精溶液或水杨酸酒精溶液涂擦。

2）全身疗法　豚鼠气单胞菌对氨苄西林、羧苄西林、哌拉西林、复方新诺明高度耐药，对头孢噻啶、诺氟沙 100%敏感，对呋喃妥因、阿米卡星、头孢曲松、头孢哌酮敏感率为 61.9%～90.5%。也可用青霉素、链霉素、土霉素或螺旋霉素等。

（六）公共卫生影响

豚鼠气单胞菌普遍存在于淡水、污水、淤泥、土壤和人类粪便中，对水产动物、畜禽和人类均有致病性，可引起多种水产动物的败血症和人类腹泻，不但给淡水养殖业造成惨重的经济损失，也严重影响人类健康。气单胞菌感染已成为新的令人瞩目的典型人-兽-鱼共患病，严重威胁公共卫生安全。近年来该菌引起健康人腹泻的报道日益增多，目前该菌已被国际正式列为肠道致病菌之一。食品的卫生状况直接关系到人们的身心健康，随着人民生活水平的不断提高，食品的安全问题正引起广泛的关注，尤其是直接饮用的消毒纯牛奶，其卫生状况更应引起重视。2003 年 2 月从日常监测的消毒袋装纯牛奶中检出一株豚鼠气单胞菌。目前市场上的消毒牛奶大多采用超高温瞬间消毒法（130℃，3～5s），因为消毒时间短，最大限度地保持了牛奶的原味和营养，可直接饮用，产品被大众所接受，但不加热直接饮用存在着潜在的食物中毒隐患。随着人们生活水平的提高，对牛奶制品的消费也不断增加，一旦发生食物中毒，往往中毒人数多，影响恶劣。因此加强牛奶的消毒控制措施和产品质量的监测应引起各方面的广泛重视，同时对企业的生产提出更高的要求，另外卫生监督部门也应加大监管的力度，保证人们能饮用安全卫生的鲜奶。同时还应在饮水卫生工作管理中予以重视，对水源管理人员进行上岗前的体检和卫生宣传教育，加强水源管理和消毒工作，防止疾病暴发流行。

（邱鹏　陈西钊）

◆ **参考文献**

关立奇，王春萍，叶俊茂．2003．肝硬化相继感染豚鼠和嗜水气单胞菌所致原发性腹膜炎 1 例报告［J］．上海预防医学杂志，15（1）：31．

胡静仪．2004．气单胞菌属分类与鉴定方法［J］．国外医学：临床生物化学与检验学分册，25（5）：478-479．

黄文芳，李小波．2004．丰产鲫细菌性败血症病原 CSS-4-2 的生长特性［J］．微生物学通报，31（1）：14-16．

刘燕，陈道利，霍开兰．2001．气单胞菌污染直接入口食品的调查分析［J］．现代预防医学，28（4）：526-527．

张育禾，徐景野．2008．贝（甲）壳类海产品中检出致病性气单胞菌的耐药性分析［J］．中国卫生检验杂志，18（11）．

Abbott SL, Cheung WK, Janda JM. 2003. The genus Aeromonas: biochemical characteristics, atypical reactions, and phenotypic identification schemes. J Clin Microbiol, 41 (6): 2348-2357.

George M. Garrity, et al. 2005. Bergey's Manual of Systematic Bacteriology, 2: 556-580.

Khalifa Al-Benwan, et al. 2007. Cystitis Caused by Aeromonas caviae. Journal of clinical microbiology, 2348-2350.

Ziya I, Timur G, Abdulbaki A. 2006. Aeromonas hydrophila associated with ovine abortion. small ruminant research, 61: 73-78.

二、嗜水气单胞菌感染

嗜水气单胞菌感染（Aeromonas hydrophila infection）是由嗜水气单胞菌引起的一种人与动物共患传染病。该菌对水产动物、畜禽和人类均有致病性，可引起多种水产动物发病，比如鲤鱼的红痛病，蛙类的红腿病等；也可感染水貂和羊，导致羊的流产。近些年又有学者发现此细菌可感染鸭子，鸡也是携带者。人感染后可发生腹泻、食物中毒和继发感染。嗜水气单胞菌在自然界中分布广泛，普遍存在于淡水、污水、淤泥、土壤和人类粪便中。本病易发生于夏、秋季节，致病性强，自 1989 年以来，在我国许多地方都有此病报道。

（一）病原

1. 分类地位 按照《伯杰氏系统细菌学手册》第二版（2005），嗜水气单胞菌（Aeromonas hydrophila，AH）在分类上属气单胞菌科（Aeromonadaceae）、气单胞菌属（Aeromonas）。气单胞菌属根据有无运动力可分为两类：一类是嗜冷性、无运动力的气单胞菌，另一类为嗜温性、有运动力的气单胞菌。嗜水气单胞菌属第二类，为气单胞菌的模式种，它又可分为 3 个亚种：嗜水亚种（A. hydrophila subsp. hydrophila）、不产气亚种（A. hydrophila subsp. anaerogenes）、解氨亚种（A. hydrophila subsp. proteolytica），前两种是赖氨酸脱羧酶阴性，后一种是赖氨酸脱羧酶阳性。

嗜水气单胞菌系统分型是由国际上知名的两个研究所荷兰国立公共健康和环境卫生研究院（NIPHEH）和日本国立康复研究院（NIH）完成的。NIPHEH 分出了 30 个 O 抗原血清型，日本国立康复研究院分出了 44 个。Thomas 等又在日本国立康复研究院的基础上增加了 52 个血清型，认为 O3、O11、O16、O17、O34 是主要的血清型，其中 O11、O16、O34 是常见的人源分离株，而且毒力很强，被认为是引起人类腹泻的重要病原，其中引起鱼致病的主要是 O11、O19、O34。我国人源分离株也主要是 O11、O16、O34，而鱼源多为 O9 和 O5。嗜水气单胞菌有 4 种抗原：耐热的 O 抗原、不耐热的 K 抗原、鞭毛成分 H 抗原以及菌毛抗原。一个菌株只具有一种 O 抗原，但可有不止一种 K 抗原。

2. 形态学基本特征与培养特性 嗜水气单胞菌是革兰氏阴性短杆菌，两端钝圆，直或略弯，有时也可呈双球状或丝状，单个或成双排列，大小为（0.3~1.0）$\mu m \times$（1.0~3.5）μm。该菌无荚膜，无芽孢，电子显微镜下可见极端单鞭毛，部分侧鞭毛，有运动力。

嗜水气单胞菌为兼性厌氧，最适生长温度为 25~30℃，最低 0~5℃，最高 38~41℃，在 45℃存活不超过 48h，生长的适宜 pH 为 5.5~9.0。对营养要求不严格，在普通营养琼脂培养基上生长良好，形成边缘整齐、表面湿润、隆起、光滑、半透明、灰白色至淡黄色的圆形菌落，25℃培养 48h 菌落可达 2~3mm。菌落的大小与培养时间及温度有关；在麦康凯培养基上生长良好，在弧菌选择培养基 TCBS

上或在 6％氯化钠中不生长。一般不产生色素，大多数菌株有血溶性，在血琼脂平板上生长旺盛且形成清晰的 β-溶血环。培养物的气味变化很大，有的没有，有的则很强。

3. 理化特性　嗜水气单胞菌毒素对热不稳定，56℃ 5min，100℃ 1min 失活，对中、高效消毒剂如含氯消毒剂等均敏感。对胰蛋白酶有抗性，而且能被其抗毒素中和。毒素对热敏感，56℃加热 10min，即可消除溶血作用、细胞毒性作用和肠毒性。

嗜水气单胞菌能发酵碳水化合物产酸和/或产气，发酵甘露醇、果糖、葡萄糖、阿拉伯糖、水杨苷、蔗糖、麦芽糖。VP 试验、氧化酶、硝酸盐还原、明胶液化、吲哚试验、精氨酸双水解、赖氨酸脱羧酶阳性。能在含 0％～4％氯化钠营养肉汤中生长，不能在含 5％氯化钠的营养肉汤中生长。对弧菌抑制剂 O/129 不敏感，鸟氨酸脱羧酶、甲基红（MR）、尿素酶阴性。由于菌株间存在差异，因此其理化特性也存在着一定差异。

多种菌株具有血凝特性，在甘露醇存在的条件下，4℃及 22℃均可凝集牛、鸡、人 O 型及豚鼠的红细胞。

（二）流行病学

1. 传染来源　嗜水气单胞菌广泛存在于自然界，食品、海水、河水、湖水、游泳池水和供水系统，以及下水道、土壤中，人的肠道也可存在此菌。生活在江河湖海的鱼类、水生动物、两栖类可成为该菌的自然疫源。近年发现，一些非水栖动物，如鸟类、哺乳类等亦能携带此菌，成为此菌的宿主动物。

2. 传播途径　主要通过食源途径而感染，人可因食用污染了嗜水气单胞菌的食品而感染。另外，还可通过水源性传播，曾有过关于该菌污染饮用水后引起人腹泻的报道。

3. 易感动物　嗜水气单胞菌的宿主范围很广，是多种水生动物的原发性病原菌，还可感染哺乳动物如貂、貉、野兔、牛等引起败血症而死亡，在鸟类中也曾检出该菌，其中，陆生鸟类的检出率明显低于水鸟。

嗜水气单胞菌可引起人的感染性腹泻，各年龄组易感，但以 5 岁以下和中成年人更为常见，为小儿常见的腹泻病病原菌。

4. 流行特征　本病易发生于夏、秋季节，致病性强。嗜水气单胞菌属条件致病菌，在不适宜的条件下，如水温较低、水质清洁，一般不会使动物致病。但如果由于拉网锻炼、感染寄生虫等使鱼体有创伤，则会感染嗜水气单胞菌，从而发病。另外，放养密度、水温、水质等因素也影响着该菌的感染和发病。

由嗜水气单胞菌引起的感染性腹泻全年均可发病，以夏秋季为高峰。

5. 发生与分布　1891 年 Sanarelli 描述了嗜水气单胞菌，当时他称 *Bacillus hydrophila fuscus*，随后人们发现该菌能引起蛙类"红腿病"。1936 年 Kluyver 和 Van Nie 提出气单胞菌属的概念，将 Sanarelli 描述的 *Bacillus hydrophila fuscus* 称为嗜水气单胞菌（*Aeromonas hydrophila*，AH）。1959 年中国科学院水生生物研究所发现该菌能引起鱼类烂鳃病和赤皮病。1970 年确认嗜水气单胞菌为人的肠道病原菌。

嗜水气单胞菌引起的嗜水气单胞菌败血症广泛流行。此病 20 世纪 70 年代始发于日本，80 年代在中国台湾流行，1989 年传入中国内地。自 1989 年以来，在我国许多地方都有此病报道。江苏、上海、浙江、安徽、湖北、湖南、广东、广西、福建、江西等地都有本病报道。

（三）对动物与人的致病性

1. 对动物的致病性　人类最早认识到气单胞菌能引起动物疾病，是从青蛙红腿病开始的。此菌对多种动物具有强烈的致病作用。

（1）鱼类　嗜水气单胞菌通常与其他病原菌如温和气单胞菌、豚鼠气单胞菌和假单胞菌有密切关系，但由于鱼的品种不同而表现出不同的临床症状。病鱼的临床症状为局部损伤、坏死、水肿、突眼及腹部膨胀，另外可能产生腹水、贫血及破坏内脏器官，脾、肾颜色变黑，肝变白，胆汁变黄。在不同品种的鱼，其引起的临床症状不同，名称也不同。如鲈鱼和鲤鱼的红痛病，鲫鱼、白鲢、花鲢的暴发病，这些鱼出现典型的肌肉、内脏的出血性败血症。在虹鳟,鲶鱼中的嗜水气单胞菌病被称为坏死病,这些鱼的嘴周围鳞片腐蚀,身体的深部出现坏死及烂鳃。

(2) 虾　与豚鼠气单胞菌(A. caviae)共同感染,主要经口传播,也能由皮肤创伤处入侵虾体。病虾体色加深、鳃丝水肿、腐烂坏死发黑,鳃盖内膜发黑,血液凝固慢,血淋巴中有活动细菌,短期内大批死亡。

(3) 蛙类　从暴发性病鱼中分离到的嗜水气单胞菌对牛蛙有较强的致死性,可使牛蛙感染红腿病而死亡。症状表现为皮肤出现红斑,头部、吻端及后肢关节溃疡坏死,体表有淡白色黏膜覆盖,两腿红肿,肌肉僵硬。剖检可见病蛙皮下及腹腔内充满棕红色液体,两腿肌肉充血、出血;肝脾肿大、淤血,呈紫黑色;胃内空虚。

(4) 鳖类　如稚鳖的"白点病",稚鳖体表出现一粒粒的圆形小白点,直径在1mm左右。肝呈土黄色、肿大,肾盂出血,肠胃壁血管充血等。鳖类的穿孔病,病鳖颈部、背部、腹部、裙边和四肢基部初期出现点状小突起,以后逐渐增大成疖疮,向外突出,四周红肿。疖疮溃疡后表皮破裂,内容物呈脓汁状,伴有腥恶臭气。随着病情的发展,病灶出现穿孔,溃烂成数个洞穴,最后头部能缩回衰竭而死。

(5) 哺乳动物　水貂对于此菌有较高的易感性,发病率为66%左右,致死率达97%,发病急,病程短,常呈地方性流行。病貂表现为血痢,里急后重,拒食,眼结膜充血。新近土耳其报道了一起嗜水气单胞菌引起羊流产的病例。羊场共68头母羊发生流产,母羊淋巴结肿大,体温(39.7±1)℃,部分羊发生腹泻,无其他明显症状。

2. 对人的致病性　嗜水气单胞菌可引起人的感染性腹泻,为小儿常见的腹泻病病原菌。由嗜水气单胞菌引起的人食物中毒,临床症状为恶心、呕吐、脐周绞痛、腹泻、水样便。由该菌引起的饮用水中毒则表现为腹泻、腹痛、乏力、头晕、恶心、少数人呕吐、发热、多为水样便和黏液稀便。此外,嗜水气单胞菌还可引起人的继发感染和败血症。

(四) 诊断

1. 动物的临床诊断　由嗜水气单胞菌感染引起的疾病的诊断,最直接的方法是直观的临床症状,用组织病理学方法鉴定和区别不同的疾病。鳗感染嗜水气单胞菌后出现鳔发炎。斑点叉尾鮰感染嗜水气单胞菌后,组织病理检查肝出血,肝坏死区白细胞渗透。但是也有出现鱼鳃上皮海绵层水肿。

马国文等认为鲤鱼感染后,体表充血、出血,剖检可见肠壁有出血现象。组织病理观察血管中的红细胞变形、溶解,白细胞数量减少,毛细血管壁受损,引起出血;细菌侵入肝、肾、脾等组织器官,引起炎症。

水貂感染该菌后剖检可见出血性变化,剥开皮肤会发现皮下组织水肿,胶样浸润,气管和支气管内有淡红色泡沫样液体。气管黏膜充血、出血,有出血点,喉水肿。肺脏有大小不等的出血点或出血斑,部分肺小叶呈肉囊状。肝脏边缘钝性肿大,呈土黄色、质脆,被膜上有出血点。脾脏肿大,有散在的出血点,偶见坏死灶。肠系膜淋巴结肿大,切面有出血点、多汁。肠黏膜有散在的出血点,有的病例胃黏膜脱落。有些病例脑膜和脑实质可见出血点。

但是一些病变并非仅由嗜水气单胞菌感染所致,确诊仍需病原分离与鉴定。

2. 人的临床诊断　人类感染后最主要的临床表现为腹泻,有些病例可自愈,有些则持续1周到两周,有时会伴有恶心、腹部绞痛、发热或呕吐症状。该病与细菌性胃肠炎症状相似,仅凭临床症状很难做出判断,必须依靠实验室诊断才能确诊。

3. 实验室诊断

(1) 细菌分离鉴定　待检样本可包括病料、水样及送检菌株,病料既可是无菌采取的易感动物肾、肝、脾等未污染病料,也可是粪便或病变皮肤等污染病料,如样本为菌株,应先接种于普通肉汤28℃培养24h,再划线接种于普通琼脂平板,使之形成单个菌落,以供鉴定用。

致病性嗜水气单胞菌鉴定方法的国家标准是:嗜水气单胞菌在普通琼脂平板,28℃培养24 h后的菌落为光滑、微凸、圆整、无色或淡黄色,有特殊芳香气味;氧化酶试验阳性,穿刺接种 AHM 鉴别培养，顶部仍为紫色，底部为淡黄色，细菌沿穿刺线呈刷状生长，即运动力阳性，部分菌株顶部呈黑色；吲哚试验阳性；革兰氏染色阴性；糖发酵试验，可发酵葡萄糖、蔗糖、阿拉伯糖、七叶苷及水杨苷。脱脂奶平板试验阳性或斑点酶联免疫试验阳性。

（2）单克隆抗体技术　陈琼等制备了嗜水气单胞菌溶血素、肠毒素、细胞毒素（HEC 毒素）的单克隆抗体，建立了 Dot-ELISA 法检测溶血素、肠毒素、细胞毒素（HEC 毒素），对从病鱼分离的 95 份培养上清进行检测，阳性率为 76%（72/95），敏感性较同步应用的多抗常规血清高。Delamare 等用嗜水气单胞菌 ATCC7966 菌株制备的单克隆抗体 Mab5F3，能特异快速地检测患病病人粪便中的嗜水气单胞菌。

（3）免疫酶技术（Dot-ELISA）　陈怀青等应用斑点酶法（Dot-ELISA）研制出嗜水气单胞菌 HEC 毒素检测试剂盒。HEC 毒素的最低检出限为 $3.71\mu g/mL$，敏感性比溶血试验高 40 倍左右。而且可直接检测病鱼病料，在 $3\sim4h$ 内即可得出明确结果。

（4）免疫胶体金检测　邱德士等用胶体金建立斑点免疫检测方法，测定中华鳖的嗜水气单胞菌外毒素，该方法有很高的特异性，与血清中其他成分交叉反应小，检测敏感度 4ng，仅次于放射免疫对蛋白质的检测方法。

（5）免疫荧光抗体　高汉娇用直接荧光抗体法证实了鲢鱼细菌性败血症的病原菌是嗜水气单胞菌，而且诊断速度明显快于病菌的分离与鉴定。李卫军用间接荧光抗体试验对鱼类嗜水气单胞菌进行了检测，结果显示不但能有效地检出鳟鱼体内的嗜水气单胞菌，而且不与杀鲑气单胞菌荧光假单胞菌、爱德华菌发生交叉反应，说明该技术具有较好的敏感性与特异性。

（6）PCR 技术　卢强等建立的嗜水气单胞菌气溶素基因 PCR 检测方法，可检测最低 100CFU 的细菌。Kong 等应用多重 PCR 检测海水里的嗜水气单胞菌，整个试验过程不到 12h，可检测最低 $10\sim100CFU$ 的细菌。饶静静等针对致病性嗜水气单胞菌的 hlyA 基因、aerA 基因以及 16S rRNA 保守区设计引物，通过进行多重 PCR 反应体系优化，产物的测序鉴定与特异性和敏感性试验，建立了一种检测致病性嗜水气单胞菌的多重 PCR 检测方法。F. Trakhna 等针对 16S rRNA 和 aerA 基因设计引物和探针，建立了检测嗜水气单胞菌的荧光 PCR 方法，整个过程仅需 2.5h。

（五）防制措施

1. 动物的防制措施

（1）预防　目前已研制出一些针对鱼类的疫苗，陈月英等用福尔马林灭活制备嗜水气单胞菌全菌苗，浸浴鲫鱼，$45\sim188$ 天测定免疫保护率达 66.7%。Ruangpan 等用福尔马林灭活的嗜水气单胞菌与佐剂（FCA）混合，免疫尼罗罗非鱼，免疫后 2 周用细菌攻击，保护率达 100%，而免疫后 1 周的保护率只有 $56\%\sim61\%$。另外还有一些亚单位疫苗，比如 Saravanane Poobalane 等新近报道的重组 S-层蛋白所做的针对于鱼类的疫苗。

（2）治疗

1）鳄鱼　①全群肌内注射高敏药物，庆大霉素按每千克体重 6mg，每天 2 次，连用 4 天；维生素 C 按每千克体重 200mg，每天 2 次，连用 4 天。②立即采取加温保暖措施，使全天的室温控制在 $14\sim25℃$，以保证正常体温和利于血液循环，利于药物的正常吸收，分布及发挥疗效，这对于变温动物的疾病治疗十分关键。

2）水貂　本病早期应用链霉素、庆大霉素、四环素、卡那霉素，能收到良好的效果。同时，也要配合一些辅助疗法如调节食欲，给一些适口性强的新鲜的肉蛋类，防止出血注射止血剂；促进食欲加强代谢能力，可肌内注射复合维生素 B 注射液和维生素 C 等注射液。

2. 人的防制措施　由于对抗生素的耐药较为普遍，临床治疗应根据药敏试验结果选用抗菌药物。血液、腹水等嗜水气单胞菌感染，宜选用第三代、第四代头孢菌素、左氧氟沙星、阿米卡星、氨曲南和亚胺培南；而肠道感染则最好选用氯霉素、磷霉素及左氧氟沙星等。

（六）公共卫生影响

嗜水气单胞菌普遍存在于淡水、污水、淤泥、土壤和人类粪便中，对水产动物、畜禽和人类均有致病性，可引起多种水产动物的败血症和人类腹泻，不但给淡水养殖业造成惨重的经济损失，也严重影响人类健康。嗜水气单胞菌还可以在低温下生长，使得它可以通过低温保存的食物而传播，造成食物中毒。因此，嗜水气单胞菌感染已成为新的令人瞩目的典型人-兽-鱼共患病，严重威胁公共卫生安全。

在公共卫生意义上比较重要的病原菌如沙门菌、葡萄球菌、李斯特菌、肉毒梭菌等研究都很深入，卫生检疫措施都较完备，而对嗜水气单胞菌污染，其微生物的卫生检测力度仍急需加强。虽然还没有关于该毒素引起食物中毒、腹泻和伤口感染的准确流行病学数据，但由于其分布广泛、可经饮水传播、而且较低温度就可以繁殖，加之水产品消费量的不断增加，尤其在水产食品极为丰富的南方地区，嗜水气单胞菌及所产生的毒素对食品卫生安全保障提出了更为严峻的挑战。

（宁昆　邱鹏　田克恭）

◆ 我国已颁布的相关标准

GB/T 18652—2002　致病性嗜水气单胞菌检验方法

◆ 参考文献

陆承平. 1992. 致病性嗜水气单胞菌及其所致鱼病综述 [J]. 水产学报，16（3）：282-286.

沈锦玉. 2008. 嗜水气单胞菌的研究进展 [J]. 浙江海洋学院学报，27（1）：78-86.

吴会民，林文辉，石存斌. 2007. 嗜水气单胞菌研究概述 [J]. 河北渔业，3：7-11.

杨其升. 1995. 动物微生物学 [M]. 长春：吉林科学技术出版社：677-684.

杨守明，王民生. 2006. 嗜水气单胞菌及其对人的致病性 [J]. 疾病控制杂志，10（5）：511-514.

张翠娟，于宙亮，赵宝华，等. 2008. 嗜水气单胞菌研究进展 [J]. 中国兽药杂志，42（7）：46-50.

Ruangpan L，Kitao T，Yoshida T. 1986. Protective efficacy of Aeromonas hydrophila vaccines in nile tilapia. Vet Immunol Immunopathol，12（1-4）：345-350.

Saravanane Poobalanea，Kim D．Thompsona，László Ardó，et al．2010. Production and efficacy of an Aeromonas hydrophila recombinant S-layer protein vaccine forfish. Vaccine，28（30）：3540-3547.

Trakhna F，Harf-Monteil C，Abdelnour A，et al. 2009. Rapid Aeromonas hydrophila identification by TaqMan PCR assay：comparison with a phenotypic method. Letters in Applied Microbiology，49（2）：186-190.

Ziya I，Timur G，Abdulbaki A. 2006. Aeromonas hydrophila associated with ovine abortion. small ruminant research. 61：73-78.

三、杀鲑气单胞菌感染

杀鲑气单胞菌感染（Aeromonas salmonicida infection）是由杀鲑气单胞菌引起的一类人与动物共患的传染病。该菌主要引起鲑科鱼的成鱼发生疖疮病，也可引起多种非鲑科鱼类、水貂、蛙类、棘皮动物等动物发生疖疮病和溃疡病疾病；感染人主要以败血症为特征。杀鲑气单胞菌最初是1890年由Emmerich和Weible从患疖疮病的鲑科鱼类中分离并进行了描述，是一种条件致病菌，流行于欧洲、美国、加拿大和日本等地，在经济上对这些国家的养殖鱼类造成了毁灭性的冲击，随着鱼类及其加工产品的国际贸易化，该菌已被列为海关口岸检测的重要病原微生物之一。

（一）病原

1. 分类地位　杀鲑气单胞菌（*Aeromonas salmonicida*）又称为灭鲑气单胞菌，是最早被描述的鱼类病原菌之一，在分类上属气单胞菌科（Aeromonadaceae）、气单胞菌属（*Aeromonas*）。气单胞菌属的细菌，按生长发育所需温度范围及是否有动力被分为两大类：其一为嗜冷无动力气单胞菌（Psychrophilic non-motile aeromonads），其二为嗜温有动力气单胞菌（Mesophilic motile aeromonads）。杀鲑气单胞菌是嗜冷无动力气单胞菌中的一员。

在《伯杰氏系统细菌学手册》第二版（2005）中，杀鲑气单胞菌包括 5 个亚种，即杀鲑亚种（*A. salmonicida* subsp. *salmonicida*）、无色亚种（*A. salmonicida* subsp. *achromogenes*）、杀日本鲑亚种（*A. salmonicida* subsp. *masoucida*）、史氏亚种（*A. salmonicida* subsp. *smithia*）和 *A. salmonicida* subsp. *pectinolytica*，另外则是有记述的一些非典型分离物。张晓君等（2005）在患病石鲽上分离出一株与此 5 个亚种不同的杀鲑气单胞菌，并确定为杀鲑气单胞菌的一个新亚种，命名为杀鲽亚种（*A. salmonicida* subsp. *flounderacida*），但该新亚种目前尚未被《伯杰氏系统细菌学手册》收录。

2. 形态学基本特征与培养特性　杀鲑气单胞菌是一种不具运动性、无芽孢、无鞭毛的革兰氏阴性短杆菌。两端钝圆、散在或成双排列、大小为（0.4～1.0）μm×（1.0～2.0）μm 的杆菌，偶可见有个别长丝状菌体。

在普通营养琼脂上的菌落，圆形光滑、边缘整齐、稍隆起、较不透明、灰白色，菌落直径：24h 多为 0.3～0.4mm，呈针尖状；48h 多为 1.0～1.2mm，生长较旺盛；在血液琼脂，基本与在普通营养琼脂上的相同，呈 β 溶血的菌落，生长较旺盛。在麦康凯琼脂，24h 仅见划线接种起始部微弱生长、很薄层的菌苔及无色小菌落（直径 0.1～0.2mm），48h 菌落特征为圆形光滑、边缘整齐、稍隆起、直径多在 0.4mm 左右，不易划开及生长出单菌落，生长较差等。在营养肉汤中，生长旺盛，不运动。

3. 理化特性　菌株适宜温度为 10～30℃，最适温度 22～25℃，温度 5℃ 以下也能生长，高于 34.5℃ 则不能生长；pH 的适宜范围 6.5～9.0，最适 7.5～8.5。

能利用甘露醇，不具运动性，能发酵麦芽糖，精氨酸双水解酶阳性，苯丙氨酸脱氨酶、尿素酶、色氨酸脱氨酶、赖氨酸脱羧酶、鸟氨酸脱羧酶阴性，不利用枸橼酸盐，不产生硫化氢，不形成吲哚，VP 试验阳性，葡萄糖、蔗糖产酸阳性，不能发酵甘露醇、肌醇、山梨醇、鼠李糖、蜜二糖、淀粉，能在 FA、胰蛋白大豆琼脂（TSA）和普通营养琼脂培养基产生色素。杀鲑气单胞菌各亚种间的有效鉴别，主要依赖于水溶性棕色色素的产生、葡萄糖代谢的产气、吲哚产生、甲基红（MR）试验及 VP 反应、硫化氢产生、七叶苷利用、脂酶产生，以及对蕈糖、蔗糖、麦芽糖、甘露醇、半乳糖等碳水化合物的分解能力等性状指标。

（二）流行病学

1. 传染来源　杀鲑气单胞菌为水生菌，它所致的鱼疮疖病是一种分布广泛的细菌性疾病。这种致病菌的适宜寄主主要是鲑科鱼类，但对泥鳅、锦鲤和日本鳗鲡等多种淡水鱼类也可以感染致病，而更多种淡水鱼类还可以成为这种致病菌的保菌宿主。食用被杀鲑气单胞菌污染过的淡水鱼、虾等是引起人发病的主要原因。

2. 传播途径　杀鲑气单胞菌感染主要通过食源途径、表面创伤和带菌鱼卵。人可因食用污染了气单胞菌的食品而感染。

3. 易感动物　该致病菌的宿主范围也很广，是多种水生动物的原发性病原菌，适宜寄主主要是鲑科鱼类，此外还包括脂科、鲤科和裸盖科，在无颌纲也有发生。感染非鲑科鱼类有米诺鱼（*Gobiocypris rarus*）、金鱼（*Carassius auratus*）、鲤鱼（*Cyprinus carpio*）、河鲈（*Perca fl uviatilis*）、狗鱼（*Esox reicherti*）、大菱鲆（*Scophthalmus maximus*）、日本鳗（*A nguillajaponica*）、砂鳗（*Ammodytes A. americanus*）、鲈鱼（*Lateolabrax japonicus*）、平鲷（*Rhabdosargus sarba*）以及石鲽（*Dosargus sarba* L.）等。杀鲑气单胞菌也能引起棘皮动物中的海胆（*Strongylocent rotus*）的疾病。杀鲑气单胞菌无色亚种（*A. salmonicida* subsp. *achromogenes*）的胞外产物对小鼠具有毒性。免疫力低下的人群易感。

4. 流行特征　该病一年四季均可发生，分布地域广，宿主范围也很广，是多种水生动物的原发性病原菌，具有病程较长，发病率较高的特点。在饲养密度过高时，杀鲑气单胞菌杀鲑亚种会引起个别鱼患病，但不会引起死亡。春季，在水温 13～19℃ 的水中，杀鲑气单胞菌杀鲑亚种可对高密度养殖的鱼产生较高的感染率；而当春、夏之交，水温 25℃ 左右时，它和豚鼠气单胞菌共同作用的结果致使该病的感染率和死亡率大大提高。

正常情况下，该菌易滞留在鱼的肾脏中，而鱼本身外观正常。但如果由于拉网锻炼、感染寄生虫等使鱼体有创伤，则会感染杀鲑气单胞菌，从而发病。另外，放养密度、水温、水质等因素也影响着该菌的感染和发病。

5. 发生与分布 杀鲑气单胞菌亦被称为灭鲑气单胞菌，宿主范围很广，包括我国在内的世界很多国家均有该菌分布，如奥地利、比利时、丹麦、挪威、法国、英国、爱尔兰、芬兰、瑞士、西班牙、德国、苏格兰、美国、加拿大及澳大利亚、日本等国家均有该菌的检出，对经济价值较高的鲑科鱼类造成了毁灭性的冲击。

最初是 1890 年由 Emmerich 和 Weible 从鳟鱼中分离并进行了描述，是最早被描述的鱼类病原菌之一。在水产养殖中，有关杀鲑气单胞菌引起鱼类疾病的报告已屡见不鲜。传统上认为杀鲑气单胞菌易感染鲑科鱼类，然而近几年其病原宿主范围明显在扩大。在国外，饭田贵之（1997）报道日本养殖的欧尾六线鱼、许氏平鲉和牙鲆均可被该菌感染，虽然死亡率不高，但却长时间持续发病；泉川晃一（1997）报道非定形杀鲑气单胞菌能引起养殖许氏平鲉以皮肤溃疡为特点的大量死亡。Wiklund（1995）报道引起波罗的海和北海水域牙鲆皮肤溃疡的病原菌是非定形杀鲑气单胞菌。在我国，虽然鲑鳟鱼类的养殖还没有大规模开展，但已经受到了杀鲑气单胞菌的严重威胁。张晓军等（2005）、李健等（2003）、丁雷等（2002）、杨嘉龙等（2007）分别从养殖的石鲽、金鱼、鲑鳟鱼类、棘皮动物刺参中分离出杀鲑气单胞菌的典型株或非典型株。

此外也有此菌感染水貂、蛙类等动物发病的报道。感染人主要通过进食被污染过的淡水鱼虾等所致，例如，武英等（1994）报道了人肝炎后肝硬化合并杀鲑气单胞菌败血症就是由于病前曾长期进食被杀鲑气单胞菌污染过的淡水鱼虾。

（三）对动物与人的致病性

1. 对动物的致病性

（1）**鲑科鱼类** 杀鲑亚种引起系统的疖疮病感染，可在野生和养殖、海水和淡水鲑鱼的不同生长阶段发病。Bernoth（1977）描述了相关疾病的研究历程。疖疮病根据症状不同，分为过急性、急性、亚急性和慢性；甚至，无任何症状地急性大批量死亡，急性感染的疖疮病（出现溃疡但外周并不干燥）短期内死亡率很高。慢性感染较少出现，特别是年龄较大的鱼，虽有典型的疖疮出现，但并不引起大量死亡。感染后带菌的鱼仍然面临长期的死亡威胁。

人工感染虹鳟鱼试验：感染 32h 后体表开始出现创面；39h 后出现溃疡，创面处的皮肤部分脱落，肌肉明显充血；56h 后溃疡进一步扩大，创面处的皮肤几乎全部脱落，肌肉严重充血。解剖检查，肝微肿，肾充血，其他脏器病变不明显，部分鱼样有轻微肠炎并伴有卵巢充血。

（2）**非鲑科鱼类** McCarthy（1975）报道杀鲑气单胞菌为鱼类皮肤溃疡病的主要病原，发病鱼外部症状表现为皮肤、肌肉成片溃烂，鳞片脱落，鳍溃烂，严重时尾鳍、背鳍全部烂掉。剖检鳃无异常，胆囊肿大、胆汁稀薄；肝具淤血斑；肾充血、出血；肠壁出血、充血，肠内有淤血块。

病鱼和正常鱼各器官的组织切片于显微镜下观察，可见病鱼肝脏、肾脏、脾脏、肠道等处的组织有明显的病理变化。其中肝脏为初期灶性病变，表现为肝细胞混浊，细胞边界不分明，肝板排列紊乱，有溶血现象；肾脏中肾小管上皮细胞水样变性并与周围组织分离，肾间质条索状；肠道中小肠绒毛的固有层极度萎缩，与上皮细胞分离；脾脏中红髓和白髓界限不清，病鱼的心脏和脑组织中未发现明显异常。

（3）**棘皮动物** 杀鲑气单胞菌可感染棘皮动物海胆、刺参发病，症状为厌食、体表溃疡、肿嘴、吐肠、最后自溶死亡，死亡率高达 60%。

（4）**其他动物** 该菌也可引起水貂、蛙类、动物发生疖疮病和溃疡病疾病。Gudmundsdóttir 等（2001）报道，杀鲑气单胞菌无色亚种（*A. salmonicida* subsp. *achromogenes*）的胞外产物对小鼠具有毒性。

2. 对人的致病性 杀鲑气单胞菌可引起抵抗力低下患者产生败血症，主要表现突发寒战、高热、呕吐、腹泻等。

（四）诊断

1. 动物的临床诊断　感染该菌的水生动物表现出共同的症状：引起发生疖疮病和溃疡病疾病。发病鱼外部症状表现为皮肤、肌肉成片溃烂，剖检胆囊、肝、肾、肠、脾、卵巢等有出血等病变，心脏和脑组织未见明显变化。进入鱼体内产生毒素，破坏血细胞和组织细胞，导致红细胞溶解，组织器官出血充血，组织器官发生炎症等病理变化。组织病理观察可见病鱼肝脏、肾脏、脾脏、肠道等处的组织有明显的病理变化。

2. 人的临床诊断　人类感染杀鲑气单胞菌最主要的临床表现是产生败血症，腹泻等，该菌仅凭临床症状很难做出判断，必须依靠实验室诊断才能确诊。

3. 实验室诊断

（1）细菌分离鉴定　按 GB/T18088—2000 规定执行。如果鱼体有红肿溃疡，用解剖刀切开患部（或溃疡部），将干净的载玻片贴紧病灶并挤压，加 1～2 滴生理盐水后盖上盖玻片，镜检菌体形态和运动状态，并做革兰氏染色。并将样品接种到胰酶大豆琼脂等培养基，25℃培养72h。若鱼体表无任何症状，则需从肾中分离到细菌。

临床实验室应用的鉴定试验主要有产生吲哚，甲基红试验，VP 反应，柠檬酸盐，硫化氢，水解尿素，精氨酸双水解酶，苯丙氨酸脱氢酶，鸟氨酸脱羧酶，运动性，明胶水解，氰化钾生长，丙二酸利用，D-葡萄糖产酸，D-葡萄糖产气，阿东糖、阿拉伯糖、阿拉伯醇、纤维二糖、卫茅醇、赤藓醇、半乳糖、甘油、间-肌醇、乳糖、麦芽糖、D-甘露糖、D-甘露醇、棉子糖、L-鼠李糖、D-山梨醇、海藻糖、D-木糖、黏液酸产酸试验，七叶苷水解，酒石酸，脂酶（玉米油），DNA 酶（DNase），硝酸盐还原，氧化酶，半乳糖苷，柠檬酸，棕色可溶性色素。结果参照 GB/T 15805.6—2008 判定。

（2）单克隆抗体技术　林娟娟等（2009）获得的 6 株单抗均与杀鲑气单胞菌杀鲑亚种呈阳性反应。其中两株单抗与杀日本鲑亚种有强阳性交叉反应；一株与杀鲑气单胞菌无色亚种存在阳性交叉反应，表明杀鲑气单胞菌各亚种之间既有独特的抗原决定簇，又有共同抗原位点。这一差异必将有助于对杀鲑气单胞菌及其亚种进行鉴别与定位。

（3）PCR 技术　在所有的分子生物学方法中，Gustafson 等（1992）报道，A 层基因可能是目前最具特异性的目的片段，具有属的高度保守性，而且 A 层蛋白又是必需的毒力因子，因此在 vapA 基因中设计引物，建立 PCR 检测方法，不但能对杀鲑气单胞菌进行检测，而且还能得到菌株毒力方面的信息。正向引物 F：5′- GGC TGA TCT CTT CAT CCT CAC CC - 3′；反向引物 R：5′- CAG AGT GAA ATC TAC CAG CGG TGC - 3′，PCR 反应条件为：94℃预变性 5min 后进入 PCR 循环，94℃变性 1min，54℃退火 1min，72℃延伸 2min，30 个循环，最后 72℃延伸 10min，扩增杀鲑气单胞菌基因中的 421 bp 片段，PCR 产物经纯化后，测序。

刘宗晓等（2008）建立了杀鲑气单胞菌的实时定量 PCR 检测方法，通过特异性引物和探针的设计，除具有敏感度高、重复性好和特异性强的特点外，还具有操作简便、污染少、判定快速和结果客观等优点，可以满足口岸检疫、大批量监测筛选等工作的需要。正向引物 F：5′- CCC GTA AAG CAC TGT CTG TTA CC - 3′；反向引物 R：5′- GCA ACA TCA GCA GGC TTC AG - 3′；探针：FAM - 5′- TGC CAA GCG GTG GTG CAG TGA - 3′- TAMRA。

（五）防制措施

1. 动物的防制措施

（1）综合性措施　未处理的水和污染过的鱼类很可能含有杀鲑气单胞菌，是健康动物和健康人群感染气单胞菌病的重要传染来源，因此，应注意动物饮用水的卫生，加强对生活环境的卫生防疫和水体净化消毒。此外，尽量降低水中动物放养密度，保持水质良好。

（2）疫苗免疫接种　1942 年 Duff 用灭活的杀鲑气单胞菌以投喂法免疫鳟鱼使其获得一定免疫力的试验揭开了鱼类免疫接种的序幕，免疫接种在目前防治鱼类细菌性疾病中发挥了较好的作用。至今国外已有杀鲑气单胞菌的细菌疫苗、鳗弧菌-杀鲑气单胞菌二联疫苗等商品化疫苗。此外，使用免疫刺激剂能保护鱼类免受一些传染性疾病的感染而降低死亡率。

（3）治疗　先用硫酸铜 0.7mg/m³ 泼洒，以杀死水中的寄生虫，减少寄生虫感染的机会；然后用漂白粉、氯净或其他消毒药物对水体进行消毒；同时，用氨曲南、环丙沙星、洛美沙星、复方新诺明、氟哌酸、妥布霉素、卡那霉素、庆大霉素、多黏菌素 B、氨苄青霉素等其中的一种或两种拌饵投喂，用量为 0.1g/kg，连用 7 天，第 1 天可加倍。

由于越来越多的细菌对常规的抗生素产生抗药性，对细菌性疾病的防治，虽有众多方法，但各有不完善的地方。

以根本上减少疾病的发生，还需要从生态角度进行综合防治，减少疾病的发生。例如，人们在 20 世纪 50 年代就开始将注意力集中到含有许多抗菌物的藻类。

2. 人的防制措施

（1）预防　为了预防和控制杀鲑气单胞菌导致疾病暴发流行，人们要注意饮用水的卫生，勿食用被杀鲑气单胞菌污染的鱼类，尤其在夏天应食用熟食，注意防止食物被细菌污染。

（2）治疗　临床治疗应根据药敏试验结果选用抗菌药物。

（六）公共卫生影响

杀鲑气单胞菌流行于欧洲、美国、加拿大和日本等地，主要危害鲑科鱼的成鱼，国外对该病的研究较早，随着我国对外水产品贸易交往的日益频繁，这种病原菌已经被带入我国。这种致病菌的适宜寄主主要是鲑科鱼类，但对泥鳅、锦鲤和日本鳗鲡等多种淡水鱼类也可以感染致病，而更多种淡水鱼类还可以成为这种致病菌的保菌宿主，这为这种致病菌在我国水产养殖地区迅速传播创造了更多的机会。因此将杀鲑气单胞菌列为检疫对象，建立有效的检测方法，在全国范围内进行杀鲑气单胞菌的检测，该菌已被列为海关口岸检测的重要病原微生物之一。

近年来发现其病原宿主范围明显扩大，可导致多种非鲑科鱼类、动物和人发生疾病，严重威胁公共卫生安全，并且，由于杀鲑气单胞菌能在低温下生长，更增加了气单胞菌病通过低温保存的食品而传播的可能性。由于杀鲑气单胞菌是一种条件致病菌，在鱼类受到环境胁迫的时候容易发病，所以改良养殖条件也是控制该病和大多数此类病害的前提之一。

（邱鹏　陈西钊）

◆ 我国已颁布的相关标准

GB/T15805 1—1995；GB/T 15805.6—2008　杀鲑气单胞菌检验方法

◆ 参考文献

曹成易，汪开毓，王玲，等 . 2009. 大西洋鲑杀鲑气单胞菌的分离鉴定 [J] . 淡水渔业，39（1）：54 - 57.

林娟娟，陈强，刘荭，等 . 2009. 杀鲑气单胞菌单克隆抗体的制备及其特性分析 [J] . 莆田学院学报，16（2）：52 - 55.

刘宗晓，刘荭，史秀杰，等 . 2008. 杀鲑气单胞菌的实时定量 PCR 检测方法的建立和应用 [J] . 海洋水产研究，29（5）：83 - 88.

史秀杰，刘荭，高隆英，等 . 2007. 患病北极红点鲑的病原分离与鉴定 [J] . 华中农业大学学报，26（2）：223 - 227.

杨嘉龙，周丽，战文斌 . 2009. 杀鲑气单胞菌杀日本鲑亚种胞外产物毒性及免疫原性分析 [J] . 渔业科学进展，30（3）：20 - 23.

Castro-Escarpulli, Figueras, Aguilera-Arreola, et al. 2003. Characterisation of Aeromonas spp. Isolated from frozen fish intended for human consumption in Mexico. Int J Food Microbid，84：41 - 49.

George M. Garrity, et al. 2005. Bergey's Manual of Systematic Bacteriology，2：556 - 580.

四、温和气单胞菌感染

温和气单胞菌感染（Aeromonas sobria infection）是由温和气单胞菌引起的一类以出血性败血症为主要特征的人与动物共患传染病。能引起几乎所有的淡水鱼类、蛙类、鳖甚至鸟类和哺乳动物的出血性败血症。1970 年已经被确认为人的肠道病原菌，能引发人类的食物中毒、伤口感染和败血症等。该菌广泛存在于淡水、土壤、污水和水生动物中，是一种典型的人-兽-鱼共患病病原。

（一）病原

1. 分类地位 按照《伯杰氏系统细菌学手册》第二版（2005 年），温和气单胞菌（*Aeromonas sobria*）又称威隆气单胞菌温和生物型（*A. veronii* bv. *sobria*），在分类上属气单胞菌科（Aeromonadaceae）、气单胞菌属（*Aeromonas*）、温和气单胞菌群（*A. sobria* group）。

2. 形态学基本特征与培养特性 温和气单胞菌属革兰氏阴性杆菌，菌体呈短杆状，两端钝圆，分散排列，不连成簇，少数成对或短链状、无芽孢、无荚膜、极生单鞭毛，有运动力，暗视野观察悬滴法运动活泼。菌体大小为大小为（2~3）$\mu m \times$（0.7~0.9）μm。

温和气单胞菌在普通琼脂平板上，28℃培养 24h 后的菌落为光滑、微凸、圆整、无色或淡黄色，中心色深，无水溶性色素，有特殊芳香气味；半固体中生长良好，穿刺线呈绒毛状，运动活泼，在液体和半固体表面可形成一层白色的菌膜；在含 5% 兔血琼脂平板菌落溶血反应为 β 型溶血，几乎使整个平板由血红色变为透明状。

3. 理化特性 兼性厌氧，菌株在强酸条件下的生长明显不好，却对强碱有一定的耐受力，生长适宜的 pH 范围为 5.5~9.0，最适的 pH 为 7.0~7.5。最适生长温度为 25~32℃，最低 0~5℃，最高 38~41℃。对 Cu^{2+}、Zn^{2+}、Mn^{2+}、Cr^{6+} 均产生较强的抗性，随着重金属离子浓度的增加，该菌的生长量也随之减少。

生理生化特性：氧化酶、触酶、VP、甲基红试验均为阳性，能发酵葡萄糖、蔗糖、麦芽糖、果糖、蕈糖、棉子糖、甘露醇和糊精，产酸产气；不发酵木糖、阿拉伯糖、乳糖、菊糖、鼠李糖、山梨醇、甜醇、阿东醇和水杨素；对石蕊牛乳产酸胨化，能水解七叶苷；穿刺接种 AHM 鉴别培养，顶部仍为紫色，底部为淡黄色，细菌沿穿刺线呈刷状生长，即运动力阳性，部分菌株顶部为黑色；能还原硝酸盐，液化明胶，不产生尿素酶，无盐胨水和 3% 氯化钠肉汤中生长等。

（二）流行病学

1. 传染来源 温和气单胞菌普遍存在于淡水、污水、淤泥、土壤和人类粪便中，对水产动物，一些非水栖动物如鸟类、哺乳类等和人类均有感染性，成为此菌的宿主动物。

2. 传播途径 主要通过食源途径而感染。受感染的鱼类等经消化道感染人，造成腹泻、败血症等而严重威胁人类健康。也可由体表进入血液，产生毒素而引起动物死亡。

3. 易感动物 温和气单胞菌可危害几乎所有的淡水鱼类如鲫、鳊、鲢、鳙、鲤鱼、草鱼、鳗鱼、鳜鱼、罗非鱼、黄鳝及泥鳅、蛙类、鳖、虾等水生动物，还可感染蟒蛇、南方大口鲶、鸟类和哺乳动物。儿童和成年人都能被感染，免疫力低下的人易感。

实验动物鲫鱼、小鼠、兔等易感。

4. 流行特征 温和气单胞菌感染谱广，几乎遍及所有家鱼，该病主要危害鲫、鳊、鲢、鳙、鲤鱼、草鱼、鳜鱼、罗非鱼、黄鳝及泥鳅等鱼类，其发病率达到 60%~100%；流行范围广，遍及世界各地，本病尤以养鱼发达地区尤为流行，对养鱼生产造成极大损失；流行季节长，一年四季均可发生，发病水温为 20~37℃，尤以 25~30℃发病率最高，6~9 月为发病高峰期；死亡率高，可达 80% 以上，一般都可达 50% 以上，甚至 100%。

此外，温和气单胞菌属条件致病菌，在不适宜的条件下，如放养密度、水温较低、水质清洁，或由于拉网锻炼、感染寄生虫等使鱼体有创伤，则会由体表创伤处进入血液，产生毒素而引起动物死亡。

5. 发生与分布 温和气单胞菌广泛存在于淡水、土壤、污水和水生动物以及各种食物中，在家鱼肠道及消化道中也曾分离到该菌。流行范围广，遍及世界各地，亚洲地区多发。

近年来，由温和气单胞菌引起动物的各种疾病报道日益增多，如温和气单胞菌引发罗非鱼、团头鲂、斑点叉尾鮰的出血性败血症，日本鳗鲡败血腹水病、异育银鲫溶血性腹水病，鳖的肝水肿病、白点病，中华鳖红、白底板病、腹水病等。此外，在发病的水貂、蟒蛇、牛蛙、黑天鹅、野鸭等分离到温和气单胞菌，并最后确诊由该菌引起。

1970 年已经被确认为人的肠道病原菌。近年来，由该菌引起人类胃肠感染和肠道外感染的大量报道使得温和气单胞菌成为人类重要的病原菌之一。除能引起感染性腹泻外，还可引起各种免疫力低下人群的肠道外感染，如创伤感染、胆管炎、肺炎、脑膜炎、脓毒性关节炎和败血症等。从腹泻病人肠道、术后感染及伤口中均有分离出该菌的报道。Yukio 等（2003）报道了一例由温和气单胞菌感染引发的人类致死事件，该菌可导致患者体内的各处血管内产生大量气体；Yao‐Hung 等（2009）报道了两例糖尿病患者由温和气单胞菌引起的致命的坏死性筋膜炎，并导致全身器官衰竭；鲁泗林等（2001）从一例疑似霍乱患者的粪便中分离出温和气单胞菌；赵建强（2006）从病人眼角膜溃疡分泌物中分离出温和气单胞菌。

（三）对动物与人的致病性

1. 对动物的致病性

（1）鱼类　温和气单胞菌与鱼类的多种疾病有关，是淡水养殖鱼类疾病的重要病原菌，其中引起最严重的疾病是出血性败血症。此病常暴发流行，死亡率极高，严重危害渔业、水产业的发展。该菌可导致白鲫、鳊、鲢、鲤、鳙等养殖鱼类发生出血性败血症。病鱼的症状主要为口腔、颌、眼眶、鳃盖及各鳍条充血，体表充血呈斑点状出血，鳃苍白或紫色，鳃丝肿胀，多黏液，眼突出，有些病鱼腹腔积水，肠道有炎症，肛门红肿，肝脏和胆囊肿大等。该病可分为 4 种病型：①急性甲型，急性暴发，鱼体各部位出血，病鱼 1～2 天内迅速死亡。②急性乙型，鱼体水肿，鳞片突起或竖立，腹部膨大积水，体表有水泡及脓肿。③慢性型，鱼体外有出血点、水泡及溃疡，并形成疖疮。④潜伏型，鱼体外观无症状或无明显症状，但体内有病菌，常显示出食欲减退、厌食。

（2）蛙类　又称为蛙出血病、蝌蚪暴发性出血败血症。流行范围极广，尤以华东流行最甚。该病有传染性强、死亡率高的特点，发病率可达 70%，死亡率在 40%～70%，最高达 100%，危害极严重。病蛙症状表现为厌食或停食，皮肤表面出现白色或红色点状溃斑，肤色暗淡，外观腹部有轻度膨胀。解剖可见有少量腹水，呈淡红色；肝充血呈紫色或失血呈白色；胃充血，内无食，多暗红色黏液，时有少量血凝块；肠充血呈紫红色或失血为白色，内有大量脓样物；多数病蛙的脂肪体有明显的出血点。

（3）鳖类　陈晓凤等（1996）报道了肝水肿症：病鳖外观除腹甲充血外，其他正常；内脏肝脏水肿、心脏贫血；肾肿大充血，胃肠壁血管充血。谢德友等（1999）报道了白点病：仅见于稚鳖，病鳖呆滞，人走过不下水，精神不振，拒食，以在颈部、背部、四肢，特别是腹部出现 1mm 大小的白色斑点为主要特征，在斑点周围有充血发紫现象；死时颈部伸直，眼微突，底板充血，解剖病鳖见肝土黄色，肺充血，胆囊肿大，肠道充血。叶巧珍等（2000）报道了红底板病：鳖腹甲局部或整片充血、溃疡、出血；口鼻充血、出血，脖子红肿充血；内脏器官充血，呈败血症；肠空或有淤血块，便血；白底板病：鳖体表通常完整无损，腹甲白，解剖无血，肌肉苍白、无血色，内脏器官大多呈失血状；肠充血或苍白，内有血或淤血块，便血。颜远义等（2003）报道了鳖的拟白斑病：表皮不腐烂、无腐臭味，有少量白点，主要病征是病鳖四肢末端、吻端均包被着一层较厚的白膜，背部也有块状白膜，大小不等。白膜比白斑病所产生的白膜明显增厚，质感不同，且轻搓即掉，膜内皮肤仍完好，其他体征无异常；鳖腹水病：病鳖颈和四肢浮肿，躯体膨胀如待产雌鳖，严重者腹甲中部凸出，心窝处呈墨绿色，剖检可见体腔内充满大量的浆液性腹水，肝脏土黄色，或微肿或萎缩；心脏苍白，腔内无血。综上所述，已发现温和气单胞菌可引起肝水肿病、白点病及中华鳖红、白底板病、腹水病等多种症状的疾病。

（4）其他动物　曾有从蟒蛇分离出温和和豚鼠气单胞菌的报道。该蟒蛇有严重的口炎，齿龈和舌高度红肿，口腔糜烂，局部干酪坏死，呕吐，不吃不喝，1 周内因衰竭死亡。1986 年，在某貂场发生一起急性败血性水貂传染病，并从发病水貂的实质性脏器中分离到一株病原菌。此外还从海狮、野鸭等分离到温和气单胞菌。

2. 对人的致病性　
气单胞菌中的温和气单胞菌可引起人类肠道内和肠道外感染。此菌的肠道内感染主要表现为腹泻，多为轻症水泻，具有自限性，部分为黏液脓血样腹泻，少数引起霍乱样腹泻。此菌肠道外感染可引起软组织炎症和败血症。软组织炎症多与外伤感染有关。败血症的病人大多患有恶性疾病或肝组织损害。偶尔此菌还可引起心内膜炎、脑膜炎、肺炎、骨髓炎、腹膜炎、关节炎、血栓性静脉炎等。

(四) 诊断

1. 动物的临床诊断　感染该菌的鱼、鳖等水生动物表现出共同的症状：体表充血、出血，剖检可见肠壁有出血现象，有的在肝、肾、脾等内脏器官也会有出血现象。组织病理观察血管中的红细胞具有变形、溶解，白细胞数量减少等病理变化，毛细血管壁受损，引起出血；细菌侵入肝、肾、脾等组织器官，引起炎症。

2. 人的临床诊断　温和气单胞菌最主要的临床表现为腹泻，有些病例可自愈，有些则持续1～2周，有时会伴有恶心、腹部绞痛、发热或呕吐症状。该病与细菌性胃肠炎症状相似，仅凭临床症状很难做出判断，必须依靠实验室诊断才能确诊。

3. 实验室诊断　温和气单胞菌是广泛存在于水体中的致病菌，能单独引起鱼类发病或与嗜水气单胞菌共同引起鱼类的败血病，给水产养殖业带来巨大的经济损失。迅速、准确地诊断疾病，检测出该病原菌，是防治该菌感染的关键。目前，国内外检测鱼类细菌性病原主要依赖于细菌培养鉴定、单克隆抗体技术、SPA-CoA技术和PCR检测。

(1) 细菌分离鉴定　病原菌分离培养：取典型病变处，在无菌操作下挑取皮肤溃烂处组织及肝脏中层组织，先分别做涂片经革兰氏染色镜检细菌；接种于营养琼脂平板表面，划线分离，28℃培养24h，待平板上出现形态一致的优势菌落时，选取单菌落进一步划线纯化培养，直至获得纯培养。

病原菌的鉴定：通过对细菌的形态染色、生化特性测定及16S rRNA基因分析可确定所分离菌的分类地位。

(2) 单克隆抗体技术　陈瑞等（2007）制备了温和气单胞菌HEC毒素的单克隆抗体，该抗体可用于特异性检测温和气单胞菌，并建立检测该菌的免疫学方法和以免疫组织化学方法检测出该菌感染的标本。抗温和气单胞菌mAb的成功为该菌的免疫学检测及防治提供了有用试剂，可以克服该菌传统诊断及防治等方面的显著缺点。

(3) SPA-CoA技术　李学勤等（1997）用SPA-CoA检测6株运动型气单胞菌。建立了用于检测6株气单胞菌的SPA-CoA方法，可供基层生产单位作早期快速诊断或疫情预测。

(4) PCR技术　由于16S rRNA全序列中既有保守序列，也有变异序列，它不但可以用来区别不同的微生物，也可以进行微生物种的特异性鉴定。因此，它是医院内临床菌株和兽医临床菌株诊断强有力的手段。也有学者建立了关于测定温和气单胞菌毒力基因的方法，如Gehua等（2003）建立了温和气单胞菌和嗜水气单胞菌溶血素基因PCR检测方法，靶基因为asa1，正向引物F：5′-TAAAGGGAAATAATGACGGCG-3′；反向引物R：5′-TAAAGGGAAATAATGACGGCG-3′，扩增片段大小为249bp。

(五) 防制措施

1. 动物的防制措施

(1) 综合性措施　温和气单胞菌在水和土壤中广为分布，冷血动物是其主要宿主。因此加强对养殖用水的消毒净化处理、减少致病原是预防本病的关键。定期使用药物进行预防，可采用二溴海因、溴氯海因等消毒剂，对水体进行消毒。利用沸石、亚硝酸盐降解剂吸附和降解水体中的氨氮、亚硝酸盐等有害因子。饵料中添加免疫增强剂。

此外尽量降低水中动物放养密度，保持水质良好，天气炎热时，注意给鱼池遮阴，或适当增加池水深度等。

(2) 疫苗接种　目前我国还没有商品化的疫苗。马江耀等（2000）将致病性温和气单胞菌（99-5-A）制成菌苗，给健康无病的尼罗罗非鱼、奥利亚罗非鱼、尼奥罗非鱼3种罗非鱼作腹腔注射3个月后免疫保持率分别为100%、75%和100%；孙红祥等（2002）采用可生物降解的高分子聚合物为载体，研制了口服缓释微球中华鳖温和气单菌疫苗，能达到注射常规疫苗的免疫效果；贺蓉等（2005）采用福尔马林灭活的温和气单胞菌菌苗免疫接种南方大口鲶，通过测定发现受免疫鱼的免疫保护力达84％。

（3）治疗　首先诊断是否有有害寄生虫寄生。如有应采取有效的药物杀灭寄生虫，随后采用二溴海因（0.2 mg/L）、溴氯海因（0.3 mg/L）进行水体消毒，内服百菌消药饵：按1％的添加量与饲料混合制成药饵，每天喂两次药饵料，连喂3天。用光合细菌（5mg/mL）或鱼必得（2mg/mL）改善水质。如水体中亚硝酸盐过高，则应泼洒亚硝酸盐降解剂（0.8mg/mL）进行处理。此外，中药及中药复方对温和气单胞菌有较好的体外抑制效果。

2. 人的防制措施

（1）预防　为了预防和控制温和气单胞菌导致疾病暴发流行，人们要注意饮用水的卫生，尤其在夏天时应食用熟食，注意防止食物被细菌污染；其次应该注意对伤口的防护，防止因伤口而感染；加强体育锻炼，提高抵抗力等。

（2）治疗　对抗生素的耐药较普遍，临床治疗应根据药敏试验结果选用抗菌药物。血液、腹水等气单胞菌感染，宜选用第三代、第四代头孢菌素以及左氧氟沙星、阿米卡星、氨曲南和亚胺培南；而肠道感染则最好选用氯霉素、磷霉素及左氧氟沙星等。

（六）公共卫生影响

温和气单胞菌普遍存在于淡水、污水、淤泥、土壤和人类粪便中，属条件致病菌，对水产动物、畜禽和人类均有致病性，是一种典型人-兽-鱼共患病病原，其主要致病因子是产生各种溶血素和肠毒素。温和气单胞菌能产生溶血素、细胞毒素和肠毒素等多种毒力因素，这些毒素具有多种生物学活性，一旦条件适宜，温和气单胞菌便大量繁殖，其毒素可引起生物体广泛而复杂的病理变化，可引起多种水产动物的败血症和人类腹泻。它是我国养殖淡水鱼类及海产品中最常见的致病性气单胞菌之一，也是我国沿海地区人群中最常见的致病性气单胞菌之一，温和气单胞菌往往给淡水养殖业造成惨重的经济损失，已引起国内外水产界、兽医学界和医学界学者的高度重视。近年来，由温和气单胞菌引起的病例不断增加，加强水源的消毒、食品安全的管理尤为重要。

（邱鹏　陈西钊）

◆ **参考文献**

彭金菊，马驿，梁淑銮，等．2009. 30种中药及其复方对温和气单胞菌的抗菌作用［J］．广东海洋大学学报，29（6）：42-45.

Canals, Altarriba M, Vilches S, et al. 2006. Analysis ofthe Lateral Flagellar Oene System of Aeromonas AH-3, J Baeteriol, 188（3）：852-862.

Gehua Wang, Clifford G. Clark, Chenyi Liu, et al. 2003. Detection and Characterization of the Hemolysin Genes in Aeromonas hydrophila and Aeromonas sobria by Multiplex PCR. Journal of Clinical Microbiology, 41（3）：1048-1054.

George M., Garrity, et al. 2005. Bergey's Manual of Systematic Bacteriology, 2：556-580.

Robert M T M, Enoch D A, Harris K A. 2006. Aeromonas veronii biovar sobfia bacteraemia with septic arthritis confirmed by 16S rDNA PCR in all immunocompetent adult Jouma of Medical Microbiogy, 55：241-243.

Yao-Hung Tsai, Kuo-Chin Huang, Tsung-Jen Huang, et al. 2009. Fatal Necrotizing Fasciitis Caused by Aeromonas sobria in Two Diabetic Patients. Clin Orthop Relat Res, 467：846-849.

五、维氏气单胞菌感染

维氏气单胞菌感染（Aeromonas veronii infection）是由维氏气单胞菌引起的一类人、畜和鱼共患的传染病。该菌主要引起水体动物体表充血、出血，溃疡，腹部极度膨大，严重腹水，肛门红肿等；人类维氏气单胞菌主要因发生胃肠炎和伤口感染引起，表现为腹泻和菌血症。该菌为近些年来发现和鉴定的一个气单胞菌新种，普遍存在于淡水、污水、淤泥及土壤中。目前对维氏气单胞菌及其所致病害的报道尚较少。

（一）病原

1. 分类地位 维氏气单胞菌（*Aeromonas veronii*）又称为维罗纳气单胞菌、凡隆气单胞菌和维隆气单胞菌，是 1983 年美国疾病预防与控制中心为纪念法国微生物学家 Veron 在弧菌和气单胞菌研究中的贡献而将气单胞菌属新种命名的。按照《伯杰氏系统细菌学手册》第二版（2005），维氏气单胞菌在分类上属气单胞菌科（Aeromonadaceae）、气单胞菌属（*Aeromonas*），为嗜温、有运动性的气单胞菌群。

2. 形态学基本特征与培养特性 维氏气单胞菌是一种兼性厌氧、能运动、嗜中温的革兰氏阴性短杆菌。细菌多单个或两个排列，具极生单鞭毛，不形成芽孢和荚膜，菌体呈两端钝圆直杆状，大小为 (0.3～0.7) μm×(1.2～2.5) μm。

该菌在普通营养琼脂平板上菌落圆形光滑、边缘整齐、灰白色较不透明。在血液营养琼脂上（含 7％家兔脱纤血琼脂）与在普通营养琼脂上的一致，48h 菌落直径多在 2.0～2.5mm，呈 β 型溶血。在普通营养肉汤的液体培养基中呈均匀混浊生长，管底有圆点状菌体沉淀（摇动后呈线状上升，易消散），有轻度菌膜（摇动后易消散）。

3. 理化特性 该菌的最适生长温度为 22～28℃，在 37℃生长良好。

本菌发酵葡萄糖产酸产气，分解海藻糖、甘露糖、果糖、甘露醇、乳糖、山梨糖、糊精、甘油、蜜二糖、棉子糖、纤维二糖、蔗糖、半乳糖、麦芽糖等；不分解木糖、α-甲基-D-葡糖苷、菊糖、鼠李糖、阿拉伯糖、肌醇、卫茅醇、山梨醇、杏仁苷、水杨苷；β-半乳糖苷酶（ONPG）、氧化酶、接触酶、苯丙氨酸脱氨酶、淀粉酶、蛋白酶、卵磷脂酶、乙酰胺酶、DNA 酶试验均为阳性；吲哚、甲基红、VP、吐温 80、明胶液化试验也均为阳性；尿素酶、靛基质丙酮酸（IPA）试验阴性；能够还原硝酸盐和利用醋酸盐、丙二酸盐、枸橼酸盐，不能利用七叶苷，不产生 H_2S。

（二）流行病学

1. 传染来源 维氏气单胞菌为水生菌，广泛存在于淡水环境中，池塘、溪、涧、江、河、湖、泊和临海河口水，水中沉积物及污水、土壤均有存在。最初发现该菌主要来自于溺死者的呼吸道分泌物，后来在患者接触过水的伤口、病人的血液和患慢性支气管炎的老人的痰中也分离到了该菌。

2. 传播途径 受伤或消化道内膜受损时，致病菌从破损处侵入组织，细菌在感染部位局部增殖，继而细菌随血流扩散到肝、肾、脾等靶器官后，就在其中大量增殖，分泌产生溶血性、肠毒性和细胞毒性的外毒素等。人也可因食用污染了维氏气单胞菌的食品而感染。

3. 易感动物 维氏气单胞菌平时则是以腐生状态存在于鱼的皮肤、肠道和水体，当鱼处于良好条件时，它与鱼体保持一种平衡状态，并不使鱼致病，只有当条件（包括水温、水体理化因子、鱼体密度、鱼体是否受伤或抵抗力下降）改变时，平衡被破坏则暴发疾病。已报道的水生动物发病的有中华绒螯蟹、中华鳖、泥鳅、锦鲤、斑点叉尾鮰、彩虹鲷、鲤鱼、西伯利亚鲟鱼等。抵抗力和免疫力低的老年人易感染。

4. 流行特征 本病易发生于夏、秋季节，致病性强。维氏气单胞菌属条件致病菌，流行病学调查发现，在 6 月份、水温 22℃时，开始发生；当水温上升到 22℃以上时，发病病例增多，在炎热的季节，尤其是当水温达到 25℃时，是该菌的最佳繁殖条件。另外，放养密度、水温、水质、应激反应等因素也影响着该菌的感染和发病。

5. 发生与分布 维氏气单胞菌为近些年来发现和鉴定的一个气单胞菌新种。1983 年，美国疾病预防与控制中心为纪念法国微生物学家 Veron 在弧菌和气单胞菌研究中的贡献而将 9 株气单胞菌属新种命名的。此 9 株维氏气单胞菌来自于 3 个临床标本，其中 4 株来自于溺死或几乎溺死者的呼吸道分泌物、2 株从曾接触过水的感染伤口获得、3 株是从腹泻患者粪便中分离的。Abbott 等（1994）报道，一名 77 岁男性老年患者表现为黄疸及 4 天时间的腹痛和便秘（该患者曾患过乙状结肠癌并做过结肠切除术），从其血液中检出维氏气单胞菌，并认为此菌为患者的相应病原菌。张丽霞等（2001）从重症肺炎患者痰中培养出维氏气单胞菌一例。鉴于这些，从某种意义上讲维氏气单胞菌作为人的病原菌，其感染可能主要是易发生于抵抗力和免疫力低的老年人。

在水产养殖动物方面，1980 年在印度地区和 1988 年普遍暴发于孟加拉国由维氏气单胞菌引起的鱼溃疡病，鱼体均在感染 1 周内死亡；黄小丽等（2008）报道四川眉山一水库中养殖的斑点叉尾鮰出现大量死亡，病鱼主要表现为腹部极度膨大，解剖时有大量腹水流出，可见各内脏器官广泛出血，最终确定为维氏气单胞菌感染；李本旺等（2000）曾报道从出现口咽腔溃烂的中华鳖脾脏分离到布氏柠檬酸杆菌（*Citrobacter braakii*）和维氏气单胞菌，经对健康鳖做人工感染试验表明维氏气单胞菌能引起供试鳖 100％发病与死亡。此外还有从中华绒螯蟹、西伯利亚鲟、泥鳅等水产动物中分离到该菌。

维氏气单胞菌为水生菌，具有广泛的世界范围的地理分布。

（三）对动物与人的致病性

1. 对动物的致病性

（1）鱼类　该病具有发病急、死亡率高等特点。病鱼主要表现为腹部极度膨大，严重腹水，肛门红肿，胸鳍、腹鳍和臀鳍及其基部充血、出血。解剖时有大量淡黄色或带血的腹水流出；肝肿大，有大小不一的出血斑点，同时可见胆囊体积膨大；肾肿大，颜色加深；胃肠道严重出血，消化道黏膜发红，呈片状出血，肠内无食物，充满大量淡黄色黏液；脂肪点状出血。

（2）泥鳅　流行病学调查发现，在 6 月份、水温 22℃时，泥鳅开始发生体表溃疡，零星死亡；当水温上升到 22℃以上时，发病泥鳅量增多。在炎热的季节，尤其是当水温达到 25℃时，是该菌的最佳繁殖条件。病变以体表充血、出血和溃疡为特征，伴有腹部肿胀，肛门红肿外突等症状。剖解可见肝、脾、肾等内脏器官充血、肿大。

（3）中华绒螯蟹　房海等（2001）报道了在河北某水产养殖场所养殖的一年生中华绒螯蟹发生病害，病蟹主要表现为行动迟缓、少食至不食，随机捞取一定数量检查其平均发病率 35％、死亡率 22％。剖检剥开背甲观察均见体腔内有不等量积水，鳃呈暗灰色，肝胰腺呈浅黄色等不同程度的病理变化。

（4）其他动物　近年来也陆续报道了由维氏气单胞菌引起的彩虹鲷急性死亡，中华鳖的穿孔病、腐皮病、口咽腔溃烂综合征等疾病。

2. 对人的致病性　最初发现该菌主要来自于溺死者的呼吸道分泌物，后来在患者接触过水的伤口、病人的血液、腹泻患者粪便、重症肺炎患者和患慢性支气管炎的老人的痰中也分离到了该菌，主要引起人的疾病通常是腹泻和菌血症。腹泻为急性水样、黄疸、无血、无白细胞。

（四）诊断

1. 动物的临床诊断　感染该菌的鱼、鳖等水生动物表现出共同的症状：体表充血、出血、溃疡，腹部极度膨大，严重腹水，肛门红肿为特征。剖检可见腹腔中有大量的腹水，肠壁有出血现象，肝、脾、肾等内脏器官充血、出血、肿大等。病理组织学上，表皮坏死、脱落、崩解，真皮和皮下组织炎性水肿，肌纤维肿胀、变性、坏死、溶解；肝细胞水疱变性和坏死，肠道上皮细胞变性、坏死、脱落，固有膜、黏膜下层水肿、增厚；心脏外膜增厚，疏松水肿，有较多的炎性细胞浸润；脾组织离散，血管扩张、充血，有明显出血，大量含铁血黄素沉着；肾组织发生严重炎性水肿，组织间隙增宽，肾小管上皮细胞肿胀，变性。

2. 人的临床诊断　人类维氏气单胞菌主要因发生胃肠炎和伤口感染引起，表现为腹泻和菌血症。仅凭临床症状很难做出判断，必须依靠实验室诊断才能确诊。

3. 实验室诊断　检测维氏气单胞菌主要依赖于细菌培养鉴定和 PCR 检测。

（1）细菌分离鉴定　病原菌分离培养：取典型病变处，在无菌操作下挑取鱼体皮肤溃烂处组织及肝脏中层组织（蟹一般以其肝、胰腺为材料），先分别做涂片经革兰氏染色镜检细菌；然后分别做划线接种于普通营养琼脂、血液营养琼脂（含 7 ％家兔脱纤血液的营养琼脂）培养基。然后做纯培养（28℃培养 24h）供鉴定用。

　　病原菌的鉴定：纯培养菌分别接种于细菌理化特性鉴定用培养基中，进行氧化酶、接触酶、糖（醇及苷）类代谢、硫化氢、吲哚、MR、VP试验、硝酸盐还原、枸橼酸盐利用等较系统的理化特性测定。病原菌理化特性鉴定参照《伯杰氏细菌鉴定手册》（第九版，1994）和《伯杰氏系统细菌学手册》（2005）。

　　（2）PCR技术　由于16S rRNA全序列中既有保守序列，也有变异序列，因此它不但可以用来区别不同的微生物，也可以进行微生物种的特异性鉴定，是医院内临床菌株和兽医临床菌株诊断强有力的手段。扩增引物：正向引物（F）：5′-AGA GTTTGATC（C/A）TGGCTCAG-3′；反向引物R：5′-GGTTACCTTGTTACGACTT-3′；反应条件为：95℃预变性3min、94℃变性1min、55℃复性1min、72℃延伸2min，30个循环后72℃温育10 min，目的片段纯化后测序。

（五）防制措施

1. 动物的防制措施

　　（1）预防　加强对养殖用水的消毒净化处理、减少致病原是预防本病的关键。严格按照"四定"法进行投饵。定期使用药物进行预防，可采用二溴海因、溴氯海因等消毒剂，对水体进行消毒。利用沸石、亚硝酸盐降解剂吸附和降解水体中的氨氮、亚硝酸盐等有害因子。

　　尽量降低水中动物放养密度，保持水质良好，天气炎热时，注意给鱼池遮阴，或适当增加池水深度等。

　　（2）治疗　利用药敏纸片法测定该菌对不同药物的敏感性，根据药物敏感性试验结果，可以有针对性地采用内服敏感抗生素，同时外用消毒药物相结合的方法进行治疗，养殖户可采用消毒效果较好且价格便宜的二氧化氯或溴氯海因消毒，每天1次，连用2天。用氟苯尼考一起拌料，使药物浓度分别达到每千克鱼30mg，每天3次，连用5～7天。

2. 人的防制措施

　　（1）预防　为了预防和控制维氏气单胞菌导致疾病暴发流行，人们要注意饮用水的卫生，尤其在夏天时应食用熟食，注意防止食物被细菌污染。由于本病易发生于抵抗力和免疫力低的老年人，提高自身的免疫力也非常重要。此外，还应加强对皮肤伤口的护理。

　　（2）治疗　临床治疗应根据药敏试验结果选用抗菌药物。维氏气单胞菌感染，宜选用第三、第四代头孢菌素以及左氧氟沙星、阿米卡星、氨曲南、亚胺培南。

（六）公共卫生影响

　　该菌普遍存在于淡水、污水、淤泥及土壤中，是一种重要的人-畜-鱼共患的病原菌。最初发现该菌主要来自于溺死者的呼吸道分泌物，后来在患者接触过水的伤口、病人的血液和患慢性支气管炎的老人的痰中也分离到了该菌，引起人的疾病通常是腹泻和菌血症，而其平时则是以腐生状态存在于鱼的皮肤、肠道和水体，当鱼处于良好条件时，它与鱼体保持一种平衡状态，并不使鱼致病，只有当条件（包括水温、水体理化因子、鱼体密度、鱼体是否受伤或抵抗力下降）改变时，平衡被破坏则暴发疾病。因此，防治本病主要通过水体消毒，减少对水产动物的应激等措施。增强机体抵抗力，经常参加锻炼，伤口的护理等是防治人发病的主要措施。

（邱鹏　陈西钊）

◆ **参考文献**

房海，陈翠珍，张晓君，等.2008.中华绒螯蟹病原维氏气单胞菌的检验［J］.中国人兽共患病学报，24（1）：45-49.

黄小丽，汪开毓.2009.斑点叉尾鮰维氏气单胞菌病的诊断与防治［J］.水产科技情报，36（5）：240-241.

马志宏，杨慧，李铁梁，等.2009.西伯利亚鲟（Acipenser baerii）致病性维氏气单胞菌的分离鉴定［J］.微生物学报，49（10）：1289-1294.

秦国民，张晓君，陈翠珍，等.2008.锦鲤维氏气单胞菌感染症及其病原生物学特性研究［J］.安徽农业科学，36（19）：8115-8117.

王亚宾，张红英，陈丽颖，等.2009.16S rRNA与Vitek-32对临床感染猪肠球菌鉴定结果比较［J］.中国农学通报，25（6）：9-12.

Abbott SL, Cheung WK, Janda JM. 2003. The genus Aeromonas: biochemical characteristics, atypical reactions, and phenotypic identification schemes. J Clin Microbiol, 41 (6): 2348 - 2357.

Antonella Mencacci, Elio Cenci, Rosanna Mazzolla, et al. 2003. Aeromonas veroniibiovar veronii septicaemia and acute suppurative cholangitis in a patient with hepatitis B. Journal ofMedical Microbiology, 52: 727 - 730.

George M. Garrity, et al. 2005. Bergey's Manual of Systematic Bacteriology, 2: 556 - 580.

Rahman M, Patricia Colque - Navarro, Inger K, et al. 2002. Identification and characterization of pathogenic Aeromonas veroniibiovar Sobria associated with epizootic ulcerative syndrome in fish in Bangladesh. Applied and Environmental. Microbiology, 68 (2): 650 - 655.

第四十一章　肠杆菌科细菌所致疾病

　　肠杆菌是一类非抗酸性、无芽孢、周生鞭毛或无鞭毛的革兰氏阴性直杆菌，大小为 $(0.3 \sim 1.0)$ $\mu m \times$ $(1.0 \sim 6.0)$ μm，少数细菌可形成荚膜。兼性厌氧，对营养要求不高，绝大多数在普通培养基和麦康凯培养基上生长良好并形成中等大小 S 形菌落，液体培养基中呈混浊生长。有机化能营养，兼营呼吸型和发酵型代谢，不嗜盐。发酵 D 葡萄糖、有机酸及多羟基醇时产酸兼产气。除个别血清型外，接触酶均为阳性，氧化酶阴性。除欧文菌属和耶尔森菌属中的某些菌株外，均能还原硝酸盐。包括 3 种抗原，分别是菌体（O）抗原、鞭毛（H）抗原和表面抗原（如 Vi 抗原、K 抗原）。除菊欧文菌（*Erwinia chry-santhemi*）外，均具有本科细菌的共同抗原（ECA）。DNA 中 G＋C mol％为 38％～60％。

　　根据《伯吉氏系统细菌学手册》第二版（2005 年），肠杆菌科（Enterobacteriaceae）在分类上属变形菌门（Proteobacteria）、γ 变形菌纲（Gammaproteobacteria）、肠杆菌目（Enterobacteriales），其下分 44 个属，常见的有埃希菌属（*Escherichia*）、柠檬酸杆菌属（*Citrobacter*）、爱德华菌属（*Edwards-iella*）、克雷伯菌属（*Klebsiella*）、肠杆菌属（*Enterobacter*）、哈夫尼亚菌属（*Hafnia*）、变形杆菌属（*Proteus*）、沙门菌属（*Salmonella*）、沙雷菌属（*Serratia*）、志贺菌属（*Shigella*）、耶尔森菌属（*Yersinia*）等。其中，埃希菌属（*Escherichia*）为本科模式属。

　　肠杆菌包括寄生菌、腐生菌及人与动物的致病菌，在自然界中广泛分布，分别寄生、共生或腐生于人、动物或植物体内，也可生活在土壤和水中。虽然一些寄居于人和动物肠道内的属种为肠道正常菌群的重要成员之一，但是沙门菌属、志贺菌属及埃希菌属和耶尔森菌属的部分成员对人或动物具有广泛的致病性，同时柠檬酸菌属、肠杆菌属、克雷伯菌属、摩根菌属、变形杆菌属、普罗威登斯菌属和沙雷菌属等的部分细菌常导致医院内感染。因此，本科细菌所致疾病在人类医学、动物医学和公共卫生领域均具有重要意义，其中某些疾病已成为全球性的公共卫生问题，受到世界各国的广泛关注。

第一节　埃希菌属细菌所致疾病

一、大肠杆菌病

　　大肠杆菌病（Colibacillosis）是由致病性大肠埃希氏菌的某些血清型引起的、以幼龄动物和新生儿为主的肠道传染病。各种动物及人均可发生，病型复杂多样，临床表现以腹泻、败血症、赤痢样症候群以及肠毒血症为特征。

（一）病原

1. 分类地位　　大肠杆菌（*Escherichia coli*）在分类上属变形菌门（Proteobacteria）、γ 变形菌纲（Gammaproteobacteria）、肠杆菌目（Enterobacteriales）、肠杆菌科（Enterobacteriaceae）、埃希菌属（*Escherichia*），其绝大多数是人类和大多数温血动物肠道中的正常菌群，但有部分大肠杆菌具有致病性，其中致泻性大肠杆菌根据其特异性毒力因子、致病机制及其遗传学的研究进展，目前国际上比较权威的观点分为 5 种类型，即肠产毒性大肠杆菌（Enterotoxingenic *E. coli*，ETEC）、肠致病性大肠杆菌（Enteropathogenic *E. coli*，EPEC）、肠侵袭性大肠杆菌（Enteroinvasive *E. coli*，EIEC）、肠黏附性大肠杆菌（Enteroadherent *E.coli*，EAEC）、肠出血性大肠杆菌（Enterhemorrhagic *E.coli*，EHEC）。

2. 形态特征与培养特性 大肠杆菌为两端粗钝的短杆菌，大小为（0.5～0.8）μm×（1.0～3.0）μm，无芽孢。因环境条件不同，个别菌体近似球状，有时出现长丝状。单独存在或成双，但不形成长链状排列。大多有鞭毛，运动活泼，多数菌株生长有菌毛。

大肠杆菌合成代谢能力强。在有氧条件下，于普通琼脂平板上生长迅速，菌落直径为2～3mm，最适生长温度为37℃。在含无机盐、胺盐、葡萄糖的普通培养基上生长良好。在普通营养琼脂上生长表现为3种菌落形态：光滑型、粗糙型和黏液型。

对碳水化合物的发酵，一般均能发酵葡萄糖、阿拉伯糖、木糖、麦芽糖和蕈糖等，不发酵肌醇，一般也不发酵侧金盏花醇，大多数菌株发酵乳糖，但有的迟缓发酵或不发酵，发酵糖类时有气体产生或不产气。

3. 理化特性 大肠埃希氏菌对外界因素的抵抗力不强，一般加热到60℃经15min即可被杀灭，在干燥环境中易死亡，对低温具有一定的耐受力，但快速冷冻可使其死亡（在含有葡萄糖的培养基中培养的则对快速冷冻不敏感）。因此，在实验室保存大肠埃希氏菌，常采用低温的方法。对于要废弃的大肠埃希氏菌材料，常采用高压蒸气灭菌方法处理，在121℃条件下作用15～20min可有效杀灭大肠埃希氏菌。大肠埃希氏菌对一般的化学消毒药品均比较敏感，如5%～10%的漂白粉、3%来苏儿、5%石炭酸等水溶液均能迅速杀死大肠埃希氏菌，对强酸、强碱也很敏感，常用消毒剂可以有效地杀灭环境中的大肠杆菌。对磺胺类、链霉素、氯霉素等敏感，但易产生耐药，这是由含R因子的质粒转移而获得的。

4. 抗原构造 大肠埃希氏菌有O、K、H、F4种抗原。O抗原为脂多糖，已有171种，其中162种与腹泻有关，是分群的基础。K抗原有103种，为荚脂多糖抗原。从病人新分离的大肠杆菌多有K抗原，有抗吞噬和补体杀菌作用。根据耐热性等不同，K抗原分为L、A、B3种，其中L、B不耐热，有60种。F抗原至少有5种，与大肠杆菌的黏附作用有关。表明大肠杆菌血清型的方式是按O：K：H排列，例如O111：K58（B4）：H2。

5. 致病物质

（1）定植因子（Colonization factor，CF） 也称黏附素（Adhesin），即大肠杆菌的菌毛。致病大肠杆菌须先黏附于宿主肠壁，以免被肠蠕动和肠分泌液清除。使人类致泻的定居因子为CFAⅠ、CTAⅡ（Colonization factor antigenⅠ、Ⅱ），定居因子具有较强的免疫原性，能刺激机体产生特异性抗体。

（2）**肠毒素** 是肠产毒性大肠杆菌在生长繁殖过程中释放的外毒素，分为耐热和不耐热两种。

1）不耐热肠毒素（Heat labile enterotoxin，LT） 对热不稳定，65℃经30min即失活。为蛋白质，相对分子质量大，有免疫原性。由A、B两个亚单位组成，A又分成A1和A2，其中A1是毒素的活性部分。B亚单位与小肠黏膜上皮细胞膜表面的单唾液酸神经节苷脂（monosialoganglioside，GM1）受体结合后，A亚单位穿过细胞膜与腺苷酸环化酶作用，使胞内ATP转化cAMP。当cAMP增加后，导致小肠液体过度分泌，超过肠道的吸收能力而出现腹泻。不耐热肠毒素的免疫原性与霍乱弧菌肠毒素相似，两者的抗血清交叉中和作用。

2）耐热肠毒素（Heat stable enterotoxin，ST） 对热稳定，100℃经20min仍不被破坏，相对分子质量小，免疫原性弱。耐热肠毒素可激活小肠上皮细胞的鸟苷酸环化酶，使胞内cGMP增加，在空肠部分改变液体的运转，使肠腔积液而引起腹泻。ST与霍乱毒素无共同的抗原关系。

肠产毒性大肠杆菌的有些菌株只产生一种肠毒素，即不耐热肠毒素或耐热肠毒素；有些则两种均可产生。有些致病大肠杆菌还可产生Vero毒素。

（3）其他 胞壁脂多糖的类脂A具有毒性，O特异多糖有抵抗宿主防御屏障的作用。大肠杆菌的K抗原有吞噬作用。

（二）流行病学

1. 传染来源 带菌动物是动物感染本病的主要传染源，带菌动物的粪便，以及被粪便污染的舍、栏、圈、笼、垫草、饲料、饮水、管理人员的靴鞋、服装等均能传播本病。犊牛感染本病的主要因素为污染的垫草、奶桶和肮脏的牛栏、腹泻病犊及产犊的场所。带菌母牛的乳汁、乳房及会阴部皮肤也可引起犊牛感染。

患者和带菌者为人感染本病的主要传染源。患儿及带菌的母亲、保育员等为婴幼儿感染的主要传染源。婴幼儿作为传染源互相传播常导致暴发流行。尿路感染的发生与尿路畸形、功能障碍及人为导入病原有重要关系。

2. 传播途径　本病最常见的感染途径为消化道。食入污染的饲料、饮水或舔被毛污染圈栏墙壁和地面，均可引起发病。也可经子宫、产道、脐道（犊牛）或输卵管、交配（禽）造成感染。许多流行病学因素在本病的发生上也起着重要作用。

人感染本病主要通过食物和饮水传播，人与人的密切接触也可传播。可通过直接接触污染的手、食品、玩具而传染，也可由呼吸道吸入污染的尘埃而致病。成人往往因摄入大量细菌而发病。伤口感染常见于外科手术。导尿和膀胱镜检查等创伤性操作常造成尿路感染。由于有胎膜早破、产程延长、滞产等难产情况发生，使母源性的致病菌由污染的羊水经婴儿呼吸道、口腔黏膜以及脐、皮肤、中耳甚至肠道侵入血液到达脑膜，造成新生儿脑膜炎。而脊柱裂、颅骨裂和脑脊膜膨出者，致病菌可直接由缺陷部位侵入脑膜，造成脑膜炎甚至败血症。

3. 易感动物

（1）**自然宿主**　本病最常感染 10～30 日龄动物，也可使生后 12～18h 的新生动物发病（仔猪黄痢）。幼驹在 2～3 日龄发生，绵羊在 2～6 周龄和 3～8 个月多发。禽通常以胚胎及幼雏最易感。雏鸵鸟感染率可高达 91%。

大肠杆菌肠炎：人群普遍易感，发病年龄范围较广，但各地报道不一，多见于 5 岁以下的儿童，其特点是新生儿特别易感。尿路感染：导尿一次尿路感染的发生率增加 1%～2%，而住院患者、老年人、孕妇和尿道异常者的感染率更高。肺炎：大肠杆菌肺炎多发生于有严重疾病基础者，以及长期使用多种抗生素而致菌群失调者，或发生于老年人、应用肾上腺皮质激素、抗肿瘤化疗、全身麻醉和气管切开使用呼吸器的住院患者。新生儿脑膜炎：多见于 4 周岁以内的新生儿及早产儿、难产儿和体重过轻的宫内生长迟缓儿。

（2）**实验动物**　实验动物中家兔、小鼠、大鼠均易感。

4. 流行特征　本病一年四季均可发生，但每种动物又各有其多发季节，如仔猪在冬季及炎热的夏季或春季气温变化大时多发。犊牛常见于冬、春季舍饲期间，放牧季节很少发生。幼驹 4 月末、5 月初，禽冬末、春初多发。兔则春、秋两季多发，与产仔、配种和哺乳有一定关系。

人大肠杆菌病常表现为病区内的婴幼儿及托儿所儿童暴发或散发流行。尤其在卫生条件较差的发展中国家和热带地区，本病常呈区域性流行，长期存在，这是其流行病学的典型特点。本病以夏季常见，近年来发达国家的发病季节由夏季转为寒冷的冬、春时期。

5. 发生与分布　1885 年 Escherich 发现大肠杆菌。大肠杆菌病的分布极为广泛，凡是有饲养家畜、家禽以及经济动物的国家和地区均时常发生。

在我国，由王洪媛、王增慧等分别于 1958 年首次报道了在杭州地区小儿腹泻及上海市婴儿腹泻中检出的病原大肠埃希氏菌。方定一等于 1963 年首次报道了分离于仔猪白痢的大肠埃希氏菌，并证明了其相应病原性。此后，有关人、猪及其他动物大肠埃希氏菌感染及相应病原学方面的报道逐渐增多，40 余年来对其研究也不断深入，目前仍是人及动物细菌类感染研究中的热点之一。

（三）对动物与人的致病性

1. 对动物的致病性　多种动物均能发生大肠杆菌病，其中以猪、鸡最为常发，且危害相当严重。禽类、鸡、鸭、鹅等均易感，尤以鸡大肠杆菌病最为普遍。牛、羊的大肠杆菌病也是较为常发的，主要表现为犊牛、羔羊的腹泻，并时有伴发败血症。

（1）**猪大肠杆菌病**　猪大肠杆菌病主要有下述 3 种病型。即生后几小时，最迟不超过 7 日龄，仔猪发生黄痢，14～21 日龄发生白痢和 42～105 日龄断奶前后发生仔猪水肿病。

1) 仔猪黄痢 又称初生仔猪大肠杆菌病或仔猪早发性大肠杆菌病。潜伏期最短为 8～12h，一般在 24h 以内。临床上分为最急性和急性两型。

①最急性型：常在生后几小时内，在不见任何临床表现的情况下突然死亡。当发现临床有异常表现时，多数已到病的后期，同窝仔猪几乎全部死亡。

②急性型：最初突然发生腹泻，几小时后更趋严重，几分钟即腹泻一次，排水样便，呈黄色、黄白色或灰黄色，粪便内混有小气泡，并带有腥臭味。随后肛门失禁，不断流出水样稀便，并沾污尾部及臀部皮肤。病猪精神不振，停止吮乳，但渴欲增加，脱水，两眼窝下陷，阴门、肛门周围及腹股沟皮肤发红。后期全身衰竭，迅速死亡。少数不死的仔猪，不能完全恢复健康，多成为僵猪。

2) 仔猪白痢 又称仔猪迟发型大肠杆菌病。发病一般为 10～30 日龄，以 10～20 日龄仔猪居多。病猪体温一般无变化。病初即出现腹泻，每天排便 5～6 次。随病情的加重，便次增多。粪便呈不同程度的乳白色、淡黄绿色、灰白色，最后变为白色。常混有黏液呈糊状，偶尔含有血丝或气泡，并带有腥臭味。病猪精神不振、行动迟缓、食欲减退、怕冷、寒战、常叠卧、被毛逆立、无光泽、眼结膜苍白、逐渐消瘦、四肢发凉、昏迷、虚脱，一般在 5～6 天死亡。单纯白痢死亡率不高，多能自然康复。

3) 仔猪水肿病 又称仔猪肠毒血症。本病潜伏期很短，多突然发生。水肿是本病的特征症状，常见于脸部、眼睑、眼结膜、齿龈，有时可波及颈部和腹部皮下，声门水肿时叫声嘶哑。病猪早期症状为精神不振、食欲减少或不吃、步态不稳、起立困难。少数病猪出现尖叫和跳跃等兴奋症状。病情进一步发展，可出现神经症状，无目的地行走，盲目乱冲或转圈，继而瘫痪。有的胸部着地，呈伏卧状，有的侧卧，四肢划动，全身肌肉震颤。部分仔猪出现空嚼，舌伸出口外，不能缩回，最后昏迷死亡。一般体温正常或稍高，病程短，有的仅几个小时，通常为 1～2 天。急性病例死亡率几乎为 100%，亚急性为 60%～80%。如治疗得当，72h 不死也有康复的可能。

(2) 禽大肠杆菌病 本病的临床表现因禽的种类不同而有较大差异。

1) 鸡大肠杆菌病 临床上可见几种表现：①胚胎时死亡，见不到症状。出壳后可见卵黄吸收不良，生长缓慢，多发脐带炎。病程稍长的，常出现心包炎。②败血症型患鸡精神不振，食欲减少，渴欲增加，羽毛松乱，水样便腹泻。③患眼炎的鸡，眼睑肿胀，结膜上有大量干酪化物。④患气囊炎时，呼吸困难（彩图 41-1）。⑤患大肠杆菌性肉芽肿。⑥患大肠杆菌脑膜炎时，病鸡昏睡或头向后仰，呈现"观星"状。⑦患滑膜炎和关节炎时，多见颈、跗及翅等处关节肿大，跛行。

2) 鸭大肠杆菌病 病鸭精神不振、站立不稳、绝饮、口有分泌物、呼吸困难、粪便稀薄。多于患病后 2～4 天死亡。

3) 鹅大肠杆菌病

①母鹅大肠杆菌病：又称鹅大肠杆菌性卵黄腹膜炎。按病程长短分为 3 种。

急性型：病鹅迅速死亡，仅见有硬或软壳蛋滞留于泄殖腔内。

亚急性型：初始精神不振，食欲减少，不愿行走。后期停食，眼窝下陷。喙和蹼发绀，羽毛松乱。腹泻，粪便多呈蛋花汤样，混有凝固蛋白和蛋黄，并带有蛋清。泄殖腔周围羽毛沾污恶臭粪便。一般在出现症状后 2～6 天死亡。

慢性型：病程可达 10 天以上，部分消瘦，死亡，部分可康复，但产蛋下降。病公鹅症状仅限于阴茎，充血，显著肿大，部分外露，不能缩回，失去交配能力。

②幼鹅大肠杆菌病：病鹅精神不振、站立不稳、头向下弯曲、喙触地、流涎、流泪。停食、喘气、喉头发出呼噜声。水样腹泻，便呈黄白色。于发病后 3～5 天死亡。

(3) 犊牛大肠杆菌病 在临床上有 3 种病型：①腹泻型，又称犊白痢。多发于吃过初乳的 1～2 周龄犊牛。病初体温正常或稍高（40℃），减食或停食，不久出现水样腹泻。排泄物呈黄色或灰白色，并伴有凝乳块、血块和泡沫，呈粥状或糊状。肛门、尾部和臀部皮肤被粪沾污。通常持续 2～4 天。严重腹泻犊牛经 2～3 天，常死于脱水、电解质异常和酸中毒。②肠毒血型，主要发生于 7 日龄以内吃过初乳的犊牛。多突然发病，急剧陷入麻痹死亡。病程稍长的犊牛可出现沉郁、昏迷等中枢神经症状。死前常出现剧烈腹泻。③败血症型，主要发生于未吃过初乳的初生犊牛。生后几小时，最迟不超过 2～3 天发病。发病急、病程短。少数突然死亡，多数病犊体温升高、精神委顿、停止吮乳，几小时后死亡。有的并发腹泻、脱水，经 1～2 天死亡。病程长的，则因并发关节炎或脑膜炎死亡。

(4) **羔羊大肠杆菌病** 羔羊大肠杆菌病临床上分为 2 种：①肠型，又称大肠杆菌性羔羊痢疾。多发生于 7 日龄以内的羔羊。病初体温升高，稍后开始腹泻，粪便呈黄色或灰色，水样，带有气泡，有时混有血液和黏液，肛周、尾部和臀部皮肤沾污粪便。病羔腹痛、虚弱，不能起立。常在病后 24～36h 死亡。病死率 15%～75%。有些病羔伴发化脓性-纤维素性关节炎。②败血型，多发生于 14～42 日龄羔羊。病初体温升高可达 41.5～42℃。病羔精神不振、结膜潮红、四肢僵硬、共济失调、角弓反张或侧弯。单肢或数肢划动，很少或不出现腹泻。多于发病后 4～12h 死亡。

(5) **兔大肠杆菌病** 主要临床表现为腹泻和流涎，分最急性、急性和亚急性 3 种病型。最急性型常在未见任何症状下即突然死亡。急性型病程短，常在 1～2 天内死亡，很少康复。亚急性型一般经过7～8 天死亡。病兔体温正常或稍低，精神不振，食欲减退，被毛粗乱，腹部膨胀。病兔流涎，磨牙，四肢发凉。由于严重脱水，体重迅速减轻，消瘦。最后发生中毒性休克，很快死亡。病程 7～8 天，病死率高。

2. 对人的致病性

(1) **大肠杆菌肠炎**

1) 肠致病性大肠杆菌肠炎 20 世纪 50—60 年代为流行性婴幼儿腹泻的主要病原，临床上称之为"消化不良"。1983 年全国腹泻经验交流座谈会决定，将肠致病性大肠杆菌引起的腹泻，一律称为肠致病性大肠杆菌肠炎，而不称作"消化不良"。

流行病学：传染源主要为病人及带菌者，有婴儿带菌者，亦有成人带菌者。传染性强，以直接接触传播为主，通过污染的手、食品或用具而传播，成人之间常通过污染的食品及饮水；也可能由呼吸道吸入污染的尘埃进入肠道而发病。5—6 月份为发病高峰。各年龄组均可发病，但以 2 岁以下小儿多见，有时也可侵犯成人，局部地区成人病例可占一半左右。呈散发流行或托儿单位暴发流行或在医院内造成院内交叉感染，也可引起食物中毒。

致病机理：致病机制为黏附和破坏小肠黏膜上皮细胞，细菌黏附于十二指肠、空肠和回肠上段定植增殖，致黏膜刷状缘破坏、微绒毛萎缩、上皮细胞排列及功能受损，造成严重腹泻。

潜伏期短，平均为 8～19h，病程为 1～2 天。表现为水样泻或黏液性腹泻，量多，无里急后重，无发热，腹痛不明显，全身中毒症状不明显，常伴有脱水与酸中毒。大便镜检无白细胞。

2) 肠产毒性大肠杆菌肠炎

流行病学：本病的传染源主要是病人和病原携带者，急性期病人和慢性期病人，均可传染，暴发大多由于受污染的食物和水而传播。另外某些动物，主要是家畜、家禽等也可作为本病的传染源。本病是一种世界流行性疾病，以热带和亚热带地区卫生条件比较落后地区发病高。温带和寒带地区发病有明显季节性。

致病机理：致病物质主要为肠毒素和定植因子，肠毒素包括不耐热肠毒素和耐热肠毒素。不耐热肠毒素的作用与霍乱毒素相似，并与其有交叉抗原，能激活肠黏膜上皮细胞的腺苷环化酶，使细胞内的 cAMP 升高；耐热肠毒素激活肠黏膜上皮细胞的鸟苷环化酶，使细胞内的 cGMP 升高，细胞内的cAMP 或 cGMP 升高致肠液大量分泌于肠腔引起腹泻。

潜伏期平均为 44h，一般病程为 4～7 天，粪便阴转时间为 3～6 天。病情可从轻微腹泻直至严重的霍乱样脱水、酸中毒，甚至死亡。主要表现为分泌性水泻、腹部痉挛、恶心、呕吐、寒战、头痛和肌痛乏力。根据临床表现的轻重程度可以分为：①轻型：一般不发热，以食欲减退、腹泻为主要表现。每天大便 3～6 次不等，常呈黄色或绿色消化不良样稀便，多呈混有少量泡沫的稀汤样便，并伴有腹胀、腹痛及恶心。②中型：可有低热，除具有轻型症状外，并有恶心、呕吐、腹泻，次数较频，多呈水样便，可有轻度脱水及酸中毒症状。③重型：体温呈不规则热型，38～40℃持续数天，每天腹泻 10～20 次，常为黄绿色水样便，混有少量黏液，可有腥臭味亦见有牛奶色或米汤样便，多有恶心呕吐，婴幼儿常出现惊厥。由于大量吐泻呈现明显脱水和酸中毒症状，可出现急性肾衰。

3）肠侵袭性大肠杆菌肠炎　发病机制主要是侵袭和破坏结肠黏膜上皮，细菌侵入结肠黏膜上皮细胞，在细胞内生长繁殖导致炎症和溃疡、腹泻。可产生细菌性痢疾样临床表现，有发高热、血压下降、毒血症等症状。因肠侵袭性大肠杆菌主要侵袭结肠，侵入肠黏膜并在其中生长繁殖引起炎性反应，所以有结肠黏膜溃疡的病理变化，出现典型的痢疾样黏液血便。

4）肠出血性大肠杆菌肠炎　主要的血清型为 O157：H7，毒力因子是菌毛和 Vero 毒素，Vero 毒素能使肠上皮细胞死亡脱落、肠道出血、肾远曲小管和集合管变性以及血小板聚集、损伤内皮细胞，引起肠黏膜细胞坏死、黏膜充血、水肿和出血。可引起出血性肠炎、溶血性尿毒综合征、血栓性血小板性紫癜。常呈地方性散发或呈食物性暴发，儿童和成年人均可发生。突出的临床症状特点是恶心、呕吐和有大量血性大便，腹痛，但发热不明显，继之出现水样腹泻，在 1～2 天内出现鲜红色血性腹泻、血水便。病程 7～9 天，无发热。感染后约 1 个月可出现溶血尿毒综合征。少数儿童或成人病例经数天血水样便后尿量急剧减少，出现溶血尿毒综合征，患者肾功能衰竭，外周血小板减少，以及溶血性贫血征象。

（2）尿路感染　儿童、青年女性和老年人易感，约 1％的男童和 5％的女童发生尿路感染。无临床症状而尿里带菌的菌尿症也很常见，年龄小于 6 个月的 2.5％的男童和 3％的女童的尿液大肠杆菌培养阳性。育龄女性的尿路感染和性活动有关。约 3％～8％的妊娠女性发展为无症状菌尿症，对无症状菌尿症不正确的治疗可引起肾盂肾炎和胎儿死亡率的提高。

急性尿路感染可表现为膀胱炎或肾盂肾炎。有尿频、尿急、尿痛、尿混浊、血尿等症状，或高热、腰痛等症状。

（3）新生儿脑膜炎　大肠杆菌脑膜炎可在任何年龄组发生，但是在新生儿尤其严重。感染主要发生于生产过程的母婴垂直传播，少数情况下可以由护理人员传给新生儿。临床症状与其他细菌性脑膜炎相似，由于新生儿前后囟门未闭合，颈部肌肉不发达，故出现颅内压增高及颈项强直的体征较晚或表现不明显。主要表现为患儿吸吮无力、吮乳减少、拒食、精神萎靡、呕吐、烦躁、尖叫、嗜睡、两眼发直和阵发性屏气及发绀。体温不稳定，早产儿体温不升高，足月儿可有发热。前囟门稍紧张，亦可出现惊厥。严重者发生颅缝增宽，前囟门突出，面色晦暗，神志不清，呼吸不规则，发绀加重。有败血症者可出现黄疸、腹胀、出血点和肝脾肿大、休克等症状。

（4）肺炎　多发生于有肺部其他疾病或者患糖尿病或心血管等疾病的老年人，当这些人使用广谱抗生素、皮质激素、细胞毒因子、呼吸机后，易发生大肠杆菌性肺炎。症状与其他革兰氏阴性杆菌引起的急性肺炎相似，表现为发热、咳嗽、咳脓痰、呼吸困难、发绀。可伴胃肠道症状如恶心、呕吐、腹痛、腹泻、严重病例有意识障碍和末梢循环衰竭。

（四）诊断

1. 动物的诊断　根据流行病学、临床表现和病理变化可作出初步诊断。确诊需做细菌分离和鉴定。

（1）细菌检查　取肠内容物或腹泻粪便，作为被检材料，接种于麦康凯琼脂平板、伊红-美蓝琼脂平板或鲜血琼脂平板培养基培养后，挑取可疑菌落，接种于普通琼脂斜面，做染色，镜检及生化、血清、溶血等试验。

（2）血清学检查　将被检菌株培养物分别与 OK 血清做平板凝集或试管凝集试验，确定血清型。此外，还必须测定肠毒素和黏附因子。如不做血清型鉴定，而能证实产生 LT 毒素和黏附因子也可确诊。

（3）鉴别诊断　除鉴别仔猪黄痢与仔猪白痢外，尚需鉴别仔猪红痢、猪痢疾和传染性胃肠炎。仔猪水肿应与猪瘟、非洲猪瘟、猪丹毒和炭疽等出现水肿病变的疾病相鉴别。犊牛轮状病毒、冠状病毒感染、隐孢子虫等，羊 B 型产气荚膜梭菌引起的羔羊痢疾，幼驹副伤寒，鸡支原体、鸡传染性鼻炎、喉气管炎、鸭和鹅巴斯德菌病等，均需与相应动物的大肠杆菌病相鉴别。

2. 人的诊断　大肠杆菌感染的确诊有赖于细菌学诊断。

（1）大肠杆菌肠炎

1）肠致病性大肠杆菌　粪便培养采用选择性培养基，同时应用平板排除其他肠道致病菌感染可能。大肠杆菌可用标准抗血清进行血清定型，必要时做肠毒素和定植因子抗原等测定分析。

2）肠产毒性大肠杆菌　对分离到的大肠杆菌，需做肠毒素检查确定肠产毒性大肠杆菌。

3）肠侵袭性大肠杆菌　主要依靠大便培养分离并鉴定致病菌，以区别细菌性痢疾和其他大肠杆菌肠炎。

4）肠出血性大肠杆菌　以大量出血性腹泻、腹痛和发热不明显为诊断要点，流行病学资料对诊断有参考价值。必要时可通过培养分离并鉴定致病菌的血清型及检查 VT 加以确诊。

大肠杆菌肠炎常常需与细菌性痢疾、急性坏死性肠炎等腹泻为主的疾病相鉴别。菌痢病变累及结肠直肠，常有里急后重或黏液血便。有菌痢接触史，大便镜检，每高倍视野白细胞数超过 10 个以上并见红细胞和吞噬细胞。急性坏死性肠炎，腹痛、腹胀、频繁呕吐、高热。开始时大便为稀水黏液状或蛋花汤样，大便隐血阳性，逐渐出现血便或呈"赤豆汤"样便，具有腥臭味，重者常出现休克。

（2）肺炎　诊断需结合临床与病原检查结果综合判断。抽胸腔积液培养阳性可确诊。

（3）尿路感染　有尿路感染症状者，取其清洁中段尿培养，菌落计数 $>10^8$/mL 时，尿路感染即可确诊；若菌落计数 $<10^8$/mL，但患者有明显的尿路刺激征和脓尿症，而细菌为纯培养，尿路感染的诊断也可成立。菌落计数 $<10^4$/mL，常示污染。耻骨上膀胱穿刺取尿进行培养，无论细菌量多少，一旦获阳性培养，即可确诊。未离心的尿液，其涂片染色后，油镜视野见一个以上细菌，或尿离心沉淀的涂片中，每高倍视野的细菌超过 20 个者，均可作初步诊断。

（五）防制措施

1. 预防

（1）综合性措施　加强饲养管理，搞好畜舍、禽舍环境卫生，及时清除厩床、笼具、地面及运动场等处粪便及垃圾，定期消毒，保持清洁、干燥。保证饲料、饮水清洁卫生，防止污染。禁止其他动物和无关人员随意进出。实行自繁自养，不从外场、外地引进动物。必须引进种畜时，应先查清该场、地疫情，不从有疫情处引进。对引进的动物，要进行隔离检疫。实行集约化管理时，应预先分好群（组），固定栏和圈。可采取全进全出管理方式，在进出间隙，对圈舍、用具和人员服装进行彻底消毒、清洗，适当空圈后再用，防止连续使用引起大肠杆菌持续大量生长繁殖。当发生疫情时，应迅速确认，隔离病群，及时用抗菌药物治疗，以减少损失。对病死动物进行化制、焚烧、深埋，防止扩大蔓延。

新生儿出生后应尽早母乳喂养，因初乳中含有 IgM 等抗体，可增强新生儿的免疫力；胎膜早破、产程延长及难产儿可采用抗菌药物预防大肠杆菌感染。注意饮食卫生和水源管理，防止粪-口途径感染，是日常防止大肠杆菌肠道感染的重要措施。抗菌药物，可减少腹膜炎的发生。

（2）疫苗接种　仔猪大肠杆菌性腹泻：可用本场分离的菌株制成灭活疫苗，给妊娠母猪注射或口服，或临产前做乳房内注射，以提高母乳抗体水平。中国农业科学院哈尔滨兽医研究所与分子生物研究室协作，研制的 K88/K99 双价基因工程苗，给妊娠母猪注射，预防新生仔猪肠毒血性大肠杆菌病，取得了良好效果，保护率可达 80% 以上。江苏农学院用一株非致病性大肠杆菌，用其肉汤培养物，给初生仔猪口服 0.5mL 可收到预防效果。英国用含 3 个 O 抗原和 4 个 K 抗原的大肠杆菌，加入肠毒素制成的类毒素，制成氢氧化铝甲醛灭活苗，据称安全有效。

1）犊牛大肠杆菌病　败血型大肠杆菌病可用多价菌苗或自家菌苗于产前给母牛接种，对犊牛可有一定被动保护作用。

2）羊大肠杆菌病　我国研制的灭活苗和减毒活疫苗，免疫注射绵羊或山羊，预防败血型疾病效果良好。减毒活苗可用气雾法进行免疫。

3）兔大肠杆菌病　对经常发生大肠杆菌病的兔群，可考虑用兔群中占优势的大肠杆菌血清型菌株，给未断奶的仔兔接种，可起到一定的保护作用。

4）禽大肠杆菌病　利用本场分离的菌株制成灭活苗，免疫母禽，可获得较好效果。

在人肠产毒性大肠杆菌感染的免疫中，口服表达 CFA 的基因工程疫苗是最理想的，目前已构建出 CFAⅡ阳性菌株共同抗原 CS3 菌毛的呈现载体，并通过免疫动物试验诱发产生了抗 CS3 的抗体，为构建基因工程疫苗特别是多价疫苗奠定了基础。

2. 治疗

（1）动物的治疗　大肠埃希氏菌对多种常用抗菌类药物均是敏感的，但某些抗菌类药物对不同动物来源的大肠埃希氏菌或不同区域来源的菌株常表现出一定的敏感差异性，主要是因为对抗菌类药物的不合理使用使耐药菌株不断增加。因此，要获得抗菌类药物对大肠埃希氏菌感染的确切治疗效果，最直接有效的方法是对分离菌株做药物敏感性测定，选择敏感药物，有计划地交替使用有效药物。

（2）人的治疗

1）肠炎　治疗主要包括补充水与电解质、杀灭致病菌和控制腹泻等。

2）尿路感染　虽然选用适当的抗菌药是治疗尿路感染的重要手段，但应强调多饮水、勤排尿等一般措施。单纯性下尿路感染者，即使不用抗菌药也有半数可获痊愈。

3）败血症　及时应用杀菌作用强的抗菌药，尽早控制感染。一般采用半合成青霉素、头孢菌素或其他 β 内酰胺类抗生素与氨基糖苷类联合用药。

4）脑膜炎　选用药物时，除重点考虑细菌对药物的敏感性外，还应考虑药物透过血-脑屏障的难易程度，氨苄西林、头孢呋辛、头孢他啶、头孢噻肟、头孢曲松、氨曲南、哌拉西林等均较易透过血-脑屏障，且抗菌作用较强。

（六）公共卫生影响

在公共卫生领域，由于大肠埃希氏菌广泛分布于自然界，并不断从人及动物体内排出，以致长期来一直被作为粪源性污染的细菌卫生学指标，也是国际上公认的卫生监测指示菌；大肠埃希氏菌在现代遗传工程科学中屡建奇功，是最完善的载体受体系统，也是既简单又极富有成果的模式试验系统。

（魏财文　康凯　亢文华）

◆ **我国已颁布的相关标准**

GB/T4789.6—2003　食品卫生微生物学检验　致泻大肠埃希氏菌检验

WS/T 8—1996　病原性大肠艾希氏菌食物中毒诊断标准及处理原则

NY/T 555—2002　动物产品中大肠菌群、粪大肠菌群和大肠杆菌的检测方法

SB/T 10462—2008　肉与肉制品中肠出血性大肠杆菌 O157：H7 检验方法

SN/T 2075—2008　出入境口岸肠出血性大肠杆菌 O157：H7 监测规程

◆ **参考文献**

白文彬，于震康．2002．动物传染病诊断学［M］．北京：中国农业出版社：322－327，487－491.

房海．1997．大肠埃希氏菌［M］．石家庄：河北科学技术出版社．

马亦林．2005．传染病学［M］．上海：上海科学技术出版社：601－611.

斯崇文，贾辅忠．2004．感染病学［M］．北京：人民卫生出版社：515－518.

杨正时，房海．2002．人与动物病原细菌学［M］．石家庄：河北科学技术出版社：392－453.

中国农业科学院哈尔滨兽医研究所．1984．动物传染病学［M］．北京：中国农业出版社：28－36.

中国人民解放军兽医大学．1993．人畜共患病学［M］．北京：蓝天出版社：125－137.

Amar, C. F., East, C., Maclure, E., et al. 2004. Blinded application of microscopy, bacteriological culture, immunoassays and PCR to detect gastrointestinal pathogens from faecal samples of patients with community - acquired diarrhoea. Eur J Clin Microbiol Infect Dis, 23, 529 - 534.

Aranda, K. R., Fagundes - Neto, U., Scaletsky, I. C. 2004. Evaluation of multiplex PCRs for diagnosis of infection withdiarrheagenic Escherichia coli and Shigella spp. J Clin Microbiol, 42, 5849 - 5853.

Basu, S., Ghosh, S., Ganguly, N. K. et al. 2004. A biologically active lectin of enteroaggregative Escherichia coli. Biochimie, 86, 657 - 666.

Bischoff，C.，Luthy，J.，Altwegg，M. et al. 2005. Rapid detection of diarrheagenic E. coli by real - time PCR. J Microbiol Methods，61，335 - 341.

Bouzari，S.，Jafari，A.，Zarepour，M. 2005. Distribution of virulence related genes among enteroaggregative Escherichia coli isolates：using multiplex PCR and hybridization. Infect Genet Evol，5，79 - 83.

Cohen，M. B.，Nataro，J. P.，Bernstein，D. I.，et al. 2005. Prevalence of diarrheagenic Escherichia coli in acute childhood enteritis：a prospective controlled study. J Pediatr，146，54 - 61.

二、O157 大肠杆菌性肠炎

O157 大肠杆菌性肠炎（Enterhemorrhagic Escherichia coli O157 colitics）是由肠出血性大肠埃希菌引起的一种感染性腹泻，最初于 1982 年被发现是汉堡馅饼所引起的严重带血腹泻疾病的根源。临床上主要表现为婴幼儿腹泻、出血性肠炎（Hemorrhagic colitis，HC）、溶血性尿毒综合征（Hemolytic uremia syndrome，HUS）、血栓性血小板减少性紫癜（Thrombotic thromobocytopenic purpura，TTP）。大肠杆菌 O157 在世界各地引起散发或暴发流行，给人类健康和社会经济造成重大威胁，引起全球的广泛关注。

（一）病原

1. 分类地位 大肠杆菌在分类上属肠杆菌科（Enterobacteriaceae）、埃希菌属（*Escherichia*）。致病性大肠杆菌中有一类可以产生一种或多种名为志贺毒素（Shigatoxin）的细胞毒素的类型，称为产志贺毒素大肠杆菌（Shigatoxin - producing *E.coli*，STEC），又称为 Vero 毒素型大肠杆菌（Verotoxin *E.coli*，VTEC）。而产志贺毒素大肠杆菌中可以导致出血性肠炎（HC）和溶血性尿毒症（HUS）的一类大肠杆菌叫做肠出血性大肠杆菌（Enterhemorrhagic *E.coli*，EHEC），它形成特征性的组织病变——黏附和脱落损伤（attaching and effacing lesions，AE 损伤），并拥有 pO157 质粒。

根据大肠杆菌菌体抗原 O 和鞭毛抗原 H 的种类不同，将产志贺毒素大肠杆菌菌株分为很多血清型，其中又根据与人类疾病暴发或散发病例的相关性，将这些血清型分为 A～E 5 类血清-致病型（表 41 - 1）。在肠出血性大肠埃希菌中，引起肠道感染的最常见血清型是大肠杆菌 O157：H7（因其菌体抗原 O 排序第 157，鞭毛抗原 H 排名第 7 而得名），而 1988 年在德国巴伐利亚的暴发中发现了大肠杆菌 O157 菌株的另一种血清型，即山梨醇发酵（SF）大肠杆菌 O157：H，或称为山梨醇发酵大肠杆菌 O157：NM。由于大肠杆菌 O157：H7 对人类疾病的重要性，通常将产志贺毒素大肠杆菌分为 2 类血清型，即 O157 和非 O157。O157 占肠出血性大肠埃希菌菌株的 80%，如表中所示 O157 与人类疾病的暴发密切相关，此外肠出血性大肠埃希菌还有 O26：H11、O121：H19、O103：H2、O145：H28 等血清型菌株，但均少见。值得注意的是，有报道称这些非 O157 血清型的产志贺毒素的大肠杆菌菌株在一些国家造成了比大肠杆菌 O157 更严重的疾病和公共卫生问题，但是由于这些菌株缺乏独有的生化特性而很难被检测到。

表 41 - 1　与人类不同程度疾病相关的产志贺毒素大肠杆菌血清型分类

血清-致病型	血清型	发病率	疾病暴发的可能性	与 HC 和 HUS 的相关性
A	O157：H7，O157：NM	高	常见	+
B	O26：H11，O103：H2，O111：NM，O121：H19，O145：NM	中等	不常见	+
C	O5：NM，O91：H21，O104：H21，O113：H21，O121：NM，O165：H25 和其他	低	罕见	-
D	O7：H4，O69：H11，O103：H25，O113：H4，O117：H7，119：H25，O132：NM，O146：H21，O171：H2，O172：NM，O174：H8 和其他	低	罕见	-

（续）

血清-致病型	血清型	发病率	疾病暴发的可能性	与 HC 和 HUS的相关性
E	O6：H34，O8：H19，O39：H49，O46：H38，O76：H7，O84：NM，O88：H25，O98：H25，O113：NM，O136：NM，O143：H31，O156：NM，O163：NM 和其他	无	无	—

引自 C. L. Gyles. Shiga toxin - producing Escherichia coli: An overview. J. Anim. Sci. 2007，85（E. Suppl. ）：45 -62.

2. 形态学基本特征与培养特性 大肠杆菌 O157 具有普通大肠杆菌的形态学特征，为革兰氏阴性杆菌，无芽孢，有鞭毛，兼性厌氧。

大肠杆菌 O157 在培养特性上基本与其他致病性大肠杆菌相同，在 37℃，pH 为 7.4～7.6，普通培养基上生长良好，形成直径 2～3mm、圆形、凸起、湿润、光滑、灰白色、半透明、边缘整齐的菌落。

大肠杆菌 O157 与其他大肠杆菌不同的生化特征为不发酵或迟缓发酵山梨醇和鼠李糖，因此通常利用山梨醇-麦康凯培养基对出血性大肠杆菌 O157 进行分离培养。O157 在山梨醇-麦康凯琼脂 37℃培养 18～24 h 呈现无色半透明菌落，而发酵山梨醇的其他大肠杆菌为粉红色菌落。许多 O157 具有转铁蛋白，这有利于在体内生长和繁殖。

大肠杆菌 O157 的主要致病因子包括志贺毒素、毒性质粒 pO157 和 LEE 毒力岛。志贺毒素与 Vero 毒素是同一种毒素的同义名，主要有志贺毒素 1 - Stx1 和志贺毒素 2 - Stx2 两种。其中 Stx2c 和 Stx2d 与人的出血性肠炎和溶血性尿毒综合征有关。大肠杆菌 O157 能够产生大量的 Vero 毒素，毒性试验显示，Vero 毒素在细胞的蛋白毒素与肉毒杆菌和破伤风杆菌毒素相匹敌，是细菌产生的最强毒素的一种。因此，大肠杆菌 O157 对人的致病力较强，感染剂量较低，每克感染载体含菌 10 个以上即可引起感染。pO157 编码溶血毒素，也称为肠溶血素毒。eae 基因阳性的产志贺毒素大肠杆菌含有致病基因——LEE 毒力岛，它含有黏附分子的基因，编码与形成 AE 损伤有关的细菌蛋白。

3. 理化特性 大肠杆菌 O157 在外环境中生存能力较强，可在 7～50℃的温度中生长，其最佳生长温度为 37℃。它耐低温，能在冰箱内长期保存，在－20 ℃可存活 9 个月，在自然界的水中可存活数周或数月，在发酵和干燥环境中可存活；对酸有较强的抵抗力，在 pH3～5 的条件下，可长期生存，在 pH2.5～3.0 的条件下，37℃可存活 5h，一些大肠杆菌 O157 可在 pH 达到 4.4 和最低水活度（Aw）为 0.95 的食物中生长；但不耐热，75℃ 1min 即被灭活，通过烹调食物，使食物的所有部分至少达到 70℃以上时可杀灭该菌，但其致病因子志贺毒素的抗力却很高，经 80 ℃处理 30 min 尚有活性。

大肠杆菌 O157 对含氯消毒剂十分敏感，在有效氯含量 0.4mg/kg 以上的水体中难以存活。在医院环境中使用常规消毒剂如戊二醛、酒精、甲醛、碘酊、新洁尔灭等可以有效杀灭大肠杆菌 O157。

大肠杆菌 O157 耐药性不强，但均有磺胺甲基异噁唑和四环素耐药性。

（二）流行病学

1. 传染来源 由于本病的自然贮存宿主主要是健康牛，其他的反刍动物以及家禽家畜，如山羊、绵羊、猪、马、鹿、骆驼、犬、家兔、鸟类、大鼠也可以携带此菌，因此带菌动物是本病的主要传染源。研究显示，牛的带菌率自 0～41.5%不等，荷斯坦小白牛的带菌率最低，有些育肥牛的带菌率可达 85%，且断乳期牛较成年牛排毒率高。在苏格兰，羊的带菌率较高。相对来说，动物作为传染源比人类更重要，它往往是动物源性食品污染的根源。健康牛、羊等动物可使其肉、奶、内脏等染菌，而有腹泻症状的动物带菌率更高。带菌动物的粪便及其在活动范围内通过排泄粪便污染当地的食物、草场、水源或其他水体及场所，主要是牛粪，造成交叉污染和感染，传播本病。动物传染源往往长期排菌甚至终生排菌，并且病菌在肥料、水槽及农场的其他地方持续存在。

患者和带菌者为人感染本病的主要传染源。大肠杆菌 O157：H7 感染者，无论是各种临床类型的患者，还是无症状携带者，都能随大便排出此菌，起着人传染人的作用。患者平均排菌时间约为 7 天左右，也有报道指出，出血性肠炎患者的平均排菌时间可达 13 天，长者达 62 天，伴有溶血性尿毒症的患者，排菌时间达 21 天，最长达 124 天。此外，感染病人的粪便排菌并污染环境，也可成为传染源。

2. 传播途径 大肠杆菌 O157 感染的传播途径与其他肠道传染病类似，主要是经消化道（粪-口途径），主要分为 3 种传播类型，分别通过食物、水和日常生活接触传播。最近有报道空气传播也是一种潜在的传播途径。

（1）食源性传播 此为大肠杆菌 O157 感染的首要途径，85% 的病例为食源性传播，故常称 O157 大肠杆菌性肠炎为食源性疾病。一般大肠杆菌致病需 100 万个菌以上，但由于大肠杆菌 O157：H7 大肠杆菌感染力强，耐酸，只要一次有 $10^3 \sim 10^4$ 个菌经口进入，就可突破胃酸屏障，在肠道大量繁殖而致病，因而常呈食物中毒型暴发。人类的首次感染暴发就是由于食用了未经充分加工的牛肉，可以说动物来源的食物如牛肉、鸡肉、牛奶、奶制品、意大利腊肠等尤其是生牛肉和牛奶是食源性感染的主要传播媒介。其他食物如蔬菜、水果、色拉酱、苹果汁、萝卜苗、莴苣、紫花苜蓿苗也能成为该菌的传播媒介。食物引起传播可产生于生产、加工、包装、运输和储存等各个环节。

（2）水源性传播 也可造成大肠杆菌 O157 的感染。除饮用水受到污染可以造成感染外，其他被污染的水体如游泳池水、湖水及其地表水等都可成为传播媒介。研究表明，大肠杆菌 O157：H7 污染水样后存活时间最短的为 15 天，最长的达 40 天以上，其中最短的是矿泉水 15 天，其次游泳池新水、游泳池旧水、自来水均是 20 天，其在水中存活情况与水质种类、水温以及水中有机物、抑菌物质含量密切相关。在南非、美国、日本等均有饮用水被污染，而引起 O157：H7 大肠杆菌性肠炎小规模暴发的报道。

（3）接触性传播 也是此病的一种感染途径。动物与动物之间、动物与人之间以及人与人之间的密切接触都可传播此病，尤其通过尿布在婴儿间进行传播。托儿所和敬老院更容易造成人与人之间的接触性传播。在人与人之间的传播过程中，通常大量轻型患者及携带者未获得有效治疗，粪便中仍排出病菌，可引起环境污染，从而出现二次感染患者。经常接触动物的人很容易被传染，这种直接和动物接触引起感染的传播方式称为动物源性传播。

3. 易感动物

（1）自然宿主 大肠杆菌 O157 感染并引发疾病仅发生于人。

自然条件下，任何动物都不感染发病，即便幼龄动物也未见感染大肠杆菌 O157 而发病，某些幼龄动物（如犊牛）可能会发生隐性感染。灵长类动物对大肠杆菌 O157 有一定的易感性。但需要注意的是，牛、羊、猪、鸡、马、鹿、鸽子等均能成为大肠杆菌 O157 的贮存宿主，是本病的传染源。另外，鸡、猪、牛等动物可通过人工感染，并能引起类似于出血性肠炎、溶血性尿毒综合征的症状和病理变化。

（2）实验动物 家兔、小鼠可通过人工感染，并能引起类似于出血性肠炎、溶血性尿毒综合征的症状和病理变化。

（3）易感人群 人感染发病年龄范围较广，但儿童（5～9 岁）、老人（50～90 岁）的发病率明显高于其他年龄组，最小 3 个月，最大 85 岁，且感染和病情严重，感染的暴发往往发生于幼儿园、托儿所、敬老院和小学校。

4. 流行特征 从世界范围的疾病暴发情况来看，大肠杆菌 O157 感染发病有明显的季节性，夏季和秋季是高峰季节。此外，雨季也是感染的好发季节。6～9 月为发病高峰，11 月至次年 2 月极少发病。我国 1999 年和 2000 年在江苏、安徽两省发生的两起大规模的暴发分别是在 5～9 月和 3～8 月期间，高峰期都在 6 月，以春、夏季为主。但在欧洲和大洋洲则多发生在寒冷季节，从 9 月到次年 4 月期间，明显不同于北美洲和亚洲。

大肠杆菌 O157：H7 感染流行基本上是先有散发病例，再有小规模暴发、家庭暴发，继而发生大规模暴发流行。本病多发生于发达国家，具有明显的群发性，但实际散发的病例占主要部分。

5. 发生与分布 大肠杆菌 O157：H7 最早在 1977 年由 Konowalchuk 等人发现，但至 1982 年两次大规模出血性肠炎的暴发和 1983 年溶血性尿毒综合征的散发病例发生后，才首次报道其是人类疾病的致病菌。

大肠杆菌 O157：H7 感染无明显的城乡差异，但是在不同地区之间和不同国家之间发病有一定的差异。从全世界发病情况来看，大肠杆菌 O157：H7 主要发生于发达国家，在美国、加拿大、日本和欧洲是重要的食源性传染病之一。有人认为西方发达国家除食用肉、蛋、奶等动物性食品的量较大外，还可能与食物加工方式及饮食习惯有一定关系。肠出血性大肠杆菌在南半球的一些国家也是重要的病原体，如阿根廷、智利、南非和澳大利亚等，但非 O157：H7 血清型的肠出血性大肠杆菌比 O157：H7 血清型更为多见。而在发展中国家，在分离的致泻性大肠杆菌中，肠致病性大肠杆菌和肠产毒性大肠杆菌比肠出血性大肠杆菌更为常见。

1982 年美国俄勒冈和密执安州发生由快餐连锁店食品污染造成的出血性肠炎暴发，从患者粪便中首次分离到大肠杆菌 O157：H7。此后，世界各地不断报告大肠杆菌 O157：H7 的小规模暴发和散发，包括北美、西欧、澳大利亚、亚洲和非洲等地区的 30 多个国家都有相关暴发的报道，其感染已波及六大洲，呈现出流行的世界性。

据世界卫生组织估计，1982—2005 年美国每年有 250 人死于大肠杆菌 O157 感染，其中尤以 15 岁以下的儿童发病率高，并且大多数病例发展为溶血性尿毒综合征。1996 年，日本发生了世界上规模最大的一次大肠杆菌 O157 感染暴发流行，范围遍及全日本岛，患者涉及上万人，其中 9 000 多名儿童受感染，短短不到 2 周内共有 12 人死亡。最近美国又发生了食用受大肠杆菌 O157 污染的新鲜蔬菜后引起的暴发流行，2006 年 9 月初因食用受污染菠菜而引起的暴发，每天报告发生感染的病人数量呈不断上升趋势，短短十几天，就有 199 名病人确诊住院，死亡 3 人。12 月 10 日再次有因食用受大肠杆菌 O157 污染的大葱后引发 60 多人的感染，引起世界各国普遍关注。最近美国疾病控制与预防中心报告美国每年因为大肠杆菌 O157 感染分别有 73 480 人患病、2 168 人住院、61 人死亡。近年来，美国、日本、加拿大、英国等发达国家大肠杆菌 O157：H7 发病呈上升趋势，许多国家已把它列为法定报告传染病。美国疾病控制与预防中心报告大肠杆菌 O157：H7 感染自 1994 年开始增加，到 1999 年增多至每年 4 744 个病人的高峰，之后下降到 2004 年的 2 544 人和 2005 年的 2 621 人。

我国自 1986 年在江苏首次发现了大肠杆菌 O157：H7 感染患者后，此后山东、浙江、北京等地也陆续报道分离到该菌株或发现散发病例。并且，有报道在腹泻患者及畜禽粪便，以及市售肉类和在猪、牛、鸽、鸡、鸭等动物中检出不同类型的大肠杆菌 O157。可以说 1998 年之前散发病例在中国时有发生，但未有暴发流行的报道。

1999—2000 年安徽、江苏、河南 3 省相继发生了以溶血性尿毒综合征为主的疫情，病例集中在农村。1999 年江苏省徐州局部地区短期内就报告了 131 例大肠杆菌 O157 感染性腹泻病例，其中仅有 16 例治愈，115 例因并发急性肾衰而死亡。这是中国首次发生的较大规模的大肠杆菌 O157：H7 感染的暴发流行。此次疫情发病、传播等流行病学特征与国外有明显差别，农民占多数，重症病例以老年人居多，且儿童很少，其发生与宿主动物带菌率高且菌株毒力基因阳性率高有密切关系，引起疫情的具体传播途径复杂多样，主要的感染危险因素与个人卫生、家庭卫生不良有关。其中，以猪、鸡、牛、羊带菌率较高。从家禽、家畜大肠杆菌 O157：H7 带菌情况可知，猪、牛、羊、鸡、苍蝇等均可携带大肠杆菌 O157：H7，且能互相传播，但动物本身一般不发病。

近年来，中国的众多地区已陆续在市售食品和进口食品以及水产品、家畜家禽和腹泻病患者中检出大肠杆菌 O157：H7，有些地区还发生了较大规模的暴发流行，这提示存在大肠杆菌感染暴发的可能性，进行大肠杆菌 O157 疫苗储备（包括产品和技术储备）以防紧急之用是非常必要的。

目前，全球大肠杆菌 O157：H7 感染的流行特征表现为：一方面报告发生感染的国家和地区不断增多，另一方面原有感染发生的国家和地区病人数量也在不断上升，特别是在发达国家中的流行呈明显上升趋势。

（三）对动物与人的致病性

1. 对动物的致病性　自然条件下，任何动物都不感染发病，但人工感染实验动物时，家兔病理学表现与人感染后出现的症状极其相似，也出现腐蚀性和坏死性小肠结膜炎、弥漫性肾小球肾炎、肾小管坏死，以及小血管与毛细血管中的纤维蛋白性血栓；小鼠在感染后2～3天表现出昏睡、厌食、鼠毛蓬松，然后表现出后肢无力、四肢瘫痪和抽搐等精神症状，但所有小鼠除在感染后2～3天时少数有稀便外，无明显的腹泻症状。

2. 对人的致病性

（1）致病机理　大肠杆菌O157感染后经口进入患者体内，突破胃酸屏障，定植于肠黏膜上皮细胞，并导致上皮细胞形成AE损伤。

黏附定植是大肠杆菌O157致病的前提。紧密黏附素（Intimin）是O157最主要的定植因子，尤其是它的C端1/3部分（intimin-C）为胞外功能区，与相应受体（转位紧密黏附素受体，translocated intimin receptor，Tir）结合，介导细菌与肠上皮细胞的紧密黏附，是细菌的重要致病因子。Tir是LEE毒力岛编码的受体蛋白质，通过其III型分泌系统最终整合于宿主细胞膜上，行使紧密黏附素受体的功能。AE损伤主要是细菌紧密黏附于宿主细胞表面以及肠上皮细胞结构的改变，破坏黏膜细胞刷状缘微绒毛，从而引起水样腹泻。

大肠杆菌O157产生志贺毒素。Stx由一个A亚单位和5个B亚单位组成，B亚单位与宿主肠壁细胞糖脂受体Gb3结合，Stx进入细胞后，A亚单位便发挥功能，使细胞内的核糖体失去活性，蛋白质合成受阻。细胞死亡，肠黏膜及血管内皮细胞破坏，引起血液释放到肠腔，导致出血性腹泻，即出血性肠炎。

人的肾脏组织含有高浓度的Gb3受体。体外试验证明，Stx对人的肾脏内皮细胞具有细胞毒性。因此腹泻后溶血性尿毒综合征被认为是Stx通过血液到达肾脏，与其内皮细胞上的Gb3受体结合，损伤肾小球内皮细胞，血小板与纤维蛋白沉积，红细胞通过受阻，最终导致溶血和微血管闭塞所致。

另外，H7鞭毛蛋白可以引发炎症反应。

（2）致病性　大肠杆菌O157感染包括无症状感染、轻度水样腹泻、出血性肠炎以及并发症。

一般感染后潜伏期为1～9天，一般感染后3～4天开始发病，发病时病情轻重不一。轻者多主诉腹泻、腹痛、低热或无发热，且腹泻仅为水泻而无出血性腹泻，20%左右的患者可出现呼吸道症状，30%的患者伴有寒战，约半数有恶心、呕吐，还可出现上呼吸道症状。病程一般为2～9天。多数轻型患者在5～10天内痊愈，少数轻型患者，尤其是5岁以下的儿童和老年人，会在发病数日后出现并发症。

70%的重症患者起病急骤，很快出现痉挛性腹痛、水样腹泻，在1～2天内发展为出血性腹泻，临床上称为出血性肠炎。

1）出血性肠炎（HC）　典型临床症状是突发性腹痛、血性粪便、低热或不发热，这是出血性肠炎与其他腹泻病区别的3大特征。此外，它与经典的细菌性痢疾不同的是，病人腹泻量大但无白细胞。腹痛是痉挛性的剧烈腹痛，有时与阑尾炎的疼痛相似。粪便中血很多，粪很少，可以是鲜血。与炎症性结肠炎的区别是无明显发热，粪便中没有炎性排出物。钡餐造影检查可见特征性的拇指印状或假肿瘤状缺损区，表明有水肿和黏膜下出血。

2）并发症　重症患者更容易出现并发症，5%的患者可出现溶血性尿毒综合征和血小板减少性紫癜。

①溶血性尿毒综合征（HUS）：5%～10%的出血性肠炎患者可能转为溶血性尿毒综合征，且主要发生在5岁以下的儿童和老人，多继发于出血性肠炎的基础上，常出现在发病数天及1～2周后，典型患者表现为微血管性溶血性贫血、血小板减少和急性肾功能障碍三联症，而且造成肾脏损害难以恢复。临床上表现为明显贫血、便血、呕血、皮肤出血、血尿、少尿或无尿。由于大量的红细胞破坏和肾功能衰竭，极易致人死亡，特别是老人和儿童的病死率较高，过去即使在发达国家也高达50%以上。目前病死率已有所降低，约3%～5%患者死亡，约30%幸存者可表现出慢性肾衰、高血压、神经系统损害

等后遗症，60％患者可痊愈。

②血小板减少性紫癜（TTP）：成年人可能并发血小板减少性紫癜。血小板减少性紫癜是一种罕见的微血管血栓-出血综合征，起病急骤，病死率高，90天内有70％的患者死亡。病人主要表现为发热、血小板减少、微血管异常、溶血性贫血、肾功能异常〔包括血尿、蛋白尿、尿素氮（BUN）或肌酐升高〕、神经系统损害（如头痛、轻度瘫痪、昏迷、间歇性谵妄）。

（四）诊断

1. 人的临床诊断标准　参照《全国肠出血性大肠杆菌O157：H7感染性腹泻监测方案（试行）》。

（1）肠出血性大肠杆菌O157：H7感染性腹泻

1）疑似病例　有以下表现之一，即为疑似病例：①有鲜血便或鲜血样便的腹泻病例；②腹泻若干天后继发少尿或无尿等急性肾衰的病例。

2）确诊病例　疑似病例或其他腹泻病例，并具有以下条件之一者即为确诊病例：①粪便中采用免疫磁珠富集法检出病原菌；②或恢复期血清O157 LPS IgG抗体呈4倍升高；③经蛋白印记试验证实血清标本有与O157 LPS、或肠出血性大肠杆菌溶血素、或志贺毒素相对分子质量一致的特异性抗体。

在该病流行区，经省级专家组确认，与已确诊病例流行病学密切相关，且无其他原因可解释的疑似病例，为临床符合病例。

（2）溶血性尿毒综合征（HUS）和血栓性血小板减少性紫癜（TTP）

1）溶血性尿毒综合征、血栓性血小板减少性紫癜疑似病例　发病前3周内没有明显的急性腹泻或出血性腹泻的病史，临床症状和实验室资料诊断为溶血性尿毒综合征或血栓性血小板减少性紫癜的急性病例。

在急性腹泻或血性腹泻发生后的3周内发病且诊断为溶血性尿毒综合征或血栓性血小板减少性紫癜的急性病例，符合实验室的诊断标准，但是微血管变化还没有得到确认。

2）溶血性尿毒综合征、血栓性血小板减少性紫癜确诊病例　外周血涂片发现微血管改变（如破碎的、垫圈状或头盔状红细胞）；肾脏损伤，包括血尿、蛋白尿、肌酐升高（13岁以下儿童不低于1.0mg/L，13岁以上的患者不低于1.5mg/L，或者比基线高50％以上）、乳酸脱氢酶（LDH）升高、血胆红素升高、血尿（血红素尿）、血红蛋白降低、血小板减少（低于100 000/mm^3）。

具有溶血性尿毒综合征临床症状的病例，发病前3周内有急性腹泻或出血性腹泻的病史，从粪便标本分离到大肠杆菌O157：H7或O157：NM。

具有溶血性尿毒综合征临床症状的病例，发病前3周内有急性腹泻或出血性腹泻的病史，虽然没有能够从粪便标本分离到大肠杆菌O157：H7或O157：NM，但蛋白印记试验证实血清标本含有和O157 LPS、肠出血性大肠杆菌溶血素、志贺毒素的相对分子质量一致的特异性抗体，或恢复期血清抗O157 LPS、肠出血性大肠杆菌溶血素、志贺毒素的特异性IgG呈4倍升高。

在疫情发生地区和流行期间，发病前3周内有急性腹泻或出血性腹泻的病史，粪便标本大肠杆菌O157：H7或O157：NM的培养阴性，但有溶血性尿毒综合征或血栓性血小板减少性紫癜的临床症状、与确诊病例有流行病学关系的病例。

确诊为溶血性尿毒综合征的患者，出现发热、幻觉、抽搐、麻痹等中枢神经系统症状、皮肤出现淤血点或淤血斑的患者，可诊断为血栓性血小板减少性紫癜。

2. 实验室诊断　大肠杆菌O157：H7的实验室诊断方法有很多种，传统的分离培养方法仍然是金标准，但费时、费力，免疫学、PCR方法更敏感，且在较短时间内得到结果，新技术如生物传感器、微阵列等将检测时间进一步缩短，但仍需要进一步探索。表41-2对大肠杆菌O157：H7的实验室检测方法进行了比较和总结。

（1）实验室常规检查　对可疑大肠杆菌O157：H7感染患者，进行血、尿、便常规检查，进行血尿素氮、血清肌酐、淋巴细胞分类、血清乳酸脱氢酶、血小板、血红蛋白和尿量检查。血液中白细胞增多，但排泄物中白细胞少。

乙状结肠镜检可见结肠内壁红斑和水肿，钡餐灌肠显示典型的水肿证据——"拇指征"。病人血性腹泻时，如果放射学或内镜发现肠黏膜溃疡、糜烂、出血以及粪便中正常肠道微生物缺如，即可诊断为出血性肠炎。

（2）细菌分离鉴定　具体方法可参照《全国肠出血性大肠杆菌 O157：H7 感染性腹泻监测方案（试行）》。

1）标本的收集和增菌　在腹泻刚开始时采集粪便标本，时间越早越好。采集标本后要立即进行增菌、培养分离，否则冷藏，冷藏标本需在 1～2h 内检测，否则需冷冻保存（-70℃）。

2）细菌分离　应用免疫磁珠分离法得到富集菌悬液，接种山梨醇-麦康凯琼脂（SMAC）中进行大肠杆菌 O157：H7 的分离培养（由于大肠杆菌 O157：H7 不发酵山梨醇）。但也有文献报道，部分 O157：H7 菌株发酵山梨醇，使得在 SMAC 培养基上挑选可疑的 O157：H7 菌落显得更为困难，因此选用 Chromagar O157 培养基取代 SMAC 培养基对于 O157：H7 的筛选效果更佳，可防止不典型菌株的漏检。

近年来，有些研究用改良的琼脂进行大肠杆菌 O157 的分离。Silk 和 Donnelly 用胰蛋白酶大豆琼脂自苹果酒中分离到酸损伤大肠杆菌 O157。Radu 用商品化的 rainbow agar 可从生肉中分离出菌株，再用 PCR 检测，6～8h 即可鉴定。

3）鉴定方法　①革兰氏染色：呈革兰氏染色阴性。②生化反应鉴定：将疑似大肠杆菌 O157：H7 的菌落进行生化反应，如 IMViC 试验。一般初筛试验可用 API 系统，在 4h 内即可通过一系列生化反应鉴定肠杆菌。③血清学鉴定：使用 O157 和 H7 特异性抗体进行鉴定。血清学鉴定为 O157：H7、O157：H-的菌株，进行毒力因子鉴定（注意 O157：H7 和 O157：H-的菌株在生化特性上有许多相似之处，需要血清分型进行区分）。④毒力因子鉴定：包括对肠出血性大肠杆菌特异性溶血素基因、志贺毒素 1、志贺毒素 2、志贺毒素 1 和 2 的变种、肠出血性大肠杆菌特异性的 eae 基因的检测。

（3）免疫学检测　采集血清标本，进行血清特异性抗体的检测，如腹泻病患者恢复期血清抗 O157 LPS IgG 抗体呈 4 倍升高具有诊断意义。

包括有玻片凝集试验、胶体金免疫试验、双抗体夹心 ELISA、免疫荧光试验、乳胶凝集试验、间接血凝试验、全自动抗原抗体检测系统、免疫印记法等方法。目前大肠杆菌 O157 常用的血清学诊断方法有玻片凝集试验和乳胶凝集试验。玻片凝集试验常常出现假阴性的结果。基于此，现在普遍采用乳胶凝集试验，直接从厂家购买乳胶凝集试剂盒。采集具有血性便的腹泻患者的急性期血清或恢复期血清，用免疫印记法检测血清中含有和 O157 LPS 和肠出血性大肠杆菌溶血素、志贺毒素的相对分子质量一致的特异性抗体具有诊断意义。

酶联免疫磁珠电化学法，应用抗体包被的磁珠和碱性磷酸酶标记的抗体组成的夹心 ELISA 方法。另外，还可用免疫磁珠分离（IMS）和荧光噬菌体试验（FBA）可以检测肉汤中的病菌。荧光噬菌体试验可用于食品检测大肠杆菌 O157 的初筛试验，每毫升可检测到 100 个细胞。固相免疫荧光毛细管电泳分析法和时间分辨荧光免疫分析法（TRFIA）也可以检测生牛肉和苹果酒中的大肠杆菌 O157。

（4）分子生物学检测　利用 DNA 探针杂交和 PCR 方法，检测大肠杆菌 O157：H7 的特异性基因和毒力基因，包括溶血素基因或志贺毒素基因，如 eae A，slt1，slt2，fli C，rfb E，hly 及 16S rRNA 等。DNA 探针技术敏感性和特异性可达 99% 以上，目前常见的基因探针有 eae、SLT-I、SLT-II、CVD419 等，CVD419 探针已被国际公认，在世界上多数实验室使用，成为鉴定 EHEC 菌株关键指标。PCR 方法特异、敏感、快速，可在 3～4h 出试验结果。目前已研究出多重 PCR、RT-PCR 和实时定量荧光 PCR 等方法，多重 PCR 可以检测牛粪、土壤和水中的大肠杆菌 O157：H7。近来，Du Pont Qualicon开发出 BAX® 自动 PCR 系统检测不同食品中的大肠杆菌 O157：H7。

此外，还有限制性酶切片断多态性分析（PCR-RFLP）、脉冲场凝胶电泳（PFGE）和多位点可变串联重复序列技术（multiple locus variable-number tandem repeat analysis，MLVA），这些技术主要用来进行基因分型，从而为确定菌株的型别，将为追踪传染源和确定传播途径等提供有价值的流行病学依据。

近年来，一系列更快速、敏感的新方法被开发出来用于检测大肠杆菌 O157∶H7，如生物传感器、荧光和显微镜技术、微阵列、分子信标、芯片组等。

表 41-2 大肠杆菌 O157∶H7 检测方法

方　法	检测时间	敏感度	参考文献
分离培养	1 天至 1 周	低 CFUs	Silk 和 Donnelly（1997）
生化反应	1 至数天	低 CFUs	Adams 和 Moss（1995）
ELISA	12h 至 2 天	10～100 CFU/mL	Gehring 等（1999）
荧光噬菌体试验	10h	10～100 CFU/mL	Goodridge 等（1999a）
化学发光酶免疫试验	6～8h	10^3～10^4 cells/mL	Kovacs 和 Rasky（2001）
毛细管免疫试验	7h	0.5～1 CFU/mL	Czajka 和 Batt（1996）
时间分辨荧光免疫分析法	6h	10～100 CFU/mL	Yu 等（2002）
PCR	2～24h（决定于增菌的效果）	102～105 CFU/mL	Uyttendaele 等（1999）
多重 PCR	24h	1～2 CFU/mL	Hu 等（1999）
RT-PCR	6～12h	107 CFU/mL	Yaron 和 Matthews（2002）
激光诱导荧光	几小时	单一微生物	Johnson 等（2001）
光纤生物传感器	30min	5.2×10^2CFU/g	Demarco 和 Lim（2002）
SPR 生物传感器	1h	5.2×10^7 CFU/mL	Fratamico 等（1997）
微阵列	<1h	55 CFU/mL	Call 等（2001）
分子信标	1～6h（决定于增菌的效果）	1～10^3CFU/mL	Fortin 等（2001）
芯片组（lab-on-a-chip）	16～45min	10^2～10^4生物体/mL	Belgrader 等（1998）

引自 A. K. Deisingh and M. Thompson. Strategies for the detection of Escherichia coli O157∶H7 in foods. Journal of Applied Microbiology. 2004，96，419-429.

（五）防制措施

1. 预防

（1）综合性措施

1）控制传染源　大肠杆菌 O157 感染的主要原因是带菌动物和患者。

确诊的大肠杆菌 O157 感染患者应进行隔离，及时正确处理感染者的排泄物、呕吐物，在解除隔离治疗前应进行粪便检查，连续 3 次阴性方可解除隔离。

以往并没有控制带菌动物的良好方法。近来，研究者发现某些牛可以在短时间内排出大量的大肠杆菌 O157——每克牛粪中＞10^4CFU，这些牛被称为"super shedder"。要想控制大肠杆菌 O157 的流行，首先要确定产生 super shedder 及其产生因素（宿主基因、宿主免疫抑制、共感染因素等），然后将感染牛扑杀或进行免疫接种，有针对性地处理具有高度传染性的牛粪，控制农场、屠宰场牛的感染率，从而降低人感染的可能性。美国在控制大肠杆菌 O157 在牛中的流行、保证食品安全方面，由原来的"屠宰后干预策略"转为"收获前干预策略"，采用免疫接种、益生菌、竞争性排除、抗生素、抗菌剂、噬菌体、氯酸钠、改变饮食习惯、良好的农场管理等手段降低大肠杆菌 O157 进入屠宰场的概率。

2）切断传播途径　①加强个人防护和卫生，饭前便后洗手的个人卫生习惯能有效地预防许多肠道传染病，制作食品之前，将手、蔬菜、肉和有关用具洗干净也有利于预防感染。要强调改变生食的习惯，彻底加热食物，不吃生或半生不熟的食物，尤其不吃半生牛扒、不饮生奶，饮开水，不饮生水。②加强食品卫生管理，由于大肠杆菌 O157 感染主要来源于动物源性食品，食物链的卫生管理应贯彻动物屠宰、加工、运送、保存到销售各环节的安全卫生，防止带菌动物粪便污染胴体，防止肉类间、肉类与其他食品间的交叉污染。加强大型食品加工业、跨地区销售企业、连锁店、快餐店的卫生管理，食品操作人员应遵循"推荐性国际法典标准，食品卫生通则"。③加强饮用水的卫生监测，应保证饮用水的安全，防止供水系统的污染，也要防止水果、蔬菜污染，其他水体如游泳池水，应采取严格换水和消毒措施。尤其在大肠杆菌 O157 水型暴发疫情控制中，搜索传染源及疫水处理应注意该菌在不同水质中的存活力差异而采取不同的措施。④搞好环境卫生，积极推广粪便、垃圾和污水的无害化处理，并采用有效的灭蝇方法。

3）建立食源性疾病监测　公共卫生部门要建立有效的监控机制，对大肠杆菌 O157 感染的流行及时采取干预措施，防止疫情的进一步扩散。发达国家对大肠杆菌 O157 高度重视，已形成了规范的国家监测网络，相关的研究、报道较多，为疫情预防和控制奠定了良好的基础。美国已建立了大肠杆菌 O157 的监测机构，各个实验室已经建立了大肠杆菌 O157 的脉冲凝胶电泳技术（pulsed - field gel electrophoresis，PFGE），可进行 DNA 图谱的快速传递与比较，在大肠杆菌 O157 暴发事件的流行病学研究中发挥了关键作用。但是，发展中国家对大肠杆菌 O157 的反应却相对比较"迟钝"，在疫情监测、控制以及科学研究方面明显薄弱。我国于 1997 年建立了 O157：H7 大肠杆菌感染的监测网，但还应建立相应的监测机构。口岸动物检疫部门要严格把好检疫关，防止大肠杆菌 O157 从他国随牛、猪等家畜及肉制品进口而传入我国。我国兽医部门应提高警惕，对牛、猪等畜群进行监测，发现可疑动物要及时送交权威部门鉴定，一旦确诊迅速采取有效治疗及预防措施，建立健康畜群。

4）提高认识　提高医务人员对该病的认识，对公众进行预防知识的教育，由于大肠杆菌 O157 是一种新出现的传染病，在我国报道不多，许多临床医生对大肠杆菌 O157 感染引起的疾病及其他有关知识尚不够了解，所以应加强对临床医生的培训，提高其对大肠杆菌 O157 引起疾病的警惕，在临床上发现可疑病例时应及时向卫生管理部门报告。采取多种形式对公众进行大肠杆菌 O157 有关知识的宣传教育，促进公众养成良好的卫生习惯，增强其自我防护意识，提高群众性的防病抗病能力。

（2）疫苗接种　大肠杆菌 O157 自然感染不会产生免疫力。到目前为止，国内外尚无 O157 疫苗商品问世。国外的疫苗研究进展最快的是 Konadu 等研制的 O157 脂多糖与绿脓杆菌重组外蛋白 A 的结合疫苗，经动物模型试验效果良好。于 1998 年进入一期临床试验，但近几年来未见该研究的进一步报道。

2. 治疗

（1）肠出血性大肠杆菌 O157：H7 感染性腹泻的治疗　尚无特殊手段可用于肠出血性大肠杆菌 O157：H7 出血性肠炎的治疗。治疗目的是缩短病程、缓解病情、预防溶血性尿毒综合征和血栓性血小板减少性紫癜的发生、防止把病原菌传播给密切接触者。尤其对于 5 岁以下的儿童和老人要密切关注血常规、尿常规，防止溶血性尿毒综合征的发生。采取支持治疗和并发症治疗。

1）支持治疗：主要用于预防、纠正和维持水电解质的平衡。对急性腹泻尚未出现脱水者，可应用口服补液进行预防脱水治疗，对出现脱水者估计脱水程度后，除应用口服补液治疗外，可进行静脉补液。

2）抗菌治疗：慎重使用抗生素，禁用氨基苷类药物。绝大多数抗生素可刺激或诱导细菌产生或释放志贺毒素，增加发生溶血性尿毒综合征的概率，且可能加重病情。可推荐试用黄连素和采用真空冷冻干燥技术制备的、经过试验验证对肠出血性大肠杆菌 O157：H7 有抑制和促进排泄作用、且不能够刺激志贺毒素产生和释放的乳酸菌微生态制剂。

原则上不使用止泻药和抑制肠蠕动的药物。这些药物可延长志贺毒素在肠道的滞留时间。

有明显血性粪便的腹泻病患者，应立即住院治疗。没有明显血性粪便的腹泻病患者，应给以输液和细菌制剂。

对腹泻超过 2 天，伴有少尿、鲜血便的患者，应跟踪调查，每天进行血、尿常规和肾功能检验。

所有求诊的腹泻病患者必须化验下列项目：血清肌酐、血尿素氮、血小板、尿分析。血化验应至少进行数次。

对下列患者要每天进行血、尿化验：在发病早期症状比较严重，有腹泻和腹部痉挛性疼痛的患者；或虽然粪便情况暂时有所好转，但又出现腹泻和腹部疼痛的患者；或仍然有呕吐、头痛的患者；有淤斑、淤点、眼结膜黄染、少尿、眼睑水肿、脸色苍白的患者。

对疑似二代病例的患者，应该进行粪便标本的病原菌分离、尿化验，有症状者做血化验；潜血试验阳性的患者应住院治疗。

临床诊治主要的生物化学检验指标包括：血尿素氮（BUN）、血清肌酐（Cr）、血清乳酸脱氢酶（LDH）、血清羟丁酸脱氢酶（HBDH）、C反应蛋白（CRP）、钠、钾、氢、钙、血红蛋白、血小板、淋巴细胞分类、红细胞形态、血凝试验、血型。

（2）溶血性尿毒综合征和血栓性血小板减少性紫癜的治疗　对溶血性尿毒综合征和血栓性血小板减少性紫癜治疗的原则是对症治疗、改善病情和降低病死率。纠正水电解质平衡；营养供给；外周血透析、肾透析、血浆置换、输血和输血小板；控制高血压；对有痉挛、脑膜炎患者抗痉挛、控制脑压；改善和纠正少尿、无尿的症状。

将来有可能通过口服志贺毒素中和抗体来治疗O157感染。

（六）公共卫生影响

O157大肠杆菌性肠炎是人类近20年来才开始认识到的一种致病的大肠杆菌，它不仅在美国、日本等发达国家像幽灵一样徘徊，引发日本近5 000名学生患病、苏格兰20人死亡、美国11 340吨牛肉召回等事件，还曾经在中国创造了流行范围、流行时间、感染人数、死亡人数的世界之最，远远超过急性呼吸系统衰竭综合征的实际感染人数和范围。由于大肠杆菌O157：H7感染具世界流行性、高发病率与病死率以及抗生素治疗会加剧病情等特点，已成为一个全球性的公共卫生问题，受到世界各国广泛关注。

1996年日本发生了世界上规模最大大肠杆菌O157的感染暴发流行后，世界卫生组织于1997年4月28日至5月1日在日内瓦召开了"预防和控制肠出血性大肠埃希菌感染"的专家会议，会上将大肠杆菌O157：H7病列为新的食源性疾病。据统计其感染发病率在美国是第四位的食源性传染病。中华医学会第七次全国感染病学术会议上专家提出："近年来涌现的感染性腹泻新病原体中影响面广、危害较大的就是大肠杆菌O157：H7，它引起的疾病是目前仅次于霍乱的危险病种"。尤其在江苏、安徽、河南地区大肠杆菌O157：H7更已成为仅次于霍乱的第二大细菌性腹泻之病原。我国已将肠出血性大肠杆菌列为21世纪可能对国人卫生健康有重大影响的12种病原微生物之一。为此中国卫生部先后于2002年4月制定了《全国肠出血性大肠杆菌O157：H7感染性腹泻应急处理预案》和2005年8月正式出台了《大肠杆菌O157：H7感染性腹泻监测方案》。

作为一种主要的食源性疾病，O157大肠杆菌性肠炎对公共卫生最重要的影响在于对食品安全的威胁。一方面虽然大肠杆菌O157：H7是人类感染的病原体，但牛、羊、猪、鸡等家畜家禽是该菌的贮存宿主，导致该病主要的感染途径为食源性传播，因此O157大肠杆菌性肠炎的感染暴发流行和携带病原菌的家畜家禽密切相关，所以加强腹泻病人和宿主动物病原情况的监测，对疫情的分析和疫情预测具有重要意义。另一方面，日益细化的社会分工与物流化配餐、学校集体供应餐饮对疫情暴发起了推波助澜的作用。引起大肠杆菌O157感染的各种传播途径最终都是经口实现的，保证食品和饮用水的安全可以预防大部分感染。由于外环境污染较重，在中国改善农村外环境也是重要的预防控制手段。保证动物、动物产品及环境不受污染，保证"从农场到餐桌"各阶段的管理才能保障食品安全。

大肠杆菌O157菌培养容易、感染力强、传播途径多样的特性，使其极有可能作为未来军事斗争的细菌武器和生物恐怖战剂；大肠杆菌O157菌的烈性致病因子还有可能用于基因重组新型生物武器——基因武器的构建。美国疾病控制与预防中心已将大肠杆菌O157菌列为B类生物恐怖病原体严加防范，因此无论从公共卫生与生物反恐的需要出发，加强大肠杆菌O157的诊、防、治研究已显得非常紧迫。

（顾小雪）

◆ 我国已颁布的相关标准

GB/T4789.6—2003　食品卫生微生物学检验　致泻大肠埃希氏菌检验

WS/T 8—1996　病原性大肠艾希氏菌食物中毒诊断标准及处理原则

NY/T 555—2002　动物产品中大肠菌群、粪大肠菌群和大肠杆菌的检测方法

SB/T 10462—2008　肉与肉制品中肠出血性大肠杆菌 O157：H7 检验方法

SN/T 2075—2008　出入境口岸肠出血性大肠杆菌 O157：H7 监测规程

◆ **参考文献**

王燕．2008．大肠杆菌 O157：H7 感染流行概况 ［J］．微生物学免疫学进展，36（1）：51-58．

谢元林，常伟宏，喻友军．2007．实用人畜共患病传染病学 ［M］．北京：科学技术文献出版社：494-500．

邹全明．2004．肠出血性大肠杆菌 O157 感染防治研究进展 ［J］．微生物学杂志，24（5）：96-98．

A. K. Deisingh, M. Thompson. 2004. Strategies for the detection of Escherichia coli O157：H7 in foods. Journal of Applied Microbiology, 96，419-429.

C. L. Gyles. 2007. Shiga toxin-producing Escherichia coli：An overview. J. Anim. Sci, 85（E. Suppl.）：45-62.

J. T. LeJeune, A. N. 2007. Wetzel Preharvest control of Escherichia coli O157 in cattle. J Anim Sci，85：73-80.

Margo Chase-Topping, David Gally, et al. 2008. Super-shedding and the link between human infection and livestock carriage of Escherichia coli O157. Nat Rev Microbiol, 6（12）：904-912.

Paul S Mead, Patricia M Griffin. 1998. Escherichia coli O157：H7. Lancet，352：1207-1212.

T. R. Callaway, R. C. Anderson, et al. 2004. What are we doing about Escherichia coli O157：H7 in cattle? J Anim Sci，82：93-99.

第二节　柠檬酸菌属细菌所致疾病

柠檬酸杆菌感染

　　柠檬酸杆菌感染（Citrobacter infection）是由柠檬酸杆菌引起的一种机会性人与动物共患病。柠檬酸杆菌是肠道细菌中常见的非致病菌，为人和动物肠道的正常菌群，和大肠菌群一样，可视作粪便污染的卫生学指标。另外柠檬酸杆菌也是重要的条件致病菌，广泛分布于自然界，常见于动物和人的粪便、食物和尿液，也可寄生于肠道。当机体抵抗力下降时，可引起动物消瘦、腹泻、活动力差，甚至败血症。也可以引起人肠道、泌尿道、呼吸道、创伤以及严重医院内感染等。

（一）病原

1. 分类地位　1932 年 Werkman 和 Gillen 描述了一群可利用柠檬酸钠并产生三亚甲基乙二醇的革兰氏阴性菌，此后这些细菌一直被包含在沙门菌属和埃希氏菌属中，1953 年开始列为独立的菌类，后改为属，即柠檬酸杆菌属（Citrobacter），在分类上属变形菌门（Proteobacteria）、γ 变形菌纲（Gammaproteobacteria）、肠杆菌目（Enterobacteriales）、肠杆菌科（Enterobacteriaceae）。该属最早只有弗劳地柠檬酸杆菌（Citrobacter freundii）1 个种。1986 年起，有了 3 个种，即弗劳地柠檬酸杆菌，差异柠檬酸杆菌（Citrobacter diversus）和非丙二酸盐阴性柠檬酸杆菌（Citrobacter amalonaticus）。

　　1993 年 Bernner 等应用 DNA 杂交技术对本菌属各种代表株及美国疾病预防与控制中心和法国巴斯德研究所收检的生化典型、不典型的弗氏柠檬酸杆菌复合体和其他种的细菌共 112 株进行 DNA 杂交，结果表明，所试菌株可分为 11 个 DNA 杂交群（基因种），其中基因种 2～4 为原描述的差异柠檬酸杆菌，非丙二酸盐柠檬酸杆菌和非丙二酸盐柠檬酸杆菌生物群 1，基因种 1 和基因种 5～11 均来自复合体。图 41-1 显示了应用 16S rRNA 序列分析对柠檬酸杆菌属各种的分群情况。

2. 形态学基本特征与培养特性　柠檬酸杆菌为革兰氏染色阴性，镜下观察菌体为短杆状，运动，大小为（0.6～0.7）μm ×（1.5～2.0）μm，单个和成对。电镜下观察菌体周生鞭毛，通常不产生荚膜。需氧或兼性厌氧，有呼吸和发酵两种类型的代谢。在普通琼脂上，菌落一般直径为 1～2mm，菌落为半透明或不透明，灰色（血平板中为乳白色），湿润圆形略隆起，表面光滑，边缘整齐。其生理生化性状为：氧化酶阴性，接触酶阳性，能利用柠檬酸盐作为唯一碳源。葡萄糖产气阳性，葡萄糖阳性，赖

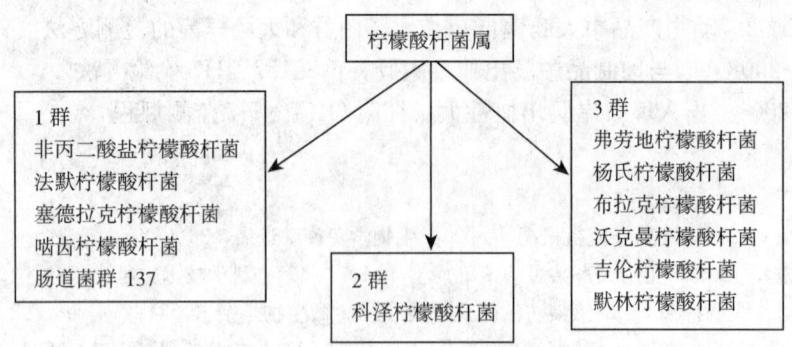

图 41 - 1　应用 16S rRNA 序列分析对柠檬酸杆菌属各种的分群

氨酸脱羧酶阴性，鸟氨酸脱羧酶阴性，山梨醇阳性，硫化氢阳性，蔗糖阳性，苯丙氨酸阴性，棉子糖阳性，葡萄糖酸盐阴性，甲基红试验阳性。VP 试验阳性。

在亚硫酸铋培养基上生长，表现为无光泽的棕黑色菌落；在 SS 琼脂上，多数柠檬酸杆菌为乳糖阳性；耶尔森氏菌选择性（CIN）琼脂上生长非常好，有一种浓厚且特别的气味，呈现典型的牛眼状、中心为红色、边缘透明的菌落。

柠檬酸杆菌感染小鼠结肠切片的免疫荧光染色见彩图 41 - 2。

（二）流行病学

1. 传染来源　患病动物和人的粪便、尿液、伤口是主要的传染源。另外污染的土壤、河水等也可以导致动物和人感染柠檬酸杆菌。

2. 传播途径　动物、人通过接触或是食用污染的食物、饮水，即通过接触或是消化道途径即可感染，通过环境也可以传播此细菌。另外，柠檬酸杆菌属有关的感染为医源性的，并且涉及有基础医疗并发症或近期接受手术的病人，主要是水平传播，通过脐带-手或粪-手两种传播模式。

3. 易感动物

（1）自然宿主　各种动物对柠檬酸杆菌属的菌株均有不同程度的易感性。从犬、猫、马、牛、鸟、蛇、乌龟、红螯螯蟹、河蟹、中华鳖等动物肠道均分离出柠檬酸杆菌。

（2）实验动物　啮齿柠檬酸杆菌是小鼠、沙鼠的自然病原。猕猴对弗劳地柠檬酸杆菌易感，易引起动物的腹泻。

4. 流行特征　大多数柠檬酸杆菌属感染是医源性的，人类感染发病率的季节性变化尚未有报道。有调查发现，1%～2%的医源性菌血症、肺炎、伤口感染、尿道感染由柠檬酸杆菌引起。

5. 发生与分布　柠檬酸杆菌在环境中分布广泛并在多种生态小生境和微观环境中存在或共生。柠檬酸杆菌是许多动物粪便（包括冷血动物在内）菌群的组成部分。除作为人类正常粪便菌群的组成外，从多种动物肠道均分离出柠檬酸杆菌。一项对澳大利亚数百种哺乳动物胃肠道内容物的研究估计，弗劳地柠檬酸杆菌的相对存在率为 2.8%，而科泽柠檬酸杆菌分离率仅为 0.1%。除了动物和海洋生物，柠檬酸杆菌属的种还分离自河水、垃圾、土壤和食物。

从 261 份人粪便中分离出 86 株柠檬酸杆菌，显示人群的柠檬酸杆菌携菌率为 32.9%。应用生理生化方法分析发现粪便中柠檬酸杆菌以弗劳地柠檬酸杆菌最为常见，其他依次为吉氏、杨氏、默氏、塞氏、非丙二酸盐柠檬酸杆菌，而布氏、科氏、法氏、啮齿柠檬酸杆菌未能检测到。国外文献已有从人粪便中分离出除啮齿柠檬酸杆菌外的其他 10 个种的报道。另外对 506 份急性腹泻患者大便标本检测，呈现纯培养或优势生长的柠檬酸杆菌 36 株，检出率为 7.2%，其中＜5 岁幼儿共检出 24 株，检出率为 0.1%。

（三）对动物与人的致病性

1. 对动物的致病性　柠檬酸杆菌属的种不仅是人类病原体，也引起动物疾病，如犬的血源性感染，鳄鱼的多种微生物败血症病例，火腹玲蟾的全眼球炎，绿海龟的全身性疾病。柠檬酸菌属中的柯氏柠檬酸杆菌可侵袭成年梅花公鹿，使其患上腹泻和肛门呲开为特征的传染病。

弗劳地柠檬酸杆菌感染鳖，病鳖体表完好，全身水肿，反应迟钝，有的浮于水面，不肯下水；不摄食，可见便血；剖检可见鳃腺发炎充血，肝脏肿大块、状充血，肠黏膜脱落，且肠道充有大量血水，肾脏点状充血。

自然发病蟹与人工感染病蟹的肝胰腺、鳃、心脏均发生不同程度的病变。肝、胰腺是病变最为严重的器官，病变主要发生在肝小管间结缔组织和肝小管上皮细胞，出现颗粒细胞浸润，局部发生不同程度的解体而淡染，细胞核极性紊乱；病情严重时肝小管间结缔组织坏死、解体，多数上皮细胞与基底膜分离，细胞核发生固缩，碎裂，最终溶解，以致整个肝小管结构模糊、坏死。心脏病变相对较轻，当病情较重时，心肌纤维排列疏松，横纹消失，少量纤维发生断裂，局部结构被破坏。病蟹的肠、胃组织结构基本正常，无明显病理变化。

啮齿柠檬酸杆菌可引起小鼠结肠慢性增生，直肠脱垂。2～4 周龄小鼠感染弗劳地柠檬酸杆菌后没有特异性的症状，只是沉郁、弓背姿势、厌食、生长缓慢、脱水、背毛粗乱、粪便软或不成型、污染会阴部等。在临床症状出现的 1 周之内会出现死亡，但死亡率变化不定。存活者形体矮小。成年鼠也是敏感的，但很少出现症状。

2. 对人的致病性 柠檬酸杆菌属的成员常从临床标本中分离并涉及多种人类感染。某些毒力很强的菌株可导致人类患肠炎、脑膜炎、脑脓肿、败血症等。近年来临床上发现由该菌引起的感染常常较为严重。表 41－3 列出了包括呼吸道，软组织或是皮肤感染和血液感染的表现。

表 41－3 柠檬酸杆菌属细菌感染相关的临床表现

系统或部位	临床表现	人 群	危险因素
中枢神经系统	脑膜炎	婴儿（<2 月）	孕龄（<37 周），出生低体重
	脑脓肿	婴儿（<2 月）	已有脑膜炎，败血症（少见）
	脑室炎	婴儿，成人	伴有脑膜炎，脑脓肿
心血管	败血症	成人（>60 岁）	胆囊脓肿，癌，导管插入，近期用抗生素
	心内膜炎，心包炎	成人	静脉吸毒
腹内	腹膜炎	成人（>60 岁）	自发的或外科手术引起的消化道紊乱
	胆管炎，胆囊炎	成人（>60 岁）	无
泌尿生殖系统	尿道炎	成人（>65 岁）	尿道异常，导管插入，膀胱镜检
骨和关节	骨髓炎，关节炎，椎间盘炎	成人（>65 岁）	血管系统免疫缺陷，外伤
呼吸道	肺炎，肺脓肿，慢性支气管炎	成人	喉插管，慢性肺病
创伤	蜂窝织炎，脓性肌炎，脓肿	成人	手术，外伤，导管插入
消化道	肠炎	儿童（<3 岁）	无

（四）诊断

1. 分离、镜检 柠檬酸杆菌能在多种常用实验室培养基上生长，包括用于革兰氏阴性需养菌和兼性厌氧菌的选择性或鉴别性琼脂，尤其能在耶尔森氏菌选择性琼脂培养基上生长的典型特征，可用于临床标本的分离，进而染色、显微镜检查。

2. 生化方法 根据几个关键的生化反应很容易将柠檬酸杆菌属和肠杆菌科中的其他大多数属分开。

3. 免疫诊断 已开发出许多不同的柠檬酸杆菌属各种的抗原分型系统。弗劳地柠檬酸杆菌具有相当大的抗原多样性：32～48 种不同的 O（菌体）型和 87～90 种 H（鞭毛）型。利用商品化的多价抗血清进行病原的检测。

4. 分型 尽管许多不同的分子技术已应用于科泽柠檬酸杆菌属的指纹图谱分析，但目前没有一种单一方法足以对所有分离株分型。

随机扩增多态性 DNA（randomly amplified polymorphic DNA，RAPD）技术已广泛用于细菌性医

院感染源的分析与追踪，在系列优化设计的基础上，利用随机扩增多态性 DNA 技术对弗劳地柠檬酸杆菌进行基因分型，为该菌医院感染的分子流行病学分析提供参考依据。

（五）防制措施

柠檬酸杆菌属的成员是条件致病菌，保持环境的清洁，定期消毒，是非常行之有效的措施。

1. 动物的防制措施 预防本病应加强饲养管理，消除发病诱因，保持饲料和饮水的清洁、卫生。采用添加抗生素的饲料添加剂，不仅有预防作用，还可以促进动物的生长发育。同时注意柠檬酸杆菌的耐药性，选用经药敏试验有效的抗生素，并辅以对症治疗。

2. 人的防制措施 柠檬酸杆菌不是人的常见病原菌，虽然它们是胃肠道内的正常菌群，但并不是初始病原，而且大多数感染是医源性的。机体抵抗力低下、免疫功能不全及长期使用大量抗菌药物、免疫抑制剂和接受化学治疗、放射治疗者易发生柠檬酸杆菌感染。

注意环境和人员的卫生，合理搭配饮食，增强身体的抵抗力。如婴幼儿腹泻严重失水，应予水和电解质的补充和调节。合理利用敏感的抗生素药物治疗，第三、四代头孢菌素均可作为弗劳地柠檬酸杆菌感染的治疗药物，亚胺培南和阿米卡星可作为危重感染的首选药物，但因氨基糖苷类抗菌药物的耳、肾毒性，临床应慎用。

（六）公共卫生影响

柠檬酸杆菌在环境中的分布比较广泛，在动物和人类机体抵抗力低下时，均可引起发病，并成为病菌传播的传染源。因此，注意对污染源的消毒、防治，减少再感染的发生非常必要。尤其应该注意饮食方面的卫生，供人食用的动物的污染，直接可以引起人类的感染，采取严密的措施对各个环节进行控制，防患于未然，确保人类的健康尤为重要。了解人粪便中柠檬酸杆菌菌种分布对于认识人类肠道微生态环境有一定的意义，柠檬酸杆菌作为条件致病菌，增加这方面的认识，对它的易位感染，如泌尿道、呼吸道、伤口、甚至血液感染均有一定的参考价值。

（翟新验）

◆ **参考文献**

褚云卓，年华，欧阳金鸣 . 2008. 弗劳地柠檬酸杆菌在医院的分布及其药敏结果分析 ［J］. 中国感染控制杂志，7（1）：51－52，56.

何晓青 . 2005. 柠檬酸杆菌属（Citrobacter）的分类与鉴定 ［J］. 中国卫生检验杂志，12（15）：1535－1536.

林启存，朱丽敏，李忠全，等 . 2008. 中华鳖弗氏柠檬酸杆菌败血症病原分离鉴定与药敏试验 ［J］. 水产科学，27（1）：42－43.

沈锦玉，顾志敏，潘晓艺 . 2005. 红螯螯虾弗氏柠檬酸杆菌病病原的分离与鉴定 ［J］. 中国水产科学，12（2）：197－200.

叶明亮，黄象艳，吕波，等 . 2005. 弗氏柠檬酸杆菌随机扩增多态性 DNA 法基因分型 ［J］. 中华医院感染学杂志，15（10）：1107－1109.

周勤，郭光远 . 2004. 弗劳地柠檬酸杆菌引起的猕猴腹泻 ［J］. 上海实验动物科学，24（1）.

J. M. 让达，S. L. 阿博特 . 2008. 肠杆菌科 ［M］. 曾明，王斌，李凤祥，译 . 第 2 版 . 北京：化学工业出版社：174－195.

Rosanna Mundy, Thomas T MacDonald, Gordon Dougan, et al. 2005. Citrobacter rodentium of mice and man. Cellular Microbiology, 7 (12): 1697－1706.

Steven A Luperchio, David B Schauer. 2001. Molecular pathogenesis of citrobacter rodentium and transmissible murine colonic hyperplasia. Microbes and Infection, 3: 333－340.

第三节　爱德华菌属细菌所致疾病

迟缓爱德华菌感染

迟缓爱德华菌感染（Edwardsiella tarda infection）是由迟缓爱德华菌引起的一种人与动物共患病。

迟缓爱德华菌是鱼类、牛蛙等动物及人的致病菌。迟缓爱德华菌能引发鱼类肠道败血症和肝肾坏死病，其病症通常会出现大面积皮肤损伤、内脏器官受到损坏，如肝脏、肾脏、脾和肌肉组织，给水产养殖业造成较大的经济损失。迟缓爱德华菌也是一种对人体具有危害的病原菌，能引起肠炎、腹泻、脑膜炎、蜂窝织炎、肝脓肿、败血症等症状，并损害免疫系统。本病呈世界性分布。

（一）病原

1. 分类地位 迟缓爱德华菌（*Edwardsiella tarda*）在分类上属肠杆菌科（Enterobacteriaceae）、爱德华菌属（*Edwardsiella*）。本属细菌有 3 个种，即迟缓爱德华菌（*E. tarda*）、叉尾鮰爱德华菌（*E. ictaluri*）和保科爱德华菌（*E. hoshinae*）。迟缓爱德华菌于 1959 年由日本的 Sakazaki 和 Murata 首先从蛇中分离得到。爱德华菌是一种多因子致病菌，具有多种潜在的毒性因子，如溶血素、上皮细胞侵袭因子、杀伤吞噬细胞因子和软骨素酶等。

2. 形态学基本特征与培养特性 迟缓爱德华菌为革兰氏阴性菌，兼性厌氧，为周毛菌能运动，不形成芽孢且无荚膜。菌体为杆状，大小约为（0.5~1）$\mu m \times$（1~3）μm，电镜下菌体见彩图 41-3A。

该菌在普通琼脂培养基上，于 25℃培养 24 h 后，形成圆形、突起、光滑、湿润、灰白色且半透明状态的菌落，菌落直径为 0.5~1mm。也可在麦康凯琼脂、血琼脂、沙门-志贺琼脂等培养基上生长。但在沙门氏菌-志贺氏杆菌（SS）琼脂、胆硫乳（DHL）琼脂、木糖、赖氨酸等选择性培养基上，因为产生硫化氢，形成中央发黑、周边透明的较小菌落。该菌的生长温度范围在 15~42℃，最适合的温度为 31℃，而在 42℃以上，就停止生长。适宜 pH 范围为 5.5~9.0。在氯化钠浓度 0~40g/L 的培养基上，大多数菌株均能生长，少数菌株的耐盐度可达 4.5%。

3. 理化特性 因为此菌不产生芽孢，所以对外界理化因素的变化抵抗力不强，常规消毒方法即可使该菌灭活。在 100℃加热 5min 或是进行巴氏灭菌法灭菌，或者投入下述消毒剂溶液中消毒：28%~30%含氯量的漂白粉配制成 10mg/L 的浓度浸泡 15min，45%含氯量的二氯异氰尿酸钠配制成 3.5mg/L 的浓度浸泡 20min，40%含氯量的三氯异氰尿酸配制成 3.0mg/L 的浓度浸泡 20min，均可将迟缓爱德华菌杀死。

该菌在赖氨酸、鸟氨酸脱羧酶、硝酸盐还原以及 MR 试验中均呈阳性反应。可以产生吲哚、硫化氢、石蕊牛乳及苯丙氨酸脱羧酶。不能分解尿素和淀粉，不能利用酒石酸盐、不能液化明胶。能分解果糖、乳糖、葡萄糖等。此菌能凝集多种动物的红细胞，其凝集素可以分为 2 种，一种为甘露糖抑制，另一种为不受甘露糖影响，且只存在于迟缓爱德华菌中。

（二）流行病学

1. 传染来源 患病鱼类及其动物尸体、粪便是主要的传染源，迟缓爱德华菌能从人和多种动物粪便中检测出，但是，健康人检出率在 1% 以下。在人感染的病灶部位也能分离到该菌。

2. 传播途径 鱼类主要是通过摄食带有迟缓爱德华菌的饵料与其他带菌食物，或者接触带有迟缓爱德华菌的鱼类而受到感染，该菌可以通过鱼类的消化道、鳃或者受伤的表皮侵入鱼体。

其他动物在采食时，可以通过饮用被迟缓爱德华菌污染的水或吃了带菌的动物内脏、肌肉等通过消化道感染；迟缓爱德华菌还可以通过动物皮肤上的伤口感染动物。

人类主要是通过直接或间接接触患病的动物、进食染病的鱼类或者其他带菌动物食品等而受感染，该菌还可以通过体表的伤口感染。

3. 易感动物

（1）自然宿主 迟缓爱德华菌在环境中的分布和宿主范围有限，海水和淡水环境是潜在感染的主要贮存地，与这种生态小环境密切相关的动物，如鱼类、爬行类、两栖类和水栖鸟类也是感染源。携带迟缓爱德华菌的最常见物种是冷血动物，如爬行动物和鱼类。另外在一部分脊椎动物，包括哺乳动物中也可以分离到。

鱼类中除日本鳗鲡对迟缓爱德华菌特别易感外，还有多种人工养殖的淡水鱼和海水鱼因感染该菌而发病，如鲫、金鱼、虹鳟、大鳞大马哈鱼、黑鲈、紫鲕、真鲷、丽鲷、黑鲷、鲻、川鲽、牙鲆、斑点叉尾鮰、黑鲈、金体美鳊、鲭、罗非鱼等多种鱼类均可感染。

迟缓爱德华菌可以感染蛇、蜥蜴、龟、鳄等变温动物，也可感染鸟类、臭鼬、猪、马、家兔等恒温动物，有人认为迟缓爱德华菌是蛇类正常肠道菌群的成员之一。此外，该菌还可感染两栖类动物如牛蛙（可以导致牛蛙发生"红腿病"）及爬行类动物如中华鳖。

迟缓爱德华菌是爱德华菌属3种菌中唯一能感染人并导致腹泻和引起其他症状的细菌。在出现腹泻、营养性肝硬化、低热症状的病人粪便中可能分离到该菌。

（2）实验动物　鲤和青蛙容易感染。

4. 流行特征　在水产动物的养殖过程中，全年均可以发生感染，缺乏明显的季节性，在水温15℃以上时均可引起疾病的流行，疾病发生的高峰期多出现在水温25～30℃的时候，一般于夏、秋季易流行，尤其在每年的7～8月份。水温越高，发病期越长，其危害也越大。在鱼类中该致病菌常与链球菌混合感染。

人主要是通过食用带有迟缓爱德华菌的食物而受到感染，特别是有生食习惯的人群感染该菌的可能性比较大。此外，饮用或者带伤接触被该菌污染的水，也会受到该菌的感染。

5. 发生与分布　迟缓爱德华菌呈世界性分布，在非洲、美洲和亚洲已经有较多的关于该菌的报道。该菌所致疾病对日本和中国的鳗鲡养殖业所造成了比较严重的经济损失。除中国和日本外，在美国、德国、意大利、南非、印度、马来西亚、巴拿马等国都有人类感染迟缓爱德华菌相关的病例报道。

（三）对动物与人的致病性

1. 对动物的致病性　由迟缓爱德华氏菌所引起的鱼类及其水产养殖动物的感染症已经有比较深入的研究，由爱德华菌引起的各种鱼类疾病被通称为爱德华氏菌病。不过，在早期的研究中，尤其对迟钝爱德华菌所引起的鳗鲡感染症，即鳗赤鳍病、鳗臌胀病、鳗溃疡病、鳗肝肾病、鳗肝肾综合征等，实际上这些别称均为由迟缓爱德华菌引起的鳗鲡不同类型的病症。鱼类感染迟缓爱德华菌可见疝气、脱肠、腹水、肝脏肉芽肿等症状（彩图41-3C、D），并可在脾脏中检出本菌（彩图41-3B）。叉尾鮰爱德华菌主要感染斑点叉尾鮰（*Ictalurus punctatus*）而引起肠道败血症。而保科爱德华菌的病原学意义不大，有关资料甚少，有记述的只是对虹鳟的感染。

叉尾鮰爱德华菌引起的症状有两种类型：一是急性肠道败血症，除了一般的细菌感染所表现出的症状外，主要表现为贫血和眼球突出，肝脏及其他内脏器官有出血点和坏死点；二是慢性脑膜炎，症状最初发生在嗅觉囊，缓慢发展到脑组织形成肉芽肿性炎症，这种慢性的脑膜炎会改变行为表现，伴有交替的倦怠和不规则游动，在后期则出现典型的"头穿孔"病例，可见到头背颅侧部烂得很深，一直暴露出脑部。

2. 对人的致病性　迟缓爱德华菌对人类属于条件致病菌，可在出现脑膜炎、腹膜炎、败血症、菌血症、肝脓肿、尿路感染、创伤、输液反应等相应症状的病人体内检测到。

（四）诊断

1. 动物的临床诊断　不同鱼类在感染爱德华菌后，可出现一些不同的症状。鲻和鳗鲡感染迟缓爱德华菌后，通常可见腹部及两侧出现大面积脓疡，脓疡边缘出血，病灶内组织腐烂，溢出强烈恶臭液体状物质，腹腔内充满气体使腹部膨胀。牙鲆幼鱼患爱德华菌病时，可见腹腔大量积水。锄齿鲷患病后主要表现为皮肤出血性溃烂，脾和肾脏表面还有许多小白点。受感染的蛙主要表现为腹部膨胀，皮肤充血或者点状出血，肝、肾肿大、充血或出血，组织坏死。

当用解剖针刺穿病鱼病灶部位时，均有脓状物流出。可见其肾脏和肝脏明显肿大，大多伴有脓疡病灶，肛门突出、肛门周围红肿及肾脏中的脓汁转移到其他组织器官，最后引起败血症而导致鱼体死亡。

2. 人的临床诊断　主要症状表现为间隙性反复腹泻，大便每天4～15次，通常呈现黄绿色、水样，有异臭。因为腹泻加重还可能伴有恶心、呕吐、发热的现象。

3. 实验室诊断

（1）分离培养　从病鱼肝脏、肾脏或血液等病灶组织中取样，接种于沙门氏菌-志贺氏杆菌琼脂或木糖-赖氨酸-脱氧胆盐（XLD）琼脂培养基上，25℃培养48～72h，观察有无中央发黑、周边透明的露滴状菌落，如果有这样的菌落出现，即证明鱼体已经受到该菌感染。若在上述培养基中加入1‰甘露醇，则可区分与迟缓爱德华菌生化性状相近的、但能分解甘露醇的其他细菌，后者在此培养基上形成红色菌落。

（2）涂片染色镜检 挑取可疑菌落涂片，进行革兰氏染色，若为革兰氏阴性杆菌，则可判断为爱德华菌。

（五）防制措施

1. 动物的防制措施

（1）药物防治 众多研究表明，许多种抗生素类药物对于爱德华菌病的治疗都是有效的，如庆大霉素、氨苄青霉素、土霉素、四环素、链霉素及磺胺类药物等。

（2）疫苗接种 鱼类免疫系统已经进化到比较高的水平，包括特异性和非特异性免疫系统，虽然还不如高等脊椎动物完善，但是在多种鱼类中进行的有关提高免疫力的探索已经取得了一定进展。针对迟缓爱德华菌也有不少学者作了大量的研究工作，初步证明接种预防爱德华菌病是有效的。

2. 人的防制措施

（1）预防 因为人类主要通过摄食带菌的食物而感染爱德华菌，食用熟透的食物可以避免感染。同时要特别注意，已经患有肝炎和肿瘤疾病的人群对该菌更易感染。

（2）治疗 丁胺卡那霉素、氟哌酸、庆大霉素、痢特灵等均能有效防治人爱德华菌病。

（六）公共卫生影响

近十年来，由于水产养殖及其工业化的发展，水体环境的恶化，为爱德华菌的滋生提供了更多的场所，在部分地区爱德华菌病的发病数量有上升态势。爱德华菌能随动物粪便及其尸体在自然界中存活很长时间，构成了传播的重要条件。当人接触到这种病原菌时，有可能发生传染。但是该菌在健康人和动物的体内极少发现，大部分感染对象是养殖鱼类。一般来说，发病地区应采取措施，主要是隔离，消毒用具和周围环境，对病患尸体进行处理。当发现患此病的病人时，应立即对病人进行治疗。接触者应用抗生素类药物进行预防，接触过污染物品的人员也应用抗生素类药物进行预防。另外，迟缓爱德华菌因不产生芽孢，易于消毒和灭活，通过上述措施，就能有效消灭环境中的爱德华菌。

（陈昌福）

◆ **参考文献**

Cook R A，Tappe J P. 1985. Chronic enteritis associated with Edwardsiella tarda infection in Rockhopper penguins. J. Am. Vet. Med. Assoc. ，187，1219 - 1220.

Janda J M，Abbott S L，Kroske-Bystrom S，et al. 1991. Pathogenic properties of Edwardsiella species. J. Clin. Microbiol. ，29，1997 - 2001.

Janda J M，Abbott S L. Infections associated with the genus Edwardsiella：the role of Edwardsiella tarda in human disease. Clin. Infect. Dis.. 1993，17，742 - 748.

Kusuda R，Salati F. 1993. Major bacterial diseases affecting mariculture in Japan. Annu. Rev. Fish Dis. ，3：69 - 85.

Ling S H M，Wang X H，Xie L，et al. 2000. Use of green fluorescent protein （GFP） to track the invasion pathways of Edwardsiella tarda in in vivo and in vitro fish models. Microbiology，146：7 - 19.

Plumb J A. Edwardsiella septicemia. In：Inglis，V. ，Roberts，R. J. ，Bromage，N. R. 1993. （Eds. ），Bacterial Diseases of Fish. Blackwell Scientific Publication，Oxford，61 - 79.

Putanae S，Rao S，Lim TM，et al. 2001. Opsonized virulent Edwardsiella tarda strains are able to adhere to and survive and replicate within fish phagocytes but fail to stimulate reactive oxigen intermediates. Infect. Immun，69：5689 - 5697.

Srinivasa Rao P S，Lim T M，Leung K Y. 2001. Opsonized virulent Edwardsiella tarda strains are able to adhere to and survive and replicate within fish phagocytes but fail to stimulate reactive oxygen intermediates. Infect. Immun. ，69：5689 - 5697.

Srinivasa Rao P S，Yamada Y，Leung K Y. 2003. A major catalase （KatB） that is required for resistance to H_2O_2 and phagocyte-mediated killing in Edwardsiella tarda. Microbiology，149：2635 - 2644.

Thune R L，Stanley L A，Cooper R K. 1993. Pathogenesis of gram-negative bacterial infections in warm water fish. An-
　nu. Rev. Fish Dis.，3，37 - 68.

第四节　肠杆菌属细菌所致疾病

阴沟肠杆菌感染

阴沟肠杆菌感染（Enterbacter cloacae infection）是由阴沟肠杆菌引起的一种机会性人与动物共患病。阴沟肠杆菌是存在于人和动物肠道内的条件致病菌，广泛分布于环境中，土壤、水、污水、腐烂蔬菜和乳制品中均可发现，在阴沟水中含量可高达 $10^7/g$。阴沟肠杆菌容易导致泌尿道和呼吸道感染，也可发生伤口感染、中枢神经系统感染、菌血症和败血症等。随着头孢菌素的广泛使用，阴沟肠杆菌已成为医院感染越来越重要的病原菌，细菌感染常累及多个器官系统。

（一）病原

1. 分类地位　阴沟肠杆菌（*Enterobacter cloacae*）在分类上属肠杆菌科（Enterobacteriaceae）、肠杆菌属（*Enterobacter*）。肠杆菌属包括产气肠杆菌（*Enterobacter aerogenes*）、阴沟肠杆菌（*Enterobacter cloacae*）、成团肠杆菌（*Enterobacter agglomerans*）、日沟维肠杆菌（*Enterobacter gergoviae*）和阪崎肠杆菌（*Enterobacter sakasakii*）。其中，阪崎肠杆菌的生化反应特性与阴沟肠杆菌非常类似，1980 年由黄色阴沟肠杆菌更名为阪崎肠杆菌。阴沟肠杆菌具有 O、H 和 K 三种抗原成分。大多数菌株的培养物煮沸（100℃）1h 后能与同源 O 血清发生凝集反应。而活菌与其凝集微弱或不凝集，表明具有一个 K 抗原，在 O 血清中不凝集的活菌培养物经 100℃加热 1h，菌悬液经 50％乙醇或 1mol/L 盐酸37℃处理 10h 变为可凝集，但在 60℃加热 1h 后仍不失其 O 不凝集性，用煮沸加热的菌悬液制备的抗血清不含 K 凝集素。由阪崎建立的阴沟肠杆菌抗原表由 53 个 O 抗原群、56 个 H 抗原及 79 个血清型所组成。

2. 形态学基本特征与培养特性　阴沟肠杆菌为革兰氏阴性粗短杆菌，宽 0.6～1.1μm、长 1.2～3.0μm，有周身鞭毛（6～8 条），有动力性，无芽孢，无荚膜。其最适生长温度为 30℃，兼性厌氧，在普通培养基上就能生长，形成大而湿润的黏液状菌落（彩图 41 - 4）。在血琼脂上不溶血，菌落在伊红-亚甲蓝琼脂（EMB）为粉红色、呈黏稠状；在麦康凯琼脂上为粉红色或红色、呈黏稠状；在SS 琼脂上若生长则呈白色或乳白色，不透明黏稠状。

（二）流行病学

1. 传染来源　主要是患者和带菌者。阴沟肠杆菌广泛存在于自然界中，在人和动物粪便、水、泥土、植物等均可检出。另外在受污染的静脉注射液、血液制品、蒸馏水、内镜、人手、听诊器、棉花拭子、冰冻的胰岛素液体、脂肪溶液等均曾被检测到该菌的存在。

2. 传播途径

（1）动物　可通过吸入途径传播，此外肠道内正常存在的阴沟肠杆菌在抗生素使用过度或动物免疫力低下时也可侵入体内造成感染。

（2）人　吸入传播包括吸入含有病原菌的口咽、鼻分泌物、空气中的微生物和通过气管插管途径等。在严重创伤、烧伤患者中有直接接触传播阴沟肠杆菌感染的报道。此外还有血液传播如侵袭性操作，静脉药瘾者间传播等。有人认为肠道中作为正常菌群组成的阴沟肠杆菌，在患者接受抗生素治疗后，选择出耐药、毒力增强的阴沟肠杆菌，在患者免疫力降低的条件下侵入体内形成所谓的"医院内感染"。

3. 易感动物　阴沟肠杆菌为条件致病菌，即在人和动物的肠道内，于正常条件下是不致病的共栖菌。但是当机体免疫功能下降或抗生素的过度使用时则可能导致阴沟肠杆菌的感染。在人类，长期住院

（特别是在重症监护病房）、患严重疾病、长期应用广谱抗生素、应用放疗或化疗及免疫抑制剂等患者易导致该病的发生；初生婴儿发生医院内感染的病例也有报道。在动物，当冬季天气寒冷、饲养密度过大、饲养条件较差时易导致幼龄动物的感染。此外，亦有关于小动物（主要为犬和猫）在宠物医院发生医院内感染的病例调查报告，以尿路感染最为常见。

4. 流行特征 阴沟肠杆菌感染一般呈散发、全年均可发生。在人以医院感染为主。据报道，西方发达国家医院内感染以革兰氏阳性球菌为主，而在我国则仍以革兰氏阴性杆菌为主。在革兰氏阴性杆菌中条件致病菌占有很大比重，如阴沟肠杆菌、成团泛菌、黏质沙雷菌等。在医院内，感染患者以老年人多见，且对三代头孢菌素的耐药率高。其中多重耐药菌占 47.2%，这与医院内环境存在各种耐药基因有关。这些基因以质粒、转座子、整合子等不同形式的转移及耐药菌株的扩散，导致此菌在送院内感染的暴发，特别是在重症监护病房和烧伤病房应高度重视。有报道称在重症监护病房因阴沟肠杆菌感染导致的死亡率高达 20%～40%。在有的医院，其耐药性已超过铜绿假单胞菌和肺炎克雷伯菌。

（三）对动物与人的致病性

阴沟肠杆菌作为革兰氏阴性菌，内毒素起着致病作用。此外，该菌对于消毒剂及抗生素的强烈抵抗能力，是日渐增多医院感染的重要原因。

1. 对动物的致病性 阴沟肠杆菌广泛存在于自然界及动物肠道内。动物发生阴沟肠杆菌感染，多数发生在饲养条件恶劣、动物体况较差的条件下，病变常见于消化系统和呼吸系统。

2. 对人的致病性 临床表现多种多样，大体上类似于其他的兼性革兰氏阴性杆菌。可表现为皮肤、软组织、呼吸道、泌尿道、中枢神经系统、胃肠道和其他器官的感染。

（1）败血症 多发生在老人或新生儿中，有时伴有其他细菌混合感染。在成人和儿童中常伴发热，并多有寒战。患者热型不一，可为稽留热、间歇热、弛张热等。可伴低血压或休克。患者多表现为白细胞增多，也有少部分患者表现为白细胞减少。偶尔报道有血小板减少症、出血、黄疸、弥散性血管内凝血者。大多同时有皮肤症状，如紫癜、出血性水泡、脓疱疮等。

（2）下呼吸道感染 患者一般均有严重基础疾病，尤以慢性阻塞性肺病及支气管肺癌为多。感染者常已在使用抗生素，并常有各种因素所致的免疫能力低下，如使用免疫抑制剂、激素应用、化疗放疗等。诱发因素：以安置呼吸机最多，其他有气管切开、气管插管、胸腔穿刺、动静脉插管、导尿、全身麻醉等。发热甚至高热，多有咳痰，痰液可为白色、脓性或带血丝，但在老年人中症状较少或无症状。可能有呼吸急促，心动过速。感染可以表现为支气管炎、肺炎、肺脓肿、胸腔积液。休克和转移性病灶少见。X 线表现不一，可以是叶性、支气管炎性、空隙性或混合性，可以为单叶病变、多叶病变或弥漫性双侧病变等。

（3）伤口感染 常见于烧伤创口、手术切口的感染。随着各种手术的开展，几乎各处都可有杆菌感染，尤以胸骨、纵隔和脊柱后方相对多见。

（4）软组织感染 在社区中感染的常见形式，如指甲下血肿、摔伤后软组织感染。

（5）心内膜炎 危险度最高的是静脉药瘾者、人工瓣膜术后、心脏手术后患者。

（6）腹部感染 由于该菌的迁徙或肠道穿孔到达腹膜或其他脏器而发病。目前胃肠源性的感染中该菌渐受重视，尤其在肝移植相关感染者中更为多见。其他如肝的气性坏疽，急性气肿性胆囊炎和逆行胰胆管造影术后败血症，胆石淤积所致间歇梗阻的急性化脓性胆管炎，不伴腹水或穿孔的继发于小肠梗阻后的腹膜炎等。

（7）泌尿道感染 从无症状性细菌尿到肾盂肾炎均有报道。

（8）中枢神经系统感染 阴沟肠杆菌可引起脑膜炎、脑室炎、脑脓肿等。

（9）眼部感染 眼部手术是常见诱因，白内障手术多在老年人中进行，因而成为此类感染常见诱因。

（四）诊断

1. 临床诊断 阴沟肠杆菌通过吸入途径、直接接触或侵入性操作等途径感染患者或患病动物后，易导致机体多系统发生感染症状，如呼吸道感染、伤口感染、软组织感染、泌尿道感染、中枢神经系统感染、腹部感染、败血症等，尤其容易侵入呼吸系统造成继发感染，因此肺部感染患者更应注意阴沟肠杆菌感染的可能。

2. 实验室诊断

（1）病原学检查　无菌操作采集动物的肝、肺、心、脑等组织，采集患者的痰液、尿液、脑脊液或其他感染部位分泌物等，接种于固体培养基和血平板培养基，37℃培养24h，观察菌落形态、大小及染色特性，挑取单个菌落移植于普通液体培养基中，进一步进行生化特性鉴定，并结合药敏试验和毒力试验最终得到细菌鉴定结果。

（2）其他检查　阴沟肠杆菌感染的血常规检测结果多为白细胞数和中性粒细胞数显著增高，可有核左移。但免疫力低下等机体反应较低者或老人和小儿等白细胞也可不高。尿常规检测结果多为尿路感染时尿液混浊，在高倍显微镜下观察，白细胞＞5，可伴有红细胞、尿蛋白及管型等。利用鲎细胞溶解物试验测定体液中的内毒素，有助于革兰氏阴性杆菌败血症的诊断。此外，利用基因诊断技术将大大提高标本检测的阳性率，并可确定是否有耐药基因的存在。

（五）防制措施

1. 动物的防制措施

（1）预防　阴沟肠杆菌广泛分布于土壤、水和空气中，当动物处于应激条件下易导致该病的发生，因此，保持动物圈舍干燥，通风良好，降低饲养密度，减少环境应激，改善空气品质，天气寒冷时注意保温等措施可有效预防动物阴沟肠杆菌的感染。此外，治疗动物疾病时需要合理使用抗生素，防治菌群失调。

（2）治疗　发生阴沟肠杆菌感染时，要对动物的圈舍、用具和环境进行彻底消毒。粪便、污物等需要集中进行处理。及时清除病死动物，烧毁或深埋，并将患病动物严格隔离。鉴于阴沟肠杆菌的耐药情况较为严重，需要通过临床分离株阴沟肠杆菌的药敏试验结果进行抗生素的选择。

2. 人的防制措施

（1）预防　在日常生活中，需加强劳动保护，保护皮肤及黏膜的完整与清洁，同时要避免外伤和伤口感染。由于阴沟肠杆菌感染目前多发于"医院内感染"，所以一定要做好医院各病房内的消毒隔离及防护工作，防止致病菌及条件致病菌在医院内的交叉感染，在进行各种侵入性操作时，应严密消毒，确保无菌操作。对于住院的各种病患，在积极治疗基础疾病、保护和改善患者机体免疫状态的同时，要合理使用抗生素和肾上腺皮质激素，防止菌群失调。

（2）治疗　由于阴沟肠杆菌耐药情况十分严重，故在治疗其感染时需根据药敏试验和耐药机制检测报告选药，避免滥用抗生素。如果阴沟肠杆菌产生 ESBLs，则首选碳青霉烯类抗生素如亚胺培南，复合制剂如头孢哌酮-舒巴坦、哌拉西林-三唑巴坦等抗生素也可选用，但需加大剂量，喹诺酮类抗生素应根据药敏情况选用；如果阴沟肠杆菌产生阴沟肠杆菌 Amp C β-内酰胺酶（Amp C 酶），可选用碳青霉烯类抗生素和第四代头孢菌素；如果同时产生上述两种酶，则应选用碳青霉烯类抗生素进行治疗。第三代头孢菌素不推荐使用于阴沟肠杆菌感染，因为它极易筛选出高产 Amp C 酶的去阻遏突变菌落，从而导致耐药菌流行。

此外，在应用抗生素进行治疗的同时，还需同时配合对症治疗。如加强护理，维持水、电解质及酸碱平衡，加强营养，补充适量维生素等。必要时给予输血、血浆、白蛋白，积极治疗原发病。对于肿瘤或白血病患者，需适当应用免疫增强剂。高热时给予物理降温，烦躁者给予镇静剂，中毒、感染性休克及弥散性血管内凝血者，给予肾上腺皮质激素治疗。防治各种并发症的发生。

（六）公共卫生影响

随着抗菌药物临床应用的增多，细菌耐药性日益严重，已成为全球关注的公共卫生问题。新开发的β-内酰胺类抗生素的临床应用使革兰氏阴性杆菌感染的治疗取得了很大进展，同时，也导致革兰氏阴性杆菌的耐药性更加突出，给临床治疗带来了新的困难。肠杆菌属细菌是医院内感染的常见病原菌之一，其对多种抗菌药物已出现固有耐药或获得性耐药，已引起广泛重视。尤其是阴沟肠杆菌最易产生 Amp C 酶，导致其引起的感染临床治疗十分棘手。因此，及时了解阴沟肠杆菌的耐药现状，可为该菌感染的治疗制定合理的用药方案，并为控制临床感染提供重要依据。

（曲 萍）

◈ 参考文献

陈晓玲 . 2005. 阴沟肠杆菌耐药机制的研究进展 [J] . 中国抗感染化疗杂志，5（5）：310 - 313.

李智红，徐国栋，刘长辉，等 . 2002. 肉雏鸡阴沟肠杆菌感染的治疗 [J] . 动物科学与动物医学，19（10）：42.

刘自贵，谭成，陈敏，等 . 2000. 阴沟肠杆菌感染及其药物敏感性分析 [J] . 中华医院感染学杂志，10（6）：472 - 473.

马亦林 . 2005. 传染病学 [M] . 上海：上海科学技术出版社：694 - 699.

邱云霞 . 2006. 阴沟肠杆菌感染的临床特点及耐药性分析 [J] . 河北医学，12（9）：908 - 910.

肖建，林时作 . 2004. 仔猪腹泻阴沟肠杆菌的分离及鉴定 [J] . 浙江畜牧兽医，4：33 - 34.

周乐翔，彭少华，李智山，等 . 2008. 湖北地区肠杆菌属细菌耐药性监测 [J] . 中国抗感染化疗杂志，8（3）：204 - 205.

P. R. Edwards，W. H. Ewing. 1972. Identification of Enterobacteriaceae. Minneapolis，Burgress Pub. Co.，301 - 307.

J. Scott Weese. 2008. Investigation of Enterobacter Cloacae infections at a small animal veterinary teaching hospital. Veterinary Microbiology，130：426 - 428

第五节 哈夫尼亚菌属细菌所致疾病

哈夫尼亚菌感染

哈夫尼亚菌感染（Hafnia infection）是由哈夫尼亚菌引起的一种机会性人与动物共患病。哈夫尼亚菌为机会致病菌，偶尔可致人泌尿系统及呼吸道感染，也引起败血症、脑膜炎以及伤口和脓肿混合感染。本菌可出现在正常人粪便中，偶尔可从血液、痰、尿、伤口、脓肿、咽喉、腹腔中分离出，多数情况下出现于混合感染培养物中，使免疫力低下的患者发病。少数情况下，哈夫尼亚菌会引起医院内的机会性感染。

（一）病原

1. 分类地位 哈夫尼亚菌在分类上属肠杆菌科（Enterobacteriaceae）、哈夫尼亚菌属（*Hafnia*），该属只有蜂房哈夫尼亚菌（*Hafnia alvei*）一个种。

1954 年 Møller 对肠杆菌科成员脱羧酶活性进行研究时发现，有 30 株 VP 阳性的菌株，其赖氨酸和鸟氨酸脱羧酶阳性且精氨酸二氢脱水酶阴性，因此将这类表型相异的细菌命名为"哈夫尼亚群"，由于该菌最初是从蜜蜂肠道分离到的，所以 M₂ller 建议该属的模式种应为蜂房哈夫尼亚菌。1968 年 Ewing 和 Fife 在系统评论相关分类学文献后建议命名为哈夫尼亚肠杆菌。随后几年，关于哈夫尼亚菌在肠杆菌属和哈夫尼亚属之间的分类一直存在分歧，直到 1974 年 Johnson 利用数字分类法研究了 10 株蜂房哈夫尼亚菌，发现这是一个生化反应同源组，从而证明了这些菌株应该归于哈夫尼亚属。

关于哈夫尼亚菌的分类，有 3 个方面的证据可以证明哈夫尼亚菌可以自成一属。①通过匹配系数和不加权均数相关簇运算法则得到哈夫尼亚菌的相似性为 87.5%。②肠杆菌科各个种的 G+C mol% 为 52~58，而哈夫尼亚菌的 G+C mol% 为 45~49。③哈夫尼亚菌与肠杆菌科的各个种的 DNA 相关性为 18%~23%。

2. 形态学基本特征与培养特性 革兰氏阴性短小杆菌，无芽孢，无荚膜，两端无浓染，有鞭毛，有运动性。

在营养琼脂平板上为光滑、湿润、半透明、边缘整齐、中等大小的菌落。血平板上为光滑、湿润、灰白色、边缘整齐、无溶血的菌落。SS 琼脂上为光滑、湿润、无色、半透明、较小的菌落。在伊红美蓝琼脂上为光滑、湿润、无色、半透明、中等大小的菌落。三糖铁斜面培养阴性。

3. 理化特性 哈夫尼亚菌对外界理化因素的抵抗力不强，常规消毒方法即可灭活。

（二）流行病学

1. 传染来源 在水源中，饮用水、污水和鱼塘存在哈夫尼亚菌。动物中，昆虫、鸟、鸡、鱼、蛇、猪、马、兔和啮齿动物可以携带，蜂房哈夫尼亚菌是哺乳动物的第三常见肠杆菌成员，占 5.4%。存在于人的正常微生物寄居部位、伤口和尿中，是胃肠道的正常菌群。此外，还存在于奶产品、零售牛肉、肉馅和冷藏肉中。

2. 传播途径 蜂房哈夫尼亚菌一般不致病，当宿主机体状态改变或本菌进入肠道以外的部位可引起相应部位的感染。

3. 易感动物

（1）自然宿主 昆虫、鸟、鸡、鱼、蛇、猪、马、兔和啮齿动物。儿童和55岁以上成年人是易感人群。

（2）实验动物 分离菌株在家兔肠结扎模型中可引起部分发生腹泻。感染家兔的病理变化：回肠和结肠失去完整的微绒毛，回肠的切片中哈夫尼亚菌以基座样结构黏附于小肠表皮。

（三）对动物与人的致病性

1. 对动物的致病性 和马流产、虹鳟鱼的出血性败血症相关，从马流产后的胎儿和恶露中分离到了蜂房哈夫尼亚菌，另外，从发生出血性败血症的虹鳟鱼的皮下坏死组织和发生黄疸的器官分离到了蜂房哈夫尼亚菌。

2. 对人的致病性 哈夫尼亚菌一般不致病，当机体状态改变或本菌进入肠道以外的部位，也可引起相应部位的感染，可致人胃肠炎、泌尿系统及呼吸道感染，也可引起败血症、脑膜炎以及伤口和脓肿混合感染。发生与哈夫尼亚菌相关的胃肠炎时，症状表现为腹泻、腹痛和恶心，少数情况下出现更严重的症状，包括发热、寒战、肌肉痛和关节炎，症状可持续3天至1周多时间。许多从泌尿系统和呼吸道分离的哈夫尼亚菌来自慢性呼吸道病、肿瘤或心脏病患者。插管法是常见的诱发哈夫尼亚菌感染的因素，本菌随导管插入术进入血流从而引发感染。

（四）诊断

1. 细菌的分离 哈夫尼亚菌在营养琼脂平板上为光滑、湿润、半透明、边缘整齐、中等大小的菌落。血平板上为光滑、湿润、灰白色、边缘整齐、无溶血的菌落。SS琼脂上为光滑、湿润、无色、半透明、较小的菌落。在伊红美蓝琼脂上为光滑、湿润、无色、半透明、中等大小的菌落。三糖铁斜面培养阴性。在大多数培养基上培养过夜后，其菌落表现为光滑、突起，边缘整齐，个别菌株边缘不规则。

目前还没有专门用于分离哈夫尼亚菌的选择性培养基。

2. 细菌的鉴定 哈夫尼亚菌有运动力，产 β-半乳糖苷酶、氰化钾肉汤上生长，无明胶酶活性，同时为赖氨酸脱羧酶和鸟氨酸脱羧酶阳性和精氨酸脱氢酶阴性。大多数菌株 VP 阳性（在 22℃ 阳性，在 35℃ 却是阴性）。不能利用柠檬酸盐作为碳源获得能量。发酵 D-葡萄糖、D-甘露醇、L-鼠李糖和 D-木糖产气，一半多的哈夫尼亚菌发酵纤维二糖。

（五）防制措施

（1）预防 由于哈夫尼亚菌分布广泛且为人与动物体内的正常菌群，故预防本病的措施以保持清洁卫生、增强机体免疫力、避免伤口感染，以及严格消毒，减少医院内感染与合理使用抗生素及肾上腺皮质激素等为主。

（2）治疗 由于人发病率非常低，目前对哈夫尼亚菌的抗生素敏感性大规模调查还没有进行，早期的研究表明多数哈夫尼亚菌对氨基糖苷类、四环素、氯霉素和氨苄西林和窄谱头孢菌素（乳头孢噻吩）有耐药性。对庆大霉素、妥布霉素、阿米卡星和奈替米星敏感。当临床发病后，经实验室确诊为哈夫尼亚菌感染患者，可以使用上述敏感药物进行治疗。

（六）公共卫生影响

哈夫尼亚菌是一种机会性条件致病菌，仅感染机体抵抗力低下者或发生医院内感染。因此，哈夫尼亚菌感染对公共卫生影响不大，但应引起机体抵抗力低下者及医院的警惕。

（元文华）

◆ **参考文献**

安云庆，Appelmelk B J. 1995. 蜂房哈夫尼亚菌脂多搪核心区的免疫学特征［J］. 首都医学院学报，3（16）：189-193.

曹军，应月青，杨曦. 2010. 1株疑似沙门菌的蜂房哈夫尼亚菌的鉴定［J］. 预防医学论坛，10（16）：933-935.

房亮，李田. 2005. 1株蜂房哈夫尼亚菌的分离与鉴定［J］. 中国卫生检验杂志，2（15）：235.

张旭东，闫超杰，孙剑，等. 2010. 冷鲜牛肉中蜂房哈夫尼亚菌的分离与鉴定［J］. 微生物学杂志，3（30）：106-108.

张彦，张树荣. 2004. 某医院感染哈夫尼亚菌属调查分析［J］. 西南军医，3（6）：27.

J. M. 让达，S. L. 阿博特. 2008. 肠杆菌科［M］. 曾明，王斌，李凤祥，译. 第2版. 北京：化学工业出版社：306-319.

Lukasiewicz，Jolanta Jachymek，Wojciech Niedziela，et al. 2010. Structural analysis of the lipid A isolated from Hafnia alvei 32 and PCM 1192 lipopolysaccharides. Journal of lipid research JLR，Mar. 51（3）p. 564-574.

Podschun R，Fischer A，Ullmann U. 2001. Characterisation of Hafnia alvei isolates from human clinical extra-intestinal specimens：haemagglutintns，serum resistance and siderophore synthesis. The Pathollgical Society of Great Britain and Ireland，50：208-214.

Sakazaki R. 1984. Serology of enterobaeter and Hafnia alvei. Methods Mierobiol，14：165-186.

第六节 克雷伯菌属细菌所致疾病

克 雷 伯 菌 病

克雷伯菌病（Klebsiellosis）是由克雷伯菌引起的一种人与动物共患传染病，肺炎克雷伯菌为条件致病菌，主要引起肺部感染，多发生于老年人、营养不良、慢性酒精中毒、慢性支气管-肺疾病、脑血管意外及全身衰竭的患者。可引起典型的原发性肺炎。

（一）病原

1. 分类地位 肺炎克雷伯菌（*Klebsiella pneumoniae*）在分类上属肠杆菌科（Enterobacteriaceae）、克雷伯菌属（*Klebsiella*）。本属菌可分5个种，即肺炎克雷伯菌、产酸克雷伯菌、解鸟氨酸克雷伯菌、植生克雷伯菌和土生克克雷伯菌。其中肺炎克雷伯菌又可分肺炎、臭鼻和鼻硬结3个亚种。肺炎亚种大多属于荚膜3型及12型；臭鼻亚种有4、5、6、15等型，以4型最常见；鼻硬结亚种则多为3型。克雷伯菌具有菌体抗原O和荚膜抗原K，按荚膜抗原K的成分，肺炎克雷伯菌可分为80个型。在临床分离到的克雷伯菌属中，肺炎克雷伯菌占80%以上，是本属中最为重要和常见的病原菌。

2. 形态学基本特征与培养特性 肺炎克雷伯菌为革兰氏阴性杆菌，比其他肠杆菌粗短，长1~2μm、宽0.5~0.8μm，可产生荚膜，无芽孢，无动力，但大部分细菌呈散在分布。常见端对端的成对发育。荚膜为不含氯的多糖物质，较厚，革兰氏染色即可观察到，但以印度墨汁染色法较易观察。本菌最适生长温度为37℃。在碳水化合物丰富的培养基上荚膜较厚。不同类型荚膜的脂多糖全是复杂的酸性脂多糖，通常含有葡萄糖醛酸和丙酮酸。它们与大肠杆菌的K抗原相似。菌落呈灰白色，极黏稠。在鉴别培养基上因发酵乳糖而显有色菌落；在固体培养基上则可因产生大量荚膜物质而呈灰白色黏胨样菌落，菌落易互相融合，以接种环挑取易拉成丝；而在肉汤中培养数日后液体明显黏稠。细菌为兼性厌氧，在完全缺氧条件下生长较差。对马及羊红细胞无溶血。克雷伯菌属的典型的生化特征是在4天内发酵淀粉产气。

3. 理化特性 室温条件下可存活数周，55℃ 30min可被杀死。在干燥条件下可存活数月。

（二）流行病学

1. 传染来源 肺炎克雷伯菌是重要的医院内感染病原菌。据报道，肺炎克雷伯菌在临床标本中分离的革兰氏阴性杆菌中占第二位，仅次于铜绿假单胞菌；痰标本中最多，尿次之，正常人口咽部肺炎克雷伯菌的带菌率为1%~5%，结肠带菌率为5%~35%。使用抗生素的患者粪便中细菌的检出率增加，有人报道在使用过抗生素的300份粪便标本中，43%有肺炎克雷伯菌生长。带菌者和患者是最为重要的传染源。

2. 传播途径　当人体的抵抗力下降时，正常带菌者可以发生局部或全身感染，称之为内源性感染；此外，在医院，细菌可以通过患者间、工作人员和患者间的接触、人工呼吸器等医疗用具而传播。长期住院、手术、留置导尿管以及原发疾患等，引起患者全身或局部防御免疫功能减退是重要诱因。此外，医护人员带菌的手也是造成细菌传播的重要途径。

3. 流行特征　在基础性疾病中，以引起慢性呼吸系统疾病的肺炎克雷伯菌感染率最高，达40%左右。高龄、严重基础性疾病和大量广谱抗菌药物的使用是肺炎克雷伯菌易感的主要因素。由于长期患病，蛋白质和热量摄入不足，免疫功能低下，以及大量广谱抗生素的使用，造成菌群失调，肠道内及口咽部正常菌群移向呼吸道，引起呼吸道感染。

4. 发生与分布　克雷伯菌在森林环境、植被、土壤和水中普遍存在。能从多种哺乳动物、鸟类、爬行动物、昆虫中分离到。在动物中，肺炎克雷伯菌是引起马子宫炎的重要原因，而且与牛的乳腺炎有关。

克雷伯菌属是支气管肺炎及泌尿道感染的常见病原菌。致病菌通常是荚膜1~5型。肺炎克雷伯菌是引起医院内感染的主要致病菌，仅次于铜绿假单胞菌。肺炎克雷伯菌存在于周围环境及人体呼吸道，是肠道的常在菌群。从临床标本中分离的克雷伯菌属95%为肺炎克雷伯菌。当人体免疫力下降时，即可引起感染，而临床上以呼吸道感染最多见。外科感染及尿道感染可引起败血症。很多病人感染可引起菌血症，导致部分病人死亡。接受抗生素治疗的病人呼吸道常可分离出克雷伯菌。

研究表明，肺炎克雷伯菌是最常见的多发耐药菌，对多种抗生素耐药。耐药菌株可通过耐药质粒在某些病菌中局部播散。在抗生素治疗早期，克雷伯属菌对一些抗生素具有先天耐药性，随着时间的推移和抗生素的使用，其对一些新开发的抗生素也产生耐药性。克雷伯菌成为体质虚弱病人院内感染的重要病原菌，毫无疑问与抗生素的使用有关。

（三）对动物与人的致病性

1. 对动物的致病性　肺炎克雷伯菌是动物呼吸道和肠道内寄生的条件致病菌。正常情况下很少侵害家畜，只有在免疫功能低下或长期使用抗菌药物时，肺炎亚种菌能致动物肺炎、子宫炎、乳房炎及其他化脓性炎症，偶尔可引起败血症。

克雷伯菌毒力较强，极少量的肺炎克雷伯菌（100个细菌）注射于小鼠腹腔，即可引起小鼠死亡。

2. 对人的致病性

（1）呼吸道感染　肺炎克雷伯菌是呼吸道感染最常见的病原菌之一。在痰标本中分离的革兰氏阴性杆菌中占第二位，仅次于铜绿假单胞菌。国外报告有的占首位。医院内交叉感染常导致细菌在咽部寄生繁殖，继而引起支气管炎或肺炎。长期住院、应用抗菌药物等使患者咽部肺炎杆菌细菌下行，而引起支气管及肺部感染。

肺炎克雷伯菌引起的急性肺炎与肺炎链球菌肺炎相似，起病急，常有寒战、高热、胸痛、痰液黏稠而不易咳出，痰呈砖红色或深棕色（25%~50%），也可为血丝痰和铁锈色痰。部分患者有明显咯血。体检可发现患者呈急性面容、呼吸困难、发绀，少数患者可出现黄疸、休克。2/3患者体温在39~40℃，肺部有实变体征，有湿性啰音。X线表现多变，可有大叶实变、小叶浸润和脓肿等表现。大叶实变多位于上叶，由于炎症渗出液多而黏稠，故叶间裂常呈弧形下坠。炎症浸润也比其他肺炎浓密，边界锐利，16%~50%的患者有肺脓肿形成。少数呈支气管肺炎或两侧肺外周浸润，有时也可呈两侧肺门旁浸润。本病早期即常有全身衰竭，预后较差，病死率约50%，发生广泛肺坏疽者预后更差。

肺炎克雷伯菌肺炎可表现为慢性病程，也可由急性延续成慢性，呈肺脓肿、支气管扩张与肺纤维化的临床表现。

（2）败血症　国外报道肺炎克雷伯菌败血症，占革兰氏阴性杆菌引起败血症的第二位，仅次于大肠杆菌。绝大多数患者均有原发疾病和/或使用过广谱抗菌药物、免疫抑制剂或抗代谢药物等。最常见的诱因是手术，入侵途径有呼吸道、尿路、肠道、腹腔、静脉注射及新生儿脐带等；静脉输液感染者可引起局部小流行。病情凶险，除发热、畏寒外，有时可伴发休克、黄疸。发热多呈弛张热，也可呈双峰热型。迁徙性病灶可见于肝、肾、肺、骨骼、髂窝、脑膜及脑实质等，病死率30%～50%。

（3）化脓性脑膜炎　肺炎克雷伯菌引起化脓性脑膜炎者日渐增多，占革兰氏阴性菌引起菌脑膜炎的第二位。多见于脑外伤或脑手术后，新生儿也可发生，预后甚差。起病隐匿，常有发热、头痛、颈项强直等脑膜炎症状和体征，可出现颅内高压症状。脑脊液中白细胞及中性粒细胞增多，蛋白含量增高，糖和氯化物定量下降，涂片可见有荚膜的革兰氏阴性杆菌，培养阳性可确诊。老年患者常合并有败血症，病死率高。

（4）尿路感染　据报道，肺炎克雷伯菌引起尿路感染者占第三位。绝大多数患者有原发疾病如膀胱癌、前列腺肥大、膀胱无力、尿道狭窄等，也可发生在恶性肿瘤或其他严重性全身疾病的患者，导尿、留置导尿管或尿路器械检查等是常见的诱因。经采用适当抗菌药物治疗后疗效较好。临床表现与其他病原所致尿路感染相同。

（5）其他感染　如手术后伤口感染或其他创面感染、皮肤软组织感染、腹腔感染、心内膜炎、骨髓炎、关节炎等，均可由克雷伯菌引起。临床表现与其他细菌所致的疾病类似，易形成脓肿。

肺炎克雷伯菌鼻硬结亚种可致慢性肉芽肿性硬结症，最常累及鼻腔、鼻窦、咽喉部、气管及支气管等部位。组织学上有坏死和纤维组织增生，可见具特征的含革兰氏阴性杆菌的泡沫状细胞（即所谓Mikulicz细胞）。肺炎克雷伯菌臭鼻亚种（俗称臭鼻杆菌）可引起鼻黏膜和鼻甲萎缩的臭鼻症，与硬结症不同的是臭鼻症并非是原发的细菌感染，而可能是其他因素参与引发疾病。

（四）诊断

典型的肺炎克雷伯菌肺炎常发生于中老年男性、长期饮酒的慢性支气管肺病患者，有较典型的临床表现和X线征象，结合痰培养结果，不难诊断。但在有严重原发疾病基础上的发病者，临床表现多不典型，诊断较为困难。凡在原有疾病过程中出现高热、白细胞和中性粒细胞增多，X线胸片上出现新的浸润病灶，而青霉素治疗无效者应考虑本病。连续2次或2次以上痰培养阳性，或胸腔积液、血培养阳性可以确诊。

肺炎克雷伯菌肺炎的病理变化与肺炎链球菌肺炎的不同之处是，肺泡内含有大量黏稠渗出液，内有大量中性粒细胞、单核细胞、红细胞和少量纤维蛋白及肺炎克雷伯菌。肺泡壁常被破坏，形成单个或多发的薄壁脓肿。

多数败血症患者的白细胞总数明显增多，嗜中性粒细胞增高；但血液病患者或用抗代谢药物者白细胞数可不增加，反有减少。其他如尿路感染及脑膜炎患者的尿液及脑脊液均有相应变化。确诊应根据细菌培养结果。

（五）防制措施

（1）预防　由于克雷伯菌分布广泛且为人与动物体内的正常菌群，故预防本病的措施以保持清洁卫生、增强机体免疫力、避免伤口感染，以及严格消毒，减少医院内感染与合理使用抗生素及肾上腺皮质激素等为主。

（2）治疗　积极有效的抗生素治疗是克雷伯菌感染治疗的关键。本属菌耐药现象严重，不同菌株之间对药物的敏感性差异甚大，故治疗药物的选用应以药敏结果为依据。在获得药敏结果前，应根据病情选用药物，可选择的药物有：第二、三、四代头孢菌素类；哌拉西林钠、氨苄西林等广谱青霉素类；其他β-内酰胺类，如单环类的氨曲南，碳青霉烯类的亚胺培南-西司他丁钠、美罗培南、帕尼培南-倍他米隆；β-内酰胺类抗生素与β-内酰胺酶抑制剂合剂，如氨苄西林-舒巴坦、阿莫西林-克拉维酸、哌拉西林-三唑巴坦、替卡西林-克拉维酸、头孢哌酮-舒巴坦等；庆大霉素、阿米卡星、异帕米星等氨基糖苷类；环丙沙星、氧氟沙星、左氧氟沙星等氟喹诺酮类药物。

肺炎克雷伯菌多数对氨苄（羧苄）西林耐药，宜用头孢菌素类联合氨基糖苷类治疗。一般肺炎的疗程需3～4周或更长，而败血症与化脓性脑膜炎的临床可能需6周以上。

（六）公共卫生影响

克雷伯菌是一种机会性条件致病菌。但在基础性疾病中，克雷伯菌感染率最高，达40%左右。同时，肺炎克雷伯菌是重要的医院内感染病原菌，在临床标本分离的革兰氏阴性菌种中占第二位，仅次于铜绿假单胞菌。因此，克雷伯菌病是重要的机会性传染病，具有一定的公共卫生学意义，要引起机体抵抗力低下者及医院的高度警惕。

(魏财文)

◆ 我国已颁布的相关标准

GB/T 14926.13—2001 实验动物 肺炎克雷伯菌检测方法

◆ 参考文献

马亦林.2005. 传染病学 [M]. 上海：上海科学技术出版社：611-614.

斯崇文，贾辅忠.2004. 感染病学 [M]. 北京：人民卫生出版社：519-520.

翁心华.1998. 现代感染病学 [M]. 上海：上海医科大学出版社：390-392.

Cheng DL，Liu YC，Yen MY, et al. 1991. Septic metastatic lesions of pyogenic liver abscess. Their association with Klebsiella pneumonia bacteremia in diabetic patients. Arch Intern Med，151：1557-1559.

Fang FC，Sandler N，Libby SJ. 2005. Liver abscess caused by magA+ Klebsiella pneumonia in North America. J Clin Microbiol，43：991-922.

KeynanY，Karlowsky JA，WalusT，Rubinstein E. 2007. Pyogenic liver abscess caused by hypermucoviscous Kp. Scand J Inf Dis，39（9）：828-830.

Lederman ER，Crum NF. 2005. Pyogenic liver abscess with a focus on Kp as a primary pathogen：an emerging disease with unique clinical characteristics. Am J Gastroenterol，100（2）：322-331.

Livermore DM，Canton R，Gniadkowski M，et al. 2007. CTX-M：changing the face of ESBLs in Europe. J Antimicrob Chemother，59（2）：165-174.

Tang LM，Chen ST，Hsu WC，et al. 1997. Klebsiella meningitis in Taiwan：an overview. Epidemiol Infect，119：135-142.

第七节　摩根菌属细菌所致疾病

摩 根 菌 感 染

摩根菌感染（Morganella infection）是由摩根菌引起的一种机会性人与动物共患病。摩根菌是肠杆菌科摩根菌属的唯一菌种，现又分为摩根和波斯尼两个亚种。该菌广泛分布于自然界、动物和人类肠道，系条件致病菌。能够引起动物的口腔炎、肺炎、腐败；引起人泌尿道和伤口感染，导致胃肠炎、菌血症和一些副反应的发生。

(一)病原

1. 分类地位 1913 年 Fulton 就提出该菌群的细菌与变形杆菌属的其他成员间存在足够的表型差异，使其可作为一个独立的属，命名为摩根摩根菌（Morganella morganii）。所有摩根摩根菌菌株在60℃时有 89%～100% 相关，显示为一个单一同源性 DNA 群。据《伯杰氏系统细菌学手册》第二版（2005），摩根菌在分类上属变形菌门（Proteobacteria）、γ 变形菌纲（Gammaproteobacteria）、肠杆菌目（Enterbacteriales）、肠杆菌科（Enterobacteriaceae）、摩根菌属（Morganella）。

重新调查摩根菌的遗传同源性，根据 DNA 杂交的结果，检测了 3 个 DNA 相关的群，所有菌群相互间相关性仅低于种间水平。一个 DNA 群，包括所有海藻糖阴性的摩根菌菌株，称为摩根摩根菌摩根氏亚种；另一亚种是海藻糖阳性，称为摩氏摩根菌希伯尼亚种。

2. 形态学基本特征与培养特性 摩根菌为革兰氏阴性，短棒状、两端钝圆、不形成芽孢、无荚膜，菌体宽 $1\mu m$，长 $2～3\mu m$，有时单个存在，有时呈短链状。能运动，需氧或是兼性厌氧生长，在 $2～35℃$ 的条件下都可生长。

摩根菌的形态染色和生化反应特征与变形杆菌相似，但无迁徙现象，以枸橼酸盐阴性、硫化氢阴性和鸟氨酸脱羧酶阳性为其特征。在血琼脂培养基上，表现为非溶血，浅黄色，圆形菌落，直径为 2～3mm；在 SS 平板上呈圆形、较扁平、湿润、中等大小的菌落；在 KIA 上斜面红色，下层黄色产气体，有动力。另外摩根菌表现为吲哚阳性，发酵葡萄糖代谢产酸、产气，但不发酵许多常见糖类。

（二）流行病学

1. 传染来源 患病动物和人的尿道、呼吸道、伤口、表皮、皮下组织中均可分离到摩根菌，它们是主要的传染源。

2. 传播途径 在大多数情况下，摩根菌是在医院内传播的，伤口引流患者作为摩根菌的贮存宿主，通过各种途径传播给那些与其有密切接触的人，另外一种就是受污染器械在病人之间的交叉感染，或是医护工作者缺乏良好无菌习惯所造成的。

3. 易感动物 动物对摩根菌有不同程度的易感性。猪可以感染摩根菌。犬、其他哺乳动物以及爬行动物（蛇）的肠道中偶尔寄居摩根菌。从 600 多份澳大利亚哺乳动物胃肠道内容物中有 0.4% 分离出摩氏摩根菌。偶尔分离到摩根菌的动物还包括海象、海狮、海豹及被俘获的鸟类，鳍足类、短吻鳄和鳄鱼。

4. 发生与分布 摩根菌寄生于人和动物肠道，广泛分布于自然界、医院环境中。摩根菌属肠道的正常菌群，并在一定条件下引起各种感染。该菌是人体条件致病菌，能引起机体尿路感染及腹泻，曾从住院患者的血液、痰、脓、创伤分泌物中分离获得，从胸水中分离该菌少见报道。摩根菌属感染是医源性感染的重要病原菌之一，医院内摩根菌感染的发生与患者长期住院有关。

（三）对动物与人的致病性

1. 对动物的致病性 摩根菌能引起美洲虎的肺支气管炎，蛇类的口腔炎。摩根菌具有很强的组胺脱羧基活性，能有效产生组胺，可以引起鱼类等的腐败。另外，摩根菌感染猪后，引起猪的胸膜肺炎。

2. 对人的致病性 摩根摩根菌是一种条件致病菌，较少引起社区获得性感染，偶有引起婴幼儿腹泻和新生儿败血症的报道。但却是医院感染的重要致病菌，可引起医院获得性肺炎、尿路感染、败血症或菌血症、手术切口或伤口感染，近年来也有引起脑膜炎、腹膜炎、关节炎、心包炎、肌炎、坏疽性脓肿、眼内炎、输卵管及卵巢脓肿、绒毛膜羊膜炎及路德维希咽峡炎（Ludwig's angina）（彩图 41 - 5）等报道，常发生于手术后，多涉及老年人、婴幼儿或有免疫缺陷者（如 AIDS 患者）。

摩根菌肺炎（Morganii pneumonia）是由摩根菌感染所致。我国无此菌感染的报告。国外报道该菌感染的发病率逐年增多。已成为医院获得性感染的常见致病菌之一。与一般急性细菌肺炎相似，如发热、寒战、畏寒、咳嗽、咯脓痰或白痰、胸痛等。但对于原有肺部疾病等的继发性肺炎，症状不典型，可表现为呼吸衰竭、心衰或原发病症状加剧，或高热、咳痰增多。严重病人可出现感染性休克、败血症等并发症症状。

（四）诊断

1. 分离 摩根菌在大多数为分离革兰氏阴性杆菌而设计的选择性或是鉴别培养基上生长非常好。一种含有甲基蓝和酚酞二磷酸盐（磷酸酶基质）的改良麦康凯培养基，已成功用于摩根菌属的选择性培养。

2. 鉴定

（1）生化鉴定 摩根菌是一个相对不活泼的种，表型一致，表现为菌种间生化特性变异小，可以用商品化的生化系统进行正确鉴定。

（2）分子生物学鉴定 根据独特的正反相引物，建立了一个摩根菌种群特异性 PCR 方法，产生一个 809 bp 的扩增产物，可以进行摩根菌的鉴定和检测。

3. 免疫诊断 通过玻片凝集试验可对摩根菌菌体 O 抗原进行测定。也可以应用菌体 O 抗原和鞭毛 H 抗原的不同组合系统，进行摩根菌的检测。另外，利用免疫组织化学技术，利用抗摩根菌抗血清，也可以检测组织中的摩根菌。

4. 分型　除血清学特性外，还有许多分型系统可以确定摩根菌菌株的相关性。

（五）防制措施

摩根菌广泛存在，很少引起社区感染，偶尔可引起社区感染性腹泻，属条件致病菌。因此，应注意环境卫生，定期消毒，减少传染源，切断传播途径。

1. 动物的防制措施　在水生动物中分离到了摩根菌，尤其是观赏表演类动物，为消除发病原因，除保持饲料和饮水卫生外，还应用抗生素辅以对症治疗。另外针对食用鱼类保持水质的清洁，饵料的干净卫生，都是非常重要的预防控制措施。

2. 人的防制措施　摩氏摩根菌是重要的医院感染菌，能致住院患者不同部位的感染，甚至致菌血症和颅内感染，应引起临床医生及临床微生物工作者的重视。切断传染源，注意做好环境、器械、操作人员的消毒，规范操作护理。另外，对由其引起的感染临床可首选头孢哌酮/舒巴坦、头孢吡肟、头孢替坦和美洛培南，其次可选用头孢他啶、阿米卡星进行抗感染治疗。

（六）公共卫生影响

摩根菌可引起鱼类等海鲜食物的腐败，因此，人们食用时，一定注意煮熟，不吃腐烂变质的食物，保证人类的健康。动物饲养人员，尤其是驯兽表演人员，注意个人防护，以避免通过接触海象、海狮等动物而感染摩根菌。卫生行政部门应加强全民卫生宣传，提高广大群众卫生知识水平和自我防护意识。医院同样是摩根菌感染的重要来源和场所，注意减少二次感染，需引起临床医师们的高度重视，提高社会整体的公共卫生水平。

（翟新验）

◆ 参考文献

贾坤如，熊建球，胡龙华，等 . 2007. 摩根摩根菌临床分离株的耐药分析［J］. 江西医学检验疗杂志，8（25）：312 - 313.

张英英，赵学峰 . 2007. 一起由摩氏摩根菌引起的食物中毒［J］. 中华预防医学杂志，41（3）：240.

Caroline Mohr O'hara，Frances W Brenner，Michael Miller. 2000. Classification，identification，and clinical significance of Proteus，Providencia，and Morganella. Clinical Microbiology Review，534 - 546.

Ing-Kit Lee，Jien-Wei Liu. 2006. Clinical characteristics and risk factors for mortality in Morganella morganii bacteremia. J Microbiol Immunol Infect，39：328 - 334.

J. M. 让达，S. L. 阿博特 . 2008. 肠杆菌科［M］. 曾明，王斌，李凤祥，译 . 第 2 版 . 北京：化学工业出版社：251 - 266.

Jette Emborg，Paw Dalgaard，Peter Ahrens. 2006. Morganella psychrotolerans sp. Nov. ，a histamine-producing bacterium isolated from various seafoods. International Journal of Systematic and Evolutionary Microbiology，56：2473 - 2479.

Jong Hoon Kim，Chong Rae Cho，Tae Hyun Um，et al. 2007. Morganella morganii Sepsis with massive hemolysis. J Korean Med Sci，22：1082 - 1084.

Kim SH，H An，KG Field，et al. 2003. Detection of morganella morganii，a prolific histamine former，by the polymerase chain reaction assay with 16S rDNA-targeted primers. J Food Prot，66：1385 - 1392.

Meryem Cerin. 2008. Morganella morganii-associated arthritis in a diabetic patient. Adv Ther，25（3）：240 -244.

第八节　邻单胞菌属细菌所致疾病

类志贺邻单胞菌感染

类志贺邻单胞菌感染（Plesiomonas shigelloides infection）是由类志贺邻单胞菌引起的一种人与动物共患传染病，可侵害人及多种动物。人类志贺邻单胞菌主要引起急性腹泻和食物中毒，且能引起继发性败血症和脑膜炎。本病现已成为世界部分地区尤其是发展中国家和热带国家的散发性或暴发性感染性腹泻病因之一。

（一）病原

1. 分类地位　类志贺邻单胞菌（*Plesiomonas shigelloides*）在分类上属肠杆菌科（Enterobacteriaceae）、邻单胞菌属（*Plesiomonas*）。

2. 形态学基本特征与培养特性 类志贺邻单胞菌为革兰氏染色阴性杆菌，两端钝圆，大小为（0.8～1.0）μm×3.0 μm，单个、成对或短链排列。有动力，具有丛端鞭毛。在暗视野显微镜下观察运动活泼呈穿梭状。电镜下可见一端有丛毛，多数为2～5根鞭毛，有部分菌株有7根以上鞭毛。Shimada曾报告两个无动力的菌株。

本菌为兼性厌氧，在普通琼脂培养基上生长良好。最适生长温度为37℃，最高生长温度为40～44℃，最低生长温度为8℃，4℃不能生长。在无盐胨水和3%氯化钠胨水中生长，在7.5%氯化钠胨水中不能生长。在普通琼脂培养基上生长不产生水溶性色素或棕色素。该菌在改良的DC琼脂平板上，37℃培养18～24 h，形成中等大小（2mm）、圆形、光滑、湿润、较为扁平的蓝色菌落，菌落周围颜色较浅，中心颜色较深，容易辨认。

3. 理化特性 类志贺邻单胞菌对盐较敏感，不能在海水中生存。

（二）流行病学

1. 传染来源 类志贺邻单胞菌广泛存在于自然界，尤其是在淡水鱼和水生动物中分布广泛。污染的水和食物常成为该菌的传播媒介，尤其是未煮熟的海产品。在海水中及海鱼中无此菌。人群中除腹泻病人带菌外，健康人（如饲养员）也可带菌。淡水鱼类及软体动物基本上均携带此菌，家养的马、牛、羊、猪等大动物尚未发现带菌者，家禽中以鸭带菌率较高（10%左右），鸡较少，这可能与鸭经常生活于池塘环境中有关。犬、猫等小动物体内带菌率也较高。

2. 传播途径 通过污染的食物，经消化道感染。

3. 易感动物 除人外，尚无动物感染的详细资料，现有的资料表明，动物主要为本菌的天然贮存宿主。

4. 流行特征 本病多为散发，在世界部分地区呈流行性。近几年发现由该菌引起的集体食物中毒有增多趋势。有的国家已将它规定为食物中毒病原菌。淡水环境中类志贺邻单胞菌的检出率有明显的季节性，夏季较冬季检出率高，可能是由于该菌的最适生长温度较其他水生菌高，夏季在水中能够繁殖的缘故。

5. 发生与分布 1947年Ferguson等从美国密执安州一患者粪便中发现类志贺邻单胞菌，较长时间内对本病的研究进展不大。至20世纪60年代中期，由于日本、英国和捷克斯洛伐克等国在急性胃肠炎暴发和食物中毒事件调查中相继发现类志贺邻单胞菌，才引起人们的重新注意。类志贺邻单胞菌广泛存在于自然界，尤其是在淡水环境、河床淤泥及动物体内更为常见。犬、猫和淡水鱼等许多动物均为该菌的天然贮存宿主。腹泻病人及部分健康人可带菌。Arai等（1980）报告从疾病流行地区的池水、河滩水和泥标本中分离出该菌，分离率高达38.6%。也从犬、猫和淡水鱼中分离出此菌，提示犬、猫和淡水鱼为其天然贮存宿主。Vendepitte等曾报告从鱼中该菌的分离率高达59.0%。

我国自1986年以来，有人报道从腹泻病人粪便中检出本菌，也有报道从食物中毒的食品中检出了该菌。宋元锟等（1988）报道从9种淡水鱼中的平均分离率为44.1%，鳊鱼、鲢鱼和草鱼的分离率分别为57.1%、56.2%和55.6%。根据现有资料，我国自1987年已从腹泻病人粪便、健康人粪便、各种动物粪便、塘泥和水中分离到1 108株类志贺邻单胞菌。由此可见，在我国类志贺邻单胞菌也是广泛存在的，许多动物均为该菌的天然贮存宿主。

（三）对动物与人的致病性

近年来，在国内外常有本菌引起急性腹泻和食物中毒及其他疾病的报告。Sakazaki等和Hori分别指出该菌是暴发性胃肠炎和食物中毒的病原菌。Cooper等（1968）证实该菌是肠炎，特别是小儿肠炎的病原菌。Tsukamoto等（1978）的研究表明，该菌可引起腹泻病的流行。Girlardi等（1983）认为该菌不仅能引起腹泻，且能引起继发性败血症和脑膜炎。黄上媛等（1985）也曾从急性脓血便者体中分离出该菌。施益民等（1987）曾自重症霍乱病人体内分离出该菌。

本菌对动物的致病性尚无相关报道。

(四) 诊断

1. 分离培养 一般宜选择低选择性培养基，如麦康凯、SS 琼脂、改良 DC 琼脂等。该菌在麦康凯平板上形成圆形、隆起、无色半透明光滑菌落，大小中等，在 SS 琼脂上菌落较小，似痢疾杆菌，改良 DC 琼脂上可形成扁平、湿润、光滑、圆整并带有同心圈蓝色菌落。

2. 生化鉴定 在进行生化鉴定时，应注意同其他亲缘菌相区别：本菌氧化酶阳性，发酵肌醇，有动力，可与志贺菌相鉴别；在 TCBS 上和 6‰氯化胨胨水中不生长，不发酵甘露醇，不液化明胶，而发酵肌醇，可与弧菌相鉴别；不发酵蔗糖、甘露醇和七叶苷，发酵肌醇、赖氨酸、鸟氨酸脱羧酶阳性，可与亲水气单胞菌相鉴别；氧化酶阳性，赖氨酸、鸟氨酸脱羧酶阳性，可与假单胞菌属相区别。

(五) 防制措施

类志贺邻单胞菌感染引起的流行性传染性腹泻及食物中毒，多由饮水及食物传播，夏季发病率高。所以要以预防为主。搞好卫生管理，以防细菌由口进入引起感染。应禁止饮用生水，不食用被污染的鱼虾和禽肉，家鸭上市旺季，农贸市场工作人员要做好鸭粪消毒处理工作，操作时最好带上一次性手套，以防遭受感染。此外，要搞好犬、猫等宠物的粪便无害化处理。

该菌引起的腹泻症状一般较轻，实行对症治疗可迅速治愈。类志贺邻单胞菌对先锋霉素、四环素高度敏感，可作为治疗疾病的首选药物。

(六) 公共卫生影响

目前已知观赏动物，尤其是犬、猫等小动物体内带菌率高，并且大多数菌株与从急性腹泻病人中分离菌株具有相同血清型（共有 O 群 10 个，分别为 O1、O17、O19、O24、O38、O39、O40、O45、O48 及 O50），表明它们可能在人类传染性腹泻感染中起重要作用。目前宠物热更应引起卫生防疫人员及兽医人员的足够重视，要采取积极的预防措施，防止类志贺邻单胞菌在人与动物间传播。

（陈小云　蒋玉文）

◆ **参考文献**

李槿年. 1994. 类志贺邻单胞菌的研究进展 [J]. 肉品卫生，4：21 - 23.

梁玉裕，林红，方志峰，等. 1995. 108 株类志贺邻单胞菌的血清学分型 [J]. 广西预防医学，1 (6)：352.

王海燕，高和平，武日华，等. 2005. 从食物中毒腹泻便中分离出类志贺邻单胞菌的报告 [J]. 医学动物防制，4 (21)：264.

王连秀，彭智慧，左晨，等. 2004. 一起类志贺邻单胞菌引起的食物中毒及分离鉴定 [J]. 中国食品卫生杂志，16 (4)：366 - 379.

Billiet J，Kuypers S，Van Lierde S，et al. 1989. Plesiomonas shigelloides meningitis and septicaemia：report of a case and reviewof literature. J Infect，19：267 - 271.

Devriendt J，Staroukine M，Schils E，et al. 1990. Legionellosis and "torsades de pointes". Acta Cardiol，45：329 - 333.

Gupta S. 1995. Migratory polyarthritis associated with Plesiomonas shigelloides infection. Scand J Rheumatol，24：323 - 325.

Kennedy CA，Goetz MB，Mathisen GE. 1990. Postoperative pancreatic abscess due to Plesiomonas shigelloides. Rev Infect Dis，12 (5)：813 - 816.

Wong TY，Tsui HY，So MK，et al. 2004. Plesiomonas shigelloides infection in Hong Kong：retrospective study of 167 laboratory-confirmed cases. HKMJ，6：375 - 380.

Woo PC，Lau SK，Yuen KY. 2005. Biliary tract disease as a risk factor for Plesiomonas shigelloides bacteraemia：a nine-year experience in a Hong Kong hospital and review of literature. New Microbiol，28：45 -55.

第九节　变形杆菌属细菌所致疾病

变形杆菌感染

变形杆菌感染（Proteus infection）是由变形杆菌引起的一种人与动物共患传染病，病原主要为普通变形杆菌、奇异变形杆菌。人类和动物变形杆菌感染多为继发，如慢性中耳炎、创伤感染等，变形杆菌也可引起尿路感染、膀胱炎、婴儿腹泻、食物中毒等。

（一）病原

1. 分类地位 变形杆菌在分类上属肠杆菌科（Enterobacteriaceae）、变形杆菌属（Proteus）。1885年 Hauser 最先描述变形杆菌属（Proteus），是肠杆菌科中最古老的 3 个属之一，该属以海神波塞顿（Posedon）的随从普罗特斯（Proteus）而命名，根据希腊神话普罗特斯可以随意改变自己的形状。该特性使 Hauser 记起变形杆菌在培养基上表现的形态可变性方式，常群游在整个琼脂表面。变形杆菌有菌体（O）和鞭毛（H）两种抗原。此属细菌 X19、XK、X2 的菌体抗原与某些立克次体的部分抗原有共同决定簇，能出现交叉凝集反应，可替代立克次体抗原与患者血清作凝集反应，称为外-斐（Weil-Felix）反应，用于某些立克次体病的辅助诊断。变形杆菌根据菌体抗原分群，再以鞭毛抗原分型。该菌属有 4 个种：包括普通变形杆菌（P. vulgaris）、奇异变形杆菌（P. mirabilis）、产黏变形杆菌（P. myxofaciens）、潘氏变形杆菌（P. penneri）。其中普通变形杆菌又可分为两个生物群。

2. 形态学基本特征与培养特性 变形杆菌为革兰氏阴性杆菌，呈多形性，无芽孢，无荚膜，有周身鞭毛，运动活泼（图 41-2）。在普通琼脂糖培养基上生长，繁殖迅速，可扩散至整个培养基表面，呈"迁徙"现象。若在培养基中加入 0.1% 苯酚或 0.4% 硼酸，可以抑制其扩散生长，

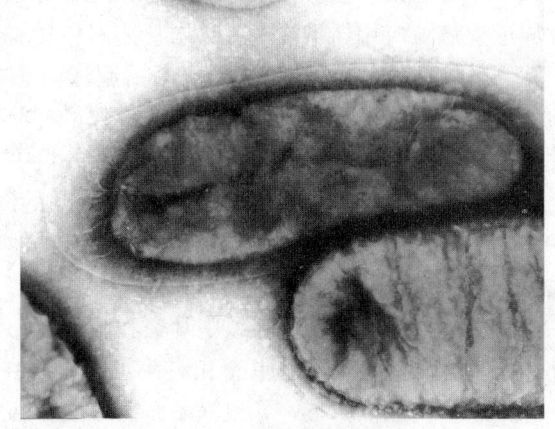

图 41-2 奇异变形杆菌及其菌毛（负染，×60 000）
（徐在海供图）

形成一般的单个菌落。在血琼脂平板上有溶血现象。在含胆盐培养基上，菌落圆形、较扁平、透明或半透明，产硫化氢的菌株有黑色中心，与沙门菌非常相似。本菌产生尿素酶，可分解尿素；发酵葡萄糖产酸、产气；不能发酵乳糖；能使苯丙氨酸迅速脱氨；能产生硫化氢。因此，其生化特征是尿素酶强阳性，苯丙氨酸脱氨酶阳性，硫化氢阳性。

（二）流行病学

1. 传染来源 变形杆菌广泛存在于水、土壤、腐败的有机物及脊椎动物的胃肠道中。资料显示，健康人变形杆菌的带菌率为 1.3%～10.4%，腹泻病人为 13.3%～52%，动物为 0.9%～62.7%。也常见于浅表伤口、耳部的引流脓液和痰液，特别容易出现在因抗生素治疗而杀灭了正常菌群的患者中，为条件致病菌。奇异变形杆菌是最容易被分离到的菌种（>75%），常分离自犬、牛及鸟类。而普通变形杆菌最常见的宿主是牛、鸟类、猪和犬。

变形杆菌也存在于鱼类，包括淡水鱼和海水鱼。因为其具有分泌 L-组氨酸脱羧酶的能力，所以变形杆菌可以作为鱼类产品产生组胺的指示剂。

食品中的变形杆菌主要来自外界的污染，变形杆菌食物中毒是我国较常见的食物中毒之一，全年均可发生，夏、秋季节常见。中毒食品主要以动物性食品为主，其次为豆制品、剩饭菜和凉拌菜。在新鲜产品和蔬菜中很少能分离到变形杆菌。

2. 传播途径 苍蝇、蟑螂、餐具与手可作为传播媒介。

3. 流行特征 本病多发生在夏季，可引起集体暴发流行。发病者以儿童、青年居多。人类变形杆菌感染至少 2/3 是医院内感染。

（三）对动物与人的致病性

1. 对动物的致病性 普通变形杆菌可以引起猴的急性胃肠炎，临床上表现为精神萎靡、拒食、排稀糊状或混有血液和黏液的稀便，粪便有强烈的腐败臭。病初体温升高，后期低于正常体温，病程 3～

5 天，多数死亡。

2. 对人的致病性

（1）食物中毒

1）急性胃肠炎型　潜伏期一般为 10～12h，主要表现为恶心、呕吐、头晕、头痛、乏力；阵发性剧烈腹痛、腹泻，水样便伴有黏液，有恶臭，一天十余次。体温一般在 39℃ 以下，病程为 1～2 天，也有 3～4 天者。预后一般良好。

2）过敏型　潜伏期短，一般为 30min 至 2h，主要表现为面部和上身皮肤潮红、头晕、头痛并有荨麻疹。病程为 1～2 天。

3）混合型　上述两型症状同时存在。

（2）尿道感染　变形杆菌是泌尿道感染的常见病原菌，多见于慢性无症状性菌尿患者，大多数有阻塞性尿道疾病、应用器械检查、导尿管使用和反复化疗放疗的病史。感染后的发病程度随年龄增大、平均住院天数 > 28 天而增加。变形杆菌引起尿路感染最严重的促发因素是长期插入导尿管（＞30 天）。发生变形杆菌引起的尿路感染的患者，多数伴有糖尿病、前列腺肥大、镰状红细胞、神经原性膀胱、多囊性疾病、泌尿系统恶性肿瘤，也常发生在外科手术和脊髓损伤的情况下。

（3）伤口感染　常引起手术切口感染，4％ 的医院内伤口感染与奇异变形杆菌有关。灼伤、静脉曲张的溃疡和褥疮患者常有本菌的感染，并伴有其他革兰氏阴性杆菌和葡萄球菌的混合感染。偶尔也可以引发皮肤与软组织脓肿、指甲变黑。

（4）耳和乳突窦感染　导致中耳炎和乳突炎。其中奇异变形杆菌感染会造成中耳和乳突窦的广泛性破坏和恶臭性耳漏，形成胆脂瘤和肉芽组织，并在中耳、内耳和乳突部造成慢性感染窦，继而发生耳聋。感染还可向颅内扩展，导致横窦血栓形成、脑膜炎、脑脓肿和菌血症等严重并发症。

（5）眼部感染　常发生于眼部创伤后，可引起角膜溃疡，严重者可造成全眼球炎和眼球破坏。

（6）腹膜炎　由于本菌是肠道正常菌群之一，当内脏穿孔或肠系膜动脉栓塞时，细菌可进入腹膜腔引起腹膜炎。

（7）菌血症　在肠杆菌科中，变形杆菌是最常引起菌血症的病原菌之一。原发灶 75％ 来自泌尿生殖道，其他可来自胆道、胃肠道、耳和乳突窦及皮肤等。表现为寒战、高热、休克和转移性脓肿。

（四）诊断

1. 分离培养　血液标本先用肉汤增菌培养后再接种平板；各种体液和分泌物标本直接接种血琼脂平板；粪便和可疑食物（磨碎后）接种 SS 平板或 MAC 平板。35～37℃ 孵育 18～24h 后挑选可疑菌落，可疑菌落表现为在平板上迁徙生长，在肠道选择培养基上乳糖不发酵，在 SS 平板上有黑色中心（产硫化氢）。由于变形杆菌可以迁徙生长的特性，使得在污染样本的分离过程中，常常掩盖其他革兰氏阴性杆菌菌落，导致纯化非常困难。目前比较有效的方法是采用 SS 琼脂培养，SS 琼脂培养基可抑制大多数变形杆菌的迁徙生长的长度，能使其他微生物的单个菌落暴露。

2. 初步鉴定　根据氧化酶阴性、尿素酶阳性、苯丙氨酸脱氨酶阳性可初步鉴定为变形杆菌属。

3. 最终鉴定　根据生化反应做出判断。

（五）防制措施

1. 预防　搞好公共卫生，注意饮食卫生管理，禁止出售变质食物。提高人群免疫力，积极治疗慢性病。加强医院环境管理，严格执行医疗无菌操作规范，有效防止医院内感染。

2. 治疗　所有培养阳性的变形杆菌株，均需进行药敏试验以正确选用抗生素。不同菌种的耐药性完全不同，奇异变形杆菌通常对氨苄西林、羧苄西林、替卡西林、哌拉西林、头孢菌素类和氨基糖苷类敏感。其他菌种的耐药性较强，但一般对羧苄西林、替卡西林、哌拉西林、庆大霉素、妥布霉素和阿米卡星敏感。

（1）奇异变形杆菌导致的泌尿道感染患者　推荐使用氨苄西林，也可用复方磺胺甲噁唑或氟喹诺酮类药物（环丙沙星等）或呋喃妥因。

（2）其他菌种引起的感染患者

1）泌尿道感染患者 推荐使用氟喹诺酮类药物（环丙沙星等）、复方磺胺甲噁唑或呋喃妥因。

2）严重的全身感染患者 推荐使用第二代或第三代头孢菌素（如头孢呋辛、头孢他啶等）加氨基糖苷类抗生素（如庆大霉素、妥布霉素等），也可用β-内酰胺类抗生素或氨曲南或亚胺培南-西拉司丁加氨基糖苷类抗生素。

（3）食物中毒

1）急性胃肠炎型

①对症治疗：该病大多为自限性，不经治疗，1～2天内能自行恢复。如吐、泻严重，可给予补液及解痉剂。

②抗菌药物治疗：对重症者可选用喹诺酮类药物如诺氟沙星每次0.2g，每天4次，口服，或用氯霉素0.25～0.5g，每天4次，口服。

2）过敏型 以抗组胺疗法为主，可选用氯苯那敏每次4mg，每天3次，口服。严重者应用氢化可的松或地塞米松静脉滴注。

（六）公共卫生影响

变形杆菌通过不洁的餐具、容器以及炊事人员的手污染肉食品后，在适宜的温度下迅速繁殖，2～3h内即可达到导致食物中毒所需的细菌量。由于普通变形杆菌和奇异变形杆菌有不分解食物中的蛋白质的特性，因此，肉类食品即使被其污染，外观上开始并没有明显的酸败现象，使人们容易失去警惕，不慎吃了这种被污染了的食品，发生食物中毒。

（魏财文 康凯 亢文华）

◆ **参考文献**

陆承平.2001.兽医微生物学［M］.北京：中国农业出版社：237-238.

马亦林.2005.传染病学［M］.上海：上海科学技术出版社：625-627.

彭文伟.2000.现代感染性疾病和传染病学［M］.北京：科学出版社：1114-1118.

斯崇文，贾辅忠.2004.感染病学［M］.北京：人民卫生出版社：521-522.

Cohen Jr MM，Neri G，Weksberg R. 2002. Proteus syndrome：Overgrowth syndromes. New York：Oxford University Press，75-110.

Cohen Jr MM，Neri G. Weksberg R. 2002. Klippel-Treaunay syndrome，Parkes Weber Syndrome，Sturge-Weber syndrome：Overgrowth syndromes. New York：Oxford University Press，111-124.

Nguyen D，Turner JT，Olsen C，et al. 2004. Cutaneous manifestations of proteus syndrome：correlations with general clinical severity. Arch Dermatol，140：947-953.

Smith JM，Kirk EP，Theodosopoulos G，et al. 2002. Germline mutation of the tumour suppressor PTEN in Proteus syndrome. J Med Genet，39：937-940.

Turner JT，Cohen Jr MM，Biesecker LG. 2004. Reassessment of the Proteus syndrome literature：application of diagnostic criteria to published cases. Am J Med Genet，130A：111-122.

Twede JV，Turner JT，Biesecker LG，et al. 2005. Evolution of skin lesions in Proteus syndrome. J Am Acad Dermatol，52：834-838.

第十节 普罗威登斯菌属细菌所致疾病

普罗威登斯菌感染

普罗威登斯菌感染（Providencia infection）是由普罗威登斯菌属的多种病原菌引起的人与动物共患传染病。普罗威登斯菌主要引起人类的菌尿症和食物中毒，临床表现为尿道感染和腹泻，有时也可以引起外科手术过程和烧伤伤口的感染。在动物主要引起幼牛腹泻、犬类的肠炎和蛇类的口腔炎。

（一）病原

1. 分类地位 普罗威登斯菌在分类上属肠杆菌科（Enterobacteriaceae）、普罗威登斯菌属（*Providencia*）。该属包括 5 个种：产碱普罗威登斯菌（*Providencia alcalifaciens*）、斯氏普罗威登斯菌（*Providencia stuartii*）、雷氏普罗威登斯菌（*Providencia rettgereli*）、拉氏普罗威登斯菌（*Providencia rustigianii*）和海氏普罗威登斯菌（*Providencia heimbachae*）。

产碱普罗威登斯菌，菌种名来源于 De Salles Gomes 分离并鉴定的 ATCC9886，是普罗成登斯菌群的典型菌株，并按正式法规命名和叙述，作为本菌属的模式种。根据 DNA-DNA 杂合试验结果，本菌种内包括产碱普罗威登斯菌 BG1 生物群和 BG2 生物群，其间的杂合率为 74%～100%。

斯氏普罗威登斯菌，本种名来源于 Buttiaux 等命名的斯氏变形菌，但该菌缺乏脲酶，其他性状符合普罗威登斯菌群特征。1962 年 Ewing 提出，如以菌种区分本菌群时，应命名为斯氏普罗威登斯菌，1984 年被《伯杰氏细菌鉴定手册》采用。根据 DNA-DNA 杂合试验，本菌种包括斯氏普罗威登斯菌 BG5 生物群和 BG6 生物群，其杂合率为 87%～100%。

雷氏普罗威登斯菌，本种是雷氏变形菌的典型生化反应菌株，由于本菌产生脲酶，长期被分类于变形杆菌属或暂编于莫根菌属中。鉴于变形杆菌属中有不具脲酶和普罗威登斯菌属中有具脲酶的菌株，仅根据脲酶作为分类标准并不准确。通过 DNA-DNA 杂合试验，将其转入普罗威登斯菌属，名为雷氏普罗威登斯菌，1984 年被《伯杰氏细菌鉴定手册》采用。

拉氏普罗威登斯菌，1983 年 Hickman 在试验产碱普罗威登斯菌 BG3 生物群的 8 个菌株之间以及它和产碱普罗威登斯菌、斯氏普罗威登斯菌、雷氏普罗威登斯菌 DNA-DNA 杂合率时发现，其杂合率分别为 81%～99%、44%～49%、26%～33% 和 32%～34%，又发现其有简易生化鉴别特征，故命名为拉氏普罗威登斯菌。1983 年 Müller 由企鹅粪便中分离出和普罗威登斯菌属不同的 61 个菌株，命名为弗氏普罗威登斯菌，1986 年他们复查时认为与拉氏普罗威密菌是同一菌种。

海氏普罗威登斯菌，1986 年 Müller 报告了一个与拉氏（或弗氏）普罗威登斯菌生化反应不同的生物群。经 DNA-DNA 杂合试验，同菌群间杂合率为 91%～100%，与同属其他菌种、变形菌属 3 个菌种、大肠菌的杂合率分别为 22%～45%、10%～13% 和 5%，表明本菌群是一个新菌种，命名为海氏普罗威登斯菌。

2. 形态学基本特征与培养特性 普罗威登斯菌是革兰氏阴性、单个散在的小球杆菌，大小为（0.6～0.8）μm×（1.5～2.5）μm，周生鞭毛有运动性，不出现集群，兼性厌氧。

在普通琼脂上生长出直径 1mm 以内的圆形、白色、隆起、透亮、边缘整齐的小菌落，透光视之呈淡蓝色，尤以划线的痕迹外更为清晰。在鲜血琼脂上生长出 1～2mm 灰白色圆形、隆起、边缘整齐不溶血的菌落（彩图 41-6A）。在 HE 琼脂（Hektoen Enteric agar）上生长出湿润的蓝绿色菌落（彩图 41-6B）。在麦康凯琼脂、SS 琼脂上均长出淡黄色、圆形、透亮、直径 1～1.5mm 大小的菌落。三糖铁斜面呈红色、底部变黄，不产生硫化氢。普通肉汤均匀混浊，在伊红美蓝琼脂上呈圆形、湿润、直径 2mm 左右、中间呈蓝色、周围呈紫红色菌落。发酵葡萄糖和甘露糖产酸，吲哚阳性，利用柠檬酸盐和酒石酸盐。

3. 理化特性 普罗威登斯菌属的细菌对外界理化因素的抵抗力不强，常规消毒方法即可灭活。但普罗威登斯菌属是一群具有极高耐药性的细菌，用常用抗生素、消毒药以及包含重金属的药物（如银磺胺嘧啶）难以治疗。表现为高度耐药的抗生素有青霉素 G、氨苄青霉素、四环素、氯霉素、萘啶酸、黏菌素、多黏菌素 B 和硝基呋喃妥因等。

（二）流行病学

1. 传染来源 苍蝇几乎可以携带普罗威登斯菌属所有种的细菌。此外，犬、猫、牛、豚鼠的胃肠道，蛇类的口腔，鸟类、鱼类的排泄物都可以携带本菌。带菌人员是主要的传染源。

2. 传播途径 普罗威登斯菌是典型的条件致病菌，正常携带的细菌在人和动物抵抗力下降、环境条件的改变等情况下引起发病。对于特定人群，普罗威登斯菌可导致医院内感染，比如需要长期护理的、实施了外科手术、烧伤、导尿管插入术、尿道扩张、安装了泌尿系统支架、前列腺切除以及结石摘除的病人。

通过接触住院病人的物品特别是病人的尿壶，住院区病人公用的尿池可以传染。

3. 易感动物

（1）自然宿主　各种动物对普罗威登斯菌均有不同程度的易感性，哺乳动物较为易感，实施了导尿术以及安装了泌尿系统支架的病人最为易感。

（2）实验动物　小鼠、家兔和豚鼠易感。

（三）对动物与人的致病性

1. 对动物的致病性　普罗威登斯菌可以引起幼牛腹泻。与犬类的肠炎、蟾蜍的眼内炎有关。可以引发盐水鳄的脑膜炎和蛇类的口腔炎。

2. 对人的致病性　普罗威登斯菌引起人的菌尿症和食物中毒，临床表现为尿道感染和腹泻，有时也可以引起外科手术过程和烧伤伤口的感染。普罗威登斯菌可导致医院内感染，比如需要长期护理的、实施了外科手术、烧伤、导尿管插入术、尿道扩张、安装了泌尿系统支架、前列腺切除以及结石摘除的病人。临床有时表现为发热和战栗，多数情况下没有任何症状，严重感染发展为尿脓毒血症，临床可见恶心、呕吐、发抖、心跳过速、脸色苍白、出汗和无力。

（四）实验室诊断

由于普罗威登斯菌感染病例的临床症状不明显、不典型，多数情况下无临床症状，因此该病的诊断主要依靠细菌的分离与鉴定。

1. 细菌的分离　普罗威登斯菌在大多数的肠道菌培养基上都可以生长，如麦康凯培养基、沙门和志贺培养基、伊红美蓝琼脂等。在实验室多次传代后其菌落由光滑型转变为粗糙型。增菌培养时可以使用亚硒酸盐和连四硫酸盐肉汤、心浸液肉汤。

目前专门用于普罗威登斯菌分离的培养基是 CI 琼脂和 MCP，CI 琼脂是在含有溴酚蓝的营养琼脂中加入 $100\mu g/mL$ 黏菌素 E 和 1% 肌醇，使用该培养基可以从粪便、尿液、长期使用导尿管的病人皮肤和医院环境样品中分离到普罗威登斯菌，普罗威登斯菌在 CI 琼脂长成很大的黄色菌落（肌醇阳性）。MCP 是一种改良的麦康凯培养基，它通过将含结晶紫的麦康凯琼脂与氯喹酚酞和甲基蓝结合监测磷酸酶活性。普罗威登斯菌在 MCP 产生红色菌落（磷酸酶阳性及乳糖阴性），而乳糖阳性和磷酸酶阴性的细菌菌落为紫色，磷酸酶及乳糖均为阴性的细菌的菌落为无色，可以很容易地从所有其他肠道菌群中区分普罗威登斯菌。

2. 细菌的鉴定　吲哚阳性，利用柠檬酸盐和酒石酸盐，并能产生苯丙氨酸脱氢酶，可以发酵一种或多种含酒精的糖，包括间肌醇，有动力，但初次分离的菌株在半固体培养基中表现为无动力或迟缓动力。在添加 $0.5\%\sim1.0\%$ 色氨酸的基础培养基上产生赤褐色色素。在营养肉汤或胰蛋白酶肉汤琼脂中添加 $0.5\%\sim0.5\%$ 的 L-酪氨酸（不溶解），普罗威登斯菌产生一种酪氨酸酶溶解这些晶体，孵育 $24\sim48h$ 后，培养物周围会出现亮带，显示为阳性反应。

（五）防制措施

1. 环境控制　普罗威登斯菌可导致医院内感染，避免接触住院病人的物品特别是病人的尿壶，制定个人专用尿池，加强环境卫生和消毒工作，将病人、带菌者和易感者相互隔离，可以使该病得到很好的控制。

2. 药物治疗　普罗威登斯菌属是一群具有极高耐药性的细菌，用常用抗生素、消毒药以及包含重金属的药物（如银磺胺嘧啶）难以治疗。临床用于治疗普罗威登斯菌感染患者的常用药物有头孢菌素、羟唑头孢菌素、庆大霉素和环丙沙星等。

（六）公共卫生影响

普罗威登斯菌是一种机会性条件致病菌，仅在一定条件下感染机体抵抗力低下者或发生医院内感染。因此，普罗威登斯菌感染对公共卫生影响不大，但应引起机体抵抗力低下者及医院的注意。

（元文华）

◆ 参考文献

路娟. 1989. 普罗威登斯菌属属内分类和新种 [J]. 哈尔滨医科大学学报，5 (23)：375-377.

闻维鸿，王慎，蒋居林. 1985. 普罗威登斯菌的分离鉴定与致病性的初步试验 [J]. 家畜传染病，1：63.

J. M. 让达，S. L. 阿博特. 2008. 肠杆菌科 [M]. 曾明，王斌，李凤祥，译. 第2版. 北京：化学工业出版社：267-287.

Blumer J L. 1997. Meropenem：evaluation of a new generatioa carbapenem. Int J Antimicrob, 8：73-92.

Bryan C S. 1989. Clinical implications of positive blood cultures. Clin Microbiol Rev, 2：329-353.

Coenaglia G. 1972. Genetics of the proteus group. Annu Rev, 28：23-54.

Ewing W H，Davis B R，Sikes J V. 1972. Biochemical characterization of Providencia. Public Health Lab, 30：25-38.

Ewing W H，Tanner K E，Dennard D A，et al. 1954. The Providence group：an intermediate group of enteric bacteria. J Infect Dis, 94：134-140.

Milstoc M，Steinberg P. 1973. Fanal septicemia due to providence group bacilli. J Am Geriatr Soc, 21：159-163.

Müller H E. 1989. The role of proteae in diarrhea. Zentbl Bakteriol, 272：30-35.

Solberg C O，Matsen J M. 1971. Infections with providence bacilli. A clinical bacteriologic study. Am J Med, 50：241-246.

Stickler D J，Fawcett C. 1985. Providencia stuartii：a search for its natural habitat. J Hosp, 6：221-223.

Thaller M C，Berlutti M L. 1992. A species-specific DNA probe for Providencia stuartii identification. Mol Cell Probes, 6：417-422.

第十一节 沙门菌属细菌所致疾病

沙 门 菌 病

沙门菌病（Salmonellosis）是由沙门菌引起的人和动物共患传染病的总称，包括伤寒、副伤寒和其他一些以肠炎为特征的沙门菌感染。人类主要通过污染的水和食物感染发病，临床主要表现为胃肠炎型、伤寒型、败血症型和局部感染型。家畜和家禽感染发病后，临床多表现为败血症和肠炎，妊娠母畜也可能发生流产，严重的可影响幼畜发育。

（一）病原

1. 分类地位 沙门菌在分类上属肠杆菌科（Enterobacteriaceae）、沙门菌属（Salmonella）。有细胞壁（O）多糖抗原、鞭毛（H）抗原和荚膜上的多糖毒力（Vi）抗原。

（1）O抗原 为脂多糖，性质稳定。能耐100℃达数小时，不被乙醇或0.1％石炭酸破坏。决定O抗原特异性的是脂多糖中的多糖侧链部分，以1、2、3等阿拉伯数字表示。例如，乙型副伤寒杆菌有4、5、12三个，鼠伤寒杆菌有1、4、5、12四个，猪霍乱杆菌有6、7两个。其中有些O抗原是几种菌所共有，如4、5为乙型副伤寒杆菌和鼠伤寒杆菌共有，将具有共同O抗原沙门菌归为一组，这样可将沙门菌属分为a～z、O51～O63、O65～O67共有42组。我国已发现26个菌组、161个血清型。O抗原刺激机体主要产生IgM抗体。

（2）H抗原 为蛋白质，对热不稳定，60℃经15min或乙醇处理被破坏。具有鞭毛的细菌经甲醇液固定后，其O抗原全部被H抗原遮盖，而不能与相应抗O抗体反应。H抗原的特异性取决于多肽链上氨基酸的排列顺序和空间构型。沙门菌的H抗原有两种，称为第1相和第2相。第1相特异性高，又称特异相，用a、b、c等表示，第2相特异性低，为数种沙门菌所共有，也称非特异相，用1、2、3等表示。具有第1相和第2相H抗原的细菌称为双相菌，仅有一相者称单相菌。每一组沙门菌根据H抗原不同，可进一步分种或型。H抗原刺激机体主要产生IgG抗体。

（3）Vi抗原 因与毒力有关而命名为Vi抗原。由聚-n-乙酰-d-半乳糖胺糖醛酸组成。不稳定，经60℃加热、石炭酸处理或人工传代培养易破坏或丢失。新从患者标本中分离出的伤寒杆菌、丙型副伤寒杆菌等有此抗原。Vi抗原存在于细菌表面，可阻止O抗原与其相应抗体的反应。Vi抗原的抗原性弱。当体内菌存在时可产生一定量抗体；细菌被清除后，抗体也随之消失。故测定 Vi 抗体有助于对伤寒带菌者的检出。

以前由于将沙门菌的血清型和种等同，给分类和命名造成一定的混乱。但进化分析表明，沙门菌属的演化是连续的。据新近分类研究，本属细菌包括肠道沙门菌（*Salmonella enteria*）（又称猪霍乱沙门菌 *Salmonella choleraesuis*）和邦戈尔沙门菌（*Salmonella bongori*）两种。前者又分为 6 个亚种，即肠道沙门菌肠道亚种（*S. enterica* subsp. *enterica*）、肠道沙门菌萨拉姆亚种（*S. enterica* subsp. *salamae*）、肠道沙门菌亚利桑那亚种（*S. enterica* subsp. *arizonae*）、肠道沙门菌双相亚利桑那亚种（*S. enterica* subsp. *diarizonae*）、肠道沙门菌浩敦亚种（*S. enterica* subsp. *houtenae*）和肠道沙门菌在迪卡亚种（*S. enterica* subsp. *indica*）。

沙门菌依据不同的 O 抗原、Vi 抗原和 H 抗原可分为许多血清型。迄今，沙门菌有 A～Z 和 O51～O57 共 42 个 O 群，58 种 O 抗原，63 种 H 抗原，已有 2 500 种以上的血清型，除了不到 10 个罕见的血清型属于邦戈尔沙门菌外，其余血清型都属于肠道沙门菌。

沙门菌属的细菌依据其对宿主的感染范围，可分为宿主适应血清型和非宿主适应血清型两大类。前者指对其适应的宿主有致病性，包括马流产沙门菌、羊流产沙门菌、副伤寒沙门菌、鸡白痢沙门菌、伤寒沙门菌，后者则对多种宿主有致病性，包括鼠伤寒沙门菌、鸭沙门菌、德尔卑沙门菌、肠炎沙门菌、纽波特沙门菌、田纳西沙门菌等。至于猪霍乱沙门菌和都柏林沙门菌，原来认为分别对猪和牛有宿主适应性，近来发现它对其他宿主也能致病。沙门菌的血清型虽然很多，但常见的危害人、畜的非宿主适应血清型只有 20 多种，加上宿主适应血清型，也仅 30 余种。

2. 形态学基本特征与培养特性　本菌菌体呈杆状（图 41 - 3），大小为（0.7～1.5）μm ×（2.0～5.0）μm，不产生芽孢和荚膜，绝大多数有鞭毛（图 41 - 4），能运动，革兰氏染色阴性，需氧或兼性厌氧，在普通琼脂培养基上生长良好，形成中等大小（2～4mm），无色半透明，表面光滑，边缘整齐的菌落。能发酵多种糖类，如木糖、麦芽糖、果糖、葡萄糖、阿拉伯糖，在三糖铁琼脂上常产生硫化氢，除个别菌株外，均不发酵乳糖和蔗糖。

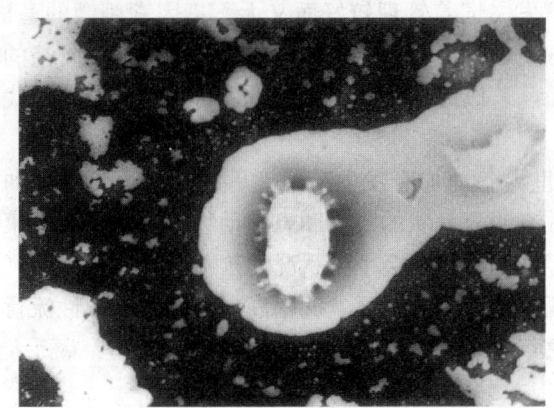

图 41 - 3　伤寒沙门菌及吸附在菌体上的噬菌体
（负染，×20 000）
（徐在海供图）

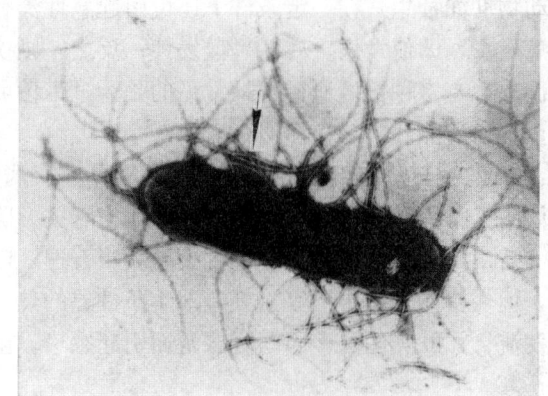

图 41 - 4　伤寒沙门菌的周身鞭毛
（负染，×34 000）
（徐在海供图）

3. 理化特性　沙门菌对外界理化因素有一定的抵抗力，在自然环境中生活力强，耐低温，在水、牛奶、肉类和蛋类制品中可存活数周至数月，在粪便中可存活 1～10 个月，在冰冻环境中可存活数月。对热抵抗力不强，55℃作用 1h 或 60℃作用 15～30min 即被杀灭。对化学消毒剂敏感，常用消毒剂和消毒方法均能达到消毒目的。

（二）流行病学

1. 传染来源　主要传染源为受感染的家禽、家畜，如鸡、火鸡、鸭、猪、牛和羊等。其次是受感染的鼠类及其他野生动物。人类带菌者亦可作为传染源。这些带菌者绝大部分是暂时性无症状感染和轻型病例，可随大便长期排菌。如果带菌者从事肉类或食品加工行业，则成为重要的传染源。

2. 传播途径

（1）食物传播 是感染沙门菌的主要途径。家畜、家禽屠宰前患病或隐性感染，屠宰加工的卫生条件差，屠宰过程中划破胃肠使胴体受到肠内细菌的污染，肉类在加工、贮存、运输、销售、烹饪等各个环节通过用具或直接互相污染，使畜禽肉类带有大量的沙门菌。据统计在零售市场购买的肉类有1‰～58％污染了沙门菌。

蛋与蛋制品（尤其是蛋粉）和乳与乳制品的沙门菌污染也较普遍。鱼、贝类及植物性食物均可传播本病。

（2）药物传播 来源于动物的药物，如胆盐、胰酶、蛋白酶、明胶、甲状腺、肝、胃等均有引起沙门菌传播得可能。

（3）水源传播 沙门菌通过动物和人的粪便污染水源，饮用被污染的水可发生感染。供水系统若被沙门菌污染，还可引起流行。

（4）直接接触或通过污染用具传播 伤寒沙门菌、副伤寒沙门菌和仙台沙门菌几乎都单独或只对人致病，人际间传播是重要途径。沙门菌通过人和动物的粪便等排泄物污染食物、饲料、饮水及外界环境而传播，亦可通过直接接触或污染的用具传播。

（5）苍蝇和蟑螂 可作为沙门菌的机械携带者而引起沙门菌传播。

3. 易感动物

（1）自然宿主 沙门菌存在于哺乳动物、鸟类、爬行动物、两栖动物、鱼和昆虫等生物体内，人、家畜、家禽及多种野生动物对本病均有易感性。

（2）实验动物 除鸡沙门菌和雏沙门菌外，小鼠对绝大部分沙门菌易感，豚鼠和家兔易感性次之。

4. 流行特征 本病一年四季均可发生，但以夏、秋季为多见，热带地区则不受季节影响。婴儿、老人和幼畜、雏禽发病较多。屠宰场工人、兽医和医疗单位工作者也易受到感染。本病在人往往呈食物中毒暴发，以家庭发生和集体食堂暴发最为常见。本病在畜群内发生，一般呈散发性或地方流行性，有些动物（如犊牛）在一定条件下还可引起急性流行性暴发。饲养管理较好而又无不良因素刺激的畜群，发病较少，即使发病，亦多呈散发性；反之，则疾病常呈地方性流行。禽沙门菌病常形成相当复杂的传播循环，有多种传播途径，最常见的是通过带菌卵传播，若以此带菌卵作为种蛋，可周而复始地代代相传，不易清除。

5. 发生与分布 沙门菌病是一种世界性疾病，在世界各地均有发生。感染后发病与否与人、动物机体的抵抗力和感染的细菌数量及致病力有关。除少数有明显症状的病人和患病动物外，临床上健康的人、畜、禽的带菌现象（隐性感染）相当普遍。随着经济发展和社会卫生状况的改善，发病率呈下降趋势，但在一些发展中国家尤其是卫生条件差的热带、亚热带国家和地区发病率高，有时呈地方性流行或暴发流行；欧美国家多因国际旅游而引起感染。全球每年有1 300万～1 700万人发生伤寒，60万人死于伤寒。

（三）对动物与人的致病性

沙门菌属细菌绝大多数血清型宿主范围广泛，如鼠伤寒沙门菌。但少数血清型有严格的宿主特异性，即所谓"宿主适应株"。如引起肠热症的伤寒沙门菌、甲型副伤寒的沙门菌、肖氏沙门菌和希氏沙门菌主要是人的病原菌，极少能从动物中分离到。另有一些沙门菌有特殊的动物宿主，如猪霍乱沙门菌为猪、都柏林沙门菌（S. dublin）为牛等。这种以家畜家禽为特殊宿主的沙门菌，也可感染人，引起人食物中毒或败血症，但这决定于动物中沙门菌流行时可能发生的偶然事件，如污染其可以生长繁殖的食物以及宿主的免疫状况，这类细菌常见的有鼠伤寒沙门菌、猪霍乱沙门菌、肠炎沙门菌、鸭沙门菌等十余种。

1. 对动物的致病性

（1）猪沙门菌病 又名仔猪副伤寒，是由沙门菌属细菌引起的仔猪的一种传染病，主要表现为败血症和坏死性肠炎，有时发生脑炎、脑膜炎、卡他性或干酪性肺炎。

引起本病的细菌主要有猪霍乱沙门菌孔清道夫变种，鼠伤寒沙门菌、猪伤寒沙门菌，此外还有都柏林沙门菌、肠炎沙门菌。

本病主要发生于 4 月龄以内的断乳仔猪。成年猪和哺乳猪很少发病。细菌可通过病猪或带菌猪的粪便、污染的水源和饲料等经消化道感染健康猪。鼠类也可传播本病。

一年四季均可发生，多雨潮湿季节更易发，在猪群中一般散发或呈地方流行。环境污秽、潮湿、棚舍拥挤、粪便堆积、饲料和饮水供应不及时等应激因素易促进本病的发生。潜伏期一般 2 天到数周不等，临床上分两型。

1) 急性型　即败血型，表现为体温突然升高（41～42℃），精神不振，食欲废绝，呼吸困难，耳根、胸前和腹下皮肤有紫红色斑点，后期有下痢。有的在 1 天内死亡，但多数病程为 2～4 天，病死率很高。

2) 亚急性和慢性型　较为多见，病猪体温升高（40.5～41.5℃），寒战，喜钻入垫草，堆叠一起，上下眼睑常被分泌物黏着，少数发生角膜混浊，严重者发展为溃疡。病猪食欲不振，初便秘后下痢，粪便淡黄色或灰绿色，恶臭。由于失水而很快消瘦。部分病猪在胸腹部出现弥漫性湿疹状丘疹。特征性病变为坏死性肠炎。病程 2～3 周或更长，最后衰竭而死，或虽恢复，但发育不良。

有的猪群发生所谓潜伏性"副伤寒"，小猪生长发育不良，被毛粗乱、污秽，体质较弱，偶有下痢，体温和食欲变化不大。一部分患猪，发展到一定时期，突然症状恶化而死亡。

（2）牛沙门菌病　由鼠伤寒沙门菌、都柏林沙门菌、牛流产沙门菌和纽波特沙门菌等引起的牛的急性传染病。以幼龄牛多发，又称犊牛副伤寒，成牛也可发生此病。病牛和带菌牛是本病的主要传染源，它们可从体内经常排出病原菌，病菌潜藏于消化道、淋巴组织与胆囊内，当外界不良因素、营养缺乏或其他病原感染而使机体抵抗力降低时，则其大量繁殖而发生内源性感染。病菌连续通过易感动物，毒力增强而扩大传染。在未发生过本病的牛场，往往因为引进育肥牛或后备牛而传入。

如牛群内存在带菌母牛，犊牛可于出生后 48h 内出现拒食、卧地、迅速衰竭等症状，常于 3～5 天内死亡。尸体剖检无特殊变化，但可从血液和内脏器官中分离出沙门菌。多数犊牛常于 10～14 日龄以后发病，病初体温升高，呼吸困难，排出灰黄色混有黏液和血丝的液状粪便，一般于症状出现后 5～7 天内死亡，病死率高达 50%。病期延长时腕和跗关节可能肿大，有的还伴有支气管炎和肺炎症状。

成年牛主要表现为高热、昏迷、食欲废绝、脉搏频数、呼吸困难，多数病牛粪便中带有血块，不久即变为下痢；粪便恶臭，含有纤维素絮片，间杂有黏膜。下痢开始后体温降至正常或较正常略高。病牛可于发病 24h 内死亡，多数则于 1～5 天内死亡。病期延长者，可见迅速脱水和消瘦，眼窝下陷，黏膜充血和发黄。病牛腹痛剧烈，常用后肢蹬踢腹部。妊娠母牛多发生流产，从流产胎儿中可发现病原菌。某些病例可能恢复。成年牛有时可取顿挫性经过，病牛发热，食欲消失，精神委顿，产奶量下降，但经过 24h 后，这些症状即可消退。还有些牛感染后呈隐性经过，仅从粪中排菌，但数天后即停止排菌。

（3）羊沙门菌病　主要由鼠伤寒沙门菌、羊流产沙门菌、都柏林沙门菌引起。可通过消化道和呼吸道引起感染，病羊和健康羊交配或用病公羊的精液人工授精也可感染。本病发生于不同年龄的羊，无明显的季节性，育成期羔羊常于夏季和早秋发病，孕羊主要在晚冬、早春季节发生流产。本病临床表现可分为两型。

1) 下痢型　病羊体温升高（40～41℃），厌食，腹泻，排黏性带血稀粪，恶臭。精神委顿，低头、弓背，继而卧地，经 1～5 天死亡。有的经 2 周后可康复。发病率 30%，病死率 25%。

2) 流产型　病羊体温升高至 40～41℃，伴有腹泻症状，妊娠绵羊常于妊娠后 1/3 期间发生流产或死产，流产前伴有发热和腹泻症状，流产率和产下的活羔病死率高达 60%。病羊产下活羔，表现衰弱、委顿、卧地、腹泻、不吮乳，往往于 1～7 天内死亡。羊群暴发一次，一般持续 10～15 天。

（4）马沙门菌病　妊娠母马经常不表现任何症状而发生流产，幼驹表现为发热，食欲减少或废绝，有的出现肠炎，支气管肺炎，或四肢多发性关节炎，有的在臀、背、腰或胸侧等处出现热痛性肿胀，有时化脓坏死。公马、公驴表现为睾丸炎，鬐甲脓肿，脓肿破溃后易形成瘘管。

（5）犬和猫沙门菌病 急性者多在无前驱症状下突然死亡。亚急性表现为行动呆滞，圈缩一隅，被毛蓬松，食欲不振，结膜潮红肿胀，眼睑黏合，腹泻，颤抖，摇晃，7～10天左右死亡。慢性或轻微感染者症状不太明显，虽可恢复健康，但长期带菌和排菌。

（6）禽沙门菌病 禽沙门菌病是一个概括性术语，指由沙门菌属中的任何一个或多个成员所引起禽类的一大群急性或慢性疾病。在自然界中，家禽构成了沙门菌最大的单独贮存宿主。在所有动物中，来源于家禽和禽产品的沙门菌的报道最多。本属中两种为宿主特异的，不能运动的成员——鸡白痢沙门菌和鸡伤寒沙门菌，分别为鸡白痢和禽伤寒的病原。副伤寒沙门菌能运动，常常感染或在肠道定居包括人类在内的温血和冷血动物，禽群的感染也非常普遍。但很少发展成急性全身性感染，只有处在应激条件下的幼禽除外。诱发禽副伤寒的沙门菌能广泛感染各种动物和人类，因此在公共卫生上有非常重要的意义。人类沙门菌感染和食物中毒也常常来源于副伤寒的禽类、蛋品等。随着家禽产业的飞速发展，由于禽沙门菌病的广泛散播，已使它成为家禽最为重要的蛋媒细菌病之一。曾有密歇根州燕雀发生沙门菌病的报道，其症状见彩图41-7。鸟类感染沙门菌病的食管病变见彩图41-8。

依病原体的抗原结构不同可分为3种。由鸡白痢沙门菌引起的称为鸡白痢，由鸡伤寒沙门菌引起的称为禽伤寒，由其他有鞭毛能运动的沙门菌所引起的禽类疾病则统称为禽副伤寒。诱发禽副伤寒的沙门菌能广泛感染各种动物和人类。

1）鸡白痢 本病特征为幼雏感染后常呈急性败血症，发病率和死亡率都高，成年鸡感染后，多呈慢性或隐性带菌，可随粪便排出，因卵巢带菌，严重影响孵化率和雏鸡成活率。

各品种的鸡对本病均易感，鸡对本病最易感，火鸡次之。以2～3周龄以内的雏鸡发病率和病死率最高，呈流行性。成年鸡感染呈慢性或隐性经过。潜伏期4～5天，出壳后感染的雏鸡，多在孵出后几天才出现明显症状。7～10天后雏鸡群内病雏逐渐增多，在第二、三周达高峰。发病雏鸡呈最急性型，常无症状而迅速死亡。稍缓者精神委顿，绒毛松乱，两翼下垂，缩头颈，闭眼昏睡，病初食欲减少，而后停食，多数出现软嗉症状。腹泻，排稀薄如糨糊状白色粪便，肛门周围绒毛常黏有粪便，有的因粪便干结封住肛门周围，影响排粪。由于肛门周围炎症引起疼痛，故常发出尖锐的叫声，最后因呼吸困难及心力衰竭而死亡。有的雏鸡出现眼盲或肢关节肿胀，呈跛行症状。

成年鸡感染，常无临床症状，母鸡产蛋量与受精率降低，这种鸡只能用血清学试验才能检测出。

2）禽伤寒 主要发生于鸡，也可感染火鸡、鸭、孔雀等鸟类，但野鸡、鹅、鸽不易感。成年鸡易感，一般呈散发性，潜伏期4～5天。在年龄较大的成年鸡，急性经过者突然停食，精神委顿，排黄绿色稀粪，冠和肉垂苍白、皱缩，体温上升1～3℃，通常经5～10天死亡，病死率10%～50%。

雏鸡和雏鸭发病时，其症状与鸡白痢相似。

3）禽副伤寒 各种家禽和野禽均易感，家禽中以鸡和火鸡最常见，呈地方性流行。雏禽常呈败血症经过而迅速死亡，在雏鸡有猝倒病之称。年龄较大的幼禽常取亚急性经过，表现为垂头闭目，两翼下垂，厌食，饮水增加，水泄样下痢，怕冷，病程约1～4天。成年禽一般为慢性带菌者，常不表现症状。

2. 对人的致病性 潜伏期的长短与感染沙门菌的数量、菌株致病力强弱及临床类型有关。食入被沙门菌污染的食物后，常于8～48h发生胃肠炎症状。败血症与伤寒型的潜伏期较长，约为1～2周。

（1）胃肠炎型 此型最为常见，亦称沙门菌食物中毒，约占人沙门菌病的70%。潜伏期为6～48h，最短2h，最长可达3天。急性起病，开始时恶心、呕吐，继而迅速出现腹绞痛、腹泻，病初多为稀烂大便，随后呈黄色水样，偶可呈现黏液性或脓血性粪便。常有发热（38～39℃），伴有畏寒或寒战。沙门菌胃肠炎的病情严重程度差异较大。早产儿和营养不良的婴儿常因脱水严重引起休克和肾衰竭，甚至迅速死亡。

（2）伤寒型 潜伏期3～10天。临床症状与轻型伤寒相似，病程较短，一般为1～2周，病情多较轻，热型呈弛张热或稽留热，腹泻较多见，肠出血与肠穿孔很少发生。伤寒型偶有以胃肠炎作为前驱表现，在典型的胃肠炎症状后出现伤寒表现。本型多由猪霍乱与鼠伤寒沙门菌引起。

（3）败血症型 此型病例呈散发性，常见于儿童和有慢性疾病的患者。起病多急骤，有畏寒、发热、出汗及胃肠道症状，热型呈不规则型、弛张热或间歇热型，发热持续 1～3 周不等，如并发化脓性局部病灶，则发热可迁延更长时间，甚至达数月之久，或表现为反复急性发作。此型多由猪霍乱沙门菌引起。

（4）局部化脓感染型 患者过去或入院时有菌血症阶段，在发热阶段或退热后，出现一个或一个以上的局部化脓性病灶。化脓性病灶可发生在身体任何部位，成为临床的主要表现。支气管肺炎、肺脓肿、胸膜炎、脓胸、心内膜炎、心包炎、肾盂肾炎、骨髓炎、关节炎、脑膜炎等较为常见。此外，腮腺炎、睾丸炎、脾脓肿、腹膜腔内脓肿、乳腺脓肿和皮下脓肿（彩图 41-9）等也有报道。

沙门菌感染的 4 种临床表现类型常相互重叠，不易明确划分，如胃肠炎可伴发或继发菌血症，败血症型较常并发局部化脓性病灶。

（四）诊断

1. 动物的诊断 根据流行病学、临床症状和病理变化可作出初步诊断，确诊主要依靠病原学检查。

应用病原学常规检测方法，进行病料采集、细菌培养及其理化特性鉴定、血清型鉴定。近年来单克隆抗体技术和酶联免疫吸附试验（ELISA）已用来进行本病的快速诊断。

畜禽感染沙门菌后的隐性带菌和慢性无症状经过较为多见，检出这部分患病畜禽为防治本病的重要环节。目前，实践中常用血清学方法对马副伤寒、鸡白痢进行血清学诊断。对马副伤寒，可采取马血清做试管凝集试验，对鸡白痢，可采取鸡的血液和血清做平板凝集试验。鸡白痢沙门菌和鸡伤寒沙门菌具有相同的 O 抗原，因此鸡白痢标准抗原也可用来对禽伤寒进行凝集试验。

猪副伤寒除少数急性败血型经过外，多表现为亚急性和慢性型，与亚急性和慢性猪瘟相似，应注意区别。本病也可继发于其他疾病，特别是猪瘟，必要时应做区别性实验室诊断。

2. 人的诊断 根据流行病学资料、临床经过及免疫学检查结果可做出临床诊断，但确诊则以检出的致病菌为依据。

（1）临床诊断标准 在该病流行季节和地区有：①持续高热 1～2 周以上；②特殊中毒面容，相对缓脉，皮肤玫瑰疹，肝、脾肿大；③周围血象白细胞总数低下，嗜酸性粒细胞消失，骨髓象中有伤寒细胞。

（2）确诊标准 诊断临床病例如有以下项目之一者即可确诊。①从血、骨髓、尿、粪便、玫瑰疹刮取物中，任一标本分离到目的菌。②血清特异性抗体阳性。肥达氏反应"O"抗体凝集效价≥1∶80，鞭毛抗体凝集效价≥1∶160，恢复期效价增高 4 倍以上。

3. 实验室诊断 从不同病期采集不同种类的临床标本，分离目标菌并进行菌的鉴定。

（五）防制措施

1. 动物的防制措施

（1）预防 预防畜禽感染的主要措施是加强饲养管理，减少和消除发病诱因，加强消毒，保持饲料和饮水的清洁卫生。严格检疫，防止引进有病或带菌畜禽。一旦发现病畜禽应严格隔离，并通过检疫淘汰带菌畜禽。

目前我国已研制出猪、牛的单价灭活苗，必要时可选择使用。根据资料报道，应用自本场（群）或当地分离的菌株，制成单价灭活苗，常能收到良好的预防效果。对禽沙门菌病，目前尚无有效菌苗可以利用，因此，在禽类，防治本病必须严格贯彻消毒、隔离、检疫、药物预防等一系列综合性防治措施；在有病鸡群，应定期反复用凝集试验进行检疫，将阳性及可疑鸡全部剔除淘汰，使鸡群净化，逐步建立无沙门菌禽群。

促生素是近年来根据"竞争性排斥机制"研制成功的一类微生物制剂，实践证明它能较成功地预防鸡的沙门菌感染，目前已被包括美国、荷兰在内的养禽大国重视和采用。现在已有许多产品问世，采用饮水口服、气雾吸入或作饲料添加剂应用。值得注意的是，由于益生素是活菌制剂，因此应避免与抗微生物制剂同时应用。

（2）治疗　以抗菌治疗为主。猪以土霉素、卡那霉素疗效最好，牛、羊用新霉素，马常用土霉素或链霉素，禽以庆大霉素、氟哌酸、禽菌灵等疗效较好。由于耐药菌株的不断增多，最好先做药敏试验，然后选用敏感的抗菌药物进行治疗。

2. 人的防制措施

（1）预防

1）控制传染源　患者应及早隔离治疗，患者的大小便、便器、食具、衣服、生活用品等均需消毒处理。饮食业从业人员应定期检查，及时发现带菌者。带菌者应及时调离饮食服务业工作。慢性带菌者要进行治疗、监督和管理。接触者要进行医学观察。

2）切断传播途径　是预防本病的关键性措施。应大力开展爱国卫生运动，做好卫生宣传，搞好粪便、水源和饮食卫生管理，消灭苍蝇。养成良好个人卫生习惯与饮食卫生习惯。搞好食堂、饮食店的卫生，所有炊具、食具必须经常清洗、消毒，生熟食物要分开容器盛放，制作时要分刀、分板。扑灭鼠类、苍蝇、蟑螂等，以防食物被病原菌污染。注意保护水源，加强饮水管理和消毒工作。

3）提高人群免疫力　对易感人群可进行预防接种。流行区居民以及流行区旅行者、清洁工人、实验室工作人员及其他医务工作者、带菌者家属等均为主动免疫对象。目前我国所用疫苗为伤寒、副伤寒甲、乙的三联混合死菌苗，皮下注射3次，间隔7天，接种后2～3周可产生免疫力，以后每年加强免疫一次。严重心脏病、肾病、高血压、活动性结核、发热者及孕妇均属禁忌。近几年，口服菌苗的研究也有了较大发展，副作用较低，可有效预防沙门菌病。

（2）治疗　病人应注意休息。恶心、呕吐症状明显者应短期禁食。注意纠正水和电解质紊乱，酌情分次多饮开水、盐水或加盐米汤，失水严重者应静脉注射生理盐水或5％葡萄糖生理盐水。腹痛、吐泻严重者应皮下注射阿托品。0.5mg或口服复方颠茄片1～2片。应及时纠正酸中毒，治疗休克。抗菌治疗一般选用氯霉素、氨苄青霉素、复方新诺明、氟哌酸等。

（六）公共卫生影响

目前，沙门菌被认为是世界范围内最重要的食源性病原之一，主要通过食用受沙门菌污染的肉、乳、蛋而发病。在过去的30年里，该病的发生率在许多国家都出现了上升，在西半球和欧洲，沙门菌肠炎占据了主导地位。肠炎沙门菌不仅能引起家禽发病死亡造成严重的经济损失，而且感染家禽的产品作为肠炎沙门菌的携带者，还严重危害人类健康。在美国、日本等发达国家发生的食物中毒事件中，40％～60％是禽沙门菌引起的，其中主要病原为肠炎沙门菌。据美国CDC统计，每年美国有近40 000例沙门菌病例，死亡约600例。1994年，在美国暴发的一起由于食用了被沙门菌污染的冰激凌所致的食源性疾病，估计患病人数达22.4万人。在我国，沙门菌是感染性腹泻的主要致病菌。

当发现人沙门菌患者后，应及早隔离，治疗患者。隔离期应至临床症状消失、体温恢复正常后15天为止。患者的大小便、便器、食具、衣物、生活用品均需作适当的消毒处理。饮食、保育、供水等行业从业人员应定期检查，及早发现带菌者；慢性带菌者应调离上述工作岗位，进行治疗，定期接受监督管理，使其终止带菌状态。

加强食品卫生管理，对牲畜的屠宰过程应遵守卫生操作，进行宰前检疫和宰后检验，避免肠道细菌污染肉类，对肉类应进行卫生检查，合格者才可供市场销售。当动物患病死亡时，禁止进行屠宰、销售和食用。屠宰场、肉类市场、肉类和蛋乳制品加工、贮存、运输、销售、烹饪过程要注意清洁、消毒，防止受到沙门菌污染。

（康凯　薛青红　元文华）

◆ **我国已颁布的相关标准**

GB 16001—1995　伤寒、副伤寒诊断标准及处理原则

GB/T 14926.1—2001　实验动物　沙门菌检测方法

GB/T 4789.4—2003　食品卫生微生物学检验　沙门氏菌检验

GB/T 17999.8—2008　SPF鸡　微生物学监测　第8部分：SPF鸡　鸡白痢沙门氏菌检验

WS 280—2008　伤寒和副伤寒诊断标准

WS/T 13—1996　沙门氏菌食物中毒诊断标准及处理原则

NY/T 536—2002　鸡伤寒和鸡白痢诊断技术

NY/T 550—2002　动物和动物产品沙门氏菌检测方法

NY/T 570—2002　马流产沙门氏菌病诊断技术

SN/T 1169—2002　猴沙门氏菌检验操作规程

SN/T 1222—2003　鸡白痢抗体检测方法　全血平板凝集试验

SN/T 1382—2004　马流产沙门氏菌病凝集试验方法

SN/T 1609—2005　国境口岸伤寒、副伤寒感染监测规程

◆ 参考文献

费恩阁，李德昌，丁壮．2004．动物疫病学［M］．北京：中国农业出版社：27-35.

陆承平．2001．兽医微生物学［M］．北京：中国农业出版社：223-231.

王季午，马亦林，翁心华．2005．传染病学［M］．上海：上海科学技术出版社：565-590.

卫生部卫生监督中心卫生标准处．2003．传染病诊断标准及相关法规汇编［J］．北京：中国标准出版社：201-208.

Combs BG，Passey M，Michael A，et al．2005．Ribotyping of Salmonella enterica serovar Typhi isolates from Papua New Guinea over the period 1977 to 1996. P N G Med J，48（3-4）：158-167.

Figueroa Ochoa IM，Verdugo Rodriguez A．2005．Molecular mechanism for pathogenicity of Salmonella sp．Rev Latinoam Microbiol，47（1-2）：25-42.

Methner U，Diller R，Reiche R，et al．2006．Occurence of salmonellae in laying hens in different housing systems and inferences for control. Berl Munch Tierarztl Wochenschr，119（11-12）：467-473.

Rahman H，Deka PJ，Chakraborty A，et al．2005．Salmonellosis in pigmy hogs（Sus salvanius）—— a critically endangered species of mammal．Rev Sci Tech，24（3）：959-964.

Swanson SJ，Snider C，Braden CR，et al．2006．Multidrug-resistant Salmonella enterica serotype Typhimurium associated with pet rodents. N Engl J Med，356（1）：21-28.

第十二节　沙雷菌属细菌所致疾病

沙雷菌感染

　　沙雷菌感染（Serratia infection）是由沙雷菌引起的一种机会性人与动物共患病。沙雷菌广泛分布于水、土壤、植物、人类以及动物的肠道和呼吸道中，是空气中的条件致病菌。该菌长期以来被认为对人体无害，但由于其具有侵袭性并对许多常用抗生素有耐药性，已成为一种重要的病原菌，可引起人的肺炎、泌尿道感染、败血症和外科手术感染等。沙雷菌还能引起牛（乳房炎）和马（结膜炎）、山羊（脓毒病）鸡、猪和家兔等多种动物感染。在实验条件下，沙雷菌对小鼠、豚鼠、犬和龟致病。另外，近年来饮水和乳制品中沙雷菌的污染与存在状况也越来越受到重视。

（一）病原

　　1. 分类地位　沙雷菌在分类上属肠杆菌科（Enterobacteriaceae）、沙雷菌属（*Serratia*）。沙雷菌属现有 10 个种，包括黏质沙雷菌（*S. marcescens*）、液化沙雷菌（*S. liquefaciens*）、深红沙雷菌（*S. rubidaea*）、无花果沙雷菌（*S. ficaria*）、气味沙雷菌（*S. odorifera*）、普城沙雷菌（*S. plymuthica*）、居泉沙雷菌（*S. fonticola*）、嗜虫沙雷菌（*S. entomophila*）、格里蒙沙雷菌（*S. grimesii*）和变形斑沙雷菌（*S. proteamaculans*）。其中气味沙雷菌又可分为 2 个生物型：生物群 1（*S. odorifera* biogroup-1）和生物群 2（*S. odorifera* biogroup-2）。

　　沙雷菌属的各个种很少引起健康人感染，主要引起院内感染。黏质沙雷菌和液化沙雷菌被列入我国

卫生部制定的《人间传染的病原微生物名录》（2006），危害程度属第三类，也是引起牛乳房炎和多种动物疾病的病原菌。

2. 形态学基本特征与培养特性 沙雷菌为革兰氏阴性小杆菌，大小为（0.9～2.0）μm×（0.5～0.8）μm，有周鞭毛，能运动，有些菌种有微荚膜，无芽孢。其中黏质沙雷菌，又称灵杆菌，为细菌中最小者，可用于检查滤菌器的除菌效果。沙雷菌为兼性厌氧菌，适合生长温度为10～36℃，在4%氯化钠条件下可生长。普城沙雷菌和深红沙雷菌可耐5%～10%氯化钠。营养要求不高，在普通琼脂上生长良好，呈白色、红色或粉红色菌落，直径可达1.5～2.0mm。各种沙雷菌株可以产生两种色素：灵菌红素（prodigiosin，非水溶性）和吡羧酸（水溶性）。沙雷菌能发酵多种糖，能利用枸橼酸盐、丙氨酸等作为唯一碳源，胞外酶可水解DNA、脂酸、明胶和邻位硝基苯-β-半乳糖苷。

3. 理化特性 黏质沙雷菌能够耐紫外线照射，有些菌株照射90min后还可生长。临床分离到的黏质沙雷菌对许多抗生素有耐药性。沙雷菌的耐药机制比较复杂，一方面沙雷菌具有固有的对多种抗菌药物的耐药性；另一方面沙雷菌产生β-内酰胺酶，是其产生耐药性的最常见也是最重要的原因。由于产酶菌易于传播，常引起医院内的感染流行。

（二）流行病学

1. 传染来源 沙雷菌为条件致病菌，在卫生条件差的环境中，动物抵抗力下降，可被沙雷菌污染的饮水、用具及飞沫、尘埃、粪便、垫草、饲料、饮水、管理人员的靴鞋、服装等感染。

沙雷菌很少引起健康人感染，但在医院感染中占有很重要的地位，约占院内感染的1%～3%。有留置导管的病人、有细菌定居或被感染的呼吸道是最常见的传染源，主要通过医院人员的手扩散。另外，污染的医用试剂、溶液、器具和水源等等也引起暴发感染。

2. 传播途径 动物可通过被污染的饮水、垫料、用具及飞沫、尘埃、粪便等多种媒介发生接触传染。

沙雷菌可经气溶胶传播吸入呼吸道引起感染，病人通过吸入含有沙雷菌的灰尘、空气而引起肺部感染。院内感染可因使用了沙雷菌污染的静脉输液器具、外用消毒液、洗手液而引起皮肤伤口感染，导致菌血症、脑膜炎，经血行最后播散到肺部。此外，医生、护士和病人的手与手的传播在住院病人中也是主要的传播途径，可引起交叉感染。部分有创性操作如静脉输液、静脉置管、腰穿、导尿、血液和腹膜透析、气管插管、气管切开、主动脉内球囊反搏、输血等均可引起沙雷菌感染及流行。从人感染沙雷菌的感染部位分析发现，呼吸道感染居第一位，手术部位感染居第二位，泌尿道感染居第三位。

3. 易感动物

（1）自然宿主 沙雷菌为条件致病菌，没有发现相对明确的动物宿主。

新生儿、老年人及孕妇，应用类固醇类激素和免疫抑制药等造成的机体免疫力降低者，以及长期使用广谱抗生素及麻醉品成瘾者容易感染沙雷菌；另外，沙雷菌是医院感染的重要致病菌，免疫力较低的老年人，或是病情较重的患者如手术后的重症病人易感。

（2）实验动物 在实验条件下，沙雷菌对小鼠、豚鼠、犬和龟致病。

4. 流行特征 动物感染常与饲养环境卫生条件差，动物抵抗力下降有关。牛沙雷菌乳房炎常发生于干奶期和哺乳期，暴发与垫料和挤奶系统污染有关，卫生条件差和乳头受伤使奶牛患沙雷菌乳房炎的危险增加。在一些畜群，不再产奶的母牛和老年牛易被感染，其他畜群高产奶牛易感。沙雷菌乳房炎的暴发偶尔源于接触传播。

Farmer等提出院内感染黏质沙雷菌有5种流行模式：①沙雷菌属不同株的偶发感染；②多名病人暴发沙雷菌，可追溯到一共同来源，与病人与传染源的接触有关；③经医务人员的手从一名病人（尤其是有留置导管的病人）传播给另一名病人；④带菌新生儿作为传染源引发继发性扩散；⑤假性暴发，病人实际上没有被感染，但是他们的样本污染了外来的病原体。

5. 发生与分布 沙雷菌属曾被认为是无害的腐生菌，直到1913年Woodward和Clarke首次报道沙雷菌呼吸道感染（支气管扩张），该菌被认为是条件致病菌，当机体抵抗力降低时引起感染。1951年

Wheat 首次报道 11 例沙雷菌引起医院内感染。1957 年 Robison 和 Wolley 等报道了"假咯血综合征"和 1958 年 Waisman 和 Stane 报道了威斯康辛大学医院婴儿发生的"红色尿布综合征"，后均证实为沙雷菌引起的呼吸道和泌尿系感染。目前，沙雷菌感染是引起院内感染的重要致病菌。美国医源性感染监测系统报告，1992—1997 年黏质沙雷菌从肺炎病人中的分离率为 4％，血液、耳朵、鼻和喉部感染各为 2％，心血管感染和泌尿道感染为 1％；1980—1998 年烧伤病人伤口的分离率为 3.5％。在英国，沙雷菌菌血症的报告在 2000—2001 年增加了 13.2％。我国过去有关沙雷菌感染报道较少，但近 20 年来报道逐渐增多。任南等对 1999 年 6 月—2004 年 1 月全国医院感染监控网监控的 79 所医院感染沙雷菌属的来源及细菌耐药性进行统计分析，结果 451 株沙雷菌属占所有医院感染病原体的 1.35％，其中黏质沙雷菌占 63.19％、液化沙雷菌占 21.51％、深红沙雷菌占 4.21％；主要分离部位来自呼吸道占 60.75％、血液占 12.42％、手术部位占 10.42％。现在沙雷菌已成为医院获得性肺炎的主要病原体之一。

1958 年 Barnum 报道沙雷菌引起牛乳房炎的暴发。随后的研究显示黏质沙雷菌和液化沙雷菌是引起牛乳房炎的重要致病菌。Nam 等（2009）调查韩国 2003—2008 年引起牛乳房炎的革兰氏阴性菌的流行情况，结果显示黏质沙雷菌是最常见的致病菌之一。我国也有黏质沙雷菌和液化沙雷菌引起猪、鸭、蛋鸡发病的报道。

（三）对动物与人的致病性

1. 对动物的致病性　黏质沙雷菌和液化沙雷菌可引起牛乳房炎。作为一种条件致病菌，饲养环境卫生条件差，饮水、饲料、垫料等污染可导致多种动物发病，但目前该菌引起其他动物感染的报道较少。

（1）牛乳房炎　多数沙雷菌感染都呈亚临床表现，并以体细胞数升高为特征。临床症状通常很轻微，以奶中出现凝块和变色为特征。牛很少出现全身性症状，感染呈慢性进程，且临床症状呈间歇性出现。感染可持续 10 个月，甚至长达 3 年。

（2）其他动物感染沙雷菌

1）猪液化沙雷菌感染　病猪食欲不振，呼吸急促，甚至呈犬坐状并开口呼吸，食欲废绝，具传染性，而体温始终正常。

2）蛋鸡黏质沙雷菌眼炎　发病鸡主要以眼部肿胀为主要特征。单侧或双侧眼流泪，病鸡消瘦，精神不振，闭目呆立，羽毛粗乱无光泽，食欲减少或不食。

2. 对人的致病性

（1）沙雷菌肺炎　与一般急性细菌性肺炎相似，主要表现为发热、寒战、咳嗽、咯血痰或假性血痰或黄痰、呼吸困难、胸痛。但对于医院获得性感染及原有肺部感染疾病的继发性沙雷菌肺炎者，则症状不典型，可因原发病症状掩盖了肺炎症状。但这时病人往往病情加剧，出现呼吸衰竭，心衰或突发性的高热、咳黄脓痰增多。双肺可闻及干湿性啰音，当肺叶或肺段出现实变时，可有相应肺段、肺叶的语颤增强、叩浊、可闻及支气管呼吸音。危重病人可能有呼吸急促、发绀及休克等。

（2）尿路感染　30％～50％的病人尿道感染沙雷菌不表现症状。出现的症状包括发热、尿频、排尿困难、脓尿或排尿疼痛。在 90％的病例中，病人刚进行完外科手术或插导尿管。沙雷菌尿路感染是引起糖尿病、泌尿系梗阻和肾衰竭的危险因素。

（3）脑膜炎　黏质沙雷菌脑膜炎主要发生在婴幼儿，并且其死亡率（45％）超过由其他较常见的革兰氏阴性病原体所引起的脑膜炎，存活婴儿通常有神经性缺陷。临床上，大多数患者有呼吸暂停或呼吸急促，并且一半有低血压。沙雷菌脑膜炎的症状与其他革兰氏阴性菌脑膜炎相似，如头痛、发热、呕吐和昏迷。

另外，沙雷菌还可引起人的腹内感染、骨髓炎、关节炎、心内膜炎、角膜炎、眼内炎、软组织感染和中耳炎。

（四）诊断

1. 动物的诊断 根据临床表现、病理剖检和细菌分离鉴定进行确诊。

（1）牛乳房炎

1）细菌培养与分离 对所采的生牛奶进行增菌培养，将增菌培养物划线接种血平板和营养琼脂平板。

2）药敏试验 挑取上述菌落均匀涂布于营养琼脂平板上，固定药敏纸片，置于 37℃ 培养箱中 12~24h。

3）生化试验 进行常规生化试验和 Biolog 细菌鉴定系统鉴定。

4）毒力试验 用过夜营养肉汤 0.1mL 皮下接种健康小鼠 6 只作为试验组，并用生理盐水 0.1mL 皮下接种另外 3 只小鼠作为对照组，观察 5 天，及时剖检死鼠，最后扑杀所有鼠，采取心、肝、脾病料直接涂片与培养，观察结果。

（2）其他动物感染沙雷菌

1）细菌培养与分离 取患病动物血液、病变组织渗出物等作为被检材料，直接涂片、革兰氏染色、镜检；并接种于普通营养琼脂平板、麦康凯琼脂平板和营养肉汤，37℃，24h，观察菌落并涂片、染色、镜检细菌形态。

2）药敏试验、生化试验、毒力试验 检查同牛乳房炎。

2. 人的诊断 沙雷菌感染的确诊有赖于细菌学诊断。

（1）实验室检查

1）全血计数（CBC） 检查中性粒细胞增多、白细胞减少（很少）、出现大于 10% 的未成熟中性粒细胞以及可能出现的贫血。

2）进行血清生化试验 检查葡萄糖、尿素和肌酸酐等。

3）细菌培养和抗菌谱检查 对痰液、血、尿、脓肿液、渗出液及怀疑被沙雷菌污染的导尿管、洗手液或消毒液及静脉输液进行之。

4）检查脑脊髓液 观察是否多核型脑脊液淋巴细胞增多、蛋白水平高及葡萄糖水平低。

（2）图像检查 ①对怀疑为肺炎或呼吸道疾病的病人进行胸部放射线检查。②腹部超声或 CT 扫描排除障碍性的肾盂积水或腹内脓肿（如肝脓肿，胰脏脓肿）。③经胸或经食管的超声心动图检查心脏瓣膜。④如果怀疑是脊椎炎则进行脊髓的 CT 扫描或核磁共振成像（MRI）。

（3）鉴别诊断 沙雷菌肺炎的发病条件、临床表现及 X 线表现与其他革兰氏阴性杆菌肺炎相似，如克雷伯菌肺炎、铜绿假单胞菌肺炎、变形杆菌肺炎、枸橼酸杆菌肺炎、摩根摩根菌肺炎，临床上常难以区别，特别是医院获得性感染时，临床上无典型的特征表现，因此应多次查痰、血和胸腔积液等培养，以利它们之间的区别。

（五）防制措施

1. 综合性预防措施 防治动物沙雷菌病应加强饲养管理，搞好畜舍、禽舍环境卫生，及时清除粪便及垃圾，改善通风条件；定期消毒，保持畜舍清洁、干燥；保证饲料、饮水清洁卫生，防止污染；防疫人员预防接种或注射抗生素时应消毒器具，防止因经污染的针头刺伤皮肤而造成沙雷菌的传播。当发生疫情时，应迅速确认，隔离病群，及时用抗菌药物治疗，以减少损失。对病死动物进行化制、焚烧、深埋，防止扩大蔓延。

防治人的沙雷菌病院内感染应积极治疗原发病，增强机体的抵抗力，严格医院各种消毒制度和无菌操作。对易感病人要加强护理，隔离治疗感染病人，防止交叉感染，严格掌握抗生素、皮质激素应用指征。

2. 治疗

（1）动物的治疗 根据药敏试验结果选择敏感性高而价格较为低廉的药物进行防治，畜舍、用具等应每天喷雾消毒。

（2）人的治疗　沙雷菌是医院感染的重要病原菌，临床分离株以黏质沙雷菌为主，其次为液化沙雷菌和深红沙雷菌。沙雷菌属的耐药性比较严重，且产生多重耐药，应及时掌握沙雷菌的流行和耐药情况，积极采取措施，以药敏结果为指导，针对不同情况合理选用抗菌药物，可有效控制该菌耐药株及院内感染的上升。

（六）公共卫生影响

在公共卫生领域，沙雷菌广泛分布于自然界，并不断从人及动物体内排出。近年来，有报道显示在桶装纯净水中分离到了黏质沙雷菌，另外，在牛奶中也分离到过该菌。由于沙雷菌是条件致病菌，只有在人或动物抵抗力弱时才会致病，有关部门应对其充分重视，避免水源性沙雷菌感染和食物源性沙雷菌感染的发生。

（韩　雪）

◆ 参考文献

韩伟，李晓虹．2009．进口乳粉中黏质沙雷菌的检测和研究［J］．中国卫生检验杂志，19（2）：271-274．
任南，文细毛，徐秀华，等．2005．沙雷菌属医院感染的分布特征及耐药性分析［J］．中华医院感染学杂志，15（3）：342．
王茂法，王陵初，陈仲秋，等．2005．猪液化沙雷氏菌的分离与鉴定［J］．中国动物检疫，22（10）：32．
肖爱波．2001．蛋鸡黏质沙雷氏菌性眼炎的诊治［J］．Animal Husbandry & Veterinary Medicine，133（11）：28．
周庭银，赵虎．2001．临床微生物学诊断与图解［M］．上海：上海科学技术出版社：116-118．
J.M.让达，S.L.阿博特．2008．肠杆菌科［M］．曾明，王斌，李凤祥，译．第2版．北京：化学工业出版社：131-144．
Todhunter D A，Smith K L．1991，Hogan J S．1991．Serratia species isolated from bovine intramammary infections．J. Dairy Sci，74：1860-1865

第十三节　志贺菌属细菌所致疾病

志 贺 菌 病

志贺菌病（Shigellosis）是由志贺菌引起的一种常见肠道传染病，以往称细菌性痢疾（Bacillary dysentery），简称菌痢。临床表现为急起畏寒高热、腹痛、腹泻、排脓血便及里急后重等症。终年散发，夏秋季可引起流行。它是人类及灵长类动物细菌感染性腹泻的致病菌，其他动物不易感染。以结肠黏膜的炎症及溃疡为主要病理变化。

（一）病原

1. 分类地位　志贺菌也称痢疾杆菌（*Bacillus dysenteriae*）在分类上属肠杆菌科（Enterobacteriaceae）、志贺菌属（*Shigella*）。志贺菌血清型众多，根据O抗原的组成不同，将志贺菌分为4个亚群（subgroup），包括49个血清型和血清亚型，即痢疾志贺菌（*S. dysenteriae*）、福氏志贺菌（*S. flexneri*）、鲍氏志贺菌（*S. boydii*）、宋内氏志贺菌（*S. sonnei*），依次称为A、B、C、D亚群［A亚群有15个；B亚群有14个，β亚群包括8个血清型（14个血清亚型）；C亚群有19个、D亚群有1个血清型/亚型］。A群和C群的所有菌型及B群之2a、6型均含有K抗原。各群志贺菌均具有复杂的抗原构型，各菌群的血清学特异性有交叉反应。如福氏菌有噬菌体整合入染色体上，可出现型别转换。我国的优势血清型为福氏2a、宋内氏、痢疾1型，其他血清型相对比较少见。在发达国家和地区，宋内氏志贺菌的分离率较高。痢疾1型志贺菌产生志贺毒素，可引起溶血性尿毒综合征。

2. 形态学基本特征与培养特性　本属细菌的形态与其他肠道杆菌类似，无鞭毛，无动力，为革兰氏染色阴性的短小杆菌，在幼龄培养物中可呈球杆形，无荚膜，无芽孢。

志贺菌为兼性厌氧，但适于需氧生长。在普通培养基上培养24h后，长成凸起、圆形、边缘整齐、直径约为2mm的透明菌落。但索氏志贺菌常出现R型菌落。液体培养基中的生长呈均匀混浊。宋内氏志贺菌在麦康凯或去氧胆酸钠柠檬酸钠琼脂培养基上的菌落可能呈粉红色。

本属细菌代谢具有呼吸和发酵 2 种类型。所有志贺菌均能分解葡萄糖产酸，除福氏及鲍氏志贺菌外，均不产气；除宋内氏志贺菌外，均不分解乳糖；除痢疾志贺菌外，均可分解甘露醇。接触酶阳性，氧化酶阴性。不液化明胶，不产生硫化氢，不分解尿素。

3. 理化特性 志贺菌存在于患者和带菌者的粪便中，体外生存力较强，宋内氏菌的抵抗力大于福氏菌，而痢疾志贺菌抵抗力最差。通常温度越低，志贺菌保存时间越长。60℃ 10min 或直射阳光下 30min 可使细菌死亡。在水中 37℃ 可存活 20 天，在各种物体中（室温）可存活 10 天，在蔬菜水果上可存活 11~24 天。人进食 10 个以上细菌即可引起发病，进食被污染的食物后，可引起食源性疾病大暴发。志贺菌对各种消毒剂敏感，如 0.1% 酚液 30min 可以杀灭，对氯化汞（升汞）、苯扎溴铵（新洁尔灭）、过氧乙酸、石灰乳等也很敏感。

4. 志贺菌的致病因素 志贺菌的致病因素包括侵袭力、内毒素和外毒素，痢疾志贺菌产生志贺毒素。侵袭力是志贺菌致病的主要毒力因子。此外，福氏菌的播散基因也编码了一些蛋白质也和细菌毒力密切相关。上述志贺菌毒力基因又受染色体及质粒上多个基因多级调控，包括温度调节基因（vir R），37℃ 培养时有毒力表达，30℃ 则毒力消失。志贺菌属各菌株均有强烈的内毒素，可破坏肠黏膜，形成炎症、溃疡，呈现典型的痢疾脓血便。痢疾志贺菌 1 型产生志贺毒素，志贺毒素具有肠毒性、细胞毒性和神经毒性，感染后一部分患者可发生溶血性尿毒综合征，亦可引起发热、神志障碍、中毒性休克等。志贺菌的外毒素，将其注射入家兔体内，48h 可引起动物麻痹，故又称为志贺神经毒素，将其注入家兔的游离肠段内，可引起肠毒素样反应，局部产生大量液体。也有人认为志贺毒素并非神经毒素而系血管毒素，系由于毒素作用于血管内皮而引起继发的神经症状，常为可逆性。更重要的是最近发现志贺毒素不仅见于志贺菌 A 型、B 型还可见于福氏志贺菌 2a。与上述细菌分离的志贺毒素有交叉免疫性。

（二）流行病学

1. 传染来源 传染来源包括急性、慢性菌痢患者及带菌者。急性典型菌痢患者有脓血黏液便，排菌量大。非典型患者仅有轻度腹泻，往往诊断为肠炎，在流行期间和典型菌痢的比例为 1∶1，从患者粪便中也可分离到志贺菌。非典型菌痢患者的发现和管理均比较困难，故其对流行中所起的作用不容忽视。慢性菌痢病情迁延不愈，排菌量虽少，但持续时间长，提示慢性菌痢患者有长期贮存病原体的作用，而且在春季复发较多，这个阶段对维持疾病流行过程起了重要作用。带菌者分为疾病恢复期带菌及健康带菌。恢复期病人，病后 1~2 周内带菌者占 45.7%，3~4 周内带菌占 21.9%，5~7 周内带菌占 5.7%，8 周以内带菌占 2.6%。在普通居民中，健康带菌者为 1%~2%，接触患者的健康人带菌率为 5%~7%。带菌者虽然排菌数量少，排菌时间短，但人群数量较大。近年对病菌携带者在菌痢流行中所起作用的看法不一。菌痢的发病与否取决于细菌对肠黏膜的侵袭能力，以及是否为致病株，有些健康带菌者排出的细菌为无侵袭力的非致病菌株，能否引起他人发病还有待进一步研究。

猕猴痢疾的病原菌是志贺菌，来源于人类。人类带菌者将病菌传染给健康猴，使猴带菌或发病，再由猴传染给其他猴。带菌的猴还可将病原传染给健康人。

2. 传播途径

（1）食物型传播 痢疾杆菌在蔬菜、瓜果、腌菜中能存活 1~2 周，并可繁殖，食用生冷食物及不洁瓜果可引起菌痢发生。带菌厨师和痢疾杆菌污染食品常可引起菌痢暴发。

（2）水型传播 痢疾杆菌污染水源可引起暴发流行。

（3）日常生活接触型传播 污染的手是非流行季节中散发病例的主要传播途径。桌椅、玩具、门把手、公共汽车扶手等均可被痢疾杆菌污染，若用手接触后马上抓食品，或小孩吮吮手指均会致病。

（4）苍蝇传播 苍蝇粪、食兼食，极易造成食物污染。

3. 易感动物

（1）自然宿主 志贺菌是猕猴肠道的主要致病菌。细菌性痢疾是猕猴最常见的一种急性传染病，猕猴在过分拥挤和不卫生的情况下，发病率可高达 100%，死亡率达 60% 以上。在卫生部制定的实验猕猴细菌学检测等级标准中，将其列为一级猕猴的必检项目。

（2）实验动物　实验动物中，猴易感。

（3）易感人群　人群普遍易感。年龄分布有两个高峰，第一个高峰为学龄前儿童，尤其是 3 岁以下儿童，可能和周岁以后的儿童食物种类增多，活动范围扩大，接触病原体的机会增多有关；第二个高峰为青壮年期（20～40 岁），可能和工作中接触机会增多有关。任何足以降低抵抗力的因素，如营养不良、暴饮暴食皆有利于菌痢的发生。患病后可获得一定免疫力，但不同菌群及血清型之间无交叉保护性，易于重复感染。

4. 流行特征　终年散发，夏、秋季可引起流行。本病主要流行于发展中国家，但发达国家时有局部暴发。我国主要以福氏志贺菌和宋内氏志贺菌痢疾流行为主，其他菌群引发也有报道，但此病仍居法定传染病的首位。

5. 发生与分布　全世界每年死于志贺菌感染的人数约为 60 万。据 1994—1997 年的监测资料表明，我国年报告病例在 60 万～85 万，发病率居甲、乙类传染病之首，病死率为 0.04%～0.07%。志贺菌致病性强，10～100 个细菌细胞就可使人发病，多数临床分离的菌株为多重耐药性。

研究表明，在 1966—1997 年的 30 年间，全世界菌痢的年发病人数为 1.647 亿，其中约 1.632 亿来自发展中国家。在发病人数和死亡人数中，分别有 69% 和 61% 为 5 岁以下的儿童。病原菌中位数分别为 B 型 60%、D 型 15%、C 型 6%、A 型 6%。

志贺菌的菌群在全世界的分布随着时间的推移有较大变化。20 世纪 40 年代以前 A 群痢疾志贺菌引起的痢疾占 30%～40%，以后 A 群减少；50 年代以 B 群福氏志贺菌占主要地位；1965 年以来以 D 群宋内氏志贺菌上升。国外自 60 年代后期逐渐以 D 群占优势，我国目前仍以 B 群为主（占 62.8%～77.3%），D 群次之，近年局部地区 A 群有增多趋势。

菌痢主要集中在温带或亚热带国家。我国各地区菌痢发病率差异不大，终年均可发生，一般从 5 月开始上升，8～9 月达高峰，10 月以后逐渐下降。但是我国南北地区发病曲线也有所不同。如广州地区高峰出现早，持续时间长，流行曲线平坦。北方城市长春则相反。菌痢夏、秋季发病率升高可能和降水量多、苍蝇密度高及进食生冷瓜果食品的机会多有关。若在环境卫生差的地区，更易引起菌痢的大暴发流行。

（三）对动物与人的致病性

猕猴感染志贺菌，盲肠淤点性出血（彩图 41-10A）。

潜伏期为几小时至 7 天，多数为 1～3 天。菌痢患者潜伏期长短和临床症状的轻重取决于患者的年龄、抵抗力和感染菌的数量、毒力及菌群等因素。所以任何菌群引起的疾病均可有轻、中、重型。但从大量病例分析看，痢疾志贺菌引起的症状较重，最近我国个别地区疾病流行，临床症状为发热、腹泻、脓血便持续时间较长，但预后大多良好。宋内氏菌痢疾症状较轻，非典型病例多，易被漏诊或误诊，儿童发病较多。福氏菌痢疾介于两者之间，但排菌时间较长，易转为慢性。治疗后 1 年随访，转为慢性者10%。慢性痢疾占菌痢总数的 10%～20% 或以上。

根据病程长短和病情轻重可分为不同的型。

1. 急性菌痢　根据毒血症及肠道症状轻重，可分为 4 型。

（1）普通型（典型）　急起畏寒高热，伴头痛、乏力、食欲减退，并出现腹痛、腹泻，多数患者先为稀水样大便，一两日后转为脓血便，每天 10～20 天或以上，大便量少，有时纯为脓血，出现脓血便后则里急后重明显。部分病例开始并无稀水样便，以脓血便开始。患者常伴肠鸣音亢进，左下腹压痛。急性菌痢自然病程为 1～2 周，多数病例可以自行恢复。

（2）轻型（非典型）　无明显发热。急性腹泻，每天大便 10 次以内，稀黏液便，可无脓血。有腹痛及左下腹压痛，里急后重较轻或缺如。大便显微镜检查可见少数脓细胞。大便培养有志贺菌生长则可确诊。

（3）重型　多见于老年、体弱、营养不良患者，急起发热，每天腹泻 30 次以上，稀水脓血样便，偶尔排出片状假膜，甚至大便失禁，腹痛，里急后重明显。后期可出现严重腹胀及中毒性肠麻痹，常伴呕吐。严重失水可引起外周循环衰竭。部分病例中毒性休克为突出表现者，则体温不升，常有酸中毒和水、电解质平衡失调，少数患者可出现心、肾功能不全。由于肠道病变严重，偶见志贺菌侵入血循环，引起败血症，见彩图41-10B。

（4）中毒性痢疾　多见于2～7岁儿童，多数病儿体质较好。成人罕见。多数起病急骤，突起高热39～41℃或更高，同时出现烦躁、谵妄、反复惊厥，继可出现面色苍白、四肢厥冷，迅速发生中毒性休克。惊厥持续时间较长者可导致昏迷，甚至呼吸衰竭。常于发病数小时后才出现痢疾样大便，部分病例肠道症状不明显，往往需经灌肠或肛拭子检查发现大便中白细胞、红细胞方得以确诊。部分病例开始为隐性菌痢，1～2天后转为中毒型。根据其主要临床表现，大致可分为3型。

①休克型（外周循环衰竭型）　较多见，以感染性休克为主要表现，由于微循环血管痉挛，导致微循环障碍，早期面色灰白，肢冷，指（趾）甲发白，心率快（150～160次/min），脉细速加重，血压下降或测不出。口唇、甲床发绀，气急加重，并可出现心、肾功能不全的症状。

②脑型（呼吸衰竭型）　是中毒性痢疾最严重的一种表现。由于脑血管痉挛引起脑缺氧、脑水肿甚至脑疝，并出现中枢性呼吸衰竭。由于频繁或持续性惊厥引起昏迷，开始表现为呼吸节律不齐、深浅不匀，进而出现双吸气、叹息样呼吸、下颌呼吸及呼吸暂停等；开始时瞳孔忽大忽小，以后两侧瞳孔不等大，对光反应消失，有时在1～2次惊厥后突然呼吸停止。

③混合型　最为严重，具有循环衰竭的综合征象。惊厥、呼吸衰竭和循环衰竭是中毒性痢疾的3种严重表现。一般先出现惊厥，如未能及时抢救，则迅速发展为呼吸衰竭及循环衰竭。

2. 慢性菌痢　菌痢病程反复发作或迁延不愈达2个月以上，即为慢性菌痢。菌痢慢性化的原因大致可以包括两方面，一方面为患者抵抗力低下，如急性期失治、营养不良、胃肠道疾患、肠道分泌性IgA减少等；另一方面为细菌菌型，如福氏菌易致慢性感染；有些耐药性菌株感染也可引起慢性痢疾。根据临床表现可以分为3型。

（1）慢性菌痢急性发作型　半年内有痢疾史，常因进食生冷食物或受凉、劳累等因素诱发，可出现腹痛、腹泻、脓血便，发热常不明显。

（2）慢性迁延型　急性菌痢发作后，迁延不愈，常有腹痛、腹泻、稀黏液便或脓血便。或便秘、腹泻交替。长期腹泻导致营养不良、贫血、乏力等。大便常间歇排菌，菌培养结果有时阴性有时阳性。

（3）慢性隐匿型　有痢疾史，无临床症状。大便培养可检出志贺菌，乙状结肠镜检查可有异常发现。

慢性菌痢中以慢性迁延型最为多见，慢性菌痢急性发作型次之，慢性隐匿型占少数。

（四）诊断

细菌性痢疾的诊断原则为依据流行病学史、症状体征及实验室检查进行综合诊断，确诊则需依赖于病原学检查。

1. 流行病学史　病人有不洁饮食或与菌痢病人接触史。

2. 症状体征

（1）急性非典型菌痢　症状轻，可仅有腹泻、稀便。

（2）急性典型菌痢　急性起病、腹泻（排除其他原因）、腹痛、里急后重，可伴随发热、脓血便或黏液便、左下腹部压痛。

（3）急性中毒型菌痢　发病急、高热、呈严重毒血症症状，小儿发病初期可无明显腹痛、腹泻症状，常需经灌肠或肛拭做粪检，才发现是菌痢。根据主要临床表现有以下类型：

1）休克型（周围循环衰竭型）　有感染性休克症状，如面色苍白、四肢厥冷、脉细速、血压下降、皮肤发花、发绀等。

2）脑型（呼吸衰竭型）　有脑水肿表现，如烦躁不安、惊厥、嗜睡或昏迷、瞳孔改变，甚至出现脑疝、呼吸衰竭。

3）混合型　同时出现脑型、休克型的征候，是最凶险的一型。

（4）慢性菌痢 急性菌痢者病程超过 2 个月以上为慢性菌痢。

3. 实验室检查

（1）粪便常规检查，白细胞或脓细胞≥15（400 倍），可见红细胞。

（2）病原学检查，粪便培养志贺菌属阳性为确诊依据。

4. 病例分类

（1）疑似病例 腹泻，有脓血便、或黏液便、或水样便、或稀便，伴有里急后重症状，难以确定其他原因腹泻者。

（2）临床诊断病例 具有 1、2 和 3（1）中任何一项，并排除其他原因引起的腹泻。

（3）确诊病例 具备 3（2）和 4（2）中任何一项。

（五）防制措施

1. 预防措施

（1）卫生健康教育 细菌性痢疾通过粪-口途径，通过食物、水、粪便、污染的食品、玩具、用具而传播。注意水源卫生和饮食卫生。教育群众喝开水、不喝生水；在疫区用消毒过的水洗瓜果、蔬菜和碗筷及漱口；饭前便后要洗手；食品做熟后再吃，慎用凉拌菜；剩饭菜要加热后吃；生熟分开；防止苍蝇叮爬食物；在疫区不要参加婚丧嫁娶等大型聚餐活动。应加强包括水源、饮食、环境卫生、消灭苍蝇、蟑螂及其滋生地在内的综合性防治措施，即做好三管一灭（管水、管粪、管饮食、消灭苍蝇），切实落实食品卫生管理措施，把好病从口入关。对重点行业人群应每年进行卫生知识或强化食品卫生知识的培训，坚持持证上岗，严格执行食品卫生法。

（2）疫情报告 对疑似病人、临床诊断和实验室确诊病人，要及时向发病地的卫生防疫机构报告，并同时报出传染病卡。

（3）免疫接种 近年来主要采用口服活菌苗，一般采用 3 种菌苗：①自然无毒株；②有毒或无毒志贺菌与大肠杆菌杂交的菌株；③变异菌株。目前我国主要采用变异菌株，即使用链霉素依赖株制备疫苗（在含链霉素的培养基上才能生长繁殖的变异无毒株）。兰州生物制品研究所生产的对福氏 2a 和宋内氏志贺菌的活疫苗在 36 个现场进行了数万人次的观察，证明有较好的效果，保护率为 66.41%～99.47%。活菌苗主要通过刺激肠道产生分泌性 IgA 及细胞免疫而获得免疫性，免疫期可维持 6～12 个月，少数人服用后可出现腹泻。由于志贺菌属免疫有型的特异性，有时出现不同于所用菌苗的菌型流行，则无保护作用。不足之处是需要接种的菌量较大，一般情况下不需要大面积接种。

2. 病人、接触者及其直接接触环境的管理

（1）传染源管理 急性、慢性病人及带菌者为细菌性痢疾的传染源。急性病人应隔离治疗。由于志贺菌的感染剂量极低，对炊管人员、饮食品制售人员、水源管理人员、托幼机构保教人员、医院里的儿童和护理员等重点行业中的粪便培养阳性者应立即调离原工作岗位，及时访视管理，并给予全程治疗，直至症状消失后，两次便检培养阴性方可解除隔离。在没有粪便培养条件的情况下，应于症状消失后 1周方可解除隔离。

对暴发疫情中的密切接触者应进行观察，在小范围内可投服抗生素进行预防。

（2）切断传播途径 对污染的水源和食品要及时消毒。患者用厕所、粪便和被污染的物品应做到随时消毒，防止交叉感染。特别注意食品卫生的宣传教育工作。

对慢性痢疾患者和带菌者应定期进行访视管理，并根据药敏试验选择最敏感的药物给予彻底治疗，粪便培养连续 3 次（隔周 1 次）为阴性者，方可解除访视管理。

3. 流行期的管理措施 医疗防疫单位要做到早诊断，早报告。做好病人的隔离和消毒工作。医疗机构要提供及时有效的治疗。接到疫情报告后，卫生防疫部门应立即赶赴现场进行调查核实，尽快查明暴发原因，采取果断措施切断传播途径，防止疫情蔓延。

4. 监测 细菌性痢疾是国家法定管理的乙类传染病。细菌性痢疾的监测工作主要有以下几个方面：全面、系统地收集地理、地貌、气象、经济、文化、交通、人口流动、风俗习惯等一般资料；收集、整理、分析人口、疾病、死因人群免疫水平等基础资料；对腹泻病人进行监测，采集粪便标本进行培养和血清学鉴定；对重点人群进行监测，包括密切接触者、饮食行业从业人员、粪管工人、幼保人员等，重点人员以病原菌培养检验为主，必要时结合血清学方法进行监测；对监测点内痢疾病原菌进行质粒分析和药敏试验，观察其动态变化；对食品、粪便、苍蝇等进行监测；在监测点内对水改、粪管等措施的落实情况及其他防疫措施作出科学评价。

5. 治疗

（1）一般对症治疗 进易消化饮食，注意水电解质平衡，可给口服补液盐，必要时和静脉输液同时应用。

（2）病原治疗 细菌性痢疾可以是自限性的，一般情况下可以不使用抗生素。对症状比较严重的患者，抗生素治疗可缩短病程、减轻病情和缩短排菌期。但是，治疗痢疾 1 型志贺菌感染时，应该慎用抗生素（许多抗生素可以刺激 O157：H7 大肠杆菌释放志贺毒素，诱发溶血性尿毒综合征）。由于临床分离菌株常为多重耐药性，使用抗生素应该根据当地的药敏谱来确定。

（六）公共卫生影响

每年全球因志贺菌性痢疾死亡人数为 60 万人。世界上某些地区感染人数的增加、多重耐药菌株的出现，更有必要研制有效菌苗。在发展中国家，志贺菌属主要感染 1～4 岁的儿童，但志贺痢疾杆菌 1 型流行期间可以感染各个年龄组。各治疗中心的调查结果显示：腹泻病例中 5％～15％与志贺菌感染有关，而 30％～50％痢疾与该菌感染有关，弗氏痢疾杆菌血清型是志贺菌性痢疾地方性流行的主要致病菌。志贺痢疾杆菌 1 型（志贺杆菌）从 20 世纪 60 年代以来一直是拉丁美洲、亚洲、非洲流行痢疾的重要致病菌，流行特征是：临床症状严重，病死亡率高，人-人传播和多重耐药。自 90 年代以来，痢疾志贺菌倾向于感染那些易感人群：例如帐篷中的难民。在非洲，15 个国家已有志贺菌性痢疾暴发。志贺菌性痢疾在一些发达地区是一个严重的公共卫生问题。20 世纪 40—80 年代，志贺菌先后对磺胺药物、四环素、氯霉素、氨苄青霉素、磺胺增效剂产生耐药性，因此研制痢疾菌苗是防治志贺菌性痢疾最佳选择。

洪涝灾害使得人们的生活环境变坏，特别是水源受到严重污染、饮食的卫生条件恶化及居住条件较差。灾后发生肠道传染病流行的可能性很大。水灾后局部地区发生细菌性痢疾暴发的可能性很大，应该特别提高警惕。从我国 1991 年水灾时的情况看，由于党和政府的高度重视、各级卫生防疫部门的努力工作，基本上做到了大灾之后无大疫，但是从一部分实验室的报告来看，细菌性痢疾的发病率仍然很高。

（魏财文 亢文华）

◆ **我国已颁布的相关标准**

GB/T 14926.47—2008 实验动物 志贺菌检测方法

SN/T 1168—2002 猴志贺氏菌检验操作规程

SN/T 1713—2006 出入境口岸细菌性痢疾监测规程

◆ **参考文献**

马亦林.2005. 传染病学 [M]. 上海：上海科学技术出版社：554 - 564.

斯崇文，贾辅忠.2004. 感染病学 [M]. 北京：人民卫生出版社：560 - 564.

杨正时，房海.2002. 人与动物病原细菌学 [M]. 石家庄：河北科学技术出版社：486 - 496.

Chompook P，Samosornsuk S，von Seidlein L，et al. 2005. Estimating the burden of shigellosis in Thailand：36 - month population-based surveillance study. Bull World Health Organ，83：739 - 746.

Kosek M，Bern C，Guerrant RL. 2003. The global burden of diarrhoeal diseases，as estimated from studies published between 1992 and 2000. Bull World Health Organ，81：197 - 204.

Kotloff KL，Winickoff JP，Ivanoff B，et al. 1999. Global burden of Shigella infections：Implications for vaccine development and implementation of control strategies. Bull World Health Organ，77：51 - 56.

Sansonetti PJ 1998. Slaying the Hydra all at once or head by head? Nat Med 4：499－500.

Shears P. 1996. Shigella infection. Ann Trop Med Parasitol，90；105－114.

van den Broek JM，Roy SK，Khan WA，et al. 2005. Risk factors for mortality due to shigellosis：A case-control study among severely-malnourished children in Bangladesh. J Health Popul Nutr，23；259－265.

第十四节　耶尔森菌属细菌所致疾病

一、小肠结肠炎耶尔森菌病

小肠结肠炎耶尔森菌病（Yersinia enterocolitica）是由小肠结肠炎耶尔森菌引起的一种人与动物共患病。临床上，人感染小肠结肠炎耶尔森菌，导致胃肠炎和严重腹泻，此外还可出现呼吸道、心血管系统、骨骼、结缔组织症状及全身疾病等，当出现败血症时，病死率达 30％以上；动物感染小肠结肠炎耶尔森菌，常呈隐性感染。本病是 20 世纪 80 年代受到重视的一种新的肠道传染病，世界各大洲均有发现，是欧洲某些国家腹泻的主要病原菌。1981 年我国才发现此病，引起全国重视，并开展了全国性调查和研究，分别从人群、动物和外环境中分离出病原菌，证明耶氏菌病在我国的分布非常广泛。

（一）病原

1. 分类地位　小肠结肠炎耶尔森菌除感染动物外，还是人类腹泻的重要病原菌，是一种食源性致病菌。其对公共卫生的影响不亚于沙门菌，越来越受到人们的重视。

小肠结肠炎耶尔森菌在分类上属肠杆菌科（Enterobacteriaceae）、耶尔森菌属（*Yersinia*）。该属共有 11 个种，已知其中 4 个种有致病性，即鼠疫耶尔森菌（*Y. pestis*）、小肠结肠炎耶尔森菌（*Y. enterocolitica*）、假结核耶尔森菌（*Y. pseudotuberculosis*）和鲁克氏耶尔森菌（*Y. ruckei*）（虹鳟鱼红嘴病的病原）。

2. 生物学特性与培养特性　小肠结肠炎耶尔森菌为革兰氏染色阴性杆菌或球杆菌，大小为（1～3.0）$\mu m \times$（0.5～1.3）μm，多单个散在、有时排列成短链或成堆存在。不形成芽孢，无荚膜，有周鞭毛。但其鞭毛在 30℃以下培养条件形成，温度较高时即丧失，因此表现为 30℃以下有动力，而 35℃以上则无动力。

小肠结肠炎耶尔森菌生长温度为 30～37℃，但在 22～29℃培养才能出现某些特性。4℃时保存可繁殖。本菌世代间隔时间长，最短亦需 40min 左右。在 SS 或麦康凯琼脂培养基上于 25℃培养 24h，可获得细小菌落。培养至 48h，可长成直径为 0.5～3.0mm 的菌落。菌落圆整、光滑、湿润、扁平或稍隆起，透明或半透明。在麦康凯琼脂上菌落淡黄色，如若微带红色，则菌落中心的红色常稍深。在肉汤中生长呈均匀混浊，一般不形成菌膜。

3. 抗原性及血清型　小肠结肠炎耶尔森菌菌株，可根据其耐热和耐高压的菌体抗原，通过血清学方法分型。共有 60 个菌体（O）抗原组成至少 48 个血清型，其中 O9 与布鲁菌有交叉反应，O12 与沙门菌 O47 有交叉反应，最常见的致病性血清型是 O3、O9、O5，O27 和 O8，其中 O8 主要分布于北美洲，其余型多见于欧洲、日本、南非、非洲南部、加拿大和中国；根据其生化特性的差异，可分为 5 个生物型。上述常见血清型与生物型搭配形式是：血清型 O9/生物型 2，血清型 O3/生物型 4，血清型 O8/生物型 1，血清型 O5，27/生物型 2。假结核耶尔森菌按 O 抗原有 11 个血清群（O1～O11），其中 1 群和 2 群各有 a、b、c 3 个亚群，4 群和 5 群各有 a 和 b 两个亚群，3、6、7、8、9、10、11 群无亚群，这 11 个血清群共由 22 个 O 抗原（2～20 和 25～27）组成（郑薛斌，1999）。其中某些血清群如 O2、O4、O6，与沙门菌 O 抗原 B、D 血清群、大肠杆菌 O17、O55 及泄殖腔肠杆菌有交叉反应。

本属细菌具有肠道菌共同抗原，有毒株产生由质粒编码的 V、W 抗原。而 Wanters 将小肠结肠炎耶尔森菌和相关菌归纳为 54 个血清群，Aleksii 和 Bockemuh 等人提议将小肠耶氏菌的血清群简化为 18

个群。目前已经鉴定下列血清群的致病菌株，即 O1，O2a，O3；O2a，3；O3；O8；O9；O4，O32；O5，O27；O12，O25；O13a，O13b；O19；O20；O21。引起人类疾病的主要血清群是 O3，O8，O9 和 O5，O27。

1981 年根据 DNA 同源性、生化和形态特征，将与小肠结肠炎耶尔森菌极为密切 3 个同源群，命名为新的耶尔森菌种，它们是弗氏耶尔森菌（*Y. frederiksenii*）、中间型耶尔森菌（*Y. intermedia*）和克氏耶尔森菌（*Y. krislensenii*）。

4. 理化特性 耶尔森菌为兼性厌氧菌，生长温度为 −1～48℃，能在反复冷冻，缓慢融化下存活。由于该菌可在 4℃ 下冷增菌，因此保存在 4～5℃ 冰箱中的食品具有污染的危险。其生长要求较高的水活度，最低水活度为 0.95，pH 接近中性，较低的耐盐性。对加热、消毒剂敏感。

（二）流行病学

1. 细菌分布 小肠结肠炎耶尔森菌分布很广，可存在于生的蔬菜、乳和乳制品、肉类、豆制品、沙拉、牡蛎、蛤和虾。也存在于湖泊、河流、土壤和植被等环境中。已从家畜、犬、猫、山羊、灰鼠、水貂和灵长类动物的粪便中分离出该菌。在港湾周围，许多鸟类包括水禽和海鸥可能也是该菌的携带者。

2. 传染来源 患病和带菌的动物是小肠结肠炎耶尔森菌病的传染源。带菌动物包括：①家畜，猪、牛、羊、猫、犬、马、骆驼、家兔。②家禽，鸡、鸭、鹅。③啮齿类动物，褐家鼠、黄胸鼠、黄毛鼠、针毛鼠、大足鼠、黑线姬鼠、赤腹松鼠、沼泽田鼠等。④爬行动物，蛇。⑤水生动物，鱼、牡蛎、蜗牛。⑥野生动物及观赏动物，猴、虎、野猪、熊猫、豹、马鹿、羚羊、梅花鹿、野兔、貂、浣熊、海狸、黄燕、孔雀、秃鹫、鸽等。

鼠类等啮齿动物为该菌在自然界的主要贮存宿主。猪是最常见的传染源，猪的带菌率较高。猪的菌检阳性率日本为 4%，加拿大 3.6%，丹麦 10%～17%。猪舌和咽喉部位（扁桃体）菌检阳性率较高，占菌检阳性标本的 30%～70%。犬、猫被认为是人的传染源之一，我国调查不多，但应加以重视。

3. 传播途径 本病的传播途径尚未完全明确，可能通过与感染动物接触、摄食污染的饲草或饮水经消化道感染。本菌在自然界分布广泛，从食物、水和土壤等周围环境中均可分离到菌株。蟑螂、苍蝇、蚤等常可带菌，成为本病的传播媒介，也可经吸血的节肢动物传播。

4. 流行特征 本病多为散发，季节性不明显，常见于寒冷季节。本病的发生与动物的抵抗力有密切关系，当外界各种因素导致动物抵抗力下降或免疫功能受抑制时，易于诱发本病。人在食用了污染的蔬菜、饮水而感染发病，由动物直接感染的可能性也有。

5. 发生与分布 小肠结肠炎耶尔森菌病是近些年来国际上受到重视的一种新肠道传染病，在各大洲均有发现，我国已从人群、动物及外环境分离出小肠结肠炎耶尔森菌。该病在世界范围内已暴发多起，食品和饮水受到污染，往往是暴发胃肠炎的重要原因。20 世纪 70 年代在加拿大魁北克地区暴发过两起，有 138 名儿童感染，源于摄入生牛奶。1976 年在美国纽约暴发过一起，有 217 名学生感染，在这起发病过程中涉及的是巴氏消毒巧克力奶。1980 年发生于华盛顿的一起有 87 人感染，污染源是用未经氯处理的泉水做的豆腐。由本菌引起的胃肠炎或中毒暴发，在欧洲以冬、春季节较多，夏季较少，而日本则以夏季发病率较高。在我国福建省南部地区，该菌是冬、春季腹泻的重要病原菌。

（三）对动物与人的致病性

1. 对动物的致病性 本病在动物大多为隐性感染，无明显症状。曾观察到猪、犬、猫、羊、猴等感染后出现腹泻症状或于肝脏形成结节性病变，但一般较为少见。

在猪，曾有暴发流行的报道。潜伏期 2～3 天，病初厌食，体温 40～41℃，水泻，一天数次至十余次，严重时肛门失禁。后期体温下降，不食，尿少，皮肤发绀。如未行补液治疗，仔猪常因脱水休克而死亡。成年猪常能耐过。病程约 1 周，也有长达半月者。剖检病变为卡他性胃肠炎。

在绵羊，曾有以化脓性支气管肺炎和化脓性皮炎为主的暴发流行。病羊体温升高，咳嗽，呼吸困难，口、耳皮肤化脓、坏死。剖检胸腔积液，肺充血，有脓肿，肺表面有纤维素性渗出物，心包膜增厚，心耳出血。大、小羊均可发生，以羔羊的发病率和病死率较高。

2. 对人的致病性　本病的临床表现多样，常见的有 6 种类型。

（1）**肠炎型**　典型临床表现为腹泻和发热，病情轻重不一。轻型病例一般可自愈，重型病例需用抗生素治疗。腹泻常为水样便和稀便，婴幼儿常有脓血便，腹泻次数不等。某些病人常伴有腹痛和呕吐。

（2）**腹痛和类阑尾炎型**　临床上多表现为急性肠炎，尤以 5 岁以下婴幼儿更为常见，稍大一点的儿童和成人多出现右下腹疼痛，常被误诊为阑尾炎。

（3）**关节炎型**　是耶尔森菌病常见的病种，以成人为主，女性居多。大多数病人同时几个关节受累，关节局部主要表现为疼痛、肿胀和关节囊渗出液。

（4）**结节性红斑病**　常见部位为小腿的前面，其次是前臂，是耶尔森菌病的一种非特异性炎症反应。

（5）**败血症型**　有肝硬化、糖尿病和血液病病史者，感染此菌易患败血症。

（6）**其他临床型**　常见的如咽喉炎、扁桃体炎、颈部淋巴结肿大；少见的有脑膜炎、心肌炎、骨髓炎、肺炎、尿道感染、肾小球肾炎、眼结膜炎和虹膜炎等；更少见的有肺部浸润性炎症和肝脾脓肿等。

3. 致病因子

（1）**肠毒素**　该菌能产生耐热性肠毒素，相对分子质量 10 000～50 000，能耐热 121℃ 30min，能在 4℃ 保存 7 个月，pH1～11 中稳定。但肠毒素的产生仅限于 22～25℃。血清型 O3、O8 和 O9 几乎经常产生肠毒素，在其他血清型中也有产生肠毒素的菌株。该肠毒素被摄入即可引起发病。

（2）**侵袭性**　血清型 O1、O3、O4、O5、O8、O9、O15、O18、O20、O21 和 O22 都能侵入 Hela细胞，鉴于 Hela 细胞感染阳性株多是人类致病的常见血清型，以及从人和动物死亡所见肠炎的侵入模型，表明 Hela 细胞侵入性在小肠结肠炎耶尔森菌腹泻的发病机理上是重要的。有人将 11 株小肠结肠炎耶尔森菌的菌悬液接种于豚鼠眼结膜，有 6 株引起严重的角膜结膜炎，即 Sereny 试验阳性。这 6 株均为 O8 血清型。

（3）**自凝性**　1980 年 Laird 等人提出了一种测定本菌毒力的简易方法，即将试验菌接种于两管含 10% 小牛血清的组织培养液内，分别置 22℃ 和（36+1）℃ 培养，若 22℃ 培养，菌液混浊，而 37℃ 培养，细菌凝结，上层液体透明，即为有毒力的菌株，称为自凝阳性。在检查的 180 株菌中有 25 株阳性，这些阳性菌株均能引起腹泻。

（4）**VW 抗原**　已知该菌的某些菌株具有与鼠疫耶尔森菌和假结核耶尔森菌在免疫学上相同的 VW抗原。其在 37℃ 生长时需要钙而在 25℃ 生长时不需要钙的菌株即含 VW 抗原。Karmali 等人将从病人粪便检出的 O21 血清型自凝阳性的菌株，在草酸镁琼脂上于 35℃ 培养不生长，用于口服小鼠则产生腹泻。可见自凝阳性与缺钙培养基上 35℃ 无生长能力是一致的，能使小鼠发生腹泻。

（5）**毒性质粒**　耶氏菌病和小肠结肠炎耶尔森菌带有相对分子质量（41～48）$\times 10^6$ 的质粒有关。这被认为是毒性质粒，即与毒力有关的质粒。有人将失去毒性质粒的 O8、O3 和 O9 型菌株用小鼠作喂饲试验，均不发病，但用带毒性质粒的 O8 和 O3 型菌株试验时，小鼠则均发生腹泻或死亡。且菌株自凝试验的结果与毒性质粒的存在与否相一致。

（四）诊断

1. 人的临床诊断　小肠结肠炎耶尔森菌是 20 世纪 30 年代引起注意的急性胃肠炎型食物中毒的病原菌，为人与动物共患病。潜伏期约摄食后 3～7 天，也有报道 11 天才发病。病程一般为 1～3 天，但有些病例持续 5～14 天或更长。主要症状表现为发热、腹痛、腹泻、呕吐、关节炎、败血症等。耶尔森菌病典型症状常为胃肠炎症状、发热，亦可引起阑尾炎。有的引起反应性关节炎，另一个并发症是败血症，即血液系统感染，尽管较少见，但死亡率较高。

本菌的易染人群为婴幼儿，常引起发热、腹痛和带血的腹泻。

2. 实验室诊断　确诊本病有赖于病原菌的分离鉴定和血清学检查。从动物采取标本以肛拭或有病变脏器组织为宜。屠宰动物和鼠类取回盲部的黏膜，其检出率较粪便为高，猪扁桃体的检出率也较高。

腹泻患畜粪样或有病变脏器组织材料，可直接在琼脂或麦康凯琼脂平皿划线培养，无症状带菌动物粪便、饲料、水样等宜先增菌后划线培养，增菌可采用冷增菌法（置 pH7.6 PBS 增菌液中，在 4℃增菌 14 天），或普通增菌法（置加有新霉素、多黏菌素 B 和结晶紫的豆胨肉汤中，在 25℃或 37℃增菌 24～48h）。划线琼脂平皿可置 25℃培养 48h，然后挑取可疑菌落，进一步做生化试验和血清型鉴定。

血清型鉴定可用 O 因子血清做凝集试验。如分离菌与两个 O 抗原因子血清呈阳性反应时，可进一步做吸收试验，以确定是一个 O 抗原还是两个 O 抗原。也可进行血清学试验进行诊断，以试管凝集反应法效果较好。动物病后 1～2 周出现凝集素，3～4 周增高，血清凝集效价达 1：200 者为阳性。抗体水平在 3 个月开始下降。如进行间接血凝试验，效价达 1：512 以上为阳性，据报道与凝集试验相比，此法的特异性和敏感性较高。在做血清学试验时，应注意耶尔森菌与大肠杆菌、沙门菌或布鲁菌可能出现交叉反应，以免误诊。近年来，酶联免疫吸附试验（ELISA）和免疫荧光抗体法已被用来进行本病的诊断。

（五）防制措施

由于病菌在自然界分布广泛，传染源种类繁多，流行病学方面尚有许多问题需要查明，因此彻底防治本病目前尚有一定困难，只能采取一般性的防治措施，做好环境卫生和消毒，加强肉品的卫生监督，开展灭鼠、灭蝇和灭蟑螂工作，发现病畜要及时隔离治疗，防止其排泄物污染饲料、食品和饮水。

治疗本病可选用链霉素、四环素或磺胺类药物。

人患本病多为自限性，轻者不用治疗即可自愈，重者除给予一般支持疗法外，还需使用抗生素（如链霉素、四环素）或磺胺类药物。预防本病的方法是不要使用各种类型的铁制剂，避免进食可疑污染的食物和水，不与感染动物接触，注意个人卫生。

（丁家波 毛开荣）

◆ 我国已颁布的相关标准

GB/T 14926.3—2001 实验动物 耶尔森菌检测方法

GB/T4789.8—2003 食品卫生微生物学检验 小肠结肠炎耶尔森氏菌检验

SN/T 2068—2008 出入境口岸小肠结肠炎耶尔森菌感染监测规程

◆ 参考文献

白常乐，卢曙初．1983．国外耶尔森菌病的流行病学近况［J］．中华流行病学杂志，4（1）：59-60．

景怀琦，徐建国，邵祝军，等．1997．聚合酶链反应检测小肠结肠炎耶尔森菌的研究［J］．中华检验医学杂志，20：242-243．

李仲兴，郑家齐，李家宏，等．1986．临床细菌学［M］．北京：人民卫生出版社：441．

Darwin, A. J., Miller, V. L. 1999. Identification of Yersinia enterocolitica genes affecting survival in an animal host using signature-tagged transposon mutagenesis. Mol. Microbiol, 32, 51-62.

Gripenberg-Lerche, C., Skurnik, M., oivanen, P.. 1995. Role of YadA-mediated collagen binding in arthritogenicity of Yersinia enterocolitica serotype O：8：Experimental studies with rats. Infect. Immun, 63, 3222-3226.

Gripenberg-Lerche, C., Skurnik, M., Zhang, L. J., et al. 1994. Role of YadA in arthritogenicity of Yersinia enterocolitica serotype O：8：Experimental studies with rats. Infect. Immun, 62, 5568-5575.

Gripenberg-Lerche, C., Zhang, L., Ahtonen, P., et al. 2000. Construction of urease-negative mutants of Yersinia enterocolitica serotypes O：3 and O：8：role of urease in virulence and arthritogenicity. Infect. Immun, 68, 942-947.

Tahir, Y., Kuusela, P., Skurnik, M. 2000. Functional mapping of the Yersinia enterocolitica adhesin YadA. Identification of eight NSVAIG-S motifs on the amino-terminal half of the protein involved in collagen binding. Mol. Microbiol, 37, 192-206.

Vogel, U., Weinberger, A., Frank, R., et al. 1997. Complement factor C3 deposition and serum resistance in isogenic capsule and lipooligosaccharide sialic acid mutants of serogroup B Neisseria meningitidis. Infect. Immun, 65, 4022-4029.

Yang, Y., Isberg, R. R.. 1993. Cellular internalization in the absence of invasin expression is promoted by the Yersinia pseudotuberculosis yadA product. Infect. Immun, 61, 3907-3913.

二、假结核耶尔森菌病

假结核耶尔森菌病（Yersinia pseudotuberculosis）又称伪结核耶尔森菌病，是由假结核耶尔森菌引起的人与动物共患传染病。假结核耶尔森菌对啮齿类动物、豚鼠、家兔等有很强的致病性，因其在感染动物的脏器中可形成多发性粟粒状结核结节病灶而得名。人也可遭受感染。

（一）病原

1. 分类地位　假结核耶尔森菌（*Yersinia pseudotuberculosis*）又称伪结核耶尔森菌，在分类上属肠杆菌科（Enterobacteriaceae）、耶尔森菌属（*Yersinia*）。耶尔森菌属共有 11 个种，已知其中 4 个种有致病性，即鼠疫耶尔森菌（*Y. pestis*）、小肠结肠炎耶尔森菌（*Y. enterocolitica*）、假结核耶尔森菌和鲁克氏耶尔森菌（*Y. ruckei*）。

2. 形态学基本特征与培养特性　假结核耶尔森菌形态为球形或短杆状多形态杆菌。革兰氏染色阴性，无荚膜、无芽孢，28℃培养时有 1～6 根鞭毛，37℃培养无动力，需氧或兼性厌氧。在普通培养基上生长良好，最适生长温度为 28℃，pH6～7。菌落基本为 S 型。生化反应较为活跃。甲基红试验阳性，VP 试验阴性。迅速分解尿素。根据 O 抗原分为 6 个血清型，对人致病的主要为 O 1 血清型。有毒菌株多数具有 VW 抗原。

（二）流行病学

1. 传染来源　在自然情况下，本病在鸟类和哺乳类动物特别是啮齿目和兔形目（家兔和野兔）动物可引起地方流行性。

患病和带菌动物是传染源。病原菌随粪尿排出体外，污染饲料、饮水和周围环境。

2. 传播途径　主要的传播途径是消化道，直接接触也有可能传播。在自然界鼠类是本病病原菌的自然贮存宿主。人在与患病动物接触过程中可经口感染，或吃进被患病动物粪便污染的食物而感染。病原菌进入体内后，首先侵害消化道，并经淋巴管抵达肠系膜淋巴结，随后发生菌血症，病原菌随血液侵入各器官，肝、脾是最常见的受害部位。

3. 易感动物　曾多次从马、牛、羊、猪、猴、狐、貂、鸡、鸽、犬、野鼠、栗鼠以及猫体中分离到本菌。

（三）对动物与人的致病性

1. 对动物的致病性　兔和豚鼠常发生本病。患病动物临床表现为腹泻，迅速消瘦，经3～4周死亡，剖检见肠系膜淋巴结、肝、脾肿大，有干酪样坏死病灶。兔盲肠蚓突、回盲部圆囊也常有同样变化。偶尔可见败血型经过，有发热、沉郁、呼吸困难等症状，最后死亡。剖检时全身呈败血病的特征，表现为肝、脾、肾严重淤血肿胀，肠壁血管极度充血，肺和气管黏膜出血，肌肉呈暗红色。

猫患病后表现为减食，胃肠炎和黄疸，经 2 周至 3 个月死亡。剖检见肠系膜淋巴结和肝、脾肿大。在其他动物中也见过本病的临床病例。猪表现为胃肠炎和肝炎，常引起死亡。牛和绵羊流产，公羊有化脓性睾丸炎，病死率较高。家禽发病多呈急性，表现腹泻、眼运转困难，常可致死，剖检见十二指肠有卡他性和结节性病变。

2. 对人的致病性　在经粪口途径进入动物体内之前，致病菌自由地生活在淡水系及潮湿的自然环境下和食物中，引起感染大部分为胃肠炎症状，偶尔侵入肠膜淋巴结进入血液、肝脏、脾脏引起伤寒症状，生存环境决定着基因的表达和致病性，37℃几乎丧失运动性，而在 25℃左右运动性最强。

（四）诊断

1. 动物的临床诊断　①可视黏膜出现贫血和黄疸，血清胆红素增高。②肝脏肿大，并在其表面出现结节，可以触摸到肠系膜淋巴结和脾脏肿大。③穿刺肝脏做细菌培养和病理组织学检查：可见到多个含有大量的革兰氏阴性菌的干酪化坏死病灶。④试验性开腹术　对于可疑病例，可实施开腹手术，在直视下检查特征性病变的有无。

2. 人的临床诊断 确诊本病，需进行病原菌的分离鉴定。肠系膜淋巴结中病原的分离率高于其他器官，从兔蚓突和圆囊取材容易获得纯培养。在病的早期或发生败血症的病例可取血液，活体检查时还可采取粪便分离培养。本菌对培养基的要求不严格，按照小肠结肠炎耶尔森菌的分离方法，即可获得满意结果。对分离菌的血清型，可用标准血清进行鉴定，也可采用血清学试验。方法同小肠结肠炎耶尔森菌病的诊断。

本病的干酪样坏死病灶与结核病者类似，应注意区别。

（五）防制措施

本病目前尚无疫苗可以利用。预防本病主要依靠一般性措施，重点是加强灭鼠工作，避免饲料、饮水或用具被病菌污染。发病时要做好隔离、淘汰和消毒工作。

人预防本病重在加强肉品卫生监督，避免与患病动物接触。治疗可用链霉素、氯霉素、四环素或磺胺类药物。

（丁家波　毛开荣）

◆ **我国已颁布的相关标准**

GB/T 14926.3—2001 实验动物 耶尔森菌检测方法

◆ **参考文献**

Cave MH，MacAleenan FA，Hunter J，et al. 1990. Reactive arthritis following Yersinia pseudotuberculosis infection. Ulster Med J，59：87-89.

Fordham JN，Maitra S. 1989. Post-yersinial arthritis in Cleveland，England. Ann Rheum Dis，48：139-142.

Hannu T，Mattila L，Rautelin H，et al. 2002. Campylobacter-triggered reactive arthritis：a population-based study. Rheumatology (Oxford)，41：312-318.

Lindley RI，Pattman RS，Snow MH. 1989. Yersinia pseudotuberculosis infection as a cause of reactive arthritis as seen in a genitourinary clinic：case report. Genitourin Med，65：255-256.

Rudwaleit M，Richter S，Braun J，et al. 2001. Low incidence of reactive arthritis in children following salmonella outbreak. Ann Rheum Dis，60：1055-1057.

Tertti R，Vuento R，Mikkola P，et al. 1989. Clinical manifestations of Yersinia pseudotuberculosis infection in children. Eur J Microbiol Infect Dis，8：587-591.

Yli-Kerttula T，Tertti R，Toivanen A. 1995. Ten-year follow up study of patients from a Yersinia pseudotuberculosis III outbreak. Clin Exp Rheumatol，13：333-337.

三、鼠　疫

鼠疫（Plague）是由鼠疫耶尔森菌引起的自然疫源性烈性传染病。临床主要表现为高热、淋巴结肿痛、出血倾向、肺部特殊炎症等。历史上本病曾发生三次大流行，第一次世界鼠疫大流行：在 6 世纪（527—565）首先发生在中东、地中海附近地区。此次流行遍及全欧洲和非洲北部，中国的东部沿海也有发生。其中东罗马帝国流行最猖獗，居民一半死于鼠疫，因为开始流行于汝斯丁王王朝时期，因此以汝斯丁（Justinian）瘟疫的名称记入医学史册。当时人们把鼠疫称为热病，全世界死于鼠疫的约 1 亿人。第二次世界鼠疫大流行：始于 14 世纪 1346—1665 年。主要流行于欧洲发达国家，这次流行死亡 2 500万人，由于肺鼠疫和败血型鼠疫比较多，死后皮肤有淤血瘢，所以当时人们把鼠疫称为黑死病。第三次世界鼠疫大流行：发生于 19 世纪末叶，许多文献、志书记载，起源于我国云南与缅甸边境一带。鼠疫在云南经过长时间的反复流行后，经思茅、蒙自沿广西的百色、龙洲传入北海、钦州、廉州等雷州半岛沿海城镇，相继传到广州和香港。1894 年香港鼠疫暴发流行后，由于中国香港海运业的发展，大型、快速的远洋货轮使香港的鼠疫传播到世界各地。此次流行受染国家 32 个，直到第二次世界大战结束后才逐渐终息。据不完全统计，世界死于鼠疫者有 150 万人。在本次大流行中，于 1894 年日本北里

（Ktasato）和法国人耶尔森（Yersin）首次在香港从鼠疫病人尸体和自死鼠体内分离到鼠疫耶尔森菌。

（一）病原

1. 分类地位　鼠疫耶尔森菌（*Yersinia pestis*）在分类上属肠杆菌科（Enterobacteriaceae）、耶尔森菌属（*Yersinia*），为革兰氏染色阴性的兼性需氧菌。我国鼠疫杆菌共 17 个型，均以地方命名，如祁连山型、北天山东段型等。

2. 形态学基本特征与培养特性　鼠疫耶尔森菌为卵圆形、两端钝圆，大小为（0.5～0.7）μm×（1～2）μm，有荚膜，不形成芽孢。在不同检材和培养条件下，菌体大小、形态可有所不同（图 41-5），革兰氏染色阴性，瑞氏染色呈两极着色（彩图 41-11A），直接荧光抗体染色可见绿色菌体（彩图 41-11B），兼性需氧菌，最适生长温度为 28℃，普通培养基上生长缓慢，需培养 72h 以上。

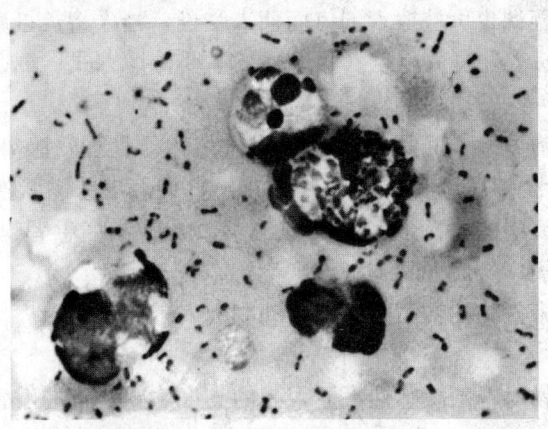

图 41-5　鼠疫耶尔森菌涂片
（引自 http：//phil. cdc. gov，经美国 CDC 授权）

3. 理化特性　毒性物质包括鼠毒素（外毒素或毒性蛋白质）、内毒素（脂多糖）、纤维蛋白溶酶、凝固酶、荚膜抗原及其他具有致病作用的抗原等。鼠疫耶尔森菌低温下在有机体中生存时间较长，在脓痰中存活 10～20 天，尸体内可存活数周至数月，蚤粪中能存活 1 个月以上。对光、热、干燥及一般消毒剂均敏感，于煮沸后 1～2min、55℃ 15min 或 100℃ 1min、日光照射 4～5h、5％来苏或石炭酸 20min 可将病菌杀灭。

4. 抗原特性　本菌抗原结构复杂，已证实有 18 种抗原，即 A～K，N、O、Q、R、S、T 及 W 等，其中 F1、T 及 W 最重要，为特异抗原。F1 为荚膜抗原，可用于诊断；131T 抗原为鼠毒素，存在于细胞内，菌体裂解后释放，是致病及致死的物质。v/w 抗原可使细菌在吞噬细胞内保持毒力，抗拒吞噬。t 抗原具有外毒素性质，可作用于血管、淋巴内皮系统，引起炎症、坏死、出血等。

5. 致病机理　病菌由蚤类叮咬而感染，细菌在引流的淋巴结内，被单核细胞吞噬，但不被杀灭，且能繁殖，形成含 i 蛋白的荚膜及其他毒性物质。淋巴结呈出血性坏死，细菌可沿血循环及淋巴管扩散，波及浅表淋巴结及纵隔、肺门淋巴结。

10％～20％的患者发生多叶性肺炎，可为大叶实变及出血性坏死，脓肿。吸入染菌尘埃时主要引起肺部病变，但也可仅累及扁桃体及颈淋巴结。如未及时治疗，各型鼠疫均可发展为败血症，并波及肝、脾等脏器及其他淋巴结。

基本病变为血管和淋巴管的急性出血和坏死，局部淋巴结有出血性炎症和凝固性坏死，内有大量病原菌，邻近淋巴结也可累及。肺充血水肿，偶见细菌栓子所致的散在坏死结节。气管、支气管黏膜高度充血，管腔内充塞大量含菌的泡沫状血性、浆液性渗出液。各器官均充血、水肿或坏死。血多呈黑色，浆膜腔常积有血性渗出液。

（二）流行病学

1. 传染来源　鼠疫为典型的自然疫源性疾病，一般先在鼠间流行，然后再波及到人，在人间流行。

鼠间鼠疫的传染源（贮存宿主）有野鼠、地鼠、狐狸、狼、猫、豹等，其中以黄鼠属和旱獭属最重要。

人间鼠疫的传染源，一是染疫动物：在家鼠中，黄胸鼠、褐家鼠和黑家鼠是人间鼠疫的重要传染源。猫、犬、兔、骆驼和山羊也与人类的感染有关；二是鼠疫病人：各型患者均为传染源，以肺型鼠疫患者的传染性最强。败血性鼠疫早期的血液有传染性。

2. 传播途径 鼠疫是通过疫蚤叮咬和接触染疫动物及其污染物传播的。传播途径很多，主要有以下4种。

（1）蚤媒传播 主要通过"鼠-蚤-人或动物"的方式进行传播。鼠蚤吮吸病鼠血液后，病原菌在蚤前胃大量繁殖而发生壅塞，受染蚤再附人体吸血时，除散布含病菌的粪便于皮肤外，含菌血栓常因反流而侵入人体内。蚤粪中的病菌偶也可被擦入创口而使人受染，当人将蚤打扁压碎时，蚤体内病菌也可经创口进入人体。此种"鼠-蚤-人"是人鼠疫（腺型）的主要传播方式。最近研究发现，本病有由蜱类传播的可能性。

（2）接触传播 蚤粪含有病菌，可因搔抓皮肤进入皮内。处理受感染动物时被抓伤或咬伤，或剥食啮齿类动物的皮、肉感染。接触患者的痰液、脓液，直接经皮肤黏膜伤口感染。

（3）呼吸道传播 患者痰中的病菌通过飞沫或气溶胶，肺鼠疫患者也经飞沫、吸入带菌尘土等传播，即"人→人"的方式传播，造成人间肺鼠疫大流行。

（4）消化道传播 进食未煮熟的带菌野生啮齿动物肉，也可感染患病。

3. 易感动物

（1）自然宿主 啮齿动物对本菌敏感性不同，有的高度敏感，有的敏感性差。除猫科动物外，野生食肉动物感染后很少出现症状或发生菌血症，故一般很少死亡。在家畜中，骆驼常发生感染。此外，驴、骡、绵羊、山羊和一些灵长类动物也有个别病例报道。

（2）实验动物 所有品系的小鼠对本菌均高度易感。用强毒菌皮下接种小鼠，LD_{50}在 $1\sim10^4$ 范围内；疫病自然流行时的感染剂量通常为 $10^3\sim10^4$ CFU。青藏高原型鼠疫菌皮下接种 3.5×10^2 CFU、静脉接种 3.9×10^3 CFU，可引起藏系绵羊迅速发病及死亡。

（3）易感人群 人群不分种族、性别、年龄对鼠疫普遍易感，没有天然的免疫力。但病后可获持久免疫力，预防接种可获一定免疫力。

4. 流行特征

（1）流行特点 流行季节与鼠类活动（黄鼠与旱獭能带菌冬眠）和鼠蚤繁殖有关，南方多始于春而终于夏，北方则多起于夏、秋而延及冬季。肺鼠疫以冬季为多，这与鼠类活动和鼠蚤繁殖情况有关。世界各地存在许多自然疫源地，动物鼠疫长期持续存在。人间鼠疫多由野鼠传至家鼠，由家鼠传染于人引起。首发病例常与职业有关，可因狩猎进入疫区而被感染。

（2）自然疫源地分布 我国鼠疫自然疫源地根据疫源地景观类型、主要宿主和细菌基因遗传型的分布不同划分为11个类型。即青藏高原山地高寒草甸草原喜马拉雅旱獭鼠疫疫源地，天山森林草原高山草原灰旱獭、长尾黄鼠疫源地，帕米尔高原高山草原长尾旱獭疫源地，呼伦贝尔高原高山草原蒙古旱獭疫源地，察哈尔丘陵松辽平原典型草原达乌尔黄鼠疫源地，黄土高原西部典型草原阿拉善黄鼠疫源地，乌兰察布鄂尔多斯高原荒漠草原长爪沙鼠疫源地，锡林郭勒高原典型草原布氏田鼠疫源地，滇西纵谷混交林大绒鼠、奇氏姬鼠疫源地和西南山地闽粤沿海居民区农田黄鼠疫源地。

（3）环境因素

1）自然因素对鼠疫流行的影响 地形、植被、气候等自然因素制约着鼠疫菌宿主动物和传播媒介蚤类的活动、生存与繁衍，因而显著影响鼠疫的流行。例如青藏高原，鼠疫只发生、流行于旱獭活动频繁的夏、秋季节；到了冬季，气候寒冷，旱獭处于冬眠状态，鼠疫流行也就随之终止。

2）社会因素对鼠疫流行的影响 人类的经济活动，如造林、垦荒、兴修水利、建造公路等，均可破坏鼠类借以生存的环境，使其数量显著减少，从而导致鼠疫发病率降低甚至流行终止；相反，战争、饥荒等却又可促进鼠疫的流行，历史上发生的第一、第二次世界性大流行，均与战争有关。此外，居民的生活习惯、生产方式、宗教活动等也与鼠疫的发病、流行有关。

5. 发生与分布　世界上曾发生 3 次大流行，造成数以亿计的人员死亡。历史上首次鼠疫大流行发生于 6 世纪，起源于中东，流行中心在近东地中海沿岸，542 年经埃及南部塞得港沿陆海商路传至北非、欧洲，几乎殃及当时所有著名国家。第二次大流行发生于 14 世纪，此次流行此起彼伏持续近 300 年，遍及欧亚大陆和非洲北海岸。第三次大流行，始于 19 世纪末（1894），至 20 世纪 30 年代达最高峰，总共波及亚洲、欧洲、美洲和非洲的 60 多个国家，死亡达千万人以上。

自 20 世纪 80 年代以后，世界鼠疫重新活跃起来。在一些静息了 20 多年的鼠疫自然疫源地又陆续发现了新的鼠疫动物病的活动，并呈逐年上升的趋势。美国媒体报道称，已经消失了几十年的致命传染病黑死病重新出现，不断有人间鼠疫病例发生。亚洲、非洲、美洲也不断发生人间鼠疫的流行。1992 年全世界报告发生人间鼠疫的有巴西、中国、马达加斯加、蒙古、缅甸、秘鲁、美国、越南及扎伊尔等 9 个国家，共 1 582 例，病人大多集中在非洲，病死率为 8.7%。离我们最近的蒙古、越南更是疫情连年不断。最令人震惊是 1994 年印度苏拉特的人间鼠疫流行，由于防治措施不力造成了数百万城市人口的大逃亡，使疫情迅速蔓延扩大，在极短的时间里给印度在政治和经济上造成的损失无法估量。原因有三：①对消灭鼠疫自然性的错误认识，认为可以消灭鼠疫自然性，不再会发生鼠疫流行；②多年未发生鼠疫对鼠疫失去了警惕性；③缺乏防治人员和防治措施。2002 年有 13 个国家向世界卫生组织报告的鼠疫病例数 1 925 例，其中 177 例死亡。2003 年 9 个国家报告了 2 118 例病例，182 例死亡。

我国有 11 类鼠疫自然疫源地，除蒙古旱獭、布氏田鼠疫源地相对稳定外，其余 9 种处于活跃状态。鼠疫自然疫源地 1990 年分布 17 省、自治区 202 县超过 50 万 km²，至 2002 年分布 19 省区 278（包括行政区划变动增加 8 个）县，99.3 万 km²。1981—2002 年，在河北、内蒙古、吉林、陕西、甘肃、青海、宁夏、新疆、四川、西藏、云南、贵州、广西等 13 省、自治区发现动物鼠疫流行 739 县次。1981 年以来，人间鼠疫病例大幅度增加，在云南、贵州、广西、青海、西藏、新疆、甘肃、四川、内蒙古等 9 省、自治区 1981—2002 年发生人间鼠疫病例 860 例。其中 1990 年 75 例，2000 年 254 例，分别是 80 年代和 90 年代最高发病年份。

20 世纪 90 年代以来，我国鼠疫的流行趋势与我国人间鼠疫病例数呈明显上升趋势，一些疫源地从静息转为活跃，染疫动物种类增多，疫源地范围不断扩大，鼠疫远距离传播的危险性增加。近年来，随着劳务输出力度的逐年加大，大批人员进入鼠疫自然疫源地从事淘金、开矿、兴修水利、采药、旅游等活动，与染疫动物接触的概率大为增加，加之交通便利，人员流动性大，一旦不慎染疫，随时有可能造成人间鼠疫的发生和流行。

2009 年 7 月 30 日，我国青海省海南藏族自治州兴海县发生腺鼠疫，发病起因是家犬吃了草原上染疫旱獭死亡，主人在处理犬的尸体时，受到犬身上寄生的跳蚤的叮咬发病。此次疫情共造成 12 人发病，其中 3 人死亡。2010 年 6 月 12 日甘肃省酒泉市阿克塞哈萨克族自治县发现一例疑似腺鼠疫病例。根据患者流行病学调查、临床表现和实验室检测结果，确诊为腺鼠疫继发败血型鼠疫病例。鼠疫的威胁十分严重，防治鼠疫的工作非常艰巨而繁重。预防和消灭鼠疫是人类的共同愿望，但在目前的形势下，必须做好宣传教育、疫情监测、疫情报告、灭鼠灭蚤等多项工作，使每个社会成员掌握和了解预防鼠疫的科学知识，防止历史悲剧的重演。

（三）对动物与人的致病性

人患鼠疫的潜伏期很短，多数为 2～3 天，预防接种后可延至 9～12 天。

1. 全身中毒症状　起病急，高热寒战，体温迅速达到 39～40℃，剧烈头痛，恶心呕吐伴有烦躁不安，意识模糊，心律不齐，血压下降，呼吸急促，皮肤黏膜先有出血斑，继而大片出血及伴有黑便、血尿。

2. 各型鼠疫的特殊症状

（1）腺鼠疫　为最常见，除上述全身症状外，以急性淋巴结炎为特征，为带有鼠疫菌的跳蚤叮咬四肢皮肤造成，多发生在腹股沟淋巴结，其次为腋下、颈部。淋巴结肿大，坚硬，与周围组织粘连不活动，剧痛，病人多呈被迫体位，如治疗不及时，淋巴结迅速化脓，破溃。

（2）肺鼠疫 原发性和继发性肺鼠疫均是最重的病型，不仅死亡率极高，而且可造成人与人之间的空气飞沫传播，是引起人群暴发流行的最危险因素，它除具有全身中毒症状外，以呼吸道感染症状为主，咳痰，咳血，呼吸困难，四肢及全身发绀，继而迅速呼吸衰竭死亡，有时检查肺部体征与临床表现不符。

（3）败血症型鼠疫 主要是由于在剥食染疫动物时，鼠疫菌从皮肤破损处入血或由染疫蚤的直接叮咬所造成。由于鼠疫菌未经过机体的免疫系统而直接进入血循环，使病人很快呈现为重度全身中毒症状，并伴有恐惧感，如治疗不及时会迅速死亡。

（4）其他类型的鼠疫在全身中毒症状的同时伴有相应系统的症状，如肠型、皮肤型、脑膜炎型、扁桃体型、眼型等。

（四）诊断

1. 人的临床诊断 病程一般1周左右。临床分为肺型、腺型、败血症型及轻型，还有其他少见类型如皮肤型、脑膜脑炎型、眼型、肠炎型、咽喉型等。除轻型外，各型早期的全身中毒表现相似。起病急骤，高热、头痛及四肢剧痛、充血出血倾向、局部淋巴结肿大、意识模糊及心力衰竭等。

（1）肺型 最严重，病死率极高。起病急骤，发展迅速，除严重中毒症状外，24～36h内出现剧烈胸痛、咳嗽、咯大量泡沫血痰或鲜红色痰。呼吸急促，并迅速呈现呼吸困难和紫绀。可闻及少量散在肺湿啰音和胸膜摩擦音，胸部X线呈支气管炎表现，与病情严重程度极不一致。若抢救不及时，多在病后2～3天内，因心衰、全身出血而亡。

（2）腺型 除全身中毒症状外，以急性淋巴结炎为特征。因下肢常被蚤咬而出现腹股沟淋巴结炎（占70%），腋下、颈部及颌下等次之，多处淋巴结也可同时受累。病初期局部淋巴结肿痛，2～3天后症状加剧，红、肿、热、痛并与周围组织粘连成块，触痛剧烈，病人处于强迫体位。4～5天后淋巴结化脓溃破，随之病情缓解。部分可发展为败血症、严重毒血症、心衰或肺型鼠疫而亡。本型占85%～90%，病死率5%～10%。

（3）败血症型 又称暴发型，其中又分为：①原发性：因免疫功能差，菌量多，毒力强，发展迅速。常突然高热或体温不升、寒战，神志不清，谵妄或昏迷，常无淋巴结肿大。皮肤黏膜出血、鼻衄、呕吐、便血或血尿、弥散性血管内凝血和心力衰竭，多于发病后24h内死亡，很少超过3天，病死率高达100%。因皮肤广泛出血、淤斑、紫绀、坏死，故死后尸体呈紫黑色，俗称"黑死病"。②继发性：可由肺型、腺型鼠疫发展而来，症状轻重不一。

（4）轻型 又称小鼠疫，近年逐渐增多，表现为不规则低热，局部淋巴结轻度肿大、压痛，无出血现象，但全身症状较轻微，血培养可阳性。多见于流行初期、末期或预防接种者。

（5）其他少见类型

1）皮肤型 病菌侵入局部皮肤出现疼痛性红斑点，后发展成水泡，形成脓疱，表面覆盖有黑色痂皮，基底为坚硬溃疡，周围有暗红色浸润，颇似皮肤炭疽。偶见全身性脓疱，类似天花，有天花样鼠疫之称。鼠疫耶尔森菌感染人所致手指坏疽见彩图41-12。

2）脑膜脑炎型 多继发于腺型或其他型鼠疫。在出现脑膜脑炎症状、体征时，脑脊液为脓性，涂片或培养可检出鼠疫耶尔森菌。

3）眼型 病菌侵入眼结膜，致化脓性结膜炎。

4）肠炎型 除全身性症状外，有腹泻及黏液血样便，并有呕吐、腹痛、里急后重，粪便可检出病菌。

5）咽喉型 为隐性感染。无症状，但从鼻咽部可分离出鼠疫耶尔森菌。见于预防接种者。

2. 实验室诊断

（1）血中白细胞总数常达（20～30）×10^9/L以上，病初为淋巴细胞升高，以后中性粒细胞显著增高，红细胞、血红蛋白与血小板可减少。尿检可见蛋白尿及血尿，粪检可有血性或黏液血便（肠炎型），培养常阳性。

（2）采集淋巴结穿刺液、脓、痰、血（包括死者心血）、脑脊液、动物脏器（包括骨髓）等作进行涂片检查，可见革兰氏染色阴性两端浓染的短杆菌，对可疑菌落作涂片、噬菌体裂解试验、血凝试验、动物接种、ELISA、荧光抗体染色等，操作时须有严格规程和隔离设施。腺鼠疫早期血培养阳性率为70％，晚期可达90％左右，败血症时阳性率可达100％。

（3）血清学检查　间接血凝法（PHA），检测患者或动物血清中F1抗体，急性期间隔两周的血清抗体滴度呈4倍以上增长，或一次滴度≥1：100时有诊断价值。

ELISA测定血清中F1抗体，灵敏性高。

荧光抗体染色，特异性强、灵敏性高，用于快速诊断。

3. 人的诊断标准

（1）诊断标准

1）流行病学线索　患者发病前10天到过鼠疫动物病流行区或接触过鼠疫疫区内的疫源动物、动物制品及鼠疫病人，进入过鼠疫实验室或接触过鼠疫实验用品。

2）突然发病，高热，白细胞剧增，在未用抗菌药物（青霉素无效）的情况下，病情在24h内迅速恶化并具有下列症候群之一者：①急性淋巴结炎，肿胀，剧烈疼痛并出现强迫体位。②出现重度毒血症、休克症候群而无明显淋巴结肿胀。③咳嗽、胸痛、喀痰带血或咳血。④重症结膜炎并有严重的上下眼睑水肿。⑤血性腹泻并有重症腹痛、高热及休克症候群。⑥皮肤出现剧痛性红色丘疹，其后逐渐隆起，形成血性水疱，周边呈灰黑色，基底坚硬。水疱破溃，创面也呈灰黑色。⑦剧烈头痛、昏睡、颈部强直、谵语妄动、脑压高、脑脊液混浊。

3）患者的淋巴结穿刺液、血液、痰液，咽部和眼分泌物以及尸体脏器或管状骨骨髓取材标本，分离到鼠疫菌。

4）患者2次（间隔10天）采集血清，用PHA法检测F1抗体呈现4倍以上增长。

（2）疑似病例　具备上述（1）中1）及2）中的任一项。

（3）确诊病例　疑似病例加（1）中3）或4）。

（4）隐性感染者　有鼠疫流行病学线索，没有明显的鼠疫临床表现，没有接种过鼠疫菌苗，其血清经PHA检测出现1：40以上F1抗体滴度者。

（5）追溯诊断病例　在有过鼠疫流行病学线索的人群中，曾出现过鼠疫临床表现，没接种过鼠疫菌苗，其血清经PHA检测出现1：40以上F1抗体滴度者。

（6）病型

1）确诊鼠疫病例，有（1）中的2）①临床表现者，为腺型鼠疫。

2）确诊鼠疫病例，有（1）中的2）②临床表现者，为败血型鼠疫。

3）确诊鼠疫病例，有（1）中的2）③临床表现者，为肺型鼠疫。

4）确诊鼠疫病例，有（1）中的2）④临床表现者，为眼型鼠疫。

5）确诊鼠疫病例，有（1）中的2）⑤临床表现者，为肠型鼠疫。

6）确诊鼠疫病例，有（1）中的2）⑥临床表现者，为皮肤型鼠疫。

7）确诊鼠疫病例，有（1）中的2）⑦临床表现者，为脑膜炎型鼠疫。

（五）防制措施

1. 预防措施

（1）健康教育　是预防鼠疫的重要手段之一，通过宣传培训基层卫生人员，以电视等各种形式，使广大群众了解鼠疫对人类的危害，懂得预防鼠疫的知识。

（2）免疫接种　目前正在使用的鼠疫疫苗主要有死菌苗（USP菌苗）和减毒活菌苗（EV菌苗），全细胞鼠疫死菌苗于1946年首次应用于人类，通常只有高危人群接受疫苗接种，主要包括从事鼠疫研究工作的人员，有潜在危险接触强毒株的人员和在疫区服役的军事人员。该疫苗在使用安全性、有效性和方便性等方面存在许多不足；鼠疫减毒活菌苗 EV76 株，于 1908 年开始使用，应用于人类免疫时，仅对腺鼠疫有较好的保护力，对肺鼠疫不能提供保护。目前我国选用菌苗是 EV76 鼠疫冻干活菌苗，由卫生部兰州生物制品所生产，免疫有效期为 6 个月，在鼠疫流行期前 1~2 个月以皮上划痕法进行预防接种。

2. 疫情报告 按照传染病防治法第 21 条的规定：任何人发现传染病人或疑似传染病人时，都应及时向附近的医疗保健机构或者卫生防疫机构报告。疫情报告程序：县（市、旗）卫生防疫机关判定鼠疫病人或动物鼠疫疫情后，填写疫情报告卡，迅速上报上级卫生防疫机构和同级卫生行政机关，县卫生行政机关收到疫情报告卡片后，立即转报上级卫生行政机关直到卫生部，县卫生防疫机构接到材料后，在 24h 内作出预报，在 96h 内做出最初诊断。

3. 疫区处理

（1）人间疫区处理　有鼠疫流行病学指征和较典型的鼠疫临床症状，不能排除鼠疫者，可确定为疑似鼠疫病人，其所在地为鼠疫区，在当地党政领导、卫生防疫、公安等部门负责人组成的疫情指挥部的领导下，划定大小隔离圈，封锁隔离，并对在 9 天内与鼠疫患者的密切接触者实行健康隔离和预防性投药治疗，如有离开本地者，应通报追踪，就地隔离留验。在大小隔离圈内对鼠疫患者所用的各种物品均应进行彻底消毒和最后的处理（化学、高温、高压），尸体经消毒，焚烧后深埋，并对周围环境进行彻底的卫生清扫和灭鼠灭蚤。以切断再传播的途径，当最后一例病人经疫区处理后 9 天，再无新发病人，可解除隔离。

（2）动物间疫区处理　在动物鼠疫流行区包括血清学阳性的现疫流行区进行投药，彻底灭鼠、灭蚤，尤其是流行区内的居民点和交通要道周围，根据可能污染的范围，对直接接触者限制外出，监视 9天。在当年有鼠疫动物病流行的地区，禁止私自猎獭和剥食，作好人群的宣传教育工作，加强人群的自我保护意识，防止人间鼠疫的发生。

4. 治疗 腺鼠疫的病死率在 20%~70% 之间，使用抗菌药物后，病死率可降至 5% 左右。肺型、败血症、脑膜型等鼠疫患者在未接受特效治疗时几乎无一幸免，如早期发现并积极处理，多数可转危为安。

（1）就地隔离病人，严格控制病人与外界接触。患者应隔离在孤立建筑物内，病区内应做到无鼠、无蚤，病人须经仔细灭蚤、淋浴后方可收入。肺鼠疫患者应独室隔离。隔离到症状消失，血液或局部分泌物培养每 3 天 1 次，检菌 3 次阴性；肺鼠疫痰培养每 3 天 1 次，6 次阴性，可以出院。

（2）首选氨基糖苷类治疗，以早期足量投药和注射给药为益，首次剂量要大，疗程视不同病型而异，热退后继续用药 4~5 天。

（3）加用磺胺类药物作为辅助治疗或人群的预防投药。常用磺胺嘧啶，也可以选用双嘧啶或复方新诺明。

（4）用特效抗生素的同时，加用强心和利尿剂，以缓解鼠疫菌释放的毒素对心、肾功能的影响。淋巴结肿大可用抗菌药物外敷，在淋巴结周围组织内注入链霉素 0.5g。已软化者可切开排脓，宜在应用足量抗菌药物 24h 以上才可以进行。

（六）公共卫生影响

鼠疫是一种由鼠疫杆菌传播的流行极快的烈性传染病。鼠疫号称世界头号烈性传染病，曾在 14 世纪创下过致死亚欧 4 000 万人的可怕纪录。在我国《传染病防治法》中，被规定为甲类传染病。历史上记载过三次鼠疫的大流行，延绵数百年。几乎波及全世界，死亡人数上千万。

鼠疫作为生物武器，在第二次世界大战期间，有记录证明日本进行了研究。20 世纪 50—60 年代，美国将其作为潜在性生物武器进行了研究，同时美国怀疑其他国家正在把鼠疫杆菌武器化。

（丁家波　毛开荣　元文华）

◆ **我国已颁布的相关标准**

GB 15991—1995　鼠疫诊断标准

GB 15992—1995　鼠疫控制及其考核原则与方法

GB 16883—1997　鼠疫自然疫源地及动物鼠疫流行判定标准

WS 279—2008　鼠疫诊断标准

SN/T 1188—2003　国境口岸鼠疫疫情监测规程

SN/T 1240—2003　国境口岸鼠类监测规程

SN/T 1261—2003　入出境鼠疫染疫列车卫生处理规程

SN/T 1280—2003　国境口岸鼠疫检验规程

SN/T 1298—2003　入出境鼠疫染疫航空器卫生处理规程

SN/T 1707—2006　出入境口岸鼠疫疫情处理规程

◆ **参考文献**

宋延富. 1995. 鼠疫以非典型形式在自然界长期保存的研究进展 [J]. 中国地方病防治杂志，10 (2)：101.

Bin Saeed AA，Al-Hamdan NA，Fontaine RE. 2005. Plague from eating raw camel liver. Emerg Infect Dis，11：1456 - 1457.

Bresolin G，Morgan JA，Ilgen D，et al. 2006. Low temperature-induced insecticidal activity of Yersinia enterocolitica. Mol Microbiol，59：503 - 512.

Drancourt M，Roux V，Dang LV，et al. 2004. Genotyping，Orientalis-like Yersinia pestis，and plague pandemics. Emerg Infect Dis，10：1585 - 1592.

Duplantier JM，Duchemin JB，Chanteau S，et al. 2005. From the recent lessons of the Malagasy foci towards a global understanding of the factors involved in plague reemergence. Vet Res，36：437 - 453.

Gage KL，Kosoy ML. 2005. Natural history of plague：perspectives from more than a century of research. Annu Rev Entomol，50：505 - 528.

Gilbert MT，Cuccui J，White W，et al. 2004. Absence of Yersinia pestisspecifi cDNA in human teeth from five European excavations of putative plague victims. Microbiology，150：341 - 354.

Wiechmann I，Grupe G. 2005. Detection of Yersinia pestis DNA in two early medieval skeletal fi nds from Aschheim（Upper Bavaria，6th century A. D.）. Am J Phys Anthropol，126：48 - 55.

第四十二章　巴斯德菌科细菌所致疾病

根据《伯杰氏系统细菌学手册》第二版（2005），巴斯德菌科（Pasteurellaceae）在分类上属变形菌门（Proteobaeteria）、γ 变形菌纲（Gammaproteobacteria）、巴斯德菌目（Pasteurellales），该科包括巴斯德菌属（*Pasteurella*）、放线杆菌属（*Actinobacillus*）、嗜血菌属（*Haemophilus*）、曼杆菌属（*Mannheimia*）、*Gallibacterium*、*Lonepinella* 和 *Phocoenobacfer* 共 7 个属。其中，巴斯德菌属为其模式属。

第一节　巴斯德菌属细菌所致疾病

一、多杀巴斯德菌感染

多杀巴斯德菌感染（Pasteurella multocida infection）是由多杀巴斯德菌引起的一种传染性人与动物共患病。多杀巴斯德菌是多种家畜、家禽、野兽、野生水禽及人的巴斯德菌病的病原体，是引起这些动物和人呼吸道疾病的一个重要原因。急性病例以败血症和炎症出血过程为主要特征；慢性病例的病变只限于局部器官。可使鸡、鸭、鹅等发生禽霍乱；使猪发生猪肺疫，使牛、羊、马、兔及多种野生动物发生出血性败血症；产毒素多杀巴斯德菌可使猪及山羊发生萎缩性鼻炎。由于从不同动物分离的多杀巴斯德菌，常常仅对该种动物呈现较强的致病力，而对其他动物致病力则相对较弱或较少引起交叉感染，所以过去在实际工作中常按感染动物的名称，分为牛、羊、猪、禽、马、家兔多杀巴斯德菌等。人感染多杀巴斯德菌，可导致软组织、呼吸道、结膜等发生化脓性炎症。本病分布广泛，在世界各地均有病例报道。

（一）病原

1. 分类地位　本病的主要病原是多杀巴斯德菌、溶血巴斯德菌和鸡巴斯德菌，在分类上属巴斯德菌科（Pasteurellaceae）、巴斯德菌属（*Pasteurella*）。Rosenbusch 和 Merchant（1939）将畜禽的巴斯德菌病的病菌统称为多杀巴斯德菌（*Pasteurella multicida*）。多杀巴斯德菌是巴斯德菌属的模式种。在最新的分类中，将多杀巴斯德菌分成 3 个亚种，即多杀巴斯德菌多杀亚种、败血亚种和杀禽亚种。多杀亚种包括引起家畜重要疾病的菌株，人主要感染多杀亚种和败血亚种。败血亚种的菌株分离自不同的动物，包括犬、猫、鸟类和人，它对人被犬和猫咬伤后引起的伤口感染起着重要的作用。杀禽亚种的菌株来源于各种禽类，有时也引起禽霍乱。鉴定这些亚种在流行病学调查中有一定作用。本菌的抗原结构复杂，主要有荚膜抗原和菌体抗原，荚膜抗原有型特异性及免疫原性。荚膜抗原的性质也不相同，A 型菌株的荚膜主要成分为透明质酸，B 型和 E 型菌株荚膜的主要成分为酸性多糖，A 型和 D 型的荚膜抗原为半抗原。根据荚膜抗原可分为 A、B、D 和 E、F 5 个血清群，根据菌体抗原可分为 1～16 种血清型。巴斯德菌可能的毒力因素包括荚膜、内毒素、外膜蛋白、离子结合转运系统、热休克蛋白、神经氨酸酶、抗体裂解酶和磷脂酶活性等。

2. 形态学基本特征与培养特性　多杀巴斯德菌是一种两端钝圆、中央微突的短杆菌或球杆菌，长 $0.6～2.5\mu m$、宽 $0.25～0.6\mu m$，不形成芽孢，不运动，无鞭毛，常散在，偶见成双排列，革兰氏染色阴性，病料涂片用瑞氏、美蓝或姬姆萨氏法染色镜检，可见菌体多呈卵圆形、两端浓染、中央部分着色较浅、呈两极染色。此菌 DNA 的 G+C mol％为 40.8～43.2。

多杀巴斯德菌为需氧或兼性厌氧菌，生长最适温度为 37℃，pH 为 7.2～7.4。对营养要求较严格，在普通培养基上可以生长，但不丰盛。在有胆盐的培养基及麦康凯琼脂上不生长。加入蛋白胨、酪蛋白的水解物、血液、血清或微量血红素时则可促进生长，5％牛血清或 10％羊血清琼脂对分离该菌有良好效果。不同菌株在琼脂培养基上形成黏液型（M 型）、光滑型（荧光）（S 型）和粗糙型（蓝色）（R 型）3 种不同类型的菌落。在普通琼脂上形成细小透明的露滴状菌落。在血清琼脂平板上培养 24h 后，生长出边缘整齐、淡灰白色、表面光滑并有荧光的露珠样小菌落。血液琼脂平板上可长成湿润而黏稠的水滴样小菌落，菌落周围不溶血。不同来源的菌株，因荚膜所含物质的差异，在加血清和血红蛋白培养基上 37℃培养 18～24h，45°折射光线下检查，菌落呈明显的荧光反应。荧光呈蓝绿色而带金光，边缘有狭窄的红黄光带的称为 Fg 型，对猪、牛等家畜是强毒菌，对鸡等禽类毒力弱。荧光橘红而带金色，边缘有乳白光带的称为 Fo 型，菌落大，有水样的湿润感，略带乳白色，不及 Fg 型透明。Fo 型对鸡等禽类是强毒菌，而对猪、牛、羊家畜的毒力则很弱。还有一种无荧光也无毒力的 Nf 型。血清肉汤或 1％胰蛋白胨肉汤中培养，呈均匀混浊样，随后出现黏性沉淀，表面形成菲薄的附壁菌膜。明胶穿刺培养，沿穿刺孔呈线状生长，上粗下细。

3. 理化特性　本菌对物理和化学因素的抵抗力比较低，容易被一般的消毒药、阳光、干燥或热杀死。在培养基上保存时，至少每月移种 2 次。在 37℃保存的血液、猪肉及肝、脾中，分别于 6 个月、7 天及 15 天死亡。在浅层的土壤中可存活 7～8 天，粪便中可活 14 天。在直射阳光和自然干燥的空气中迅速死亡；60℃ 20min、75℃ 5～10min 可被杀死；3％石炭酸和 0.1％升汞水在 1min 内可杀菌，10％石灰乳、2％来苏儿、漂白粉、0.05％～1％氢氧化钠和常用的甲醛溶液 3～4min 可使之死亡。在无菌蒸馏水和生理盐水中迅速死亡。本菌在干燥状态或密封在玻璃管内，可于−23℃或更低的温度保存，不发生变异或失去毒力。

多杀巴斯德菌在 48h 内，可分解葡萄糖、果糖、蔗糖、甘露糖产酸不产气；大多数菌株还可发酵甘露醇、山梨醇和木糖；一般不分解乳糖、鼠李糖、水杨苷、肌醇、菊糖和侧金盏花醇等。可产生硫化氢和氨，能形成靛基质。接触酶和氧化酶均为阳性，MR 试验和 VP 试验为阴性。不液化明胶，石蕊牛乳无变化；鸟氨酸脱羧酶试验阳性，硝酸盐试验阳性，能还原美蓝。而对柠檬酸盐、丙二酸盐、尿素酶、赖氨酸脱羧酶、七叶苷水解和 β-半乳糖苷酶（ONPG）试验均阴性。氧化酶阳性、吲哚试验阳性。

（二）流行病学

1. 传染来源　病畜禽和带菌动物是本病的传染源，带菌动物包括健康带菌和病愈后带菌。多杀巴斯德菌存在于病畜禽各组织、体液、分泌物及排泄物里，少数不以败血症形式感染的病原菌，仅局限于局部病灶内。部分健康畜禽的上呼吸道和扁桃体带菌。有资料表明，猪的鼻道深处和喉头带菌率为 30.9％，牛、羊和猪的扁桃体带菌率分别为 45％、52％和 68％；家兔鼻腔黏膜带菌率达 35％～70％；家猫的口腔带菌率为 90％，这些菌多属于弱毒力或无毒力。畜群中发生多杀巴斯德菌病时，往往查不出传染源。一般认为家畜在发病前已经带菌。当家畜饲养在不卫生的环境中，由于寒冷、气候剧变、潮湿、饲料突变等诱因，使其抵抗力降低，病原菌即可乘机侵入体内，经淋巴液而入血液，发生内源性感染。

人多杀巴斯德菌病传染源主要是携带了病菌的犬、猫等家养宠物和患者，多杀巴斯德菌可在许多动物（猫、犬）的鼻咽部和胃肠道繁殖，猫携带病菌率为 70％～90％，犬的带菌率为 50％～60％。

2. 传播途径　本病可以通过直接接触和间接接触而传播。水牛往往因饮用病牛饮过的水或饮用抛弃病牛尸体的河水而感染。此外，本病多由内源性感染引起。外源性感染多经过消化道、呼吸道，偶尔经过皮肤、黏膜的损伤部位或吸血昆虫的叮咬而传播。一般情况下，不同畜禽种间不易互相感染。但在个别情况下，发现猪多杀巴斯德菌可以传染水牛，牛和水牛之间可以互相传染，而禽与畜的相互传染则很少见。

人类通常在与动物接触尤其是被犬、猫咬伤或抓伤后引起感染。也可由接触患者的分泌物或排泄物造成医院内医务人员和其他住院患者的感染。人类感染还可由于吸入污染的分泌物而感染。

3. 易感动物

（1）自然宿主　多杀巴斯德菌对多种动物（家畜、野生动物、禽类）和人均有致病性。家养的和野生的反刍动物、猪、犬、猫、兔、鼠类及各种鸟类都能自然感染发病，尤以牛、猪、禽、兔更易感。人类大多数为老年人或免疫力低下者易感。

（2）实验动物　小鼠、家兔、鸽对本菌很敏感，强毒株接种小鼠、家兔，可于 10h 内使之死亡。豚鼠、大鼠有抵抗力。

4. 流行特征　本病一般无明显的季节性，但以冷热交替、气候多变、高温季节多发，常见于春、秋放牧的家畜，也见于舍饲的家畜。一般为散发性，在畜群中只有少数几头先后发病。但水牛、牦牛、猪有时可呈地方流行性，绵羊有时也可能大量发病。家禽特别是鸭群发病时，多呈流行性。热带比温带地区多发。

5. 发生与分布　本病于 1878 年 Bollinger 首先描述了牛巴斯德菌病，此后发现并描述的类似疾病有 1880 年 Pasteur 的家禽霍乱，1881 年 Gaffky 的家兔败血症，1886 年 Loeffer 的猪肺疫，1887 年 Oreste 和 Armanni 的水牛疫。1886 年 Hueppe 根据对这些病的比较研究，认为可以将它们统称为出血性败血症。

巴斯德菌病分布广泛，在世界各地如美国、地中海国家和亚洲都有病例报道。

（三）对动物与人的致病性

1. 对动物的致病性　动物发病后常呈急性、亚急性及慢性经过。急性型呈败血症变化，黏膜和浆膜下组织血管扩张、破裂出血等；亚急性型以黏膜和关节部位呈现出血和浆膜-纤维素性炎症等变化；慢性型表现为皮下组织、关节、各脏器的局限性化脓性炎症。

（1）猪肺疫　潜伏期 1～5 天，临床上一般分 3 型。

1）最急性型　俗称"锁喉风"，突然发病，迅速死亡。表现为体温升高、食欲废绝、全身衰弱、卧地不起，或烦躁不安、呼吸困难、心跳加快。病猪呼吸极度困难，常作犬坐势，伸长头颈呼吸；有时发出喘鸣声，口鼻流出泡沫；可视黏膜发绀，腹侧、耳根和四肢内侧皮肤出现红斑，一经出现呼吸症状，即迅速恶化，很快死亡。病程 1～2 天，病死率 100%。

2）急性型　是本病常见的病型，除具有败血症的一般症状外，还表现急性胸膜肺炎。体温升高，初发生痉挛性干咳、呼吸困难、鼻流黏稠液，有时混有血液。后变为湿咳，咳时感痛，触诊胸部有剧烈的疼痛。听诊有啰音和摩擦音。病势发展后，呼吸更感困难，张口吐舌，作犬坐姿势，可视黏膜蓝紫，常有黏脓性结膜炎。初便秘，后腹泻。末期心脏衰弱，心跳加快，皮肤淤血和小出血点。病猪消瘦无力，卧地不起，多因窒息而死。病程 5～8 天，不死的转为慢性。

3）慢性型　主要表现为慢性肺炎和慢性胃炎症状。有时有持续性咳嗽与呼吸困难，鼻流少许黏脓性分泌物。有时出现痂样湿疹、关节肿胀、食欲不振，常有泻痢现象。

（2）牛出血性败血症　潜伏期 2～5 天。病状可分 3 型。

1）败血型　病初出现高热，随之出现全身症状。稍经时日，患牛表现腹痛、下痢，其中混有黏液、黏膜及血液，具有恶臭，有时鼻孔内和尿中有血。下痢开始后，体温随之下降，迅速死亡。病期多为 12～24h。

2）浮肿型　除呈现全身症状外，在颈部、咽喉部及胸前的皮下结缔组织，出现迅速扩展的炎性水肿，同时伴发舌及周围组织的高度肿胀，舌伸出齿外，呈暗红色，患畜呼吸高度困难，皮肤和黏膜普遍发绀。也有下痢或某一肢体发生肿胀者，往往因窒息而死，病期多为 12～36h。

3）肺炎型　主要呈纤维素性胸膜肺炎症状。病畜便秘，有时下痢，并混有血液。病期较长的一般为 3 天或 1 周左右。

浮肿型及肺炎型是在败血型的基础上发展来的。本病的病死率可达 80% 以上。牛痊愈后可产生强免疫力。

（3）羊　本病多发于幼龄绵羊和羔羊，而山羊不易感染。病状可分 3 型。

1）最急性型　多见于哺乳羔羊。羔羊往往突然发病，呈现寒战、虚弱、呼吸困难等症状，可于数分钟至数小时内死亡。

2）急性型　精神沉郁、食欲废绝、体温升高。呼吸急促、咳嗽、鼻孔常有出血，有时血液混杂于黏性分泌物中。眼结膜潮红，有黏性分泌物。初期便秘，后期腹泻，有时粪便全部变为血水。颈部、胸下部发生水肿。病羊常在严重腹泻后虚脱而死，病期 2～5 天。

3）慢性型　病程可达 3 周。病羊消瘦、不思饮食。流黏液脓性鼻液、咳嗽、呼吸困难。有时颈部和胸下部发生水肿。有角膜炎。病羊腹泻，粪便恶臭，临死前极度衰弱，四肢厥冷，体温下降。

（4）禽霍乱　自然感染的潜伏期一般 2～9 天，人工感染通常在 24～48h 发病。病状可分 3 型。

1）最急性型　常见于流行初期，以产蛋高的鸡最常见。病鸡常无前驱症状，有时见病鸡精神沉郁，倒地挣扎，拍翅抽搐，病程短者数分钟，长者也不过数小时，即归于死亡。

2）急性型　最为常见。病鸡体温升高，全身症状明显。常有腹泻，排出黄色稀粪。减食或不食，渴欲增加。呼吸困难，口、鼻分泌物增加。鸡冠和肉髯变青紫色，有的病鸡肉髯肿胀，有热痛感。产蛋鸡停止产蛋。最后衰竭、昏迷而死亡，病程短的约半天，长的 1～3 天。病死率很高。

3）慢性型　由急性未死转变而来，多见于流行后期。以慢性肺炎，慢性呼吸道炎和慢性胃肠炎较多见。有些病鸡一侧或两侧肉髯显著肿大，随后可能有脓性干酪样物质，或干结、坏死、脱落。有的病鸡局部关节肿大、疼痛，脚趾麻痹，发生跛行。病程可拖至一个月以上，生长发育和产蛋长期不能恢复。

（5）兔　统计资料表明，巴斯德菌病是 9 周龄至 6 月龄兔死亡的最主要原因。潜伏期长短不一，一般自几小时至 5 天或更长。临床上一般分为 4 型。

1）鼻炎型　是常见的一种病型，其临床特征为出现浆液性或黏液脓性鼻漏。鼻部的刺激常使兔用前爪擦揉外鼻孔，使该处被毛潮湿并缠结。此外还有打喷嚏、咳嗽和鼻塞音等异常呼吸音存在。

2）地方流行性肺炎型　最初的症状通常是食欲不振和精神沉郁，病兔肺实质虽发生实变，但往往没有呼吸困难的表现，也很少能看到肺炎的症状，常因败血症而迅速死亡。

3）败血型　死亡迅速，通常不见临床症状。如与其他病型（常见的为鼻炎和肺炎）联合发生，则可看到相应的临床症状。

4）中耳炎型　又称斜颈病，单纯的中耳炎可以不出现临床症状，在一些病例中，斜颈是主要的临床表现。斜颈是感染扩散到内耳或脑部的结果，而不是单纯中耳炎的症状。严重的病例进食、饮水困难，体重减轻，可能出现脱水现象。如感染扩散到脑膜和脑则可能出现运动失调和其他神经症状。

2. 对人的致病性　巴斯德菌感染的临床表现由于细菌入侵部位不同而表现各异。常见感染部位有软组织、呼吸道、结膜、头部临近组织，巴斯德菌是动物咬伤和搔伤引起的化脓性创伤感染的最常见病原菌。感染后的临床表现可分为特急性感染（死亡前几乎无临床症状，损伤以全身性败血症为主），急性感染和慢性感染（有广泛分布的化脓灶，包括呼吸道、结膜和头部周围组织）。可引起人类肺部感染、菌血症、脑膜炎、眼部感染、骨髓炎、化脓性关节炎、心内膜炎、胸膜炎、腹膜炎和尿路感染等。

呼吸道是第二常见的感染部位，大部分肺部感染巴斯德菌者年龄较大，有基础肺病（慢性阻塞性肺病，支气管扩张或恶性肿瘤），疾病谱包括肺炎、气管和支气管炎、肺脓肿、脓胸，临床表现与其他病原菌引起的呼吸道感染无法区别。

巴斯德菌很少引起眼部感染，但一旦感染发生，则非常严重。临床上可出现眼周脓肿和眶周蜂窝织炎，伴明显疼痛和红肿。

腹膜透析患者可发生巴斯德菌感染性腹膜炎，回访患者均有与家猫的密切接触史，透析管有直接损伤，潜伏期一般为 24h。有与猫接触史和肝硬化是易患多杀巴斯德菌性腹膜炎的危险因子，即使在有效的抗生素治疗下，病死率仍很高。

巴斯德菌还可引起关节炎、类痛风样表现、鼻炎、鼻窦炎、结膜炎、泪囊炎和会厌炎等。

（四）诊断

1. 动物的诊断　从流行病学特点和临床症状及病理变化的特征可做出初步诊断。确诊应进行病原学检查。对多杀巴斯德菌的检验，主要是细菌的分离鉴定，必要时，还要对所分离的细菌作血清学定型等。

2. 人的诊断　外周血中白细胞计数明显升高，中性粒细胞比例升高。用属特异性寡核苷酸探针pmhyb449，靶向基因为16S rRNA，可用于特异性鉴定巴斯德菌。感染伤口或中耳炎患者分泌物、胸腔积液、尿液、痰、脑脊液中均可分离培养到细菌菌株。诊断依靠病原菌的分离，对亚临床感染者的检测建议用口腔分泌物为标本，也可用PCR和在固相选择性培养基上分离细菌。

3. 实验室诊断

（1）*病料的采集和处理*　常见的多杀巴斯德菌病料标本主要包括有组织脏器、分泌物及脓汁等。

（2）*细菌学检验*

1）形态学检查　采取新鲜病料组织作涂片，用革兰氏、瑞氏或碱性美蓝染色，镜检，可见革兰氏阴性小杆菌。美蓝染色时呈两端着色深，中央部分着色较浅的两极浓染。多杀巴斯德菌的两极染色现象在急性病例较为明显，但在慢性病例、腐败病料或培养物所作的涂片中，两极着色则不明显，需要进行分离培养和动物试验。用碱性美蓝染色时，可见荚膜。新分离的细菌，其荚膜明显，经过人工培养而发生变异的弱毒株，则荚膜不完全。

2）分离培养　将血液或渗出液作血液琼脂平板划线分离。选择典型菌落进行纯培养后，进一步根据理化特性等鉴定。

菌落荧光性观察：取血清和血红素琼脂平板上培养的菌落，在45°折光下用实体显微镜观察，观察菌落的荧光性。

（3）*免疫学检验*

1）玻片凝集试验　用每毫升含10亿～60亿菌体抗原，加上被检动物血清，在5～7min内如发生凝集反应者为阳性反应，不凝集者为阴性反应。

2）琼脂扩散沉淀试验　此方法主要用于菌体定型。

3）间接血凝试验　此方法主要用于荚膜定型。

（4）*动物试验*　动物试验常可被应用于3种情况，一是病料中存在杂菌（尤其是腐败病料）且多杀巴斯德菌较少时，可先通过动物接种后再做分离培养；二是用分离的菌株进行动物试验，以检查其致病性；三是在某些试验中需要测定供试菌株的最小或半数致死量，可通过动物试验进行。常用的实验动物有小鼠、家兔或鸽子等，但需根据供试菌的动物来源不同，选择合适的实验动物。一般是禽源菌株对鸽子、鸡和家兔有感染性；牛源菌株对家兔、小鼠和豚鼠（仅在腹腔内感染时）有感染性；羊源菌株对家兔感染性最强，小鼠和豚鼠（腹腔感染）次之，对鸽和鸡的感染性最小；猪源菌株对家兔，小鼠有感染性，强毒株可杀死鸽子和鸡。

（5）*其他鉴定方法*　目前API20E、API 50CHB/E、APIZYM等微生物鉴定系统也广泛运用于实验室检测中。

采用PCR技术可检测多杀巴氏杆菌的特异性基因、核糖体基因扩增，脉冲电泳分析等分子生物学技术也已广泛运用该菌的鉴定。

（五）防制措施

1. 预防

（1）*综合性措施*　预防为主是防制疫病的基本方针，最彻底的预防是消灭病原。本菌对外界因素的抵抗力很低，对生长条件的要求较高，离体后只能存活很短的时间。因此，平时要防止健康带菌、恢复期带菌、病体带菌和其他动物带菌构成传染的锁链。加强饲养管理，消除可能降低畜禽抵抗力的各种不良因素；尽量避免猪、牛、禽、兔混群饲养。引进新的牲畜应严格检疫，隔离观察，确认无本病后方可合群并圈。按时进行本病的不同种类的灭活菌苗或弱毒菌苗的免疫接种。根据疾病传播特点，首先应增强畜禽机体的抗病力。平时注意饲养管理，避免动物拥挤和受寒，消除可能降低机体抗病力的因素，圈舍、围栏要定期消毒。

人应减少和限制与动物接触。

（2）疫苗接种　每年按时进行不同种类的灭活菌苗或弱毒菌苗的免疫接种。我国目前有用于猪、牛、羊、家禽和兔的疫苗。由于多杀巴斯德菌有多种血清群，各血清群之间不能产生完全的交叉保护，因此，针对当地常见的血清群选用来自同一畜（禽）种的相同血清群菌株制成的疫苗进行预防接种。发生疾病时，应将病畜（禽）隔离，严密消毒，发病禽群还应实行封锁。同群的假定健康畜（禽），可用高免血清进行紧急预防注射，隔离观察1周后，如无新病例出现，再注射疫苗。如无高免血清，也可用疫苗进行紧急预防接种，但应做好潜伏期病畜发病的紧急抢救准备。发病禽群，可试用禽霍乱自场脏器苗，紧急预防接种，免疫2周后，一般不再出现新的病例。

2. 治疗　畜禽一旦发生该病，应立即隔离，早期确诊，及时治疗。严格消毒畜舍、禽舍和场地。病死畜禽应该深埋或加工工业用。未表现临床症状的同群畜禽，应仔细观察，必要时可用高免血清或磺胺类药物作紧急预防。病畜（禽）发病初期可用抗巴斯德菌免疫血清静脉或肌内注射，效果良好。青霉素、链霉素、四环素族抗生素或磺胺类药物也有一定疗效。如将抗生素和高免血清联用，则疗效更佳。但晚期和严重病例则难以奏效。对急性病例，可将四环素加入葡萄糖液中静脉注射，效果良好。鸡对链霉素敏感，用药时应慎重，以避免中毒。大群治疗时，可将四环素族抗生素混在饮水或饲料中，连用3～4天。喹乙醇对禽霍乱有治疗效果，可以选用。动物患病痊愈后，可获得较为坚强的免疫力。

人感染者应积极治疗，直至症状完全消退。抗菌治疗是控制本病发生发展的最为有效的措施，青霉素、氨苄西林、四环素、链霉素最常用，第三代头孢菌素对巴斯德菌有很强的抗菌活性，平均治疗时间为14天。在给予强力抗菌治疗的同时，还应给予相应的对症治疗，如发生关节炎时可进行关节液抽吸和关节内注射激素治疗，眼周脓肿和眶周蜂窝织炎可切开引流等，临床症状可迅速改善，治愈率明显提高。

（六）公共卫生影响

病畜禽和带菌的动物是重要的传染源。人类通常在与动物接触尤其是被犬、猫咬伤或抓伤后引起感染。巴斯德菌感染的临床表现，由于细菌入侵部位不同而表现各异。人的临床感染少见但在饲养宠物日益广泛的当今社会，若在临床上遇有急性发热、寒战伴呼吸道症状者，又有动物密切接触史，尤其是在患有肺部基础疾病或免疫功能受损的情况时，应警惕巴斯德菌感染及败血症的可能性，并应及时作相应的细菌学检测和抗生素治疗。

巴斯德菌是动物咬伤和搔伤引起的化脓性创伤感染的最常见病原菌，常见感染部位有软组织、呼吸道、结膜、头部临近组织。预防需减少和限制与动物接触，有关工作人员应注意防护，更积极的防控措施是清除传染源和传染媒介。多杀巴斯德菌病，通常以冷热交替、气候多变、高温季节多发，应特别注意卫生防护。

（魏财文　康凯）

◆ **我国已颁布的相关标准**

　　NY/T 563—2002　禽霍乱（禽巴氏杆菌病）诊断技术

　　NY/T 564—2002　猪巴氏杆菌病诊断技术

◆ **参考文献**

白文彬，于康震. 2002. 动物传染病诊断学 [M]. 北京：中国农业出版社：467-475.

马亦林. 2005. 传染病学 [M]. 上海：上海科学技术出版社：650-652.

吴清民 . 2001. 兽医传染病学［M］. 北京：中国农业大学出版社：215 - 218.

杨正时，房海 . 2002. 人与动物病原细菌学［M］. 石家庄：河北科学技术出版社：820 - 842.

中国农业科学院哈尔滨兽医研究所 . 1984. 动物传染病学［M］. 北京：中国农业出版社：48 - 55.

中国人民解放军兽医大学 . 1993. 人畜共患病学［M］. 北京：蓝天出版社：230 - 260.

Francis Dziva, Amandus P. Muhairwa, Magne Bisgaard, et al. 2008. Diagnostic and typing options for investigating diseases associated with Pasteurella multocida. Veterinary Microbiology, 128：1 - 22.

二、嗜肺巴斯德菌感染

嗜肺巴斯德菌感染（Pasteurella pneumotropica infection）是由嗜肺巴斯德菌所引起的多种实验动物，特别是啮齿类动物和兔，以肺炎、中耳炎、结膜炎、眼炎、泪腺炎症、皮下溃疡以及动物呼吸道以外其他器官如尿道、生殖道的局部化脓性病变如尿道球腺感染为特征的疾病。人可通过接触感染动物而发病，引起脑膜炎、腹膜炎、脓肿、淋巴结炎以及败血症等，严重者可引起死亡。

（一）病原

1. 分类地位 嗜肺巴斯德菌（*Pasteurella pneumotropica*）又称嗜肺巴氏杆菌，按照《伯杰氏系统细菌学手册》第二版（2005），在分类上属革兰氏染色阴性兼性厌氧杆菌中巴斯德菌科（Pasteurellaceae）、巴斯德菌属（*Pasteurella*）。有保护性抗原、荚膜抗原和菌体抗原。目前只有一个血清型，但已获确认的有两个不同的生物型：Heyl 和 Jawetz 生物型，在抗原谱及生化反应上有微小差异。

2. 形态学基本特征与培养特性 嗜肺巴斯德菌为革兰氏阴性小杆菌，两端钝圆并浓染，在生长初期也可见较细长的杆菌。大小为 $(0.2\sim0.4)~\mu m \times (0.5\sim2.5)~\mu m$，在培养物内呈圆形、卵圆形或杆状。病料涂片用瑞氏染色或碱性美蓝染色，可见典型的两极着染。没有鞭毛，不产生芽孢。血琼脂平皿上 (36 ± 1)℃培养 18~24h 可形成 1~4mm、光滑露滴样或灰白色、不溶血或轻微 α 溶血，带有特异奶腥味的菌落。纯培养物堆集时呈现黄色，质地似奶油。在麦康凯平板上不生长，在双糖铁高层斜面上，斜面红色，底层黄色，不产气，接种线周围黑色，甲基红试验（MR）阴性，VP 阴性，吲哚阳性，接触酶阳性，尿素酶阳性，靛青质阳性，不液化明胶，不运动，发酵葡萄糖，不发酵甘露醇、山梨醇、乳糖和木糖。

3. 理化特性 嗜肺巴斯德菌对外界理化因素的抵抗力不强，在干燥的空气中 2~3 天死亡。60℃ 20min，75℃ 5~10min 可被杀死。在血液或脓汁中保持毒力 6~10 天，冷水中能保持生活力达 2 周。本菌易自溶，在无菌蒸馏水或生理盐水中迅速死亡。纯培养物 2~8℃经常 1 周内即死亡。常规消毒方法即可灭活，3％石炭酸在 1min 可杀菌。1％新洁尔灭、3％漂白粉、0.2％过氧乙酸、10％石灰乳、2％来苏儿以及福尔马林几分钟就可使本菌失去活力。

（二）流行病学

1. 传染来源 嗜肺巴斯德菌以隐性携带状态存在于宿主的上呼吸道、口腔、胃肠道和子宫中。屏障系统中饲养的隐性携带和患病小鼠、大鼠以及豚鼠、兔、地鼠是主要的传染源，未见报道有人与人之间的传播。

2. 传播途径 患病动物由其排泄物、分泌物不断排出有毒力的病菌，污染饲料、饮水、用具和外界环境，经消化道而传染给健康动物，或由咳嗽、喷嚏排出病菌，通过飞沫经呼吸道而传染，吸血昆虫的媒介和皮肤、黏膜的伤口也可发生传染。可通过呼吸道气雾、粪便、舔咬和子宫内污染等方式进行。

3. 易感动物

（1）自然宿主 自然感染的宿主主要是实验动物，在实验室啮齿类动物中的出现率较高。包括小鼠、大鼠、猫、仓鼠、豚鼠、兔、猫和犬，在马、牛和人中很少见。

有从狐呼吸道感染及鸵鸟关节脓肿病例中分离嗜肺巴斯德菌的报道。

（2）易感人群 人类感染常发生在动物感染之后，发病情况与职业、受感染的机会、病人自身免疫状况，与病原接触的频率和剂量以及病菌的毒力有关。

4. 流行特征　由于实验动物饲养在人为控制的环境设施内，动物饲养密度大，相互之间接触机会多，且生命过程所需要的一切条件和基本物质均由人来提供。因此该菌的感染无明显的季节性，主要随饲养环境的改变而发生变化。饲养管理和卫生条件差、拥挤、潮湿、通风不良等均可使其感染率上升。当动物在某些诱因的作用下，机体抵抗力下降时，常导致疾病发生，甚至流行。如免疫抑制剂的使用、射线照射、营养失调、潮湿、拥挤、氨浓度过高、试验处理或给药等一切能使动物处于应激状态的因素均可成为发病诱因。

5. 发生与分布　由该菌引起的病例报告，大多数来源于美洲、欧洲和日本。本病在不同实验动物宿主中感染分布不一样。以小鼠和大鼠居多。而我国很多个省（自治区、直辖市）都报道有实验小鼠、大鼠嗜肺巴斯德菌病的发生，包括北京、上海和广东等地的各大实验动物生产机构和使用单位。但该病的发生以隐性感染为主，多在日常监测中发现，未见有引起大规模的有如中耳炎、肺炎和结膜炎等临床症状的疾病暴发流行。

（三）对动物与人的致病性

1. 对动物的致病性　嗜肺巴斯德菌以隐性感染形式广泛存在，但仅散发性地引起临床疾病。该菌是条件致病菌，以隐性感染为主，在动物免疫机制受到抑制和应激因子的作用时引起流行，主要引起小鼠和大鼠的呼吸道感染。还常与仙台病毒、肺支原体等呼吸道病原微生物合并感染，引起大、小鼠的肺炎、中耳炎、结膜炎和皮下溃疡，并可引起动物呼吸道以外其他器官如尿道、生殖道的局部化脓性病变。

2. 对人的致病性　嗜肺巴斯德菌引起人的临床感染并不多，其中多与动物咬伤有关。症状表现为潜伏期少于24h，在咬伤局部病损出现的同时，伴有发热、发冷、循环衰竭等全身症状。1例病人在48h内死亡。局部和区域性体征包括化脓、排脓、淋巴管炎和淋巴结炎。在报告的病例中，没有发现有传染性。与动物接触或被咬伤史病例可引起腹膜炎和败血症，还有脑膜炎病例，也可引起人的呼吸道病变如肺炎等。该菌引起人类泌尿系感染继发败血症属罕见病例，曾经从一例诊断为泌尿系感染患者尿液和血液中均分离到嗜肺巴斯德菌。也有报道称从骨和关节感染部位分离出该菌。

（四）诊断

1. 动物的临床诊断

（1）临床症状　患病动物出现打喷嚏，呼吸困难，呼吸急促，体重减轻，发出吱吱叫声。还有动物出现泪腺较大脓肿，全眼球炎、泪腺炎。雌性动物可出现乳腺炎，脱毛，流产；雄性动物出现尿道球腺炎，感染动物的睾丸比正常动物大一至数倍。

（2）病理变化　不具有特异性，与其他病原菌在宿主同一部位产生的病变相似。肺炎病例支气管中可流出黏液性浓稠液体。在隐性感染时，肺、上呼吸道、子宫和肠道的上皮组织经常没有组织病理学变化。

2. 人的临床诊断　由于嗜肺巴斯德菌感染没有特异的临床症状和病理变化，确切的诊断要做细菌的分离培养。了解是否有与被确诊或可疑的动物或被污染环境及动物产品接触的流行病学史，最后通过细菌分离和培养可确诊。

3. 实验室诊断

（1）细菌分离　从病变、受影响的组织或部位以及隐性感染动物中收集的临床标本分离并证实嗜肺巴斯德菌。

（2）其他支持性实验室检查　用受影响的组织或部位的标本经PCR检测出嗜肺巴斯德菌DNA；临床标本经免疫组化染色发现嗜肺巴斯德菌；经其他公认的实验室检测方法（如血清学）证实嗜肺巴斯德菌感染；也可以用API 20 NE系统对细菌进行鉴定。

（五）防制措施

嗜肺巴斯德菌能正常存在于啮齿类动物中，不表现任何病理症状。因此，在实验动物研究中，嗜肺巴斯德菌的作用一直存在争议。目前较一致的观点是嗜肺巴斯德菌是一种条件性致病菌，常作为次要病原，与主要病原如支原体、仙台病毒等共同感染，加重疾病的过程。嗜肺巴斯德菌是实验小鼠和大鼠最易感染、污染环境的病原，饲养群体中一旦感染，很难通过有效的方法进行排除。早期检测，发现感染实验动物马上隔离，用青霉素治疗个别患病动物有效，然而却很难消灭细菌或从动物群中清除感染。抗生素疗法对消除整个群的嗜肺巴斯德菌感染是无效的，对已经污染的实验动物群，子宫剖腹产净化是消除嗜肺巴斯德菌感染最有效的办法。预防啮齿类动物群呼吸道的感染，需要将已知的无病动物放入清洁的屏障环境之中。

人群中该病的防制，主要应注意和动物接触中的防护，防止被动物咬伤，进行动物试验或饲养工作时要穿戴口罩、防护衣等防护工具，试验结束后要清洗双手，防止病原体经呼吸道或消化道感染。出现疾病症状如脓肿、结膜炎等可使用青霉素等敏感抗生素进行治疗。

（六）公共卫生影响

近年来，每年报告的实验动物发生嗜肺巴斯德菌发病地区和发病数均呈缓慢上升态势，随着各种实验动物在生物医学研究中的广泛应用，人类因接触实验动物而感染嗜肺巴斯德菌的可能性在逐渐上升，因嗜肺巴斯德菌病属于条件感染性疾病，饲养群体中一旦感染，很难通过有效的方法进行排除。同时由于临床不表现任何症状，更增加其传播给人类的危险性，尤其是对那些长期接触实验动物或者有过被抓咬伤史的人员。必须定期对实验动物进行质量检测，确保动物无嗜肺巴斯德菌感染。

（范　薇）

◆ **我国已颁布的相关标准**

GB/T 14926.12—2001　实验动物　嗜肺巴斯德菌检测方法

◆ **参考文献**

东秀珠 蔡妙英，等．2002．常见细菌系统鉴定手册［M］．北京：科学出版社：66-127．

贾爱迪，刘京汉，陈洪森．2003．嗜肺巴斯德氏菌引起泌尿系感染继发败血症 1 例［J］．中华综合临床医学杂志，5（7）：63．

高正琴，邢进，王春玲，等．2007．小鼠嗜肺巴氏杆菌的感染与分析［J］．实验动物与比较医学，27（3）：183-185．

刘星，李红，石朝辉，等．2003．嗜肺巴氏杆菌在实验大鼠和小鼠中的传染性研究［J］．中国实验动物学报，11（4）：246-248．

张志成，吴结革．2003．鸵鸟嗜肺性巴氏杆菌病的诊治［J］．动物医学进展，24（5）：116-118．

J.G. 福克斯，B.J. 科恩，F.M. 洛．1991．实验动物医学［M］．萧佩衡，刘瑞三，崔忠道，等译．北京：农业出版社：59-60，127-128．

Gautier AL，Dubois D，Escande F，et al. 2005. Rapid and Accurate Identification of Human Isolates of Pasteurella and Related Species by Sequencing the soda Gene. Journal of clinical microbiology. 43（5）：2307-2314．

Neolle B F，Gilles B，Raymond H，et al. 2002. Septicemia due to Pasteurella pneumotropica: 16S rRNA sequencing for diagnosis confirmation. Journal of clinical microbiology，40：687-689．

Scharmann W，Heller A. 2001. Survival and transmissibility of Pasteurella pneumotropica，Laboratory Animals，35：163-166．

三、产气巴斯德菌感染

产气巴斯德菌感染（Pasteurella aerogenes infection）是由产气巴斯德菌引起的一种机会性人与动物共患病。产气巴斯德菌是动物体内具有条件致病性的正常菌群。临床上，猪、兔感染后可发生流产等；人常发生伤口感染。

（一）病原

1. 分类地位　根据《伯杰氏系统细菌学手册》，在分类上产气巴斯德菌（*Pasteurella aerogenes*）

属巴斯德菌科（Pasteurellaceae）、巴斯德菌属（*Pasteurella*）。标准菌株有 ATCC 27883，M75048；ATCC 27883，U66491。其 DNA 中 GC mol% 为 41.8。

2. 形态学基本特征与培养特性　血液琼脂平板上的细胞形态为 $(0.5\sim1.0)$ $\mu m\times$ $(1.1\sim2.0)$ μm，可见菌丝，以陈旧培养物为甚。牛血清琼脂板培养 24h 后，呈环状、光滑、凸面、规则、灰色菌落，直径为 $0.5\sim1.0\mu m$，牛血清平板溶血不明显，为革兰氏阴性菌，22 或 37℃培养不显运动性。过氧化物酶反应为阳性，发酵-D-葡萄糖试验为阳性，共生试验（需 NAD）阴性，卟啉试验阳性，在 Simmon 氏柠檬酸盐琼脂生长不明显，不分解黏酸盐产酸，丙二酸盐肉汤没有强碱反应，$H_2S_2/TS1$ 及氰化钾试验阴性，37℃进行的 VP 试验阴性，分解硝酸盐但不产气，尿素酶和丙氨酸试验阳性，精氨酸双水解酶试验、赖氨酸脱羧酶培养基、苯丙氨酸脱氨酶培养基、吲哚试验、磷酸酶反应均为阴性，明胶酶反应阴性，不水解吐温-20 或吐温-80。麦康凯生长阳性。该菌可从流产死猪的扁桃体、肺、小支气管、肠、胎盘、胃中分离得到，也从患有败血症、肺炎和腹泻病例的关节、肝脏、淋巴结分离得到。

（二）流行病学

产气巴斯德菌属于肠道正常菌群，具条件致病性。可感染马、兔、猪、野猪、仓鼠、牛、猫、犬等动物。另外，人的局部外伤感染产气巴斯德菌主要发生在被猪咬伤的兽医、猎人、屠宰厂工人、动物管理员身上，也有关于供职于养猪场妇女死胎中分离出该细菌的报道。

（三）对动物与人的致病性

1. 对动物的致病性　首例分离的产气巴斯德菌是猪流产的病原，从流产胎儿的多个器官中分离而得。另外有两篇关于产气巴斯德菌引起的猪流产的报道。

Thigpen（1978）从流产后 4 天死亡的兔子子宫和腹膜腔中培养分离得到该菌。Bercovier（1981）从母牛子宫颈部分离出该菌。Rest（1985）报道犬咬伤人病例中分离出产气巴斯德菌，Linda（1989）从马中分离到 13 株产气巴斯德菌，该菌为马呼吸系统致病菌，可能是其他疾病的继发菌，AF Freeman（2004）报道了仓鼠啃咬所导致的产气巴斯德菌腹膜炎。

2. 对人的致病性　人体产气巴斯德菌分离于猫、猪或野猪引起的损伤中。1985 年亚特兰大疾病控制中心报道 4 例猪咬伤病例所致产气巴斯德菌病例。有报道称从一位曾经在一个养猪场帮工的流产母亲的死产婴儿及其阴道穹隆中分离到此菌。1987 年，法国发现一例野猪所致产气巴斯德菌引起的猎人伤口感染病例。1976—1994 年丹麦从人伤口或溃疡中分离到 7 株产气巴斯德菌，5 个病例被猪咬伤，2 个溃疡病例供职于养猪场。有一例报道产气巴斯德菌引起 62 岁男性 C6-C7 脊椎骨髓炎病例，该男性此前未有动物接触史。

（四）诊断

主要通过生化试验进行分析，也可以运用微生物分析系统进行确证试验。

（五）防制措施

对动物巴斯德菌病，主要是运用广谱抗生素治疗。

人感染产气巴斯德菌可用氨苄西林、头孢菌素类和环丙沙星进行治疗。另外大多数病例伤口位于大腿远端，常有恶臭脓液并形成脓肿，常需进行开放、排液和抗生素治疗。

与动物养殖相关的人员要避免动物咬伤。

（六）公共卫生影响

产气巴斯德菌是一种机会性条件致病菌。有限的几个病例显示，人体产气巴斯德菌主要从猫、猪等动物咬伤后分离到。因此，本病对公共卫生影响不大。

（誉占超）

◆ **参考文献**

AF Freeman, XT Zheng, JC Lane, et al. 2004. Pasteurella Aerogenes Hamster Bite Peritonitis. Pediatric Infectious Disease Journal, 23（4）：368-370.

Bercovier, H. , P. Perreau, F. Escande, J. et al. 1981. Characterization of Pasteurella aerogenes isolated in France, p. 175 - 183. In M. Kilian, W. Frederiksen, and E. L. Biberstein (ed.), Hae-mophilus, Pasteurella, and Actinobacillus. Academic Press AP, London, England.

Corinna Kehrenberg , Stefan Schwarz. 2001. Molecular Analysis of Tetracycline Resistance in Pasteurella aerogenes. Antimicrobial Agents And Chemotherapy, 45 (10): 2885 - 2890.

Fodor L, Hajtós I, Glávits R, et al. 1991. Abortion of a sow caused by Pasteurella aerogenes. Acta Vet Hung, 39 (1 - 2): 13 - 19.

Henrik Christensen, 1 Peter Kuhnert, 2 Magne Bisgaard, et al. 2005. Emended description of porcine [Pasteurella] aerogenes, [Pasteurella] mairii and [Actinobacillus] rossii. International Journal of Systematic and Evolutionary Microbiology, 55: 209 - 223.

Hommez, J. , and L. A. Devriese. 1976. Pasteurella aerogenes isolations from swine. Zentbl. Vet. Med. B, 23: 265 - 268.

J. M. Scheftel, B. Rihn M. P. Metzger, et al. 1987. A case of Pasteurella aerogenes wound infection reported in a hunter injuried by a wild boar. Médecine et Maladies Infectieuses, 17 (5): 267 - 268.

Kehrenberg C, Schwarz S. 2000. Genetic Basis of Tetracycline Resistance in Pasteurella aerogenes. *Abstr Intersci Conf Antimicrob Agents Chemother Intersci Conf Antimicrob Agents Chemother*, 40: 130.

Kehrenberg C, Schwarz S. 2000. Identification of a truncated, but functionally active tet (H) tetracycline resistance gene in Pasteurella aerogenes and Pasteurella multocida. FEMS Microbiol Lett, 188 (2): 191 -195.

Lester, A. , P. Gernersmidt, B. Gahrnhansen, P. Sogaard, J. Schmidt, et al. 1993. Phenotypical characters and ribotyping of Pasteurella aerogenes from different sources. Zentbl. Bakteriol. Int. J. Med. Microbiol, 279: 75 - 82.

Linda R. K. Schlater. 1989. An aerogenic Pasteurella-like organism isolated from horses. J Vet Diagn Invest, 1: 3 - 5.

M. Barnhm. Pig bite injuries and infection: report of seven human cases. Epidem. Inf. 198. 101: 641 - 645.

Mutters, R. , Christensen, H. &.Bisgaard, M. Genus Pasteurella Trevisan 1887, 94 AL Nom. cons. Opin. 13, Jud. Comm 1954. In Bergey's Manual of Systematic Bacteriology, 2nd edn, vol. 2 2004. Edited by G. R. Garrity. New York: Springer.

Mutters, R. , Ihm, P. , Pohl, S. , Frederiksen, et al. 1985. Reclassification of the genus Pasteurella Trevisan 1887 on the basis of deoxyribonucleic acid homology, with proposals forthe new species Pasteurella dagmatis, Pasteurella canis, Pasteurella stomatis, Pasteurella anatis, and Pasteurella langaa. Int J Syst Bacteriol, 35: 309 - 322.

Peter Kuhnert, Benedicte Heyberger-Meyer, Jacques Nicolet, et al. 2000. Characterization of PaxA and Its Operon: a Cohemolytic RTX Toxin Determinant from Pathogenic Pasteurella aerogenes. Infection And Immunity, 68 (1): 6 - 12.

Quiles I, Blázquez JC, De Teresa L, et al. 2000. Vertebral osteomyelitis due to Pasteurella aerogenes. Scand J Infect Dis, 32 (5): 566 - 567.

Rest, J. G. &.Goldstein, E. J. C. 1985. Management of human and animal bite wounds. Emergency Medical Clinics of North America, 3: 117 - 126.

Thigpen, J. E. , M. E. Clements, and B. N. Gupta. 1978. Isolation of Pasteu-rella aerogenes from the uterus of a rabbit following abortion. Lab. Anim, Sci. 28: 444 - 447.

Thorsen, P. , B. R. Moller, M. Apri, A. B, et al. 1994. Pasteurella aerogenes isolated from stillbirth and mother. Lancet, 343: 485 - 486.

Tove Ejlertsena, Bente Gahrn-Hansenb, Per Sgaardbc, et al. 1996. Pasteurella aerogenes Isolated from Ulcers or Wounds in Humans with Occupational Exposure to Pigs: A Report of 7 Danish Cases. Scandinavian Journal of Infectious Diseases, 28 (96): 567 - 570.

Valerie O, Livrelli, Arlette Darfeuille-Richaud, et al. 1988. Genetic Determinant of the ROB - 1 13 - Lactamase in Bovine and Porcine Pasteurella Strains. Antimicrobial Agents And Chemotherapy, 32 (8): 1282 -1284.

Weaver, R. E. 1985. Gram negative fermentative bacteria an (1 Francisella. In Manual of Clinical Microbiology, 4th edn (ed. E. H. Lennette, A. Balows, WV. J. Hausler and H. . J. Shadomy), Washington, D. C. : American Society for Microbiology. 309 - 329.

第二节 放线杆菌属细菌所致疾病

放 线 杆 菌 病

放线杆菌病（Actinobacillosis）是多种放线杆菌引起的牛、马、猪慢性或急性非接触性传染病。牛以头部和其他部位的软组织内形成硬结节状肿胀为特征；马以血管球性肾炎并发肾性肿胀、化脓性关节炎为特征；猪以全身性感染并有关节炎为特征。

（一）病原

1. 分类地位 放线杆菌在分类上属巴斯德菌科（Pasteurellaceae）、放线杆菌属（*Actinobacillus*）。该属中的 6 个种对动物具有显著的致病性，即李氏放线杆菌（*A. lignieresii*）、马驹放线杆菌（*A. equuli*）、猪放线杆菌（*A. suis*）、羊放线杆菌（*A. semini*）、胸膜肺炎放线杆菌（*A. pleuropneumoniae*）和荚膜放线杆菌（*A. capsulatus*），其他影响较小的种有：罗氏放线杆菌（*A. rossii*）、脲放线杆菌（*A. urea*）、人放线杆菌（*A. hominis*）。伴放线菌放线杆菌（*A. actinomycetemcomitans*）是人的重要致病原。

2. 形态学基本特征与培养特性 该属各种细菌的总体特征有：多形性，不运动杆菌，可以在麦康凯培养基生长，产生 β-半乳糖苷酶，发酵碳水化合物不产气。野生株具有显著的黏附性，蜡滴样，灰色小菌落。在液体培养基上培养时，菌落聚集如精制干酪样。各种产生不同的过氧化酶和氧化酶反应，该属菌不能将色氨酸转化为吲哚，但是可以降低亚硝酸盐硝化反应。初次分离的放线杆菌即使存放到 4℃ 环境中，一般存活不超过 7～10 天。

（1）李氏放线杆菌 呈杆状，易变形。在血液或血清琼脂培养基上为球杆状，大小为 $0.41\mu m \times 1.51\mu m$。在含葡萄糖或麦芽糖的琼脂培养基上，可见长杆状，在肉汤中生长的菌体呈链状或丝状。无鞭毛、芽孢和荚膜。革兰氏染色阴性。石炭酸复红染色最好，无抗酸性，常有两极染色倾向。

本菌为需氧或兼性厌氧菌，最适生长温度 37℃，最适 pH 7.6。营养要求较高，在含有 5％血液或 10％血清的培养基中才能生长。在血琼脂平板上经 37℃ 24h 培养后，可长成细小、直径 1.5mm 左右、圆形、蓝灰色、半透明、黏稠菌落，不溶血。继续培养，菌落可增大，并与培养基黏附牢固，不易用接种环刮取。多次传代后菌落的黏稠性逐渐减小，甚至消失。在含血清肉汤培养基中生长呈均匀混浊，可形成菌膜和少量沉淀。

该菌为反刍动物尤其是牛羊口咽部的共生菌，也有从瘤胃中分离出该菌。动物多因粗糙或是锐利的食物导致黏膜损坏后，细菌移植到黏膜下层而感染此菌，因此多为散在发生。本菌在牛、羊放线杆菌病的肉芽肿和慢性化脓病灶中，可长成灰白色小颗粒，无显著放线状菌丝，革兰氏染色阴性，其中心和周围均呈红色。

（2）马驹放线杆菌 呈多形性杆菌，大小（1～3）$\mu m \times$（0.5～0.8）μm。无荚膜、芽孢和鞭毛，无运动性，革兰氏染色阴性。在普通培养基上能生长，但在马血琼脂上生长更好。菌落具有特征的黏稠性，重复传代培养后，这种特性可能消失。在含蛋白胨的肉汤中，此菌可生长一层黏性沉淀，使培养液黏稠。

常引起新生马驹败血症，马驹死亡 29％ 是因为感染此菌。该菌为母马口腔、上呼吸道、生殖道的共生菌。马驹在分娩过程中或是紧随分娩后，可通过口腔、呼吸道、脐带途径感染该菌。该菌侵害多个器官，以化脓性肾炎最常见。

（3）猪放线杆菌 小杆菌，成单个或成链、成丛存在。革兰氏染色阴性。在血清琼脂培养基上生长的菌落，牢固地附着于培养基上，但不太黏稠；在血液琼脂培养基上的菌落，周围有完全的溶血带，β溶血现象；在血清肉汤培养基中形成黏稠的生长物。

多定植于猪呼吸道黏膜，马较少见。多引起成年猪发病，可以在外表健康猪的扁桃体和上呼吸道生长而不引起发病。通过气溶胶进入呼吸道，并侵入呼吸道黏膜。感染后可见肺脏、肾脏和其他器官出血。剖检可见胸腔及心包膜有浆液或者纤维蛋白性渗出物。猪放线杆菌败血病可以在皮肤产生不规则的红斑，和猪丹毒相似。

（4）伴放线菌放线杆菌　革兰氏染色为阴性，无芽孢，不运动，兼性厌氧球杆菌。在含5%～10%二氧化碳的有氧环境中，37℃，pH 7～8.5，在各种小分子物质如类固醇类刺激下生长良好。菌体为两端钝圆的直或弯杆状，大小为（1.0～1.5）μm ×（0.4～0.5）μm。新分离的菌落在琼脂上呈直径1～2mm、中心呈辐射状，菌落间及菌落与玻璃、塑料、羟基磷灰石等基底间有很强的附着力。该菌是人口腔菌群的一种，可引起青少年牙周炎，从人腹部、脑、面部、手、纵隔和甲状腺脓肿，动脉内膜炎、心内膜炎、脑膜炎、肺炎、败血症及尿路感染中均分离到该菌。

（5）胸膜肺炎放线杆菌　因其 V 因子依赖性，曾叫做副流感嗜血杆菌、副溶血嗜血杆菌、胸膜肺炎嗜血杆菌，1983年归于放线杆菌属。分为两个生物型。生物1型为尼克酰胺腺嘌呤二核苷酸（NAD）依赖型，有12种血清型。生物2型为非尼克酰胺腺嘌呤二核苷酸依赖型，有6种血清型，其中1型和5型又可细分为1a、1b及5a、5b。

革兰氏染色为阴性，在液体脑心浸液（BHI）培养基中呈短小杆菌，长约1μm或更小，宽0.3～0.4μm，具有典型的多形性，多呈小杆状，单个散在，或2～3个相连，但培养时间不同，有时球形较多，有时呈球杆状较多，有时呈稍大的短杆状，美蓝染色着色不均。在固体培养基中，散在或成双排列的较多见，培养时间较长时，菌体形态比液体培养基中稍大些。在小鼠体内和猪病料中有的有荚膜。菌落生长呈现"卫星现象"。在血琼脂平皿上方用具有β溶血的金黄色葡萄球菌划一横线，在其下方0.3～0.5 cm处垂直划线接种被检菌，37℃培养24 h，与金黄色葡萄球菌相邻的空间出现明显的溶血区域，即协同溶血试验（CAMP）阳性。在 BHI 和类胸膜肺炎样微生物（PPLO）固体培养基上均能良好生长，培养18～24 h，菌落直径达1 mm左右，产生具有湿润、边缘整齐、微黄色多形态光滑菌落。在巧克力琼脂上培养24～48 h，菌落直径达约2 mm；在普通 LB 琼脂平板不生长。尿素酶阳性，微溶血，能分解 D-木糖、甘露醇、蔗糖，不能分解棉子糖和阿拉伯胶糖、山梨醇。

3. 理化特性　放线杆菌对外界环境抵抗力不强，60℃加热15min 即死亡。可被常用的消毒剂、日光、干燥等在短时间内杀死。对链霉素、氯霉素、四环素、红霉素和磺胺药等敏感。

（二）流行病学

1. 传染来源　患病动物和带菌动物是本病的主要传染源。动物机体抵抗力下降、寄生虫侵袭、营养不足等常为本病发生的诱因。

2. 传播途径　放线杆菌一般寄生于动物的咽黏膜及消化道黏膜上。当口腔黏膜被芒刺、禾本科的硬茎和秆等损伤时，细菌从该处侵入，或者通过皮肤表面的创伤感染。人可因动物咬伤而引起感染。

3. 易感动物

（1）自然宿主　在自然情况下牛和绵羊对本病易感性最高，可感染人和犬。其他野生反刍动物易感性较小；新生马驹较易感；感染猪多见于仔猪、架子猪，成年猪少见。

（2）实验动物　给雄豚鼠腹腔注射含李氏放线杆菌的培养物或脓汁，可致腹膜炎和睾丸炎，5～7天内死亡；皮下接种豚鼠，则引起局部脓肿；静脉接种家兔可致死亡；皮下接种大鼠或小鼠可引起小化脓灶。驹放线杆菌对豚鼠、大鼠和家兔不致病。

4. 流行特征　呈散发性，发病率低。各品种、性别和年龄的动物都可感染。但老龄动物比青年动物更易感。马发生此病与病原的传入关系不大，但病马可促进感染，一般呈地方性流行，有时也可能呈大流行。

5. 发生与分布　一年四季均可发病，呈世界性分布。有人报道本病是内源性疾病，呈散发，但也不否定外源性疾病，在日本及其他国家报道呈群发的病例也不少。

最近几年，老的马匹发病日渐增多。驹放线杆菌也会引起猪感染发病，有的病例与猪瘟并发。

（三）对动物与人的致病性

1. 对动物的致病性

（1）牛　潜伏期较长，多为潜行开始，慢性经过，可持续多月或数年。

在头部的淋巴结、舌、黏膜（下层）发病，由于肉芽组织的发展引起发病部位肿大。颌下、耳下和咽部淋巴结在皮下有硬化感，突出体表。当鼻、咽部、喉头、气管和口腔黏膜患病时，可见突出于该部位的管腔，并见局限性硬结，有时伴有呼吸困难。当舌发生感染后，形成"木舌"，该部肿胀、突出口外，缺少可动性；逐渐发生采食、食物咀嚼和吞咽困难，唾液从口角流出。病灶中的黏液脓汁通过瘘管排出体外，瘘管的开口部常有痂皮组织愈合，以后有时在同一部位或不同部位再次开口。感染的黏膜面变成溃疡。头部以外身体各部的皮下病灶可突出体外。在多数转移病灶和混合感染时，可见发热的病例。

（2）马　新生马驹，常于出生后第 2～3 天突然发病。呈最急性、急性或亚急性病程。身体虚弱，卧地不起，体温升高 40℃以上。可见关节和腱鞘肿胀。呼吸和脉搏加快，子宫感染所生的马驹于出生后不久即死亡。老马多呈亚急性，食欲不振，高热稽留，步态摇摆，关节肿胀。呼吸加快，康复马在病后 2～3 个月才能复壮。

（3）猪　猪感染胸膜炎肺炎放线杆菌后可出现高热，呼吸急促，咳嗽，打喷嚏，呼吸困难，厌食，共济失调，呕吐，腹泻，发绀等症状。肺水肿，发炎，出血，坏死。胸腔出现血样液体及纤维素块，广泛分布在胸膜和心包膜上。气管、支气管及肠系膜淋巴结显著水肿。肺泡内出现上皮样细胞、巨噬细胞及多形核白细胞。严重的坏死性血管炎可以导致肺脏破裂出血。

（4）其他动物　绵羊、山羊和鹿也可感染放线杆菌，表现嘴唇及头部皮肤增厚，影响采食及其他功能。

2. 对人的致病性　有本菌也可感染人的报道。

（四）诊断

动物的诊断　根据流行病学资料、临床症状和病理变化可作初诊，确诊需进行病原学检查、鉴定及血清学试验。

（1）显微镜检查　用 10% 氢氧化钾溶液溶解肉芽组织部位的脓汁，取出脓汁中的硫黄颗粒，做成压片，进行不染色镜检，可见到菊花形、玫瑰花形菌块。

（2）病原的分离培养和鉴定　将脓汁放入灭菌的生理盐水中洗涤，收集砂粒状沉淀的硫黄颗粒，接种于固体培养基和增菌液体培养基中，或将接近脓壁部分的脓汁或脓壁制成乳剂进行培养。培养基应为血液琼脂，增菌液应用脑心浸液液体培养基，培养后取培养物染色镜检。

（3）血清学试验　通过凝集试验和补体结合试验检测病畜血清抗体。但在健康畜的血清中也常出现抗体发生非特异性反应，必要时可做重复试验。目前琼脂免疫扩散法检测效果良好。

（4）鉴别诊断　诊断时应排除放线菌感染症、肿瘤、结核、假结核、棒状杆菌病和肉孢子虫病等。

（五）防制措施

1. 预防　应特别注意避免牲畜受到各种大小外伤，勿使饲料中混有芒刺，牛栏、马槽、猪槽和其他物体上不应有外露的铁钉和木刺，以免牲畜受伤。在饲养上，可给予有机碘化合物，以减少本病的发生。对病畜进行隔离饲养和治疗，对畜舍、工具等做到经常消毒。

2. 治疗　先用手术方法切除软组织中的肉芽肿。药物治疗可用碘剂（纯碘 1g、碘化钾 15g、蒸馏水加至 100mL），使用前用蒸馏水稀释 10 倍，每次静脉注射 350～400mL，每周注射 1 次，共注射 3 次。另外，用链霉素、土霉素、四环素和金霉素治疗效果较好。

（六）公共卫生影响

本病的传播方式还不十分清楚，但其对畜牧业危害较大，并影响人类健康。在预防上，应建立合理的饲养管理制度，遵守兽医卫生制度，防止皮肤、黏膜发生损伤，有损伤时应及时处理治疗。

放线杆菌病的软组织和内脏器官病灶，经不断治疗比较容易恢复，而骨质的改变预后不良。如出现慢性化脓性感染，应考虑本病的可能，尽早诊断，及时治疗，防止病变扩散。

（薛青红　康凯　訾占超）

◆ **我国已颁布的相关标准**

　　NY/T 537—2002　猪放线杆菌胸膜肺炎诊断技术

◆ **参考文献**

费恩阁，李德昌，丁壮 . 2004. 动物疫病学［M］. 北京：中国农业出版社：27 - 35.

贡联兵 . 2003. 细菌性疾病及其防治［M］. 北京：化学工业出版社：126 - 127.

雷连成，华芳，王丽哲，等 . 2008. 猪胸膜肺炎放线杆菌分离鉴定与独立测定［J］. 中国兽医学报，28（4）：359 - 362.

陆承平 . 2001. 兽医微生物学［M］. 北京：中国农业出版社：254 - 258.

Andrewn. Rycroft，Lisa H. Garside. 2000. Actinobacillus Species and their Role in Animal Disease. The Veterinary Journal，159（1）：18 - 36.

Aslani MR，Khodakaram A，Rezakhani A. 1995. An atypical case of actinobacillosis in a cow. Zentralbl Veterinarmed A，42（8）：485 - 488.

Benaoudia F，Escande F，Simonet M. 1994. Infection due to Actinobacillus lignieresii after a horse bite. Eur J Clin Microbiol Infect Dis，13（5）：439 - 440.

Blackall PJ，Bisgaard M，McKenzie RA. 1997. Characterisation of Australian isolates of Actinobacillus capsulatus，Actinobacillus equuli，Pasteurella caballi and Bisgaard Taxa 9 and 11. Aust Vet J，75（1）：52 -55.

Brian Henderson，Michael Wilson，Lindsay Sharp，et al. 2002. Actinobacillus actinomycetemcomitans. J. Med. Microbiol，51：1013 - 1020.

Dhand NK，Sandhu KS，Singh J，Randhawa SS. 2003. Outbreak of actinobacillosis in dairy cows. Vet Rec，153（9）：280 - 291.

Milne MH，Barrett DC，Mellor DJ，et al. . 2001 Clinical recognition and treatment of bovine cutaneous actinobacillosis. Vet Rec，148（9）：273 - 274.

第三节　嗜血菌属细菌所致疾病

嗜 血 杆 菌 病

　　嗜血杆菌病（Haemophilosis）是由嗜血杆菌引起的一种人与动物共患传染病。嗜血杆菌属包括多种不同细菌，有些对人致病，有些仅对动物致病。不同致病菌可引起人的各种疾病，如流感嗜血杆菌可引起肺炎、脑膜炎等，而杜克雷嗜血杆菌则可引起性病软性下疳；流感嗜血杆菌埃及生物群（以前称之为埃及嗜血杆菌）可引起人病死率极高的巴西紫癜热等。

（一）病原

1. 分类地位　从1984年起，《伯杰氏系统细菌学手册》将嗜血菌属（*Haemophilus*）归于巴斯德菌科（Pasteurellaceae）。在嗜血菌属中共有16个种（实际上是15个种）：流感嗜血杆菌（*H. influenzae*）、副流感嗜血杆菌（*H. parainfluenzae*）、溶血嗜血杆菌（*H. haemolyticus*）、副溶血嗜血杆菌（*H. parahaemolyticus*）、嗜沫嗜血杆菌（*H. aphrophilus*）、副嗜沫嗜血杆菌（*H. paraaphrophilus*）、杜氏嗜血杆菌（*H. ducreyi*）、埃及嗜血杆菌（*H. aegyptius*）、猪嗜血杆菌（*H. suis*）和副猪嗜血杆菌（*H. parasuis*）、惰性嗜血杆菌（*H. segnis*）、犬嗜血杆菌（*H. canis*）、鸡嗜血杆菌（*H. gauinarum*）、鸟嗜血杆菌（*H. avium*）和副溶血嗜沫嗜血杆菌（*H. paraphrohemolyticus*）。前8种与人的疾病关系最为密切，多数为人和动物的正常菌群，但常可引起不同程度的感染性疾病。原列入嗜血杆菌属中的亚急性结膜炎嗜血杆菌、支气管炎嗜血杆菌和百日咳嗜血杆菌因生长时不需要X因子和V因子，被从嗜血杆菌属中分出。

　　流感嗜血杆菌依据不同的生化反应分为6个生物型，即Ⅰ、Ⅱ、Ⅲ、Ⅳ、Ⅴ和Ⅵ型，致病者多为前

4 型。有的菌株有荚膜，有的无荚膜，有荚膜者致病力大于无荚膜者。根据荚膜多糖抗原性的不同，可将有荚膜菌分为 6 个血清型，即 a、b、c、d、e 和 f 型。b 型菌致病性最强，其次为 e 和 f。荚膜为线状物，由多个核糖或聚核糖磷酸盐组成。b 型荚膜为唯一含有戊糖而不是己糖者。

2. 形态学基本特征与培养特性　嗜血杆菌革兰氏染色阴性，大小为（1.0~1.5）$\mu m \times$（0.3~0.5）μm，具有明显的多型性，可呈球杆菌、双球菌、链球菌样排列，偶有长丝状、发团状，无芽孢和鞭毛，无动力。多数菌株有荚膜，毒力较强。为需氧或兼性厌氧，最适培养温度 35~37℃，最适 pH7.6~7.8。

嗜血杆菌的人工培养条件有共同特点，即在普通培养基上不生长，必须加入 X 因子（氯化高铁血红素 Hemin 和其他卟啉类物质）和 V 因子（烟酰胺腺嘌呤二核苷酸，Nieotinamide adenine dinuecletide，NAD，即氧化型辅酶 I）才能生长，可从新鲜血液获得生长因子，故有嗜血之称。在血液琼脂平板上 37℃培养 24~48h，长成针尖样、无色、透明、凸起、不溶血的小菌落。在 6％兔血巧克力琼脂平板上培养 24~48h，菌落呈灰白、透明、圆形、湿润、扁平、边缘整齐、大小为 0.5~2mm，不溶血、露滴样菌落培养物，有特殊"腥味"。当嗜血杆菌与金黄色葡萄球菌、黏质沙雷菌或奈瑟球菌在同一血平板上培养时，由于金黄色葡萄球菌能合成较多的 V 因子，并弥散到培养基里，可促进流感嗜血杆菌生长，故在金黄色葡萄球菌菌落周围菌落较大，而离金黄葡萄球菌越远者则流感嗜血杆菌的菌落越小，此现象称为卫星现象，为嗜血杆菌重要特征之一。

3. 理化特性　此类细菌对环境温度极其敏感，100℃瞬间死亡，对低温也较敏感。常规消毒剂可即刻杀灭。流感嗜血杆菌在干燥痰中可生存 48h。在培养基中极易自溶死亡。菌株可冻干长期保存，也可用脱脂牛奶或 20％甘油脑心浸液保存于－70℃。

（二）流行病学

病人和带菌者为主要的传染来源。本菌可寄居于正常人上呼吸道，特别是鼻咽部。有人对 72 个家庭成员的调查结果表明，咽部菌检阳性率为 42％，鼻部为 21％。有报道，成年人上呼吸道寄居菌的 10％~32％为嗜血杆菌，有的高达 85％，且多为无荚膜流感嗜血杆菌和副流感嗜血杆菌。儿童的鼻咽部有 2％~6％培养出 b 型荚膜菌，有托儿所报道儿童 b 型荚膜菌带菌率高达 60％。成年人 b 型菌带菌率为 1％左右，有特异性抗体的人亦不能清除鼻咽部的 b 型菌。也有泌尿生殖道带菌的报道，但较呼吸道少见。

呼吸道为本病的主要传播途径，亦可直接接触引起皮肤和软组织的化脓性感染。流感嗜血杆菌通常通过手绢、毛巾、手等传播而导致疾病。

尽管正常人的鼻咽部带菌率较高，但患者多见于婴幼儿等易感人群。出生 2 个月以内者很少受染，可能是因为从母体获得保护性抗体。5 岁以下的患者居多，2 岁以下的小儿，特别是早产儿和营养不良的婴幼儿，最易感染而引起脑膜炎、肺炎及其他感染性疾病。成年人对本菌感染具有一定的免疫力，发病者较小儿少见。近年来，随着放疗、化疗及介入性诊断和治疗措施的应用，本菌的机会性感染及侵袭性感染大大增加，成年人发病率有所升高。某些慢性病患者如糖尿病、肝硬化、慢性阻塞性肺疾患，接受放疗、化疗的恶性肿瘤患者及艾滋病病毒感染者，更易并发感染。接受妇科器械检查及人工流产者，易引发该菌泌尿生殖道感染。根据 Farley 的前瞻性研究，亚特兰大年发病率为 5.6/10 万，其中发病者 76％为小儿，24％为成年人，艾滋病病毒感染者的并发感染则上升到 41/10 万。现认为流感嗜血杆菌为免疫力低下成年人感染的重要病原菌，随着老年人免疫力的降低，也易感而发病，嗜血杆菌病在老年公寓及托老所曾多次暴发流行。

1892 年 Pefiffer 首次从流行性感冒患者的痰中分离出流感嗜血杆菌，命名为 Pefiffer's 杆菌，当时认为它是流行性感冒的病原体，故称为流行性感冒杆菌。直到 1933 年，Smith 自流行性感冒病人鼻咽分泌物中分离出流感病毒，才认识到它并非流行性感冒的病原体，而是流感后继发感染的病原菌。

嗜血杆菌在自然界中的分布极为有限。不存在于水、土壤等自然环境中，而是具有严格的寄生性。主要寄生于健康人和动物上呼吸道黏膜、鼻咽部、口腔、眼结膜、阴道黏膜、牙菌斑等部位，为正常菌群的一部分。

（三）对人与动物的致病性

流感嗜血杆菌致病因素有荚膜的吞噬作用，菌毛的黏附和定植于细胞的作用，脂寡糖的内毒素作用，IgA 蛋白酶能够水解 SIgA，具有降低黏膜局部免疫力的作用。

1. 对人的致病性 流感嗜血杆菌极易感染人的眼睛而发生急性或亚急性结膜炎。还可引起以紫斑和发热为特征的巴西紫癜热，并伴休克而死亡。流感嗜血杆菌为引起婴幼儿肺炎、脑膜炎和败血症等严重疾病的重要病原菌。近年来，不但婴幼儿感染率明显上升，过去少见的成人重症感染的报道也逐渐增多。同时耐药菌株的不断出现，给治疗带来了很大困难。副流感嗜血杆菌的致病力较弱，多引起免疫功能低下者和老年人的呼吸道感染性疾病。

嗜血杆菌属中细菌的致病作用还不十分清楚。它们全部寄生于人和动物体内，正常人鼻咽部流感嗜血杆菌的带菌率达 60%～80%，北京地区的幼儿带菌率为 32.2%。引起人类疾病的 7～8 种嗜血杆菌中，流感嗜血杆菌、杜氏嗜血杆菌、流感嗜血杆菌埃及生物群的致病作用趋于被认可。流感嗜血杆菌常成为儿童脑膜炎和肺炎的病原菌，均不产生外毒素，多数具荚膜，可产生内毒素，在致病中起着重要作用。

有荚膜的菌株可引起急性化脓性感染（咽炎、中耳炎、关节炎、输卵管炎、脓肿等），当侵入血、脑屏障时则发生全身性感染（败血症、肺炎、脑膜炎等）。无荚膜菌株可引起局部感染或继发感染（发生于流感、结核、百日咳等感染症之后），也可引起骨髓炎、败血症等全身感染。

（1）肺炎 急性肺炎主要由有荚膜菌的 b 型菌引起。儿童和成人均可发病。患者出现高热、咳嗽、咳痰、胸痛等症状，与其他病原菌无区别。病变可为支气管肺炎、节段肺炎、多叶肺炎和大叶肺炎等。半数患者可伴有胸腔渗液，偶有成脓胸者。如患慢性气管炎、支气管扩张及阻塞性呼吸系统疾病，无荚膜菌也可引发肺炎，肺炎常可引起菌血症。毒力不强的无荚膜菌和副流感嗜血杆菌，可引起慢性气管炎和慢性支气管炎。

（2）脑膜炎 本菌引起的化脓性脑膜炎占婴幼儿化脓性脑膜炎的 60% 以上，多为 b 型流感嗜血杆菌。患儿多在 5 岁以下，以 6～12 个月的婴儿最多。2～5 岁患者，本菌和脑膜炎奈瑟菌的检出率相同。如病前咽部已带菌，或患了病毒性上呼吸道感染，或有中耳炎，则均为本菌引起脑膜炎的诱发因素。20世纪 50—80 年代，5 岁以下儿童流感嗜血杆菌性脑膜炎发病率上升了 6 倍。过去成年人本菌引起脑膜炎占细菌性脑膜炎的 2%～3%，近年来明显增多，可达 20%。成年人多有原发病灶，如鼻窦炎、中耳炎、肺炎、会咽炎等，特别容易继发感染于头颅创伤或有脑脊液漏者。本菌引起的脑膜炎可见于免疫功能低下者，如患糖尿病、肝硬化、酒精中毒、HIV 感染等。分离的流感嗜血杆菌，一半为 b 型菌，另一半分不出型别。

（3）急性咽炎 患者多为 2～7 岁的儿童。1985—1990 年，费城 54 例患儿的平均年龄为 3.3 岁，也见于中青年。起病突然，发热、咽痛，咽部急剧水肿引起呼吸困难，呼吸急促并有喉部哮鸣。病情进展迅速，往往需在病后十余小时进行插管治疗，否则可因气道堵塞窒息而死。成年人起病比小儿稍缓，但病情进展迅速。所以对这种病人应就地治疗，随时做好气管插管的准备。美国 1936 年首例患者为 36 岁妇女，迄今已有 100 例，成年人中以二三十岁男性最为多见。

（4）泌尿生殖道感染 本菌可引起男性前列腺炎和尿道炎，女性则可发生前庭大腺炎及脓肿、阴道炎、子宫颈炎、子宫内膜炎、输卵管炎和脓肿，还可引起产褥热及新生儿菌血症等，多发生于接受妇科器械检查及人工流产等损伤后的妇女。细菌多分不出血清型（无荚膜），生物学型为 Ⅰ、Ⅱ、Ⅲ 和 Ⅳ 型，Ⅰ、Ⅱ、Ⅲ 型多见于呼吸道感染者。所以有人将分不出血清型的生物 Ⅳ 型菌称为泌尿生殖道型菌。

（5）菌血症、败血症 新生儿菌血症可源于产妇的产道感染，细菌以生物 Ⅳ 型为多。成年人的菌血症多源于肺炎，亦可来自严重的蜂窝织炎。静脉药物依赖者的注射器污染亦是引起菌血症的病因，以侵袭力强的 b 型菌多见。菌血症可发展成心内膜炎，约半数患者心脏瓣膜结构已有异常。寄生于口咽部的副流感嗜血杆菌致病力不强，但可随咽部感染或拔牙、洗牙等治疗损伤部位进入血流，引起心内膜炎，多呈亚急性表现。心瓣膜上可形成较大的赘生物，还可发生心包炎。菌血症还可发展成引起各种组织器官化脓性病变的败血症，如化脓性关节炎、骨髓炎、脑膜炎等。患者以小儿为多，接受放疗和化疗的恶性肿瘤患者亦可发生本菌感染的败血症。

（6）其他感染　本菌也可引起结膜炎、鼻窦炎、中耳炎、乳突炎等局部炎症，亦可引起皮肤和软组织炎症，如脓疱、蜂窝织炎，甚至可发生坏死性筋膜炎，也有胆囊炎、胆石症、附睾炎和阑尾炎的病例报道。

2. 对动物的致病性　将流感嗜血杆菌滤液注射家兔、豚鼠或小鼠，可致动物死亡。猪流感嗜血杆菌，在形态学上与流感嗜血杆菌相同。生化反应弱。猪对本菌易感，但由于菌毒力较弱，常同某些病毒协同作用，才可引起猪的流行性感冒。

（四）诊断

1. 样品采集与处理　脑脊液：最好保温送检，优先接种培养，以免因细菌死亡而影响检出率。痰液：取脓性痰块于无菌生理盐水中，洗 3 次，接种于血液及兔血巧克力琼脂平板。如用等量 1％胰蛋白酶溶液处理后再接种，阳性率更高。血液：直接接种于加有生长因子（氯化血红素 4～10mg/L，尼克酰胺腺嘌呤二核苷酸 2～5mg/L）的常规血培养基或脑心浸液肉汤中，数天后转种于巧克力琼脂平板。耳与鼻及咽拭子：取材后的拭子，置于加有少许生理盐水的试管中送检。脓汁与关节液及胸腹水：可直接接种血琼脂平板和巧克力琼脂平板。

2. 涂片染色镜检　采集的样品均可直接涂片，进行革兰氏染色和镜检。在脑脊液、关节液、胸腹水的涂片中，发现革兰氏阴性多形性菌，可初步怀疑嗜血杆菌。

3. 分离培养　样品接种在血或巧克力琼脂平板上，37℃ 24h 培养后观察菌落。难确定的菌落可做涂片染色，或转种巧克力琼脂平板，纯化后进行其他试验（卫星现象、生化试验）。

4. 菌种鉴定

（1）菌落观察　按上述各种嗜血杆菌的菌落特征观察判定。

（2）"卫星现象"试验　取单个菌落或纯培养物交错、密涂划线接种于血琼脂平板，再点种金黄色葡萄球菌的幼龄培养物于琼脂表面。37℃培养 24h，在越靠近葡萄球菌周围菌落越大，为"卫星现象"阳性。

（3）X、V 因子试验　取被鉴定菌的培养物，交错划线接种于脑心浸液琼脂平板，将 XV 因子、X因子和 V 因子的 3 种纸片分别置于琼脂表面，过夜培养，如在纸片周围生长菌落，即表示对某生长因子需要。也可用 3 个分别含不同生长因子的蛋白胨水代替纸片做此项试验（X 因子、V 因子和 X、V 因子纸片市场有售）。

（4）胆汁溶解试验　取两支试管，各加培养 24h 的菌悬液 0.9mL，1 支加 0.1mL 10％去氧胆酸钠溶液，另 1 支加 0.1mL 生理盐水作对照。摇匀，置于 37℃ 10～15min。加胆盐管透明、对照管混浊为阳性。

（5）生化试验　此项试验，必需加生长因子。

（6）卟啉（Porphyrin）试验　将待测细菌接种于 0.5mL 用 pH6.9 PBS 配制的盐酸 6 -氨基戊酮酸溶液中，37℃水浴 4h。用波长 360nm 紫外灯检查培养管。当溶液中存在卟啉时，出现红色荧光为阳性，表明该菌生长不依赖氯化血红素（如副流感嗜血杆菌）。

（7）药物敏感性试验　通常采用纸片琼脂扩散法（K-B法）或试管定量稀释法。嗜血杆菌属的某些菌对氨基糖苷类、大环内酯类及第 3 代头孢类抗生素敏感。

5. 免疫学检验

（1）血清学分型　用分型血清进行玻片凝集试验确定型别。

（2）荚膜膨胀试验　取 1：8 稀释的抗血清 1 滴于玻片上，加少许菌悬液，混合后加少许墨汁或美蓝液，加盖玻片，室温 10min，高倍显微镜下观察。

（3）环状沉淀试验　将诊断血清加到沉淀管底部，吸取脑脊液或培养物上清液，缓缓加在血清之上，数分钟内如两液接触面出现白色沉淀环为阳性。

（4）直接荧光抗体法 此方法可以快速发现脑脊液中的细菌。因药物治疗而分离培养不成功时，仍可获得满意结果。

取脑脊液、脓汁或组织块等制成涂片，干燥，固定。吸取荧光血清（抗体）滴于涂片上，染色30min，用 pH 7.2 PBS 盐水冲洗 1min。干燥后，在荧光显微镜下观察有无发荧光的细菌。菌体在黑暗背景下发出黄绿色荧光为阳性。通常以导硫氰酸荧光素应用最多。

（5）乳胶凝集试验（LPAT） 检测抗原时，将以抗 B 型流感嗜血杆菌抗体致敏的胶乳颗粒滴于玻片上，进行胶乳凝集试验，也可将脑脊液等标本于微量反应板中进行双倍稀释，滴加致敏的胶乳。定量检测时，抗原和抗体的量均为 0.1mL。胶乳颗粒发生凝集为阳性。本法检测全身感染时的阳性率可达100%，简便、快速，但有 2%～5%假阳性反应。

（6）反向间接血凝试验（RPHA） 间接血凝试验（被动血凝试验）以抗原如多糖类抗原、致敏红细胞来检测抗体，而反向间接血凝试验则以抗体致敏红细胞来检测相应抗原。致敏红细胞与样品中特异性抗原结合，即发生特异性凝集。此方法简便、快速、敏感性高，已用于检测尿、脑脊液中 b 型流感嗜血杆菌抗原。

（7）对流免疫电泳（CIE） 用对流免疫电泳技术检测脑脊液、血清及尿中流感嗜血杆菌的磷酸多核糖核醇（PRP），敏感界限为 1～20mg/mL，脑脊液的阳性检出率为 72%～100%，尿液为 43%。脑脊液、血清及尿标本的阳性检出率为 85%，但全身感染时的阳性率只有 39%，可能是由于感染初期血中抗原不是游离的磷酸多核糖核醇，而是磷酸多核糖核醇-蛋白复合物。对流免疫电泳技术检测高分子化合物的敏感性较低，但此方法在入院后 145 天仍能检出磷酸多核糖核醇复合物。

（8）葡萄球菌协同凝集试验（COA） 葡萄球菌表面含有丰富的 A 蛋白（SPA），它能与人及哺乳动物血清中的 IgG 的 Fc 段结合，因此可制成各种试剂用于免疫测定。用特异性抗体 IgG 致敏葡萄球菌，检查相应抗原或微生物称为 A 蛋白协同凝集试验。在我国有商品化的 A 蛋白试剂盒，同凝集试验，方法极为简便。敏感度为 16mg/mL，检测脑脊液的阳性率为 76%，尿为 86%。该试验与乳胶凝集试验一样，也存在非特异反应。

（9）酶联免疫吸附试验（ELISA） 用酶标记抗原或抗体以测定相应的抗体或抗原。ELISA 检测抗原时多采用双抗体夹心法，国内外均有各类商品化试剂盒。

（五）防制措施

1. 综合性措施

（1）管理传染源 健康带菌者难以普遍诊治。有条件的托儿所可以检查并治疗带菌者。对患者可进行隔离，避免引起医院内感染。治疗到细菌阴转后，可解除隔离。

（2）切断传播途径 婴幼儿避免到人多的场合活动，以减少感染的机会。

（3）保护易感人群 对易感人群应进行疫苗接种，主动免疫。将磷酸多核糖核醇与破伤风类毒素、白喉类毒素或脑膜炎奈瑟菌 B 群菌的外膜蛋白相连接，组成结合疫苗，可明显提高免疫效果，保护率达 80%～90%。近年有人研制出荚膜寡糖与白喉类毒素的结合疫苗，取得了良好效果。Granoff 等给出生 1 个月的婴儿，先注射白喉和破伤风疫苗，再接种本菌多糖与破伤风结合疫苗，获得的抗体比单独使用结合疫苗高 2～3 倍，且增强的免疫效果可持续 12 个月。Enslund 等给妊娠第三期的孕妇注射本菌多糖与白喉类毒素结合疫苗，分娩时血中抗体水平可达 171μg/mL，而对照组为 1.2μg/mL；脐带血中抗体水平为 29.3μg/mL，对照组为 0.29μg/mL。这种免疫接种法，既有利于产妇，也可保护新生儿。

2. 疫苗免疫接种
感染康复及接种疫苗，可诱发机体产生特异性抗体，注射磷酸多核糖核醇可产生杀菌性抗体。耦联疫苗免疫效果远远超过灭活疫苗。20 世纪 80 年代已研制出预防流感嗜血杆菌病的第 2 代疫苗——耦联疫苗（conjugate vaccine）。它是以磷酸多核糖核醇（PRR）连接到某些载体蛋白上以增强荚膜多糖免疫效果的一种新兴疫苗。为预防流感嗜血杆菌感染，降低小儿肺炎的发病率和死亡率，疫苗预防研究已取得重大进展。目前国外已获准生产的 b 型流感嗜血杆菌（Hib）耦联疫苗有：

①Hib荚膜多糖-白喉类毒素；②Hib荚膜多糖-白喉类毒素样蛋白；③Hib荚膜多糖-破伤风类毒素；④Hib荚膜多糖-奈瑟菌外膜蛋白；⑤PedvaxHIB，为以上第4种疫苗的液体疫苗，有效率93%。

这些疫苗已在欧洲、美洲和非洲40个国家的大批婴幼儿中使用。第4种疫苗于1996年注册，已在10个国家使用，其中包括菲律宾、新加坡、泰国和中国。疫苗的免疫原性、保护性、安全性及免疫效果均已被证实。在英国、美国、芬兰、智利、赞比亚，由于耦联疫苗的广泛应用，儿童群体中流感嗜血杆菌的感染率明显下降。为此，世界卫生组织建议在全球范围内的儿童及婴幼儿中广泛应用。

3. 治疗 根据疾病的不同给予相应的对症处理，例如肺炎患者的祛痰止咳，脑膜炎患者的脱水降颅压及防治脑水肿等。

过去主要应用氨苄西林和青霉素治疗，但近年来发现大量耐药菌株，部分耐药菌株系由于产生β-内酰胺酶引起的，但有的β-内酰胺酶阴性细菌，也对氨苄西林耐药，并且耐药情况有所增多。目前较多应用的抗生素有氯霉素、氟喹诺酮类药物、第三代头孢菌素、红霉素（包括罗红霉素、阿奇霉素）等。剂量和疗程可依据病情轻重而定。轻症者可口服用药，重症者则应静脉给药。脑膜炎患者的治疗，应选用能透过血脑屏障，并可在脑脊液中达到有效抗菌浓度的药物，常采用氯霉素、三代头孢菌素中的头孢曲松、头孢噻肟等。最好依据细菌的药敏试验结果选药。在患者细菌培养结果出来之前，可根据当地近期药敏结果进行治疗，待结果出来后再作调整。细菌的耐药性不断地变化，不同菌株耐药性不尽相同。据报道，有少量对氟喹诺酮类药物耐药的流感嗜血杆菌，随着临床用药的增多，耐药菌株会不断出现。因此，了解当地近期细菌耐药情况及药敏试验结果，有助于患者疾病的治疗。

（六）公共卫生影响

流感嗜血杆菌是目前我国儿童社区获得性呼吸道感染最主要的病原菌之一，24.7%～29.0%的急性下呼吸道感染由Hi感染所致。但是，包括我国在内的许多亚洲国家有关流感嗜血杆菌的流行病学资料相对较少的，特别是分子流行病学资料。专家指出，目前在我国关于流感嗜血杆菌的研究还有很多问题需要解决，包括在全国范围内对流感嗜血杆菌在儿童呼吸道感染及细菌性脑膜炎中地位作准确的评估，在流感嗜血杆菌分子生物学及分子流行病学方面做深入研究，在疫苗知识的宣传、普及，抗生素敏感性监测及多中心耐药监测网络的建立等方面还需作更多的工作。

（魏财文 康凯 訾占超）

◆ **参考文献**

马亦林. 2005. 传染病学［M］. 上海：上海科学技术出版社：636－643.

斯崇文，贾辅忠. 2004. 感染病学［M］. 北京：人民卫生出版社：577－582.

温群文，李博. 2008. 流感嗜血杆菌感染及其防治［J］. 疫病控制杂志，12（1）：58－61.

杨正时，房海. 2002. 人与动物病原细菌学［M］. 石家庄：河北科学技术出版社：705－719.

袁曾麟，李凤详. 1990. 我国人群中乙b型流感嗜血多糖抗体水平的调查［J］. 中华流行病学，20（1）：42－44.

赵冉，陈琼，蔡振鸿. 2008. 副猪嗜血杆菌病的研究进展［J］. 福建畜牧兽医，30（3）：20－23.

第四节 曼杆菌属细菌所致疾病

溶血性曼杆菌感染

溶血性曼杆菌感染（Mannheimia haemolytica infection）是由溶血性曼杆菌引起的人与动物共患传染病。溶血性曼杆菌，多引起反刍动物牛和羊的肺炎、新生羔羊败血症，对人类、禽类、观赏动物（如跳羚、银狐、黄鹿、梅花鹿等）也有致病性。

（一）病原

1. 分类地位 溶血性曼杆菌（*Mannheimia haemolytica*）原名溶血性巴斯德菌（*Pasteurella haemolytica*）是巴斯德菌科（Pasteurellaceae）、曼杆菌属（*Mannheimia*）的一个新成员，以前归类于溶

血性巴斯德菌。1999 年根据核糖体分型、多位点酶电泳、16Sr RNA 序列比较和 DNA-DNA 杂交试验结果，将以前的溶血性巴斯德菌 A 血清型中的 A1、A2、A5、A6、A7、A8、A9、A12、A13、A14、A16 划归为溶血性曼杆菌。

2. 形态学基本特征与培养特性 溶血性曼杆菌呈多形性，菌体大小为（0.4～0.6）μm×（2.0～2.5）μm，有荚膜、菌毛，无芽孢，不运动，瑞氏染色呈两极着色，革兰氏染色阴性。菌体形态见图 42-1。对营养要求不高，普通营养琼脂平板上培养 24 h 后呈圆形、光滑、湿润、半透明的菌落。在血琼脂平板上培养 24h，长成光滑、半透明、直径 1～2mm 的菌落。大多数菌株在牛血平板上出现 β 溶血。可在麦康凯琼脂上生长，但生长慢。在普通肉汤中生长呈均匀混浊，带少量沉淀。兼性厌氧或微需氧，发酵葡萄糖不产气，氧化酶多为阳性。不发酵山梨糖、海藻糖、甘露糖、阿拉伯糖或葡萄糖苷。脲酶阴性。发酵甘露醇、山梨醇、木糖、麦芽糖、糊精，靛基质试验阴性。

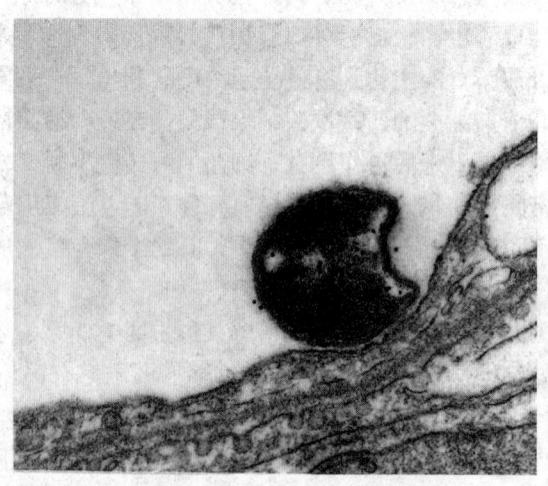

图 42-1 电镜下I型肺泡上皮细胞表面的溶血性曼杆菌（枸橼酸铅-乙酸双氧铀染色，×28 000）

［引自 Microbes and Infection，2，Mark R. Ackermanna，Kim A. Brogden. Response of the ruminant respiratory tract to Mannheimia (Pasteurella) haemolytica，1079-1088，Copyright Elsevier（2000），经 Elsevier 授权］

3. 理化特性 溶血性曼杆菌抵抗力不强，在无菌蒸馏水和生理盐水中很快死亡。在阳光中暴晒 10min，或 56℃ 15min，或 60℃ 10min 即可灭活。在空气干燥中 2～3 天可死亡。厩肥中可存活 1 个月，埋入地下的病死尸经 4 个月仍残存活菌。3% 石炭酸、3% 福尔马林、10% 石灰乳，2% 来苏儿、0.5%～1% 氢氧化钠等 5min 即可灭活。冻干菌种低温可保存长达 26 年。

（二）流行病学

1. 传染来源 病畜禽全身各组织、体液、排泄物和分泌物中皆存在病原菌，有毒力的病菌通过分泌物和排泄物不断向外界排出，污染饲料、饮水、用具、空气及外界环境，成为主要的传染来源。

2. 传播途径 本病主要通过消化道、呼吸道感染，也可通过黏膜、创伤的皮肤而感染。人的感染多因动物咬伤或抓伤所致。

3. 易感动物

（1）自然宿主 溶血性曼杆菌多引起牛和绵羊肺炎、绵羊羔败血症，对禽类也有致病性。也有梅花鹿、黄鹿、猪、银狐、跳羚和海豹的病例报道。

（2）实验动物 小鼠、大鼠、地鼠、豚鼠、兔、猫、犬和猴等不易感。

4. 流行特征 本病一年四季均有发生，但在气候剧变、冷热交替、潮湿、多雨、闷热的季节比较多发。一般表现为散发，但猪、水牛、牦牛有时可呈地方流行性，绵羊有时也可大量发病，家禽（特别是鸭群）发病多呈流行性，人多为零星散发。

5. 发生与分布 本病呈世界性分布，各国都存在多发区，这与当地的气候条件有关系。在潮湿、多雨、闷热的南方地区及季节交替明显的北方地区都容易发生本病。外界环境变化明显，机体免疫力下降，有利于病原菌的侵袭。

（三）对动物及人类的致病性

溶血性曼杆菌的毒力因子包括：黏附素、荚膜多糖、菌毛、铁调节外膜蛋白、白细胞毒素、脂多糖、脂蛋白、神经氨酸酶、唾液酸糖蛋白酶、转铁蛋白结合蛋白等。

1. 对动物的致病性 潜伏期长短不一，一般为1～5天，短者为数小时，长者可达数周。

动物发病后主要表现：体温41℃以上，精神沉郁，呆立或卧地不起，两眼流泪，结膜潮红，心跳急速，呼吸困难，气喘咳嗽，有啰音，口鼻有泡沫状带血液体流出，食欲废绝，消瘦，反刍兽反刍停止，发病初期便秘，后腹泻，粪便带血，两天内即死亡。剖检濒死或成年羊及羔羊，可见肺出血并有坏死灶，胸腔、心包积液，肝脏土黄色，质脆，有小坏死灶，胆囊肿大，肾皮质部出血，膀胱黏膜出血，淋巴结点状出血。溶血性曼杆菌感染牛肺泡的炎症反应见彩图42-1。

2. 对人的致病性 溶血性曼杆菌可引起人的伤口感染、发热、淋巴管炎和淋巴结炎等症状，曾有报道也可引起人的心内膜炎和胆囊炎。

（四）诊断

1. 动物的临床诊断 若症状典型，怀疑为本病时应立即采样（血液、淋巴结、肝、脾、肺等），作血液涂片或组织触片，染色镜检。见两极浓染的无芽孢、无鞭毛、有荚膜的革兰氏阴性小杆菌。即可做出初步诊断，再结合细菌培养和生化特性即可确诊。

2. 人的临床诊断 根据病史（如曾被动物咬伤、抓伤后没有及时处理伤口）和临床症状可做出初步诊断，要确诊需进行病原菌检查。可取伤口脓汁或渗出液，涂片染色镜检，观察到两极浓染杆菌即可确诊。

3. 实验室诊断 ①从临床标本（体液、组织、水肿液、分泌物或排泄物）中分离出溶血性曼杆菌。②显微镜下涂片或触片检查，在血液、肝、脾、肺、粪便等临床标本中发现溶血性曼杆菌。③血清学检查，包括间接血凝试验、ELISA等测定细菌的血清型。④聚合酶链式反应（PCR）等。

4. 病例分类

（1）可疑 具有上述临床症状，并有与被确诊或可疑动物或被污染环境接触的流行病学史。

（2）确诊 可疑病例经实验室确诊。

（五）防制措施

1. 动物的防制措施

（1）综合性措施 加强饲养管理，尽量消除一切可能影响机体免疫力下降的不良因素；圈舍应定期消毒；长途运输前可注射高免血清或菌苗，以减少动物机体的应激反应；新引进的畜禽应进行隔离观察，确定无病后方可合群。

一旦发生本病，应立即将病畜/禽隔离，对发病畜/禽群实行封锁，并进行严格消毒。同群的假定健康畜/禽，可用高免血清进行紧急预防注射，隔离观察一周后，如果没有新病例出现，再注射疫苗。若无高免血清，也可用疫苗直接进行紧急预防接种，但应做好潜伏期病畜/禽发病的紧急抢救工作。

（2）疫苗免疫接种 由于溶血性曼杆菌血清型较多，不同型间多不发生交叉免疫，因此采用本场分离菌株制备自家灭活疫苗，更具有针对性。灭活菌苗有一定的免疫效果。试验证明，提取细胞壁成分，加佐剂免疫动物，即能产生显著的抗体应答。本菌产生的白细胞毒素能诱导机体产生高效价的中和抗体。

2. 人的防制措施

（1）预防 主要措施是防止被动物抓伤、咬伤，伤后应及时进行消毒处理；在畜禽密集的圈舍内工作时（如饲养员、兽医、挤奶员等），最好戴上防护口罩和手套。

（2）治疗 必要时可进行局部外科处理，对症支持疗法。可选用青霉素、链霉素、红霉素、多黏菌素B、四环素、磺胺类、头孢噻夫、替米考星、二环霉素、氟喹诺酮等抗菌药物。

（六）公共卫生影响

近几十年来，每年报告的动物溶血性曼杆菌感染病例和发病地区数均呈逐渐上升趋势。

本菌是牛、绵羊、山羊、猪等多种动物的口、鼻、咽部常见共栖菌，当存在某些诱发因素时，即可穿透机体呼吸道和消化道的免疫防线而大量繁殖，通过分泌物和排泄物向外界排菌，感染其他宿主。发病地区需对病畜/禽尸体进行无害化处理。采取措施隔离病畜/禽，封锁疫区，消毒圈舍、用具和周围环境。

饲养员、兽医、挤奶员等是本病的高危人群，当被带菌动物咬伤或抓伤后，就有被感染的可能，应及时对伤口进行消毒处理。一旦感染，即进行对症支持疗法。预防本病最好最有效的措施，是在与动物接触时带好防护用具，提高个人防护意识。

（张云霞　田克恭）

◆ **参考文献**

蔡宝祥. 2001. 家畜传染病学［M］. 北京：中国农业出版社：67-74.

陈常中. 1996. 仔鹿溶血性巴斯德菌病的诊治［J］. 黑龙江畜牧兽医，8：40-41.

李春生，李吉华，孙兴文. 1993. 猪场暴发溶血性巴斯德菌病的诊断［J］. 动物检疫，10（6）：37.

刘英华，俞纯方，吕寿英，等. 1995. 鸡溶血性巴斯德菌的分离鉴定［J］. 四川畜牧兽医，4：16.

陆荣宝，何复明. 2003. 波尔山羊并发溶血性巴斯德菌和葡萄球菌病的诊疗报告［J］. 广西畜牧兽医，19（4）：168-169.

马增军，颥锡良，芮萍，等. 2005. 羊溶血性曼氏杆菌主要生物学特性测定［J］. 黑龙江畜牧兽医，7：39-40.

乔延山，吉彩霓，马菊芳. 1992. 银狐溶血性巴斯德菌病［J］. 中国兽医杂志，18（8）：27.

王东春. 2004. 跳羚幼仔溶血性巴斯德菌病［J］. 中国兽医杂志，40（5）：53.

杨小玲. 1998. 黄鹿溶血性巴斯德菌病的诊治［J］. 甘肃畜牧兽医，1：22.

张培君，Jeanette Miflin，Pat Blackall，等. 2003. 溶血性曼杆菌 PCR 检测方法的研究［J］. 动物医学进展，24（4）：73-76.

Hidetake ESAKI, Tetsuo ASAI, Akemi KOJIMA, et al. 2005. Antimicrobial susceptibility of Mannheimia haemolytica isolates from cattle in Japan from 2001 to 2002. J. Vet. Med. SCi. , 67（1）：75-77.

J. A. Rice, L. Carrasco-Medina, D. C. Hodgins, et al. 2008. Mannheimia haemolytica and bovine respiratory disease. Animal Health Research Reviews，8（2）：117-128.

Prado, M. E. Prado, T. M. Payton, et al. 2006. Maternally and naturally acquired antibodies to Mannheimia haemolytica and Pasteurella multocida in beef calves. Veterinary Immunology and Immunopathology，111：3/4，301-307. 30.

第四十三章　弯曲菌科细菌所致疾病

根据《伯杰氏系统细菌学手册》第二版（2005），弯曲菌科（Campylobacteraceae）在分类上属变形菌门（Proteobacferia）、ε变形菌纲（Epsilonproteobacteria）、弯曲菌目（Campylobacterales），其下包括弯曲菌属（*Campylobacter*）、弓形菌属（*Arcobacter*）、*Denalospirillum*、*Sulfurospirillum* 共 4 个属，其中弯曲菌属为其模式属。

第一节　弯曲菌属细菌所致疾病

弯 曲 菌 病

弯曲菌病（Campylobacteriosis）是由弯曲菌属的细菌引起的人与动物共患病。弯曲菌广泛分布于自然界，可通过动物、食物、水、牛奶等传播。弯曲菌感染主要引起人和动物腹泻及动物流产。其中对人致病的有空肠弯曲菌（*C. jejuni*）、结肠弯曲菌（*C. coli*）和胎儿弯曲菌（*C. fetus*）等。空肠弯曲菌是人类腹泻的常见病原菌。

弯曲菌最早于 1909 年自流产的牛、羊体内分离出，称为胎儿弧菌（*Vibrio fetus*），1947 年从人体首次分离到该菌。至 1957 年 King 将引起儿童肠炎的这种细菌定名为"相关弧菌"（related vibrios）。1973 年 Sebald 和 Veron 发现，其不发酵葡萄糖，DNA 的组成及含量不同于弧菌属，为了区别于弧菌而创用了弯曲菌（Campylobacter）这一名称。到 1977 年 Skirrow 改进了培养技术，在腹泻病人粪便中分离到弯曲菌，从而确立了病菌与疾病的关系，并把由弯曲菌引起的腹泻正式命名为弯曲菌肠炎（Campylobacter enteritis）。

（一）病原

1. 分类地位　弯曲菌在分类上属弯曲菌科（Campylobacteraceae）、弯曲菌属（*Campylobacter*）。弯曲菌属包括胎儿弯曲菌（*C. fetus*）、空肠弯曲菌（*C. jejuni*）等 18 个种和亚种。由于新种的不断发现，弯曲菌属处于不断变动的状况。

本属中引起人类急性腹泻的主要致病菌为空肠弯曲菌，其次为结肠弯曲菌，它们是弯曲菌属的两个种，目前主要用马尿酸盐水解试验加以区别。近年来，采用 DNA 杂交试验证实有少数空肠弯曲菌菌株马尿酸盐水解试验阴性。因此依据遗传结构进行细菌分类鉴定（如 DNA - DNA 杂交技术），可纠正仅根据生物表型特征鉴定细菌种属的片面性。

目前已提出三种方案进行空肠和结肠弯曲菌的生物分型。据国内外资料，来源于人和鸡的弯曲菌以空肠弯曲菌生物Ⅰ型为主，生物Ⅱ型较少。来源于猪的主要为结肠弯曲菌。中非来源于人的弯曲菌有 55％为结肠弯曲菌（其他地区仅 5％～10％）。上海调查小儿腹泻主要为空肠弯曲菌生物Ⅰ、Ⅱ型，以前者多见。

目前应用最广的血清分型方法有两类：一类是 Penner 等（1980）提出的以耐热抗原为基础的被动血凝试验，将空肠弯曲菌和结肠弯曲菌分为 60 个血清型。最近（1991）Mills 等提出的以耐热抗原为基础的简化分型方法，采用玻片凝集试验，分型结果与被动血凝试验相似。另一类是 Lior 等（1981）提出的以不耐热抗原为基础的玻片凝集试验，可将弯曲菌分为 58 个血清型。后者的 20 个常见型血清，可将 80％的弯曲菌定型。

胎儿弯曲菌分为胎儿亚种（C. fetus subsp. fetus）和性病亚种（C. fetus subsp. venerealis）。胎儿亚种引起牛散发性流产和羊地方流行性流产，也可感染人，引起流产、早产、败血症及类似布鲁菌病症状。性病亚种是牛生殖道弯曲菌病的病原，主要引起不育、胚胎早期死亡及流产，给奶牛业造成严重的经济损失。

2. 形态学基本特征与培养特性 空肠弯曲菌为革兰氏染色阴性（彩图 43 - 1A）、微需氧杆菌，长 $1.5 \sim 5 \mu m$、宽 $0.2 \sim 0.5 \mu m$。呈弧形、S 形或螺旋形，$3 \sim 5$ 个呈串或单个排列（彩图 43 - 2）。菌体两端尖，有极鞭毛，能作快速直线或螺旋体状运动，无荚膜。粪便或肠拭子标本接种选择培养基（Skirrow's Butzletp's 或 Campy - BAP），或通过 $0.65 \mu m$ 滤器后接种于非选择培养基，在 5％氧、10％二氧化碳、85％氮的气体环境下、42℃培养可分离该菌（彩图 43 - 1B）。在正常大气或无氧环境中均不能生长。空肠弯曲菌在普通培养基上难以生长，在凝固血清和血琼脂培养基上培养 36h，可见无色半透明毛玻璃样小菌落，单个菌落呈中心凸起，周边不规则，无溶血现象。最初分离时菌落很小，约 $0.5 \sim 1mm$，圆形、白色或奶油色，表面光滑或粗糙，转种后光滑型变成黏液型，有的呈玻璃断面样的折光。根据生长所需温度的不同、不发酵葡萄糖及在 1％甘氨酸、3.5％盐液、1％胆汁培养基中生长的特性可鉴别其种。

胎儿弯曲菌为革兰氏染色阴性，无芽孢和荚膜，一端或两端有鞭毛，能运动。在感染组织中呈弧形、撇形或 S 形，偶尔呈长螺旋状。幼龄培养物中菌体大小为 $(0.2 \sim 0.5) \mu m \times (1.5 \sim 2.0) \mu m$，老龄时 $8 \mu m$ 以上。在血琼脂平板上呈光滑、圆形、隆起、无色、半透明、不溶血、直径约 0.5 mm 的细小菌落。触酶试验阳性，有动力，氧化酶阳性，脲酶阴性，不产生硫化氢，硝酸盐还原试验阴性，马尿酸盐水解试验阴性，头孢拉啶敏感，萘啶酸耐药。

3. 理化特性 弯曲菌抵抗力不强，易被干燥、日光直射及弱消毒剂所杀灭，56℃ 5min 可被杀死。对红霉素、新霉素、庆大霉素、四环素、氯霉素、卡那霉素等抗生素敏感，近年发现不少耐药菌株。该菌在水、牛奶中存活较久，如温度在 4℃ 则存活 $3 \sim 4$ 周。在粪便中存活也久，鸡粪中保持活力可达 96h。人粪便中每克菌数含量若达 10^8，则保持活力可达 7 天以上。细菌对酸碱有较大耐力，故易通过胃肠道生存。对物理和化学消毒剂均敏感。

生化反应不活泼，不发酵糖类，不分解尿素，靛基质阴性，可还原硝酸盐，氧化酶和过氧化氢酶阳性，能产生微量或不产生硫化氢，甲基红和 VP 试验阴性，枸橼酸盐培养基中不生长。

主要抗原有 O 抗原和 H 抗原，前者是胞壁的类脂多糖，后者为鞭毛抗原。感染后肠道产生局部免疫，血中也产生抗 O 的 IgG、IgM、IgA 抗体，对机体有一定保护力。

（二）流行病学

1. 传染来源 空肠弯曲菌病的主要传染源是动物。弯曲菌属的细菌广泛散布在各种动物体内，其中以家禽、野禽和家畜带菌最多，其次为啮齿类动物。病菌通过动物粪便排出体外，污染环境。当人与这些动物密切接触或食用被污染的食品时，病原体就进入人体。动物多是无症状的带菌者，且带菌率很高，因而是重要的传染源和贮存宿主。

家禽受弯曲菌感染后无明显症状，且多终生带菌。在发达国家鸡的空肠弯曲菌感染率很高（＞80％），可能由成年鸡或污染的饲料或水传播给初生的小鸡。我国鸡的弯曲菌阳性检出率为 45％～58％。鸡、鸭可胆囊带菌，并呈间歇性排菌，可长达 300 余天。感染的家禽粪便可污染蛋的表面。国内外的研究调查结果表明，从海鸥到山鸟，从水栖候鸟到市区鸽子，从各种家禽到动物园饲养的野禽均发现有带菌现象，且带菌率很高。

家畜受弯曲菌感染后多无症状，少数可出现轻度腹泻或引起绵羊流产，排菌可达数月或终生。福建省调查结果表明，家禽、家畜中弯曲菌带菌率较高，尤以鸡和猪最高。我国不同地区报道犬和猫带菌率为 0.5％～75.8％，差别较大。一般在庭院内活动的幼龄犬、猫的带菌率高于室内活动的成年动物。其他动物如啮齿类、灵长类携带弯曲菌的现象较普遍。

病人也可作为传染源，尤其儿童患者往往因粪便处理不当，污染环境机会多，传染性就大。发展中国家由于卫生条件差，重复感染机会多，可形成免疫带菌。无症状的带菌者不断排菌，排菌期长达6～7周，甚至15个月之久，所以也是传染源。

人感染弯曲菌后，在整个病程中均有传染性。多数病人一周内恢复，在恢复期排菌时间较短，平均为2～3周，不超过2个月，长期带菌者较少。但在呈地方性流行的地区，患者无症状带菌时间较长，可达6～7周。我国腹泻患儿弯曲菌检出率为4％～17.17％，腹泻成人为3.85％～9.61％。城市健康儿童的带菌率为0.5％～10.4％，农村儿童带菌率为7.1％～16.3％。在发达国家，人可能是较次要的传染源，但在发展中国家，人携带弯曲菌可能在本病传播中起重要作用。根据托幼机构暴发疾病情况及儿童存在大量带菌者，说明病人和病菌携带者成为疾病传染源的意义不可忽视。

胎儿弯曲菌病传染源为患病母牛、带菌的公牛及康复的母牛。病菌主要存在于公牛的精液、包皮黏膜，母牛的生殖道、胎盘及流产胎儿的组织。公牛感染后可带菌数月，有的可达6年甚至终身。

2. 传播途径

（1）空肠弯曲菌的主要传播途径

1）经口感染 弯曲菌经污染食物（主要是禽畜肉食品）传播曾引起多起疾病的暴发流行，因禽类食品污染率高，是主要的传播因素。英国和美国报告冷藏的鸡弯曲菌检出率为72％～100％，猪肉为59％。因参加军事训练、宴会和野餐进食生的或加热不足的鸡曾在荷兰、英国和美国引起本病暴发。此外有食用被污染的汉堡、冰激凌蛋糕、凉拌菜、生蛤肉、水果和蔬菜等引起本病暴发流行的报告。饮生牛奶或未经巴氏消毒的牛奶曾引起弯曲菌病的暴发，如1979—1980年英国因牛奶引起弯曲菌病暴发共13起，病人总数达4 560人。美国也曾发生8起弯曲菌病暴发流行，总病例数500余人，有喝生牛奶习惯者居多。

接触腹泻的幼龄犬、猫、牛的粪便易于感染。市售家禽家畜的肉、奶、蛋类多被弯曲菌污染，如进食未加工或加工不适当的食物，如吃凉拌菜等，均可引起感染。水也是重要的传播媒介，据报道，60％弯曲菌腹泻病患者在发病前一周有喝生水史，而对照组只有25％。

水是重要感染途经。自来水受到污染，曾导致国际上4起弯曲菌病的大暴发流行，1978年美国佛蒙特州本宁顿（Benningten）市因大暴雨导致地面水污染了水源，未经过滤即供给了居民，2周内引起近3 000人（占19％居民）患病。1980年10月瑞典发生2 000人的水源暴发流行，由于河水倒流入自来水系统造成污染。同年英国某小镇由于直接使用未经加氯处理的水库水和河湾水，引起700人发病。英、美也曾报告因饮用溪水引起本病流行。

2）接触感染 处理妊娠母羊和羔羊可增加本病传播的危险。人接触家禽、家畜、野生动物及未加热的肉食品都可能受感染。经常接触动物或屠宰动物的人往往具有抗弯曲菌的血清抗体。如英国调查肉类加工厂的工人，其弯曲菌补体结合抗体阳性率为27％～60％，而对照人群仅1％～2％。苏州调查结果表明，89.3％的弯曲菌肠炎患者有与家禽、家畜密切接触史。研究人员接触实验动物感染弯曲菌肠炎也有报道。Grados等（1988）报道，在秘鲁进行弯曲菌腹泻配比病例对照研究，从医院选择104例3岁以下弯曲菌腹泻患儿，与同医院同年龄的非胃肠炎患儿（对照）进行比较，结果发现家庭暴露于活鸡是很重要的感染危险因素。

在卫生条件差的热带地区，人与人接触是散发病例（特别是儿童）传播的重要途径之一。在发达国家人与人接触传播同样存在，如英国某次牛奶引起弯曲菌肠炎暴发，约20％病人可能是家庭内接触感染所引起。国外报道63例与弯曲菌肠炎病人有接触史的儿童中，15例发病。

3）垂直传染 弯曲菌病除人与人密切接触可发生水平传播外，还可由患病的母亲垂直传播给胎儿或婴儿。

（2）胎儿弯曲菌的主要传播途径 自然交配是本病的主要传播途径，也可通过人工授精或消化道传播。

3. 易感性 人普遍对空肠弯曲菌易感。发展中国家中，5 岁以下的儿童发病率最高，1 岁以下者更甚，发病率随年龄升高而下降。发达国家中，卫生条件较好，空肠弯曲菌分离率以 10～29 岁年龄最高，说明成人对本病的免疫力并不比儿童强。发展中国家和发达国家的这种差异，与卫生条件有关。由于发展中国家的成人，平时经常少量接触病原，体内获得一定水平的免疫力，所以发病率低。

胎儿弯曲菌感染的主要动物为牛，各种年龄的公牛和母牛均易感，尤以成年母牛最易感。本病多呈地方性流行。羊、犬和人等也可感染。

4. 流行特征 本病全年均有发病，以夏季为多。平时可以散发，也可由于食物、牛奶及水等被污染造成暴发流行。自然因素，如气候、雨量，社会因素，如卫生条件的优劣、人口流动（旅游）都可影响本病的发生和流行。

5. 发生与分布 空肠弯曲菌是 1973 年 Butzler 等自腹泻病人粪便中分离的，能引起人及动物腹泻，目前已知其为人类腹泻的主要致病菌之一。人类空肠弯曲菌肠炎的发病率，在发达国家超过细菌性痢疾，欧美发达国家的感染率为 50～100/10 万。美国疾病控制与预防中心统计资料显示，美国年弯曲菌感染人数 240 万，死亡 124 人。

有资料显示，亚洲、非洲的一些发展中国家 5 岁以下腹泻患儿粪便弯曲菌的分离率为 12%～18%，儿童平均感染率为 4%。在发展中国家，由于弯曲菌感染多数症状较轻，许多病人没有就诊，或虽就诊但未进行病原学检查，故实际感染人数可能比报告的高 1～10 倍。

到目前为止，在欧洲、美洲、大洋洲和非洲均有胎儿弯曲菌分离和致病的报道，尤其在澳大利亚、南非、美国和前苏联地区。东南亚的印度、斯里兰卡、印度尼西亚、日本等也有报道。我国也有胎儿弯曲菌分离的报道。

（三）对动物与人的致病性

1. 动物的致病性

（1）空肠弯曲菌 空肠弯曲菌是多种动物如牛、羊、犬和禽类的正常寄居菌。在它们的生殖道或肠道内有大量细菌存在，故可通过分娩或排泄物污染食物和饮水。

（2）胎儿弯曲菌 胎儿弯曲菌主要引起动物不育、胚胎早期死亡及流产，给畜牧业造成严重的经济损失。母牛表现流产（多发生于妊娠后的第 5～6 个月）、不孕、不育、死胎。公牛一般无明显症状。

胎儿弯曲菌主要感染生殖道黏膜，引起子宫内膜炎、子宫颈炎和输卵管炎。流产的胎儿皮下组织胶样浸润，胸水、腹水增量。流产后胎盘严重淤血、出血、水肿。公牛生殖器官无异常病变。

2. 对人的致病性

（1）肠道感染 弯曲菌病的潜伏期为 1～10 天，平均 5 天。食物中毒型弯曲菌病的潜伏期仅为 20h。

对人的致病部位是空肠、回肠及结肠。主要症状为腹泻和腹痛，有时发热，偶有呕吐和脱水。细菌有时可通过肠黏膜入血流，引起败血症和其他脏器感染，如脑膜炎、关节炎、肾盂肾炎等。孕妇感染可导致流产、早产，且可使新生儿受染。腹痛腹泻为最常见症状。表现为整个腹部或右下腹痉挛性绞痛，剧烈者似急腹症，但罕见反跳痛。腹泻占 91.9%，一般初为水样稀便，继而呈黏液或脓血黏液便，有的为明显血便。腹泻次数，多为 4～5 次，频者可达 20 余次。病变累及直肠、乙状结肠者，可有里急后重。轻症患者可呈间歇性腹泻，每天 3～4 次，间有血性便。重者可持续高热伴有严重血便、中毒性巨结肠炎或伪膜性结肠炎及下消化道大出血的表现。纤维结肠镜检和钡灌肠检查，提示全结肠炎。

部分较重者常有恶心呕吐、嗳气，食欲减退。

多数病人 1 周内自愈，轻者 24h 即愈，不易和病毒性胃肠炎相区别。20% 的患者病情迁延，间歇性腹泻可持续 2～3 周，或愈后复发，或呈重型。

婴儿弯曲菌肠炎多不典型。

（2）肠道外感染 肠道外感染多见于 35～70 岁的患者或免疫功能低下者。常见症状为发热、咽痛、干咳、荨麻疹、颈淋巴结肿大或肝脾肿大、黄疸及神经症状。部分血行感染，发生败血症、血栓性静脉炎、心内膜炎、心包炎、肺炎、脓胸、肺脓肿、腹膜炎、肝脓肿（彩图 43-3）、胆囊炎、关节炎及泌尿系感染。

孕妇感染者常见上呼吸道症状、肺炎及菌血症。可引起早产、死胎或新生儿败血症及新生儿脑膜炎。

空肠弯曲菌偶可引起化脓性关节炎，表现为感染的关节局部红、肿、痛，行动受限，关节积液（脓）等。

（四）诊断

1. 临床诊断　取新鲜粪便在暗视野显微镜或相关显微镜下观察，若见急速运动的弯曲菌，即可作出快速诊断。

本病在发展中国家多见于婴幼儿，而发达国家则以青年为主，且常有不洁食物史、喝生水及旅游史。临床症状主要为发热、腹痛、腹泻，发热多为 38℃ 左右，或无热。痛为脐周及全腹痉挛性疼痛，多伴有里急后重。腹泻次数一般不多，可呈间歇性血便。确诊有赖于实验室检查。

2. 实验室诊断

（1）临床镜检　大便常规，外观为黏液便或稀水便。镜检有较多白细胞，或有较多红细胞。

（2）细菌学诊断　镜检，涂片上可见细小、单个或成串状，呈海鸥翼形、S 形、C 形或螺旋形两端尖的杆菌。

可取患者大便等用选择培养基在厌氧环境下培养，分离病菌。若具有典型的菌落形态及特殊的生化特性即可确诊。

（3）血清学诊断　取早期及恢复期双份血清做间接凝血试验，抗体效价呈 4 倍或以上增长，即可确诊。

（4）鉴别诊断　细菌性痢疾有高热、腹痛腹泻、泻脓血便。腹痛在下腹或左下腹，左下腹明显压痛，且有肠索，伴明显里急后重。粪检有较多脓细胞、吞噬细胞。重者常脱水。这都有利于和本病区别。

其他细菌所致腹泻，如鼠伤寒、致病性大肠杆菌、耶耳森菌、嗜水气单胞菌及其他厌氧菌等，单从临床有时很难鉴别。疑似疾病应依靠病原学和血清学来确诊。

肠道外感染者需与沙门菌病相鉴别。

在国际贸易中，胎儿弯曲菌的指定诊断方法为病原鉴定。可取流产胎膜直接涂片染色镜检、细菌分离培养（病料接种于血液琼脂，37℃ 微氧环境下培养）、免疫荧光试验。

血清学检查也是可接受的诊断方法，如阴道黏液凝集试验（为普查最佳方法，但不适合个体感染动物确诊）、酶联免疫吸附试验（灵敏度高，但只适于畜群普查而不适合于个体确诊）。

（五）防制措施

1. 预防　空肠弯曲菌病最重要的传染源是动物，如何控制动物的感染，以防止动物排泄物污染水、食物至关重要。因此做好三管即管水、管粪、管食物乃是防止弯曲菌病传播的有力措施。此外，还需及时诊断和治疗病人，以免传播。本菌对多种抗生素敏感，常用红霉素、四环素治疗。

目前正在研究减毒活菌苗及加热灭活菌苗，可望在消灭传染源、预防感染方面发挥重要作用。

2. 治疗　肠炎病人病程自限，可不予治疗。但婴幼儿、年老体弱者，病情重者应予治疗。一般治疗消化道隔离，对患者的大便应彻底消毒，隔离期从发病到大便培养转阴。发热、腹痛、腹泻重者给予对症治疗，并卧床休息。饮食给予易消化的半流食，必要时适当补液。

病原治疗，该菌对庆大霉素、红霉素、氯霉素、链霉素、卡那霉素、新霉素、四环素族、林可霉素均敏感，对青霉素和头孢菌素有耐药。临床可据病情选用。肠炎可选红霉素，成人每天 0.8～1.2g，儿童每天每千克体重 40～50mg，口服，疗程 2～3 天。喹诺酮类抗菌药，如氟哌酸疗效也佳，但其可影响幼儿骨骼发育。细菌性心内膜炎首选庆大霉素。脑膜炎首选氯霉素。重症感染者疗程应延至 3～4 周，以免复发。

（六）公共卫生影响

弯曲菌广泛分布于自然界，不但易于传播，而且传播途径多样，在水、牛奶与动物粪便中存活较久。各种动物多是无症状的带菌者，且带菌率很高，尤其是家禽、野禽与家畜。曾有食用被污染的牛奶、鸡等暴发该病的报道。

目前，空肠弯曲菌是人类腹泻的主要致病菌之一。人类空肠弯曲菌肠炎的发病率在发达国家超过细菌性痢疾，欧美发达国家的感染率为 50～100/10 万。亚洲、非洲一些发展中国家的儿童平均感染率为 4%。此外，胎儿弯曲菌也在许多国家和地区有分离报道，呈地方性流行。因此，弯曲菌病具有重要的公共卫生学意义，加强本病的防制势在必行。

（毛开荣　丁家波）

◆ 参考文献

陈志新，吕德生，万邵平．1995．儿童空肠弯曲菌感染的流行病学研究 [J]．中华预防医学杂志，29（3）：144-146.

吴蜀豫，张立实，冉陆．2004．弯曲菌及弯曲菌病的流行现状 [J]．中国食品卫生杂志，16（1）：56-61.

Akitoye Olusegun Coker. 2000. Incidence, trends and source of campylobacteriosis in developing countries. In: WHO. The increasing incidence of human campyly bacteriosis C J. Copenhagen, 44-48.

J Robort V Tauxe. 2000. Incidence, trends and source of campy. lobacteriosis in developed countries. In: WHO. The creasing incidence of human campylobacteriosis. Copenhagen, 42-43.

Lin C W, Yin P L, Cheng K S. 1998. Incidence and clinical manifestations of campylobacterosis in central Taiwan J J. Zhong Hua Yi Xue Za Zhi (TaiPei), 61 (6): 339-345.

Nachamkin I, M J Blaser. 2000. Campylobacter. 2nd ed. Washington: D C USA.

Rao M R, Naficy A B, Savarino S J, et al. 2001. Pathogenicity and convalescent excretion of Campylobacter in rural Egyptian children J J. Am J Epidemiol, 154: 166-173.

Robort V, Tauxe. 2000. Major risk factors for human campylobacteriosis. In: WHO. The increasing incidence of human campylobacteriosis. Copenhagen, 65-66.

Tauxe R V. 1992. Epidemiology of Campylobacter jejuni infections in the United States and other industrialized nations. In: Nachamkin I, Blaser M J. Tompkins L S. Campylobacterjejuni: Current and future trends C J. Washington: American Society for Microbiology, 9-12.

Taylor DN. 1992. CamFylobacter infections in developing countries. In: Nachamkin I, Blaser MJ, Tompkins LS. Campylobacter jejuni: Current status and future trends. Washington: American Society for Microbiology, 20-30.

第二节　弓形菌属细菌所致疾病

弓 形 菌 感 染

弓形菌感染（Arcobacter infection）是由弓形菌属的细菌引起的以腹泻和流产为主要临床特征的人与动物共患病。弓形菌由 Ellis 等在 1977 年于英国贝尔法斯特区（Belfast）从流产牛胎儿中首次分离出。1991 年 Vandamme' 和 De Ley 首次提出建立弓形菌属。起初该属作为耐氧弯曲菌属，这是因为弓形菌是一种耐氧的类弯曲菌的革兰氏阴性的螺旋形杆菌。但它能够生活在需氧或微需氧的环境中，并能在 15℃ 条件下生长，这是其有别于弯曲菌的特征。嗜低温弓形菌和布氏弓形菌是弓形菌属中与人类疾病有关的细菌。

（一）病原

1. 分类地位　弓形菌在分类上属弯曲菌科（Campylobacteraceae）、弓形菌属（Arcobacter）。目前，弓形菌属包括嗜低温弓形菌（A. cryaerophilus）、布氏弓形菌（A. butzleri）、硝化弓形菌（A. nitrofigilis）、斯氏弓形菌（A. skirrowii）以及新近分离的 Arcobacter cibarius 和嗜盐弓形菌（A. halophilus）6 个种，其中嗜低温弓形菌又分为 1A 群和 1B 群两个亚群。

布氏弓形菌、嗜低温弓形菌和斯氏弓形菌经常感染动物，致其繁殖障碍、乳腺炎和胃溃疡等，偶尔感染人，致人腹泻、菌血症等；硝化弓形菌是一种生长于沼泽地区的光草属植物互花米草（*Spartina alterniflora*）根部的固氮菌；*Arcobacter cibarius*（标准株 LMG 21996[T]）是由 Kurt Houf 等人于 2005 年从屠宰后待加工鸡体内分离到的新种；嗜盐弓形菌（*A. halophilus*）（标准株 LA31B[T]）是由 Stuart P. Donachie 等人于 2005 年在夏威夷岛西北部的 Laysan Atoll 环岛上的高盐咸水湖中分离到的一种嗜盐新种弓形菌，其显著特点是专性嗜盐，它在胰酪胨大豆酵母浸膏琼脂（TSA）上能耐受 0.5%～20%（w/v）氯化钠。

2. 形态学基本特征与培养特性 弓形菌为革兰氏染色阴性无芽孢杆菌，大小为（0.2～0.9）μm×（1.0～3.0）μm，菌体微弯或弯曲。呈弧形、S 形或螺旋形。菌体一端或两端有无鞘的单根鞭毛，呈波浪形，运动活跃，无荚膜（图 43-1）。

弓形菌为耐氧的微需氧菌，生长的最适气体环境为 5%～10% 的二氧化碳和 3%～10% 氧气，但在需氧（空气）和厌氧环境中也可生长。最适温度为 25～30℃，在大气环境中的生长温度为 30℃，而在厌氧环境中的生长温度则要求 35～37℃。但不需要氢气促进其生长。嗜低温弓形菌和硝化弓形菌在 42℃ 不生长，布氏弓形菌和斯氏弓形菌在 42℃ 的生长情况不定。弓形菌对营养要求较高。培养基中需要蛋白胨、酵母提取物等营养成分，在含人或动物（马、羊）全血或血清的培养基上生长良好。嗜低温弓形菌在含 3.5% 氯化钠或含 1% 甘氨酸的培养基上均不生长，但嗜低温弓形菌 1B 和布氏弓形菌可在麦康凯培养基上生长。粪便标本接种选择性培养基（Campy-CVA），或用滤过法除去杂菌后接种非选择性培养基，在微需氧环境中培养可分离到此菌。在血琼脂平板上于 30～35℃ 微需氧环境中培养 48h，可形成 1～2mm、微凸、半透明、湿润、边缘整齐或不整齐、不溶血的菌落。根据 42℃ 能否生长及在 3.5% 氯化钠、1% 甘氨酸中生长的特性可鉴别其种。

3. 理化特性 弓形菌在自然界中抵抗力不强，在干燥、日光直射及弱消毒剂等理化因素作用下就能将其杀灭。对环丙沙星、萘啶酸、庆大霉素和四环素、氨苄青霉素和红霉素等敏感。乳酸链球菌肽单独使用不能明显抑制弓形菌，但与有机酸共用其抑制作用明显增强。加热至 55℃ 及以上时能迅速将其灭活。该菌在水和粪便中存活较久，能耐受胃肠道中的酸碱环境，在 pH<5 或 >9 时能抑制其生长。弓形菌对物理和化学消毒剂均敏感，0.3～1.0 kGy 的 γ 射线能使猪肉中弓形菌的含量减少 3.7 log 单位，甚至将其完全杀灭；0.46 mg/L 氯水 1min 内能将其灭活。

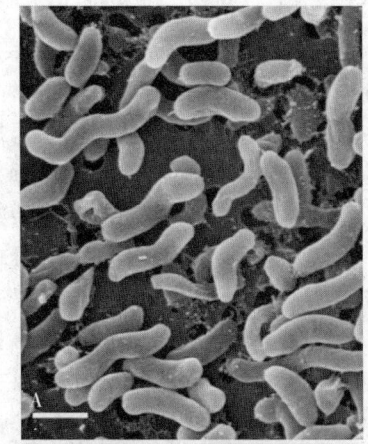
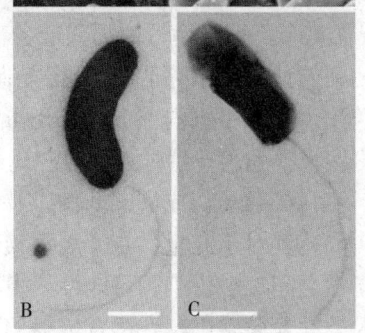

图 43-1 弓形菌形态（A. 扫描电镜，标尺＝1μm）及单极鞭毛（B，C. 负染，标尺＝0.5μm）

（引自 Stuart P. Donachie, John P. Bowman, Stephen L. W. On, et al. Arcobacter halophilus sp. nov., the first obligate halophile in the genus Arcobacter. International Journal of Systematic and Evolutionary Microbiology, 2005, 55：1271-1277, 经 IUMS 及 SGM 授权）

生化反应不活跃，不能利用糖类，TSI 上硫化氢阴性，不水解马尿酸盐，脲酶试验阴性，但绝大多数细菌还原硝酸盐，不还原亚硝酸盐，氧化酶和触酶试验阳性，除嗜低温弓形菌 1A 群外，均对萘啶酸敏感。除硝化弓形菌外，醋酸吲哚酚水解阳性。

（二）流行病学

1. 传染来源 弓形菌感染的主要传染源是动物。弓形菌属的细菌广泛散布在多种动物体内和自然界环境中，其中以家禽和家畜带菌最多，例如猪肠道和粪便、家禽肉或屠体、牛、羔羊肉，以及饮用水和河水等。剖腹产且未给初乳仔猪的试验感染表明，布氏弓形菌、嗜低温弓形菌和斯氏弓形菌能寄居于仔猪，但未见肉眼可见的病理变化。与人类疾病有关的嗜低温/布氏弓形菌主要存在于牛、猪等家畜的肠道和生殖道中，可随动物粪便排出体外，污染水源等外界环境。当人与这些动物密切接触或食用被污染的食品时，病原体就进入人体，从而引起人类的弓形菌感染。可从人类感染的各种临床标本中，尤其是腹泻患者的粪便中分离出病原体。其他弓形菌主要在动物之间散播并引起动物弓形菌感染。动物多是无症状的带菌者，且带菌率很高，因而是重要的传染源和贮存宿主。

弓形菌感染病人也可作为传染源，尤其儿童患者往往因粪便处理不当，污染环境机会多，传染性就大。发展中国家由于卫生条件差，重复感染机会多，可形成免疫带菌。无症状的带菌者不断排菌，所以也是传染源。

2. 传播途径　弓形菌感染主要经口食入被污染的动物性食品（鸡肉、猪肉、牛肉和羊肉）和水源传播。以上 4 种弓形菌均从肉类食品中分离到，尤其是鸡屠体。家禽肉类食品污染率最高，其次是猪肉和牛肉食品。在日本，从肉类零售店的取样调查中，23％的鸡肉、7％的猪肉和 2.2％的牛肉被布氏弓形菌、嗜低温弓形菌或斯氏弓形菌污染；而在澳大利亚，73％的鸡肉、29％的猪肉和 22％的牛肉经检验阳性，15％的羊肉被布氏弓形菌感染。在肉类食品中，布氏弓形菌分离到的最多，其次是嗜低温弓形菌。斯氏弓形菌常检测不到或含量较低。但目前，肉类食品中弓形菌污染的来源以及污染扩散的途径仍未知。

饮用被病畜粪便污染的水源也是重要的传播途径。弓形菌（主要是布氏弓形菌）已从饮用水库、河水或地表水、地下水和污水中分离到。没有证据表明通过水的加工处理能够清除弓形菌，但是可以将之减少到一个和其他菌相似的程度。在德国一项饮用水加工厂的调查研究中，分离出 141 株弓形菌（其中 100 株是布氏弓形菌）时而只能分离出 6 株空肠弯曲菌和结肠弯曲菌。布氏弓形菌对氯敏感，但在未经氯处理的饮用水中存活 35 天仍能保持细胞膜的完整性。弓形菌能够轻易黏附在不锈钢、铜质或塑料的输送饮用水的水管内壁上，而且可能在水管分布系统中再增殖。这都说明饮用水及河流在弓形菌的传播中扮演重要角色。

经常接触动物或屠宰动物以及与家禽、家畜和宠物如犬、猫等有密切接触史的人常由于接触感染而患病，尤其对于儿童。在意大利某小学 10 个儿童同时弓形菌感染的暴发事件中发现，弓形菌感染具有人与人之间接触传染的可能性。患有弓形菌菌血症的病人主要是老年人和儿童，且多患有慢性疾病。而且人类弓形菌感染存在垂直传播的可能性。

近年来，已有报道从母猪到仔猪的子宫内感染途径和从猪或环境到仔猪的产后感染途径。种鸡的肠道和输卵管能够感染弓形菌（嗜低温/布氏/斯氏），但目前尚无证据能证明弓形菌从母鸡到卵的垂直传播。

3. 易感动物　家禽、家畜和宠物对弓形菌感染均有不同程度的易感性，鸡、猪、牛、羊和马易感性最高，犬、猫也可感染。而且弓形菌也经常在牡蛎中检出。

人也普遍易感。不同年龄段的人均可感染，但尤以老年人和儿童多见。有研究表明女性感染率比男性稍高。且在发展中国家更为常见，这与其卫生条件有关。

4. 流行特征　弓形菌感染一年四季均可发病，一般夏秋季多发。平时多散发，以与腹泻病人、腹泻动物、带菌动物有接触史的人（群）为多，也可由被污染的食品及水源等而造成暴发流行。自然因素，如光照、气候、雨量，社会因素，如地区卫生条件的差异、去不发达地区旅游等都可影响本病的发生和流行。

5. 发生与分布　弓形菌是由 Ellis 等在 1977 年于英国贝尔法斯特（Belfast）从牛流产胎儿中首次分离的。布氏弓形菌、嗜低温弓形菌和斯氏弓形菌已经从牛、猪和羊的胎儿和流产胎儿中分离到。嗜低温弓形菌感染经常在巴西和美国发生，而在丹麦能在 50％的流产猪胎儿中分离到嗜低温弓形菌和斯氏弓形菌。弓形菌引起的性病传播主要是在 1999 年从公牛包皮液分离出布氏弓形菌和嗜低温弓形菌以及 1992 年从公猪和育肥猪包皮液分离出斯氏弓形菌之后。嗜低温弓形菌也从患有乳腺炎奶牛的牛奶中分离到。

人弓形菌感染主要由布氏弓形菌和嗜低温弓形菌引起，布氏弓形菌感染病人会有水样腹泻，伴随腹痛，恶心呕吐或发热等症状。近年来，斯氏弓形菌也从患慢性腹泻的病人中分离到。在比利时和法国，布氏弓形菌是从病人粪便分离到的第 4 种常见弯曲菌类微生物，前三种依次是空肠弯曲菌、结肠弯曲菌和普萨弯曲菌。20％的布氏弓形菌感染病人同时感染另一种肠道病原微生物。布氏弓形菌在腹泻粪便中比在非腹泻粪便中更常见，嗜低温弓形菌也能检出，而斯氏弓形菌则没有检出。弓形菌感染所致人类胃肠疾病在多个国家均有报道。意大利一所小学 10 个弓形菌感染儿童再次复发时，没有腹泻只是腹部绞痛的，是分离到的唯一潜在肠道病原体布氏弓形菌。从泰国腹泻儿童中也分离到布氏弓形菌。在一个患有周期性腹泻和腹痛的澳大利亚成年人粪便中分离到嗜低温弓形菌。2004 年报道了第一例斯氏弓形菌感染人的病例，从一个患有慢性腹泻的老年人粪便中分离到斯氏弓形菌。斯氏弓形菌对人类的致病性还不清楚，但可以肯定人类斯氏弓形菌感染是较少的。

布氏弓形菌感染较为普遍，一份持续 8 年的研究表明，从 67 599 份临床腹泻病人粪便样品中分离到的较常见的类弯曲菌份数中，布氏弓形菌排名第四。虽然专一性分离程序较少用于实验室分离布氏弓形菌，但是确实有其所致胃肠炎暴发流行，并有越来越多的证据表明弓形菌是人类疾病的潜在病原。

弓形菌感染在南非、澳大利亚土著人以及泰国等发展中国家的儿童中经常发生。有些菌种在营养不良的患有痢疾和腹泻的免疫缺陷（尤其是获得性免疫缺陷综合征）儿童血液中已经分离出。

（三）对动物与人的致病性

1. 对动物的致病性　弓形菌属细菌主要是布氏弓形菌、嗜低温弓形菌和斯氏弓形菌可存在于牛和猪等的肠道和生殖道，引起这些动物的胃肠炎、流产和死产。弓形菌主要的贮存宿主是牛、羊、猪和马。从它们的肠道、胎盘、胎儿、患有牙周炎的口腔以及患有乳房炎病牛的原奶和鸡的粪便中能分离到弓形菌。

猪弓形菌感染后没有显著的病理鉴别特征，主要造成不育，发情期有慢性阴道排出物，慢性死产，后期流产。弓形菌在临床健康的母猪和活的新生仔猪中就能检测到，而且在同一个流产胎儿和一窝中不同流产胎儿中能检测到不同种弓形菌。显然一些弓形菌株在猪流产和繁殖障碍中起着基本作用，而其他则是条件性致病菌。这是否反映毒力不同尚不清楚。弓形菌在养殖场中造成动物的慢性繁殖障碍及其经济效果还未调研。

从患有乳腺炎奶牛的牛奶中也分离到嗜低温弓形菌，并且用分离到的菌株进行实验感染健康母牛，临床上引起严重急性乳腺炎，并伴随发热，且造成产乳量显著下降。

弓形菌除了能引起养殖场动物的繁殖障碍外，也能引起动物的肠炎和腹泻。例如，从患有腹泻的猪、牛、马、鸵鸟和陆龟的粪便中分离到布氏弓形菌，从患有腹泻和出血性肠炎的羊和牛粪便中分离到斯氏弓形菌。还有一些报道指出，布氏弓形菌也能引起非人类灵长类腹泻，从 14 个恒河猕猴的腹泻粪便中分离到该菌，其中有 7 个是与空肠弯曲菌和结肠弯曲菌共感染。结肠样本的组织学检查有急性和慢性炎症，这与弯曲菌所致肠炎病变情况一致。这些菌种的核糖体基因型显示布氏弓形菌在这些灵长类群体中可能以地方流行性存在。

2. 对人的致病性　嗜低温弓形菌 1B 群和布氏弓形菌与人类疾病有关。嗜低温弓形菌 1B 群可引起人的菌血症和胃肠炎，可从菌血症患者的血液或腹泻患者的粪便标本中分离出来；布氏弓形菌可引起人的菌血症、心内膜炎、腹膜炎或腹泻，并从相应的临床标本中分离到，是人类弓形菌感染的主要病原体，尤其是其血清型 1 和 5。

弓形菌感染病人可以无症状。最常见的症状是急剧的水样腹泻，持续 3～15 天，有时能持续或周期性发作 2 周以上，甚至能达 2 月之久。经常伴随腹部疼痛和恶心呕吐。一些病人也会有身体虚弱、发热、寒战、呕吐症状。弓形菌也可与其他肠道病原体共感染，或感染其他条件下的病人如糖尿病人。

布氏弓形菌和嗜低温弓形菌也能引起人类菌血症，有三例报道，病人都是老年人，而且有两例患有慢性疾病。这三例中病原菌的传播有一例是通过感染的动静脉血管，另一例是通过口腔服入，第三例未知。经胎盘的垂直传播途径可能发生，因为有一例母亲在分娩前虽然没有弓形菌感染症状，只是有因前置胎盘所致的复发性出血，但新生儿却有布氏弓形菌感染所致的菌血症。更严重的一例是，一个儿童掉进泥塘后发生了急性呼吸性窘迫、弥散性血管内凝血、急性肾衰竭，然后死亡。从其血液和病变组织中分离出嗜低温弓形菌，可能是泥中的嗜低温弓形菌进入呼吸系统而感染该儿童。

人弓形菌感染主要在患有慢性疾病的病人身上检出，包括老年人和儿童。Vandenberg 等人的研究表明，患布氏弓形菌腹泻的病人年龄从 30 天到 90 岁不等。弓形菌感染病人中 16％会免疫抑制或患有慢性疾病。布氏弓形菌所致腹泻更加持久、稀薄且无其他症状，但没有空肠弯曲菌所致腹泻严重。

斯氏弓形菌对人类的致病性还不清楚，但可以肯定人类斯氏弓形菌感染是较少的。斯氏弓形菌从一位心脏瓣膜修补的 73 岁老人的粪便样品中首次分离出。

硝化弓形菌是一种固氮菌，可从一些沼泽植物的根部分离出，尚无证据显示该菌与人类疾病有关。

（四）诊断

1. 临床诊断 猪弓形菌感染后临床症状主要包括以下一项或多项：不育，发情期慢性阴道排出物，慢性死产，从妊娠 90～108 天的后期流产。弓形菌属细菌，主要是布氏弓形菌，还可引起肠外感染，包括菌血症、心内膜炎和腹膜炎等临床感染，表现出相应的临床症状。

嗜低温弓形菌 1B 群和布氏弓形菌引起的人类感染主要表现为肠道感染，即胃肠炎，临床表现以腹泻为主。

2. 实验室诊断

（1）血液检查 外周血中白细胞总数和中性粒细胞数增多。

（2）形态学检查 取腹泻病人的粪便标本或感染部位的临床标本直接涂片、革兰氏染色、镜检，观察到革兰氏阴性弯曲菌可以初步诊断。取粪便标本用湿片法或悬滴法在暗视野显微镜下观察，发现波浪形运动的细菌，应考虑弓形菌感染。在电镜下或经鞭毛染色法于光镜下检查见菌体一端单鞭毛，也可辅助诊断。如果有特异性的荧光抗体染色后镜检，敏感性更高。

（3）分离培养鉴定 常将粪便标本用选择性培养基 Campy - CVA 或用滤过法除杂菌后含血的非选择性培养基或半固体培养基分离培养。血液、脑脊液等临床样品应先接种于布氏肉汤增菌后，再转种含血的布氏琼脂平板或其他高营养的培养基。接种培养基于 30～35℃微需氧环境中孵育 48h 左右，挑取可疑菌落作进一步鉴定。

（4）生化鉴定 弓形菌脲酶试验、硫化氢试验和马尿酸盐水解试验均为阴性；触酶试验除布氏弓形菌弱阳性外，其他均为阳性；硝酸盐还原试验除嗜低温弓形菌 11％～89％菌株阳性外，其他均阳性；亚硝酸盐还原试验除嗜低温弓形菌 1B 群和斯氏弓形菌无相关资料外，其他均阴性；醋酸吲哚酚水解试验除硝化弓形菌外其他均阳性。

（5）分子生物学检查 病变组织或部位的标本经 PCR 法检测出弓形菌 DNA。

（五）防制措施

1. 综合性措施 布氏弓形菌通常从弓形菌感染病人中分离出来，而嗜低温弓形菌要少得多。它们在人的肠道中不常见，但能从患有菌血症、心内膜炎、腹膜炎和腹泻病人中分离到。人与人之间主要通过粪口途径传播。因此，切断粪口传播途径很重要。所以应不食用怀疑污染的动物性食品，不饮用不洁水源，少去或不去卫生条件差的地区旅游。

2. 治疗 目前为止的抗生素敏感性试验表明，弓形菌对氨基糖苷类抗生素敏感，包括卡那霉素和链霉素。氨基糖苷类抗生素和四环素类药物适合治疗弓形菌感染。布氏弓形菌对环丙沙星、萘啶酸、庆大霉素和四环素最敏感，其次是氨苄青霉素和红霉素。几乎所有的嗜低温弓形菌都对红霉素敏感。通常采用保守疗法，例如输液。虽然某些菌株对抗生素有抵抗力，但多数情况下仍采用抗生素治疗，例如用阿莫西林和克拉维素、红霉素和环丙沙星等。

（六）公共卫生影响

随着检测方法和警醒意识的提高，越来越多的证据表明，弓形菌虽然不是目前主要的公共卫生致病菌，但它是潜在的人类致病菌，而且对动物健康具有重要的意义。

　　布氏弓形菌、斯氏弓形菌和嗜低温弓形菌可致人腹泻和条件致病性菌血症。我们对弓形菌在全球范围内对人类健康所起的作用知之较少。在发达国家，相对于空肠弯曲菌，布氏弓形菌更常导致持续性水样腹泻，少见严重便血。这表明弓形菌不是当前主要的公共卫生影响因素。由于先前不恰当的检测及从粪便样本中分离方法所限，人类布氏弓形菌的意义和流行被低估。在发达国家，空肠弯曲菌是食物源性疾病的主要因素之一。在英国和美国，分别有 1.1% 和 1% 的人口每年被弯曲菌感染。但是成千上万的经济危害可能是由未被检测出的弓形菌引起的。同时作为对人类的一个重要健康威胁，弓形菌感染对免疫抑制性病人更危险。

　　在市场和屠宰场的鸡肉中，布氏弓形菌和嗜低温弓形菌大量存在。在比利时一项大规模调查中，几乎所有受检的屠宰场畜体都检出弓形菌，而且在取出内脏前每克鸡颈部皮肤中有成千上万弓形菌。在动物性食品如牛肉、羊肉、猪肉和家禽肉中已经检测到弓形菌，尤其是鸡肉和猪肉食品中。鸡屠体经常被弓形菌污染，而且不像弯曲菌，弓形菌很少从肠内容物中发现，但在所有的家禽加工处理厂中较常见。零售公司的动物性食品弓形菌污染也是比较明显的，这说明动物性食品在加工处理过程中的污染是比较重要的。

　　由于受污染的动物性食品对动物和人的弓形菌感染起着重要作用，所以需要开辟一种预防途径以从人类食物链尤其是家畜中降低或根除弓形菌。为了最小化人类弓形菌感染，降低家畜的携带量，全球范围内从水和食物中标准化分离弓形菌的方法至关重要，如扩增长段长度多态性分析（AFLP），以便从人类粪便、家畜和流产胎儿样品中分离到的弓形菌能够在世界上统一分型和相互比较。在肉类食品中，弓形菌对公共卫生的意义需要进一步研究。

　　虽然弓形菌感染的生态学和流行病学尚未完全阐明清楚，但是水可以作为其重要的传播介质，在由弓形菌感染所致的腹泻中被污染的饮用水是重要的危险因子。从沿海海水、有活性的淤泥、污水、河水、非绿色水、饮用水和地下水中分离到弓形菌。但是需做更深入的研究来评定弓形菌对公共卫生的真正风险。

　　最重要的传播途径就是食用被污染的动物性食品（尤其是家禽肉和猪肉）和饮用污染的水源。弓形菌在饮用水和食品加工厂中的大量存在，对公共卫生造成较大影响。

（王立林　田克恭）

◆ **参考文献**

Hoa T. K. Ho a c, Len J. A. Lipman a, Wim Gaastra. 2006. Arcobacter, what is known and unknown about a potential foodborne zoonotic agent! Veterinary Microbiology, 115: 1-13.

Hsueh P R, Teng L J, Yang P C, et al. 1997. Bacteremia caused by Arcobacter cryaerophilus 1B. J Clin Microbiol, 35: 489-491.

Kabeya H, Muruyama S, Morita Y, et al. 2003. Distribution of Arcobacter species among livestock in Japan. Vet Microbiol, 93: 153-158.

Lehner A, Tasara T, Stephan R. 2005. Relevant aspects of Arcobacter spp. as potential foodborne pathogen. International Journal of Food Microbiology, 102: 127-135.

Lucia R, Narelle F, Paul V. 2004. Isolation and characterisation of Arcobacter butzleri from meat. International Journal of Food Microbiology, 91: 31-41.

Snelling W J, Matsuda M, Moore J E, et al. 2006. Under the microscope: Arcobacter. The Society for Applied Microbiology. Letters in Applied Microbiology, 42: 7-14.

Van Driessche E, Houf K, Vangroenweghe F, et al. 2005. Prevalence, enumeration and strain variation of Arcobacter species in the faeces of healthy cattle in Belgium. Vet Microbiol, 105: 149-154.

Wybo I, Breynaert J, Lauwers S, et al. 2004. Isolation of Arcobacter skirrowii from a patient with chronic diarrhea. J Clin Microbiol, 42: 1851-1852.

第四十四章　螺杆菌科细菌所致疾病

根据《伯杰氏系统细菌学手册》第二版（2005），螺杆菌科（Helicobacteraceae）在分类上属变形菌门（Proteobacteria）、ε变形菌纲（Epsilonproteobacteria）、弯曲菌目（Campylobacterales），其下包括螺杆菌属（*Helicobacter*）、*Thiovulum* 和 *Wolinella* 共 3 个属，其中螺杆菌属为其模式属。

螺杆菌属细菌所致疾病

一、幽门螺杆菌感染

幽门螺杆菌感染（Helicobacter pylori infection）是由幽门螺杆菌引起的以消化系统疾病为主要特征的一种人与动物共患病。临床上，人感染幽门螺杆菌可产生慢性胃炎与消化性溃疡等，并证明该菌与人的胃腺癌、胃黏膜淋巴瘤形成有关。自然情况下，猕猴和猫感染幽门螺杆菌可引起胃炎。

幽门螺杆菌感染是一类严重危害人体健康的疾病，世界人口平均患病率约 50%。1983 年澳大利亚学者 Warren 与 Marshall 等首先从患者胃黏膜组织中发现一种弯曲状细菌，由于其形态、培养及某些生化特性与弯曲菌属相似，故当时将其命名为幽门弯曲菌（*Campylobacter pylori*，CP）。以后的研究发现，该菌在超微结构、菌体脂肪酸组成、酶活性等方面，与弯曲菌属不同，特别是分子生物学研究结果表明，两种细菌之间存在明显不同的遗传特性，因此将其改称为幽门螺杆菌。本病呈世界性流行。我国是幽门螺杆菌感染的高发地区。

（一）病原

1. 分类地位　幽门螺杆菌（*Helicobacter pylori*，HP）可致人的持续性、活动性、慢性胃炎和胃溃疡，并与胃腺癌、胃黏膜淋巴瘤形成有关，已引起广泛重视，成为一种重要人与动物共同感染的致病菌。本菌在分类上属螺杆菌科（Helicobacteraceae）、螺杆菌属（*Helicobacter*）。1983 年首次在澳大利亚从胃病患者的活检组织中分离出幽门弯曲菌（*C. pylori*），随后又从雪貂胃和人肠道分得几种螺旋状细菌，分别称为鼬鼠弯曲菌、芬纳尔弯曲菌和同性恋弯曲菌。后经 16S rRNA 基因序列分析和生化特性及表型性状比较，它们不同于弯曲菌属的细菌，提议新建螺杆菌属，上述细菌名称亦作相应改变。Goodwin 等（1989）和 Vandamme 等（1991）描述该菌属包括幽门螺杆菌（*H. pylori*）和鼬鼠螺杆菌（*H. mustelae*）、同性恋螺杆菌（*H. cinaedi*）、芬纳尔螺杆菌（*H. fennelliae*）、鼷鼠螺杆菌（*H. muridarum*）等共 14 个种，模式种为幽门螺杆菌。目前该菌属包括 18 个种。

2. 形态学基本特征与培养特性　幽门螺杆菌为螺旋形、弯曲或直的不分支的革兰氏阴性菌，大小为 $(0.3\sim1.0)\ \mu m\times(1.5\sim5)\ \mu m$。端钝，有周期螺旋。老龄培养物可形成球状或类球状体，无芽孢，以一端单鞭毛、一端或两端多鞭毛和侧鞭毛进行射标样运动，鞭毛有鞘。

螺杆菌生长缓慢，在脑心肉汤血琼脂和巧克力琼脂板上需经 2~5 天生长；于液体培养基中，静置培养 5 天不生长，振荡培养可生长。添加 10% 胎牛血清于液体培养基中适于各种螺杆菌生长。在固体培养基上不形成明显的菌落，水斑易使其散开，常呈薄膜状扩散生长。若形成菌落，为无色素、半透明、直径 1~2mm。

在光镜下，幽门螺杆菌是一群细长、柔韧、弯曲呈螺旋状、能自由运动的原核细胞微生物，它的特性介于细菌与原虫之间，主要位于人胃黏膜的深层、胃黏膜上皮细胞，以胃小凹、上皮褶皱及腺腔内为多。在电镜下，幽门螺杆菌菌体光滑，有 4～6 根带鞘单极、偶见双极鞭毛，鞭毛顶端膨大呈球形。

3. 理化特性　本菌为微需氧、呼吸型代谢，在需氧和厌氧条件下不生长，最佳微需氧条件为 5% 二氧化碳、5% 氢气和 90% 氮气的混合气体环境。有机化能营养，不氧化也不发酵碳水化合物，从氨基酸或三羧酸循环中间产物而不从碳水化合物获得能量。最适生长温度 37℃（鼬属螺杆菌在 42℃ 生长），25℃ 不生长。生长要求高湿度。生长需要氢气，或氢气能刺激生长。在 3.5% 氯化钠中不生长，可生长于含 0.5% 甘氨酸和 0.04% 氯化三苯四氮唑（TTC）的培养基中。触酶（除犬螺杆菌外）和氧化酶阳性，三糖铁中不产生硫化氢，不水解马尿酸盐，不产生色素。DNA 的 G+C mol% 为 35～44。

（二）流行病学

1. 传染来源　患病动物和带菌动物带的组织和器官等均可成为传染源。

2. 传播途径　关于幽门螺杆菌的传播方式说法不一，有以下几种：①人-人传播。据调查认为，幽门螺杆菌存在家庭传播的可能。父母幽门螺杆菌阳性者，其子女感染率也大大增加。通过家庭调查显示，夫妻间感染的抗体阳性率显著增高，甚至有人称接吻等密切接触也可传播幽门螺杆菌。②口-口传播。事实上幽门螺杆菌感染者的胃液、尿、唾液、齿龈中均能检测出其特异性免疫球蛋白。有人在患者口腔菌斑及牙垢中用免疫染色法或细菌培养等方法均检出幽门螺杆菌。③医源性传播。主要通过被幽门螺杆菌污染的胃镜、洗胃机及相关器械物品传播。通过对胃镜检查前幽门螺杆菌阴性者的随访发现，胃镜检查次数越多，阳性率越高。有流行病学调查资料表明，一些大中型医院的医务人员是感染幽门螺杆菌的高危人群，而从事消化道内镜检查的医护人员感染率最高，且随医院内工作年份的增加而上升。

3. 易感动物　幽门螺杆菌可自然感染猕猴和猫引起胃炎，试验性口服感染实验小鼠、家鼠、猫、猪、犬和某些种类的猕猴也可引起胃炎。存在于人、非人灵长类动物和猫的胃黏膜、粪便的病原菌，可能由动物传染给人，但人与人密切接触是感染的主要因素。

4. 流行特征　流行病学调查显示：性别、饮食习惯、烟酒嗜好、饮用水源等因素和幽门螺杆菌感染率无显著关系，而年龄、社会经济状况、教育程度、卫生条件、居住环境、职业等因素和感染率明显相关。贫穷、教育程度低、卫生差、居住拥挤、儿童与父母或保姆同床等都是幽门螺杆菌感染的高危因素。胃肠科医护人员受感染可能性更大。

5. 发生与分布

（1）全球流行现状与地域分布　据流行病学调查报道，证实幽门螺杆菌是全球流行的致病菌，世界人口近半数感染该菌，在发达国家成人幽门螺杆菌感染率为 30%～50%，儿童 5%～15%，年龄每增长 1 周岁感染率平均增加 1%～2%，在发展中国家 10 岁以下儿童感染率高达 50%，成年人感染率则高达 80%，不同种族的人群通常有不同的生活习惯和文化习俗，对幽门螺杆菌的易感性也不相同，在美国，黑人的幽门螺杆菌感染率明显高于白种人，分别为 70% 和 30%。

某些西方发达国家 50 岁以上人感染率达 50%，60 岁以上达 75%。日本人中，胃炎发病率随年龄增长感染率高达 85%～95%。对全国 16 个地区 2 216 个患者进行内镜检查活动性萎缩性胃炎，幽门螺杆菌阳性率为 92.5%。

（2）我国流行及发生情况、地域分布情况　我国和其他发展中国家属于幽门螺杆菌感染高发地区。对我国胃癌高发区和低发区健康人群进行血清学调查，结果显示高发区幽门螺杆菌感染年龄提前，10 岁感染率为 40%～50%，显著高于低发地区 20%～40%，高发区人群感染后，胃黏膜萎缩和肠上皮化生等癌前病变亦较早出现，而且进展较快。

（三）对动物和人的致病性

1. 动物的致病性　幽门螺杆菌嗜寄居于人体，但猪、猫、猩猩等作为实验动物亦可被幽门螺杆菌感染。但多数研究认为，在自然环境中幽门螺杆菌仅寄居于人体，人是唯一传染源，人-人间传播是唯一传播途径。但具体究竟通过粪-口传播、口-口，还是其他途径传播目前尚有争论。

2. 对人的致病性 据估计，全世界约50%的人胃部都"藏"有幽门螺杆菌，并证明该细菌感染胃部会导致胃炎、胃溃疡和十二指肠溃疡。在20世纪80年代初期，生活压力和生活方式等还被视为导致胃溃疡的主要原因，当时的医学界将胃溃疡看做一种慢性病，对它束手无策。幽门螺杆菌的发现，革命性地改变了世人对胃病的认识，抗生素的治疗方法已被证明能够根治胃溃疡等病，大幅度提高胃溃疡等患者获得彻底治愈的机会。科学家们目前正在研究幽门螺杆菌与胃癌和一些淋巴肿瘤发病之间的联系。

（1）急、慢性胃炎 主要症状为上腹部疼痛、腹胀、恶心、呕吐等。炎症胃黏膜见彩图44-1。

（2）消化性溃疡 主要表现为十二指肠溃疡，胃溃疡相对少见。

（3）胃部恶性肿瘤 主要表现为胃腺癌。

（4）胃肠炎 主要表现为肠炎，主要症状为腹痛、腹泻，也可出现恶心、呕吐。

（5）消化系统外感染 主要表现为菌血症、蜂窝织炎、关节炎和脑膜炎等，并出现相应的临床症状。

（四）诊断要点

人或动物在下列两项检查中任一项阳性者，则诊断为幽门螺杆菌阳性，否则为阴性：①幽门螺杆菌形态学（涂片或组织学染色）；②尿素酶依赖性试验。实验室诊断主要从细菌学检测以及血清学检测两方面进行。

1. 细菌学检查 胃内螺杆菌的检查，以胃内窥镜取胃的活检组织，动物也可剖检取胃组织，置0.5mL。20%葡萄糖中于4℃保存待接种，或在20%甘油中于−20℃冻存待检；肝脏螺杆菌的检查，剖检取肝组织；肠道定殖螺杆菌的检查，可采取粪便。

（1）直接染色镜检 取胃组织研磨、涂片、革兰氏染色（用石炭酸复红复染）、镜检，若见螺旋形的革兰氏染色阴性菌，可作为初步诊断的依据。

（2）快速脲酶试验 将胃组织匀浆液接种于尿素肉汤，37℃培养1h（直至24h），脲酶阳性者可间接诊断为幽门螺杆菌等脲酶阳性的螺杆菌感染。

（3）分离培养鉴定 以胃组织或肝组织匀浆液，接种于含万古霉素（10mg/L）、多黏菌素B（2 500U/L）和三甲氧苄氨嘧啶（5mg/L）的布氏血琼脂（加10%马血）或胰酶解酪蛋白胨大豆胨琼脂、血琼脂平板。粪便用磷酸盐缓冲液制成悬液，经微孔滤膜过滤后再接种上述平板。微需氧37℃（42℃）培养5~7天，观察并挑选菌落涂片，革兰氏染色镜检。若为疑似菌，可进一步做运动力、触酶、氧化酶、脲酶及其他生化试验，进行种的鉴定。

2. 血清学检测法 ELISA检测外周血中幽门螺杆菌全菌及其组分，如细胞毒素的抗体，主要用于不同人群感染情况的流行病学调查，以及根除治疗较长期（>3个月）的复查，一般不单独用作医院病人幽门螺杆菌感染和根除的（治疗后1个月）诊断。尽管操作较复杂，但方法已日益标准化。多种商品化试剂盒大大简化了技术难度，但需要较昂贵的酶标仪。

此外，诊断方法还有很多，如快速尿素酶试验、病理涂片、组织学检查、14C、13C-尿素呼气试验，15N尿氨排出试验、PCR、甘蓝红色素内镜检测、PCR-单链构象多态性（SSCP）技术、间接免疫荧光检测等，其中取胃黏膜做幽门螺杆菌培养最可靠，被称为诊断幽门螺杆菌感染的"金标准"。

（五）防制措施

1. 综合性措施 预防感染是最经济、有效的方法。除注意个人卫生外，要提倡分餐制，要加强医疗器械消毒（同时，医务工作人员也应加强自我保护意识）。另外，目前在幽门螺杆菌疫苗研制方面已取得了进展，相信不远的将来幽门螺杆菌疫苗将成为预防和控制幽门螺杆菌感染的有效手段。

2. 疫苗接种 免疫接种是在大规模人群中预防和控制感染性疾病的经典的也是最为有效的方法。对幽门螺杆菌的免疫发病机制和免疫接种诱发的保护机制的探索，证实了通过疫苗来预防和治疗感染是可行的，十多年来在疫苗研制方面也取得了显著的进展。幽门螺杆菌疫苗的研制，是在全球范围内有效控制该菌感染的关键和希望所在。虽然要真正用于人类还有许多问题有待解决，但目前在疫苗研制方面已取得了瞩目的成就，有关的临床试验结果也令人鼓舞，相信不远的将来幽门螺杆菌疫苗终将造福人类。

3. 治疗　根除幽门螺杆菌首选的治疗方案是质子泵抑制剂（PPI）或铋剂与两种抗生素组成的三联疗法。最主要措施是由专科医师选择高效的抗幽门螺杆菌药物、正规的治疗剂量和疗程，以防止幽门螺杆菌治疗后复发。专家认为，如果不进行正规的三联或四联抗幽门螺杆菌治疗，靠调整饮食而使感染自愈的可能性不大。

（六）公共卫生影响

1982 年，澳大利亚两位科学家，从慢性胃炎的胃黏膜中取样，在微需氧的条件下，培养出幽门螺杆菌，并指出这种菌与慢性胃炎的直接关系，引起了全世界医学界的广泛研究和关注，并在活动性慢性胃炎及消化性溃疡病灶中查出幽门螺杆菌，检出率为 98％和 100％。此菌被公认为慢性胃炎及消化性溃疡的致病菌。通过 10 多年的大量研究，已经基本确定幽门螺杆菌与消化道的 4 种疾病密切相关：①慢性胃炎；②消化性溃疡；③胃黏膜相关性淋巴组织恶性淋巴瘤（MALT 淋巴瘤）；④胃癌。业已证实幽门螺杆菌是慢性胃炎和消化性溃疡的主要致病因子，并且是胃癌与胃淋巴瘤的诱发因素之一。

（丁家波　毛开荣）

◆ **参考文献**

陈灏珠，等 . 1998. 实用内科学 ［M］. 第 10 版 . 北京：人民卫生出版社：1576 - 1577.

范学工，夏华向 . 1997. 幽门螺杆菌感染基础与临床 ［M］. 长沙：湖南科技出版社：98.

金珠 . 1998. 幽门螺杆菌在胃内的分布情况的探讨 ［J］. 中华消化内镜杂志，15（3）：133 - 135.

李绍琼 . 1998. 幽门螺杆菌研究的进展 ［J］. 医学综述，4（2）：78.

李瑜元，胡品津，杜国光 . 1993. 胃幽门螺杆菌感染流行病学调查 ［J］. 中华医学杂志，73（2）：168 - 171.

孟红旗，金琳 . 1995. 幽门螺杆菌的研究现状 ［J］. 医学综述，1（6）：243.

聂玉强，李瑜元，吴惠生 . 1998. 四联疗法根除幽门螺杆菌感染的临床研究 ［J］. 新医学，29（2）：72 - 73.

田涛 . 1998. 幽门螺杆菌相关性疾病研究进展 ［J］. 医学综述，4（6）：285.

徐俊良 . 1995. 洛赛克加羟氨苄青霉素治疗消化性溃疡伴幽门螺杆菌感染 ［J］. 南通医学院学报，15（2）：204.

周殿元，杨海涛，张万岱 . 1992. 幽门螺杆菌与胃十二指肠疾病 ［M］. 上海：上海科学技术出版社：402 - 411.

周殿元，张万岱 . 1997. 关于幽门螺杆菌若干问题的意见（草案）［J］. 中华内科杂志，36（7）：438 - 439.

二、同性恋螺杆菌感染

同性恋螺杆菌感染（Helicobacter cinaedi infection）是由同性恋螺杆菌引起的一种机会性人与动物共患病。它是一类主要危害人类身体健康的疾病。该病虽然危害程度相对较小，但它对免疫抑制性病人的影响不容忽视。同性恋螺杆菌，以前称为同性恋弯曲菌。该病原主要发生在有严重的免疫抑制性疾病的患者，如癌症患者或 AIDS 病人等，通常引起一种复发率极高的非致死性疾病，需要几个月的长期抗生素治疗。同性恋螺杆菌在传统培养基上难于生长。多数情况下需要通过 PCR 技术诊断。其主要临床特征是致人胃肠炎、菌血症、蜂窝织炎、单侧关节炎和脑膜炎。

该菌最早从同性恋者粪便中分离出来。Burman W. J 等（1985）指出从 1984 年以来报告了 11 例同性恋螺杆菌菌血症者，多数为艾滋病病毒阳性，症状以不明原因发热居多。Orlicek S. L 等（1993）报告了一例母亲在妊娠早期饲养的宠物——仓鼠及其新生儿出生即患同性恋螺杆菌败血症和脑膜炎的病例。

（一）病原

1. 分类地位　同性恋螺杆菌（*Helicobacter cinaedi*）在分类上属螺杆菌科（Helicobacteraceae）、螺杆菌属（*Helicobacter*）。代表菌种为 ATCC 35686。

同性恋螺杆菌的病名源自拉丁词“homosexuals”。近年来生物多相分类学研究表明 *Helicobacter*

westmeadii 和 *Helicobacter* sp. *strainmainz* 也是同性恋螺杆菌而不像最初设想的是螺杆菌属的新种。

同性恋螺杆菌与猫螺杆菌（52%同源性）和芬纳尔螺杆菌（3%～10% DNA 同源性）亲缘关系最近。核糖体基因型虽然主要取决于宿主差异。但是有研究表明，人和犬中的同性恋螺杆菌表型和蛋白质电泳特性有高度相似性。

2. 形态学基本特征与培养特性 同性恋螺杆菌为革兰氏染色阴性杆菌（彩图 44 - 2A），大小为 $(0.3～1.0)$ μm $×$ $(1.5～5.0)$ μm 菌体细长、弯曲，呈 S 形或螺旋形，其吖啶橙染色见彩图 44 - 2B。组织活检（包括组织切片或活检组织涂片）中观察到的细菌菌体较小、弯曲更明显。无芽孢，在菌体的一端有单根带鞘鞭毛，运动活泼，能够通过其带鞘鞭毛做快速螺旋形运动。

同性恋螺杆菌为专性微需氧菌，需 5%～8%的氧气和 5%～10%的二氧化碳，在大气环境、氧环境均不能生长。最适生长温度为 35～37℃，体外培养需保持 95%以上的相对湿度。

同性恋螺杆菌营养要求较高。需要蛋白胨、酵母提取物等营养成分，还需要动物（马、羊或人）全血或胎牛血清。加入适量的活性炭（0.2%）或可溶性淀粉（1%），有利于吸收培养基中衍化产生的毒性氧离子。加入硫酸亚铁、丙酮酸钠或黏蛋白均有助于细菌的生长。

常用的培养基有心脑浸液琼脂、布氏琼脂或哥伦比亚琼脂等，需加入 5%～10%的动物全血或血清。如心脑浸液琼脂中加入 7%脱纤维马血或布氏琼脂中加入 5%羊血，分离培养该菌阳性率较高。

选择性培养基可用改良的 Skirrow 琼脂培养基中加入万古霉素、两性霉素和头孢磺啶。

在固体培养基上生长良好。而在液体培养基中则生长不佳。可能是液体中较难保持必需的微需氧环境和营养条件。采用振荡（摇动）培养，可克服上述不利因素，促进细菌生长。

细菌生长较慢，通常需在微需氧环境中孵育 3～5 天，才能形成针尖大小样菌落，但是更典型的情况是在湿润的血琼脂平板上形成一层半透明的薄膜。

3. 理化特性 同性恋螺杆菌对 2%氯化钠敏感，对萘啶酸和头孢菌素的抵抗力不稳定，能抵抗 1% 甘氨酸、0.04% TTC 和甲氧苄啶。G＋C mol%为 37～38。

同性恋螺杆菌氧化酶和触酶试验阳性，脲酶试验阴性，能还原硝酸盐，碱性磷酸酶阴性，醋酸吲哚酚水解阴性，过氧化氢酶阳性，不水解马尿酸。有很少或没有磷酸酶活性。

（二）流行病学

1. 传染来源 同性恋螺杆菌感染患者和带菌动物、含菌的组织和器官、病原体从机体排出以及被其污染的环境等均可成为传染源。

2. 传播途径 同性恋螺杆菌感染的具体传播途径尚有争论。但通常认为主要是接触传播，诸如通过人与人之间的密切接触，血液传播，经口-口途径、粪-口途径传播以及医源性传播等。

3. 易感动物 同性恋螺杆菌的宿主广泛，包括人、仓鼠、鼠、犬、猫、狐狸、家禽、野生鸟类和猴等，但以人与仓鼠为主。尤其是仓鼠，是同性恋螺杆菌的常规自然宿主。

现已报道的同性恋螺杆菌主要是从同性恋男性的直肠拭子和血液、成人及儿童的脑脊髓液和粪便，以及仓鼠、猫、犬和狐狸的肠道分离而来。有时同性恋螺杆菌感染与大肠结肠炎有关。

该菌寄居于肠黏膜，主要在小肠、结肠、直肠和肝胆管等部位，可从粪便和肛拭中分离到，也可随粪便排出体外，污染外界环境。还可侵入黏膜下的血管中，随血流传播到机体的其他部位。

4. 流行特征 同性恋螺杆菌主要感染艾滋病患者、癌症患者、器官移植病人等免疫系统被抑制的病人。在肾衰竭和伴 X 染色体的丙种球蛋白缺乏症后所致的免疫抑制性病人也有报道同性恋螺杆菌感染。多数情况下，同性恋螺杆菌菌血症发生在艾滋病病病毒感染的同性恋患者或处于免疫抑制状态的病人身上，包括恶性肿瘤患者、接受免疫抑制性疗法的病人等，也发生在新生婴儿或处于妊娠期的胎儿。另外，同性恋螺杆菌菌血症和脓毒性关节炎在具有免疫能力的病人身上也有报道。同时与贫穷、居住拥挤和卫生条件差等因素有一定的相关性。

5. 发生与分布 如同其他非幽门螺杆菌，人类同性恋螺杆菌感染并不常见，并且用常规方法难以培养。自从 1985 年报道第一例女性艾滋病患者患有同性恋螺杆菌所致直肠结肠炎以来，在文献中也有一些其他病例的报道。当然也有一些无症状的隐性带菌者。作为一种肠道内微生物，同性恋螺杆菌具有低度毒力，而且是一种条件性致病菌。发达国家同性恋螺杆菌感染的发病率比发展中国家要低。不同种族的人群通常有不同的生活习惯和文化风俗，对同性恋螺杆菌感染的发病率也造成一定影响。

（三）对动物与人的致病性

1. 对动物的致病性　可致易感动物胃肠炎、菌血症、蜂窝织炎、单侧关节炎以及幼仔的脑脊膜炎，偶尔伴有发热。在猴子结肠、肝脏和肠系膜淋巴结中分离到的同性恋螺杆菌已经证实能致猴肝炎和结肠炎。

2. 对人的致病性　同性恋螺杆菌感染可以有多种临床表现。具体讲来，有直肠结肠炎、胃肠炎、婴儿脑脊膜炎、复发性关节炎或蜂窝织炎、皮疹和菌血症，有时伴有发热和皮疹。免疫抑制程度越严重的病人症状越严重。胃肠炎主要临床表现为腹泻、腹痛。菌血症主要表现为不明原因或无局部感染灶的高热；蜂窝织炎则主要表现为感染局部软组织的红、肿、热、痛，往往伴有发热；关节炎表现为感染侧的关节红、肿、热、痛，往往伴有行动受限；脑膜炎则有高热和中枢神经系统的症状，如头痛、喷射性呕吐等。

多数情况下，同性恋螺杆菌菌血症发生在艾滋病病毒感染的同性恋患者或处于免疫抑制状态的病人身上，包括恶性肿瘤患者、接受免疫抑制性疗法的病人和器官移植病人等，也发生在新生婴儿或处于妊娠期的胎儿。

同性恋螺杆菌对具有免疫能力的病人致病只有少量的病例报道，这些病例中病人有菌血症并伴有蜂窝织炎、回归型发热和皮疹。所有具有免疫能力的病人和新生婴儿在同性恋螺杆菌感染前均具有动物接触史。

（四）诊断

1. 细菌学检查

（1）胃黏膜组织活检　通过胃镜夹取胃黏膜组织标本，进行染色镜检、分离培养和药敏试验，以及快速脲酶试验、病理检查或分子生物学检查。

（2）直接染色镜检　取活组织表面的分泌物涂片或将活检胃黏膜组织研磨后涂片，革兰氏染色镜检，查见革兰氏阴性螺旋形弯曲细菌，有辅助诊断意义。胃肠炎患者的粪便标本涂片，染色镜检，查见典型的螺杆菌形态特征的细菌，有辅助诊断意义。

（3）分离培养

1）粪便标本　怀疑螺杆菌性胃肠炎时可采集患者的粪便或肛拭接种在含马血或羊血的头孢哌酮-万古霉素-两性霉素琼脂培养基（CVA）上，或用孔径为 $0.45\mu m$ 的滤膜过滤后，将滤液直接接种在非选择性（布氏琼脂或哥伦比亚琼脂）血平板上。

2）血液标本　将可疑患者血液标本注入血培养瓶（富含营养的心脑浸液或布氏肉汤）中，增菌 $\geqslant 5$ 天。阳性者转种含马（或羊）血的布氏琼脂或哥伦比亚琼脂。然后在37℃、微需氧环境（含 $5\%\sim8\%$ 的氢气）中，在一定湿度下培养 $3\sim7$ 天。

2. 分子生物学检查

（1）DNA 探针法　寻找出同性恋螺杆菌特异性的 DNA 片段，设计相应的 DNA 探针，并标记上放射性同位素、荧光素或其他生物酶（如辣根过氧化物酶等），与分离培养出的待检细菌或直接与待检标本中的细菌进行 DNA 杂交。

（2）PCR 法　根据同性恋螺杆菌特异性的核苷酸序列，设计、合成特定的引物，进行核酸扩增。将扩增产物电泳，或用 Alu1 酶切后电泳，比较分析其扩增产物组成和位置变化，或扩增后酶切图谱变化。或者直接测定扩增后的 16S rRNA 基因序列，与基因库中已知的 16S rRNA 核苷酸序列相比较；或者扩增后的基因片段，再用特异性的基因探针进行斑点杂交试验。

（五）防制措施

1. 综合性措施　加强自我保护意识，注意个人生活习惯和饮食卫生。同时要尽量切断血液传播途径，做好消毒卫生工作。

2. 治疗　在现有抗生素疗法中，一些抗生素，单用或与其他抗生素并用，已经取得了较好效果，例如青霉素、氨苄西林、头孢唑林、红霉素、环丙沙星、氨基糖苷类抗生素、四环素类和利福平等。大量试验表明，青霉素、四环素和氨基糖苷类抗生素比头孢菌素类、红霉素和环丙沙星更加有效。有文献论证了红霉素对同性恋螺杆菌的抵抗作用。喹诺酮类药物单独使用不能完全根除同性恋螺杆菌，这就能够解释采用喹诺酮单一疗法后的复发性疾病的频繁报道。

已报道的用抗生素治疗同性恋螺杆菌菌血症的持续时间是 10 天到 12 周。由于频繁复发，故有必要延长治疗。具体延长时限视病情和复发情况而定。

（六）公共卫生影响

同性恋螺杆菌是一种机会性条件致病菌，主要感染免疫力低下人群，包括艾滋病患者、癌症患者、器官移植病人、免疫抑制性病人等。历史上本病仅有零星病例报道，未曾流行，且致病力不强。因此，本病对公共卫生影响不太大，但免疫力低下者应引起注意。

（王立林　田克恭）

◆ **参考文献**

Cimolai N，Gill M J，Jones A. 1987. Campylobacter cinaedi bacteraemia：case report and laboratory findings. J Clin Microbiol，25：942 - 943.

Fox G，Handt L，Sheppard B J，et al. 2001. Isolation of Helicobacter cinaedi from the Colon，Liver，and Mesenteric Lymph Node of a Rhesus Monkey with Chronic Colitis and Hepatitis. Journal of Clinical Microbiology，39（4）：1580 - 1585.

Hinako M，Mieko G，Emi O，et al. 2003. Isolation of Helicobacter cinaedi from blood of an immunocompromised patient in Japan. J Infect Chemother，9：344 - 347.

Ilker U，Jorge G，Pierre-Yves D，et al. 2006. Recurrent bacteremia with Helicobacter cinaedi：case report and review of the literature. BMC Infectious Diseases，6（86）：1 - 5.

Lasry S，Simon J，Marais A，et al. 2000. Helicobacter cinaedi septic arthritis and bacteremia in an immunocompetent patient. Clin Infect Dis，31：201 - 202.

Mammen M P，Aronson N E，Edenfield W J，et al. 1995. Recurrent Helicobacter cinaedi bacteraemia in a patient infected with human immunodeficiency virus：case report. Clin Infect Dis，21：105 - 112.

Pena J A，McNeil K，Fox J G，et al. 2002. Molecular evidence of Helicobacter cinaedi organisms in human gastric biopsy specimens. J Clin Microbiol，40：1511 - 1513.

Perry J. J. V G，Wil H. F. G，Pieterl L. C. P. 2005. Helicobacter cinaedi-associated bacteraemia and erysipelas in an immunocompetent host：A diagnostic challenge. Journal of Infectious Diseases，10：382 - 385.

Simons E，Spacek L A，Lederman H M，et al. 2004. Helicobacter cinaedi Bacteremia Presenting as Macules in an Afebrile Patient with X - Linked Agammaglobulinemia. Infection，32：367 - 368.

三、犬螺杆菌感染

犬螺杆菌感染（Helicobacter canis infection）是由犬螺杆菌引起的一种机会性人与动物共患病。犬螺杆菌是临床上较常见的螺杆菌，是肠道寄生的螺杆菌的代表菌种。临床上主要引起犬急性胃肠炎和人胃肠炎、坏死性肝炎。1993 年由 Stanley 从腹泻和健康犬粪便中分离出来，从人粪中也可检出。该菌尿素酶阴性，碱性磷酸酶阳性，可在含胆汁的培养基上生长。正常情况下定植于动物的下肠段而不是胃。

（一）病原

1. 分类地位　犬螺杆菌（*Helicobacter canis*）在分类上属螺杆菌科（Helicobacteraceae）、螺杆菌属（*Helicobacter*）。代表菌种是英国菌种保藏中心（NCTC）12739。

2. 形态学基本特征与培养特性　犬螺杆菌为革兰氏阴性细长杆状或螺旋状细菌，大小约 $0.25\mu m \times 4\mu m$，无芽孢，菌体弯曲呈螺旋形、S 形，末端骤然缩短，呈弯曲状，陈旧培养物中可呈球形。一端或两端有多根带鞘鞭毛，运动活泼。

犬螺杆菌最适气体环境为5%～7%氧、5%～10%二氧化碳、5%～10%氢，可刺激其生长。最适生长温度为36～37℃。但犬螺杆菌在42℃能生长。犬螺杆菌生长也需要较高的营养条件，在加入5%～7%兔或羊血的牛心脑浸液布氏琼脂、哥伦比亚血琼脂、改良Skirrow平板或在弯曲菌（Karmali）血琼脂平板分离的阳性率较高，但生长速度较幽门螺杆菌稍快，微需氧环境孵育3～5天，形成较小（直径2mm左右）、半透明、不溶血的菌落。

在培养基上菌落细小，无色素，半透明，有α溶血圈。

3. 理化特性　犬螺杆菌的生化特征是触酶试验阴性，氧化酶阳性，过氧化氢酶阴性，脲酶试验阴性，不还原硝酸盐，不水解马尿酸，碱性磷酸酶试验和醋酸吲哚酚水解试验均阴性，42℃生长，对萘啶酸和头孢菌素敏感。耐受多黏菌素B。能抵抗1.5%胆汁和5-氟尿嘧啶。G+C mol%为48～49。

（二）流行病学

1. 传染来源　犬螺杆菌主要寄生在人和动物（主要是犬）的下消化道，包括小肠、结肠、直肠和肝胆管等部位，可侵入黏膜下的血管中，随血流传播到宿主机体的其他部位。可从人或犬的粪便和肛拭中分离到，也可随动物粪便排出体外，污染水源等外界环境。

2. 传播途径　犬螺杆菌可随粪便排出体外，污染水源等外界环境。人和犬的犬螺杆菌感染主要因误食污染犬螺杆菌的水或食物引起（粪-口途径）。

3. 易感动物　主要宿主是人和犬。犬螺杆菌寄生于宿主肠黏膜，主要引起胃肠炎和坏死性肝炎。

4. 流行特征　犬螺杆菌感染的具体流行特征有待进一步研究。

5. 发生与分布　近年来对犬螺杆菌发病率的研究表明，在1 000只犬中有4%被犬螺杆菌感染。犬螺杆菌是1993年Stanley等人从患有腹泻的人和犬的粪便中分离到的，而1999年Foley等人从孟加拉国的一只猫的粪便中也分离到犬螺杆菌。该菌分自于患胃肠炎的儿童、菌血症病人的血液及患活动性和多病灶性肝炎的幼犬中分离到该菌，也分自于健康和腹泻犬、猫和人的粪便，能否引起犬或人的肝炎及由犬传染人还不清楚。该病病例较少，分布规律有待进一步研究。

（三）对动物与人的致病性

1. 对动物的致病性　犬螺杆菌主要引起犬急性胃肠炎，临床表现为腹泻、腹痛。犬螺杆菌还可侵入肠黏膜下的血管中，随血流传播到宿主机体的其他部位，引起菌血症、蜂窝织炎、单侧关节炎和脑膜炎等，产生相应的临床症状。

2. 对人的致病性　犬螺杆菌可致人胃肠炎、坏死性肝炎，临床表现为腹泻、腹痛。到目前为止有两例菌血症病例报道，分别是伴X染色体的低丙种球蛋白血症和具有免疫能力的患者。患犬螺杆菌菌血症的病人常出现低热，在腿、躯干和手臂上常有多处红斑和小的紫斑损伤。

（四）诊断

1. 临床诊断

（1）犬螺杆菌的主要特征　菌体呈螺旋形或S形，微需氧，42℃生长，触媒试验阳性，脲酶试验阴性，42℃生长，萘啶酸敏感。

（2）与幽门螺杆菌的鉴别　犬螺杆菌触媒试验和脲酶试验均阴性，醋酸吲哚酚试验阳性，42℃生长，萘啶酸敏感；而幽门螺杆菌则相反。

2. 实验室诊断

（1）血液检查　外周血中白细胞总数和中性粒细胞数增多。

（2）染色镜检　因粪便标本中细菌种类很杂，直接涂片镜检无诊断价值。其他感染部位的临床标本中查见革兰氏阴性的弯曲或螺旋状细菌，有一定的诊断意义。

（3）分离鉴定　怀疑螺杆菌性胃肠炎时可采集患者的粪便或肛拭，接种选择性培养基，如CVA培养基（加入头孢哌酮、万古霉素和两性霉素B的含5%羊血的哥伦比亚琼脂）。

血液或其他感染部位的标本，一般接种含马（或羊）血的布氏琼脂或哥伦比亚琼脂。微需氧环境孵育后挑取可疑菌落作进一步鉴定。

（五）防制措施

1. 综合性措施 正确处理患病动物、病变组织、粪便及其污染的水源。同时加强个人卫生，注意做好消毒工作，改善生活环境的卫生条件。

2. 治疗 犬螺杆菌感染导致急性胃肠炎或其他肠外感染，应及时给予敏感的抗生素治疗。犬螺杆菌对大多数临床常用的抗生素敏感。可选用阿莫西林、甲硝唑、替硝唑等治疗犬螺杆菌感染者。胃肠炎可选择口服制剂，肠外感染最好采用静脉给药方式。

（六）公共卫生影响

犬螺杆菌是一种机会性条件致病菌，是肠道寄生的正常菌群。到目前为止，仅有两例人的菌血症病倒报道。本病的公共卫生学意义不大。

（王立林　田克恭）

◆ **参考文献**

Corinne L，Eleonora G，Guy P H，et al. 2006. Bacteremia and Multifocal Cellulitis due to Helicobacter canis：First Case in an Immunocompetent Patient. Microbiol，10：1-10.

Fox J G，Drolet R，Higgins R，et al. 1996. Helicobacter canis Isolated from a Dog Liver with Multifocal Necrotizing Hepatitis. Journal of Clinical Microbiology，34（10）：2479-2482.

Janet E F，Stanley L M，Linda M，et al. 1999. Isolation of Helicobacter canis from a Colony of Bengal Cats with Endemic Diarrhea. Journal of Clinical Microbiology，37（10）：3271-3275.

Jorgen P，Jens B，Karen A K，et al. 2007. Helicobacter canis bacteraemia ina 7-month-old child. FEMS Immunol Med Microbiol，50：264-267.

Stanley J，Linton D，Burens A P，et al. 1993. Helicobacter canis sp. nov.，a new species from dogs：an integrated study of phenotype and genotype. J Gen Microbiol，139：2495-2504.

Whary M T，Fox J G. 2004. Natural and experimental Helicobacter infections. Comp Med，54：128-158.

四、猫螺杆菌感染

猫螺杆菌感染（Helicobacter felis infection）是由猫螺杆菌引起的主要致猫和犬慢性胃炎、萎缩性胃炎和胃肿瘤的一类疾病。Rappin 在 1881 年和 Bizzozero 在 1893 年最先在猫和犬中分离到螺杆菌。但是自 1983 年 Warren 和 Marshall 发现幽门螺杆菌使人致病后，对食肉宠物中螺杆菌的详细研究才真正开展。这些习惯上被称作"胃螺杆菌状微生物"的细菌微需氧、革兰氏阴性、螺旋状，具有多端鞭毛。脲酶活性较高，从而在酸性环境中能够存活下来。

1988 年 Lee 正式从猫胃中分离出猫螺杆菌，其自然宿主还包括犬，试验感染小鼠和大鼠易于成功。在动物胃内主要引起慢性活动性胃炎，该感染的小鼠模型是应用最多的螺杆菌动物模型之一。

（一）病原

1. 分类地位 猫螺杆菌（*Helicobacter felis*）在分类上属螺杆菌科（Helicobacteraceae）、螺杆菌属（*Helicobacter*）。代表菌种为 ATCC 49197。

猫螺杆菌与 *H. bizzozeronii*、索罗门螺杆菌（*H. salomonis*）、暂定猪螺杆菌（Candidatus *Helicobacter suis*）和赫尔蔓螺杆菌（*H. heilmannii*）的遗传进化关系非常相近。虽然由于赫尔蔓螺杆菌和猪源螺杆菌不能在体外培养从而未能研究其进一步的差别，但这些菌株在它们 16S rRNA 上超过 97% 遗传序列相同。猫螺杆菌与 *H. bizzozeronii* 和索罗门螺杆菌的区别要通过形态学、蛋白质谱（protein profiling）和 DNA-DNA 杂交分析，但通过生化试验和 23S rRNA RFLP 分析都不能将之区别。脉冲场凝胶电泳、质粒谱和核糖体基因定型等技术都曾用来分析猫螺杆菌的不同，表明它与宿主种类和来源国家均无关。猫螺杆菌基因组大小是 1.6Mb，G+C mol% 为 42.5。大多数菌株有多种质粒，大小从 2kb 到 16kb 以上。

2. 形态学基本特征与培养特性 革兰氏染色阴性，螺旋状无芽孢细菌，大小为（0.3～1.0）μm×（1.5～5.0）μm。在菌体的两端均有 10～17 根带鞘鞭毛，有的在菌体表面有一、二或四根胞质纤维。菌体细长、弯曲，呈紧密螺旋形，通常有 5～7 个螺旋。大多数菌株被胞质纤维成双、三或成单地环绕。它们通过双极带鞘鞭毛可以快速作螺旋状运动。

微需氧，37℃或 42℃生长，厌氧条件下也可以生长。在培养基上不易形成菌落，呈非溶血性薄膜生长，偶尔形成极细小的菌落。在早期分离中，最好先培养 3～5 天，这样在次代培养中能减为两天。

3. 理化特性 所有的猫螺杆菌过氧化氢酶、氧化酶和尿素酶试验均阳性，还原硝酸盐，但不水解马尿酸、吲哚酚和醋酸盐，不水解 TTC（2，3，5 -三苯基氯化四氮唑）。具有 γ-谷氨酰胺转肽酶、碱性磷酸酶、精氨酸氨肽酶、亮氨酸氨肽酶和组氨酸氨肽酶活性。耐受萘啶酸。

猫螺杆菌对 1‰胆汁、1‰甘氨酸、1.5‰氯化钠、甲硝唑、头孢菌素、氨苄青霉素、红霉素、灭滴灵和铋剂均敏感；耐受萘啶酸和 5 -氟尿嘧啶。

（二）流行病学

1. 传染来源 猫螺杆菌感染患者和带菌动物、含菌的组织和器官、病原体从机体排出以及被其污染的环境等均可成为传染源。

2. 传播途径 猫螺杆菌传播途径主要有接触传播、口-口途径、口-粪传播途径。可以传染到人。螺杆菌与其周围环境（栖息地，生长和存活条件，感染是如何传播的等）之间的关系已经作了广泛的研究。

3. 易感动物 猫螺杆菌是许多动物胃底腺的正常菌群，例如猫、犬和狒狒等，其中主要宿主是猫和犬，人很少感染。通常寄居于胃黏膜。在已报道的文献中，于猫中分离该菌是在胃窦和胃底腺中，而在犬中通常感染部位是胃底和胃体。在猫中，螺杆菌通常存在于黏液层，常在胃底腺的隐窝和胃腺体内观察到。

4. 流行特征 混乱、受限的生活条件和恶劣的卫生条件是最主要的诱发感染的因素。

5. 发生与分布 猫患猫螺杆菌感染的频率是比较高的。据不同文献报道，感染率从 45‰～100‰不等，这也许与其采用的检测方式、所选猫的数量以及地区不同有关。健康猫的感染率与患有胃肠道疾病的猫感染率相仿，并且与猫的性别和种类无关。一些研究对动物年龄和感染机会的相互关系做了探讨，但后来的试验鲜有重复出其结果的。甚至也有非常幼小的感染个体，这可能是自母亲直接的口-口或口-粪途径传播而来。

（三）对动物与人的致病性

猫螺杆菌主要引起猫和犬的慢性胃炎、萎缩性胃炎和胃肿瘤；人工感染沙鼠，可致其胃壁窦化（彩图 44 - 3）。

猫感染猫螺杆菌，主要引起慢性呕吐和腹泻，同时体重减轻、食欲减退和偶尔出现发热。如果并发腐蚀或溃疡，则可能出现吐血、黑色粪便及贫血症状。发生极度严重感染时，通过内窥镜检查，可见胃底腺充血、水肿，房窦皱襞肥大，房窦黏膜层充血。以青年猫为主，成年猫偶发。

对猫胃活组织检查进行病理分析发现，猫感染螺杆菌与人感染猫螺杆菌病变相似。主要为胃窦周围发生低度到中度炎症，炎症细胞以淋巴细胞和浆细胞为主，偶见中性粒细胞。在人感染病例中还可见多种淋巴滤胞。相似的炎症也能在猫的病例中观察到。曾经认为该瘤状物是胃黏膜的正常成分，后从人感染病例中确诊为由胃内局部免疫反应和炎症反应所致。炎症区的嗜中性粒细胞在人类病例均可见，但在猫病例中不常见。炎症损害与早期的纤维化有关，但与是否为猫螺杆菌感染无必然联系。

人感染猫螺杆菌可引起胃炎。

（四）诊断

1. 胃黏膜组织活检 通过胃镜夹取胃黏膜组织标本，进行染色镜检、分离培养和药敏试验，以及快速脲酶试验、病理检查或分子生物学检查。

2. 细菌学检查

（1）涂片镜检 取活组织表面的分泌物涂片或将活检胃黏膜组织研磨后涂片，革兰氏染色镜检，见革兰氏阴性螺旋形弯曲细菌，有辅助诊断意义。胃肠炎患者的粪便标本涂片，染色镜检，查见典型的螺杆菌形态特征的细菌，有辅助诊断意义。

（2）分离培养 怀疑螺杆菌性胃肠炎时可采集患者的粪便或肛拭接种在含马血或羊血的 CVA 培养基上，或用孔径为 0.45μm 的滤膜过滤后，将滤液直接接种在非选择性（布氏琼脂或哥伦比亚琼脂）血平板上。然后在 37℃、微需氧环境（含 5％～8％氢气）中，在一定湿度下培养 3～7 天。

（3）快速脲酶分解试验 在含有 pH 指示剂（酚红）的尿素肉汤中培养组织样本。猫螺杆菌具有较高的尿素酶活性，可分解尿素为铵，从而使指示剂变色。该方法敏感性为70％～90％，可用作辅助诊断。

3. 分子生物学检查

（1）DNA 探针法 寻找出猫螺杆菌特异性的 DNA 片段，设计相应的 DNA 探针，并标记上放射性同位素、荧光素或其他生物酶（如辣根过氧化物酶等），与分离培养出的待检细菌或直接与待检标本中的细菌进行 DNA 杂交。

（2）PCR 法 根据猫螺杆菌特异性的核苷酸序列，设计、合成特定的引物，扩增。将扩增产物电泳，或用 AluI 酶切后电泳，比较分析其扩增产物组成和位置变化，或扩增后酶切图谱变化。或者直接测定扩增后的 16S rRNA 序列，与基因库中已知的 16S rRNA 核苷酸序列相比较；或者扩增后的基因片段，再用特异性的基因探针进行斑点杂交试验。

其他方法如 13C-尿素呼气试验以及 ELISA 等方法在诊断猫螺杆菌感染时也有所应用。

（五）防制措施

1. 综合性措施 控制和消灭传染源是防治本病的主要措施，要尽可能从根本上解决外环境的污染问题。注意正确处理患病动物的粪便及其污染的水源。同时注意加强个人卫生，不饮食不洁的食物和水源。

2. 治疗 猫螺杆菌感染应及时给予敏感的抗生素进行抗菌治疗。猫螺杆菌对大多数临床常用的抗生素敏感。可用阿莫西林、甲硝唑、环丙沙星、红霉素和庆大霉素等通过口服或静脉注射的给药方式进行抗菌治疗。

（六）公共卫生影响

猫螺杆菌是一种机会性条件致病菌，是寄生于胃底腺的正常菌群。人很少发生猫螺杆菌感染。本病的公共卫生学意义不大。

（王立林 田克恭）

◆ **参考文献**

Adruablee, Hazell S, Rourke J, et al. 1988. Isolation of a Spiral-Shaped Bacterium from the Cat Stomach. Infection and Immunity, 56 (11)：284 - 285.

Paster B J, Lee A, Fox J G, et al. 1991. Phylogeny of Helicobacter felis sp. nov. , Helicobacter mustelae and Related Bacteria. Internationl Journal of Systematic Bacteriology, 41 (1)：31 - 38.

Rikke G, Erin L S, Stawatiki K, et al. 2006. Helicobacter felis Infection Causes an Acute Iron Deficiency in Nonpregnant and Pregnant Mice. Helicobacter, 11：529 - 532.

Solnick J V, O' Rourke J, Vandamme P, et al. 2006. The Genus Helicobacter. Prokaryotes, 7：139 -177.

Tina K H, Per S H, Annette N, et al. 2001. Helicobacter felis does not stimulate human neutrophil oxidative burst in contrast to 'Gastrospirillum hominis' and Helicobacter pylori. FEMS Immunology and Medical Microbiology, 30：187 - 195.

Zhongming Ge, David B S. 2003. Genomics of Helicobacter Species. Bacterial Genomes and Infectious Diseases, 6：91 - 107.

五、胃肠炎螺杆菌感染

胃肠炎螺杆菌感染（Helicobacter pullorum infection）是由胃肠炎螺杆菌引起的在临床上主要致人和鸡胃肠炎及慢性肝炎的一类疾病。胃肠炎螺杆菌是 1994 年 Stanley 等人从无症状肉鸡的盲肠、患弯曲菌性肝炎蛋鸡的肝脏、肠内容物以及胃肠炎病人的粪便中分离出。其 DNA 已经在患有原发性硬化性胆管炎、肝硬化和肝细胞癌病人的肝脏中检测到。

（一）病原

1. 分类地位 胃肠炎螺杆菌（*Helicobacter pullorum*）在分类上属螺杆菌科（Helicobacteraceae）、螺杆菌属（*Helicobacter*）。代表菌种为 NCTC 12824。

16S rRNA 基因分析表明，胃肠炎螺杆菌与加拿大螺杆菌（*H. canadensis*）株最接近，只有 26 个碱基置换。

2. 形态学基本特征与培养特性 革兰氏染色阴性，菌体细长，无芽孢杆菌，大小为（0.3～0.5）μm×（3.0～4.0）μm，在菌体的一端有单根带鞘鞭毛。

微需氧，37℃或42℃均可生长，厌氧或有氧条件下不生长。固体培养基上形成针尖大小样菌落，直径约 1mm，无色半透明，在血琼脂平板上培养 3 天后能形成水样弱 α 溶血圈。

胃肠炎螺杆菌非过滤超声处理后感染人喉癌 Hep‐2 细胞，能形成膨大的多核细胞（彩图 44‐4）。

3. 理化特性 所有菌株氧化酶阳性，多数过氧化氢酶阳性，尿素酶阴性，还原硝酸盐，不水解马尿酸和醋酸吲哚酚，没有碱性磷酸酶活性。

胃肠炎螺杆菌通常对1%甘氨酸、2%氯化钠、多黏菌素 B 和萘啶酸敏感。能耐受 1%胆汁、头孢哌酮和头孢菌素。G＋C mol%为 34～35。

（二）流行病学

1. 传染来源 胃肠炎螺杆菌感染患者和带菌动物、含菌的组织和器官、病原体从机体排出以及被其污染的环境等均可成为传染源。

2. 传播途径 主要是消化道途径，传播于人主要是通过摄入被污染的家禽肉从而引起胃肠炎。这一传播途径被家禽屠体中胃肠炎螺杆菌高达 60%的流行程度而佐证。

3. 易感动物 胃肠炎螺杆菌主要宿主是人和鸡，寄居于肠黏膜。主要寄生于小肠、结肠、直肠和肝胆管等部位，可从粪便和肛拭中分离到，也可随粪便排出体外，污染外界环境。还可侵入黏膜下的血管中，随血流传播到宿主机体的其他部位。

4. 流行特征 目前为止，从鸡中用分离培养到胃肠炎螺杆菌只有两例报道，没有较好的有关本病的流行病学研究方法。

5. 发生与分布 比利时有 1/3 的活鸡检出胃肠炎螺杆菌。意大利一项研究表明，对 42 个鸡场 209 只鸡盲肠内容物的分析显示，胃肠炎螺杆菌的感染率>78%。最近比利时的一项研究表明，4.3%的患有胃肠道疾病的病人和 4.0%的临床上健康的正常人体内均能检测到胃肠炎螺杆菌。由于家禽在屠宰过程中能被胃肠炎螺杆菌污染，那么它就可能作为一种潜在的食物传播的人类致病菌。正如前面所述弓形菌和弯曲菌的情况，胃肠炎螺杆菌可通过屠体污染而污染零售家禽肉和其他的家禽肉制品致人胃肠炎螺杆菌感染。

（三）对动物与人的致病性

1. 对动物的致病性 胃肠炎螺杆菌存在于无症状鸡的盲肠、患肝炎鸡的肝脏和肠内容物中，主要引起肉鸡和产蛋鸡的胃肠炎、慢性肝炎。胃肠炎螺杆菌感染鸡，可见盲肠呈黄色膨胀，充满泡沫状内容物，浆膜面出现黑褐色纵纹，而空肠表面具有红色横纹（彩图 44‐5）。

2. 对人的致病性 本菌可引起人胃肠炎、菌血症、慢性肝病和胆囊疾病等。胃肠炎主要临床表现为腹泻、腹痛。一般情况下，会有剧烈腹痛（先是上腹部，后移至右髂窝），继之是严重腹泻。菌血症主要表现为不明原因或无局部感染灶的高热。

（四）诊断

1. 细菌学检查

（1）直接染色镜检 取活组织表面的分泌物涂片或将活检胃黏膜组织研磨后涂片，革兰氏染色镜检，查见革兰氏阴性螺旋形弯曲细菌，有辅助诊断意义。胃肠炎患者的粪便标本涂片，染色镜检，查见典型的螺杆菌形态特征的细菌，有辅助诊断意义。

（2）分离培养 怀疑螺杆菌性胃肠炎时可采集患者的粪便或肛拭接种在含马血或羊血的头孢哌酮‐

万古霉素-两性霉素琼脂培养基（CVA）上，或用孔径为 $0.45\mu m$ 的滤膜过滤后，将滤液直接接种在非选择性（布氏琼脂或哥伦比亚琼脂）血平板上。然后在 37℃、微需氧环境（含 5%～8% 的氢气）中，在一定湿度下培养 3～7 天。可以挑取可疑菌落作进一步鉴定。

2. 分子生物学检查

（1）DNA 探针法　寻找出胃肠炎螺杆菌特异性的 DNA 片段，设计相应的 DNA 探针，并标记上放射性同位素、荧光素或其他生物酶（如辣根过氧化物酶等），与分离培养出的待检细菌或直接与待检标本中的细菌进行 DNA 杂交。

（2）PCR 法　根据胃肠炎螺杆菌特异性的核苷酸序列，设计、合成特定的引物，扩增。将扩增产物电泳，或用 Alu1 酶切后电泳，比较分析其扩增产物组成和位置变化，或扩增后酶切图谱变化。或者直接测定扩增后的 16S rRNA 序列，与基因库中已知的 16S rRNA 核苷酸序列相比较；或者扩增后的基因片段，再用特异性的基因探针进行斑点杂交试验。

（五）防制措施

1. 综合性措施　控制和消灭传染源是根本措施，要尽可能从根本上解决外环境的污染问题。注意正确处理患病动物的粪便及其污染的水源。同时注意加强个人卫生，增强自我保健意识。正如弓形菌和弯曲菌的情况，胃肠炎螺杆菌可通过屠体污染而污染零售家禽肉和其他的家禽肉制品致人胃肠炎螺杆菌感染。所以切断这一传播途径至关重要，在食用此类家禽肉制品时要事先正确处理。

2. 治疗　选用敏感的抗生素进行抗菌治疗。胃肠炎螺杆菌对氨苄西林、氯霉素和庆大霉素、多西环素、头孢曲松、阿莫西林等均敏感。患者可以采用口服和静脉注射的方式给药。

（六）公共卫生影响

胃肠炎螺杆菌是一种机会性条件致病菌，是寄生于肠道的正常菌群。人很少发生胃肠炎螺杆菌感染。本病的公共卫生学意义不大。

（王立林　田克恭）

◆ **参考文献**

Atabay H I, Corry J E L, On S L W, et al. 1998. Identification of unusual Campylobacter-like isolates from poultry products as Helicobacter pullorum. ournal of Applied Microbiology, 84：1017 - 1024.

Frederique Pasquali, Mirko Rossi, Gerardo Manfreda, et al. 2007. Complete nucleotide sequence of the gyrA gene of Helicobacte pullorum and identification of a point mutation leading to ciprofioxacin resistance in poultry isolates. International Journal of Antimicrobial Agents, 30：222 - 228.

Liesbeth C, Annemie D, Gerda V, et al. 2005. Prevalence of Helicobacter pullorum among Patients with Gastrointestinal Disease and Clinically Healthy Persons. Journal of Clinical Microbiology, 43 (6)：2984 - 2986.

Liesbeth M C, Annemie D, Kathleen V B, et al. 2006. Helicobacter pullorum in Chickens, Belgium. Emerging Infectious Diseases, 12 (2)：263 - 267.

Liesbeth M C, Annemie D, Koen C, et al. 2007. Pathogenesis of Helicobacter pullorum infections in broilers. International Journal of Food Microbiology, 116：207 - 213.

Wee T, Janet M, Michael D S, et al. 2001. Bacteremia Caused by a Helicobacter pullorum-Like Organism. Clinical Infectious Diseases, 33：1789 - 1791.

Zanoni R G, Rossi M, Giacomucci D, et al. 2007. Occurrence and antibiotic susceptibility of Helicobacter pullorum from broiler chickens and commercial laying hens in Italy. International Journal of Food Microbiology, 116：168 - 173.